Handbuch der experimentellen Pharmakologie

Handbook of Experimental Pharmacology

Heffter-Heubner   New Series

Herausgegeben von / Editorial Board

O. Eichler
Heidelberg

A. Farah
Rensselaer, NY

H. Herken
Berlin

A. D. Welch
New Brunswick, NJ

Band XXVI

Vergleichende Pharmakologie von Überträgersubstanzen in tiersystematischer Darstellung

Von

Hans Fischer

Mit 261 Abbildungen

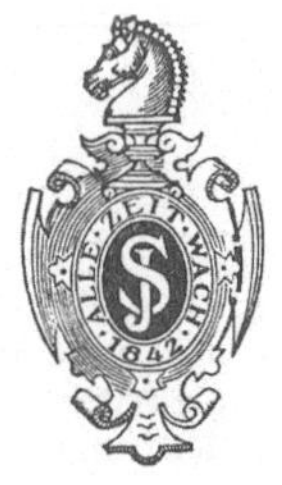

Springer-Verlag Berlin · Heidelberg · New York 1971

Professor Dr. H. Fischer, CH-8702 Zollikon, Witellikerstraße 60

ISBN-13: 978-3-642-65049-9   e-ISBN-13: 978-3-642-65048-2
DOI: 10.1007/978-3-642-65048-2

Dem Andenken

von

Heinrich Zangger und Max Cloetta

gewidmet

„In der lebendigen Natur geschieht nichts, was nicht in einer Verbindung mit dem Ganzen stehe, und wenn uns die Erfahrungen
isoliert erscheinen, wenn wir die Versuche nur als isolierte Facta
angesehen haben, so wird dadurch nicht gesagt, daß sie isoliert
seien, es ist nur die Frage: wie finden wir die Verbindung dieser
Phänomene, dieser Begebenheiten ?   *Goethe*

(Goethe, Artemis Bd. 17, S. 867)

Vorwort

Die vergleichende Pharmakologie ist, wenn man die Größe des Tiersystems in
Betracht zieht, ein Wunschtraum, und doch eine Realität, insofern ein reiches,
wenn auch sehr lückenhaftes Material vorliegt für einen Bearbeiter, der sich die
Gewinnung eines Überblickes über eine fast unübersehbare Zahl von wissenschaft-
lichen Arbeiten zum Ziel setzt. Ist doch der Umfang des heute auf dem Gebiet vergleichender Pharmakologie vorliegenden Materials schon so groß, daß eine Einschränkung auf bestimmte Probleme notwendig wird.

In vorliegendem Band wird der Versuch gemacht, unsere Kenntnisse über Vorkommen und Funktion der Überträgerstoffe durch das Tierreich zu verfolgen und
die oft sehr bedeutenden Unterschiede in Bestand und Wirkung von Transmittern
von Tierstamm zu Tierstamm systematisch darzustellen.

Die Analyse der Funktion der Überträgerstoffe gehört neben der biochemischen
Genetik zu den spannendsten Gebieten subcellulärer Forschung im Bereich neuronaler Vorgänge, deren Aufklärung teilweise in die Kompetenz der Molekularbiologie fällt. Es konnte aber nicht Aufgabe dieses Buches sein, die molekularbio-
logischen Erkenntnisse von Überträgersubstanzen zu rekapitulieren. Vielmehr
habe ich es als meine Aufgabe betrachtet, die heute bekannten Überträgerstoffe
in ihrem jeweiligen Bestand und in ihrer Wirkung tiersystematisch zur Darstellung
zu bringen.

Die Erkenntnis, daß es sich um fast universale, für die meisten Tiergruppen
konstante, und doch im Rahmen des Lebensgeschehens variable Verhältnisse handelt, hat die auf RAMON Y CAJAL zurückgehende, rein anatomische Darstellung des
synaptischen Nervenvorganges dadurch ungeheuer belebt, daß der Synapsenprozeß auf weiten Gebieten des metazoischen Tierreichs durch Überträgerstoffe
vermittelt wird.

Der Versuch, diese Vorgänge in der „aufsteigenden Tierreihe" festzustellen und
mit der Evolution der Tiere in nähere Beziehung zu bringen, dürfte auch für den
klassischen Pharmakologen nicht ganz gleichgültig sein, als es sich um ein grund-
legendes Verhalten der Tierwelt handelt. Ist es doch in erster Linie die klassische
Pharmakologie und Biochemie, zusammen mit der Neurophysiologie und -Ana-
tomie, welche die Grundlagen für das Verständnis des Synapsenvorganges ermöglicht haben.

Ohne die Arbeiten von KOELLE über die Cholinesterasen, die kaum noch zu
zählenden Arbeiten über Acetylcholin (BURN und viele andere) Catecholamine
(U.S. VON EULER), 5-Hydroxytryptamin (ERSPAMER), Histamin (ROCHA E SILVA),
aktive Aminosäuren, und ohne die grundlegenden Untersuchungen von BACQ,
BURNSTOCK, FÄNGE, FLOREY, KERKUT, KOSHTOYANTS, MICHELSON, PROSSER und

andere hätte dieses Buch nicht entstehen können. Daß auch die ältere Literatur zur Sprache kam, ist in einem Handbuch eine Selbstverständlichkeit.

Die Absicht, eine Synthese von Vorkommen und Funktion der Überträgersubstanzen auf zoologischem Gebiet zu versuchen, mußte beim heutigen Stand der Dinge fragmentarisch ausfallen. Aber gerade dieser offensichtliche Mangel sollte zu weiterer Forschung und Klärung der komplizierten Verhältnisse anregen, wozu die moderne Synapsenforschung (AKERT, AXELROD, CURTIS, ECCLES, U.S. VON EULER, KATZ und andere) wertvollste Beiträge liefert.

Im Schlußkapitel ist der Versuch gemacht worden, die Funktion der Überträgersubstanzen und ihrer Evolution in den größeren Rahmen der Onto- und Phylogenese zu stellen. Von zukunftsweisender Bedeutung sind die Forschungen MICHELSONS, die Evolution der Überträgerstoffe mit ihren biochemischen Empfindlichkeiten mit bestimmten pharmakologischen Strukturen in Beziehung zu bringen.

In dem ungeheuren Reiche der Natur auf das „Überall gleiche" in der Konzeption einer neuralen Funktion zu stoßen und dabei die Mannigfaltigkeit der artlichen Erscheinungsformen im Auge zu behalten, ruft trotz unvollkommener Erkenntnis in uns die tiefste Bewunderung hervor.

Es ist mir ein Bedürfnis, allen denen zu danken, welche sich um das Werden dieses Buches mitbemüht und mir Literatur zugänglich gemacht haben. Für Literaturzusendung bin ich besonders verbunden dem Altmeister der Invertebratenpharmakologie, Prof. Z.M. BACQ in Liège, Prof. der Zoologie E. FLOREY in Seattle, den Zoophysiologen A. JULLIEN und J. RIPPLINGER in Besançon, dem Zoologen K. UMRATH in Graz, dem Biochemiker M. VIALLI in Pavia und vielen anderen.

Besonderen Dank schulde ich den Herren Prof. E. HADORN, Ass. Prof. V. ZISWILER, Dr. phil. W. GEHRING, alle am Zoologischen Institut der Universität Zürich. — Ausgedehnte Möglichkeiten der Bibliotheksbenützung boten die Bibliotheken des Pharmakologischen (Prof. P.G. WASER), des Physiologischen (Prof. O. WYSS), des Zoologischen (Prof. E. HADORN) Institutes, die Universitäts- und Zentralbibliothek Zürich (Direktor Dr. phil. P. SCHERRER) und die Medizinische Bibliothek des Kantonsspitals Zürich. Ihnen allen sei für ihre Liberalität bestens gedankt.

Zürich, im November 1970   H. FISCHER

Inhaltsverzeichnis

Einleitung

Eine allgemeine vergleichende Pharmakologie im Rahmen der Systematik und Evolution des Tierreiches zu schreiben, wäre ein Unterfangen, das die Kraft eines Einzelnen weit übersteigen müßte. Wer sich in die Problematik der vergleichenden Pharmakologie etwas vertieft, wird bald erkennen, daß das heute vorliegende experimentelle Material bei weitem nicht ausreicht, um in einem größeren artlichen Umfang die Wirkung einer Vielzahl von pharmakologisch aktiven Stoffen durch das Tierreich vergleichend zu verfolgen, selbst dann, wenn er sich auf die Darstellung an einigen Tierspezies der wichtigsten Tierstämme beschränken würde.

Am meisten Aussicht auf einen umfassenderen tiersystematischen Vergleich boten dem Verfasser hormonartig wirkende Substanzen, welche als *Überträgerstoffe am vegetativen und cerebrospinalen Nerven- und Muskelsystem* Funktionen ausüben, deren Kenntnis bei einer verhältnismäßig großen Anzahl von Wirbellosen und Wirbeltieren vorausgesetzt werden kann. Im wesentlichen handelt es sich um die vergleichende Pharmakologie des *Acetylcholins, der Catecholamine mit Einschluß des Dopamins, des 5-Hydroxytryptamins (des Tryptamins), des Hemmstoffes I von* FLOREY, *der γ-Aminobuttersäure, der Glutaminsäure, des Glycins und weiterer aktiver Aminosäuren und des Histamins.*

Ein Buch, das sich von pharmakologischen Gesichtspunkten ausgehend, tiersystematischen und, in beschränktem Umfang, phylogenetischen Problemen nähert, muß versuchen, die Vergleichsmöglichkeiten aufgrund des heute Bekannten so weit wie möglich auszunutzen und alle Tierspezies beizuziehen, von denen über die in diesem Buch behandelten neurohormonalen Stoffe überhaupt etwas bekannt ist.

Die Aufklärung über die als Überträgersubstanzen in Frage kommenden Stoffe ist noch nicht so weit gediehen, daß wir in jedem Fall mit Sicherheit von ihrem Eingreifen in neurale Prozesse sprechen könnten. Im Gegenteil, es bestehen noch große Unsicherheiten sowohl im Hinblick auf die Natur der Stoffe als Überträgersubstanzen, als auch über ihre Verbreitung im Tierreich. Es besteht auch keine Frage, daß noch weitere, uns vorläufig unbekannte Stoffe als Überträgersubstanzen in Erscheinung treten werden.

Was die uns bekannten Überträgerstoffe anbetrifft, so werden sie auch dann den Gegenstand dieses Buches bilden, wenn sie nur mit größerer oder geringerer Wahrscheinlichkeit aufgrund objektiver Kriterien als Überträger bezeichnet werden können. Wir haben aber den Rahmen noch weiter zu ziehen, insofern als wir bei einer Großzahl von Tieren den Stoff, z. B. das Acetylcholin in einem bestimmten Organ nachweisen, aber über seine Funktion nichts aussagen können. Auch wenn wir davon überzeugt sind, daß Stoffe, wie Acetylcholin, Adrenalin usw. in vielen Fällen nicht als Überträgerstoffe wirken, aber vielleicht andere, uns meist unbekannte Funktionen im Organismus ausüben, so erscheint es doch sinnvoll, diese Stoffe und ihre Lokalisation in einem möglichst weiten Umfang des Tierreichs zu registrieren in der Hoffnung, daß es uns einmal gelingen wird, ihre Funktion festzustellen. Dazu sind zwei Feststellungen zu machen: Die als Überträgersubstanzen in Frage kommenden Stoffe treten ontogenetisch in einem Zeitpunkt der Embryogenese auf, in welchem ein Zusammenspiel zwischen Stoff und Innervation noch nicht besteht, jedenfalls nicht nachweisbar ist. Dabei kann dieser Stoff bereits Wirkungen entfalten, welche seiner späteren Funktion als Überträgersubstanz in jeder Hinsicht entspricht. So wie das Huhn vor dem Ei da ist, so ist der Stoff vor der Innervation da. Es gibt heute noch keine zureichende Erklärung dafür, wie der spätere Überträgerstoff in einem Stadium der Embryogenese, in welchem er als Nicht-Überträgerstoff *vor* dem Nervensystem da ist, eine gleichsinnige Wirkung entfaltet, wie in einer späteren Entwicklungsphase des Embryos als Überträgerstoff. Vielleicht werden uns Denervierungsversuche, worauf MICHELSON (1969) hingewiesen hat, einmal darüber Aufschluß geben können.

Im weiteren ist darauf hinzuweisen, daß uns als Überträgerstoffe bekannte Substanzen, wie das Acetylcholin und andere, auch im erwachsenen Organismus in bestimmten, selbst in nervenfreien Organen vorkommen, ohne daß wir in der Lage sind, ihnen eine besondere Funktion zuzuweisen. Das gilt z. B. auch für den hohen Adrenalingehalt im Herzen von Cyklostomen.

Der Gesichtspunkt tiersystematischer Darstellung erforderte deshalb, die Verbreitung der in Frage kommenden Stoffe im Tierreich so weit wie möglich zu berücksichtigen. Der stoffliche Nachweis bildet die erste und sicherste Grundlage für spätere Einsichten in ihre funktionelle Bedeutung.

Die Ontogenese würde uns eine große Hilfe bilden, weil sie uns den Zeitpunkt, den Ort und (eventuell) den biochemischen Weg zeigen könnte, welcher in der Embryogenese zur Bildung der später als Überträgerstoffe wirkenden Substanzen aufzeigen könnte. Einige Beispiele sind im systematischen Teil angeführt.

In biochemischer Hinsicht sind uns die Bildungs- und Abbauwege von Überträgerstoffen teilweise wohlbekannt: Wir kennen die auf- und abbauenden Fermente, wie die Cholinacetylase (Acetyltransferase), die Acetylcholinesterase, die Monamin- und Diaminoxydasen usw. Ihr Nachweis bei Invertebraten und Vertebraten bildet eine wertvolle Ergänzung, die noch längst nicht bei allen Organismen, bei denen Überträgerstoffe festgestellt wurden, nachgewiesen sind.

Die tiersystematische Darstellung wird auch die Evolution der Tiere ins Auge fassen und Fragen der stammesgeschichtlichen Verwandtschaft im Zusammenhang mit dem Wechsel in der Funktion der Überträgerstoffe wenigstens berühren. Wenn wir charakteristische Unterschiede in der Funktion von Überträgerstoffen von Tierstamm zu Tierstamm (gelegentlich) feststellen können, so bedeutet das noch nicht, oder jedenfalls nicht unter allen Umständen, daß es sich um einen evolutiven Prozeß handelt, weshalb wir es vorgezogen haben, von Funktionswandel zu sprechen. Daß von einer Reihe von Tierstämmen bei der Realisierung von Überträgerfunktionen verschiedene Wege eingeschlagen worden sind, bedeutet immerhin eine Feststellung, der nicht nur zufällige Bedeutung beigemessen werden kann.

Vom pharmakologischen Gesichtspunkt aus erscheint es im Hinblick auf die Entwicklungsgeschichte der Tiere ebenfalls bemerkenswert, daß die Ansprechbarkeit bestimmter Funktionsgebiete auf Wirkstoffe, wie etwa der peripheren Motoneuronen auf D-Tubocurarin in der „aufsteigenden Tierreihe" — dieser Ausdruck als Abkürzung für den evolutiven Vorgang verwendet — wechselt: bei bestimmten Invertebraten ist D-Tubocurarin wirkungslos. Ähnliches ist auch vom Atropin und einigen anderen Teststoffen, z. B. von Krampfgiften zu sagen. Strychnin ist bei „niederen" Invertebraten wirkungslos, auf etwas höherer Organisationsstufe wirkt es lähmend und bei homoiothermen Vertebraten krampferregend. Krampfgifte wurden aus diesem Grund in die Darstellung mit einbezogen, weil die Unterschiede auf ihre Ansprechbarkeit auf Unterschiede in der Organisationshöhe des Zentralnervensystems im großen Gang der Tierreihe hinweisen, die auch im Hin-

blick auf die vorhandene oder fehlende Funktion von Überträgerstoffen nicht
ohne Bedeutung sein dürften.

Sind auch Aussagen über die Empfindlichkeit von Überträgerstoffen auf bestimmte Wirkstoffe im Zusammenhang mit Fragen tierischer Evolution mit Vorsicht zu beurteilen, so gibt es zweifellos Möglichkeiten pharmakologischer Art,
welche uns Empfindlichkeitsunterschiede bestimmter Überträgerstoffe im Wandel
der tierischen Entwicklungsgeschichte aufzudecken in der Lage sind, wie das
MICHELSON (1969) an einigen Beispielen gezeigt hat.

Wie bei morphologisch oder physiologisch orientierten vergleichend-tiersyste-
matischen Untersuchungen wächst mit der Zahl vergleichbarer (verwandter)
Spezies auch die Wahrscheinlichkeit der Zulässigkeit der aus dem Vergleich gezogenen Schlußfolgerungen. Wenn wir dabei auch auf viele Lücken stoßen, erscheint
es berechtigt, den heutigen Stand unseres Wissens einmal gesammelt festzustellen,
um von diesem noch wenig gesicherten Boden aus den Weg für weitere Forschung
freizumachen und auf die einzigartigen Probleme, die sich der physiologisch orientierten Pharmakologie dabei stellen, hinzuweisen und dadurch ihre Inangriffnahme zu erleichtern. Zweifellos wirft das Buch mehr Probleme auf, als es gesicherte Antworten gibt. Das dürfte kaum ein Nachteil sein, da es in erster Linie
als Anregung für weitere Forschung gedacht ist. Evolutionistische Gesichtspunkte
wurden möglichst zurückhaltend behandelt und hauptsächlich in ein kurzes
Schlußkapitel verwiesen.

Allgemein war Zurückhaltung erforderlich auf dem Gebiet der Säugetiere.
Hier durfte man davon ausgehen, daß dem Pharmakologen die Verhältnisse
(wenigstens was kleinere Säugetiere anbetrifft), bestens bekannt sind. Tiersystematisch gesehen, sind allerdings die Erkenntnislücken im Bereich der Säuger kaum
geringer als bei Invertebraten. Was besonders die Verhältnisse bei Monotremen,
Marsupialia, Insectivora, Cetacea, Rhinolopha (Fledermäuse) anbetrifft, ist die
Ausbeute, z. B. hinsichtlich Acetylcholin, äußerst gering.

Das Hauptgewicht der Darstellung liegt deshalb, nicht ohne Absicht, auf dem
Gebiet der Invertebraten und der poikilothermen Vertebraten, die dem Pharmakologen als Forschungsobjekte (mit Ausnahme einiger Fische und Amphibien)
wenig geläufig sind und zukünftiger vergleichend-pharmakologischer Forschung
ein reiches und verhältnismäßig leicht zugängliches Feld darbieten.

Die Darstellung beruht in der Hauptsache auf Einzelarbeiten als der eigentlichen Forschungsliteratur. Das mag eine gewisse Ungleichheit in der Gesamt-
darstellung zur Folge haben, da die verschiedenen Tiergruppen sehr verschieden
intensiv bearbeitet worden sind, aber dafür der heutigen Erkenntnissituation im
großen ganzen entsprechen.

Die Forschung geht immer von mehr oder weniger einfachen Beobachtungen
und Fragestellungen aus und stößt dabei oft auf unbekannte oder unbeachtete
Erscheinungen, deren Aufdeckung in die Tiefe der Probleme führt. Ich erinnere
an die Entdeckung des Acetylcholins als Herzhormon durch O. LOEWI. Solche
Betrachtung gilt in besonderer Weise für den ausgedehnten Vergleich, der als
Erkenntnisprinzip in Naturwissenschaft und Medizin so große Bedeutung besitzt.
Durch Zusammenfassungen bei Behandlung der verschiedenen Tierstämme und
Klassen wurde versucht, den Blick auf Gemeinsames und Trennendes immer wieder
hinzulenken.

Der Sinn einer vergleichenden Pharmakologie dürfte in erster Linie darin
liegen, über das einzelne Objekt, sei es Ganztier, isoliertes Organ, einzelne Zelle
oder Zellorganelle, hinauszugelangen und den Vergleich *auf verschiedene Arten*

von Lebewesen, von den Einzellern bis zu den höchstorganisierten Säugern zu ziehen. Das setzt voraus, daß es in der Organisation der Lebewesen nicht nur Vergleichspunkte morphologisch-funktioneller und biochemischer Art gibt, die auf Homologien und Analogien der Formen, Funktionen und des Biochemismus beruhen, sondern auch pharmakologische Homologien und Analogien, denen tiersystematisch, und in selteneren Fällen, vielleicht auch stammesgeschichtliche Bedeutung zukommt. Dies auf pharmakologischem Gebiet an hormonartig wirkenden Stoffen, gewissermaßen im *Modellversuch,* zu zeigen, stellt den wesentlichen Inhalt dieses Buches dar. Wir denken dabei in erster Linie an *Überträgerstoffe* und einige in ihrer Funktion noch nicht völlig geklärte Stoffe aus der Gruppe der spezifisch wirkenden Aminosäuren.

Dem systematischen Vergleich stellen sich gewisse Schwierigkeiten in den Weg, indem schon die bisherigen Erfahrungen erkennen lassen, daß zwar auch bei Invertebraten Überträgerstoffe bei der Erregungsübertragung von einem Neuron auf ein anderes oder auf das Erfolgsorgan im Spiele sind, aber im gleichen Funktionsgebiet (z. B. am Herzen) oft nicht dieselben wie bei Vertebraten. Bei manchen Invertebraten, z. B. bei den Nesseltieren, den Coelenteraten, scheint die Übertragung nervöser Reize von einem Neuron auf das andere ohne Mitwirkung von Überträgerstoffen zu erfolgen, so daß es sich vermutlich um elektrotonische Übertragungen handelt.

Manchem mag das Unternehmen einer vergleichenden Pharmakologie als „unmodern" oder überflüssig erscheinen. Das Buch weist eher auf einen „Nachholbedarf" hin, dessen Verwirklichung durch die stürmische Entwicklung der Neuroanatomie und -Physiologie, der Biochemie und der molekularen und elektronenoptischen Grundlagen der Pharmakologie um so notwendiger geworden ist und aufgrund dieser raschen Entwicklung auch möglich erscheint. Es wird sich in der Folge zeigen, daß die in diesem Buch angedeuteten Probleme zum großen Teil nur auf molekularpharmakologischem Gebiet, unterstützt vom Elektronenmikroskop, gelöst werden können. Das Buch muß als Vorläufer bewertet werden, das auf die neuartigen Probleme, die sich der umfassenden Vergleichung entgegenstellen, hinweist und sich der Vorläufigkeit und Lückenhaftigkeit der gegebenen Antworten voll bewußt ist. Bei dem großen Interesse, denen heute vergleichende Physiologie (VON BUDDENBROCK, 1950—1967; LOWENSTEIN, 1966, 1968), vergleichende Biochemie (FLORKIN, 1956; FLORKIN u. Mason, 1960—1963), vergleichende Endokrinologie (GORBMAN, 1959; GORBMAN u. BERN, 1963; BARRINGTON u. JØRGENSEN, 1968) und vergleichende Neurologie (AKERT, 1967, 1968) begegnen, darf die vergleichende Pharmakologie nicht fehlen.

In der vergleichenden Pharmakologie haben wir ein unerschöpfliches Feld von Möglichkeiten vor uns, an bestimmte Gruppen von Organismen mit Hilfe von „Wirkstoffmarken" heranzutreten und die Antworten auf die Wirkstoffe vergleichend zu verfolgen. Dabei werden die Organismen keineswegs immer bereit sein, uns die erwartete oder eine andere, überraschende Antwort zu geben. Nicht selten gehen unsere Versuche ins Leere, wovon wir Beispiele bringen werden, was uns leer erscheint, weil wir den Schlüssel noch nicht gefunden haben, der uns die „weißen Stellen" erschließen könnte. Aber in zunehmendem Maß übernehmen Wirkstoffe oder neue histochemische Färbungen die Rolle von „Detektoren" von Lebensäußerungen, die mit anderen, z. B. elektrophysiologischen Methoden allein nicht faßbar sind. Darin sehen wir eine Hauptaufgabe der Molekularpharmakologie.

Der Homologiebegriff, der in der vergleichenden Morphologie, Physiologie und Biochemie die Voraussetzung eines adäquaten Vergleichens bildet, findet in der vergleichenden Pharmakologie entsprechende Anwendung. Hier handelt es sich um homologe Wirkungsweisen auf einen Wirkstoff, wie wir sie beispielsweise in der Reaktion der Vertreter ein und desselben Tierstammes auf Acetylcholin im Hinblick auf eine homologe Funktionsänderung an einem bestimmten Organ (nicht selten mit abweichenden Ausnahmen) finden. Über den Homologiebegriff siehe BALTZER (1950), KÄLIN (1960, 1961), NAEF (1927), REMANE (1956), STEINER (1954), TROLL (1951), über den Analogiebegriff B. SCHARRER (1956). Es besteht keine Frage, daß die vergleichende Pharmakologie manchmal in der Lage sein wird, Verwandtschaftsbeziehungen von Lebewesen von einer neuen Seite her zu beleuchten und dadurch einen bescheidenen Beitrag zu ihrer systematischen Stellung im Tierreich, vielleicht auch ihrer Phylogenese zu leisten. Mag das zu hoch gegriffen und heute noch weitgehend hypothetisch sein, so werden wir trotzdem zu diesen Problemen in vorsichtiger Weise Stellung nehmen.

Tiersystematisch orientierte pharmakologische Vergleiche setzen eine gewisse Kenntnis der morphologisch-physiologischen Verhältnisse der verschiedenen Tierstämme und Klassen voraus. Bemerkungen über Bau und Funktion der Tiere nehmen deshalb einen relativ breiten Raum namentlich dort ein, wo wir die Pharmakologie des Nervensystems und der Bewegungsorgane besonders gut kennen, wie etwa bei den dekapoden Crustaceen. Um unnötige Wiederholungen zu vermeiden, wurden die anatomisch-physiologischen Verhältnisse fast ausschließlich im Abschnitt über Acetylcholin ausgeführt und in den Abschnitten über Catecholamine und 5-Hydroxytryptamin sinngemäß ergänzt.

Die Idee einer vergleichenden Pharmakologie, im Hinblick auf die in diesem Buch behandelten Probleme, bleibt in der Ausführung notgedrungen fragmentarisch. Sie müßte, wenn sie Vollständigkeit anstreben wollte, auch alle ontogenetischen Stadien, d. h. den Entwicklungszyklus der tierischen Organisation, in die Darstellung mit einbeziehen — ein vorläufig nicht realisierbares Beginnen, das im Hinblick auf die Phylogenese ausschließlich rezente Formen zu umfassen vermöchte.

Es ist ein Buch, das Forscherfreude erwecken möchte, ein Buch, das aus den Erkenntnisinseln auf dem Gebiet vergleichbarer Pharmakologie hervorgegangen ist und das die zahlreichen Lücken nicht verschweigt, die uns vorläufig daran hindern, an Stelle einiger schwimmender Inseln einen zusammenhängenden, festen Kontinent vorzustellen. Ein Buch, das der Resignation entgegenwirken möchte, daß der Einzelne ein zu kleines Glied in der gewaltigen Kette der Forscher und ihrer Problemstellungen sei, um etwas Sinnvolles auf beschränktem Gebiet leisten zu können.

Bei folgenden Stämmen, Unterstämmen und Klassen usw. wurden bisher keine der behandelten Überträgerstoffe gesucht oder gefunden; dementsprechend fallen auch zur Zeit vergleichend-pharmakologische Gesichtspunkte aus: bei den *Porifera* (Schwämme), mit Einschluß der *Monoblastozoa*, bei *Coelenterata* (Nesseltiere) bei denen Acetylcholin nur in Spuren gefunden wurde, *Ctenophora* (Rippenquallen), *Acanthocephala* (Kratzer), *Aschelminthes* mit Einschluß der *Rotifera* (Rädertierchen), *Gastrotricha*, *Kinorhyncha* und *Priapuloidea*, bei den den Nematomorpha nahestehenden *Gordacia*, und *Kalyssozoa (Kamtozoa)*, bei den unter den *Tentaculata* zusammengefaßten *Bryozoa* (Moostierchen), *Phoronida* und *Brachiopoda* (Armfüßer), den *Echiuroidea* (Annelida), den *Myzostomidae* (Polychaeta), den bei den Paraarthropoda eingeordneten *Tardigrada* und *Pentastomida*, den *Chaetognatha* (Pfeilwürmer), den zu den Hemichordata (Prochordata) gehörenden *Pogonophora*, *Pterobranchia* und *Enteropneusta* (Eichelwürmer) und *Planctopheroidea*, den

Cephalochordata (Branchiostoma). Diese Stämme usw. sind rezent durch etwa
20 000 Arten vertreten (nach FLOREY, 1967).

Die vergleichende Beurteilung von Überträgerstoffen und ihrer Funktion im
Tierreich ist dadurch erschwert, daß neurosekretorische Organe, vor allem der
Hypophyse, aber auch Sexualhormone und die Inkrete der Thyreoidea die Erregbarkeit von Nerven- und Muskelzellen und damit auch die Ansprechbarkeit auf
Überträgerstoffe zu beeinflussen vermögen. Es ist vor allem die cerebrospinale
Neurokrinie der Wirbeltiere (STERBA, 1966), welche als Modulatoren der Erregbarkeit des Nervensystems in Frage kommen (FLOREY, 1967) und dadurch die Empfindlichkeit der Nervenzellen auf Überträgerstoffe zu modifizieren vermögen.
Das gilt auch im Hinblick auf die Neurokrinie von Wirbellosen, z. B. von Krebsen
und Insekten. Doch kann dieses Problem, das nähere Untersuchung verdiente, hier
nur angedeutet werden. Es ist damit auch ausgesprochen, daß die alleinige Behandlung der Überträgerstoffe im Tiersystem eine vielleicht unzulässige Isolierung
von Funktionen darstellt.

Der Nachweis von Überträgerstoffen bildet je nach ihrer Lokalisation, vor
allem im Nerven- und Muskelsystem, trotzdem ein mehr oder weniger eindeutiges
Zeugnis für die Beteiligung von Acetylcholin, Noradrenalin, Dopamin, 5-Hydroxytryptamin an einem synaptischen Prozeß, der sich zwischen Nervenzellen
(Interneuronen), Nerven und Erfolgsorganen (myoneurale Verbindung des quergestreiften und glatten Muskels, des Herzmuskels und seiner Innervationen,
sekretorischer Zelle und Neuron abspielt. In tiersystematischer Hinsicht hat ihre
„Verwertung" als Stammesmerkmale, sofern wir nicht nur ihre Anwesenheit
sondern auch ihre *Funktion* mit einiger Sicherheit nachweisen können, mit großer
Vorsicht zu geschehen, wozu uns vor allem die relativ kleine Zahl von Tierspezies
zwingt, die jeweils in einer Reihe von Tierstämmen genauer untersucht werden
konnte.

In phylogenetischer Hinsicht wird die Ansicht vertreten, daß die neurohormonale Beeinflussung nervöser Funktionen bei Invertebraten — am deutlichsten
tritt das bei Crustaceen und Insekten in Erscheinung — viel stärker ausgeprägt
sei als beim Wirbeltier. Man hat von einer rückläufigen Bewegung gesprochen, die
stammesgeschichtlich verfolgbar und bei den höheren Wirbeltieren (Amniota) am
stärksten ausgeprägt sein soll. Die hohe Bedeutung der Hypophyse und des
Hypothalamus als fast universelle hormonale Regulationszentrale ist dabei nicht
zu verkennen. Aber soweit es die *nervöse Steuerung* des Organismus im Zentralnervensystem betrifft, scheint sich besonders bei den homoiothermen Vertebraten
eine Tendenz geltend zu machen, den neurophysiologischen Vorgang von hormonalen Einflüssen mehr oder weniger unabhängig zu machen und die Nervenerregung (den Nervenimpuls) überwiegend auf elektrophysiologischer Grundlage
(als ionenbedingten Membranprozeß) vor sich gehen zu lassen, so daß — etwas
kühn gesagt — beispielsweise das Acetylcholin bei homoiothermen Wirbeltieren
nur noch eine reliktartige Funktion im Prozeß der zentralen Nervenerregung
spielen soll, während ihm beim wirbellosen Tier eine viel größere Bedeutung zuzukommen scheint. So vorsichtig man mit solchen Aussagen sein muß, könnte sich
daraus eine grundsätzliche Erklärung dafür ergeben, daß wir bei Invertebraten in
manchen Organen sehr große Acetylcholin- und Cholinesterasemengen finden,
deren Funktion uns verborgen geblieben ist. Es dürfte tatsachengemäß sein zu
sagen, daß Acetylcholin im Organismus Wirbelloser eine viel größere Verbreitung
besitzt, als bei Wirbeltieren. Doch macht uns die neueste Entwicklung der cerebralen Hormonforschung beim Wirbeltier etwas stutzig, wenn wir an die vielen
Faktoren mit hormonaler Wirksamkeit denken, die im Zentralnervensystem ent-

deckt wurden, wobei an den P-Stoff, den Hemmstoff I, die γ-Aminobuttersäure, die Glutaminsäure, das Glycin und eine Reihe anderer spezifisch aktiver Aminosäuren und Polypeptide erinnert sei.

1. Biochemischer Funktionswandel und Stammesentwicklung

Wenn wir aufgrund einer gewissen übersichtlichen Erfahrung zu der Erkenntnis gelangen, daß von den höher organisierten Protozoen an bis zu den höchsten Vertebraten der Biochemismus grundsätzlich derselbe ist, können wir uns von einer tiersystematischen, vergleichenden und einer phylogenetischen Pharmakologie vor allem dann etwas versprechen, wenn es im Laufe der Evolution und damit der Stammesgeschichte zu einem *Funktionswandel* in der Funktion des Überträgerstoffes gekommen ist. Der biochemisch-hormonale Funktionswandel, dessen genetische Fixierung im Sinne mutativer Änderung ursprünglicherer Verhältnisse zu betrachten ist, bildet im System evolutionistischer Kräfte einen wichtigen Faktor stammesgeschichtlicher Entwicklung. PROSSER (1964) hat die Situation folgendermaßen formuliert: „Eines der großen Probleme für den heutigen Biologen bildet die Extrapolation vom Molekül zum ganzen Organismus und vom Organismus zum Molekül . . .". „Die Integration von Molekülen in ein organisches Organell, eine Zelle oder einen Organismus beschränkt die Freiheitsgrade und begrenzt den potentiellen Informationsgehalt jedes Moleküls".

Die große strukturelle Konstanz der Überträgerstoffe durch die Tierreihe hindurch weist darauf hin, daß ihre (adaptive) Entstehung sehr frühzeitig in der Evolution erfolgt sein muß, ohne daß die betreffenden Stoffe von Anfang an (Protozoa) die Rolle von Überträgerstoffen übernommen haben. Um so bemerkenswerter ist, daß es an bestimmten Stellen der Stammesentwicklung mehrfach zu einem typischen Funktionswandel der Überträgerstoffe oder zu einem Wechsel der Überträgersubstanz (im Hinblick auf die gleiche Funktion) gekommen ist, worauf am gegebenen Ort hingewiesen wird.

Es bildet eine Aufgabe der Zukunft, bei Überträgerstoffen und den sie auf- oder abbauenden Enzymen nach artspezifischen oder sonst taxonomisch relevanten Unterschieden im molekularen Bau zu fahnden, was bei Überträgerstoffen ausschließlich Proteine und andere Makromoleküle betreffen dürfte, an welche ihre Speicherformen gebunden sind. Manche Acetylcholinesterasen und Monaminoxydasen lassen derartige Unterschiede bereits erkennen oder annehmen. Wir stehen erst an einem Anfang, der, unterstützt durch die Aufklärung immunochemischer Verhältnisse, die Abgrenzung von Spezies zu Spezies und ihre gegenseitige Verwandtschaft schärfer zu erfassen erlauben wird.

2. Vergleichend-tiersystematische (phylogenetische) Pharmakologie

Den Ausgangspunkt für eine tiersystematische Pharmakologie werden Wirkstoffe bilden, welche zur pharmakologischen Charakterisierung von Überträgerstoffen besonders geeignet sind und über die wir bei Invertebraten und Vertebraten einen gewissen Überblick besitzen. Im Umkreis des Acetylcholins werden im wesentlichen Atropin, Mytolon, Curare, Hexamethonium, Decamethonium, Physostigmin, Prostigmin, Muscarin, Mecholyl, Carbachol, Nicotin in Frage kommen. Mit Hilfe dieser Stoffe gelangen wir zu einer von Tierart zu Tierart wiederholbaren pharmakologischen Beziehung zwischen Acetylcholin als Überträgerstoff auf der einen und der genannten Stoffgruppe auf der anderen Seite. Die Elektrophysiologie wird uns darüber belehren, ob es sich bei den so angegangenen Neuronen um erregende oder hemmende handelt. Wir werden so, zusammen mit der Aktivitätsbestimmung der Acetylcholinesterase und der Cholinacetylase, uns über die wechselnden Eigenschaften der Neuronen im weiten Rahmen verschiedener Arten Rechenschaft geben können, und dadurch zu einem gewissen Überblick über artliche Unterschiede in der Reaktion auf die genannten Stoffe gelangen. Durch den Artenvergleich können wir dann versuchen, tiersystematisch relevante Unterschiede oder Übereinstimmungen festzustellen, die sich aus der ähnlichen Reaktion verwandter Arten ergeben können.

Im weiteren wird die vergleichende tiersystematische Analyse dadurch auf einen breiteren Boden gestellt, daß die pharmakologische Prüfung sich nicht auf ein Organ beschränkt, sondern daß die für den Vergleich wesentlichen Organgruppen: Herz (Kreislauf), quergestreifter und glatter Muskel mit Einschluß der Motorik der Verdauungsorgane und der Cilienbewegung, peripheres und zentrales Nervensystem, soweit elektrophysiologische und pharmakologische Kenntnisse dies zur Zeit ermöglichen, in den Feststellungsbereich einbezogen werden.

Voraussetzung für die Durchführung solcher Vergleiche bildet eine gewisse Kenntnis der die genannten Organe betreffenden, außerordentlich mannigfaltigen anatomisch-physiologischen Verhältnisse, die jeweils bei den einzelnen Tierstämmen und Klassen zur Sprache gelangen. Eine weitere Voraussetzung bildet die Präsenz einer Systematik der Tiere. Es war deshalb notwendig, ein (vereinfachtes) Tiersystem den Feststellungen als eine Art Matrize zu unterlegen, von deren Hintergrund sich die artlichen Einzelbefunde, leider oft in sehr dünner Schicht, abheben.

3. Pharmakologie von Wildtieren

Eine vergleichende Pharmakologie kann nur dann zu sinnvollen Resultaten führen, wenn wir aus dem engen Rahmen der wenigen Säugetiere heraustreten, welche dem Pharmakologen gewöhnlich zur Verfügung stehen und uns in der freien Natur und im Zoologischen Garten nach möglichst vielseitiger Ergänzung des Tierbestandes umsehen. Das bezieht sich auch auf die marinen und Süßwasserstationen mit Rücksicht auf die große Schar von wasserlebenden Invertebraten und Vertebraten, die dank umfassender Forschung in ihren Lebensverhältnissen weitgehend bekannt sind und deren schon unübersehbare Literatur uns in der dem Vorhaben dieses Buches entsprechenden Auswahl zur Verfügung steht.

Für den pharmakologischen Vergleich könnten sich, besonders bei den Meerestieren, gewisse Schwierigkeiten der Vergleichbarkeit daraus ergeben, daß ihr Biotop äußerst mannigfaltig ist, schon was die Meerestemperatur anbetrifft, ob es sich um Tiere des freien Meeres oder um Tiere des Planktons oder der Tiefsee, um Strand- oder Brackwassertiere usw. handelt. Aber da wir in unserer Erkenntnis noch nicht so weit fortgeschritten sind, um aus den Lebensbedingungen mehr als vage Rückschlüsse auf die Art und Geschwindigkeit neuronaler Funktionen und ihrer Beziehungen zu Überträgerstoffen zu ziehen, werden wir uns mit diesen Schwierigkeiten nicht näher befassen können. Darauf, daß die Reaktionszeiten bei Invertebraten und poikilothermen Vertebraten oft sehr lange sind, wird wiederholt hingewiesen werden. Es ist ein Moment, das infolge der darin zum Ausdruck gelangenden großen Empfindlichkeitsunterschiede die Vergleichbarkeit pharmakologischer Beeinflussungen erschwert. Auf der anderen Seite macht gerade diese Mannigfaltigkeit der Lebensbedingungen und Lebensäußerungen die vergleichende, tiersystematisch orientierte Pharmakologie besonders anziehend, selbst wenn wir gelegentlich der Gefahr nicht entgehen sollten, Unvergleichbares zu vergleichen, eine Gefahr die leicht denjenigen bedroht, der über die Biologie der behandelten Organismen nicht als Fachmann urteilen kann.

Mit HEDIGER (1966) stimme ich überein, daß zoologische Gärten dem Biologen und Pharmakologen unausgeschöpfte Informationsquellen in großem Maßstab darbieten, wenn er schreibt:

„Die Bedeutung und die Notwendigkeit der zoologischen Gärten als biologische Informationsquellen werden heute noch vielfach unterschätzt. Es darf wohl behauptet werden, daß die Daten, welche uns die moderne Forschung über die allgemeinen Lebenserscheinungen liefert, sich zu über neunzig Prozent auf eine winzige Minorität von Tieren stützen, nämlich auf die paar Arten von Laboratoriumstieren, die in gewissem Sinne lediglich Zerrbilder ihrer ursprünglichen Wildformen darstellen. Sie wurden — wie zum Beispiel weiße Maus, Ratte, Goldhamster, Rhesusaffe, Hund, Katze usw. — der Natur völlig entfremdet und gewissermaßen zu abstrakten, ganz an Laboratoriumsverhältnisse angepaßten Reagentien gemacht, oder sie werden — wie zum Beispiel der Rhesusaffe — unter völlig unnatürlichen Bedingungen gehalten, in engen, abstrakten Raumausschnitten, in denen eine Entfaltung eines einigermaßen natürlichen Verhaltens unmöglich, abnormes, gestörtes Verhalten aber recht häufig ist.

Der Großteil unserer biologischen Information im weitesten Sinne, also auch der medizinischen, stammt aus diesem engen Bezirk, einer winzigen Auswahl von künstlich umgeformten, unter absolut unnatürlichen Bedingungen gehaltenen Tieren. Im Grunde liegt hier eine merkwürdige, nicht selten verhängnisvolle Situation vor, verhängnisvoll besonders dann, wenn Befunde aus diesem engen und verzerrten Tierkreis unvorsichtig verallgemeinert, als für „das Tier" schlechthin geltend genommen oder sogar auf den Menschen übertragen werden. Vielleicht ebenso schlimm ist aber die Ausklammerung des Normalverhaltens von unter natürlichen Verhältnissen lebenden Primärtieren, das heißt nichtdomestizierten Wildtieren. Nur sie können uns die wirklich maßgebenden Daten liefern, nur sie stellen eine reine Quelle dar."

Die Pharmakologie hat vor der Elektrophysiologie, welche an sich die Grundlage vieler pharmakologischer Wirkungsanalysen darstellt, den großen Vorteil der weitergehenden Differenzierung der in oder an der Zelle oder am Organ sich abspielenden Prozesse für sich. Sie gelangt daher zu Deutungen, die in bestimmter Richtung weiterführen können als die Elektrophysiologie allein, womit die Existenzberechtigung der Pharmakologie als selbständige Wissenschaft hinlänglich nachgewiesen ist, auch wenn wir heute Physiologie, Biochemie, Molekularbiologie und Pharmakologie in ihren Methoden kaum noch unterscheiden können, wohl aber in ihren Zielsetzungen.

Von größtem Interesse wäre, wenn auf elektronenoptischem Wege Unterschiede zwischen „erregenden" und „hemmenden" Synapsen festgestellt werden könnten, wozu schon erste Ansätze vorliegen, z. B. hinsichtlich der Unterschiede in Größe und Form der Vorratsbläschen bei erregenden und hemmenden Synapsen (LARRAMENDI, 1969). Auch sind die Unterschiede im mikromorphologischen Bau der Synapsen in den letzten Jahren sehr weitgehend differenziert worden (ECCLES, 1964; AKERT, 1969). Hinzuweisen ist auch auf die Arbeiten von WHITTAKER u. GRAY (1962), WHITTAKER, MICHAELSON u. KIRKLAND (1963), MICHAELSON et al. (1963) u. a. in der Absicht, freie Mikrostrukturen, Nervenendigungen und andere strukturierte Gebilde aus der differentiellen Verarbeitung von Hirnhomogenaten zu gewinnen.

Für die Anordnung des reichen Stoffmaterials boten sich der Darstellung verschiedene Möglichkeiten: Es wäre verlockend gewesen, den ganzen Stoff in einem einmaligen großen Zug durch das „aufsteigende Tiersystem" zu verfolgen, in welchem der Vergleich in der Funktion der Überträgerstoffe Acetylcholin, Catecholamine, 5-Hydroxytryptamin, aktive Aminosäuren und Histamin gleichzeitig durchgeführt worden wäre. Es ist nicht zu bestreiten, daß bei dem nahen Zusammenspiel der Überträgerstoffe manche Zusammenhänge stärker ins Blickfeld gerückt worden wären. Auf der anderen Seite hätte eine solche Darstellung vielfach verwirrend gewirkt und den Überblick mehr gefährdet als erhellt. Deshalb habe ich mich entschlossen, den Gang durch die Tierwelt wiederholt anzutreten und ihn mit dem Überträgerkreis des Acetylcholins zu beginnen. Nicht zu umgehen war bei dem engen Zusammenwirken der Überträgerstoffe am gleichen Neuron oder wenigstens an der gleichen Ganglieneinheit, daß vom Acetylcholin ausgehend, auf andere Überträgerstoffe hingewiesen werden mußte, ein Verfahren, das alle Abschnitte des Buches mehr oder weniger gleichmäßig betrifft.

Die große *Konstanz* im strukturchemischen Bau der Überträgerstoffe ermöglicht und erlaubt den tiersystematischen Vergleich auf pharmakologischer Grundlage. Ist diese Konstanz sehr groß, so ist dies im Hinblick auf die pharmakologische Ansprechbarkeit der betreffenden Funktionsgebiete keineswegs der Fall. Die Pharmakologie der Überträgerstoffe enthüllt uns die Nichtgleichartigkeit der Reaktion auf ein- und denselben Wirkstoff, wie z. B. auf Atropin oder D-Tubocurarin. Gerade dies ermöglicht uns, Abstufungen zu erkennen, die oft das Verhalten verschiedener Tierstämme oder Klassen charakterisieren. Die Peripherie der Motoneurone vieler Tiere ist auf den Überträgerstoff Acetylcholin im Sinne der Erregung empfindlich. Das ist ganz klar nicht der Fall bei den Motoneuronen von Insekten, die auf Acetylcholin völlig oder fast unempfindlich sind. Es ist nicht unwahrscheinlich, daß sie einem anderen Überträgerstoff, den wir nicht kennen, gehorchen. Diese Feststellung ist stammesgeschichtlich wertvoll, weil sie uns zeigt, daß diese große Gruppe von Invertebraten im Laufe der Evolution in dieser Beziehung andere Wege eingeschlagen hat, als die Vertebraten. Wir können hier von einem stammesgeschichtlich relevanten Funktionswandel sprechen.

Gibt uns die stoffliche Identität der Überträgerstoffe durch das ganze Tierreich hindurch eine für den Vergleich geradezu unerläßliche Grundlage, so wird der Vergleich nur dadurch pharmakologisch und biologisch fruchtbar, daß wir vom Boden dieser stofflichen Konstanz ausgehend festzustellen versuchen, welchen *funktionellen Gebrauch* Tiere verschiedener Organisationshöhe von den betreffenden Stoffen machen. Gerade der Eintritt eines Funktionswandels gibt uns die Möglichkeit tiersystematische Zusammenhänge und Grenzen auf pharmakologischer Grundlage zu erkennen. Zweifellos sind der Unsicherheiten noch sehr viele, teils weil der pharmakologische Zugang nicht gefunden wird, teils weil die Empfindlichkeit des Organismus auf den einwirkenden Stoff zu klein ist und deshalb eine Antwort ausbleibt. Es ist durchaus richtig, wenn von FLOREY (1967) gesagt wird, daß im Hinblick auf den von einer Nervenendigung abgegebenen Überträgerstoff nicht mit Sicherheit angenommen werden kann, daß es der einzige ist, den er abzugeben vermag. Bekannt ist das Beispiel der postganglionären sympathischen Nervenendigung, die nicht nur Noradrenalin, sondern auch Acetylcholin freisetzt, wobei das Acetylcholin an der Freisetzung des Noradrenalins beteiligt ist (BURN u. RAND, 1962). Hier handelt es sich aber offensichtlich nicht um eine Doppelfunktion ein und desselben Neurons, sondern um die Hintereinanderschaltung zweier hormonal gesteuerter, wahrscheinlich von getrennten Nervenfasern ausgehenden, in der Funktion verschiedener Vorgänge.

4. Der Stammbaum der Tiere

Der „Stammbaum" (Abb. 1) bildet ein unerläßliches Gerüst, ein Netz, das über die Tierwelt gelegt wird und aus einer größeren oder geringeren Fülle von genetischen, ökologischen, embryologischen, morphologischen, physiologischen und biochemischen Fakten aufgebaut ist und eine Reihe von Tiertypen unterscheidet, welche die großen, stamm- oder klassenmäßig gegliederten Gruppen umfassen. Es handelt sich um eine Welt von Abstraktionen, welche uns den Zusammenhang der ungeheuren Fülle der Arten verstehbar macht.

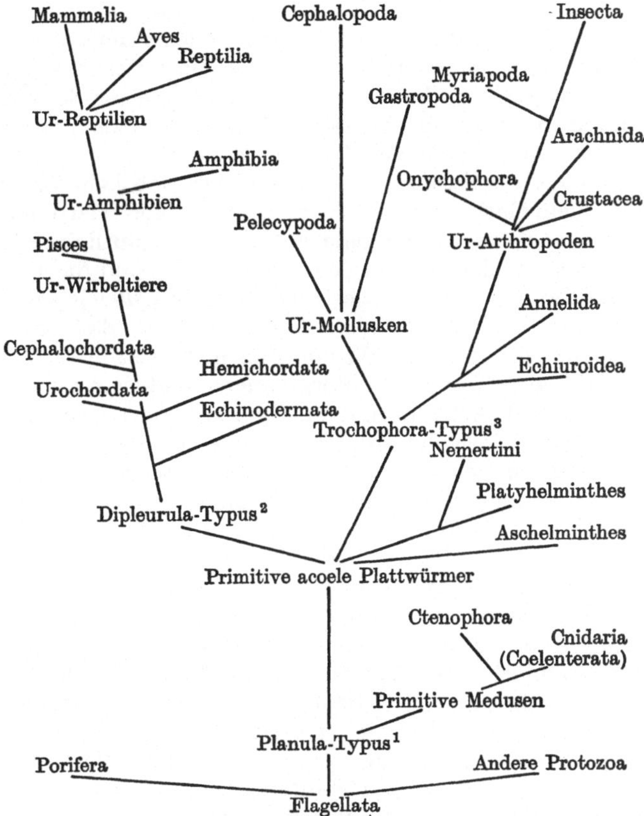

1. *Planula-Typus:* Kennzeichnend für Cnidaria ist die freischwimmende, bewimperte Planula-Larve
2. *Dipleurula-Typus:* Dipleurula = hypothetische Stammform der Echinodermenlarven.
3. *Trochophora-Typus:* Die Trochophora-Larve (s. im Text S. 90 und Abb. 78 S. 223) bildet ein gemeinsames Merkmal der Mollusken und Anneliden

Abb. 1. *Stammbaum der Tiere,* modifiziert nach HYMAN. (Aus: C.L. PROSSER 1952)

Tiersystem bedeutet immer auch Phylogenese, Evolution, Werden und Vergehen der Arten und Individuen. Bei aller begrifflichen Starrheit bleibt das System anpassungsfähig, sobald neue Gesichtspunkte, z. B. biochemischer oder elektronenoptischer Art auftauchen, durch welche der systematische Zusammenhang der Tierwelt besser, das heißt vollständiger charakterisiert wird. Mit jedem Schritt gelangen wir zu einem Erkenntniszuwachs, wovon der größte seit Darwin durch die Genetik geleistet wurde. Vielleicht bringt auch der Versuch einer pharmakologischen Charakterisierung der Tierwelt mit der Zeit einen bescheidenen Beitrag in dieser Richtung.

5. Zur Stammesgeschichte der Tiere

Ein Überblick über die Systematik des Tierreichs mag, ohne näheren Kommentar, hier eingeschaltet werden. Ausgehend von den einzelligen tierischen Lebewesen, den Protozoen, verzweigt sich der „Stammbaum" der Tiere schon sehr früh in mindestens zwei große Äste: die *Protostomia* und die *Deuterostomia.* Die Protostomier haben ihre zwei stammesgeschichtlichen Höhepunkte in den *Mollusken* mit den Cephalopoden und in den *Arthropoden* mit den Insekten gefunden, die Deuterostomier in den *Wirbeltieren* mit den Säugetieren und den Primaten an der Spitze.

Es gibt im Stammbaum zahlreiche Nebenzweige, die entweder schon früh ihre Weiterentwicklung eingestellt zu haben scheinen, wie etwa die Schwämme, oder die ihren Höhepunkt in früheren erdgeschichtlichen Perioden erreichten, wie beispielsweise die Ammoniten unter den Cephalopoden.

Durch die Urkunden der Paläontologie wissen wir, daß kein *Tierstamm* verschwunden ist. Familien, Gattungen und Arten sind dagegen relativ häufig ausgestorben, so z. B. die genannten Ammonidea; von den Nautiloidea ist nur die Gattung *Nautilus* übrig geblieben. Von den Arthropoden sind die Brachiopoden und Limuliden bis auf wenige Arten ausgestorben, die *Trilobiten* gänzlich (HARMS, 1934). Wenn wir uns nach SIMPSON (1951) vorstellen, daß im Laufe der tierischen Entwicklung, seit dem Cambrium, daß heißt seit etwa 600 Millionen Jahren, einige 10 Millionen Tierarten untergegangen sind, von denen höchstens einige Hunderttausend heute bekannt sind und Spuren hinterlassen haben, so kann man sich von der Größe des Evolutionsphänomens einen Begriff machen. Gehen wir davon aus, daß von den gegenwärtig auf der Erde lebenden Arten nur etwas mehr als eine Million bekannt ist, ergibt sich sehr eindrucksvoll die Tatsache, daß die Geschichte tierischer Evolution unzählige Lücken aufweisen muß, die nur mehr oder weniger hypothetisch geschlossen werden können.

In diesem Zusammenhang darf daran erinnert werden, daß tierisches Leben ursprünglich ausschließlich im Meer begann, im Cambrium und wahrscheinlich schon im Präcambrium, und daß auch heute das Meer mit einer großen Zahl von Invertebraten und poikilothermen Vertebraten bevölkert ist, deren Artenzahl durch Simpson gegenwärtig auf etwa 150000 geschätzt wird. Ausschließlich marin sind *Gephyreae* (Würmer), *Brachiopoda* (muschelähnliche Tiere), *Cephalopoda* (Tintenfische), *Scaphopoda* (Weichtiere), *Amphineura* („Urmollusken"), *Tunicata* (Manteltiere) und *Echinodermata* (Stachelhäuter), während wenige andere Gruppen mit Ausnahme der Insekten und Amphibien als streng nicht marin bezeichnet werden können. Das Meer nahm im Laufe geologischer Epochen nicht nur an Volumen zu, sondern auch in der Konzentration von Gasen und Salzen. Die Konzentration und die Ionenproportionen von heutigen marinen, Süßwasser- und Landtieren entsprechen den Elektrolytverhältnissen der Meere zur Zeit der ersten Vertebraten (BALDWIN, 1937).

Es ist kein Zufall, sondern liegt in der Natur der Sache, wenn im Folgenden, von den Protozoen abgesehen, die Stämme der Invertebraten bevorzugt behandelt werden, welche zur Entwicklung der Mollusken, der Crustaceen und Insekten geführt haben. Unter den Wirbeltieren wurden, soweit es nach dem Stand der heutigen Kenntnis möglich war, die poikilothermen Formen: Fische, Amphibien, Reptilien vorzugsweise berücksichtigt, wobei die an der Pharmakologie der Säugetiere gewonnenen Erfahrungen gewissermaßen als „Standard" für die Beurteilung der Wirkungen an poikilothermen Vertebraten und an Invertebraten dienten. Über die Biologie von Invertebraten vgl. z. B. CARTHY (1958), SCHEER (1948, 1957), AKERT (1967, 1968) über Synapsen, AKERT u. WASER (1969) über synaptische Übertragung.

Literatur

AKERT, K.: Interneuronale Kontaktstellen (Synapsen) bei Wirbeltieren und Wirbellosen. Sitzung Naturf. Ges. Zürich 15. 1. 1968.
— Gehirn und vegetatives Nervensystem. In: Biologie und Klinik des Zentralnervensystems, pp. 59—84. Basel: Sandoz 1967.
— WASER, P.G.: Mechanism of synaptic transmission. Progress in brain Research, Vol. **31**. Amsterdam: Elsevier 1969.

BALDWIN, E.: An introduction to comparative biochemistry. Cambridge: University Press 1937, 3rd edition 1949.

BALTZER, F.: Entwicklungsphysiologische Betrachtungen über Probleme der Homologie und Evolution. Rev. suisse Zool. **57**, 451—477 (1950).

BARRINGTON, E. J. W., JØRGENSEN, C. B.: Perspectives in Endocrinology. Hormones in the lives of lower vertebrates. London and New York: Academic Press 1968.

BUDDENBROCK, W. VON: Vergleichende Physiologie. 6 Bände. Basel: Verlag Birkhäuser 1950 bis 1967.

BURN, J. H., RAND, M. J.: A new interpretation of the adrenergic nerve fibre. Advanc. Pharmacology **1**, 1—30 (1962).

CARTHY, J. D.: An introduction to the behaviour of invertebrates. London: G. Allen and Unwin 1958.

ECCLES, J. C.: The Physiology of Synapses. Berlin-Göttingen-Heidelberg-New York: Springer 1964.

FLOREY, E.: Neurotransmitters and modulators in the animal kingdom. Fed. Proc. **26**, 1164—1178 (1967).

FLORKIN, M.: Biochemical Evolution. New York: Academic Press 1949.

— Aspects biochimiques communs aux êtres vivants. Paris: Masson et Cie. 1956; Liège: Desoer 1956.

— MASON, H. S. (Editors): Comparative Biochemistry. 6 Vols. New York: Academic Press 1960—1963.

GORBMAN, A. (Editor): Comparative Endocrinology. New York: John Wiley and Sons 1959.

— BERN, H. A.: A Textbook of Comparative Endocrinology. New York: John Wiley and Sons 1963.

HARMS, J. W.: Wandlungen des Artgefüges. Leipzig: J. A. Barth 1934.

HEDIGER, H.: Erst ein Zoo — dann ein Bahnhof. Neue Zürcher Zeitung Nr. 5051, 23. 11. 1966.

KÄLIN, J.: Über den Homologiebegriff in der vergleichenden Anatomie. Bull. Soc. Sci. Nat. Fribourg **31**, 137—146 (1953).

— Homologiebegriff (Votum). Zool. Anz. **164**, 388—391 (1960).

— Votum zum Homologiebegriff. Zool. Anz. **166**, 435—437 (1961).

LARRAMENDI, R. M. H.: Morphology and distribution of inhibiting synapses upon cortical cerebellar cells. 4th Int. Congress on Pharmacology, Basel 1969, Abstracts, pp. 27—28.

LOWENSTEIN, O. (Editor): Advances in comparative physiology and biochemistry. Vols. 1—3. New York: Academic Press 1964—1968.

MICHAELSON, I. A., WHITTAKER, V. P., LAVERTY, R., SHARMAN, D. F.: Localization of acetylcholine, 5-hydroxytryptamine and noradrenaline within subcellular particles derived from guinea-pig subcortical brain tissues. Biochem. Pharmacol. **12**, 1450 (1963).

MICHELSON, M. J.: On the changes in the structure of cholinoceptors in the course of evolution. 4th Int. Congress on Pharmacology, Basel 1969, Abstracts pp. 31.

NAEF, A.: Idealistische Morphologie und Phylogenetik. Jena: Gustav Fischer 1927.

PROSSER, C. L.: Comparative physiology and biochemistry: status and properties. Comp. Biochem. Physiol. **11**, 1—7 (1964).

SCHARRER, B.: The concept of analogy. Publ. staz. zool. Napoli **28**, 204—213 (1956).

SCHEER, B. T.: Comparative Physiology. New York: John Wiley and Sons 1948.

— (Editor): Recent advances in invertebrate physiology. A symposium. University of Oregon Publications 1957.

SIMPSON, G. G.: L'évolution et sa signification. Une étude de l'histoire de la vie et de sa signification humaine. Trad. franç. de A. Nugar-Levillain et F. Bourlière. Paris: Payot 1951.

STEINER, H.: Die Bedeutung des Homologiebegriffes für die Biologie. Vierteljahresschrift Naturf. Ges. Zürich **99**, 1—19 (1954).

STERBA, G.: Zur cerebrospinalen Neurokrinie der Wirbeltiere. Zool. Anz. Suppl. **29**, 393 (1966).

TROLL, W.: Das Analogieproblem in seiner Bedeutung für die Naturerkenntnis. Experientia (Basel) **7**, 436—440 (1951).

WHITTAKER, V. P., GRAY, E. G.: The synapse; biology and morphology. Brit. med. Bull. **18**, 223—228 (1962).

— MICHAELSON, A., KIRKLAND, R. J.: The separation of synaptic vesicles from disrupted nerve ending particles. Biochem. Pharmacol. **12**, 300—302 (1963).

Acetylcholinkreis

1. Zur Onto- und Phylogenese des Acetylcholins und der Cholinesterasen

Es spricht vieles dafür, daß das Auftreten des Acetylcholins, der Cholinesterasen und der Cholinacetylase mit der Ausbildung des Nervensystems in der *Ontogenese* zusammenfällt, resp. ihr etwas vorauseilt, wofür bei KARCZMAR (1963a, b) Beispiele bei Invertebraten und Vertebraten vorliegen. Nicht so einfach liegen die Verhältnisse in der *Stammesentwicklung* der Tiere.

Wenn schon bei *Paramecium caudatum* Acetylcholin und Cholinesterase nachweisbar sind, trotzdem kein Nervensystem besteht, so darf darauf hingewiesen werden (was TAYLOR, 1941 bestätigt), daß bei *Paramecium* ein die Cilien verbindendes reizleitendes fibrilläres System vorhanden ist, dem man die Bedeutung eines mit dem Nervensystem metazoischer Tiere funktionell homologen Systems zubilligen darf (vgl. S. 24). Die *Coelenteraten* (Cnidaria, Nesseltiere) bilden unter den Metazoen den ersten Stamm — bei Schwämmen sind Nerven oder nervenhaltige Gebilde bisher nicht mit Sicherheit nachgewiesen worden (vgl. S. 44) — bei welchem ein Nervensystem und Cholinesterase, Acetylcholin dagegen nicht oder nur in Spuren festzustellen sind. Wir finden bei Coelenteraten fast kein Acetylcholin, trotzdem ihr Nervensystem (Nervennetz) mindestens teilweise synaptischen Charakter besitzt. Sehr eigenartig liegen die Verhältnisse bei den einfachsten Formen der Nesseltiere, die mit einem sehr primitiven Nerven- und Muskelsystem ausgestattet sind, wie etwa die Polypengattung *Tubularia*, bei welcher Acetylcholinesterase in außerordentlich hoher Aktivität, aber kein Acetylcholin nachweisbar ist (vgl. BULLOCK u. NACHMANSOHN, 1942a, b), während die Qualle *Cyanea capillata* mit einem ungleich viel höher entwickelten Nervenmuskelsystem keine Cholinesterase bildet.

Die Funktion der Acetylcholinesterase bei *Tubularia* ist völlig unbekannt. Es ist hier in grundsätzlicher Weise hervorzuheben, daß die Fähigkeit, Acetylcholinesterase zu bilden, noch keineswegs bedeutet, daß der betreffende Organismus sich auf dem Wege zu einem vollständigen „Acetylcholinsystem", bestehend aus Acetylcholin, Acetylcholinacetylase und Acetylcholinesterase befindet, in welchem dem Acetylcholin die Rolle eines Überträgerstoffes zukommt. Jedenfalls müßte heute im Hinblick auf die Nesseltiere gesagt werden — so viel oder so wenig wir darüber wissen — daß Nesseltiere für die Funktion ihres Nervsystems des Acetylcholins nicht bedürfen (s. S. 47).

Die aufgrund des vorliegenden, artlich bescheidenen experimentellen Materials nicht zu beantwortende Frage wäre zu stellen, ob bei dem sehr großen, in viele Klassen und Ordnungen aufgespaltenen Stamm der Nesseltiere nicht von vornherein verschiedene Wege eingeschlagen wurden, um Nervenimpulse synaptisch mit oder ohne (uns unbekannte) Überträgerstoffe weiterzugeben und das Nervenmuskelspiel in Gang zu bringen. Man könnte sich allerdings vorstellen, daß die prospektive Potenz der *Tubularia* mit ihrem hohen Gehalt an Acetylcholinesterase im evolutionistischen Sinn größer wäre, als die der *Cyanea*, deren Organisation schon eine hohe Spezialisation bedeutet, von der aus vermutlich keine neuen Formen (Arten) gebildet werden, während bei der primitiven *Tubularia* die Voraussetzungen zur phylogenetischen Entwicklung, vielleicht auch nach der Seite Acetylcholin, ungleich größer sind: *Tubularia* könnte der Ahn einer Entwicklungsreihe sein, *Cyanea* nicht.

Es muß damit gerechnet werden, und dafür bilden Nesseltiere ein Beispiel, daß Acetylcholin und Cholinesterasen (und andere Fermente) in einem Organismus gebildet werden, bevor diesen Stoffen eine spezifische Funktion (sofern eine solche für uns überhaupt erkennbar ist) zugemessen wird. Wir sprechen dann, weil wir vorläufig nichts besseres wissen, von prospektiver Bedeutung im Sinne erhöhter Evolutionsbereitschaft.

Es könnte sich aber bei *Tubularia* auch um eine „atavistische" oder Reliktform handeln, deren Vorfahren mit einem vollständigen „Acetylcholinsystem" ausgestattet waren, von dem die Acetylcholinesterase als letzter Rest übriggeblieben wäre. Solche Überlegungen hypothetischen Charakters sind notwendig, um uns bei der Diskussion phylogenetischer Probleme über verschiedene Möglichkeiten evolutionistischer Deutung Rechenschaft zu geben. (Vgl. auch KARCZMAR, 1963a, b).

Im tiersystematischen Teil werden wir hinsichtlich funktioneller Bedeutung des Acetylcholins folgenden Verhältnissen begegnen:

1. Acetylcholin fehlt an einer bei Vertebraten typisch cholinergen Übertragungsstelle, z. B. an der neuromuskulären Verbindung (Insekten).

2. Die Bildung des Acetylcholins hat eine prospektive Bedeutung im Hinblick auf Funktionsgebiete, die in der Evolution später (bei Wirbeltieren) als cholinerg zu charakterisieren sind (Darmkanal bei Invertebraten).

3. Die Bildung von Acetylcholin ist zum Teil überflüssig geworden, weil die betreffende Funktion das Acetylcholin, im evolutiven Sinn gedacht, nicht mehr benötigt (teilweise bei der synaptischen Übertragung im Zentralnervensystem von Säugetieren, speziell beim Menschen ?).

4. Acetylcholin wird gebildet, ohne daß wir seine funktionelle Bedeutung erkennen können (latente Wirkung oder funktionsloses Relikt ?).

5. Acetylcholin hat gut gesicherte Funktionen, cholinerge und andere (bei Wirbeltieren).

Damit stellt sich gleichzeitig die Frage der funktionellen Homologie: hat Acetylcholin durch die Tierreihe immer dieselben Funktionen ? Das ist nicht der Fall; wir haben es, wenn auch relativ selten, mit einem *Funktionswandel* zu tun. Als homolog kann die durch mehrere Tierstämme hindurch zu beobachtende Hemmfunktion auf das Herz betrachtet werden. Das würde mit der Definition der Homologie übereinstimmen, nach welcher Merkmale als homolog gelten, wobei auch Merkmale funktioneller Art in Frage kommen, die sich auf eine gemeinsame Abstammung zurückführen lassen (cholinerge Wirkung bei Vertebraten).

Solche Überlegungen stellen sich natürlich nicht nur bei der Verfolgung des Acetylcholins und der Cholinesterasen, sondern auch im Hinblick auf die Funktion und den Funktionswandel des Noradrenalins, Adrenalins, 5-Hydroxytryptamins, usw.

Eine große Schwierigkeit in der Beurteilung der funktionellen Bedeutung des Acetylcholins, Noradrenalins usw. ergibt sich aus der Unsicherheit, wie weit wir bei Invertebraten von einem autonomen (parasympathisch-sympathischen) Nervensystem und von cholinergen und adrenergen Nerven zu sprechen berechtigt sind. Schon GASKELL (1920) fand bei manchen Wirbellosen bestimmte Abschnitte des Nervensystems, die dem autonomen Nervensystem der Wirbeltiere entsprechen. Seine Beispiele beziehen sich auf die Beziehungen autonomer Nerven Wirbelloser zum Adrenalin; Acetylcholin und Noradrenalin waren damals noch nicht entdeckt.

Bei Mollusken kommen, ähnlich wie bei Vertebraten, herzfördernde und herzhemmende Nerven vor, die gelegentlich als autonome Innervation betrachtet werden. Nach MENG (1960) sind am Herzen von *Helix pomatia* fördernde Nerven mit 5-Hydroxytryptamin, hemmende mit Acetylcholin als Überträgerstoffe tätig. Beide Stoffe wurden im Helix-Herzen nachgewiesen. Wir begegnen hier einem

neuen Typus von förderndem Überträgerstoff, dem Serotonin, der am Herzen von
Mollusken ziemlich verbreitet ist.

Mit weiteren Beispielen werden wir uns im tiersystematischen Teil eingehender
zu befassen haben. Dabei wird auffallen, daß bei Invertebraten nur sehr selten alle
Kriterien pharmakologischer Art erfüllt sind, welche bei Wirbeltieren zur Charakterisierung der autonomen Innervationen im Sinne von „cholinerg" und „adrenerg"
als unerläßlich gelten. Diese Unterschiede in der Ausbildung des Nervensystems
bei Invertebraten und Vertebraten hinsichtlich der verschiedenen Empfindlichkeiten auf pharmakologisch aktive Stoffe geben uns gleichzeitig einen gewissen
Maßstab für die phylogenetische Beurteilung der Verhältnisse. Die Vorstellung
dürfte nicht ganz abwegig sein, daß autonome Innervation bei Invertebraten —
was anatomisch und elektrophysiologisch kaum, sondern allenfalls pharmakologisch festzustellen wäre — nicht die Organisationshöhe des vegetativen Nervensystems von Vertebraten erlangt haben und ihnen dementsprechend nicht die
volle Reaktionsfähigkeit und Empfindlichkeit auf typisch „cholinerge" oder
„adrenerge" Wirkstoffe zukommt. Außerdem haben Invertebraten, wie das Beispiel des *Helix*herzens zeigt, im Hinblick auf Überträgerstoffe teilweise andere
Wege eingeschlagen als Vertebraten.

Wenn wir im folgenden den tiersystematischen Teil mit den Protozoen beginnen, wird uns sofort klar, daß wir bei den tierischen Einzellern hinsichtlich Acetylcholin erst ganz am Anfang unserer Erkenntnis stehen und nur über sehr bescheidene experimentelle Erfahrungen verfügen, die an einigen wenigen Protozoenarten
gewonnen wurden.

2. Acetylcholin im Tierreich

Wenn über Lokalisation und Funktion des Acetylcholins im tierischen Organismus einige konkrete Angaben gemacht werden, von denen nicht alle den gleichen
Grad gesicherter Erkenntnis aufweisen, so werden wir im systematischen Teil
vielfach auf Verhältnisse stoßen, wo uns die Funktion des Acetylcholins noch
gänzlich unbekannt ist. Gerade bei Invertebraten wird sich erweisen, daß Acetylcholin in bestimmten Organen sehr reichlich gebildet wird, ohne daß uns seine
funktionelle Aufgabe im mindesten bekannt ist. Anderseits können wir Acetylcholin mit Funktionen in Beziehung setzen, die beim homoiothermen Wirbeltier
von geringerer Bedeutung sind, als etwa die Beeinflussung der Melanophoren bei
Mollusken, Crustaceen, Insekten, Fischen, Amphibien und Reptilien.

Invertebraten fehlen echt cholinergische Nerven (mit bisher wenigen bekannten Ausnahmen) anscheinend weitgehend, unter der Voraussetzung allerdings, daß
wir die für cholinergische Nerven bei den Vertebraten geltenden pharmakologischen Kriterien auch bei den Invertebraten uneingeschränkt anwenden, was nicht
unbedingt der bei ihnen erreichten Organisationshöhe des Nervensystems entsprechen dürfte und deshalb vom evolutionistischen Gesichtspunkt aus vielleicht
anfechtbar ist.

Wir werden im systematischen Teil das Herz als bestuntersuchtes Organ neben
der Nervenendplatte des Muskels als Angriffspunkte des Acetylcholins in den
Vordergrund rücken, um in erster Linie an diesen morphologisch und physiologisch relativ gesichertsten Verhältnissen die funktionelle Homologie des Acetylcholins zu prüfen. Dabei sind wir uns der Tatsache bewußt, daß, wenn wir Herz
sagen, die Organhomologie in morphologischer und funktioneller Hinsicht sehr
weit gezogen werden muß. Die gelegentliche Mitberücksichtigung des embryonalen
Herzens bietet dem Verständnis eine wertvolle Hilfe.

3. Neurokrinie als allgemeines hormonales Regulationsprinzip des Tierreichs und die neurokrine und meso-entodermale Produktion von Acetylcholin, Noradrenalin, Adrenalin und 5-Hydroxytryptamin

Die Steuerung durch Neurohormone ist nach Gersch als ursprüngliche hormonale Koordinationsweise anzusehen (GERSCH, 1964), bevor Drüsensekretionen auf den Plan traten. Da bei wirbellosen Tieren Neurosekretion in allen Teilen des Zentralnervensystems vorkommt, stellt das Zentralnervensystem von Invertebraten ursprünglich in endokriner Hinsicht eine Einheit dar. Die neurosekretorischen Zentren des Zwischenhirns der Wirbeltiere müßten dann als noch funktionsfähiger Anteil eines ehemals viel ausgedehnteren ursprünglichen Systems bewertet werden. Von den Neurohämalorganen von Wirbellosen und des Zwischenhirns von Wirbeltieren gelangen wir zu den „Gehirnanhangsdrüsen", Abkömmlingen des Zentralnervensystems, die durch sekretführende Nervenfasern mit ihm in Verbindung stehen. Dazu gehören die Corpora cardiaca der Insekten, welche die in Nervendrüsenzellen des Vorderhirns gebildeten Neurosekrete speichern. Die der Epidermis entstammenden Corpora allata sind echte Drüsenorgane. Sie werden vom Gehirn aus nervös und hormonal gesteuert. In phylogenetischer Hinsicht ist das Zentralnervensystem von Wirbellosen als Ganzes als endokrines System zu betrachten. Bei Wirbellosen finden sich Hormondrüsen, die sich oft durch hohe funktionelle Leistung auszeichnen (hintere Speicheldrüsen von Cephalopoden). Bei Cyclostomen und Fischen findet auch im Rückenmark, vor allem in dessen Schwanzbereich, Neurosekretion statt, also in einem viel weiteren Bereich als bei homoiothermen Wirbeltieren. Die Parallele: Corpora cardiaca-Corpora allata zum Hypothalamus-Hypophysensystem läßt sich dahin ergänzen, daß wir es in den Corpora allata der Insekten (und Crustaceen) und der Adenohypophyse mit echten Hormondrüsen zu tun haben, wobei die allen anderen Hormondrüsen übergeordnete Adenohypophyse als phylogenetisch alt zu betrachten ist, da sie in allen Wirbeltierklassen vorkommt. Die Neurohypophyse kann als ein Neurohämalorgan angesehen werden. Als *Neurokrinie* müßte auch die Produktion von Acetylcholin, Noradrenalin (Adrenalin) und 5-Hydroxytryptamin angesehen werden. Morphologische und physiologische Tatsachen sprechen dafür, daß das neurokrine System als die phylogenetisch ursprüngliche Form hormonaler Regulation im Tierreich zu bewerten ist (GERSCH). Wo der Rahmen der Neurokrinie im Hinblick auf die Bildung von Acetylcholin, Catecholaminen und Serotonin durch meso- und entodermale Gewebe (zum Beispiel Herzmuskel, chromaffine Systeme verschiedener Gewebe, enterochromaffines System der Darmmucosa) sehr weit gezogen ist, haben wir es mit Hormonleistungen der genannten und anderer Gewebe zu tun, die phylogenetisch betrachtet, als „alte" Regulationssysteme hormonalen Charakters betrachtet werden dürfen.

4. Evolution der Hormone und Evolution der physiologischen Funktionen

Bevor wir auf die Rolle des Acetylcholins und weiterer Überträgerstoffe im Tierreich näher eingehen, ist in grundsätzlicher Weise festzustellen, was wir in tiersystematischer und phylogenetischer Hinsicht von der vergleichenden Untersuchung der Acetylcholinverhältnisse usw. bei einer möglichst großen Zahl von Tierstämmen, Klassen usw. überhaupt erwarten können. Sollte es sich erweisen, daß Acetylcholin bei allen Tierstämmen nachzuweisen ist, was tatsächlich nicht der Fall ist, aber ihre überwiegende Zahl betrifft, so könnte uns der bloße Nachweis des Acetylcholins bei einigen hundert Arten von Angehörigen der verschiedensten

Tierstämme über die taxonomische (und phylogenetische) Bedeutung des Acetylcholins nicht viel aussagen, wenn wir nicht festzustellen in der Lage wären, welche *funktionelle Bedeutung* dem Acetylcholin bei verschiedenen Tierstämmen und Klassen zukommt. Wenn wir nicht beispielsweise von Stamm zu Stamm einen *Funktionswandel* in der Funktion des Acetylcholins und anderer Enzyme nachweisen könnten, müßte unsere Aufgabe auf rein vergleichende, taxonomisch und phylogenetisch wenig aussagende Feststellungen beschränkt bleiben.

Nun werden wir im folgenden schon bei Protozoen die Feststellung machen können, daß ihre biochemische Ausstattung außerordentlich reichhaltig ist und derjenigen von metazoischen Invertebraten und Vertebraten auffallend nahekommt. Die biochemische Ausrüstung einfachster Lebewesen lag also gewissermaßen schon bereit, bevor der morphologische Aufstieg, bevor die metazoische Evolution begann. MEDAWAR (1953) sagt deshalb mit Recht: „Die endokrine Evolution ist nicht eine Evolution der Hormone, sondern eine Evolution des Gebrauches, den man von ihnen gemacht hat; eine Evolution nicht, um es etwas vereinfacht zu sagen, der chemischen Formeln, sondern der Reaktivitäten, der Reaktionsmuster und der geweblichen Kompetenzen". Und ähnlich sagt DANIELLI (1953): „Evolution ist die Geschichte des wechselnden Gebrauchs der Moleküle und nicht der wechselnden synthetischen Fähigkeiten".

Zahlreiche Stoffe sind in den verschiedensten und einander nicht nahestehenden Gruppen von Lebewesen ganz unabhängig voneinander aufgetreten; das gilt zum Beispiel auch für die Biosynthese des Hämoglobins. Und was noch wesentlicher ist und im tiersystematischen Teil sich immer wieder zeigen wird: ein Stoff wie Acetylcholin ist für eine Gruppe von Tieren „nützlich", was so viel heißt, daß er im Zusammenhang der Funktionen eine ganz bestimmte Funktion zugeteilt erhält, während andere Tiere wohl den Stoff, das Acetylcholin beispielsweise, produzieren, ohne daß eine besondere funktionelle Bedeutung erkennbar ist.

Daraus dürfte hervorgehen, daß es bei einer vergleichenden Systematik nicht genügt, den Stoff (Acetylcholin) nachzuweisen, sondern festzustellen, welche Funktion er im Tier besitzt. Das macht die Durchführung der vergleichenden Pharmakologie und Biochemie außerordentlich kompliziert, aber auch spannend. Und dies ist auch der Grund, warum wir bei der tiersystematischen Darstellung der Verhältnisse bei den verschiedenen Tierstämmen usw. nicht nur das Vorhandensein oder Fehlen bestimmter physiologisch aktiver Stoffe, wie des Acetylcholins, feststellen, sondern die *funktionelle Bedeutung* dieser Stoffe in den Vordergrund rücken. Das erfordert ein näheres Eingehen auf Morphologie und Physiologie der zur Behandlung gelangenden Organismen und ihrer wichtigsten Organleistungen.

5. Die Rolle des Acetylcholins im Tierreich

Acetylcholin, der von LOEWI (1921, 1922, 1956) 1921 entdeckte „Vagusstoff", wird vom tierischen Organismus in erster Linie dazu benutzt, die mit Depolarisation an der Grenzmembran einhergehende Übertragung eines Reizes von einem Neuron auf das andere oder vom Neuron auf das Erfolgsorgan in bestimmten Innervationsbereichen einzuleiten. (Vgl. auch NACHMANSOHN, 1959, 1960; PINCUS u. THIMANN, 1952—1955; AMMON u. DIRSCHEL, 1960; LOEWI, 1956). Wie weit dies in der aufsteigenden Tierreihe tatsächlich der Fall ist, soll an Hand eines artlich relativ bescheidenen, aber doch die wichtigsten Tierstämme umfassenden Materials zu zeigen versucht werden.

Die humorale Reizübertragung durch Acetylcholin (Noradrenalin und 5-Hydroxytryptamin) stellt vielleicht einen der phylogenetisch ältesten, aber sicher nicht einzigen Versuch dar, einen Reiz in der lebendigen organischen Substanz von einer Zelle auf eine andere fortzupflanzen. Dafür spricht bis zu einem gewissen Grad, daß wir Acetylcholinempfindlichkeit schon sehr früh im Invertebratenreich antreffen, vielleicht noch früher im Pflanzenreich, ohne daß wir seine physiologische Bedeutung bei der Pflanze (außer etwa in den Brennhaaren der Brennessel) verstehen. Deutlicher spricht die Tatsache für eine stammesgeschichtlich frühzeitige Bildung des Acetylcholins, daß in der Embryogenese Acetylcholin und Acetylcholinempfindlichkeit des Erfolgsorgans früher da zu sein scheinen als die durch Acetylcholin als Überträgerstoff zu erregende Innervation des betreffenden Organs. In den letzten Jahren wurden mit besonderen histologischen Techniken einschließlich der elektronenoptischen so feine terminale Nervenfasern und -netze entdeckt, daß wir allen Grund haben, im Hinblick auf die „Nervenlosigkeit" embryonaler Gewebe vorsichtig zu sein. Andererseits haben Untersuchungen an Invertebraten gezeigt, daß Acetylcholin auch im nervenfreien Organ bestimmte Wirkungen auszulösen vermag, wovon noch zu sprechen sein wird.

Um das Acetylcholin näher zu charakterisieren, ist von seinen Funktionen und Wirkungen am Säugetier auszugehen, da sie, vom Frosch abgesehen, an einigen Säugetierarten am eingehendsten untersucht worden sind. Dies gilt in erster Linie von den Laboratoriumstieren Maus, Ratte, Hamster, Kaninchen, Hund, Katze, in gewisser Hinsicht (Zentralnervensystem) auch vom Affen und, mit Auswahl, vom Menschen.

In ungeahntem Ausmaß konnten die Verhältnisse überall dort, wo Acetylcholin durch eine Acetylcholinesterase inaktiviert wird, seit Einführung der histochemischen, mehrfach modifizierten Methode zur Darstellung der Acetylcholinesterase durch KOELLE u. FRIEDENWALD (1949) *lokalisatorisch*, bis zu einem gewissen Grad auch *quantitativ*, geklärt werden. Es ist verständlich, daß die Koelle-Methode für die Beurteilung der Frage, ob und an welcher Stelle einer Nerven- oder Nervenmuskelstruktur Acetylcholinesterase zugegen ist, eine ganz universelle Bedeutung erlangt hat. Die Methode spielt deshalb auch für die Abklärung tiersystematischer Fragestellungen, die in Zusammenhang mit Acetylcholin stehen, eine große Rolle (Vgl. KOELLE, 1963, 1965; GEREBTZOFF, 1959; WASER, 1962). Schon hier sei bemerkt, daß der Nachweis von Acetylcholinesterase noch keineswegs die Anwesenheit von Acetylcholin bedeutet, dessen Nachweis beim Fehlen einer spezifischen histochemischen Reaktion im wesentlichen auf pharmakologischem Wege zu führen ist. Vgl. auch WASER (1965).

6. Acetylcholin und Systematik des Tierreichs

Heute haben sich die Untersuchungsmethoden so weitgehend verfeinert, daß wir in der Lage sind, auch bei Arten kleinster Größe Acetylcholin und Acetylcholinesterase nachzuweisen. Mit dem bloßen Nachweis ist allerdings nur ein Anfang gewonnen. Und doch bildet die Bestandesaufnahme des Acetylcholins, der Acetylcholinesterase und der Cholinacetylase bei einer möglichst großen Zahl von protozoischen und metazoischen Arten die unerläßliche Grundlage zu weiteren Fragestellungen, welche die Funktionen des Acetylcholins in der Tierreihe betreffen und uns schrittweise Material zu einer synthetischen Darstellung geben, die in letzter Instanz zu tiersystematischen und phylogenetischen Ergebnissen führen kann.

Bei den Metazoen wird sich (ähnlich wie bei den wenigen daraufhin untersuchten Protozoen) zeigen, daß es Invertebraten gibt, bei denen weder Acetylcholin noch Cholinesterase gefunden wurden (s. Überblick S. 34). Eine weitere Schwierigkeit in der tiersystematischen Beurteilung der Acetylcholin- und

Cholinesterasebefunde liegt in den quantitativ außerordentlich verschiedenen Acetylcholinwerten und den sehr variablen Aktivitäten der das Acetylcholin auf- und abbauenden Fermente selbst bei nahe verwandten Arten mit sehr ähnlicher Organisation der Nerven- und Muskelsysteme. Auch enthalten oft andere Organe mehr Acetylcholin und Cholinesterasen als Nerv und Muskel, über deren Funktion wir nicht im klaren sind.

Nach den bisherigen Erkenntnissen muß man annehmen, daß einer nicht unbedeutenden Zahl von Spezies zur Lösung des Bewegungsproblems — um nur dies eine hervorzuheben — noch andere Wege elektrophysiologischer und hormonaler Art zur Verfügung stehen, als *die* Lösung, die beim Vertebratentypus mit Hilfe des Acetylcholins realisiert wurde, Wege, die uns größtenteils unbekannt sind. Der vielleicht nur von einer kleinen Zahl von Protozoen im Hinblick auf die Cilienbewegung eingeschlagene „Acetylcholinweg" kann völlig unbekannte Konkurrenten besitzen, auf die unser Augenmerk mit gleicher Intensität gerichtet werden muß, wie auf den von Loewi am Wirbeltierherz entdeckten Acetylcholinmechanismus.

Daß *Paramecium caudatum* als Vertreter der *Euciliata*, welche unter allen Protozoen den höchsten Grad der Differenzierung erreicht haben, nicht nur über Acetylcholin, sondern auch über Adrenalin verfügt, ist in phylogenetischer und tiersystematischer Hinsicht sehr bemerkenswert. Man könnte diesen Befund so interpretieren, daß erst die höchstentwickelten, differenziertesten Protozoen den „Acetylcholin- und Adrenalinweg" gefunden haben, während weniger differenzierte (weniger bewegliche) Protozoen biochemisch andere Wege gegangen sind, um das Bewegungsproblem zu verwirklichen. Es läßt sich denken, daß bei den Metazoen der Zellzusammenschluß und die damit verbundenen biochemischen und funktionellen Organisationsschwierigkeiten nicht ohne weiteres zuließen, die Organisationshöhe der Ciliaten zu erreichen, wie das bei den Porifera, den Schwämmen, der Fall sein dürfte, vielleicht auch bei manchen Coelenteraten (Nesseltieren). Der Acetylcholinweg zur Lösung des Bewegungsproblems, das bei den Schwämmen an sich nicht von großer Bedeutung ist, mußte im Laufe der Evolution erst wieder gefunden werden, auch wenn die biochemische Organisationshöhe ihre Realisation vielleicht jederzeit erlaubt hätte. Solche spekulative Überlegungen sind nicht ganz unnütz, weil sie uns veranlassen können, neben dem morphologisch-funktionellen den vergleichend-biochemischen und pharmakologischen Gesichtspunkt in den Vordergrund zu rücken und nach Homologien und Analogien zu fahnden, die tiersystematisches Interesse erwecken könnten.

7. Systematik der Tiere von den Protozoen bis zu den Weichtieren

Protozoa

    Stamm   *Protozoa*

Metazoa

  A. Parazoa

    Stamm   *Porifera*

  B. Eumetazoa

    I. *Radiata*

    Stamm   *Cnidaria*

    Stamm   *Ctenophora*

II. Bilateralia

   1. Acoelomata

Stamm   *Plathelminthes*

                    a) Turbellaria
                    b) Trematodes
                    c) Cestodes

Stamm   *Nemertini*

   2. Pseudocoelomata

Stamm   *Nemathelminthes*
Stamm   *Aschelminthes*

                    a) Rotatoria
                    b) Nematoda
                    c) Nematomorpha

   3. Eucoelomata

(Stamm)   *„Tentaculata“*

                    a) Bryozoa
                    b) Brachiopoda
                    c) Phoronidea

Stamm   *Mollusca*

                    a) Monoplacophora
                    b) Amphineura
                    c) Gastropoda
                         Prosobranchia
                       Opistobranchia
                       Pulmonata
                    d) Scaphopoda
                    e) Lamellibranchiata
                    f) Cephalopoda

Zur Klassifikation der Tiere vgl. vor allem GRASSÉ (1952—1965 ff), KÜKENTHAL (1923 ff), ROTHSCHILD (1961), KÜHN (1961), STORER (1943). Jede Klassifikation enthält hypothetische Elemente und verschiedene Deutungsmöglichkeiten. Im systematischen Teil haben wir das Tiersystem etwa nach der vorausgehenden Aufstellung vereinfacht. In stammesgeschichtlicher Form ist das Tierreich in Abb. 1 dargestellt.

Stamm Protozoa[1])

  I. Klasse: Flagellata
    3. Ordnung: Phytomonadina: *Chlamydomonas*
    6. Ordnung: Protomonadina: *Trypanosoma*
 II. Klasse: Rhizopoda
   1. Ordnung: Amoebinae: *Plasmodium*
III. Klasse: Sporozoa
 IV. Klasse: Ciliata

   1. Unterklasse: Euciliata
   2. Unterordnung: Trichostomata: *Paramecium, Tetrahymena*

Acetylcholin bei Protozoen

Da wir über Bau, Funktionsweise und Fortpflanzung vieler Protozoen noch unzureichend unterrichtet sind, ist es nicht auffallend, daß über Vorkommen und

---

[1]) System der Protozoa nach GRELL (1956). Es sind nur diejenigen Klassen, Ordnungen und Gattungen aufgeführt, von denen im folgenden einzelne Spezies behandelt werden. Zur Evolution der Protozoen vgl. das Schema von REMANE (1959), Abb. 2, in welchem der vermutliche Aufstieg von tierischen und pflanzlichen Flagellaten zu metazoischen und metaphytischen Organismen angedeutet ist.

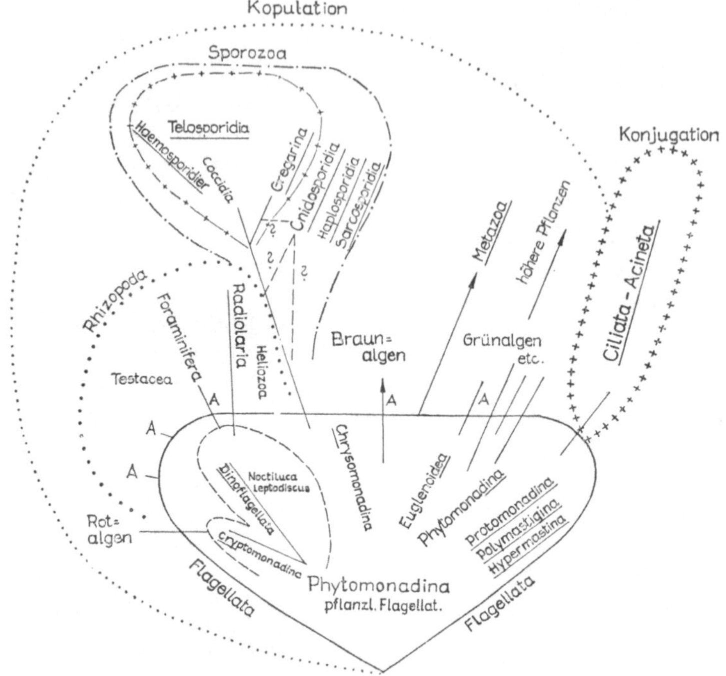

Abb. 2. Übersicht über die Verwandtschaftsbeziehungen der Protozoengruppen mit Angabe des wahrscheinlichen Ursprungs der vielzelligen Lebewesen. *A* amöbenartige Protozoen. Der Ursprung der Metazoen aus den Flagellaten ist nicht näher präzisiert, wahrscheinlich liegt er bei den Choanoflagellaten. (Aus: A. REMANE 1959)

Funktion des Acetylcholins nur bei ganz wenigen tierischen Einzellern einiges bekannt ist. Dem entspricht, daß es heute noch schwierig ist, ein allseitig befriedigendes System der Protozoen aufzustellen. Wir entnehmen dem System von GRELL (1957) die hier interessierenden Einteilungsgrundlagen (vgl. auch ULRICH, 1950. Über Protozoen ferner: DOFLEIN u. REICHENOW (1949), KIDDER (1951), LWOFF (1950).

A. Protozoa

An einem typischen und hoch organisierten Repräsentanten, dem Pantoffeltierchen *Paramecium caudatum* (Abb. 3) (vgl. WICHTERMANN, 1953; LWOFF, 1950; HUTNER u. LWOFF, 1955) konnte festgestellt werden, daß es durch Acetylcholin 10^{-6} positiv chemotaktisch angezogen wird. Das Gegenteil tritt ein, das heißt negative Chemotaxis, wenn in derselben Verdünnung ein Antagonist des Acetylcholins, das Atropin, zur Einwirkung gelangt (KUSCHINSKY, 1949).

Noch erstaunlicher ist, daß das Pantoffeltierchen sich dem Adrenalin gegenüber in der außerordentlichen Verdünnung von 10^{-17} negativ chemotaktisch verhält, eine Wirkung, die analog wie am Wirbeltier gewisse Adrenalinwirkungen, durch den körperfremden Adrenalinantagonisten Ergotamin aufgehoben wurde (BAYER u. WENSE, 1936b).

Dies läßt mit einer gewissen Wahrscheinlichkeit darauf schließen, daß schon das Pantoffeltierchen in seinem Zellplasma die beiden für die Nerven- und Muskeltätigkeit vieler Invertebraten und Wirbeltiere entscheidend wichtigen, hormonartigen Stoffe Acetylcholin und Noradrenalin oder Adrenalin zu bilden vermag, was durch Feststellungen von Bayer u. Wense (1936a, b) bestätigt wurde. Funktionell würde das bedeuten, daß die winzigen Bewegungsorganellen dieser Einzeller, die Cilien oder Wimpern, möglicherweise unter dem Einfluß dieser Stoffe stehen.

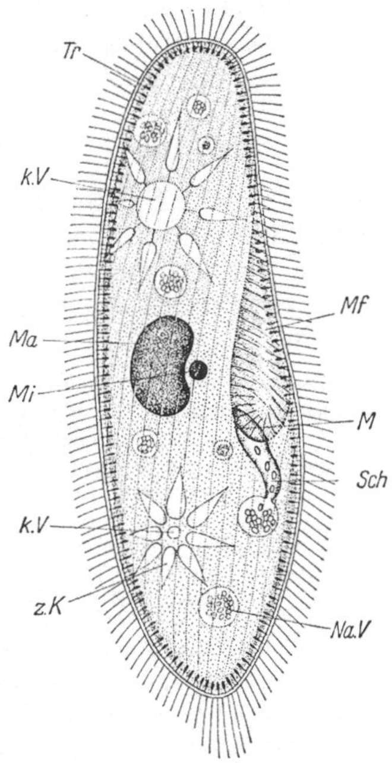

Abb. 3. *Paramecium caudatum*. *k.V.* kontraktile Vakuole; *M* Zellmund; *Ma* Makronukleus; *Mi* Mikronukleus; *Mf* Mundfeld; *Na.V.* Nahrungsvakuole; *Sch* Zellschlund; *Tr* Trichocysten; *z.K.* zur kontraktilen Vakuole führende Kanäle. (Nach: A. Kühn 1961)

In morphologischer Hinsicht läßt sich mit dem Elektronenmikroskop die große Ähnlichkeit im Bau der Cilien der Einzeller mit den Flimmerhaaren von Invertebraten und Vertebraten, etwa der Bronchial- und Speiseröhrenschleimhaut von Wirbeltieren und des Menschen, nachweisen. (Bretschneider, 1950; Randall, 1956; Fauré-Fremiet et al., 1956; Fauré-Fremiet, 1958; Knoch u. König, 1951; Gibbs, Philpott u. Lewin, 1957; Taylor, 1941).

Tatsächlich gelang es Bayer u. Wense (1936a) bei *Paramecium caudatum* nicht nur Acetylcholin festzustellen, sondern auch seine Menge ungefähr auf 1 zweimillionstel γ pro Einzeller zu bestimmen. Wenn die Größe (Voluminhalt) eines Parameciums etwa 5.10^{-7} ccm beträgt, würde ein Tier *mehr* Acetylcholin enthalten, als nach Dale in einer Nervenzelle eines sympathischen Ganglions bei Erregung der betreffenden Synapse frei wird.

Im weiteren konnte gezeigt werden, daß *Paramecium* Acetylcholin zu hydrolosieren vermag, wobei der Abbau durch eine Acetylcholinesterase erfolgt (vgl. Koshtoyants u. Kokina, 1957). An *Paramecium multimicronucleatum* gelang dieser Nachweis nicht (Bullock u. Nachmanssohn, 1942a), wobei es sich allerdings nur um eine einzige Bestimmung handelte. Koshtoyants et al. (1961) beobachteten, daß die charakteristischen motorischen Reaktionen von Paramecien, die sich in einem galvanischen Feld befanden, unter dem Einfluß von Acetylcholin und Anticholinesterasen sich änderten; der negative Galvanotropismus verschwand oder kehrte sich in positiven um.

Unter Einführung von Glasmikroelektroden in die beweglichen Zellen des parasitischen Infusoriums *Opalina ranarum* konnte durch oscillographische Registrierung der periodischen bioelektrischen Aktivität die Wirkung von Acetylcholin festgestellt werden. Aus den Oscillogrammen geht hervor, daß unter dem Einfluß von Anticholinesterasen an diesem nervenfreien Organismus Erregung, später Hemmung eintrat. γ-Aminobuttersäure und β-Alanin setzten die rhythmische elektrische Aktivität in zeitlich verschiedener Weise herab.

1. Cilien

Wie bei der Wimperbewegung an der Speiseröhre des Frosches und an der Luftröhre des Kaninchens (BURN, 1956) dürften die Cilienbewegungen von Protozoen und die äußerst zahlreichen Wimperbewegungen am äußeren und inneren Epithel einer großen Zahl von Invertebraten in ihrer Funktion von der örtlichen Acetylcholinbildung abhängig sein.

Die Trachealschleimhaut des Kaninchens synthetisiert nach Burn etwa 30 γ Acetylcholin/g Acetontrockenpulver/75 min. Sie enthält vorwiegend Acetylcholinesterase neben wenig Butyrylcholinesterase. Acetylcholin scheint insofern als „Moderator" der Cilienbewegung zu wirken, als 10^{-5} g/ml Acetylcholin die Flimmerbewegung steigern, 10^{-4} g/ml. sie hemmen. Ähnlich wirkte der Cholinesterasehemmstoff Physostigmin 10^{-5} g/ml bis 10^{-4} g/ml beschleunigend, 4.10^{-3} g/ml hemmend. Die beiden cholinolytischen, zu Acetylcholin antagonistischen Stoffe Atropin und d-Tubocurarin wirkten in der Verdünnung von je 10^{-6} g/ml ausgesprochen hemmend. Nicotin, Noradrenalin und Histamin scheinen keinen Einfluß auf die Flimmerbewegung zu haben, während Adrenalin 5.10^{-5} g/ml sie beschleunigte.

Die Bildung des Acetylcholins soll, wie die Flimmerbewegung ‚nach KORDIK, BÜLBRING u. BURN (1952) bei Metazoen nervenunabhängig sein, eine Auffassung, die heute nicht mehr voll haltbar ist. (Vgl. über das Kiemenepithel von MYTILUS S. 161). Nach ihrer Auffassung handelt es sich nicht um die Wirkung von Acetylcholin als neutraler Überträgerstoff, sondern als „lokales Hormon", das nervenunabhängig gebildet wird. Diese Ansicht ist bei *Paramecium* vertretbar, solange wir nicht sicher wissen, ob die Cilien mit nervenähnlichen Organellen in Beziehung stehen.

Grundsätzlich ist davon auszugehen, daß Bewegungsorganellen von der Art von Cilien und Trichocysten (Schleuderhaaren) nach WOHLFAHRT-BOTTERMANN (1951, 1952) und NEMETSCHEK et al. (1935) von den Einzellern an bis zu den Wimperepithelien der Wirbeltiere auf Stoffe vom Typus des Acetylcholins im Sinne der Erregung reagieren.

Schon PLATTNER u. HUI (1931) haben festgestellt, daß die Automatie des Flimmerepithels der Rachenschleimhaut des Frosches durch Acetylcholin, Cholin, Pilocarpin, Arecolin und Adrenalin in förderndem Sinne beeinflußt wird. Diese Wirkungen ließen sich, auffallenderweise auch diejenige des Adrenalins, durch Atropin aufheben. Physostigmin hatte an sich keine fördernde Wirkung, verstärkte aber die des Acetylcholins, was darauf hinweist, daß im Flimmerepithel der Rachenschleimhaut des Frosches eine durch Physostigmin hemmbare Esterase, die histochemisch nachgewiesene Acetylcholinesterase, vorhanden ist.

Die Frage, ob Acetylcholin als lokales Gewebshormon oder als Neurohormon im Sinne eines neuralen Aktivators zu betrachten sei, scheint bei Metazoen nach der Seite Neurohormon entschieden zu sein. Der Unterschied liegt weniger in der Art der Wirkung, als im Rezeptor, an dem Acetylcholin fixiert wird. Die Frage, ob Acetylcholin bei Protozoen an Organellen im Sinne von funktionellen Äquivalenten von Nervenfasern angreift, darf heute vielleicht positiv beantwortet werden. Die Analogie zwischen dem „Silberliniensystem" von Protozoen und dem Nervensystem höherer Organismen kann heute aufgrund elektronenoptischer Untersuchungen im Sinne funktionell homologer Strukturen wohl als gesichert gelten. Cilien ständen dann als primitive Bewegungsorganelle bei Protozoen, die auf

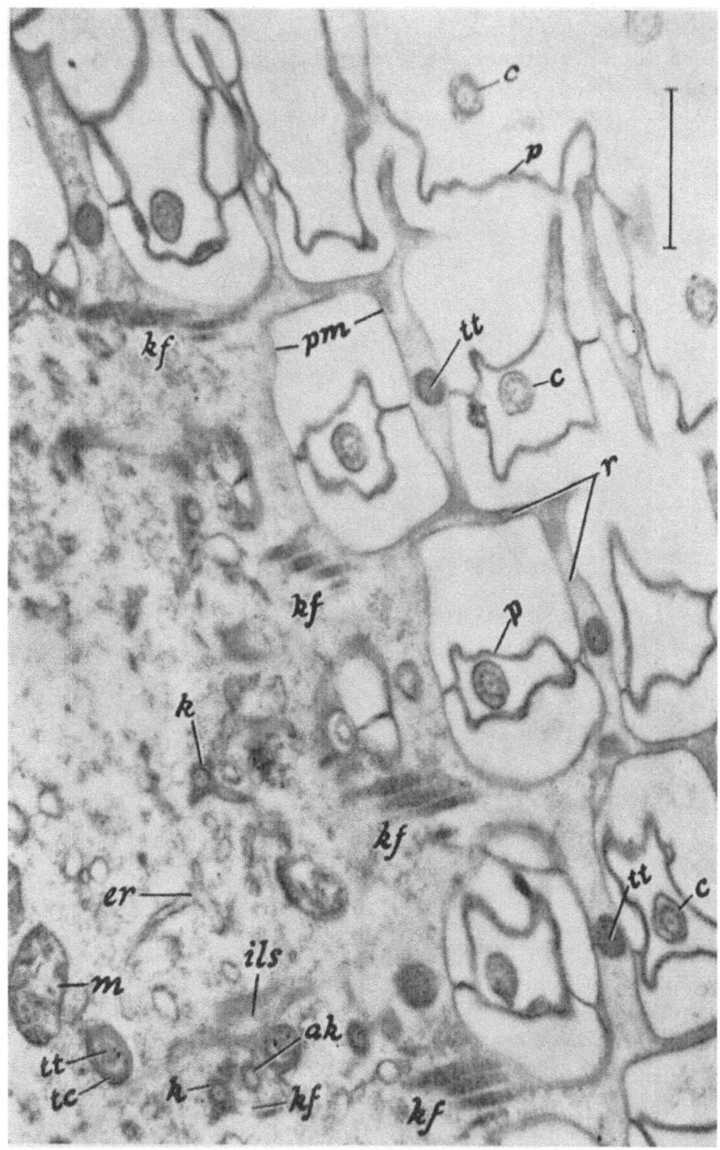

Abb. 4. Auf die große Konstanz im Bau der Wimpern weist dieses elektronenoptische Bild (Vergr. 1:27 000) hin, welches die Oberflächenschicht (Wimperkleid) von *Paramecium multimicronucleatum* im Tangentialschnitt darstellt. Die mit c bezeichneten Wimperhaare setzen sich aus 9 im Kreis angeordneten Fasern und 1—2 zentralen Fasern zusammen, ein Schema, das sich durch die ganze Tierreihe bis zu den Säugetieren wiederholt. *pm* Plasmamembran, *p* Pellicula, *tt* Trichocysten (Schleuderhaare), Kinetosomen, *m* Mitochondrien, *er* endoplasmatisches Netzwerk (eigentlich Bläschen). (Aus: A. W. SEDAR u. K. R. PORTER 1955)

Acetylcholin (und Adrenalin) empfindlich sind, unter ähnlichem „protonervalem" Einfluß, wie die den Cilienschlag vermittelnden Nervenfasern bei Metazoen, — eine funktionelle Homologie, welche den phylogenetischen „Sprung" von den Protozoen zu den Metazoen überbrücken hilft. Zahlreiche elektronenoptische Befunde sprechen dafür, daß die als Kinetodesmen bezeichneten Strukturen des Wimperapparates, die bei vielen Ciliaten und anderen bewimperten Protozoen die

Cilien untereinander verbinden, für eine Koordination der Wimperbewegung
verantwortlich sind, also gewisse dirigierende „Leitungsfunktionen" ausüben, die
bei Protozoen durch „protonervöse" Organellen, bei Metazoen durch Nerven vermittelt werden.

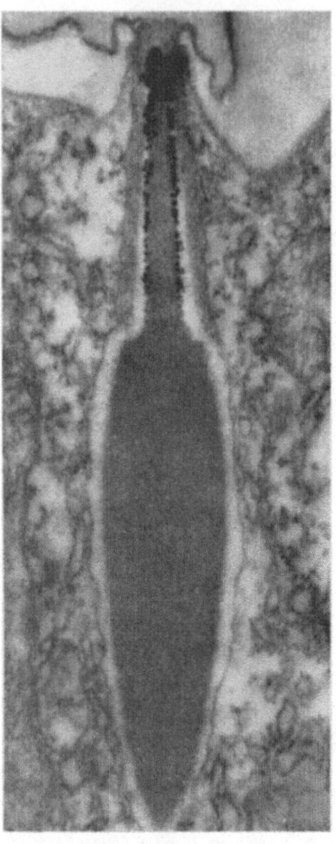

Abb. 5. Trichocyst von *Paramecium* sp. Die dichten Granula an der Spitze des reifen Trichocysten haben eine
Periodizität von etwa 220 Å. Vergr. 1:32000. (Aus: CH.F. EHRET u. G. DE HALLER 1963)

Wir verdanken EHRET (1960) und EHRET u. de HALLER (1963), EHRET u.
POWER (1955) vorzügliche Untersuchungen über Ursprung, Entwicklung und
Reifung von Organellen und Organellsystemen bei *Paramecium bursaria*. Die
Zelloberfläche von *Paramecium* setzt sich, elektronenoptisch kontrolliert, aus
Tausenden von cilientragenden und cilienfreien Organellen zusammen, die eine
ganz regelmäßige, in Organellkomplexe aufzulösende Beschaffenheit besitzen. Die
wichtigsten Organellen der Oberfläche bilden das Pelliculasystem und das der
Nahrungsaufnahme dienende System (Abb. 4). Die Cilien tragenden Korpuskel,
die je 1—2 Cilien tragen, sind zu hexagonalen oder rhomboiden zweidimensionalen
Schichten zusammengepackt, und ihre Verbindungen bilden die Grundlage für
das sogenannte Silberliniensystem des Lichtmikroskops (vgl. LUND, 1933). Die
andere Einheit jedes Komplexes des Pelliculasystems bildet der Trichocyst [vgl.
LWOFF (1950) und Abb. 5].

2. Die Bedeutung des Filaments (der Faser) als universelle Grund-
struktur von Bewegungsorganellen und -Organen

Die *Faser* (Filament) ist die allen contractilen (aktiv bewegbaren) Organen und
Organellen gemeinsame submikroskopische Strukturform, die man nicht nur in

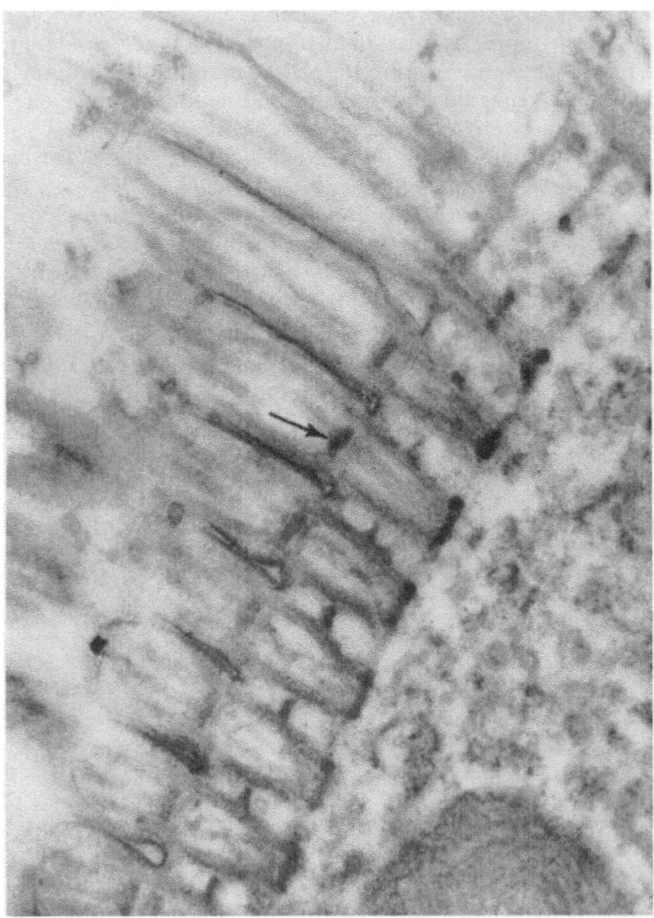

Abb. 6. Feinstruktur des Cilienapparates bei dem hypotrichen Ciliaten *Euplotes patella* Ehrenberg. Cilien und Cilienmembran annähernd im Längsschnitt. Granuläre Bildungen an der Basis bilden die Verbindung der 11 peripheren Fibrillen einer Cilie untereinander. Die scheibenförmigen Granula stehen mit den 2 zentralen Fibrillen jeder Cilie in Verbindung. Sie liegen unmittelbar distal der Cytoplasmamembran. (Aus: L. E. Roth 1956)

der quergestreiften, der glatten und Herzmuskulatur, sondern auch in den Cilien der Protozoen, in den mannigfaltigen Cilienorganen der Wirbellosen, der Vertebraten und des Menschen (Trachea), in den Flagellen von Protozoen und Algen, im Schwanz der Spermien und in den Flagellen der Bakterien findet. In allen Cilien und Flagellen (s. Inoki et al., 1958), mit Ausnahme derjenigen von Bakterien, welche aus einzelnen Filamenten bestehen und nach Astbury (1955) als „monomolekulare Muskeln" zu betrachten sind, besteht eine konstante Zahl von Filamenten oder Doppelfilamenten: 9 an der Peripherie und 2 in der Mitte, wobei die Durchmesser aller dieser Filamente denjenigen der Myofibrillen (ca. 150 mμ) sehr ähnlich sind (Bradfield, 1955). (Vgl. auch Fauré-Fremiet u. Breton-Gorins, 1955). Inoué (1959) sieht in den beiden Zentralfibrillen die contractilen Elemente der Cilie oder Geissel, während den 9 Randfibrillen eine reizleitende Funktion zugeschrieben wird. Dafür spricht, daß in der Nähe des Basalkorns nur Randfibrillen vorkommen. Fawcett u. Porter (1954), welche die Cilien der Kiemen- und Darmepithelien von zwei Lamellibranchiern, der Rachenschleimhaut von Salamander und Frosch, der Froschniere, des Eileiters von Frosch, Maus und Mensch elektronenoptisch untersucht haben, gelangen zu einem einheitlichen, durch das ganze Tierreich verbreiteten Strukturbild des Flimmerhaares. Die cytoplasmatische, von einer Fortsetzung der Zellmembran umgebene Cilienmatrix enthält ein bei den meisten Arten doppeltes Filament und um dieses im Kreise angeordnet 9 randständige, häufig doppelte Filamente, deren Durchmesser etwa 150 μm beträgt. Interessant ist in diesem Zusammenhang, daß auch die Trichocysten von *Paramecium caudatum* fibrillär aufgebaut sind, eine Querstreifung von 570 Å und eine hüllenartige Begrenzung von spiraliger Struktur aufweisen, wobei der vordere Teil hüllenfrei ist (vgl. auch FAWCETT, 1954; PARDUCZ, 1958a, b; SEDAR u. PORTER, 1955; FAWCETT u. PORTER, 1954; ROTH, 1958). (Abb. 6).

Die Cilien der Paramecien verfügen über elastische Proteine, die aufgrund immunologischer Prüfung mit Myosin und myosinähnlichen Strukturen nichts zu tun zu haben scheinen (vgl. aber ASTBURY, 1955; BRADFIELD, 1955).

Für die einheitlich regulierten Bewegungserscheinungen der Ciliaten erscheint es begründet, eine Reizübertragung in der Art eines Nervenvorganges analog wie bei Metazoen anzunehmen, wobei zahlreiche Hinweise aus der Literatur für eine nervenähnliche Funktion des interciliaren Fasernetzes sprechen sollen. PARDUCZ (1957) kommt demgegenüber zum Schluß, daß die bisherigen Befunde lediglich für die Fortpflanzung der für die Bewegungskoordination verantwortlichen Erregungsimpulse in der äußersten Zellplasmaschicht sprechen, während eine spezialisierte Plasmadifferenzierung (wie z. B. das interciliäre Fasernetz oder die Cilienwurzelfortsätze) zur Übermittlung der Koordinationsimpulse nicht eindeutig nachgewiesen sei. Parducz erscheint es nach Untersuchungen an *Paramecium* nicht wahrscheinlich, daß die Interciliarfasern als morphologisch vorgebildete Leitungselemente im Dienste der Bewegungskoordination stehen. Von den im Zellkörper der Infusorien nachgewiesenen fibrillären Strukturelementen, deren nervös koordinierende Leistung in den letzten Jahrzehnten erwogen wurde, könnten das interciliäre Fasernetz und das subpelliculäre Geflecht der Cilienwurzeln im Dienste der Bewegungskoordination stehen. Die in der Literatur für die erregungsleitende Funktion dieser fibrillären Differenzierungen bisher angeführten Argumente beweisen nach Parducz nur soviel, daß sich die Fortpflanzung der Koordinationsimpulse gerade in jener Plasmaschicht des Körpers vollzieht, wo sich auch die Elemente dieser beiden Streifensysteme ausbreiten. Die aus den Wurzelfortsätzen der Cilien gebildeten Fibrillenbündel haben vermutlich eine statisch-mechanische Bestimmung. Die enge Kontaktbeziehung der Interciliarfasern zu den Basalkörperchen der Cilie ist nach Parducz zunächst nur auf einen engen morphogenetischen Zusammenhang der betreffenden Organellen zurückzuführen.

Über weitere Elemente der elektronenoptischen Feinstruktur von Geissel, Basalkörper und mit diesem zusammenhängenden Faserstrukturen bei Flagellaten vgl. GIBBONS u. GRIMSTONE (1960). Über die Physiologie von Cilien und Flagellen siehe VON BUDDENBROCK (1961).

Die Untersuchung der metachronalen Bewegung der peristomalen Cilien, durch SLEIGH (1956, 1957, 1960) an *Stentor* spec. untersucht, führte zu der Auffassung, daß die Frequenz einer Ciliengruppe durch die als Schrittmacher funktionierende erste Cilie der Gruppe bestimmt wird. Die Schrittmacher- und Überträgerfunktion des cilientragenden Gewebes ist in mancher Hinsicht mit dem Schrittmacher des Herzmuskels vergleichbar.

Der Universalität des Filaments bei allen contractilen Organen und Organellen entspricht auch die Universalität des Aktomyosins und aktomyosinähnlicher Proteine bei der Contraction solcher Organe und Organellen und ebenso die Universalität von ATP und ATP-ase. Hier stellt sich die Frage nach der noch zu prüfenden Universalität des Acetylcholins oder eines ihm verwandten oder in der Funktion homologen „Bewegungsstoffes" bei cilientragenden Protozoen.

Das Flagellin der Bakterienflagellen ist nicht identisch mit dem Aktomyosin (vgl. ASTBURY et al., 1955; BRADFIELD, 1955), gehört aber nach dem Röntgendiagramm zu der Keratinmyosingruppe der Faserproteine. Solche Flagellenproteine kontrahieren sich bei ATP-Zusatz.

Glycerinextrahierte Flagellen von Spermatozoen und Trypanosomen undulieren in Gegenwart von ATP. Durch niedere ATP-Konzentrationen wird die Cilienbewegung beschleunigt. Nach der Formulierung von H. H. WEBER (1955) stellt ATP ein Bindeglied zwischen Stoffwechsel und Bewegung dar (vgl. dazu auch HOFFMANN-BERLING, 1954, 1955). Acetylcholin hätte dann die Funktion eines Erregungsstoffes bei der Auslösung von Bewegungen, welche durch Filamente vermittelt werden, resp. an diesen sich abspielen und gleichzeitig die Funktion eines Moderators der Bewegung der Cilien.

Dafür, daß Acetylcholin nicht als Neurohormon, sondern als „lokales" d. h. nicht von Nerven oder nervenähnlichen Strukturen gebildetes oder in Freiheit gesetztes Hormon betrachtet werden kann, spricht bis zu einem gewissen Grad die pharmakologische Feststellung von Burn, daß Cocain, ein an Vertebraten im Sinne der Nervenblockierung angreifendes Alkaloid, selbst in der enormen Konzentration von 1:10 an *Paramecium* keinerlei Einfluß auf die Cilienbewegung ausübte. Es wäre aber denkbar, daß „protonervale" Gebilde von Protozoen, die auf Acetylcholin empfindlich sind, auf Cocain nicht reagieren. Inwieweit diese Schlußfolgerung zwingend ist, läßt sich nicht entscheiden. Dies schon deshalb nicht, weil die Cilienbewegung von *Paramecium* durch relativ niedrige Konzentrationen des „Nervengiftes" Strychnin in typischer Weise fördernd beeinflußt wird.

Der (nicht voll gesicherte) Nachweis, daß sowohl *Paramecium* wie andere Ciliaten, z. B. *Tetrahymena*-Arten über Organellen verfügen, die nach Struktur und Funktion einem neurofibrillären System metazoischer Tiere oder submikroskopischen Einheiten der Axone von Nervenfasern höherer Tiere gleichen, macht es wahrscheinlich, daß das im Ciliaten *Paramecium* durch BAYER u. VON WENSE, im Flagellaten (Geisseltierchen) *Trypanosoma rhodesiense* durch BÜLBRING, LOURIÉ u. PARDOE (1949) nachgewiesene Acetylcholin und die in dem Ciliaten *Tetrahymena* durch SEAMAN (1950, 1951) festgestellte Acetylcholinesterase mit der Tätigkeit der Bewegungsorganellen dieser Einzeller, mit den Cilien und Flagellen, in funktioneller Beziehung stehen.

Mit Muskelbewegungen bei Protozoen haben sich HOU u. BRÜCKE (1931) u. a. beschäftigt. Als Gebilde, welche den Muskelfibrillen der Metazoen vergleichbar sind, kommen die bei einer Reihe von Ciliaten vorkommenden Myoneme in Frage. Der Stiel von Vorticelliden, z. B. von *Stentor* spec. und *Vorticella appuntata* u. a. enthält ein contractionsfähiges Myonem („Stielmuskel"). Nach HOU u. BRÜCKE folgen diese Stielmuskeln der Vorticellen im allgemeinen dem Alles-oder-Nichtsgesetz, was durch Versuche von KINOSITA (1938) an dem Ciliaten *Spirostomum ambiguum* bestätigt wurde. HOFFMANN-BERLING (1955) zeigte am Vorticellenstiel, daß an diesen Myonemen Ca^{++} kontrahierend, ATP erschlaffend wirkt (vgl. auch VON BUDDENBROCK, 1961). Aus diesen Feststellungen geht eindeutig hervor, daß bei Ciliaten Myoneme, muskelfaserähnliche Organellen gebildet werden, deren Contractilitätseigenschaften noch wenig bekannt sind und dem ATP gegenüber ein anderes Verhalten zeigen als die metazoische glatte Muskelfaser. Es wäre von hohem Interesse festzustellen, ob der Vortizellenstiel auf Acetylcholin empfindlich ist und ob er solches und Cholinesterase enthält. Mit dem Nachweis von Myonemen rücken manche Ciliaten noch näher an metazoische Invertebraten heran.

Die Cilien von *Tetrahymena piriformis* zeigen nach CHILD (1959) im Elektronenmikroskop Faserstruktur, aber ausnahmsweise mit unbestimmter Faserzahl. Sie haben, analog wie die Muskelfaser, ATP-abbauende Eigenschaften. Die Fibrillen enthalten ähnliche Stoffe, jedoch mit anderer Löslichkeit als die Muskelaktomyosine. Es besteht Ähnlichkeit der Nucleoproteide mit denjenigen des Aktins. Durch ATP werden die Cilien auch anderer cilientragender Zellen in analoger Weise aktiviert wie Muskelfasern.

3. Weiteres Vorkommen von Acetylcholin und Acetylcholinesterase bei Protozoen

In *Trypanosoma rhodesiense*, einem sehr beweglichen Flagellaten aus der Ordnung der Protomonadina wurde durch BÜLBRING, LOURIÉ u. PARDOE (1949) Acetylcholin zu 2,28—8,23 μg pro 10^{10} Trypanosomen oder zu 2,38—8,60 μg/g Feuchtgewicht nachgewiesen. Die Bildung von Acetylcholin konnte in *vitro* in Mengen bis zu 5,5 μg auf 10^{10} Trypanosomen oder 71,5 μg/g Acetontrockenpulver in 75 min bei 37° bestimmt werden. Die in diesem Vertreter der Flagellaten nachgewiesene Acetylcholinsynthese weist darauf hin, daß schon bei Protozoen ein vollständiges Acetylcholinsystem vorliegen kann, was stammesgeschichtlich von großer Bedeutung ist und auf die Entwicklung analoger Verhältnisse bei Metazoen vorausdeutet, die aber erst beim Stamm der Mollusca in größerem Ausmaß realisiert wurde. Jedenfalls ist der Nachweis bisher ausgeblieben, daß ein Stamm der zu den Bilateralia gehörenden „niederen" Würmer in irgend einem der bisher untersuchten Vertreter über ein vollständiges Acetylcholinsystem, wohl aber vielfach über Acetylcholin verfügt.

In der zu der Klasse der Rhizopoden, Ordnung Amoebinae gehörenden Amöbe *Plasmodium gallinaceum* von sehr träger Beweglichkeit wurde durch BÜLBRING, LOURIÉ u. PARDOE weder Acetylcholin gefunden noch der Nachweis seiner Bildung *in vitro* geleistet, Es scheint daraus hervorzugehen, daß nur dort, wo rasche Beweglichkeit besteht, wie bei Ciliaten, Acetylcholin (im Sinne einer adaptiven Leistung) gebildet werden kann. Ob Acetylcholin mehr oder weniger allgemein den „Bewegungsstoff" bei den höher differenzierten Protozoen darstellt, bleibt zu prüfen. Die genauere und artlich möglichst vielseitige Analyse dieser Verhältnisse wäre aus tiersystematischen und stammesgeschichtlichen Gründen sehr zu wünschen.

SEAMAN (1951) und SEAMAN u. HOULIKAN (1951) gelang an homogenisierten Zellen von *Tetrahymena geleii* der Nachweis einer spezifischen *Acetylcholinesterase*, welche Butyrylcholin nicht spaltet; durch Physostigmin und DFP 4.10^{-7}M im Homogenat wurde die Esterspaltung unterdrückt. Dies bildet einen weiteren Hinweis darauf, daß bei manchen Protozoen ein cholinergischer Mechanismus wahrscheinlich ist, auch wenn wir über das Vorhandensein einer Cholinacetylase nicht orientiert sind. Durch fraktioniertes Zentrifugieren einer homogenisierten Reinkultur von *Tetrahymena geleii S.* wurde festgestellt, daß die Fraktion, welche aus Pellicula-Bruchstücken bestand, die gesamte Acetylcholinesterase-Aktivität enthielt. Sie fand sich also ausschließlich in dem Bereich, in welchem die Cilienbewegung metasynchron gesteuert wird, was vielleicht anzunehmen erlaubt, daß die Cilienbewegung, analog wie metazoische Muskelbewegungsvorgänge, durch ein Acetylcholinsystem aktiviert wird. Anticholinesterasen, wie Physostigmin und DFP haben also bei manchen Protozoen analoge Hemmwirkung auf die Acetylcholinesterase wie am Flimmerepithel von Metazoen, so bei Invertebraten beispielsweise am Kiemenepithel der Venusmuschel, *Mercenaria (Venus)mercenaria* und bei Vertebraten, z. B. am Flimmerepithel im Oesophagus des Frosches. Die Aktivität der Cilien wird demnach bei bestimmten Protozoen durch Cholinesterasehemmstoffe in gleichartiger Weise wie beim metazoischen Tier, d. h. in erregendem Sinn beeinflußt, was indirekt auf die Anwesenheit von Acetylcholinesterase hinweist (vgl. auch VERNE, GABE u. SCHRAMM, 1957).

Ist der Acetylcholinesterasennachweis bei *Tetrahymena geleii* sichergestellt, so ist er selbst bei nahe verwandten Arten, wie *Tetrahymena piriformis W, Polytoma uvella* und *Polytomella caeca*, ebenfalls Flagellaten, nicht gelungen (TIBBS, 1960). Daß es sich bei der Acetylcholinesterase um ein hormonales Prinzip handelt, das evolutionistisch gedacht, erst bei höher entwickelten Protozoenformen zur Ausbildung gelangte — dies in engem Zusammenhang mit der Entwicklung schneller Bewegungsformen — läßt sich aufgrund der bisherigen, spärlichen Untersuchungen vorläufig nur vermuten.

Wenn wir der Ansicht sein dürfen, daß tierische Einzeller wie die Ciliaten *Paramecium caudatum* und *Tetrahymena geleii* ein dem Nerven-Muskelfasersystem metazoischer Tiere vergleichbares, durch Acetylcholin aktiviertes „Reizleitungssystem" besitzen, das befähigt ist, Bewegungsvorgänge einzuleiten und zu vollziehen, stehen wir der fundamentalen Tatsache gegenüber, daß die Natur vom protozoischen Anfang der Gestalt- und Funktionsbildung an den einen und gleichen biochemischen Weg eingeschlagen hat, um zu ihrem Ziel, *bewegtes* Leben hervorzubringen, zu gelangen. Dies um so mehr, wenn wir in der Folge feststellen, daß wir dem Acetylcholin fast durch die ganze Tierreihe — mit bemerkenswerten Ausnahmen — und beim Menschen als neuromotorischem Überträgerstoff begegnen. Diesen selben Stoff werden wir bei höheren Pflanzen antreffen, wo es sich, wie im acetylcholinhaltigen Brennhaar der Brennessel, darum handelt, mit Hilfe des Acetylcholins am höheren Tier oder beim Menschen einen typischen Nervenreiz auszulösen.

Bei der ungeheuren Verbreitung von Cilien und cilienähnlichen Bildungen, die schon bei Protozoen und Protophyten (Flagellaten) ihre erste Ausbildung erfahren haben und in morphologischer Hinsicht eine durch das ganze Tiersystem bis zu den Säugetieren und dem Menschen überraschende Gleichartigkeit in ihrer Mikrostruktur aufweisen, wäre es eine dankenswerte Aufgabe, den Beziehungen zwischen Cilienbewegung, Acetylcholin und anderen Hormonen durch die Tierreihe systematisch nachzugehen und insbesondere die Verhältnisse bei den zahllosen wimpertragenden Larvenformen von Invertebraten, auch in ontogenetischer Hinsicht, zu verfolgen.

Stoffe, die wie Strychnin, an Metazoen Krämpfe auslösen, sind an Protozoen ebenfalls aktiv: Strychnin 10^{-5} bewirkte nach FLOREY (1951a) an *Paramecium caudatum* (Ehrbg.) Richtungsänderungen des Cilienschlages um 90°, so daß die Tiere äußerst rasch um ihre Längsachse rotierten. Bei anderen Infusorien, wie bei *Spirostomum ambiguum* (Ehrbg.) und *Stentor coeruleus* (Ehrbg.) hatte Strychnin 10^{-4} anhaltendes Rückwärtsschwimmen zur Folge. (Vgl. auch SLEIGH, 1956 über *Stentor polymorphus*). Es handelt sich um die pharmakologische Beeinflussung koordinativ gesteuerter Bewegungsvorgänge, deren Integration am metazoischen Organismus durch das Nervensystem erfolgen würde.

Über die Wirkung von Alkaliionen auf die Aktivität der Cilien vgl. auch USSING (1960), der Erdalkaliionen BACQ (1963).

4. Acetylcholin und Stoffwechsel von Protozoen als Ausdruck ihrer biochemischen Organisationshöhe

Das übereinstimmende Vorkommen von Acetylcholin bei Protozoen und Metazoen erscheint nicht so auffallend, wenn wir daran erinnern, daß der Biochemismus des Ciliaten *Tetrahymena geleii (Glaucoma pyriformis)* (vgl. WU u. HOGG, 1952, 1956; HOGG u. ELLIOT, 1951; RILEY 1952) — ähnliches wurde für *Paramecium caudatum* durch KIDDER u. DEWEY (1951), HOLLAND u. HUMPHREY (1953a, b) festgestellt — demjenigen höherer Tiere (Vögel und Säuger) schon weitgehend entspricht. Jedenfalls kommen die Nahrungsansprüche von *Tetrahymena* denjenigen höherer Tiere sehr nahe (WU u. HOGG, 1952, 1956; RILEY, 1952). Welch reichen *Stoffbedarf Tetrahymena geleii W.* (KIDDER u. DEWEY, 1951) beansprucht, geht aus der Serie der für Wachstum und Vermehrung unerläßlicher Stoffe der

Tabelle von KIDDER u. DEWEY (1951), welche die bei reiner Kulturzüchtung von *Tetrahymena* verwendete Stock-Nährlösung widergibt, sehr eindrucksvoll hervor. Dabei handelt es sich bei *Tetrahymena* und *Paramecium* um autotrophe Organismen. Wie weitgehend der Stoffwechsel von *Paramecium caudatum* differenziert ist, zeigen die Untersuchungen von KREITMEIER (1952). Das Bedürfnis an Steroidverbindungen haben HOLZ jr. et al. (1961) an *Tetrahymena corlissi* Th-X untersucht. Vgl. auch KIMBALL et al. (1959), SEAMAN (1955).

Wie weit man bei Flagellaten schon in die Aminosäurezusammensetzung der Flagellen eingedrungen ist, zeigt das Beispiel der von JONES u. LEWIN (1960) untersuchten *Chlamydomonas moewusii* und gleicherweise dasjenige des Ciliaten *Tetrahymena pyriformis* durch WATSON, HOPKINS u. RANDALL (1961).

Diese wenigen Angaben dienen zur Verdeutlichung der Mannigfaltigkeit des Biochemismus, der hinsichtlich Aminosäuren ebenfalls an die Verhältnisse bei Vertebraten erinnert, wobei ein hoher Gehalt an Glutaminsäure und Asparaginsäure nicht fehlt. Zahl und Art der in den Flagellen gefundenen Aminosäuren würden für die Zusammensetzung biologisch hochaktiver Octa- und Nonapeptide vollauf genügen. Demgegenüber würde die Acetylcholinsynthese als relativ einfacher biochemischer Prozeß erscheinen. Auf eine hohe Organisationsstufe im Biochemismus von *Tetrahymena* weist auch die Feststellung von SCHNEIDERMAN u. GILBERT (1958) hin, daß dieser Ciliat bereits über ein Neurohormon verfügt, das dem juvenilen Hormon der Insekten entspricht, was eine entsprechende Polypeptidsynthese voraussetzt. Da uns die Aminosäuren bei Invertebraten und Vertebraten wieder beschäftigen werden, zum Teil als neurale Überträgerstoffe, dürften diese Bemerkungen darauf hinweisen, daß wir vielleicht schon bei Protozoen mit bestimmten funktionellen Aufgaben einzelner Aminosäuren zu rechnen haben.

Dies alles muß zu der Überzeugung führen, daß bei der tierischen Evolution die biochemischen Voraussetzungen zum (adaptiven) Aufstieg vorhanden waren, lange bevor der Aufstieg in morphologisch-funktioneller Hinsicht im metazoischen Bereich sichtbar wurde. Möglicherweise verfügen einfache Lebewesen, die am Beginn stammesgeschichtlicher Entwicklung stehen, über viel größere adaptive Potenzen und Möglichkeiten der Biosynthese, als bereits hochentwickelte Organismen.

Es darf in diesem Zusammenhang auch darauf hingewiesen werden, daß es Protozoen mit lichtempfindlichen Pigmentflecken im Sinne eines primitiven, manchmal mit einer Linse versehenen Auges gibt, und daß schon bei *Paramecium caudatum* bedingte Lichtreflexe auslösbar sind. Wenn schon bei Flagellaten lichtempfindliche Organellen zur Ausbildung gelangten, so ist das eine „Vorausnahme" von „Anlagen", die sich bei metazoischen Invertebraten als „Lichtorgane" erst sehr viel später bemerkbar machen, während allerdings schon sehr früh positiv oder negativ phototaktische Zellen erkennbar sind.

Bei pflanzlichen Flagellaten treten phototaktische Erscheinungen ebenso auf wie bei tierischen. Sie sind mit analog gebauten Photorezeptoren ausgestattet wie manche tierische Flagellaten und Ciliaten, und wie diese mit Stigma und Pigmentkappe versehen (vgl. HAUPT, 1959; DE HALLER, 1959, 1960). Dazu gehören beispielsweise: *Euglena, Chilomonas,* Dinoflagellaten, Phytomonadina (*Chlamydomonas, Volvox*), Gameten und Zoosporen höherer Algen z. B. von *Ulothrix, Acetabularia, Fucus*).

Wenn weiter auf elektronenoptischem Weg festgestellt wurde, daß die Pantoffeltierchen über eine hochorganisierte Ausstattung mit den als *Tubuli mitochondriales* (Abb. 7) beschriebenen mitochondrienähnlichen Bildungen verfügen (SEDAR u. RUDZINSKA, 1956; SEDAR u. PORTER, 1955; POWERS et al., 1955; WOHLFARTH-BOTTERMANN, 1956, 1957a, b, 1958), die in Bau und Funktion mit denjenigen der Metazoen und Pflanzen übereinstimmen, sind wir von neuem durch die hohe Organisationsstufe mancher Protozoen beeindruckt. Wenn man der heute verbreiteten Ansicht sein darf, daß der metazoische „Stammbaum" von den

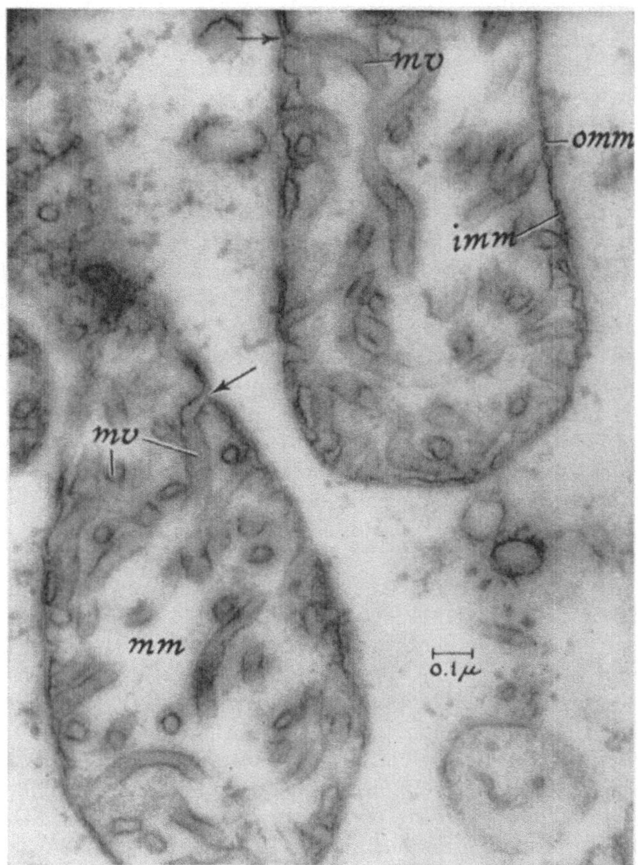

Abb. 7. Mitochondrien aus der Hülle von *Paramecium multimicronucleatum*. Die Grenzmembran der Mitochondrien ist deutlich zweischichtig (*imm* und *omm*). Im Innern der Mitochondrien zahlreiche Microvilli (*mv*), welche den cristae mitochondriales bei Säugetieren entsprechen. Microvilli stehen mit dem Spalt der Grenzmembran in direkter Verbindung. Durchmesser der Microvilli 40—50 mμ. Vergr. 1:80000. (Aus: A.W. SEDAR u. K.R. PORTER 1955)

Phytoflagellaten seinen Ausgangspunkt genommen hat (FAURÉ-FREMIET, 1958) erscheint es nicht sehr auffallend, daß der Ciliat *Paramecium multimicronucleatum* nach ORAVEC et al. (1959) unter dem Einfluß des pflanzlichen Wuchsstoffes Gibberellin (Kaliumgibberellat 10^{-6}) eine bedeutende Zellvergrößerung und gleichzeitig eine 25—30% höhere Vermehrungsrate zeigte.

Vielleicht dürfen wir den Paramecien selbst primitive „psychische" Eigenschaften zuschreiben, die sich im Rahmen der Reizphysiologie abspielen, aber für eine gewisse „Lernfähigkeit" der Pantoffeltierchen sprechen (vgl. DEMBOWSKI, 1950; JENSEN, 1957; KATZ u. DETERLINE, 1958; PARDUCZ, 1957). Auf höherer Stufe werden wir psychischen Eigenschaften bei Mollusken begegnen.

Forschungen der letzten Jahre haben ergeben, daß Paramecien spezifische Antikörper gegen Antigene auszubilden vermögen, also zu Immunitätsreaktionen befähigt sind.

Auf die genetischen Verhältnisse, wie sie insbesondere SONNEBORN (1949, 1951) an *Paramecium* und Volvoxarten (*Chlamydomonas*) studiert hat und auf die bei Protisten ausgebildete Sexualität kann hier nicht eingegangen werden (vgl. auch BEALE, 1954).

Aus diesem kurzen Überblick geht jedenfalls hervor, wie weitgehend das einzellige Lebewesen biochemisch und strukturell mit Organellen ausgestattet ist, die an Biochemismus, Organstruktur und Funktion metazoischer Tiere erinnern und mit diesen gleichartige (homologe und analoge) Funktionen besitzen. Diese Feststellung bildet Anhaltspunkte dafür, daß wir bei Protozoen noch manche biochemische und physiologische Analogie mit den Verhältnissen bei Metazoen erwarten dürfen auch im Hinblick auf den Problemkreis, der in diesem Buch näher behandelt wird.

In diesen reichen Komplex von biochemischen und mikromorphologischen Bildungen ordnen sich nun auch bei manchen Protozoen Acetylcholin und Adrenalin (Noradrenalin?) als Anzeichen dafür ein, daß die Bewegungsvorgänge, die noch nicht von Nerven- und Muskelfasern ausgehen, aber von nerven- und muskelfaserähnlichen Organellen, wohl in ähnlicher Weise über Acetylcholin, vielleicht auch über Adrenalin gesteuert werden. Wir können damit den anlagemäßigen Beginn einer unabsehbaren Reihe von Einrichtungen, welche im Tierreich mit dem Erregungs- und Bewegungsvorgang verknüpft sind, schon in dem großen, biochemisch und mikromorphologisch nach Artenzahl weitgehend noch unbekannten Reich der tierischen Einzeller ansetzen. Aber schon durch die bisherigen Erkenntnisse haben wir eine, heute allerdings noch schmale phylogenetische Grundlage für die weitere Verfolgung des Acetylcholins und seiner auf- und abbauenden Fermente im Reich der Metazoen gefunden. Eine weitere Stütze für die vielfach noch hypothetische Auffassung über die Funktion des Acetylcholins bei Protozoen würde gewonnen, wenn es bei einem Protozoon gelingen würde, neben Acetylcholinesterase auch Cholinacetylase (Acetyltransferase) nachzuweisen, für deren Vorhandensein die Möglichkeit der Acetylcholinsynthese deutlich spricht.

Ob bei Ciliaten, speziell bei *Paramecium* Chemorezeptoren, d. h. spezifische Organellen der Chemorezeption, ausgebildet sind, wofür sprechen könnte, daß Ciliaten von chemischen Stoffen angezogen oder abgestoßen werden, bildet eine ungelöste Frage. Bei Amöben sprechen wir schon lange von Chemotaxis.

Die motorische Wirkung des Acetylcholins auf den Cilienapparat deutet in der Richtung spezifischer acetylcholinempfindlicher Organellen, welche bei manchen Protozoen mit der Cilienbewegung physiologischerweise zu tun haben. In diesem Sinn beginnt die funktionelle Bedeutung des Acetylcholins am Bewegungsapparat schon beim einzelligen tierischen Organismus.

Bei der außerordentlichen Fähigkeit vieler Flagellaten und Ciliaten, einen hochorganisierten Stoffwechsel und einen komplizierten Apparat von Organellen auszubauen, fragt man sich geradezu, warum es phylogenetisch betrachtet, nicht bei dieser Entwicklungsstufe geblieben ist. Wozu dann den in vielen Jahrmillionen mühsam aufgebauten Prozeß mit den Metazoen nochmals beginnen? Aber der Bildungstrieb ist unendlich, und alles Lebendige strebt nach Verwirklichung einer organisierten Form. Der Stoffwechsel ist das Notwendige, aber nicht das eigentlich Schöpferische in der Evolution. Und es ist, auch bei den Flagellaten und Ciliaten, nicht das Einzige: die Fähigkeit zur Vermehrung ist jene Urkraft, die das ganze belebte Reich durchdringt und durch die Geschlechterteilung den Weg zu weiter Entwicklung gefunden hat.

B. Metazoa invertebrata

Zur vergleichenden Anatomie und Physiologie der Invertebraten vgl. BEKLEMISCHEW (1958, 1960), VON BUDDENBROCK (1952—1967), PROSSER (1952), NICOL (1952, 1960), VINOGRADOV (1953), SCHEER (1948, 1957) neben den großen Handbüchern von KÜKENTHAL (1923—) und GRASSÉ (1952—). Über Hormone bei Wirbellosen vgl. SCHARRER (1955), GORBMAN u. BERN (1962), GERSCH (1964), KOLLER (1938, 1948). Über Pharmakologie COTTRELL u. LAVERAK (1968).

BACQ als dem Pionier der Pharmakologie von Invertebraten verdanken wir ebenso zahlreiche wie grundlegende Beobachtungen physiologischer und pharmakologischer Art an Wirbellosen. Seine Forschungen zum Aufbau einer Pharmakologie der Invertebraten ist auch heute noch, nach Einführung intracellulärer Meßmethoden und den Leistungen der Elektronenmikroskopie von großer Bedeutung.

Hervorgehoben sei, daß der glatte Bewegungsmuskel von Invertebraten anatomisch und funktionell etwas ganz anderes ist, als der glatte Muskel des Verdauungskanals von Vertebraten. Funktionell gleicht er dem quergestreiften Muskel. Über den Herzmuskel von Invertebraten vgl. CLARK (1927), DUBUISSON (1933); CARLSON (1905a, b, 1909) über Herznerven bei Invertebraten; ebenso FRÉDÉRICQ (1947) über Herznerven und Überträgerstoffe; BACQ (1934, 1947) über Acetylcholin und Adrenalin bei Invertebraten; Florey (1961) über chemische Überträger; HODGSON (1955) über Chemoreceptoren bei Invertebraten; Simpson et al. (1959) über freie Aminosäuren bei Invertebraten; FLOREY (1962) über Aminosäuren als Überträgerstoffe; PROSSER (1954); BACQ (1934, 1935, 1937) über das Nervensystem bei Invertebraten; FURSHPAN (1959) über neuromuskuläre Übertragung.

Adrenergische Nerven sind bei keiner Art von Wirbellosen mit Sicherheit nachgewiesen; sie werden bei einigen Anneliden und Cephalopoden vermutet.

Nach HADZǏ (1958, 1963) ist die Evolution der Metazoen von bewimperten Dikaryonten, zu denen die Ciliaten gehören, und über die Turbellaria Acoela vor sich gegangen, wobei die Acoela mit den Ciliata bis in alle Einzelheiten homologisierbar sein sollen. Dem widerspricht REMANE (1959), auf den ich mich (neben SIMPSON, 1951) hinsichtlich Abstammung und Verwandtschaft der Tiere hauptsächlich gestützt habe, mit der Auffassung, daß die Ciliata-Acoela-Theorie der Metazoen-Abstammung abzulehnen sei, weil die so hoch spezialisierten Euciliaten als Vorfahren der Metazoen nicht in Frage kommen können (vgl. das im letzten Abschnitt über Spezialisation Gesagte).

Nach Remane bildet die Gastraea-Theorie, welche aus den Cnidaria die coelomaten Ur-Bilateralia ableitet und die Enterocoelbildung als primär annimmt, noch immer die bestbegründete Theorie über die Entstehung der Metazoen (Zur Diskussion Remane-Steinböck s. auch MARINELLI (1958) und STEINBÖCK (1958).

Es ist nicht von vornherein anzunehmen, daß bei Invertebraten die als Teststoffe angewendeten Wirkstoffe die gleichen „spezifischen" Wirkungen am Nerven- und Muskelsystem auslösen wie bei Säugern. Die Frage der Überträgerstoffe ist in vieler Hinsicht bei Invertebraten noch wenig geklärt. Physostigmin, Atropin und Curare besitzen an Wirbellosen keineswegs immer eine spezifische Wirkung im Sinne derjenigen an Wirbeltieren. Daraus können sich tiersystematisch relevante Beziehungen ergeben, besonders wenn sich Unterschiede in der Wirkung, z. B. auf Atropin, Nicotin und Curare feststellen lassen, die stammesmäßig oder klassenmäßig abgegrenzt sind. Aus diesem Grunde wurden bei einer größeren Zahl von Wirbellosen die unterschiedlichen Reaktionen ihres Zentralnervensystems auf eine Reihe von Krampfgiften mit berücksichtigt, auch wenn die mit dem Auftreten von Krampfwirkungen verbundenen synaptischen Veränderungen im Hinblick auf Freisetzung von Überträgerstoffen unbekannt geblieben sind.

1. Acetylcholin bei Metazoa

Nach dem vorausgehenden ist mit Acetylcholin bei den Metazoen mit Wahrscheinlichkeit zu rechnen, sobald bei ihnen ein Nervensystem nachweisbar ist, was keineswegs schon an sich bedeutet, daß Acetylcholin seinen Angriffspunkt ausschließlich an neuralen Elementen besitzt. Für viele Invertebraten bildet die Muskelfaser und der sie innervierende Apparat oft den hauptsächlichen Angriffspunkt. Dabei ist darauf hinzuweisen, daß wir die Acetylcholinreceptoren bei Invertebraten zum Teil noch gar nicht kennen. Ähnliches gilt für die funktionelle Bedeutung der Cholinesterasen. Auch ist die Physiologie der Nerventätigkeit bei bestimmten Gruppen von Invertebraten noch relativ wenig geklärt. BULLOCK (1947), WIERSMA (1953), HOYLE (1962) u. a. verdanken wir wertvolle Aufklärung über die Nerventätigkeit bei Crustaceen und Insekten. Nach PRINGLE u. WILSON (1952) sind die Verhältnisse auch des einfachsten Reflexbogens bei Invertebraten theoretisch noch ungeklärt; d. h. wir wissen nicht genau, wie das Spiel zwischen Sinnesorganen, Nerven und bestimmten Gebieten des Zentralnervensystems im einzelnen vor sich geht. Der Vorgang der neuromuskulären Erregungsübertragung am quergestreiften Muskel ist unter den Invertebraten bei Crustaceen am besten studiert; hier liegen die Verhältnisse zu ihrer Aufklärung am günstigten, weil der Muskel durch einige wenige Nervenfasern versorgt wird, die einzeln gereizt werden können. Dabei gleicht die neuromuskuläre Reizübertragung in mancher Hinsicht der Reizübertragung im Zentralnervensystem.

Schwieriger ist die Aufklärung der neuromuskulären Erregungsübertragung bei anderen Invertebraten, da die morphologischen Verhältnisse bei verschiedenen Tierstämmen von den gut bekannten morphologischen und physiologischen Verhältnissen am quergestreiften Muskel der Vertebraten stark abweichen. Ist es deshalb schon schwierig, bei der synaptischen Übertragung von Impulsen bei Invertebraten echte funktionelle Homologien mit dem Nervenvorgang bei Vertebraten zu finden, so erhöhen sich die Schwierigkeiten, wenn es um die Frage nach der Mitwirkung eines Überträgerstoffes, speziell des Acetylcholins, bei der Impulsübertragung geht (vgl. auch KAPPERS, 1929; PROSSER, 1946; AUGUSTINSSON, 1946, 1949).

Um von einer einheitlichen Auffassung ausgehen zu können und Wiederholungen möglichst zu vermeiden seien einige Bemerkungen über glatte Muskulatur, Nervensystem und Herz bei Invertebraten vorausgeschickt.

2. Die glatte Muskulatur bei Invertebraten

Da die glatte Muskulatur bei Invertebraten als Bewegungsmuskulatur, mit Ausnahme bestimmter quergestreifter Muskeln bei Mollusca und bei Arthropoda, wo die Bewegungsmuskulatur allgemein quergestreift ist, im Vordergrund steht, ist etwas über ihre Struktur und Funktion vorauszuschicken, bevor die Frage des Acetylcholins als eventueller Überträgerstoff behandelt wird. (Über die glatte Muskulatur von Säugetieren s. S. 583.)

Die glatten Muskelfasern sind sehr dünn und messen höchstens 10 μ im Durchmesser. Die Myofilamente variieren, anders wie beim quergestreiften Muskel, sehr stark in Länge und Anordnung und sind bald zu Fibrillen gruppiert, bald nicht. Dasselbe gilt in gewissem Ausmaß auch für die glatte Muskulatur von Vertebraten. Die Blasenmuskulatur des Frosches beispielsweise enthält Filamente von ca. 50 Å Durchmesser, die ganz unregelmäßig angeordnet sind.

Bei Invertebraten, speziell bei Mollusken, kommen 3 Arten von glatter Muskulatur vor: *1.* glatter Muskel „klassischer" Typus (nicht helikal), welcher bei allen Kontraktionszuständen des Muskels bestehen bleibt (langsamer weißer Teil des Adductors von Lamellibranchiaten); *2.* glatter Muskel, der sich bei physiologischer Länge „klassisch" verhält, bei abnormaler Verkürzung aber helikale Struktur zeigt (rascher gelber Teil mancher Adductoren von Lamellibranchiaten); *3.* glatter Muskel mit helikalen Myofibrillen.

Für einige Typen glatter Muskulatur wurde der Nachweis geleistet, daß der kontraktile Apparat in derselben Weise gebaut ist, wie beim quergestreiften Muskel (HANSON u. LOWY, 1957). Er besteht wie dieser aus 2 Arten von Filamenten, die durch Querverbindungen miteinander verknüpft sind. Dies gilt vor allem für den Bewegungsmuskel von Tintenfischen; er enthält Fibrillen aus dicht gepackten Reihen breiter Filamente von ca. 120 Å Durchmesser, zwischen denen schmale Filamente von ca. 50 Å liegen. Ähnliche Doppelreihen besitzt bei Cephalopoden auch der quergestreifte Muskel (H. E. HUXLEY, 1957). Die Doppelreihe der mit Querverbindungen versehenen Filamente spricht stark dafür, daß wie beim quergestreiften Muskel die Kontraktion als Gleitmechanismus ausgebildet ist. (Über Vorkommen verschiedener Muskeltypen vgl. HANSON u. LOWY, 1959a, 1960).

Die glatte Muskulatur der Tintenfische, d. h. die Myofibrillen, haben linksdrehend *helikale Struktur*. Dies betrifft sowohl den Mantelmuskel als die Muskulatur des Verdauungskanals. Sie sind 5—10 μ breit und haben einen Kern mit längsgereihten großen Mitochondrien. Um diesen Kern herum sind die gerippten Myofibrillen radiär angeordnet. Die Filamente, welche die Fibrille zusammensetzen, haben anscheinend immer die gleiche Richtung wie die Fibrille; sie sind kurz, und besitzen Helixstruktur. Ähnliche helikale Myofibrillen wurden auch bei verschiedenen Austernarten nachgewiesen; ebenso bei Anneliden; so bei *Lumbricus*, *Nephthys* und *Myxicola*, wo die Helix rechtsdrehend ist.

Einen anderen glatten Muskelfasertyp stellt der weiße (langsame) Teil der Adductorenmuskeln von Lamellibranchiaten dar (HODGE, H. E. HUXLEY u. SPIRO 1954). Hier sind die Filamente sehr breit (500—1500 Å im Durchmesser) und sehr variabel in der Länge. Diese Filamente enthalten gerippte „Unterfilamente", welche die von HALL, JAKUS u. SCHMITT (1945) erstmals isolierten Paramyosinelemente darzustellen scheinen. Paramyosinstrukturen (eigentlich Tropomyosin nach BAILEY, 1957) sind aber keineswegs nur auf die Adductoren der Lamellibranchiaten beschränkt (s. S. 155), sondern haben unter Invertebraten eine weite Verbreitung (BOURNE, 1960). Zur Physiologie des Invertebratenmuskels vgl. auch WIERSMA (1952), HOYLE (1962), BACQ u. NACHMANSOHN (1937).

3. Vergleich zwischen glattem und quergestreiftem Muskel

Das Fehlen der Querstreifung beim glatten Muskel ist dadurch bedingt, daß eine transversale Aneinanderreihung der Filamente in der Regel fehlt, während im quergestreiften Muskel dünne I-Filamente und dicke A-Filamente miteinander in Reihen abwechseln. Die Abwesenheit von Z und M-Linien macht beim glatten Muskel das unbegrenzte Aneinandergleiten der Filamente möglich, so daß ein Muskel über einen weiten Längenbereich Spannungszustände zu entwickeln vermag, wie das beispielsweise bei *Helix* und *Holothuria* (Echinoderme) tatsächlich der Fall ist, da Querverbindungen zwischen den Filamenten in jeder Kontraktionsphase gebildet werden können. Nach der Theorie von A. F. HUXLEY (1957) wird für den quergestreiften Muskel die Spannung durch die Anzahl der Querverbindungen bestimmt.

Die funktionelle Ähnlichkeit zwischen glatter und quergestreifter Muskulatur drückt sich darin aus, daß die Kontraktion von ähnlichen optischen und thermischen Änderungen begleitet wird. (ABBOT u. LOWY, 1958a). Querstreifung bedeutet eine Spezialisierung in der Richtung Schnelligkeit der Kontraktion, wobei die Darmmuskulatur von Arthropoden trotz langsamer Bewegung ebenfalls Querstreifung zeigt.

Die Aktivität jedes kontraktilen Gewebes wird durch einen Reizimpuls ausgelöst. Wie die Reaktionskette: elektrischer Impuls ⎯⎯⎯→ Kontraktion aussieht, wissen wir im einzelnen oft nicht. Daß sie mit Stoffwechselvorgängen verknüpft ist, steht fest. Die Verhältnisse sind insofern nicht geklärt, als während der Kontraktion und Dekontraktion Stoffwechselvorgänge ausgelöst werden, welche ihrer Natur nach zwar im Bewegungsstoffwechsel von Bedeutung sind, aber nach der Feststellung von HILL u. HOWARTH (1957) auch ohne daß es zur Muskelkontraktion kommt, ablaufen, und andererseits, wie HILL (1958) zeigte, die Kontraktion verhindert werden kann, ohne daß die Aktivierungswärme unterdrückt wird. Im wei-

teren unterscheidet sich der glatte vom quergestreiften Muskel durch das Fehlen einer Nervenendplatte. Darin gleicht der glatte Muskel dem Herzmuskel, wobei dieser in der feineren
Struktur (Querstreifung) dem quergestreiften Muskel näher verwandt ist.

In welcher Weise der glatte Invertebratenmuskel in seiner Funktion von ner-
valen Einflüssen abhängig ist, wissen wir noch kaum. Die glatte Muskulatur von
Invertebraten ist netzartig von einem Nervengewebe durchzogen, ähnlich wie der
Herzmuskel von Invertebraten und (teilweise) von Vertebraten. Eine myogene
Erregungsauslösung scheint naheliegend. (Über die Elektrophysiologie des glatten
Säugetiermuskels vgl. S. 583).

Die Frage, ob Acetylcholin im glatten Invertebratenmuskel Überträgerfunktion besitzt, ist noch wenig geklärt. Besser orientiert sind wir über das Vorkommen
von Cholinesterasen. Sehr wenig wissen wir über die Cholinacetylase. Ihr Nachweis
bei einer Reihe von Invertebratenstämmen wäre für das Verständnis der Acetylcholinfunktion im Muskel von entscheidender Bedeutung. Sehr oft müssen wir uns
vorläufig mit der Feststellung der An- oder Abwesenheit des Acetylcholins und der
Cholinesterasen begnügen.

Entscheidend für die Auffassung von der physiologischen Bedeutung des
Acetylcholins bei Invertebraten ist (wie bei Vertebraten):

a) der Nachweis einer Beziehung des Acetylcholins zum Nervenprozeß, *b)* die
Acetylcholinsfreisetzung bei künstlichem (elektrischem oder pharmakologischem)
Nervenreiz, *c)* der Nachweis von Acetylcholinesterase und in den seltenen Fällen,
in denen danach gesucht wurde, *d)* der Cholinacetylase.

4. Zur Nervenphysiologie bei Invertebraten, speziell bei Coelomata

Bei Wirbellosen sind vor allem zwei Funktionsgebiete von Bedeutung, die
bei aller Verschiedenheit der Baupläne von einfachen bis zu komplizierten Bautypen zur Lösung allgemeiner Fragen der Nerventätigkeit wesentlich beigetragen
haben: die Synapsen im peripheren und zentralen Nervensystem und die Riesennervenfasern. Interneuronale Synapsen in Nervennetzen sind bei Anthozoen
(Korallentieren) und Crustaceen mit Sicherheit, bei Mollusken, Anneliden und
Echinodermen mit Wahrscheinlichkeit durch den Nachweis einer Bahnung auf
wiederholte Reize hin nachgewiesen. Das Vorhandensein unipolarer Synapsen ist
bei Cnidaria (Nesseltieren) und Enteropneusten (Eichelwürmern), z. B. bei *Balanoglossus*, sehr wahrscheinlich. Zentrale Synapsen sind bei Schnecken (*Aplysia*),
decapoden Crustaceen und bei der Schabe *Periplaneta americana* eingehender
untersucht worden. In den Riesennervenfasern von *Lumbricus* und anderen Anneliden sind morphologisch Septen erkennbar; physiologisch scheinen diese Septen
keine Synapsen zu sein, da weder ein Synapsenpotential noch eine Leitungsverzögerung von mehr als 0,1 msec vorhanden ist. An künstlichen Synapsen (zur Berührung gebrachten durchgeschnittenen Nervenfasern) wurde gezeigt, daß die
geometrische Anordnung der Fasern für die Möglichkeit der Überleitung der Erregung von einer Faser auf die andere von Bedeutung ist. Untersuchungen an
derartigen künstlichen Synapsen zwischen Riesennervenfasern von Tintenfischen
haben gezeigt, daß unter gewissen geometrischen Bedingungen von der erregten
Faser eine hemmende, anelektrotonische Wirkung auf die mit ihr in Berührung
stehende Faser ausgehen kann. Die Leitungsverzögerung an künstlichen Synapsen
kann sogar kleiner als 0,1 msec sein. In mehreren Fällen konnten Untersuchungen
an isolierten natürlichen Synapsen gemacht werden. Unter diesen hat die Riesen-
synapse im Ganglion stellare decapoder Tintenfische (sie fehlt bei Octopoden)
besondere Bedeutung erhalten. Die Methode der physiologischen Neurographie
(Ermittlung nervöser Leitungsbahnen durch Verfolgung der durch Strychninver-

giftung ausgelösten Aktionsströme) wurde auf das Nervensystem von Crustaceen, die periphere Innervation beim Regenwurm und der Insektenextremitäten, vor allem aber auf die bei Mollusken, Anneliden und Arthropoden vorhandenen Verbindungen der Riesennervenfasern angewandt. Die spontane zentralnervöse Aktivität ist bisher bei Mollusken, Anneliden und Arthropoden untersucht worden. Wir verdanken BULLOCK (1947), BULLOCK u. HORRIDGE (1965), HUBER (1962) wesentliche Aufklärung über die nervenphysiologischen Vorgänge bei Invertebraten, HORRIDGE (1965) bei Coelenteraten, TAUC (1955), TAUC u. HUGHES (1963) bei Schnecken, WIERSMA (1953) besonders bei Crustaceen, KENNEDY (1966) über zentrale Neurone.

5. Nervennetze bei Invertebraten

Nervennetze bei Invertebraten, die früher als kontinuierliche Fasersysteme betrachtet wurden, erweisen sich immer mehr als Systeme synaptischer Übertragung mit Diskontinuitäten zwischen den Neuronen, wie das HANSTRÖM (1928) vorausgesagt hatte. Solche Synapsen im Bereich der Nervennetze wurden bei Actinozoa durch PANTIN (1937), bei Enteropneusta durch BULLOCK (1945), bei Echinodermata durch SMITH (1950) festgestellt. Die Verbreitung „synaptischer Netze" scheint bei Invertebraten allgemein zu sein. Damit stellt sich die Frage, ob an den Synapsen spezifische Überträgerstoffe, Acetylcholin u. a., eine Rolle spielen, eine Frage, die noch nicht beantwortet zu sein scheint. Nach BULLOCK (1947, 1959) sind die meisten Neurone bei Invertebraten unipolar, so daß Dendriten fehlen und synaptische Verbindungen von Axon zu Axon gehen.

Die Funktionsart synaptischer Netze bei Invertebraten darf wohl in Analogie zur Funktion des Zentralnervensystems aufgefaßt werden, besonders dort, wo wie bei Coelenteraten, fast das ganze Nervensystem als Netzstruktur ausgebildet ist, während bei Arthropoden neben einem meist gut ausgebildeten Zentralnervensystem Nervennetze im Bereich somatischer Innervation überhaupt nicht vorkommen, wohl aber bei den meisten Invertebraten (und Vertebraten) in der Muskulatur des Darmkanals und im Herzen.

Bei Mollusken liegen die Verhältnisse insofern kompliziert, als ihre Organe teilweise direkt vom Zentralnervensystem aus, teils über ein peripheres Nervennetz innerviert sind. Bei Tunicaten (Manteltieren) (*Ciona*) wird das Nervennetz von einem Zentralnervensystem aus gesteuert (FLOREY, 1951 a).

Daß Bahnung bei synaptischen Nervennetzen so häufig ist, ist nach BULLOCK ein Ausdruck dafür, daß es sich um primitive Anlagen handelt; eine eins-zu-eins-Übertragung, wie sie beim Nervensystem höherer Tiere geläufig ist, stellt bereits einen hohen Grad von Spezialisierung dar (vgl. auch PROSSER, 1954). Bei der großen Verschiedenheit in Anlage und Differenzierung des Nervensystems und seiner Funktionen war es gegeben, bei den einzelnen Tierstämmen ergänzende Angaben zu machen.

6. Neurohormone des Zentralnervensystems

Eine Mitberücksichtigung spezifischer cerebraler Neurohormone speziell bei Crustaceen und Insekten (Metamorphosehormone, juvenile Hormone usw.), der Hypophysenhormone der Wirbeltiere, fällt in diesem Buch, das sich in erster Linie mit den neuralen Überträgerstoffen Acetylcholin, Noradrenalin, 5-Hydroxytryptamin und einigen wenigen anderen Hormonen befaßt, fast außer Betracht.

Über spezifische Neurohormone des Zentralnervensystems vgl. besonders VON BUDDENBROCK (1950), GORBMAN (1959), SCHARRER (1936, 1955), BARGMANN (1954), GERSCH (1964, 1965), HAUENSCHILD (1965). IV. Int. Symposium 1966 (1967).

Neurosekretion. Die meisten neurosekretorischen Fasern scheinen nicht Endorgane zu innervieren, sondern enden blind in der Nähe eines Blutsinus, weshalb
sie auch als Neurohämalorgane bezeichnet werden (GERSCH, 1964). Es gibt aber
daneben neurosekretorische Fasern, welche in endokrines Gewebe eindringen und
bei Erregung die Abgabe von endokrinem Material veranlassen. Man kann natürlich davon ausgehen, daß alle Nervenzellen (wie überhaupt alle Zellen) endokrines
Material produzieren, aber die uns hier interessierenden Hormone (Acetylcholin,
Catecholamine, 5-Hydroxytryptamin) sind nur relevant im Hinblick auf die Nerventätigkeit selbst. Über Neurokrinie siehe STERBA (1966).

Bei Schwämmen und Nesseltieren ist morphologisch über eine innere Sekretion
nicht viel bekannt. Bei Planarien wurden Neurosekretionszellen im Zentralnervensystem festgestellt, ohne daß man sich über die funktionelle Bedeutung ihrer
Inkrete klar wurde.

Bei Anneliden scheint das Oberschlundganglion (Gehirn) allgemein neurosekretorische Zellen zu enthalten. Für Polychaeten wurde dies bei *Nereis virens*
erstmals von B. SCHARRER (1936) nachgewiesen. (Vgl. auch HAUENSCHILD, 1965).

7. Evolution des Zentralnervensystems bei Invertebraten
(nach Sir FRANCIS KNOWLES, 1964)

Coelenteraten, Hohltiere

Das einfachste Nervensystem ist ein Nervennetz aus Neuronen, die anscheinend gleiche
Wertigkeit besitzen und synaptisch oder durch Verschmelzung miteinander verbunden sind.
Dieses Nervennetz ist typisch für die Polypenform von Seeanemonen.
Der nächsthöhere Typ besteht in einem doppelten Nervennetz, wobei jeder Arm des Polypen (z.B. bei der Koralle *Heteroxenia*) über ein eigenes aktives Nervenzentrum verfügt und
eines der beiden Nervennetze Hemmfasern enthält.
Die Ansammlung von Neuronen in Form von Ganglien bildet die Voraussetzung für ein
Zentralnervensystem, wie es bei Quallen und Medusen verwirklicht ist. Bei diesen haben wir
es mit einzelnen, symmetrisch über den Rand der Glocke verteilten Ganglien zu tun, die mit
einfachen Sinnesorganen in Beziehung stehen und Impulse für die symmetrischen Muskelkontraktionen über das sog. Riesennervennetz abgeben.
Die einfachen Nervensysteme von Coelenteraten, Plathelminthen, Anneliden sind durch
eine sehr reiche Verästelung der Dendriten und Axonverzweigungen ausgezeichnet, die von
Art zu Art verschieden sind (s. BULLOCK u. HORRIDGE, 1965) und die man als Neuropil bezeichnet hat.

Bilateralia

Plathelminthen, Plattwürmer. Hier begegnen wir Übergängen vom Nervennetztypus bis
zur Ausbildung von Ganglien unter gleichzeitiger Rückbildung des Nervennetzes. Bei Polychaeten haben wir es mit einem eigentlichen Gehirn zu tun, wobei auch schon neurosekretorische Zellen nachweisbar sind.

Anneliden: Ringelwürmer. Erstmals kommt es zur Ausbildung eines segmental angeordneten Bauchganglienstranges und den als Gehirn bezeichneten supraoesophagalen Ganglien, welche zahlreiche sensorische Impulse aus der Kopfgegend erhalten und mit den beiden
motorische Zentren enthaltenden suboesophagalen Ganglien in direkter Verbindung stehen
und die motorischen Impulse regulierend (auch hemmend) beeinflussen. Wir haben es bei
Anneliden noch immer mit einem ausgesprochenen Neuropil zu tun, das im Gehirn und in
den zentralen Ganglien besonders stark ausgebildet ist. Neurosekretorische Zellen und Neurohämalorgane spielen bei Anneliden schon eine größere Rolle. Neurale (synaptische) Überträgerstoffe sind bereits erkenntlich. Feine Granula, die als Reserven von Übertragerstoffen in
Frage kommen, wurden in den Axonenden durch HAGADORN u. NISHIOKA (1961) nachgewiesen.

Mollusken. Während wir bei Gastropoden und Lamellibranchia in verschiedenen Hirnregionen Neuropil antreffen, finden wir in dem viel höher entwickelten Gehirn von Cephalopoden deutlich unterscheidbare Hirnbahnen und viel weiter entwickelte Assoziationszentren
als bei anderen Invertebraten.

Bei Gastropoden sind in allen Ganglien auch neurosekretorische Zellen zu erkennen (vgl. auch LANE, 1963). Bei Lamellibranchia enthalten alle Ganglien mit Ausnahme der Pedalganglien neurosekretorische Zellen. Bei Cephalopoden hat echte Neurosekretion bis jetzt nicht festgestellt werden können.

Arthropoden

a) Crustaceen. Wir unterscheiden anatomisch ein Protocerebrum mit den viel stärker als bei Anneliden entwickelten Corpora pedunculata und den bei vielen Crustaceen in die Augenstiele versetzten optischen Zentren, ein Deutocerebrum mit den großen Zentren für die Antennen und ein Tritocerebrum, welches die Mundgegend und das stomatogastrische System versorgt. Es steht in unmittelbarer Verbindung mit dem zircumoesophagalen Konnektiv.

Die zentrale Masse des Gehirns bildet ein fibröses Neuropil. Einzelne Faserzüge sind aber schon viel deutlicher unterscheidbar als bei Anneliden.

Neurosekretorische Systeme spielen bei Arthropoden eine große Rolle.

b) Insekten. Im Gehirn von Insekten begegnen wir innerhalb der Neuropilmasse des Gehirns Gruppen von globulären Zellen, die aus dichten Knäueln von Fasern und Granula bestehen und die sog. Hirnkörper darstellen. Sie bilden die Assoziationszentren des Gehirns im Protocerebrum mit den Corpora pedunculata als den wichtigsten, dem Pons cerebralis, dem Corpus centrale und den Corpora ventralia. Deuto- und Tritocerebrum sind bei Insekten ähnlich wie bei Crustaceen, wenn auch letzteres schwächer ausgebildet ist als bei diesen.

Die Evolution der Assoziationszentren bei Insekten geht mit einer Reduktion der neurosekretorischen Zellgruppen auf zwei einher. Eine liegt in der Pars intercerebralis nahe bei den Corpora pedunculata, die andere etwas mehr seitlich. Fasern ziehen von diesen beiden Gruppen nach hinten zu den Corpora cardiaca und Corpora allata, an die sie Hormone abgeben, welche die Freisetzung des Wachstums- und Differenzierungshormons, Ecdyson, aus den prothoracischen Drüsen zur Folge haben (Abb. 8).

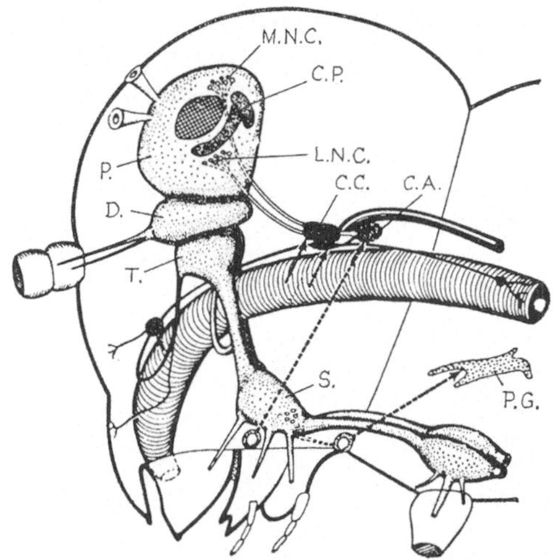

Abb. 8. Gehirn und neurosekretorisches System eines Insekts. *C.P.* Corpora pedunculata; *M.N.C.* Mittlere neurosekretorische Zellgruppe; *L.N.C.* Laterale neurosekretorische Zellgruppe; *C.C.* Corpus cardiacum; *C.A.* Corpora allata; *P.* Protocerebrum; *D.* Deutocerebrum; *T.* Tritocerebrum; *S.* Suboesophagales Ganglion; *P.G.* Prothorakaldrüse. (Nach: JENKINS 1962). (Aus: SIR FRANCIS KNOWLES 1964)

Die Evolution des Zentralnervensystems zeigt zwei Hauptzüge: Einschränkung des Neuropils zugunsten isolierter Faserzüge. Neuropil findet sich noch bei poikilothermen Vertebraten im optischen Tectum und in der Granularschicht der Hirnrinde von Säugetieren. Auch die Ausbildung neurosekretorischer Zellgruppen nimmt ab: sie finden sich bei poikilothermen Vertebraten im Nucleus praeopticus, bei Säugetieren in den Nuclei supraoptici und paraventriculares.

8. Herz bei Invertebraten

Über das Herz wird bei den einzelnen Tierstämmen und Klassen das Notwendige gesagt. Eine zusammenfassende Darstellung ist bei dem außerordentlich verschiedenartigen Bau der Invertebratenherzen kaum möglich. Von großem Wert sind noch heute die vergleichenden Herzphysiologien von CARLSON (1909) und CLARK (1927) und vor allem von PROSSER (1952). Anatomisch können wir bei Invertebraten zwischen pulsierenden Gefäßen, tubulären Herzen und gekammerten Herzen (bei Cephalopoden) unterscheiden. Dazu kommen akzessorische Herzen z. B. Kiemenherzen (bei Cephalopoden). Ein wohlausgebildeter Klappenapparat fehlt den meisten Invertebratenherzen. Der größte Teil der Invertebraten, soweit bekannt, besitzt einen offenen Kreislauf mit sehr niedrigen Blutdruckwerten. Eine Art geschlossenen Kreislauf haben Anneliden und Cephalopoden. Vgl. a. McCANN (1969), HUBER (1962).

9. Verdauungssystem bei Wirbellosen

Nach GERSCH (1965) ist uns bei keinem Vertreter der Wirbellosen bisher eine dem vegetativen Nervensystem der Wirbeltiere entsprechende Darminnervation bekannt. Natürlich untersteht auch bei Invertebraten das Verdauungssystem nervösen und hormonalen Einflüssen. Aber aufgrund unserer heutigen Kenntnisse sind wir nicht berechtigt, bei Wirbellosen von einem parasympathischen und sympathischen Nervensystem zu sprechen. Bei Insekten ist der Ausdruck „sympathisches System" (im Zusammenhang mit dem stomato-gastrischen System) aufgekommen, was aber nicht viel mehr als morphologische Bedeutung besitzt. Und doch ist es vom evolutionistischen Gesichtspunkt aus von hohem Interesse, bei Invertebraten nach funktionellen Analogien (Homologien?) zu fahnden, welche den „Anschluß" an die Wirbeltiere im Sinne von Vorstufen wahrscheinlich machen. Das bezieht sich ebenso auf die Innervation wie auf die hormonale Steuerung zum Beispiel durch Acetylcholin, worauf wiederholt hingewiesen wird. Bei Wirbellosen (festgestellt bei Insekten und Krebsen) gibt es den direkten Weg der nervösen Peristaltikanregung über das Zentralnervensystem (Oberschlundganglion bei Insekten), wie das GERSCH (1955) an der (durchsichtigen) Mückenlarve *Corethra* gezeigt hat (Abb. 9), und den hormonalen, indirekten und deshalb zeitlich später einsetzenden über die Freisetzung von Acetylcholin, wobei an der *Corethra*-Larve

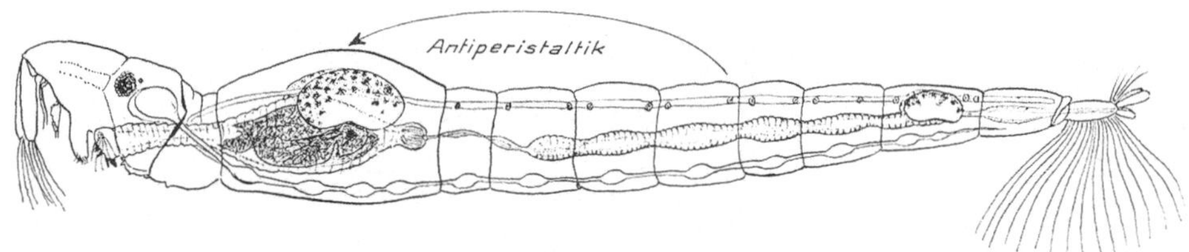

Abb. 9. *Corethra*-Larve nach Fütterung mit einer *Daphnia*. Unmittelbar darauf setzen im Mitteldarm antiperistaltische Bewegungen ein und pumpen „Verdauungssaft" zum Vorderdarm, in dem der chemische Aufschluß der Nahrung erfolgt. (Aus: M. GERSCH 1955)

durch Antiperistaltik des Mitteldarmes Verdauungssäfte in den Vorderdarm „gepumpt" werden. Das Nervensystem von Insekten ist durch einen vielfach höheren Acetylcholingehalt ausgezeichnet als dasjenige von Vertebraten, so daß die Vorstellung einer peripheren Acetylcholinfreisetzung nach zentralem Nervenreiz keine Schwierigkeiten bereitet. Am isolierten Darm der Larve kam es auch durch Verabreichung von *Corethra*-Nervenextrakten zur Antiperistaltikanregung, wobei die Wahrscheinlichkeit einer physiologisch anregenden Wirkung des Acetylcholins auf den Verdauungskanal relativ groß ist (Abb. 9). Die bei der *Corethra*-Larve mit der Reizung des Oberschlundganglions im Mitteldarm sofort auftretende

Antiperistaltik dürfte durch das stomatogastrische System geleitet werden. Aufgrund von morphologischen, noch unvollkommenen Feststellungen von NESBITT (1941) bei Insekten und anderen Wirbellosen, von MILLOT (1943a, b) am Regenwurm *Lumbricus terrestris* (vgl. S. 236), ist mit einer doppelten Innervation des Darmes auch bei Wirbellosen zu rechnen. Wir stehen hier vielen offenen Problemen gegenüber, deren weitere Inangriffnahme, wie sie von Gersch erfolgreich eingeleitet wurde, großes tiersystematisches Interesse besitzt.

Metazoa

A. Parazoa

Stamm Porifera (Spongia) Schwämme

Allgemeines über Spongia: Fast ausschließlich Meeresbewohner; im erwachsenen Zustand festsitzend (Abb. 10). Aktive Bewegungen sind, wie das Öffnen und Schließen der Poren, fast nur mikroskopisch zu beobachten. Ein einschichtiges Geißelepithel kleidet den oft sehr vielgestaltigen, in sog. Geisselkammern aufgeteilten Magen aus. Jede Zelle des Epithels erhebt sich am freien Ende, ähnlich wie bei den Choanoflagellaten, zu einem die Gesamtbasis umfassenden Kragen (Collare). Es kommen außerdem das Schließen der Poren bewirkende Faserzellen vor.

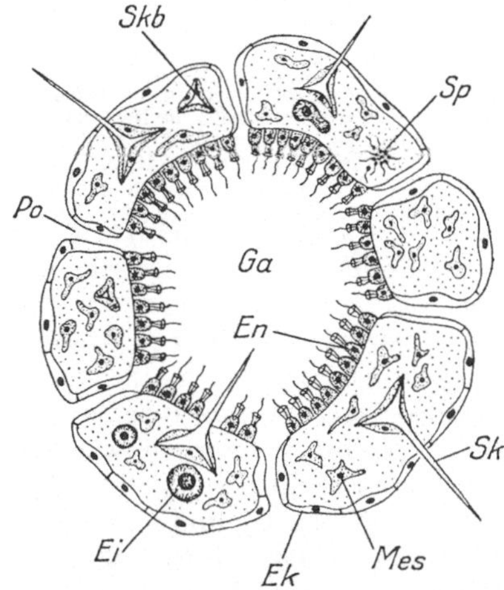

Abb. 10. Schematischer Querschnitt durch einen einfachen Schwamm. *Ei* Eizellen; *Ek* Ektoderm; *En* Entoderm; *Ga* Gastralhöhle; *Mes* Mesenchym; *Po* Poren; *Sk* Skelettnadeln; *Sp* Spermien. (Aus: A. KÜHN 1961)

Form und Aussehen der Kragengeißelzellen sind abhängig vom momentanen physiologischen Zustand der Zelle (EBERL-ROTHE, 1957). Die Geißel sitzt dem Basalkorn auf, das seinerseits oft unmittelbar dem Kern anliegt. Die Lage des Kernes soll nach EBERL-ROTHE gattungs- bzw. artspezifisch sein. Bei *Leucosolenia* treten an den Choanocyten (Geißelzellen), Basalfilamente und wurzelfußähnliche Bildungen auf. Bei *Asetta* und *Sycandra cappelosa* sitzen die Choanocyten einer Basalmembran bzw. Grenzmembran auf.

Sollten Schwämme zur Bewegung der Geißeln oder zur Kontraktion der die Poren verschließenden Zellfasern des Acetylcholins bedürfen, würde sich sofort die

Frage stellen, ob diesen Gebilden nervenähnliche Struktur zukomme, oder ob sie mit nervenartigen Bildungen in Beziehung stehen. War bis vor wenigen Jahren beim Stamm der Porifera mit seinen etwa 5000 Arten ein Nervensystem nicht nachzuweisen, so scheint dies heute für einige wenige Arten der Fall zu sein (vgl. GARCIA u. MIRANDA, 1954; PAVANS DE CECCATTY, 1955) (Abb. 11).

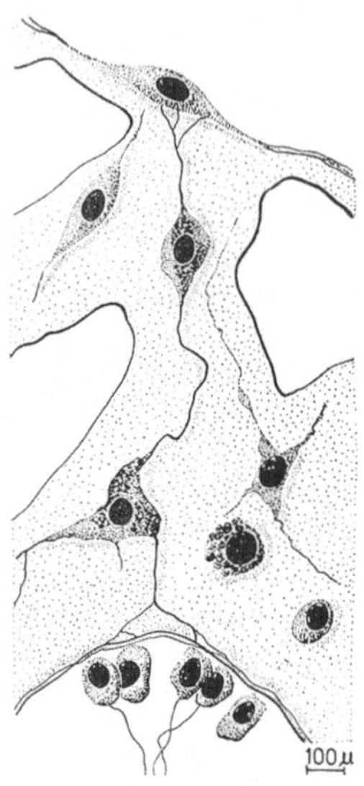

Abb. 11. *Sycon raphanus* (Kalkschwamm). Pinacocyte (oben) an der äußeren Oberfläche des Schwammes, die über zwei Zellen mit langen Ausläufern, die *Pavans de Ceccatty* als Nervenzellen betrachtet, mit geißeltragenden Choanocyten der inneren Oberfläche (unten) in Verbindung stehen. Ammoniakalische Silberfärbung. (Aus: M. PAVANS DE CECCATTY 1955)

Durch TUZET u. PAVANS DE CECCATTY (1952) wurden bei *Grantia compressa pennigera* (Haeckel) „nervöse Elemente von klassischem Typus" beschrieben, die den früher bei *Sycon raphanus* durch TUZET et al. (1952, 1953a) gefundenen gleichen, und zwei weitere, von diesem Typus abweichende, größere Zellformen. Von diesen wies die eine neben protoplasmatischen Fortsätzen solche auf, die eine deutliche fibrilläre Struktur zeigten; das Plasma dieser Zellen war entweder klar oder enthielt argentophile Granulationen, die wie Nisslschollen aussahen; die zweite Sorte zeigte stärkere Argentophilie des Protoplasmas. Ihre kompakten und homogenen Fortsätze waren alle gleichartig und bildeten „ein Netz von feinen und regelmäßigen Filamenten". Die Fortsätze dieser Zellen standen in Beziehung mit den „Nervenfasern der Zellen von klassischem Typus", die ihrerseits die Geißelkammern untereinander verbanden.

„Nervöse Elemente" wurden auch bei dem tetractinneliden Kieselschwamm *Pachymatisma johnstoni* (Bowerbank) (Abb. 12) durch TUZET u. PAVANS DE CECCATTY (1953b) beschrieben. Durch Silberimprägnation ließen sich Nervenzellen von „klassischem Typus" darstellen, die mit Lakunen und Kanälen in Verbindung stehen sollen. Nach Fixierung mit Jod-Osmium nach Champy und Coujard sollen im Mesenchym blasenartige Nervenzellen darstellbar sein. Doch war ihr Innervationsbereich nicht genau bestimmbar. Auch bei *Leucandra johnstoni* (Cart.) und bei *Clioma celata* (1953c) wurden durch TUZET u. PAVANS DE CECCATTY (1953a) „Nervenzellen von klassischem Typus" festgestellt, die den bei *Grantia* beschriebenen gleichen und die Geißelzellen mit fibrillären Fortsätzen „innervieren" sollen.

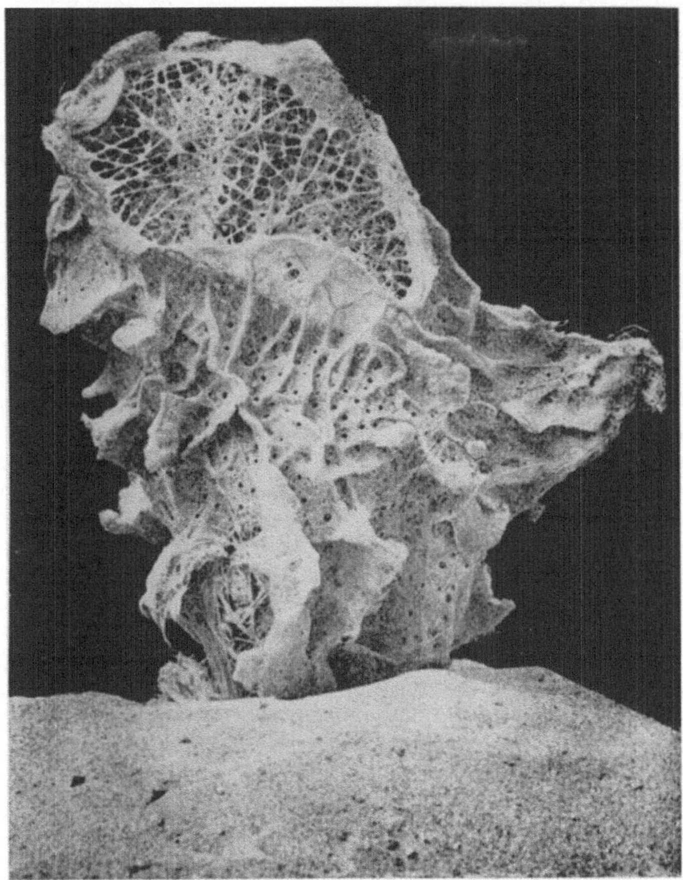

Abb. 12. *Skelet eines Kieselschwammes, Regadrella okinoseana* Jj. ca ¹/₄ natürliche Größe. Aus: H. DOFLEIN, Ostasienfahrt. (Nach: R. HESSE u. H. DOFLEIN 1910)

Andere Zellen sollen über einen Fortsatz mit einem im Mesenchym gelegenen „Neuron" in Beziehung stehen, während ein zweiter Fortsatz zur Schwammoberfläche führt. Diese Zellen entsprechen vielleicht „Sinneszellen", wie sie LENDENFELD schon 1885 beschrieben hat (nach TUZET). Eine dritte Sorte von „Nervenzellen" soll bedeutend größer sein, ein chromatophiles und argentophiles Plasma zeigen und stets einen besonders langen Fortsatz besitzen.

Glatte Muskelzellen wurden bei Porifera sicher nachgewiesen (HOYLE, 1957); sie kommen in isolierten Gruppen vor. Ihre Funktion besteht in der Retraction und Constriction der Oscula, d. h. der an die Oberfläche des Schwammes führenden Öffnungen der Geißelkammern. Diese selbst entsprechen einem komplizierten Kanalsystem radialer Ausstülpungen des Magens, die von einem geißeltragenden Epithel ausgekleidet sind, während der Magen selbst ein Plattenepithel trägt. (Vgl. auch TUZET u. PAVANS DE CECCATTY, 1953b; PAVANS DE CECCATTY, 1960; PAVANS DE CECCATTY et al., 1960). Man hat die Muskelzellen auch einfach als Effectorzellen bezeichnet, da sie sowohl sensorische wie motorische Funktion besitzen. Wir sind aber bei diesen Zellen nicht berechtigt, von Innervation zu sprechen.

Bei *Hypospongia communis* gelang es PAVANS DE CECCATTY (1959), mit Hilfe von Silberimprägnationen ein argentophiles System von Zellen darzustellen, dessen Elemente deutlich polarisiert und mit dendriten- und neuritenähnlichen Fortsätzen versehen, eine überraschende

Ähnlichkeit mit den Ganglienzellen höherer Tiere aufwiesen. Oberflächlich im Bereich des Kanalsystems gelegene Zellen waren mit langen Wimpern versehen, die weit in das Kanallumen vorragten; sie wurden als ectodermale Sinneszellen gedeutet. Die Befunde LENDENFELDS (1885) an Kalkschwämmen sind nach CECCATTY mit den Bildern von *Hippospongia* gut in Einklang zu bringen.

So lange nur eine gewisse morphologische Ähnlichkeit mit Neuronen höherer Tiere vorliegt und der Nachweis der Erregungsleitung aussteht, kann der nervöse Charakter dieser Gebilde nicht als gesichert gelten. (Vgl. auch JONES, 1957). Das intracellulär abgeleitete Aktionsstrombild müßte festgestellt und allenfalls auf pharmakologischem Weg die spezifische Nervenempfindlichkeit untersucht werden. In phylogenetischer Hinsicht wäre ein sicher positiver Befund von hohem Interesse.

In pharmakologischer Hinsicht spricht für ein primitives Nervensystem, daß Schwämme nach PROSSER (1952) auf typische Nervengifte wie Strychnin, Cocain, Äther und Chloroform mit einer Kontraktion der Muskelzellen reagieren, wodurch die Orificien enger gestellt werden. Da Sinneszellen anscheinend fehlen, müßte die pharmakologisch nachweisbare Irritabilität direkt den spindelförmigen Muskelzellen zukommen. Viele Zellen von Porifera sind Contractil: die epidermalen Pinacocyten, die Porocyten, die flagellentragenden Choanocyten, vor allem aber die Myocyten. Diese sind nach PROSSER et al. (1962) $1—3\,\mu$ (meist $2\,\mu$) dick und $30—40\,\mu$ lang (gemessen an *Tedania ignis* und *Damiriana hawaiiana*). Im weiteren wurden die auf mechanischen Reiz eintretenden Kontraktionen der Myocyten an diesen Spongien und an *Hymeniacidon chloris*, *Zygomycale parishi*, *Ircinia fasciculata*, *Dysidea etheria*, *Microciona prolifera*, *Xytopseus griseus* (alles marine Schwämme) und an den Süßwasserspongien *Spongilla lacustris* und *Spongilla fragilis*, genau geprüft und kurvenmäßig registriert. Der mechanische Reiz ist für Spongien der physiologische Reiz. Auf elektrische Reize irgendwelcher Art erfolgte in keinem Fall eine Reizantwort. Chemische Reize wurden mit $0,01—0,1$ NH_4Cl und Leitungswasser (bei marinen Formen) mit negativem Resultat geprüft. Auf mechanische Reize erfolgte nach $0,1—0,4$ sec Kontraktion, die während $1—5$ sec bestehen blieb; die Erschlaffung erforderte $15—60$ sec. Ein Aktionspotential während der Kontraktion konnte nicht festgestellt werden, was gegen den Nachweis von Nervenzellen durch TUZET u. PAVANS DE CECCATTY (1953a, b) bei *Leucandra* und *Pachymatisma* und gegen ROSKIN (1962) spricht. Auch konnten durch PROSSER et al. (1962) an den von ihnen untersuchten Schwämmen keine als Nervenzellen in Betracht kommenden histologischen Elemente gefunden werden, auch nicht durch JONES (1957) an *Leucoselenia complicata*. Gegen das Vorhandensein von Nervenzellen spricht auch, daß niemals Kontraktionswellen beobachtet werden konnten, auch nicht die Fortpflanzung eines Reizes von einer Stelle eines Osculums zu einer anderen. Es handelt sich um rein lokale Phänomene.

Diese Untersuchungen zeigen, daß wir bei den wenigen nach dieser Richtung geprüften Spongienarten vorläufig nicht sicher mit Nervenzellen rechnen können. Es bleibt weiteren Feststellungen an einem artlich größeren und besonders geeigneten Spongienmaterial vorbehalten, den bestimmten Nachweis zu leisten, ob Porifera ein Nervensystem entwickelt haben oder nicht.

Sollte sich der Nachweis von Nerven oder nervenartigen Bildungen bei Schwämmen bestätigen — sichergestellt ist der Nachweis von glatten Muskelzellen — so wären damit strukturelle Voraussetzungen für die funktionelle Anwesenheit von Acetylcholin und Cholinesterase, vielleicht auch für eine vorläufig nicht nachweisbare Empfindlichkeit auf exogen zugeführtes Acetycholin gegeben. Bis heute sind in dieser Beziehung fast nur negative Befunde bekannt geworden (vgl. BACQ, 1941; BULLOCK u. NACHMANSOHN, 1942a, b). Bei der großen Spezies-

zahl der Spongien — BULLOCK u. NACHMANSOHN untersuchten nur *eine* Grantia!
— sollte eine größere Artenzahl aus verschiedenen Ordnungen der Spongia nach
dieser Richtung geprüft werden.

In diesem Zusammenhang sind die elektronenoptischen Feststellungen von RASMONT
(1959) an den Choanocyten des Schwammes *Ephydatia fluviatilis* von Bedeutung, aus welchen
hervorgeht, daß die Geißel der Geißelzellen aus einem fibrillären Achsenbündel von 150 mμ
Durchmesser besteht, während die Einzelfibrille einen Durchmesser von 15 mμ aufweist. Die
palisadenförmig angeordneten Kragenfibrillen haben eine osmophile Membran. Offenbar
konnten bei dem Schwamm im Bereich der Kragengeißeln elektronenoptisch keine Gebilde
festgestellt werden, welche mit Nervenstrukturen hätten identifiziert werden können. Eine
gewisse Verwandtschaft mit Flagellaten darf bei Porifera vorausgesetzt werden. Die Frage der
mehr oder weniger direkten Aggregation von Flagellaten bleibt offen und damit auch die
Frage, ob die Evolution zu den Spongien über Flagellaten gegangen ist, welche den „Acetylcholinweg" nicht eingeschlagen haben —was nach den wenigen negativen Befunden, die wir
bei Spongien überhaupt haben, wahrscheinlich ist — oder ob sie den Ausgangspunkt teilweise
von Flagellaten genommen haben, bei denen Acetylcholin und Cholinesterasen eine physiologische Bedeutung besitzen.

Über Vorkommen von Acetylcholin und Cholinesterasen bei Spongien ist bis
jetzt nichts bekannt. Falls sich Beobachtungen über ein Nervensystem unter Anwendung elektronenoptischer Methoden bestätigen sollten, dürfte die Frage nach
Acetylcholin und Cholinesterasen (oder von funktionell äquivalenten Stoffen und
Fermenten) erhöhte Bedeutung erhalten, dies auch unter der Voraussetzung, daß
die Spongien in phylogenetischer Hinsicht ein primitives und wenig entwicklungs-
fähiges metazoisches „Nebengeleise" darstellen. Aufgrund der Ausstattung ihres
Entoderms mit sog. Kragengeißeln, die bei den höher organisierten Schwämmen
in Geißelkammern zusammenliegen, und der engen morphologischen Verwandtschaft mit analogen Gebilden bei Choanoflagellaten, ist eine phylogenetische Ableitung von diesen Flagellaten, die irgendwo an der Wurzel des Metazoenstammes
stehen, nicht abzulehnen (Remane). Es wäre deshalb aus phylogenetischen Gründen höchst erwünscht, daß sowohl bei Choanoflagellaten als auch bei geeigneten
Formen von Spongien nach Acetylcholin und Acetylcholinesterase, eventuell nach
verwandten Stoffen, vielleicht auch nach Noradrenalin oder 5-Hydroxytryptamin
geforscht würde. Letzteres wurde durch WELSH u. MOORHEAD (1960) bei einer
Spongie nachgewiesen (s. S. 780). Bei negativem Acetylcholinbefund dürfte der
hypothetische Schluß gezogen werden, daß der artlich große Stamm der Porifera
bei der Selektion, resp. beim evolutionistischen Aufstieg den Anschluß an den
„Acetylcholinweg" nicht gefunden hat.

B. Eumetazoa

I. Radiata

1. Stamm Cnidaria (Coelenterata) Nesseltiere, Hohltiere

Cnidaria treten in zwei Formen auf, als Polyp und als Meduse, die im Generationswechsel zueinander stehen, wobei der Polyp die ungeschlechtliche, die Meduse
die geschlechtliche Form mit Hoden und Ovarien darstellt. Nicht alle Nesseltiere
zeigen den durch verschiedene Formen ausgezeichneten Generationswechsel.

Der Körper der Coelenteraten oder Hohltiere besitzt wie die Schwämme, nur
einen einzigen Hohlraum, den Gastralraum. Über Magensaft und Verdauung bei
Coelenteraten, geprüft an *Pseudactinia flagellifera*, vgl. KRIJGSMAN u. TALBOT
(1954). Die Coelenteraten besitzen kein Coelom. Ektoderm und Entoderm sind
reich differenziert; trotz einfacher Organisation ist eine große Mannigfaltigkeit
von Formen entstanden. Die Nesseltiere sind radiärsymmetrisch gebaut. Für

Cnidarier sind Nesselkapseln charakteristisch (s. S. 51); Ektoderm und Entoderm enthalten sog. Epithelmuskelzellen (s. auch BOOLOOTIAN, 1966; LENHOFF und LOOMIS, 1961).

Die *Cnidaria* umfassen 3 Klassen:

  I. *Hydrozoa*   (Hydromedusen) Polypen und Medusen (auch ausschließlich Medusen)

 II. *Scyphozoa* (Scyphomedusen) Polypen und Medusen

III. *Anthozoa* (Korallentiere) Nur Polypen, keine Medusen.

α) Nervensystem

Cnidaria besitzen ein ekto- und entodermales Nervensystem, das bei Anthozoen vielschichtig alle Gewebe durchsetzt und durch Querverbindungen untereinander verbunden ist (vgl. HORRIDGE, 1954a, b, 1955a, b, 1956a, b; ROSS, 1955; PARKER, 1919; LEGHISSA, 1950, 1952; PANTIN, 1935a—c; BATHAM, 1956 u. a.) und als netzartige Struktur aus Fortsätzen der Ganglienzellen besteht (vgl. auch LEGHISSA, 1948).

In einem solchen Nervennetz, wie es bei Seeanemonen, Korallen und Hydroidpolypen verbreitet ist, scheint nach HORRIDGE (1957) jedes Neuron zu jedem anderen äquivalent zu sein und durch Synapsen oder Verschmelzung mit allen benachbarten Neuronen in Verbindung zu stehen. Ein solches Nervensystem ist fast für alle Polypen charakteristisch. Das Netz besteht aus zusammenhängenden einzelnen Neuronen. Es ist dadurch gekennzeichnet, daß die Verbindungen zwischen den Einheiten nicht nach einem bestimmten Schema, sondern *zufällig* verteilt sind (HORRIDGE, 1961). Manche Coelenteraten haben ein doppeltes Nervennetz (HORRIDGE, 1956 (Abb. 13)), wie beispielsweise die Koralle *Heteroxenia fuscescens* (Alcyonacea). Es handelt sich beim zweiten um ein inhibitorisches Nervennetz, das alle „Schrittmacher" verbindet, so daß ein einzelner Reiz die ganze Koralle stillegt. Ähnlich verhält es sich bei der tropischen Anemone *Boloceroides sp.* (HORRIDGE, 1956b).

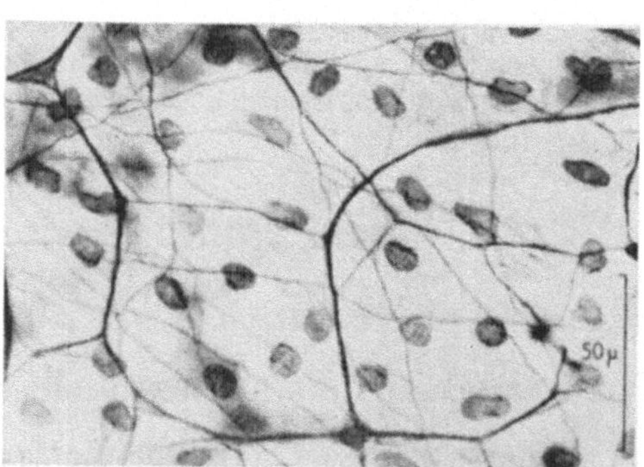

Abb. 13. Zwei Nervennetze im aboralen Ektoderm von *Velella* sp. Das „offene" multipolare feinfaserige Nervennetz und das „geschlossene" syncythiale, breitfaserige Netz sind völlig voneinander getrennt. Die Verbindung der Fasern des „geschlossenen" Netzes soll durch Anastomosen erfolgen. Silberimprägnation. Die Kerne gehören dem Ektoderm an. (Aus: G. O. MACKIE 1960)

Bei der Qualle (Meduse) (z. B. von *Cyanea sp.*) liegen differenziertere Formen nervöser Integration vor. Hier kommt es zur Ausbildung von zwei Riesennervennetzen, einem beschleunigenden und einem hemmenden, die mit dem „Schrittmacher" in Beziehung stehen und seine Frequenz modifizieren, und außerdem mit spezialisierten Ganglien. Es besteht oft ein Überfluß an Schrittmachern, wobei

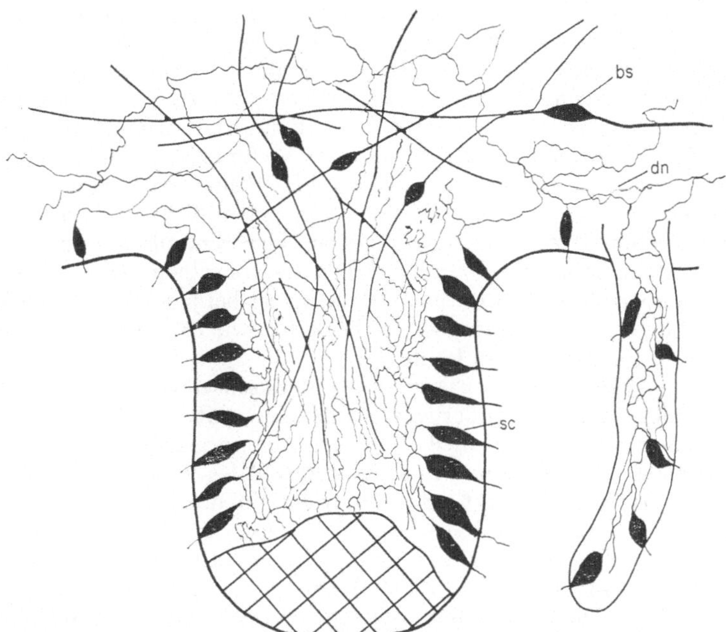

Abb. 14. Organisation eines Ganglions einer Meduse mit den drei funktionell wichtigen Nervenstrukturen: dem diffusen Nervennetz der Glocke (*dn*), das mit den sensorischen Zellen des Ganglions (*sc*) und mit den bipolaren Zellen des motorischen Netzes (*bs*) in Verbindung steht. Die schräg schraffierte Partie entspricht der Region kalkhaltiger Partikel. (Aus: G. A. HORRIDGE 1964)

dann derjenige mit der größten Frequenz und der besten Rhythmizität führt (BULLOCK u. HORRIDGE, 1965). Es existiert ein Neuropil, d. h. es kommt zur Ausbildung von Dendriten und arborisierten Axonen, welche sich reichlich verzweigen und sich im Zentralnervensystem, d. h. in den äußeren Ganglien untereinander multilateral verbinden und mit Motoneuronen in Beziehung stehen, die durch ein ganzes Netz von Dendriten miteinander verbunden sind (Abb. 14).

In einem zusammenfassenden Überblick gelangt PANTIN (1952) zu der Bestätigung, daß das Nervennetz der Coelenteraten synaptisch ist. Trotzdem ein eigentliches Zentralnervensystem fehlt, ist das Verhalten der Tiere oft erstaunlich vielseitig; auch wenn eine morphologische Zentralisation fehlt, ist die Arbeitsteilung und relative Unabhängigkeit der motorischen Effektoren sehr weitgehend durchgeführt. Die Netzstruktur des Nervensystems von Coelenteraten stellt einen Weg synaptischer Integration dar, der in dieser differenzierten Weise von anderen Tierstämmen nicht beschritten wurde (vgl. auch BOZLER, 1926a, b; BATHAM, 1956; WOOLLARD u. HARPMAN, 1939).

Durch Ableitung von Aktionsströmen aus dem Nervenplexus von *Cyanea* und *Cassiopeia* mittels Mikroelektroden konnte durch Passano (1958) gezeigt werden, daß bei den Scyphomedusen erwartungsgemäß 2 voneinander getrennte Nervennetze bestehen: ein motorisches System mit rascher Erregungsleitung, welches u. a. die Subumbrellarmuskulatur innerviert und ein sensibler, die Rhopalien (komplexe Sinnesorgane des Mantelrandes bei Medusen (mit Statocysten)) versorgender Plexus mit geringerer Leitungsgeschwindigkeit. Keines der beiden Nervennetze gehorcht nach Passano dem Alles- oder Nichtsgesetz, da offenbar physiologische Schranken im Bereich der Synapsen beider Systeme bestehen, die von Fall zu Fall polarisiert werden können, ohne daß es möglich wäre, die Richtung der Erregungsleitung innerhalb des Plexus vorauszusagen.

Aufgrund der allgemeinen Organisation des Nervensystems von Invertebraten wäre es nach HORRIDGE durchaus möglich, daß auch bei Coelenteraten mit erregenden und hemmenden Überträgerstoffen gerechnet werden könnte.

Am Glockenrand von Hydromedusen ist das Netz zu Strängen konzentriert, die als Ringnerven bezeichnet werden. Wie HORRIDGE (1954b) an der Meduse *Aurelia aurita* (Lamarck) (Scyphozoa) zeigte, befindet sich im subumbrellaren Epithel eine einzige große bipolare Nervenzelle (Schrittmacherzelle), welche die Kontraktionswelle über eine enge Brücke von einem Teil der Glocke auf einen anderen übermittelt (HORRIDGE, 1953). Dieser Nervenimpuls wird bei jeder spontanen Kontraktionswelle über eine enge Brücke von einem Teil der Glocke auf einen anderen übermittelt (HORRIDGE, 1953). Er ist bei jeder spontanen Kontraktion der Glocke von einem Aktionsstrom begleitet, wie er gewöhnlich von Nerven höherer Tiere abgeleitet werden kann.

Das *neuromuskuläre Reaktionssystem* des Medusenschirmes weist nach BETHE (1934, 1937) nicht nur eine äußerliche Ähnlichkeit mit dem Herzen der Wirbeltiere auf, sondern auch funktionell: Ausgang der normalen Rhythmen von bestimmten Stellen (Randkörper), Gültigkeit des Alles- oder Nichtsgesetzes der Erregbarkeit, absolutes Refraktärstadium während der Systole, Auftreten von Extrasystolen auf Extrareize, bei manchen Medusen gefolgt von einer kompensatorischen Pause, Kreisen der Erregung im Ringpräparat (Newton Harvey) (Vgl. auch BULLOCK, 1943; PASSANO, 1958; PASSANO u. McCOLLOUGH, 1963). Wie HORSTMANN (1934a, b) an den Medusen *Cyanea capillata* und *Aurelia aurita* gezeigt hat, sind nur bei älteren Tieren die Ganglien des Randorgans zur Aufrechterhaltung der rhythmischen Pulsationen notwendig, bei jüngeren kann jedes Stück der Subumbrella für sich pulsieren. Der Impuls zur Kontraktion geht von *einem* Randorgan aus, das als Schrittmacher dient, wobei der Impuls primär sensorisch bedingt ist.

HORRIDGE (1954a) untersuchte an der Qualle *Aurelia aurita* die Nervenfasern des Schirmes. Der Faserquerschnitt der 6—12 μ dicken Fasern ist rund. Einzelne Abschnitte der meist ziemlich gestreckt verlaufenden Fasern konnten bis zu 10 mm Länge verfolgt werden. Die Zellkörper liegen etwa in der Mitte eines solchen Abschnittes; es handelt sich um bipolare Neurone. Verzweigungen kommen vor, bilden aber nicht die Regel. Nach Fixierung und Silberimprägnation sind noch dünnere Fasern und Verzweigungen zu sehen; die Mehrzahl der Fasern ist etwa 5 μ dick. Synapsen scheinen (morphologisch), wie schon BOZLER zeigte, zum Teil dadurch hergestellt zu werden, daß zwei Fasern eine Strecke bis zu 50 μ lang parallel zueinander im engsten Kontakt verlaufen, ehe sie sich wieder trennen. — Die Nervenzellkörper haben einen Durchmesser bis zu 20 μ, enthalten einen großen Kern und einen sehr großen Nucleolus.

An Seeanemonen (Anthozoa), die ausschließlich Polypenformen bilden, sind 2 Typen neuromuskulärer Aktivität festzustellen: *1.* rasche Rückzugsbewegungen, die durch jeden starken Reiz ausgelöst werden können und *2.* die fast unmerklich langsamen, dauernden Lage- und Gestaltverschiebungen. Die raschen Bewegungen werden je nach Spezies von verschiedenen Muskeln vollzogen. Bei *Calliactis parasitica* ist es der marginale Sphinctermuskel, wobei auch Tentakel, Scheibe und Mesenterien daran beteiligt sein können. Über Bahnungsvorgänge bei wiederholtem Reiz vgl. PANTIN (1935a), ROSS (1952, 1955), HOYLE (1968). Die von ROSS (1957b) am isolierten marginalen Sphincter durchgeführten Versuche ergaben rasche Kontraktion und Bahnung bei rasch aufeinanderfolgenden Reizen (0,2—3 sec) und langsame Kontraktionen bei wiederholtem Reiz mit Intervall bis 15 sec. Die langsame Kontraktion wird durch andere Muskelfasern vermittelt als die rasche. Die neuseeländische Seeanemone *Metridium canum* besitzt im Unterschied zu *Metridium senile* dicke, längs verlaufende Nervenfasern an den Rückziehmuskeln in den Mesenterien. Dementsprechend verläuft bei ihr die Reaktion des Sich-Zusammenziehens besonders schnell und ausgiebig.

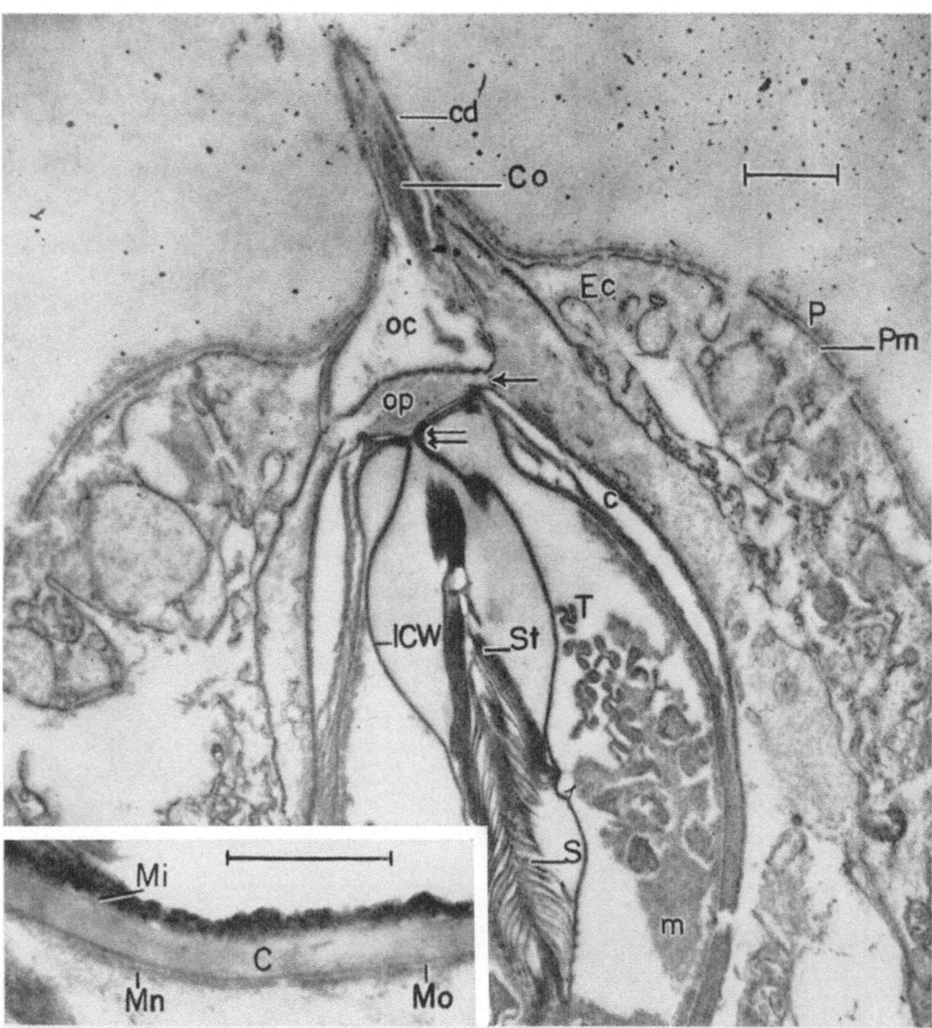

Abb. 15. Nematocyste von *Hydra* sp. Längsschnitt durch eine Stenotele. Gut sichtbar sind die Stacheln (*S*), die invaginierte Kapselwand (*ICW*), die Kapsel (*C*) und die Tubuli (*T*), die gewöhnlich von einer Matrix (*m*) umgeben sind. Das Operculum (*op*) steht bei → mit dem Cytoplasma der Nematocyste in kontinuierlicher Verbindung. Das Operculum ist durch eine dichte Linie (Doppelmembran) vom Opercularraum (*oc*) getrennt. Die invaginierte Kapselwand steht bei ⇐ mit der Kapsel in direkter Verbindung. Vergr. 1:14 000 (Aus: G. B. CHAPMAN u. L. G. TILNEY 1959)

An *Actinozoen* (Seeanemonen) ist das Nervennetz durch PANTIN (1935a—c) genau untersucht und die noch zum Teil ungelöste Frage seiner Kontinuität geprüft worden. Über das Nervensystem bei Coelenteraten vgl. besonders PARKER (1919), Ross u. PANTIN (1940) und PANTIN (1952), die einen Überblick über Anatomie, Reflexverhalten, Spontanaktivität und über spezielle nervöse Systeme der Aktinien geben.

β) Nesselkapseln

Für *Cnidaria* sind *Nesselkapseln (Nematocysten)* besonders charakteristisch, jene wunderbar gebauten Explosionsapparate, die aus dem Plasma der Cnidoblasten genannten Zellen als Abscheidungen gebildet werden (vgl. Abb. 15). Da sie nur einmal funktionieren können, müssen sie in besonderen Zellen des Ekto-

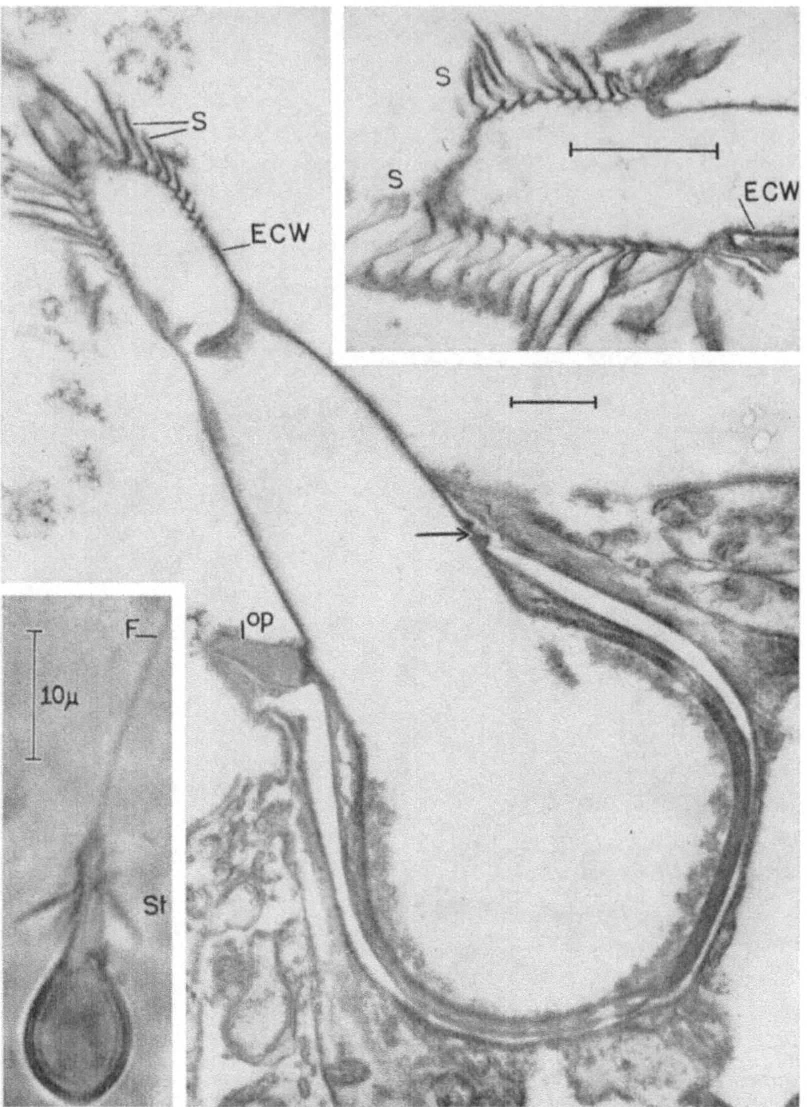

Abb. 16. Nematocyste von *Hydra* sp. Stenotele im Abschuß (Längsschnitt). Das Operculum ist aufgesprungen. Die Stacheln (*S*) an der evaginierten Kapselwand (*ECW*) sind gut sichtbar. Die evaginierte Kapselwand steht in direkter Verbindung mit der Kapsel. Vergr. 1:14000. (Aus: G.B. CHAPMAN u. L.G. TILNEY 1959)

derms immer neu gebildet werden. Die Cnidocysten werden, wie HAUENSCHILD (1958) insbesondere an der Meduse *Eleutheria dichotoma* feststellte, in großen Mengen im „Nesselring" an der Basis der Tentakel aus interstitiellen Zellen gebildet. Diese wandern, um zum Ort des Verbrauchs, den knopfartigen Verdickungen des Wehrastes des Tentakels zu gelangen, im Ektoderm aufwärts. Die Nesselzelle bildet dabei ein breites Pseudopodium, das beim Kriechen vorne liegt und die Nesselkapsel nachschleppt. Möglicherweise haben Nesseltiere die Einrichtung der Nesselkapseln von Protozoen „ererbt", wo sie in einfacherer Ausführung bei Flagellaten, Cnidosporidia, auch bei Ciliaten, vorkommen (Remane) und bei diesen, z. B. bei *Paramecium*, als *Trichocysten*, d. h. als ausstoßbare kleine Stäbchen, gewissermaßen vorgebildet sind. (Über Trichocysten und Nematocysten vgl. Brown jr. (1952), über die Bildung und Funktion der Nematocysten von Hydra Chapman u. Tilney (1959a, b, Abb. 16), Slautterback u. Fawcett (1959), Lenhoff (1959), Bouillon et al. (1958), Hamon (1955)).

Yanagita (1959, 1960a u. b) machte an der Seeanemone *Diadumene luciae* darauf aufmerksam, daß in der Reaktion der Nematocysten (Cnidae) auf bestimmte Reize ein sehr großer Unterschied besteht, ob die Einwirkungen die isolierte Nematocyste oder die Nematocyste *in situ* treffen, welch letztere auf Reize ungleich viel empfindlicher reagiert. Auch stellte er fest, daß die Anwesenheit von Cl-Ionen im Außenmedium eine unbedingte Voraussetzung für das normale Funktionieren der Nematocysten darstellt. (Vgl. auch Yanagita u. Wada, 1959; Carlgren, 1954; Chapman u. Tilney, 1959a u. b; Hauenschild, 1958).

Wie Yanagita (1959) an der Seeanemone *Diadumene luciae* weiterhin feststellte, kann die Ausstoßung der Cnidien aus den Nematocysten durch kurzfristige Einwirkung von Narcotica (Urethan 5% und Na-Diäthylbarbiturat 1%) aufgehoben werden.

Bevor wir die Frage nach einer Mitwirkung von Acetylcholin im Funktionsbereich des Nerven- und Muskelsystems und der Nematocysten von Cnidarien stellen, sei noch kurz auf Untersuchungen von Boisseau (1952) an Schnittpräparaten von *Corinactis viridis*, *Physalia physalis* L., *Diadumene cincta* (Steph.) und *Cerianthus membranaeceus* (Delle Ch.) hingewiesen, aus denen hervorgeht, daß alle Nesselkapseln als einziges Eiweiß Albumin oder Albumingemische enthalten, wobei die Anwesenheit eines toxischen Albumins möglich erscheint. Jaques (1953) stellte ein „Thalassin" aus Aktinien her, das nach i.v. Injektion an der Katze lang dauernden Blutdruckabfall und Anstieg des Plasmahistamins bewirkte. (Über Thalassin als Histaminliberator vgl. S. 903). An der isoliert durchströmten Katzenhaut kam es zu Histaminfreisetzung und starkem Ödem. Eingehendere Versuche an der Ratte führten nach s.c. oder i.v. Injektion von 0,1 ml einer 1% Thalassinlösung ebenfalls zu Hautödem. Dies und die übrigen Symptome zeigten große Ähnlichkeit mit dem Eiereiweißödem, was die Annahme einer Albuminbindung des Giftes oder eines Toxalbumins wahrscheinlich macht. In den Nematocysten, sowie stellenweise im übrigen Körpergewebe findet man außerdem intracelluläre Granula von 3—20 μ Durchmesser, die Reaktionen auf Mono-, Di- und Aminodiphenole ergeben. Die Verbindungen haben analogen Aufbau wie viele tierische Toxine. Die Nesselkapseln ein- und derselben Spezies haben verschiedenen Phenolgehalt; ebenso bestehen Unterschiede zwischen den Spezies. Die Phenole der Gewebezellen sind an Proteine gebunden; dadurch haben Gewebeextrakte eine ähnliche toxische Wirkung wie die Nesselzellen. Boisseau nimmt an, daß extrakapsuläres phenolhaltiges Material bei der Cnidogenese eine Rolle spielt.

Welsh (1955, 1961), der sich eingehend mit Coelenteratengiften befaßte, stellte zunächst an Tentakelextrakten aus *Physalia physalis* (Hydrozoa) und den Seeanemonen *Condylactis gigantea* und *Aiptasia* sp., welche der Krabbe *Uca mordax* in Höhe des letzten Laufbeinpaares injiziert wurden, fest, daß die Autotomiebereitschaft wesentlich herabgesetzt wurde. Die gleiche Wirkung hatten Tetramethylammoniumchlorid und Acetylcholin. Analoge Versuche mit Tentakelextrakten aus *Metridium dianthus* an der Krabbe *Hemigrapsus nudus* zeigten erhöhte Autotomiebereitschaft mit nachfolgender Lähmung der Tiere (s. unten). Durch Tetramethylammoniumchlorid wurde nur Lähmung bewirkt. Vgl. auch über das stark lähmende *Physalia*gift: Lane u. Dodge (1958), Larsen u. Lane (1966), Lane (1960); über Gifte von Meerestieren: Scheuer (1964), Russel (1967); Nigrelli et al. (1967).

Wie Welsh u. Prock (1958) zeigten, sind in den Nematocysten tragenden Tentakeln aller drei Klassen von Coelenteraten Gifte nachweisbar, welche Krebsen injiziert, primär Erregung, manchmal begleitet von Autotomie, hervorrufen. Nach einiger Zeit geht der Zustand in Lähmung über, von der sich nicht alle Tiere erholen. Die Injektion von Tetramethylammoniumchlorid hatte ganz ähnliche Wirkung, während vorausgehende oder gleichzeitige Injektion eines Tetraäthylammoniumsalzes die lähmende Wirkung sowohl von Tentakelextrakten, wie von Tetramethylammoniumchlorid aufhob. Die Untersuchungen wurden an *Hydra littoralis*, *Physalia physalis* (Hydrozoa), *Cyanea capillata* (Scyphozoa), *Plexaura flexuosa*, *Metridium dianthus* und *Condylactis gigantea* (Anthozoa) durchgeführt. Tetramethylammoniumnion wurde bei allen Arten gefunden, Homarin (N-Methyl-2-carboxylpyridinium) bei allen außer *Hydra*, Trigonellin (N-Methyl-3-carboxylpyridinium) bei allen außer *Hydra* und *Physalia*. N-Methylpyridinium war bei keiner Spezies nachweisbar, wohl aber bei manchen Mollusken. γ-Butyrobetain wurde in erheblicher Menge bei *Condylactis*, weniger bei *Cyanea* und *Plexaura* festgestellt, war aber schwer von Zooanemonin (N,N'-dimethyl-imidazolessigsäure) zu unterscheiden. Untersuchungen an der Krabbe *Uca pugilator* ergaben, daß von diesen Ammoniumbasen, einzeln oder in Mischung, nur Tetramethylammoniumbromid eine ähnliche aber schwächere lähmende Wirkung ausübte wie Extrakte dieser Coelenteraten. Möglicherweise sind in den Nematocystengiften die Basen an ein Protein gebunden. Außer der Isolierung von Tetramethylammoniumhydroxyd war es ACKERMANN, HOLTZ u. REINWEIN (1923, 1924a, b) gelungen, auch N-Methylpyridiniumhydroxyd aus *Actinia equina* zu isolieren, neben einem Actinin genannten Produkt, von dem sie nachweisen konnten, daß es sich wahrscheinlich um das Alkaloid Stachhydrin handelt. Doch konnte ACKERMANN (1927) feststellen, daß Actinin mit γ-Butyrobetain identisch ist. Neuerdings fand ACKERMANN (1953) Homarin und Trigonellin auch in Extrakten von *Anemonia sulcata* und den Zoo-anemonin genannten Stoff (ACKERMANN, 1954), der von ACKERMANN u. JANKA (1953) als das Dimethylbetain der Imidazolessigsäure identifiziert wurde.

Die toxische Wirkung von Tetramethylammoniumbromid, N-Methylpyridinium, Homarin, Trigonellin, γ-Butyrobetain und N,N'-Dimethylimidazolessigsäure wurde an der Krabbe *Uca pugilator* geprüft durch Injektion an der Basis eines der Gehbeine von 0,02 oder 0,05 ml einer 1% Lösung der genannten Stoffe. Prüfung der genannten 6 Basen durch Injektion von 0,05 ml der 1% Lösung zeigte nur bei Tetramethylammoniumbromid eine typische Lähmungswirkung. Daß aber diese Base allein als Lähmungsgift wirkt, scheint deshalb unwahrscheinlich, weil schon 0,14 mg getrockneter Hydraextrakt eine *Uca* tötet, während 0,5 mg kristallisiertes Tetraäthylammoniumbromid dies noch nicht tut und besonders, weil Erhitzung des Hydraextraktes auf 100° während 5 min seine Wirkung zerstörte oder stark herabsetzte.

Der Nachweis einer bedeutenden Steigerung der Autotomie bei *Uca pugilator* konnte auch durch Injektion von 0,05 ml eines 1:10 verdünnten Extraktes aus den homogenisierten Tentakeln von *Metridium dianthus* erbracht werden. Nach kurzer Zeit waren die Tiere gelähmt und erholten sich nicht mehr.

(Vgl. auch PHILLIPS, 1956; PHILLIPS u. ABBOTT, 1957; DODGE u. LANE, 1958; LANE u. DODGE, 1958 über Nematocystengifte bei *Metridium senile* und *Physalia* sp.). Die Berührung der Tentakel der Siphonophore *Physalia physalis* führte am Menschen zu schmerzhafter Reaktion bis Kollaps. Das Gift der Nematocysten ist nach LANE u. DODGE (1958) ein sehr labiler Proteinkomplex. Die Giftwirkung (Mäuse) geht hauptsächlich auf das Zentralnervensystem, speziell die Atemregulation, im weiteren auch auf den quergestreiften Muskel und das Herz. Die Wirkung des Giftes auf das isolierte Muschelherz von *Mercenaria campechiensis* war ähnlich wie die Wirkung des Acetylcholins, d. h. Stillstand in Diastole. Doch wurde die Acetylcholinwirkung auf das Muschelherz durch das Gift nicht verändert.

γ) Muskelzellen

Muskelfibrillen werden in Fortsätzen der ekto- und entodermalen Epithelien gebildet: sog. Deck- oder Epithelmuskelzellen (GRIMSTONE et al., 1958). Hervorzuheben ist, daß die sessilen Polypen (*Hydra, Anemonia, Korallen* usw.) eine glatte Muskelatur vom „klassischen Typus" (nicht helical) besitzen, während rasch sich rhythmisch bewegende Medusen über quergestreifte Muskulatur im Velum und im subumbrellaren Bereich verfügen. Die glatten Muskelzellen von Coelenteraten sind durch Nervenzellen versorgt, die ein Netzwerk von Bi-tri- und multipolaren Zellen bilden. Eine Art primitiver „Nervenendplatte" scheint beim quergestreiften Muskel vorhanden zu sein (Pantin). Die äußerst langsame Reaktion der glatten Muskulatur der Körperwand von *Metridium senile* auf elektrischen Reiz steht in starkem Kontrast, wie BATHAM u. PANTIN (1950a) zeigten, zu der

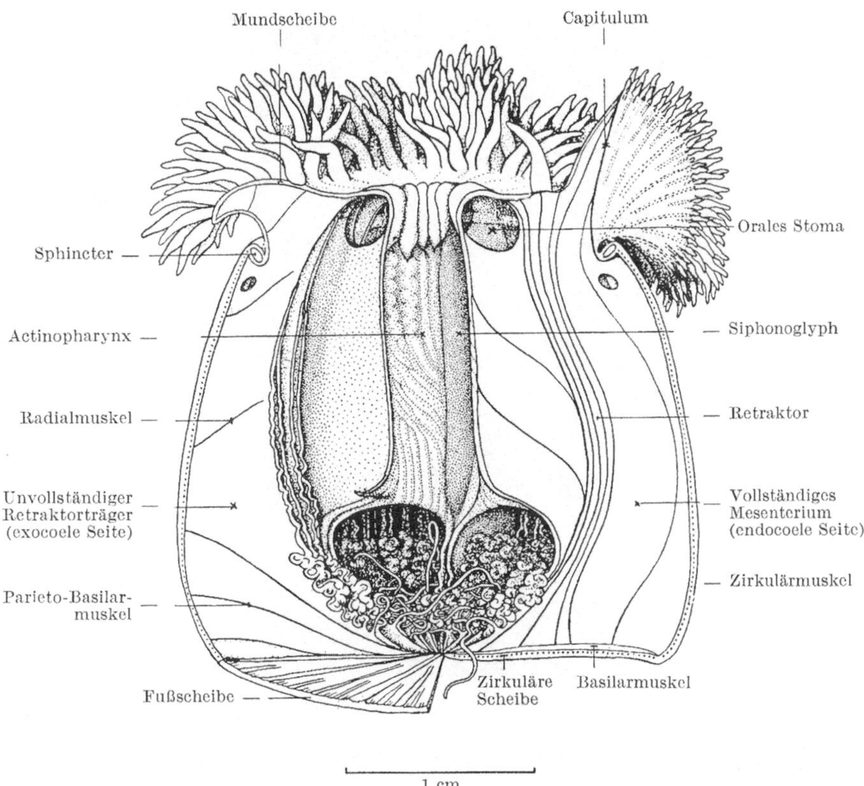

Abb. 17. Allgemeine Organisation des Muskelsystems und der Anatomie von *Metridium*. (Aus: E. J. BATHAM u. C. F. A. PANTIN 1951)

raschen und gebahnten Reaktion des Retractormuskels (Abb. 17). Manche Muskelgewebe geben, wie die marginale Sphinkterregion, eine rasche gebahnte und eine langsame, stark verzögerte Reaktion. Eine histologische Differenzierung scheint nicht vorzuliegen; es handelt sich offenbar um zwei regional verschiedene Muskelgruppen, falls nicht, wie Horridge annimmt, eine doppelte Innervation vorliegt. Die langsamen Bewegungen der intakten Tiere sind nicht einfache Kontraktionen, sie bestehen in einer Folge von Kontraktionen, die in verschiedenen Muskelpartien verlaufen und sich über mehrere Minuten erstrecken können. Zwischen wandständigem und zirkulärem Muskel besteht ein gegenseitiger Hemmechanismus.

Die durch elektrischen Reiz bei *Metridium* ausgelösten Bewegungen entsprechen den Spontanbewegungen. Das Erregungssystem der langsamen Muskeln gleicht demjenigen des visceralen neuromuskulären Systems von Vertebraten (vgl. auch BATHAM u. PANTIN (1950a, b, 1951, 1954). Ob bei den Muskelkontraktionen Acetylcholin eine Rolle spielt oder ob der Muskel auf Acetylcholin reagiert, geht aus diesen Untersuchungen nicht hervor. Vgl. auch ARAI (1965) über die contractilen Eigenschaften der Säule von *Pachycerianthus torreyi* (Anthozoa).

JOSEPHSON (1961) stellte an dem Hydroidpolypen *Tubularia crocea* spontane rhythmische Aktivität fest, ähnlich wie sie JOSEPHSON (1962) für den Hydroidpolypen *Cordylophora* sp. nachgewiesen hatte (vgl. auch REIS, 1953 an *Pelmatohydra oligactis*). Nach BOZLER (1927a, b) kommt bei Medusen multiterminale Innervation der Muskelfaser vor. Über neuromuskuläre Erleichterung vgl. BULLOCK (1943).

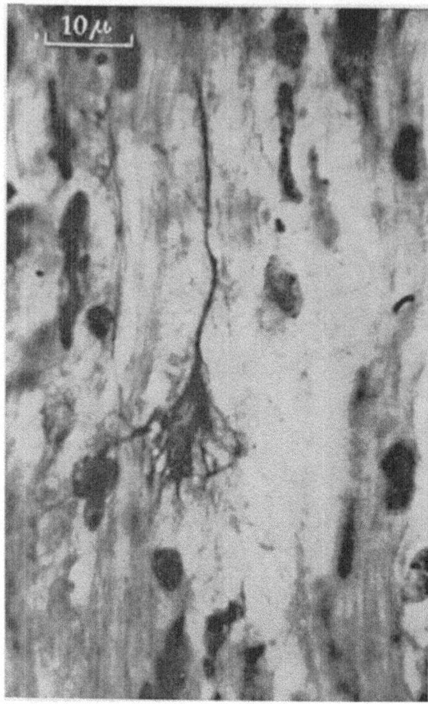

Abb. 18. Nervenfasern im Mesenterium von *Metridium* sp. Präparation von E. J. BATHAM. Silbermethode von HOLMES. Nervenendplatte und Nerv vom Retraktormuskel. (Aus: C. F. A. PANTIN 1952—1953)

Es wäre von großem Interesse festzustellen, ob der motorische Nervenendplattenapparat der quergestreiften Bewegungsmuskulatur von Medusen über Acetylcholin oder eine verwandte Substanz als neurohumoraler Überträger verfügt. Auch wenn bisher die Fahndung nach Acetylcholin und Acetylcholinesterase bei Cnidarien so gut wie negativ verlaufen zu sein scheint, so ist darauf hinzuweisen, daß fast ausschließlich sessile Formen daraufhin untersucht wurden, während nach BULLOCK, GRUNDFEST, NACHMANSOHN u. ROTHENBERG (1947) bei der Meduse *Tubularia crocea* immerhin der Acetylcholinesterasenachweis stark positiv ausfiel. Das ist nach BULLOCK u. NACHMANSOHN (1942a, b) auch bei einer Reihe anderer Cnidarien der Fall. So wurde Acetylcholinesterase in Fußscheibe, Säule und Mundscheibe von *Metridium marginatum* in meßbarer Menge gefunden, ebenso bei *Sagartia luciae* (Ganztier). Bei *Cyanea capillata* fand sich sehr wenig ausschließlich in den Tentakeln, bei *Aurelia aurita* nur in der subumbreallaren Nervenmuskelschicht.

Die *strukturelle* Homologie hinsichtlich quergestreiftem Bewegungsmuskel bei freischwimmenden Formen von Cnidarien, Insekten und Vertebraten würde eine *funktionelle* Homologie hinsichtlich neuro-muskulärem Aktivierungsstoff erwarten lassen. Doch werden wir bei Insekten die Feststellung machen, daß die quergestreifte Bewegungsmuskulatur acetylcholinunabhängig funktioniert.

Der Sphincter von *Calliactis* und der longitudinale Retraktor von *Metridium*, die als isolierte Präparate untersucht wurden und Nervenmuskelpräparaten (glatter Muskel!) höher organisierter Tiere mehr oder weniger entsprechen, können sich sowohl rasch wie langsam kontrahieren, was nach Horridge (1956a) wahrscheinlich darauf zurückzuführen ist, daß die Muskelfasern von Coelenteraten (wie diejenigen der Crustaceen, diese sind quergestreift), eine doppelte Innervation besitzen (BATHAM u. PANTIN (1951) (Abb. 18)).

An der Seerose *Metridium senile* wurde durch Ross (1952) und Ross u. PANTIN (1940) geprüft, ob schnelle Schließbewegungen durch einen Bahnungsprozeß vorbereitet werden und ob ein „Bahnungsstoff" als Auslöser in Frage komme. Entsprechende pharmakologische Versuche mit Zusatz von Acetylcholin, Adrenalin, Tyramin, Histamin usw. hatten außer in sehr hohen Konzentrationen keinen Erfolg. Durch Cocain wurde die Häufigkeit der Kontraktionen vergrößert, durch Ergotoxin verringert, was eher auf einen adrenergischen Mechanismus hinweist. Nach Ross (1957a) wurde die Säule von *Metridium senile*, die sich spontan etwa alle 10—15 min langsam etwas kontrahiert, durch Tryptamin 10^{-4} in Stufen zu voller Kontraktion gebracht. Am Sphincter von *Calliactis parasitica*, einem raschen Muskel, der sich aber spontan nur selten zusammenzieht, wurden durch Tryptamin 10^{-4} häufige Kontraktionen ausgelöst. 5-Hydroxytryptamin hatte keine entsprechende Wirkung. Möglicherweise handelt es sich beim Tryptamin um einen Überträgerstoff, der zu einem Bahnungseffekt führt. (Abb. 19). Ross (1960a) untersuchte

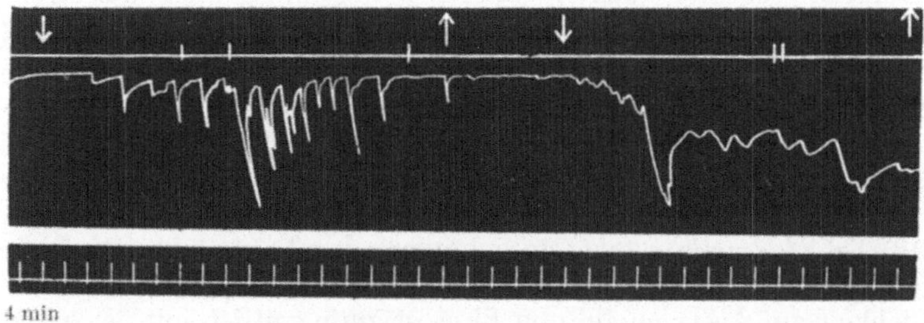

Abb. 19. Fortlaufende Kurve einer mit Tryptamin HCl 10^{-4} während 65 min behandelten Sphincterpräparation von *Calliactis* sp. (↓–↑) und 20 min später gefolgt von Adrenalin HCl 2.10^{-5} (↓). Unter Tryptamin erfolgen rasche Kontraktionen, ohne daß die Spannung des Muskels erhalten bleibt; Adrenalin führt stufenweise zur Spannungsentwicklung. (Aus: D.M. Ross 1960)

an Nervenmuskelpräparaten (Ringen aus der Säule) von *Calliactis parasitica* und *Metridium senile* die Wirkung von Acetylcholin 10^{-5} und 10^{-4}, das wie am Ganztier, so auch am Nervenmuskelpräparat in diesen Konzentrationen dem Bad zugefügt, keine Wirkung zeigte, was auch nach Prostigmin der Fall war. Atropin, Nicotin, Curare, Hexamethonium und Carbachol 10^{-4} waren ebenfalls wirkungslos. Dasselbe war auch der Fall für das in *Actinia equina* vorkommende Tetramethylammonium. Die Versuche bilden eine weitere Bestätigung dafür, daß bei Coelenteraten Acetylcholin im neuromuskulären Prozeß keine Rolle spielt. Versuche von Ross (1960b) am isolierten marginalen Sphinctermuskel von *Metridium senile* und *Calliactis parasitica* haben in Bestätigung der früheren, hier wiedergegebenen Resultate gezeigt, daß der erste elektrische Reiz unbeantwortet bleibt, und daß vom 2. Reiz an, wenn die Reize in bestimmten Abständen (von 3 sec an) gesetzt werden, rasche Kontraktion unter Bahnung erfolgte. Acetylcholin 10^{-4} mit und ohne Physostigmin 10^{-4} waren an *Calliactis* ebenso wirkungslos wie Atropin 10^{-4}, D-Tubocurarin 10^{-4}, Tetramethylammonium 10^{-4}, Nicotin 10^{-4}. Auch γ-Aminobuttersäure und Histamin blieben ohne Effekt. Vgl. auch EWER (1960) und NEEDLER u. Ross (1958) über die neuromuskuläre Physiologie bei *Calliactis parasitica*, HOYLE (1960) bei *Stomphia coccinea*, ROBSON (1961) über die Schwimmbewegungen bei *Stomphia coccinea*, und HORRIDGE (1958) über die Bewegungskoordination bei *Cerianthus* spec.

HORRIDGE (1959) verdanken wir sehr eingehende pharmakologische Untersuchungen über die Rhythmik der Medusen, speziell an *Aurelia aurita*. Durch

Tryptamin 10^{-5} g/ml. wurde der Kontraktionsrhythmus beschleunigt, während Acetylcholin, Adrenalin, Ephedrin, Histamin, 5-Hydroxytryptamin und Physostigmin keinen Einfluß auf den Rhythmus ausübten. Tryptamin könnte hier, wie bei anderen Invertebraten, als Überträgerstoff in Frage kommen. Wie HORRIDGE (1959) an isolierten Ganglien (d. h. an $^1/_8$ Segmenten des Ganztieres) von *Cyanea* spec. zeigte, beschleunigte Tryptamin 10^{-5} g/ml den Rhythmus des neuromuskulären Segments, resp. des als Schrittmacher funktionierenden marginalen Ganglions. Demgegenüber hatten Acetylcholin 10^{-3} mit und ohne Physostigmin, Adrenalin 10^{-3}, 5-Hydroxytryptamin 10^{-3}, Histamin 10^{-3}, Curare 10^{-3} g/ml. keinen Einfluß auf den Rhythmus. Der Schrittmacher für die Rhythmik von Medusen verhält sich also, analog wie die neuromuskuläre Verbindung von Bewegungsmuskeln, pharmakologisch-physiologisch anders, als entsprechende neurale oder neuromuskuläre Einrichtungen anderer Tierstämme.

Bei *Hippopodius napoletanus* (Koell.), einer mit Nesselkapseln versehenen Staatsqualle (Tierstock) führte LD-Nicotin 10^{-2} nach VON SKRAMLIK (1948) zum Einziehen des Stolons. In frischem Meerwasser erfolgte relativ rasch völlige Erholung. Hohltiere scheinen auf Nicotin sehr wenig empfindlich zu sein.

Man war bisher allgemein der Ansicht (BACQ, 1947), daß bei Cnidaria die Übertragung der Nervenerregung nicht durch Acetylcholin vermittelt wird, trotzdem Acetylcholin und Acetylcholinesterase, ersteres allerdings in unbedeutenden Mengen, bei manchen Arten im Gewebe nachweisbar waren. Gegen einen cholinergen Mechanismus spricht auch, daß die neuromuskuläre Erregbarkeit weder durch Atropin noch durch Curare negativ beeinflußt wird. Demgegenüber ist es YOSHIDA (1959a) bei *Hydractinia echinata* gelungen, das Laichen durch Acetylcholin 10^{-4} und Physostigmin 10^{-4} positiv zu beeinflussen, wobei die nicht sehr hohe Empfindlichkeit auf Acetylcholin und Physostigmin zeitlich mit der während der Laichzeit hohen Empfindlichkeit auf Calcium zusammenfiel (YOSHIDA, 1959b). Interesse verdient die Feststellung von YOSHIDA (1959a), daß die Hydrozoe *Hydractinia echinata* durch Acetylcholin zur Abgabe von Geschlechtsprodukten veranlaßt wurde. Ob es sich um einen cholinergisch beeinflußbaren Vorgang handelt, ist damit keineswegs sichergestellt. BULLOCK u. NACHMANSOHN (1942b) konnten bei *Cyanea* sp. und *Aurelia* sp. keine Cholinesterasen nachweisen.

Die Frage der Beteiligung von Überträgerstoffen an Nerven- und Muskelvorgängen bei Coelenteraten erscheint nach dem Vorausgehenden noch wenig geklärt. Vorläufig haben wir keinerlei Anhaltspunkte dafür, daß Acetylcholin, Acetylcholinesterase und Cholinacetylase, — letztere wurde bei Invertebraten bisher nur bei *Mytilus*, Cephalopoden, Anneliden und Insekten festgestellt — bei Erregungsvorgängen eine Rolle spielen. Wir wissen nur bei wenigen Invertebraten, ob an Stelle von Acetylcholin andere Stoffe als Überträger in Frage kommen. Nach HORRIDGE (1959) wird der Muskel mancher Hohltiere durch Tryptamin so stark sensibilisiert, daß seine Kontraktion auf einen *einzelnen* Nervenimpuls erfolgt, was sonst nicht der Fall ist (Abb. 19). Ob Tryptamin als Überträgerstoff in Frage kommt, ist damit noch nicht gesichert. Doch sollte die mögliche Beteiligung von Überträgerstoffen an neuromuskulären Übertragungsmechanismen bei Cnidaria an einem breiteren artlichen Material untersucht werden. Heute verfügen wir über entsprechende Untersuchungen nur in einem sehr kleinen Artenbereich (vgl. S. 665 und S. 780). Eine Abklärung bei einer größeren Zahl sessiler und frei beweglicher Formen aus verschiedenen Ordnungen hätte zweifellos auch tiersystematisches Interesse.

Für die Nematocysten schien es so gut wie sicher zu stehen, daß Acetylcholin mit ihrer Funktion nichts zu tun hat. Dieser Aussage steht allerdings diejenige von

LENTZ u. BARNETT (1962a, b) gegenüber, wonach durch Acetylcholin 10^{-5} die Nematocysten der Tentakel von *Hydra littoralis* entladen wurden; ebenso durch Physostigmin 10^{-5}, durch welches die Acetylcholinwirkung verstärkt, durch Hexamethonium 10^{-5} und durch D-Tubocurarin 2.10^{-4} unterdrückt wurde. Decamethonium 10^{-5} führte zu massiver Entladung der Nematocysten, ebenso Atropin 5.10^{-4}, das die Wirkung des Acetylcholins erhöhte. Durch Adrenalin 10^{-4} und 5-Hydroxytryptamin 10^{-4} wurde nur eine mäßige Entladung der Nematocysten erzielt, während sie mit Noradrenalin 10^{-4} und Histamin 10^{-4} sehr ausgesprochen war. Die Versuche sprechen dafür, daß das Nervensystem von *Hydra* bei der Entladung der Nematocysten eine bedeutende Rolle zu spielen scheint.

Wie TEN CATE, COOMANS u. WALOP (1955) an isolierten (kleinen) Tentakeln von *Metridium senile* feststellten, kam es unter Acetylcholin 10^{-5} bis 10^{-4} zu einer Verlangsamung der Wimperbewegung der Tentakelcilien. Dasselbe war mit Mecholyl 10^{-5} der Fall. Nicotin 10^{-6} bis 10^{-4} hatte auf die mit Nerven versorgten Tentakel, resp. die Cilienbewegung keinen Einfluß. Gleiche Strychninkonzentrationen blieben ebenfalls ohne Wirkung. Die hemmende Wirkung der angewandten Konzentrationen von Acetylcholin und Mecholyl auf die Cilienbewegung ist immerhin zu beachten. Es wäre, in Analogie zur Acetylcholinempfindlichkeit der Cilien bei anderen Tieren (vgl. BURN, 1956) zu prüfen, ob nicht sehr kleine Acetylcholinkonzentrationen auf die Cilienbewegung beschleunigend wirken.

Nach dem allgemeinen Verhalten der bisher untersuchten Cnidaria dem Acetylcholin gegenüber ist es wenig wahrscheinlich, daß eine spezifische Empfindlichkeit der Cilien auf diesen und ähnliche Stoffe besteht, so daß trotz ähnlichem Bau der Cilien wie bei Ciliaten und Flagellaten die Annahme vorläufig berechtigt erscheint, die Cilienbewegung von Cnidaria habe — nach diesem einen Beispiel beurteilt — mit Acetylcholin physiologischerweise nichts zu tun. Vielleicht wurden bei Cnidaria, welche im Stammbaum der Invertebraten einen Seitenzweig darstellen, der evolutionsmäßig nicht weiterführte, andere Wege zur Bildung neurohumoraler Funktionsvermittler eingeschlagen, wofür die relativ hohe Tryptaminempfindlichkeit von *Calliactis parasitica* einen Hinweis bildet. Acetylcholin und Cholinesterase konnte von einzelnen Arten wohl gebildet werden, aber ohne daß diese Stoffe, so viel oder so wenig wir wissen, für neurohumorale Zwecke verwendet werden.

Die Cnidaria scheinen auch den „Anschluß" an 5-Hydroxytryptamin als Neuroregulator nicht gefunden zu haben. Aber wieviele von den etwa 10 000 Arten kennen wir in dieser Hinsicht ?

Ob wir auf dieser Organisationsstufe mit neuralen Hemmstoffen (Hemmstoff I nach FLOREY, 1953) rechnen können, scheint nicht bekannt zu sein. P-Substanz konnte bei einer *Actinaria* sp. (Ganztier) nicht festgestellt werden (DAHLSTEDT et al., 1959).

δ) Die Wirkung von Krampfgiften

Die Wirkung von Krampfgiften auf Cnidaria hat trotz einfachsten Verhältnissen in der Ausbildung eines Zentralnervensystems insofern eine gewisse Bedeutung, als nach den Untersuchungen von UMRATH (1953), FLOREY (1951), EGGHART u. UMRATH (1956), UMRATH u. KLEMENCIC (1963) Krampfgifte, in erster Linie das Strychnin, die Eigenschaft besitzen sollen, ein im Nervensystem von Cnidarien lokalisiertes Ferment zu blockieren, das den Abbau eines im Nervensystem gebildeten „sensiblen Erregungsstoffes" normalerweise vollzieht. Auch wenn diese Auffassung nicht gesichert ist, erscheint die Prüfung von Stoffen, die wir als Krampfgifte bei Vertebraten kennen, bei Invertebraten dadurch begründet, daß verschiedene Invertebratenstämme, wie sich bei den Untersuchungen von Umrath und von

Florey herausgestellt hat, in mehr oder weniger charakteristischer Weise auf Krampfgifte reagieren.

Die bisherigen Feststellungen haben ergeben, daß Krampfgifte der Vertebraten bei Invertebraten nicht nur erregende, sondern auch lähmende Wirkung besitzen.

Anthozoa

Anemonia sulcata (Penn.) wurde, wie FLOREY (1962) zeigte, durch Strychnin 10^{-4} im Laufe eines Tages gelähmt. Mit Picrotoxin 10^{-4} trat die Lähmung schon nach 20 min ein.

Scyphozoa. Bei der Meduse *Rhizostoma pulmo* (Macri) kam es unter Strychnin 10^{-4} nach 2-3 min zu einem unregelmäßigen und verlangsamten Pulsationsrhythmus. Picrotoxin 10^{-4} war wirkungslos.

Hydrozoa. An Hydrozoenpolypen (*Campanularia-* und *Obelia*arten) führte Strychnin 5.10^{-4} bis 5.10^{-3} zu einer maximalen Streckung der Polypen, wobei auch durch stärkste Reize keine Kontraktion mehr ausgelöst werden konnte. Picrotoxin 2.10^{-3} blieb auch nach stundenlanger Einwirkung ohne Effekt. Eine Hydromeduse wurde durch Picrotoxin 10^{-4} in kurzer Zeit gelähmt. Weitere Untersuchungen an Hydrozoen durch EGGHART u. UMRATH (1956) haben ergeben, daß *Obelia* spec. auf Strychnin und Pervitin 10^{-4}, *Sertularia pumila* auf 5.10^{-4} Strychnin, beide auf Cardiazol 10^{-2} mit krampfartigen Bewegungen reagierten. Sehr empfindlich erwies sich *Hydra vulgaris* (Pall.). Hier wirkte nach Egghart und Umrath Strychnin noch in Konzentrationen von 10^{-5}, Systox 10^{-7}, Pervitin 5.10^{-5} (Grenzkonzentrationen) kontraktionsauslösend; Picrotoxin war unwirksam.

Daraus zieht Umrath den Schluß auf die Anwesenheit eines „sensiblen Erregungsstoffes" bei *Hydra vulgaris*, dessen Abbau durch Strychnin usw. gehemmt würde. Jedenfalls müßte er eine andere Beschaffenheit haben als der „sensible Erregungsstoff" höherer Invertebraten, da diese auch auf Picrotoxin im krampfauslösenden Sinn empfindlich sind.

Interessanterweise wirkte Physostigmin 10^{-4} bei *Hydra*, 10^{-3} bei *Obelia*, 5.10^{-3} bei *Sertularia* kontraktionsauslösend. Bei Wirbeltieren würde man vielleicht daraus den Schluß ziehen, daß Physostigmin als Cholinesterasehemmer wirkt, infolgedessen verstärkte Acetylcholinwirkung zur Folge hätte, die sich am Zentralnervensystem durch Krampfbildung äußerte. Da wir bei den bisher untersuchten Cnidarien weder mit der Anwesenheit von Acetylcholin, noch von Acetylcholinesterase rechnen können — mit der bemerkenswerten Ausnahme von *Tubularia* — fällt diese Deutung dahin. Physostigmin kann auch unabhängig von seiner Anticholinesterasewirkung krampfgiftartig wirken, wobei uns der spezifische Angriffspunkt noch wenig bekannt ist.

Für *sessile Cnidaria* ist nach den wenigen Arten, die daraufhin untersucht wurden, charakteristisch, daß Picrotoxin lähmt oder wirkungslos ist und Strychnin teils lähmt, teils bei einigen Hydrozoen erregt. Ein „sensibler Erregungsstoff", der einem abbauenden Ferment unterläge, das durch Strychnin gehemmt würde, kommt nach den Feststellungen an *Anemonia sulcata* nicht in Frage. Die Strychninlähmung kann eine direkt muskuläre (curareartige) oder nervöse sein, ohne daß ein Hemmstoff intervenieren müßte. Vorläufig scheint bei Cnidaria über Hemmstoffe nichts bekannt zu sein.

Es wäre tiersystematisch nicht ohne Interesse, wenn aufgrund verschiedenen Verhaltens der zur Klasse der *Anthozoa*, Ordnung der Hexacorallia gehörenden *Anemonia sulcata* einerseits, der Hydrozoen andererseits dem Strychnin gegenüber sich ein tiersystematisch relevanter Unterschied ergeben würde — eine Vermutung, die nur an einer größeren Zahl von Arten ihre Bestätigung oder Widerlegung finden könnte.

Leider fehlen an *Medusen* ausgeführte neuere Versuche mit Strychnin. Ältere Versuche von BLUME (1930) ergaben Reflexsteigerung, unregelmäßige Pulsationen und tonische Krampferscheinungen im Sinne einer anhaltenden Systole. Ähnliches konnte an Cephalopoden und an Fischen festgestellt werden, d. h. an Tieren, die wie die Medusen, auf Wasserbewegung und leichteste Druckschwankungen empfindliche Rezeptoren besitzen.

ε) Wirkung von Phenothiazinen

Als Gegenstück zur Wirkung von Krampfgiften können Versuche von KATONA u. WOLLE-MANN (1964) mit Phenothiazinen betrachtet werden, deren sedative Wirkung bei Säugetier und Mensch wohlbekannt ist. Wurden Medusen von Hydrozoen von 40 g Gewicht dem im Wasser gelösten Chlorpromazin (0,1 mg /ml) ausgesetzt, wurden die vorher raschen und rhythmischen Kontraktionen der Glocke im Verlauf von 90 sec unregelmäßig und hörten nach 3 min vollständig auf. In frischem Meerwasser trat innert 5 min völlige Wiederherstellung ein. Medusen von 160 g Gewicht in Perphenazin 0,033 mg/ml stellten in 4 min alle spontanen Bewegungen ein. In frischem Meerwasser trat Erholung innert 15 min ein. Wurden die gleichen Medusen Acetylcholin 0,07 mg/ml ausgesetzt, erfolgte keine Veränderung. Wurde der Actinozoa (Anthozoa) *Actinia equina* 5 mg Perphenazin oder 25 mg Promethazin injiziert, verharrten die Tentakel trotz Beuteangebot völlig ruhig. Frische Tiere mit 70 mg Acetylcholin (!) injiziert, reagierten auf Nahrungsstimulus nur sehr träge. Nach DFP 1 mg dauerte der reaktionslose Zustand 48 Std. Auf Reserpin 0,1 mg erfolgte keine Reaktion. 5-Hydroxytryptamin 5 mg unterbrach den Prozeß der Nahrungsaufnahme für 30 min.

ζ) Aminosäuren bei Nesseltieren

LANE et al. (1965) stellten an *Physalia physalis* fest, daß die extracelluläre (gastrovasculäre) Flüssigkeit eine artspezifisch ganz konstante Aminosäurezusammensetzung, qualitativ und quantitativ besitzt, unabhängig von der Größe der Tiere. *Physalia* enthält im gastrovasculären Raum 200—500 mal mehr Aminosäuren/ml als *Aurelia aurita* in der Mesogloea-Flüssigkeit. Die qualitative Zusammensetzung ist ungefähr dieselbe wie bei *Physalia*. Über die Wirkung von Glutaminsäure und GABA am Nervensystem von Coelenteraten scheint nichts bekannt zu sein.

Zusammenfassung über Coelenteraten

Wie ein Überblick über die an einer verhältnismäßig kleinen Zahl von Cnidarien durchgeführten Untersuchungen ergeben haben, konnte entweder kein Acetylcholin oder nur in Spuren nachgewiesen werden. Etwas positiver ist der vereinzelte Befund von Acetylcholinesterase. Über das Vorkommen von Cholinacetylase wissen wir nichts. Wir besitzen keine Anhaltspunkte dafür, daß das Acetylcholinsystem an den sehr fein ausgebildeten Nervensystemen der Medusen oder in den „Nervenendplatten" ihrer quergestreiften Muskulatur als Überträgerstoffe eine Rolle spielen. Auch an Polypen ist der Befund negativ. In pharmakologischer Hinsicht ist bemerkenswert, daß zugeführtes Acetylcholin (10^{-4}) ebenso wirkungslos war wie Atropin, Physostigmin, D-Tubocurarin, Nicotin, Tetraäthylammonium, was entschieden gegen einen cholinergen Mechanismus spricht. Negativ waren aber auch Adrenalin, Ephedrin, Histamin, Tetramethylammonium, 5-Hydroxytryptamin. Es besteht offensichtlich weder im Nerven- noch im Muskelsystem eine Empfindlichkeit, welche mit derjenigen des autonomen („vegetativen") Nervensystems höherer Tiere in Beziehung gebracht werden könnte. Die Frage nach anderen Überträgerstoffen kann dahin beantwortet werden, daß an einigen Medusen (*Aurelia aurita* und *Cyanea* spec.) der Kontraktionsrhythmus durch

Tryptamin (10^{-5}) beschleunigt wurde, was auf eine Erregung des als Schrittmacher funktionierenden marginalen Ganglions zurückgeführt wird. Da vorläufig der Tryptaminnachweis bei Coelenteraten zu fehlen scheint, ist die Annahme einer Schrittmacherfunktion des Tryptamins nicht gesichert. Tryptaminempfindlichkeit des Nervensystems finden wir auch bei anderen Invertebraten. Nach allem, was wir von anderen Invertebratenstämmen wissen, würde es eher einen Sonderfall darstellen, wenn gerade so bewegliche, zum Teil mit quergestreifter Muskulatur ausgestattete Tierformen wie die Medusen, in ihrem Nervensystem ohne einen Überträgerstoff auskommen würden. Über Tryptamin als möglicher Überträgerstoff s. auch S. 58. An Nematocysten war Acetylcholin wirkungslos, so daß auch für diese ein cholingerger Mechanismus nicht in Frage kommt. Bleiben die Cilien; an den Tentakelcilien bewirkte Acetylcholin 10^{-5} bis 10^{-4} eine Verlangsamung der Wimperbewegung. Ob kleinere Konzentrationen ihre Bewegung beschleunigen, ist nicht bekannt. Die Verhältnisse sollten genauer abgeklärt werden. Von tiersystematischem Interesse ist die Empfindlichkeit von Hohltieren auf Krampfstoffe: Strychnin und Picrotoxin wirkten bei *Anthozoen* und *Scyphozoen* lähmend; bei *Hydrozoen* wirkte Strychnin erregend (Tetanus und Krämpfe); Picrotoxin war teils wirkungslos, teils wirkte es lähmend. Aus dem Vergleich der Wirkung dieser und anderer Krampfgifte bei verschiedenen Invertebratenstämmen lassen sich gewisse Rückschlüsse auf die Organisationshöhe der betreffenden Tiere ziehen. Die Reaktion von Coelenteraten auf Krampfgifte entspricht einem Reaktionstypus mit relativ einfach gebautem Nervensystem, in welchem die Zentralisation noch wenig fortgeschritten ist.

Es könnte die Ansicht vertreten werden, Hohltiere hätten phylogenetisch den Anschluß an den zukunftsreichen „Acetylcholinweg", der von den höheren Protozoen an offen stand, nicht gefunden und seien deshalb zu „Außenseitern" geworden, denen eine weitere Entwicklung vorenthalten blieb. Dem steht gegenüber, daß sich die Hohltiere nach Artenzahl trotzdem bis heute durchzusetzen vermochten und über eine etwa doppelte Spezieszahl verfügen, wie die rezenten Säugetiere. Sie sind, wie die Ordnung der *Madreporaria* unter den Anthozoa auf andere Weise, nämlich durch ihre enorme Stockbildung groß geworden (Korallenriffe).

2. Stamm Ctenophora, Rippenquallen

Die Rippenquallen bilden eine artenarme Gruppe von ca. 90 Arten, die im Meer pelagisch leben. Sie sind stets freischwimmend und haben einen aus einem muskelreichen Mesoderm bestehenden Gallertkörper. Nesselzellen fehlen. Sie übertreffen selbst die Medusen an Durchsichtigkeit und Zartheit des Gewebes. Die durch Bindegewebszellen verstärkte Gallerte wird von zahlreichen glatten, vielkernigen, an den Enden verzweigten Muskelzellen durchsetzt, welche wahrscheinlich von besonderen Nervenfasern innerviert werden. (Zur Bewegung von Rippenquallen am Beispiel von *Cestus veneris* [Lesueur] s. PFIZNER, 1962 [Abb. 20, 21]).

Durch Anwendung einer Silber-Imprägnationsmethode gelang es KORN (1959), den Bau des Nervensystems von *Pleurobrachia pileus* (O. MÜLLER) weitgehend aufzuklären. Das Vorhandensein eines subepithelialen Nervenplexus konnte in Übereinstimmung mit früheren Untersuchungen von CHUN (1871), HERTWIG (1880) und HEIDER (1927) bestätigt werden. Es konnten hauptsächlich multipolare Ganglienzellen nachgewiesen werden, die untereinander durch Fortsätze in Verbindung stehen und ein fast regelmäßiges Maschenwerk bilden (BULLOCK u. HORRIDGE, 1965). Unter den Basalpolstern der Wimperstreifen befindet sich ein Gewebe, das histologisch sehr schwer zu analysieren ist. Typische Nervenzellen treten nur an den Seiten des Polsters auf. Ob das dazwischenliegende Gewebe

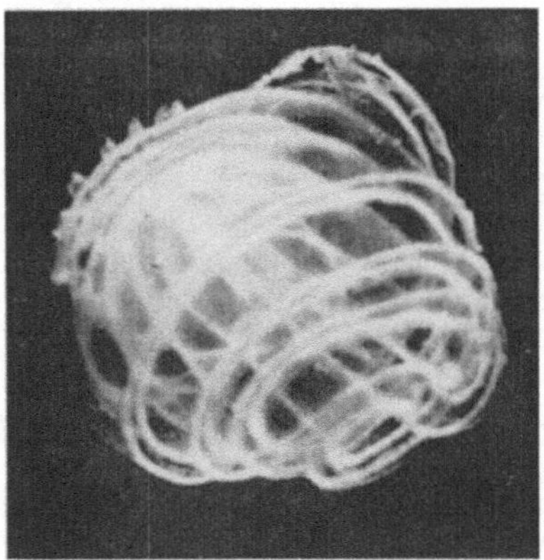

Abb. 20. *Cestus veneris* (Venusgürtel) (Ctenophora) aufgerollt. (Photographie der ROTO-Film-Hamburg). Apex unten links. „Rüsche" der Oralkante oben rechts. Eine Bandspitze oben rechts sichtbar. (Aus: INGRID PFITZNER 1962)

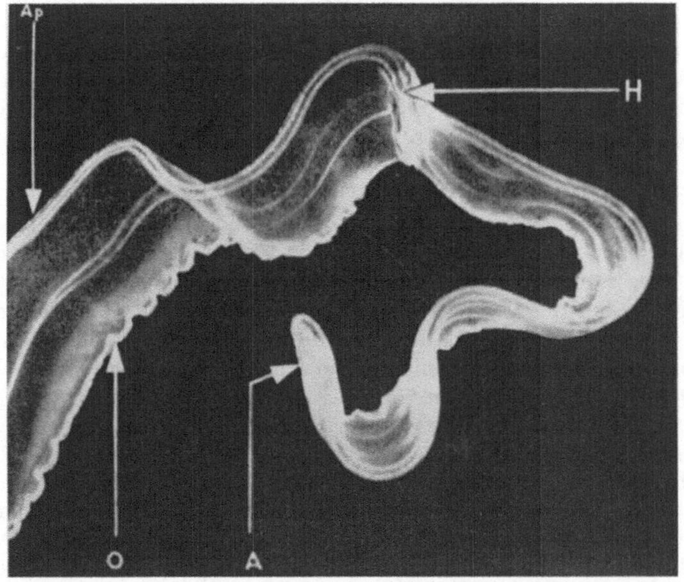

Abb. 21. *Cestus veneris:* beginnende Lokomotion (Aufnahme ROTO-Film-Hamburg). *H* Hauptachse; *A* in der Lokomotion vorangehende Bandspitze; *O* Oralkante; *Ap* Apikalkante. (Aus: INGRID PFITZNER 1962)

ebenfalls nervöser Natur ist, konnte nicht sicher entschieden werden. Zahlreiche feinverzweigte Nerven lassen sich zwischen den Epithelzellen der Basalpolster bis an die Wimpern hin verfolgen, was durch Horridge (unpubliziert) elektronenoptisch bestätigt wurde. Erhebliche Schwierigkeiten bestehen bei der histologischen Deutung des Basalpolsters am Sinnespol. Auch hier wird eine große Zahl von nervösen Elementen vermutet. In den Tentakeln verläuft ein zentraler wohldifferenzierter Nerv, der mit dem Hauptnervenplexus in Verbindung steht. Dicht unterhalb der Pharynxwandung d. i. am sog. Magenepithel, liegt ein dichter Nervenplexus. Auffallend ist, daß im Mundsaum keine besonderen nervösen Differenzierungen festzustellen sind. Dasselbe gilt für die Gallerte, die offenbar vollständig nervenfrei ist. Es bestehen bisher keine Anhaltspunkte für das Vorhandensein von Acetylcholin oder von Cholinesterasen. BULLOCK u. NACHMANSOHN (1942a, b) konnten bei der Rippenqualle *Mnemiopsis leidyi* keine Acetylcholinesterase nachweisen. An *Beroë ovata* (Eschz.) waren nach FLOREY (1962) Acetylcholin 2.10^{-5} bis 5.10^{-4} und Physostigmin derselben Konzentration wirkungslos. Picrotoxin 10^{-4} blieb ebenfalls ohne Wirkung; Strychnin 10^{-4} führte zu Lähmung.

Beroë forskålii (Chun) ist eine gurkenförmige Rippenqualle mit 8 mit Ruderplättchen (verklebten Wimpern) besetzten Längsrippen, wobei der in Wellen synchrone (metasynchrone), vom aboralen Pol aus gelenkte Wimperschlag der Fortbewegung dient. Nach LD-Nicotin 10^{-2} stellten die Ruderplättchen sofort ihre Schwingungen ein. Das Tier sank zusammen, sah wie zerknittert aus. Diese Erscheinungen der schweren Nicotinvergiftung waren in reinem Meerwasser in kurzer Zeit voll reversibel (v. SKRAMLIK, 1948).

Diese spärlichen pharmakologischen Untersuchungen an Rippenquallen lassen natürlich keinen Schluß zu, ob Ctenophoren in ihrer Nerventätigkeit auf Acetylcholin oder andere Überträgerstoffe angewiesen sind. Die lähmende Wirkung des Strychnins kann auf direkter Muskel- oder Nervenlähmung beruhen. Von besonderem Interesse wäre, ob die aus Wimpern bestehenden Ruderplättchen der Rippenquallen auf Acetylcholin, Physostigmin, Nicotin usw. empfindlich sind. Eine eingehendere Prüfung der Verhältnisse an einer Reihe von Rippenquallen wäre auch aus tiersystematischen Gründen erwünscht. Daß die Wimperplättchen eine nervöse Versorgung besitzen, dürfte seit GÖTHLIN (1920, 1929) sichergestellt sein. Atropin hebt, wie Göthlin zeigte, den Hemmungsreflex nach Reizung, der den Apparat der Wimperplättchen stillegt, auf.

Überblick über Acoelomata radiata (Porifera und Radiata)

Während ein Nervensystem bei Porifera nicht sichergestellt ist, wohl aber glatte Muskelzellen nachgewiesen sind, finden wir bei Cnidarien und Ctenophoren glatte, bei Medusen auch quergestreifte Muskulatur (Velum) ausgebildet. Ein doppeltes Nervennetz, von denen das eine aus erregenden, das andere aus hemmenden Neuronen besteht, ist neben einem primitiven „Zentralnervensystem" bei einigen Cnidarien, ein subeptheliales Nervennetz bei Ctenophoren festgestellt worden. Damit scheinen gewisse morphologische Voraussetzungen gegeben zu sein, an denen hormonale Erregungs- oder Hemmstoffe im Sinne der Aktivierung der Impulsübertragung angreifen könnten. Bildungen im Sinne eines Herzens fehlen bei Hohltieren.

Bisher war es bei keinem der wenigen, daraufhin untersuchten Tiere möglich, Acetylcholin, außer spurweise bei einigen Cnidarien, nachzuweisen. Die Prüfung auf ihre Empfindlichkeit auf Acetylcholin fiel bei Cnidarien und Ctenophoren negativ aus. Hingegen konnte bei einigen Cnidaria (*Tubularia, Aurelia, Cyanea, Metridium*) *Acetylcholinesterase* in geringer bis erheblicher Menge festgestellt werden, über deren physiologische Funktion wir allerdings nichts wissen. Ob Cholinacetylase bei Acoelomata vorkommt, ist nicht bekannt.

Eine gewisse Tryptaminempfindlichkeit besteht bei einigen Cnidarien insofern, als durch diesen Stoff die Muskelkontraktion verstärkt wird. Stoffe, deren Wirksamkeit wir bei Vertebraten mit dem sympathischen System in Beziehung bringen, hatten an Cnidaria (Medusen), wie das sympathisch fördernde Cocain, vermehrte Kontraktionshäufigkeit zur Folge, während das sympathisch hemmende Ergotoxin die Muskelkontraktionen verringerte. Es ist aber hervorzuheben, daß Adrenalin wirkungslos war.

Porifera scheinen auf Krampfgifte nicht ganz unempfindlich zu sein; jedenfalls reagieren Muskelzellen mit Kontraktion. Bei Cnidaria ist die Wirkung je nach Spezies verschieden: während bei *Anemonia sulcata* Strychnin 10^{-4} lähmend wirkte, kam es bei Medusen zu Reflexsteigerung und Krämpfen, bei Hydrozoen (*Hydra vulgaris*) zur Erregung. Ob diese verschiedene Strychninempfindlichkeit den Ordnungen folgt, wäre von tiersystematischem und phylogenetischem Interesse. Picrotoxin führte an Cnidaria zur Lähmung oder war unwirksam, Ctenophora waren unempfindlich.

II. Bilateralia

1. Acoelomata

Stamm *Plathelminthes*, Plattwürmer
        a) Turbellaria, Strudelwürmer
        b) Trematodes, Saugwürmer
        c) Cestodes, Bandwürmer

Stamm *Nemertini (Nemertea)*, Schnurwürmer

Stamm *Acanthocephala*, Kratzer

2. Pseudocoelomata

Stamm *Nemathelminthes*, Rundwürmer

Stamm *Aschelminthes*
        a) Rotatoria, Rädertierchen
        b) Nematoda, Fadenwürmer
        c) Nematomorpha

3. Eucoelomata

Stamm *Tentaculata*
        a) Bryozoa, Moostierchen
        b) Brachiopoda
        c) Phoronidea

Die *Coelomata* oder *Leibeshöhlentiere* sind in zwei große Äste gespalten (Abb. 22).

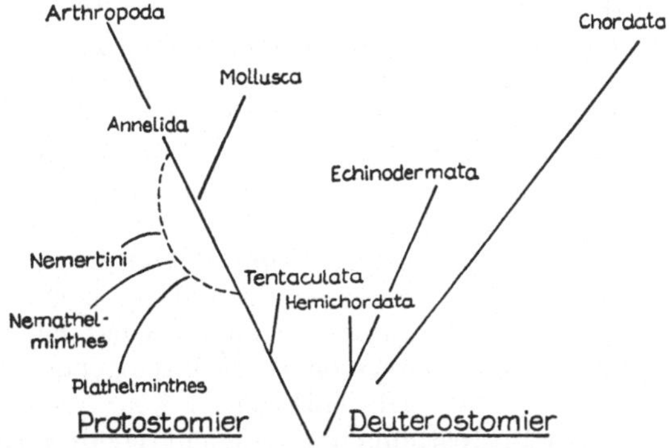

Abb. 22. Die Hauptstämme der Coelomtiere in ihren gegenseitigen Beziehungen. Bei den *Protostomia* bildet der Urmund (Blastoporus) den künftigen Darmeingang (Anus); bei den *Deuterostomia* liegt der Urmund in der hinteren Körperregion und wird zum After oder verschließt sich ganz. Der definitive Mund entsteht neu an anderer Stelle. Diese beiden Typen sind für die embryologische Entwicklung so charakteristisch, daß sie als grundlegende Merkmale für die coelombildenden Tierstämme betrachtet werden. (Aus: A. REMANE 1959)

A. Protostomia

Stamm Plathelminthes

Stamm Nemathelminthes (Pseudocoelomata)

Stamm Nemertini

Stamm Tentaculata (Eucoelomata)

Stamm Mollusca

Stamm Annelida

Stamm Arthropoda
        Kl. Crustacea
        Kl. Arachnida
        Kl. Insecta

B. Deuterostomia
Stamm Hemichordata
Stamm Echinodermata
Stamm Chordata
Stamm Tunicata
Stamm Acrania
Stamm Vertebrata

Protostomia

Acoelomata

1. Stamm Plathelminthes, Plattwürmer

Zu ihnen gehören die freilebenden *Turbellaria* (Strudelwürmer), die stets parasitischen *Trematodes* (Saugwürmer) und *Cestodes* (Bandwürmer).

Allen fehlt ein Blutgefäßsystem. Das Nervensystem hat sehr ursprünglichen, netzartigen Bau mit 3—6 Paaren von Längsnerven.

Es handelt sich bei den Plathelminthes um eine an Rückbildungen reiche Gruppe, analog wie die zu den Annelida gehörenden Hirudinea, ohne mit diesen irgendwie näher verwandt zu sein.

Die Muskelzellen der Plathelminthes sind glatt, spindelförmig; quergestreifte Muskulatur kommt nicht vor. Zu den Muskelzellen ziehen Nervenfasern vom subepithelialen Nervennetz. Koordinierende Impulse gehen vom Zentralnervensystem aus, das durch dicke Stränge mit dem Nervennetz verbunden ist. An *Dendrocoelum* (Turbellaria) wurden, ähnlich wie bei Cnidarien, multiterminale motorische Nervenendigungen festgestellt.

a) Klasse Turbellaria, Strudelwürmer

Die Strudelwürmer haben ein dichtes *Wimperkleid* (Cilien), welches meist die ganze Körperoberfläche überzieht. Auch das Darmepithel ist bewimpert, ebenso gewisse Larvenformen der Embryonalentwicklung. Sehr charakteristisch für die meisten Turbellarien sind die Rhabditen und Rhamniten, stäbchenartige Gebilde, welche teils in der Oberhaut, teils von den in das Mesenchym eingelagerten drüsigen Zellen gebildet werden. Diese Stäbchen werden durch die Haut ausgestoßen und dienen als Waffe. Ob die Cilien des Wimperkleides usw. auf Acetylcholin empfindlich sind und ob Acetylcholin oder ein anderer hormonartiger Stoff im cilientragenden Epithel von Strudelwürmern nachweisbar ist, scheint nicht geprüft worden zu sein, was aus tiersystematisch-phylogenetischen Gründen zu erfahren von hohem Interesse wäre. Die Turbellarien könnten als erste freilebende metazoische Tiergruppe der Protostomia uns vielleicht darüber Auskunft geben, ob die bei manchen Protozoen wahrscheinliche Funktion des Acetylcholins als „Moderator" der Cilienbewegung, wie sie auch am Wimperepithel von Amphibien und Säugetieren nachgewiesen wurde, bei Turbellarien besteht. Wenn möglich an einer größeren Artenzahl sollte untersucht werden, durch was für Kräfte nervöser und hormonaler Natur das Wimperspiel bewimperter Larven und das Wimperkleid und die Cilien des Darmepithels erwachsener Turbellarien in koordinierte Bewegung versetzt werden, wobei im Hinblick auf den Acetylcholinesterasennachweis am ehesten Acetylcholin in Frage kommen dürfte.

Bei der als *Turbellaria Acoela* zusammengefaßten Unterordnung der *Rhabdocoela* handelt es sich um meist mikroskopisch kleine Formen, die den Infusorien in Aussehen und Lebensweise gleichen und mit den *Dendrocoela* als „Urform" der Metazoa insofern betrachtet werden können, als ihr Darm ein entodermales Syncythium, eine von Kernen durchsetzte Protoplasmamasse ohne Lumen darstellt, in deren Innerem, wie in der Sarcode eines Protozoons, die Nahrung verdaut wird.

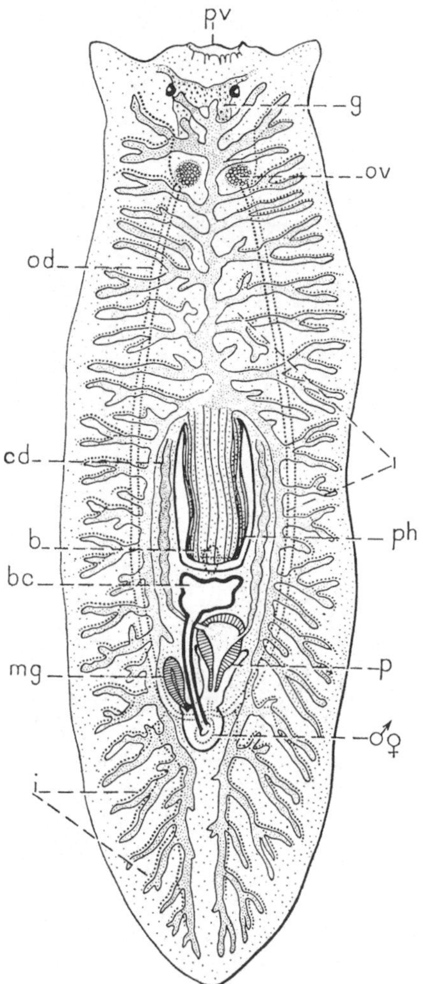

Abb. 23. *Dendrocoelum lacteum* (Turbellaria) Dorsalansicht nach BEAUCHAMP, geändert. *b* Mund; *bc* Copulations-
tasche; *cd* Ausführungsgang; *g* Gehirn; *i* Darmkanal; *mg* Muskeldrüsenorgan; *od* Ovidukt; *ov* Ovarium; *p* Penis;
ph Pharynx; *pv* Pseudosaugnapf; ♂ ♀ Genitalporus. (Aus: P.P. GRASSÉ 1961)

Die der Unterordnung der *Dendrocoela* angehörenden Formen sind ein bis
einige Zentimeter groß, haben einen dorsoventral abgeplatteten Körper und einen
reich verästelten Darm. An *Dendrocoelum (Procotyla) fluviatilis* (Abb. 23) stellten
BULLOCK u. NACHMANSOHN (1942b) am Ganztier hohe Acetylcholinesterasewerte
zwischen Q_{Che} 8,0—11,4 fest.

Die Acoelomata mit den Turbellaria Acoela sollen nach HADŽI (1958, 1963) mit den Ciliata bis
in Einzelheiten homologisierbar sein, so daß sich hieraus eine ursprüngliche genetische Beziehung
ergeben könnte. Turbellaria Acoela wären sonach als Organismen aufzufassen, die durch
„Cellulation" als „metazoisch" gewordene Ciliata betrachtet werden könnten. Diese „Ciliata-
Acoela-Theorie" der Metazoenabstammung nach HADŽI u. STEINBOECK wurde von REMANE
(1958) mit dem stichhaltigen Argument bekämpft, daß die hochspezialisierten Euciliaten als
Ahnen der Metazoen nicht in Frage kommen können.

Polyclade Strudelwürmer verfügen über ein ziemlich gut ausgebautes *Nervensystem* mit Gehirn, longitudinalen Nervensträngen mit starken, netzartigen Ver-

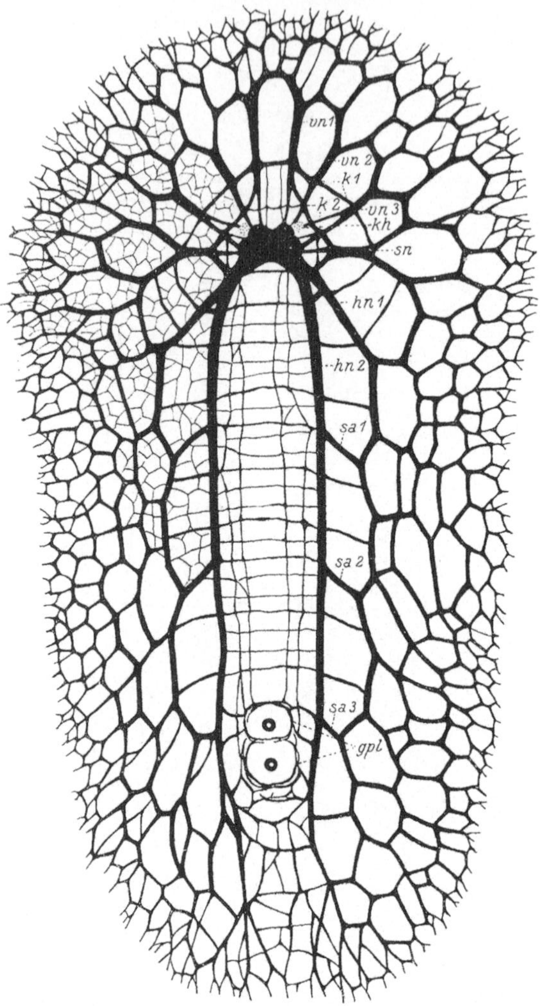

Abb. 24. Nervensystem des polykladen Plathelminthen *Notoplana atomata*. Ventraler Nervenplexus und Zentralnervensystem. *gpl* Genitalplexus; *hn 1* und *hn 2* erster und zweiter longitudinaler Nervenstrang; *k 1* und *k 2* äußere und innere Ringkommissur; *sa 1—3* laterale Verzweigungen des Längsnervenstranges; *vn 1—3* vordere Nerven 1—3. (Aus: D. HADENFELDT 1929)

zweigungen, die teilweise auch vom Gehirn ausgehen und den ganzen Körper bis an die Oberfläche durchziehen (Abb. 24). Die Frage nach dem Acetylcholin kann bei Turbellarien positiv beantwortet werden: es gelang WELSH (1946), bei einer *Planaria* Acetylcholin nachzuweisen. Ähnlich konnten HAWKINS u. MENDEL (1946) Acetylcholinesterase bei *Planaria dorotocephala* feststellen. Diese Befunde dürften am ehesten auf das Nervensystem zu beziehen sein. Gesamtextrakte aus der Turbellarie *Planaria dorotocephala* zeigten fast ausschließliche Aktivität gegen Acetylcholin, viel weniger gegen Acetyl-β-methylcholin und keine gegen Butyrylcholin, so daß bei *Planaria* nur eine spezifische Cholinesterase in Frage kommt. BULLOCK u. NACHMANSOHN (1942b) fanden bei *Planaria maculata* (Ganztier) ähnlich hohe Werte von Acetylcholinesterase wie bei *Procotyla*. Die Planariencholinesterase war auf Physostigmin 50mal weniger empfindlich als zum Beispiel die Acetylcholinesterase des menschlichen Gehirns, welche durch Physostigmin 2.10^{-8} zu 73%

inaktiviert wird, die Planaria-Esterase erst durch 10^{-6} zu 70% (HAWKINS u. MENDEL, 1946). Mit Prostigmin sind sogar 1000mal höhere Konzentrationen bei *Planaria* notwendig, um eine gleich große Hemmung der Cholinesterase zu erhalten, wie bei Hemmung der Acetylcholinesterase des Säugergehirns. Planarien gehören zu den primitivsten Metazoen, die vielleicht von Protozoen abzuleiten sind und in den Rhabdocoela besonders nahe Beziehungen zu Protozoen aufzuweisen scheinen. Der Nachweis von Acetylcholin und Acetylcholinesterase bei dendrocoelen Planarien erweckt deshalb in phylogenetischer Hinsicht hohes Interesse. GAZSÓ et al. (1961) wiesen bei *Dugesia lugubris* (O. Schm.) im Zentralnervensystem und an den neuromuskulären Verbindungen Acetylcholinesterase nach; die Nervenfasern gaben im Bereich der neuromuskulären Verbindung eine deutliche Cholinesterase-Reaktion. Damit war erstmals bei einer Turbellarienspezies der lokalisatorische Nachweis von Acetylcholinesterase erbracht. Wie GRUBER u. EWER (1962) zeigten, hatte Acetylcholin an dem zu den polycladen Turbellarien gehörenden dezerebrierten Wurm *Planocera gilchristi* selbst in der Konzentration 10^{-3} keine Wirkung; ebenso Physostigmin 10^{-4}. Auch die beiden Wirkstoffe zusammen hatten keinen Effekt auf die Aktivität des (glatten) Körpermuskels. Erst Physostigmin 10^{-3} führte zur Bewegungssteigerung und manchmal zu erhöhtem Tonus. Curare 10^{-4} war wirkungslos, 10^{-3} hatte leicht erregende Wirkung.

Die Feststellungen über die Anwesenheit von Acetylcholinesterase bei einer Reihe von Plattwürmern zeigen in eindrücklicher Weise, daß Acetylcholinesterase schon in einem frühen Zeitpunkt der metazoischen Evolution gebildet, und daß gleichzeitig in einer durch Welsh untersuchten Planarie Acetylcholin gefunden wurde, ohne daß es bis jetzt gelungen ist, eine spezifische Funktion des Acetylcholins im Sinne eines Überträgerstoffes nachzuweisen. Ob die durch GRUBER u. EWER an einer dezerebrierten (!) *Planocera* ohne und mit Physostigmin festgestellte Unempfindlichkeit auf Acetylcholin für Turbellarien einem typischen Fall entspricht, kann nicht ohne weiteres angenommen werden. Jedenfalls fehlt zur Zeit der Nachweis, daß das Zentralnervensystem von Turbellarien auf Acetylcholin unempfindlich ist oder solches nicht enthält. Geringe Empfindlichkeit auf Wirkstoffe bedeutet bei so einfach gebauten Tieren noch nicht, daß ihre (langsamen) Reaktionen nicht mit denjenigen höher organisierter Tiere auf dieselben Wirkstoffe verglichen werden oder homologisiert werden können. Doch sind unsere pharmakologischen Erfahrungen bei Strudelwürmern zur Zeit noch zu gering, um Vergleiche mit höher organisierten Tieren anzustellen. Von grundsätzlicher Bedeutung in tiersystematisch-phylogenetischer Hinsicht ist der Nachweis von Acetylcholin und Acetylcholinesterase, ohne daß wir vorläufig wissen, welche Funktionen das Acetylcholinsystem bei Strudelwürmern besitzt.

Eine gewisse Empfindlichkeit besteht bei *Planocera* gegen Adrenalin und Noradrenalin (vgl. S. 667). Über die Empfindlichkeit auf 5-Hydroxytryptamin s. S. 784 f. Es wäre aus tiersystematischem Interesse sehr erwünscht, daß bei diesen am Anfang der bilateralen metazoischen Evolution stehenden Acoelom-Tieren weitere Abklärungen in einem artlich weiteren Rahmen erfolgten.

α) Freie Aminosäuren

Bei einer symbiontisch lebenden Turbellarie *Bdelloura candida* (Symbiont *Limulus*) wurden freies β-Alanin und γ-Aminobuttersäure nachgewiesen, nicht dagegen bei den freilebenden Turbellarien *Bipalium kewense* und *Dugesia tigrina*. An *Planocera gilchristi* setzte γ-Aminobuttersäure 10^{-4} bis 10^{-3} Tonus und Aktivität des glatten Muskels herab (GRUBER u. EWER).

Eine Reihe von pharmakologischen Prüfungen wurde an dendrocoelen Turbellarien in der Absicht unternommen, mit Hilfe von Krampfgiften die Anwesenheit eines als „sensibler Erregungsstoff" von UMRATH (1953) bezeichneten neuralen Überträgerstoffes festzustellen. Im Folgenden sind Versuche von EGGHART u. UMRATH (1956) und von FLOREY (1962) mit Krampfgiften kurz aufgeführt, die deshalb Interesse verdienen, weil sie im Vergleich mit ähnlichen, an Cnidarien (Coelenteraten) ausgeführten Versuchen zu ganz anderen Resultaten geführt haben. Es ist nicht unwahrscheinlich, daß es sich um stammesbedingte Unterschiede in der Reaktion auf die Wirkstoffe handelt.

β) Versuche mit Krampfgiften

Planaria gonocephala (Dug.) reagierte auf Picrotoxin 10^{-5} nach wenigen Sekunden mit verstärkter Erregbarkeit. Dasselbe bewirkte auch Strychnin 4.10^{-5} bis 10^{-6}. Cardiazol 10^{-4} hatte schwach erregende Wirkung (ventrale Einkrümmung). Ähnlich wirkte auch Physostigmin 4.10^{-5}.

Analoge Reaktion zeigten *Planaria alpina* (Danu.), *Dendrocoelum lacteum* (Müll.), *Polycelis cornuta* (o. Sch.) und *Thysanozoon brocchii* (Gr.). Bei letzterem führten Strychnin $2,5.10^{-5}$ und Picrotoxin 5.10^{-4} zur Erregung (Aufbäumen und Verdrehen des Körpers, „Flossenschlagen"). Picrotoxin 10^{-5} hatte krampfartige Wirkung. Hohe Empfindlichkeit (10^{-5}) bestand auch gegen Systox und Pervitin (*Planaria gonocephala* u. a.) und gegen Coffein (5.10^{-4}).

Unter den Rhabdocoela bewirkte Strychnin 10^{-4} an *Phaenocora unipunctata* (Örst) und an *Gyratrix hermaphroditus* (Ehrbg.) Bewegungssteigerung und Kreisschwimmen. Bei stärkerer Konzentration waren die Tiere eingekrümmt. Dasselbe bewirkte Pervitin 10^{-4} bis 5.10^{-4}, an *Phaenocora unipunctata* auch Ephedrin 10^{-5}. Die Empfindlichkeit auf Picrotoxin, das erst mit 10^{-3} und 5.10^{-3} eine Erregungssteigerung gab, war gering.

Aufgrund dieser Versuche an einer Reihe von Rhabdocoela und Dendrocoela kann der vorläufige Schluß gezogen werden, daß Krampfgifte, welche am Säugetier tetanische Rückenmarkskrämpfe auslösen und in etwas niedrigerer Dosis einen Zustand allgemeiner Übererregbarkeit bewirken, bei Acoelomata aus der Klasse der Turbellarien analoge Erregungsphänomene zur Folge haben. Dies weist auf die Tätigkeit eines Nervensystems hin, das einen erheblichen Grad von Empfindlichkeit solchen pharmakologischen Reizen gegenüber zeigt. Ob es sich bei der Krampfwirkung an Turbellarien um die Blockierung von Hemmungsnerven handelt, ähnlich wie bei der enthemmenden Wirkung des Strychnins bei Säugetieren (ECCLES) wurde bisher nicht geprüft.

Trematoden und *Cestoden* sind fast ausschließlich Wirbeltierparasiten, so daß ihre (parasitische) Entwicklung erst mit dem Auftreten von Wirbeltieren erfolgen konnte. Die Larven der Vertreter beider Ordnungen sind bewimpert. Trematoden behalten als Ekto- und Entoparasiten (Wirtswechsel) ihren eigenen Darm, nicht so die ausschließlich im Darm der Wirtstiere parasitierenden Cestoden, welche Mund und Darm völlig verloren haben, sich also parenteral ernähren. Der (glatte) Muskelmantel ist bei diesen beiden Klassen der Plathelminthen stark entwickelt. Die Hirnganglien sind primitiv; Herz und Gefäße fehlen.

b) Klasse Trematodes, Saugwürmer

Bei den Saugwürmern beschränkt sich unsere Kenntnis hinsichtlich Acetylcholin und Cholinesterasen vorläufig auf eine einzige Spezies. Wie BUEDING (1952) am Homogenat der parasitischen menschenpathogenen Trematode *Schistosoma mansoni* (*Bilharzia haematobia*) nachweisen konnte, wird Acetylcholin 2—$4^{1}/_{2}$

mal rascher hydrolysiert als Butyrylcholin. Männliche und weibliche Exemplare hatten die gleiche Acetylcholinesteraseaktivität. Acetylthiocholin und Butyrylthiocholin zeigten etwas raschere Hydrolyse als Acetylcholin und Butyrylcholin. Die optimale Aktivität bei *Schistosoma* lag bei 0,04 M Acetylcholin. Durch höhere Acetylcholinkonzentrationen wurde die Aktivität, analog wie bei Vertebraten, gehemmt. Physostigmin und Prostigmin blockierten die Aktivität der Acetylcholinesterase in analoger Weise wie im Wirbeltiergewebe. Totale Hemmung wurde durch 10^{-5} M Physostigmin oder Prostigmin erzielt. Die im Homogenat von *Schistosoma mansoni* nachgewiesene Acetylcholinesteraseaktivität entsprach etwa derjenigen des Säugetiergehirns. BUEDING gelang es, im Acetontrockenpulver von *Schistosoma mansoni* eine Cholinacetylase nachzuweisen, welche in Gegenwart von ATP und Coenzym A die Synthese von Cholin und Acetat katalysierte. Es ist dies der früheste Ort in der aufsteigenden Tierreihe, daß neben Acetylcholinesterase auch eine Cholinacetylase festgestellt wurde, womit das für Ab- und Aufbau des Acetylcholins und damit für seine Funktion als Überträgerstoff unerläßliche Fermentsystem komplett nachgewiesen war. Schließlich wurde in *Schistosoma mansoni* auch Acetylcholin festgestellt. Damit waren alle Vorbedingungen erfüllt, welche die Funktion des Acetylcholins als Überträgerstoff möglich machen. Ob und in welcher Weise Acetylcholin diese Funktion bei Schistosoma erfüllt, ist nicht bekannt. Möglicherweise hat es, wie bei anderen Würmern, mit der Motorik zu tun, vielleicht auch mit synaptisch gesteuerten Vorgängen an dem aus einem Ganglienpaar und seiner Kommisur bestehenden, in Nervenstränge auslaufenden Zentralnervensystem.

Es wäre von großem tiersystematischem Interesse, wenn analoge Befunde auch bei anderen Trematoden, z. B. bei *Distomum hepaticum* (*Fasciola hepatica*), dem Leberegel, erhoben werden könnten (CHANCE u. MANSOUR, 1953). Auffallend ist, daß bei den ausschließlich parasitischen und deshalb in vieler Hinsicht rückgebildeten Saugwürmern — wir wissen es vorläufig nur von *Schistosoma* — Voraussetzungen für die Acetylcholinfunktion als Überträgerstoff sich erhalten haben.

Die Frage nach acetylcholinempfindlichen Cilien stellt sich bei erwachsenen Trematoden nicht, da sie keine Wimpern tragen, wohl aber bei den mit einem Wimperkleid versehenen, im Wasser lebenden Larvenformen, über deren Acetylcholinempfindlichkeit nichts bekannt zu sein scheint.

Daß eine parasitäre Form von Trematoden Acetylcholin und seine auf- und abbauenden Fermente zu bilden vermag, ist vielleicht ein Hinweis darauf, daß es in paläontologisch früheren Zeiten Trematoden nichtparasitärer Lebensweise gegeben hat, die über ein Acetylcholinsystem verfügten und es möglicherweise als Überträgersystem verwendeten. Der Parasitismus darf wohl als eine ausgeprägte Spezialisierung betrachtet werden, die von nichtparasitären Trematoden ihren Ausgangspunkt genommen hat. Trematoden finden sich hauptsächlich d.h. mit der größten Zahl Genera bei Teleostiern; sie kommen aber bei allen Vertebratenklassen vor. Cestoden kennen wir als Parasiten bei allen großen Wirbeltierklassen. Die größte Zahl Genera findet sich bei Elasmobranchiern und Vögeln (KERSHAW, 1959).

Es wäre die Frage zu überlegen, ob bei parasitischen Formen der Plathelminthen der Aufbau von Acetylcholin, Acetylcholinesterase und Cholinacetylase durch den parasitischen Stoffwechsel, d. h. durch die Teilnahme der Parasiten am Stoffwechsel des Wirtstieres begünstigt wird. Die Frage erscheint nicht abwegig im Hinblick darauf, daß bei einer Reihe von nichtparasitierenden Pseudocoelomata und Eucoelomata (s. u.) weder Acetylcholin noch Acetylcholinesterase mit Sicherheit nachgewiesen werden konnte.

α) Wirkung von Krampfgiften

Fasciola hepatica L., der Leberegel, erwies sich auf Krampfgifte relativ wenig empfindlich und reagierte erst auf Strychnin 5.10^{-4} mit krampfartigen Bewegungen (Aufbiegen), auf Physostigmin gar nicht. Anders der als Ektoparasit an Kiemen und Haut des Karpfens vorkommende *Gyrodactylus elegans* (Nordm.), welcher auf Strychnin 10^{-6} empfindlich war (ruckweises Strecken), ebenso auf Physostigmin 5.10^{-6} (Steifwerden), auf Systox und Pervitin etwas weniger (10^{-5}).

Das verschiedene Verhalten von Endo- und Ektoparasit den Krampfgiften und dem Physostigmin gegenüber ist bemerkenswert. Versuche an weiteren Arten könnten zu einer Klärung der Verhältnisse, vielleicht in Zusammenhang mit den verschiedenen ökologischen Bedingungen führen.

β) Freie Aminosäuren

β-Alanin und *β*-Aminoisobuttersäure wurden durch CAMPBELL (1960) bei den endoparasitischen Trematoden *Fascioloides magna* (Leberparasit beim Rind), *Macraspis cristata* (Endoparasit) bei *Dasyatis centrura* (Stachelrochen) und bei der mit *Dasyatis centrura* symbiontisch lebenden *Entobdella bumpusi* festgestellt.

c) Klasse Cestodes, Bandwürmer

Die parasitären mund- und darmlosen Bandwürmer des Menschen, *Dephyllobothrium latum* und *Taenia saginata* enthalten nach PYLKKÖ (1956) sowohl eine Acetylcholin spaltende, spezifische, wie eine Benzoylcholin hydrolisierende unspezifische Cholinesterase. Leider wissen wir über das Vorkommen von Acetylcholin und Cholinacetylase bei Cestoden nichts. Gerade im Hinblick auf ihren Parasitismus und der geringen Ausbildung des Zentralnervensystems wäre die Feststellung von tiersystematischem und ökologischem Interesse. Auch wenn Acetylcholinesterase bei ihnen vorkommt, bildet ihr Nachweis, wie vielfach bei Invertebraten, noch keinen Beweis für die Anwesenheit von Acetylcholin. Immerhin ist bei der nahen Verwandtschaft mit den ebenfalls parasitischen Trematoden die Wahrscheinlichkeit gegeben, daß auch bei Cestoden Acetylcholin und Cholinacetylase gefunden werden könnten. Dem widersprechen aber vorläufig die folgenden Befunde.

Durch PAASONEN u. VARTIAINEN (1958) wurde am Katzenbandwurm, *Taenia taeniaeformis* nachgewiesen, daß Acetylcholin in hoher Dosis (100 μg/ml) auf die Muskulatur der Taenie zu einer auf Atropin (500 μg/ml) unempfindlichen Erschlaffung führte. Durch Physostigmin (10 μg/ml) wurde die Empfindlichkeit auf Acetylcholin erhöht. Benzoylcholin (100 μg/ml) hatte erregende Wirkung, die durch Hexamethonium (3 mg/ml) blockiert wurde. Nicotin bewirkte eine gegen Hexamethonium resistente Hemmung. Nach elektrischer Reizung konnten in der umgebenden Flüssigkeit keine die Aktivität der Körpermuskulatur anregenden Stoffe festgestellt werden. Wie SCHWABE et al. (1961) zeigten, fand sich in Homogenaten aus Hydatiden, Scolices und Brutkapseln von *Echinococcus granulosus* eine spezifische Acetylcholinesterase. Die Hydrolysegeschwindigkeit für Acetylcholin war 45mal größer als für Butyrylcholin. Die Aktivität des Enzyms wurde durch Physostigmin 0,002 M zu 86%, durch Hexaäthyltetraphosphat (HETP) teilweise gehemmt. In Hydatiden von Tochterzellen wurde die Glucoseabgabe in isotonischem Krebs-Ringer durch Acetylcholin, Cholin und bestimmte Anticholinesterasen, besonders durch HETP beschleunigt. VON BRANDT (1952) wies in der Cestode *Cysticerus pisiformis* eine spezifische Acetylcholinesterase nach. Es spricht nach den Versuchen von SCHWABE et al. vieles dafür, daß die Acetylcholinesterase der Hydatiden an der Regulation der Membranpermeabilität und an der Osmoregulation irgendwie beteiligt ist. DUGUID u. HEATHCOTE (1950) stellten an dem endoparasitischen Cestoden des Lammes, *Moniezia expansa* (Abb. 25) fest, daß

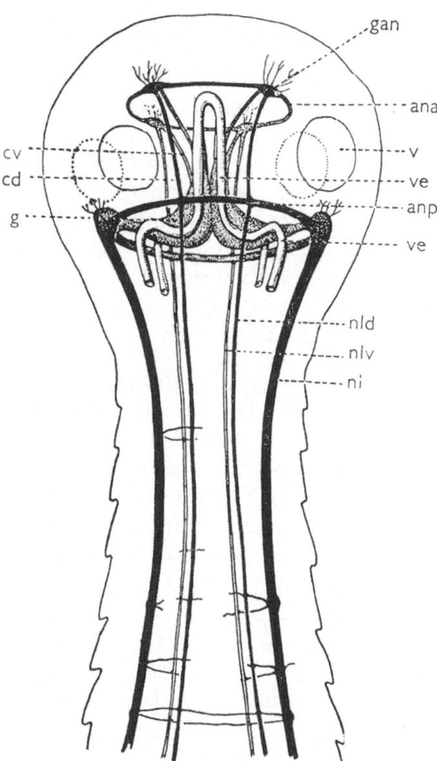

Abb. 25. *Moniezia expansa* (Rud): Nervensystem des Scolex. *ana* vorderer, *anp* hinterer Nervenring; *cd* dorsale, *cv* ventrale Längskommissur; *g* Cerebralganglion; *gan* Vorderes Ganglion; *nl* lateraler, *nld* dorsaler, *nlv* ventraler Längsnerv; *v* Saugnäpfe. (Teilweise nach TOWER). (Aus: P.P. GRASSÉ 1961)

Pilocarpin, Atropin, Tetraäthylammonium und Carbaminoylcholin je 10^{-3} auf die Muskulatur des Bandwurms keinen Einfluß hatten. Nicotin führte von 2.10^{-4} an zu leichter Tonussteigerung. Acetylcholin 2.10^{-5} (Grenzkonzentration) bewirkte Tonusabfall und Herabsetzung der Bewegungsperistaltik, bei höheren Konzentrationen ihren Stillstand. Physostigmin verstärkte die Wirkung leicht, so daß noch mit 4.10^{-5} Acetylcholin Lähmung erfolgte. Durch Auswaschen war die Wirkung des Acetylcholins voll reversibel. Atropin hatte auf die Acetylcholinwirkung keinen Einfluß. Coniin wirkte noch in Konzentrationen von 2.10^{-6} lähmend. Die Wirkung war durch Auswaschen reversibel. Die Versuche wurden an isolierten Stücken oder Segmenten *in vitro* durchgeführt. Dabei kann es sich nur um eine Wirkung auf den glatten Muskel oder auf myoneurale Receptoren handeln, da an den Proglottiden keine Nervenzellen, wohl aber durchgehende Nervenstränge vorhanden sind und der Scolex allein die Hirnganglien trägt. Zwei Nervenstränge verlaufen meist an der Seitenkante der Proglottiden. Es bestehen nach diesen Versuchen keine Anzeichen dafür, daß Acetylcholin bei Bandwürmern als neuromuskulärer Überträgertoff in Frage kommt. Die leichte, durch Physostigmin bewirkte Steigerung der Empfindlichkeit auf Acetylcholin weist möglicherweise auf die Anwesenheit einer Cholinesterase im glatten Muskel hin. Doch sind unsere Kenntnisse über ein allfälliges Acetylcholin-Cholinesterase-System bei Cestoden vorläufig viel zu dürftig, um irgendwelche Schlußfolgerungen auf eine cholinerge Innervation zu ziehen, die vorläufig unwahrscheinlich ist.

α) Freie Aminosäuren

CAMPBELL (1960) fand freies β-Alanin und β-Aminoisobuttersäure bei den endoparasitisch lebenden Cestoden *Hymenolepsis diminuata* (im Rattendarm), *Calliobothrium verticillatum* (im Darm von *Mustelus canis*), *Lacistorhynchus tenuis* (im Darm von *Mustelus canis*), *Phyllobothrium foliatum* (im Darm von *Dasyatis centrura*) und *Disculiceps pileatum* (im Darm von *Carcharhinus obscurus*). Die Tatsache, daß bei Plathelminthen, wie es scheint, nur Symbionten und Endoparasiten diese freie Aminosäuren enthalten, spricht dafür, daß sie dieselben im Kontakt mit ihren Symbionten und Wirtstieren aufnehmen.

β) Krampfgifte

Auf Krampfgifte reagierte *Cysticercus pisiformis*, die Finne von *Taenia serrata* (GOETZE) (Kaninchen), verschieden. Im ganzen war die Empfindlichkeit nicht groß. Strychnin 10^{-4} bewirkte erhöhte Erregbarkeit; ebenso Systox 5.10^{-3}. Picrotoxin und Physostigmin blieben auch in hoher Konzentration unwirksam. Der Bandwurm *Moniezia expansa* (Lamm) erwies sich *in vitro* auf Strychnin relativ empfindlich. Strychnin $2,5.10^{-5}$ (Grenzwert) führte zu erhöhtem Muskeltonus und verstärkte die Peristaltik der Proglottiden (DUGUID u. HEATHCOTE, 1950).

Für endoparasitische Trematoden und für Cestoden scheint charakteristisch zu sein, daß weder Picrotoxin noch Physostigmin als Krampfgifte wirken. Über die Biologie der Bandwürmer vgl. WARDLE u. McLEOD, 1952; SMYTH (1947).

Zusammenfassung über Plathelminthen

Plathelminthen haben als acoelome Protostomier eine einfache Organisation, die sich bei Trematoden und Cestoden durch Symbiose und Parasitismus den freilebenden Turbellarien gegenüber noch weiter vereinfacht hat. Allen Plathelminthen fehlt ein Gefäßsystem; das Nervensystem hat netzartigen Bau und 3—6 Paare von Längsnerven, die einem Zentralnervensystem entsprechen. Quergestreifte Muskelfasern kommen bei Plathelminthen nicht vor. Diese einfache Organisation könnte, besonders bei den parasitischen Formen, zu der Vermutung führen, daß die Bildung von Acetylcholin und Acetylcholinesterase nicht zu erwarten sei. Vielleicht ist es aber gerade der Parasitismus, der bei manchen Formen diese Hormon- und Enzymleistungen begünstigt hat.

Turbellaria. Bei einer Turbellarie (*Dendrocoelum = Procotyla fluviatilis*) wurde am Ganztier eine hohe Acetylcholinesteraseaktivität festgestellt, ohne den Versuch, sie zu lokalisieren. In Frage käme wohl außer dem Nervensystem in erster Linie das Epithel des äußeren Wimperkleides und das bewimperte Darmepithel in der (nicht geprüften) Voraussetzung, daß der ausgiebige Wimperapparat von Strudelwürmern Angriffspunkt von Acetylcholin sein könnte. Bei der *Planaria* sp. war der Acetylcholinnachweis im Ganztier positiv. Die in Planarien festgestellte Acetylcholinesterase erwies sich insofern mit Acetylcholinesterase am Menschengehirn nicht identisch, als ihre Empfindlichkeit gegen die Hemmwirkung des Physostigmins 50mal, gegen diejenige des Prostigmins 1000mal geringer war.

Lokalisatorisch konnte bei Turbellarien (*Dugesia lugubris*) Acetylcholinesterase im Zentralnervensystem und an der neuromuskulären Verbindung (glatter Muskel) nachgewiesen werden, was auf eine funktionelle Bedeutung des Hormons im Nerven- und Muskelsystem hinweist. Aus Versuchen an dezerebrierten *Planocera gilchristi* geht aber hervor, daß der glatte Muskel nicht als Angriffspunkt von Acetylcholin in Frage kommt, so daß als solcher Zentralnervensystem und Cilien im Vordergrund stehen — was im einzelnen noch bewiesen werden müßte.

Auf verschiedene Krampfgifte, im besonderen Strychnin und Picrotoxin reagierte eine Reihe von Turbellarien (darunter *Rhabdocoela* und *Dendrocoela*) mit Erregung.

Trematodes. Bei *Schistosoma mansoni* (*Bilharzia haematobia*), einer menschenpathogenen Trematode, wurde, erstmals in der aufsteigenden Tierreihe, nicht nur Acetylcholin, sondern auch Acetylcholinesterase und Cholinacetylase, also ein vollständiges Acetylcholinsystem, nachgewiesen. Welchen Gebrauch der Parasit davon macht, wissen wir nicht. Die hohe Aktivität der Acetylcholinesterase, die mit derjenigen des Menschen übereinstimmt, könnte den Verdacht aufkommen lassen, daß diese Trematode das Acetylcholinsystem vom Wirtorganismus fertig bezieht, vielleicht sogar, ohne davon einen physiologischen Gebrauch zu machen. Es ist aber nicht ausgeschlossen, daß Plathelminthen das Acetylcholinsystem autochthon aufzubauen in der Lage sind, da bei einer freilebenden Turbellarie (*Planaria* sp.) Acetylcholin, bei einem anderen Strudelwurm (*Dugesia lugubris*) im Zentralnervensystem und an neuromuskulären Verbindungsstellen Acetylcholinesterase nachgewiesen werden konnte. Der Beweis für die Bildung eines vollständigen Acetylcholinsystems ist bei Turbellarien nur bei Schistosoma erbracht. Die Situation ist nicht unähnlich wie bei einigen protozoischen Ciliaten. Sie unterscheidet sich vollständig von derjenigen bei Porifera (kein Acetylcholin) und wahrscheinlich auch bei Radiata (kein Acetylcholin oder nur spurweise). Man hat den Eindruck, daß der Weg zum Acetylcholinsystem und zu seiner funktionellen Verwendung auf dieser Stufe der Entwicklung (Stamm Plathelminthes) vielleicht gesucht wird, aber noch nicht überall Eingang gefunden hat. Die speziellen Verhältnisse bei den parasitischen Trematoden und Cestoden sind dabei zu berücksichtigen.

Auf Krampfgifte (Strychnin u. a.) erwiesen sich zwei Vertreter der Trematoden im Sinne der Erregung empfindlich; Picrotoxin wurde nicht geprüft.

Cestodes. Bei Cestoden wurde Acetyl- und Butyrylcholinesterase nachgewiesen; über Befunde von Acetylcholin und Cholinacetylase liegen keine Untersuchungen vor. Am glatten Muskel (*Taenia taeniaeformis*) wirkte Acetylcholin auffallenderwiese erschlaffend, wobei die Wirkung durch Physostigmin verstärkt, durch Atropin nicht abgeschwächt wurde. Ähnliches wurde an *Moniezia expansa* festgestellt. Ob das Zentralnervensystem auf Acetylcholin empfindlich ist, wissen wir nicht. Auf Strychnin reagierte *Moniezia expansa* mit Erregung, Picrotoxin war unwirksam. Darin scheint den freilebenden Turbellarien gegenüber ein grundsätzlicher Unterschied zu liegen.

2. Stamm Nemertini (Nemertea), Schnurwürmer

Die Nemertinen, hauptsächlich Meeresbewohner, nicht wenige über 1 m, *Lineus longissimus* 30—40 m lang (als Knäuel), besitzen, ähnlich wie Turbellarien, eine drüsenreiche, bewimperte Haut mit einem stark entwickelten Hautmuskelschlauch (z. B. bei *Cerebratulus joubini*). Hautmuskelschlauch und Muskulatur des Rüssels (Proboscis) bestehen aus glatten Muskelfasern. Nicht selten findet man im Epithel des ausstülpbaren Rüssels Nesselkapseln und im Grunde des Sackes ein Stilett mit Giftsack. Bei Nemertinen tritt zum ersten Mal im Tierreich eine Art geschlossenes Kreislaufsystem in Erscheinung (GRASSÉ TOME IV 1/2. 810). Es besteht aus 2—3 Längsgefäßen, die bei vielen Arten, z. B. bei *Cerebratulus lacteus*, durch zahlreiche Anastomosen miteinander verbunden und vorn und hinten (analwärts) geschlossen sind. Die mit Muskulatur versehenen Gefäße sind contractil. Ein Herz fehlt. Das farblose Blut enthält, rot bei Lineus ruber (Hämoglobin), oder grün gefärbte Blutkörperchen. Das Nervensystem besteht aus Gehirn und zwei Lateralnerven. Das Gehirn setzt sich aus zwei dorsalen und zwei ventralen Gang-

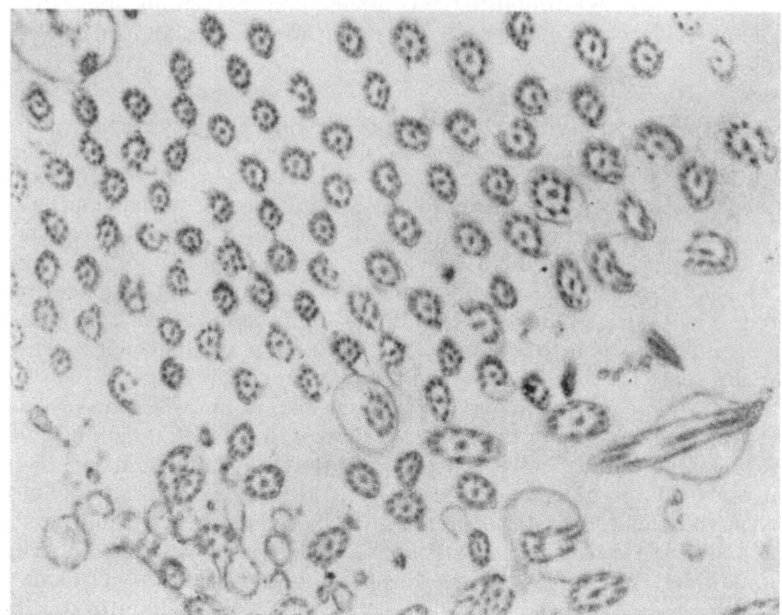

Abb. 26. Struktur der Cilien bei Nemertinen. Die Anordnung der Cilien (9 äußere im Ring, 2 zentrale) steht in Übereinstimmung mit dem Cilienbau anderer Metazoen und Protozoen. Ob Acetylcholin an der Cilienbewegung beteiligt ist, ist unbekannt. Vergr. 1:31250. (Photo Gontcharoff). (Aus: P.P. Grassé 1961)

lien zusammen, die teilweise miteinander verschmolzen sind. Die Commissuren bilden einen Ring, der nicht den Oesophagus, sondern den Proboscisrüssel umschließt. Von den ventralen Ganglien gehen die zwei seitlichen, Ganglien tragenden Stränge aus. Magen und Darm bilden ein durchleitendes Rohr. Über den Bau der Cilien s. Abb. 26 (Grassé, 1961).

Der ca. 15 mm lange marine Nemertine *Prostoma rubrum* (Abb. 27) ist nach Kamemoto (1957) dadurch auffallend, daß er nicht nur spezifische und unspezifische Cholinesterase enthält, sondern daß das Acetylcholinspaltungsvermögen der Acetylcholinesterase sehr viel größer ist, als es bisher überhaupt bei Invertebraten gefunden worden war, ja sogar größer als in dem an Acetylcholinesterase äußerst reichen vorderen Ende des elektrischen Organs von *Electrophorus electricus*. Die Aktivität nahm bei Aufbewahrung des Homogenates durch 5 Tage in der Kälte noch zu. Sie betrug für die Acetylcholinesterase am frischen Homogenat, berechnet als Q_{Che}, in Milligramm pro Stunde pro 100 mg Gewebe hydrolysiertes Substrat in einem Versuch 712 mg, nach 5 Tagen Kälteaufbewahrung 899 mg Acetylcholin. Für die unspezifische Cholinesterase wurden Werte erhalten gegen Acetyl-β-methylcholin als Substrat von 272, gegen Butyrylcholin von 125 Milligramm pro Stunde pro 100 mg Gewebe hydrolysiertes Substrat.

Diese hohe Acetylcholinesteraseaktivität bei einem kleinen Nemertinen ist umso auffallender, als bei ihm weder elektrisches Gewebe noch elektrische Reizaussendung bekannt sind. Wir wissen absolut nicht, wozu diese enorme Aktivität von Acetylcholinesterase dient. Ob Blockierung der Acetylcholinesterase durch Physostigmin möglich ist, wurde anscheinend nicht geprüft. Erwünscht wäre eine Untersuchung auf Cholinacetylase, weil ihr Vorhandensein an bestimmter Stelle einen Hinweis auf die Funktion von eventuell nachweisbarem Acetylcholin vermitteln könnte. Über den Acetylcholingehalt von *Prostoma rubrum* sind wir nicht orientiert.

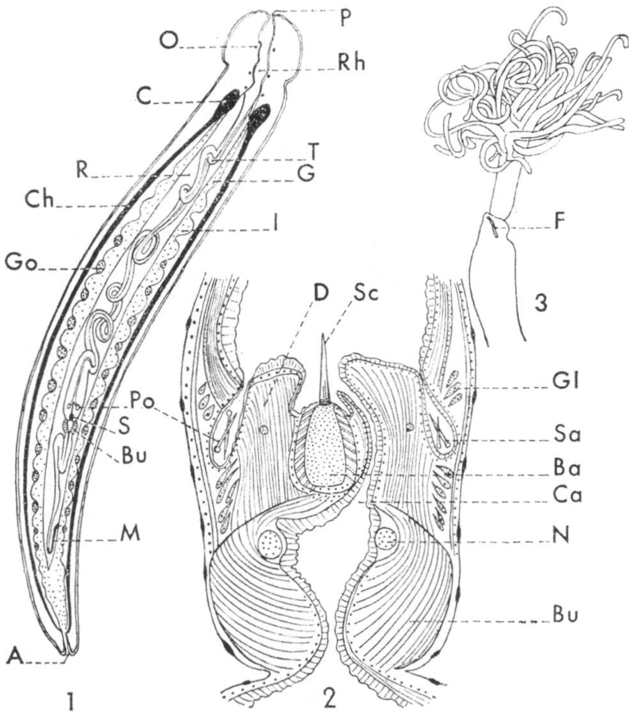

Abb. 27. *1. Prostoma rubrum* (Nemertea des Süßwassers) *2.* Ausbildung des Stilets bei *Prostoma rubrum* (nach BÖHMIG). *3. Gorgonorhynchus*, mit ausgestülptem Rüssel (nach DAKIN u. FORDHAM). *A* Anus; *Ba* Stiletbasis; *C* Gehirn; *Ca* Diaphragmakanal; *Ch* seitliche Nervenkette; *D* Diaphragma; *F* Kopfspalte; *G* Führung des Rüssels; *Gl* Drüse; *Go* Gonade; *I* Darmkanal mit Divertikeln; *M* Muskel des Rüsselretraktors; *N* Nerf; *O* Auge; *P* Porus des Rüssels; *Po* Seitentasche; *R* Rhynchocoel; *Rh* Rhynchodaeum; *S* Stilet des Rüssels; *Sa* Akzessorische Stilete; *Sc* Zentrales Stilet; *T* Rüssel. (Aus: P.P. GRASSÉ u. D'ANDRÉE TÉTRY 1963)

Der Fall *Prostoma rubrum* ist von besonderem Interesse, da so hohe Cholinesterasewerte, von manchen elektrischen Fischen abgesehen, bei Vertebraten nicht vorkommen. Vor allem sollte lokalisatorisch (histochemisch) näher bestimmt werden, im Bereich welcher Organe sich diese hohen Acetylcholinesterasewerte finden. Daß es sich bei *Prostoma rubrum* um einen individuellen Fall zu handeln scheint, geht daraus hervor, daß bei einem andern marinen Nemertinen, *Cerebratulus lacteus*, eine Cholinesteraseaktivität von nur 6,8 mg/Stunde/100 mg Gewebe hydrolysiertes Substrat festgestellt wurde.

Auf den glatten Muskel scheint Acetylcholin nur relativ geringen Einfluß zu haben. Wie SMITH, JACKSON u. PROSSER (1940) am dorsalen Längsmuskel von *Cerebratulus lacteus* feststellten, hatte 10^{-4} Acetylcholin keine Wirkung; nach Physostigmin traten mit Acetylcholin 5.10^{-5} Kontraktionen auf. Bei höheren Konzentrationen waren sie entsprechend stärker. Dabei zeigte der glatte Muskel im Verhältnis zum Gesamtgehalt des Tieres einen auffallend hohen Cholinesterasewert. Die Acetylcholinempfindlichkeit des Bewegungsmuskels ist bei *Cerebratulus*, verglichen mit dem quergestreiften Säugermuskel, nicht groß. Wir haben bei Invertebraten vielfach mit ganz andern, d. h. teils niedrigeren, teils höheren Empfindlichkeiten zu rechnen, als bei Vertebraten. Immerhin besteht eine gewisse Blockierungswirkung auf die Acetylcholinesterase durch Physostigmin. Die nähere Aufklärung der Acetylcholinverhältnisse bei einer Reihe von Nemertinen wäre aus tiersystematischen Gründen sehr wünschbar. Vom Nervenzentrum und glatten

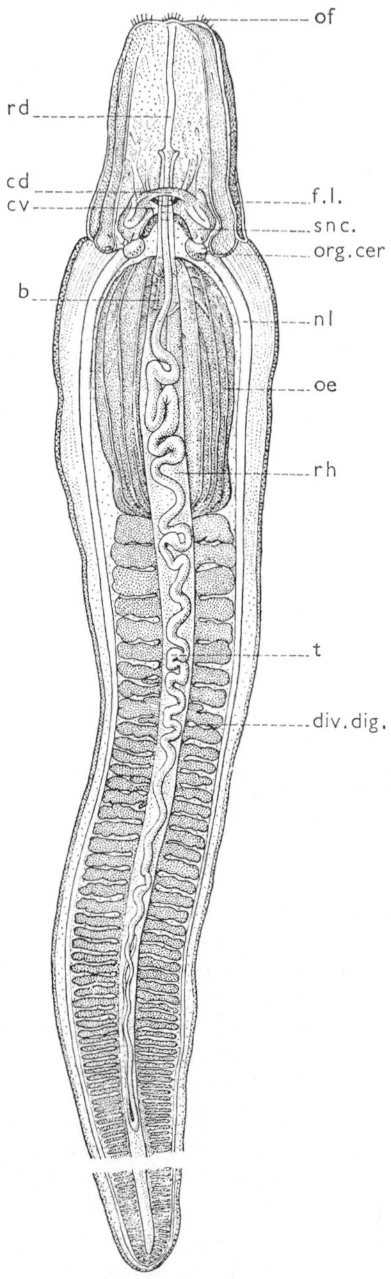

Abb. 28. *Cerebratulus fuscus (Nemertea)*. *b* Mund; *cd* Dorsalkommissur; *cv* Ventralkommissur; *div. dig.* Divertikel (Verdauungsorgan); *f.l.* Seitenspalt; *nl* Seitennerv; *Oe* Oesophagus; *of* Frontalorgan; *org. cer.* Cerebralorgan; *rh* Rhynchodeum; *snc* Zentralnervensystem. (Aus: P.P. GRASSÉ 1961)

Bewegungsmuskel abgesehen, wäre es von Interesse festzustellen, ob die contractilen Gefäße und der Darmkanal auf Acetylcholin reagieren und eventuell Acetylcholin und Cholinesterase zu bilden vermögen.

α) Wirkung von Krampfgiften

Cerebratulus marginatus (Ren.) (Abb. 28) wurde in Picrotoxin 10^{-4} sofort erregt; auf Berührungsreiz schnellten die Tiere blitzartig zusammen. Mit Picrotoxin 5.10^{-3} kam es zum Ausstoßen des Rüssels. Ähnlich wirkte Strychnin 10^{-4}.

An dem Süßwasserwurm *Prostoma graecense* (Böhmig) wurde durch EGGHART u. UMRATH (1956) festgestellt, daß gegen Strychnin (10^{-6}) eine hohe Empfindlichkeit besteht, im gleichen Ausmaß auch auf Physostigmin 10^{-6}, unter dessen Einfluß der Wurm kurz und dick wurde (Kontraktion). Hohe Krampfempfindlichkeit zeigte *Prostoma graecense* auch gegen Systox und Pervitin (Grenzkonzentration bei beiden 10^{-5}). Die Empfindlichkeit auf Krampfgifte entsprach etwa derjenigen von *Schistosoma mansoni*.

Ähnlich empfindlich erwiesen sich auch die marinen Vertreter *Tetrastemma obscurum* und *Depanophorus* spec. FLOREY (1962) wies darauf hin, daß sich unter den Protostomia einzig Scoleciden und unter diesen nur Turbellarien und Nemertinen dem Strychnin und Picrotoxin gegenüber, die hier beide als Krampfgifte wirken, ähnlich verhalten wie Deuterostomia.

3. Stamm Acanthocephala, Kratzer

Acanthocephala sind, wie Plathelminthen und Nemertinen, coelomlos. Sie leben ausnahmslos endoparasitisch; erwachsene Formen finden sich ausschließlich im Darmkanal von Wirbeltieren. Dementsprechend fehlen ihnen Verdauungskanal, Respirationsorgane, Herz und Kreislauf. Als Zwischenwirte kommen Arthropoden, besonders Krebse in Frage, zum Beispiel bei dem Parasiten *Pomphorhynchus* spec. Der Hautmuskelschlauch besteht aus äußerer Ring- und innerer glatter, syncythialer Längsmuskulatur. Ein Rostrum dient der Befestigung. Länge 10—20 mm und mehr. Das Nervensystem besteht aus einem großen zentralen sog. Basalganglion am hinteren Ende des Receptaculum des Rostrums. Von ihm ziehen Nerven ins Prosoma zur Innervation des Receptaculums und des Retractor rostri. Den Stamm durchziehen zwei laterale Nerven. Die Stellung im System ist unsicher; man rückt sie teils in die Nähe der Plathelminthen (Cestoden), teils der Priapuliden, teils der Rotatoria (vgl. BAER, 1961). Über Acetylcholin und Cholinesterasen ist bei Acanthocephalen nichts bekannt.

α) Wirkung von Krampfgiften

Larven von *Pomphorhynchus* spec. sind auf Krampfgifte im Sinne der Erregung empfindlich (EGGHART u. UMRATH, 1956). Die Grenzkonzentrationen liegen für Strychnin und Systox bei 10^{-5}. Picrotoxin war wirkungslos. Auf Physostigmin scheinen *Pomphorinchus*larven unempfindlich zu sein. Demgegenüber reagierte der Muskel erwachsener *Pomphorhynchus*arten (aus Forellendarm) auf Physostigmin mit Contractur. Ähnliche Contracturwirkungen des Physostigmins auf glatte Muskulatur sind bei vielen Invertebraten, zum Beispiel bei Anneliden, und bei Vertebraten wohlbekannt. Bei *Hirudo* und bei Vertebraten wird sie allgemein auf Blockierung der Acetylcholinesterase zurückgeführt. Ob dies auch bei Acanthocephala der Fall ist, darüber könnte nur eine Analyse der Acetylcholin- und Cholinesteraseverhältnisse Aufschluß geben.

Pseudocoelmata

4. Stamm Nemathelminthes, Rundwürmer

Die Rundwürmer sind durch die drehrunde Gestalt ihres Körpers charakterisiert. Ein Blutgefäßsystem fehlt. Die glatte Bewegungsmuskulatur besteht aus sog. Epithelmuskelzellen. Eine Gliederung des Körpers fehlt vollständig.

Über Acetylcholin, Cholinesterasen und Cholinacetylase sind wir bei Rundwürmern nicht orientiert.

5. Stamm Aschelminthes

a) Klasse Rotatoria, Rotifera, Rädertierchen

Heute vorwiegend Süßwassertiere; sie gehören zu den kleinsten vielzelligen Tieren von 0,04—2 mm Größe und sind von den einzelligen Infusorien, deren Lebensweise sie teilen, nur mikroskopisch zu unterscheiden. Der Körper zerfällt meist in drei Teile: Kopf, Rumpf und Schwanz. Das Kopfende verbreitert sich nach vorn zur Radscheibe, die stark bewimpert ist. Die Leibeshöhle entbehrt einer Epithelbekleidung; sie ist von Nerven und Muskeln durchsetzt. Das Nervensystem besteht aus einem dorsalen Schlundganglion (dem Gehirn), einem Suboesophagalganglion, einem Fußganglion, dem Kaudalganglion. Vom Gehirn gehen zahlreiche Nerven aus. Das Muskelsystem ist hoch entwickelt, aus glatten und quergestreiften Muskeln bestehend. Der Verdauungskanal setzt sich aus Oesophagus, Magen, der vom Darm wenig abgesetzt ist, und Rectum zusammen. Er ist, mit Ausnahme des Kaumagens, mit Wimperepithel ausgekleidet. Bei manchen Rotatorien sind fast alle Muskeln quergestreift (z. B. bei *Hydantina*), offenbar eine Anpassung an starke, plötzliche Bewegungen. Die Muskulatur der Retractoren des Räderorgans ist oft glatt. Bei Rädertierchen findet man ausgesprochene Zellkonstanz. Herz und Gefäßsystem fehlen. Die weiblichen Tiere sind viel größer als die im Bau stark reduzierten männlichen. Im ganzen gleichen die Rädertierchen stark den Trochophora-Wurmlarven.

Rädertierchen besitzen eine ausgesprochene Empfindlichkeit auf Acetylcholin. Durch 5.10^{-5} Acetylcholin wurden an den Rotatorien *Branchionus calciflorus* (Bull.) und *Rotatoria* spec. die Cilien des Räderorgans stillgelegt. Dasselbe geschah auch durch Physostigmin 10^{-6}. Beides spricht mit einer gewissen Wahrscheinlichkeit für die Anwesenheit von Acetylcholin und von Acetylcholinesterase im Räderorgan. Ein direkter Nachweis wurde bis jetzt nicht geleistet. Bei manchen Individuen kam es mit Acetylcholin und Physostigmin zu Krampferscheinungen.

Die bisherigen Versuche mit Rotatorien lassen den Schluß zu, daß wenn Acetylcholin einen steuernden Einfluß auf die Wimperbewegung ausübt, er, jedenfalls in den geprüften Konzentrationen, als Hemmstoff wirkt, was durch die Wirkung des Physostigmins als Cholinesterasehemmstoff bestätigt wurde.

α) Wirkung von Krampfgiften

Die Rotatorie *Branchionus calciflorus* (Bull.) zeigte sich, ähnlich wie *Rotatoria* spec. auf Strychnin wenig empfindlich (Florey, 1951): durch Strychnin 10^{-4} wurde der Wimperschlag des Räderorgans gebremst; erst bei 10^{-3} bis 2.10^{-3} stand er still. Daneben traten krampfartige Erscheinungen auf. Picrotoxin 10^{-3} war wirkungslos. Acetylcholin 5.10^{-4} und Physostigmin 10^{-5} stellten den Cilienschlag still.

Da Strychnin einen (relativ schwachen) Cholinesterasehemmstoff darstellt, könnte auch die erst bei relativ hoher Dosierung des Strychnins auftretende Hemmwirkung auf den Wimperschlag des Räderorgans als Cholinesteraseblockierung gedeutet werden. Im weiteren hat sich gezeigt (Egghart u. Umrath, 1956), daß bei *Callidina* spec. und *Synchaeta* spec. durch Strychnin, Cardiazol und Physostigmin der Wimperschlag, wahrscheinlich auf dem Weg der Cholinesterasehemmung — auch Cardiazol hat in höheren Konzentrationen diese Eigenschaft — gebremst wurde. Andererseits konnte an *Callidina* spec. und an *Synchota* spec. festgestellt werden, daß Strychnin 10^{-4}, Pervitin 10^{-4} bis 10^{-3} Bewegungsreaktionen der Tiere, also motorische Erregung, auslösten.

b) Klasse Nematoda, Fadenwürmer

Sie leben vielfach parasitisch; als Beispiele seien genannt: *Ascaris lumbricoides* (Spulwurm), *Filaria bancrofti, Trichinella spiralis* (Trichine), *Enterobius, (Oxyuris) vermicularis* (Pfriemenschwanz), *Ankylostomum duodenale* (Hakenwurm).

Der Oesophagus wird von einem Nervenring umfaßt, welcher nach vorn und rückwärts eine Anzahl Längsnerven abgibt, die in Bauch- und Rückenlinie besonders stark sind. Am Nervenring und im Verlauf der Bauchnerven, sowie im Umkreis des Enddarmes liegen in Gruppen einige riesige Ganglienzellen. Blutgefäßsystem und Herz fehlen. Die Körperwandmuskulatur ist glatt: sie besteht bei *Ascaris megalocephala* aus verzweigten Riesenzellen. Die Innervationsverhältnisse der Muskelzellen sind nicht klar; sie gehen vom Zentralnervensystem aus und sind wahrscheinlich multiterminal. Ein Nervennetz ist nicht nachweisbar. *Ascaris* besitzt sowohl motorische Erregungs- als auch Hemmnerven. DE BELL et al. (1963) untersuchten die (celluläre) Elektrophysiologie des Muskels von *Ascaris*. BRADLEY (1961a) zeigte an der Larve von *Phocanema decipiens*, daß Erschlaffung und rhythmische Muskeltätigkeit durch zwei verschiedene Prozesse bedingt sind, wobei sie wahrscheinlich am selben Effectorsystem angreifen.

α) Muskel

Acetylcholin 1 μ g/ml führte nach NORTON u. DE BEER (1957) am Haut-Muskelstreifen von *Ascaris* zur Muskelkontraktion, die nach Auswaschen in Erschlaffung überging. Physostigmin verstärkte die Acetylcholinwirkung, während D-Tubocurarin sie blockierte. Durch Piperazin wurde die Wirksamkeit des Acetylcholins herabgesetzt, wobei die neuromuskuläre Verbindung oder der motorische Nerv blockiert wurden. Auf motorische Hemmnerven hatte Piperazin keinen Einfluß. Nicotin wirkte ähnlich wie Acetylcholin. Pilocarpin, Adrenalin, Histamin und Strychnin waren unwirksam. Versuche am intakten *Ascaris lumbricoides* zeigten hohe Empfindlichkeit des Vorder- und Hinterendes des Wurmes auf Acetylcholin: Acetylcholin 10^{-11} auf Lippen und Schwanzende appliziert, führte zu starker Kontraktion des Tieres. Nach Vorbehandlung mit Prostigmin waren die Endpartien noch auf Acetylcholin 10^{-21} (?) empfindlich. Nicotin 10^{-5} bis 10^{-4} führte am Ganztier zur Erregung, höhere Konzentrationen zu irreversibler Contractur und Verlust der elektrischen Empfindlichkeit. Muscarin bewirkte Erregung des ganzen Wurmes, ebenso Pilocarpin und Adrenalin. Über die Pharmakologie der Larve von *Phocanema decipiens* s. BRADLEY (1961b). An dieser führte z. B. Succinylcholin zu erhöhter Frequenz der rhythmischen Kontraktionen, ohne den Tonus zu verändern, während γ-Aminobuttersäure und Serotonin den Tonus herabsetzten, was dafür spricht, daß rhythmische Bewegung und tonische Kontraktionen über zwei voneinander unabhängige Systeme gehen.

Homogenate aus dem Muskel von *Ascaris lumbricoides* und vom Filariawurm *Litomosoides carinii* hydrolisierten Acetylcholin rascher als Butyrylcholin, was für die Anwesenheit von Acetylcholinesterase spricht (BUEDING, 1952). Ihre Aktivität ist bedeutend, denn sie ist nur etwa 10mal geringer, diejenige der *Filaria* etwa 3mal größer als diejenige der Trematode *Schistosoma*. Physostigmin 10^{-5} hatte an *Anguilla aceti* (Mill), dem Essigälchen, und an *Rhabditis pellio* krampfauslösende Wirkung, was dafür sprechen könnte, daß die glatte Bewegungsmuskulatur unter dem Einfluß von Acetylcholin und Acetylcholinesterase steht. BALDWIN u. MOYLE (1949) stellten an *Ascaris lumbricoides* (des Schweins) fest, daß der Bewegungsmuskel durch Acetylcholin 10^{-6} bis 10^{-5} erregt wird; ebenso durch Cholin und niedrige Dosen Nicotin (10^{-7}), während D-Tubocurarin hemmend wirkte, und gleicherweise Strychnin 10^{-3} und Cocain 10^{-4}. Durch hohe Nicotindosen und Atropin wurde die Wirkung des Acetylcholins nicht antagonistisch beeinflußt. Nimmt man dazu die Feststellung vom relativ hohen Acetylcholinesterasegehalt des Muskelhomogenats (die durch BALDWIN und MOYLE nicht bestätigt wurde), kann von einer wahrscheinlich *cholinergisch* beeinflußten Funktion des glatten Spulwurmmuskels gesprochen werden, auch wenn nicht alle Bedingungen erfüllt sind, welche bei Vertebraten mit dem Begriff „cholinerg" verbunden werden. An der Körpermuskulatur (ROSENBLUTH, 1964) von *Ascaris lumbricoides* verhielt sich Piperazin wie ein pharmakologisches Analogon eines hemmenden neuromuskulären Überträgerstoffes. Die Wirkung ist eine schlaffe Lähmung (DEL CASTILLO et al., 1963). Weitere Versuche mit Piperazin am Muskel von *Ascaris lumbricoides* var. suum durch DEL CASTILLO, MELLO u. MORALES (1963, 1964) ergaben eine ähnliche Wirkung wie bei elektrischer Reizung von Hemnerven. Die Wirkung am Muskelpräparat (Abb. 29) kam nur zustande, wenn Piperazin 10^{-3} w/v auf elektrophoretischem Weg der Region zugeführt wurde, wo sich an der einzelnen Muskelfaser erregende und hemmende Synapsen finden. Unter dieser Voraussetzung kam es zur Hyperpolarisation, deren Ausmaß von der extracellulären Chlorionenkonzentration abhing.

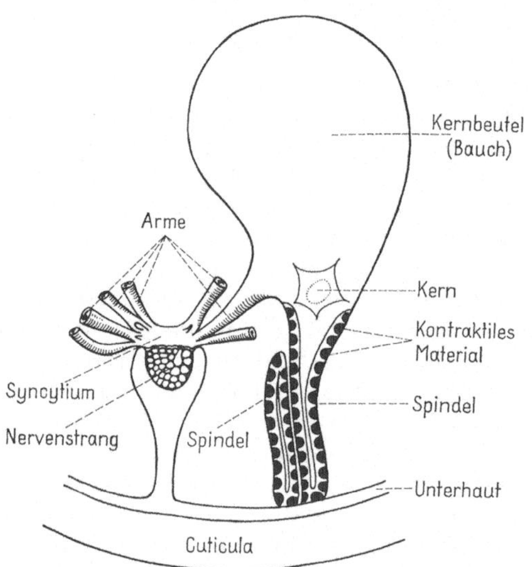

Abb. 29. Querschnitt durch eine somatische Muskelzelle und den Nervenstrang von *Ascaris lumbricoides*. Besonders auffallend sind der nucleare Beutel, die lange und flache Spindel parallel zur Axe des Wurmes, welche das kontraktile Material enthält; der Fortsatz d. h. der Muskelzellarm, der sich vom Beutel bis zum Nervenstrang erstreckt. Die terminalen Verzweigungen des Muskelarms bilden eine Art Muskelsyncytium. Zwischen den Fasern des Nervenstranges und dem Muskelsyncytium befinden sich erregende und hemmende Synapsen. (Aus: J. DEL CASTILLO, W.C. DE MELLO u. T. MORALES 1964)

Die wiederholten Aktionsströme, welche *Ascaris* zur Muskelkontraktion führen, werden nicht direkt durch motorische Nerven an der neuromuskulären Synapse übermittelt, sondern durch Schrittmacher gebildet, welche an einer bestimmten, als Syncytium bezeichneten Stelle des Muskels sich finden (DE BELL et al., 1963). (Vgl. auch STANDEN, 1955, GOODWIN u. VAUGHAN WILLIAMS, 1963). Die autorhythmische Oberflächenmembran des Syncytiums wurde durch das von *fördernden Synapsen* des Nervenstranges freigesetzte Acetylcholin oder einen verwandten Cholinester depolarisiert, wodurch die Frequenz des Aktionsstromes sich vergrößerte. Der chemische Überträgerstoff von vorläufig unbekannter Konstitution, der an *hemmenden Synapsen* freigesetzt wird, bewirkte Hyperpolarisation des Syncytiums und Frequenzabnahme des Aktionsstromes, der aufhörte, wenn die

Potentialdifferenz an der Membran um ca. 40 mV zugenommen hatte. Piperazin 10^{-3} M bewirkte Hyperpolarisation des Muskels und Aufhören des Aktionsstromes. Die Piperazinreceptoren befinden sich im Muskelsyncytium und sind wahrscheinlich identisch mit den postsynaptischen Receptoren der hemmenden Nervmuskelverbindung.

Es hat sich gezeigt, daß γ-Aminobuttersäure auf die hemmenden Receptoren, d. h. auf die entsprechenden Muskelzellen einen stark hemmenden Einfluß ausübte. Schon Konzentrationen von GABA 10^{-7} M führten zur Depolarisation und anschließend zur Hyperpolarisation der Syncytiummembran der Muskelfaser. Zur vollständigen Hemmung der somatischen Muskulatur kam es mit γ-Aminobuttersäure 10^{-6} bis 10^{-5}. (DEL CASTILLO et al., 1964). Vgl. dazu die kritischen Bemerkungen von FLOREY (1965).

β) Nervensystem

Acetylcholin wurde aus dem Nervensystem von *Ascaris lumbricoides, Litomosoides carinii* und *Dirofilaria repens* durch MELLANBY (1955) isoliert, Cholinesterase in *Ascaris lumbricoides* und *Litomosoides carinii* nachgewiesen und zwar im Nervensystem und im Muskel von *Ascaris*, besonders reichlich an der Nervenmuskelverbindung und an derjenigen zwischen Muskel und Nervenring (Abb. 30 u. LEE,

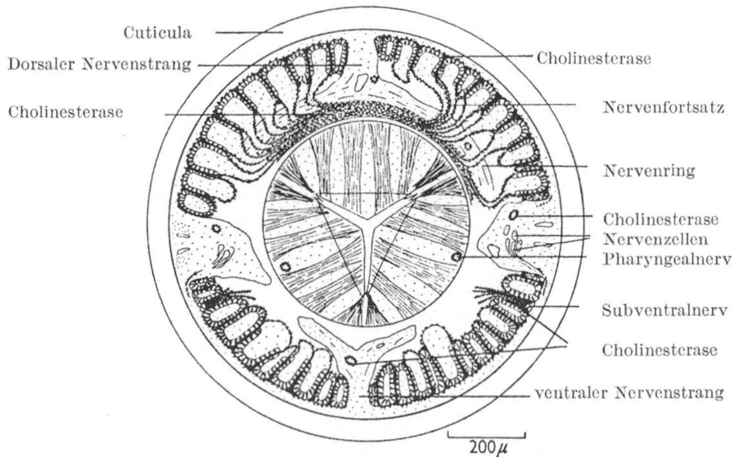

Abb. 30. Querschnitt durch *Ascaris* in der Höhe des Nervenringes. Cholinesterase-Einlagerung in der Gegend zwischen Nervenring und Muskulatur. (Aus: D. L. LEE 1965)

1965). Die Pharyngealnerven und sensorischen Nerven sind bei *Ascaris* cholinerg; die Acetylcholinesterase scheint an der Außenseite der Nerven lokalisiert zu sein. Möglicherweise spielen neben Acetylcholin andere Überträgerstoffe eine Rolle (LEE, 1965), wahrscheinlich 5-Hydroxytryptamin. RHODE (1960) fand Acetylcholinesterase in pflanzenparasitischen Nematoden und eine Anticholinesterase in *Asparagus* sp. Die höchste Aktivität der Acetylcholinesterase hatten der Nervenring und die mit ihm verbundenen Ganglien und Sinnesorgane. Diese Acetylcholinesterase ist empfindlich auf Anticholinesterasen vom Typus der Alkylphosphate. Zur Nerven- und Muskelphysiologie vgl. vor allem LEE (1962, 1965) (Literatur) und DELCASTILLO und MORALES (1968).

γ) Wirkung von Krampfgiften

An *Anguillula aceti* und *Rhabditis pellio* hatte Santonin, ähnlich wie bei *Ascaris lumbricoides* und bei dem Anneliden *Lumbricus terrestris*, schon in der

6*

Verdünnung von 10^{-6} bis 10^{-5} ausgesprochene Erregung zur Folge bis zur Krampfwirkung. Bemerkenswert war neben der hohen Santoninempfindlichkeit die Erregungswirkung des Physostigmins 10^{-6} bei *Anguillula* und *Rhabditis*. Sehr mäßig
war die Empfindlichkeit auf Strychnin (5.10^{-3}); Pictrotoxin war wirkungslos.

c) Klasse Nematomorpha

Die Nematomorpha, haarartig dünne Würmer, gehören in die Nähe der Nematoden und Gastrotrichen. Sie schmarotzen in der Leibeshöhle von Insekten und
verlassen dieselben, um im Wasser ihre Eier abzulegen. Nematomorpha können
50 cm bis 1 m und mehr messen. Es handelt sich um fadenförmige Würmer von
1 mm, manchmal von 2—3 mm Dicke. Ein longitudinaler glatter Muskelschlauch
durchzieht den ganzen Körper. Das Nervensystem besteht aus einer Gehirnmasse,
welche einige Riesenganglien enthält und einem ventralen Nervenstrang. Herz und
Respirationsorgane fehlen; der Darm ist reduziert.

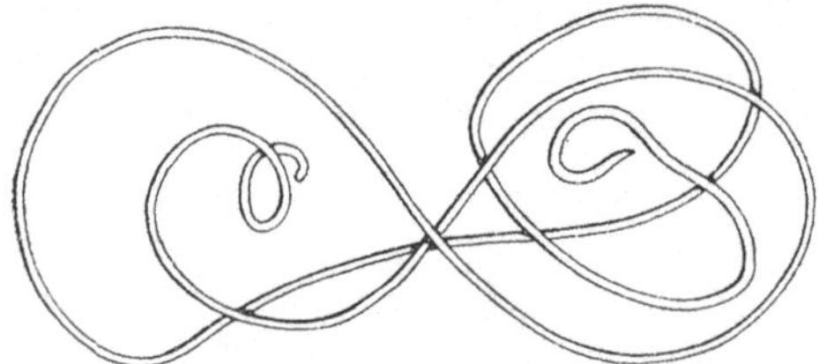

Abb. 31. *Gordius aquaticus*, Wasserkalb (Nematomorpha). Die Würmer werden $^1/_2$—1 m lang und ca. 1 mm breit.
(Nach: P. P. GRASSÉ u. D'ANDRÉE TÉTRY 1963)

Nach Untersuchungen von EGGHARDT u. UMRATH (1956) an *Gordius aquaticus*
(Duj.), (Abb. 31), dem im Süßwasser lebenden Saitenwurm oder Wasserkalb, hatten
sehr hohe Acetylcholinkonzentrationen 10^{-2}! den Effekt, daß die Tiere bewegungslos wurden, was einer unspezifischen Wirkung entsprechen dürfte. Auffallend war,
daß Atropin 10^{-6} erschlaffend wirkte. Physostigmin war selbst in den hohen Konzentrationen von 4.10^{-3} bis 5.10^{-2} wirkungslos, was gegen die Anwesenheit von
Cholinesterasen spricht.

Dem Vorausgehenden ist zu entnehmen, daß die einzige bisher daraufhin
untersuchte Spezies sehr wahrscheinlich weder Acetylcholin noch Cholinesterasen
bildet, was zu den Feststellungen an Rotatorien und Nemertinen in gewissem
Gegensatz steht. Es wäre tiersystematisch wertvoll, wenn entsprechende Untersuchungen an einer größeren Reihe von Nematomorpha durchgeführt würden.
Vielleicht könnte das dazu führen, daß die Nematormopha, deren systematische
Stellung nicht allzu sicher steht, von Rotatorien und Nematoden schärfer abgegrenzt werden, als das zur Zeit der Fall ist.

Gordius aquaticus erwies sich auf Strychnin außerordentlich empfindlich; schon
Strychnin 10^{-6} machte das Tier bewegungslos. Demgegenüber hatten Picrotoxin
10^{-3} und Santonin 10^{-3} bis 10^{-4} keine Wirkung.

Euccelomata

6. Stamm Tentaculata

Bryozoa (Polyzoa) (Ectoprocta) *Moostierchen*
und *Kamptozoa (Entoprocta)*. Die mikroskopisch kleinen Bryozoen sind festsitzend; sie bilden auf dem Weg der Knospung Kolonien, oft zu Hunderten und
Tausenden, welche mit ihren gallertigen oder harten, kalkigen Krusten Felsen,

Wasserpflanzen usw. überziehen. Manche Kolonien bestehen, wie bei *Bugula* spec. aus bäumchenartigen Bildungen. Sie besitzen eine mit Flimmerhaaren dicht besetzte Tentakelkrone auf dem allen Formen gemeinsamen Lophophor (Tentakelträger). Wir wissen nicht, ob die Flimmerhaare auf Acetylcholin empfindlich sind.

Bei Bryozoa, bei denen starke Rückbildungen infolge der Kolonienbildung eingetreten sind (Nephridialorgane, Blutgefäßsystem) und wo es zur Arbeitsteilung (Geschlechtstiere usw.) gekommen ist, umgeben die Tentakel die Mundöffnung ringsförmig; die Tentakelkrone kann blitzschnell eingezogen werden. Oesophagus, Magen und Darm sind abgrenzbar. Ein Zentralnervensystem in Form eines Unterschlundganglions, von dem einige Nervenäste ausgehen, ist vorhanden. Ein Blutgefäßsystem fehlt. Der Zwischenraum zwischen dem hufeisenförmigen Darm und der Körperoberfläche ist vollständig von einem Muskelzellen enthaltenden Parenchym ausgefüllt. Bei manchen Bryozoen ist ein glatter Hautmuskelschlauch angelegt. Der Retractor, mit welchem das Tier sich in seine Hülle zurückziehen kann, ist bei manchen Moostierchen quergestreift. Die Larven sind vom Typus der Trochophora. Die meisten Formen sind marin. Die primitivste Gruppe unter den Bryozoen, die *Phylactolaemata*, sind Reliktformen. Sie tragen die mit bewimperten Tentakeln versehenen Arme auf dem doppelt hufeisenförmigen Lophophor. Sie leben im Süßwasser, darunter *Plumatella punctata* (Hancock) u. a.

Über Acetylcholin und Cholinesterasen scheint bei Bryozoa nichts bekannt zu sein. Physostigmin 5.10^{-3} bewirkte bei *Plumatella* Einrollen der Tentakel. Es wäre von Interesse festzustellen, ob die quergestreifte Retractormuskulatur auf Acetylcholin empfindlich ist und Acetylcholin enthält.

α) Wirkung von Krampfgiften

Strychnin und Pervitin 10^{-4} hatten nach EGGHART u. UMRATH (1956) bei *Plumatella punctata* (Hanc.) vermehrte Spontanreaktionen zur Folge. Bei *Bugula plumosa* (Pall.) wurde durch Strychnin 10^{-5} die Erregbarkeit erhöht, durch $2,5.10^{-3}$ herabgesetzt. Picrotoxin hatte auch in höheren Konzentrationen weder auf *Bugula* noch auf *Plumatella* einen erregenden Einfluß. Santonin war wirkungslos.

Über *Kamptozoa* (Entoprocta) mit den wichtigsten Gattungen *Loxosoma* und *Pedicellina* scheint hinsichtlich Acetylcholin und Cholinesterasen nichts bekannt zu sein.

β) Brachiopoda, Armfüßer

Die ausschließlich marinen Brachiopoden, bei denen der fossile Artenreichtum besonders groß ist (über 30000 bekannte Arten), während es heute kaum noch 260 Arten sind, gehören zu den ältesten Fossilien (Cambrium). Im Mesozoicum ist *Terebratula* besonders artenreich. Sie sind von muschelartigem Aussehen, ohne mit Muscheln verwandt zu sein, zweischalig, mit Schließ- und Öffnermuskel und besitzen zwei spiralig gewundene Arme oder einen scheibenförmigen Lophophor mit kleinen Tentakeln (ähnlich wie der Lophophor bei den Bryozoen). Sie sind meist festsitzend, direkt oder über einen Stiel (wie z. B. *Lepas anatifera*). Fast alle Organe bestehen aus Epithelien; Bindegewebe fehlt beinahe vollständig. Ein einfaches Herz und Gefäße sind vorhanden. Das Nervensystem besteht aus einem Schlundring, entsprechend dem unteren Schlundganglienpaar, und dem ventralen Bauchmark. Nervenverzweigungen ziehen zu den Muskeln. Außerdem besteht ein subepidermaler Plexus.

Der Adductormuskel einiger Brachiopoden ist quergestreift, wie das schon DÉLAGE u. HÉROUARD (1897) für *Magellania* spec. nachgewiesen haben. Die Spezialisation des Muskels bei diesen frühen Tierformen dürfte auf die Notwendigkeit des raschen Schalenschlusses zurückgeführt werden. Die Frage nach dem Vorhandensein einer (primitiven) Nervenendplatte ist ebenso naheliegend, wie die Frage nach dem Acetylcholin als Überträgerstoff. Wir wissen heute noch nicht, bei welchen mit quergestreifter Körpermuskulatur versehenen Invertebraten das Acetylcholin als humoraler Überträgerstoff erstmals in Erscheinung tritt. Vielleicht ist das bei protostomen Invertebraten überhaupt nicht der Fall.

Der Gewebesaft von *Terebratulina caput serpentis* hydrolysiert Acetylcholin, enthält also eine Acetylcholinesterase, die von derjenigen höherer Tiere verschieden ist, da sie weder Acetyl-β-methylcholin noch Benzoylcholin spaltet. Der Nachweis einer Acetylcholinesterase bei Tentaculata, speziell bei Brachiopoden, erscheint phylogenetisch von besonderem Interesse, wenn wir an die weitere Entwicklung der invertebraten Tierstämme denken, bei denen, wie bei Mollusken, das Gewebe oft sehr reich an Acetylcholin und Cholinesterase ist, ohne daß wir ihre physiologische Funktion kennen. Acetylcholin scheint bisher bei Brachiopoden nicht nachgewiesen worden zu sein. Auch ihre Empfindlichkeit auf Acetylcholin ist unbekannt.

Es wäre in tiersystematischer Hinsicht sehr wertvoll, wenn bei Brachiopoden nach Acetylcholin gefahndet würde, besonders wegen der möglichen Funktion des Acetylcholins als Überträgerstoff am quergestreiften Adductormuskel. Vielleicht würden sich tiersystematisch interessante Beziehungen zu den anatomisch und funktionell ähnlichen Verhältnissen bei Lamellibranchiaten [quergestreifter Adductorteil des Schließmuskels] ergeben.

Nach BACQ (1947) hatte Acetylcholin 10^{-4} am glatten Bewegungsmuskel von *Lepas antifera*, der sog. Entenmuschel, keine Wirkung.

γ) Phoronidea

Phoronidea, mit zwei Gattungen und wenigen Arten, die ausschließlich marin sind, leben in häutigen Röhren. Der Lophophor ist mit reichlichen Tentakeln ausgestattet. Die meisten Phoroniden sind nur wenige mm lang, einige 12—15 cm. Das Nervensystem ist primitiv, plexusartig, mit einem subepithelialen Nervennetz. Die Muskulatur ist über Neuronen versorgt. Es besteht ein zentrales Ganglion und ein perioesophagaler Ring. Oesophagus, Magen und Darm sind unterschieden. Der Kreislauf ist geschlossen; ein eigentliches Herz fehlt, verschiedene Gefäßabschnitte sind contractil, besonders die blind geschlossenen Gefäßfortsätze in der Magengegend.

Wie WILSON u. BULLOCK (1958) zeigten, verfügt *Phoronis* spec. über Riesenaxone von 25—35 μ Durchmesser, von denen sich Aktionsströme ableiten lassen. Sie dienen der schnellen Übermittlung für die Muskelkontraktion. Nerven- und Muskelpotential folgen dem Alles- oder Nichtsgesetz (BULLOCK u. HORRIDGE, 1965).

Bei Phoronida scheint über Acetylcholin und Cholinesterasen nichts bekannt zu sein.

Überblick über Acoelomata, Pseudocoelomata und Eucoelomata

Mit der Ausbildung der bilateralen Symmetrie treten Zentralnervensystem und entsprechende Nervenstränge stärker in Erscheinung. Ein Nervennetz kommt bei Turbellarien noch vor. Die Muskulatur ist fast ausschließlich glatt, von „klassischem" oder helikalem Typ; quergestreiftem Muskel begegnet man (neben glattem Muskel) erst bei Bryozoen und Brachiopoden. Ein Herz fehlt mit Ausnahme bei Brachiopoden; Gefäßbildung kommt nur bei Bryozoen, Brachiopoden und Phoroniden vor.

Acoelomata

Stamm Plathelminthes: Unter den *Turbellaria* konnte bei einer *Planaria* Acetylcholin, bei zwei weiteren Spezies dieser Gattung und bei *Dendrocoelum fluviatilis* Acetylcholinesterase nachgewiesen werden. Diese fand sich an typischen Lokalisationen, nämlich im Zentralnervensystem und an der neuromuskulären Verbindung, was eine cholinerge Innervation wahrscheinlich macht.

Trematoden (Parasiten). Bei der Trematode *Schistosoma mansoni* wurde Acetylcholin, Acetylcholinesterase neben Butyrylcholinesterase und Cholinacetylase nachgewiesen, so daß bei diesem Parasiten mit cholinergen Nerven fast sicher gerechnet werden darf. Durch 10^{-5} M Physostigmin oder Prostigmin wurde die Acetylcholinesterase völlig gehemmt. In der „aufsteigenden Tierreihe" bildet diese Feststellung zusammen mit dem Befund bei der Turbellarie *Planaria* sp. den frühesten Anhaltspunkt dafür, daß bei Protostomia der „Acetylcholinweg" der Nerven- oder Nervenmuskelerregung eingeschlagen wurde. Bei *Cestoden* (Parasiten) ist der Nachweis von Acetylcholinesterase sichergestellt. Acetylcholin führte zu Erschlaffung der Muskulatur, die durch vorausgeschicktes Physostigmin verstärkt wurde. Atropin war auf die Wirkung des Acetylcholins ohne Einfluß. Eine cholinerge Innervation des (glatten) Muskels ist vorläufig unwahrscheinlich.

Stamm Nemertini: Bei *Prostoma rubrum* wurde sehr hohe Acetylcholinesteraseaktivität (neben Butyrylcholinesterase) festgestellt, ohne daß ihre funktionelle Bedeutung bekannt wäre. Bei so hohen Aktivitätswerten hat man den Eindruck, die betreffende Spezies befinde sich in einem Vorstadium funktioneller Neugestaltung, die mutativ zur Bildung einer neuen Art führen könnte (?). Bei *Cerebratulus lacteus* wurde demgegenüber im glatten Muskel Acetylcholinesterase von bescheidener Aktivität nachgewiesen.

Stamm Acanthocephala: Über Acetylcholin und Acetylcholinesterase ist nichts bekannt. Physostigmin wirkte im Sinne der Erregung.

Pseudocoelomata

Stamm Nemathelminthes: Über Acetylcholin und Acetylcholinesterase ist nichts bekannt.

Stamm Aschelminthes. Bei *Rotatoria* konnte hohe Empfindlichkeit auf Acetylcholin (Hemmung der Cilien des Räderorgans) ebenso auf Physostigmin im Sinne der Hemmung, nachgewiesen werden.

Bei *Nematoden* (Parasiten) wurde Acetylcholinesterase im (glatten) Muskel festgestellt. Acetylcholin 10^{-6} führte zur Muskelkontraktion. Durch Physostigmin wurde die Acetylcholinwirkung verstärkt, durch D-Tubocurarin blockiert. Bei *Ascaris lumbricoides* wirkten Muscarin und Pilocarpin erregend. Durch Atropin wurde die Wirkung des Acetylcholins nicht antagonistisch beeinflußt. Acetylcholin wurde bei Nematoden nicht nur im Muskel, besonders reichlich an der Nervenmuskelverbindung, sondern auch im Zentralnervensystem nachgewiesen. Vieles spricht dafür, daß der Muskel cholinerg ist und daß das Zentralnervensystem cholinerge Synapsen besitzt. Auch sensorische Nerven erwiesen sich als wahrscheinlich cholinerg. γ-Aminobuttersäure hatte einen stark hemmenden Einfluß auf die somatische Muskulatur.

Nematomorphoa (Gordius aquaticus) scheinen weder Acetylcholin noch Acetylcholinesterase zu bilden.

Stamm Tentaculata. Bei *Bryozoa* ist über Acetylcholin und Acetylcholinesterase nichts bekannt. Es wäre von Interesse festzustellen, ob der quergestreifte Retractormuskel cholinerg ist. Bei *Brachiopoda* mit teilweise quergestreiftem Schließmuskel ist über Acetylcholin nichts bekannt. Acetylcholinesterase wurde nachgewiesen. Bei *Phoronidea*, die Riesennervenfasern besitzen, ist über Acetylcholin und Acetylcholinesterase nichts bekannt.

Unsere Kenntnisse hinsichtlich Acetylcholin und Cholinesterasen bei der großen Gruppe von acoelen, pseudocoelen und eucoelen Bilateralia sind noch recht dürftig. Bei den meisten der hier genannten Stämme steht der Acetylcholinnachweis aus oder ist negativ ausgefallen. Eine Acetylcholinesterase scheint vielseitig verbreitet zu sein.

Wirkung von Krampfgiften bei Bilateralia
Acoelomata
Stamm Plathelminthes

An *Turbellarien* erhöhte Strychnin 10^{-6} die Reizempfindlichkeit. Auf Picrotoxin reagierten sie mit Erregbarkeitssteigerung bis Krampf. Sie sind auch auf andere Krampfgifte, Coffein, Pervitin und Systox im Sinne erhöhter Erregbarkeit empfindlich.

Trematoden sind auf Strychnin 10^{-6} im Sinne der Erregung empfindlich; Picrotoxin 10^{-5} hatte keine Wirkung. Hingegen wirkten Pervitin und Systox im Sinne erhöhter Reizempfindlichkeit.

An *Cestoden* wirkt Strychnin krampfauslösend, auf Picrotoxin sind sie unempfindlich. Die Versuche von FLOREY (1951) und von EGGHART u. UMRATH (1956) haben ergeben, daß an Plathelminthen Picrotoxin oft lähmend wirkte.

Stamm Nemertini

Auf *Nemertinen* wirkte Strychnin 10^{-6} erregbarkeitssteigernd, 10^{-4} löste Contracturen aus; Picrotoxin 10^{-4}, Pervitin 10^{-5} und Systox 10^{-5} steigerten die Reizempfindlichkeit ebenfalls.

Stamm Acanthocephala

Auf Strychnin sind sie im Sinne der Erregung empfindlich; Picrotoxin war wirkungslos.

Stamm Aschelminthes

Rotatorien reagierten auf Strychnin 10^{-4} mit Erregung; durch 10^{-3} wurde das Räderorgan stillgelegt. Picrotoxin 10^{-3} war wirkungslos.

An *Nematoden* löste Strychnin Krämpfe aus; Picrotoxin war wirkungslos, Santonin führte (erstmals in der Tierreihe) zu Krämpfen.

Nematomorpha: Gordius machte Strychnin 10^{-6} bewegungslos; Picrotoxin und Santonin waren ohne Wirkung.

Stamm Tentaculata

Bryozoen zeigten auf Strychnin 10^{-5} erhöhte Erregbarkeit; höhere Konzentrationen setzte sie herab. Picrotoxin und Santonin waren wirkungslos.

Es ergeben sich folgende *Reaktionstypen:*

1. Turbellarien und *Nemertinen* sind auf Strychnin und Picrotoxin im Sinne der Erregung empfindlich.

2. Trematoden, Cestoden, Acanthocephala und *Rotatoria* sind auf Strychinn im Sinne der Erregung empfindlich, auf Picrotoxin unempfindlich, Picrotoxin wirkt bei *Trematoden* und *Cestoden* auch lähmend.

3. Nematoden sind auf Strychnin und Santonin im Sinne der Erregung empfindlich, auf Picrotoxin unempfindlich.

4. Nematomorpha (Gordius) macht Strychnin bewegungslos; Picrotoxin und Santonin sind ohne Wirkung.

5. Bryozoa sind auf Strychnin im Sinne der Erregung empfindlich, nicht auf Picrotoxin und Santonin.

Die Unterschiede in der Empfindlichkeit auf Krampfgifte dürften mit der verschiedenen Organisationshöhe des Zentralnervensystems zu tun haben, was besonders aus der verschiedenen Empfindlichkeit auf Picrotoxin und Santonin zu schließen wäre. Dem steht gegenüber, daß wir bei der kleinen Zahl untersuchter Bilateralia, deren Artenreichtum außerordentlich groß ist, nicht mit Sicherheit damit rechnen können, daß das Schema der Krampfgiftwirkungen für die einzelnen Stämme und Klassen von Bilateralia charakteristisch ist, da jeweils nur einzelne Vertreter zur Untersuchung gelangten. Durch Prüfung der Krampfempfindlichkeit an einer größeren Artenzahl ließen sich vielleicht interessante taxonomische Beziehungen erkennen, die bei der vielfachen Unsicherheit taxonomischer Einordnung tiersystematisch und phylogenetisch von Bedeutung sein könnten.

Mollusca, Weichtiere

    a) Monoplacophora *(Neopilina)*
    b) Amphineura („Urmollusken")
    c) Gastropoda, Schnecken
        Prosobranchia, Vorderkiemer
        Opisthobranchia, Hinterkiemer
        Pulmonata, Lungenschnecken
    d) Scaphopoda
    e) Lamellibranchiata, Muscheln
    f) Cephalopoda, Tintenfische

Im folgenden können fast nur Vertreter der Gastropoden, Lamellibranchier und Cephalopoden berücksichtigt werden, da über die hier interessierenden Verhältnisse bei Monoplacophora, Amphineura und Scaphopoda sehr wenig bekannt ist. Gesamtzahl bekannter Weichtierarten 104000 (BOETTGER, 1952), nach WURMBACH (1962) 112000 Arten, davon 45000 rezente. Bei den zu einem so artenreichen Stamm ausgewachsenen und in den Tintenfischen zu hoher Organisation gelangten *Mollusca* (vgl. MORTON, 1958) sind die Verhältnisse hinsichtlich Acetylcholin und Adrenalin an einer größeren Reihe von Vertretern aufgeklärt worden. Es ist insbesondere das Verdiesnt von H. FRÉDÉRIC (1947), BACQ (1947), WELSH (1956), PROSSER (1952), RIPPLINGER (1953), JULLIEN u. RIPPLINGER (1956), FLOREY (1961 a, b, 1962) u. a., das Verhalten dem Acetylcholin und Adrenalin gegenüber bei einer Reihe von Weichtieren genauer untersucht zu haben. Bei den Mollusken liegen die Verhältnisse insofern eigenartig, als bei den meisten untersuchten Arten der Schnecken, Muscheln und Tintenfische zwar das Gewebe an Acetylcholin und Acetylcholinesterase zum Teil sehr reich ist, „cholinergische", auf Acetylcholin empfindliche Nerven nur ausnahmsweise gefunden worden sind (vgl. aber über das Herz S. 91). Siehe auch CRESCITELLI u. GEISSMANN (1962), FÄNGE (1962).

Was die nicht unumstrittene systematische Stellung der Mollusken anbetrifft, zeigt die kürzlich entdeckte, zu den Monoplacophora gehörende *Neopilina galatheae*, welche eine trochophorähnliche Larve besitzt, nach HARVEY (1958) unverkennbar Anzeichen einer Metamerie (Ctenidien = Kiemen, Nephridien), so daß eine engere Verwandtschaft mit den Articulaten, als bisher angenommen wurde, für die Weichtiere in Frage kommt (BEKLEMISHEV, 1958). Diese muschelartig aussehende Schnecke ist von hohem systematischem Interesse. Es ist eine aus 3590 m Tiefe aus dem Pazifischen Ozean heraufgeholte Spezies, welche der cambro-devonischen Klasse der Monoplacophora angehört und durch LEMCHE (1957) als sehr primitives Verbindungsglied zwischen Polyplacophoren und den Cephalopoden, verkörpert durch die Nautiliden, betrachtet wird. Zur Zeit scheint nicht bekannt zu sein, ob *Neopilina* ein Nervensystem besitzt, das Acetylcholinesterase bildet oder auf Acetylcholin oder einen anderen Überträgerstoff empfindlich ist.

Über die Phylogenie der Mollusken vgl. auch JOHANSSON (1952), der sie monophyletisch von segmentierten annelidenähnlichen Formen ausgehen läßt, und BERNER (1958), der eine nahe Verwandtschaft mit Anneliden annimmt. Über die Ontogenese bei Mollusken vgl. RAVEN (1958). Für Mollusken sind die in der Stammesgeschichte der Invertebraten weit verbreitete *Trochophoralarve* und mit ihr verwandte Larvenformen mehr oder weniger charakteristisch (vgl. Abb. 32). Die Cilien des äquatorialen Wimperstreifens der Trochophora zeigen in ihrer Fibrillen-

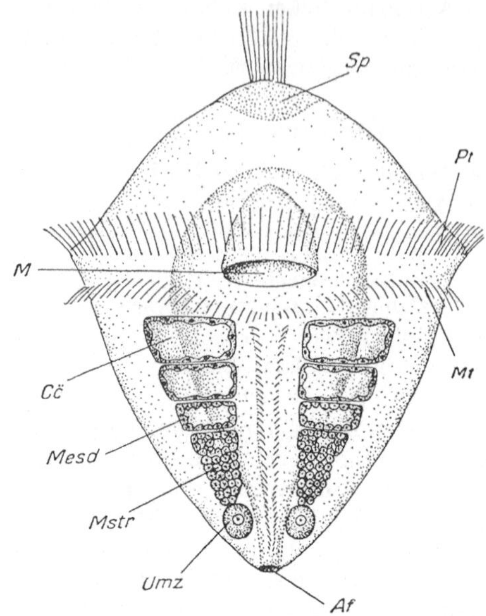

Abb. 32. Trochophoralarve. *Af* After; *Cö* Cölom; *M* Mund; *Mesd* Mesoderm; *Mstr* Mesodermstreif; *Mt* Metatroch; *Pt* Prototroch; *Sp* Scheitelplatte; *Umz* Urmesodermzelle. (Aus: A. KÜHN 1961)

anordnung bei elektronenoptischer Untersuchung (SEUNTJENS u. BRAAMS, 1958) größte Ähnlichkeit mit dem Cilienbau der protozoischen Ciliata (*Paramecium*). Wie bei diesen sind neun periphere Fibrillen um eine zentrale Doppelfibrille angeordnet. Eine feine cytoplasmatische Membran umgibt als Fortsetzung der Zellmembran die Fibrillen. Die peripheren Fibrillen enden in einem Ring oberhalb des Basalkornes. Das Ende der zentralen Fibrillen liegt noch oberhalb des Ringes. Vom Basalkorn geht ein Wurzelfaden aus, der eine periodische Struktur von 600 Å aufweist und von zahlreichen Mitochondrien umgeben ist. Dieser Bau der Cilien wiederholt sich in auffallender Regelmäßigkeit durch das ganze Tierreich, sowohl bei Wirbellosen wie bei Wirbeltieren. Ob Acetylcholin an der Cilienbewegung der Trochophoralarve beteiligt ist, wissen wir nicht.

Die Reduktion des Coeloms geht nicht so weit wie bei den vorausgehenden Bilateralia: Gonadenhöhle und Herzbeutel, der das aus dem Rückengefäß gebildete Herz umschließt, sind erhalten. Über Form und Funktion bei Mollusken vgl. YONGE (1943, 1958).

Nervensystem. In einem Schlundring sind drei Ganglienpaare eingelagert, dorsal die Cerebralganglien, seitlich die Pleural- und ventral die Pedalganglien. Den Körper durchziehen zwei Paar Hauptstränge, ventral die Pedalstränge, seitlich die Pleuralstränge, in denen noch weitere Ganglien (Parietal-, Visceralganglien) liegen können. Bei den Gastropoden sind Nervenplexus ausgebildet, die hauptsächlich in der Muskulatur des Fußes Ganglienkomplexe bilden. Bei den Lamellibranchiern haben wir den Mantelrandnerven, bei manchen Cephalopoden die Stellarganglien. Alle peripheren Gangliensysteme haben sowohl sensible als auch motorische Neurone, so daß unabhängig vom Zentralnervensystem reflektorische Bewegungen möglich sind. Pedal- und Visceralganglien sind nie direkt miteinander verbunden, so daß sie nur vom Zentralnervensystem aus zu gemeinsamer Tätigkeit veranlaßt werden können (VON BUDDENBROCK, 1958) (Abb. 33).

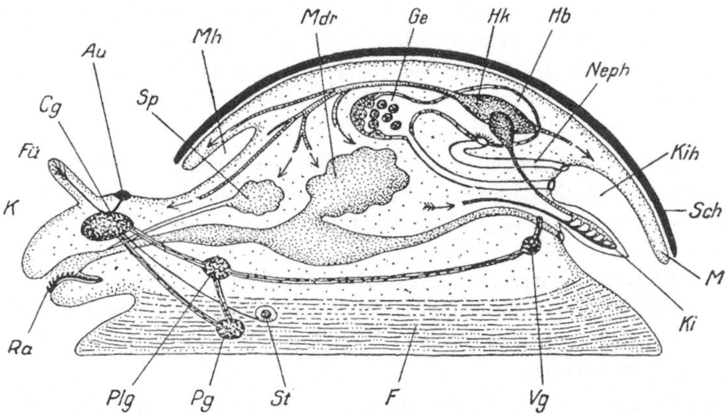

Abb. 33. *Schema der Molluskenorganisation. Au* Auge, *Cg* Cerebralganglion, *F* Fuß, *Fü* Fühler, *Ge* Genitalhöhle, *Hb* Herzbeutel, *Hk* Herzkammer, *K* Kopf, *Ki* Kiemen, *Kih* Kiemenhöhle, *M* Mantel, *Mdr* Mitteldarmdrüse, (Leber), *Mh* Mantelhöhle, *Neph* Nephridium, *Pd* Pedalganglion, *Plg* Pleuralganglion, *Ra* Radula, *Sch* Schale, *Sp* Speicheldrüse, *St* Statocyste, *Vg* Visceralganglion. (Aus: A. KÜHN 1961)

Ein peripheres Nervennetz ist bei allen Mollusken erkennbar, mit eingelagerten Ganglien, was auch in den Nervensträngen der Fall ist. Die motorischen Nerven sind sehr fein und in großer Zahl vorhanden. Manche Cephalopoden (LOLIGO u. a.) verfügen über die stärksten Nervenfasern, die überhaupt im Tierreich vorkommen: die bis 1 mm dicken Riesenaxone der Tintenfische (HODGKIN, 1958).

Eine eingehende Analyse der Funktion des glatten Molluskenmuskels verdanken wir ABBOT u. LOWY (1956, 1958). Zur Untersuchung gelangten langfaserige Muskeln (bis 2 cm lange Muskelfasern), welche besondere tonische Eigenschaften aufwiesen. Untersucht wurden der vordere Byssusretractor und der M.retractor pedis von *Mytilus edulis* und der M.retractor pharyngis von *Helix pomatia*. Bei elektrischer Reizung erfolgte der Spannungsabfall nach isotonischer Kontraktion etwa 4—6 mal langsamer als der Anstieg und überdauerte das „aktive Stadium" erheblich. Bei wiederholtem Reiz kam es zu tetanischer Contractur. Die Eigenschaft, die Spannung lange aufrecht zu erhalten, wurde auf Eigenerregung im Muskel zurückgeführt.

Über den glatten und quergestreiften Schließmuskel und den Byssusretractor der Muscheln vgl. *Lamellibranchiata* S. 155 und S. 159.

α) Herz und Gefäßsystem bei Mollusken

Wir verdanken vor allem KRIJGSMAN u. DIVARIS (1955), SCHWARTZKOPFF (1954), FLOREY (1962), RIPPLINGER (1957) (bei *Helix pomatia*) wesentliche Aufklärungen über Anatomie und Funktion des Molluskenherzens. Bei Mollusken begegnen wir erstmals einem myogenen Herztypus, der nach CARLSON (1904, 1909) mit dem Vertebratenherzen mehr oder weniger vergleichbar ist. In seiner Funktionsweise bestehen allerdings typische Abweichungen von der Funktion des Wirbeltierherzens, z. B. durch die Beteiligung des Pericardialsackes an der Druckbildung und durch die Abhängigkeit der Herzfunktion von der lokomotorischen Tätigkeit. Nur bei Cephalopoden entspricht die Leistungsfähigkeit des Hauptherzens etwa derjenigen von Vertebratenherzen.

Wie die Ausbildung des Herzens bei den verschiedenen Klassen von Mollusken, entsprechend ihrer verschiedenartigen Organisationshöhe sehr unterschiedlich ist, so auch das Blutvolumen im Verhältnis zur Körpergröße, resp. zum Körpergewicht (MARTIN et al., 1958; SCHWARTZKOPFF, 1953). Während bei *Mytilus* und

Margaritana (Pelecypoda) das Blutvolumen 61 resp. 49%, bei *Archidoris* und *Aplysia* (Opisthobranchia) 65 resp. 75%, bei den landlebenden Pulmonaten *Achatina* und *Arion* 40,3 resp. 36,6% des Körpergewichts ausmacht (offenes Gefäßsystem), beträgt es bei *Octopus* (Cephalopoda) nur 5,8% (geschlossener Kreislauf!), vergleichsweise beim Menschen ca. 7,2%.

Auf den Einfluß der osmotischen Verhältnisse auf die Tätigkeit contractiler Organe, wie Herzventrikel und Kiemen, bei *Mytilus edulis* L., *Ostrea edulis* L. (marin) und bei der Teichmuschel, *Anodonta cygnea* machte PILGRIM (1953 a, b) aufmerksam.

Das Molluskenherz besteht aus *einer* Herzkammer und einer wechselnden Zahl (1—4, meist 2) Vorhöfen, wobei die Vorhofmuskulatur sich synchron zusammenzieht; *einen* Vorhof haben Pulmonaten (Lungenschnecken), vier tetrabranchiate Cephalopoden (Tintenfische).

Klappen zwischen Vorhöfen und Venen wurden nur bei Cephalopoden beobachtet. Wahrscheinlich haben bei vielen Mollusken die Vorhöfe auf der Ventrikelseite Sphinkteren, welche einen Blutrückfluß in der Diastole verhindern. Möglicherweise zieht sich die Kammer bei manchen Mollusken in peristaltischen Wellen (also nicht synchron) zusammen (*Anodonta, Helix, Mytilus*). Aortenklappen und Atrioventrikularklappen zur Verhinderung des Rückflusses in Systole sind wohl bei den meisten Mollusken vorhanden. Das Blut strömt durch breite Venen in die Vorhöfe und verläßt die Kammer durch eine oder zwei Aorten. Bei vielen Mollusken haben wir extracardiale beschleunigende und hemmende Nervenfasern. Die Empfindlichkeit des Herzens auf Acetylcholin ist oft sehr groß und bei vielen Formen reagiert das Herz auf Acetylcholin mit Hemmung. Manche, aber nicht alle Molluskenherzen sind vom myogenen Typus.

Nach MISLIN (1950) sind die Tintenfische, insbesondere die Oktopoden (*Octopus vulgaris*) die einzigen Wirbellosen, bei denen eine den Wirbeltieren vergleichbare nervöse Organisation und Zirkulation vorhanden ist unter Ausbildung eines konstanten Blutdrucks von bis 70—80 mm Hg. Das Herz arbeitet wie bei den Wirbeltieren als Druckpumpe.

An der Füllung des Herzens in der Diastole, das fest in den mit Flüssigkeit gefüllten Pericardialraum eingespannt und an Vene und Aorta fixiert ist, ist der Druck des Pericardialraumes wesentlich beteiligt.

Während früher angenommen wurde, der Herzmuskel der Mollusken bestehe ausschließlich aus glatten (helikalen?) Muskelfasern in fächer- oder netzförmiger Anordnung, wurden bei *Ostrea, Murex brandaris, Helix, Pterotrachea* und *Octopus* auch quergestreifte Fasern gefunden (BOURNE, 1960).

Normalerweise stimmt die Frequenz des autonomen Venenpulses (Armvenen der Octopoden) mit der Frequenz der Atembewegungen überein. Die Reflexzentren liegen im visceralen Ganglion. Das Visceralganglion funktioniert gleichzeitig als Reflex- und Koordinationszentrum des Depressoreffektes, welcher über das Pedalganglion periphere Zirkulation und Atmung gleichzeitig stillegt (vgl. auch SCHWARTZKOPFF, 1954).

Die Muskelfasern des myogenen Herzens müssen über zwei Eigenschaften verfügen: Contractilität und automatische (spontane), nicht durch Nervenimpulse ausgelöste Kontraktionen.

Die Kontraktion des Molluskenherzens ist vom Innendruck, also von rein mechanischen Momenten abhängig: ohne Druck keine Kontraktion. Einen ähnlichen Effekt hat Streckung des Herzens, wie sie bei normaler Herztätigkeit besteht: Ventrikelkontraktion streckt den Vorhof, Vorhofkontraktion den Ventrikel. Das Herz schlägt aber auch (in manchen Fällen) ohne Innendruck und ohne Strekkung; aber es besteht kein Zweifel, daß diese beiden Faktoren den Herzschlag regularisieren, beschleunigen und verstärken. Beides deutet auf sensible Receptoren, die bis jetzt nicht nachgewiesen sind. Wo das Herz sich ohne diese Mechanismen zu kontrahieren vermag, müssen noch andere Faktoren kontraktionsauslösend wirken. Bei Vertebraten haben myogene Schrittmacherelemente Chemoreceptoreigenschaften: sie werden durch das „Herzhormon" (von HABERLANDT, 1924) erregt. Nach Burn wird die rhythmische Kontraktion durch kleine im Vorhof gebildete (oder freigesetzte) Mengen Acetylcholin aufrechterhalten. Ähnlich liegen die Verhältnisse beim Molluskenherzen, dessen Muskelfasern ebenfalls Chemoreceptoreigenschaften haben müssen, wie nach den frühen Versuchen von HABERLANDT u. DEMOOR, neuerdings diejenigen von ARVANITAKI u. CARDOT (1953) u. a. gezeigt haben. Der „Herz-Stoff" wird nur vom *schlagenden* Herzen gebildet. Hat die Kontraktion eingesetzt, steigt die Kontraktionskraft an im Sinne des von DIVARIS u. KRIJGSMAN (1954) an COCHLITOMA festgestellten und am Wirbeltierherzen und quergestreiften Muskel ebenfalls beobachteten Treppeneffektes.

Schrittmacher: es handelt sich um die offenbar nicht spezialisierte Fähigkeit des Herzmuskels zur Automatie von jeder Stelle des Herzens aus (*Anodonta, Pecten, Venus, Murex, Ostrea, Aplysia, Helix, Octopus*). Stücke dieser Herzen sind alle automatisch erregbar. Es scheint kein Automatiezentrum im Sinne eines spezialisierten Schrittmachergewebes vorhanden zu sein. Auch histologisch wurde es nicht nachgewiesen. Doch geht der Herzschlag bei manchen Mollusken vorzugsweise von der Kammerspitze aus. Am isolierten Herzen (*Cochlitoma, Murex*) kam es nur nach Ausschaltung des Vorhofs, von dem eine Hemmwirkung auszugehen scheint, zu geregeltem Herzschlag.

Das EKG des Molluskenherzens hat ausgesprochen myogenen Charakter im Sinne eines echten Myogramms, wie es bei reiner Muskelkontraktion entsteht, ohne daß, wie beim neurogenen Insektenherzen, durch nervöse Elemente bedingte Entladungen auftreten.

Eine Ausnahme scheint das Herz von *Fulgur carica* und *Fulgur canaliculatum* (Prosobranchier) zu bilden, an welchem RIJLANT (1931) feststellte, daß das Ganglion aorticum bei diesen Muscheln einen echten Schrittmacher darstellt, dieses Herz also *neurogenen* Charakter besitzt. Der Schrittmacher, welcher die rhythmische Tätigkeit des Herzens in Gang setzt, ist bei Molluskenherzen in der Regel, aber mit Ausnahmen, myogen. Er ist nicht an einem besonderen Ort lokalisiert, sondern diffus über das ganze Herz, Aurikel und Ventrikel, verteilt. Doch ist bei manchen Weichtieren insofern eine ausgesprochene Differenzierung (so bei *Murex, Anodonta, Mytilus, Helix*) eingetreten, als die Herzspitze als Schrittmacher eine besondere Rolle zu spielen scheint. Die eingehende Untersuchung der Funktion des Herzens von *Cochlitoma* (= *Achatina*) *zebra*, einem Pulmonaten Südafrikas, durch DIVARIS u. KRIJGSMAN (1954), zeigte rein myogenen Typus, indem die gesamte Herzmuskulatur zur Rhythmusbildung gleichmäßig befähigt ist. Acetylcholin wirkte hier negativ ino- und chronotrop bis zum diastolischen Stillstand, also gleichartig wie am Vertebratenherzen. Physostigmin hatte an sich Hemmwirkung, sensibilisierte aber das Herz nicht für Acetylcholin. Adrenalin wirkte negativ chronotrop und (wenig) negativ inotrop. Demgegenüber zeigte Ergotoxin eine deutlich positiv inotrope und eine gewisse positiv chronotrope Wirkung, was mit den Feststellungen von WELSH (1953) am Venusherzen in Übereinstimmung steht. Die Verhältnisse hinsichtlich negativer Chrono- und Inotropie durch Adrenalin und positiver durch Ergotoxin erinnern auffallend an die Wirkung dieser Stoffe am *neurogenen* Crustaceen- und Insektenherzen. Die Wirkung des Acetylcholins dürfte rein myogen sein; die Physostigminwirkung am Molluskenherz ist schwer zu deuten. Jedenfalls findet keine Hemmwirkung auf eine Acetylcholinesterase statt, so daß eine cholinerge Wirksamkeit des Acetylcholins im Sinne der Vertebraten bei den bisher untersuchten Arten kaum in Frage kommen kann.

β) Extrakardiale Regulationen

Bei vielen Mollusken sind extrakardiale, vom Visceralganglion ausgehende, zum Herzen ziehende Nerven beschrieben. Meist ist es *ein* Nerv, der sich in einen Aurikel- und einen Ventrikelast aufteilt. Gelegentlich gelangt der Ventrikelast über den Vorhof zur Kammer (*Meretrix*). Elektrische Reizung des Nerven oder des Visceralganglions führte in vielen Fällen zu Verlangsamung und diastolischem Stillstand. Manche Nerven enthalten aber auch beschleunigende Fasern, wie das für Cephalopoden (*Eledone, Loligo, Octopus, Ommastrephes* und *Sepia*) auch für die Pulmonaten *Helix, Limax*, den Nudibranchier *Triopa*, die Lamellibranchier *Mya, Anodonta, Solen* nachgewiesen wurde. Bei einigen Mollusken wurde bei Nervenreiz nur Beschleunigung festgestellt, so bei *Haliotis, Natica, Fulgur, Bulla, Pleurobranchea, Archidoris* u. a. (CARLSON, 1905 a, b).

Die extrakardialen Nerven müssen auch sensorische Nerven enthalten. ARVANITAKI, FESSARD u. KRUTA (1936) stellten bei *Sepia* im viscerocardialen Nerven 4 verschiedene Aktionsströme fest, die wahrscheinlich verschiedenen Funktionen einzelner Fasern entsprechen.

An pelagischen Schnecken und deren Larven wurde die Herzfrequenz in gestrecktem bzw. eingezogenem Zustand gemessen, das gleiche an jungen *Anomia epihippum*, die durchsichtig sind, und an *Mytilus edulis* durch ein Fenster in der Schale. Bei kontrahiertem Tiere konnte allgemein eine durchschnittliche Abnahme von 50% der Herzfrequenz gegenüber dem gestreckten Zustand festgestellt werden. Für *Mytilus* wurde gezeigt, daß die Abnahme sehr schnell mit dem Schließen der Schale erfolgt. Wahrscheinlich werden die Herznerven beim Öffnen und Schließen in Tätigkeit gesetzt.

γ) Herz und Kreislauf bei Mollusken im Hinblick auf ihre Ansprechbarkeit auf Acetylcholin (und Adrenalin)

Wir können davon ausgehen, daß das intakte Wirbeltierherz auf Acetylcholin mit Verlangsamung und Herabsetzung der Herzleistung, auf Adrenalin mit Beschleunigung und gesteigerter Leistung reagiert. Bei Wirbellosen ist das Herz in der Regel viel einfacher gebaut und besteht oft nur aus einem zur Pulsation befähigten Schlauch. Daß mehrere solche „Herzen" nebeneinander vorhanden sind, ist sehr häufig. Vor allem aber ist zu berücksichtigen, daß außer bei den höchsten Formen der Mollusken, den Cephalopoden, kein geschlossener Blutkreislauf, sondern ein offenes Röhrensystem besteht (CARLSON, 1909; VON SKRAMLIK, 1929 a, 1941). Die dynamische Leistungsfähigkeit der Herzen von Tieren mit offenem Gefäßsystem ist bei den meisten Invertebraten so gut wie unbekannt.

Das Molluskenherz enthält Acetylcholin, je nach Art in sehr verschiedener Menge, z. B. sehr wenig im Herzmuskel von Cephalopoden. Die großen artlichen Unterschiede im Acetylcholingehalt sind auffallend und vorläufig nicht deutbar. Es müßte einmal untersucht werden, ähnlich wie das ROTHSCHUH (1954 a, b) für das Froschherz gezeigt hat, wieviel freies und wieviel gebundenes (inaktives) Acetylcholin sich im Herzen verschiedener Molluskenarten befindet. Cholinesterase wurde im Herzen ebenfalls nachgewiesen; auch vereinzelt festgestellt, daß nach Physostigmin die Acetylcholinwirkung sich verstärkte. Doch gilt das keineswegs allgemein.

Daß das Molluskenherz muskeleigenes Acetylcholin oder einen acetylcholin-ähnlichen Stoff synthetisiert, ist bei den Herzen mit hohem Acetylcholingehalt wie bei *Murex* und *Helix* so gut wie sicher.

Acetylcholin wirkte bei vielen untersuchten Mollusken herzhemmend (negativ ino- und chronotrop) bis zum meist diastolischen Stillstand. Wahrscheinlich handelt es sich um eine direkte Wirkung auf den ganzen Herzmuskel (seine Schrittmacherfunktion). Das durch Acetylcholin stillgelegte Herz bleibt auf direkten elektrischen Reiz erregbar und antwortet darauf mit Kontraktion. Vgl. aber GREENBERG S. 152.

δ) Zur Pharmakologie des Molluskenherzens

Muscarin: Das dem Acetylcholin in der Wirkung sehr nahestehende Muscarin wirkte herzhemmend. Diese Wirkung wurde durch Atropin nicht aufgehoben.

Atropin wirkte bei manchen Mollusken herzbeschleunigend, bei anderen herzhemmend. Eine antagonistische Wirkung gegen Acetylcholin konnte nicht festgestellt werden; die Wirkung dürfte direkt den Muskel betreffen.

Pilocarpin bewirkte an *Anomia* und *Mytilus* verlangsamten Herzschlag, ähnlich wie Acetylcholin. Wie bei diesem dürfte der Angriffspunkt muskulär sein.

Curare. Zwischen „Curare" und Acetylcholin wurde, in Analogie zum Verhalten am Wirbeltierherzen, ein Antagonismus festgestellt derart, daß das durch Acetylcholin stillgelegte Molluskenherz nach Curare wieder zum Schlagen kam. Auch konnte gezeigt werden, daß die herzhemmenden Fasern durch Curare blockiert werden, die herzbeschleunigenden nicht.

Die Wirkungen des Acetylcholins, Muscarins, Pilocarpins, von Curare, teilweise auch des Atropins gleichen den pharmakologischen Effekten, welche diese Stoffe am myogenen Herzen der Vertebraten auslösen, die wir als „cholinerg" bezeichnen. Es scheint berechtigt, auch bei Mollusken von cholinerger Wirkung des Acetylcholins usw. zu sprechen, auch wenn nicht alle Kriterien, die wir bei Wirbeltieren an den (pharmakologisch definierten) Begriff „cholinerg" stellen, erfüllt sind.

Diese Auffassung bleibt insofern hypothetisch und dürfte solange nicht allgemein anerkannt werden, als wir nicht bei einer größeren Zahl von Molluskenarten über den strikten Nachweis von Acetylcholin, Acetylcholinesterase und Cholinacetylase im Herzen verfügen, was vorläufig nicht der Fall ist. Doch spricht einiges dafür, den Begriff *cholinerg* auf das Molluskenherz auszudehnen. Während wir es aber beim Vertebratenherzen nicht nur mit Muskelzellen (und einem Nervennetz), sondern auch mit einem spezialisierten Reizleitungssystem, beginnend mit dem Sinusknoten, zu tun haben, ist das Molluskenherz rein myogen, d. h. wir haben kein Schrittmachergewebe, sondern nur unspezialisiertes Muskelgewebe, das auf einen adäquaten Reiz, z. B. auf Acetylcholin mit Hemmung reagiert, ganz unabhängig davon, wo der Reiz beginnt. Das Molluskenherz ist *rein* myogen, das Vertebratenherz bedingt myogen, da es über ein Reizleitungssystem myogener Herkunft verfügt, wobei der spezifische Reiz (z. B. Acetylcholin) normalerweise am Sinusknoten angreift, also streng lokalisiert ist. Dabei können allerdings auch andere spezifische Reizstellen und die Herzmuskelfasern, durch Acetylcholin hemmend beeinflußt werden.

Die Sachlage ist hinsichtlich Atropin eine andere: Atropin hat in kleinen Konzentrationen am Wirbeltierherzen wahrscheinlich keine direkt muskuläre Wirkung, sondern die spezifische Eigenschaft der peripheren (postganglionären) Vagusdämpfung. Wenn wir eine Innervation im Sinne eines extracardialen Hemmnerven bei Mollusken annehmen, ist ihre Funktionsweise nicht völlig geklärt. Es erscheint nicht besonders auffallend, wenn Atropin am Molluskenherzen bald beschleunigend, bald verlangsamend wirkt, da dasselbe auch am Vertebratenherzen, je nach verabreichter Konzentration oder Dosis, der Fall sein kann. Wir kennen den Angriffspunkt des Atropins hinsichtlich Herzwirkung bei Mollusken nicht genau.

Hinsichtlich Hemmwirkung von Acetylcholin, Muscarin und Pilocarpin dürfte es berechtigt sein, dann von cholinergischer Wirkung zu sprechen, wenn der Nachweis von herzeigenem Acetylcholin, Acetylcholinesterase und Cholinacetylase geleistet ist, was hinsichtlich Acetylcholin und Acetylcholinesterase für eine Anzahl Gastropoden und Lamellibranchier, außerdem für Cholinacetylase bei Cephalopoden zutrifft. Wie kompliziert diese Verhältnisse bei Mollusken liegen, darauf haben FLOREY u. MERWIN (1961) erneut hingewiesen. Auch wenn der Herzschlag vieler Mollusken als *myogen* bezeichnet werden darf, gibt es doch Arten, bei denen Ganglienzellen in der Vorhofwand und sogar in der Kammerwand nachgewiesen werden konnten. SUZUKI (1934a, b, 1935) beschrieb Ganglienzellen in Vorhof und Kammer bei Lamellibranchiaten; so bei der Perlmuschel *Punctata martensi*, *Ostrea circumpicta*, *Ostrea gigas* und bei den Gastropoden *Janthina janthina*, *Hipponyx pilosus*, *Lementina imbricata*, *Cypraea tigris*, *Cellena nigrolineata* und *Cellena eucosmia*. MORIN u. JULLIEN (1930) fanden Nervenzellen in Aurikel und Ventrikel des Gastropoden *Murex trunculus*.

Ähnliches gilt für manche Wirbeltier-, auch Säugetierherzen. Wenn wir aber den Begriff „myogen" zu eng fassen, werden wir ihn überhaupt nicht mehr verwenden können, was für den tiersystematischen Vergleich neue Schwierigkeiten schaffen müßte.

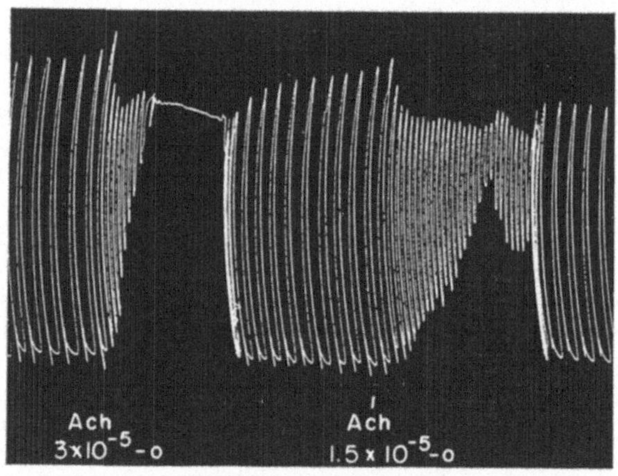

Abb. 34. Isolierter Ventrikel von *Mytilus californianus*. Acetylcholin 3.10⁻⁵ g/ml, dem Herzen von außen zugeführt, bewirkt systolischen Stillstand; Acetylcholin 1,5.10⁻⁵ g/ml Frequenzsteigerung und Tonuserhöhung. (Aus: E. FLOREY u. H. MERWIN 1961)

Wie empfindlich manche Molluskenherzen auf Acetylcholin im Sinne der Hemmung reagieren, geht aus Beobachtungen von Florey und Merwin hervor, wonach der isolierte Ventrikel der Lamellibranchiaten *Protothaca staminea* und *Mya arenaria* schon in Konzentrationen von Acetylcholin 10^{-12} g/ml gehemmt wird. Diastolischer Stillstand und maximale Erschlaffung wurden mit Acetylcholin 10^{-9} g/ml erzielt. Wie weitere Versuche von Florey ergaben, haben Acetylcholin und K^+ am isolierten Ventrikel von *Protothaca* insofern antagonistische Wirkung, als die Acetylcholinempfindlichkeit bei niederem K^+-Gehalt der Lösung wächst, bei hohem K^+-Gehalt sich vermindert. Es kommen auch abweichende Reaktionen auf Acetylcholin bei Mollusken vor: nach Florey und Merwin reagiert der *isolierte* Ventrikel von *Mytilus californianus* auf Acetylcholin mit Beschleunigung und *systolischem* Stillstand (vgl. Abb. 34). Dasselbe gilt in K^+-freiem Medium, ähnlich wie durch Ca^{++} am isolierten Froschherz. Dabei kam es an *Mytilus* nie zu Frequenzsteigerung allein, sie war immer verbunden mit systolischer Wirkung. In methodischer Hinsicht ist es wertvoll zu wissen, daß bei den genannten Muscheln die Herzinnenseite auf Acetylcholin bedeutend empfindlicher ist als die Außenseite. Die Wirkungsart des Acetylcholins kann von der Gegenwart oder dem Fehlen kardialer Ganglienzellen abhängig sein. Aber wir wissen darüber zu wenig. Das Herz von *Ostrea*, das Ganglienzellen enthält, reagierte auf Acetylcholin mit Hemmung und dasselbe ist der Fall am Cephalopodenherzen.

Adrenalin (vgl. S. 672). Bei den meisten daraufhin untersuchten Mollusken wirkte Adrenalin in niederen Konzentrationen (z.B. an *Loligo* 10^{-9}) herzerregend, bei andern negativ chronotrop. Eindeutig ist bei Pulmonaten *(Helix pomatia)* der Nachweis, daß sie nach JULLIEN, VINCENT, BOUCHET u. VUILLET (1938b) und JULLIEN, VINCENT, VUILLET u. BOUCHET (1939, 1940) adrenergische Substanzen zu bilden vermögen. Auf das Herz von *Mercenaria (Venus) mercenaria* wirkte Adrenalin systolisch tonisch (WELSH, 1953) s. S. 672 auf das Herz von *Helix pomatia* hemmend.

Es wird oft angenommen, was keineswegs sichersteht, daß Adrenalin oder ein adrenalinähnlicher Stoff bei Mollusken als physiologischer Herzbeschleuniger wirkt, der von entsprechenden extrakardialen Nerven freigesetzt werden soll. Coffein hatte bei manchen Mollusken *(Aplysia, Octopus)* die Eigenschaft eines Adrenalin-Antagonisten. *Ergotamin* zeigte, entgegengesetzt der Wirkung bei Vertebraten, bei bestimmten Mollusken, wie *Sepia, Loligo, Mercenaria (Venus) Cachlitoma*, herzerregende Wirkung. Der Schluß, daß es sich nicht um adrenergische Nerven handeln könne, ist deshalb naheliegend. Wir können nicht mit Sicherheit sagen, daß Adrenalin oder ein ähnlicher Stoff bei Mollusken als neuraler Erregungsstoff für das Herz wirkt, selbst wenn Adrenalin oder eine adrenalinähnliche Substanz vom extrakardialen Beschleuniger nachweisbar gebildet wird, solange wir uns über die *kardiale Funktion* des Adrenalins, Noradrenalins usw. bei Mollusken nicht im klaren sind. Es stellt sich hier vor allem die Frage, welche Rolle *5-Hydroxytryptamin* oder ein ihm ähnlicher Stoff als humoraler Herzerreger bei den Mollusken spielt (s. S. 788). Wir verdanken WELSH (1957) die Feststellung, daß bei der Venusmuschel, *Mercenaria (Venus) mercenaria*, 5-Hydroxytryptamin das herzbeschleunigende Hormon darstellt, eine Beobachtung, die seither bei einer Reihe von Mollusken bestätigt werden konnte.

BUMPUS und PAGE (1955) fanden, daß das Herz von *Mercenaria (Venus) mercenaria* 5—10mal empfindlicher auf N:N-Dimethyl-5-hydroxytryptamin reagierte, als auf 5-Hydroxytryptamin. Das beweist natürlich nichts gegen 5-Hydroxytryptamin als Überträgerstoff bei Mollusken, solange dieser Stoff (N:N-Dimethyl-5-hydroxytryptamin = Bufotenin) nicht im Molluskenherzen nachgewiesen wurde, ebensowenig die Feststellung, daß das synthetische *Mytolon* am Venusherz viel stärker blockierend wirkt wie Acetylcholin. *Muscarin* ist am Molluskenherzen in vieler Hinsicht aktiver als Acetylcholin.

Strychnin als Synapsengift hatte am Molluskenherzen praktisch keine Wirkung, was dagegen spricht, daß zwischen extrakardialen Nerven und Herzmuskel, wie bei Crustaceen, sekundäre Neurone eingeschaltet sind.

Veratrin führte am Cephalopodenherzen zu systolischem Stillstand.

Die Pharmakologie von Molluskenherzen gibt uns noch viele Rätsel auf. Weitere Aufklärung über die (vorwiegende) Acetylcholinfunktion am Molluskenherz vermag uns nur die systematische Untersuchung an einer größeren Artenzahl zu erbringen.

ε) Bewegungsmuskel von Mollusken und Acetylcholin

Am *Byssusretractor* von *Helix pomatia* bewirkte Acetylcholin Kontraktion. Damit ist noch nicht sicher bewiesen, daß Acetylcholin an der neuromuskulären Impulsübertragung beteiligt ist, also echt cholinergische Funktion besitzt. Nach elektrischem Reiz war keine vermehrte Freisetzung von Acetylcholin feststellbar. Vor allem aber führte Physostigmin nicht zu verstärkter Reizwirkung bei Acetylcholinzufuhr, womit es mindestens fraglich wird, ob mit dem Vorhandensein einer Acetylcholinesterase gerechnet werden kann. Im Muskel von Cephalopoden, Lamellibranchiern und Opisthobranchiern sind nur Spuren Acetylcholin nachweisbar, bei den Pulmonaten etwas mehr, und sehr viel mehr bei den Prosobranchiern.

Auffallend ist bei diesen Befunden die *geringe Empfindlichkeit der Mollusken auf Acetylcholin*. Sie liegt für die meisten Muskeln bei 10^{-4} bis 10^{-6}, während die Muskulatur der Anneliden, Echinodermen und Wirbeltiere schon auf 10^{-9} bis 10^{-11} anspricht.

ζ) Zentralnervensystem und Acetylcholin

Bei der synaptischen Impulsübertragung im hoch organisierten Zentralnervensystem der Cephalopoden ist eine Beteiligung von Acetylcholin und Cholinesterase wahrscheinlich. Beide Stoffe wurden in den zentralen Ganglien nachgewiesen. Doch liegt damit noch kein sicherer Beweis für ihre Funktion als Überträgerstoffe vor. Der Reichtum an Acetylcholin im Nervengewebe von Mollusken ist oft erstaunlich groß; besonders reich sind die Ganglien der Cephalopoden. Sie enthalten auch entsprechende Mengen Acetylcholinesterase.

η) Verdauungskanal

Der voluminöse Eingeweideknäuel der Mollusken umfaßt Pharynx, Oesophagus, Magen, einen gewundenen Enddarm und die gewaltige, paarig angelegte Mitteldarmdrüse („Leber"); außerdem Speicheldrüsen.

Der Verdauungskanal ist im Hinblick auf Acetylcholin insofern von Bedeutung, als er bei Wirbellosen oft das einzige auf Acetylcholin im Sinne der Erregung empfindliche Organ darstellt.

Ein typisches Molluskenorgan bildet die zum Zerreiben der Nahrung dienende, mit Zähnchen besetzte Radula, welche im Pharynx einen ventralen Wulst (Zunge) überzieht. Die Radula fehlt den Muscheln. Die Muskeln der Mundgegend (Radulamuskeln) von *Buccinum undatum* (FÄNGE u. MATTISSON, 1958) und *Buscyon canaliculatum* (HILL, 1958) sind sowohl auf Acetylcholin wie auf 5-Hydroxytryptamin im Sinne der rhythmischen Kontraktionen empfindlich. Durch Atropin wurde die Wirkung über den Nerven blockiert. Die Muskulatur der Mundgegend scheint, jedenfalls bei *Buccinum*, wie der Verdauungskanal überhaupt, cholinerg zu sein (FÄNGE). Wie FÄNGE u. MATTISSON (1958) an *Buccinum undatum* feststellten, wird der Radula-Muskel, welcher durch seine doppelt schräge Streifung dem quergestreiften Muskel gleicht, schon durch Acetylcholin 10^{-7} bis 10^{-8} kontrahiert (Abb. 35). Die Empfindlichkeit auf Acetylcholin wurde durch Physostigmin 10^{-5} erhöht. Diese hohe Empfindlichkeit ließe die Radula zur Acetylcholinbestimmung verwenden. Der Radulamuskel ist sehr reich an Mitochondrien, durch Hämoglobin rot gefärbt und reich an c-Cytochrom. Wurde der Badflüssigkeit Acetylcholin und 5-Hydroxytryptamin gleichzeitig zugesetzt, kam es zu rhythmischen, raschen, ausgiebigen und regelmäßigen Kontraktionen, vergleichbar mit Herzpulsationen. Die Frequenz betrug 20—30/min und die Kontraktionen dauerten 1—2 Std (vgl. auch TWAROG 1954, 1959).

Der Speicheldrüsenextrakt von *Buccinum* wirkte sowohl am *Cyprina*-Herzen wie am Ringmuskel von *Buccinum* acetylcholinähnlich und hatte an der Maus eine ausgesprochen acetylcholinähnliche, mit starkem Speichel- und Tränenfluß einhergehende Wirkung, die aber im Gegensatz zum Acetylcholin durch Kochen bei pH 9 nicht verloren ging. Nach Erspamer enthalten diese Speicheldrüsen einen mit 5-Hydroxytryptamin naheverwandten Stoff in reichlicher Menge (s. S. 814).

Extrakte der Hypobranchialdrüse des prosobranchen marinen Gastropoden *Buccinum undatum*, einer Schleimdrüse sonst unbekannter Funktion, zeigten nach WHITTAKER (1959a) eine auffallend hohe acetylcholinähnliche Aktivität die, gemessen am Froschrectus, etwa 0,3 μmol/g Frischgewebe entsprach und auf den Gehalt an Acetylcholin zurückzuführen ist (s. S. 101).

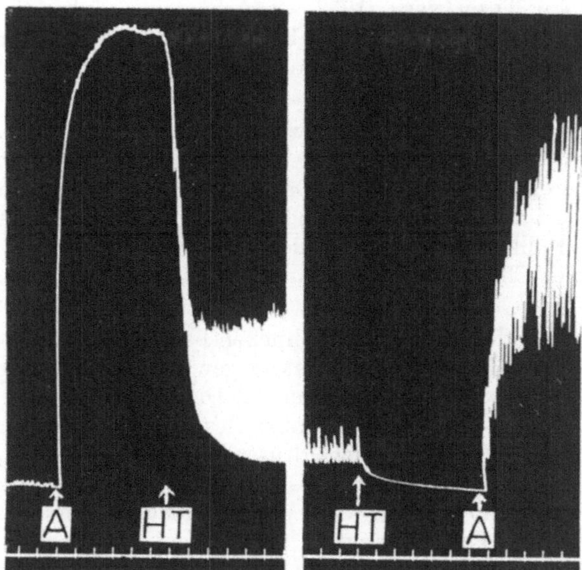

Abb. 35. Radulamuskel von *Buccinum undatum*. *Links:* Acetylcholin 5.10^{-8} (A) führte zur Kontraktion der (bandartigen) Muskelfasern; 5-Hydroxytryptamin 3.10^{-7} (HT) zu Erschlaffung und zu starken rhythmischen Muskelkontraktionen. *Rechts:* An dem schwach tätigen Muskel hatte 5-Hydroxytryptamin 3.10^{-7} (HT) Stillstand zur Folge; anschließend bewirkte Acetylcholin 5.10^{-8} (A) Kontraktion und starke rhythmische Tätigkeit. Zeitmarke 60 sec. (Aus: R. FÄNGE u. A. MATTISSON 1958)

9) Systematische Darstellung der Verhältnisse bei Mollusken

Mit den *Amphineura* oder Urmollusken und mit den *Scaphopoda*, welche den Muscheln nahestehen, werden wir uns im folgenden nur kurz zu befassen haben, da bei diesen über Acetylcholin und Cholinesterasen wenig bekannt ist. BURNSTOCK et al. (1967) haben an *Poneroplax albida* (Amphineura) festgestellt, daß ein Teil der Nervenfasern, welche Darm (Hinterdarm) und Rectum versorgen, cholinergisch ist. Die glatte Darmmuskulatur beider Abschnitte reagierte auf Acetylcholin 10^{-9} bis 10^{-7} erregend, auf 10^{-10} bis 10^{-8} g/ml hemmend. Die Untersuchung erfolgte an isolierten Darmstücken. Durch Physostigmin wurde die Acetylcholinwirkung verstärkt, durch Benzochinonium blockiert. In der Muskelmembran des Darmes von *Poneroplax* müssen sowohl erregende wie hemmende Receptoren für Acetylcholin vorhanden sein. Zur Zeit läßt sich nicht mit Sicherheit sagen, ob Acetylcholin als Überträgerstoff in Frage kommt. Bei *Cryptochiton stelleri*, zu den Amphineura gehörig, wurde durch MARTIN et al. (1958) das Blutvolumen im Verhältnis zum Körpergewicht (ohne Schale) auf durchschnittlich 59,4% bestimmt. Solche hohen Werte sind für den offenen Blutumlauf, wie er bei Schnecken und Muscheln besteht, charakteristisch.

a) Klasse Gastropoda, Schnecken

1. Prosobranchia

2. Opistobranchia

3. Pulmonata, Lungenschnecken.

Die taxonomischen Beziehungen zwischen verschiedenen Schneckenfamilien und Ordnungen auf biochemischem Wege (Chromatogramm und Ninhydrin-Reaktion der Homogenate aus einer Reihe von Organen) bei einer großen Zahl von Schneckenarten festzustellen, haben MICHEJDA (1958), MICHEJDA u. URBÁNSKI

7*

(1958), MICHEJDA u. TURBÁNSKA (1958) versucht, wobei sich einige wichtige tiersystematisch verwertbare Resultate ergeben haben. Durch Differenzierung in den
Analysenmethoden (vgl. CHEN S. 942) ließen sich die wertvollen Untersuchungen
zweifellos noch weiter präzisieren.

Schnecken haben einen großen Eingeweideknäuel, der bei vielen schalentragen-
den Formen, wie die Schale, spiralig gedreht ist, was zu stark asymmetrischer Ausbildung von inneren Organen führte. Darm und After rücken in die Nähe des
Kopfes; dasselbe ist mit Nieren, Herz und Kiemen der Fall. Die Organe der einen
Seite schwinden vollkommen. Nimmt das Nervensystem an der Drehung teil,
kommt es zu einer Chiastoneurie genannten Kreuzung der Cerebrovisceralcom-
missur.

Die Zunge ist von der mit spitzen Zähnchen besetzten Radula überdeckt. Der
auf den Schlundkopf folgende Darm ist stark gewunden. Oesophagus, Magen und
Dünndarm sind wenig voneinander gesondert. Die Mitteldarmdrüse („Leber") ist
sehr groß und nimmt das Hauptvolumen des Eingeweidesackes ein. In den
Schlundkopf mündet ein Paar Speicheldrüsen. Das Nervensystem unterscheidet
sich von dem der übrigen Mollusken meist dadurch, daß sich in der Visceralcom-
missur gewisse, sonst mit Visceral- oder Cerebralganglion verschmolzene Nervenzellen, die Pleural- und Parietalganglien, getrennt erhalten. Das Herz ist, wie bei
Lamellibranchiern, bei manchen Formen vom Mastdarm durchbohrt. Kommen
Herzen mit zwei Vorkammern vor, so ist infolge der Spiraldrehung die eine Vor-
kammer oft fast ganz unterdrückt; dasselbe ist mit den Kiemen der Fall (nur eine
Kieme). Man unterscheidet Prosobranchier und Opisthobranchier je nachdem die
Kiemen der vorderen oder hinteren Körperhälfte angehören.

α) Ord. Prosobranchia

Vorderkiemer (ca. 25000 lebende, 10000 fossile Arten). Bei den meisten Prosobranchiern findet man nur eine Kieme und eine Herzvorkammer, mindestens ist
die zweite rudimentär. Prosobranchier, wie *Patella vulgata*, *Paludina vivipara* und
Murex brandaris sind sehr reich an Acetylcholin. Bei *Patella vulgata* ist nach
MICHEJDA u. TURBÁNSKA (1958) die Cholinesterase für Acetyl-β-methylcholin
aktiver als für Acetylcholin, so daß eine Abweichung von der Acetylcholinesterase
von Vertebraten vorliegt, wie sie bei Invertebraten relativ häufig vorkommt.

Von tiersystematischer Bedeutung ist die Feststellung von FÄNGE (1957, 1958,
1960) an *Neptunea antiqua*, daß dieser marine Gastropode in den Speicheldrüsen
einen acetylcholinähnlichen, chemisch noch nicht identifizierten Stoff bildet, der
auf glatte Muskulatur eine stark kontrahierende Wirkung ausübt und in der Verdünnung von 1:100 für kleine Fische und die Maus in wenigen Minuten tödlich
wirkte. Kleinere Dosen führten zu parasympathischer Erregung (Speichel- und
Tränenfluß). Nach EMMELIN u. FÄNGE (1958) handelt es sich um Tetramin, das der
Schnecke zum Beutefang dient, ein instabiler, stark toxischer Stoff mit muscarin-
und nicotinähnlichen und damit auch acetyl-cholinähnlichen Eigenschaften.
ASANO u. ITOH (1960) fanden ebenfalls Tetramin in den Speicheldrüsen von *Neptunea arthritica*, daneben auch Histamin, Cholin und wahrscheinlich Cholinester,
Stoffe, welche die Resorption des Tetramins im Beutetier (Krebse) zu beschleuni-
gen vermögen. Tetramin kommt auch in Aktinien und anderen Coelenteraten vor
(S. 53). Am Herzen von *Cyprina* und am Ringmuskel von *Buccinum* zeigten die
Extrakte acetylcholinähnliche Wirkung, die sie im Gegensatz zu Acetylcholin
beim Kochen bei pH 9 nicht verloren. Bei den marinen Schnecken *Conus textile*
und *Conus striatus* L. fanden KOHN et al. (1960) als Hauptgift der Speicheldrüsen
N-Methylpyridinium, eine quaternäre Ammoniumbase mit stark motorisch erre-

genden Wirkungen. Bei diesem und bei Tetramin von *Neptunea* kommt die starke Wirkung an der Nervenendplatte wahrscheinlich kompetitiv unter Verdrängung des Acetylcholins zustande. Das ist im Hinblick auf ähnliche Feststellungen von WHITTAKER (1959a) an den Hypobranchialdrüsen von *Buccinum undatum* und von ERSPAMER (1952) an Cephalopoden bemerkenswert, wobei dieser in deren hinteren Speicheldrüsen Acetylcholin nachweisen konnte. Bei einer Reihe von Prosobranchiern wurden acetylcholinähnliche Stoffe gefunden und strukturell und in ihrer Wirkung durch WHITTAKER (1960) und ERSPAMER (1952) aufgeklärt. In den Hypobranchialdrüsen mariner Prosobranchier (Rachiglossa) der Familie der *Muricidae*, so bei *Murex trunculus*, *Murex brandaris* und *Tritonella erinacea*, fand sich neben dem Purpurfarbstoff der Alten, der als 6,6' Dibromindigo bekannt ist, eine Substanz von acetylcholinähnlicher Wirkung, welche durch ERSPAMER u. DORDONI (1947) und ERSPAMER u. BENATI (1953a, b) als Murexin oder Urocanylcholin identifiziert wurde. Der Stoff verbindet acetylcholinähnliche mit curareähnlicher Wirkung. Das Murexin findet sich ausschließlich in der mittleren Zone des Hypobranchialorgans, bei *Murex trunculus* hauptsächlich in der hintern, bei *Murex brandaris* vorwiegend in der vorderen Hälfte derselben. Unter den Muriciden scheint *Tritonella erinacea* über den höchsten Murexingehalt zu verfügen. Bei *Murex trunculus* waren 3000—4000 γ/g Frischgewicht Murexin (Urocanylcholin) nachweisbar.

Durch WHITTAKER (1959b, 1960), KEYL, MICHAELSON u. WHITTAKER (1957) wurde in systematischer Weise die Familie der Muricidae auf Murexingehalt in den Hypobranchialdrüsen und im ganzen Organismus untersucht und mit anderen Prosobranchiern verglichen (Tab. 1). Es ergab sich, daß alle *Muricidae* entweder Urocanylcholin oder Senecioylcholin enthielten, so daß hier ein Fall vorliegt, wo von acetylcholinähnlichen, wahrscheinlich für eine *Familie* charakteristischen Substanzen gesprochen werden kann.

Tabelle 1. *Biologisch aktive Cholinester bei einer Reihe von marinen Prosobranchiern*

Prosobranchiata Rachiglossa	Species	Gewebe	Ester
Muricidae	*Murex trunculus*	Hypobranchialdrüse	Urocanylcholin
	Murex brandaris	Hypobranchialdrüse	Urocanylcholin
	Murex fulvescens	Hypobranchialdrüse	Urocanylcholin
	Tritonalia erinacea	Hypobranchialdrüse	Urocanylcholin
	Urosalpinx cinereus	ganzer Körper	Urocanylcholin
	Thais lapillus	Hypobranchialdrüse	Urocanylcholin
	Thais floridana	Hypobranchialdrüse	Senecioylcholin
Bucinidae	*Buccinun undatum*	Hypobranchialdrüse	Acrylcholin
Turbinellidae	*Buscyon canaliculatum*	Hypobranchialdrüse	(keine, evtl. Spuren)

Nach: H.P. WHITTACKER (1960).

Tabelle 1 gibt darüber Auskunft, wie weit bei Prosobranchiern Urocanylcholin, Senecioylcholin und Acrylcholin nachgewiesen werden konnte. Für Buccinidae (*Buccinum undatum*) scheint nach WHITTAKER (1959a) Acrylcholin charakteristisch zu sein.

Vergleichsweise von Interesse ist die Feststellung von WELSH (1956), daß das Herz von *Buccinum undatum* durch Acetylcholin in der sehr kleinen Konzentration von 10^{-9} verlangsamt, durch 10^{-8} stillgelegt wird. Mytolon wirkte als Antagonist, d. h. atropinähnlich. Das Herz folgt seiner Empfindlichkeit nach offenbar dem Acetylcholintypus.

Acrylcholin gleicht pharmakologisch stark dem Propionylcholin. Seine neuromuskulär blockierende Wirkung ist sehr schwach und flüchtig, seine erregende

Wirkung am glatten Muskel und seine blutdrucksenkende Wirkung ausgesprochener als bei Propionylcholin. Wie bei diesem geht diesen Wirkungen eine ganglienerregende Wirkung voraus.

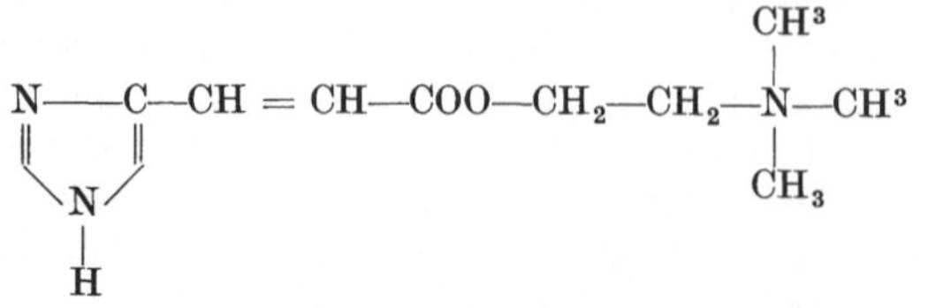

$$N\!-\!\!C\!-\!CH = CH\!-\!COO\!-\!CH_2\!-\!CH_2\!-\!\underset{\underset{CH_3}{|}}{\overset{\overset{CH_3}{|}}{N}}\!-\!CH_3$$

Murexin (Urocanylcholin, Imidazolacrylcholin)

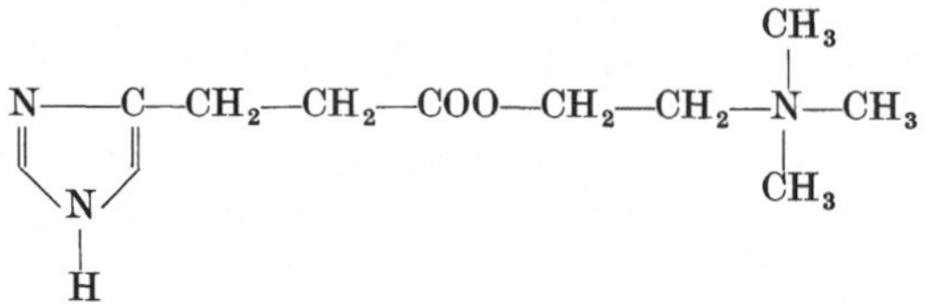

$$N\!-\!\!C\!-\!CH_2\!-\!CH_2\!-\!COO\!-\!CH_2\!-\!CH_2\!-\!\underset{\underset{CH_3}{|}}{\overset{\overset{CH_3}{|}}{N}}\!-\!CH_3$$

Dihydromurexin (β-4 (5) Imidazolylpropionylcholin)

$$H_3C\!-\!\underset{\underset{CH_3}{|}}{\overset{\overset{CH_3}{|}}{N}}\!-\!CH_2\!-\!CH_2\!-\!COO\!-\!CH = C \underset{CH_3}{\overset{CH_3}{<}}$$

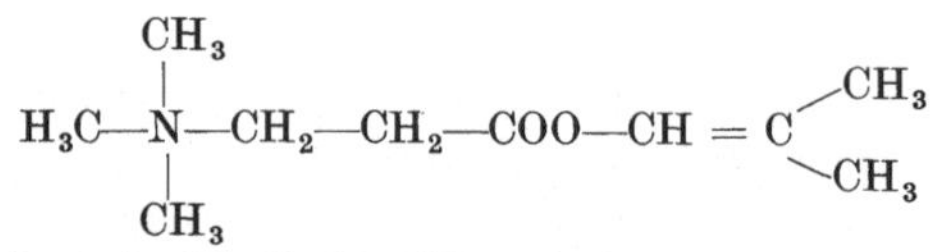

Senecioylcholin (β,β-Dimethylacrylcholin)

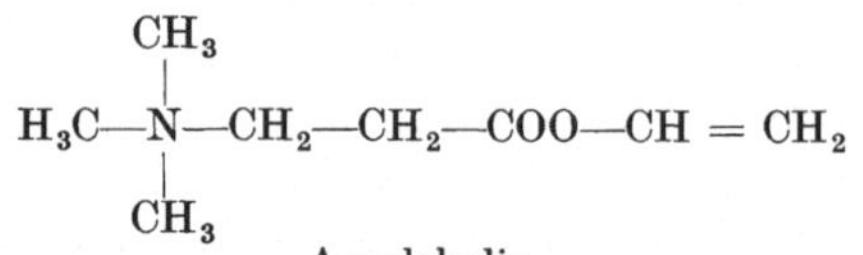

$$H_3C\!-\!\underset{\underset{CH_3}{|}}{\overset{\overset{CH_3}{|}}{N}}\!-\!CH_2\!-\!CH_2\!-\!COO\!-\!CH = CH_2$$

Acrylcholin

Murexin (Urocanoylcholin, Imidazolacrylcholin) hatte am Säugetierganglion stimulierende und blutdrucksteigernde Wirkung. Bei Hund und Mensch wirkte es stark atmungserregend. Seine neuromuskuläre Blockierungswirkung beträgt etwa $^1/_5$ derjenigen von Succinylcholin und führte wie dieser Stoff zur Depolarisation der postsynaptischen Membran (vgl. ERSPAMER u. GLÄSSER, 1957; KEYL u. WHITTAKER, 1958; QUILLIAM, 1957; WINBURY, 1957).

GRELLIS u. TABACHNICK (1957) zeigten, daß Murexin und das synthetische Dihydromurexin (β-4(5) Imidazolylpropionylcholin) hauptsächlich durch Butyrylcholinesterasen hydrolysiert werden. FOLDES et al. (1957) wiesen dasselbe für die menschliche Plasmacholinesterase nach, ebenso TABACHNICK et al. (1957). Dabei war die Hydrolysegeschwindigkeit bei Dihydromurexin so groß wie bei Acetylcholin und 18 mal rascher wie bei Murexin. Weder Dihydromurexin noch Murexin wurden durch die menschliche Acetylcholinesterase hydrolysiert. Sowohl Dihydromurexin als auch Murexin hemmten die Hydrolyse von Acetylcholin durch Acetylcholinesterase. Wie TABACHNICK u. GRELLIS (1958) zeigten, wurde durch bestimmte Serumcholinesterasen (Butyrylcholinesterasen von Mensch und Maus) Dihydromurexin zu 90—100% hydrolysiert, nicht aber durch die Serumcholinesterasen von Hund, Katze und Meerschweinchen. Im weitern ergab sich, daß nur die Butyrylcholinesterasen von Mensch und Maus, nicht die der anderen Säuger durch LSD und BOL gehemmt wurden. Vergleiche von Homogenaten von Maus- und Rattenhirn ergaben, daß wohl durch Maushirn Dihydromurexin hydroli-

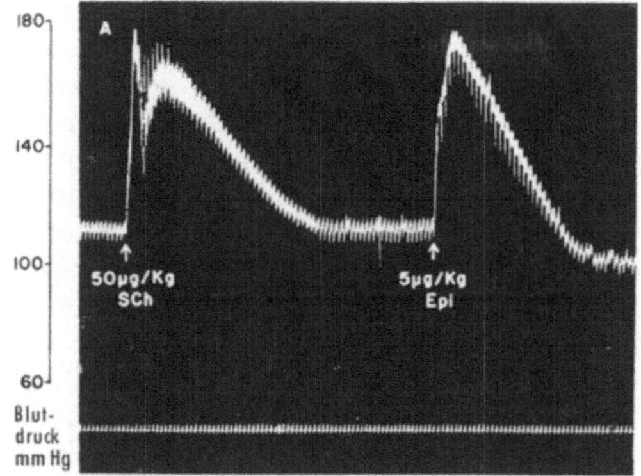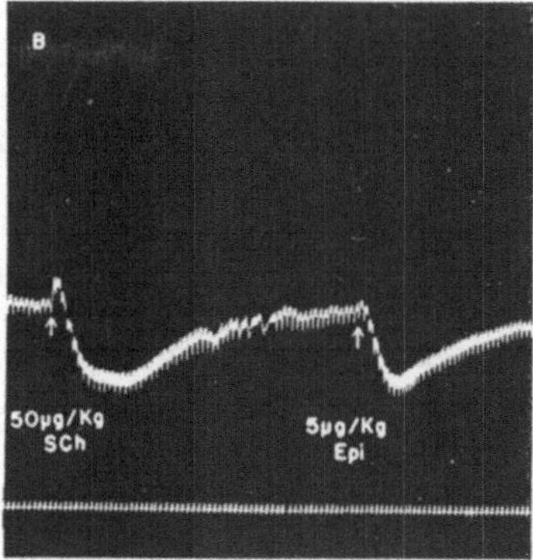

Abb. 36. Blutdruckwirkung von Senecioylcholin (SCh): 50 μg/kg, verglichen mit Adrenalin HCl (Epi) 5 μg/kg am narkotisierten Hund. Zwischen A und B Phentolamin-methansulfonat (Regitin) 2 mg/kg (α-adrenerg blockierend). (Nach: A.A. SEKUL u. W.C. HOLLAND 1961)

siert wurde, nicht aber durch Rattenhirn, während beide Homogenate Butyrylcholin zur Hydrolyse brachten. Ebenso konnte nur die Butyrylcholinesterase von Maushirn durch LSD und BOL blockiert werden, nicht die von Rattenhirn. Es ergeben sich hier, wie das bei Säugern vielfach der Fall ist, interessante Speziesdifferenzen in den Eigenschaften der Cholinesterasen.

Nach TABACHNICK et al. (1958), bewirkte Imidazolpropionylcholin neuromuskulären Block, Ganglienerregung, Verstärkung der Histaminwirkung, Kontraktion des Froschrectus. Imidazolpropionylcholin hemmte Acetylcholinesterase und Diaminoxydase und wurde durch Butyrylcholinesterase hydrolysiert.

β, β-Dimethylacrylcholin (Senecioylcholin)

HOLMSTEDT u. WHITTAKER (1958) zeigten, daß dieser natürlich vorkommende Stoff zu den ganglienerregenden und neuromuskulär blockierenden Substanzen mit murexinähnlicher Wirkung gehört. Die Atmung wurde durch β,β-Dimethylacrylcholin beim Säugetier stark erregt. Die Substanz findet sich in nicht unbeträchtlicher Menge in den Hypobranchialdrüsen des prosobranchen Gastropoden *Thais floridana* aus der Familie der Muricidae. Die neuromuskuläre Blockierungswirkung erfolgt sehr wahrscheinlich unter Depolarisation, da sie durch Physostigmin verstärkt wird, wobei die Depolarisation von längerer Dauer ist als bei Acetylcholin.

Nach SEKUL u. HOLLAND (1961) hat Senecioylcholin ebenfalls Reizwirkung an vegetativen Ganglien. Am Hund bewirkten 5—20 μg/kg i. v. Blutdrucksteigerung. 50 μg/kg i. v. entsprachen am Hund etwa der Wirkung von 5 μg/kg Adrenalin (Abb. 36). Wie beim Adrenalin wurde die Wirkung durch Phentolamin (Regitin) umgekehrt. An der Nickhautmembran der Katze trat nach 50 μg/kg Senecioylcholin i. v. dieselbe Kontraktionswirkung ein wie nach 5 μg/kg Adrenalin, die durch Ganglienblockade aufgehoben werden konnte. Am Froschrectus abdominis bewirkte Senecioylcholin Kontraktionen. Senecioylcholin ist im wesentlichen ein vegetatives, adrenerg förderndes Gangliengift. Seine neuromuskuläre Blockierungswirkung ist schwächer als die des Urocanylcholins.

β,β-Dimethylacrylcholin wird, ähnlich wie Murexin, durch Cholinesterasen nur sehr langsam angegriffen. Diese an Säugetieren gewonnenen pharmakologischen Feststellungen können uns, ähnlich wie bei den anderen Cholinestern, die bei Muricidae gefunden wurden, über die *biologische Funktion* derselben in dieser Schneckenfamilie nichts sagen; möglicherweise sind es Gifte zur Immobilisierung von Beutetieren.

Nach TABACHNICK u. ROTH (1957) verstärkten Imidazolacrylcholin und Imidazolpropionylcholin die Histaminwirkung am glatten Muskel des Meerschweinchenileums und an Lunge und Trachea, wahrscheinlich durch Hemmung der Diaminoxydase. WINBURY (1957) zeigte, daß die durch Murexin i. v. bewirkte Blutdrucksteigerung durch Hexamethonium blockiert wird (nicotinische Wirkung), während die nach intraarterieller Applikation auftretende lokale Gefäßerweiterung durch Atropin (nicht durch Hexamethonium) aufgehoben wurde (muscarinischeWirkung).

Durch PHILLIS (1966a) wurden am isolierten Herzen der Bivalve *Tapes waltlingi* einige bei marinen Prosobranchiern gefundene Cholinester geprüft. Die hemmende Herzwirkung erwies sich bei allen geprüften Cholinestern als viel schwächer, verglichen mit Acetylcholin. 10fach schwächer wirkte Acrylcholin, 1150fach schwächer Senecioylcholin, 8340mal schwächer Murexin, 14400 mal schwächer Dihydromurexin. Vergleichsweise wurde durch PHILLIS (1966b) auch die Wirkung auf das isolierte Rectum von *Tapes waltlingi* untersucht: Senecionylcholin und Murexin wirkten erregend.

Über die physiologische Funktion dieser zum Teil curareartig wirkenden Stoffe ist nichts sicheres bekannt. Möglicherweise haben diese sehr aktiven Cholinester der genannten Schneckenarten als Beutegifte Bedeutung. Erspamer ist der Ansicht, daß es sich bei der Hypobranchialdrüse der *Muricidae* um eine Giftdrüse handelt. Für *Buccinum undatum* ist das wahrscheinlich, da die Drüse toxischere Stoffe enthält als Acrylcholin es ist. Zutreffend dürfte die Ansicht sein (WHITTAKER), daß durch Acrylcholin die Cilien der Kiemenplatten in ähnlicher Weise in Bewegung gesetzt werden, wie durch Acetylcholin bei *Mytilus*.

Urocanylcholin wurde bei *Mercenaria, (Venus)mercenaria* und *Mytilus edulis* nicht gefunden; andere Lamellibranchier wurden bisher nicht daraufhin untersucht.

In tiersystematischer Hinsicht ist von Interesse, daß durch BISSET, FRAZER, ROTHSCHILD u. SCHACHTER (1960) Senecioylcholin auch bei einem Schmetterling (Lepidoptera), *Arctia caja*, festgestellt wurde. Die bei Muricidae und Buccinidae nachgewiesenen Verhältnisse hinsichtlich Acetylcholinanaloga sind insofern von Bedeutung, als es sich bei Urocanylcholin, Senecioylcholin und Acrylcholin um Stoffe handelt, die pharmakologisch weitgehend andere Eigenschaften besitzen wie Acetylcholin. Es ist deshalb wenig wahrscheinlich, daß diese Stoffe als funktionelle „Acetylcholinäquivalente" in Frage kommen.

Acetylcholin

(a) Herz

Über die Acetylcholinempfindlichkeit einiger Prosobranchier sind wir durch HILL, WELSH, JULLIEN u. MORIN orientiert. Am isolierten Ventrikel von *Buscyon canaliculatum*, einem zu den Rachiglossa, Familie der Turbinellidae gehörenden Prosobranchier, führte nach HILL (1958) Acetylcholin 10^{-9} M zu Amplitudenabnahme, 10^{-7} M zu diastolischem Stillstand. An *Strombus gigas* bewirkte Acetylcholin nahe der Grenzkonzentration von 10^{-9} M Zunahme der Amplitude, bei 10^{-8} M Abnahme. Bei *Buscyon* und *Strombus* kam es schon mit einer Konzentration, welche die Amplitude noch nicht beeinflußte, zur Irregularität. Carbaminoylcholin 5.10^{-8} M bewirkte an *Strombus* Amplitudenabnahme, Acetyl-β-methylcholin erst bei 5.10^{-5}. Physostigmin hatte auf die Wirkung von Acetylcholin Carbaminoylcholin und Acetyl-β-methylcholin keinen Einfluß. Adrenalin und Noradrenalin 10^{-5} M hatten Vergrößerung der Amplitude um je 50%, beide zusammen eine solche von 100% zur Folge. 5-Hydroxytryptamin 10^{-10} bis 10^{-9} M (Grenzkonzentration) führte eine Vergrößerung der Amplitude herbei (s. S. 798), Tryptamin erst mit 10^{-6} M. Gramin 10^{-5} M bewirkte Blockierung von 5-Hydroxytryptamin 10^{-7} M. (s. S. 789). Vgl. auch HILL u. SCHUNKE (1967) über den Aktivitäts-cyclus des isolierten Ventrikels von *Buscyon canaliculatum*.

DIVARIS u. KRIJGSMAN (1954) fanden bei dem Pulmonaten *Cochlitoma zebra* (s. S. 121) an der ventriculoaortalen Verbindung keinerlei nervöse Elemente wie sie JULLIEN u. MORIN (1931) in Vorhöfen und Kammer bei *Murex trunculus* beschrieben haben. Demgegenüber stellten DIVARIS u. KRIJGSMAN bei *Cochlitoma* myogene Schrittmacher fest. Auf eine myogene Herzaktion weisen auch dieUntersuchungen von CARDOT, JULLIEN u. MORIN (1929) an isolierten Stücken des Herzens von *Murex trunculus* hin. Die sehr kleinen Konzentrationen von Acetylcholin und 5-Hydroxytryptamin, welche am isolierten Ventrikel von *Buscyon canaliculatum* wirksam sind, machen es wahrscheinlich, daß sie hier, wie es WELSH (1953) für die Venusmuschel, *Mercenaria (Venus)mercenaria* gezeigt hatte, als Überträger-stoffe wirken. Ähnliche Befunde hinsichtlich Acetylcholin wurden durch EBARA (1955) an *Dolabella auricula* (Solander), durch FÄNGE u. OESTLUND (1954) an dem Cephalopodenherzen von *Eledone cirrosa* erhoben. Wurden *Murex trunculus* in Meerwasser und in verschiedenen Ionenmilieus mit Physostigminzusatz gehalten und nach 4 Std die verschiedenen Medien untersucht, war, entgegen den Verhält-nissen bei *Helix pomatia*, eine Acetylcholinabgabe an die Lösung (Prüfung am Blutegelpräparat) nicht feststellbar, wohl aber nach 6—48 Std (JULLIEN u. RIPP-LINGER, 1950). Das *frische* Herz von *Murex trunculus* enthält nach diesen Unter-suchungen durchschnittlich 16 μg Acetylcholin/g. Bei länger dauernden Versu-chen (18—14 Std) kam es zur Proteolyse von gebundenem Acetylcholin, so daß die nachweisbare Menge auf 21—28 μg/g anstieg. Bei *Helix pomatia* war die Protein-bindung des Acetylcholins anscheinend leichter zu lösen als bei *Murex*, da auch das nichtgeschädigte Herz freies Acetylcholin abgibt. JULLIEN u. MORIN (1931) prüften am isolierten Ventrikel von *Murex trunculus* die Wirkung des Atropins. Während der Ventrikel auf mechanischen Reiz mit einer einzigen Kontraktion reagierte, folgten nach Atropin 10^{-3} auf den Reiz 7—8 regelmäßige Kontraktionen. Atropin $2,5.10^{-3}$ bewirkte nach 10 min rascheren Rhythmus. Der isolierte Ven-trikel von *Murex trunculus* zeigte eine gewisse Acetylcholinempfindlichkeit, indem Acetylcholin 10^{-6} den Rhythmus und Tonus senkten, was mit 10^{-5} viel stärker in Erscheinung trat und bei 5.10^{-4} zum sofortigen Stillstand in Diastole führte. Nach MORIN u. JULLIEN (1930) sind im Ventrikel von *Murex trunculus* Nervenzellen im Kammermoycard nachweisbar; dies könnte allenfalls die Tatsache erklären, daß wie bei *Helix pomatia*, Atropin *gleichzeitig* mit Acetylcholin verabreicht, auf die Wirkung des Acetylcholins keinen Einfluß ausübte. Jedenfalls ist ein gewisser Antagonismus zwischen Atropin und Acetylcholin am isolierten Ventrikel von *Murex trunculus* nachweisbar. Bei *Fulgur canaliculatum (Sycotopus canaliculatus)* wurde schon durch CARLSON (1909) an der Verbindungsstelle von Ventrikel und Aorta ein Ganglion nachgewiesen, dessen Fortsätze in die Kammerwand eindrin-gen. RIJLANT (1931) isolierte es mit seinen Fortsätzen und untersuchte es katho-denstrahloszillographisch. In Verallgemeinerung seiner Feststellungen nimmt RIJLANT an, daß der spontane Herzschlag der Gastropoden von diesem Ganglion unter Bildung kleiner Wellen ausgeht, welche die Erregung motorischer Zentren bewirken, die Impulse, als große Wellen bezeichnet, gegen die ventrikulären Fort-sätze aussenden und die Aktivität des Myocards auslösen, ihm gleichzeitig einen bestimmten Rhythmus und eine gewisse Frequenz aufzwingend.

Hinsichtlich Acetylcholin machte WELSH (1956) ähnliche Feststellungen an *Buccinum undatum* und an der Muschel *Cyprina islandica*. Am Herz von *Cyprina islandica* L. lag die Grenzkonzentration von Acetylcholin bei 10^{-9}/ml, wodurch der Herzschlag von normalerweise durchschnittlich 12 auf 9,5/min, mit 5.10^{-9} auf 8 Schläge/min zurückging, während Acetylcholin 10^{-8} das Herz zum diastolischen

Stillstand brachte. Durch Mytolon 10^{-6} wurde, ähnlich wie bei *Mercenaria (Venus) mercenaria*, der Stillstand aufgehoben und der normale Rhythmus wiederhergestellt. Analog wie die Venusmuschel reagierte auch das Herz von *Cyprina* auf 5-Hydroxtryptamin mit Frequenz- und Amplitudenzunahme von der Grenzkonzentration von 10^{-10} an. Diese Versuche sprechen dafür, daß *Cyprina* ähnlich wie *Venus*, eine doppelte Herzinnervation besitzt, eine hemmende, auf Acetylcholin empfindliche, und eine fördernde, auf 5-Hydryotryptamin ansprechende.

Am Herz von *Buccinum undatum* bewirkte nach WELSH (1956) Acetylcholin von der Grenzkonzentration 10^{-9} an Amplitudenabnahme, aber nur geringe Frequenzabnahme; vollständige Hemmung mit diastolischem Stillstand trat mit Acetylcholin 10^{-8} ein. Mytolon erwies sich, wie bei *Cyprina*, als kräftiger Antagonist. Die Grenzkonzentration für die anregende Wirkung von 5-Hydroxytryptamin lag zwischen 10^{-10} und 10^{-9} g/ml. Durch LSD 10^{-5} wurde die Wirkung von 5-Hydroxytryptamin unterdrückt.

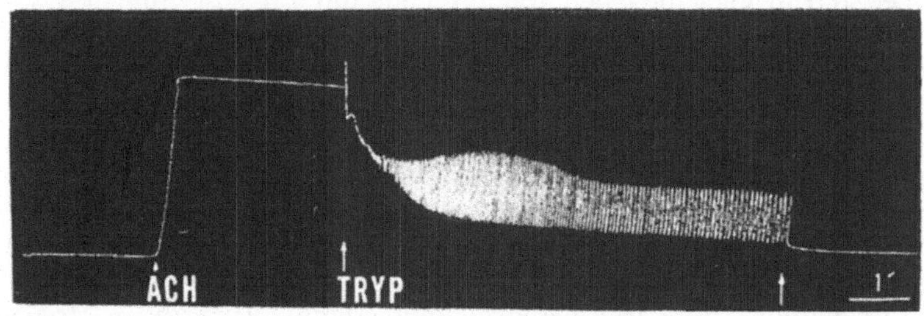

Abb. 37. Wirkung von Acetylcholin 10^{-5}M auf den Radulaprotractor von *Buscyon canaliculatum* (Tonuserhöhung); nachfolgend Wirkung von Tryptamin 10^{-3}M (Tonusabnahme und phasische Wirkung). (Aus: R.B. HILL 1958)

(b) Glatter Muskel, Radulaprotractor

Am isolierten Radulaprotractor von *Buscyon canaliculatum* hatte nach HILL (1958) (Abb. 37) Acetylcholin 10^{-5} M sofortige Kontraktion zur Folge; nach Auswaschen trat Dekontraktion ein. Durch D-Tubocurarin 10^{-3} M wurde die Acetylcholinkontraktion blockiert, ebenso durch Mytolon, durch Physostigmin 10^{-4} M verstärkt. Unter 5-Hydroxytryptamin 10^{-3} M erfolgte eine langsame rhythmische Dekontraktion. Während es sich bei der Acetylcholinkontraktion um eine Membrandepolarisation handelt, dürfte bei der langsamen Serotonin-Dekontraktion nach TWAROG (1960a) eine direkte Muskelwirkung vorliegen, ohne daß damit eine Änderung der Membranpolarisation verbunden wäre. Diese Feststellungen sind außerordentlich interessant, weil sie einen deutlichen Hinweis dafür bilden, daß der Radulamuskel von *Buscyon canaliculatum* möglicherweise cholinergische Innervation besitzt. Der Radulamuskel gehört zum Verdauungskanal; es ist dies wohl der einzige bisher bei Gastropoden nachgewiesene Fall von „cholinergischer" Innervation am Darmkanal. Es zeigt sich hier die auch sonst bei Invertebraten festzustellende Tatsache, daß der Verdauungskanal in bezug auf „Cholinergie" andern Organen oder Organsystemen evolutionsmäßig vielleicht vorauseilt. Der Darm von *Buscyon canaliculatum* verhält sich ähnlich wie das Rectum von Pelecypoden (s. S. 164) mit dem Unterschied, daß nur phasische rhythmische Kontraktionen, keine tonischen beobachtet wurden (PROSSER et al., 1951). In dieser Beziehung ist es für diese Stufe der Evolution charakteristisch, daß der glatte *Körpermuskel* von Prosobranchiern keinerlei Anzeichen einer cholinergen Innervation zeigt.

An den glatten Fußmuskeln von *Haliotis spec.*, *Murex trunculus*, *Natica millepunctata* und *Natica mutabilis* führte Physostigmin 10^{-5} bis 5.10^{-4} zur Herabsetzung der Zuckungshöhe. *Physostigmin* 10^{-4} bis 3.10^{-4} hatte bei *Nassa* und 10^{-5} bei *Paludina vivipara* zunehmende Erschlaffung zur Folge; ebenso bei der marinen Schnecke *Monodonta turbinata* (Born) schon Physostigmin 10^{-6}. Diese lähmende Wirkung des Physostigmins auf glatte Muskulatur ist bei Invertebraten häufig. Sie steht im Gegensatz zur intensiv anregenden, lokal bis zu Krämpfen führenden Wirkung bei Vertebraten. Eine Interpretation ist z. Z. nicht möglich. Die angewandten Konzentrationen sind nicht so hoch, daß mit einer Hemmung von Acetylcholinreceptoren gerechnet werden müßte.

Veratrin 10^{-5} erhöhte an den Fußmuskeln von *Haliotis spec. Murex trunculus, Natica millepunctata* und *Natica mutabilis* die Zuckungshöhe und bewirkte reversible Kontraktur, aber keinen zweiten Gipfel, wie er für die Veratrinwirkung am Skelettmuskel von Säugern charakteristisch ist (EGGHART u. UMRATH, 1956).

(c) Nervensystem

Acetylcholin konnte nach HILL (1962) bei *Buscyon canaliculatum* im gesamten Ganglienapparat, mit Ausnahme der Visceralganglien, nachgewiesen werden, wobei letzteres sehr auffallend ist. Ob mit einer synaptischen Wirkung des Acetylcholins im Ganglienapparat und Gehirn von Prosobranchiern zu rechnen ist, wissen wir nicht (vgl. Opisthobranchia).

(d) Wirkung von Krampfgiften

Paludina vivipara L., *Natica josephinia* (Risso) und *Nassa mutabilis* L. zeigten in *Strychnin* 5.10^{-3} bis 10^{-4} heftige Erregung und Kontraktion, *Nassa mutabilis* typische Krämpfe. Picrotoxin war praktisch ohne Wirkung. Die Süßwasserschnecke *Paludina vivipara* reagierte auf 10^{-5} Strychnin und auf 5.10^{-4} Systox, Pervitin und Coffein mit krampfartigen Bewegungen. An der (schalenlosen) *Pterotrachea mutica* (Les.) (Heteropoda) hatte Strychnin 10^{-4} bis 10^{-5} lähmende Wirkung; ebenso Picrotoxin 10^{-4}. Die marine Schnecke *Monodonta turbinata*, (Born) zeigte hohe Strychninempfindlichkeit (10^{-6}) und eine etwas geringere für Pervitin und Ephedrin (10^{-5}) im Sinne von Krampfauslösung.

Coffein 4.10^{-3} rief Zuckungssteigerung und Contractur hervor. *Natica mutabilis* erwies sich auf Coffein besonders empfindlich (EGGHART u. UMRATH, 1956).

Purpurdrüse: Die Purpurdrüse von *Murex*-Arten ist sowohl an Acetylcholin (130—200 μg/g Frischgewicht), als auch an Acetylcholinesterase sehr reich. Über die Funktion des Acetylcholins der Purpurdrüse scheint nichts bekannt zu sein.

Injektion von 1 ml Totalextrakt der Purpurdrüse von *Murex trunculus* (1:10) in die Bauchhöhle des Frosches rief einen reversiblen curareartigen Zustand hervor, wobei die Herztätigkeit nahezu unbeeinflußt blieb (CARDOT u. JULLIEN, 1940). Auf den Blutegelmuskel hatte Purpurdrüsenpreßsaft kontrahierende Wirkung. Die Wirksubstanz bildet wahrscheinlich ein Gemisch von Cholinestern. Infolge der sehr langen Wirkungsdauer ist es unwahrscheinlich, daß Cholinesterasen im Purpurdrüsenextrakt anwesend sind (JULLIEN, 1940).

β) Ord. Opisthobranchia, Hinterkiemer (ca. 3000 Arten seit dem Carbon)

Die Opisthobranchia weichen von der bilateralen Symmetrie viel weniger ab als Prosobranchier und Pulmonaten. Auch das Nervensystem ist bilateral symmetrisch angelegt. Im Folgenden können wir uns bei den spärlichen pharmakologischen Kenntnissen, die wir von dieser Schneckenordnung besitzen, nur mit Herz und Nervensystem befassen. Das etwa in der Symmetrieebene liegende, *einen* Vorhof besitzende Herz erhält das Blut von rückwärts und gibt es nach vorn durch die Aorta ab.

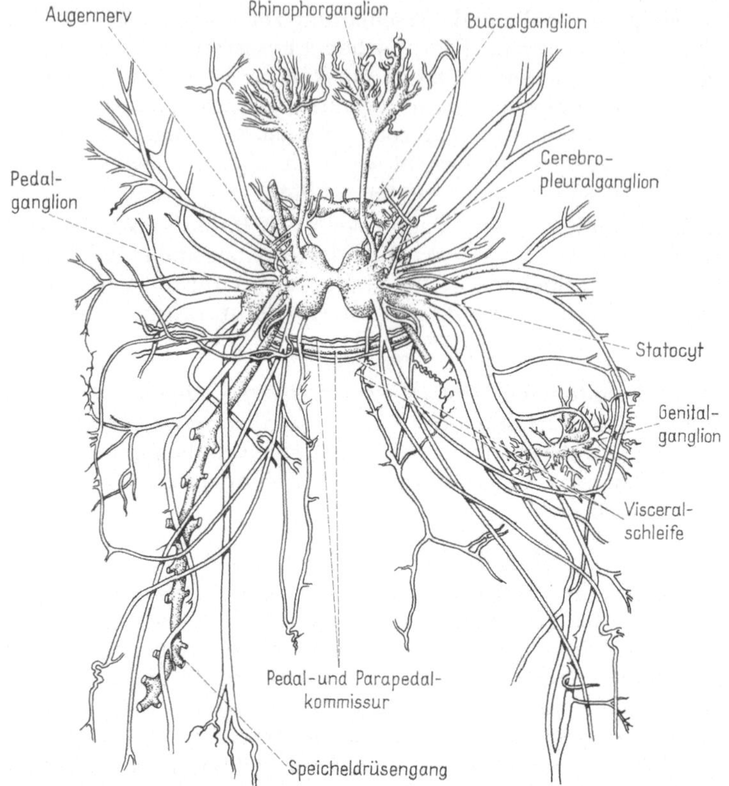

Abb. 38. Zentralnervensystem der acoelen opisthobranchen Schnecke *Aeolidia* spec. (Aus: TH.H. BULLOCK u. G.A. HORRIDGE 1965)

Unt. Ord. Nudibranchia Mantel und Schale fehlen. Fam. Aeolidia

Nervensystem.

Über den Aufbau des Gehirns und Gangliensystems orientiert Abb. 38. Wie CECATTY u. VON PLANTA (1954) an 3 mediterranen Arten dieser Familie feststellten, zeigen die Ganglien, ähnlich wie bei Pulmonaten, einen hohen Grad der Vereinfachung. Riesenganglienzellen haben sie mit den Aplysien gemeinsam. WILLOWS (1965) wies nach, daß alle von ihm untersuchten Nudibranchiaten: *Armina* (= *Pleurophyllidia*) *californica, Tritonia festiva, Tritonia exsulans, Tritonia tetraquetra, Archidoris montereyensis, Anisodoris nobilis, Cadlina marginata, Dialula sandiegensis, Triopha carpenteri* und *Dirona albolineata* in ihrem Cerebralganglion Riesennervenzellen besitzen, bedeckt mit orangegelben Zellkörpern (Abb. 39); das Ruhepotential betrug 40—100 mV. Eine einzelne Zelle zeigte spontane Aktivität, ein Aktionspotential mit einem Overshoot von 15 mV und ein ausgesprochen negatives Nachpotential. Über Vorkommen und Wirkung von Acetylcholin scheint bei Nudibranchiern nichts bekannt zu sein. Im Hinblick auf die Feststellungen an Riesennervenzellen von Aplysien (Tectibranchia) durch Tauc u. a. (s. unten) wären entsprechende Untersuchungen über Vorkommen und Wirkung des Acetylcholins bei Nudibranchiern erwünscht.

Bei dem Nudibranchier *Archidoris* sp. wurde das Blutvolumen durch MARTIN et al. (1958) auf 65% des Körpergewichts bestimmt, was auf ein offenes Gefäßsystem hinweist.

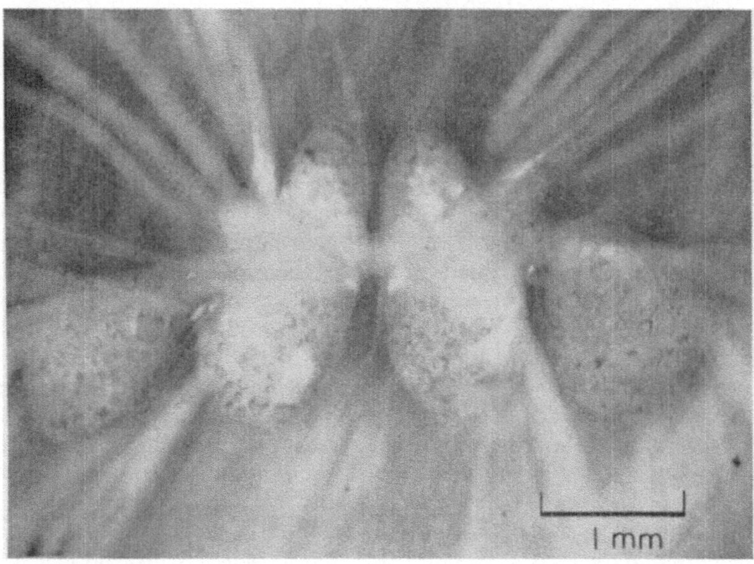

Abb. 39. Der cerebrale Ganglienkomplex von *Tritonia* sp. (nudibranche Gastropoden) mit je 2 abgegrenzten Zellmassen auf jeder Seite, von denen die zentral gelegenen die Cerebral-Pleural-Gastro-intestinal, Parietal-genital und Visceralganglien enthalten, während die lateralen Zellmassen die Pedalganglien darstellen. Auf der Oberfläche der Riesenganglien sind pigmentierte Zellkörper sichtbar. (Aus: A. O. D. WILLOWS 1965)

Unt. Ord. Tectibranchia, Mantel und Schale sind vorhanden

BACQ (1935) wies in perioesophagalen Ganglien von *Aplysia depilans* 2—3 μg/g Acetylcholin oder einen ähnlich wirksamen Cholinester nach. In Oesophagus und Magen fand er 0,6 μg/g, im Fuß 0,35 μ/g.

(a) Herz

STRAUB (1901, 1904) stellte seinerzeit an den marinen Schnecken *Aplysia limacina* und *Aplysia depilans* einen rein myogenen Typus der Erregungsleitung fest. Es wurden keine herzhemmenden Nerven gefunden (BOTAZZI u. ENRIQUES, 1900; CARLSON, 1909). Nach CARLSON führte elektrische Reizung zur Verstärkung der Vorhof- und Ventrikelkontraktion, wobei die auf die pleurovisceralen Nerven applizierte Reizung den Ventrikelrhythmus so stark beschleunigte, daß die Herzschläge fast zu einem Tetanus verschmolzen. Durch Coffein wurde diese Wirkung unterdrückt.

Nach erneuten Untersuchungen von LEONHARDT (1955) treten, entgegen der Auffassung von STRAUB, Nervenfasern in das Herz von *Aplysia limacina* und *Aplysia depilans* auf dem Weg über den Vorhof und in die Aortenleiste ein. Ganglienzellen fanden sich nicht im Herzen. Die Vorhoffasern verzweigten sich bis zur Kammermuskulatur als Grenze. Die Herzkammer selbst war nervenfrei. Wie U.S. VON EULER et al. (1952) am isolierten, mit dem anliegenden Ganglion in Verbindung stehenden Herzen von *Aplysia dactylomela* feststellten, wirkte Acetylcholin 10^{-9} frequenzhemmend; 10^{-8} bis $2,5.10^{-7}$ führte zum Stillstand. Acetylcholin 10^{-6} bewirkte systolische Kontraktion. Atropin 10^{-8} hatte keinen Einfluß auf die Wirkung des Acetylcholins. Unter Nicotin 0,3 mg/20 ml kam es zu starker Herzbeschleunigung von ca. 8 auf 44/min. Durch Physostigmin wurde die Wirkung des Acetylcholins verstärkt. Wurde das Herzganglion entfernt, hörte jede Herztätigkeit auf. Noradrenalin und Adrenalin bis 2.10^{-5} hatten keinen Effekt. Die Acetylcholinwirkung scheint über das extrakardiale Ganglion zustande zu kommen. Wie GERSCH u. DENSE (1959/1960) an *Aplysia limacina* und *Aplysia depilans* zeigten, enthalten Extrakte aus den Cerebral-, Visceral-, Pedal-, Pleural- und Buccalganglien thermostabile Stoffe, welche auf das Herz stark erregend wirkten. Entsprechend wirksame Substanzen konnten auch aus dem Pleuroisceralkonnektiv, dem Pedal- und Herznerven gewonnen werden. Auszüge aus dem Pedalnerven waren besonders wirksam. In Frage kommen Aminosäuren oder Peptide. Die Nervenextrakte enthielten auch eine herzhemmende Komponente. Die Regulations- und Steuerungsvorgänge des Herzens von *Aplysia* sind kompliziert und betreffen nervöse, neurohormonale und neurohumorale Komponenten. Herzaktive Substanzen kommen auch in der Körpermuskulatur und in anderen Geweben vor, die möglicherweise ihrer nervösen Versorgung entstammen.

Am isolierten Herzen von *Aplysia limacina* (Tiergröße 750—1000 g Gewicht) oder am Herzmuskelstreifen wurde durch Acetylcholin 10^{-11} und $5{,}5.10^{-13}$ M/Liter Badflüssigkeit die Amplitude der Herzkontraktion im Mittel um 40% verringert (REITER, 1957). Diese Wirkung ließ sich weder durch Atropin noch durch Mytolon verhindern oder aufheben. Bei dieser hohen Empfindlichkeit kann das isolierte Herz von *Aplysia limacina* ähnlich wie dasjenige von *Mercenaria mercenaria*, *Mya arenaria* und das von *Dosinia anus* (PILGRIM, 1954) zur biologischen Acetylcholinbestimmung verwendet werden. JULLIEN (1937) stellte am isolierten Herzen von *Aplysia fasciata* durch Acetylcholin 10^{-7} diastolischen Stillstand fest. Vgl. auch HILL (1964).

Bei *Aplysia californicus* wurde das Blutvolumen durch MARTIN et al. (1958) zu 60% (51—71%) des Körpergewichts bestimmt.

(b) Nervensystem

Über Anatomie und Physiologie der Riesenneurone des Visceralganglions von *Aplysia californica und Aplysia vaccaria* sind wir durch BULLOCK (1961), über die in entsprechenden Riesennervenzellen bei *Aplysia fasciata* festgestellten Chemopotentiale durch ARVANITAKI u. CHALAZONITIS (1961) und CHALAZONITIS (1961) orientiert (Abb. 40).

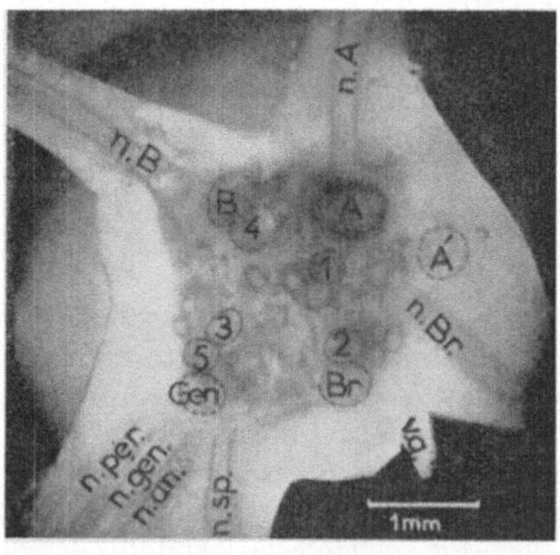

Abb. 40. Visceralganglion von *Aplysia fasciata* (dorsale Ansicht). *A, Br, B, Gen,* und *A'* Riesensomata. *1, 2, 3, 4, 5* mittelgroße Somata (Durchmesser 100—250µ). *nA* Pleurobranchialnerv; *n.Br* Branchialnerv; *n.sp* Spermathecalnerv; *n.an* Analnerv; *n.gen.* Genitalnerv; *n.per.* Pericardialnerv; *nB.* Pleurogenitalnerv; *v.g.* Gefäß. (Aus: N. CHALAZONITIS 1961)

Eingehende elektrophysiologische Untersuchungen an den Riesenganglien von *Aplysia depilans* (Abb. 41) verdanken wir HUGHES u. TAUC (1961, 1962, 1963), die Feststellung aktiver Membranfelder an den Riesenneuronen der Aplysia TAUC (1960). Die mehrere mm großen Visceralganglien dieser Aplysien sind für die

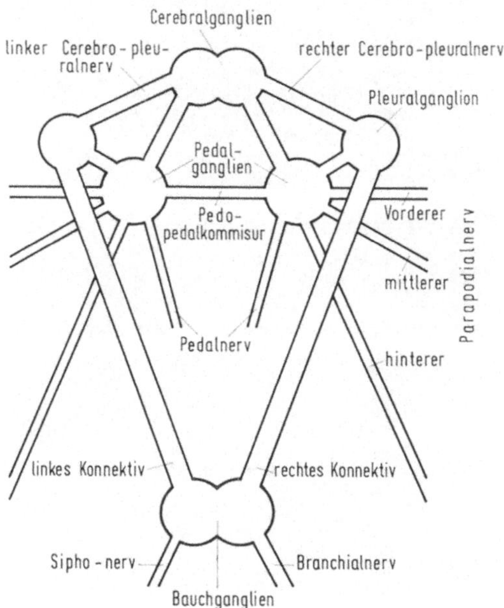

Abb. 41. Diagramm der Hauptganglien und Konnektive im Zentralnervensystem von *Aplysia depilans*. (Aus: G.M. HUGHES u. L. TAUC 1962)

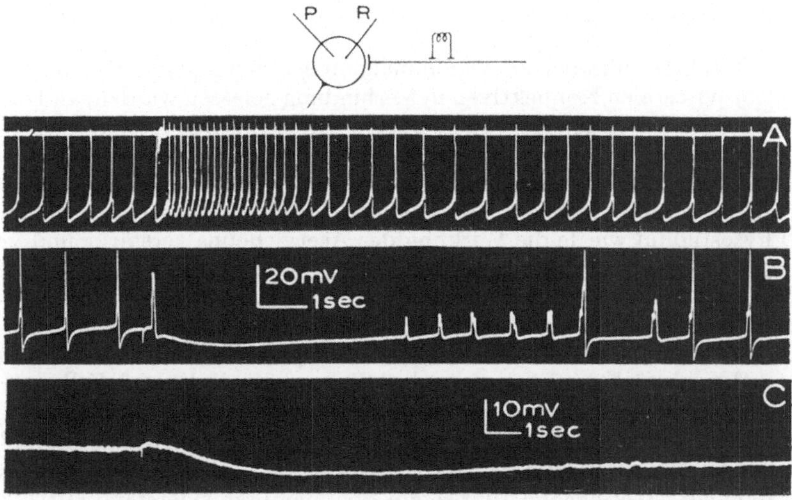

Abb. 42. A. Einzelreiz der Konnektive auf die Nervenzellen der *Aplysia* führt zu vorübergehender Erregung. B. Dasselbe bei *Helix pomatia* führt zu kurzer Erregung, gefolgt von einer längeren Hemmphase. C. Hemmphase von langer Dauer bei *Helix* bei hoher Verstärkung. (Aus: L. TAUC 1958)

Untersuchung auf Überträgerstoffe (Acetylcholin usw.) und auf Cholinacetylase und Cholinesterasen außerordentlich geeignet. Wichtige Feststellungen in dieser Richtung haben TAUC (1956, 1960, 1962), TAUC u. GERSCHENFELD (1960, 1962), GERSCHENFELD u. TAUC (1961) durch ihre Untersuchungen am Abdominalganglion (Riesenganglion) von *Aplysia depilans* und *Helix pomatia* (Abb. 42) geleistet. Acetylcholin bildet an den genannten Ganglien den hemmenden synaptischen Überträgerstoff, was durch elektrophysiologische Untersuchungen bestätigt wurde.

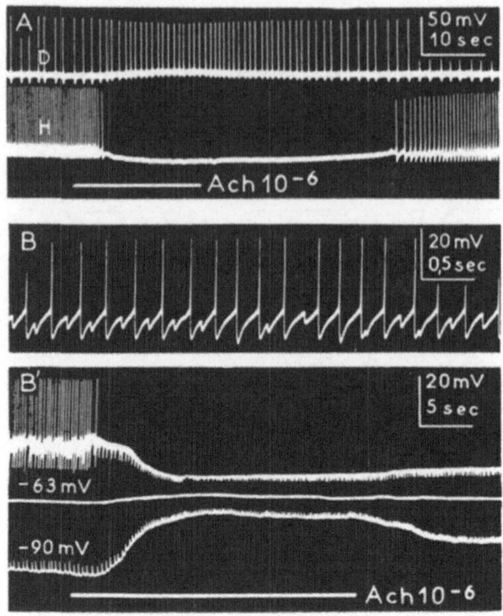

Abb. 43. A. Gleichzeitige intracelluläre Registrierung von 2 benachbarten spontan „feuernden" mit Acetylcholin 10^{-6} perfundierten D- und H-Zellen (weißer Strich): Das D-Neuron ist erregt und depolarisiert, das H-Neuron gehemmt und hyperpolarisiert. B. Spontan feuernde H-Zelle zeigt elementare IPSP, ausgelöst durch die Aktivität eines spontan hemmenden Interneurons. B'. Wirkung von Acetylcholin 10^{-6} auf dieselbe Zelle wie in B bei langsamerer Übertragung. Normale Bedingungen in der oberen; Hyperpolarisation auf —63 mV in der mittleren und auf —90 mV in der unteren Registrierung. (Aus: L. TAUC u. H. M. GERSCHENFELD 1962)

Acetylcholin führte an isolierten Abdominalganglien von *Aplysia depilans*, die mit beiden pleuroviszeralen Konnektiven in Verbindung gelassen wurden, an D-Zellen, welche ausschließlich mit erregenden Fasern (Einstrom) in Verbindung stehen, schon in Konzentrationen von 10^{-10} zu Depolarisation und Erregung, und an H-Zellen, welche mit erregenden und hemmenden Fasern synaptisch in Beziehung stehen, in Konzentrationen von 10^{-12} an zu Hyperpolarisation und Hemmung. Durch Physostigmin wurde die Wirkung des Acetylcholins verstärkt und verlängert; Carbaminoylcholin wirkte, weil nicht hydrolytisch gespalten, stärker als Acetylcholin, was beides für die Gegenwart von Acetylcholinesterase spricht. Durch D-Tubocurarin 10^{-4} und Atropin 10^{-4} bis 10^{-5} wurden sowohl die postsynaptischen Aktionsströme als die Wirkung des Acetylcholins auf die Membran der H-Zellen abgeschwächt, nicht aber der Erregungsimpuls auf Zellen. Hexamethonium 10^{-4} blockierte die Acetylcholinwirkungen an der D-Zellenmembran, nicht an den H-Zellen (Abb. 43). Die Versuche sprechen insgesamt dafür, daß Acetylcholin den hemmenden synaptischen Überträger im visceralen Nervensystem der *Aplysia* darstellt. Acetylcholin 10^{-6} setzte den Membranwiderstand auf 20% des Ausgangswertes herab. Acetylcholin und Acetylcholinesterase sind in den Ganglien von *Aplysia* nachgewiesen worden. Für die erregenden Synapsen sind die Überträgerstoffe noch unbekannt. Dadurch wurde klargelegt, daß am Visceralganglion (Riesenganglion) von *Aplysia depilans* sowohl erregende als hemmende Synapsen tätig sind, wobei Acetylcholin an hemmenden Synapsen als Überträgerstoff (im Sinne der Erregung) wirkt. Es ist dies erstmals der Fall, daß wir bei Gastropoden an vegetativen Schaltstellen die *cholinerge* Natur derselben feststellen können. Auch ist es kein Zufall, daß das Visceralganglion sich als cholinerg erwiesen hat, so daß für die Darmperipherie eine positiv cholinerge Innervation als wahrscheinlich angenommen werden darf. Über einen Erregungsstoff, der am Ganglion angreifen würde, ist nach Tauc nichts bekannt; auch nicht über einen Hemmstoff der Darmperipherie als Antagonist zum Acetylcholin. Es wäre tiersystematisch wertvoll, wenn eine Anzahl Mollusken aller Klassen in ähnlicher Weise auf die cholinerge Natur der Visceralganglien geprüft würde, woraus sich je nach Organisationshöhe interessante tiersystematische Unterschiede im Verhalten ergeben könnten.

γ-Aminobuttersäure wirkte nach Gerschenfeld u. Tauc (1961) auf einzelne Neurone des Abdominalganglions von *Aplysia depilans* verschieden: auf H-Zellen in der Regel depolarisierend und erregend, während D-Zellen, bei denen kein hemmender Einstrom stattfindet, immer mit Hyperpolarisation und Hemmung reagierten.

Gerschenfeld u. Tauc (1961) stellten weiterhin an einzelnen Neuronen des Zentralnervensystems von *Aplysia depilans* fest, daß äußerlich appliziertes Acetylcholin 10^{-12} (Grenzkonzentration) teils zur Hyperpolarisation der Membran führte, wie bei hemmenden postsynaptischen Potentialen, welche an Zellen mit hemmendem Einstrom (H-Zellen) auftreten, während Zellen mit erregendem Einstrom (D-Zellen) durch Acetylcholin depolarisiert wurden. Durch Noradrenalin 10^{-6} wurden D-Neurone gehemmt und hyperpolarisiert und H-Zellen aktiviert. Adrenalin hatte dieselbe Wirkung aber etwa 5mal schwächer. γ-Aminobuttersäure 10^{-5} hatte gewöhnlich auf H-Zellen depolarisierende und erregende Wirkung, während D-Zellen, denen der hemmende Einstrom fehlt, immer hyperpolarisiert und gehemmt wurden. 5-Hydroxytryptamin 10^{-5} führte an H- und D-Zellen zur Erregung; die Wirkung auf D-Zellen war 10mal stärker als auf H-Zellen. Der Nachweis von Serotonin im Zentralnervensystem von Mollusken ist sichergestellt, so daß dieser Stoff als Überträger in Frage kommt. Es zeigt sich hier in charakteristischer Weise, daß die elektrophysiologische Analyse allein nicht zum Ziele führt, sondern auf pharmakologische Methoden angewiesen ist. Durch von außen zugeführtes D-Tubocurarin und Atropin wurden sowohl die postsynaptischen Potentiale als die Wirkung des Acetylcholins abgeschwächt, während durch Physostigmin der Hemmeffekt zuerst verlängert, anschließend die Größe der postsynaptischen Hemmpotentiale infolge Inaktivierung der postsynaptischen Membran verkleinert wurde. Erregende postsynaptische Potentiale in H-Zellen blieben unbeeinflußt. Dementsprechend sind Hemmsynapsen im Zentralnervensystem von *Aplysia* als cholinergisch zu betrachten.

Versuche an den Riesenganglien von *Aplysia depilans* und der afrikanischen Riesenschnecke *Archachatina marginata* durch Tauc u. Brunner (1963a, b) zeigten, daß die H- und D-Neuronen dieser cholinergischen Synapsen durch wiederholten elektrischen Reiz für die Empfindlichkeit auf Acetylcholin oft für längere Zeit (bis 20 min) in ihrer Funktion ausgeschaltet werden. Je nach der Natur der Neuronen kann es auch zur Verstärkung der wiederholten postsynaptischen Potentiale kommen. Das Verhalten der Ganglienzellen von Mollusken ist dem Vorgang der Desensibilisierung an cholinergen Receptoren der muskulären Nervenendplatte bei Wirbeltieren ähnlich, welcher darauf beruht, daß die Endplattenregion von Skelettmuskelfasern auf weitere Acetylcholinapplikationen fortschreitend weniger empfindlich wird. Der Prozeß ist bei Entfernung des Acetylcholins rasch reversibel; an den Ganglien der Mollusken verläuft er viel langsamer. Einen auch tiersystematisch wichtigen Befund bildet der Nachweis von Acetylcholin in den perioesophagalen Ganglien von *Aplysia depilans* durch Hill (1958), durch den die Feststellungen von Tauc hinsichtlich Cholinergie erst sichergestellt werden.

Über Krampfgifte ist einzig bekannt, daß Strychnin 10^{-5} und Carbolsäure an *Aplysia limacina* erhöhte Erregbarkeit und Krämpfe auslöste (Fröhlich, 1910b).

Dasselbe wurde auch mit Strychnin 10^{-4} an *Aplysia punctata* (Cuv.) beobachtet (FLOREY, 1951 a).

(c) Verdauungskanal

Am isolierten Darm von *Aplysia fasciata und Aplysia depilans* bewirkte nach BEAUVALLET (1937) Acetylcholin 10^{-6} und höher eine Tonuserhöhung. Nach Physostigmin war die wirksame Acetylcholindosis 5—10mal kleiner. Bei den gleichen Aplysien war eine kräftige Tonuszunahme des Oesophagus schon durch Acetylcholin 10^{-8} zu erzielen. Eine physiologische Bedeutung des Acetylcholins bei der Darmbewegung von Opisthobranchiern ist nach diesen Versuchen wahrscheinlich, aber nicht gesichert, solange die Anwesenheit von Acetylcholin im Darmkanal oder seine Freisetzung durch Nervenreiz nicht nachgewiesen sind. Vgl. auch BURN (1960) über bivalve australische Gastropoden.

γ) Ord. Pulmonata, Lungenschnecken (ca. 5000 recente und 1000 fossile Arten)

Die Kiemenhöhle ist durch Vaskularisierung der Wände zu einer *Lunge* geworden. Sie bildet einen Sack, der als Atemhöhle mit einem respiratorischen Epithel ausgekleidet ist. Die Lunge ist weit vorn, dem Kopf benachbart, was zur Folge hat, daß die Vorkammer des Herzens nach vorn, die Aorta nach hinten gewandt ist. Das Atemorgan ist von einem zierlichen Netz von Blutgefäßen überzogen, die ihr Blut aus einem Randsinus beziehen. Nach Durchströmung des Netzes sammelt es sich in einer Hauptvene und wird durch sie zum Herzen zurückgeführt.

(a) Herz

Über das Pulmonatenherz sind wir durch zahlreiche Untersuchungen besonders an *Helix pomatia* L., der Weinbergschnecke, ausgezeichnet orientiert. Über die Präparation des Herzens s. WALKER (1968). Das isolierte, aber im Herzbeutel (Perikard) belassene Herz von *Helix pomatia* L. zeigt nach den Untersuchungen von SCHWARTZKOPFF (1954) eine große Anpassungsfähigkeit an verschiedene Drucke, so daß es zwischen 5 und 35 cm Wasserdruck optimal arbeitet. Dieses plastische Verhalten scheint eine Anpassung an wechselnde Druckzustände im Schneckenkörper zu sein. Die Wirkung der Zirkulation auf das Schneckenherz hängt nach SCHWARTZKOPFF von der Zusammenarbeit des eigentlichen Herzens und des Perikards ab. Die Größe der Zirkulation wird bestimmt durch den Druck in der Lungenvene und in der Aorta. Die Aktivität des Herzens wird optimal wirksam, wenn der Einstromdruck (Lungenvenendruck) etwa 11, der Ausstromdruck (Aortendruck) etwa 19 cm Wasser beträgt. Vermehrte Zirkulation bedingt Abnahme der Herzfrequenz. Bei steigendem arteriellem Druck sinken Frequenz und Schlagvolumen. Das (absolute) Optimum der Leistung liegt bei einem Überdruck von 8 cm Wasserdruck. Die durch den arteriellen Druck erzwungene Spannungsentwicklung erhöht den Tonus. Arbeitet das Herz gegen einen Strömungswiderstand, sinkt die Frequenz bei konstantem Schlagvolumen. Die „bremsende" Wirkung des Widerstands beruht auf der Fähigkeit der „Tonusmuskeln", eine einmal entwickelte Spannung längere Zeit (bis zur vollständigen Volumaustreibung) zu erhalten (vgl. Abb. 44). Nach SCHWARTZKOPFF (1954) kann das Herz-Perikard-System, da es sich mit der Lungenvene im Lungenhöhlendach und damit praktisch außerhalb des von der Körperwand der Schnecke gebildeten Drucksystems befindet, nach Art einer hydraulischen Presse gegen den Körperinnendruck arbeiten und der Körperwand einen Teil ihrer Spannung verleihen. Auf der venösen Seite ist der „Druckkörper" vom Eingang des Herzens durch das Widerstandsgebiet der Lungencapillaren hydrodynamisch isoliert. Vgl. auch PROSSER u. WEINSTEIN (1950), ARVANITAKI

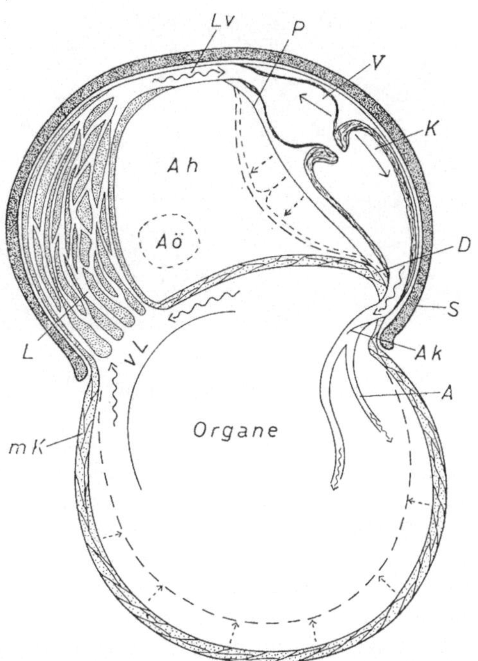

Abb. 44. Schematischer Querschnitt des Schneckenkörpers als Kreislaufsystem. *A* Arterie; *A h* Atemhöhle; *A ö* Atemhöhlenöffnung; *A k* Aortenklappe; *D* Diaphragma; *K* Kammer; *L* Lunge; *L v* Lungenvene; *m k* muskulöse Körperwand; *P* Perikard; *v L* venöse Lakunen; *S* Schale; *V* Vorhof. (Aus: J. SCHWARTZKOPFF 1954)

(1938), JULLIEN u. GUYON (1954), WILLEMS (1932), TIEL (1940). Durch MARTIN et al. (1958) wurde das Blutvolumen im Verhältnis zum Körpergewicht bei dem Pulmonaten *Achatina fulica* auf 40,3%, bei *Arion ater* auf 36,6% (24—50%) bestimmt.

Die Schnecken sind nicht nur sehr blutreich, sondern sie haben auch einen sehr hohen Wasserhaushalt. Das Blut und danach die Haut sind die größten Wasserspeicher ihres Körpers, wobei Wasserverlust durch Verdunstung hauptsächlich durch die Haut stattfindet, ebenso Wasseraufnahme (neben dem Darmkanal). Auch das durch die Haut aufgenommene Wasser kann zur Verdünnung des Blutes verwendet werden (PUSSWALD, 1948). Über Blutanalysen an dem ausschließlich landlebenden Pulmonaten Argentiniens, Paraguays und Südbrasiliens *Strophocheilos oblongus musculus* (Becquaret), welcher der europäischen *Helix pomatia* entspricht, vgl. DE JORGE et al. (1965).

Das Problem der Unterstützung der Herztätigkeit durch Körperbewegungen, wie es durch YSSELING (1930) und MAAS (1939) schon früher gezeigt wurde, ist durch JULLIEN u. RIPPLINGER (1953b) erneut zur Diskussion gestellt worden. Sie konnten zeigen, daß die normalerweise vorhandenen großen Schwankungen im Füllungszustand des Herzens, welche durch ein wechselndes venöses Angebot von etwa 2—10 ccm Wasserdruck bedingt sind, auch nach Herausnahme des Herzens weiterbestehen und auf die Atembewegungen zurückzuführen sind.

Die Herzkontraktionen nehmen (nach RIPPLINGER) ihren Ausgangspunkt an der Herzspitze und pflanzen sich in der Kammer antidromisch fort. Die chronotropen (extrakardialen) Nervenfasern des Herzens verlaufen über ein Ganglienrelais. Die Wandung des Herzens von *Helix pomatia* L. besteht nach RIPPLINGER (1957) aus einem Netzwerk verzweigter, quergestreifter Muskelfasern, die zwei verschie-

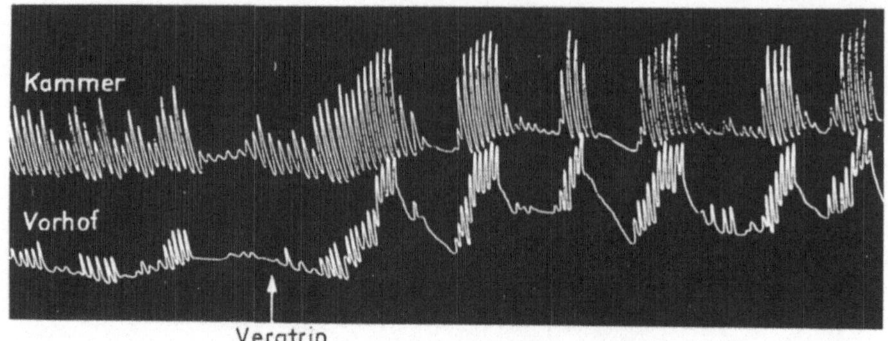

Abb. 45. *Helix pomatia.* L. Die Rhythmik von Vorhof und Kammer nach Reizung der Lungenreceptoren mit Veratrin. (Aus: K. MENG 1962)

denen Typen angehören. Am isolierten Herzen arbeiten Vorhof und Kammer unabhängig voneinander, indem keine Weiterleitung des Kontraktionsreizes erfolgt, während am Ganztier diese Koordination statthat. Das Herz wird von zwei Visceralästen, N. auricularis und N. ventricularis, versorgt, von denen der eine zum Vorhof, der andere zur Kammer zieht. Nach Durchschneidung des Vorhofnerven hört die rhythmische Zusammenarbeit auf. Wie MENG (1960) zeigte, läßt sich bei *Helix pomatia* eine stark ausgeprägte respiratorische Arrhythmie des Herzschlages nachweisen (Abb. 45), die durch Veratrin 10^{-4} bis 10^{-3} verstärkt, durch Cocain 0,5 ml 0,5% direkt in den Lungenraum injiziert, abgeschwächt wurde. Beeinflussung der Herztätigkeit durch die Atembewegungen erfolgt über das Nervensystem (Lungen-, Herzreflexe), indem bei der Inspiration die Tätigkeit der beiden Herzabteilungen durch fördernde Impulse verstärkt wird. Die hemmenden Impulse entstehen synchron mit der Erschlaffung des Lungenbodens in der Exspirationsphase (MENG, 1962). Vgl. auch JULLIEN u. RIPPLINGER (1953b). Elektrische Reizung des Visceralnerven führte zu diastolischem Stillstand und zur Erschlaffung des Herzens, während Acetylcholin systolischen Stillstand bewirkte. Wahrscheinlich werden diese gegensätzlichen Wirkungen durch physiologisch verschiedene Fasern, negativ chronotrope und positiv tonotrope, ausgelöst. Reizung der Visceralnerven am Wintertier hatte entgegengesetzten Effekt. Diese „Umkehr" der Reizwirkung könnte durch die am Wintertier andersartige Elektrolytempfindlichkeit (und Elektrolytzusammensetzung des Blutes) dem Sommertier gegenüber bedingt sein (JULLIEN, RIPPLINGER u. JOLY, 1957 und S. 119).

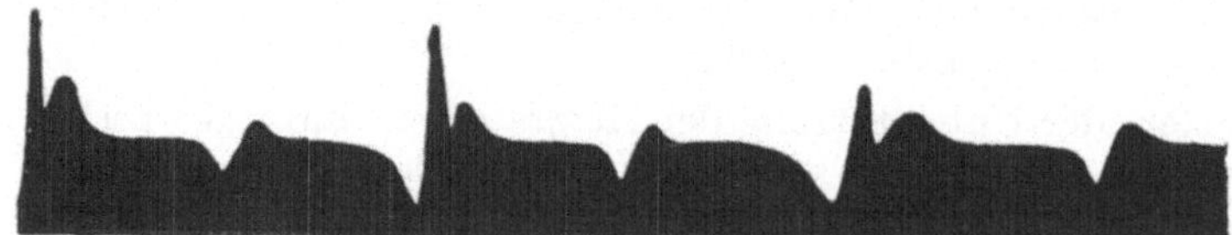

Abb. 46. *Elektrokardiogramm der Weinbergschnecke (Helix pomatia).* (Aus: A. ARVANITAKI u. M. CARDOT 1933)

Der Vorhof wird vom N. auricularis aus versorgt, während die Herzkammer sowohl vom N. auricularis wie vom N. ventricularis Fasern erhält. Reizung des N. ventricularis hatte Herzstillstand und Tonusabnahme des Myokards zur Folge. Reizung des N. auricularis bewirkte Erschlaffung der Muskulatur der Ventrikelbasis, während die Herzspitze, von der normalerweise die Kontraktionen ausgehen, weiterarbeitete. Über das (myogene) Elektrokardiogramm der Weinbergschnecke vgl. ARVANITAKI u. CARDOT (1953b) u. Abb. 46, MISLIN u. RIESTERER (1952).

(b) Acetylcholin und Cholinesterasen im Schneckenherzen

Nachdem es MENG (1958) gelungen war, Acetylcholin im Herzen von *Helix pomatia* eindeutig nachzuweisen und ihn als Hemmstoff zu charakterisieren, dürfte die Frage eines „Acetylcholinäquivalents" und der daran geknüpften Folgerungen überholt sein (s. MENG S. 118).

Das scheint nun auch die Ansicht von JULLIEN u. RIPPLINGER (1950), JULLIEN, RIPPLINGER u. MERCIER (1953a, b) zu sein. Vgl. auch BOUCHET et al. (1938), JULLIEN et al. (1949), JULLIEN, VINCENT et al. (1938a, b) (1940).

Auf Acetylcholin zeigte sich der isolierte Ventrikel von *Helix pomatia* empfindlich; Acetylcholin 10^{-6} hatte eine leicht negativ chronotrope und negativ inotrope Wirkung, die bei 10^{-5} sich bedeutend verstärkte und bei 5.10^{-4} sofort zum Stillstand in Diastole führte. Atropin hatte auf die Wirkung des Acetylcholins keinen Einfluß. Wie JULLIEN u. RIPPLINGER (1950) zeigten, produziert das spontan schlagende isolierte Herz von *Helix pomatia* im Verlauf von 24—48 Std eine ansehnliche Menge Acetylcholin in seinem Myokard. Starke faradische Reizung des (hemmenden) Herznerven setzte in dem *in situ* befindlichen Herzen schon nach 15—30 sec große Mengen Acetylcholin frei, wobei das Herz in Diastole stillstand. Die Acetylcholinfreisetzung fand in 15—60 sec auch dann statt, wenn die faradische Reizung so schwach war, daß sie auf den Rhythmus des *in situ* spontan schlagenden Herzens keinen Einfluß ausübte. Im Herzen fanden sich nach solcher Reizung 1,6—3,8 μg Acetylcholin, d. h. der Gehalt war durchschnittlich 5fach höher als am ungereizten Herzen mit 0,4 μg. Ob diese durch unterschwellige Reize bedingte Acetylcholinfreisetzung auf nervösen Einfluß intrakardialer Nerven zurückzuführen ist, bleibt fraglich. Auf verschiedene Herzabschnitte von *Helix pomatia* wirken Hemmfasern, d. h. negativ chrono- und tonotrope Nervenfasern nach RIPPLINGER u. MERCIER (1954a) in unterschiedlicher Weise ein. Der Vorhof wird von beiden Nerven erreicht, die Kammerbasis (in der Nähe der Vorhof-Kammergrenze) nur von negativ-tonotropen Fasern, die Kammerspitze nur von negativ chronotropen. Aus den entsprechenden Herzteilen einer Reihe von Schnekken wurden Muskelbreie unter Verdünnung mit Physostigmin 10^{-5} in Ringer hergestellt und ihre Wirkung auf den eserinisierten Blutegel-Rückenmuskel geprüft. Im Vorhof fanden sich 36 μg/g Acetylcholin, in der Kammerbasis 0,2 μg/g und in der Kammerspitze 0,10 μg/g Frischgewicht. Extrakte mit Trichloressigsäure zeigten im Prinzip das gleiche Ergebnis. Die Abnahme der Blutegelwirksamkeit des Acetylcholins vom Vorhof zur Kammerspitze sollte beweisen, daß zwischen Acetylcholin und negativ chronotroper Innervation keine Beziehung besteht, was kaum richtig sein dürfte. Wir kennen unterschiedlichen Acetylcholingehalt in verschiedenen Herzabschnitten auch vom Amphibien- und Säugerherzen: die Herzkammer enthält bedeutend weniger Acetylcholin als die Vorhöfe, besonders als der mit der Schrittmacherfunktion betraute rechte Vorhof. Die Anhäufung des Acetylcholins bei der Weinbergschnecke an den funktionell ausgezeichneten Stellen von Vorhof und Kammerspitze spricht eindeutig für eine besondere Funktion des Acetylcholins an diesen Stellen. Nach RIPPLINGER u. MERCIER (1954b) ist auch die Cholinesteraseaktivität bei *Helix pomatia* in verschiedenen Herzabschnitten verschieden groß: Hohe Aktivität zeigten Herzohr und Kammerspitze, geringe Aktivität die Kammerbasis. Beträchtliche Aktivität war nur in den Herzabschnitten vorhanden, welche eine negativ chronotrope Innervation besitzen. Entgegen RIPPLINGER u. MERCIER (1954b) kann es sich dabei nicht um eine „zufällige" Verteilung handeln. Diese Feststellungen sprechen dafür, daß bei *Helix pomatia* Acetylcholin dort gebildet und freigesetzt wird, wo seiner Wirkung nach ein Effekt auf die Regulierung der Herzfunktion zu erwarten ist: im Vorhof und an der Kammerspitze.

JULLIEN, RIPPLINGER u. JOLY (1956) vertreten neuerdings die Ansicht, daß die bei Reizung der Herznerven von *Helix* freigesetzte Substanz in höherer Konzentration die Herzfrequenz verringert und die Kontraktion verkleinert, in niedriger Konzentration die Herzfrequenz steigert und die Kontraktion verstärkt. Danach wäre der früher als Acetylcholinäquivalent bezeichnete Stoff funktionell als „Moderator" der Herztätigkeit zu betrachten. Die Verhältnisse sind vielleicht mit den von BURN (1956) am isolierten Kaninchenvorhof hinsichtlich Acetylcholin erhobenen Feststellungen zu vergleichen: Acetylcholin als muskuläres, lokal und unabhängig von Nerveneinflüssen produziertes Hormon, das nicht die Funktion eines negativ cholinergischen Überträgers besitzt und je nach dem Leistungsbedarf des Herzens im Vorhof freigesetzt wird.

JULLIEN, RIPPLINGER u. CARDOT (1954) stellten weiterhin fest, daß das aktive Helixherz nicht nur *mehr* „Acetylcholinäquivalent" in die Badeflüssigkeit, sondern auch nach innen, d. h. in die Herzhöhle, abgibt, wie das inaktive, wodurch die funktionelle Bedeutung der Substanz bestätigt wird.

Die Funktionsaufklärung der *extrakardialen Nerven* ist bei *Helix pomatia* dadurch kompliziert, daß das Nervensystem auf Reize eine jahreszeitlich verschiedene Empfindlichkeit zeigt: im Sommer überwiegt der Tonus des N. intestinalis, im Winter derjenige des Mantelnerven, was hauptsächlich durch Ca.-Verlust (im Winter) bedingt sein dürfte (BLANC et al., 1931; JULLIEN u. RIPPLINGER, 1950a). Nach JULLIEN u. RIPPLINGER (1950b, 1951, 1952) hat Reizung der Herznerven im Sommer eine vagusähnliche Wirkung — es kommt zu diastolischem Stillstand —, während auf Reizung im Winterschlaf an eingedeckelten Schnecken eine „sympathische" Wirkung, d. h. erhöhte Amplitude und Tonusverstärkung folgt. Dabei zeigten weder Adrenalin noch Cocain, noch Ergotamin, eine Wirkung, die auf Beteiligung von Adrenalin oder einer adrenalinähnlichen Substanz an dieser Wirkung schließen ließen. Die Versuche bestätigen frühere Feststellungen von CARLSON (1909), wonach das Helixherz durch hemmende und fördernde Nerven beeinflußt wird, die sich in ihrer Tätigkeit je nach Jahreszeit ablösen.

Weitere Untersuchungen von JULLIEN u. RIPPLINGER (1950c, 1954) haben zu der Feststellung geführt, daß im N. visceralis der Weinbergschnecke zwei verschiedene Fasertypen enthalten sind: solche mit negativ tonotroper Wirkung, die vom Eingeweideganglion ohne Umschaltung bis zum Herzen verlaufen und dieses, sowohl über die Spitze wie über die Basis erreichen, während negativ chronotrope Fasern nur über die Spitze in die Kammer eintreten.

Das Helixherz steht unter dem ständigen Einfluß von fördernden und hemmenden Impulsen, die über den N. visceralis zum Herzen gelangen und in einer bestimmten Beziehung zu den Bewegungen der Lunge und des Fußes stehen (MENG, 1958/1960). Die Entstehung der fördernden und hemmenden Impulse ist noch nicht völlig geklärt. Es besteht die Möglichkeit, daß fördernde Nervenimpulse durch 5-Hydroxytryptamin, hemmende durch Acetylcholin auf das Herz übertragen werden. Eine eindeutige Identifizierung der Hemmsubstanz am Herzen von *Helix pomatia* war nach MENG (1958, 1960) bisher nicht möglich. Noch weniger bekannt war die humorale Übertragung der fördernden Herznervenwirkung. Adrenalin in physiologischen Konzentrationen war am *Helix*herzen nicht aktiv.

Die Versuche von MENG mit Extrakten aus Ober- und Unterschlundganglien, Intestinalnerven und dem Herzen selbst ergaben nun, daß zwei wirksame Substanzen vorkommen, die als Acetylcholin mit typischer Hemmwirkung und als 5-Hydroxytryptamin als erregende Substanz identifiziert werden konnten. Beide Stoffe wurden auch in Lunge, Leber, Niere und im Fußmuskel nachgewiesen.

In den Nerven-, Herz- und Lungenextrakten wurde noch eine dritte, am Herzen sehr aktive, positiv wirksame Substanz festgestellt, die wahrscheinlich in neurosekretorischen Zellen gebildet wird, also ein Neurohormon noch unbekannter Beschaffenheit darstellt. (Vgl. auch GERSCH u. DENSE, 1959/1960, über herzaktive Faktoren aus dem Nervensystem bei *Aplysia*.) Möglicherweise wird das Herz von *Helix pomatia* nicht nur durch 5-Hydroxytryptamin im positiven Sinn gesteuert, sondern auch durch dieses noch unbekannte Neurohormon.

LSD 5.10^{-6} und 10^{-6} und BOL 10^{-5} bis 10^{-3} hatten am Helixherzen positiv chronotrope und positiv inotrope Wirkung. Bei stärkeren Verdünnungen kam es mit BOL 10^{-6} bis 4.10^{-7}, wenn auch nicht immer, zur Aufhebung der fördernden Serotoninwirkung. (Vgl. auch MENG, 1960.)

Es steht nun eindeutig fest, daß das Herz von *Helix pomatia* Acetylcholin und Acetylcholinesterase bildet und auf Acetylcholin in niedriger Konzentration im Sinne eines Hemmstoffes empfindlich ist. Die verschiedenartige Verteilung des Acetylcholins im Herzen der Weinbergschnecke und die Beziehung zur Erregung des Visceralnerven machen es sehr wahrscheinlich, daß Acetylcholin physiologischerweise als kardialer Hemmstoff wirkt. Eine andere, heute nicht eindeutig zu beantwortende Frage ist, ob es sich um einen cholinergen Hemmstoff handelt. Dafür spricht die Gegenwart von Acetylcholinesterase, die Empfindlichkeit auf Physostigmin, während Atropin am Herzen von *Helix pomatia* anscheinend unwirksam ist, was durch JULLIEN u. RIPPLINGER (1956) erneut festgestellt wurde, indem durch Atropin weder die Wirkung des Acetylcholins noch ein elektrischer Reiz an den hemmenden extrakardialen Herznerven aufgehoben wurde. Bei evolutionistischer Deutung dieses Befundes könnte man von inkomplet cholinergischer Innervation des Herzens über die Hemmfasern des N. visceralis sprechen in der Erwartung, daß die weitere Entwicklung zu einem voll cholinergen Status führen könnte. Dies scheint bei einigen anderen *Helix*-Arten insofern eingetreten zu sein, als bei ihnen herzhemmende Fasern, ähnlich wie bei Wirbeltieren, durch Atropin blockiert werden, wie MEGEMONT, DASTUGUE u. BASTIDE (1960) nachwiesen. Diese haben an *Helix pomatia* ferner festgestellt, daß die Empfindlichkeit des isolierten Ventrikels von *Helix pomatia* auf Acetylcholin durch Localanaesthetica, insbesondere durch Dimethocain, erheblich gesteigert wird. In ähnlicher Weise zeigten MEGEMONT, BASTIDE u. DASTUGUE (1961), daß bestimmte Antihistaminica die Empfindlichkeit des Helixherzens (isolierter Ventrikel) auf Acetylcholin erhöhten, eine Feststellung, die verdient, auch bei anderen Mollusken (und Invertebraten) mit schwacher Acetylcholinempfindlichkeit geprüft zu werden. Über die Herzautomatie bei *Helix pomatia* s. MISLIN (1944). Über das EKG von *Helix pomatia* s. MISLIN u. RIESTERER (1952), über ein neurosekretorisches System des *Helix*-Herzens COTTRELL u. OSBORNE (1969).

(c) Ionenempfindlichkeit und Herzfunktion

Es ist davon auszugehen, daß die Abhängigkeit des vegetativen Zustandes bei *Helix* und sicher bei vielen Pulmonaten von Außenbedingungen (Sommer/Winter) eine sehr große ist, und daß die vegetative Erregbarkeit hauptsächlich über die Kationen Ca, K und Na reguliert zu werden scheint. Es sind deshalb diese Verhältnisse bei der Analyse der Herzfunktion mit zu berücksichtigen.

Wie JULLIEN, RIPPLINGER et al. (1957a, b), JULLIEN et al. (1956, 1957) am Herz von *Helix pomatia* feststellten, ist der Kationengehalt des Mediums (unter Variation von K^+ und Na^+) von entscheidender Bedeutung sowohl für die Herzfunktion, wie für die Abgabe von Acetylcholin durch das Herz. In K-freier Lösung bleiben die Herzen in Diastole stehen, wobei die Abgabe stark vermindert ist. Ähnlich rief eine isotonische $CaCl_2$-Lösung nach JULLIEN u. RIPPLINGER (1956) am Herzen von *Helix pomatia* einen diastolischen Stillstand hervor, welcher durch (enorme) Atropindosen (bis 1:50) behoben wurde. Dagegen wurde die herzhemmende Wirkung der Visceralnerven durch Atropin überhaupt nicht beeinflußt, was in Übereinstimmung steht mit Beobachtungen an anderen Mollusken. Bei der „Gegenwirkung" des Atropins gegen Calcium handelt es sich zweifellos um etwas Unspezifisches.

Von allgemein tiersystematischem Interesse ist die Tatsache, daß Calcium, das an Wirbeltierherzen ausgesprochen systolisch (tonisch) wirkt, bei manchen Mollusken, so auch bei
Helix pomatia, einen diastolischen (erschlaffenden) Effekt zeigt. Dasselbe ist bei Fehlen des
„physiologischen Antagonisten", des Kaliums, der Fall. Die Deckel der überwinternden
Schnecken (JULLIEN u. RIPPLINGER, 1953) enthalten so viel Ca, daß sie den normalen Gehalt
des Schneckenkörpers um ca. 170 mal übertreffen; es ist anzunehmen, daß *Helix pomatia* im
Winterschlaf annähernd kalkfrei ist. Injektion von 1 cm³ einer molaren $CaCl_2$-Lösung aktivierte die winterschlafende Schnecke binnen 1 Std für 8 Tage. Weitere, die Ionenverhältnisse
des Herzens der Weinbergschnecke betreffende Versuche vgl. JULLIEN, RIPPLINGER, CARDOT
u. JOLY (1959). Die Ionenverhältnisse sind bei allen Versuchen an landlebenden Pulmonaten
mit Acetylcholin, Physiostigmin, Adrenalin, 5-Hydroxytryptamin usw. schon deshalb zu berücksichtigen, weil die jahreszeitlichen Änderungen im Ionengehalt der Gewebe und Körperflüssigkeiten sehr groß sind und dementsprechend die Wirkung der Erregungs- und Hemmstoffe — das gilt auch für Catecholamine — außerordentlich verschieden ist und direkt gegensätzlich sein kann.

Trotz der großen Arbeit, die auf die Physiologie des Helixherzens im Hinblick auf Acetylcholin und ähnliche Stoffe gewandt wurde, können die Verhältnisse noch nicht als voll geklärt
betrachtet werden. Über die Pharmakologie des Helixherzens vgl. JULLIEN et al. (1957).

Das Blut von *Helix pomatia* hat nach AUGUSTINSSON (1946c) eine mehrfach
höhere Acetylcholinesteraseaktivität als das Blut von Vertebraten. Hohe hydrolytische Aktivität besteht auch gegen Acetylaneurinchlorid; die höchsten überhaupt im Blut gemessenen Werte stammen von Schneckenblut. Das Blut von
Mollusken ist im allgemeinen reich an Cholinesterasen.

Den höchsten Q_{ChE} Wert zeigte der sog. Pfeilsack von *Helix pomatia* mit
etwa 15; verglichen mit der Aktivität des elektrischen Organs von *Raja* spec.
(Elasmobranchier) von 11—19 ist der Wert tatsächlich sehr hoch. Dabei wissen wir
über die Funktion des Pfeilsackes sehr wenig und nichts über die physiologische
Bedeutung seiner Cholinesterase. Der Pfeilsack hat glatte Muskulatur, die reich
mit Nerven versorgt ist. Dieser Muskel wird weder durch Acetylcholin, noch durch
Acetyl-β-methylcholin usw., selbst in hohen Konzentrationen und ebensowenig
durch Physostigmin, kontrahiert. Auch auf Adrenalin und Histamin ist er unempfindlich.

Blutcholinesterase und Pfeilsackcholinesterase von *Helix pomatia* haben ganz
verschiedene Substratenempfindlichkeit; die Pfeilsackcholinesterase ist empfindlich auf Tributyrin (Butyrylcholinesterase), nicht auf Acetylcholin wie die Blutcholinesterase (Acetylcholinesterase). Auch die Funktion der Blutcholinesterase
ist unbekannt. Ob sie sich von derjenigen des Herzmuskels unterscheidet, müßte
geprüft werden. Blut- und Pfeilsackenzym sind auf Physostigmin im Sinne der
Hemmung empfindlich.

(d) Verhältnisse bei anderen Helixarten

Nach den Untersuchungen von CORDA (1956) stellt das Myokard von *Helix
adspersa* ein kontraktiles Gewebe dar, das seiner Beschaffenheit und Funktion
nach zwischen dem glatten Visceralmuskel und dem quergestreiften Herzmuskel
steht. In funktioneller Hinsicht ist auffallend, daß verschiedene Herzmuskel-
partien nebeneinander sich in verschiedenem Funktionszustand befinden, d.h.
arbeiten oder nicht arbeiten, wobei die arbeitenden Muskelfasern synchronisiert
sind.

Der Herzventrikel von *Helix adspersa* folgt nach PERUZZI u. CORDA (1956) dem
Starlingschen Gesetz. Über die herzerregende Wirkung von 5-Hydroxytryptamin
auf das isolierte Herz von *Helix adspersa* s. S. 790, auf das Herz von Helix pomatia
s. S. 789.

Wie JULLIEN et al. (1954, 1955, 1956) zeigten, wird vom isolierten Herzen von
Helix adspersa ein „acetylcholinähnlicher Stoff" (Acetylcholin) sowohl in Ruhe wie
bei Bewegung produziert und zwar in 24 Std 0,4 $\mu g/g$ am stillstehenden, und

0,6—0,9 μg/g Frischgewicht am bewegten Herzen. Der Gehalt ist in auffallender Weise um ein vielfaches kleiner als am Herzen von *Helix pomatia* (s. S. 117), was auf die viel größere Acetylcholinempfindlichkeit des Herzens von *Helix adspersa* zurückgeführt werden kann (s. u.).

Am isolierten Herzventrikel von *Helix adspersa* hat Acetylcholin nach PERUZZI u. CORDA (1956) je nach Konzentration eine zweiphasische Wirkung, die ihren Angriffpunkt direkt am Herzmuskel hat. Im Herzgewebe fanden sich weder chromaffine Zellen (im Hinblick auf einen sympathinähnlichen Stoff) noch lokale nervöse Strukturen, welche als Angriffspunkte einer indirekten Wirkung in Frage kommen könnten. Der isolierte Ventrikel von *Helix adspersa* ist nach CORDA (1956) auf Adrenalin unempfindlich. Dagegen haben minimalste Konzentrationen Acetylcholin von 10^{-17} an auf den Ventrikel eine fördernde, amplitudenvergrößernde Wirkung, während höhere Konzentrationen hemmend wirken bis zum Stillstand. Dies würde mit Feststellungen von JULLIEN u. RIPPLINGER am Herzventrikel von *Helix pomatia* in guter Übereinstimmung hinsichtlich der „zweiphasischen" Wirkung des „Acetylcholinäquivalents" stehen. Immerhin ist die enorme Acetylcholinempfindlichkeit des Ventrikels von *Helix adspersa* auffallend, wurde aber auch am Muschelherzen (*Mercenaria*) festgestellt (s. S. 144). CORDA zeigte an *Helix adspersa* weiterhin, daß die Wirkung des Acetylcholins von den bestehenden Druckverhältnissen abhängig ist. Bei höheren Drucken, z.B. von 10 cm Wasser, hört die positiv inotrope Acetylcholinwirkung auf und hohe Acetylcholinkonzentrationen, z.B. von 10^{-7} haben einen negativ-inotropen Effekt bis zum diastolischen Stillstand. Wird bei hohen Drucken Acetylcholin 10^{-17} gegeben, beginnt das Herz wieder zu schlagen. In Bestätigung dieser Versuche stellten KERKUT u. COTTRELL (1963) am isolierten Herzen von *Helix adspersa* seine große Acetylcholinempfindlichkeit fest, indem Acetylcholin 10^{-8} bis 10^{-7} mg/ml die Herzaktion bis zum Stillstand hemmte. Niedrigere Konzentrationen hatten leicht frequenzsteigernde Wirkung auf das Herz. Empfindliche Herzen reagierten noch auf Acetylcholin 10^{-12} mit Hemmung. Durch Vorbehandlung mit Physostigmin wurde die Herzwirkung des Acetylcholins weiter gesteigert.

(e) Verhältnisse bei anderen Pulmonaten

Nach DAVENPORT, LOOMIS u. OPLER (1940) hat Acetylcholin 10^{-7} auf den Herzventrikel von *Ariolimax columbianus* negativ inotrope und negativ chronotrope Wirkung. Der diastolische Ventrikelstillstand, der mit Acetylcholin 5.10^{-4} eintrat, soll durch Hemmung des (myogenen) Schrittmachers bedingt sein. Dafür spricht, daß direkte elektrische Reizung des Herzmuskels auch nach höherer Acetylcholinkonzentration zur Kontraktion führte.

Nach *Physostigmin* 10^{-6} hatte schon Acetylcholin 10^{-8} eine negativ inotrope Wirkung und 5.10^{-6} bewirkte diastolischen Stillstand. Die Wirksamkeit von Physostigmin macht die Anwesenheit von Acetylcholinesterase im Herzgewebe wahrscheinlich.

Atropin war nur in toxischen Konzentrationen (10^{-3}) unspezifisch wirksam. Nach Atropin 10^{-4} hatte Acetylcholin 5.10^{-4} unverändert diastolischen Stillstand zur Folge.

Nicotin in Konzentrationen von 5.10^{-3} hatte positiv inotrope und negativ chronotrope Wirkung. Nicotin 4.10^{-3} bewirkte diastolischen Stillstand. Es dürfte sich um eine extrakardiale Ganglienwirkung handeln, da direkter Muskelreiz zur Kontraktion führte. (Vgl. auch TURNER, NEVINS, 1951.)

DIVARIS u. KRIJGSMAN (1954) stellten am isolierten Herzen des südafrikanischen Pulmonaten *Cochlitoma* (= *Achatina*) *zebra* einen auf Acetylcholin mit

Hemmung reagierenden *myogenen**) Schrittmacher fest, wobei lokale nervöse Strukturen oder modifiziertes Gewebe im Herzmuskel nicht nachweisbar waren. Hingegen steht der Schrittmacher unter der Kontrolle einer hemmend wirkenden Region in der proximalen Hälfte des Vorhofs und einer beschleunigenden Region an der ventriculoaortalen Verbindungsstelle.

Die gesamte Herzmuskulatur besitzt aber, wie bei vielen Mollusken, die Fähigkeit zur Rhythmusbildung. Im ganzen Herzmuskel konnten keine nervösen Elemente festgestellt werden. Versuche mit Acetylcholin sprechen ebenfalls für einen myogenen Schrittmacher: mit steigender Dosis (Schwellenkonzentration 10^{-8}) sank die Amplitude, und die Frequenz nahm bis zum Stillstand in Diastole ab.

Physostigmin verstärkte die Acetylcholinwirkung nicht, hatte aber für sich eine herzhemmende Wirkung. Der extracardiale Hemmnerv könnte cholinergisch sein; die Natur des extrakardialen Erregungsnerven ist unbekannt.

Adrenalin (Schwellenkonzentration 10^{-7}) wirkte negativ chronotrop und leicht negativ inotrop. Demgegenüber hatte Ergotoxin (Schwellenkonzentration 10^{-8}) einen deutlich positiv inotropen und leicht positiv chronotropen Effekt. Ähnliche Verhältnisse stellten auch JULLIEN u. RIPPLINGER an *Helix pomatia* fest. Ein echter Antagonismus zwischen Adrenalin und Ergotoxin scheint aber nicht zu bestehen. Ob Acetylcholin als physiologischer Hemmstoff am Herzen von *Cochlitoma* in Frage kommt, ist wie bei anderen Schnecken wahrscheinlich. Ein positiver Acetylcholinnachweis liegt hier vor.

NISBET u. PLUMMER (1969) stellten an *Archachatina marginata* fest, daß die Innenfläche des Vorhofes ein ausgedehntes Netz von Nervenfasern (Plexus) besitzt, während die Kammer von Nervenfasern praktisch frei ist. COTTRELL nimmt an, daß es sich um neurosekretorische Fasern mit elektronendichten Granula handelt. Möglicherweise erfolgt die Steuerung des Herzens sowohl auf neurosekretorischem, wie auf humoralem Weg über Acetylcholin/5-Hydroxytryptamin.

(f) Strophocheilos oblongus

Acetylcholin 10^{-7} bis 10^{-6} wirkten an isolierten Herzen des Pulmonaten *Strophocheilos oblongus*, wie JAEGER (1961) zeigte, positiv inotrop und positiv chronotrop. Acetylcholin 10^{-5} hatte ebenfalls positiv inotrope aber negativ chronotrope Wirkung. Acetylcholin 10^{-6} vergrößerte die Herzamplitude um etwa 66%. Vorbehandlung mit Physostigmin 10^{-6} bis 10^{-4} und Prostigmin blieb auf die nachfolgende Acetylcholinwirkung ohne Einfluß. Mytolon 10^{-5} hatte eine reversible positiv inotrope Wirkung, entsprechend etwa der Wirkung von Acetylcholin 10^{-6}. Wurde das isolierte Herz während 15 min mit Mytolon 10^{-5} vorbehandelt, hatte Acetylcholin 10^{-6} negativ chronotropen und inotropen Effekt, was mit der blockierenden Wirkung des Mytolons auf Acetylcholin am Herzen von *Mercenaria* (*Venus*) *mercenaria* (LUDUENA u. BROWN JR., 1952) vergleichbar ist. Atropin 10^{-6} führte zu geringer Senkung der Amplitude. Nach Acetylcholin 10^{-6} hatte dieselbe Atropinkonzentration Herzstillstand oder starke Abnahme der Amplitude zur Folge. Nicotin 10^{-5} wirkte meist stark hemmend unter erheblicher Verkleinerung

---

* *myogen:* bedeutet *anatomisch:* keine Nervenzellen im Bereich des Herzmuskels; *funktionell:* Schrittmacherfunktion durch anatomisch nicht spezialisierte oder spezialisierte Herzmuskelzellen (Reizleitungssystem).

neurogen: bedeutet *anatomisch:* Ganglienzellen im Bereich des Herzens, diesem aufgelagert oder direkt im Herzmuskel; *funktionell:* Auslösung des Herzrythmus von diesen Ganglienzellen aus.

Pharmakologisch: Myogener Schrittmacher reagiert auf Acetylcholin negativ ino- und chronotrop; auf Catecholamine (Adrenalin, Noradrenalin) positiv ino- und chronotrop. *Neurogener Schrittmacher:* reagiert auf Acetylcholin und Catecholamine positiv ino- und chronotrop.

der Amplitude. Nach weiteren Untersuchungen von JAEGER (1966) hatte el. Reizung der Herznerven von *Strophocheilos oblongus in situ* mit Reizströmen von 10 V/2 msec mit der Frequenz 3/sec ähnliche positiv inotrope und chronotrope Wirkung auf das Herz wie Gewebsextrakt aus Gehirn und Herz der Schnecke. Wurde das isolierte Herz von *Strophocheilos* mit Blut in Berührung gebracht, das einem el. gereizten Schneckenherzen entstammte, war die positiv inotrope und chronotrope Wirkung stärker als bei nicht el. stimulierten Schneckenherzen. Vorhofextrakte des Schneckenherzens bewirkten am Penisretractormuskel 100fach stärkere rhythmische Bewegungen als Herzkammerextrakte, wobei die Wirkung durch BOL nicht blockiert wurde, wohl aber die Wirkung des Serotonins an diesem Muskel. Herz- und Nervenringextrakte haben am isolierten Ventrikel von *Mercenaria mercenaria* negativ inotrope und chronotrope Wirkung. Vorausgehende Applikation von Mytolon 10^{-5} hatte Umkehr der Extraktwirkung (positiv inotrope und chronotrope) zur Folge. Das spricht für die Gegenwart von Acetylcholin im Extrakt. Im weiteren ist die erregende Wirkung des Herz- und Hirnextraktes am Schneckenherzen nicht allein durch Acetylcholin, sondern auch durch Serotonin und einen dritten neurohormonalen noch unbekannten Stoff bedingt.

Nach RÓZSA u. ZS.-NAGY (1967) besitzt das Herz von *Limnaea stagnalis* eine hemmende und eine erregende Innervation. Am isolierten Herzen hatte ausschließlich Acetylcholin hemmende Wirkung, über erregende Wirkungen s. S. 129. Die Wirkung von Acetylcholin wurde durch Mytolon blockiert. Acetylcholin 10^{-12} M (Grenzkonzentration) bewirkte am isolierten Herzen völligen Herzstillstand und Tonusverlust.

Die sehr eingehende Beschäftigung mit der Herzphysiologie von *Helix pomatia* L. durch RIPPLINGER (1953a, b) und viele andere Autoren, z.B. WILLEMS (1932), hat zu der Auffassung geführt, daß Acetylcholin oder ein „Acetylcholinäquivalent" am Herzen der Weinbergschnecke die Rolle eines Hemmstoffes oder Moderators spielt, was insbesondere Versuche am isolierten Schneckenherzen gezeigt haben. Atropin ist bei *Helix pomatia* kein Gegenstoff. Das Pulmonatenherz — soweit wir das bei einer Reihe von Helixarten wissen — ist wahrscheinlich myogen und reagiert wie ein myogenes Vertebratenherz auf Acetylcholin mit Tonus- und Frequenzabnahme bis zum Stillstand. Daß ein bedingt cholinerger Mechanismus beim festgestellten Nachweis herzhemmender extrakardialer Fasern vorliegt, ist nicht von der Hand zu weisen, auch wenn Atropin nicht die für einen cholinergen Mechanismus typischen Wirkungen auslöst. Zur Klärung der Verhältnisse, das heißt darüber, ob Acetylcholin als (hemmender) Überträgerstoff in Frage kommen kann, würde der Nachweis einer Cholinacetylase im Herzen von Pulmonaten wesentlich beitragen, über die bei keiner Schneckenart etwas bekannt zu sein scheint.

Bleiben wir bei der „klassischen" Auffassung von „cholinergisch", wie wir sie von Vertebraten her kennen, ist eine cholinergische Wirksamkeit des Acetylcholins oder mit Acetylcholin verwandter Stoffe bei Schnecken, soweit wir die Verhältnisse kennen, unsicher. Es ist aber zu überlegen, ob nicht auch die „Cholinergie" eine Evolution durchgemacht hat, deren Stadien wir bei Mollusken und bei Vertebraten einigermaßen kennen, deren „Zwischenstufen" aber untergegangen oder nicht untersucht worden sind. Wie vorsichtig man in der Verallgemeinerung von Befunden sein muß, zeigt das Beispiel des Pulmonaten *Strophocheilos oblongus*, bei welchem die Wirkung des Acetylcholins auf das isolierte Herz vollständig von derjenigen abweicht, die bei *Helix*-Arten beobachtet wurde. Es wäre tiersystematisch von Interesse, wenn auch schalenlose Limaciden, z.B. *Limax cinereus* (Lister), die Wegschnecke, und marine Schnecken, *Planorbis*-

arten u. a., in größerer artlicher Zahl auf ihre Herzempfindlichkeit dem Acetylcholin gegenüber geprüft würden. Auch wenn wir feststellen, daß das Pulmonatenherz der Helix-Gattung auf Acetylcholin im Sinne der Herzhemmung empfindlich ist, und daraus den Schluß ziehen, daß es sich um ein *myogenes* Herz handelt, erlaubt und dies noch nicht, bei allen Pulmonaten ein myogenes Herz anzunehmen. Auch ist die Annahme eines negativ cholinergen Herzens bei keinem Pulmonaten voll gesichert, selbst wenn wir uns damit begnügen, von einem bedingt cholinergen Herzen zu sprechen.

g) Das „Hormon der Herzbewegung" als cardialer „Erregungsstoff"

Als cardialer „Erregungsstoff" im Sinne eines Antagonisten des „Hemmstoffes" Acetylcholin kommt vielleicht bei manchen Schnecken 5-Hydroxytryptamin in Frage. Ein unspezifischer „Erregungsstoff" kann in dem „Herzhormon" von HABERLANDT (1927, 1930a, b), DEMOOR (1924, 1938), DEMOOR u. RIYLANT (1925) gesehen werden, der bei Invertebraten und Vertebraten gefunden wurde.

Es sei kurz an die Versuche von HABERLANDT (1930a) über ein „Hormon der Herzbewegung" bei Wirbellosen erinnert, durch welches ein stillstehendes Herz von *Helix, Aplysia* usw. wieder zum Schlagen gebracht werden konnte. Dabei handelt es sich nicht um einen für Wirbellose spezifischen Stoff: auch Extrakte aus Wirbeltierherzen brachten das *Helix-* und *Aplysia*herz wieder zum Schlagen. Umgekehrt versetzten auch Extrakte aus dem Helixherz das stillstehende Wirbeltierherz in rhythmische Kontraktion. Wie HABERLANDT (1931) mit dem Herzextrakt von Wirbellosen, z.B. von *Limulus* sp. zeigte, wirkte „Herzhormon" noch in Verdünnungen von 10^{-9} am stillstehenden Herzen von *Helix pomatia* kontraktionsauslösend, frequenzsteigernd und amplitudenverstärkend. Am *Aplysia*herzen waren selbst Konzentrationen von 10^{-17} noch wirksam. Hohe Konzentrationen des „Herzhormons" wirkten am Helix- und Aplysiaherzen, analog wie am isolierten Froschherzen, hemmend.

Über die Natur dieses „Erregungsstoffes" scheint nichts Näheres bekannt zu sein. Daß es sich nicht um einen herzspezifischen Stoff handelt, geht aus folgenden Versuchen von ARVANITAKI u. CARDOT (1953a) hervor. Wäßrige Auszüge aus dem Herzen von *Helix pisana*, *Helix adspersa*, *Helix aperta*, *Helix vermiculata*, *Helix pomatia* und aus Froschherz, dem Medium im Verhältnis 1:10 zugesetzt, hatten am isolierten Ventrikel von *Helix pisana* positiv inotrope und chronotrope Wirkung. Ein stillstehender Ventrikel kam unter Extraktzusatz wieder in Gang. Es muß sich dabei um thermostabile, leicht dialysable Stoffe handeln ohne Herzspezifität, da auch Auszüge aus Hefe oder Froschmuskel dieselbe Wirkung zeigten. Über einen herzerregenden Stoff aus Gewebsextrakten von *Helix aspersa* s. KERKUT u. LAVERACK (1960).

(h) Nervensystem (s. Abb. 47)

Über die Feinstruktur des Nervensystems von *Archachatina marginata* s. AMOROSO et al. (1964), über intrazelluläre Ableitungen s. WALKER (1968).

TAUC (1955) gelang es, am isolierten pedio-visceralen Anteil des suboesophagalen Ganglions von *Helix pomatia* in ähnlicher Weise wie an den visceralen Riesenganglien von *Aplysia depilans* (S. 110) zu zeigen, daß bei Reizung ein Überträgerstoff freigesetzt wird, welcher, wie bei Vertebraten, die Membranpermeabilität der subsynaptischen Membran für Ionen erhöht und die Bildung eines Aktionsstromes einleitet. Ein Ruhepotential von 30—50 mV und ein Aktionsstrom von 70—100 mV konnte von einzelnen Ganglienzellen abgeleitet werden (TAUC, 1958). TAUC u. GERSCHENFELD (1960) leisteten dann den Nachweis, daß Acetylcholin in sehr niedrigen Konzentrationen, je nach Art der den Impuls vermittelnden Synapsen, entweder Erregung oder Hemmung auslöste. Es können sowohl postsynaptische Erregungsströme wie postsynaptische Hemmungspotentiale (Hyperpolarisation) ausgelöst werden, letzteres wenn im afferenten Nerven eine (geringe) Anzahl Hemmimpulse übermittelt werden. An den Nervenzellen ließ sich noch ein andersartiger Hemmvorgang beobachten: auf einmalige Reizung des Unterschlundkonnektivs folgte eine Erregbarkeitssteigerung der Nervenzelle für 0,5 sec; hieran schloß sich eine Hyperpolarisation von 20—30 sec

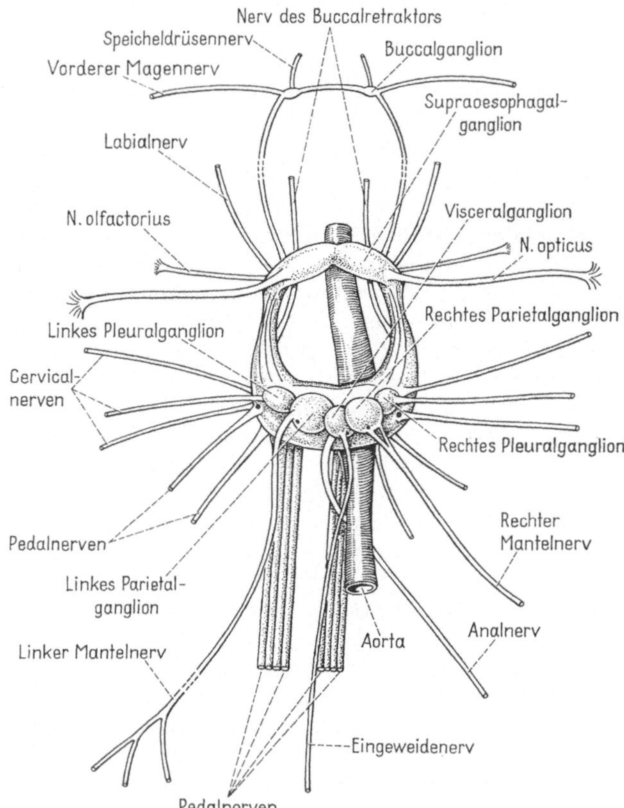

Abb. 47. Zentralnervensystem und Hauptnervenäste von *Helix aspersa*. (G. KERKUT). (Aus: TH. H. BULLOCK u. G. A. HORRIDGE 1965)

Dauer an (TAUC, 1955). Für viscerale (und pedale) Ganglien von *Helix pomatia* ist es wahrscheinlich, daß Acetylcholin einen physiologischen Überträgerstoff darstellt. Vgl. auch TAUC u. HUGHES (1963).

Wie KERKUT u. THOMAS (1963) zeigten, treten an bestimmten Neuronen des Abdominalganglions der Schnecke *Helix adspersa* spontane hemmende postsynaptische Potentiale (IPSP) auf. Gewöhnlich wurden am hinteren Ende der dorsalen Oberfläche des Ganglions drei Zellen mit spontanem IPSP festgestellt. Wurde eine mit K_2SO_4 gefüllte Mikroelektrode in eine der Zellen eingestoßen, konnten hemmende postsynaptische Potentiale und Aktionspotentiale beobachtet werden. Bei intracellulärer Applikation von 0,1 ml Acetylcholin 10^{-5} verschob sich das Membranpotential von 51 mV auf 66 mV, wodurch die Aktionspotentiale stillgelegt wurden. Durch Auswaschen des Acetylcholins konnten normales Membranpotential (Ruhepotential) und Aktionspotential wiederhergestellt werden. Wurde stufenweise Hyperpolarisation des Membranpotentials erzeugt und bei 99 mV Acetylcholin intracellulär gegeben, kam es zur Depolarisation der Membran auf 68 mV, während normalerweise Acetylcholin zur Hyperpolarisation führte. Durch kleine Anionen Cl^-, Br^- und durch K^+ wurden die Umkehr-(reversal)potentiale der IPSP und von Acetylcholin verändert. Eine Erklärung bietet die Annahme, daß während dem IPSP und bei intracellulärer Acetylcholinapplikation Poren der Membran sich öffnen. Nach diesen Versuchen ist es wahrscheinlich, daß Acetylcholin an gewissen Hemmsynapsen der Schnecke als Überträgerstoff funktioniert.

Wie KERKUT u. THOMAS (1965) an der Schnecke *Helix aspersa* weiterhin feststellten, bewirkte Injektion von Na^+ in der Menge von 4,4 mM/min in eine Zelle des Bauchganglions eine Zunahme des Membranpotentials um etwa 30 mV in 10 min. Entsprechende K^+-Injektion hatte diese Wirkung nicht. Die durch Na-Injektion eintretende Hyperpolarisation wurde auf die Erregung einer elektrogenen Natriumpumpe der Nervenzelle zurückgeführt. Stoffe welche wie Ouabain die Natriumpumpe hemmen, unterdrückten die Hyperpolarisation.

Die Pedalganglien sind im allgemeinen die Lokomotionszentren; die Visceralganglien haben keine (direkte) Beziehung zum lokomotorischen Apparat. Zerstörung der Pedalganglien hat meist völlige Lähmung der Fußmuskulatur zur Folge. Das periphere Nervennetz der Fußsohle ist irgendwie am normalen Ablauf der Lokomotion beteiligt. Das wichtigste Zentrum der Tonusregulierung des Bewegungsmuskels ist aber das Pedalganglion. Auch das Cerebralganglion ist imstande, den Tonus der Muskeln über das Pedalganglion nach beiden Richtungen zu beeinflussen, was bei der Einwirkung von Krampfgiften von besonderer Bedeutung sein dürfte (vgl. VON BUDDENBROCK, 1953; TURNER u. NEVINS, 1951).

Der N. intestinalis enthält mindestens zweierlei erregungsleitende Strukturen: Strukturen mit relativ schneller Erregungsleitung (60—70 cm/sec bei 26°C). Das von ihnen ableitbare Aktionspotential wird über die ganze Länge des Nerven in gleicher Größe geleitet — und Strukturen mit langsamer Fortleitung (vgl. auch DUNCAN, 1961).

Im N. intestinalis von *Helix pomatia* liegen nach SCHLOTE (1957) bipolare und multipolare Ganglienzellen mit Riesenkernen unregelmäßig verteilt. Das Perineurium besteht aus 2 Schichten; die äußere enthält glatte Muskelzellen und zieht sich bei Kontraktion des Tieres zusammen. Die perineurale Muskelschicht des Nerven ist am langsamsten Teil des Aktionspotentials beteiligt. Anzeichen sprechen dafür, daß in diesem Nerven leitende Elemente vorkommen, die aus Ketten von bipolaren Zellen bestehen. Vgl. auch SCHLOTE (1955) über die Erregungsleitung im Gastropodennerven.

KERKUT u. WALKER (1961a) zeigten an *Helix aspersa*, daß Nervenzellen aus dem Gehirn von aktiven Schnecken ein höheres Ruhepotential und höheren K-Gehalt aufweisen als inaktive Schnecken. Durch KERKUT u. WALKER (1961b) wurde die spezielle Anatomie der Cerebralganglien von *Helix aspersa* eingehend elektrophysiologisch mit Hilfe intracellulärer Mikroelektroden unter Feststellung der Funktionen einzelner Neurone untersucht und diese auf ihre Empfindlichkeit auf Acetylcholin usw. geprüft. Von 18 genau lokalisierbaren Nervenzellen der suboesophagalen Ganglien zeigten 12 Zellen Empfindlichkeit auf Acetylcholin, 7 auf 5-Hydroxytryptamin (teilweise dieselben Zellen), 7 auf Histamin, 4 auf Dopamin, null auf a-Alanin, 1 auf Glutaminsäure, null auf γ-Aminobuttersäure, null auf Phenylalanin (Abb. 48).

Acetylcholin 10^{-6} führte bei allen auf diesen Stoff ansprechenden Zellen zu einer elektrophysiologisch feststellbaren Aktivitätssteigerung. Ebenso 5-Hydroxytryptamin 10^{-6} auf Zellen, die weder auf Acetylcholin, Histamin noch auf Aminosäuren empfindlich waren. Dopamin wirkte an den 4 empfindlichen Zellen hemmend. Histamin 10^{-6} hatte an den entsprechenden Zellen Erregung zur Folge, während Acetylcholin, Glutaminsäure und Dopamin ohne Wirkung blieben. Auf diesem Wege war es möglich festzustellen, welche Nervenstämme (Axone) mit einem bestimmten Zellkörper in den circumoesophagalen Ganglien in Verbindung stehen. Über 50% der Zellen reagierten auf keinen der Teststoffe, die über Konzentrationen von 10^{-4} bis 10^{-8} geprüft wurden.

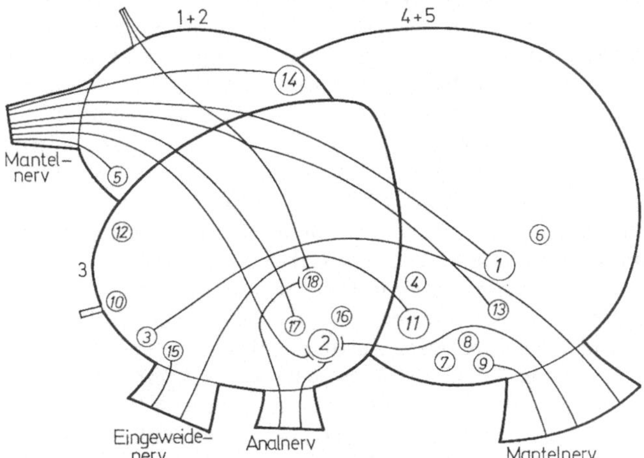

Abb. 48. Lokalisation der 18 durch Mikroinjektion von Acetylcholin 10^{-6} bis 10^{-8} u. a. Stoffe identifizierte Zellen der Parietal- und Visceralganglien von *Helix aspersa* (s. Text). (Aus: G. A. KERKUT u. R. J. WALKER 1962)

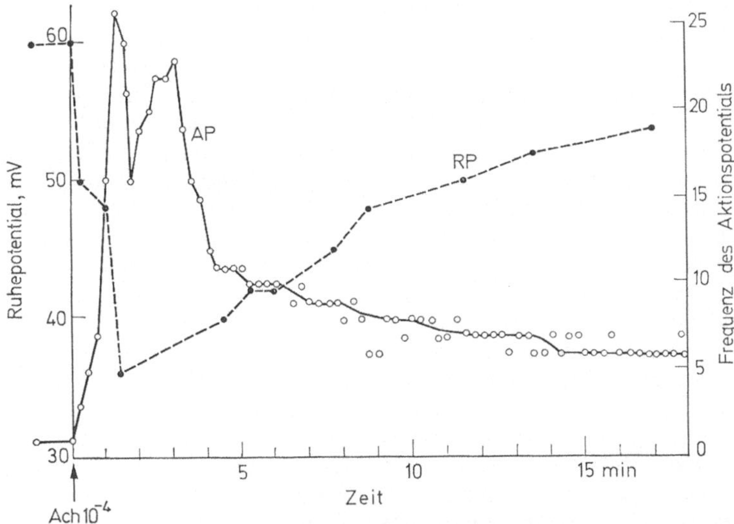

Abb. 49. Wirkung von Acetylcholin 10^{-4} auf Ruhe- und Aktionspotential einzelner Gehirnneurone von *Helix aspersa*. Acetylcholin bewirkt einen plötzlichen Abfall des Ruhepotentials ● und eine Zunahme in der Frequenz des Aktionspotentials ○. Nach Rückkehr des Ruhepotentials zum ursprünglichen Niveau nimmt die Frequenz des Aktionspotentials ab. (Aus: G. A. KERKUT u. R. J. WALKER 1963)

Acetylcholin war derjenige Stoff, auf den die Zellen am häufigsten (im Sinne der Erregung) ansprachen, so daß von wahrscheinlich cholinergen Nervenzellen gesprochen werden darf. Die Versuche geben ein eindrucksvolles Bild von der verschiedenen Ansprechbarkeit von Zellen des Zentralnervensystems von *Helix aspersa*, welches noch dadurch kompliziert wird, daß Gehirnextrakte von *Helix* Fraktionen enthielten, welche die Nerventätigkeit erregten oder hemmten, wobei keiner der angeführten Stoffe als Träger oder Überträger dieser Wirkungen in Frage kommt. Aus den Untersuchungen geht hervor, daß wir noch weit von irgendwelcher Klarheit entfernt sind in der Frage, welche Substanzen im Zentralnervensystem als Überträger- oder Aktivierungsstoffe zu betrachten sind. Vorläufig kommt dem Acetylcholin der Primat zu. KERKUT u. WALKER (1962) untersuchten weiterhin am isolierten Gehirn von *Helix aspersa* unter Einführung von Mikroelektroden in einzelne Nervenzellen der Parietal- und Visceralganglien den Einfluß verschiedener Wirkstoffe auf Ruhe- und Aktionspotential. Acetylcholin 10^{-6} hatte nach einer Latenzzeit von ca. 4 sec eine starke, etwa 20 sec anhaltende Beschleunigung des spontanen Ruhepotentials zur Folge. Besonders empfindliche Präparate reagierten schon auf Acetylcholin 10^{-8}. Einzelne Nervenzellen zeigten nach Acetylcholin 10^{-7} Beschleunigung der spontanen Aktivität, nach 10^{-6} erst Hemmung, dann Beschleunigung (Abb. 49); noch höhere Konzentrationen führten zu langdauernder Hemmung der spontanen Aktivität. Manche Nervenzellen zeigten nach Acetylcholin nur Hemmung, die mit einer langdauernden Depolarisation des Ruhepotentials auf null verbunden war. Durch β-Phenylalanin, weniger durch Glutaminsäure und Cocarboxylase, wurde die Membran gegen die durch hohe Acetylcholinkonzentrationen ausgelöste Depolarisation geschützt. Weder γ-Aminobuttersäure noch Noradrenalin hatten eine ähnliche Schutzwirkung. Acetylcholin 10^{-4} führte neben der starken Abnahme des Ruhepotentials zu einer bedeutenden Erhöhung der Frequenz des Aktionspotentials.

Physostigmin 10^{-5} g/ml erhöhte die Empfindlichkeit auf Acetylcholin etwa 100 fach, Atropin 10^{-7} g/ml hatte weder auf die spontane Aktivität, noch auf die Empfindlichkeit dem Acetylcholin gegenüber einen Einfluß.

Glutaminsäure wirkte auf das Aktionspotential einzelner Neurone im Sinne beschleunigter Frequenz (Grenzkonzentration 10^{-7}), auf andere mit Hemmung (Grenzkonzentration 10^{-10}). Die Hemmung war irreversibel; Eintritt der Wirkung 5—10 sec nach Applikation. γ-Aminobuttersäure war ohne Einfluß auf das Ruhepotential, beschleunigte aber die Frequenz des Aktionspotentials 5 sec nach Applikation von GABA 10^{-9}. GABA hatte auffallenderweise auf Neurone des Schneckenhirns erregende Wirkung.

Acetylcholin wirkte an den einzelnen Nervenzellen in „physiologischen" Konzentrationen (10^{-8} g/ml) entweder erregend oder hemmend. Zu ähnlichen Resultaten gelangten TAUC u. GERSCHENFELD (1960) an *Helix pomatia*, wobei die Art der Wirkung von der Höhe des Ruhepotentials abzuhängen schien: lag es über 50 mV, wirkte Acetylcholin erregend, lag es darunter, wirkte es hemmend. Bei *Helix aspersa* war die Art der Wirkung des Acetylcholins von der Höhe des —50 bis —10 mV betragenden Ruhepotentials unabhängig: es konnte bei allen Potentialen sowohl Hemmung wie Erregung oder überhaupt kein Erfolg an den Neuronen eintreten. DUNCAN (1961) zeigte, daß Acetylcholin 2.10^{-5} isolierte Pedalnerven der Schnecke *Physa* spec. eregte. KERKUT u. WALKER stellten im Gehirn von *Helix aspersa* eine acetylcholinähnliche Substanz fest.

Es spricht vieles dafür, daß wir es im Schneckenhirn (bei Mollusken ?) in bestimmten Funktionsgebieten mit einem cholinergen Mechanismus zu tun haben. KERKUT u. THOMAS (1964, 1963) stellten an *Helix aspersa* unter Herausnahme des Gehirns an einzelnen großen Zellen des Abdominalganglions unter Einführung von Mikroelektroden ein Ruhepotential von 55 mV und ein Aktionspotential von 70 mV fest. Außerdem war eine Serie spontan auftretender postsynaptischer Hemmpotentiale aufgrund hyperpolarisierender Synapsenpotentiale zu beobachten, ausgelöst durch einen noch unbekannten synaptischen Hemmstoff. Wurden 0,2 ml Acetylcholin 10^{-8} in die Zelle eingeführt, kam es zur Hyperpolarisation der Membran bei gleichzeitiger Unterdrückung der Aktionspotentiale. Möglicherweise bildet Acetylcholin den durch die Synapse sezernierten Stoff, der das postsynaptische Hemmpotential, resp. die Hyperpolarisation auslöst. Ähnlich wiesen HAGIWARA u. KUSANO (1961) synaptische Hemmung an Riesennervenzellen des marinen Pulmonaten *Onchidium verruculatum* nach. An einzelnen, intracellulär injizierten

H- und D-Neuronen der suboesophagalen Ganglienmasse von *Helix aspersa* zeigten WALKER u. HEDGES (1967), daß Acetylcholin 1 μg/ml, Nicotin 1 μg/ml und Mecholin 50 μg/ml die spontane Aktivität der H-Zellen hemmten, während sie die spontane Aktivität der D-Zellen erregten. Atropin 1 μg/ml, Scopolamin 1 μg/ml, D-Tubocuracin 1 μg/ml und Gallamin 1 μg/ml hemmten sowohl an H-, wie an D-Zellen die Wirkung der genannten Stoffe rasch und vollständig (Blockierung). Neurone von *Helix aspersa* besitzen aufgrund dieser Versuche sowohl nikotinische wie muskarinische Receptoren.

Decamethonium, Succinylcholin Benzochinonium, Hexamethonium und Tetra-acethylammonium erwiesen sich als schwache Antagonisten gegen die Wirkungen von Acetylcholin. In einer Tabelle wird auf die großen Verschiedenheiten der cholinoceptiven Receptoren von Neuronen bei Invertebraten und Vertebraten hingewiesen. Vgl. auch KERKUT (1969) über cholinerge Systeme bei Mollusken. WALKER u. HEDGES (1968) stellten an einzelnen Neuronen der isolierten suboeso-phagalen Ganglienmasse von *Helix aspersa*, insbesondere an der Verbindung von visceralem und rechtem Parietalganglion die minimale Menge verschiedener cholinerger Wirkstoffe fest, welche an spontan tätigen H- und D-Neuronen eine Wirkung auslöste. In den meisten Fällen konnte intracellulär eine Dosis/Wirkungs-kurve aufgestellt werden. Für Acetylcholin betrug die minimale Wirkmenge 4,6—4,7 μg, für Nicotin 2,5 μg, für Muskarin 10,9 und 8,4 μg. Für Carbachol, Propionylcholin und Butyrylcholin ergaben sich ähnliche Werte wie für Acetyl-cholin. Durch Physostigmin wurde die Acetylcholinwirkung verlängert. Ein Teil der Neurone war empfindlicher auf Nicotin als auf Muscarin (nikotinische Zellen), ein Teil empfindlicher auf Muscarin als auf Nicotin (muskarinische Zellen), ein Teil auf beide Stoffe gleich empfindlich.

Nach KERKUT u. COTTRELL (1963) enthält das Gehirn der Schnecke *Helix adspersa* 1—5 μg/g Frischgewicht Acetylcholin. Ein unbekannter Stoff im Hirn-extrakt zeigte viel stärker muskel-kontrahierende Wirkung als Acetylcholin. Eine Cholinesterase wurde außer im Nervensystem in vielen Geweben von Schnecken festgestellt. Es darf angenommen werden, daß Acetylcholin als Überträgerstoff im Nervensystem von Pulmonaten in Frage kommt. Über Neurohormone bei *Helix aspersa* vgl. auch KERKUT u. LAVERACK (1958). Über die Rolle der Calcium-ionen auf die Aktionspotentiale der Neurone von *Helix aspersa* s. KERKUT u. GARDNER (1967).

(i) Wirkung von Krampfgiften

An den Pulmonaten *Limnaea stagnalis* L. und *Planorbis corneus* L. bewirkten Strychnin 10^{-4} resp. 10^{-5} und Systox 10^{-4} nach EGGHART u. UMRATH (1956) leb-haftes Kriechen, erhöhte Erregbarkeit und Fühlerkontraktionen. Nach Ver-suchen von FLOREY (1951 a) an *Limnaea stagnalis* führte Strychnin 5.10^{-3} bis 10^{-4} zur Erhöhung des Fußtonus und zur Kontraktion des Tieres. Pikrotoxin hatte geringe, Physostigmin 10^{-4} bis 10^{-5} starke Tonuszunahme des Fußes zur Folge. An *Helix pomatia* L. kam es nach Strychnin zu krampfartigen Erscheinungen, nach Physostigmin, wie vielfach bei Mollusken, zur Erschlaffung.

DUNCAN (1961) untersuchte die spontane Aktivität von Stücken *peripherer Nerven*, hauptsächlich der Mantelnerven und des N. splanchnicus bei den Pulmo-naten *Limnaea stagnalis, Planorbis corneus, Physa spec., Helix pomatia* und *Helix adspersa* und prüfte ihre Empfindlichkeit auf Acetylcholin. Konzentrationen von 0,02—0,05 mg/ml führten zu sofortiger Steigerung der Nervenaktivität, während Acetylcholinkonzentrationen von 0,1 mg/ml und höhere die Nervenaktivität voll-ständig aber reversibel unterdrückten. Physostigmin 5.10^{-4} M führte zu sofortiger, reversibler Abnahme der Nerventätigkeit, DFP 10^{-3} M stellte sie vollständig und irreversibel still. Nicotin 10^{-2} bewirkte primäre Erregung, gefolgt von Abnahme der Nerventätigkeit. Die synaptische Reizübertragung im Abdominal- und Parietalganglion wurde durch Nicotin 6.10^{-3} M blockiert, nicht durch Nicotin 6.10^{-4} M, was der geringen Nicotinempfindlichkeit der Mollusken allgemein entspricht. Nach TURNER u. NEVINS (1951), welche die Organisation des Nervensystems bei *Ariolimax columbianus* untersuchten, hatte D-Tubocurarin an neuromuskulären Verbindungen selbst in hohen Konzentrationen keine Wirkung. Atropin wurde nicht geprüft. Eine Beziehung der untersuchten Nerven zu einem cholinergen Mechanismus scheint zu bestehen, doch nur in der unvollständigen Art, wie das für Mollusken charakteristisch ist (vgl. auch RAMSAY, 1940).

(k) Sensible Übertragungssubstanz

Gebundenes und freies Opticin wurde durch ein Ferment aus in Salzlösung zerriebenen Ganglien von *Helix pomatia* 1:100 in 2 Std abgebaut. Der Abbau von freiem Opticin wurde durch Krampfgifte nicht gehemmt, von gebundenem Opticin durch Strychnin 10^{-4}. Freies und gebundenes Dorsin wurden durch das Ganglienferment nicht abgebaut. Bei Mollusken kommt als cerebraler Überträgerstoff nach UMRATH u. KLEMENCIC (1963) auch Opticin neben (hauptsächlich) Acetylcholin und 5-Hydroxytryptamin in Frage.

(l) Aminosäuren

CARDOT u. RIPPLINGER (1961), KERKUT u. COTTRELL (1962a) und AWAPARA (1962) haben gezeigt, daß in Blut und Geweben von *Helix pomatia, Helix aspersa, Otala lactea, Bulimulus alternatus* und *Englandina singlyana* sich eine größere Anzahl freie Aminosäuren findet (vgl. auch HOLDEN, 1962). Wie KERKUT u. COTRELL (1962a) feststellten, beträgt der Aminosäuregehalt im Blut der Schnecke *Helix aspersa* 1 μg/ml, hauptsächlich Alanin und Glutamin. Im Gehirn fanden sie $18,2\,\mu$g/ml Glutaminsäure, Alanin und Lysin. In hydrolysierten Hirnextrakten war auch γ-Aminobuttersäure nachweisbar. Taurin kommt nach SIMPSON, ALLEN u. AWAPARA (1959) hauptsächlich in marinen Mollusken, so bei den Gastropoden (Prosobranchia) *Thais* sp., *Polinices* sp. und *Oliva* (= Donax) sp. als vorwiegende Aminosäure vor, während es bei *Helix aspersa* (landlebend) fehlt. *Prolin*, das bei *Helix* nur in Spuren vorkommt, bei anderen Gastropoden fehlt, steht bei Arthropoden oft an erster Stelle neben Taurin, so z. B. im Serum von *Cancer irroratus*, Prolin und Alanin bei *Homarus americanus*, Prolin bei *Limulus polyphemus*, Glycin und Prolin bei *Periplaneta americana* (Insecta) (STEVENS, 1961; STEVENS et al., 1961). Ob diese Aminosäuren im Serum und in der Hämolymphe osmotische Ausgleichsfunktionen (als Anionen) besitzen, oder ob einzelne von ihnen, vor allem im Zentralnervensystem, speziellere Funktionen ausüben, müßte geprüft werden. In diesem Zusammenhang kann auf die Untersuchungen von BRYANT et al. (1964) über den Intermediärstoffwechsel der Landschnecken *Pomatia elegans, Helix pomatia, Cepaea nemoralis* und *Cepaea hortensis* nur hingewiesen werden.

KERKUT u. WALKER (1961a, 1962) fanden an einzelnen *Helix aspersa*-Neuronen des Zentralnervensystems eine Empfindlichkeit von 10^{-10} g/ml Glutamat. Ähnlich zeigten GERSCHENFELD u. LASANSKY (1964) an *Helix pomatia* und *Cryptomphallus aspersa*, daß bei mikrophysiologischer Zufuhr zentrale Neurone auf Glutaminsäure 5.10^{-7} M empfindlich sind, wobei die einen Zellen depolarisiert und erregt, andere hyperpolarisiert und gehemmt wurden. Glutaminsäure 10^{-3} M setzte die Membranresistenz sehr stark herab. Möglicherweise hat Glutamat bei manchen Invertebraten die Funktion eines Überträgerstoffes für langsame (tonische) Kontraktionen, Acetylcholin für rasche, tetanische, was noch näher zu untersuchen wäre.

HAGIWARA u. KUSANO (1961) stellten an Riesennervenzellen aus den supra- und suboesophagalen Ganglien von *Onchidium verruculatum* (Pulmonat) fest, daß durch GABA kein Hemmeffekt ausgelöst wurde, während durch Acetylcholin und γ-Aminobutyrylcholin in relativ hohen Konzentrationen (10^{-3} g/ml) ein solcher zustandekam. GABA führte bei einer größeren Zahl von Nervenzellen zu kräftiger Depolarisation. Na-Glutamat 10^{-3}M hatte an einer Zelle Depolarisation, an der benachbarten Hyperpolarisation zur Folge; ganz ähnlich verhielten sich die Zellen dem Acetylcholin gegenüber. Asparaginsäure hatte ähnliche Wirkung wie GABA.

(m) Quergestreifter Muskel

Bei einer Reihe von Gastropoden ist der Radula-Muskel quergestreift. Über Acetylcholin, Cholinesterasen und Cholinacetylase im quergestreiften Muskel scheint bei Pulmonaten (und bei Gastropoden überhaupt) nichts bekannt zu sein.

(n) Glatter Muskel

SCHLOTE (1957) untersuchte „glatte"Muskelzellen von *Helix pomatia* elektronenoptisch. Das Sarkoplasma enthält ein typisches Reticulum mit Röhrchen von etwa 300 Å Durchmesser und großlumige Vakuolen. Die Myofilamente liegen mehr oder weniger regellos nebeneinander. Längsschnitte durch Filamentgruppen zeigen eine Querstreifung, die mit 220 Å etwa jener der quergestreiften Muskulatur entspricht. Der Fußmuskel bei *Helix pomatia* enthält nach HANSON u. LOWY (1960) Paramyosinelemente (s. u. Lamellibranchiaten).

Bei *Helix pomatia* besteht der Retraktormuskel des Pharynx aus glatten Muskelfasern mit zweierlei Arten längsgerichteter Filamente, welche in ähnlicher Weise durch Querverbindungen miteinander verknüpft sind wie beim quergestreiften Muskel (HANSON u. LOWY, 1959 a). Der Pharynxretraktor von *Helix aspersa* reagierte nach KERKUT u. COTTRELL (1962 a) auf Acetylcholin 10^{-6} mit Kontraktion. Über die Neuropharmakologie des Pharynxretraktors von *Helix adspersa* weiteres bei KERKUT u. COTTRELL (1962 b). Danach kommt 5-Hydroxytryptamin physiologischerweise für die Relaxation des Muskels in Frage, was für Acetylcholin im Hinblick auf eine Kontraktionswirkung eher unwahrscheinlich ist, da der Gehirnextrakt der Schnecke eine Substanz enthält, die auf den Muskel 1000mal stärker kontrahierend wirkt als Acetylcholin.

KERKUT u. LEAKE (1966) untersuchten am isolierten Pharynxretraktor und an dem in nervöser Verbindung mit dem Gehirn stehenden Retraktor von *Helix aspersa* bei el. Reiz alle 5—20 sec die Einwirkung verschiedener Wirkstoffe, die dem Bad zugesetzt wurden. Durch Acetylcholin 10^{-9} bis 10^{-6} g/ml wurden die durch el. Hirnreizung ausgelösten Muskelkontraktionen gehemmt, durch hohe Konzentrationen (10^{-5} und 10^{-4} g/ml) kam es zu erhöhter Kontraktion, verlangsamter Dekontraktion und zur Blockierung weiterer Hirnreize. Physostigmin 10^{-4} hatte auf die cerebral ausgelösten Kontraktionen eine geringe Verkleinerung der Kontraktionen zur Folge, jedoch wurde unter seiner Wirkung die Empfindlichkeit auf Acetylcholin erheblich verstärkt. D-Tubocurarin 10^{-5} setzte die Wirkung des el. Hirnreizes herab, 10^{-4} hob sie vollständig auf. Atropin hatte als solches kaum eine Wirkung; dagegen wurde die Acetylcholinwirkung beträchtlich und für längere Zeit gehemmt (Abb. 50). Nicotin 10^{-8} bis 10^{-7} g/ml erhöhte die Reizempfindlichkeit des Muskels auf den el. Hirnreiz und verstärkte den Muskeltonus. Höhere Konzentrationen (10^{-6} bis 10^{-3}) setzten den Effekt der Hirnreizung herab oder hoben ihn auf. Durch Muscarin 10^{-9} bis 10^{-5} wurde die Kontraktionswirkung des Muskels nach el. Hirnreiz gehemmt, während höhere Konzentrationen (10^{-4} bis 10^{-3}) zur Muskelerregung führten. 5-Hydroxytryptamin 10^{-3} beschleunigte die Erschlaffung des Muskels beträchtlich.

9*

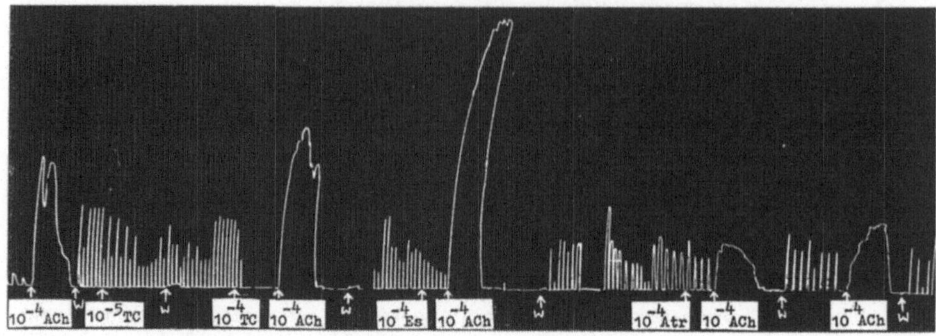

Abb. 50. Wirkung von D-Tubocurarin (TC), Physostigmin (Es) und Atropin (Atr) auf den Pharyngealretraktor von *Helix aspersa* nach Hirnreizung und nach Acetylcholin (ACh). (Aus: G. A. KERKUT u. L. D. LEAKE 1966)

Durch Mytolon 10^{-5} wurde die direkte Muskelwirkung von Acetylcholin 10^{-6} bis 10^{-5} um 39—90% herabgesetzt, während Mytolon 10^{-6} die Wirkung der gleichen Acetylcholinkonzentrationen um 30—91% erhöhte. Atropin 10^{-7} bis 10^{-5} führte nur zu teilweiser Unterdrückung der Acetylcholinwirkung 10^{-6}. Histamin 10^{-6} bis 10^{-5} setzte den Muskeltonus herab, ohne die Acetylcholinwirkung zu beeinflussen. Histamin 10^{-4} erhöhte den Tonus und führte zu einer Wirkungsabnahme des Acetylcholins. Nicotin 10^{-6} (Grenzkonzentration) bewirkte Muskelkontraktion. Die durch Nicotin 10^{-5} ausgelöste Kontraktion wurde durch Acetylcholin 10^{-6} noch verstärkt. Pilocarpin 10^{-4} und 10^{-5} hatte ausschließlich muskelerschlaffende Wirkung. D-Tubocurarinchlorid 10^{-5} führte stets zur Erschlaffung des Muskels. Nachfolgender Zusatz von Acetylcholin zum Bad hatte Blockierung der Acetylcholinwirkung um 30—94% zur Folge. Die Versuche sprechen bis zu einem gewissen Grad dafür, daß Acetylcholin am pharyngealen Retraktormuskel der Schnecke unter bestimmten Voraussetzungen und Konzentrationen als neuromuskulärer Übertragerstoff in Frage kommt; nach KERKUT et al. (1965) besteht aber die größere Wahrscheinlichkeit für Glutamat als Überträger. Immerhin ist es auffallend, aber wiederum nur unter bestimmten Voraussetzungen, daß durch Physostigmin die Empfindlichkeit des Muskels auf die Kontraktionswirkung des Acetylcholins gesteigert, durch Curarin und Atropin gehemmt oder blockiert wird, der Muskel also sich so verhält, wie im klassischen Fall die neuromuskuläre Verbindung des quergestreiften Vertebratenmuskels. Bei den Versuchen von KERKUT u. LEAKE sind die Versuchsbedingungen nicht diejenigen des isolierten neuromuskulären Reizeffektes, sondern des cerebral ausgelösten Muskelkontraktionsreizes, also komplexer Natur, was bedingt, daß sich an verschiedenen Stellen des Nervensystems „Zwischenreize" oder „Hemmungen" ergeben können, welche das Bild der neuro-muskulären Wirkung der genannten Stoffe nicht unwesentlich modifizieren können. Es bleibt zu hoffen, daß weitere Versuche dazu führen werden, das Problem des neuromuskulären Mechanismus bei Invertebraten weiterhin und vielleicht im Sinne vielseitiger Möglichkeiten im Hinblick auf den oder die Übertragerstoffe abzuklären. Es hat vorläufig den Anschein, daß auf der Stufe der Invertebraten vielseitigere aktuelle und prospektive Potenzen vorhanden sind, um den Mechanismus der neuromuskulären Übertragung in Gang zu bringen, als dies an dem im klassischen Fall dem Acetylcholinsystem verschriebenen neuromuskulären Kontraktionsvorgang von Vertebraten der Fall ist. Daß der Dekontraktionsvorgang des glatten Muskels bei der Schnecke *Helix aspersa* unter dem Einfluß des 5-Hydroxytryptamins zustandekommt, scheint außer Frage zu stehen und mit den Feststellungen von TWAROG (1954, 1960) übereinzu-

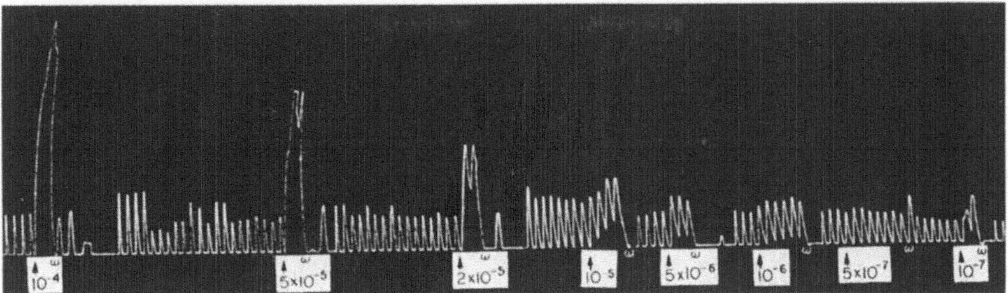

Abb. 51. Wirkung von Glutamat auf den Pharynxretraktormuskel von *Helix aspersa*. Konzentrationen in g/ml. El. Reiz auf das Gehirn der Schnecke je 5 sec. (Aus: G. A. KERKUT, L. D. LEAKE, A. SHAPIRA, S. COWAN u. B. J. WALKER 1965)

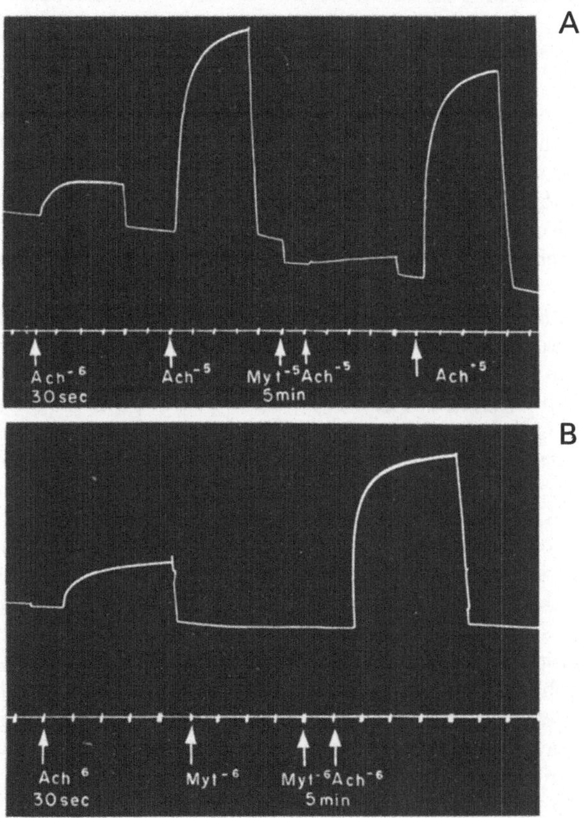

Abb. 52. Die Wirkung von Mytolon auf den Penisretraktor von *Strophocheilos oblongus:* (A) Durch Mytolon 10^{-5} wird die Wirkung von Acetylcholin 10^{-5} gehemmt. (B) Mytolon verstärkt die Wirkung von Acetylcholin 10^{-6}. (Aus: C. P. JAEGER 1962)

stimmen. KERKUT et al. (1965) zeigten am isolierten Pharynxretraktor von *Helix aspersa* (Abb. 51), daß bei el. Reizung des entsprechenden motorischen Nerven im Perfusat Glutaminsäure nachweisbar war; dabei war der Glutamatgehalt des Perfusates zur Zahl der Reizstöße proportional. Wurde dem Pharynxretraktor von *Helix aspersa* während zentraler Reizung alle 5 sec Glutamat zugesetzt, kam es zu einer starken, nach der Glutamatkonzentration abgestuften Muskelkontraktion

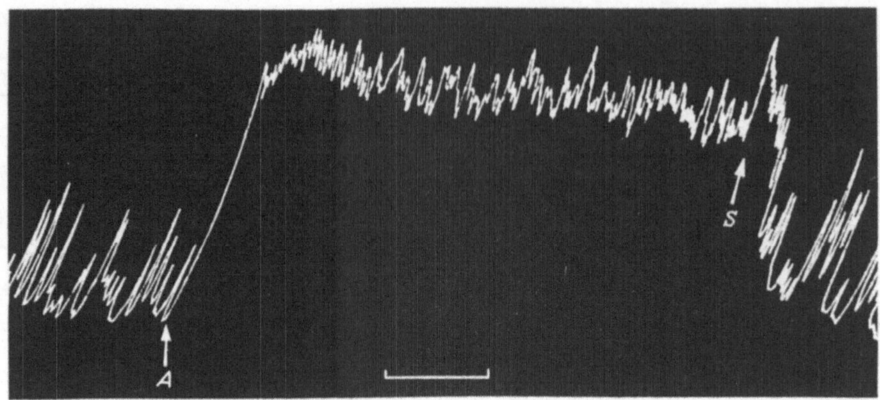

Abb. 53. Isoliertes Penispräparat der Lungenschnecke *Limnaea stagnalis*. γ-Aminobuttersäure 10^{-4} g/ml (*A*) führte zu sofortiger Tonussteigerung unter Verkleinerung der rhythmischen Bewegungen. Bei *S* normale Salzlösung; Zeit ⸺ 10 min. (Aus: C.J. DUNCAN 1964)

mit dem Grenzwert von 10^{-7} g/ml, bei den empfindlichsten Präparaten 2.10^{-8} g/ml-Glutamat. Der Muskel war auf L-Glutamat 20—100mal empfindlicher als auf D-Glutamat. Glutamat war bei *Helix aspersa* auch im Blut nachweisbar. Glutaminsäure kommt nach diesen Versuchen als Überträgerstoff an der myoneuralen Synapse bei Schnecken ebenfalls in Frage. Glutamat wird durch die Schneckennerven von Glucose aus leicht synthetisiert und im Schneckengewebe wieder abgebaut (KERKUT u. EDMONDSON unpubliziert).

Wie JAEGER (1962) an *Strophocheilos oblongus* zeigte (Abb. 52), ist der isolierte Penisretraktor auf Acetylcholin 10^{-7} g/ml im Sinne der Relaxation empfindlich. Von Acetylcholin 10^{-7} an aufwärts kam es zur Kontraktion des Muskels, parallel zur Konzentration in steigendem Maße. Durch Physostigmin 10^{-6} bis 10^{-5} wurde die tonische Wirkung des Acetylcholins (10^{-7} und 10^{-6}) deutlich (um 24—80%) verstärkt, durch Atropin abgeschwächt, durch Mytolon je nach Konzentration verstärkt oder reduziert. Solche Doppelwirkungen scheinen bei diesem Pulmonaten häufig zu sein. Am isolierten Penis-Komplex (mit Praeptium) von *Limnaea stagnalis* wirkte Acetylcholin 5.10^{-5}M, wie DUNCAN (1964) zeigte, sehr rasch tonussteigernd, verbunden mit einer Abnahme der Amplitude der spontanen rhythmischen Aktivität. Grenzkonzentration bei etwa 10^{-8}M. Die Reaktion des Penis-Komplexes von *Limnaea stagnalis* unterscheidet sich in verschiedener Hinsicht von derjenigen von *Helix aspersa* (vgl. GODDARD, 1962): es scheint, daß bei dem stylomatophoren Pulmonaten *Helix* der zentrale Einfluß auf die rhythmische Tätigkeit der Penismuskulatur viel ausgesprochener ist als bei dem basomatophoren Pulmonaten *Limnaea stagnalis*. Es wäre wohl verfrüht, aus dieser Beobachtung evolutionistische Schlußfolgerungen zu ziehen (vgl. auch DUNCAN, 1960). GABA 10^{-4} g/ml wirkte ähnlich wie Acetylcholin (Abb. 53).

(o) Darmkanal

Wir verdanken GUARDABASSI u. FERRERI (1954) einen Überblick über Anatomie, Physiologie, Biochemie und Histochemie des Darmkanals von *Helix pomatia L.*, mit einer kritischen Würdigung der gesamten Literatur. Die Voraussetzungen zur Abklärung der Frage, ob die Darmmuskulatur bei Pulmonaten auf Acetylcholin empfindlich ist, wären damit in bester Weise gegeben. In tiersystematischer und phylogenetischer Hinsicht könnte der zu erwartende positive Nachweis von Acetylcholin und Cholinesterasen im Verdauungskanal von Schnecken und die Feststellung seiner Acetylcholinempfindlichkeit von Bedeutung sein. Der

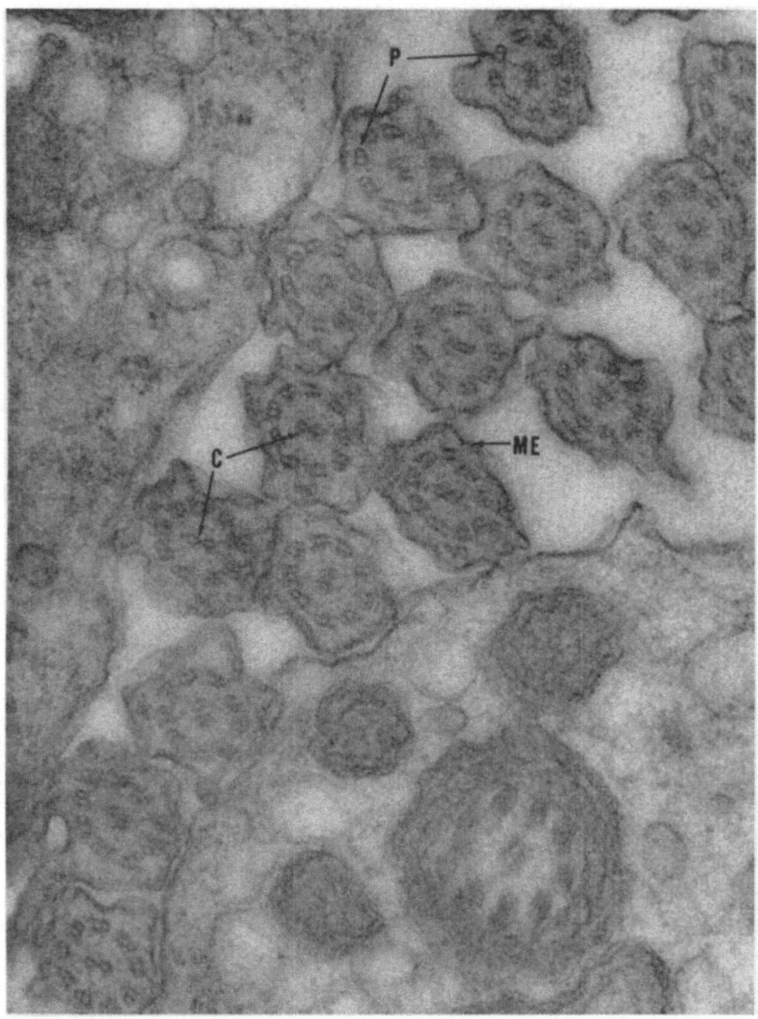

Abb. 54. Querschnitt durch einen Spermienschwanz von *Helix adspersa*. Die zahlreichen ciliaren Fibrillen zeigen, wie bei *Paramecium*, 9 periphere Fibrillen (*P*), das zentrale Fibrillenpaar (*C*) und die einschichtige Grenzmembran (*ME*). (Aus: L. E. ROTH 1958)

Darmkanal stellt bei Invertebraten oft das einzige Organ dar, an dem wir eine „cholinerge" Reaktion eindeutig nachweisen können. Vgl. dazu auch KRIJGSMAN (1925, 1929) über die Physiologie der Verdauungsdrüsen bei *Helix pomatia*. BEAUVALLET (1937) hat an *Helix pomatia* die Darmwirkung von Acetylcholin untersucht und eine Tonuserhöhung von 10^{-6} an festgestellt, die durch 2.10^{-6} Physostigmin verstärkt wurde. Auch wenn dieser Befund für eine positiv cholinergische Darminnervation spricht, müßte der Beweis durch lokalen Acetylcholinnachweis und durch Freisetzung von Acetylcholin im Darm nach Nervenreiz erhärtet werden. Acetylcholin 10^{-6} bis $1,5.10^{-6}$ bewirkte am isolierten Magen von *Helix pomatia* oder *Helix aspersa* nach TEN CATE (1924) Tonuserhöhung, wobei die spontanen Bewegungen eingeschränkt werden. Durch Pilocarpin wurde der Tonus kaum verändert, die spontanen Kontraktionen nahmen (auch an Größe) ab. Unter Nicotin 0,001—0,01% nahmen die spontanen Kontraktionen sehr rasch bis auf null ab. Atropin 0,01—0,05% wirkte auf den isolierten Schneckenmagen erregend. Adrenalin führte zu einer gewissen Tonuserhöhung und Verstärkung der spontanen Kontraktionen.

(p) Cilien (s. Abb. 54)

An den Stellen, an welchen der Körper von Mollusken nicht von der Schale bedeckt ist, besitzt er ein Cylinderepithel, das häufig Cilien trägt. Einen ganzen Wimperkranz (Velum) trägt die Veliger-Larve (Trochophora) (s. Abb. 32 S. 90). Es wäre erwünscht, wenn Pulmonaten und Schnecken überhaupt, mit Einschluß der Larvenformen (Trochophora u. a.) daraufhin untersucht würden, ob die Cilienbewegung auf Acetylcholin und andere als Erregungsüberträger in Frage kommende Stoffe empfindlich ist. Die Abklärung hätte bei dem durchgängig gleichartigen Bau der Cilien großes Interesse, auch im Hinblick auf den Vergleich mit den bei Lamellibranchiaten z.T. bekannten Verhältnissen.

Es ist nicht bekannt, ob das Cilienepithel von Pulmonaten Acetylcholin bildet und ob die Cilien auf Acetylcholin empfindlich sind. Ihre mikroanatomische Struktur gleicht derjenigen von *Paramecium* (S. 26) und von *Mytilus* (S. 161). Das elektronenoptische Bild der Cilien von *Helix aspersa* zeigt 9 periphere und 2 zentrale Fibrillen resp. Fibrillenpaare.

Zusammenfassung über Gastropoda

Prosobranchia

Acetylcholin ist bei *Murex* u. a. reichlich vorhanden; ebenso Acetylcholinesterase mit höherer Aktivität für Acetyl-β-methylcholin als für Acetylcholin. In Speichel- und Hypobranchialdrüsen einiger Arten finden sich acetylcholinähnliche Stoffe, so in der Familie der *Muricidae* das Murexin (Urocanylcholin) und das Senecioylcholin, in der Familie der *Bucinidae* (nicht allgemein) das Acrylcholin. Die physiologische Funktion dieser Stoffe, deren pharmakologische Wirkungen von denjenigen des Acetylcholins stark abweichen, ist nicht sicher bekannt. Möglicherweise wirken sie als Giftstoffe beim Beutefang. Entschieden sind es funktionell keine Acetylcholinäquivalente.

Über Acetylcholin wissen wir bei Prosobranchiern wenig. Das Herz von *Buscyon canaliculatum* und *Buccinum undatum* ist auf Acetylcholin, das zum Herzstillstand führt, sehr empfindlich. Ähnlich das Herz von *Strombus gigas* mit dem Unterschied, daß sehr kleine Konzentrationen Acetylcholin (10^{-9}) die Herzamplitude vergrößerten und Acetylcholin 10^{-8} zu ihrer Abnahme führte. Auf Acetyl-β-methylcholin bestand eine etwa 1000mal geringere Empfindlichkeit. Physostigmin hatte auf die Wirkung von Acetylcholin usw. keinen Einfluß. Acetylcholin wirkte im allgemeinen als Hemmstoff, 5-Hydroxytryptamin als Erregungsstoff. Wahrscheinlich sind beides physiologische Überträgersubstanzen am Herzen. Für *Murex trunculus* ist der Acetylcholinnachweis im Herzen erbracht. Atropin 10^{-3} wirkte im Sinne erhöhter Erregbarkeit und Frequenzsteigerung, fast der einzige Fall unter allen untersuchten Gastropoden, wo Atropin erregend wirkte, ähnlich wie am myogenen, negativ cholinergen Vertebratenherzen Atropin in sehr kleinen Dosen erregend wirken kann. Eine Gegenwirkung gegen Acetylcholin hatte das mit Curarestoffen wirkungsähnliche Mytolon (Benzochinonium) auf das Herz von *Buccinum undatum*. Das Herz von Prosobranchiern reagiert im Sinne eines *myogenen* Herzens, was wohl für manche Gastropoden Geltung besitzt, aber nicht für alle zutrifft.

Am Radulaprotractor (glatter Muskel) von *Buscyon canaliculatum* hatte Acetylcholin sofortige Kontraktion zur Folge. Durch Physostigmin wurde die Wirkung verstärkt, durch Mytolon und Curare blockiert, was für eine cholinerge

Innervation spricht. Physostigmin führte an einer Reihe von Prosobranchiern zur Erschlaffung der Körpermuskulatur, die auf zentralnervöser oder peripherer Hemmung beruhen kann.

Im gesamten Ganglienapparat von *Buscyon canaliculatum* mit Ausnahme der Visceralganglien konnte Acetylcholin nachgewiesen werden. Über seine physiologische Funktion sind wir nicht orientiert (vgl. demgegenüber die Feststellungen am Zentralnervensystem von Aplysien S. 110 und von Pulmonaten S. 124).

Auf Strychnin waren alle untersuchten Prosobranchier im Sinne der Muskelkontraktion und Krampfwirkung empfindlich. Picrotoxin war praktisch wirkungslos.

An dem zu den Prosobranchiern gehörenden Vertreter der *Heteropoden* (Kielfüsser): *Pterotrachea mutica* wirkten Strychnin und Pikrotoxin lähmend. Versuche an weiteren Arten könnten ergeben, ob es sich um ein taxonomisch relevantes pharmakologisches Merkmal handelt.

Opisthobranchia

Bei *Aplysien* ist der myogene Herztypus wahrscheinlich, aber nicht sichergestellt. Die Funktion des herznahen Ganglions ist nicht genügend abgeklärt. Über Vorkommen und Empfindlichkeit des Herzens auf Acetylcholin und Acetylcholinesterase sind wir nicht orientiert. Das betrifft mit Ausnahme des Nervensystems alle übrigen Organe, in denen Acetylcholin oder Acetylcholinanaloga eine Rolle spielen könnten. Aufklärungen nach dieser Richtung wären auch tiersystematisch von großem Wert. Am *Nervensystem*, und zwar an Visceralganglien (Riesenganglien) konnte durch TAUC festgestellt werden, daß Acetylcholin in minimaler Konzentration je nach der Natur der Synapsen Erregung oder Hemmung auslöst, so daß die Ganglien mit großer Wahrscheinlichkeit als *cholinerg* bezeichnet werden dürfen. Dies umso mehr, als durch Physostigmin die Wirkung des Acetylcholins verstärkt wird, was die Anwesenheit von Acetylcholinesterase wahrscheinlich macht. Außerdem wurden die postsynaptischen Aktionsströme und die Wirkung des Acetylcholins auf die hemmenden Zellen der Riesenganglien durch Atropin und D-Tubocurarin abgeschwächt. Acetylcholin und Acetylcholinesterase wurde in den visceralen Ganglien von *Aplysia depilans* nachgewiesen, was gewisse Rückschlüsse auf den cholinergen Charakter der den Verdauungskanal versorgenden Nerven erlauben würde. Am isolierten Darm von Aplysien bewirkte Acetylcholin 10^{-6} Tonuserhöhung, die durch Physostigmin verstärkt wurde, so daß eine cholinerge positive Innervation („Vagus") wahrscheinlich ist. Wir hätten es mit der „Vorbildung" eines parasympathischen Systems zu tun. Doch erscheint es verfrüht, bei Opisthobranchiern eine funktionelle Homologie als sichergestellt anzunehmen, wie wir dies bei Anneliden mit größerem Recht tun. — Bei *Aplysia depilans* wurde Acetylcholin auch im perioesophagalen Ganglion (Gehirn) festgestellt.

Strychnin rief an Opisthobranchiern, darin mit den Prosobranchiern übereinstimmend, Erregbarkeitssteigerung und Krämpfe hervor.

Es wäre tiersystematisch und phylogenetisch von Interesse, wenn über die neu entdeckten, bisher nur fossil bekannten, mit einer zweiklappigen Schale versehenen, äußerlich muschelähnlichen Opisthobranchier *Tamanovalva limax* und *Edenttelina typica* (vgl. KAWAGUTI u. BAHA, 1959; COX u. REES, 1960; BURN, 1956), welche für die Phylogenie der Klasse der Bivalvi (Lamellibranchier) von großer Bedeutung zu sein scheinen, Angaben über Acetylcholin, Cholinesterase und Cholinacetylase und über die Empfindlichkeit von Herz, Gehirn und Darmkanal auf Acetylcholin zu erhalten wären.

Pulmonata, Lungenschnecken

Herz. Anatomische, physiologische und pharmakologische Untersuchungen am Herzen von *Helix pomatia*, der Weinbergschnecke, haben über Beschaffenheit und

Funktion des Herzens erwünschten Aufschluß gebracht. Das Herz ist vom *myogenen* Typus und, wie viele Invertebratenherzen, an jeder Stelle erregbar; die Herzkontraktionen beginnen in der Regel, bei *Helix pomatia*, an der Spitze. Das Herz ist mit positiv und negativ chronotropen und tonotropen extrakardialen Nervenfasern versorgt. Es besteht Acetylcholinempfindlichkeit im Sinne der Hemmung, wobei Acetylcholin auf eine Acetylcholinesterase empfindlich ist, wahrscheinlich dieselbe, welche in hoher Aktivität im Schneckenblut zirkuliert und die hydrolytische Spaltung des Acetyl-β-methylcholins rascher vollzieht als diejenige des Acetylcholins. Die Freisetzung von Acetylcholin aus dem isolierten Schneckenherzen wird durch Physostigmin ganz wesentlich erhöht, was bestätigt, daß das Herz eine wirksame, durch Physostigmin hemmbare Cholinesterase produziert. An *Helix aspersa* wurde Acetylcholin im Herzen ebenfalls nachgewiesen.

Das Herz der Weinbergschnecke verhält sich im Sommer und Winter dem Acetylcholin und bestimmten Wirkstoffen gegenüber verschieden, was mit der jahreszeitlich bedingten Ionenumstellung zusammenhängt und auch die entsprechenden Innervationen (extrakardiale Nerven) betrifft. Atropin hebt am Herzen der Weinbergschnecke die Wirkung des Acetylcholins nicht auf, wohl aber bei einigen anderen Helixarten, bei denen die herzhemmenden Nerven durch Atropin blockiert werden, womit ihre cholinerge („Vagus"-)Natur wahrscheinlich gemacht wird.

Bei *Ariolimax columbianus* erwies sich Atropin ebensowenig acetylcholinhemmend wie bei *Helix pomatia. Cochlitoma zebra* zeigte ausgesprochen myogenen Herztyp mit Hemmwirkung des Acetylcholins. Das Pulmonatenherz ist, soweit die Verhältnisse untersucht wurden, myogen und reagiert wie ein myogenes Vertebratenherz auf Acetylcholin mit Tonus- und Frequenzabnahme. Wir wissen aber von keiner Species, mit Ausnahme von *Helix pomatia* und *Helix aspersa*, ob das Herz tatsächlich Acetylcholin produziert, wir kennen nur seine Empfindlichkeit darauf.

Auffallenderweise wirkte Acetylcholin auf das isolierte Herz des Pulmonaten *Strophocheilos oblongus* positiv inotrop und positiv chronotrop. Ein Gegenstück dazu mit analogem Verhalten des Herzens dem Acetylcholin gegenüber bildet bei Lamellibranchiern *Mytilus edulis*.

Nervensystem. Für *viscerale Ganglien* von *Helix pomatia* ist es wahrscheinlich, daß Acetylcholin einen physiologischen Überträgerstoff darstellt. Einzelne suboesophagale Ganglienzellen waren an *Helix adspersa* auf Acetylcholin empfindlich, wobei Physostigmin die Wirkung des Acetylcholins verstärkte, Atropin sie nicht hemmte. Acetylcholin wurde im Gehirn von *Helix adspersa* festgestellt. Auch an anderen Pulmonaten wurde die Aktivität des Nervensystems (Mantelnerv und N. splanchnicus) durch Acetylcholin in kleinen Konzentrationen gesteigert, in hohen vollständig unterdrückt. Eine Beziehung zu einem cholinergen (positiven und negativen) Mechanismus scheint am Nervensystem zu bestehen.

Untersuchungen am viscero-pedalen Anteil des isolierten suboesophagalen Ganglions von *Helix pomatia* haben ergeben, daß sehr kleine Konzentrationen Acetylcholin je nach Beschaffenheit der Synapsen (D-Zellen, H-Zellen) zu Hemmung oder Erregung an diesem Ganglion führen. An einer Reihe von Pulmonaten wirkte Strychnin erregend.

Glatter Muskel. Der *Retraktormuskel des Pharynx* von *Helix aspersa* reagierte auf Acetylcholin 10^{-6} mit Kontraktion; es besteht vielleicht eine größere Wahrscheinlichkeit (KERKUT), daß Glutaminsäure als tonusfördernder Überträger in Frage kommt, 5-Hydroxytryptamin als Dekontraktionsförderer. Ob der glatte Muskel bei Pulmonaten als cholinerg bezeichnet werden darf, geht aus bisherigen

Versuchen nicht mit Sicherheit hervor; auch fehlt der direkte Nachweis von
Acetylcholin, Cholinacetylase und Acetylcholinesterase. Am Penisretraktor von
Strophocheilos oblongus hatte Acetylcholin je nach Konzentration entspannende
oder tonisierende Wirkung. Es scheint, daß bei *Helix* und *Strophocheilos* der zentrale Einfluß auf die rhythmische Tätigkeit der Penismuskulatur viel größer ist als
bei *Limnaea stagnalis*, wo Acetylcholin eindeutig tonussteigernd wirkte (DUNCAN,
1960, 1964; GODDARD, 1962).

Darmkanal. An *Helix pomatia* reagierte der Darmmuskel auf Acetylcholin 10^{-6}
mit Tonuserhöhung, die durch Physostigmin verstärkt wurde. Es besteht eine
gewisse Wahrscheinlichkeit, daß es sich um eine „cholinerge" Reaktion handelt.
Über die Funktion der verschiedenen Abschnitte des Darmkanals von Lungenschnecken s. ROACH (1968), CARRIKER (1964), FRETTER u. GRAHAM (1962).

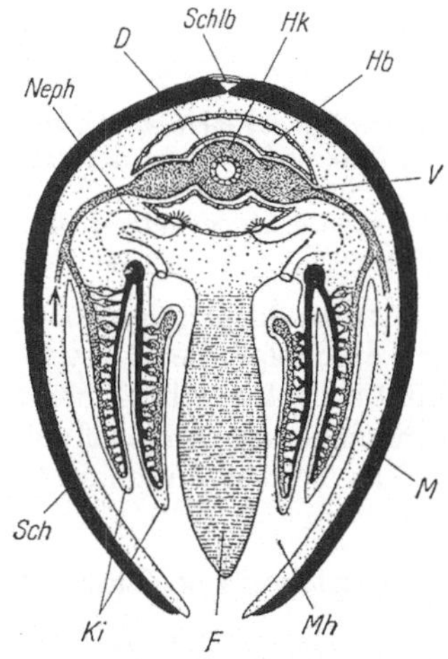

Abb. 55. *Querschnitt durch eine Muschel.* Schema. *D* Darm, *M* Mantel, *Mh* Mantelhöhle, *Sch* Schale, *Schlb* Schloß-
band, *Neph* Nephridium, *Hb* Herzbeutel, *Hk* Herzkammer, *Ki* Kiemen, *V* Vorkammer, *F* Fuß. (Aus: A. KÜHN
1961)

b) Klasse Bivalvia (Lamellibranchiata, Pelecypoda) Muscheln
(Etwa 11000 lebende und 15000 fossile Arten)

Die zweiklappige Schale umhüllt meist den ganzen Körper (Abb. 55). Die
Muscheln sind Mikrophagen (Suspensionsfresser). Die Kiemen (Ctenidien) sind zu
großen Organen entwickelt. Der vollkommene Einschluß des Körpers in Mantel-
lappen und Schalen hat zu einer gänzlichen Rückbildung des Kopfes und seiner
Organe (der Tentakeln, fast auch stets der Kopfaugen, des Schlundkopfes, der
Radula und der Speicheldrüsen) geführt. Es gibt nur 2 Körperabschnitte: dorsal
den Eingeweideknäuel, ventral den Fuß. Gewöhnlich ist er beilförmig, d.h. seine
rechte und linke Fläche stoßen ventral in einer abgerundeten Kante zusammen
(*Pelecypoda*, Beilfüßer). Die Byssusdrüse ist eine tiefe, in eine Rinne sich verlän-
gernde Grube mit lamellös gefalteten Wandungen, an denen reichlich einzellige
Drüsen münden. Das Sekret derselben erstarrt zu dem Byssus, den seidenartigen
Fäden, die zum Befestigen der Muschel dienen (Haftorgan).

Im Eingeweideknäuel liegt, gewöhnlich am meisten dorsal, das ansehnliche,
vom Perikard umhüllte Herz, das aus einer Kammer und einer rechten und linken
flügelförmigen Vorkammer besteht. Die Vorkammern erhalten das Blut direkt von
den Kiemen. Die Kammer leitet es durch eine vordere und hintere Aorta in die

Körperorgane weiter. An der Herztätigkeit und Druckbildung ist ähnlich wie bei Schnecken der Herzbeutel beteiligt.

Der Enddarm durchbohrt bei den meisten Arten die Herzkammer. Die 3 Ganglienpaare sind sehr weit voneinander entfernt. Die beiden Hirnganglien (Cerebropleuralganglien) liegen beiderseits der Mundöffnung und sind durch eine Querkommissur verbunden. In der Nähe des Afters findet man die Visceralganglien zu einem einheitlichen Körper vereinigt. Auch die beiden Pedalganglien sind dicht aneinandergefügt und ruhen vorn auf der Muskelmasse des Fußes auf.

Bivalvia (Pelecypoda, Lamellibranchiata) Muscheln

II. Unt. Klasse: Pteriomorpha[1]
 Fam. Mytilidae: Mytilus edulis, Mytilus californianus, Modiolus modiolus
 Fam. Ostreidae: Ostrea, Crassostrea
 Fam. Pectinidae: Pecten

III. Unt. Klasse: Lamellibranchia
 Ord.: Heterodontida
 Fam. Veneridae: Mercenaria (Venus) mercenaria, Protothaca
 Fam. Cardiidae: Cardium, Dinocardium, Chinocardium
 Fam. Mactridae: Spisula solidissima, Mactra
 Fam. Unionidae: Anodonta cygnea, Anodonta grandis, Anodonta cataracta
 Fam. Myidae: Mya arenaria

Infolge der relativ kleinen Artenzahl, bei der über Acetylcholin etwas bekannt ist, — dasselbe gilt auch für Catecholamine, 5-Hydroxytryptamin, Histamin — wird im folgenden die systematische Einteilung nicht weiter berücksichtigt. Die Feststellungen sind nicht zahlreich genug, um taxonomisch relevante Unterschiede in der Wirkung des Acetylcholins usw. erkennen zu lassen. Vgl. aber GREENBERG (1965), S. 151.

α) Herz und Acetylcholin bei Lamellibranchiaten

Im Hinblick auf Versuche an Herzen von Lamellibranchiern ist zu beachten (was für die meisten Herztypen gilt), daß bei Versuchen an isolierten Herzen die O_2-Spannung des Mediums für die Herzfunktion, insbesondere die Herzfrequenz und für die Acetylcholinempfindlichkeit, von großer Bedeutung ist. An der Miesmuschel wurden diese Verhältnisse genauer untersucht. Die Herzfrequenz der Miesmuschel, *Mytilus edulis*, nahm nach Herabsetzung der physiologisch notwendigen O_2-Spannung im Außenmedium auf die Hälfte um 30—40% zu. Noch erheblichere Senkung der O_2-Spannung hatte nach anfänglicher kompensatorischer Steigerung reflektorische Hemmung der Herzaktion zur Folge. Stark erhöhte O_2-Spannung bedingte reduzierte, ungeordnete Herztätigkeit. Die Aktivität der Kiemencilien und des Herzschlages von in Brackwasser mit niedrigem Salzgehalt aufgewachsenen Miesmuscheln war um so geringer, je niedriger der Salzgehalt des Mediums war. Erhöhung des Salzgehaltes bewirkte nach kurzer Zeit Zunahme der Aktivität.

Von BUDDENBROCK (1960) machte an durchsichtigen jungen *Anomia epihippum* und an *Mytilus edulis* (durch ein Schalenfenster) die wichtige Beobachtung, daß mit dem Schalenschluß sehr schnell eine Abnahme der Herzfrequenz erfolgt. Wahrscheinlich werden (nach VON BUDDENBROCK) beim Öffnen und Schließen die extrakardialen Herznerven in Tätigkeit gesetzt. Wieweit Acetylcholinfreisetzung dabei eine Rolle spielt, scheint nicht bekannt zu sein (vgl. auch BURN, 1956; TRUEMAN, 1967).

---

[1] Es sind nur diejenigen Unterklassen und -Ordnungen aufgeführt, von denen einzelne Vertreter im folgenden zur Besprechung gelangen.

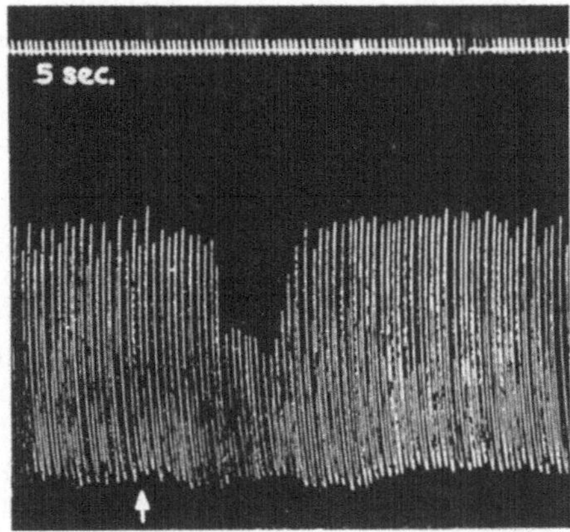

Abb. 56. Herz von *Anodonta cygnea in situ.* Wirkung von 0,1 ccm Acetylcholin 10^{-6} nach Injektion in den linken Vorhof. (Aus: J. Ten Cate u. M.J. Reesinck 1954)

Schon Carlson (1905a) hatte die Herzen von Lamellibranchiern (*Mytilus, Mya, Venus, Cardium, Pecten* u. a.) untersucht, wobei er an allen Muschelherzen feststellen konnte, daß Reizung der vom Bauchganglion zum Herzen führenden Nerven eine ausgesprochene Hemmung an Vorhöfen und Herzkammer auslöste (vgl. auch Krijgsman u. Divaris, 1955; Schlieper u. Kowalski, 1957; de Boer, 1929).

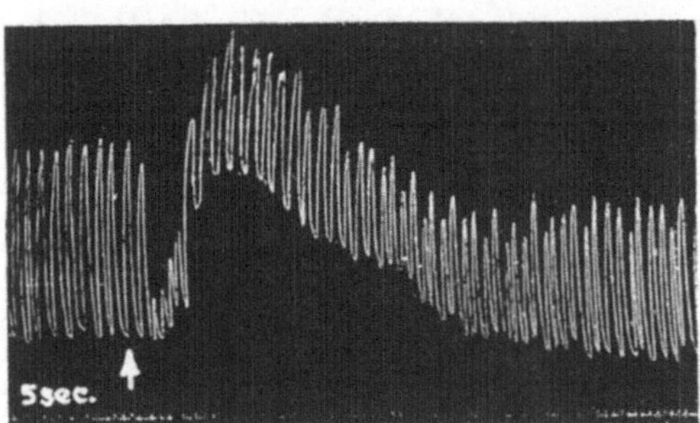

Abb. 57. Herz von *Anodonta cygnea in situ.* Injektion von 0,1 ccm Acetylcholin 10^{-3} in den rechten Vorhof. (Aus: J. Ten Cate u. M.J. Reesinck 1954)

Versuche von Ten Cate (1923, 1955) an der Teichmuschel *Anodonta cygnea* sprechen für eine cholinergisch hemmende Herzinnervation bei dieser Muschel. Acetylcholin 10^{-6} bis 10^{-5} führte nach Ten Cate u. Reesinck (1954) am Herzen der Süßwassermuschel *Anodonta cygnea* L. *in situ* bei Injektion in den linken Vorhof zur Abnahme der Amplitude (Abb. 56). Höhere Acetylcholinkonzentrationen, z.B. 10^{-3}, bewirkten starke Tonuserhöhung (ähnlich wie mit Ca) (Abb. 57). Beide Wirkungen waren auf die Frequenz praktisch ohne Einfluß. Wurde vorgängig Physostigmin 10^{-4} gegeben (kleinere Konzentrationen hatten keine Wirkung), blieb der erhöhte Tonus sehr lange bestehen. Ähnlich wirkte Acetylcholin 10^{-4} nach Physostigmin 10^{-4} auf den isolierten Ventrikel. Wurde der die Herzkammer bei *Anodonta* durchbohrende Darmteil entfernt, war die Wirkung von Acetylcholin und Physostigmin nur noch abgeschwächt vorhanden, so daß die Tonuswirkung am Herzen sehr wahrscheinlich auf entsprechende Einwirkungen an der Darmmuskulatur zurückzuführen ist (vgl. auch Hendrickx, 1945).

Am isolierten Ventrikel von *Anodonta* sp. bewirkte Acetylcholin nach Ni-
STRATOVA u. TURPAEV (1965) Hemmung der Ventrikelkontraktionen, erhöhten
Tonus und verkleinerte Amplitude. Nach 1—3 min begann der Ventrikel trotz
weiterer Anwesenheit von Acetylcholin wieder zu schlagen, was durch Inaktivierung des Acetylcholinreceptors bedingt sein soll, ausgelöst durch einen erregenden Faktor des Myokards als Antwort auf das Acetylcholin. Dieser Mechanismus
soll bei *Anodonta* sp. an die Stelle der ihr fehlenden Cholinesterase treten.

Über die Hemmwirkung von Acetylcholin auf das Molluskenherz s. auch
FLOREY u. MERWIN (1961).

In einer tiersystematisch interessanten Arbeit hat sich PILGRIM (1954) mit der
Wirkung des Acetylcholins auf das Herz verschiedener Lamellibranchier befaßt,
indem er die Acetylcholinempfindlichkeit des Herzens, geprüft am *Ventrikelstreifen*
einer Reihe von neuseeländischen Lamellibranchiern, und zwar von 8 Eulamellibranchiaten und dem Filibranchiaten *Mytilus canaliculus* untersuchte. Während
die Eulamellibranchier mit Ausnahme von *Hyridella menziesi* auf Acetylcholin mit
Frequenzverlangsamung bis diastolischen Stillstand und Verkleinerung der Amplitude reagierten, führte Acetylcholin bei *Mytilus canaliculus* zu Amplituden- und
Frequenzvergrößerung und zu systolischem Stillstand, bei *Hyridella menziesi* in
hohen Konzentrationen zu vergrößerter Amplitude und bei 10^{-4} zu systolischem
Stillstand.

Nur geringe oder fehlende positiv inotrope Wirkung auf Amplitude und Frequenz zeigte Acetylcholin an *Amphidesma forsterianum* und *Amphidesma ventricosum*, führte aber zu systolischem Stillstand. Es handelt sich um interessante
Übergangswirkungen, indem 10^{-7} diastolischen Stillstand, 10^{-6} vergrößerte
Amplitude und Frequenz und anhaltende „Contractur" bewirkte, 10^{-5} sofort
systolischen Stillstand zur Folge hatte. Da die Untersuchungen am isolierten Herz-
streifen erfolgten, können hier die tonischen Wirkungen (systolischer Stillstand)
nicht auf den (durch Acetylcholin tonisierten) Darm zurückgeführt werden.

Dieser Gruppe von Lamellibranchiern steht jene gegenüber, welche auf Acetylcholin mit
der für manche Mollusken „klassischen" Herabsetzung von Amplitude und Frequenz und mit
diastolischem Stillstand reagiert: *Dosinia anus, Protothaca crassicosta, Chione stutburyi, Ostrea
hefferdi, Mercenaria, (Venus) mercenaria, Gryphaea angulata*, in den meisten Fällen auch
Amphidesma forsterianum und *Amphidesma ventricosum*. Interessanterweise war die Empfindlichkeit der Muscheln auf Acetylcholin sehr verschieden: hochempfindlich waren *Dosinia
anus* (10^{-11}), *Amphidesma forsterianum* $(10^{-9}$ bis $10^{-10})$, *Venus mercenaria* $(10^{-10}$ bis $10^{-9})$,
etwas weniger empfindlich *Protothaca crassicosta* (10^{-9}), *Chione stutburyi* (10^{-9}), *Amphidesma
ventricosum* (10^{-8}), *Ostrea hefferdi* (10^{-8}), noch weniger empfindlich *Mytilus canaliculatus* (10^{-6})
(nur in einem Falle) und *Gryphaea angulata* (10^{-5}) (Schwellenkonzentrationen für diastolischen
Stillstand).

Für ein myogenes Herz bei Lamellibranchiaten sprechen Untersuchungen von
JULLIEN u. MORIN (1931) am isolierten Herzen von *Ostrea* spec., wobei nicht nur
das ganze Herz, sondern auch Stücke davon in einem spontanen Rhythmus
schlugen. Durch Atropin 10^{-3} wurde das stillstehende isolierte Herz noch nach
Stunden rasch zum frequenten Schlagen von 24/min gebracht. Erst setzten die
Vorhöfe ein, dann auch die Kammern. Dasselbe geschah auch in den isolierten
Herzstücken selbst dann, wenn sie durch mechanischen Reiz nicht mehr zur Kontraktion gebracht werden konnten. Tiersystematisch ist von Interesse, daß Eulamellibranchiaten mit *einer* Ausnahme auf Acetylcholin mit Frequenzabnahme bis
Stillstand und Verkleinerung der Amplitude reagierten, während bei dem Filibranchiaten *Mytilus canaliculatus* Acetylcholin zu Amplituden- und Frequenzvergrößerung und zu systolischem Stillstand führte.

Aus den Versuchen geht jedenfalls hervor, daß eine Reihe von Eulamelli-
branchiern in der Reaktion auf Acetylcholin dem Typus von *Mercenaria* (*Venus*)

mercenaria (S. 144) folgen. Eine negativ cholinerge Wirksamkeit des Acetylcholins im Sinne eines Überträgerstoffes ist damit noch nicht erwiesen, aber doch wahrscheinlich, auch wenn die pharmakologischen Kriterien, welche bei Vertebraten an den Begriff cholinerg gestellt werden, nicht in jeder Hinsicht erfüllt sind. Es wäre erwünscht, wenn an einer größeren Zahl von Lamellibranchiern nicht nur eine Prüfung auf Acetylcholinempfindlichkeit, sondern auch auf Atropin, Physostigmin, Tubocurarin und Nicotin erfolgte. Ein erstes Erfordernis zur Beurteilung der negativen „Cholinergie" des Herzens von Lamellibranchiern wäre der Nachweis von Acetylcholin, Acetylcholinesterase und Cholinacetylase im Herzgewebe, eventuell im Bereich der extrakardialen Innervation. Ein positiver Nachweis von Acetylcholin erfolgte im Herzen von *Mercenaria* (*Venus*) *mercenaria*.

GADDUM u. PAASONEN (1955) stellten fest, daß das am Säugetier curareartig wirkende Mytolon (Benzochinonium) die hemmende Acetylcholinwirkung am Herzen von Lamellibranchiern blockiert, nicht an Herzen von Schnecken. Der genannte Antagonismus fehlte bei den Schnecken: *Buccinum undatum, Helix pomatia, Helix aspersa*; er war vorhanden bei den Muscheln: *Cyprina islandica, Mya arenaria, Spisula solida* und *Cardium edule*. Nach Mytolon waren 10—50fach höhere Acetylcholinkonzentrationen notwendig, um am isolierten Herzen der genannten Muscheln den gleichen Hemmeffekt zu erzielen wie ohne vorgängiges Mytolon.

Die graduellen Unterschiede der Acetylcholinempfindlichkeit verschiedener Species führte PILGRIM, vielleicht mit Recht, auf Differenzen morphologischer Art (Zahl der reagierenden Muskelelemente) zurück. Schwieriger zu verstehen vom morphologischen Gesichtspunkt aus sind die tonischen Wirkungen (systolischer Stillstand), die mit relativ hohen Dosen bei einzelnen Muscheln erzielt wurden. Bei niedriger wie bei höherer Dosierung kommt nur der Herzmuskel als Receptor in Frage da ein spezialisiertes Schrittmachergewebe nicht vorhanden zu sein scheint. Vielleicht weisen die systolischen Herzwirkungen auf die Verwandtschaft mit Articulaten hin, deren Herz auf Acetylcholin systolisch reagiert. Lamellibranchier bieten der taxonomischen Forschung ein reiches Feld. Ihr Artenreichtum sollte dazu veranlassen, das Gebiet in größerer Breite in der Richtung Acetylcholin usw. zu untersuchen.

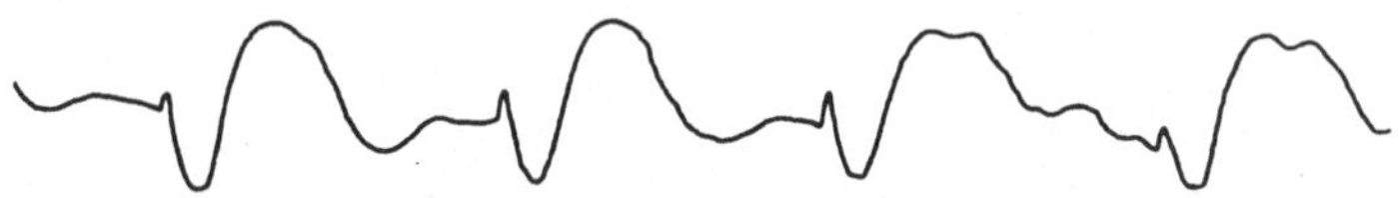

Abb. 58. *Elektrokardiogramm einer Süßwassermuschel.* (Aus: C. L. PROSSER 1952)

In diesem Zusammenhang ist es wichtig, festzustellen, daß das Elektrokardiogramm der *Mollusken, Helix, Aplysia, Anodonta, Octopus* einem reinen Myogramm (vgl. Abb. 58) entspricht. ARVANITAKI u. CARDOT (1953a, b) haben festgestellt, daß der Unterschied im Elektrokardiogramm von Invertebraten gegenüber dem EKG von Vertebraten hauptsächlich durch die verschiedenen Ionenverhältnisse des Myokards bedingt ist. In diesem Fall müßten die Ionenverhältnisse des Myokards von Invertebraten im Zusammenhang mit der funktionellen Bedeutung des Acetylcholins am Invertebratenherzen auf artlich breiter Basis abgeklärt werden.

Hinsichtlich Kationen scheint der Herzmuskel vieler Mollusken ähnlich empfindlich zu sein, wie der Herzmuskel von Vertebraten.

Eingehende Untersuchungen des Erregungsvorganges am Herzen von *Mercenaria* (*Venus*) *mercenaria* verdanken wir PROSSER (1940), WAIT (1945), WELSH (1953), WELSH u. SLOCOMBE (1952). Bei elektrischem Reiz des Bauchganglions wurde im Herzen Acetylcholin freigesetzt, was Abnahme der Amplitude und Frequenzverlangsamung oder Stillstand des Herzens zur Folge hatte. Das Verhalten entspricht dem von LOEWI am Wirbeltierherzen ursprünglich festgestellten.

Bis vor kurzem mußte man annehmen, daß dem Venusherzen eine erregende und den Herzschlag beschleunigende Innervation fehle. Die Versuche von WELSH sprechen aber eindeutig für eine solche Innervation, obgleich bestimmte Eigentümlichkeiten in der Reaktion auf pharmakologische Einwirkungen bestehen. Jedenfalls ist die Empfindlichkeit auf Adrenalin und Noradrenalin bedeutend geringer als auf Acetylcholin, wobei Noradrenalin eine höhere Wirksamkeit besitzt wie Adrenalin. Noradrenalin und Adrenalin in der Konzentration von 10^{-5} bis 10^{-4} führten am isolierten Venusventrikel zu Beschleunigung, verstärkter Kontraktion und zu systolischem Stillstand. Nach neueren Untersuchungen von WELSH (1953) ist es viel wahrscheinlicher, daß bei *Mercenaria* (*Venus*) *mercenaria* 5-Hydroxytryptamin den physiologischen Erregungsstoff darstellt (vgl. S. 800), der schon bei 10^{-10}M erregend wirkt.

Ergonovin, ein Secalealkaloid, hatte auffallenderweise in der Konzentration von 10^{-7} bis 10^{-6}M am isolierten Venusventrikel eine starke Erhöhung der Amplitude zur Folge (Abb. S. 673), was Erfahrungen am Vertebratenherzen widerspricht, aber bei Invertebraten nicht alleinsteht. Wie WELSH weiterhin zeigte, bewirkte der Acetylcholinantagonist N-Tetraäthylammoniumbromid nicht nur Blockierung der Acetylcholinwirkung, sondern Herzbeschleunigung und -Erregung.

Die Herzempfindlichkeit der Venusmuschel auf Acetylcholin erwies sich als außerordentlich groß, die Grenzkonzentration liegt bei 10^{-12} (WELSH u. TAUB, 1948a, 1953); der isolierte Herzventrikel wurde noch durch Verdünnung von 10^{-9} Acetylcholin stillgelegt (PROSSER, 1940). Nicotin hatte ähnliche Wirkung; in hoher Konzentration blockierte es die Acetylcholinwirkung (PROSSER, 1940; WAIT, 1945). Konzentrationen von 10^{-12} hatten am isolierten Ventrikel des Venusherzens Abnahme der Amplitude zur Folge. Die erstmals durch PROSSER u. PROSSER (1937) festgestellte hohe Acetylcholinempfindlichkeit führte in der Folge dazu, das Venusherz als Testobjekt für den quantitativen Acetylcholinnachweis in Gewebsextrakten zu verwenden (WELSH, 1943; WELSH u. TAUB, 1948; SMITH u. LEVIN, 1938; TOWER u. MCEACHERN, 1948; MEETER, 1955; LADD u. THORBURN, 1955; HUGHES, 1955; WELSH, 1954) hat dann die Methode auch auf den quantitativen 5-Hydroxytryptaminnachweis ausgedehnt. FLOREY (1967, 1968) befaßte sich eingehend mit der Methodik der quantitativen Bestimmung des Acetylcholins am Muschelherzen, wobei als bestgeeignete sich die isolierten Herzventrikel von *Protothaca*- und *Tapes*-Arten erwiesen, gut geeignet auch diejenigen von *Mya*, *Mercenaria* (*Venus*), *Cyprina* und *Ostrea*. Ungeeignet sind nach FLOREY Vertreter der Gattungen: *Pecten*, *Mytilus*, *Modiolus*, *Anodonta*, *Crassostrea*, *Serripes*, *Tresus*, *Solen*, *Dinocardium*, *Clinocardium*, *Saxidomus* und *Chlamys*. Die Spezifität der Methode ist groß: bisher wurde kein Stoff gefunden, der hinsichtlich Hemmung des Herzventrikels sich als stärker oder gleich stark erwiesen hätte wie Acetylcholin. Acrylcholin kommt darin dem Acetylcholin am nächsten: an *Tapes waltlingi* entspricht die Wirkung etwa $^1/_{10}$ derjenigen des Acetylcholins. Würde der Versuch beispielsweise 1 μg Acetylcholin/g Gewebeextrakt anzeigen, so würden erst 1100 μg/g Acetyl-β-methylcholin den gleichen Wert ergeben. Unter den Blockierungsstoffen für Acetylcholin am Muschelventrikel steht Mytolon (Benzochinon) an erster Stelle, indem schon durch 10^{-6} g/ml die Acetylcholinwirkung bis 10^{-8} g/ml blockiert wird (LUDUENA u. BROWN, 1952).

Die Hemmwirkung des Acetylcholins auf das isolierte Herz von *Tapes waltlingi* (*Veneridae*) wurde durch LADD u. THORBURN (1955) untersucht. Acetyl-

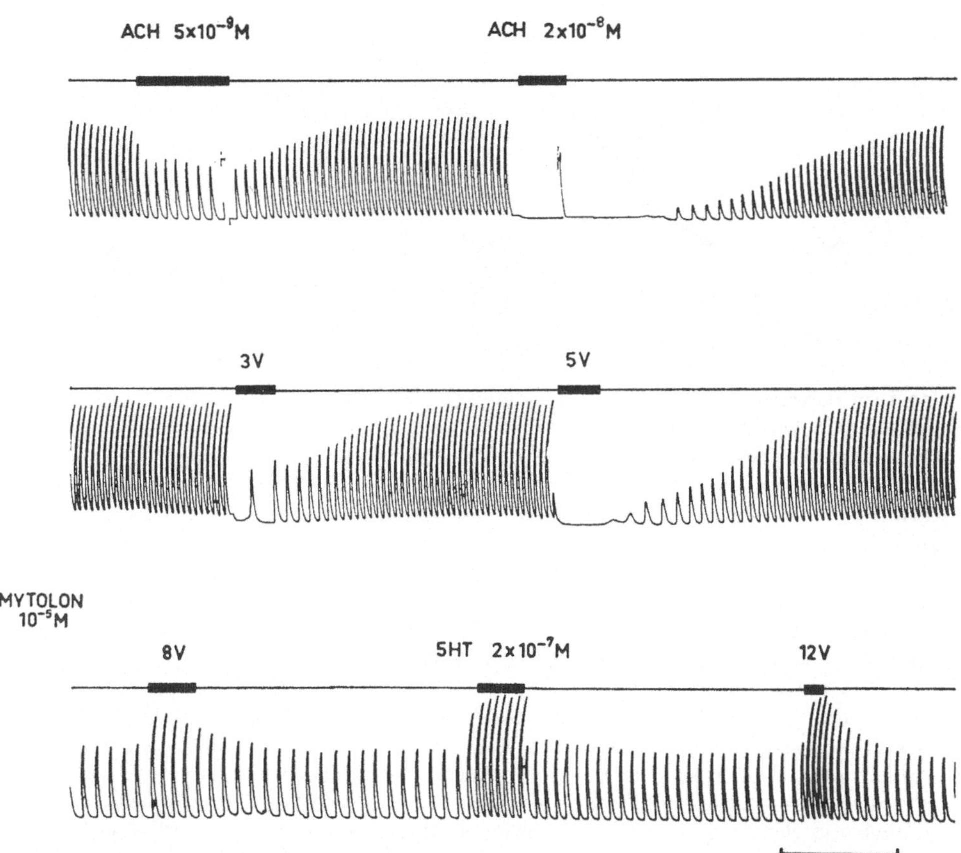

Abb. 59. Wirkung des Acetylcholins auf das isolierte Herz der Muschel *Tapes waltlingi*. Die beiden oberen Kurven zeigen die Ähnlichkeit in der Wirkung von Acetylcholin 10^{-9} und 2.10^{-9}M mit dem hemmenden Nervenreiz (3 V und 5 V). Die untere Kurve weist auf die Ähnlichkeit der Wirkung von 5-Hydroxytryptamin, nach vorausgehender Applikation von Mytolon 10^{-5}, und der fördernden Nervenerregung (8 V und 12 V) hin. Zeitmarke 1 min. (Aus: J. W. PHILLIS 1966)

cholin $2{,}5.10^{-10}$ führte zur Abnahme der Amplitude, 10^{-9} zum vorübergehenden Stillstand. Der Einfluß auf die Herzfrequenz war gering. Beides bestätigen Versuche von CHONG u. PHILLIS (1965) (Abb. 59). Wurde dem Acetylcholin Benzochinon (Mytolon) 10^{-5} vorausgeschickt, kam es mit Acetylcholin $2{,}5.10^{-9}$ zur Vergrößerung der Amplitude und zur Frequenzsteigerung. Nicotin 10^{-7} bis 10^{-5}M wirkte auf das Tapesherz erregend.

Unter den Acetylcholinantagonisten erwies sich Atropin, analog wie am Venusherz, in der Regel unwirksam. An zwei Herzen führte Atropin 10^{-7}M zur Hemmung der Acetylcholinwirkung. Als stärkster Antagonist wirkte Mytolon: in Konzentrationen von 10^{-6} bis 10^{-5}M wurde die Acetylcholinwirkung, die zum Herzstillstand führte, vollständig unterdrückt. D-Tubocurarin wirkte nicht als Acetylcholinantagonist; es führte bald zu Amplitudenabnahme, bald zu tonischer Wirkung auf das Herz. Hexamethonium und Decamethonium 10^{-5}M hatten keine Antiacetylcholinwirkung auf das Tapesherz, was mit analogen Erfahrungen am Venusherz übereinstimmt. Nach CHONG u. PHILLIS (1965) hatte Acetylcholin am isolierten Ventrikel von *Tapes waltlingi* hemmende, 5-Hydroxytryptamin erregende Wirkung, wie das ähnlich für *Mercenaria mercenaria* festgestellt wurde. PHILLIS (1966) hat in weiterer Abklärung der Verhältnisse den isolierten, vom

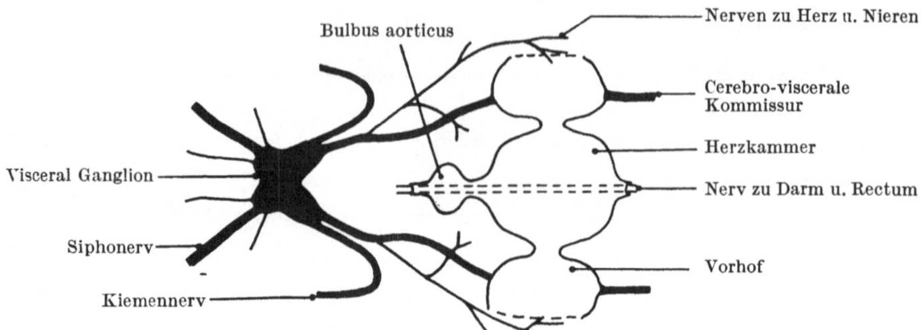

Abb. 60. Schema der Nervenversorgung des Herzens der Muschel *Tapes waltlingi*. (Aus: J. W. PHILLIS 1966)

Rectum befreiten Herzventrikel histologisch untersucht und zwischen den langen, glatten Muskelfasern zahlreiche Nervenfasern und außerdem uni- und bipolare Ganglienzellen festgestellt (Abb. 60). Eine Nervenendplatte oder ein Analogon konnte nicht festgestellt werden. Möglicherweise handelt es sich um eine multiterminale Innervation. Ganglienzellen wurden durch MORIN u. JULLIEN (1930) auch in Aurikel und Ventrikel von *Murex* (*Prosobranchia*), durch SUZUKI (1934 a, b, 1935) bei *Ostrea* und *Pinctada* beschrieben. Das Herz ist vom Visceralganglion aus innerviert, wobei nach CARLSON (1905 a, b) die Herznerven den Ventrikel ausschließlich über die Vorhöfe erreichen. Das Visceralganglion enthält nicht unbeträchtliche Mengen einer acetylcholin- und einer serotoninähnlichen Substanz.

Acetylcholin 5.10^{-9}M wirkte auf den Ventrikel deutlich hemmend, 2.10^{-8} führte zum (reversiblen) Stillstand. Nach Mytolon 10^{-5}M war die Acetylcholinwirkung aufgehoben. 5-Hydroxytryptamin 2.10^{-7}M bewirkte starke Amplituden- und Frequenzsteigerung, beides entsprechend dem Herzverhalten von *Mercenaria mercenaria*. 20—30mal schwächer als am Ventrikel war die Wirkung des Acetylcholins und Serotonins an den Vorhöfen und außerdem im Ausmaß sehr inkonstant, aber gleichsinnig wie am Ventrikel. LSD 10^{-9} bis 10^{-8}M, das an Ventrikeln von *Mercenaria* und *Tapes* (WRIGHT et al., 1961; CHONG u. PHILLIS, 1965) stark erregend wirkte, regte am stillstehenden Aurikel den regulären Rhythmus an.

Nach diesen Versuchen ist es wahrscheinlich, daß Acetylcholin oder ein ihm ähnlicher Stoff am Herzen von *Tapes waltlingi* als hemmender Überträger in Frage kommt. Vgl. auch CARROLL u. COBBIN (1969 a, b). Die Wirkung ist ganz ähnlich wie die el. Reizung herzhemmender Nerven. Dasselbe haben auch YOSHIHARA u. KURIAKI (1957) an *Tapes* (*Venerudis*) *japonica* und GREENBERG (1965) an *Tapes philipinnarum* festgestellt. Die an *Tapes waltlingi* von PHILLIS nachgewiesene erregende Wirkung des Acetylcholins auf das Herz, die durch Mytolon nicht gehemmt wurde, konnte an den anderen Tapes-Arten nicht gefunden werden, wohl aber an anderen Bivalven im Überblick von GREENBERG u. WINDSOR (1962). Vgl. auch LADD u. THORBURN (1955). 5-Hydroxytryptamin kommt nach den Versuchen von PHILLIS an *Tapes waltlingi* und denjenigen von LOVELAND (1963) an *Mercenaria mercenaria* als erregender Überträger in Frage. Es hat eine ähnliche Wirkung wie el. Reizung der herzerregenden Nerven; beide Wirkungen werden durch Methysergid blockiert.

Wie MEETER (1955) zeigte, besitzt das Herz von *Mya arenaria* eine so hohe Acetylcholinempfindlichkeit im Sinne der Hemmung, daß sie als biologischer Test erlaubt, 0,05—0,005 μg Acetylcholin nachzuweisen. Auf Anticholinesterasen wie Physostigmin und DFP war *Mya*, ähnlich wie *Mercenaria* (*Venus*) *mercenaria* wenig empfindlich, was durch einen niedrigen Acetylcholinesterasegehalt bedingt sein dürfte. An den isolierten Herzen von *Mercenaria* (*Venus*) *mercenaria, Tivela stultorum* und *Schizothaerus nutalli* wirkte Acetylcholin 10^{-10} bis 5.10^{-9} g/ml ausschließlich hemmend. Hypodynamische Muschelherzen wurden durch Acetylcholin in keinem Fall wieder zum Schlagen gebracht (JENSEN, 1958). Ergometrin und Ergotamin wirkten bei *Mercenaria* schon in Konzentrationen von 5.10^{-8} tonus- und frequenzsteigernd, während selbst hohe Adrenalindosen von 100 μg den Tonus nur wenig erhöhten. Die Wirkung von 5-Hydroxytryptamin wurde nicht geprüft, Histamin wirkte erst in der Dosis von 1 mg schwach tonusfördernd.

An den Lamellibranchiern *Anodonta piscinalis*, *Anodonta cygnea* und *Unio pictorum* wurde durch DE BOER (1929) festgestellt, daß das *in situ* befindliche Herz bei faradischer Reizung während der Systole eine ausgesprochene refraktäre Phase besitzt und deshalb nicht tetanisierbar ist, was wohl für alle Molluskenherzen gilt. An den genannten Muscheln konnte auch festgestellt werden, daß von den Visceralganglien, deren möglicherweise cholinerge Natur nicht bekannt zu sein scheint, herzhemmende Fasern nach den Vorhöfen und bis in die Herzkammer ziehen. Aus den Versuchen am Herzen von *Tapes waltlingi* kann geschlossen werden, daß Acetylcholin als hemmender, 5-Hydroxytryptamin (S. 803) als erregender Überträgerstoff in Frage kommt. Die Verhältnisse liegen ähnlich wie am Herzen von *Mercenaria mercenaria*. Aber wie bei diesem kann eine sichere Entscheidung nicht getroffen werden, solange diese Stoffe nicht im Herzen selbst nachgewiesen und ihre vermehrte Freisetzung bei entsprechendem Nervenreiz festgestellt ist.

β) Struktur-Wirkungsbeziehungen zwischen Acetylcholin und quaternären Ammoniumionen am Herzen von Mercenaria (Venus) mercenaria

(nach WELSH, 1950; WELSH u. TAUB, 1950)

Das Herz besitzt hohe Acetylcholinempfindlichkeit, so daß schon Konzentrationen von 8.10^{-9} beinahe zum Stillstand führten; mit 10^{-7} kam es meist zum Stillstand; Pilocarpin hatte selbst in Konzentrationen von 10^{-2} keine Wirkung, Atropin war völlig wirkungslos. Tetramethylammonium $(CH_3)_4N^+$ wirkte ähnlich wie Acetylcholin, aber erst von 10^{-5} an. $(C_2H_5)_4N^+$ hob als typischer Acetylcholinantagonist die Acetylcholinwirkung auf, ebenso $(C_3H_7)_4N^+$; sie wirkten als Blockgifte, wobei 1500—3000 Moleküle Tetraäthyl- oder Tetrapropylammoniumionen ein Acetylcholinmolekül blockierten.

$(CH_3)_3(C_2H_5)N^+$ 10^{-4} hatte stärkere acetylcholinähnliche Wirkung wie $(CH_3)_4N^+$; $(CH_3)_2(C_2H_5)_2N^+$ wirkte in dieser Hinsicht bedeutend schwächer; $CH_3(C_2H_5)_3N^+$ wirkte blockierend, resp. vergrößerte die Amplitude. Auch die Verbindungen $C_3H_7(C_2H_5)_3N^+$, $C_5H_{11}(C_2H_5)_3N^+$ und $C_8H_{17}(C_2H_5)_3N^+$ wirkten antagonistisch zu Acetylcholin. Dieser letztgenannte Stoff hatte am Venus-Herzen nicotinartige Wirkung.

Die antagonistische Wirkung von $(C_2H_5)_4N^+$ zu $(CH_3)_4N$ könnte vermuten lassen, daß der Herzmuskel mit autonomen Ganglien in Beziehung steht. D-Tubocurarin 10^{-8} bis 10^{-5}M hatte keine Acetylcholin blockierende Wirkung; durch die kleinen Konzentrationen wurde die Wirkung des Acetylcholins sogar verstärkt, während D-Tubocurarin 10^{-4} bis 10^{-3} eine depressive Wirkung ähnlich Acetylcholin und quaternären Ammoniumbasen mit mindestens 2 CH_3-Gruppen zeigte.

Zur Erklärung nahm WELSH an, daß Acetylcholin als Coenzym wirkte, wobei das Enzym oder die Enzyme selbst, welche durch Acetylcholin aktiviert werden sollen, die Acetylcholin-Receptorsubstanz darstellen. Daß es verschiedene Acetylcholinreceptorsubstanzen geben kann (oder verschiedene Enzyme) erscheint nicht unwahrscheinlich, wenn man an die „nicotinische" und „muscarinische" Wirksamkeit des Acetylcholins denkt.

10*

Das Problem stellt sich, ob zwischen den aktiven Gruppen des kleinen Moleküls Acetylcholin und bestimmten Stellen an der Oberfläche des Makromoleküls (Enzyms) räumlich genaue Entsprechung sein muß.

Im Hinblick darauf, daß es eine große Zahl zu Acetylcholin ähnlich oder entgegengesetzt wirkende Acetylcholinderivate gibt, nimmt C.C. PFEIFFER (1948) an, daß sowohl für die maximale „muscarinische", wie für die Blockwirkung gewisse „prosthetische" Gruppen notwendig sind. H.R. ING (1949) glaubt, daß die Wirkung auch zustandekommt, wenn gewisse, von PFEIFFER hervorgehobene Gruppen nicht vorhanden sind, wobei das zugeführte Ammoniumkation und die makromolekulare Struktur des Receptors der lebenden Zelle resp. die aktiven Stellen des Receptors ziemlich genau aufeinander passen müssen, damit eine maximale Wirkung zustandekommt. T.C. BARNES u. R. BEUTNER (1949) glauben demgegenüber, daß Phasenbindungskräfte genügen, um die Wirkung cholinergischer Substanzen und entsprechender Blockierungsstoffe zu erklären.

WELSH ist aufgrund der Versuche am Herzen von *Mercenaria (Venus) mercenaria* der Ansicht, daß es bei der Bindung des Acetylcholins zu einem genauen „Passen" zwischen den aktiven Gruppen des Acetylcholinmoleküls und dem Receptormolekül kommt. Jede sterisch relevante Änderung des Acetylcholinmoleküls müßte demnach zu einer Abnahme oder Umkehr der Wirkung führen. Wo hohe Cholinesteraseaktivität in einem Gewebe besteht, können stabile, durch die Esterase nicht angegriffene Acetylcholinverbindungen selbst stärker wirken wie Acetylcholin. Am Venus-Herzen, dessen Cholinesterasegehalt sehr gering ist, wird dies kaum zutreffen (vgl. dazu über die sterischen Verhältnisse des Muscarins, WASER, 1958).

Die am Herzen von *Mercenaria (Venus) mercenaria* erhobenen Befunde stimmen weitgehend mit denjenigen von P. HOLTON u. H.R. ING (1949) überein, wonach mindestens zwei Methylgruppen in einer quaternären Ammoniumverbindung für eine acetylcholinähnliche Wirkung notwendig sind, und daß durch Einführung von zwei Äthyl- oder Acetoxyäthylgruppen die Aktivität stark abnimmt oder bei Einführung von noch mehr solcher Gruppen verschwindet oder in eine Blockierungswirkung übergeht.

Quaternäre Ammoniumionen mit drei oder vier von Methyl abweichenden Alkylgruppen haben anregende (amplitudenerhöhende) Wirkung auf das Venus-Herz, offenbar durch Blockierung des im Herzmuskel vorhandenem Acetylcholins. Solche Ionen vermindern auch die Wirkung von zugesetztem Acetylcholin.

Bei äquimolaren Konzentrationen sind quaternäre Ammoniumionen von der asymmetrischen Art des Acetylcholins aktiver als symmetrische Ionen. Deshalb ist die genaue Stellung des dem N-benachbarten C-Atoms von besonderer Bedeutung im Hinblick auf die „Einpassung" des Moleküls ins Makromolekül.

In der Alkyltrimethylammoniumreihe kommt das Glied mit einer 5-C-Kette (n-Amyl-trimethylammonium) der Wirksamkeit des Acetylcholins am Venusherzen sehr nahe. Hat die Alkylkette mehr oder weniger als 5 C-Glieder, ist die Blockierungswirkung gegen Acetylcholin größer als bei n-Amyltriäthylammoniumion oder bei Triäthylacetylcholin.

Diese Feststellungen sprechen dafür, daß Gestalt und Größe der Alkylammoniumionen für ihre Wirksamkeit von entscheidender Bedeutung sind und der Auffassung entgegen, daß nur physikochemische Eigenschaften, wie die Löslichkeit, für die Wirkungsunterschiede in erster Linie in Frage kommen.

Andere quaternäre Ammoniumverbindungen mit Methyl- und Äthylgruppen erwiesen sich in unterschiedlicher Weise wirksam. Quaternäre Ammoniumgruppen mit 3 oder 4 Nicht-Methyl Alkylgruppen wirkten antagonistisch zu dem hemmenden Einfluß des Acetylcholins auf die Herzaktion.

Die Reaktion des Herzens von *Mercenaria (Venus) mercenaria* auf Acetylcholinanaloga und Acetylcholinantagonisten hatte die Ansicht aufkommen lassen (WELSH u. TAUB, 1953), das Venusherz sei als Receptor mit autonomen Ganglien von Vertebraten vergleichbar, besonders, da das auf Acetylcholin im Sinne der Hemmung hochempfindliche Herz von *Mercenaria (Venus) mercenaria* durch den Ganglienblocker Tetraäthylammoniumbromid antagonistisch beeinflußt wird, während Atropin die Wirkung des Acetylcholins *nicht* aufzuheben vermag, wohl aber Mytolon. Wie LUDUENA u. BROWN jr. (1952) an *Mercenaria (Venus) mercenaria* zeigten, hat Mytolon (2,5, bis (3-Diäthylaminopropylamino)-benzochinonbis-benzylchlorid) eine etwa 1000fach höhere Blockierungswirkung gegen Acetylcholin wie Tetraäthylammoniumbromid. Aber auch die Wirkung dieses etwa in den Konzentrationen des Acetylcholins am Venusherzen wirksamen Stoffes kann nicht im Sinne einer anticholinergischen Wirkung aufgefaßt werden, wobei auch Atropin in diesem Sinne wirkungslos ist und typische Cholinesterasehemmer, wie Physostigmin und Prostigmin, am Venusherzen keine Wirkung haben. Das trifft auch für D-Tubocurarin, Decamethonium und Dihydro-β-erythroidin zu, die in Konzentrationen von 10^{-4} keine blockierende Wirkung zeigten. WELSH u. SLOCOMBE (1952) sind dann aufgrund weiterer Untersuchungen am Herzen von *Mercenaria (Venus) mercenaria* ebenfalls zu der Auffassung gelangt, daß die Reaktion des Herzens auf Acetylcholin nicht mit derjenigen eines vegetativen Vertebratenganglions verglichen werden könne.

WELSH untersuchte weiterhin die Beziehungen zwischen elektrischer Reizung und Acetylcholinwirkung am isolierten Herzen von *Mercenaria (Venus) mercenaria*, wobei er zeigen konnte, daß das Acetylcholin blockierende Tetraäthylammoniumbromid kathodische Reizeffekte hemmte und anodische verstärkte. Er zog daraus den Schluß, daß das auf Acetylcholin empfindliche System mit der elektrischen Erregbarkeit des Herzens aufs Engste verknüpft ist. Die receptive Substanz des Venusherzens dürfte nach WELSH eine Konfiguration besitzen, welche zwischen derjenigen von autonomen Wirbeltierganglien und derjenigen der Nervenendplatte des Skelettmuskels liegt. Es ist aber eher unwahrscheinlich, daß das myogene Herz von Invertebraten, das auf Acetylcholin ähnlich reagiert wie das Vertebratenherz, hinsichtlich Acetylcholinreceptoren *strukturell* von entsprechenden Receptoren von Vertebratenherzen stark abweicht. Doch ist darauf hinzuweisen, daß Unterschiede insofern bestehen müssen, als die cholinergen Eigenschaften, wie wir sie am Vertebratenherzen aufgrund pharmakologischer Prüfung voraussetzen, bei Invertebraten, und selbst bei denjenigen, welchen wir ein myogenes Herz zuschreiben, nur in seltenen Fällen in vollem Maße vorhanden sind. Vielleicht haben wir es primär mit einem „Grundmuster" des Acetylcholinreceptors für beide Gruppen von Organismen, Invertebraten und Vertebraten, zu tun, deren Herz in geringerem Ausmaß bei Invertebraten, in größerem Ausmaß bei Vertebraten, cholinergische Eigenschaften besitzt, indem Acetylcholin als Hemmstoff wirkt, wobei aber der Receptor bei manchen, auch größeren Tiergruppen, oder auch bei einzelnen Species bestimmte Abweichungen von diesem „Grundmuster" zeigt, wie das bei nicht wenigen Mollusken der Fall ist.

Nach WELSH u. TAUB (1948a, b) wurde das Herz von *Cyprina* spec. durch Acetylcholin 10^{-10} bis 10^{-9} verlangsamt, während Mytolon 10^{-6} antagonistisch wirkte. An *Lima hians* (Gml) und *Anomia ephippium* (L) hatte DL-Nicotin 10^{-5} Herzstillstand zur Folge (VON SKRAMLIK, 1948).

JULLIEN u. VINCENT (1938) haben sich mit dem Antagonismus Acetylcholin/ Curare u. JULLIEN (1935, 1936) mit der Atropin/Acetylcholinwirkung bei *Ostrea* spec. und anderen Mollusken befaßt. In kleinen Konzentrationen hatte Atropin auf das isolierte Austernherz eine positiv inotrope Wirkung; bei größeren Konzentrationen nahm mit der Amplitude gleichzeitig die Herzfrequenz ab. Am nicht mehr schlagenden Herzen löste Atropin 10^{-3} wieder Ventrikelautomatie aus. Acetylcholin 10^{-5} hatte an *Ostrea* Verlangsamung des Herzschlages und Verkleinerung des Amplitude zur Folge, erst 5.10^{-3} führte zum Herzstillstand; die Empfindlichkeit auf Acetylcholin ist also sehr gering. Gleichzeitige Applikation von Atropin und Acetylcholin bewirkte Herzstillstand; eine blockierende Wirkung des Atropins fehlte völlig.

Die Innervationsverhältnisse der *extrakardialen Nerven* bei Lamellibranchiern sind nicht völlig klargelegt. Nach FLOREY (1962) ist nicht abgeklärt, ob der Hemmungsnerv direkt am Herzmuskel angreift, oder ob er auf Ganglienzellen des Vorhofs wirkt. Doch konnten im Venusherzen bis jetzt keine Ganglienzellen nachgewiesen werden; auch bleibt die Frage offen, ob die Hemmungsnerven nur den Vorhof oder auch die Kammer versorgen. Der isolierte Ventrikel von *Mercenaria* (*Venus*) *mercenaria* wird durch niedere Acetylcholinkonzentrationen gehemmt. Woher das zur Hemmung führende Acetylcholin physiologischerweise kommt, ist nicht festgestellt. Es ist denkbar, daß durch den Reiz hemmender extrakardialer Herznerven Freisetzung von Acetylcholin im Herzen selbst bewirkt wird (vgl. WELSH u. SLOCOMBE, 1952). Wie LOVELAND (1963) am isolierten Herznervenpräparat von *Mercenaria* (*Venus*) *mercenaria* zeigte, erfolgte bei elektrischer Reizung eines der mit dem Herzen in Verbindung gelassenen cerebro-visceralen Konnektive Herzstillstand. Wurde die blockierende Wirkung des bei Nervenreiz freigesetzten Acetylcholins durch Benzochinonium (Mytolon) 10^{-5} mg/ml vorgängig unterdrückt, kam es bei Nervenreiz zu starker Erhöhung der Herzamplitude und der Frequenz. Auf Acetylcholin 10^{-7} g/ml (unvorbehandelt) trat Herzstillstand in Diastole ein; die Grenzkonzentration für herzhemmende Wirkung des Acetylcholins lag bei 10^{-9} g/ml. An dem mit Benzochinoniumchlorid behandelten Herzen hatte selbst Acetylcholin 10^{-5} mg/ml keine Wirkung mehr. (Vgl. LOVELAND über die herzerregende Wirkung des 5-Hydroxytryptamins S. 801).

Die Herzverhältnisse liegen bei Lamellibranchaten keineswegs einfach. Es wäre sehr zu wünschen, daß die Anatomie des Herzbereichs bei einer größeren Zahl von Muschelarten aufgeklärt würde, was vielleicht erlauben würde, widersprechende Acetylcholinwirkungen, wie sie sich bei verschiedenen Muschelarten ergeben haben, besser zu verstehen. Das bezieht sich ganz besonders auf die Innervationsverhältnisse des Herzens. Da Ganglienzellen im Herzen von Lamellibranchiern nachgewiesen wurden (vgl. SUZUKI, 1914a, b), kann nach FLOREY die Auffassung eines myogenen Herzens für Mollusken nicht *allgemein* aufrechterhalten werden. Auch scheint die Auffassung, daß myogene Herzen durch Acetylcholin gehemmt, neurogene Herzen beschleunigt werden, nach FLOREY (1962) nicht in jeder Beziehung vertretbar zu sein. FLOREY u. MERWIN (1961) stellten an *Protothaca staminea* und *Mya arenaria* fest, daß ihre (myogenen) Herzen schon durch Acetylcholin 10^{-12} g/ml gehemmt werden. 10^{-9} g/ml hatte diastolischen Stillstand und völlige Erschlaffung des Herzmuskels zur Folge, dies nur, wenn Acetylcholin von innen her appliziert wurde. Von der Außenfläche her dem mit Perfusionslösung gefüllten Herzen zugeführt, war Acetylcholin bis 30 000mal weniger wirksam; demgegenüber war das leere Herz auf von außen zugeführtes Acetylcholin sehr empfindlich. Im weiteren stellten FLOREY u. MERWIN den Antagonismus von Acetylcholin und K^+ an den Herzen der genannten Muscheln fest: wird der K^+-Gehalt der Perfusionslösung herabgesetzt, ist der Ventrikel auf Acetylcholin empfindlicher; wird er über den normalen Gehalt hinaufgesetzt, nimmt die Acetylcholinempfindlichkeit ab. Dabei ist der Wechsel in der Konzentration mehr von Bedeutung als ihre Größe. Über den Einfluß von Na^+ und Ca^{++} auf die Funktion des Muschelherzens s. IRISAVA et al. (1969).

Ganz anders ist das Verhalten des Herzens von *Mytilus californianus:* Acetylcholin führte zu Beschleunigung und systolischem Stillstand. Wieweit das mit der Gegenwart von Ganglien im Herzen von Mytilus etwas zu tun hat, ist nach FLOREY nicht sichergestellt, da das mit Ganglienzellen versehene Herz von *Ostrea edulis* nach JULLIEN (1936), durch Acetylcholin gehemmt wird. Übergangsformen sind wahrscheinlich. Die Untersuchungen von KRIJGSMAN (1952) an neurogenen Crustaceen- und Insektenherzen haben für diese Tiergruppen entscheidende

Aufklärung gebracht. Daß „myogene" Herzen auch bei Crustaceen (*Daphnia*) und Insekten (*Anopheles*) in Frage kommen, wird später S. 275 und S. 327 zu diskutieren sein. Eine volle Klarheit besitzen wir bei den Bivalven (und überhaupt bei Mollusken) noch nicht.

Wir haben gesehen, daß bei Muscheln Acetylcholin am Herzen nicht immer hemmend wirkt. Am Ventrikel von *Mytilus galloprovincialis*, *Mytilus californianus*, *Amphidesma forsterianum* und *Amphidesma ventricosum* führte Acetylcholin zu verlängerter systolischer Kontraktion (JULLIEN u. VINCENT, 1938; PILGRIM, 1954; FLOREY, 1961, 1962; WELSH u. TAUB, 1948a, b) (s. Abb. 34).

Um diese Verhältnisse zur Abklärung zu bringen, wäre bei einer größeren Anzahl von Arten zu untersuchen, ob bei denjenigen Lamellibranchiern, bei denen Acetylcholin am Herzen eine tonische Wirkung ausübt, Ganglien im Bereich des Herzens nachweisbar sind im Gegensatz zu denjenigen, wie *Mercenaria* (*Venus*) *mercenaria*, bei denen kardiale Ganglien fehlen. Ob es sich dabei um taxonomisch relevante oder artlich individuelle Unterschiede handelt, wäre dann gleichzeitig zu prüfen. Der Fall *Ostrea sp.*, bei dem Herzganglien nachweisbar sind und Acetylcholin hemmend wirkt, würde sich dann vielleicht als Spezialfall erweisen.

Trotz der großen, auf die Aufklärung der Herzverhältnisse bei *Mercenaria* (*Venus*) *mercenaria* und bei anderen Lamellibranchiern aufgewendeten Arbeit sind wir über Herzmechanismus und Angriffspunkt des Acetylcholins noch nicht völlig im klaren. Dasselbe gilt auch im Hinblick auf Lokalisation und Aktivität der Cholinesterasen und den Nachweis der Cholinacetylase, der nur bei *Mercenaria* (*Venus*) *mercenaria* gesichert ist.

Die Frage bleibt vorläufig offen, ob Acetylcholin mehr oder weniger allgemein bei Lamellibranchiaten einen cholinerg hemmenden Überträgerstoff darstellt, da wir bis anhin nur vereinzelt über gesicherte Erfahrungen verfügen. Die Verhältnisse liegen in dieser Beziehung ähnlich wie bei Gastropoden.

Der Cholinesterasegehalt des Venusherzens ist klein. Herzhomogenate von *Mercenaria* (*Venus*) *mercenaria* hydrolysieren nach ZACKS u. WELSH (1953) Acetylcholin und Benzoylcholin nur in geringem Maß. Die Verstärkung der Acetylcholinwirkung auf das isolierte Venusherz durch Physostigmin scheint auf Hemmung einer unspezifischen (Serum)-cholinesterase zurückzuführen zu sein (ZACKS u. WELSH, 1953). Nach allem, was wir von *Mercenaria* (*Venus*) *mercenaria* wissen, ist gerade bei dieser Muschel die Wahrscheinlichkeit groß, daß wir es nicht nur mit einem myogenen, sondern auch mit einem cholinergen Herzen zu tun haben. Eine Verallgemeinerung dieser Feststellung ist nach dem vorausgehenden nicht statthaft, da das Herz anderer Muscheln auf Acetylcholin entweder sehr wenig empfindlich ist, wie das WELSH (1961) für das Herz von *Modiolus modiolus* gezeigt hat, oder auf Acetylcholin mit Tonussteigerung reagiert. Inwieweit Unterschiede in der Empfindlichkeit des Herzens auf Acetylcholin familien- oder gattungsspezifisch sind, oder ob ausschließlich artspezifische Unterschiede vorliegen, ließe sich nur an einem größeren Speciesmaterial erweisen. In tiersystematischer und phylogenetischer Hinsicht bieten die umfassenden Untersuchungen von GREENBERG (1965), GREENBERG u. WINDSOR (1962) an einer größeren Zahl verschiedener Muschelarten über die Herzwirkung des Acetylcholins erhebliches Interesse, weshalb sie hier kurz wiedergegeben sind. Es erweist sich daraus die hohe Komplexität der Verhältnisse in tiersystematischer Hinsicht, sobald einmal der Versuch gemacht wird, ein größeres Speciesmaterial vergleichend zu untersuchen. Die Schlußfolgerung, daß bei Lamellibranchiaten das Acetylcholin als physiologischer Hemmstoff des Herzens in Frage kommt, scheint unbestreitbar zu sein. GREENBERG hat an etwa 400 isolierten Herzventrikeln von 39 Muschelarten die Wirkung verschiedener Acetylcholinkonzentrationen untersucht. Es zeigte sich dabei eine große Variabili-

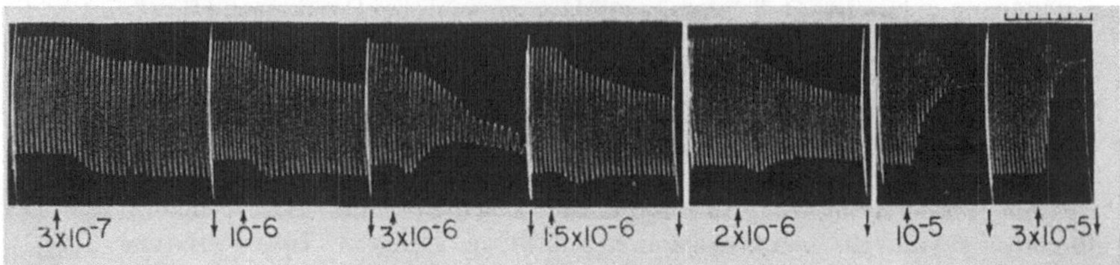

Abb. 61. Teils diastolische, teils systolische Wirkung des Acetylcholins auf das isolierte Herz der Muschel *Tresus (Schizothaerus) capax.* (Aus: M.J. GREENBERG 1965)

tät der Empfindlichkeit und der Reaktion auf Acetylcholin. Spontan schlagende oder mit 5-Hydroxytryptamin zum Schlagen gebrachte Ventrikel wurden durch Acetylcholin in ihrer Funktion entweder herabgesetzt oder gesteigert (Abb. 61). Dabei ergaben sich speciesmäßig große qualitative Unterschiede in der Reaktion, je nachdem in erster Linie die Frequenz, die Amplitude oder der Muskeltonus auf Acetylcholin in erregendem oder hemmendem Sinne reagierten. Bei vielen Species war (je nach Dosis) sowohl eine erregende, wie eine hemmende Wirkung feststellbar. Einen besonderen Reaktionstypus stellen diejenigen Species dar, bei denen eine Zunahme der Amplitude mit einer Abnahme der Frequenz verbunden war (F—) (A+) Typus (Tab. 2). Nach den Feststellungen von GREENBERG können folgende tiersystematisch relevante Gruppierungen unterschieden werden: Vgl. auch GREENBERG (1969).

Unterklasse II Pteriomorpha

Für die Familie der *Mytilidae* mit *Mytilus calfornianus* (Conrad) *Mytilus edulis* L. und *Modiolus modiolus* ist der hohe Schwellenwert für Acetylcholin charakteristisch. Dabei ist die Hemmwirkung schwach, während die Erregungswirkung bei hohen Konzentrationen eintritt.

Die Familie der Ostreidae mit *Crassostrea gigas* (Thunberg) und *Crassostrea virginica* (Gmelin) zeichnet sich durch einen hohen Schwellenwert für die Hemmwirkung des Acetylcholins aus. Erregung erfolgt bei niedrigen Konzentrationen.

Unterklasse III Lamellibranchia

In der Familie der *Unionidae* mit *Anodonta cataracta* (Say), *Anondonta grandis* (Say) und *Lampsilis siliquoidea* (Barnes) ist der hohe Schwellenwert für Acetylcholin noch ausgesprochener als bei Mytilidae. Die Hemmwirkung ist schwach, die Erregungswirkung tritt nur bei hohen Konzentrationen ein.

In der Familie der *Veneridae*, wie diejenige der Cardiidae der Ordnung der *Heterodontidae* zugehörig, geprüft an *Protothaca tenerrima* (Carpenter), *Protothaca staminea* (Conrad) *Tapes philipinnarum* (Adams und Reeve) *Compsomyax subdiaphana* (Carpenter) *Humilaria kennerleyi* (Reeve) und *Saxidomus giganteus* (Deshayes) und in der Familie der *Cardiidae* bei den Vertretern: *Serripes groenlandicus* (Brugnière), *Clinocardium nuttalii* und *Dinocardium robustum* (Solander) haben wir ausgesprochen niedrige Schwellenwerte für hemmende Wirkung des Acetylcholins; Erregung, wenn überhaupt feststellbar, findet nur bei ganz niedrigen Konzentrationen statt.

Ähnlich wie Veneridae und Cardiidae verhalten sich *Mya arenaria* (*Myidae*) und *Entodesma myxicola* (*Lyonsiidae*). Aus der Aufstellung darf nicht der Schluß gezogen werden, es handle sich beim Verhalten der genannten Vertreter verschiedener Familien um streng familienspezifische Eigenschaften. Wie aus früheren Untersuchungen anderer Vertreter der gleichen Familie hervorgeht, können

Tabelle 2. Hemm- und Erregungswirkung des Acetylcholins (molar) auf das isolierte Herz einer Reihe von Muschelarten in abnehmender Folge der mittleren Hemmwirkung ___|___ und mittleren Erregungswirkung --▲---. No = Zahl der Hemmungs- und Erregungsbestimmungen. (F—) (A+)-Typus ....:....... . No = Zahl der Hemmungs- und Erregungsbestimmungen. Gruppe A = Erregung bei niederen, Gruppe B bei höheren Acetylcholinkonzentrationen. Aus: M.J. Greenberg, Comp. Biochem. Physiol. **14**, 513—539 (1965).

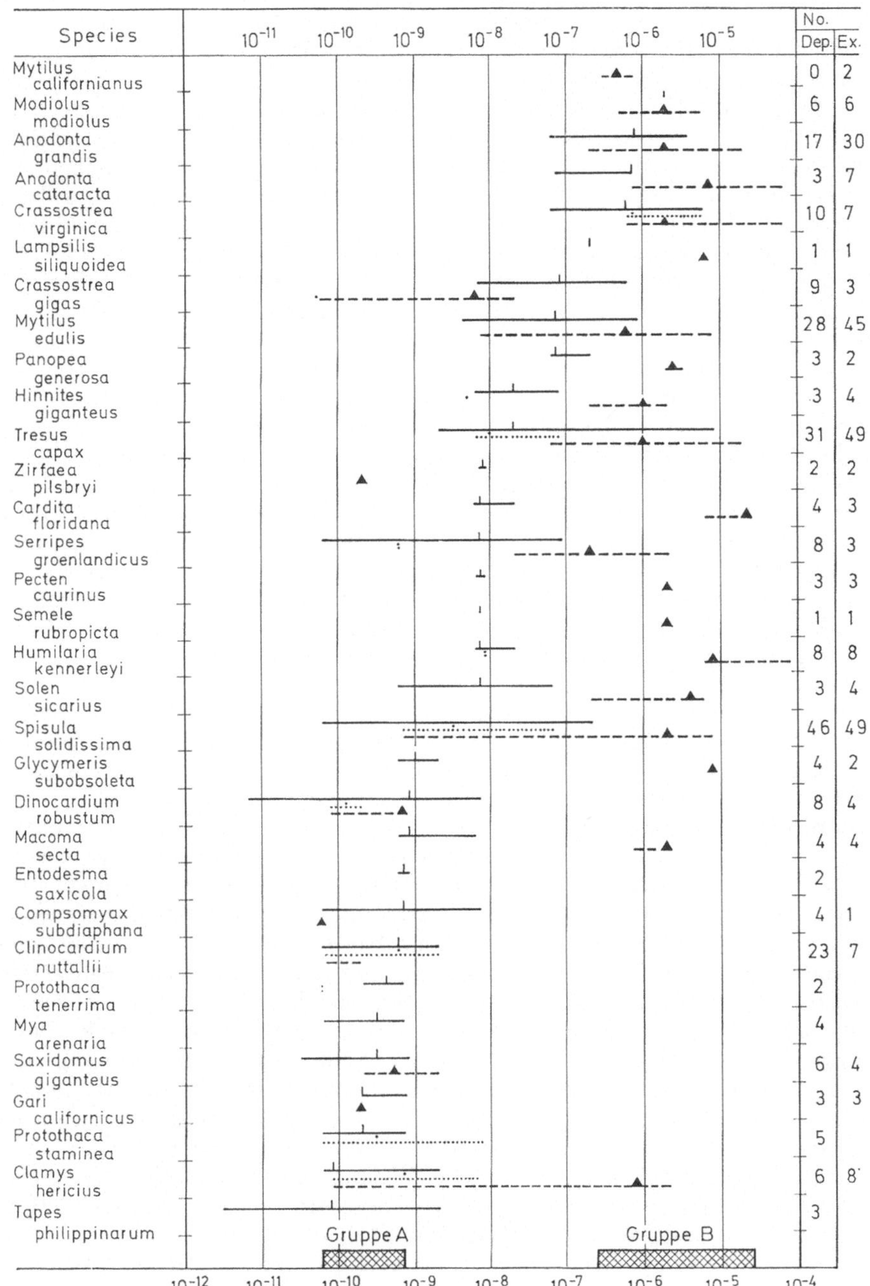

ihnen angehörende andere Species sich dem Acetylcholin gegenüber ganz anders verhalten. Die Hemmwirkung des *zugeführten* Acetylcholins dürfte seiner physiologischen Funktion bei Bivalven entsprechen im Sinne der Freisetzung von Acetylcholin aus Hemmfasern von Neuronen, welche vom Visceralganglion zum Herzen ziehen. IRISHAWA et al. (1961) stellten mittels intracellulärer Elektroden im Myokard von *Ostrea laperonsi* fest, daß Acetylcholin 10^{-4} g/ml nicht nur das Herz stillstellte, sondern auch die Muskelaktionsströme in ähnlicher Weise veränderte, wie am Vorhof von Säugetieren, was auf erhöhte K^+-Permeabilität zurückgeführt wird (HOFFMAN u. CRANEFIELD, 1960). Die durch hohe Acetylcholinkonzentrationen am isolierten Herzen ausgelöste Tonuserhöhung kann nach GREENBERG nicht als physiologisch betrachtet werden. In dieser Form ist die Aussage wohl richtig. Aber es gibt Fälle, in denen kleine Acetylcholinkonzentrationen amplitudenerhöhend wirken und den Ventrikeltonus bis zum systolischen Stillstand erhöhen. Als Ergänzung zu den Feststellungen von GREENBERG sollte an diesen 39 Muschelarten sehr sorgfältig geprüft werden, bei welchen Arten Ganglien, sei es in den Vorhöfen oder im Ventrikel oder in beiden nachweisbar sind. Aufgrund dieser Analyse könnte dann wohl mit größerer Sicherheit die Frage beantwortet werden, *1.* ob die mit Ganglienzellen ausgestatteten Herzen sich dem Acetylcholin gegenüber anders verhalten als ganglienfreie Herzen, *2.* ob bei den mit Ganglien versehenen Herzen Acetylcholin schon in kleinen Konzentrationen erregend wirkt, *3.* ob sich aus dem verschiedenen Verhalten der Herzen taxonomische Schlußfolgerungen hinsichtlich systematischer Zusammengehörigkeit von gleich reagierenden Gruppen ergeben.

Die teils hemmende, teils erregende Wirkung des Acetylcholins am isolierten Herzen von Bivalven könnte auch z.T. dadurch bedingt sein, daß Art und Intensität der Acetylcholinwirkung von der aktuellen Konzentration des kardialen Erregungsstoffes 5-Hydroxytryptamin, abhängig wäre, eine Perspektive, die weiter zu verfolgen allgemeineres Interesse hätte (vgl. dazu LOVELAND, 1963, S. 146 und S. 801). Zur Zeit ist erst bei wenigen Muscheln mehr oder weniger sichergestellt, daß 5-Hydroxytryptamin den erregenden Überträgerstoff des Muschelherzens darstellt.

Der vorläufige Überblick von GREENBERG über die Verhältnisse hat ergeben: *1.* daß manche Muschelherzen auf Acetylcholin wenig empfindlich sind, *2.* nur erregt oder *3.* nur gehemmt werden, oder *4.* beides; *5.* Species mit einem niedrigen Schwellwert für depressive Wirkung des Acetylcholins (Austern) haben einen ebenso niedrigen Schwellwert für Erregung, wobei ausschließlich die Amplitude erhöht wird; *6.* Species mit höherem Schwellwert für Hemmung haben einen viel höheren Schwellenwert für Erregungswirkung des Acetylcholins, wobei vor allem Frequenz und Tonus daran beteiligt sind. Erregung und Hemmung durch niedrige Konzentrationen und Erregung durch hohe Konzentrationen werden als allgemein vorkommende Wirkung betrachtet. Eine ordnungs- und familienspezifische Gliederung der Bivalven aufgrund ihres Verhaltens dem Acetylcholin gegenüber könnte sich möglicherweise ergeben, wenn entsprechend weitreichende Untersuchungen über die Herzreaktion des Acetylcholins am *Ganztier* durchgeführt würden. Auch wenn vieles dafür spricht, daß Acetylcholin bei manchen Lamellibranchiaten den physiologischen Hemmstoff des Herzens darstellt, werden wir uns auf unsicherem Boden bewegen, solange die Grundvoraussetzung fehlt, nämlich der Nachweis des Acetylcholins im Muschelherzen, realisiert einzig bei *Mercenaria*, und die Feststellung einer eindeutigen Abhängigkeit der physiologischen Herzaktion von der Freisetzung von Acetylcholin. (Vgl. auch GREENBERG u. WINDSOR, 1962; JULLIEN, CARDOT, RIPPLINGER u. JOLY, 1959, über die Herzregulation bei Invertebraten).

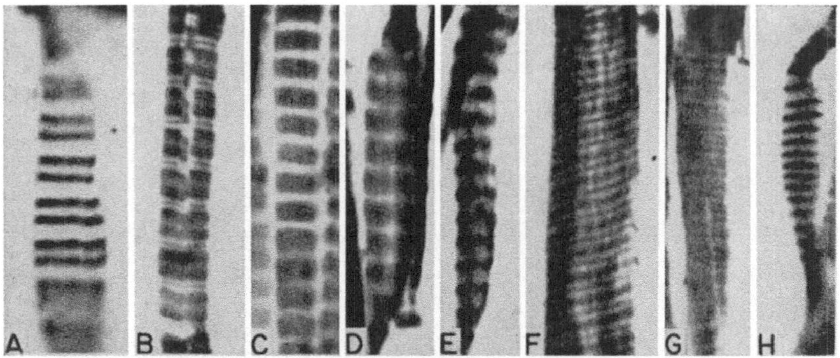

Abb. 62. Quergestreifte Muskelfasern aus dem „raschen" Anteil des Adductormuskels von *Pecten maximus*. Wechsel der Streifung während Kontraktion und Streckung. Heidenhains Eisenhämatoxylin. Vergr. 1:1840. (Aus: J. Bowden 1958)

γ) Muskulatur bei Lamellibranchiern

Am besten untersucht sind Adductormuskel (Schließmuskel) und Byssusretraktor, die im folgenden im Hinblick auf Acetylcholin und andere Überträgerstoffe behandelt werden.

(a) Adductormuskel (Schließmuskel)

Der Adductormuskel von Lamellibranchiaten zeigt in seiner Struktur große Mannigfaltigkeit, was sowohl den quergestreiften „raschen" als auch den glatten (helicoidalen „doppelt schräggestreiften") Muskelanteil betrifft. Beide Teile sind von Bowden (1958) sorgfältig untersucht worden (vgl. Bowden u. Lowy, 1955; Lowy, 1955). In Abb. 62 nach Bowden (1958) sind quergestreifte Muskelfasern aus dem „schnellen" Anteil des Adductormuskels von *Pecten maximus* dargestellt. Die im Verlaufe der Kontraktion eintretenden Änderungen im Bild der Querstreifung entsprechen sehr weitgehend denjenigen des quergestreiften Vertebratenmuskels, wie sie H. E. Huxley u. Hanson (1954, 1957) und A. F. Huxley u. Niedergerke (1954) u. a. beschrieben haben. Beim „schnellen" Adductor von *Lima hians* haben wir es (nach Bowden) mit einer Spiral- oder Zickzackstruktur zu tun. Die doppelt schräg gestreiften „schnellen" Adductormuskeln von *Anodonta cygnea, Unio* spec. und *Ostrea* spec., deren Natur stark umstritten ist, dürften nach Bowden glatte Muskeln sein, die unter unphysiologischen Bedingungen das Bild doppelter Schrägstreifung darbieten. Im Hinblick auf ihre raschere Funktion, verglichen mit normalem glatten Muskel, dürften sie als Spezialisation glatter Muskelfasern betrachtet werden. Die Innervation der Muskelfasern von Lamellibranchiern ist durch die von Bowden angewandte Koelle-Technik ziemlich klargelegt, welche zeigte, daß die Muskelfasern von Lamellibranchiaten von Nervenfasern durchzogen sind. Besonders eindeutige Verhältnisse zeigte in dieser Hinsicht der „langsame" Anteil des Adductormuskels von *Anodonta cygnea*, der sich vollständig von Nervenfasern durchsetzt erwies, während der „schnelle" Anteil eigentliche Nervenendplatten zeigte (Abb. 63). Im „langsamen" Adductor von *Mya arenaria* wurden anscheinend auch Nervenzellkörper gefunden, deren Funktion mit der von äußeren Nerveneinflüssen unabhängigen Tonusleistung in Beziehung gebracht wurde. Intramuskuläre Nervenfasern waren auch im „schnellen" Anteil des hinteren Adductors und im vorderen Byssusretractor von *Mytilus edulis* festzustellen. Durch die Cholinesterasefärbung scheint erwiesen, daß es sich um eine cholinerge Muskelinnervation handelt. Nervenzellkörper fanden sich ausschließlich im langsamen Anteil des Adductors, was vielleicht für die „nervöse" Theorie der Tonusleistung von Lowy (1954, 1955) spricht.

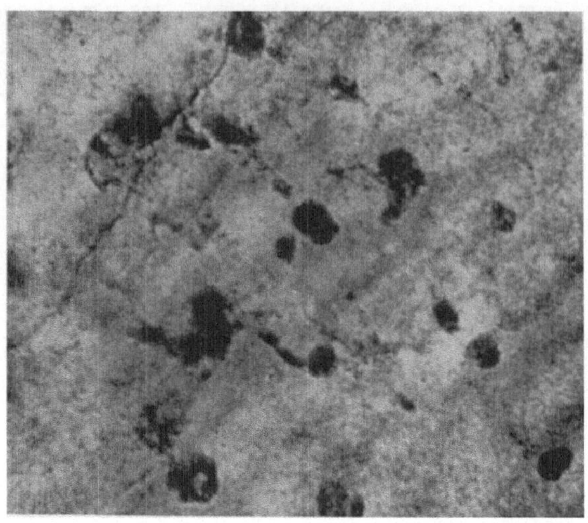

Abb. 63. Nervenendplatten aus dem „schnellen" Teil des Adductormuskels von *Anodonta cygnea*. Koellefärbung. Vergr. 1:500. (Aus: J. BOWDEN 1958)

Der Adductormuskel besteht bei vielen Muscheln aus zwei Abschnitten, einem weißopaken, der tonische Funktion besitzt, und einem mehr durchscheinend und oft rötlich gefärbten. Der Tonusmuskel ist immer ein glatter Muskel vom Paramyosin (Tropomyosin A)-typus, der andere bei den meisten Arten ebenfalls ein glatter Muskel vom Paramyosin (Tropomyosin A)-typus, bei manchen aber quergestreift, z. B. bei *Pecten*, wo er zum Schwimmen dient und im Röntgendiffraktionsmuster mit demjenigen des Vertebratenskeletmuskels übereinstimmt; BEAR u. SELBY (1956); BOWDEN (1958).

Das in beiden Abschnitten des glatten Adductormuskels von Lamellibranchiaten enthaltene *Tropomyosin* A hat keinen aktiven Anteil an der raschen Kontraktion; die ganze ATP-ase-Aktivität des Muskels steht mit einem dem Aktomyosin der Vertebraten verwandten kontraktilen Protein des Adductormuskels in Beziehung und dieses einzig hat contractile Funktion (ELLIOT et al., 1957; LOWY, 1953; HANSON, LOWY et al., 1957; HANSON u. LOWY, 1957, 1959a, b, 1960). Wie RÜEGG (1958a, 1959a) nachweisen konnte, besteht der glatte Adductormuskel von *Pecten maximus* aus zwei Teilen: einem dem quergestreiften Adductor nächstliegenden mit einer 5fach höheren ATP-ase-Aktivität als der mehr opake äußere Teil. Dieser besteht zu 85—75% aus Tropomyosin A und nur zu 25—15% aus Actomyosin, während im anderen, ATP-ase-reichen, Actomyosin und Tropomyosin A etwa zu gleichen Teilen enthalten sind (vgl. RÜEGG, 1958b, 1959b, 1961a).

In phylogenetischer Hinsicht ist die Feststellung (RÜEGG) von Interesse, daß das Invertebraten-Myosin von Lamellibranchiern mit demjenigen von Vertebraten identisch oder sehr nahe verwandt sein muß, da gezeigt werden konnte, daß Pecten-Myosin sich mit Kaninchen-Actin zu einem (hybriden) Actomyosin verbindet. (Vgl. auch DÖRR u. PORTZEHL, 1954).

Anderseits hat sich herausgestellt, daß das von SCHMITT (1957) als Paramyosin bezeichnete contractile Protein vieler Invertebraten mit dem von BAILEY (1948) kristallisierten, röntgenoptisch und elektronen-mikroskopisch untersuchten wasserunlöslichen Globulin-Tropomyosin (Tropomyosin A) identisch ist (BAILEY 1948, 1957).

Das Paramyosin (Tropomyosin A) des Schließmuskels der Muscheln ist nach Bailey die globuläre Form des klassischen, wasserlöslichen Tropomyosin B. Möglicherweise bildet Tropomyosin A eine Untereinheit des Myosins; jedenfalls ist die Aminosäurenzusammensetzung sehr ähnlich. Es kristallisiert in Stäbchen von 1400 Å Länge und nur 19 Å Breite und zeigt eine regelmäßige Querstreifung. Bei einem Mol-Gewicht von 134'000 bei Ionenstärke 1,0 bildet Tropomyosin A eines der asymmetrischsten Proteine unter allen bisher bekannten und liegt im größten Teil seiner Länge als a-Helix nach Pauling u. Corey (1951) vor. Das Invertebratentropomyosin hat demnach die Form einer langgestreckten Spirale (a-Helix) (wahrscheinlich einer Doppelspirale), deren Länge 50mal größer ist als der Durchmesser. Aufgrund elektronenmikroskopischer und röntgenoptischer Strukturanalyse muß man vermuten, daß das langgestreckte Tropomyosinmolekül End zu End und Seite zu Seite aggregiert und auf diese Weise die Tropomyosin- oder Paramyosinfilamente der Invertebratenmuskeln bildet. Die Aggregation kommt wahrscheinlich durch elektrostatische Anziehung der Tropomyosinmoleküle zustande. Aus verschiedenen Gründen muß man vermuten, daß die positiv ionisierten Aminosäurenreste (Lysin, Arginin) und die negativ ionisierten (Glutaminsäure) nicht gleichmäßig über das Molekül verteilt sind. Vielmehr scheinen die negativ ionisierten Gruppen am einen Ende der Spirale und die positiven am anderen Ende zu sitzen, was dazu führt, daß das eine Molekülende positiv geladen ist und (elektrostatisch) vom negativ geladenen Molekülende eines anderen Tropomyosinmoleküls angezogen wird.

Es sei nochmals festgestellt, daß das Globulin-Tropomyosin keine ATP-ase-Aktivität besitzt. Der Kontraktionsvorgang am Adductor von Lamellibranchiaten ist wie bei den Vertebraten auf das Aktomyosin-ATP-ase-System zurückzuführen (vgl. auch Rüegg, 1958a; Bailey u. Rüegg, 1960; Johnson, Kahn u. Szent-Györgyi, 1959).

Ob und in welcher Weise Acetylcholin in den Kontraktionsvorgang am glatten Adductormuskel von Lamellibranchiaten eingreift, wissen wir nicht. Dies festzustellen, wäre von großem tiersystematischem und phylogenetischem Interesse.

Während früher (auch von Biedermann u. Pavlow) angenommen wurde, daß beide Teile des Adductormuskels der Lamellibranchiaten, sowohl der glatte, wie der quergestreifte, nervenlos seien, ist heute der Nachweis eines mit Ganglienzellen in Verbindung stehenden Nervenplexus durch Bowden (1958) sichergestellt.

Der langfristige Tonus des Adductormuskels wurde bisher als rein muskulär, von einem Nervensystem unabhängig, durch einen Sperrmechanismus bedingten Zustand gedeutet. Heute steht aufgrund eingehender elektrophysiologischer Versuche von Hoyle u. Lowy (1956), hauptsächlich am *Byssusretractor* von *Mytilus*, eine neurale, über das muskeleigene Nervennetz geleitete Auslösung des Dauertonus durch rhythmisch wiederholte nervöse Impulse zur Diskussion. Im weiteren dürfte 5-Hydroxytryptamin bei der Relaxation des Tonusmuskels eine Rolle spielen (Twarog, 1954) (s. S. 804).

Vorläufige Untersuchungen am weißen Teil des Adductormuskels der Lamellibranchier: *Mytilus edulis, Ostrea edulis, Gryphaea angulata, Pinna nobilis* und *Mercenaria mercenaria* haben ergeben, daß bei mechanischer Desintegration des Muskels Paramyosinelemente in Form langer flacher Streifen frei werden. Alle Filamente haben eine komplexe und variable Bandenstruktur, welche mit den isolierten Paramyosinstreifen in Beziehung gebracht werden kann; die Annahme ist berechtigt, daß das Paramyosin in allen Filamenten enthalten ist. Es ist möglich, daß das Actomyosin zwischen den Paramyosinfilamenten und nicht in denselben sich befindet.

Wasserunlösliches Tropomyosin A (= Paramyosin) kann aus diesen Filamenten isoliert werden. Die Frage, ob Tropomyosin am Kontraktionsvorgang tatsächlich nicht beteiligt ist und ob die Filamente daneben (kontraktionsfähiges) Actomyosin enthalten, wurde diskutiert (Vgl. Bandmann u. Reichel, 1954; Reichel, 1952).

Hanson u. Lowy (1959b) untersuchten elektronenmikroskopisch den vorderen Byssusretraktor von *Mytilus* spec. und den durchscheinenden Anteil des Adductor von *Gryphaea* spec. Sie fanden mit einer Feinstruktur versehene Paramyosin-Filamente, mit einem Durchmesser von 300—400 Å, zwischen denen etwa 50 μ dicke feine Filamente angeordnet waren. Die feinen Filamente erwiesen sich mit den Paramyosin-Filamenten durch Brücken verbunden. Im Querschnitt von gedehnten, normalen und verkürzten Muskeln waren Zahl und Durchmesser der dicken Filamente pro Einheit des Querschnittes gleich; offenbar verlängern und verkürzen sich die Filamente nicht. Hanson u. Lowy schließen daraus, daß auch in glatten Tonusmuskeln die dünnen Filamente, wie im Skeletmuskel, bei Verkürzung und Verlängerung gegen die dicken Filamente verschoben werden. Die Annahme, daß die Paramyosin-Filamente ausschließlich dem Sperrtonus dienen, scheint nach dieser Vorstellung nicht unbegründet. (Zusammenfassend s. RÜEGG, 1958b, 1959, 1961, 1965; RÜEGG u. WEBER, 1963).

Nach KAWAGUTI u. IKEMOTO (1958) weisen die Fibrillen des quergestreiften Teiles des Schließmuskels von *Pecten* spec. alle typischen Merkmale quergestreifter Muskulatur auf: A- und I-Banden, H-Zone, Z-Membran, während die Myofilamente der Muskelzellen des glatten Muskels oft sehr ungeordnet durcheinander liegen. An Süßwassermuscheln wurde durch ABRAHAM u. MINKER (1957, 1959) festgestellt, daß die hinteren, im Querschnitt größeren Schließmuskeln allein die Schließ- und die periodischen Atembewegungen der Schalen besorgen. Sie bestehen vorwiegend aus glatten, vereinzelt quergestreiften Muskelfasern, die größtenteils von den visceralen und cerebralen Ganglien aus reichlich innerviert werden. Möglicherweise wird die Erregung mehrerer Muskelfasern gleichzeitig übertragen. Nach den histologischen und physiologischen Untersuchungen besteht sowohl zwischen den Cerebralganglien und dem hinteren Schließmuskel als vermutlich auch dem Visceralganglion und dem vorderen Schließmuskel eine nervöse Verbindung.

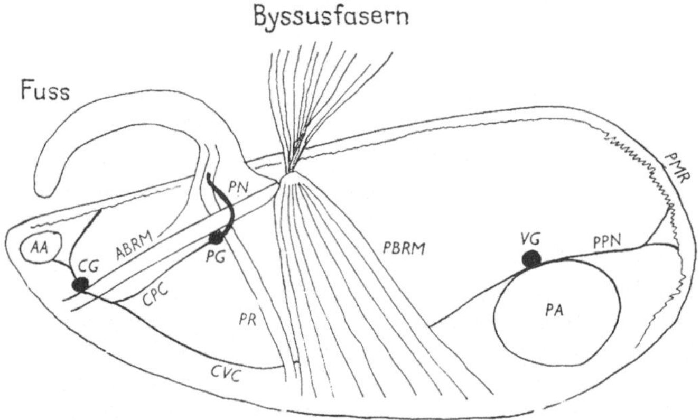

Abb. 64. Diagramm der Nerven und Muskeln von *Mytilus edulis*. *CG* Cerebralganglien; *PG* Pedalganglien; *VG* Visceralganglien; *CVC* Cerebro-visceralkonnektive; *CPC* Cerebro-pedalkonnektive; *PPN* hinterer Palliumnerv; *PMR* hintere Mantelregion; *PN* Pedalnerv; *AA* vorderer Adductor; *PA* hinterer Adductor; *PR* Fußretraktor; *ABRM* vorderer Byssusretraktor; *PBRM* hinterer Byssusretraktor. (Aus: J. LOWY 1953)

Die Innervation des glatten Tonusmuskels und des quergestreiften phasischen Muskels des Adductors erfolgt bei *Anodonta cygnea* über das nächstgelegene Ganglion. Der Muskel ist in zwei Teile geteilt mit je besonderen Innervationen. Eine dritte Innervation durch Hemmnerven ermöglicht die Relaxation des glatten Tonusmuskels.

Bei *Mytilus edulis* ziehen Nerven zum vorderen und hinteren Adductormuskel; dieser liegt in unmittelbarer Nähe des Visceralganglions (LOWY, 1953) (Abb. 64). Die Verhältnisse liegen bei *Mytilus edulis* insofern anders als bei *Anodonta*, als der Adductormuskel nicht in zwei anatomisch und funktionell verschiedene Teile gespalten ist, sondern glatte und quergestreifte Muskelfasern sind völlig untereinander vermischt.

Elektrophysiologische Untersuchungen am „schnellen" Anteil des hinteren Adductormuskels der Muschel *Pinna fragilis*, der aus zwei Abschnitten glatter Muskelfasern besteht, durch ABBOT u. LOWY (1956, 1958a) ergaben, daß der Muskel auf einen Einzelreiz mit einer raschen Kontraktion und auf wiederholte Reize mit einem Tetanus antwortet. Acetylcholin 10^{-5} bis 10^{-6} g/ml führte zu einer tonischen Kontraktion, die nur so lange anhielt, als Acetylcholin zugegen war. Den an *Pinna nobilis* durch Bandmann u. Reichel (1954) erhobenen Befunden betr. plastischen Tonus wurde widersprochen (unphysiologische experimentelle Verhältnisse) (vgl. auch Prosser, Curtis u. Travis, 1951).

Der quergestreifte Anteil des Adductormuskels von *Pecten* reagierte auf das Muskelgift Veratrin 10^{-5} mit einer typischen Zuckung mit Doppelgipfel und stark verzögerter Dekontraktion. Demgegenüber hatte Veratrin am Schließmuskel von *Lima* spec. keine Wirkung.

Über Vorkommen von Acetylcholin und Cholinesterasen im Schließmuskel der Muscheln scheint nichts näheres bekannt zu sein. Der quergestreifte, der Fortbewegung dienende Schließmuskelteil von *Pecten*, der sich durch rasche Zuckung auszeichnet, reagierte anscheinend auf Acetylcholin nicht mit Kontraktion, trotzdem er nach Bowden eine Innervation mit Nervenendplatte ähnlich wie der quergestreifte Vertebratenmuskel besitzt. Der quergestreifte innervierte Bewegungsmuskel der Insekten ist auf Acetylcholin ebenfalls unempfindlich. Die weitere Klärung der Verhältnisse bei Lamellibranchiaten wäre aus tiersystematischen und phylogenetischen Gründen erwünscht.

Fußmuskel. Der Paramyosin (Tropomyosin)-Typus des glatten Muskels findet sich auch beim Fußretractor von *Mytilus* spec. Über Acetylcholin und Cholinesterasen des Fußmuskels und der Syphonen von Muscheln scheint nichts bekannt zu sein, auch nicht über die Acetylcholinempfindlichkeit dieser Muskeln.

An den Fußmuskeln von *Psammobia nespertina, Cardium* spec. und *Cytherea* spec. bewirkte Physostigmin 10^{-5} vergrößerte Zuckungshöhe und Neigung zu Kontraktion. Auch Coffein wirkte kontraktionssteigernd (nach Riesser, 1927, 1933).

Auf Veratrin 5.10^{-5} erwies sich die Siphon- und Fußmuskulatur von *Cythereus* spec. als sehr empfindlich; die Zuckungshöhe nahm zu und ein zweiter, sehr stark überhöhter Gipfel folgte auf den ersten. Die Erschlaffung war in typischer Weise verlangsamt. Ähnlich wirkte Veratrin 10^{-5} auf den Fußmuskel von *Psammobia nespertina*. Anders bei *Cardium aculeatum*, wo Veratrin 10^{-5} auf den Fußmuskel enorm zuckungserhöhend wirkte, aber kein zweiter Gipfel auftrat (Riesser, 1927, 1933).

(b) Byssusretraktor und Acetylcholin

Nach Lowy beruht die während der Aktivierung entwickelte Spannung, ähnlich wie im quergestreiften Muskel, auf der Bildung von Bindungen eines aus gleitenden Filamenten bestehenden Aktomyosin-Systems. „Tonische" Bindungen werden durch Paramyosin-Strukturen hergestellt. Diese brechen nur sehr langsam wieder auf und sind für die passive Spannung verantwortlich. Die Aktivierung von Hemm-Nerven beschleunigt das Wiederaufbrechen der Bindungen.

Lowy u. Millman (1959) untersuchten am vorderen Byssusretraktor von *Mytilus edulis* die mechanischen Eigenschaften des Muskels unter isometrischen Bedingungen und während Veränderungen der Länge bei konstanter Frequenz. Die Reizung des Muskels ergab zwei verschiedene Reaktionen, die durch die Art des Spannungsabfalls charakterisiert sind. Der Grad des Spannungsabfalls ist hoch bei phasischer Reaktion und wiederholter Reizung, und niedrig bei tonischer Reaktion, die durch direkte el. Reizung oder durch Acetylcholin ausgelöst wurde. Durch 5-Hydroxytryptamin wurde am tonisch kontrahierten Muskel der tonische in den phasischen Spannungsabfall umgewandelt.

Nach Versuchen von Punt (1955) am vorderen Byssusretractor von *Mytilus* spec. kontrahierte sich dieser auf Zugabe von Acetylcholin 10^{-5} zum Versuchsbad (Meerwasser). Dem relativ schnellen Anstieg der Contractur folgte in Gegenwart von Acetylcholin ein langsamer Abfall. Erneute Acetylcholinzugabe vermochte die Dekontraktion nicht aufzuheben. Der mit Nervenfasern versehene Anteil des Muskels reagierte auf Acetylcholin ebenso wie der von Nervenfasern freie Anteil.

Hinsichtlich der Innervation ist zu sagen, daß Äste des Visceralnerven (nach Twarog, 1960a) etwa in der Mitte in den vorderen Byssusmuskel von *Mytilus edulis* eintreten. Der Muskel kann vom Cerebralganglion aus über cerebropedales

Konnektiv-Visceralnerv erregt werden. Am innervierten wie am isolierten Muskel erzeugte Acetylcholin Depolarisation und anhaltende Spannung (vgl. JOHNSON u. TWAROG, 1960; HOYLE u. LOWY, 1956). Über die doppelte Innervation des Muskels bei *Mya arenaria* s. PUMPHREY (1938).

In weiteren Versuchen am isolierten vorderen (glatten) Byssusretractor von *Mytilus edulis* bestätigte TWAROG (1960), daß Acetylcholin 10^{-6}M Depolarisation und tonische Kontraktion zur Folge hatte. Die Wirkung wurde durch Physostigmin 10^{-5}M verstärkt. Acetylcholinesterase konnte im Muskel nachgewiesen werden. Atropin hatte auf die Acetylcholinwirkung nur geringen hemmenden Einfluß, während andere Acetylcholinblocker, wie D-Tubocurarin, stärker hemmend wirkten, am stärksten aber das wie Atropin parasympatholytisch wirkende Banthin (β-Diäthylaminoäthylxanthin-9-carboxylatmethobromid). Ein cholinerger Mechanismus mit Acetylcholin als förderndem Überträgerstoff ist deshalb wahrscheinlich.

Adrenalin 10^{-8} bis 10^{-2}M bewirkte ebenfalls Depolarisation und Muskelkontraktion; mit Acetylcholin zusammen war die Wirkung entsprechend verstärkt. Bei anderen Muskeln kam es nach Acetylcholin durch kleine Adrenalinkonzentrationen zur Erschlaffung.

Motorische Erregungsnerven mancher Mollusken sind zweifellos cholinerg, was durch HOLGATE u. CAMBRIDGE (1958), CAMBRIDGE, HOLGATE u. SHARP (1959) am vorderen Byssusretractor von *Mytilus edulis* nachgewiesen wurde. Wahrscheinlich haben viele Bewegungsmuskeln von Mollusken eine zweite, hemmende Innervation, die auf 5-Hydroxytryptamin reagiert (vgl. aber HOYLE u. LOWY). Nach TWAROG (1960b) ist 5-Hydroxytryptamin am Byssusretractor nicht einfach ein Antagonist des Acetylcholins; es kann sogar die Anfangwirkung des Acetylcholins durch Serotonin verstärkt werden. Es setzt aber seine Dauerwirkung herab und verwandelt die langdauernde Verkürzung in rhythmische Kontraktionen.

Ähnlich wie Acetylcholin wirkten nach TWAROG (1960b) am Byssusretractor quaternäre Ammoniumbasen, wie Tetramethylammoniumbromid in Konzentrationen von 5.10^{-6}M. Nicotin unter 10^{-4}M verstärkte die Acetylcholinwirkung; über 10^{-4}M führte Nicotin zu Depolarisation und längerdauernder Kontraktion. Sekundär kam es mit Nicotin zur Blockierung der Acetylcholinwirkung. Tubocurarin 10^{-4}M und Atropin 10^{-4}M führten ebenfalls zum Block.

Versuche am isolierten vorderen Byssusretractor von *Mytilus edulis* durch CAMBRIDGE et al. (1959) ergaben nach Acetylcholinzusatz ziemlich rasche Kontraktion, die nach 20—30 min abklang. Der isolierte Retractormuskel sprach auf Acetyl-β-methylcholin 10 μg/ml und Carbaminoylcholin 10 μg/ml an, aber wesentlich schwächer als auf Acetylcholin (1 μg/ml). Durch Physostigmin 10 μg/ml wurde die Acetylcholinwirkung verstärkt, die Kontraktionshöhe etwa verdoppelt. Atropin 30 μg/ml senkte die Kontraktionswirkung von Acetylcholin 2 μg/ml bei gleichzeitiger Acetylcholinapplikation auf 50%. Dasselbe war der Fall mit je 30 μg/ml D-Tubocurarin und Hexamethonium. Von den Antagonisten der Acetylcholinwirkung waren die parasympatholytisch wirkenden Stoffe Propantheliniumbromid und Methantheliniumbromid am wirksamsten und auf molarer Basis 15— 100fach wirksamer als Atropin, Tubocurarin, Hexamethoniumbromid oder Benzochinon. Über Propanthelin und Methanthelin (Banthin) vgl. JOHNSON u. WOOD (1954).

Histologisch konnten durch CAMBRIDGE et al. große Bündel von stark cholinesterasepositiven Nervenfasern festgestellt werden, die bis in den Retractormuskel hineingehen. Innerhalb des Muskels waren feine Nervenfasern in der ganzen Länge der Muskelfasern, diese begleitend, nachweisbar, aber keine motorischen Endplatten ähnliche Bildungen oder Nervenzellen zu finden. Die Reizung der cholinergischen Nervenfasern des Muskels durch elektrische Impulse führte zu einer Reizbeantwortung, die durch Propanthelin blockiert wurde. Die direkte Reizung des Muskels durch Gleichstrom führte zur Kontraktion des Muskels, die durch Propanthelin nicht unterbunden wurde.

Im Gegensatz zum Schließmuskel zeigte der Byssusretractor von *Mytilus edulis* einwandfrei die Abhängigkeit seiner Funktion von Acetylcholin und Cholinesterase enthaltenden Nervenfasern, so daß wir von einer echt *cholinerg positiven Innervation* sprechen können. Die hohe Acetylcholinempfindlichkeit und der Cholinesterasenachweis im zuführenden Nerven deuten zweifellos einen cholinergen Mechanismus an, der bei anderen glatten Muskeln von Lamellibranchiern anscheinend nicht angetroffen wird (vgl. auch ABBOT u. LOWY, 1958b). Über die Innervation von Lamellibranchiatenmuskeln vgl. BOWDEN u. LOWY (1955) und ABRAHAM u. MINKER (1959).

Wie RÜEGG, STRAUB u. TWAROG (1963) am (glatten) vorderen Byssusretractor von *Mytilus edulis* L. zeigten, kann die kontraktionsauslösende Wirkung des Acetylcholins (500 μM) durch 0,5—0,6 M Thioharnstoff reversibel unterdrückt werden. Es handelt sich dabei nicht um eine osmotische Wirkung oder um eine Störung des Erregungsvorganges an der Membran, sondern um eine direkte Hemmung des Actin-Myosin-prozesses, d.h. um eine reversible Schädigung der contractilen Proteine des Actin-Myosintypus. Demgegenüber konnte RÜEGG (1963, 1961) feststellen, daß der Dauertonus des Sperrmechanismus (passiver Tonus) nach Auslösung des Tonus durch 500 μM Acetylcholin oder 230 mM K$^+$ unter 0,6 M Thioharnstoff teilweise erhalten bleibt. Auch die Empfindlichkeit auf die muskelentspannende Wirkung des Serotonins bleibt unter Thioharnstoff praktisch unverändert. Der passive serotoninempfindliche Dauertonus hat nach RÜEGG mit Actomyosin nichts zu tun, wohl aber mit dem Tropomyosin A (Paramyosin).

Über die Erregungsleitung im glatten Muskel s. PROSSER (1962), über die vergleichende Physiologie des glatten Muskels PROSSER (1960).

δ) Kiemenplatten und Cilienbewegung

Da die Kiemenplatten von *Mytilus edulis* völlig nerven- und muskelfrei zu sein schienen, soweit dies lichtoptisch festgestellt werden konnte (BURN, 1954), stand hier scheinbar ein Gewebe zur Verfügung, um das Acetylcholin als nervenunabhängiges sog. Gewebshormon zu charakterisieren. Acetylcholin hatte an den Cilien der Kiemenplatten dieselbe Wirkung wie an den Cilien der Kaninchentrachea: kleine Konzentrationen von 10^{-6} und 10^{-5} g/ml führten zur Beschleunigung der Cilienbewegung, größere (10^{-4} und 10^{-3} g/ml) zur Hemmung. Physostigmin hatte in entsprechenden Konzentrationen genau dieselbe Doppelwirkung wie Acetylcholin.

Von besonderem pharmakologischem und tiersystematischem Interesse war in diesem Zusammenhang die Wirkung des Atropins. Auf die Cilien der Kaninchentrachea wirken Atropin und D-Tubocurarin im Sinne der Blockierung des Receptors für Acetylcholin. An den mit Cilien versehenen Kiemenplatten von *Mytilus* wurde der Zugang des Acetylcholins zum Receptor durch Atropin ebenfalls blockiert, so daß eine Hemmung der Acetylcholinwirkung eintrat, wenn beide Stoffe, Acetylcholin und Atropin, gleichzeitig gegeben wurden. Atropin allein dagegen wirkte in niederen Konzentrationen (10^{-6}) ähnlich wie Acetylcholin, indem es die Cilienbewegung beschleunigte, in größeren (10^{-3}) aber hemmte. Wahrscheinlich handelt es sich um einen konzentrationsabhängigen, kompetitiven Antagonismus, bei welchem die Art der Reaktion von einer Massenwirkung abhängig ist. Dagegen hatte D-Tubocurarin in Konzentrationen von 10^{-6} bis 10^{-3}

g/ml nur hemmende Wirkung. Adrenalin wirkte in Konzentrationen von 10^{-6} bis 10^{-4} g/ml auf die Cilienbewegung sehr ausgesprochen beschleunigend.

Diese Versuche sprechen zunächst dafür, daß Strukturen vorhanden sein müssen, die nervenähnliche Funktion besitzen, denn nur so ist es verständlich, daß Acetylcholin, analog wie bei Vertebraten, cholinerg wirkt und durch Atropin gehemmt, durch Tubocurarin völlig blockiert wird.

Es gelang dann, im Extrakt der Kiemenplatten von *Mytilus* BÜLBRING, BURN u. SHELLEY (1953), KORDIK, BÜLBRING u. BURN (1952) Acetylcholin nachzuweisen, ebenso Acetylcholinesterase im frischen Homogenat der Kiemenplatten. Endlich konnte auch der Nachweis von Cholinacetylase geleistet werden, der durch MILTON (1959) bestätigt wurde. Im acetongetrockneten Extrakt aus den Kiemenplatten wurde die Synthese von Acetylcholin nachgewiesen. Nach diesen Feststellungen kann kaum ein Zweifel darüber bestehen, daß es sich um einen cholinergen Mechanismus handelt, durch welchen mit Acetylcholin als Überträgerstoff die rhythmische Tätigkeit der Cilien gesteuert wird. Wie FLOREY (1961) dann zeigen konnte, sind die Kiemenplatten nicht nervenfrei, sondern vom Visceralnerven aus innerviert. Im weiteren spricht für eine nervöse Innervation, daß durch BURN auch Adrenalin oder ein adrenalinähnlicher Stoff im sauren Extrakt der Kiemenplatten von *Mytilus* nachgewiesen wurde. Die stark beschleunigende Wirkung des Adrenalins auf die Cilienbewegung unterstützt nach BURN die erregende Wirkung des Acetylcholins. Wir erinnern an analoge Verhältnisse bei *Paramecium*. Es wäre wünschbar, wenn Kiemenepithel und Cilien von *Mytilus edulis* und von anderen Lamellibranchiern einer elektronenoptischen Prüfung unterzogen würden, um die strukturellen Verhältnisse und damit den genaueren Angriffspunkt des Acetylcholins festzustellen. Daß Acetylcholin wahrscheinlich als „Moderator" der Cilienbewegung wirkt, geht daraus hervor, daß die beschleunigende Acetylcholinkonzentration (10^{-7}) und die verlangsamende (10^{-6}) sehr nahe beieinander liegen, wobei die Frequenz der Cilienbewegung zwischen ca. 670 und 500/min schwankte.

Die Kiemenplatten von *Mytilus* enthalten nicht nur Cholinacetylase, sondern auch einen Acetylase-Hemmstoff, was auf die Herstellung eines lokalen Gleichgewichtes in der Acetylcholinsynthese (nach dem Leistungsbedarf) hinweist.

ε) Acetylcholin und Zentralnervensystem

Bei Muscheln haben wir es, entsprechend der einfachen Anatomie und Lebensweise mit Vereinfachungen im Bau des Zentralnervensystems zu tun, das in der Regel auf drei Paar Ganglien: Cerebropleural-, Visceral und Pedalganglien reduziert ist. Bei manchen Arten sind noch Buccalganglien zu unterscheiden (Abb. 65).

Wie HORRIDGE (1958, 1961) an der Muschel *Mya* spec. zeigte, führt vom viscerocerebralen Konnectiv ausgehende Erregung am Cerebralganglion zu einer Reihe von motorischen Impulsen, die gewöhnlich eine Retraktion des Mantels und Schalenschluß zur Folge haben. Acetylcholin setzte die Impulsübertragung herab, während 5-Hydroxytryptamin Spontanentladung motorischer Impulse auslöste. Es wäre zu wünschen, daß die Verhältnisse hinsichtlich der Beteiligung des Acetylcholins als Überträgerstoff bei synaptischen Erregungen im Zentralnervensystem von Lamellibranchiern näher geprüft würden. Dies auch im Hinblick auf die ebenfalls in dieser Hinsicht noch wenig geklärten Verhältnisse bei Gastropoden und Cephalopoden. Daraus könnte sich ein tiersystematisch und phylogenetisch interessantes Vergleichsbild zu den schon besser bekannten funktionellen Leistungen des Acetylcholins bei Articulaten, speziell bei Crustaceen, ergeben. Acetylcholin ist nach HILL (1958) im Ganglienapparat von Lamellibranchiern nach-

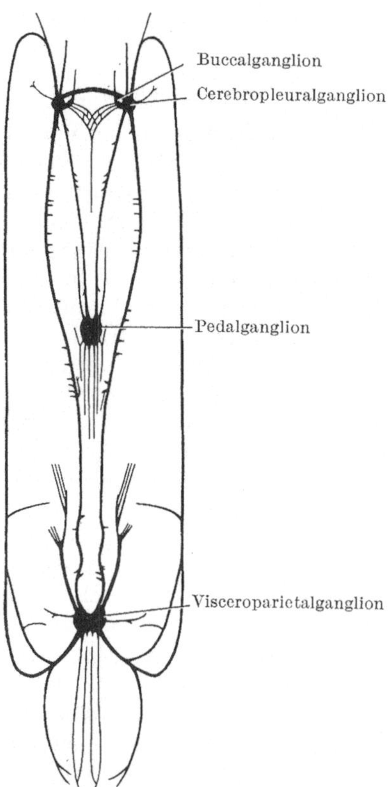

Abb. 65. Nervensystem von *Sphaerium (Musculium)*. (Nach: C.A. VAN DER WILLIGEN, DEN BOER, Utrecht 1920. Aus: TH. H. BULLOCK u. G.A. HORRIDGE 1965)

weisbar. Untersuchungen über die Verteilung des Acetylcholins und Versuche an isolierten Ganglien analog wie die an Aplysien durch TAUC durchgeführten, könnten darüber Aufschluß erteilen, ob Acetylcholin an der synaptischen Erregungsübertragung beteiligt ist. Dieselbe Frage würde sich für Noradrenalin, über dessen Vorkommen wir bei Lamellibranchiern fast nichts wissen, vor allem aber für 5-Hydroxytryptamin stellen.

Über die periodische motorische Aktivität und ihre physiologischen Grundlagen bei *Anodonta cygnea* vgl. KOSHTOYANTS u. SALANKI (1958) und BARNES (1955). COTTRELL (1966) stellte am homogenisierten Ganglienmaterial von *Mercenaria mercenaria* durch differenzierte Zentrifugation fest, daß in den verschiedenen Glucose-Fraktionen in unterschiedlicher Verteilung Acetylcholin, 5-Hydroxytryptamin und ein als X bezeichneter herzerregender Stoff nachweisbar ist. Auf elektronenoptischem Weg konnte weiterhin festgestellt werden, daß in den von den Ganglien ausgehenden Verzweigungen Bläschen von verschiedener Dichte und von der Größe synaptischer Bläschen vorhanden sind, in denen etwa 70% des Acetylcholins und des 5-Hydroxytryptamins gebunden waren. Das entspricht Werten von GIARMAN u. SCHANBERG (1958) für gebundenes 5-Hydroxytryptamin im Rattenhirn und den 72% von gebundenem Acetylcholin (WHITTAKER, 1964) im Meerschweinchenhirn. Die Acetylcholinbläschen waren von größerer Dichte als die 5-Hydroxytryptamin enthaltenden. Substanz X war zu einem größeren Teil in Partikel von etwas anderer Dichte gebunden, als die Acetylcholin und 5-Hydroxytryptamin enthaltenden Synaptosomen. Möglicherweise hat auch Substanz X synaptische Überträgerfunktion.

ζ) Verdauungskanal

Über Anatomie und Funktion des Magens bei Vertretern aus 21 Familien von Eulamellibranchiaten vgl. PURCHON (1958); über Darmfermente bei der Muschel *Lima hians* s. REID (1966). Der Darm beginnt mit einem kurzen Oesophagus, erweitert sich zum Magen und behält nach Verengung den gleichen Durchmesser bis zum After unter Bildung vieler verschlungener Windungen.

An dem den Herzbeutel und die Herzkammer durchbohrenden Darmabschnitt, dem einzigen mit äußerer longitudinaler und innerer Ringschicht aus glatten Muskelfasern, wirkte Acetylcholin typisch kontrahierend, eine Wirkung, die durch Physostigmin verstärkt wurde. Weder vor noch nach Acetylcholin konnten peristaltische Wellen an dem Darmstück festgestellt werden.

Die am Herzventrikel/Darmstück nach Acetylcholin beobachtete Tonussteigerung geht wahrscheinlich zum größten Teil auf die Kontraktion des Darmes zurück. Damit würde die für Acetylcholin ungewöhnliche ventrikuläre Tonussteigerung des Herzens als eine nur scheinbare ihre Erklärung finden. Dem ist aber nicht immer so; das Mytilusherz gehört zur Gruppe der auf Acetylcholin mit Tonussteigerung reagierenden Muschelherzen. Die Tonuszunahme am Darm nach Acetylcholin spricht mit einer gewissen Wahrscheinlichkeit für eine cholinerge Innervation, was auch für *Anodonta cygnea* — und die auf Acetylcholin viel empfindlichere *Mercenaria* (*Venus*) *mercenaria* (PROSSER, 1940) — gültig sein dürfte. In diesem Sinn spricht auch die für Acetylcholin sensibilisierende Wirkung des Physostigmins. Neue Untersuchungen von PROSSER, NYSTRÖM u. NAGAI (1965) und von NYSTRÖM (1967) über das mechanische und elektrische Verhalten der glatten Muskulatur von Invertebraten haben zu weiterer Aufklärung der Verhältnisse geführt. Danach gehen elektrische und mechanische Leitung im visceralen glatten Muskel bei Vertebraten von Faser zu Faser: sie sind unabhängig von Nerven, auch wenn die myenterischen Plexus die peristaltischen Reflexe vermitteln. Anders bei Invertebraten, wo bei kurz- und langfaserigen glatten Haltungsmuskeln von Mollusken, Sipunculiden und Echinodermen die Leitung ausschließlich über das Nervensystem geht. Über die Funktionsart der glatten Eingeweidemuskeln bei Invertebraten ist im übrigen so wenig bekannt, daß eine ausgedehnte systematische Aufklärung, wie sie durch PROSSER eingeleitet wurde, sehr am Platze wäre. Die Untersuchungen PROSSERS erfolgten an isolierten Stücken des Rectums zwischen Herz und Anus der Pelecypoden *Spisula* (*Mactra*) *solidissima* (Dillwyn) und *Mercenaria* (*Venus*) *mercenaria* L. Versuche *in vivo* wurden am Herzabschnitt des Rectums ausgeführt. Nach elektrischem Reiz konnten phasische und tonische Kontraktionen beobachtet werden. Die nervöse Erregung der glatten Muskulatur des Rectums erfolgte für tonisch und phasisch erregende Fasern vom Visceralganglion aus. Hemmende und tonisch erregende Fasern erhalten vom Cerebralganglion aus Impulse. Nervenzellen wurden zwischen den Epithel- und Muskelschichten des Darmes von *Mercenaria* beobachtet. GREENBERG u. JEGLA (1963) stellten am Rectum von *Mercenaria* fest, daß Acetylcholin sowohl tonische wie phasische Kontraktionen auslöste: mit Acetylcholin 3.10^{-6}M traten nur phasische Kontraktionen auf, mit Acetylcholin 10^{-5} sowohl phasische wie tonische: sehr niedrige Konzentrationen Acetylcholin, 10^{-10} bis 10^{-9}M, bewirkten Abnahme des Tonus und der spontanen Aktivität. GREENBERG u. JEGLA nehmen an, daß hohe Konzentrationen Acetylcholin direkt auf den Muskel wirken (?), während niedrige über Nervenendigungen Hemmungen hervorrufen. Durch 5-Hydroxytryptamin *über* 10^{-6} wurde der Tonus am Rectum von *Mer-*

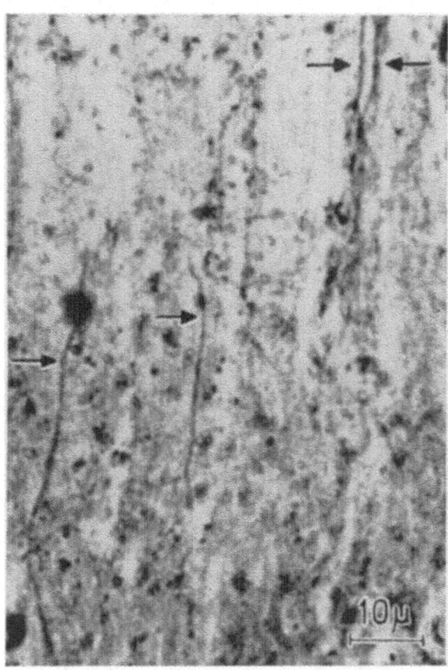

Abb. 66. Mikrophotographie von Nervenfasern → und einem Ganglion in der Wand des Rectums der Muschel *Tapes waltlingi*, an welcher die cerebro-visceralen Konnektive 4 Tage vor Herausnahme von Herz und Rectum durchschnitten worden waren. (Aus: J. W. PHILLIS 1966)

cenaria erhöht und rhythmische Kontraktion eingeleitet, möglicherweise durch Erregung cholinerger motorischer Nervenendigungen, vielleicht auch durch Erregung sensibler Schleimhautnerven? Die Leitungsgeschwindigkeit betrug bei *Spisula* 8,6 cm/sec. Das Rectum von *Spisula* scheint eine komplexe Innervation zu besitzen mit hemmenden und erregenden, phasischen und tonischen Nervenfasern. Erregung wurde durch Acetylcholin festgestellt. Es ist möglich, daß verschiedene Arten von Erregungsnerven vorliegen.

Die Funktionsweise des Magendarmkanals im Hinblick auf die Beteiligung von Überträgerstoffen ist bei Lamellibranchiaten (und bei Mollusken im allgemeinen) noch wenig geklärt. Auch wurde in den meisten Versuchen fast ausschließlich das Rectum als Testobjekt verwendet. Höhere Abschnitte des Verdauungskanals können auf Acetylcholin usw. ganz anders reagieren als das Rectum, wie das von anderen Tiergruppen, z. B. von Crustaceen und Fischen bekannt ist. Deshalb wäre eine umfassendere Untersuchung im angedeuteten Sinne erwünscht.

Weitere Aufklärung brachten Untersuchungen von PHILLIS (1966) am isolierten, mit glatter Ring- und Längsmuskulatur versehenen, von Visceralganglien aus innervierten und vereinzelt Ganglienzellen zwischen den Muskelfasern enthaltenden Rectum der Bivalve *Tapes waltlingi* (Abb. 66). In Konzentrationen von 10^{-9} bis 10^{-7} oder 10^{-6} g/ml (Abb. 67) hatte Acetylcholin ausgesprochene, mit der Konzentration steigende Hemmwirkung. Demgegenüber wirkte meist von 10^{-6}M an Acetylcholin erregend, hauptsächlich tonuserregend. Durch Physostigmin 10^{-5}M und Prostigmin 10^{-5}M wurden sowohl die hemmende als auch die erregende Wirkung des Acetylcholins verstärkt. Mytolon 10^{-6}M blockierte die hemmende Acetylcholinwirkung, während umgekehrt die erregende Wirkung durch Mytolon 10^{-6}M erleichtert und die Grenzkonzentration für erregende Wirkung des Acetylcholins herabgesetzt wurde. Durch höhere Mytolonkonzen-

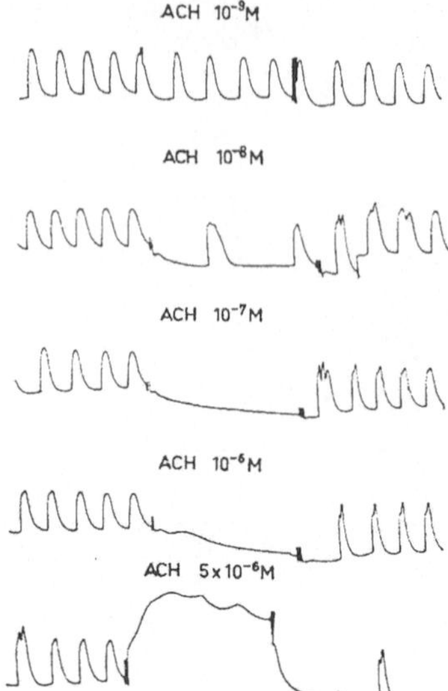

Abb. 67. Wirkung von Acetylcholin am isolierten Rectum der Muschel *Tapes waltlingi*. Niedrige Konzentrationen von 10^{-9} bis 10^{-6} µg/ml bewirken Hemmung des rhythmisch tätigen Darmes, höhere Konzentrationen von 10^{-5} µg/ml an Kontraktur. (Aus: J.W. PHILLIS 1966)

trationen $(5.10^{-4}M)$ wurde die erregende Wirkung des Acetylcholins unterdrückt. D-Tubocurarin hatte auf die hemmende Acetylcholinwirkung keinen Einfluß, dagegen wurde die erregende Wirkung stark gehemmt. Atropin $10^{-6}M$ bis $5.10^{-5}M$ und Hyoscin (Scopolamin) $5.10^{-5}M$ hatten nur geringen Hemmeffekt auf hemmende und fördernde Acetylcholinwirkungen. Acetylcholin oder ein acetylcholinähnlicher Stoff wurde im Rectum von *Tapes* durch PHYLLIS nachgewiesen.

P-Substanz konnte bei *Mytilus edulis* (Ganztier) durch DAHLSTEDT et al. (1959) nur spurenweise ($< 0,01$ E/g) nachgewiesen werden.

η) Aminosäuren bei Lamellibranchiaten

β-Aminoisobuttersäure wurde in Organen von *Mytilus edulis* durch AWAPARA u. ALLEN (1959) aufgefunden und zwar, in µmol/100/g Frischgewebe: Mantel 44, Kiemen 103, Eingeweide 62, Fuß 93: daneben auch β-Alanin. Beide Aminosäuren kommen als Abbauprodukte von Thymin und Uracil in Frage. (Vgl. auch LANGE, 1963).

ϑ) Gewebewachstumshemmende Substanzen

SCHMEER (1964) stellte im Extrakt von *Mercenaria mercenaria* gewebewachstumshemmende Substanzen fest, die gegen gewisse bösartige Geschwülste, wie Krebs-2 Carcinom (SCHMEER u. BERRY, 1965a, b) und Sarkom 180 (SCHMEER u. HUALA, 1965) sich als wirksam erwiesen. Weiteres über die Eigenschaften der Mercenen genannten Substanz s. SCHMEER (1966). Ein wachstumshemmender Stoff, ebenfalls Mercenen genannt, war auch in *Mercenaria campechensis* nachweisbar (SCHMEER u. BERRY, 1965b; SCHMEER, 1966; SCHMEER, HORTON u. TANIMURA, 1966; NIGRELLI et al., 1967).

Zusammenfassung über Lamellibranchiata

Das *Herz* von Lamellibranchiern, aus einer Kammer und zwei Vorhöfen bestehend, untersteht extrakardialen Nerven, wobei Reizung der vom Bauchganglion ausgehenden Nerven Hemmung der Vorhöfe und Herzkammer bedingen; diese Hemmnerven sind bei einer Reihe von Arten wahrscheinlich cholinergisch. Das Herz selbst mancher Muscheln (*Mercenaria* (*Venus*) *mercenaria* u. a.) wird durch Acetylcholin gehemmt; andere Arten reagieren auf Acetylcholin mit Amplitudenvergrößerung und Tonuszunahme. Ob solche Verschiedenheiten im Verhalten des Herzens auf gattungs- oder familienspezifische Unterschiede der betr. Tiere zurückzuführen oder individuell-artlicher Natur sind, ist nicht genügend sichergestellt. Auch ist nicht bekannt, ob das Herz von Muscheln, das cholinergisch im Sinne der Hemmwirkung auf Acetylcholin empfindlich ist, über einen Schrittmacher im Vorhof verfügt, oder ob der Muskel direkt auf Acetylcholin reagiert, was wahrscheinlich ist. Die Verhältnisse scheinen anatomisch-physiologisch sehr unterschiedlich zu sein. Ganglien wurden im Vorhof des Venusherzens bisher nicht festgestellt, wohl aber bei anderen Lamellibranchiern. Für *Mercenaria mercenaria* ist die cholinergische Natur des Herzens einigermaßen sichergestellt, so daß Acetylcholin mit großer Wahrscheinlichkeit den hemmenden Überträgerstoff bildet. Die *myogene* Natur des Muschelherzens, wie früher allgemein angenommen, darf trotz vielfältiger Beobachtungen über die Hemmwirkung des Acetylcholins nicht verallgemeinert werden, was aus den Befunden von PILGRIM deutlich hervorgeht.

Der *Adductormuskel* (Schließmuskel) ist bei manchen Muscheln in seinem glatten und quergestreiften Anteil von einem vom Visceralganglion ausgehenden Nervenplexus durchzogen. Das elastische Protein des glatten und quergestreiften Muskels, soweit es sich um ATP-empfindliches Aktomyosin handelt, dient ausschließlich der phasischen Muskelkontraktion, während Tropomyosin A (Paramyosin) für die (viscöse) Tonusleistung verantwortlich ist. Ob der quergestreifte und glatte Anteil des Schließmuskels Acetylcholin bilden und enthalten, scheint nicht bekannt zu sein. Der quergestreifte Muskel ist auf Acetylcholin anscheinend unempfindlich. Demgegenüber reagiert der glatte tonische Muskel mit Erregung.

Der *glatte Fußmuskel* von Muscheln ist physiologisch und pharmakologisch wenig untersucht. Ob er Acetylcholin bildet oder darauf empfindlich ist, wissen wir nicht. Auch über Cholinesterasen sind wir nicht orientiert.

Der *Byssusretractor* besteht aus glatter phasischer und Tonusmuskulatur und enthält (bei *Mytilus edulis*) einen durch Visceralnerven innervierten und einen nichtinnervierten Anteil, die beide auf Acetylcholin im Sinne der tonischen Kontraktion (unter Depolarisation) empfindlich sind. Durch Physostigmin wurde die Wirkung verstärkt, durch Atropin mäßig, durch D-Tubocurarin erheblich abgeschwächt, was auf einen cholinergen Mechanismus hinweist. Acetylcholinesterase wurde im Muskel und in den Nerven nachgewiesen. Dekontraktionsbefördernd wirkte 5-Hydroxytryptamin. Der Byssusmuskel erwies sich auch auf Acetyl-β-methylcholin und Carbaminoylcholin, wenn auch schwächer, empfindlich. Im Gegensatz zum Adductor-Fuß- und Siphonenmuskel zeigt der Byssusretractor von *Mytilus edulis* einwandfrei cholinerge Eigenschaften. Eine Verallgemeinerung dieses Befundes auf die Klasse der Lamellibranchier ist nicht statthaft, solange nicht an einer größeren Anzahl von Muschelarten entsprechende Feststellungen erhoben wurden. Daß der Byssusretractor cholinerge Eigenschaften besitzt, steht mit der Innervation über das Visceralganglion in Beziehung, das bei Invertebraten oft cholinerg reagiert und mit der entsprechenden parasympathischen Innervation von Vertebraten homologisiert oder wenigstens analogisiert werden darf.

Kiemenplatten und Cilien: An den muskel- aber nicht nervenfreien Kiemenplatten von *Mytilus edulis*, in welchen Acetylcholin, Acetylcholinesterase und Cholinacetylase nachgewiesen wurden, besteht hinsichtlich Cilienbewegung ein cholinerger Mechanismus, bei welchem der Cilienschlag durch Acetylcholin gesteuert wird. Auch hier handelt es sich um ein Organ, das vom Visceralganglion aus seine Innervation erhält.

Zentralnervensystem: Acetylcholin wurde im Zentralnervensystem nachgewiesen. Ob es synaptische Funktionen besitzt, wie das bei Gastropoden (*Aplysia*) festgestellt wurde, kann nur vermutet werden.

Wir haben es bei Lamellibranchiaten mit Organismen zu tun, bei denen cholinerge Mechanismen vorkommen (Herz, Cilion, Byssusmuskel, Zentralnervensystem (?) Verdauungskanal (?). Weitere Untersuchungen an einer größeren Zahl von Muschelarten könnten uns darüber orientieren, ob wir es mit durchgängig gleichartigen Verhältnissen zu tun haben, oder ob gattungs- und familienspezifische, vielleicht nur artspezifische Unterschiede im Hinblick auf die Funktion des Acetylcholins als cholinerger Überträger zu erwarten sind. Ähnliche Fragen stellen sich auch hinsichtlich Adrenalin/Noradrenalin (S. 676) und vor allem in bezug auf 5-Hydroxytryptamin (S. 798).

Verdauungssystem: Soweit wir darüber orientiert sind, hat der Darm wahrscheinlich cholinerge Eigenschaften, indem Acetylcholin auf denselben kontrahierend wirkt und Physostigmin die Kontraktion verstärkt. Möglicherweise steht das ganze vom Visceralganglion aus kontrollierte Eingeweidesystem mit Ausnahme des negativ cholinergen Herzens, wie bei Vertebraten, unter dem cholinerg fördernden Einfluß des Acetylcholins. Doch fehlen uns vorläufig genügend Feststellungen, welche in eindeutiger Weise für einen positiv cholinergen Mechanismus sprechen.

Damit sind die Möglichkeiten hormonaler Steuerung bei Lamellibranchiaten nicht erschöpft. Denn es konnte beispielsweise an *Mytilus edulis* nicht nur gezeigt werden, daß auch Adrenalin eine starke Beschleunigung der Cilienbewegung hervorruft, sondern daß die Extrakte der Kiemenplatten eine adrenalinähnliche Substanz enthalten. Daß Adrenalin die Wirkung von Acetylcholin zu verstärken vermag, weist auf Zusammenhänge hin, die nicht in jeder Hinsicht aufgeklärt sind. Der umgekehrte Fall, die Steigerung der Noradrenalinwirkung durch Acetylcholin hat bei Vertebraten durch BURN u. RAND (1962) eine befriedigende Erklärung gefunden. Als möglicher Überträgerstoff tritt 5-Hydroxytryptamin bei Lamellibranchiaten ins Spiel.

c) Klasse: Cephalopoda, Kopffüßler (Abb. 68)

a) *Unt. kl. Tetrabranchiata Ord. Nautiloidea: Nautilus pompilius*
  Ord. Ammonoidea: Ammoniten (ausgestorben)

b) *Unt. kl. Dibranchiata*, Tintenfische
  Ord. Decapoda: Sepia officinalis Loligo vulgaris
  Ord. Octopoda: Octopus vulgaris Eledone moschata

Cephalopoda, Kopffüßler. Die Cephalopoden erreichen morphologisch in mancher Hinsicht auffallende Ähnlichkeit mit Wirbeltieren: knorpelige Schädelkapsel mit Augenhöhlen; Augen mit Iris, Pupille, Cornea, Linse, Glaskörper und Cilarkörper; seitliche Flossen mit Knorpelstütze. Die Frage der Homologie der Cephalopoden mit Vertebraten bildete das Grundthema des Pariser Akademiestreites von 1830 zwischen Cuvier und Geoffroy-Saint Hilaire. (vgl. zur Phylogenie der Cephalopoden: NAEF, 1923).

Der Körper der Cephalopoden zerfällt in Kopf und Rumpf. Die terminale Mundöffnung ist bei Octopus von 8 gleichartigen Armen umgeben, die mit zahlreichen Saugnäpfen besetzt sind. Die decapoden Tiere haben neben den 8 gleichartigen, Saugnäpfe tragenden Armen oder Füßen noch 2 andersgestaltete Tentakel. Unterhalb der Arme liegen die beiden großen, an Wirbeltieraugen erinnernde Augen.

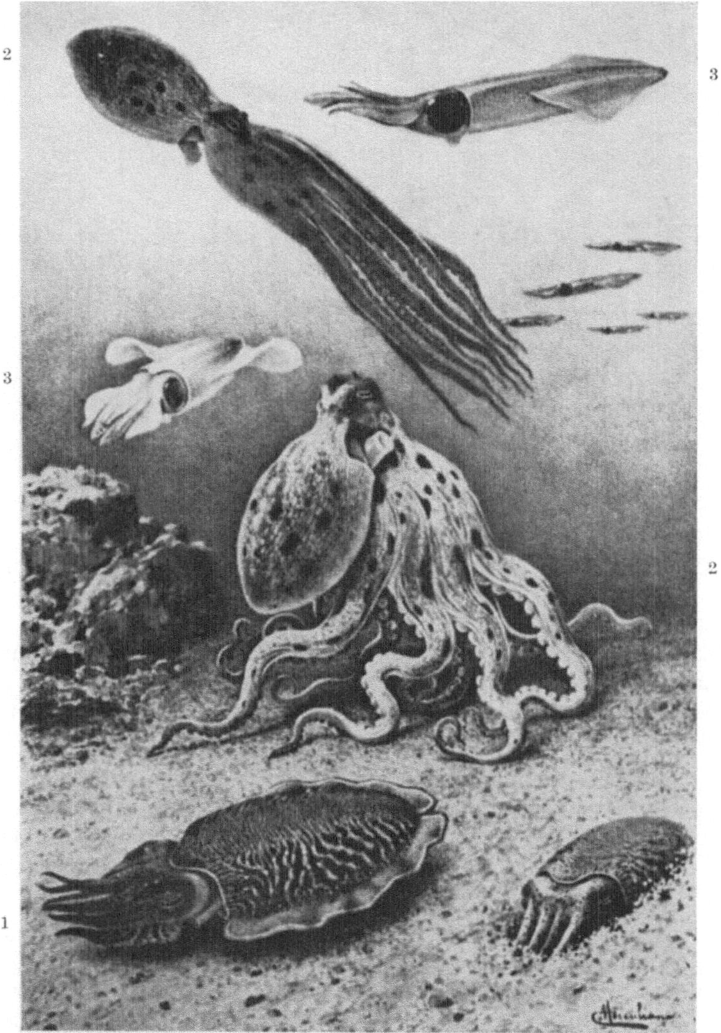

Abb. 68. *Tintenfische.* *1* Sepie, *Sepia officinalis* (L.); *2* Pulp, *Octopus vulgaris* (Lam.), unten auf den Armen laufend, oben durch Rückstoß schwimmend; *3* Kalmar, *Loligo vulgaris* (Lam.). (Aus: R. HESSE u. H. DOFLEIN 1910)

Abweichend davon gestaltet, auch hinsichtlich Augenanlage, sind die mit zahlreichen Tentakeln ohne Saugnäpfe ausgestatteten, nur noch in 4 Arten vertretenen *Nautilidae*, welche (Nautilus) eine glatte, gekammerte, spiralig gewundene Schale besitzen. Unter den fossilen Cephalopoden sind in vielen Arten Nautiliden und Ammoniten vertreten. Letztere erreichten ihren Höhepunkt im Mesozoicum. Zur Biologie der Tintenfische vgl. LANE (1960).

α) Herz und Gefäßsystem

Der Herzmuskel ist, wie bei manchen Lamellibranchiaten und Gastropoden, *quergestreift*, während die Herzmuskulatur der meisten bekannten Mollusken vom helicalen oder vom „klassischen" glattmuskeligen Typus ist.

Das Blut wird durch zweierlei Herzen in Gang gesetzt. Das Körperherz besteht bei den Tetrabranchiata (*Nautilus pompilius*) aus 4 Vorkammern, bei den Di-

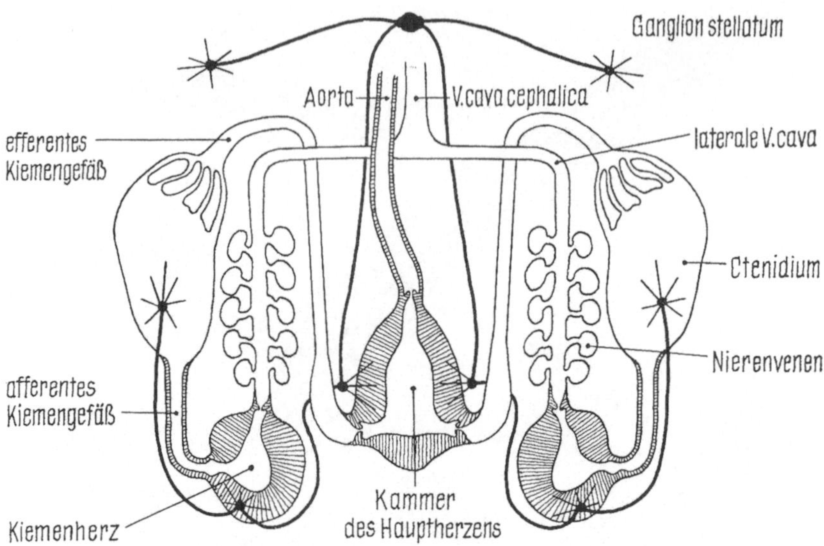

Abb. 69. Schematische Darstellung des zentralen Gefäßsystems bei *Octopus dofleini*. (Aus: K. JOHANSSEN u. A. W. MARTIN 1962)

branchiata, sowohl Decapoden wie Octopoden, aus 2 Vorkammern, welche von den 4, resp. 2 Kiemen (Ktenidien) das arterielle Blut beziehen, und einer medianen Kammer, welche vor und rückwärts Aorten abgibt, die in ein gut entwickeltes Capillarsystem der Organe übergehen.

An der Basis der Kiemen befinden sich die paarigen Kiemenherzen, welche das venöse Blut in diese hineinpumpen. Sie erhalten das Blut aus dem Körperkreislauf durch ein vorderes und hinteres Gefäß zugeführt, die Venae cavae, von denen sich jede in einen linken und rechten, die Kiemenherzen versorgenden Ast gabelt (Abb. 69).

Der fast geschlossene Kreislauf von Cephalopoden macht sich dadurch geltend, daß das Blutvolumen im Verhältnis zum Körpergewicht viel geringer ist als bei Schnecken und Muscheln und nach MARTIN (1958) z.B. bei *Octopus honkongensis* nur 5,7% betrifft. Die Herzfrequenz von *Octopus dofleini* beträgt nach JOHANSEN u. MARTIN (1962) bei 7—9° 8—18/min, der Aortendruck unter normalen Bedingungen 45—70 cm Wasser mit einem Pulsdruck von 20 cm Wasser. Der Druck in den afferenten Branchialgefäßen variiert zwischen 25—50 cm Wasser systolisch und etwa 15 cm diastolisch, in den efferenten Branchialgefäßen systolisch 10—25, diastolisch 5—15 cm Wasser, in der Vena cava cephalica zwischen 0—17 cm Wasser mit einem Pulsdruck von 3—5 cm Wasser.

Bei Bewegung nehmen Pulsdruck und diastolischer Druck in der Aorta stark zu; die Herzfrequenz steigt oft sehr stark an.

Nach VON SKRAMLIK (1929a, b, 1941), NOLL (1929) nehmen alle Abschnitte des Gefäßsystems an der Blutbewegung aktiven Anteil. Alle Venen sind contractil, peristaltische Wellen erzeugend. Die Branchialherzen, welche das venöse Blut aufnehmen, pumpen es in die Ktenidien. Nach Durchtritt durch diese tritt das Blut in die efferenten Branchialgefäße und wird von diesen in die Herzkammer gepumpt (die Mantelhöhlenkiemen der Mollusken nennt man Ktenidien oder Kammerkiemen).

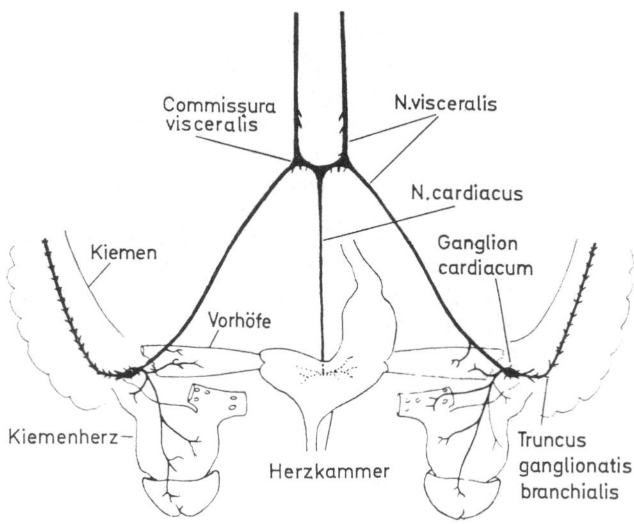

Abb. 70. Anordnung der Herznerven bei *Sepia officinalis* Rückenansicht. (Aus: J.S. ALEXANDROWICZ 1960)

Die Hauptmomente des Kreislaufs sind nach JOHANSEN u. MARTIN (1962) folgende:

1. als aktive Zirkulationspumpen dienen das Hauptherz (Kammer) und die beiden Branchialherzen.

2. eine passive Pumpe, die hauptsächlich durch die Atemtätigkeit der Kiemen in Betrieb gehalten wird.

3. propulsive Gefäße (vgl. SMITH, 1962; MISLIN u. KAUFMANN, 1948).

4. „Windkesselgefäße" oder Kontraktionskammergefäße, welche aus den größeren Arterien und den afferenten Branchialgefäßen bestehen.

5. die Widerstandsgefäße mit Arteriolen und Capillarabschnitten.

6. Capillaren als Austauschgefäße.

7. Die Kapazitätsgefäße, die aus den größeren Venen und Sinusen und z.T. den efferenten Branchialgefäßen bestehen.

Wir verdanken ALEXANDROVICZ (1960) die Aufklärung über die Herzinnervation bei *Sepia officinalis* (Abb. 70). An der Herzinnervation von *Sepia officinalis*, sowohl des eigentlichen Herzens wie der Kiemenherzen, sind zwei Systeme von Neuronen beteiligt, das eine hat seinen Ursprung im Zentralnervensystem, das andere im Herzganglion, resp. im Ganglion des Kiemenherzens, auch als zweites Herzganglion oder Branchialganglion bezeichnet. Die Gesamtzahl der Herzneuronen wurde auf 1600 geschätzt, wovon der Herzventrikel allein mehr als 800 Fasern enthält, während beide Vorhöfe und beide Kiemenherzen zusammen mindestens ebensoviel bekommen. Die Innervation des Krebs- und Insektenherzens ist demgegenüber sehr bescheiden und betrifft in der Regel bei dekapoden Crustaceen nur 9 (bei *Astacus*), bei Insekten wohl höchstens 40 Neurone. Über eine reflektorische Regulation des peripheren Kreislaufes bei Cephalopoden vgl. MISLIN (1950). Das Elektrokardiogramm von *Octopus vulgaris* s. Abb. 71.

Wird der Herzventrikel von *Sepia* isoliert herausgenommen, werden dadurch alle Neurone entzweigeschnitten, so daß im Ventrikel nur Nervenfasern verbleiben, da alle Nervenzellen im Herzganglion außerhalb des Herzens vereinigt sind. Das extrakardial gelegene Herzganglion von *Sepia* hat offenbar die Funktion der lokalen intrakardialen Ganglien bei Arthropoden. Die Herznerven der Cephalopoden entstammen teils den Visceralganglien des Gehirns, teils dem Herzganglion, dessen als Herznerv (N. cardiacus) bezeichneter Nerv die Ventrikelwand durchbricht, im Herzinnern als kurzer Nervenstamm erscheint und Nerven nach allen Seiten in die Herzmuskulatur aussendet, alle Muskelfasern innervierend. Zwischen diesem Nervenbereich und demjenigen der Vorhöfe und Arterien besteht keine Verbindung. Ganglienzellen konnten im Ventrikel nicht gefunden werden. Der zu den Vorhöfen führende Hauptnerv entspringt mit denjenigen für die Versorgung der Kiemenherzen dem Herzganglion. Ein kleinerer Nerv kommt vom visceralen Stamm. Beide Nerven enthalten Fasern, die entweder vom Gehirn oder vom Herzganglion ihren Ursprung haben. In beiden Vorhöfen sind (lateral) mindestens 50 Ganglienzellen nachweisbar. Ein stärkerer und einige dünne Nerven verlaufen vom Herzganglion zu den beiden Kiemenherzen, die keine Ganglienzellen enthalten.

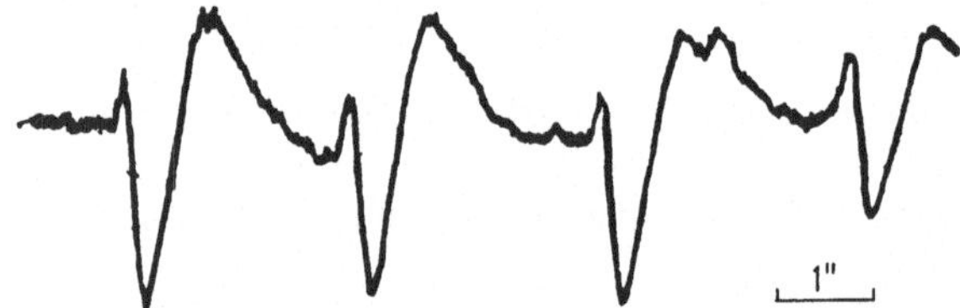

Abb. 71. *Elektrokardiogramm eines Tintenfisches (Octopus).* (Aus: C.L. PROSSER 1952)

Im Herzganglion finden sich glomeruläre Strukturen, wahrscheinlich Nervenfasern, die in synaptischer Verbindung miteinander stehen. Das Herzganglion vermittelt offenbar über seinen reichen Nervenbestand die Koordination der rhythmischen Tätigkeit der verschiedenen Herzen. Die vom Zentralnervensystem ausgehenden Impulse können den Herzen direkt (ein Neuron) oder über ein zweites Neuron, das Herzganglion, zugeführt werden (vgl. auch FRÉDÉRICQ u. BACQ, 1939, 1940; PFEFFERKORN, 1915; ARVANITAKI, FESSARD u. KRUTA, 1936; KRUTA, 1935, 1936), FUCHS (1895).

β) Acetylcholin und Adrenalin am Cephalopodenherzen

Bei Dibranchiaten, sowohl Octopoden (*Octopus, Eldone*) als Decapoden (*Loligo, Sepia*) wirkte Acetylcholin am Hauptherzen hemmend und frequenzverlangsamend, Adrenalin und Noradrenalin positiv ino- und chronotrop. Förderndes Herzhormon der Cephalopoden dürfte aber in erster Linie 5-Hydroxytryptamin sein (s. S. 812). Nach BACQ (1934), FRÉDÉRICQ u. BACQ (1940) wirkte Acetylcholin 10^{-9} auf den isolierten (medianen) Ventrikel des Kalmar, *Loligo pealii*, negativ chrono- und inotrop. Acetylcholin 10^{-7} führte zu diastolischem Stillstand. Atropin 10^{-6} zeigte ebenfalls negativ ino- und chronotrope Wirkung. Selbst hohe Atropindosen hatten auf die Wirkung des Acetylcholins keinen Einfluß. Acetylcholin 500 μg i. v. bewirkte nach JOHANSEN u. HUSTON (1962) am intakten *Octopus dofleini* starke Frequenzverlangsamung des Herzschlages (Körperherz) und des Rhythmus aller contractilen Elemente des Gefäßsystems. Dabei war, ähnlich wie mit Adrenalin (s. S. 677) ein erhöhter Pulsdruck in fast allen contractilen Segmenten des Gefäßsystems festzustellen. Die depressive Wirkung des Acetylcholins machte sich vor allem am Körperherzen bemerkbar, viel weniger auf die Gefäßperipherie. Durch Physostigmin wurde die Wirkung des Acetylcholins nicht merkbar verstärkt.

Reizung eines Visceralnerven führte zur Herzverlangsamung (*Octopus*). Cephalopoden verfügen wahrscheinlich auch über herzbeschleunigende Nerven. KRUTA (1936) stellte am isolierten Ventrikel von *Sepia officinalis* fest, daß 0,2 mg Atropin in Seewasser negativ inotrop und chronotrop wirkte, während höhere Dosen den Herzrhythmus beschleunigten. Im allgemeinen wurde aber die herzhemmende Acetylcholinwirkung durch Atropin, nach Acetylcholin gegeben, verstärkt. Die herzhemmende Wirkung des Acetylcholins am Herzen von dibranchiaten Cephalopoden — über das Herzverhalten dem Acetylcholin gegenüber sind wir bei den tetrabranchiaten Nautiliden nicht orientiert — entspricht derjenigen mancher Lamellibranchiatenherzen.

Ist uns die Acetylcholinempfindlichkeit des Tintenfischherzens im Sinne der Herzhemmung einigermaßen bekannt, fehlen nähere Angaben über Acetylcholin, Acetylcholinesterase- und -Cholinacetylaseaktivität des Herzens, aus denen Schlußfolgerungen auf die physiologische Funktion des Acetylcholins am Herzen gezogen werden könnten. Es ist einzig bekannt, daß das Herz von *Octopus vulgaris* und *Sepia officinalis* kleine Mengen Acetylcholin zwischen 0,1 und 0,2 μg/g Frischgewicht enthält. Ob auch die Kiemenherzen auf Acetylcholin empfindlich sind, scheint nicht untersucht worden zu sein (vgl. auch LUISADA, 1932). Über die Pharmakologie des Cephalopodenherzens KRUTA (1936).

FRÉDÉRICQ u. BACQ (1939) gelang es nicht, nach faradischer Reizung des Visceralnerven des isolierten Herzens von *Octopus vulgaris* und *Eledone moschata* am eserinisierten, auf Acetylcholin sehr empfindlichen Muskel der Holothurie *Stichopus regalis*, Acetylcholin in der Durchströmungsflüssigkeit nachzuweisen. Durch Coffein 2.10^{-3} wurden Herz und Muskel der genannten Cephalopoden für die Wirkung des Acetylcholins sensibilisiert, wobei sich der Muskel von *Eledone* empfindlicher erwies. Coffein 2.10^{-3} verstärkte und verlängerte reversibel die hemmende Wirkung des rhythmisch gereizten Visceralnerven auf das Cephalopodenherz.

γ) Nervensystem

Dicht hinter dem Schlundkopf wird der Darm von den eng verbundenen Hauptganglien des Nervensystems umfaßt. Eine dorsale einheitliche Masse bilden die Hirnganglien. Ventral liegen die mit den Hirnganglien durch breite Kommisuren verbundenen und voneinander wenig geschiedenen Pedal- und Visceralganglien (Visceropleuroparietalganglien). Dazu kommen die auch bei Schnecken und manchen Muscheln vorhandenen oberen und unteren Buccalganglien (Abb. 72).

Von den Pedalganglien geht das Brachialganglion aus, welches Nerven an die Arme abgibt.

Die größten Nervenknoten stellen die Ganglia optica dar, welche in den Verlauf des vom Hirn kommenden N. opticus eingeschaltet sind. Groß sind auch die an den Mantelfalten sitzenden Ganglia stellata oder Mantelganglien. Ein unpaares „sympathisches" Ganglion nimmt die Stelle ein, wo der Dünndarm aus dem Magen entspringt. Es bildet einen Teil des stomatogastrischen Konnektivs. Cerebral-, Pedal-, Visceral- und Augenganglien sind vom Kopfknorpel umhüllt. Über das Nervensystem der Tentakel von Cephalopoden vgl. ROSSI u. GRAZIADEI (1956). MISLIN (1955) hat sich eingehend mit den rhythmischen Spontanentladungen im Zentralnervensystem von Tintenfischen befaßt. Auch isolierte Arme dieser Tiere zeigten rhythmisch-periodische Entladungssalven, was die Annahme von ROSSI u. GRAZIADEI, daß die Tentakelnerven mit ihren Ketten von Ganglienzellen einem „peripheren Rückenmark" entsprechen, zu stützen vermag.

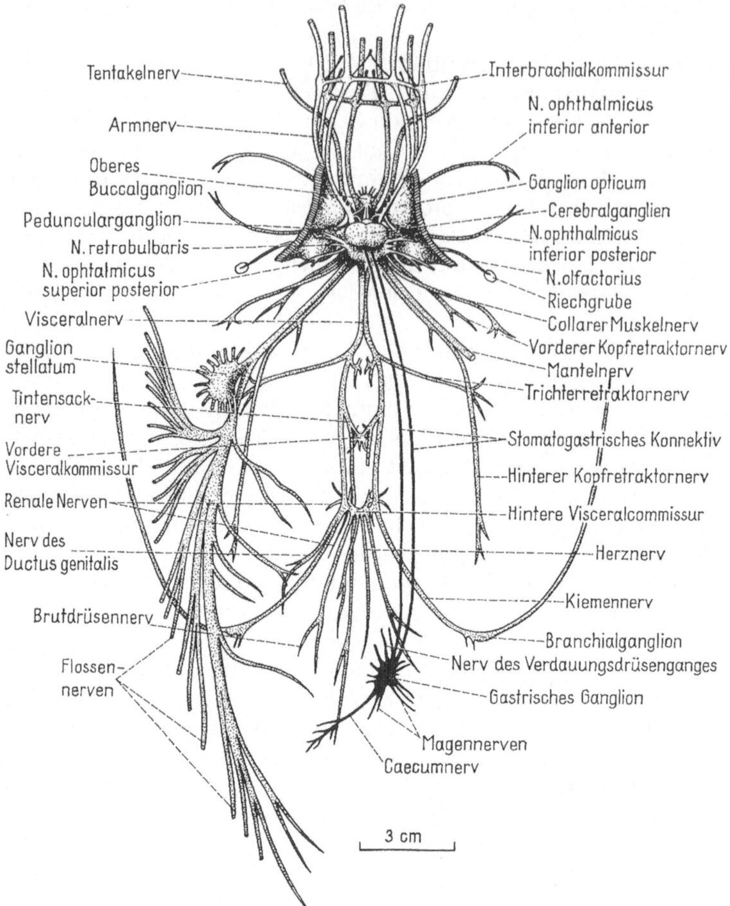

Abb. 72. Nervensystem von *Sepia officinalis* (dorsale Sicht). Rechtes Ganglion stellatum und Flossennerven weggelassen. Stomatogastrisches System schwarz. (Aus: TH. H. BULLOCK u. G. A. HORRIDGE 1965; HILLIG nach TOMPSETT 1939)

δ) Riesennervenfasern bei Cephalopoden

Wir verdanken YOUNG (1938, 1939) die Aufklärung der Makro- und Mikroanatomie des Nervensystems von Tintenfischen. Bei *Decapoden*, nicht bei Octopoden, liegen am hinteren Ende des Pedalganglienteils des Gehirns ein Paar Riesenganglienzellen, deren Fortsätze sich verschmelzen und kreuzen und sich dann im visceralen Teil des Gehirns mit Zellfortsätzen synaptisch verbinden, welche in die Mantelnerven auslaufen. Diese treten in den Ganglia stellata oder Mantelganglien mit einer weiteren Serie von Riesennervenfasern synaptisch in Verbindung (Abb. 73). (Vgl. auch STAUB, 1954; RICHARDS et al., 1943; BRYANT, 1958).

Vom Ganglion stellatum aus versorgen einige Dutzend Nerven die Mantelmuskeln. Jeder dieser Nerven enthält eine Riesennervenfaser von etwa 800μ Durchmesser neben einer großen Zahl Nervenfasern von 1μ Durchmesser. Jede dieser Riesennervenfasern 3. Ordnung entsteht durch Verschmelzung der Fortsätze von 300—1500 Nervenzellen des Ganglion stellatum.

HODGKIN (1958) hat in seiner Croonian lecture eine zusammenfassende Darstellung von der Funktion der Riesennervenfasern der Wirbellosen und der Nerven-

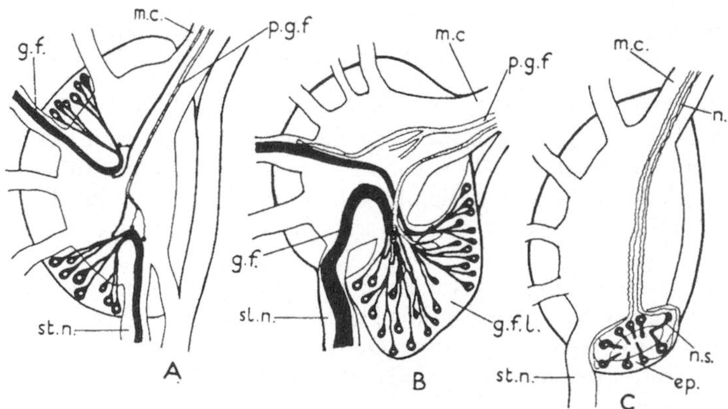

Abb. 73. Ganglion stellatum *A* von *Sepia*, *B* von *Loligo*, *C* von *Eledone*. *mc* Mantelkonnektiv (vom Gehirn her); *p.g.f.* präganglionäre Faser; *ep.* epistellarer Lobus; *st. n.* Stellarnerv (Aus: C.L. PROSSER, Editor 1952; Nach J.Z. YOUNG 1938)

fasern überhaupt unter Hervorhebung der elektrophysiologischen (und Ionen)-Verhältnisse gegeben. Vgl. auch HODGKIN, A.F. HUXLEY u. KATZ (1952), HODGKIN u. A.F. HUXLEY (1952a, b, c, d). In der letztgenannten Arbeit werden die Resultate der vorausgehenden zusammengefaßt und die grundlegende Feststellung gemacht, daß die Reaktionen der isolierten Riesennervenfaser von *Loligo forbesi* auf elektrische Reize auf reversiblen Permeabilitätsänderungen für Natrium und Kalium beruhen, die durch Änderungen des Membranpotentials bedingt sind. Weitere Arbeiten von KEYNES u. LEWIS (1951), KEYNES (1951), HODGKIN u. KEYNES (1953, 1957) befassen sich mit den quantitativen Verhältnissen des Na^+, K^+ und Ca^{++}-Durchtrittes von radioaktivem Na^+ K^+ und Ca^{++} durch die Membran der Riesennervenfasern von *Sepia officinalis* und *Loligo forbesi*. Vgl. auch FRANKENHAEUSER u. HODGKIN (1957), CALDWELL u. HODGKIN (1960), TAKEUCHI u. TAKEUCHI (1962). Diese und andere Untersuchungen bilden die Grundlage für die Frage, ob Acetylcholin oder andere Überträgerstoffe in Riesennervenfasern von Cephalopoden an der Erregungsübertragung und am Ionenaustausch irgendwie beteiligt sind. Vgl. auch BOZLER (1927a) über die Funktion des Stellarganglions bei Cephalopoden, GRAZIADEI (1959) über die interneuronalen Verbindungen im Stellarganglion von *Sepia officinalis*, FRÖHLICH (1910). TEN CATE (1929) und GRAY (1960) über das Mantelganglion als Reflexorgan bei Cephalopoden. Im weiteren wurde durch HODGKIN (1958), STÄMPFLI (1956), WEIDMANN (1951) u. a. die Erregungsleitung in den Riesenaxonen von Cephalopoden elektrophysiologisch aufgeklärt.

HAGIWARA u. TASAKI (1958) untersuchten speziell die Impulsabgabe durch die axoaxonale Synapse der Riesennervenfaser aus dem Ganglion stellatum von *Loligo*. Mit intracellulären Mikroelektroden wurden hyper- und depolarisierende Stromstöße über die Membran der prä- und postsynaptischen Faser geleitet; bei keinem dieser Versuche breiteten sich die Ströme elektrotonisch über die Synapse aus. Das synaptische Potential kann dementsprechend nicht durch direkte elektrotonische Ausbreitung des präsynaptischen Aktionsstromes entstehen. Wurde eine Mikroelektrode in kleinen Schritten durch die Synapsenregion vorgeschoben, ließ sich ein Zwischenraum zwischen prä- und postsynaptischem Axon nachweisen, in dem kein Ruhepotential, sondern nur entsprechende prä- und postsynaptische Potentiale meßbar waren. Dieser Zwischenraum entspricht der von ROBERTSON elektronenoptisch beobachteten schmalen Gewebeschicht zwischen den beiden Axonen. Wurde das Potential der postsynaptischen Faser durch elektronische Gegenkupplung auf einem konstanten Niveau gehalten (voltage-clam-Methode) war während der Aktivierung der Synapse ein einwärts gerichteter Strom in der Synapsenregion der postsynaptischen Membran nachweisbar. Dieser Strom erzeugt normalerweise das postsynaptische Potential, das wiederum die fortgeleiteten Aktionsströme auslöst. Kleine Änderungen in der Höhe des präsynaptischen Potentials verursachten erhebliche gleichsinnige Änderungen des postsynaptischen Potentials. Diese elektrophysiologischen Befunde stützen die Ansicht, daß die postsynaptische Membran durch eine Überträgersubstanz depolarisiert wird (vgl. auch FRÖHLICH, 1910, 1910a; BAGLIONI, 1905).

Wie GRUNDFEST et al. (1952) an Nervenaxonen von *Loligo pealii* feststellten, wurde durch Stilbamidin die Leitfähigkeit des Tintenfischnerven blockiert, nicht dagegen durch D-Tubocurarin. Von cholinesterasehemmenden Stoffen wurde die Nervenleitfähigkeit durch Physostigmin gehemmt, nicht aber durch Prostigmin, was offenbar mit mangelnder Penetrationsfähigkeit des nur wasserlöslichen Prostigmins zu tun hat.

Bei Mikroinjektion dieser Substanzen in den elektrisch gereizten Nervenstamm und Registrierung der Aktionspotentiale blockierten alle genannten Stoffe gleichermaßen reversibel die nervöse Leitung. Die für die Substanzen verwendeten Lösungsmittel beeinflußten die Nervenleitfähigkeit nicht. Die neurale Unwirksamkeit von D-Tubocurarinchlorid bei lokaler Applikation ist durch das schlechte Eindringungsvermögen zu erklären. Die für die Hemmung der Nervenleitung notwendigen Dosen von Acetylcholin und D-Tubocurarinchlorid lagen unterhalb einer an der neuromuskulären Synapse wirksamen Dosierung. Vgl. auch HAGIWARA u. TASAKI (1957).

Eine zusammenfassende Darstellung über die Elektrophysiologie der Riesennervenfasern von Cephalopoden verdanken wir SCHMITT u. GESCHWIND (1957). Vgl. auch FLOREY (1963) über Acetylcholin im Nervensystem von Invertebraten.

Die Aktivität der Acetylcholinesterase im Mantelnerven von *Loligo* ist sehr klein (0,25 mg Acetylcholin pro 100 mg/Std, in einer Riesennervenfaser von *Loligo* nur 0,15 mg in der Nervenhülle derselben 0,42 mg pro 100 mg/Std (NACHMANSOHN u. MEYERHOF, 1941).

Bei *Sepia officinalis* ist das Acetylcholinbildungsvermögen der Retina und retinaler Nerven gleich null, das des großen optischen Ganglions mit 1635 μg Acetylcholin/g Trockengewicht des wäßrigen lyophilisierten Extraktes (FLOREY u. FLOREY, 1954) dagegen sehr hoch. Es wäre daran zu denken, ob der durch Umrath in den Augennerven von Invertebraten festgestellte sensible Erregungsstoff Opticin bei Cephalopoden als Überträgerstoff eine Rolle spielen könnte, während das optische Ganglion unter dem Einfluß des Acetylcholins stehen würde.

Nach GEREBTZOFF (1956) fand sich Acetylcholinesterase bei den rasch und kräftig schwimmenden Decapoden *Sepia officinalis* und *Loligo vulgaris* reichlich in den Synapsen (Ganglien), in den Riesennervenfasern dagegen nur wenig an der perineuralen Scheide, während bei den langsam sich bewegenden Octopoden *Octopus vulgaris* und *Eledone moschata* das Enzym (nach histochemischer Bestimmung) die Neuriten als Scheide ganz umgibt, wobei es an den Synapsen reichlicher vorhanden war als an der Oberfläche der Nervenfasern.

Bei dem hohen Gehalt an Acetylcholin und Acetylcholinesterase in bestimmten Teilen des Nervensystems von Cephalopoden, insbesondere in Ganglien, was sowohl an Octopoden wie an Decapoden nachgewiesen wurde, ist die Wahrscheinlichkeit groß, daß die Synapsen des Zentralnervensystems und anderer Ganglien, ähnlich wie das Zentralnervensystem von Vertebraten, teilweise cholinergischer Natur sind. Demgegenüber scheint die Feststellung an den Riesennervenfasern, daß sie nur sehr wenig Acetylcholin und Cholinesterase enthalten, damit zusammenzuhängen, daß sie praktisch synapsenfrei sind. Der erste chemische Nachweis des Acetylcholins in Nervenzellen von *Octopus vulgaris* stammt von BACQ u. MAZZA (1935).

In eingehender Weise wurden Acetylcholin und Cholinesteraseaktivität durch LOE u. FLOREY (1966) bei *Octopus dofleini* bestimmt, worüber Tab. 3 Auskunft gibt. Die Bestimmung des Acetylcholins erfolgte biologisch am isolierten Herz-

Tabelle 3. *Acetylcholinverteilung im Nervensystem von Octopus dofleini in µg Acetylcholin-Cl/g Frischgewicht (Mittelwerte)*

Supraoesophagales Ganglion		Präganglionärer Nerv	19
total	225	untere Hälfte	17
Vordere Hälfte	100	obere Hälfte	15
Hintere Hälfte	190	postganglionärer Nerv	5,0
Suboesophagales Ganglion		Mantelnerv	17
total	82	Ganglion stellatum	33
Vorderes Drittel	80	postganglionärer Nerv	5,5
Mittleres Drittel	60	Visceralnerv	
Hinteres Drittel	62	Proximal zum Ganglion	15
N. opticus	25	Distal zum Ganglion	7,5
Optisches Ganglion	236	Herzganglion	30
Corpus pedunculatum	10	postganglionärer Nerv	5,3
Retinalnerv	4,2	(zum Kiemenherz)	
Armnerv			
total	30		
Ganglien	70		

Aus: P.R. LOE u. E. FLOREY: (1966).

ventrikel der Muscheln *Prothothaca staminea* oder *Tapes semidecussata* nach WELSH u. TAUB (1948b). Wie bei *Sepia officinalis* wurden in den optischen Ganglien die höchsten Acetylcholin- und Cholinesterasewerte gemessen. Die Werte für Acetylcholin und für die Cholinesteraseaktivität gingen in den meisten Nervengeweben annähernd parallel. Prüfung der Substratspezifität ergab eindeutig, daß es sich um Acetylcholinesterase handelt. Die Feststellungen lassen mit einiger Wahrscheinlichkeit den Schluß zu, daß zumindest dort, wo wir es mit hohen Acetylcholin- und Acetylcholinesterasewerten zu tun haben, cholinergische Neurone in Frage kommen. Bisher liegen aber keine direkten Beweise dafür vor, daß Acetylcholin im Nervensystem von Cephalopoden, insbesondere in den acetylcholinreichen Strukturen, den synaptischen Überträgerstoff darstellt. Welche Funktion Acetylcholin im Stoffwechsel der Cephalopoden als energiereicher Stoff besitzt, müßte ebenfalls näher untersucht werden (vgl. auch BACQ u. MAZZA, 1935a).

Wie BULLOCK u. HAGIWARA (1955, 1957) an Stellarnerven und an Flossennerven von *Loligo pealii* feststellten, wurde bei einer Konzentration von 1 mg DFP/ml das Aktionspotential des Stellarnerven in etwa 10—12 min, das der Flossennerven in 30—40 min zum Verschwinden gebracht. Der Gehalt an Acetylcholinesterase sank auf ein Minimum herab. Eine Bestimmung des Acetylcholins wurde nicht durchgeführt. Doch sprechen die Versuche mit großer Wahrscheinlichkeit dafür, daß Acetylcholin am Zustandekommen des Aktionspotentials im Stellar- und Flossennerven von *Loligo* beteiligt ist. HAGIWARA u. TASAKI (1958) zeigten, daß nach intraneuraler Injektion von Tetraäthylammoniumchlorid in eine Riesenfaser von *Loligo forbesi* das Aktionspotential stark verlängert wurde. Man müßte danach annehmen, daß nach Tetraäthylammonium der Anstieg der K-Permeierung in der Nervenmembran, der normalerweise der Depolarisation folgt, entweder fehlte oder stark verzögert wurde. SHANES (1949) zeigte an der Riesenfaser des letzten Stellarnerven von *Loligo* sp. daß das negative Nachpotential durch $0{,}25{.}10^{-6}$ bis 10^{-6} Veratrin von 50—200 msec und einer maximalen Amplitude von 50—130 μV auf ein etwa 1 sec langes Nachpotential mit einer Amplitude von 70—200 μV verlängert wurde, was durch eine entsprechende Änderung in der K^+-Wanderung in die Membran erklärt werden kann. In Übereinstimmung mit FLOREY (1961) besteht bis jetzt bei Cephalopoden kein direkter Nachweis für eine cholinergische synaptische Übertragung. Acetylcholin wurde zwar im Zentralnervensystem in reichlicher Menge bei Cephalopoden nachge-

wiesen, ebenso Acetylcholinesterase, die Wirkung von Acetylcholin am Zentralnervensystem aber noch kaum geprüft. Nach von BUDDENBROCK (1953) finden
sich in den Cerebralganglien von Tintenfischen Zentren, die hemmend wirken und
die durch Acetylcholin, Physostigmin und Nicotin erregt, durch Atropin gelähmt
werden. Die Verhältnisse dürften ähnlich liegen wie bei Aplysia (s. S. 110), doch
haben wir darüber keine klare Vorstellung, solange nicht entsprechende Versuche
mit intracellulären Applikationen von Acetylcholin, 5-Hydroxytryptamin usw.
in verschiedenen Abschnitten der Gehirn- und Stellarganglien durchgeführt sind.

Es wäre aus Vergleichsgründen mit Vertebraten erwünscht, wenn die topographische Verteilung des Acetylcholins und der Acetylcholinesterase im stark
differenzierten Zentralnervensystem von Cephalopoden genauer untersucht würde.
S. auch GRAY u. YOUNG (1964) über synaptische Strukturen bei *Octopus*.

ε) Wirkung von Krampfgiften

Bei Cephalopoden besteht hohe Strychninempfindlichkeit, welche diejenige
vieler Säuger erreicht oder übertrifft. Nach Ausschaltung der Stellarganglien bei
Decapoden hörten die Krämpfe des Mantels auf, ebenso nach Durchtrennung der
Mantelnerven. Lokale Einwirkung des Strychnins auf das Cerebralganglion hatte
heftige Krämpfe zur Folge. Da lokale Applikation des Strychnins am Stellarganglion keinen Effekt hatte, wurde angenommen, daß das Ganglion rein motorisch ist und daß Strychnin nur über sensible Elemente seine spezifische Wirkung
entfaltet.

Bei *Octopus vulgaris* nahm unter Strychnin 10^{-6} in Seewasser die Erregbarkeit
sehr rasch zu, es traten nach 20 min Spontankrämpfe auf. Die Krämpfe gingen
parallel mit der Atembewegung (Reflexkrämpfe). Auch auf leiseste Erschütterung
trat sofort ein Krampfanfall ein. Die Haut der Tiere war primär hell. Unter Strychnin 10^{-5} bis 10^{-4} wurden die Tiere vorübergehend oder bleibend dunkel (Melanophorenausbreitung). Sekundär traten Lähmung und Tod ein. Wurde an einem
Strychnintier ein Arm abgetrennt, kam es sofort zu einem heftigen Krampfanfall
in diesem Arm. Leiseste Berührung desselben hatte erneut Krampf zur Folge. Dies
stimmt mit dem Verhalten der Wirbeltiere insofern überein, als der zahlreiche,
als Reflexzentren funktionierende Ganglienzellen enthaltende Nervenstrang des
Cephalopodenarmes funktionell mit dem Rückenmark von Vertebraten insofern
übereinstimmt, als sensibler Reiz zur Erregung motorischer Neurone führt. Physostigmin hatte in Konzentrationen von 10^{-4} bis 10^{-5} an *Octopus vulgaris* L. keinerlei Krampfwirkung (FLOREY, 1951).

Nach BACQ (1935) haben Extrakte aus dem Zentralnervensystem von Cephalopoden eine erregende Wirkung am Cephalopodenherzen, der erregende Stoff ist
dialysierbar und kein Eiweißkörper. Durch FLOREY (1962) wurden diese Befunde
mit Extrakten und Dialysaten aus Cerebralganglion, Stellarganglion und opti-
schem Ganglion von *Sepia officinalis* L., *Octopus vulgaris* L., *Octopus macropus*
(Risso) und *Eledone moschata* insofern bestätigt, als alle Extrakte an Herzen von
Octopus vulgaris, *Octopus macropus* und *Eledone moschata* eine erregende Wirkung
ausübten: der Herzschlag wurde beschleunigt und verstärkt.

ζ) Wirkung von Phenothiazinen

In Versuchen von KATONA u. WOLLEMANN (1964) wurden einem *Octopus vulgaris* von 800 g
Gewicht 45 mg Perphenazin, in Dosen von je 10 mg pro 10 min injiziert, worauf langsam Beruhigung der sehr angriffslustigen Tiere eintrat. Nach 50 min trat ein schlafähnlicher Zustand
ein, aus dem die Tiere durch Berührung oder el. Reiz geweckt werden konnten. Herzfrequenz
und Aktivität der Melanophoren blieben unverändert. Der Normalzustand war nach 18—20 h
wiederhergestellt. Ähnlich verliefen Versuche mit 175 mg Promethazin und 50 mg Chlorpromazin. Phenothiazine scheinen bei Cephalopoden, analog wie bei Vertebraten, hauptsächlich
zentral sedativ zu wirken. Ob diese Zustandsänderung mit Verschiebungen im Acetylcholingehalt des Zentralnervensystems einhergeht, wurde nicht untersucht.

η) Aminosäuren im Nervensystem von Cephalopoden

Wie Florey (1962) an *Loligo pealii* zeigte, ist im Axoplasma der Riesennervenfaser die Isothioninsäure mit 220 micro aeq./g Frischgewicht die weitaus am stärksten vertretene organische Säure, neben einer unbekannten Polycarboxylsäure, in geringerer Menge war Asparagin-, Glutamin-, Fumar- und Bernsteinsäure zugegen. Außerdem waren beträchtliche Mengen Taurin und möglicherweise Homarin (N-Methylpicolinsäure) nachweisbar. Vgl. auch Florey (1964). Bei Invertebraten scheint GABA weitgehend zu fehlen (s. Holden, 1962). Bei Cephalopoden wurden geringe Mengen in Gehirn, Ganglion opticum, Retina und Linse von *Octopus vulgaris* (3 mg/100 g Frischgewicht) nachgewiesen, ähnlich bei *Sepia esculenta* durch Tsukada et al. (1964). Dementsprechend war auch der Gehalt an L-Glutaminsäuredecarboxylase (*Octopus*) sehr gering. GABA fand sich im zentralen und peripheren Nervensystem von Krabben und Krebsen Kravitz (1962), Dudel et al. (1963) und bei Insekten (Frontali, 1964). Über die physiologische Funktion der γ-Aminobuttersäure bei Invertebraten ist wenig bekannt; L-Glutamat scheint an der myoneuralen Verbindung von Crustaceen eine spezifisch erregende Wirkung zu haben (Van Harrefeld u. Mendelson, 1959).

Bei *Sepia esculenta* wurden durch Tsukada et al. (1964) im Gehirnganglion 10,0 μg/g Asparaginsäure, 16,1 μg/g Glutaminsäure, < 0,1 μg/g γ-Aminobuttersäure und < 0,3 μg/g N-Acetylasparaginsäure gefunden; im Tractus opticus 10,2 μg/g Asparaginsäure, 16,7 μg/g Glutaminsäure, < 1 μg/g γ-Aminobuttersäure, < 3 μg/g N-Acetylasparaginsäure, in Nervenfasern 28,5 μg/g Asparaginsäure, 17,5 μg/g Glutaminsäure, < 0,1 μg/g γ-Aminobuttersäure und < 3 μg/g N-Acetylasparaginsäure. Die Werte unterscheiden sich erheblich von denjenigen von Vertebraten (s. S. 600 u. S. 603), insbesondere durch den fast völligen Mangel an γ-Aminobuttersäure und N-Acetylasparaginsäure.

9) Muskelsystem

Helical gewundene („schräg gestreifte") glatte glykogenfreie Muskelfasern sind fast für alle Muskeln der Cephalopoden charakteristisch. Dies gilt sowohl für den zum Schwimmen und der Atmung dienenden kräftigen Mantelmuskel, wie für die Darmmuskulatur. Der „schräggestreifte" Cephalopodenmuskel steht dem quergestreiften Muskel näher als dem glatten (Prosser u. Young, 1937; Riesser, 1927).

Merkwürdig ist, daß ausschließlich bei decapoden Cephalopoden weiblichen Geschlechts die Radialmuskulatur der langen Arme quergestreift ist, während die der kurzen und bei den männlichen Tieren die aller Arme helical glattmuskeligen (schräggestreiften) Typus hat (Hanson u. Lowy, 1959b, 1960).

Der Ringmuskel des Mantels von *Loligo*, der die Atembewegungen und die raschen Kontraktionen der Rückstoßbewegungen vermittelt, verfügt über eine doppelte Innervation: eine Gruppe von feinen motorischen Nerven und 20 Riesenaxone, je 10 auf jeder Körperseite. Untersuchungen von Wilson (1960) am isolierten Nervenmuskelpräparat vom Mantelmuskel in Verbindung mit dem Ganglion stellatum resp. Stellarnerven bei einer Reihe von Cephalopoden (*Octopus bimaculatus* (Verril), *Octopus bimaculoides* (Pickford und McConnaugey), *Loligo pealii* (Lesueur) und *Loligo opalescens* (Berry) haben sowohl bei Octopoden wie Decapoden ergeben, daß zwei motorische Innervationssysteme bestehen, die möglicherweise ein und dieselbe Muskelzelle (glatter Spiralmuskel) innervieren. In Reizversuchen war die Reizantwort an der raschen Innervation nach dem ersten el. Reizschlag am stärksten. Ein absolutes Refraktärstadium besteht kaum; es tritt rasch Ermüdung ein. Bei *Octopus* kommt es zur Summation, bei *Loligo* nicht. Die langsame Innervation ergibt elektrische und mechanische Reizeffekte, die bei Wiederholung Bahnung zeigen.

12*

Ein Nervennetz scheint im Mantel nicht zu bestehen. Bei Octopoden funktioniert das Stellarganglion nicht nur als integrierendes motorisches Zentrum, sondern auch als Reflexzentrum.

Ob und in welcher Weise Acetylcholin an der Funktion des glatten (und quergestreiften) Bewegungsmuskels von Cephalopoden physiologischerweise beteiligt ist, scheint nicht bekannt zu sein. Der hohe Acetylcholin- und Acetylcholinesterasegehalt der Cerebral- und anderer Ganglien könnte bei den nahen und direkten Beziehungen zwischen Zentralnervensystem und Bewegungsmuskel dafür sprechen, daß die nervöse Einleitung der Muskelkontraktionen einem cholinergen Mechanismus untersteht. Nach FLOREY (1961) ist der Mantelmuskel von Cephalopoden selbst nach Physostigmin auf Acetylcholin sehr wenig empfindlich. Kontraktion erfolgte erst bei 200μg/ml Acetylcholin. Auch konnte nach Reizung des Mantelnerven kein Austritt von Acetylcholin in der Perfusionsflüssigkeit nachgewiesen werden. Daraus geht hervor, daß wir z. Z. keinen Beweis dafür besitzen, daß an der myoneuralen Übertragung am Mantelmuskel von Cephalopoden Acetylcholin beteiligt ist.

ι) Pharmakologie

Veratrin 5.10^{-5} führte am Retractormuskel des Trichters der Octopoden *Eledone moschata* und *Octopus vulgaris* zu starker Erhöhung der Muskelkontraktion und zu der typisch verlängerten Dekontraktion. Auch durch *Coffein* 5.10^{-3} wurde die Kontraktion (Amplitude) wesentlich erhöht, eine Contracturwirkung fand nicht statt. Auf was es beruht, daß Retractormuskeln von decapoden Tintenfischen eine viel kürzere Kontraktionsdauer zeigen als der Retractor von Octopoden, scheint nicht bekannt zu sein.

Veratrin hatte demgegenüber selbst in hoher Konzentration an einer Reihe von decapoden Tintenfischen, wie *Sepiola rondeleti* und *Sepia elegans* kaum eine Wirkung. Bei *Loligo vulgaris* und bei *Illex* (Tiefseebewohner) war sie nur angedeutet.

Dieses verschiedene Verhalten von Octopoden und Decapoden dem Veratrin gegenüber ist insofern von physiologischem Interesse (worauf schon RIESSER, 1927 hingewiesen hatte), als Decapoden und Octopoden (NAEF, 1923) sich schon seit dem Paläozoicum völlig getrennt voneinander entwickelt haben.

Von Interesse sind Versuche von KREISKOTT (1963) an *Octopus vulgaris* und *Sepia officinalis* mit kataleptisch wirkenden Stoffen, die bizarre Stellungen und einen eigentümlichen Starrezustand auslösten. Verwendet wurden Bulbocapnin 2—10 mg/l und Butyrylperazin 0,1—0,2 mg/l. Chlorpromazin 1 mg/l bewirkte Erschlaffung der Muskulatur und nur schwache Katalepsie. Durch Antikataleptica z.B. Phenylpiperidylcarbinolessigsäureester 0,5 mg/l ließen sich die Starrezustände aufheben. Eine elektrophysiologische Prüfung dieser Verhältnisse könnte zu interessanten Ergebnissen führen. (Vgl. auch CLARK et al., 1960; KRUTA, 1935).

χ) Darmkanal

Durch ANNA BIDDER (1950, 1966) wurden Anatomie und Physiologie des Verdauungstraktes von *Loligo vulgaris, Loligo forbesii, Allotheutis subulata* eingehend untersucht. Caecum und Caecalsack sind reichlich mit Cilien versehen, deren Empfindlichkeit auf Acetylcholin (5-Hydroxytryptamin ?) nicht bekannt ist (Abb. 74). Unsere Kenntnisse über Beziehungen des Verdauungstraktes zu bestimmten, als Überträger funktionierenden Hormonen sind, von den Speicheldrüsen abgesehen, bei Cephalopoden noch sehr lückenhaft. Vgl. auch GRAHAM (1949).

LUCY ARVY (1960) hat die Histoenzymologie des Verdauungstraktes von *Octopus vulgaris* genauer untersucht, wobei nicht nur in der hinteren Speicheldrüse, sondern auch in der vorderen Caecaldrüse (sog. Mitteldarmdrüse) eine relativ hohe Aktivität an Acetyl- und Butyrylcholinesterase in dem die exkre-

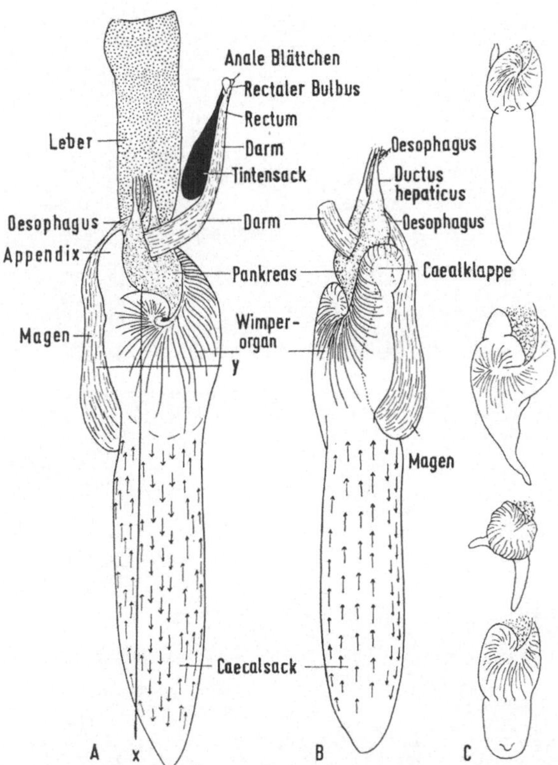

Abb. 74. Mitteldarm und Mitteldarmdrüsen von *Loligo*. *A* ventrale Sicht. *B* Sicht von der linken Seite des Tieres. Die Pfeile deuten die gegenläufigen Cilienströme im Caecalsack an. *C* Vier Skizzen des Caecums zeigen Variationen in seiner Größe und Form (postmortem) an. (Aus: ANNA M. BIDDER 1950)

torischen Tubula umgebenden cellulären Netzwerk festgestellt wurde, während dem Epithel der hinteren Caecaldrüse diese Fermente fehlten. Dabei waren die Drüsenbasen von Fasern umgeben, welche Acetylcholin hydrolisierten. In den hinteren Speicheldrüsen fand sich neben 5-Hydroxytryptamin auch 5-Hydro-xytryptaminoxydase, Tryptaminoxydase und Tyraminoxydase. Heute wird fast allgemein angenommen, daß die hinteren Speicheldrüsen der Octopoden mit der Verdauung nichts zu tun haben, sondern Giftdrüsen zum Beutefang darstellen (GHIRETTI, 1949, 1950, 1953, 1959, 1960), BACQ u. GHIRETTI (1951). Sie scheinen proteolytische und mucolytische Fermente zu produzieren (Cephalotoxin). (Vgl. auch PIÉRON, 1957).

Der Speichel aus den hinteren Speicheldrüsen von *Octopus vulgaris* ist nach GHIRETTI (1960) für Crustaceen außerordentlich toxisch. Der Tintenfisch tötet Krabben und Krebse nicht durch Biß oder durch die Tentakel und Saugnäpfe, sondern indem er sie umschlingt und seinen Mund möglichst nahe an die Kiemenöffnung der Krebse bringt, in welche er das Gift der Speicheldrüsen ausstößt. Die Krebse werden dadurch teils gelähmt, teils sieht man eigenartige heftige Scheren- und Beinbewegungen, nach wenigen Minuten gefolgt von Bewegungslosigkeit und Tod. Das stark viscöse Gift enthält hauptsächlich Proteine, Zucker (Glykoproteine), verschiedene proteolytische Enzyme, Hyaluronidase usw. Das Cephalotoxin genannte Dialysat des Giftes hat stark lähmende Eigenschaften. Durch Trypsin wird es völlig inaktiviert. Es enthält weder Cholinesterase noch Diaminoxydase. Auf Nervenmuskelpräparate von Scheren und Beinen von Crustaceen hatte Cephalotoxin keinen Einfluß, auch nicht auf neuromuskuläre Synapsen (Grundfest); die Atmung von Crustaceen wurde stark beeinträchtigt.

Isolierte Herzen der Krebse *Maia* und *Eryphia* reagierten mit Tonuserhöhung und Amplitudenabfall. Ganz ähnlich war die Wirkung auf das Hauptherz von *Octopus vulgaris* (Abb. 75);

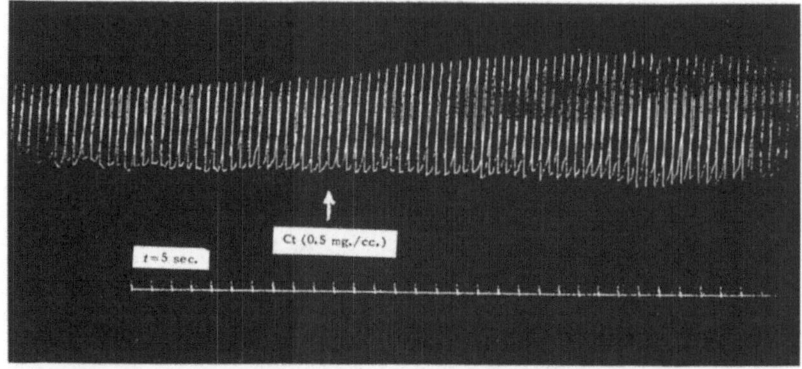

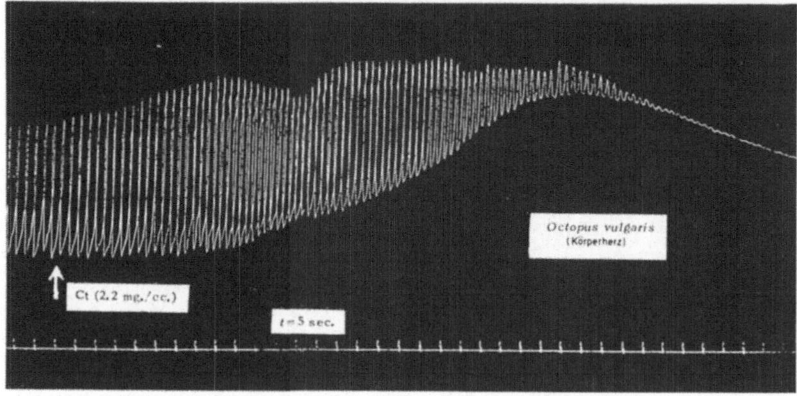

Abb. 75. Wirkung des Cephalotoxin genannten Giftes aus der hinteren Speicheldrüse von *Octopus vulgaris* auf das Hauptherz von *Octopus*. (Aus: F. GHIRETTI 1960)

sie war irreversibel. Auf Oesophagus und Aortapräparate von *Octopus* wirkte Cephalotoxin stark tonisch. Das isolierte Kaninchenleum reagierte auf das Gift ebenfalls stark tonisch und amplitudenvergrößernd. Die Art und Weise der Wirkung von Cephalotoxin ist noch unbekannt. Möglicherweise handelt es sich hauptsächlich um ein Gift für das Zentralnervensystem (vgl. auch GHIRETTI, 1959; BACQ, 1951; BACQ u. GHIRETTI, 1950, 1951, 1953).

In der Muskelschicht der Wand des von GRAZIADEI (1960) histologisch untersuchten Magens und Darmes von *Sepia officinalis* fanden sich zahlreiche Nervenfasern, die ein sehr dichtes Geflecht bilden und sich an vielen Stellen in der Art eines Plexus oder Netzes von großer Feinheit aufzweigen. Das gilt besonders für die Verbindungsstellen mit den Muskelfibrillen, wo traubige oder fingerförmige Aufzweigungen der einzelnen Fasern an eng umgrenzten Stellen der Fibrillen den Charakter von Endverzweigungen annehmen. Das Innenepithel wird von Fasern innerviert, die durch die Muskelschicht hindurchtreten. Hier bestehen Unterschiede zwischen der intraepithelialen Nervenversorgung des Magens, die außerordentlich reich ist und größere Teile der Epithelzellen erfaßt, und derjenigen des Intestinums, wo die Nervenfasern und ihre Aufzweigungen streng auf die basalen Teile der Epithelzellen beschränkt sind.

Im Verhältnis zu den Arthropoden ist die Zahl der den Darmtrakt versorgenden Nervenelemente bei Cephalopoden sehr hoch (vgl. ALEXANDROVICZ, 1928, und Abb. 76). Die Plexus des Darmtraktes von *Sepia* und *Octopus* enthalten nach ALEXANDROVICZ (1927) ganz verschiedene Neuronentypen.

Oesophagus und Darm von *Loligo pealii* zeigten spontane rhythmische Kontraktionen. Es besteht eine auffallende Diskrepanz zwischen mechanischer Kon-

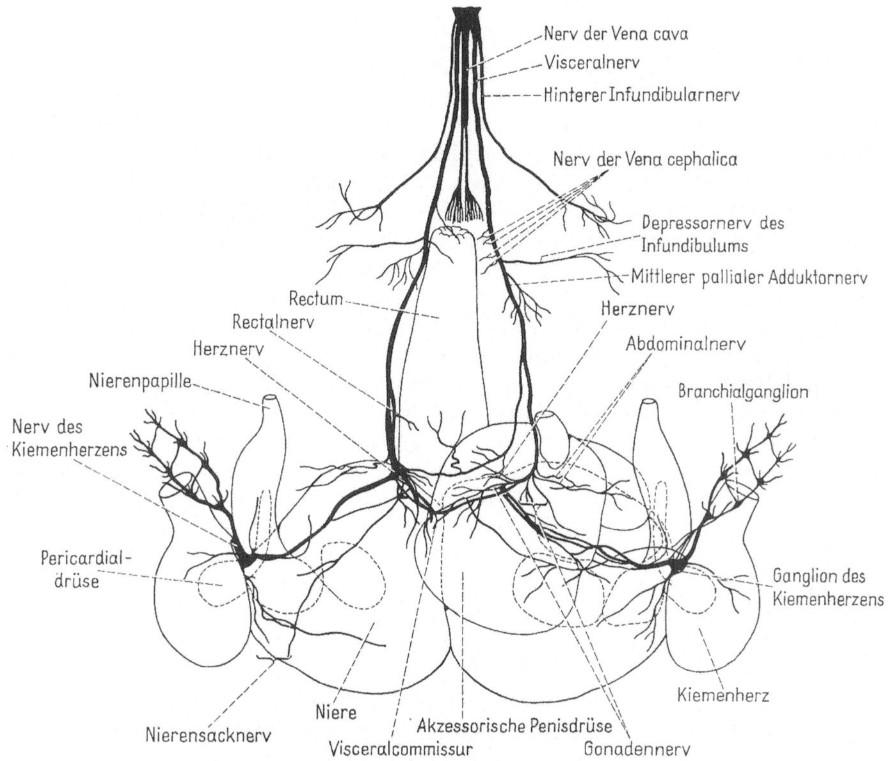

Abb. 76. Verteilung der Visceralnerven bei dem Cephalopoden *Stauroteuthis* sp. ventrale Sicht. (Nach: EBERSBACH 1915; In: TH. H. BULLOCK u. G. A. HORRIDGE 1965)

traktion und elektrischem Verhalten (Aktionsstrom) SPERELAKIS u. PROSSER (1959). Die Leitungsgeschwindigkeit betrug 12 cm/sec. Die kleinen Aktionsstromzacken deuten auf einen neurogenen Ursprung hin (PROSSER et al., 1965). Vgl. auch PROSSER (1967).

Die in der Darmmuskulatur und in den lokalen Ganglien histochemisch festgestellte Butyryl- und Acetylcholinesteraseaktivität dürfte, ähnlich wie bei Lamellibranchiern, mit der Darmmotorik in Beziehung stehen und darauf hinweisen, daß Acetylcholin am Magen von Tintenfischen hemmend, am Darm als peristaltikanregendes Hormon in Frage kommt. Acetylcholin wirkte, wie schon BACQ (1947) zeigte, in hohen Konzentrationen auf den isolierten Magen von *Loligo pealii* leicht hemmend, während der Tonus des isolierten Rectums durch Acetylcholin erhöht wurde. Atropin hob die Wirkung des Acetylcholins auf, nicht die (stärkere) des Adrenalins. Nach UNGAR (1936) hatte Acetylcholin 10^{-9} bis 10^{-6} an dem *in situ* präparierten, in rhythmischer Tätigkeit befindliche Magen von *Octopus vulgaris* und *Sepia officinalis* eine ausgesprochene Hemmwirkung auf die Magenbewegung, die durch Physostigmin 10^{-4} noch gesteigert wurde (Grenzkonzentration Acetylcholin 10^{-10}).

Adrenalin (Grenzkonzentration 10^{-7}) Tyramin und Histamin bis 10^{-8} vergrößerten nach UNGAR (1936) die Amplitude der Magenkontraktionen. Tyramin führte gleichzeitig zur Tonuserhöhung.

Bei *Sepia officinalis* hatte Acetylcholin bis 10^{-5} nach BEAUVALLET (1937b) keine Wirkung auf den Tonus des Darmes. Bei höherer Dosierung kam es zur Peri-

staltikhemmung unter Tonusverminderung und Herabsetzung der Amplitude und
Frequenz bis zum Stillstand. Nach diesen Versuchen ist es unwahrscheinlich, daß
Acetylcholin auf den Automatismus der Darmbewegung einen fördernden Einfluß
ausübt. Es wurde allerdings nicht *in situ* geprüft, ob das Rectum, wie das bei
Invertebraten vielfach der Fall ist, sich anders verhält, das heißt mit Tonuserhöhung reagiert. Hingegen hatte Acetylcholin 10^{-5} auf den Oesophagus der *Sepia*
tonuserhöhende Wirkung. Es erscheint aber fraglich, ob Acetylcholin am Oesophagus von Tintenfischen eine physiologische Funktion besitzt, da Physostigmin
die Wirkung des Acetylcholins weder hier noch am Darm verstärkt.

Acetylcholin 10^{-6} bis 10^{-8} g/ml (Grenzkonzentrationen) bewirkten nach WOOD
(1969) am leicht gestreckten Magen von *Loligo pealii* (Lesueur) Hemmung der
Peristaltik. Atropin und Scopolamin 10^{-4} g/ml hatten auf die mechanische Aktivität und auf die Hemmwirkung des Acetylcholins keinen Einfluß. D-Tubocurarin und Benzochinonium 10^{-5} g/ml wirkten erregend, nachfolgendes Acetylcholin abgeschwächt hemmend. Adrenalin und Serotonin 10^{-9} bis 5.10^{-7} führten
immer zu Peristaltikerregung. Nicotin 10^{-5} g/ml hemmte die Peristaltik. Der Verdauungstrakt der hochorganisierten Cephalopoden hat eine „archetypische"
Reaktionsart bewahrt (RUSSEL-HUNTER, 1968). — Acetylcholin, Adrenalin
(Noradrenalin?) und 5-Hydroxytryptamin kommen bei Cephalopoden als Überträgerstoffe in Frage. Doch ist diese Annahme noch keineswegs gesichert.

Die Pharmakologie des Verdauungskanals von Cephalopoden ist noch wenig
untersucht. Daß Acetylcholin am Magen von *Loligo* hemmend, am Rectum
erregend wirkte, während beide Wirkungen des Acetylcholins durch Atropin aufgehoben wurden, zeigt komplizierte Innervationsverhältnisse des Verdauungskanals an, wie wir sie auch bei Vertebraten, z.B. bei Teleostiern, finden werden,
die bei den Tintenfischen näherer Abklärung bedürfen. Über den Acetylcholingehalt des Verdauungskanals von *Loligo* sind wir nicht orientiert, auch nicht darüber, ob durch Physostigmin die Cholinesterasen gehemmt werden und welchen
Einfluß Physostigmin auf Sekretion und Motilität im Darmkanal ausübt. Bei dem
Reichtum an nervösen Elementen müßten sich interessante Beziehungen zwischen
Nervenreiz und Abgabe von Überträgerstoffen erwarten lassen. Eine Abklärung
wäre im Hinblick auf den hohen Acetylcholinesterasegehalt der Darmmuskulatur
und der lokalen Ganglien bei Dibranchiaten, und aus tiersystematischen Gründen
sowohl bei Nautiliden als bei Octopoden und Decapoden erwünscht.

Bei *Eledone moschata* und *Eledone aldrovandi* wurde in den hinteren Speicheldrüsen durch ANASTASI u. ERSPAMER (1963), ERSPAMER u. FALCONIERI (1962),
ERSPAMER u. GLÄSSER (1963) ein blutdrucksenkendes Endekapeptid, Eledoisin,
nachgewiesen, das durch SANDRIN u. BOISSONAS (1962) synthetisiert wurde.
Möglicherweise gehört es zum Komplex der Giftstoffe der hinteren Speicheldrüse.
Seine blutdrucksenkende Wirkung ist erstaunlich groß: die Grenzdosis liegt bei
intraarterieller Injektion am Hund bei 1 Millionstel Milligramm. Außerdem be-
fördert es die Speichelsekretion.

Eledoisin hat, nach STÜRMER u. BERDE (1963a), wie Bradykinin und Kallidin, typische
Kinineigenschaften, das heißt, es stimuliert extravasale glatte Muskulatur, senkt den Blutdruck und erhöht die Capillarpermeabilität, obwohl es eine völlig andersartige Aminosäurezusammensetzung und -sequenz wie die beiden anderen Kinine aufweist. Rein synthetisches
Eledoisin wirkt in vieler Hinsicht gleichsinnig wie rein synthetisches Bradykinin, aber vielfach stärker. Qualitative Unterschiede bestehen darin, daß Eledoisin sowohl isoliertes Rattenduodenum als auch isoliertes Hühner-Caecum und isolierten Kaninchenuterus zur Kontraktion
bringt, während Bradykinin erschlaffend wirkt. Eledoisin ist zur Zeit der wirksamste Vaso-
dilatator, hat aber auf den Blutdruck des Hahns pressorische Wirkung (stärker als Noradrenalin), während Bradykinin ihn senkt. Sein vasaler Angriff liegt direkt an der glatten
Muskulatur der Widerstandsgefäße, vielleicht auch an der postganglionären Leitungsbahn, da
die Wirkung weder durch Atropin, Ganglienblocker oder Sympatholytica, noch durch Reser-

pinvorbehandlung aufgehoben werden kann. Die Vasodilatation erfaßt außer Muskel- und Hautgefäßen auch die Koronargefäße, eventuell die Hirngefäße, ferner die Abdominal-, Lungen- und Nierengefäße. Beim Hund wird die intraarterielle Schwellendosis für Vasodilatation in den hinteren Extremitäten mit 0,3—1,5 ng (Nanogramm = 1 Millionstel mg) angegeben (STÜRMER u. FAUCHAMPS, 1965; vgl. auch STÜRMER u. BERDE, 1963b; SANDRIN u. BOISSONAS, 1962). Durch synthetisches Eledoisin 200 ng/Kg i.v. wurde am Hund in Narkose der mittlere arterielle Blutdruck gesenkt und der periphere Widerstand herabgesetzt. Andererseits kam es zu einer Erhöhung der Herzfrequenz, des mittleren arteriellen Pulmonaldruckes und im linken Vorhof, zu erhöhtem Minutenvolumen und Coronardruckfluß, dem eine Abnahme des Pulmonaldruckes, des linken Vorhofdruckes und des Minutenvolumens folgte (NAKANO, 1964a). Ähnliche Ergebnisse erzielte NAKANO (1964b) am Leghorn-Huhn bei i.v. Applikation von 2—1250 ng/Kg synthetischem Eledoisin.

λ) Chromatophoren

Die Ausbreitung der Chromatophoren erfolgt bei Cephalopoden über das Nervensystem, welches mit Muskeln in Verbindung steht, durch deren Kontraktion die Chromatophoren ausgebreitet werden. Diese Ausbreitung erfolgt unter dem Einfluß des Acetylcholins. Die Innervation des Chromatophorensystems von Cephalopoden wurde schon durch BOZLER (1928) und SERINI (1929, 1930) untersucht. Vgl. auch BACQ (1934). Über die Ultrastruktur der Chromatophoren bei *Loligo opalescens* s. CLONEY u. FLOREY (1968).

Wie FLOREY (1966) an den Chromatophoren von *Loligo opalescens* zeigte, besitzen die Chromatophoren nur eine *motorische* Innervation, wobei *ein* Nerv in der Bauchhaut mehrere Chromatophoren innerviert, während in der Rückenhaut jede motorische Nervenfaser jeweils nur einen Teil des ganzen Muskelsatzes verschiedener Chromatophoren versorgt. Dabei innerviert eine ganze Gruppe motorischer Axone das gleiche Hautgebiet, was eine stufenweise Ausbreitung der Chromatophoren durch tetanische Kontraktion einer wachsenden Zahl ihrer Muskelfasern ermöglicht. Wie schon BOZLER (1931) zeigte, können tetanische (phasische) rasche Kontraktionen von tonischen, längere Zeit anhaltenden Kontraktionen gefolgt werden. Vgl. auch TEN CATE (1959).

Rote und braune Chromatophoren sind von denselben Motoneuronen innerviert, gelbe Chromatophoren haben immer eine besondere Innervation. Acetylcholin 10^{-7} g/ml bewirkte zunehmende Kontraktion der Muskelfasern unter maximaler Chromatophorenexpansion.

μ) Chromatophoren und Acetylcholin

Die verschiedene Färbung der Haut wird bei *Sepia* und *Octopus* durch ein System von schwarzen, gelben und orangefarbigen Chromatophoren und von Iridozyten (Reflektorzellen) bewirkt. In einer Umgebung, die kurzwelliges Licht (blauer und grüner Bereich) zurückwirft, bleiben die bunten Chromatophoren mehr kontrahiert als in einer Umgebung, die langwelliges Licht reflektiert (gelber und roter Bereich). In roter Umgebung werden die orangefarbigen Chromatophoren maximal ausgebreitet. Diese Farbenanpassungen beweisen, daß von *Sepia* und *Octopus* Lichter verschiedener Wellenlänge nicht nur nach ihrem Helligkeitswert unterschieden werden. Das wurde durch Dressurversuche an *Octopus* bestätigt. In einer aus weißen und schwarzen Feldern bestehenden Umgebung wird *Octopus* meist unregelmäßig gefleckt. Die bisher nur für Arthropoden bekannten Redoxpigmente (Ommochrome) sind nach SCHWINCK (1957) auch in den Hautpigmenten von Tintenfischen enthalten. Bei *Sepia*, *Octopus* und *Eledone* läßt sich das gesamte Haut- und Augenpigment der gelben, orangeroten und violettschwarzen bzw. schwarzen Chromatophoren mit Ommochromlösungsmitteln extrahieren; der Farbstoff des Tintenbeutels ist jedoch Melanin.

Gegen Ende der Acetylcholinwirkung sind Spannung und Verkürzung der Muskeln nicht andauernd, sondern wechseln miteinander ab, so daß es an den Chromatophoren zu Pulsationserscheinungen kommt. Physostigmin 10^{-6} und 2.10^{-5} g/ml hatte keinen Einfluß auf die el. Stimulation der Muskeln. Atropin (mindestens 10^{-4} g/ml) hemmte die Acetylcholinwirkung und die el. Nervenreizung; nicht selten war die Wirkung zweifelhaft. Banthin $< 10^{-6}$ g/ml wirkte

ausgesprochen antagonistisch zum Acetylcholin und unterdrückte die sonst auf
el. Reiz eintretende Kontraktion der Chromatophorenmuskeln. 5-Hydroxytrypt-
amin 10^{-6} g/ml und höher erleichterte sowohl Kontraktion wie Relaxation der
Muskeln im Sinne der Beschleunigung und starken Vergrößerung der Amplitude.
Tetrodotoxin $< 10^{-7}$ g/ml unterdrückte rasch alle Reaktionen auf Nervenreiz,
ohne die Wirkung des Acetylcholins zu beeinträchtigen, was dafür spricht, daß die
Acetylcholinwirkung nicht über Nervenimpulse geht und keine Nervenerregung
auslöst. Wurde 5-Hydroxytryptamin *nach* Acetylcholin zugesetzt, kam es zu
einer Herabsetzung oder Unterdrückung der tonischen Acetylcholinwirkung.
Einige Minuten später wurden die auf el. Reiz einsetzenden Kontraktionen ganz
wesentlich verstärkt, mehr als durch Acetylcholin allein. Ob Acetylcholin bei
Cephalopoden als Überträgersubstanz der Muskelfasern der Chromatophoren zu
betrachten ist, kann nach dem Vorausgehenden nicht mit Sicherheit gesagt
werden. Die Zunahme in der Aktivität der Miniaturpotentiale nach Acetylcholin
läßt vielmehr den Schluß zu, daß Acetylcholin die Freisetzung des normalen
Überträgerstoffes, der nicht mit Acetylcholin identisch zu sein braucht, begünstigt.
ROSENBLUM u. ZWEIFACH (1959) stellten an *Loligo pealii* fest, daß subcutan
appliziertes Acetylcholin 2—20 μg/ml die Chromatophoren zur Ausbreitung
brachte, während 5-Hydroxytryptamin im Umfang der subcutanen Injektion in
Konzentrationen von 2—2000 μg/ml die Chromatophoren kontrahierte, wodurch
die Haut blaß, aber nicht völlig weiß wurde, indem nicht alle Chromatophoren zur
Kontraktion gebracht wurden. Ähnlich wie Serotonin wirkten Tryptamin 200—
2000 μg/ml, Tyramin 2500—4500 μg/ml, der Monaminoxydasehemmer Iproniazid
1000—2000 μg/ml. LSD bewirkte erst in hohen Konzentrationen von 100—2000
μg/ml Blässe der Haut. Adrenalin, Noradrenalin, Histamin, L-Alanin, L-Lysin
hatten keine Wirkung. Aus den Versuchen geht hervor, daß die lokale Einstellung
der Chromatophoren durch ein Acetylcholin-Cholinesterasesystem im Sinne der
Expansion, wahrscheinlich durch ein Amin-Aminoxydasesystem im Sinne der
Kontraktion vermittelt wird. Eine Doppelinnervation der Chromatophoren sorgt
für die Übermittlung der zentralen Steuerungsimpulse.

Nach KAHR (1958) führte 5-Hydroxytryptamin an *Octopus vulgaris* zur Aufhellung, die durch Acetylcholin aufgehoben wurde (s. S. 816). Adrenalin erwies
sich bei *Octopus vulgaris* unwirksam. Die einzelnen Muskelfasern der Chromatophoren scheinen nach BOZLER dem Alles- oder Nichtsgesetz zu folgen. Zum Farbwechsel bei Cephalopoden s. auch PARKER (1948).

MISLIN et al. (1954) prüften die Aktionsströme der visceralen Chromatophorenzentren
einiger Cephalopoden, speziell bei *Octopus vulgaris, Eledone moschata, Loligo vulgaris* und *Sepia
officinalis* im Elektroencephalogramm, aus dem sich eine ständige elektrische Bereitschaft
der motorischen Chromatophorenzentren ergab. Nach WILSON (1960) ziehen motorische
Fasern ohne Synapsen durch das Ganglion stellatum zu den Chromatophoren. Nach ROWELL
(1963) hängt die Expansion und Kontraktion der Chromatophoren der Arme von *Octopus
vulgaris* von der fördernden und hemmenden Beeinflussung durch die Medulla des Armes und
nicht lediglich vom Eigentonus der Chromatophorenmuskeln ab. Wahrscheinlich bilden die
medullären Nerven entsprechende Reflexzentren. Bei Cephalopoden haben die Pigment-
körner der Chromatophoren, nicht wie bei anderen Tieren, Eigenbeweglichkeit, sondern es
setzen an ihnen Muskelzellen strahlenförmig an, deren Kontraktion die Chromatophoren
flächenhaft ausbreitet und deren Erschlaffung sie wieder kugelig werden läßt (BOZLER, 1931).

Zusammenfassung über Cephalopoden

Herz. Der quergestreifte Herzmuskel reagiert am isolierten Körperherzen und
am Ganztier (*Octopus dofleini*) auf Acetylcholin in Sinne der Herzhemmung, auf
Adrenalin und Noradrenalin positiv chrono- und inotrop, bedeutend stärker in
diesem Sinne auf 5-Hydroxytryptamin (vgl. S. 812). Atropin wirkt nicht als
Antagonist zum Acetylcholin, sondern als Synergist. Vorläufig ist unbekannt, ob

das Cephalopodenherz neben kleinen Mengen Acetylcholin, auch Acetylcholinesterase und Cholinacetylase enthält. Über Vorkommen von Acetylcholin und Acetylcholinempfindlichkeit der paarigen Kiemenherzen scheint nichts bekannt zu sein.

Nervensystem. Die Cerebralganglien von Tintenfischen sind reich an Acetylcholin und Acetylcholinesterase. Es ist wahrscheinlich, daß Acetylcholin im Zentralnervensystem von Dibranchiaten selektive synaptische Funktionen besitzt. An einzelnen Neuronen des Zentralnervensystems wurde Acetylcholin bei Cephalopoden bisher nicht geprüft. Von großem Interesse wäre eine Untersuchung der topographischen Verteilung des Acetylcholins (der Acetylcholinesterase und Cholinacetylase) im Gehirnganglion, auch um sie zu den funktionsanalytischen Untersuchungen von WELLS, (1959a, b, 1961a, b), YOUNG (1958, 1961), PARRISS (1965) am Zentralnervensystem von *Octopus* in Beziehung zu setzen. Die Strychninempfindlichkeit von Cephalopoden (*Octopus vulgaris*) ist so groß wie bei Säugern.

Decapode Tintenfische besitzen ein Riesenmantelganglion (Ganglion stellatum) und Riesennervenfasern mit sehr geringem Acetylcholinesterasegehalt; der Acetylcholingehalt ist nicht bekannt. Demgegenüber ist der Acetylcholinesterasegehalt im optischen Ganglion (*Sepia officinalis*) sehr hoch, in der Retina gleich null (vgl. Verhältnisse bei Vertebraten S. 589). Möglicherweise spielt Opticin als sensibler Überträgerstoff eine Rolle.

Am Nervenmuskelsystem des Mantels von decapoden Tintenfischen besteht eine langsame und eine rasche Erregungsübertragung, wobei vorläufig offen bleibt, ob es sich um eine doppelte (wie bei Crustaceen) oder um eine einfache Innervation handelt. Weder vom glatten noch vom quergestreiften Bewegungsmuskel wissen wir, ob er auf Acetylcholin empfindlich ist und ob Acetylcholin als Überträgerstoff funktioniert.

Glatte Muskulatur. In der glatten Muskulatur und in lokalen Ganglien des Darmkanals wurde Acetyl- und Butyrylcholinesterase festgestellt. Der Acetylcholingehalt von Oesophagus, Magen, Dünndarm und Rectum ist unbekannt. Auch wenn die Wahrscheinlichkeit groß ist, daß Acetylcholin im Darmkanal von Cephalopoden bestimmte Funktionen ausübt, kann darüber z. Z. nichts sicheres ausgesagt werden. Am Magen (*Octopus vulgaris*) wirkte Acetylcholin hemmend, Adrenalin peristaltikanregend und Tonus erhöhend; am Rectum war Acetylcholin tonuserhöhend, wobei durch Atropin der Tonus aufgehoben wurde. Adrenalin hatte ebenfalls Tonuserhöhung zur Folge. Die Verhältnisse sind im ganzen nicht klargelegt.

Chromatophoren. Die am Farbwechsel der Chromatophoren beteiligten Muskelzellen sind an *Octopus vulgaris* auf Acetylcholin im Sinne der Ausbreitung der Chromatophoren (Kontraktion der Muskelzellen) empfindlich. Durch Acetylcholin wird die durch 5-Hydroxytryptamin bewirkte Aufhellung (Erschlaffung der Muskelzellen) verhindert (vgl. auch SERENI, 1928, 1930).

Überblick über Mollusca

Herz. Bei den verschiedenen Klassen von Weichtieren finden wir übereinstimmend, daß das *Herz* in der Regel — soweit das aufgrund heutiger Erkenntnisse gesagt werden kann — auf Acetylcholin im Sinne negativ inotroper und negativ chronotroper Wirkung empfindlich ist. Darin stimmt das Herz der Mollusken mit dem Herzen von Vertebraten überein. Hingegen scheint der Mechanismus insofern ein etwas anderer zu sein, als die Kriterien, die am Wirbeltier für „cholinerge Wirksamkeit" aufgestellt wurden, nicht in jeder Beziehung erfüllt sind. Vor allem wirkt Atropin dem Acetylcholin nicht entgegen, teilweise sogar

Tabelle 4. *Acetylcholingehalt von Ganglien und Herzen von Mollusken*

	Species	Gewebe	Ach μg/g
Gastropoda	*Helix pomatia*	Ganglion „cérébroides"	12
	Haliotis tuberculata	Ganglion „cérébroides"	20
	Aplysia depilans	Perioesophagal	2—3
	Buscyon canaliculatum	Ganglien ohne Visceralganglion	3—9
Lamellibranchiata	*Mercenaria (Venus) mercenaria*	Alle Ganglien	1—5
Cephalopoda	*Octopus vulgaris*	Cerebralganglien	77
	Octopus vulgaris	Cerebralganglien	90
	Sepia officinalis	Cerebralganglien	80
Gastropoda	*Aplysia depilans*	Herz	0,2
	Helix pomatia	Herz	2,5—5
	Limnaea stagnalis	Herz	5,3—5,5
	Murex brandaris	Herz	21
	Murex trunculus	Herz	23—35
Lamellibranchiata	*Anodonta cygnea*	Herz	0,3—0,4
	Ostrea edulis	Herz	0,7
	Mytilus galloprovincialis	Herz	0,12
	Mercenaria (Venus) mercenaria	Herz	0,1
Cephalopoda	*Octopus vulgaris*	Herz	0,1
	Octopus vulgaris	Herz	0,2
	Sepia officinalis	Herz	0,1

Nach: J. H. WELSH (1956).

synergistisch. Vereinzelt wurde bei Gastropoden und Lamellibranchiaten durch
Acetylcholin eine herzfördernde Wirkung festgestellt. Nur bei wenigen Mollusken
sind wir über den Acetylcholingehalt des Herzens orientiert.

Das Herz von *Gastropoden* ergab sehr unterschiedliche Acetylcholinwerte bei
*Aplysia depilans, Murex brandaris, Murex trunculus, Limnaea stagnalis, Helix
pomatia.* Ob sich daraus familien- oder ordnungsspezifische Unterschiede ergeben,
müßte an einem größeren Speciesmaterial untersucht werden. Wahrscheinlich
sind sie artlich bedingt. Bei dem Pulmonaten *Cochlitoma zebra* wirkte Acetylcholin
auf das Herz negativ ino- und chronotrop, bei *Strophocheilos oblongus* positiv ino-
und chronotrop.

Kleine Mengen Acetylcholin im Verhältnis zum Herzgehalt bei den meisten
untersuchten Gastropoden wurden bei Lamellibranchiaten in den Herzen von
Anodonta cygnea, Ostrea edulis, Mytilus galloprovincialis und *Mercenaria (Venus)
mercenaria* gefunden. Bei der Venusmuschel, bei der neben Acetylcholin auch
Acetylcholinesterase und Cholinacetylase im Herzen nachgewiesen wurden, ist die
Empfindlichkeit auf Acetylcholin im Sinne der Herzhemmung besonders groß.
Cholinerge Innervation darf hier angenommen werden; bei anderen Lamellibranchiaten kann sie nur vermutet werden. Bei *Mytilus edulis* hat Acetylcholin
positiv inotrope und positiv chronotrope Wirkung, wobei Atropin sie aufhebt. Wir
wissen nicht, ob solche Abweichungen von der „Norm" bei Mollusken häufig sind.
GREENBERG hat bei einer größeren Zahl Muscheln eine ganze Skala von Empfindlichkeiten des Herzens auf Acetylcholin festgestellt, die einer gewissen Gattungs-
oder Familienspezifität zu folgen scheinen. Vorläufig sind wir berechtigt, von einer
negativ inotropen und negativ chronotropen Herzwirkung des Acetylcholins bei
Mollusken als von einer für sie typischen Wirkung, bis zu einem gewissen Grad
auch von einem negativ cholinergen Mechanismus zu sprechen.

Tabelle 5. *Wirkung von Acetylcholin, Physostigmin und Atropin auf das Molluskenherz*

Tier	Wirkung des Acetylcholins	Acetylcholin nach Physostigmin	Atropin allein	Acetylcholin nach Atropin
Auster *(Ostrea)* (Jullien, 1936)	Grenzkonz. 1:100000 Diastol. Stillstand zwischen 1:50000 und 1:5000	—	1:1000 gibt positiv ino- und negativ chronotrope Wirkung	kein Antagonismus
Mercenaria (Venus) mercenaria (Prosser, 1940)	Grenzkonz. 1:1 Trillion (Frühling) 1:1 Billion (Herbst)	erhöhte Empfindlichkeit auf Acetylcholin	1:10000 toxische Wirkung	kein Antagonismus
Helix spec. (Jullien, 1936)	Grenzkonz. 1:1 Million Diastol. Stillstand 1:50000	—	1:20000 gibt positiv chrono- und schwach negativ inotrope Wirkung	kein Antagonismus
Murex spec. (Jullien, 1936)	Grenzkonz. 1:1 Million Diastol. Stillstand 1:50000	—	1:2500 stellt Herz still	kein Antagonismus
Ariolimax columbianus	Grenzkonz. 1:10 Millionen Diastol. Stillstand 1:50000	erhöhte Empfindlichkeit auf Acetylcholin	1:1000 toxische Wirkung	kein Antagonismus
Loligo pealii (Bacq, 1934)	Grenzkonz. 1:1 Billion Diastol. Stillstand 1:10 Millionen	—	1:1 Million gibt negativ inotrope und chronotrope Wirkung	kein Antagonismus

Nach: D. Davenport, J.W. Loomis and C.F. Opler.

Noch kleinere Acetylcholinwerte (zwischen 0,1 und 0,2 μg/g Frischgewicht) zeigen Herzen von Cephalopoden (*Octopus vulgaris, Sepia officinalis, Loligo* sp. u.a.). Vgl. Tab. 4 nach Welsh. Hier stellt sich nun die Frage, ob die Unterschiede im Acetylcholingehalt des Herzens von Gastropoden, Lamellibranchiaten und Cephalopoden klassenbedingt sind, also ein Klassenmerkmal darstellen. Wieviel gebundenes und wieviel freies Acetylcholin sich im stillstehenden und im schlagenden Herzen von Mollusken findet, wissen wir — mit Ausnahme von *Helix pomatia* — nicht. Da die meisten Versuche bei Mollusken an isolierten Herzen durchgeführt wurden, können wir über das Herzverhalten am Ganztier dem Acetylcholin gegenüber (dasselbe gilt für Catecholamine und 5-Hydroxytryptamin) — mit Ausnahme einiger Cephalopodenbefunde — so gut wie nichts aussagen.

Vom „cholinergen" Verhalten des Herzens bei Wirbeltieren weicht das Molluskenherz insofern ab, als Physostigmin und Prostigmin die Acetylcholinwirkung am Herzen (außer bei *Mercenaria mercenaria*) nicht verstärken, und Atropin sie nicht aufhebt. Über die verschiedene Acetylcholinempfindlichkeit einiger Weichtiere gibt Tab. 5 nach Davenport, Loomis u. Opler (1940) Auskunft.

Auch wenn wir mit Dale (1914/1915) der Ansicht sind, daß Unempfindlichkeit auf Atropin kein sine qua non für cholinergische Reaktion darstellt, liegen die Verhältnisse bei Mollusken doch anders als bei der Speicheldrüse mancher Vertebraten, die auf Atropin relativ unempfindlich ist, aber eine zweifellos cholinergische Innervation besitzt (Dale). Wir können die unvollständige (negative oder positive) Cholinergie des Molluskenherzens mit der Vorstellung verbinden, daß bei Weichtieren die Innervationsverhältnisse, evolutionistisch gedacht, hinter derjenigen von Vertebraten an Vollkommenheit zurückstehen, so wie bei Weichtieren auch nicht von einem parasympathischen System in bezug auf das Herz, sondern nur von extrakardialen Hemmfasern gesprochen werden kann. Bei *Mercenaria mercenaria* scheint die Stufe eines cholinerg (negativen) Herzmechanismus bereits erreicht zu sein.

Als charakteristisch für den Stamm der Weichtiere kann in tiersystematisch-phylogenetischer Hinsicht nach unseren heutigen Kenntnissen gelten (mit verschiedenen Abweichungen), daß das Molluskenherz auf Acetylcholin empfindlich ist und in der Regel negativ inotrop und negativ chronotrop darauf reagiert. Wir haben es beim Weichtierherzen offenbar mit einem *myogenen* Typus zu tun, was in jüngster Zeit hin und wieder bezweifelt wird, trotzdem auch die (wenigen) Elektrokardiogramme dafür sprechen. Dadurch sind die Mollusken mehr oder weniger scharf gegen die Stämme der Articulaten (Anneliden und Arthropoden) abgegrenzt. Bei manchen Mollusken sind Herzganglien nachweisbar (unter den prosobranchiaten Schnecken bei *Fulgur canaliculatum (Sycotopus caniculatus)*, wobei dessen Fortsätze in die Kammerwand eindringen. Ähnliches wurde bei einigen Muscheln festgestellt, auch bei *Ostrea* sp. deren Herzverhalten dem Acetylcholin gegenüber aber dem myogenen Herztypus entspricht.

Bei *Cephalopoden* reagiert der quergestreifte Herzmuskel des isolierten Körperherzens und am Ganztier (*Octopus dofleini*) auf Acetylcholin im Sinne der Herzhemmung, auf Adrenalin und Noradrenalin positiv chrono- und inotrop. Bedeutend stärker herzerregend wirkte 5-Hydroxytryptamin. Wir sind nicht darüber orientiert, ob das Cephalopodenherz physiologischerweise über das Acetylcholinsystem verfügt; auch kennen wir seinen Acetylcholingehalt nicht. Über Acetylcholin und Cholinesterase der Kiemenherzen scheint nichts bekannt zu sein.

Das *Nervensystem* von Mollusken ist im allgemeinen reich an Acetylcholin, was in besonderem Maß für das Zentralnervensystem von Cephalopoden gilt.

Bei *prosobranchiaten Gastropoden*, wo Acetylcholin im gesamten Ganglienapparat mit Ausnahme der Visceralganglien nachgewiesen wurde, ist über seine funktionelle Bedeutung nichts bekannt. Bei *opisthobranchiaten Gastropoden* kommen Riesenganglienzellen im Cerebralganglion vor, bei *Aplysia* sp. in Visceralganglien (Abdominalganglien), an denen ein typisch cholinergisches Verhalten der Hemmneurone, die durch Acetylcholin erregt werden, festgestellt wurde (TAUC). Acetylcholin bildet an diesen einzeln *in situ* untersuchten Neuronen den synaptischen Überträger. Acetylcholin und Acetylcholinesterase wurden in den Ganglien nachgewiesen. Für *Pulmonaten (Helix pomatia)* ist es wahrscheinlich, daß an Visceralganglien Acetylcholin einen Überträgerstoff darstellt. An einzelnen Nervenzellen wirkte Acetylcholin 10^{-8} g/ml entweder erregend oder hemmend. An suboesophagalen Ganglien, Parietal- und Visceralganglien von *Helix aspersa* zeigten sich genau lokalisierbare Nervenzellen auf Acetylcholin im Sinne der Aktivitätssteigerung empfindlich. Bei höheren Acetylcholinkonzentrationen (von 10^{-5} an) kam es zu lang dauernder Hemmung der Aktivität. Manche Nervenzellen zeigten auf Acetylcholin überhaupt nur Hemmung. Ein cholinerg empfindliches Synapsensystem ist in bestimmten Ganglienzellen des Zentralnervensystems von Pulmonaten wahrscheinlich. Periphere Nerven von Pulmonaten scheinen auf Acetylcholin, je nach Konzentration, im Sinne der Erregung oder (höhere Konzentration) im Sinne von Hemmung empfindlich zu sein. Ein (unvollständiger) cholinerger Mechanismus wurde, wie vielfach bei Mollusken, nachgewiesen.

Die Cerebralganglien von Tintenfischen sind reich an Acetylcholin und Acetylcholinesterase, es ist, verglichen mit anderen Mollusken, wahrscheinlich, daß dem Acetylcholin im Zentralnervensystem von Cephalopoden synaptische Überträgerfunktionen zukommen, doch fehlen vorläufig entsprechende Nachweise an einzelnen Neuronen.

Im optischen Ganglion ist der Acetylcholinesterasegehalt sehr hoch (*Sepia officinalis*), im Ganglion stellatum und den Riesennervenfasern sehr niedrig.

Auf *Strychnin* sind Weichtiere in typischer Weise im Sinne der Erregung und Krampfbildung empfindlich; wir wissen es von Gastropoden und Cephalopoden, anscheinend nicht von Lamellibranchiaten. Die genannten Klassen reagieren auf Strychnin mit Erregbarkeitssteigerung und Reflexkrämpfen. *Picrotoxin* wirkte bei Prosobranchiern (bei Opisthobranchiern, Pulmonaten, Lamellibranchiern und Cephalopoden scheint darüber nichts bekannt zu sein) lähmend. Diese Reaktion würde mit der lähmenden Wirkung des Pikrotoxins bei Acoelomata (Cnidaria) übereinstimmen. Da wir über Pikrotoxin nur bei einigen Prosobranchiern orientiert sind, lassen sich daraus keine Schlußfolgerungen in tiersystematischer oder phylogenetischer Hinsicht ziehen.

Muskelsysteme. Der Radulaprotractor des prosobranchiaten Gastropoden *Buscyon canaliculatum* reagierte auf Acetylcholin 10^{-5}M mit Kontraktion; er ist wahrscheinlich positiv cholinerg. Sonst zeigt der glatte Bewegungsmuskel von Prosobranchiern keine Zeichen einer cholinergen Innervation. Der glatte Pharynxretractormuskel von *Helix aspersa* reagierte auf Acetylcholin 10^{-6} ebenfalls mit Kontraktion. Acetylcholin kommt als neuromuskulärer Überträgerstoff bei diesem Pulmonaten in Frage, aber ebenso und mit größerer Wahrscheinlichkeit Glutaminsäure. Am Penisretractor der Pulmonaten *Helix aspersa*, *Strophocheilos oblongus* und *Limnaea stagnalis* wirkte Acetylcholin im Sinne der Tonusförderung. Ob der glatte Muskel von *Helix pomatia* und anderen Pulmonaten als cholinerg bezeichnet werden darf, geht aus den bisherigen Versuchen nicht mit Sicherheit hervor, dies besonders weil der direkte Nachweis von Acetylcholin, Acetylcholinesterase und Cholinacetylase aussteht. Der pharmakologische Befund als solcher würde die Annahme eines bedingt cholinergen Mechanismus erlauben. Acetylcholin 10^{-6} bis 10^{-5} führte am „schnellen" Anteil des hinteren Adductormuskels der Muschel *Pinna fragilis* zu tonischer Kontraktion. Über Vorkommen von Acetylcholin und Cholinesterase im Schließmuskel von Muscheln scheint nichts Näheres bekannt zu sein. Am Fußmuskel von *Psammobia nespertina* bewirkte Physostigmin 10^{-5} vergrößerte Zuckungshöhe und Neigung zu Contractur. Am vorderen Byssusretractor von *Mytilus edulis* führte Acetylcholin 10^{-6}M zu Depolarisation und tonischer Kontraktion, die durch Physostigmin 10^{-5}M verstärkt, durch Atropin und Tubocurarin gehemmt, aber nicht unterdrückt wurde. Ein cholinerger Mechanismus ist am Byssusretractor in gewissem Gegensatz zum Schließmuskel wahrscheinlich, müßte aber durch den Nachweis von Acetylcholin, Cholinacetylase und Acetylcholinesterase sichergestellt werden. Eine gewisse Sonderstellung nimmt die Miesmuschel *Mytilus edulis* insofern ein, als am acetylcholinempfindlichen Byssusretractor Atropin und D-Tubocurarin acetylcholinblockierend wirken. Hier liegen die Ansätze zu einer echt cholinergen Wirkung vor, wie wir sie von Vertebraten kennen.

Wir finden bei Mollusken nicht nur Abweichungen in der bevorzugten Substrataktivität von Cholinesterasen, d. h. höhere Aktivität für Acetyl-β-methylcholin, Acetylaneurin usw. als für Acetylcholin, sondern auch von Acetylcholin abweichende Cholinester. Dies ist der Fall bei einer Gruppe von Prosobranchiern, die in der Hypobranchialdrüse solche Stoffe produzieren, wie eine Reihe von Muriciden Senecioylcholin und Urocanylcholin, und einige Bucciniden, bei denen Acrylcholin gefunden wurde. Es handelt sich um Cholinester, die nichts mit einer Überträgerfunktion zu tun haben, sondern wahrscheinlich als Beutegifte wirksam sind.

Bei Cephalopoden scheint nicht bekannt zu sein, ob Acetylcholin an der Funktion des glatten helikalen („schräggestreiften") und des quergestreiften Bewegungs-

muskels physiologischerweise beteiligt ist. Der Mantelmuskel von Cephalopoden
ist selbst nach Physostigmin auf Acetylcholin sehr wenig empfindlich. Kontraktion
erfolgte erst bei 220 μg/g/ml Acetylcholin. Im allgemeinen ist die Empfindlichkeit
der Körpermuskulatur auf Acetylcholin bei Mollusken gering, so daß ein cholinerger Mechanismus an der myoneuralen Synapse nicht oder nur ausnahmsweise
in Frage kommt. Dagegen spricht auch, daß Physostigmin keine Wirkung im
Sinne der Cholinesterasehemmung ausübt. Physostigmin bewirkt am Körpermuskel von Mollusken mehrerer Klassen — bei Opisthobranchiern und Lamellibranchiern wissen wir es nicht — im Gegensatz zu seiner tonussteigernden Wirkung als Acetylcholinesterasehemmer am quergestreiften Vertebratenmuskel, Erschlaffung, was gegen einen cholinergen neuromuskulären Mechanismus spricht.
Daß es bei Mollusken morphologisch zu Bildungen in der Art der Nervenendplatten kommen kann, haben Untersuchungen an *Anodonta cygnea* gezeigt. Wir
finden sie auch bei Crustaceen und Insekten, ohne daß Acetylcholin als Überträgerstoff in Aktion tritt. Ob quergestreifte Muskelfasern bei Cephalopoden eine
Nervenendplatte besitzen, scheint nicht bekannt zu sein. Dasselbe dürfte auch für
den quergestreiften Adductor von Lamellibranchiern gelten.

Cilien. Untersuchungen darüber, ob an den stark mit Cilien versehenen Larvenformen von *Gastropoden* und an cilienbewehrten Kiemen- oder Darmepithelien
Acetylcholin eine regulierende Funktion besitzt, scheint nicht untersucht worden
zu sein. *Lamellibranchiata:* Die Cilien der Kiemenplatten von *Mytilus edulis* sind
innerviert und eindeutig cholinerg. Bei *Cephalopoden* scheint über Vorkommen
von Acetylcholin im Bereich der Ktenidien oder bei Larvenformen nichts bekannt
zu sein.

Darmkanal. Bei *Helix pomatia* wirkte Acetylcholin 10^{-6} tonussteigernd. Die
Frage einer cholinergen Innervation des peripheren visceralen Gebietes, speziell
des Verdauungskanals, muß vorläufig offengelassen werden. Ob der rectale Anteil
des Darmes cholinerg reagiert, wurde nicht besonders untersucht. Bei Muscheln
(*Mercenaria mercenaria*) löste Acetylcholin tonische und phasische Kontraktionen
aus. Bei *Tapes waltlingi* hatten niedrigere Konzentrationen Acetylcholin am
Rectum Hemmwirkung; von 10^{-6} g/ml an wirkte Acetylcholin erregend; wie die
einzelnen Abschnitte des Darmkanals von Lamellibranchiaten auf Acetylcholin
reagieren, und ob mit einem cholinergen Mechanismus bei Muscheln gerechnet
werden kann, scheint nicht bekannt zu sein. Entsprechende Feststellungen wären
tiersystematisch von hohem Interesse. Der Acetylcholingehalt des Magendarmkanals von Cephalopoden ist unbekannt. In der glatten Muskulatur und in lokalen
Ganglien des Darmkanals wurde Acetyl- und Butyrylcholinesterase nachgewiesen. Am Magen (*Octopus vulgaris*) wirkte Acetylcholin hemmend, Adrenalin
peristaltikanregend und tonuserhöhend. Am Rectum war Acetylcholin tonuserhöhend, durch Atropin wurde der Tonus aufgehoben. Es scheint, daß das Rectum
von Cephalopoden, wie bei vielen Invertebraten, positiv cholinergen Charakter
besitzt.

Die am Farbwechsel beteiligten Muskelzellen der *Chromatophoren* ziehen sich
(*Octopus vulgaris*) auf Acetylcholin zusammen, wodurch es zur Ausbreitung der
Chromatophoren kommt. Ein cholinerger Mechanismus ist wahrscheinlich.

Das Blut von Mollusken ist im allgemeinen reich an Acetylcholinesterase, ihre
Aktivität ist bei Prosobranchiern größer für Acetyl-β-methylcholin als für Acetylcholin, bei Pulmonaten besonders aktiv gegen Acetylaneurin.

Der Nachweis von Acetylcholin und Cholinesterasen bei einer Reihe von
Mollusken ist eindeutig. Cholinacetylase wurde bei Schnecken anscheinend noch
nie gesucht. Feststehend ist und bei *Lamellibranchiaten* am stärksten hervor-

tretend, daß wir es bei Mollusken hinsichtlich Herzfunktion mit verschiedenen, pharmakologisch unterscheidbaren Reaktionsmustern zu tun haben. Wir stehen auf einer Stufe der Evolution, auf welcher nahe miteinander verwandte Organismen zur Steuerung einer Funktion verschiedene Wege eingeschlagen haben, ohne daß zur Zeit erkennbar wäre, welche Richtung im weiteren Verlauf der Evolution die Oberhand gewinnen wird.

Acetylcholin und Nervensystem bei Invertebraten. Manches deutet darauf hin, daß schon bei relativ einfach gebauten Metazoen, vielleicht schon bei Protozoon das Acetylcholin als Hormon für die Regulierung von Bewegungsvorgängen in Frage kommt. Die spekulative Annahme mag erlaubt sein, daß Acetylcholin als Vorläufer des Nervensystems in der Regulierung von Bewegungsprozessen betrachtet werden darf, ein Weg, der sich in der Phylogenese von Protozoen bis zu den Säugetieren in der Cilienbewegung bewährt und infolgedessen auch aufrechterhalten hat. Noch fehlen uns evolutionsmäßig zahlreiche Zwischenstufen, um diese These zu begründen. Vor allem fehlt bei einer großen Zahl von Invertebraten und Vertebraten der Nachweis, daß die Cilienbewegungen durch Acetylcholin gesteuert werden. Es wäre verhältnismäßig einfach, diese Erkenntnislücken auszufüllen. In mikromorphologischer Hinsicht liegen die Verhältnisse sehr eindeutig: die Cilien haben vom Paramaecium zum Säugetier den gleichen Bau.

Schwieriger ist die Frage zu beantworten, wo beginnt in der Evolution der Tiere das Nervensystem? Ist sein Nachweis bei Porifera sehr unsicher, wenn nicht negativ, so finden wir es schon wohlentwickelt bei den Cnidarien, aber kaum eine Spur von Acetylcholin und Cholinesterase, was auf eine selbständige, von Acetylcholin unabhängige Entwicklung in der Funktion des Nervensystems hinweist. Bei einfachen Bilateralia finden wir das Acetylcholin im Dienste des Nervensystems. Dieser Weg wurde von den Mollusken fortgesetzt. Vor allem wurde nach Ausbildung eines differenzierten Nervensystems dem Acetylcholin als Impulsüberträger bei Bewegungsvorgängen im hemmenden oder erregenden Sinne eine bedeutende Funktion zugewiesen. Daß Acetylcholin bei Invertebraten, von Porifera und Coelenteraten abgesehen, an die Stelle der vielleicht phylogenetisch jüngeren Nerventätigkeit aushilfsweise treten kann, zeigt z. B. die durch Acetylcholin am denervierten Muskel ausgelöste Kontraktion, wie sie bei Cephalopoden feststellbar ist und sich bei Vertebraten wiederholt. Vielleicht müssen wir uns, die Verhältnisse überblickend, von dem Begriff „cholinerg" bei protostomen Invertebraten ganz freimachen und lediglich die verschiedenen Reaktionsmuster auf Acetylcholin, Atropin usw. vergleichend beschreiben, solange wir über den genaueren Mechanismus im Zusammenspiel zwischen Nervenstruktur, Elektrophysiologie und hormonalem Biochemismus (Acetylcholin usw.) nicht genauer orientiert sind. Und doch hat sich gezeigt, daß der Begriff „cholinerg" bei protostomen Invertebraten vorläufig nicht ganz zu entbehren ist, um Ähnlichkeiten im Verhalten zwischen Protostomiern und Deuterostomiern wenigstens andeutend beschreiben zu können.

Über freie Aminosäuren bei Invertebraten s. AWAPARA (1962), bei Mollusken ALLEN (1961).

Literatur

ABBOT, B.C., LOWY, J.: Mechanical properties of *Pinna* adductor muscle. J. Marine Biol. Ass. U. K. **35**, 521—530 (1956).
— — Contraction in molluscan smooth muscle. J. Physiol. (Lond.) **141**, 385—397 (1958a).
— — Mechanical properties of *Helix* and *Mytilus* muscle. J. Physiol. (Lond.) **141**, 398—407 (1958b).
ABRAHAM, A.: Die Innervation des Darmkanals bei Gastropoden. Z. Zellforsch. **30**, 273—296 (1940).

ABRAHAM, A., MINKER, E.: Innervation of the lamellibranch muscle. Nature (Lond.) **180**, 925—926 (1957).

— — Experimental-morphologische Untersuchungen über die Innervation der Schließmuskeln von Süßwasser-Muscheln. Z. Zellforsch. **49**, 638—654 (1959).

ACKERMANN, D.: Über die Identität des Actinins mit dem γ-Butyrobetain. Z. Biol. **86**, 199—202 (1927).

— Über das Vorkommen von Homarin, Trigonellin und einer neuen Base Anemonin in der Anthozoe *Anemonia sulcata*. Hoppe-Seylers Z. physiol. Chem **295**, 1—9 (1953).

— Richtigstellung: Zoo-Anemonin statt Anemonin. Hoppe-Seylers Z. physiol. Chem. **296**, 286 (1954).

— HOLTZ, F., REINWEIN, H.: Reindarstellung und Konstitutionsermittlung des Tetramins, eines Giftes aus *Actinia equina*. Z. Biol. **79**, 113—120 (1923).

— — — Über die Extraktstoffe von *Actinia equina*. Z. Biol. **80**, 131—136 (1924a).

— — — Über das Actinin. Z. Biol. **81**, 61—64 (1924b).

— JANKA, R.: Konstitution und Synthese des Anemonins. Hoppe-Seylers Z. physiol. Chem. **294**, 93—97 (1953).

ALEXANDROVICZ, J.S.: Contribution à l'étude des muscles, des nerfs et du mécanisme de l'accomodation de l'oeil des céphalopodes. Arch. Zool. exp. gén. **66**, 71—134 (1927).

— Notes sur l'innervation du tube digestif des Céphalopodes. Arch. Zool. exp. gén. **67**, 69—90 (1928).

— Innervation of the hearts of *Sepia officinalis*. Acta Zool. (Stockh.) **41**, 65—100 (1960).

ALLEN, K.: Amino acids in mollusca. Amer. Zool. **1**, 253—261 (1961).

AMMON, R., DIRSCHEL, W.: Fermente, Hormone, Vitamine. Bd. **1**, Fermente, 3. Aufl., Stuttgart: G. Thieme 1959.

— — Bd. **2**, Hormone. Stuttgart: G. Thieme 1960.

AMOROSO, E.C., BAXTER, M.I., CHIQUOINE, A.D., NISBET, R.H.: The fine structure of neurones and other elements in the nervous system of the giant African land snail *Archachatina marginata*. Proc. roy. Soc. B. **160**, 167—180 (1964).

ANASTASI, A., ERSPAMER, V.: The isolation and amino acid sequence of eledoisin, the active endecapeptide of the posterior salivary glands of *Eledone*. Arch. Biochem. Biophys. **101**, 56—65 (1963).

ARVANITAKI, A.: Propriétés rhythmiques de la matièere vivante. *II*. Etude expérimentale sur le myocarde d'*Helix*. Paris: Herrmann 1938.

— CARDOT, H.: Action d'extraits tissulaires et cellulaires sur l'activité du coeur d'*Helix pisana*. C. R. Soc. Biol. (Paris) **112**, 465—468 (1953a).

— — D'une possible homologie entre les électrocardiogrammes des mollusques et des vertébrés. C. R. Soc. Biol. (Paris) **112**, 1615—1619 (1953b).

— CHALAZONITIS, N.: Excitatory and inhibitory processes initiated by light and infra-red radiations in single identificable nerve cells (Giant ganglion cells of *Aplysia*). In: E. FLOREY: Nervous inhibition, pp. 194—231. Oxford: Pergamon Press 1961.

— FESSARD, A., KRUTA, V.: Analyse du potentiel d'action des nerfs viscéraux chez *Sepia officinalis*. C. R. Soc. Biol. (Paris) **122**, 1204—1206 (1936).

ARVY, L.: Histoenzymological data on the digestive tract of *Octopus vulgaris* Lamarck (Cephalopoda). Ann. N.Y. Acad. Sci. **90**, 929—949 (1960).

ASANO, M., ITOH, M.: Salivary poison of a marine gastropod *Neptunea arthritica Bernardi* and the seasonal variation of its toxicity. Ann. N.Y. Acad. Sci. **90**, 674—688 (1960).

ASTBURY, W.T., BEIGHTON, E., WEIBULL, C.: The structure of bacterial flagella. Symp. Soc. exp. Biol. **9**, 282—305; Cambridge: Univ. Press. 1955.

AUGUSTINSSON, K.B.: Choline esterases in some marine invertebrates. Acta physiol. scand. **11**, 141—149 (1946b).

— Studies on the specifity of choline esterase in *Helix pomatia*. Biochem. J. **40**, 343—349 (1946c).

AWAPARA, J.: Free amino acids in invertebrates; a comparative study of their distribution and metabolism. In: *Amino acid Pools*, p. 158. Ed. by J.T. HOLDEN. Amsterdam: Elsevier 1962.

— ALLEN, K.: Occurrence of β-amino-iso-butyric acid in *Mytilus edulis*. Science **130**, 1250 (1959).

BACQ, Z.M.: Recherches sur la physiologie du système nerveux autonome. *V*. Réactions du ventricule médian, des chromatophores et de divers organes isolés d'un mollusque céphalopode ("*Loligo peali*") et l'adrénaline, l'acétylcholine, l'ergotamine, l'atropine et aux ions K, Ca et Mg. Arch. int. Physiol. **38**, 138—159 (1934).

— Recherches sur la physiologie et la pharmacologie du système nerveux autonome. *XVII*. Les esters de la choline dans les extraits de tissues des invertébrés. Arch. int. Physiol. **42**, 24—42 (1935a).

— Nouvelles observation sur l'acétylcholine et la choline-estérase chez les invertébrés. Arch. int. Physiol. **44**, 174—189 (1937).

— Physiologie comparée de la transmission chimique des excitations nerveuses. Ann. Soc. roy. Zool. Belg. **72**, 181—203 (1941).

BACQ, Z.M.: L'acétylcholine et l'adrénaline chez les invertébrés. Biol. Rev. **22**, 73—91 (1947).
— Isolément et perfusion des glandes salivaires postérieures des Céphalopodes, Octopodes. Arch. int. Physiol. **59**, 273 (1951).
— Les ions alcalino-terreux. Handbuch der experimentellen Pharmakologie. Ergänzungswerk Bd. **17**/1, p. 157 ff. Berlin-Göttingen-Heidelberg: Springer 1963.
— GHIRETTI, F.: Un metodo di perfusione delle ghiandole salivari posteriori dei Cefalopodi. Boll. Soc. ital. Biol. sper. **26**, 775 (1950).
— — La secrétion externe et interne des glandes salivaires des céphalopodes, octopodes. Arch. int. Physiol. **59**, 288—314 (1951).
— — Physiologie des glandes salivaires postérieures des Céphalopodes octopodes isolées et perfusées *in vitro*. Publ. staz. zool. Napoli **24**, 267—277 (1953).
— MAZZA, F.: Identification d'acétylcholine extrait des cellules ganglionnaires d'*Octopus*. C.R. Soc. Biol. (Paris) **120**, 246—247 (1935a).
— — Recherches sur la physiologie et pharmacologie du système nerveux autonome. *XVIII*. Isolement de chloroaurate d'acétylcholine à partir d'un extrait de cellules nerveuses d'*Octopus vulgaris*. Arch. int. Physiol. **42**, 43—46 (1935b).
— NACHMANSOHN, D.: Cholinesterase in invertebrate muscle. J. Physiol. (Lond.) **89**, 368—371 (1937).
BAGLIONI, S.: Physiologische Differenzierung verschiedener Mechanismen des Zentralnervensystems. *II*. Untersuchungen an *Eledone moschata* und anderen Wirbellosen. Z. allg. Physiol. **5**, 43—65 (1905).
BAILEY, K.: Tropomyosin: a new asymmetric protein component of the muscle fibril. Biochem. J. **43**, 271—279 (1948).
— Invertebrate Tropomyosin. Biochem. biophys. Acta **24**, 612—619 (1957).
— RÜEGG, J.C.: Further chemical studies on the tropomyosins of lamellibranch muscle with special reference to *Pecten maximus*. Biochem. biophys. Acta **38**, 239—245 (1960).
BALDWIN, E., MOYLE, V.: A contribution to the physiology and pharmacology of *Ascaris lumbricoides* from the pig. Brit. J. Pharmakol. **4**, 145—152 (1949).
BANDMANN, H.J., REICHEL, H.: Struktur und Mechanik des glatten Schließmuskels von *Pinna nobilis*. Z. Biol. **107**, 67—80 (1954).
BARGMANN, W.: Das Zwischenhirn-Hypophysensystem. Berlin-Göttingen-Heidelberg: Springer 1954.
BARNES, G.E.: The behaviour of *Anodonta cygnea* and its neurophysiological basis. J. exp. Biol. **32**, 158—174 (1955).
BARNES, T.C., BEUTNER, R.: Pharmacodynamic action of acetylcholine. Nature (Lond.) **164**, 109—110 (1949).
BATHAM, E.J.: Note on the mesenteric nerve net of the anemone *Metridium canum* (Stuckey). Trans. Proc. Royal Soc. New Zeeland **84**, 91—92 (1956).
— PANTIN, C.F.A.: Muscular and hydrostatic action in the sea-anemone *Metridium senile* (L.). J. exp. Biol. **27**, 264—289 (1950a).
— — Phases of activity in the sea-anemone, *Metridium senile* (L.), and their relation to external stimuli. J. exp. Biol. **27**, 377—399 (1950b).
— — The organization of the muscular system of *Metridium senile*. Quart. J. micr. Sci. **92**, 27—54 (1951).
— — Slow contraction and its relation to spontaneous activity in the sea-anemone *Metridium senile* (L.). J. exp. Biol. **31**, 84—103 (1954).
BAYER, G., WENSE, TH.: Über den Nachweis von Hormonen in einzelligen Tieren. *I*. Cholin und Acetylcholin in Paramaecium. Pflügers Arch. ges. Physiol. **237**, 417—422 (1936a).
— — Über den Nachweis von Hormonen in einzelligen Tieren. *II*. Adrenalin (Sympathin) in Paramaecium. Pflügers Arch. ges. Physiol. **237**, 651—654 (1936b).
BEALE, G.H.: The genetics of Paramaecium aurelia. Cambridge: Univ. Press 1954.
BEAR, R.S., SELBY, C.C.: The structure of paramyosin fibrils according to X-ray diffraction. J. biophys. biochem. Cytol. **2**, 55—69 (1956).
BEAUVALLET, M.: Effects de divers ions sur l'activité automatique de l'intestin de l'escargot. C. R. Soc. Biol. (Paris) **124**, 1084 (1937).
— Réactions à l'acétylcholine du tube digestif des Céphalopodes. C. R. Soc. Biol. (Paris) **126**, 1128—1130 (1937).
BEKLEMISHEW, W.N.: On the early evolution of the molluscs. The organization of *Neopilina galatheae* Lemche from the standpoint of comparative anatomy and functional morphology. Zool. Ž. **37**, 518—522 (1958) (Russisch, mit engl. Zusammenfassung).
— Grundlagen der vergleichenden Anatomie der Wirbellosen. Bd. 1 u. 2. Organologie. Deutscher Verlag der Wissenschaften, Berlin 1958 u. 1960.
BELL, J. DE, DEL CASTILLO, J., SANCHEZ, J.: Electrophysiology of the somatic muscle cells of *Ascaris lumbricoides*. J. cell. comp. Physiol. **62**, 159—177 (1963).

BERNER, L.: The theoretical ancestral form of Mollusca and the origin of turbinate shells. J. Zool. Soc. India 8, 133—138 (1957); ref.: Ber. wiss. Biol. 128, 109 (1958).

BETHE, A.: Herz und Meduse. (Vortrag 13. Tagung d. dtsch. Physiol. Ges. in Göttingen). Ber. ges. Physiol. B, 81, 380 (1934).

— Experimentelle Erzeugung von Störungen der Erregungsleitung und von Alternans- und Periodenbildung bei Medusen im Vergleich zu ähnlichen Erscheinungen am Wirbeltierherzen. Z. vergl. Physiol. 24, 613—637 (1937).

BIDDER, ANNA M.: The digestive mechanism of the European squids *Loligo vulgaris Loligo forbesii, Alloteuthis media and Alloteuthis subulata*. Quart. J. micr. Sci. 91, 1—43 (1950).

— Feeding and digestion in Céphalopods. In: Physiology of Mollusca. Ed. by K.M. WILBUR and C.M. YOUNGE, pp. 97—124. New York: Academic Press 1966.

BISSET, G.W., FRAZER, J.F.D., ROTHSCHILD, M., SCHACHTER, M.: A pharmacologically active choline ester and other substances in the garden tiger moth, *Arctia caja* (L.). Proc. roy. Soc. B. 152, 255—262 (1960).

BLANC, H., JULLIEN, A., MORIN, G.: Influence de la section et de la tension sur l'automatisme des cavités cardiaques chez *Helix pomatia*. C. R. Soc. Biol. (Paris) 108, 889—890 (1931).

BOER, S. DE: Vergleichende Physiologie des Herzens von Evertebraten. 3. Die Erregbarkeit des Herzens bei Lamellibranchiaten. Z. vergl. Physiol. 8, 354—365 (1929).

BOETTGER, C.R.: Die Stämme des Tierreichs in ihrer systematischen Gliederung. Abhandl. Braunschweig wiss. Ges. 4, 238—300 (1952).

BOISSEAU, J.P.: Recherches sur l'histochimie des Cnidaires et de leurs nématocystes. Bull. Soc. zool. France 77, 151—169 (1952).

BOOLOOTIAN, R.A.: Physiology of Echinodermata. New York: Interscience 1966.

BOTTAZZI, F., ENRIQUES, P.: Recherches physiologiques sur le système nerveux viscéral des *aplysies* et de quelques *céphalopodes*. Arch. ital. biol. 34, 111—143 (1900).

BOUCHET, M., JULLIEN, A., VINCENT, D., VUILLOT, M.: Sur la diffusion de l'acétylcholine á partir du coeur d'*Helix pomatia*. C. R. Acad. Sci. (Paris) 206, 460—462 (1938).

BOUILLON, J., CASTIAUX, P., VANDERMEERSSCHE, G.: Structure submicroscopique des cnidocils. Bull. Micr. appl., Sér. 2, 8, 61—63 (1958).

BOURNE, G.H. (Editor): The structure and function of muscle. Vol. I Structure. New York: Academic Press 1960.

BOWDEN, J.: The structure and innervation of lamellibranch muscle. Int. Rev. Cytol. 7, 295—335 (1958).

— Lowy, J.: Innervation Nature (Lond.) 176, 346—347 (1955).

BOZLER, E.: Sinnes- und nervenphysiologische Untersuchungen an Scyphomedusen. Z. vergl. Physiol. 4, 37—80 (1926a).

— Weitere Untersuchungen zur Sinnes- und Nervenphysiologie der Medusen: Erregungsleitung, Funktion der Randkörper, Nahrungsaufnahme. Z. vergl. Physiol. 4, 797—817 (1926b).

— Über die Funktion des Stellarganglions bei Cephalopoden. Z. vergl. Physiol. 5, 371—374 (1927a).

— Untersuchungen über das Nervensystem der Coelenteraten. I. Teil: Kontinuität oder Kontakt zwischen den Nervenzellen? Z. Zellforsch. 5, 244—262 (1927b).

— Über die Tätigkeit der einzelnen glatten Muskelfasern bei der Kontraktion. II. Die Chromatophorenmuskeln der Cephalopoden. Z. vergl. Physiol. 7, 377—406 (1928).

— Über die Tätigkeit der einzelnen glatten Muskelfaser bei der Kontraktion. III. Registrierung der Kontraktion der Chromatophorenmuskelzellen von Cephalopoden. Z. vergl. Physiol. 13, 762—772 (1931).

BRADFIELD, J.R.G.: Fibre patterns in animal flagella and cilia. Symp. Soc. exp. Biol. 9, 306—344: Cambridge: University Press 1955.

BRADLEY, C.: The effect of electrical stimulation at low temperatures on the larvae of *Phocanema decipiens*. Canad. J. Zool. 39, 35—42 (1961a).

— The effect of certain chemicals on the response to electrical stimulation and the spontaneous rhythmical activity of larvae of *Phocanema decipiens*. Canad. J. Zool. 39, 129—136 (1961b).

BRANDT, T. VON: Chemical physiology of endoparasitic animals. New York: Academic Press 1952.

BRETSCHNEIDER, L.H.: Elektronenmikroskopische Untersuchungen einiger Ciliaten. Mikroskopie 5, 257—269 (1950).

BROWN, F.A., JR.: Trichocysts and mematocysts. In: C.L. PROSSER (Editor): Comparative animal physiology, pp. 654—659. Philadelphia: W.B. Saunders 1952.

BRYANT, S.H.: Transmission in squid giant synapses. The importance of oxygen supply and the effects of drugs. J. gen. Physiol. 41, 473—484 (1958).

— HINES, W.J.W., SMITH, M.J.H.: Intermediary metabolism in some terrestrial molluscs (*Pomatias, Helix* and *Cepaea*). Comp. Biochem. Physiol. 11, 147—153 (1964).

BUDDENBROCK, W. VON: Vergleichende Physiologie. Bd. IV. Hormone. Basel: Birkhäuser-Verlag 1950.

BUDDENBROCK, W. VON: Beobachtungen über den Herzschlag geöffneter und geschlossener Muscheln, beziehungsweise ausgestreckten und in die Schale zurückgezogenen Schnecken. Zool. Anz. **165**, 8—13 (1960).
— Vergleichende Physiologie, in 6 Bänden. Basel: Birkhäuser-Verlag 1952—1967.
— Vergleichende Physiologie. Bd. **2**, Nervenphysiologie. Basel: Birkhäuser-Verlag 1953.
— Vergleichende Physiologie. Bd. **5**: Physiologie der Erfolgsorgane. II. Physiologie der Geissel- und Cilienbewegung, pp. 190—219. Basel: Birkhäuser-Verlag 1961.
BUEDING, E.: Acetylcholinesterase activity of *Schistosoma mansoni*. Brit. J. Pharmacol. **7**, 563—566 (1952).
BÜLBRING, E., BURN, J.H., SHELLEY, H.J.: Acetylcholine and ciliary movement in the gill plates of *Mytilus edulis*. Proc. roy. Soc. B. **141**, 445—466 (1953).
— LOURIÉ, E.M., PARDOE, V.: The presence of acetylcholine in *Trypanosoma rhodesiense* and its absence from *Plasmodium gallinaceum*. Brit. J. Pharmacol. **4**, 290—294 (1949).
BULLOCK, TH. H.: Neuromuscular facilitation in Scyphomedusae. J. cell. comp. Physiol. **22**, 251—272 (1943).
— The anatomical organization of the nervous system of Enteropneusta. Quart. J. micr. Sci. **86**, 55—111 (1945).
— Problems in invertebrate electrophysiology. Physiol. Rev. **27**, 643—664 (1947).
— Neuron doctrine and electrophysiology. A quiet revolution has been taking place in our concepts of how the nerve cells act alone and in concert. Science **129**, 997—1002 (1959).
— On the anatomy of the giant neurons of the visceral ganglion of *Aplysia*. In: E. FLOREY: Nervous inhibition, pp. 233—240. Oxford: Pergamon Press 1961.
— GRUNDFEST, H., NACHMANSOHN, D., ROTHENBERG, M.A.: Generality of the role of acetylcholine in nerve and muscle conduction. J. Neurophysiol. **10**, 11—22 (1947).
— HAGIWARA, S.: Further studies on the giant synapse in the stellate ganglion of squid. Biol. Bull. **109**, 341—342 (1955).
— — Intracellular recording from the giant synapse of the squid. J. gen. Physiol. **40**, 565—577 (1957).
— HORRIDGE, G.A.: Structure and function in the nervous systems of invertebrates, 2 Vols. San Francisco and London: W.H. Freeman and Co. 1965.
— NACHMANSOHN, D.: Cholinesterase in primitive nervous systems. J. cell. comp. Physiol. **20**, 1—4 (1942a).
— — Choline esterase in primitive nervous systems. J. cell. comp. Physiol. **20**, 239—242 (1942b).
BUMPUS, F., PAGE, I.: Serotonin and its methylated derivatives in human urine. J. biol. Chem. **212**, 111—146 (1955).
BURN, J.H.: Local hormones. *VIII*. Acetylcholine as a local hormone for ciliary movement and the heart. Pharmacol. Rev. **6**, 107—112 (1954).
— Ciliary movement. In: J.H. BURN: functions of autonomic transmitters, pp. 62—98. Baltimore: Williams & Wilkins Co. 1956.
— Functions of autonomic transmitters. *II*. Acetylcholine and the heart, pp. 18—61. Baltimore: Williams & Wilkins Co. 1956.
— RAND, M.J.: A new interpretation of the adrenergic nerve fiber. In: Advances in pharmacology, Vol. **1**, pp. 1—30. Ed. by GARATTINI and SHORE. New York: Academic Press 1962.
BURN, R.: Australian bivalve gastropods. Nature (Lond.) **187**, 44—46 (1960).
BURNSTOCK, G., GREENBERG, M.J., KIRBY. S., WILLIS, A.G.: An electrophysiological and pharmacological study of visceral smooth muscle and its innervation in a mollusc, *Poneroplax albida*. Comp. Biochem. Physiol. **23**, 407—429 (1967).
CALDWELL, P.C., HODGKIN, A.L., KEYNES, R.D., SHAW, T.I.: Partial inhibition of the active transport of cations in the giant axons of *Loligo*. J. Physiol. (Lond.) **152**, 591—600 (1960).
CAMBRIDGE, G.W., HOLGATE, J.A., SHARP, J.A.: A pharmacological analysis of the contractile mechanism of *Mytilus* muscle. J. Physiol. (Lond.) **148**, 451—464 (1959).
CAMPBELL, J.W.: The occurrence of β-alanine and β-aminoisobutyric acid in flatworms. Biol. Bull. **119**, 75—79 (1960).
CARDOT, H., JULLIEN, A.: Action de la pourpre sur l'excitabilité du nerf et du muscle. C. R. Soc. Biol. (Paris) **133**, 521—523 (1940).
— — MORIN, G.: Sur l'automatisme de divers lambeaux du coeur de *Murex trunculus* placés dans l'eau de mer. C. R. Soc. Biol. (Paris) **102**, 441—442 (1929).
— RIPPLINGER, J.: Research on free amino acid composition of the nervous system of *Helix pomatia*. C.R. Soc. Biol. (Paris) **155**, 1961—1963 (1961).
CARLGREN, O.: A contribution to the knowledge of the structure and distribution of the cnidae in the Anthozoa. Lunds Univ. Årsskr. N. F. **36**, 1—62 (1954).
CARLSON, A.J.: The rhythm produced in the resting heart of molluscs on the stimulation of the cardio-accelerator nerves. Amer. J. Physiol. **12**, 55—66 (1904).
— Comparative physiology of the invertebrate heart. *I*. The function of the cardiac nerves in molluscs. Amer. J. Physiol. **13**, 396—426 (1905a).

CARLSON, A.J.: Comparative physiology of the invertebrate heart. *II*. Physiology of the cardiac nerves in molluscs. Amer. J. Physiol. **14**, 16—53 (1905b).
— Vergleichende Physiologie des Herznerven und der Herzganglien bei den Wirbellosen. Ergebn. Physiol. **8**, 371—462 (1909).
CARRIKER, M.R.: Observations on the functioning of the alimentary system of the snail *Lymnaea stagnalis appressa* Say. Biol. Bull. **91**, 88—111 (1964).
CARROLL, P.R., COBBIN, L.B.: Cholinergic stimulation in the heart of the mollusc *Tapes waltlingi*. Comp. Biochem. Physiol. **28**, 1075—1088 (1969a).
— — Substances modifying the cardiac cholinergic excitation in *Tapes waltlingi*. Comp. Biochem. Physiol. **29**, 1175—1185 (1969b).
CARTHY, J.D.: An introduction to the behaviour of invertebrates. London: G. Allen and Unwin 1958.
CASTILLO, J. DEL, MELLO, W.C. DE, MORALES, T.: The physiological role of acetylcholine in the neuromuscular system of *Ascaris lumbricoides*. Arch. int. Physiol. **71**, 741—757 (1963).
— — — Inhibitory action of γ-aminobutyric acid (GABA) on *Ascaris* muscle. Experientia (Basel) **20**, 141—143 (1964a).
— — — Mechanism of the paralyzing action of piperazine on *Ascaris* muscle. Brit. J. Pharmacol. **22**, 463—477 (1964b).
— MORALES, T.: Electrophysiological experiments in *Ascaris lumbricoides*. In: G.A. KERKUT (Editor): Experiments in physiology and biochemistry, Vol. 2, pp. 209—273. London and New York: Academic Press 1968.
— — SANCHEZ, J.: Action of piperazine on the neuromuscular system of *Ascaris lumbricoides*. Nature (Lond.) **200**, 706—707 (1963).
CECCATTY, M.P. de, PLANTA, O. VON: Note sur le système nerveux central des Eolidiens. (Mollusques Nudibranches). Bull. Soc. zool. France **79**, 152—158 (1954).
CHALAZONITIS, N.: Chemopotentials in giant nerve cells (*Aplysia fasciata*). In: E. FLOREY: Nervous inhibition, pp. 179—193. Oxford: Pergamon Press 1961.
CHANCE, M.R.A., MANSOUR, T.E.: A contribution to the knowledge of movement in the liver fluke. Brit. J. Pharmacol. **8**, 134—138 (1953).
CHAPMAN, G.B., TILNEY: L.G.: Cytological studies of the nematocysts of hydra. *I*. Desmonemes, isorhizas, cnidocils and supporting structures. J. biophys. biochem. Cytol. **5**, 69—78 (1959a).
— — Cytological studies of the nematocysts of hydra. *II*. The stenoteles. J. biophys. biochem. Cytol. **5**, 79—84 (1959b).
CHILD, F.M.: The caracterization of the cilia of *Tetrahymena pyriformis*. Exp. Cell. Res. **18**, 258—267 (1959).
CHONG, G.C., PHILLIS, J.W.: Pharmacological studies on the heart of *Tapes waltlingi*, a mollusc of the family Veneridae. Brit. J. Pharmacol. **25**, 481—496 (1965).
CHUN, C.: Das Nervensystem und die Muskulatur der Rippenquallen. Abhandl. Senckenberg. Naturforsch. Ges. **11**, 1—50 (1871).
CLARK, A.J.: Comparative physiology of the heart. Cambridge: Univ. Press 1927.
CLARK, W.G., HARTMAN, W.J., LIEBHOLD, R.A., JORDAN, A.J., CYR, S.D.: Some aspects of the biochemical pharmacology of the *Octopus*. Proc. Western Pharm. Soc. San Francisco, Vol. 3, 106—122 (1960).
CLONEY, R.A., FLOREY, E.: Ultrastructure of cephalopod chromatophore organs. Z. Zellforsch. **89**, 250—280 (1968).
CORDA, M.: Su di un mecanismo di graduazione dell'inotropismo nel cuore di *Helix adspersa*. Arch. Fisiol. **56**, 97—106 (1956).
COTTRELL, G.A.: Separation and properties of subcellular particles associated with 5-hydroxytryptamine, with acetylcholine and with an unidentified cardioexcitatory substance from *Mercenaria* nervous tissue. Comp. Biochem. Physiol. **17**, 891—907 (1966).
— LAVERACK, M.S.: Invertebrate pharmacology. Ann. Rev. Pharmacol. **8**, 273—298 (1968).
— OSBORNE, N.: A neurosecretory system terminating in the *Helix* heart. Comp. Biochem. Physiol. **28**, 1455—1459 (1969).
COX, L.R., REES, W.J.: A bivalve gastropod. Nature (Lond.) **185**, 749—751 (1960).
CRESCITELLI, F., GEISSMAN, T.A.: Invertebrate Pharmacology. Selected topics. Ann. Rev. Pharmacol. **2**, 143—192 (1962).
DAHLSTEDT, E., EULER, U.S. VON, LISHAJKO, F., OESTLUND, E.: Observations on the distribution and action of substance P in marine animals. Acta physiol. scand. **47**, 124—130 (1959).
DALE, H.H.: The action of certain esters and ethers of choline and their relation to muscarine. J. Pharmacol. (Lond.) **6**, 147—193 (1914/1915).
DANIELLI, J.F.: Postscript on some physical and chemical problems of Evolution. In: Evolution, Symp. Soc. exp. Biol. pp. 440—448. Cambridge: Univ. Press 1953.

Davenport, D., Loomis, J.W., Opler, Charlotte F.: Notes on the pharmacology of the hearts of *Ariolimax columbianus* and *Astacus trowbridgei*. Biol. Bull. **79**, 498—507 (1940).

Delage, Y., Hérouard, E.: Traité de zoologie concrète. Les vermidiens, Tome V. Paris: Schleicher 1897.

Dembowski, J.: On conditioned reactions of *Paramaecium caudatum* towards light. Acta Biol. exp. (Lodz) **15**, 5—17 (1950).

Demoor, J.: Contributions à la physiologie générale du coeur. *VI*. Le réglage humoral dans le coeur. Action des substances actives de la région du noeud de l'oreillete droite. Arch. int. Physiol. **23**, 121—152 (1924).

— Les "complexes humoraux" dans le coeur: activités des "substances actives" d'origine nodale et de l'acétylcholine et de l'adrénaline. Arch. int. Physiol. **47**, 209—244 (1938).

— Ryjlant, P.: Propriétés des substances actives de l'oreillete droite du coeur. C.R. Soc. Biol. (Paris) **43**, 814—816 (1925).

Divaris, G.A., Krijgsman, B.J.: Investigation into the heart function of *Cochlitoma* (= *Achatina*) *zebra*. Arch. int. Physiol. **62**, 211—233 (1954).

Dodge, E., Lane, C.E.: Nematocysts of *Physalia*. Fed. Proc. **17**, 36 (1958).

Doflein, F., Reichenow, E.: Lehrbuch der Protozoenkunde. 1. Allgemeine Naturgeschichte der Protozoen 6 A. Jena: Gustav Fischer 1949.

Dörr, D., Portzehl, H.: Der kontraktile Myosinfaden aus glatter Muskulatur (*Anodonta*). Z. Naturforsch. **9b**, 550—555 (1954).

Dubuisson, M.: L'état actuel de nos connaissance sur la physiologie du muscle cardiaque des invertébrés. Paris: Presse Universitaire Française 1933.

Dudel, J., Gryder, R., Kaij, A., Kuffler, S.W., Potter, D.D.: Gamma-aminobutyric acid and other blocking compounds in Crustacea. *I*. Central nervous system. J. Neurophysiol. **26**, 721—728 (1963).

Duguid, A.M.E., Heathcote, R.St.A.: The action of drugs in vitro on Cestodes *II*. Non-anthelminthic drugs. Arch. int. Pharmacodyn. **84**, 159—175 (1950).

Duncan, C.J.: The genital systems of the freshwater Basommatophora. Proc. Zool. Soc. (Lond.) **135**, 339—356 (1960).

— Spontaneous activity in the isolated nerves of pulmonate molluscs. Comp. Biochem. Physiol. **3**, 42—51 (1961).

— Rhythmic activity in an isolated penis preparation from the freshwater snail *Limnaca stagnalis*. Z. vergl. Physiol. **48**, 295—301 (1964).

Ebara, A.: Physiological studies on the cardiac nerves of a marin mollusc: *Dolabella auricula* Solander. Sci. Rep. Tokyo Kyoiku Daigaku B **7**, 219—230 (1955).

Eberle-Rothe, G.: Einige Beobachtungen an Kragengeißelzellen. Z. mikr.-anat. Forsch. **63**, 145—161 (1957).

Egghart, Elisabeth, Umrath, K.: Über die Wirkung von Krampfgiften bei den verschiedenen Tiergruppen. Z. vergl. Physiol. **39**, 133—162 (1956).

Ehret, C.F.: Organelle system and biological organisation. Structural and developmental evidence leads to a new look of our concepts of biological organisation. Science **132**, 115—123 (1960).

— Haller, G. de: Origin, development and maturation of organelles and organelle systems of the cell surface in *Paramecium*. J. Ultrastruct. Res. Suppl. **6** (1963).

— Power, E.L.: Macronuclear and nucleolar development in *Paramecium bursaria*. Exp. Cell. Res. **9**, 241—257 (1955).

Elliot, G.F., Hanson, J., Lowy, J.: Paramyosin elements in lamellibranch muscles. Nature (Lond.) **180**, 1291—1292 (1957).

Emmelin, N., Fänge, R.: Comparison between biological effects of neurine and a salivary gland extract of *Neptunea antiqua*. Acta Zool. (Stockh.) **39**, 47—52 (1958).

Erspamer, V.: Wirksame Stoffe der hinteren Speicheldrüsen der Octopoden und der Hypobranchialdrüse der Purpurschnecken. Arzneimittel-Forsch. **2**, 253—258 (1952).

— Benati, O.: Identification of murexine as β-(imidazolyl-4[5])-acryl-choline. Science **117**, 161—162 (1953a).

— — Isolierung des Murexins aus Hypobranchialdrüsenextrakten von *Murex trunculus* und seine Identifizierung als β-(imidazolyl-4[5])-acryl-cholin. Biochem. Z. **324**, 66—73 (1953b).

— Dordoni, F.: Richerche chimiche e farmacologiche sugli estratti di ghiandole ipobranchiale di *Murex trunculus, Murex brandaris* e *Tritonella erinacea*. Arch. int. Pharmacodyn. **74**, 263—285 (1947).

— Falconieri-Erspamer, G.: Pharmacological actions of eledoisin on extravascular smooth muscle. Brit. J. Pharmacol. **19**, 337—354 (1962).

— Glässer, A.: The pharmacological actions of murexine (urocanylcholine). Brit. J. Pharmacol. **12**, 176—184 (1957).

— — The action of eledoisin on the systemic arterial blood pressure of some experimental animals. Brit. J. Pharmacol. **20**, 516—527 (1963).

EULER, U.S. VON, CHAVES, N., TEODOSIO, N.: Effect of acetylcholine, noradrenaline, adrenaline and histamine on isolated organs of *Aplysia* and *Holothuria*. Acta physiol. lat.-amer. 2, 101—106 (1952).

EWER, D.W.: Inhibition and rhythmic activity of the circular muscles of *Calliactis parasitica* (Couch). J. exp. Biol. **37**, 812—831 (1960).

EWER, R.F.: On the functions and mode of action of the nematocysts of *Hydra*. Proc. Zool. Soc. (Lond.) **117**, 365—376 (1947).

FÄNGE, R.: An acetylcholine-like salivary poison in the marine gastroped *Neptunea antiqua*. Nature (Lond.) **180**, 196—197 (1957).

— Paper chromatography and biological effects of extracts of the salivary gland of *Neptunea antiqua*. Acta Zool. (Stockh.) **39**, 39—45 (1958).

— The salivary gland of *Neptunea antiqua*. Ann. N.Y. Acad. Sci. **90**, 689—694 (1960).

— Pharmacology of poikilothermic vertebrates and invertebrates. Pharmacol. Rev. **14**, 281—316 (1962).

— MATTISON, A.: Studies on the physiology of the radula-muscle of *Buccinum undatum*. Acta Zool. (Stockh.) **39**, 53—64 (1958).

— OESTLUND, E.: The effects of adrenaline, noradrenaline, tyramine and their drugs on the isolated heart from marine vertebrates and a cephalopod (*Eledone cirrosa*). Acta Zool. (Stockh.). **35**, 289—305 (1954).

FAURÉ-FREMIET, E.: Structure et ultrastructure des protistes. Rev. Path. comp. **58**, 265—281 (1958).

— The origin of the metazoa and the stigma of the phytoflagellates. Quart. J. micr. Sci. **99**, 123—129 (1958).

— BRETON-GORIUS: Microscopie électronique des membranelles vibratiles de quelques ciliés. C. R. Soc. Biol. (Paris) **149**, 872—873 (1955).

— ROUILLER, CH., GAUCHERY, M.: Les structures myoides chez les ciliés. Etude au microscope électronique. Arch. Anat. **45**, 139—161 (1956).

FAWCETT, DON. W.: The study of epithelial cilia and sperm flagella with the electron microscope. Laryngoscope (St. Louis) **64**, 557—567 (1954).

— PORTER, K.R.: A study of the fine structure of ciliated epithelia. J. Morph. **94**, 221—281 (1954).

FLOREY, E.: Vorkommen und Funktion sensibler Erregungssubstanzen und sie abbauender Fermente im Tierreich. Z. vergl. Physiol. **33**, 327—377 (1951a).

— Reizphysiologische Untersuchungen an der Ascidie *Ciona intestinalis* L. Biol. Zbl. **70**, 523—530 (1951b).

— Über einen nervösen Hemmungsfaktor in Gehirn und Rückenmark. Naturwissenschaften **40**, 295—296 (1953).

— Comparative physiology: Transmitter substances. Ann. Rev. Physiol. **23**, 501—528 (1961a).

— Nervous inhibition. London: Pergamon Press 1961b.

— Inhibition in molluscan hearts and the role of acetylcholine. In: E. FLOREY (Editor): Nervous inhibition, pp. 136—143. Oxford: Pergamon Press 1961.

— Comparative neurochemistry, inorganic ions, amino acids and possible transmitter substances of invertebrates. In: ELLIOT, PAGE and QUASTEL: Neurochemistry, pp. 673—693. Springfield/Ill.: Ch. C. Thomas 1962.

— Acetylcholine in invertebrate nervous systems. Canad. J. Biochem. **41**, 2619—2626 (1963).

— Amino-acids as transmitter substances. In: E. BAJUSZ and G. JASMIN (Editors): Major problems in neuroendocrinology, pp. 17—41. Basel/New York: S. Karger 1964.

— Comparative pharmacology: neurotropic and myotropic compounds. Ann. Rev. Pharmacol. **5**, 357—382 (1965).

— Nervous control and spontaneous activity of the chromatophores of a cephalopod *Loligo opalescens*. Comp. Biochem. Physiol. **18**, 306—324 (1966).

— The clam-heart bioassay for acetylcholine. Comp. Biochem. Physiol. **20**, 365—377 (1967a).

— Neurotransmitters and modulators in the animal kingdom. Fed. Proc. **26**, 1164—1178 (1967b).

— The clam-heart technique of bioassay for acetylcholine. In: G.A. KERKUT (Editor), Experiments in physiology and biochemistry, Vol. 1, pp. 230—245. London and New York: Academic Press 1968.

— FLOREY, E.: Über die mögliche Bedeutung von Enteramin (5-Oxytryptamin) als nervöser Aktionssubstanz bei Cephalopoden und dekapoden Crustaceen. Z. Naturforsch. **9 b**, 53—68 (1954).

— MERWIN, HARRIET F.: Inhibition in molluscan hearts and the role of acetylcholine. In: E. FLOREY: Nervous inhibition, pp. 136—143. Oxford: Pergamon Press 1961.

— WINESDORFER, J.: Cholinergic nerve endings in *Octopus* brain. J. Neurochem. **15**, 169—177 (1968).

FOLDES, F.P., ERDÖS, E.G., BAART, N., SHANOR, S.P.: Interrelationship of murexine, dihydromurexine and human cholinesterase. Proc. Soc. exp. Biol. (N.Y.) **94**, 500—503 (1957).

FOX, D.L.: Perspectives in marine biochemistry. Ann. N.Y. Acad. Sci. **90**, 615—621 (1960).

FRANKENHAEUSER, B., HODGKIN, A.L.: The action of calcium on the electrical properties of squid axons. J. Physiol. (Lond.) **137**, 218—244 (1957).

FRÉDÉRICQ, H.: Les nerfs cardio-régulateurs des invertébrés et la théorie des médiateurs chimiques. Biol. Rev. **22**, 297—314 (1947).

— Sur la possibilité d'une médiation chimique dans l'action des nerfs cardiaques chez les Céphalopodes; influence de la caféine. Arch. int. Physiol. **50**, 169—184 (1940).

— BACQ, Z.M.: Analyse quantitative des effects cardiaques de la stimulation du nerf viscéral des Céphalopodes. Arch. int. Physiol. **49**, 490—496 (1939).

FRETTER, V., GRAHAM, A.: British Prosobranch Molluscs. Roy. Soc. London 1962.

FRÖHLICH, F.W.: Experimentelle Studien am Nervensystem der Mollusken: Das Mantelganglion der Cephalopoden als Reflexorgan. Z. allg. Physiol. **10**, 384—390 (1910).

— Experimentelle Studien am Nervensystem der Mollusken: 6. Die Bedeutung des Strychnins und der Karbolsäure für die Differenzierung verschiedener Mechanismen im Nervensystem. Z. allg. Physiol. **11**, 94—106 (1910a).

— Experimentelle Studien am Nervensystem der Mollusken. 11. Die Wirkung von Karbolsäure und Strychnin auf das Nervensystem von *Aplysia limacina*. Z. allg. Physiol. **11**, 269—316 (1910b).

FRONTALI, NORA: Brain glutamic acid decarboxylase and synthesis of γ-aminobutyric acid in vertebrate and invertebrate species. In: Comparative Neurochemistry, pp. 185—192. Ed. by D. RICHTER. Oxford: Pergamon Press 1964.

— WILLIAMS, L., WELSH, J.H.: Heart excitatory and inhibitory substances in molluscan ganglia. Comp. Biochem. Physiol. **22**, 833—841 (1967).

FUCHS, S.: Beiträge zur Physiologie des Kreislaufs bei den Cephalopoden. Pflügers Arch. ges. Physiol. **60**, 173—204 (1895).

FURSHPAN, E.J.: Neuromuscular transmission in invertebrates. In: Handbook of physiology, Vol. 1, pp. 239—254, Neurophysiology. Ed. by J. FIELD. Amer. Physiol. Soc., Washington 1959.

GADDUM, J.H., PAASONEN, M.K.: The use of some molluscan hearts for the estimation of 5-hydroxytryptamine. Brit. J. Pharmacol. **10**, 477—483 (1955).

GARCIA, I., MIRANDA, F.: Sur les dérivés guanidiques des spongiaires. C. R. Soc. Biol. (Paris) **148**, 1187—1189 (1954).

GASKELL, J.F.: Adrenaline in annelids. A contribution to the comparative study of the origin of the sympathetic and the adrenaline secreting systems and of vascular muscles which they regulate. J. gen. Physiol. **2**, 73—85 (1920).

GAZSÓ, L.R., TÖRÖK, L.J., RAPPAY, G.: Histological and histochemical studies on the nervous system of *Dugesia lugubris* (O. Schm.) (Turbellaria). Acta biol. Acad. Sci. hung., Suppl. **3**, 46—47 (1959); ref.: Ber. wiss. Biol. **154**, 115 (1961).

GEREBTZOFF, M.A.: Conditions d'existence des céphalopodes et localisation de l'acétylcholinestérase au niveau de leurs fibres nerveuses. C. R. Soc. Biol. (Paris) **150**, 1815—1817 (1956).

— Cholinesterases. A histochemical contribution to the solution of some functional problems. London: Pergamon Press 1959.

GERSCH, M.: Ergebnisse und Probleme der Verdauungsphysiologie der wirbellosen Tiere. Experientia (Basel) **11**, 413—416 (1955).

— Neurohormone bei wirbellosen Tieren. Zool. Anz. Suppl. **22**, 40—76 (1959).

— Vergleichende Endokrinologie der wirbellosen Tiere. Leipzig: Akad. Verlagsges. Geest und Portig 1964.

— Zur Evolution des Hormonsystems im Tierreich. Zool. Jb. **71**, 741—742 (1965).

— Tatsachen und Vorstellungen zur Evolution des Hormonsystems im Tierreich. Naturwissenschaften **52**, 73—82 (1965).

— DENSE, R.: Über herzaktive Faktoren aus dem Nervensystem von *Aplysia*. Zool. Jb. Abt. Physiologie **68**, 519—534 (1959/1960).

GERSCHENFELD, H.M., LASANSKY, A.: Action of glutamic acid and other naturally occurring amino-acids on snail central neuron. Int. J. Neuropharmacol. **3**, 301—314 (1964).

— TAUC, L.: Pharmacological specifities of neurones in an elementary nervous system. Nature (Lond.) **189**, 924—925 (1961).

GHIRETTI, F.: Sull'azione di estratti di ghiandole salivari posteriori di Ottopodi sui Crostacei. Boll. Soc. ital. Biol. sper. **25**, 1304 (1949).

— Enzimi delle ghiandole salivari posteriori dei Cefalopodi. *II*. Attività proteolitica del segreto. Boll. Soc. ital. Biol. sper. **26**, 559 (1950).

— Les excitants chimiques de la sécrétion salivaire chez les Céphalopodes. Arch. int. Physiol. **61**, 10—21 (1953).

GHIRETTI, F.: Cephalotoxin: the crab-paralysing agent of the posterior salivary glands of cephalopods. Nature (Lond.) **183**, 1192—1193 (1959).
— Toxicity of *Octopus* saliva against Crustacea. In: R.F. NIGRELLI (Editor): Biochemistry and pharmacology of compounds derived from marine organisms. Ann. N.Y. Acad. Sci. **90**, 726—741 (1960).
GIBBONS, I.R., GRIMSTONE, V.A.: On flagellar structure in certain flagellates. J. biophys. biochem. Cytol. **7**, 697—716 (1960).
GIBBS, SARAH P., PHILPOTT, D.E. LEWIN, R.A.: Electron microscope studies of the flagella of Chlamydomonas. Biol. Bull. **113**, 346 (1957).
GODDARD, C.K.: Function of the penial apparatus of *Helix aspersa* Müller. Aust. J. biol. Sci. **15**, 218—232 (1962).
GOODWIN, L.G., VAUGHAM WILLIAMS, E.M.: Inhibition and neuromuscular paralysis in *Ascaris lumbricoides*. J. Physiol. (Lond.) **168**, 857—871 (1963).
GORBMAN, A. (Editor): Comparative endocrinology. New York: John Wiley and Sons 1959.
— BERN, H.A.: A textbook of comparative endocrinology. New York, London 1962.
GÖTHLIN, G.Fr.: Experimental studies on primary inhibition of the ciliary movement in *Beroë cucumis*. J. exp. Zool. **31**, 403—441 (1920).
— Die Entdeckung eines nervösen Hemmungsmechanismus für die am höchsten organisierte Flimmerbewegung. Skand. Arch. Physiol. **58**, 11—32 (1929).
GRAHAM, A.: The molluscan stomach. Trans. roy. Soc. Edinb. **61**, 737—778 (1949).
GRASSÉ, P.P. (Editor): Traité de Zoologie, Anatomie, Systématique, Biologie, Vol. 1 Phylogénie, Protozoaires (erschienen 18 Bände). Paris: Masson & Cie. 1952/1965.
GRAY, J.A.B.: Mechanically excitable receptor units in the mantle of the *Octopus* and their connexions. J. Physiol. (Lond.) **153**, 573—582 (1960).
GRAZIADEI, P.: Contribution à la connaissance des connections interneuronales dans le ganglion étoilé de *Sepia officinalis*. Acta anat. (Basel) **36**, 1—19 (1959).
— Contributo alla conoscenza della innervazione del canale alimentare di *Sepia officinalis*. Atti Accad. Nazl. Lincei, Ser. 8, **28**, 79—81 (1960).
GREENBERG, M.J.: A compendium of responses of bivalve hearts to acetylcholine. Comp. Biochem. Physiol. **14**, 513—539 (1965).
— Species specific effects of acetylcholine on bivalve rectums. Science **154**, 1015—1017 (1966).
— The role of isoreceptors in the neurohormonal regulation of bivalve hearts. In: F.V. MCCANN (Editor): Comparative physiology of the heart; Current trends, pp. 250—265. Basel: Birkhäuser 1969.
— JEGLA, T.C.: The action of 5-hydroxytryptamine and acetylcholine on the rectum of the venus clam *Mercenaria mercenaria*. Comp. Biochem. Physiol. **9**, 275—290 (1963).
— WINDSOR, D.A.: Action of acetylcholine on bivalve hearts. Science **137**, 534—535 (1962).
GRELL, K.G.: Protozoologie. Berlin-Göttingen-Heidelberg: Springer 1956.
GRELLIS, M.E., TABACHNICK, I.I.A.: The enzymatic hydrolysis of imidazole acroylcholine (murexine) and imidazole propionylcholine (dihydromurexine) by various cholinesterases. Brit. J. Pharmacol. **12**, 320—322 (1957).
GRIMSTONE, A.V., HORNE, R.W., PANTIN, C.F.A., ROBSON, E.A.: The fine structure of the mesenteries of the sea-anemone *Metridium* senile. Quart. J. micr. Sci. **99**, 523—540 (1958).
GRUBER, S.A., EWER, D.W.: Observations on the myo-neural physiology of the polyclad *Planocera gilchristi*. J. exp. Biol. **39**, 459—477 (1962).
GRUNDFEST, H., NACHMANSOHN, D., KAO, C.Y., CHAMBERS, R.: Mode of blocking of axonal activity by curare and inhibitors of acetyl-cholinesterase. Nature (Lond.) **169**, 190 (1952).
GUARDABASSI, A., FERRERI, E.: Istofisiologia dell'apparato digerente di *Helix pomatia*. Arch. Zool. ital. **38**, 61—156 (1954).
HABERLANDT, L.: Untersuchungen über das Wesen des Herzschlages. Ergebn. inn. Med. Kinderheilk. **26**, 512—576 (1924).
— Das Hormon der Herzbewegung. Berlin: Urban & Schwarzenberg 1927.
— Herzhormon-Untersuchungen an Wirbellosen. Münch. med. Wschr. **77**, 1055—1056 (1930a).
— Über ein Hormon der Herzbewegung. 18. Versuche an Wirbellosen. Pflügers Arch. ges. Physiol. **225**, 541—557 (1930b).
— Herzhormon-Untersuchungen am Limulusherzen. Münch. med. Wschr. **78**, 1390—1391 (1931).
HADŽI, J.: Zur Diskussion über die Abstammung der Eumetazoen. Zool. Anz. Suppl. **21**, 169—179 (1958).
— The evolution of the Metazoa. Oxford: Pergamon Press 1963.
HAGADORN, J.R., NISHIOKA, R.S.: Neurosecretion and granules in neurones of the brain of the leech. Nature (Lond.) **191**, 1013 (1961).
HAGIWARA, S., KUSANO, K.: Synaptic inhibition in giant nerve cell of *Onchidium verruculatum*. J. Neurophysiol. **24**, 167—175 (1961).

HAGIWARA, S., TASAKI, I.: Demonstration of two stable potential states in the squid giant axon under tetraethylammoniumchloride. J. gen. Physiol. **40**, 859—885 (1957).
— — A study on the mechanism of impulse transmission across the giant synapse of the squid. J. Physiol. (Lond.) **143**, 114—137 (1958).
HALL, C.E., JAKUS, M.A., SCHMITT, F.O.: The structure of certain muscle fibrils as revealed by the use of electron stains. J. appl. Physiol. **16**, 459—465 (1945).
HALLER, G. de: Structure submicroscopique d'*Euglena viridis*. Arch. Sci. (Genève) **12**, 309—340 (1959).
— Contribution à la cytologie d'*Euglena viridis*. Vierter Internat. Kongreß für Elektronenmikroskopie, Berlin 10.—17. Sept. 1958, Verhandlungen, pp. 517—520. Berlin-Göttingen-Heidelberg: Springer 1960.
HAMON, M.: Cytochemical research on coelenterate nematocysts. Nature (Lond.) **176**, 357 (1955).
HANSON, J., LOWY, J.: The presence of a double array of myofilaments in certain invertebrate smooth muscles. J. Physiol. (Lond.) **137**, 42P—43P (1957).
— — The structure of smooth muscles. Nature (Lond.) **180**, 906—909 (1957).
— — Evidence for a sliding filament contracile mechanism in tonic smooth muscles of lamellibranch molluscs. Nature (Lond.) **184**, 286—287 (1959a).
— — Structural features relating to the mechanism of tonic contraction in certain molluscan smooth muscles. J. Physiol. (Lond.) **149**, 31P—32P (1959b).
— — Structure and function of the contractile apparatus in the muscles of invertebrate animals. In: G.H. BOURNE: Structure and function of muscle, Vol. I., pp. 265—335. New York: Academic Press 1960.
— — HUXLEY, H.E., BAILEY, K., KAY, C.M., RÜEGG, J.C.: The structure of molluscan Tropomyosin. Nature (Lond.) **180**, 1134—1135 (1957).
HANSTRÖM, B.: Vergleichende Anatomie des Nervensystems der wirbellosen Tiere unter Berücksichtigung seiner Funktion. Berlin: Springer 1928.
HARREFELD, A. VAN, MENDELSON, M.: Glutamate induced contractions in crustacean muscle. J. cell. comp. Physiol. **54**, 85—94 (1959).
HARVEY, L.A.: Evolution in the Mollusca (Recent advances in science). Sci. Prog. **46**, 116—124 (1958).
HAUENSCHILD, C.: Versuche über die Wanderung der Nesselzellen bei der Meduse von *Eleutheria dichotoma*. Z. Naturforsch. **12b**, 472—477 (1957); ref.: Ber. wiss. Biol. **124**, 230 (1958).
— Hormone bei Nereiden und anderen niederen Wirbellosen. Zool. Jb. Physiol. **71**, 511—544 (1965).
HAUPT, W.: Die Phototaxis der Algen. In: Handbuch der Pflanzenphysiologie, Bd. 17_1, pp. 318—370. Berlin-Göttingen-Heidelberg: Springer 1959.
HAWKINS, ROSEMARY D., MENDEL, B.: True cholinesterases with pronounced resistance to eserine. J. cell. comp. Physiol. **27**, 69—85 (1946).
HEIDER, K.: Über das Nervensystem von *Beroë ovata*. Nachr. Ges.-Wiss. Göttingen, Math. Physik. Kl. 144—157 (1927).
HENDRICKX, J.P.: Contribution à l'étude du travail cardiaque de l'anodonte cygnée. Arch. int. Pharmacodyn. **71**, 214—247 (1945).
HERTWIG, R.: Über den Bau der Ctenophoren. Jena Z. Naturw. **14** (NF 7), 313—345 (1880).
HILL, A.V.: The priority of the heat production in a muscle twitch. Proc. roy. Soc. B. **148**, 397—402 (1958).
— HOWARTH, J.V.: The effect of potassium on the resting metabolism of the frog's sartorius. Proc. roy. Soc. B. **147**, 21—43 (1957).
HILL, R.B.: The effects of some neurohumors and of other drugs on the ventricle and radula protractor of *Buscyon canaliculatum* and on the ventricle of *Strombus gigas*. Biol. Bull. **115**, 471—482 (1958).
— Pharmacology of the radula protractor of *Buscyon canaliculatum*. Biol. Bull. **123**, 499—500 (1962).
— A study of the active state in molluscan ventricular muscle. In: F.V. McCANN (Editor): Comparative physiology of the heart; Current trends. Basel: Birkhäuser 1969.
HODGE, A.J., HUXLEY, H.E., SPIRO, D.: Electron microscope studies on ultrathin sections of muscle. J. exp. Med. **99**, 201—206 (1954).
HODGKIN, A.L.: Ionic movements and electrical activity in giant nerve fibres. Croonian Lecture. Proc. roy. Soc. B. **148**, 1—37 (1958).
— HUXLEY, A.E.: Currents carried by sodium and potassium ions through the giant axon of *Loligo*. J. Physiol. (Lond.) **116**, 449—472 (1952a).
— — The components of membrane conductance in the giant axon of *Loligo*. J. Physiol. (Lond.) **116**, 473—496 (1952b).
— — The dual effect of membrane potential on sodium conductance in the giant axon of *Loligo*. J. Physiol. (Lond.) **116**, 497—506 (1952c).

HODGKIN, A. L., HUXLEY, A. E.: A quantitative description of membrane current and its application to conduction and excitation in nerve. J. Physiol. (Lond.) **117**, 500—544 (1952 d).
— — KATZ, B.: Measurement of current-voltage relations in the membrane of the giant axon of *Loligo*. J. Physiol. (Lond.) **116**, 424—428 (1952).
— KEYNES, R. D.: The mobility and diffusion coefficient of potassium in giant axons from *Sepia*. J. Physiol. (Lond.) **119**, 513—528 (1953).
— — Active transport of cations in giant axons from *Sepia* and *Loligo*. J. Physiol. (Lond.) **128**, 28—60 (1955).
— — Movements of labelled calcium in squid giant axons. J. Physiol. (Lond.) **138**, 253—281 (1957).
HODGSON, E.S.: Problems in invertebrate chemoreception. Quart. Rev. Biol. **30**, 331—347 (1955).
HOFFMAN, B.F., CRANEFIELD, P.F.: Electrophysiology of the heart, pp. 53—57. New York: McGraw Hill 1960.
HOFFMANN-BERLING, H.: Adenosintriphosphat als Betriebsstoff von Zellbewegungen. Biochim. biophys. Acta (Amst.) **14**, 182—194 (1954).
— Geisselmodelle und Adenosintriphosphat (ATP). Biochim. biophys. Acta (Amst.) **16**, 146—154 (1955).
HOGG, J.F., ELLIOTT, A.M.: Comparative amino acid metabolism of *Tetrahymena geleii*. J. biol. Chem. **192**, 131—139 (1951).
HOLDEN, J.T. (Editor): Amino acid pools. Amsterdam: Elsevier 1962.
HOLGATE, J.A., CAMBRIDGE, G.W.: Responses of the anterior retractor muscle of *Mytilus edulis*. Nature (Lond.) **182**, 34—35 (1958).
HOLLAND, J., HUMPFREY, G.F.: The metabolism of *Paramecium caudatum*. I. Respiration. Aust. J. exp. Biol. med. Sci. **31**, 291—298 (1953 a).
— — The metabolism of *Paramecium caudatum*. II. effect of respiratory inhibitors. Aust. J. exp. Biol. med. Sci. **31**, 299—310 (1953 b).
HOLMSTEDT, B., WHITTAKER, V.P.: Pharmacological properties of $\beta\beta$-dimethylacrylcholine and some other β-substituted acrylcholines. Brit. J. Pharmacol. **13**, 308—314 (1958).
HOLTON, P., ING, H.R.: The specifity of the trimethyl-ammonium group in acetylcholine. Brit. J. Pharmacol. **4**, 190—196 (1949).
HOLZ, G.G., JR., WAGNER, BARBARA, ERWIN, J.: I. A nutritional analysis of the sterol requirements of *Tetrahymena corlissi* Th-X. II. J.J. BRITT and K. BLOCH: Metabolism of tritiated Lophenol in *Tetrahymena corlissi* Th-X. Comp. Biochem. Physiol. **2**, 202—217 (1961).
HORRIDGE, G.A.: An action potential from the motor nerves of the jellyfish *Aurelia aurita* (Lamarck). Nature (Lond.) **171**, 400 (1953).
— Observations on the nerve fibres of *Aurelia aurita*. Quart. J. micr. Sci. **95**, 85—92 (1954a).
— The nerves and muscles of medusae. I. Conduction in the nervous system of *Aurelia aurita* (Lamarck). J. exp. Biol. **31**, 594—600 (1954b).
— The nerves and muscles of medusae. II. *Geryonia proboscidalis* (Echscholtz). J. exp. Biol. **32**, 555—560 (1955a).
— The nerves and muscles of medusae. III. A decrease in the refractory period following repeated stimulation of the muscle of *Rhizostoma pulmo*. J. exp. Biol. **32**, 636—641 (1955b).
— The nerves and muscles of medusae. IV. Inhibition in *Aequorea forskalea*. J. exp. Biol. **32**, 642—648 (1955 c).
— The nerves and muscles of medusae. V. Double innervation in *Scyphozoa*. J. exp. Biol. **33**, 366—383 (1956a).
— The nervous system of the Ephyra larva of *Aurelia aurita*. Quart. J. micr. Sci. **97**, 59—74 (1956b).
— The response of Heteroxenia (Alcyonaria) to stimulation and to some inorganic ions. J. exp. Biol. **33**, 604—614 (1956c).
— The co-ordination of the protective retraction of coral polyps. Phil. Trans. B **240**, 495—529 (1957a).
— Transmission of excitation through the ganglia of *Mya* (Lamellibranchiata). Phil. Trans. B **240**, 495—529 (1957b).
— The organisation of the primitive central nervous system as suggested by examples of inhibition and the structure of neuropile. In: E. FLOREY: Nervous inhibition, pp. 349—350. Oxford: Pergamon Press 1961.
— The co-ordination of the responses of *Cerianthus* (Coelenterata). J. exp. Biol. **35**, 369—382 (1958).
— The nerves and muscles of medusae. VI. The rhythm. J. exp. Biol. **36**, 72—91 (1959).
— The centrally determined sequence of impulses initiated from a ganglion of the clam *Mya*. J. Physiol. (Lond.) **155**, 320—336 (1961).
— Coelenterata and Ctenophora. In: TH. H. BULLOCK and G.A. HORRIDGE: Structure and function in the nervous systems of invertebrates, Vol. I, pp. 459—534. San Francisco: W.H. Freeman and Co. 1965.

HORSTMANN, E.: Untersuchungen zur Physiologie der Schwimmbewegungen der Scyphomedusen. Pflügers Arch. ges. Physiol. **234**, 406—420 (1934a).
— Nerven- und muskelphysiologische Studien zur Schwimmbewegung der Scyphomedusen. Pflügers Arch. ges. Physiol. **234**, 421—431 (1934b).
HOU, CH. L., BRÜCKE, E. TH.: Reizversuche an Vorticellen. Pflügers Arch. ges. Physiol. **226**, 411—417 (1931).
HOYLE, G.: Muscular contraction. Cambridge Monographs in experimental biology. Cambridge: University Press 1957.
— Neuromuscular activity in the swimming sea anemone, *Stomphia coccinea* (Müller). J. exp. Biol. **37**, 671—688 (1960).
— Neuromuscular physiology. Advanc. comp. Physiol. Biochem. **1**, 177—216 (1962). New York: Academic Press 1962.
— Facilitation and other properties of nervous system of sea anemones. Autorhythmic organs. In: G. A. KERKUT (Editor): Experiments in physiology and biochemistry, Vol. 1, pp. 269—280. London and New York: Academic Press 1968.
— LOWY, J.: The paradox of Mytilus muscle: a new interpretation. J. exp. Biol. **33**, 295—310 (1956).
HUGHES, B.: The isolated heart of *Mya arenaria* as a sensitive preparation for the assay of acetylcholine. Brit. J. Pharmacol. **10**, 36—38 (1955).
HUGHES, G. M., TAUC, L.: The path of the giant cell axons in *Aplysia depilans*. Nature (Lond.) **191**, 404—405 (1961).
— — Aspects of the organisation of central nervous pathways in *Aplysia depilans*. J. exp. Biol. **39**, 45—69 (1962).
— — An electrophysiological study of the anatomical relations of two giant nerve cells in *Aplysia depilans*. J. exp. Biol. **40**, 469—486 (1963).
HUTNER, S. A., LWOFF, A.: Biochemistry and physiology of protozoa. Vol. II. New York: Academic Press 1955.
HUXLEY, A. F.: Muscle structure and theories of contraction. Progr. Biophys. **7**, 257—318 (1957).
— NIEDERGERKE, R.: Structural changes in muscle during contraction. Interference microscopy of living muscle fibres. Nature (Lond.) **173**, 971—973 (1954).
HUXLEY, H. E., HANSON, J.: Changes in the cross-striations of muscle during contraction and stretch and their structural interpretation. Nature (Lond.) **173**, 973—976 (1954).
— — Quantitative studies on the structure of cross-striated myofibrilis. I. Investigations by interference microscopy. Biochim. biochphys. Acta (Amst.) **23**, 229—249 (1957).
ING, H. R.: The structure-action relationships of the choline group. Science **109**, 264—266 (1949).
INOKI, S., NAKANISHI, K., NAKABAYASHI, T., OHNO, M.: Fine structure of the flagellum of Leishmania donovani revealed by electronmicroscope. Med. J. Osaka Univ. **7**, 719—729 (1957); ref.: Ber. wiss. Biol. **123**, 122 (1958).
INOUÉ, S.: Motility of cilia and the mechanism of mitosis. Rev. Mod. Phys. **31**, 402—408 (1959).
IRISAWA, H., IRISAWA, A., SHIGETO, N.: Effects of Na$^+$ and Ca^{++} on the spontaneous excitation of the bivalve heart muscle. In: F. V. McCANN (Editor): Comparative physiology of the heart; current trends, pp. 176—191. Basel: Birkhäuser 1969.
— KOBAYASHI, M., MATSUBAIASHI, T.: Action potentials of oyster myocardium. Jap. J. Physiol. **13**, 162—168 (1961).
JAEGER, C. P.: Physiology of Mollusca. I. Action of acetylcholine on the heart of *Strophocheilos oblongus*. Comp. Biochem. Physiol. **7**, 30—32 (1961).
— Physiology of Mollusca. III. Action of acetylcholine on the penis retractor muscle of *Strophocheilos oblongus*. Comp. Biochem. Physiol. **7**, 63—69 (1962).
— Neuroendocrine regulation of cardiac activity in the snail *Strophocheilos oblongus*. Comp. Biochem. Physiol. **17**, 409—415 (1966).
JAQUES, R.: Das Thalassinödem der Ratte und seine Beeinflussung durch verschiedene Pharmaka. Helv. physiol. pharmacol. Acta **11**, C 55—57 (1953).
JENSEN, D. D.: Experiments on "learning" in Paramecia. Science **125**, 191—192 (1957).
— Some observations on cardiac automatism in certain animals. J. gen. Physiol. **42**, 289—302 (1958).
JOHANSEN, K., HUSTON, N. J.: Effects of some drugs on the circulatory system of the intact non-anesthetized cephalopod *Octopus dofleini*. Comp. Biochem. Physiol. **5**, 177—184 (1962).
— MARTIN, A. W.: Circulation in the cephalopod *Octopus dofleini*. Comp. Biochem. Physiol. **5**, 161—176 (1962).
JOHANSSEN, J.: On the phylogeny of the molluscs. Zool. Bidr. Uppsala **29**, 277—292 (1959).

JOHNSON, E.A., WOOD, D.R.: A comparison of the peripheral parasympatholytic and autonomic ganglion blocking activities of methantheline ("Banthine") and propantheline ("Probanthine") with atropine and hexamethonium. Brit. J. Pharmacol. **9**, 218—223 (1954).

JOHNSON, E.H., KAHN, J.S., SZENT-GYÖRGYI, A.G.: Paramyosin and contraction of "catch muscles". Science **130**, 160—161 (1959).

— TWAROG, B.M.: The basis for prolonged contractions in molluscan muscles. J. gen. Physiol. **43**, 941—960 (1960).

JONES, R.F., LEWIN, R.A.: The chemical nature of the flagella of *Chlamydomonas moevusii*. Exp. Cell. Res. **19**, 408—410 (1960).

JONES, W.C.: Contractibility and healing behaviour of pieces of *Leucoselenia complicata*. Quart. J. micr. Sci. **98**, 320 (1957).

— Is there a nervous system in sponges. Biol. Rev. **37**, 1—50 (1962).

JORGE, F.B. DE, ULHÔA CINTRA, A.B., HAESER, P.E., (S.J.), SAWAYA, P.: Biochemical studies on the snail *Strophocheilos oblongus musculus* (Becquaert). Comp. Biochem. Physiol. **14**, 35—42 (1965).

JOSEPHSON, R.K.: Repetitive potentials following brief electric stimuli in a hydroid. J. exp. Biol. **38**, 579—593 (1961).

— Spontaneous electrical activity in a hydroid polyp. Comp. Biochem. Physiol. **5**, 45—58 (1962).

JULLIEN, A.: Action de l'atropine et de l'acétylcholine sur le coeur de l'huitre et, plus généralement, action de ces substances sur le coeur de mollusques. C. R. Soc. Biol. (Paris) **119**, 603—605 (1935).

— De l'action de certains poisons sur le coeur de l'huitre et des mollusques en général. J. Physiol. (Paris) **34**, 774—789 (1936).

— L'action diastolisante de l'acétylcholine appliquée à l'étude de l'architecture et de l'automatisme cardiaque chez *Aplysia fasciata*. C. R. Soc. Biol. (Paris) **124**, 650 (1937).

— Variation dans le temps de la teneur des extraits de glande à pourpre en substances actives sur le muscle de la sangsue. C.R. Soc. Biol. (Paris) **133**, 524—527 (1940).

— CARDOT, J., RIPPLINGER, J., JOLY, M.: Revue générale sur la régulation cardiaque chez les invertébrés. Hypothèses récentes. Ann. Sci. Univ. Besançon, Zool. Physiol. **12**, 67—82 (1959).

— GUYON, M.: Influence des variations expérimentales du facteur liquidien de distension sur l'automatisme du coeur in situ et sur la coordination des activités auriculaires et ventriculaires chez *Helix pomatia*. C. R. Soc. Biol. (Paris) **148**, 369—371 (1954).

— MORIN, G.: Action comparée de l'atropine et de l'acétylcholine sur le ventricule isolé de l'escargot et du *Murex*. C. R. Soc. Biol. (Paris) **106**, 187—189 (1931a).

— — Observation sur l'automatisme du coeur isolé et des lambeaux cardiaques chez l'huitre. C.R. Soc. Biol. (Paris) **108**, 1242—1244 (1931b).

— RIPPLINGER, J.: Sur la production d'acétylcholine par le coeur isolé d' *Helix pomatia* en dehors de toute excitation nerveuse. J. Physiol. Path. gén. **41**, 196A (1949).

— — Sur les rapports entre l'activité des nerfs cardiaques et la production d'acétylcholine par le coeur chez *Helix pomatia*. J. Physiol. Path. gén. **42**, 613 (1950).

— — Sur l'existence de fibres spécifiquement tonotropes, non cholinergiques, dans le tronc du nerf cardiaque chez *Helix pomatia*. C. R. Acad. Sci. (Paris) **230**, 467—469 (1950a).

— — Les excitations faibles du nerf cardiaque d'*Helix pomatia* produisent de l'acétylcholine, sans modification apparente du rhythme cardisque. C. R. Soc. Biol. (Paris) **144**, 544—545 (1950b).

— — Plusieurs nerfs élémentaires, à fonction distinctes, entrent dans la constitution du nerf cardiaque des mollusques et du rameau cardiaque du vague chez les poissons. C.R. Soc. Biol. (Paris) **144**, 1069—1071 (1950c).

— — Libération d'acetylcholine par protéolyse à partir du coeur isolé de *Murex trunculus*. C.R. Soc. Biol. (Paris) **144**, 546—548 (1950d).

— — Le rôle de l'innervation extrinsèque du coeur sur l'activité de l'organe chez l'escargot (*Helix pomatia*) en hibernation. C. R. Acad. Sci. (Paris) **232**, 879—881 (1951).

— — Le nerf cardiaque d'*Helix pomatia* en hibernation n'est pas cholinergique, ni adrénergique. C. R. Soc. Biol. (Paris) **146**, 1943—1946 (1952).

— — Action de certains ions sur le maintenu ou l'arrêt de l'hibernation chez *Helix pomatia* et extériorisation de l'automatisme cardiaque chez cette même expèce. Ann. Sci. Univ. Besançon, Zool. Physiol. 8, H. 2, 34—36 (1953a).

— — Sur les corrélations fonctionelles existant entre les systèmes respiratoires et circulatoires chez l'escargot. C. R. Soc. Biol. (Paris) **147**, 826—830 (1953b).

— — Recherches sur la structure du nerf viscéral de l'escargot (*Helix pomatia*) et sur la distribution de ses fibres constitutives à l'intérieur du myocarde. Ann. Sci. Univ. Besançon, Zool. Physiol. **9**, 71—77 (1954).

JULLIEN, A., RIPPLINGER, J.: De l'action des nerfs vagues ou du type vagal sur le fonctionnement du coeur chez les mollusques et les poissons et ses rapports avec la production éventuelle d'un médiateur: l'acétylcholine. Bull. Biol. France et Belg. **40**, 33—105 (1956).

— — Sur un antagonisme atropine-calcium observé chez *Helix pomatia*. C. R. Soc. Biol. (Paris) **150**, 1209—1211 (1956).

— — CARDOT, J.: La substance équivalente à l'acétylcholine produite par le coeur isolé de l'escargot (*Helix pomatia*) est un métabolite et n'intervient pas dans la genèse de l'automatisme cardiaque. C. R. Soc. Biol. (Paris) **148**, 1258—1260 (1954).

— — — Sur la production d'une substance équivalente à l'acétylcholine par le coeur isolé d'*Helix pomatia* perfusé par voie interne et ses variations quantitatives d'après l'état fonctionel de l'organe. C. R. Soc. Biol. (Paris) **150**, 190—192 (1956).

— — — DUVERNOY, J.: Déanimation sans traumatisme par l'ion Ca++ du coeur in situ de l'escargot (*Helix pomatia*) arrêtée au préalable par application externe de l'ion K+. C. R. Acad. Sci. (Paris) **245**, 1167—1169 (1957a).

— — — JOLY, M.: Influence de la concentration moléculaire totale du Ringer sur les échanges ioniques survenant entre le myocarde de *Helix pomatia* et le milieu de perfusion. C. R. Soc. Biol. (Paris) **153**, 634—636 (1959).

— — JOLY, M.: Chez l'escargot (*Helix pomatia*) substance vagale et substance excito-motrice représentent le même produit. Comparaisons de la transmission humorale de l'inhibition cardiaque chez l'escargot et chez la grenouille. C. R. Soc. Biol. (Paris) **150**, 192—196 (1956).

— — — Nouvelles observations sur l'automatisme cardiaque de l'escargot. Les relations entre les substances excito-motrices et les résultats de la faradisation du nerf viscéral. Ann. Sci. Univ. Besançon, Zool. Physiol. Sér. 2, H. 6/7, 111—117 (1957).

— — — VIELLE-CESSAY, Ch.: La production d'une substance équivalente à l'acétylcholine par le coeur isolé d'*Helix aspersa* est superposable dans l'ensemble à celle qui a été observée dans des conditions parallèles chez *Helix pomatia*. C. R. Soc. Biol. (Paris) **149**, 722—723 (1955).

— — MERCIER, J.: Libération d'une substance à effet-sangsue par le coeur d'*Helix pomatia* actif et inactif, maintenu à basse température. C. R. Soc. Biol. (Paris) **147**, 1382—1385 (1953a).

— — — Influence quantitative de la variation du rapport Na/K dans le milieu de perfusion sur la production et la libération d'une substance équivalente à l'acétylcholine par le coeur isolé d'*Helix pomatia*. C. R. Soc. Biol. (Paris) **147**, 1810—1813 (1953b).

— VINCENT, D.: Sur l'action de l'acétylcholine sur le coeur des mollusques. L'antagonisme curare-acétylcholine. C.R. Acad. Sci. (Paris) **206**, 209—211 (1938).

— — BOUCHET, M., VUILLET, M.: Action de divers extraits de coeurs de mollusques sur le coeur de grenouille. C. R. Soc. Biol. (Paris) **127**, 1495—1497 (1938a).

— — — — Nouvelles observations relatives aux actions et antagonismes de quelques substances pharmacodynamiques sur le coeur d'*Helix pomatia*. C. R. Soc. Biol. (Paris) **129**, 670—672 (1938b).

— — VUILLET, M., BOUCHET, M.: Contribution à l'étude de l'automatisme cardiaque chez les mollusques. I. Action de mimétiques et de drogues sur le coeur d'*Helix pomatia*. J. Physiol. Path. gén. **37**, 562—572 (1939).

— — — — Contribution à l'étude de l'automatisme cardiaque chez les mollusques. II. Action des extraits cardiaques sur le coeur d'*Helix pomatia*. J. Physiol. Path. gén. **37**, 937—950 (1940).

KAHR, H.: Die Bedeutung des Serotonins für die Melanophorenreaktion des *Octopus vulgaris*. Naturwissenschaften **45**, 243 (1958).

KAMEMOTO, F.I.: Cholinesterase in the nemertean *Prostoma rubrum*. Science **125**, 351—352 (1957).

KAPPERS, A.: The evolution of the nervous system in invertebrates, vertebrates and man. Haarlem: De Erven F. Bohn 1929.

KARCZMAR, A.G.: Ontogenesis of cholinesterases. In: G.B. KOELLE (Editor): Cholinesterases and anticholinesterase agents, pp. 129—186. Handbuch exp. Pharmakologie, Ergänzungswerk Bd. 15. Berlin-Göttingen-Heidelberg: Springer 1963a.

— Ontogenetic effects of cholinesterases. In: G.B. KOELLE (Editor): Cholinesterases and anticholinesterase agents, pp. 799—832, Handbuch exp. Pharmakologie, Ergänzungswerk Bd. 15. Berlin-Göttingen-Heidelberg: Springer 1963b.

KATONA, F., WOLLEMANN, M.: The effect of phenothiazines on some invertebrate animals. A comparative physiological survey. In: *Comparative Neurochemistry*, pp. 445—450. Ed. by D. RICHTER. Oxford: Pergamon Press 1964.

KATZ, M.S., DETERLINE, W.A.: Apparent learning in the paramecium. J. comp. physiol. Psychol. **51**, 243—247 (1958).

KAWAGUTI, S., BAHA, K.: A preliminary note on a two-valved sacoglossan gastropod, *Tamanovalva limax*, n. gen., n. sp., from Tamano, Japan. Biol. J. Okayama Univ. **5**, 177—184 (1959).

— IKEMOTO, N.: Electron microscopy on the adductor muscle of the scallop, *Pecten albicans*. Biol. J. Okayama Univ. **4**, 191—205 (1958).

KERKUT, G. A.: Cholinergic systems in molluscs. Abstracts Fourth Int. Congress on Pharmacology, Basel 1969, p. 30.

— COTTRELL, G. A.: Amino acids in the blood and nervous system of *Helix aspersa*. Comp. Biochem. Physiol. **5**, 227—230 (1962a).

— — Neuropharmacology of the pharangeal retractor muscle of the snail *Helix aspersa*. Life Sciences **6**, 229—231 (1962b).

— — Acetylcholine and 5-hydroxytryptamine in the snail brain. Comp. Biochem. Physiol. **8**, 53—63 (1963).

— GARDNER, D. R.: The role of calcium ions in the action potentials of *Helix aspersa* neurones Comp. Biochem. Physiol. **20**, 147—162 (1967).

— LAVERACK, M.S.: Neurohormone in the snail *Helix aspersa*. J. Endocr. **16**, 12 (1958).

— — A cardio-accelerator present in tissue extract of the snail *Helix aspersa*. Comp. Biochem Physiol. **1**, 62—71 (1960).

— LEAKE, L. D.: The effect of drugs on the snail pharangeal retractor muscle. Comp. Biochem. Physiol. **17**, 623—633 (1966).

— — SKAPIRA, A., COWAN, S., WALKER, R. J.: The presence of glutamate in nerve-muscle perfusates of *Helix*, *Carcinus* and *Periplaneta*. Comp. Biochem. Physiol. **15**, 485—502 (1965).

— THOMAS, R. C.: Acetylcholin and the spontaneous inhibitory post synaptic potentials in the snail neurone. Comp. Biochem. Physiol. **8**, 39—45 (1963).

— — The effect of anion injection and changes in the external potassium and chloride concentration on the reversal potentials of the IPSP and acetylcholine. Comp. Biochem. Physiol. **11**, 199—213 (1964).

— — An electrogenic sodium pump in snail nerve cells. Comp. Biochem. Physiol. **14**, 167—183 (1965).

— WALKER, R.J.: The effects of drugs on the neurones of the snail *Helix aspersa*. Comp. Biochem. Physiol. **3**, 143—160 (1961)b.

— — The resting potential and potassium levels of cells from active and inactive snails. Comp. Biochem. Physiol. **2**, 76—79 (1961a).

— — The specific chemical sensitivity of *Helix* nerve cells. Comp. Biochem. Physiol. **7**, 277—288 (1962).

KERSHAW, W.: Evolution of host-parasite relationships. Nature (Lond.) **184**, 760—763 (1959).

KEYL, M.J., MICHAELSON, I.A., WHITTAKER, V.P.: Physiologically active choline esters in certain marine gastropods and other invertebrates. J. Physiol. (Lond.) **139**, 434—454 (1957).

— WHITTAKER, V.P.: Some pharmacological properties of murexine (urocanylcholine). Brit. J. Pharmacol. **13**, 103—106 (1958).

KEYNES, R.D.: The ionic movements during nervous activity. J. Physiol. (Lond.) **114**, 119—150 (1951).

— LEWIS, P.R.: The sodium and potassium content of cephalopod nerve fibers. J. Physiol. (Lond.) **114**, 151—182 (1951).

KIDDER, G.W.: Nutrition and Metabolism of protozoa. Ann. Rev. Microbiol. **5**, 139—156 (1951).

— DEWEY, VIRGINIA: The biochemistry of ciliates in pure culture. In: A. LWOFF: Biochemistry and physiology of protozoa. Vol. I, pp. 323—400. New York: Academic Press 1951.

KIMBALL, R.F., CASPERSSON, T.O., SVENSSON, G., CARLSON, L.: Quantitative cytochemical studies on *Paramecium aurelia*. I. Growth in total dry weight measured by the scanning interference microscope and X-ray absorption methods. Exp. Cell. Res. **17**, 160—172 (1959).

KINOSITA, H.: Electric stimulation of *Spirostomum*. I.—VII. J. Fac. Sci. Univ. Tokyo, Sect. IV: Zoology **5**, 71—105 (1938).

KNOCH, M., KÖNIG, H.: Zur Struktur der Paramaecin-Trichocysten. Naturwissenschaften **38**, 531 (1951).

KNOWLES, SIR FRANCIS: The inter-relation of secretory and nervous function in the central nervous system of lower animals. In: *Comparative Neurochemistry*, pp. 3—20. Ed. by D. RICHTER. Oxford: Pergamon Press 1964.

KOELLE, G.B. (Subeditor): Cholinesterases and anticholinesterase agents. Handbuch exp. Pharmakologie, Ergänzungswerk Bd. 15. Berlin-Göttingen-Heidelberg: Springer 1963.

— The role of acetylcholine and acetylcholinesterase in junctional transmission. In: KOELLE, DOUGLAS, CARLSON: Pharmacology of cholinergic and adrenergic transmission, pp. 29—39. Oxford: Pergamon Press 1965.

KOELLE, G.B., FRIEDENWALD, J.S.: A histochemical method for localizing cholinesterase activity. Proc. Soc. exp. Biol. (N.Y.) **70**, 617—622 (1949).

KOHN, A.J., SAUNDERS, P.R., WIENER, S.: Preliminary studies on the venom of the marine snail *Conus*. Ann. N.Y. Acad. Sci. **90**, 706—725 (1960).

KOLLER, G.: Hormone bei wirbellosen Tieren. Leipzig: Akad. Verlagsges. 1938.

— Die hormonale Regulation bei wirbellosen Tieren. In: Synopsis, Studien aus Medizin und Naturwissenschaften. Hrsg. von D.A. JORES, Hamburg, Heft 2, 1948; Hormone bei Pflanze, Tier und Mensch.

KORDIK, P., BÜLBRING, E., BURN, J.H.: Ciliary movement and acetylcholine. Brit. J. Pharmacol. **7**, 67—79 (1952).

KORN, H.: Zum Nervensystem der Ctenophore *Pleurobrachia pileus* (O. Müller). Zool. Anz. **163**, 351—359 (1959).

KOSHTOYANTS, K.S., KOKINA, N.N.: On the role of the acetylcholine-cholinesterase system in phenomena of galvanotaxis and the summation of stimuli in *Paramecium*. Biofizika **2**, 46—50 (1957) [russisch mit engl. Zusammenfassung].

— — TASHMUKHAMEDOV, B.: On the action of some pharmacological factors upon nerve-free cells (Infusoria) and upon the cells of strech receptors in arthropods. Biochem. Pharmacol. **8**, 55—56 (1961).

— SALÁNKI, J.: On the physiological principles underlying the periodical activity of *Anodonta*. Acta Biol. Hung. **8**, 361—366 (1958).

KRAVITZ, E.A.: Enzymic formation of gamma-aminobutyric acid in the peripheral and central nervous system of lobsters. J. Neurochem. **9**, 363—370 (1962).

KREISKOTT, H.: Die experimentelle Erzeugung von Starrezuständen an *Octopus vulgaris* durch Kataleptica (Bulbocapnin und Phenothiazine). Arch. exp. Path. Pharmacol. **246**, 24—25 (1963).

KREITMEIER, G.: B-Vitamine und Aminosäuren als Wachstumsstimulanten bei *Paramaecium caudatum* (Ehrbg). Arch. Mikrobiol. **17**, 300—318 (1952).

KRIJGSMAN, B.J.: Arbeitsrhythmus der Verdauungsdrüsen bei *Helix pomatia*. I. Die natürlichen Bedingungen. Z. vergl. Physiol. **2**, 264—296 (1925).

— Arbeitsrhythmus der Verdauungsdrüsen bei *Helix pomatia*. II. Sekretion, Resorption und Phagocytose. Z. vergl. Physiol. **8**, 187—280 (1929).

— Contractile and pacemaker mechanisms of the heart of arthropods. Biol. Rev. **27**, 320—346 (1952).

— DIVARIS, G.A.: Contractile and pacemaker mechanisms of the heart of molluscs. Biol. Rev. **30**, 1—39 (1955).

— TALBOT, F.H.: Experiments on digestion in sea-anemones. Arch. int. Physiol. **61**, 277—291 (1953); ref.: Ber. wiss. Biol. **87**, 60—61 (1954).

KRUTA, V.: Sur l'action de l'acétylcholine et de l'atropine sur le coeur de *Sepia officinalis*. C. R. Soc. Biol. (Paris) **119**, 608—610 (1935).

— Effets de l'excitationdes nerfs viscéraux sur l'activité cardiaque chez les Céphalopodes. C.R. Soc. Biol. (Paris) **122**, 583—585 (1936a).

— Action de quelques alcaloides sur les nerfs cardiaques chez les Céphalopodes. C. R. Soc. Biol. (Paris) **122**, 585 (1936b).

KÜHN, A.: Über Farbwechsel und Farbensinn von Cephalopoden. Z. vergl. Physiol. **32**, 572—598 (1950).

— Grundriß der allgemeinen Zoologie, 14. A. Stuttgart: Georg Thieme 1961.

KUHN, O.: Stammesgeschichte der wirbellosen Tiere im Lichte der Palaeontologie. Jena 1939.

KÜKENTHAL, W., KRUMBACH, TH.: Handbuch der Zoologie. Eine Naturgeschichte der Stämme des Tierreichs. Bd. 1 u. ff. Berlin und Leipzig: W. de Gruyter 1923.

KUSCHINSKY, G.: Chemotaktische Wirkungen von Pharmaka des vegetativen Systems auf Paramaecien. Naunyn-Schmiedebergs Arch. exp. Path. Pharmak. **208**, 182—183 (1949).

LADD, R.J., THORBURN, G.D.: New test animal for acetylcholine assay. Aust. J. exp. Biol. med. Sci. **33**, 207—214 (1955).

LANE, C.E.: The toxin of *Physalia* nematocysts. Ann. N.Y. Acad. Sci. **90**, 742—750 (1960).

— DODGE, E.: The toxicity of *Physalia* nematocysts. Biol. Bull. **115**, 219—226 (1958).

— PRINGLE, ELAINE, BERGERE, ANNE M.: Amino acids in extracellular fluids of *Physalia physalis* and *Aurelia aurita*. Comp. Biochem. Physiol. **15**, 259—262 (1965).

— Pharmacologic action of Physaliatoxin. Fed. Proc. **26**, 1225—1226 (1967).

LANE, F.W.: Kingdom of the Octopus; the life history of the Cephalopoda. London: Jarrold 1960.

LANE, N.J.: Neurosecretion in the pulmonate Gastropods. Gen. comp. Endocr. **3**, 712—713 (1963).

LANGE, R.: The osmotic function of amino acids and taurine in the muscle of *Mytilus edulis*. Comp. Biochem. Physiol. **10**, 173—179 (1963).

LARSEN, J.B., LANE, C.E.: Some effects of *Physalia physalis* toxin on the cardiovascular system of the rat. Toxicon **4**, 199—203 (1966).

LEE, D.L.: The distribution of esterase enzymes in *Ascaris lumbricoldes*. Parasitology **52**, 241—260 (1962).

— The physiology of nematodes. Edinburgh and London: Oliver and Boyd 1965.

LEGHISSA, S.: Contributo allo studio del tessuto e del sistema nervoso dei Coelenterati. Publ. staz. zool. (Napoli) **21**, 272—308 (1948).

— L'evoluzione morfologica del tessuto nervoso nei celenterati fissi. Atti Conv. Cinquantenario Un. zool. ital., Supp. Boll. Zool. **17**, 213—253 (1950).

— A proposito di connessioni del sistema nervoso dei celenterati. Arch. Sci. biol. (Bologna) **36**, 192—204 (1952).

LEMCHE, H.: A new living deep - sea mollusc of the cambro-devonian class Monoplacophora. Nature (Lond.) **179**, 413—416 (1957).

LENDENFELD, R. VON: Das Nervensystem der Spongien. Zool. Anz. **8**, 47—50 (1885).

LENHOFF, H.M.: Migration of ^{14}C-labeled cnidoblasts. Exp. Cell. Res. **17**, 570—573 (1959).

— LOOMIS, W.F.: The biology of *Hydra* and of some other Coelenterates. University of Miami Press 1961.

LENTZ, TH.R., BARNETT, P.J.: Relationship of enzyme activity to nematocyst discharge in *Hydra*. Anat. Rec. **142**, 315 (1962a).

— — The effect of enzyme substrate and pharmacological agents on nematocyst discharges. J. exp. Zool. **149**, 33—38 (1962b).

LEONHARDT, H.: Über Nerven im Aplysia-Herzen. Publ. staz. zool. (Napoli) **27**, 37—42 (1955).

LILJESTRAND, G.: Transmission at chemoreceptors. Pharmacol. Rev. **6**, 73—78 (1954).

LOE, P.R., FLOREY, E.: The distribution of acetylcholine and cholinesterase in the nervous system and in innervated organs of *Octopus dofleini*. Comp. Biochem. Physiol. **17**, 509—522 (1966).

LOEWI, O.: Über humorale Übertragbarkeit der Herznervenwirkung I. Pflügers Arch. ges. Physiol. **189**, 239—242 (1921).

— Über humorale Übertragbarkeit der Herznervenwirkung II. Pflügers Arch. ges. Physiol. **193**, 201—213 (1922).

— On the neuronal state of acetylcholine. Experientia (Basel) **12**, 331—333 (1956).

LOVELAND, R.E.: 5-Hydroxytryptamine, the probable mediator of excitations in the heart of *Mercenaria (Venus) mercenaria*. Comp. Biochem. Physiol. **9**, 95—104 (1963).

LOWY, J.: Contraction and relaxation in the adductor muscle of *Mytilus edulis*. J. Physiol. (Lond.) **120**, 129—140 (1953).

— Contraction and relaxation in the adductor muscle of *Pecten maximus*. J. Physiol. (Lond.) **124**, 100—105 (1954).

— The lamellibranch muscle. Contractile mechanism. Nature (Lond.) **176**, 345—346 (1955).

— MILLMAN, B.L.: Contraction and relaxation in smooth muscles of lamellibranch molluscs. Nature (Lond.) **183**, 1730—1731 (1959).

— — The contractile mechanism of the anterior byssus retractor muscle of *Mytilus edulis*. Phil. Trans. B **246**, 105—148 (1963).

LUDUENA, F.P., Brown, TH.G.: Mytolon and related compounds as antagonists of acetylcholine on the heart of *Venus mercenaria*. J. Pharmacol. exp. Ther. **105**, 232—239 (1952).

LUISADA, A.: Physiologie des organes contractiles de l'appareil circulatoire d'*Octopus vulgaris* explorés au moyen de l'électrographie. J. Physiol. (Paris) **30**, 593—603 (1932).

LUND, E.: A correlation of the silverline and neuromotor system of *Paramaecium*. Trans. Amer. Microscop. Soc. **48**, 1—11 (1933).

LWOFF, A.: Problems of morphogenesis in ciliates: The kinetosomes in development, reproduction and evolution. New York: John Wiley Sons 1950.

— Biochemistry and physiology of protozoa, Vol. I, S. 434. New York: Academic Press 1951.

MAAS, J.A.: Über die Atmung von *Helix pomatia* L. Z. vergl. Physiol. **26**, 605—610 (1939).

MARINELLI, W.: Über die Urgestalt der Metazoen. Zur Diskussion Remane-Steinböck. Verh. dtsch. zool. Ges. Graz 1957, Zool. Anz. Suppl. **21**, 218—227 (1958).

MARTIN, A.W., HARRISON, F.M., HUSTON, M.J., STEWART, D.M.: The blood volume of some representative molluscs. J. exp. Biol. **35**, 260—279 (1958).

McCANN, F.V. (Editor): Comparative physiology of the heart: current trends. Basel: Birkhäuser 1969.

MEDAWAR, P.: Some immunological and endocrinological problems raised by the evolution of viviparity in vertebrates. In: Symp. Soc. exp. Biol. **7**, 320—338. Cambridge: University Press 1953.

MEETER, E.: The heart of *Mya arenaria* as a test object for acetylcholine. Acta physiol. pharmacol. neerl. **4**, 233—242 (1955).

MEGEMONT, CH., BASTIDE, P., DASTUGUE, G.: Antihistaminiques et acétylcholine en présence du ventricule isolé d'*Helix pomatia*. Arch. int. Pharmacodyn. **134**, 10—15 (1961).

MEGEMONT, CH., DASTUGUE, G., BASTIDE, P.: Nouvelles recherches sur l'action sensibilisante des anesthésiques locaux vis-à-vis de l'acétylcholine en présence du ventricule isolé d'*Helix pomatia*. Arch. int. Pharmacodyn. **126**, 328—331 (1960).

MELLANBY, H.: The identification and estimation of acetylcholine in three parasitic nematodes (*Ascaris lumbricoides, Litomosoides carinii* and the microfilariae of *Dizofilaria repens*). Parasitology **45**, 287—294 (1955).

MENG, K.: 5-Hydroxytryptamin and Acetylcholin als Wirkungsantagonisten beim *Helix*-Herzen, Naturwissenschaften **45**, 470 (1958).

— Die Beeinflussung der Tätigkeit des *Helix*-Herzens durch das extracardiale Nervensystem. Zool. Jb. Allg. Zool. **68**, 567—576 (1958/1960).

— Untersuchungen zur Steuerung der Herztätigkeit bei *Helix pomatia*. Zool. Jb. Abt. allg. Zool. Physiol. Tiere **68**, 539—566 (1960).

— Die Verknüpfung von Atmung und Kreislauf bei *Helix pomatia* L. Zool. Jb. Physiol. **69**, 599—608 (1962).

MICHEJDA, J.: Biochemical bases for the taxonomy of snails. I. Chromatographic analysis of some fresh-water snails. Bull. Soc. Sci. Poznań, Sér. B, **1958**, H. 15, 341—344.

— TURBAŃSKA, E.: Biochemical bases for the taxonomy of snails. III. Differences in chromatographic patterns of various organs and tissues. Bull. Soc. Sci. Poznań, Sér. B, **1958**, 359—365.

— URBAŃSKI: J.: Biochemical bases for the Taxonomy of snails. II. An attempt at a chromatographic analysis of some species of snails. Bull. Soc. Sci. Poznań, Sér, B, **1958**, H. 14, 345—358.

MILLOTT, N.: The visceral nervous system of the earthworm. Nerves controlling the tone of the alimentary canal. Proc. roy. Soc. B **131**, 271—295 (1943a).

— The visceral nervous system of the earthworm. II. Evidence of chemical transmission and the action of sympathomimetic and parasympathomimetic drugs on the tone of the alimentary canal. Proc. roy. Soc. B **131**, 362—373 (1943b).

MILTON, A.: Choline acetylase in the gill plates of *Mytilus edulis*. Proc. roy. Soc. B **150**, 240—244 (1959).

MISLIN, H.: Zum Problem der Herzautomatie bei *Helix pomatia* L. Rev. Suisse Zool. **51**, 351—356 (1944).

— Nachweis einer reflektorischen Regulation des peripheren Kreislaufs bei den Cephalopoden. Experientia (Basel) **6**, 467—468 (1950).

— Die rhythmischen Spontanentladungen im Zentralnervensystem der Tintenfische. Acta med. scand. **152**, Suppl. **307**, 58 (1955).

— KAUFMANN, M.: Der aktive Gefäßpuls in der Armschirmhaut bei den Cephalopoden. Rev. Suisse Zool. **55**, 267—271 (1948).

— RIESTERER, L.: Das Elektrokardiogramm (EKG) des isolierten Schneckenherzens, *Helix pomatia*. Rev. Suisse Zool. **59**, 282—287 (1952).

— — SCHROEDER, D.: Die Aktionspotentiale (EEG₁) der visceralen Chromatophorenzentren bei Cephalopoden (*Octopus vulgaris*). Helv. physiol. pharmacol. Acta **12**, C 85—C 86 (1954).

MORIN, G., JULLIEN, A.: Sur la structure du coeur chez *Murex trunculus*. Bull. Histol. Techn. micr. **7**, 79—96 (1930).

MORTON, J.E.: Molluscs. London: Hutchinson University Library 1958.

NACHMANSOHN, D.: Chemical and molecular basis of nerve activity. New York and London: Academic Press 1959.

— Molecular biology. Elementary processes of nerve conduction and muscle contraction. New York: Academic Press 1960.

— MEYERHOF, B.: Relation between electrical changes during nerve activity and concentration of choline esterase. J. Neurophysiol. **4**, 348—361 (1941).

NAEF, A.: Die Cephalopoden. Monogr. No. 35 A der „Fauna und Flora des Golfes von Neapel", Hrsg. von der Zool. Stat. Napoli. Berlin 1923.

NAKANO, J.: Effects of synthetic eledoisin on the cardiovascular system. Life Sciences **3**, 291—296 (1964a).

— Pressor effect of synthetic eledoisin on chickens. Life Sciences **3**, 937—941 (1964b).

NEEDLER, MARY: Contractile properties of a preparation of the column of *Pachycerianthus torreyi* (Anthozoa). Comp. Biochem. Physiol. **14**, 323—337 (1965).

— Ross, D.M.: Neuromuscular activity in sea anemone *Calliactic parasitica* (Couch). J. Marine Biol. Ass. U. K. **37**, 789—805 (1958).

NEMETSCHEK, Th., HOFMANN, U., WOHLFARTH-BOTTERMANN, K.E.: Die Querstreifung der Paramaecium-Trichocysten. Z. Naturforsch. 8b, 383—384 (1935).

NICOL, J.A.C.: Autonomic nervous systems in lower chordates. Biol. Rev. **27**, 1—49 (1952).

— The biology of marine animals. London: Sir Isaac Pitman and Sons, Ltd. 1960.

NIGRELLI, R.F., STEMPIEN, M.F., JR., RUGGIERI, G.D., LIGUORI, V.R., CECIL, J.T.: Substances of potential biomedical importance from marine organisms. Fed. Proc. **26**, 1197—1205 (1967).

NISBET, R. H., PLUMMER, J. M.: Functional correlates of fine structure in the heart of *Achatinidae*. In: F. V. MCCANN (Editor): Comparative physiology of the heart; current trends, pp. 47—68. Basel: Birkhäuser 1969.

NISTRATOVA, S. N., TURPAEV, T. M.: Mechanism of inactivation of cholinereceptors on exposure of the heart of *Anodonta* to the effect of acetylcholine. J. evolutionary Biochem. Physiol. (Leningrad) 1, 158—165 (1965).

— YUZHANSKAIA, M. G.: Acetylcholine as transmitter of nervous influence on the heart of *Anodonta*. J. Evolutionary Biochem. Physiol. 2, 214—220 (1968) [russisch mit englischer Zusammenfassung].

NOLL, A.: Untersuchungen über das Kreislaufsystem bei den Weichtieren. III. Z. vergl. Physiol. 10, 761—777 (1929).

NORTON, S., DE BEER, E. J.: Investigations on the action of piperazine on *Ascaris lumbricoides*. Amer. J. trop. Med. Hyg. 6, 898—905 (1957).

NYSTRÖM, R. A.: Spontaneous activity of clam intestinal muscle. Comp. Biochem. Physiol. 21, 601—610 (1967).

ORAVEC, A. A., STROVILAS, N. G., BEAL, J. L., TYE, A.: Effect of the potassium salt of gibberellic acid on the growth and reproduction rate of *Paramecium multimicro-nucleatum*. Nature (Lond.) 184, 1405 (1959).

PAASONEN, M. K., VARTIAINEN, A.: Pharmacological studies on the body wall musculature of cat tapeworm (*Taenia taeniaeformis*). Acta pharmacol. (Kbh.) 15, 29—36 (1958).

PANTIN, C. F. A.: The nerve net of the Actinozoa. I. Facilitation. J. exp. Biol. 12, 119—138 (1935a).

— The nerve net of the Actinozoa. II. Plan of the nerve net. J. exp. Biol. 12, 139—155 (1935b).

— The nerve net of the Actinozoa. III. Polarity and after-discharge. J. exp. Biol. 12, 156—164 (1935c).

— The nerv net of the Actinozoa. IV. Facilitation and the "staircase". J. exp. Biol. 12, 389—396 (1935d).

— Junctional transmission of stimuli in the lower animals. Proc. roy. Soc. B 123, 397—399 (1937).

— The elementary nervous system. Proc. roy. Soc. B 140, 147—168 (1952).

PÁRDUCZ, B.: Reizphysiologische Untersuchungen an Ziliaten. IV. Über das Empfindungs- bzw. Reaktionsvermögen von Paramecium. Acta biol. Acad. Sci. hung. 6, 289—316 (1956); ref.: Ber. wiss. Biol. 108, 210—211 (1957).

— Das interziliäre Fasernsystem in seiner Beziehung zu gewissen Fibrillenkomplexen der Infusorien. Acta biol. Acad. Sci. hung. 8, 191—218 (1958a).

— Reizphysiologische Untersuchungen an Ziliaten. VII. Das Problem der vorbestimmten Leitungsbahnen. Acta biol. Acad. Sci. hung. 8, 219—251 (1958b).

PARKER, G. H.: Nervous transmission in actinians. J. exp. Zool. 22, 87—94 (1919).

— Animal colour changes and their neurohumours. Cambridge: University Press 1948.

PARRISS, J. R.: Learning and the dorsal basal lobe in the octopus (*Octopus vulgaris*). J. comp. Neurol. 125, 1—8 (1965).

PASSANO, L. M.: Intermittent conduction in scyphozoan nerve nets. Anat. Rec. 132, 486 (1958).

— MCCOLLOUGH, C. B.: Pacemaker hierarchies controlling the behaviour in *Hydra*. Nature (Lond.) 199, 1174—1175 (1963).

PAVANS DE CECCATTY, M.: Le système nerveux des éponges calcaires et siliceuses. Ann. Sci. nat. Zool. Biol. Animale, Sér. 11, 17, 203—288 (1955).

— Les structures cellulaires de type nerveux chez *Hippospongia communis* Lmk. Ann. Sci. nat. Zool. Biol. Animale, Sér. 12, 1, 105—112 (1959).

— Les structures cellulaires de type nerveux et de type musculaire de l'éponge siliceuse *Tethya lyncurium* (Lmk.) C. R. Acad. Sci. (Paris) 251, 1818—1819 (1960).

— GARGUIL, M., CORABOEUF, E.: Les réactions motrices de l'éponge *Tethya lyncurium* à quelques stimulations expérimentales. Vie Milieu 11, 594—600 (1960).

PERUZZI, P., CORDA, M.: Azione difasica del' acetilcolina e condizioni di lavoro nel cuore di *Helix adspersa*. Arch. di Fisiol. 56, 107—121 (1956).

PEYER, B.: Geschichte der Tierwelt. Zürich 1950.

PFEFFERKORN, A.: Das Nervensystem der Octopoden. Z. wiss. Zool. 114, 425—531 (1915).

PFEIFFER, C. C.: Nature and spatial relationship of the prosthetic chemical groups required for maximal muscarinic action. Science 107, 94—96 (1948).

PFITZNER, INGRID: Zur Bewegung von *Cestus veneris* Lesueur (Ctenophora) — eine Filmanalyse. Zool. Jb. 69, 577—598 (1962).

PHILLIPS, J. H.: Isolation of active nematocysts of *Metridium senile* and their chemical composition. Nature (Lond.) 178, 932 (1956).

PHILLIPS, J. H., JR., ABBOTT, D. P.: Isolation and assay of the nematocyst toxin of *Metridium senile fimbriatum*. Biol. Bull. 113, 296—301 (1957).

PHILLIS, J.W.: Innervation and control of a molluscan heart. Comp. Biochem. Physiol. 17, 719—739 (1966a).
— Regulation of rectal movements in *Tapes waltlingi*. Comp. Biochem. Physiol. 17, 909—928 (1966b).
PIÉRON, H.: La question du poison curarisant de la salive de l'*Octopus* et de son mécanisme d'action sur le muscle loquet des lamellibranches. Acta physiol. Pharmacol. neerl. 6, 608—620 (1957).
PILGRIM, R.L.C.: Osmotic relations in molluscan contractile tissues. I. Isolated ventricle-strip preparations from Lamellibranches (*Mytilus edulis* L, *Ostrea edulis* L, *Anodonta cygnea* L). J. exp. Biol. 30, 297—317 (1953a).
— Osmotic relations in molluscan contractile tissues. II. Isolated gill preparations from Lamellibranches (*Mytilus edilus* L, *Ostrea edulis* L, *Anodonta cygnea* L). J. exp. Biol. 30, 318—330 (1953b).
— The action of acetylcholine on the hearts of lamellibranch molluscs. J. Physiol. (Lond.) 125, 208—214 (1954).
PINCUS, G., THIMANN, K.V.: The Hormones. Vol. I—III. New York: Academic Press 1952—1955.
PLATTNER, F., HUI, CH.L.: Zur Frage des Angriffspunktes vegetativer Gifte. Versuche am Embryonalherz und am Flimmerepithel. Pflügers Arch. ges. Physiol. 228, 281—294 (1931).
POWERS, E.L., EHRET, F., ROTH, L.E.: Mitochendrial structure in *Paramecium* as revealed by electronmicroscopy. Biol. Bull. 108, 182—195 (1955).
PRINGLE, J.W.S., WILSON, V.J.: The response of a sense organ to a harmonic stimulus. J. exp. Biol. 29, 220—234 (1952).
PROSSER, C.L.: Acetylcholine and nervous inhibition in the heart of *Venus mercenaria*. Biol. Bull. 78, 92—102 (1940).
— The physiology of nervous system of invertebrate animals. Physiol. Rev. 26, 337—382 (1946).
— Comparative animal physiology. Philadelphia: W.B. Saunders 1952.
— Comparative physiology of nervous system and sense organs. Ann. Rev. Physiol. 16, 103—124 (1954).
— Comparative physiology of activation of muscles with particular attention to smooth muscle. In: G.H. BOURNE: The structure and function of muscle. Vol. II. Biochemistry and Physiology, pp. 387—434. New York and London: Academic Press 1960.
— Conduction in non-striated muscle. Physiol. Rev. Suppl. 5, 42, 193—212 (1962).
— Problems in the comparative physiology of non-striated muscle. In: Invertebrate nervous systems, pp. 133—149. Ed. by C.A.G. WIERSMA. Chicago: University of Chicago Press 1967.
— CURTIS, H.J., TRAVIS, D.M.: Action potentials from some invertebrate non-striated muscles. J. cell. comp. Physiol. 38, 299—319 (1951).
— NAGAI, T., NYSTRÖM, R.A.: Oscular contractions in sponges. Comp. Biochem. Physiol. 6, 69—74 (1962).
— NYSTRÖM, R.A., NAGAI, T.: Electrical and mechanical activity in intestinal muscles of several invertebrate animals. Comp. Biochem. Physiol. 14, 53—70 (1965).
— PROSSER, H.B.: The action of acetylcholine and of inhibitory nerves upon the heart of *Venus*. Anat. Rec. 70, Suppl. 1, 112 (1937).
— WEINSTEIN, S.J.F.: Comparison of blood volume in animals with open and with closed circulatory system. Physiol. Zool. 23, 113—124 (1950).
— YOUNG, J.Z.: Responses of muscles of the squid to repetitive stimulation of the giant nerve fibres. Biol. Bull. 73, 237—241 (1937).
PUMPHREY, R.J.: The double innervation of the muscles in the clam (*Mya arenaria*). J. exp. Biol. 15, 500—505 (1938).
PUNT, A.: The contracture of the anterior byssal muscle of *Mytilus*. Publ. staz. zool. (Napoli) 27, 313—317 (1955).
PUSSWALD, A.W.: Beiträge zum Wasserhaushalt der Pulmonaten. Z. vergl. Physiol. 31, 227—248 (1948).
PYLKKÖ, O.O.: Cholinesterases in *Diphyllobothrium latum* and *Taenia saginata*. Ann. Med. Exp. Biol. Fenniae (Helsinki) 34, 328—334 (1956).
QUILLIAM, J.P.: The mechanism of action of murexine on neuromuscular transmission in the frog. Brit. J. Pharmacol. 12, 388—392 (1957).
RAMSAY, J.A.: A nerve-muscle preparation from the snail. J. exp. Biol. 17, 96—115 (1940).
RANDALL, J.T.: Fine structure of some ciliate protozoa. Nature (Lond.) 178, 9—14 (1956).
RASMONT, R.: L'ultrastructure des choanocytes d'éponges. Ann. Sci. nat. Zool. Biol. Animale, Sér. 12, 1, 253—262 (1959).
RAVEN, C.P.: Morphogenesis: the analysis of moluscan development. (International series of monographs on pure and applied biology. Div. Zoology, Vol. 2). London: Pergamon Press 1958.

Rees, W.J.: The Cnidaria and their evolution. London: Academic Press 1966.

Reichel, H.: Die elastischen Eigenschaften des glatten Schließmuskels von *Pinna nobilis* bei verschiedenen Tonuslängen unter statischen und dynamischen Bedingungen. Z. Biol. 105, 162—169 (1952).

Reid, R.B.G.: Digestive tract enzymes in the bivalves *Lima hians* Gmelin and *Mya arenaria* L. Comp. Biochem. Physiol. 17, 417—433 (1966).

Reis, R.H.: Rhythmic behavior patterns in *Pelmatohydra oligactis*. Trans. Amer. Micr. Soc. 72, 1—9 (1953).

Reiter, M.: Die Wirkung von Acetylcholin auf das isolierte Herz von *Aplysia limacina*. Publ. staz. zool. (Napoli) 29, 226—228 (1957).

Remane, A.: Die Grundlagen des natürlichen Systems, der vergleichenden Anatomie und der Phylogenetik. 2. Aufl. Leipzig 1956.
— Zur Verwandtschaft und Ableitung der niederen Metazoen. Verh. dtsch. zool. Ges. (Graz) 1957, Zool. Anz. Suppl. 21, 179—196 (1958).
— Die Geschichte der Tiere. In: Die Evolution der Organismen, Hrsg. von G. Heberer, Bd. 1, pp. 340—422. 2. Aufl. Stuttgart: Gustav Fischer 1959.

Rhode, R.A.: Acetylcholinesterase in plant parasitic nematodes and an anticholinesterase from *Asparagus*. Proc. helminth. Soc. Wash. 27, 121—123 (1960).

Richards, A.G., Jr., Steinbach, H.B., Anderson, Th.F.: Electron microscope studies of squid giant nerve axoplasm. J. cell. comp. Physiol. 21, 129—137 (1943).

Riesser, O.: Vergleichend pharmakologische Untersuchungen an Muskeln von Avertebraten. Naunyn-Schmiedebergs Arch. exp. Path. Pharmak. 120, 282—313 (1927).
— Fortgesetzte vergleichende pharmakologische und physiologische Untersuchungen an den Muskeln von Meerestieren. Naunyn-Schmiedebergs Arch. exp. Path. Pharmak. 134, 1—16 1928).
— Fortgesetzte pharmakologische Untersuchungen an den Muskeln wirbelloser Meerestiere. Naunyn-Schmiedebergs Arch. exp. Path. Pharmak. 172, 194—212 (1933).

Rijlant, P.: L'automatisme du coeur des gastéropodes: *Fulgur carica* et *Fulgur canaliculatum, Polynices*. C. R. Soc. Biol. (Paris) 108, 1150—1152 (1931).

Riley, J.F.: Studies on the metabolism of the protozoa. III. Metabolism of the ciliate *Tetrahymena pyriformis* (Glaucoma pyriformis). Biochem. J. 52, 483—496 (1952).

Ripplinger, J.: Physiologie du coeur de l'escargot et de son innervation extrinsèque. Ann. Sci. Univ. Besançon, Zool. Physiol. 8, 21—75 (1953a).
— De l'existence d'un centre d'initiation des contractions rhythmiques et d'un système de conduction de l'onde d'excitation au travers du myocarde, au niveau du ventricule d'*Helix pomatia*. C. R. Soc. Biol. (Paris) 147, 333—336 (1953b).
— Contribution à l'étude de la physiologie du coeur et de son innervation extrinsèque chez l'escargot (*Helix pomatia*). Ann. Sci. Univ. Besançon, Zool. Physiol. 8, 1—179 (1957).
— Mercier J.: Recherches quantitatives sur la teneur en équivalent-acétylcholine des diverses portions du myocarde normal d'*Helix pomatia* et sur ses rapports éventuels avec la nature de l'innervation cardiaque (chronotrope ou tonotrope négative). C. R. Soc. Biol. (Paris) 148, 366—369 (1954a).
— — Recherches qualitatives sur l'activité cholinestérasique des diverses portions du coeur normal de l'Escargot (*Helix pomatia*). C. R. Soc. Biol. (Paris) 148, 696—698 (1954b).

Roach, D.K.: Rhythmic muscular activity in the alimentary tract of *Arion ater* (L.) Gastropoda: Pulmonata. Comp. Biochem. Physiol. 24, 865—878 (1968).

Robson, E.A.: Some observations on the swimming behaviour of the anemone *Stomphia coccinea*. J. exp. Biol. 38, 343—363 (1961).

Rosenblum, W., Zweifach, B.W.: Action of biogenic amines, amine oxydase inhibitors and other agents on chromatophores of squid *Loligo pealii*. Proc. Soc. exp. Biol. (N.Y.) 100, 448—454 (1959).

Rosenbluth, J.: Fine structure of body muscle cells and neuro-muscular junctions in *Ascaris lumbricoides*. J. Cell. Biol. 19, 82a (1964).

Roskin, G.I.: The nervous system of sponges. Usp. sovrem. Biol. 43, 199—207 (1957). Nach Prosser, Nagai, Nyström. Comp. Biochem. Physiol. 6, 69—74 (1962).

Ross, D.M.: Facilitation in sea anemones. III. Quick responses to single stimuli in *Metridium senile*. J. exp. Biol. 29, 235—254 (1952).
— Facilitation in sea anemones. IV. The quick response of *Calliactis parasitica* at high temperatures. J. exp. Biol. 32, 815—821 (1955).
— The action of tryptamine and 5-hydroxytryptamine on muscles of sea-anemones. Experientia (Basel) 13, 192—194 (1957a).
— Quick and slow contractions in the isolated sphincter of the sea anemone, *Calliactis parasitica*. J. exp. Biol. 34, 11—28 (1957b).
— The effects of ions and drugs on neuromuscular preparations of sea anemones. I. On preparations of the column of *Calliactis* and *Metridium*. J. exp. Biol. 37, 732—752 (1960a).

Ross, D.M.: The effects of ions and drugs on neuromuscular preparations. II. On sphincter preparations of *Calliactis* and *Metridium*. J. exp. Biol. **37**, 753—774 (1960b).
— Pantin, C.F.A.: Factors influencing fascilitation in Actinozoa. The action of certain ions. J. exp. Biol. **17**, 61—73 (1940).
Rossi, F., Graziadei, P.: Nouvelles contributions à la connaissance du système nerveux du tentacule des céphalopodes. II. Cordons ganglionnaires ou moêlles périphériques du tentacule. Acta anat. (Basel) **26**, 165—174 (1956).
Roth, L.E.: Ciliary coordination in the protozoa (Symposium). Exp. Cell. Res. Suppl. **5**, 573—585 (1958).
Rothschild, N.M.B.: A classification of living animals. New York: John Wiley and Sons 1961.
Rothschuh, K.E.: Das herzmuskeleigene Acetylcholin. I. Freisetzung und Bestimmungsmethodik. Pflügers Arch. ges. Physiol. **258**, 406—414 (1954a).
— Das herzmuskeleigene Acetylcholin. II. Der normale Acetylcholingehalt der Vorhofs- und Kammermuskulatur beim Frosch und bei der Ratte. Pflügers Arch. ges. Physiol. **258**, 481—488 (1954b).
Rowell, C.H.F.: Excitatory and inhibitory pathways in the arm of *Octopus*. J. exp. Biol. **40**, 257—270 (1963).
S.-Rózsa, K., Zs.-Nagy, I.: Physiological and histochemical evidence for neuroendocrine regulation of heart activity in the snail *Lymnaea stagnalis* L. Comp. Biochem. Physiol. **23**, 373—382 (1967).
Rüegg, J.C.: Die Reinigung der Myosin-ATP-ase eines glatten Muskels. Helv. physiol. pharmacol. Acta **15**, C33—C35 (1957).
— The possible function of invertebrate tropomyosin. Biochem. J. **69**, 46 P (1958).
— Interaction of ATP and invertebrate tropomyosin. Suppl. Int. Abstr. biol. Sci. **1958**.
— Tropomyosin and tonus in lamellibranch adductor muscles. Biochim. biophys. Acta (Amst.) **35**, 278—279 (1959a).
— Studies on the biochemistry of the adductor muscle of *Pecten maximus*. Ph. Thesis, Cambridge Univ. 1959b.
— Zum Mechanismus des Sperrtonus. Helv. physiol. pharmacol. Acta **19**, 105—106 (1961).
— On the tropomyosin-paramyosin system in relation to the viscous tone of lammellibranch "catch" muscle. Proc. roy. Soc. B **154**, 224—249 (1961).
— Der Halteapparat eines glatten Tonusmuskels (Byssus retractor anterior) von *Mytilus edulis*. Pflügers Arch. ges. Physiol. **274**, 30—31 (1961).
— Actomyosin inactivation by thiourea and the nature of viscous tone in a molluscan smooth muscle. Proc. roy. Soc. B **158**, 177—195 (1963).
— Physiologie and Biochemie des Sperrtonus. Experimentelle Untersuchungen mit besonderer Berücksichtigung des M. retractor byssi von *Mytilus edulis*. Helv. physiol. pharmacol. Acta, Suppl. **16**, 1—76 (1965).
— Straub, R.W., Twarog, Betty M.: Inhibition of contraction in a molluscan smooth muscle by thiourea, an inhibitor of the actomyosin contractile mechanism. Proc. roy. Soc. B **158**, 156—176 (1963).
— Weber, H.H.: Kontraktionszyklus und Sperrtonus. In: Perspectives in biology, pp. 301—320. (Editores: Cori, Foglia, Leloir, Ochoa). Amsterdam: Elsevier Publ. Comp. 1963.
Russel, F.E.: Comparative pharmacology of some animal toxins. Fed. Proc. **26**, 1206—1224 (1967).
Russel-Hunter, W.D.: A biology of lower vertebrates, pp. 112—162. New York: Macmillan 1968.
Sandrin, E., Boissonas, R.A.: Synthesis of eledoisin. Experientia (Basel) **18**, 59—61 (1962).
Scharrer, B.: Über Drüsennervenzellen im Gehirn von *Nereis virens*. Zool. Anz. **113**, 299—302 (1936).
— Hormones in invertebrates. In: G. Pincus and K.V. Thiman: The hormones, Vol. III. New York: Academic Press 1955.
Scheer, B.T.: Comparative Physiology. New York: John Wiley and Sons 1948.
— (Editor): Recent advances in invertebrate physiology, a symposium. University Oregon Publications 1957.
Scheuer, P.J.: The chemistry of toxins isolated from some marine organisms. In: Fortschritte der Chemie organischer Naturstoffe. (Ed. Zechmeister). Bd. 22. New York and Wien: Springer 1964.
Schlieper, C., Kowalski, R.: Weitere Beobachtungen zur ökologischen Physiologie der Miesmuschel *Mytilus edulis* L. Kiel, Meeresforsch. **13**, 3—10 (1957).
Schlote, F.W.: Die Erregungsleitung im Gastropodennerven und ihr histologisches Substrat. Z. vergl. Physiol. **37**, 373—415 (1955).

SCHLOTE, F. W.: Die Myofilamente glatter Muskulatur und ihr Verhältnis zu den Myofilamenten quergestreifter Muskulatur. Eine elektronenmikroskopische Studie an Muskelzellen der Weinbergschnecke. Z. Naturforsch. 12b, 647—653 (1957).

SCHMEER, M. R.: Growth-inhibiting agents from *Mercenaria* extracts. Chemical and biological characteristics. Science 144, 413—414 (1964).
— Mercenene: growth-inhibiting agent of *Mercenaria* extracts. Further chemical and biological characterization. Ann. N. Y. Acad. Sci. 136, 211—218 (1966).
— BERRY, GRACE: Growth inhibitor extracted from the clam *Mercenaria campechensis*. A preliminary investigation of *in vivo* and *in vitro* activity. Life Sciences 4, 2157—2163 (1965a).
— — Mercenene: a preliminary investigation of the cytological effects of this anti-tumor agent extracted from *Mercenaria mercenaria* on the Krebs-2 carcinoma. Biol. Bull. Woods Hole 129, 420 (1965b).
— HORTON, D., TANIMURA, A.: Mercenene, a tumor inhibitor from *Mercenaria*. Purification and characterization studies. Life Sciences 5, 1169—1178 (1966).
— HUALA, C. V.: Mercenene: in vivo effects of mollusc extracts on the Sarcoma-180. Ann. N. Y. Acad. Sci. 118, 603—610 (1965).

SCHMITT, F. O., GESCHWIND, N.: The axon surface. Progr. Biophys. 8, 165—215. Oxford: Pergamon Press 1957.

SCHNEIDERMAN, H. A., GILBERT, L. I.: Substances with juvenile hormone activity in Crustacea and other invertebrates. Biol. Bull. Woods Hole 115, 530—535 (1958).

SCHWABE, C. W., KOUSSA, M., ACRA, A. N.: Host-parasite relationships in echinococcosis. IV. Acetylcholinesterase and permeability regulation in the hydatid cyst wall. Comp. Biochem. Physiol. 2, 161—172 (1961).

SCHWARTZKOPFF, J.: Das Herzminutenvolumen bei *Helix pomatia*. Experientia (Basel) 9, 428—429 (1953).
— Über die Leistung des isolierten Herzens der Weinbergschnecke (*Helix pomatia* L) im künstlichen Kreislauf. Z. vergl. Physiol. 36, 543—594 (1954).

SCHWINCK, I.: Vergleich des Redox-Pigmentes aus Chromatophoren und Retina von *Sepia officinalis* mit Insektenpigmenten der Ommochromgruppe. Verh. dtsch. zool. Ges. Erlangen 1955, Zool. Anz. Suppl. 19, 71—75 (1956); ref.: Ber. wiss. Biol. 110, 199 (1957).

SEAMAN, G. R.: Dependance of ciliary action on acetylcholine esterase activity. Anat. Rec. 108, 559 (1950).
— Localization of acetylcholinesterase activity in the protozoan, *Tetrahymena geleii*. Proc. Soc. exp. Biol. (N. Y.) 76, 169—170 (1951).
— Metabolism of free-living ciliates. In: S. H. HUNTER and A. LWOFF: Biochemistry and physiology of protozoa. Vol. II, pp. 91—150. New York: Academic Press 1955.
— HOULIKAN, R. K.: Enzyme systems in *Tetrahymena geleii*. II. Acetylcholinesterase activity. Its relation to motility of the organism and to coordinated ciliary action in general. J. cell. comp. Physiol. 37, 309—322 (1951).

SEDAR, A. W., PORTER, K. R.: The fine structure of cortical components of *Paramecium multimicronucleatum*. J. biophys. biochem. Cytol. 1, 583—604 (1955).
— RUDZINSKA, M. A.: Mitochondria of protozoa. J. biophys. biochem. Cytol. 2, Suppl., 331—336 (1956).

SEKUL, A. A., HOLLAND, W. C.: Pharmacology of senecioylcholine. J. Pharmacol. exp. Ther. 132, 171—175 (1961).

SERINI, E.: Sui cromatofori dei cefalopodi. I. Azione di alcuni veleni in vivo. Z. vergl. Physiol. 8, 488—600 (1929).
— Sui cromatofori dei cefalopodi. III. Azione di alcuni veleni in vitro. Z. vergl. Physiol. 12, 329—503 (1930).

SEUNTJENS, H., BRAAMS, W. G.: An electron-microscopic study of the ciliature of the trochophore larva. Nature (Lond.) 182, 1611—1612 (1958).

SHANES, A. M.: Electrical phenomena in nerve. I. Squid giant axon. J. gen. Physiol. 33, 57—73 (1949).

SILVREY, G. E.: Interganglionic regulation of heart beat in the cockle *Clinocardium nuttallii*. Comp. Biochem. Physiol. 25, 257—269 (1968).

SIMPSON, G. G.: L'évolution et sa signification. PARIS: Payot 1951.

SIMPSON, J. W., ALLEN, K., AWAPARA, J.: Free amino acids in some aquatic invertebrates. Biol. Bull. 117, 371—381 (1959).

SKRAMLIK, E. VON: Über den Kreislauf bei den Weichtieren. Pflügers Arch. ges. Physiol. 221, 503—507 (1929a).
— Untersuchungen über das Kreislaufsystem bei den Weichtieren. I. Z. vergl. Physiol. 10, 1—19 (1929b).
— Über den Kreislauf bei den Weichtieren. Ergeb. Biol. 18, 88—286 (1941).

Skramlik, E. von: Vergleichende Untersuchungen über die Giftigkeit des Nicotins. Z. vergl. Physiol. **31**, 149—226 (1948).

Slautterback, D.B., Fawcett, D.W.: The development of the cnidoblasts of Hydra. An electron microscope study of cell differentiation. J. biophys. biochem. Cytol. **5**, 441—452 (1959).

Sleigh, M.A.: Metachronism and frequency of beat in the peristomal cilia of *Stentor*. J. exp. Biol. **33**, 15—28 (1956).

— Further observations on co-ordination and the determination of frequency in the peristomal cilia of *Stentor*. J. exp. Biol. **34**, 106—115 (1957).

— The form of beat in cilia of *Stentor* and *Opalina*. J. exp. Biol. **37**, 1—10 (1960).

Smith, J.E.: Some observations on the mechanisms underlying the behavior of starfishes. Symp. Soc. exp. Biol. **4**, 196—222 (1950).

Smith, L.S.: The role of venous peristalsis in the arm circulation of *Octopus dofleini*. Comp. Biochem. Physiol. **7**, 269—275 (1962).

Smith, C.C., Jackson, B., Prosser, C.L.: Responses to acetylcholine and cholinesterase content of *Cerebratulus*. Biol. Bull. **79**, 377 (1940).

— Levin, L.: The use of the clam heart as a test object for acetylcholine. Biol. Bull. Woods Hole **75**, 365 (1938).

Smyth, J.D.: The physiology of tapeworms. Biol. Rev. **22**, 214—238 (1947).

Sonneborn, T.M.: Ciliated protozoa: cytogenetics, genetics and evolution. Ann. Rev. Microbiol. **3**, 55—80 (1949).

— Methods in the general biology and genetics of *Paramecium aurelia*. J. exp. Zool. **113**, 87—143 (1950).

— Some current problems of genetics in the light of investigations on *Chlamydomonas* and *Paramecium*. Cold Spr. Harb. Symp. quant. Biol. **16**, 483—503 (1951).

Sperelakis, N., Prosser, C.L.: Mechanical and electrical activity in intestinal smooth muscle. Amer. J. Physiol. **198**, 850—856 (1959).

Stafford, Helen A.: A guide to the nomenclature and classification of organisms. In: M. Florkin and H. Mason: Comparative biochemistry, Vol. 1. New York: Academic Press 1960.

Stämpfli, R.: Bau und Funktion isolierter markhaltiger Nervenfasern. Ergebn. Physiol. **47**, 72—165 (1956).

Standen, O.J.: Activity of piperazine *in vitro* against *Ascaris lumbricoides*. Brit. med. J. II, 20—22 (1955).

Staub, N.C.: Demonstration of anatomy of the giant fiber system of the squid (*Loligo pealii*) by microinjection. Proc. Soc. exp. Biol. (N. Y.) **86**, 854—855 (1954).

Steinböck, O.: Schlußwort zur Diskussion Remane-Steinböck. Verh. dtsch. zool. Ges. Graz 1957; Zool. Anz. Suppl. **21**, 196—218 (1958).

Sterba, G.: Zur cerebrospinalen Neurokrinie der Wirbeltiere. Zool. Anz. Suppl. **29**, 339 (1966).

Stevens, T.M.: Free amino acids in the haemolymph of the American cockroach *Periplaneta americana*. Comp. Biochem. Physiol. **3**, 304—409 (1961).

— Howard, C.E., Schlesinger, R.W.: Free amino acids in sera of the marine invertebrates, *Cancer irroratus*, *Limulus polyphemus* and *Homarus americanus*. Comp. Biochem. Physiol. **3**, 310—314 (1961).

Storer, T.I.: General Zoology. New York: McGraw Hill 1943.

Straub, W.: Zur Physiologie des Aplysienherzens. Pflügers Arch. ges. Physiol. **86**, 504—532 (1901).

— Fortgesetzte Studien an Aplysienherzen (Dynamik, Kreislauf und dessen Innervation), nebst Bemerkungen zur vergleichenden Muskelphysiologie. Pflügers Arch. ges. Physiol. **103**, 429—449 (1904). Vgl. auch K. Schönlein: Über das Herz von *Aplysia Limacina*. Z. Biol. N.F. **12**, 187—200 (1894).

Stürmer, E., Berde, B.: Bradykinin und Eledoisin, vergleichende pharmakologische Untersuchungen. Naunyn-Schmiedebergs Arch. exp. Path. Pharmak. **246**, 21—22 (1963).

— Fauchamps, A.: Eledoisin, Chemie, Pharmakologie, klinisch-experimentelle und vorläufige therapeutische Erfahrungen. Dtsch. med. Wschr. **90**, 1012—1020 (1965).

Sutherland, N.S.: Visual discrimination of orientation and shape by *Octopus*. Nature (Lond.) **179**, 11—13 (1957).

Suzuki, S.: On the distribution of ganglion cells in the heart of the oyster. Sci. Rep. Tohoku Imp. Univ. Ser. IV, **8**, 335—344 (1934a).

— On the ganglion cells in the heart of the pearl oyster, *Pinctada martensi*. Sci. Rep. Tohoku Imp. Univ. Ser. IV, **9**, 111—115 (1934b).

— The innervation of the heart of molluscs. Sci. Rep. Tohoku Imp. Univ. Ser. IV, **10**, 15—27 (1935) (nach Florey).

Symposium on neurosecretion. IV. Int. Symposium on neurosecretion, Strasbourg 1966. Editor: F. Stutinsky. Berlin-Heidelberg-New York: Springer 1967.

Tabachnick, I.I.A., Grellis, M.E.: Inhibition of cholinesterase hydrolysis of dihydromurexine by lysergic acid diethylamide and its 2-bromo derivative: a selective relationship. Nature (Lond.) **182**, 935 (1958).
— Roth, F.E.: The potentiation of histamine by imidazolylacrylcholine (murexine) and imidazolepropionylcholine (dihydromurexine). J. Pharm. Pharmacol. **121**, 190—198 (1957).
Takeuchi, A., Takeuchi, N.: Electrical charges in pre- and post-synaptic axons of the giant synapse of *Loligo*. J. gen. Physiol. **45**, 1181—1193 (1962).
Tauc, L.: Activités électriques fractionnées observées dans les cellules ganglionnaires de l'escargot (*Helix pomatia*). C.R. Acad. Sci. (Paris) **241**, 1070—1073 (1955).
— Potentiels postsynaptiques inhibiteurs obtenus dans les cellules nerveuses du ganglion abdominal de l'aplysie. C. R. Acad. Sci. (Paris) **242**, 676—678 (1956).
— Processus post-synaptique d'excitation et d'inhibition dans le soma neuronique de l'aplysie et de l'escargot. Arch. ital. Biol. **96**, 78—110 (1958).
— Diversité des modes d'activité des cellules nerveuses du ganglion déconnecté de l'aplysie. C. R. Soc. Biol. (Paris) **154**, 17—21 (1960).
— Site of origin and propagation of spike in the giant neuron of *Aplysia*. J. gen. Physiol. **45**, 1077—1097 (1962a).
— Identification of active membrane areas in the giant neuron of *Aplysia*. J. gen. Physiol. **45**, 1099—1115 (1962b).
— Brunner, J.: "Desensitization" of cholinergic receptors by acetylcholine in molluscan central neurones. Nature (London) **198**, 33—34 (1963a).
— — La désensibilisation des récepteurs cholinergiques par l'acétylcholine dans les neurones centraux des Gastéropodes. J. Physiol. (Paris) **55**, 177 (1963b).
— Gerschenfeld, H.M.: L'acétylcholine comme transmetteur possible de l'inhibition synaptique chez l'Aplysie. C. R. Acad. Sci. (Paris) **251**, 3076—3078 (1960a).
— — Effet inhibiteur ou excitateur du chlorure d'acétylcholine sur le neuron d'escargot. J. Physiol. (Paris) **52**, 236 (1960b).
— — A cholinergic mechanism of inhibitory synaptic transmission in a molluscan nervous system. J. Neurophysiol. **25**, 236—262 (1962).
— Hughes, G.M.: Modes of initiation and propagation of spikes in the branching axons of molluscan neurons. J. gen. Physiol. **46**, 533—549 (1963).
Taylor, C.V.: Fibrillar systems in ciliates. In: Protozoa in biological research, pp. 191—270. Ed. by G.N. Calkins and F.M. Summers. New York: Columbia Univ. Press, 1941.
Ten Cate, J.: Contributions à la physiologie et à la pharmacologie du coeur d'anodonte. Arch. néerl. Physiol. **8**, 43—84, 187—195, 196—201 (1923).
— Mouvements rhythmiques spontanés de l'estomac isolé d'*Hélix pomatia*. Arch. néerl. Physiol. **9**, 199—212 (1924).
— Sur la question de l'excitabilité réflexe du ganglion stellaire. Arch. Neurol. Physiol. **14**, 1—6 (1929).
— Contribution à la question de l'innervation cholinergique du coeur de l'*Anodonta cygnea* L. Publ. staz. zool. (Napoli) **27**, 199—203 (1955).
— Contribution à la question de l'innervation des chromatophores chez *Octopus vulgaris*. Arch. Physiol. **12**, 568—599 (1959).
— Coomans, H.E., Walop, J.N.: L'influence de quelques substances pharmacologiques sur les mouvements des cils vibratiles des tentacules de *Metridium senile* (L.). Arch. néérl. Zool. **11**, 14—21 (1955).
— Reesinck, M.J.: The action of acetylcholine and eserine on the heart and the intestine of *Anodonta cygnea* L. Physiol. comp. ('s-Grav.) **3**, 337—342 (1954).
Tibbs, J.: Acetylcholinesterase in flagellated systems. Biochim. biophys. Acta (Amst.) **41**, 115—122 (1960).
Tiel, N. van: Die Regulierung der Herztätigkeit bei *Helix pomatia* durch extracardiale Nerven und das Zentralnervensystem. Verh. Koninkl. Ned. Akad. Wetenschap. **43**, 1332—1341 (1940).
Tower, D.B., McEachern, D.: Experiences with the „*Venus*" heart for determining acetylcholine. Canad. J. Res., E **26**, 183—187 (1948).
Trueman, E.R.: The activity and heart rate of bivalve molluscs in their natural habitat. Nature (Lond.) **214**, 832—833 (1967).
Tsukada, Y., Uemura, K., Hirano, S., Nagata, Y.: Distribution of amino acids in the brain in different species. In: Comparative Neurochemistry, pp. 179—183. Ed. by D. Richter. Oxford: Pergamon Press 1964.
Turner, R.S., Nevins, D.B.: The organization of the nervous system of *Ariolimax columbianus*. J. comp. Neurol. **94**, 239—256 (1957).
Tuzet, O., Pavans de Ceccatty, M.: Les cellules nerveuses de *Grantia compressa pennigera* Haeckel (Eponge calcaire héterocoele). C. R. Acad. Sci. (Paris) **235**, 1541—1543 (1952).

Tuzet, O., Pavans de Ceccatty, M.: Les cellules nerveuses de l'éponge calcaire homocoele *Leucandra johnstoni* Grant. C. R. Acad. Sci. (Paris) **236**, 130—133 (1953a).
— — Les cellules nerveuses de l'éponge *Pachymatisma johnstonni* Bow. C. R. Acad. Sci. (Paris) **237**, 1559—1561 (1953b).
— — Les cellules nerveuses et neuromusculaires de l'éponge *Cliona celata* Grant. C.R. Acad. Sci. (Paris) **236**, 2342—2344 (1953c).
— Loubatière, R., Pavans de Ceccatty, M.: Les cellules nerveuses de l'éponge *Sycon raphanus* (O.S.). C.R. Acad. Sci. (Paris) **234**, 1394—1396 (1952).
Twarog, B.M.: Responses of a molluscan smooth muscle to acetylcholine and 5-Hydroxytryptamine. J. cell. comp. Physiol. **44**, 141—164 (1954).
— The pharmacology of a molluscan smooth muscle. Brit. J. Pharmacol. **14**, 404—407 (1959).
— Innervation and activity of a molluscan smooth muscle. J. Physiol. (Lond.) **152**, 220—235 (1960a).
— Effects of acetylcholine and 5-Hydroxytryptamine on the contraction of a molluscan smooth muscle. J. Physiol. (Lond.) **152**, 236—242 (1960b).
Ulrich, W.: Begriff und Einteilung der Protozoen. Festschrift für H. Nachtsheim. Berlin: F.W. Peters 1950.
Umrath, K.: Der fermentative Abbau der Erregungssubstanz der sensiblen Nerven, seine pH-Abhängigkeit und seine Hemmung durch zentral erregende Stoffe. Naunyn-Schmiedebergs Arch. exp. Path. Pharmak. **219**, 148—155 (1953).
— Klemencic, Edda: Nervöse Überträgersubstanzen und ihr fermentativer Abbau. Z. vergl. Physiol. **46**, 395—429 (1963).
Ungar, G.: Etude pharmacodynamique de l'estomac perfusé des Cephalopodes; son utilisation comme test de la mise en liberté d'une substance active par l'excitation nerveuse. C.R. Soc. Biol. (Paris) **123**, 1065—1067 (1936).
Ussing, H.H.: The alkali metal ions in biology. Part. I. The alkali metal ions in isolated systems and tissues. In: Handbuch der exp. Pharmakologie, Ergänzungswerk 13. Berlin-Göttingen-Heidelberg: Springer 1960.
Verne, J., Gabe, M., Schramm, B.: Activité estérasique de certains épithélium ciliés. Ann. Histochim. **2**, 108—112 (1957).
Vinogradov, A.P.: The elementary chemical composition of marine organisms. New Haven/Conn.: Sears Foundation for Marine Research. Yale University 1953.
Wait, R.B.: The action of acetylcholine on the isolated heart of Venus heart. Biol. Bull. **85**, 79—85 (1945).
Walker, R.J.: Isolated and *in situ* heart preparation of the snail *Helix aspersa*. Intracellular microelectrode recording from the brain of *Helix*. In: G.A. Kerkut (Editor): Experiments in physiology and biochemistry, Vol. 1, pp. 331—345. London and New York: Academic Press 1968.
— Hedges, A.: The effect of cholinergic antagonists on the response to acetylcholine, acetyl β-methylcholine and nicotine of neurones of *Helix aspersa*. Comp. Biochem. Physiol. **23**, 977—989 (1967).
— — The effect of cholinergic agonists on the spontaneous activity of neurones of *Helix aspersa*. Comp. Biochem. Physiol. **24**, 355—376 (1968).
Wardle, R.A., McLeod, J.A.: The zoology of tapeworms. Minnesota: The University of Minnesota Press 1952.
Waser, P.G.: Struktur und Wirkung des Muscarins, des Muscarons und ihrer Stereoisomeren. Experientia (Basel) **14**, 356—358 (1958).
— Relationsbetween enzymes and cholinergic receptors. In: Ciba-Foundation Symposium on emzymes and drug action, pp. 206—217. London: Churchill 1962.
Watson, M.R., Hopkins, J.M., Randall, J.T.: Isolated cilia from *Tetrahymena piriformis*. Exp. Cell. Res. **23**, 629—631 (1961).
Weber, H.H.: The link between metabolism and motility of cells and muscles. Symp. Soc. exp. Biol. **9**, 271—281. Cambridge: University Press 1955.
Weidmann, S.: Electrical characteristics of *Sepia* axons. J. Physiol. (Lond.) **114**, 372—381 (1951).
Wells, M.J.: Functional evidence for neurone fields representing the individual arms within the central nervous system of *Octopus*. J. exp. Biol. **36**, 501—511 (1959a).
— A touch-learning centre in *Octopus*. J. exp. Biol. **36**, 590—612 (1959b).
— Weight discrimination by *Octopus*. J. exp. Biol. **38**, 127—133 (1961a).
— Centres for tactil and visual learning in the brain of *Octopus*. J. exp. Biol. **38**, 811—826 (1961b).
Welsh, J.H.: Acetylcholine level of rat cerebral cortex under conditions of anoxia and hypoglycemia. J. Neurophysiol. **6**, 329—336 (1943).
— Acetylcholine in *Planaria*. Anat. Rec. **94**, 79 (1946).

WELSH, J. H.: Structure-activity relation-ship of acetylcholine and receptor substance. Amer. Scientist **38**, 239—246 (1950).
— Excitation of the heart of *Venus mercenaria*. Naunyn-Schmiedebergs Arch. exp. Path. Pharmak. **219**, 23—29 (1953).
— Marine invertebrates useful in the bioassay of acetylcholine and 5-hydroxytryptamine. Nature (Lond.) **173**, 955—956 (1954).
— On the nature and action of coelenterate toxins. Deep-Sea Res. **3**, Suppl. 287—297 (1955).
— Neurohormones of invertebrates. I. Cardio-regulators of *Cyprina* and *Buccinum*. J. Marine Biol. Ass. U. K. **35**, 193—201 (1956).
— Serotonin as a possible neurohumoral agent: evidence obtained in lower animals. Ann. N. Y. Acad. Sci. **66**, 618 (1957).
— Compounds of pharmacological interest in coelenterates. In: The biology of *Hydra* and of some other Coelenterates. pp. 179—186. Univ. Miami Press 1961.
— Composition and mode of action of some invertebrate venoms. Ann. Rev. Pharmacol. **4**, 293—304 (1964).
— MOORHEAD, M.: The quantitative distribution of 5-hydroxytryptamine in the invertebrates especially in their nervous system. J. Neurochem. **6**, 146—169 (1960).
— PROCK, P. B.: Quaternary ammonium bases in the coelenterates. Biol. Bull. **115**, 551—561 (1958).
— SLOCOMBE, A. G.: The mechanism of action of acetylcholine on the Venus heart. Biol. Bull. **102**, 48—57 (1952).
— TAUB, R.: The action of choline and related compounds on the heart of *Venus mercenaria*. Biol. Bull. Woods Hole **95**, 346—353 (1948a).
— — The action of choline and related compounds on the heart of *Venus mercenaria*. Biol. Bull. Woods Hole **95**, 618—630 (1948b).
— — Structure-activity relationship of acetylcholine and quaternary amonium ions. J. Pharmacol. exp. Ther. **99**, 334—342 (1950).
— — The action of acetylcholine antagonists on the heart of *Venus mercenaria*. Brit. J. Pharmacol. **8**, 327—333 (1953).
WHITTAKER, V. P.: Acrylcholine: a new naturally occurring pharmacologically active choline ester from *Buccinum undatum*. Biochem. Pharmacol. **1**, 342—346 (1959a).
— The identity of natural and synthetic $\beta\beta$-dimethylacrylylcholine. Biochem. J. **71**, 32—34 (1959b).
— Pharmacologically active choline esters in marine gastropodes. In: Biochemistry and pharmacology of compounds derived from marine organisms. Ann. N. Y. Acad. Sci. **90**, 695—705 (1960).
— Investigation on the storage sites of biogenic amines in the central nervous system. In: Progress in Brain Research, Vol. 8, Biogenic amines. Ed. by H. E. HIMWICH and W. A. HIMWICH. New York: Elsevier 1964.
WICHTERMAN, R.: The biology of Paramecium, p. 527. New York-Toronto: Blackiston 1953.
WIERSMA, C. A. G.: Comparative physiology of invertebrate muscle. Ann. Rev. Physiol. **14**, 159—176 (1952).
— Neural transmission in invertebrates. Physiol. Rev. **33**, 326—355 (1953).
— WRIGHT, E. B.: The nature of the action potentials of crustacean muscles. J. exp. Biol. **23**, 205—212 (1943).
WILLEMS, H. P. A.: Über die Herzbewegungen bei der Weinbergschnecke (*Helix pomatia* L.). Z. vergl. Physiol. **17**, 1—100 (1932).
WILLOWS, A. O. D.: Giant nerve cells in the ganglia of nudibranch molluscs. Comp. Biochem. Physiol. **14**, 707—710 (1965).
WILSON, D. F., NYSTROM, R. A.: Innervation and activity of non-striated muscle in a Pelecypod mantle. Comp. Biochem. Physiol. **26**, 663—673 (1968).
WILSON, D. M.: Nervous control of movement in cephalopods. J. exp. Biol. **37**, 57—72 (1960).
— BULLOCK, TH. H.: Electrical recording from giant fiber and muscle in phoronids. Anat. Rec. **132**, 518—519 (1958).
WINBURY, M. M.: Muscarinic action of murexine and some related choline esters. Nature (Lond.) **180**, 988—989 (1957).
WOHLFAHRTH-BOTTERMANN, K. E.: Funktion und Struktur der Paramecium-Trichocysten. (Vorl. Mitt.). Naturwissenschaften **37**, 562—563 (1950); ref.: Ber. wiss. Biol. **73**, 7 (1951).
— Experimentelle und elektronenoptische Untersuchungen zur Funktion der Trichocysten von *Paramecium caudatum*. Diss. math.-nat. Fak. Westfäl. Landesuniv. Münster in Referaten H. **1**, 2122 (1952).
— Protistenstudien. VII. Die Feinstruktur der Mitochondrien von *Paramecium caudatum*. Z. Naturforsch. **11b**, 578—581 (1956).
— Cytologische Studien. IV. Die Entstehung, Vermehrung und Sekretabgabe der Mitochondrien von Paramecium. Z. Naturforsch. **12b**, 164—167 (1957a).

WOHLFAHRTH-BOTTERMANN, K. E.: Entstehung, Feinstruktur und Vermehrung der Mitochondrien von *Paramecium*. Zool. Anz. Suppl. **20**, 242—249 (1957 b).
— Cytologische Studien. II. Die Feinstruktur des Cytoplasmas von Paramecium. Protoplasma (Wien) **49**, 231—247 (1958).
WOOD, J. D.: Electrophysiological and pharmacological properties of the stomach of the squid *Loligo pealii* (Lesueur). Comp. Biochem. Physiol. **30**, 813—824 (1969).
WOOLLARD, H. H., HARPMAN, J. A.: Discontinuity in the nervous system of coelenterates. J. Anat. (Lond.) **73**, 559—562 (1939).
WU, C., HOGG, J. F.: The amino acid composition and nitrogen metabolism of *Tetrahymena geleii*. J. biol. Chem. **198**, 753—764 (1952).
— — Free and non protein amino acids of *Tetrahymena pyriformis*. Arch. Biochem. **62**, 70—77 (1956).
WURMBACH, H.: Lehrbuch der Zoologie. Band 2, Spezielle Zoologie. Stuttgart: Gustav Fischer 1962.
YANAGITA, T. M.: Physiological mechanism of nematocyst response in sea-anemone. VII. Extrusion of resting cnidae- its nature and its possible bearing on the normal nettling response. J. exp. Biol. **36**, 478—494 (1959).
— Physiological mechanism of nematocyst responses in sea-anemone. III. Excitation and anesthetization of the nettling response system. Comp. Biochem. Physiol. **1**, 123—139 (1960a).
— Physiological mechanism of nematocyst responses in sea-anemone. IV. Effects of surface active agents on the cnidae *in situ* and in isolation. Comp. Biochem. Physiol. **1**, 140—154 (1960b).
— WADA, T.: Physiological mechanism of nematocyst responses in sea-anemone. VI. A note on the microscopical structure of aconitium, with special reference to the situation of cnidae within its surface. Catalogia (Tokyo) **24**, 81—97 (1959).
YONGE, C. G.: Functional interpretation of molluscan structure. Proc. malac. Soc. (Lond.) **25**, 132—135 (1943) (nach BULLOCK u. HORRIDGE II).
— Form and function in the Mollusca. Nature (Lond.) **182**, 996—998 (1958).
YOSHIDA, M.: Effect of acetylcholine and eserine on the spawning of *Hydractinia echinata*. Nature (Lond.) **184**, 1151 (1959a).
— Spawning in coelenterates. Experientia (Basel) **15**, 11—12 (1959b).
YOSHIHARA, H., KURIAKI: Coeur isolé du mollusque utilisable pour le dosage biologique d'agents pharmacologiques. C. R. Soc. Biol. (Paris) **151**, 1462—1465 (1957).
YOUNG, J. Z.: The functioning of the giant nerve fibers of the squid. J. exp. Biol. **15**, 170—185 (1938).
— Gross and histological anatomy of giant fiber system of the squid. Trans. roy. Soc. (Lond.) B **229**, 465—501 (1939).
— Effect of removal of various amounts of the vertical lobes on visual discrimination by *Octopus*. Proc. roy. Soc. B **149**, 441—462, 463—483 (1958).
— Rates of establishment of representations in the memory of octopus with and without vertical lobes. J. exp. Biol. **38**, 43—60 (1961).
YSSELING, M. A.: Über die Atmung der Weinbergschnecke (*Helix pomatia*). Z. vergl. Physiol. **13**, 1—60 (1930).
ZACKS, S. I., WELSH, J. H.: Cholinesterase in the amoebocytes, intestinal epithelium and heart muscle of the quahog *Venus mercenaria*. Biol. Bull. **105**, 200—211 (1953).

Articulata, Gliedertiere

Wie seinerzeit durch Cuvier, werden *Annelida* und *Arthropoda* auch heute unter
dem Begriff *Articulata* zusammengefaßt. Mit etwa 800000 Arten sind sie der weitaus artenreichste Stamm des Tierreiches (Phylogenie vgl. Abb. 77).

Ihre Kennzeichen sind ein echtes Coelom, die Körpergliederung (Metameren,
Segmente), die Gliedmaßen (Arthropoda) und das ventrale, gegliederte Zentralnervensystem (Strickleitersystem) mit den Bauchganglien (WIERSMA, 1962), über
dem sich der Darm und ganz dorsal das pulsierende, das Blut von hinten nach
vorn führende Gefäß befindet. Das Nervensystem beginnt mit einem Gehirn oder
Oberschlundganglion, das dorsal über dem Vorderarm im Kopfabschnitt liegt.
Von ihm gehen zwei Längsstränge, die Schlundkonnektive, aus, die rechts und
links um den Vorderdarm herum nach der Bauchseite ziehen und sich an das
Bauchmark anschließen. Das Bauchmark besteht aus einer Kette von Ganglienknoten, von denen ursprünglich ein Paar in jedem Segment liegt. Die beiden Ganglien eines Segmentes sind durch Querkommissuren miteinander verbunden (KÜHN,
1961).

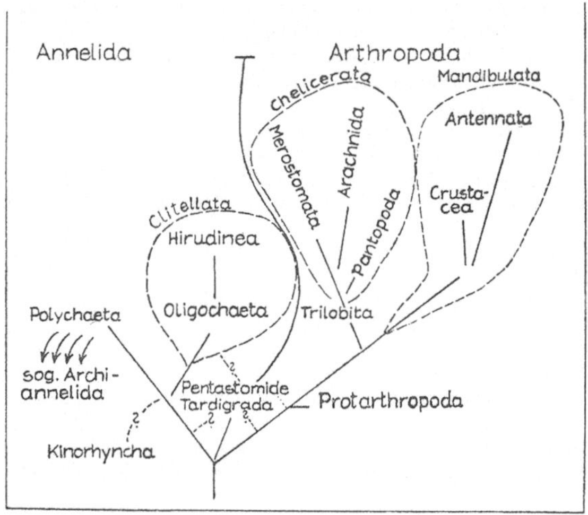

Abb. 77. Phylogenie der Annelida und Arthropoda (Articulata). (Aus: A. REMANE 1959)

1. Stamm: Annelida, Ringelwürmer

Klasse: *Polychaeta*, Borstenwürmer

Klasse: *Clitellata*, Gürtelwürmer
  Ord.: *Oligochaeta*, Wenigborster (Regenwürmer)
  Ord.: *Hirudinea*, Egel

Klasse: *Sipunculoidea*

Für Anneliden sind die homonome Segmentierung und der Hautmuskelschlauch
charakteristisch. Sie besitzen keine gegliederten Extremitäten, höchstens Parapodien (bei Polychaeten); sie verfügen über ein *geschlossenes* Gefäß-System (vgl.
HANSON, 1950a, b).

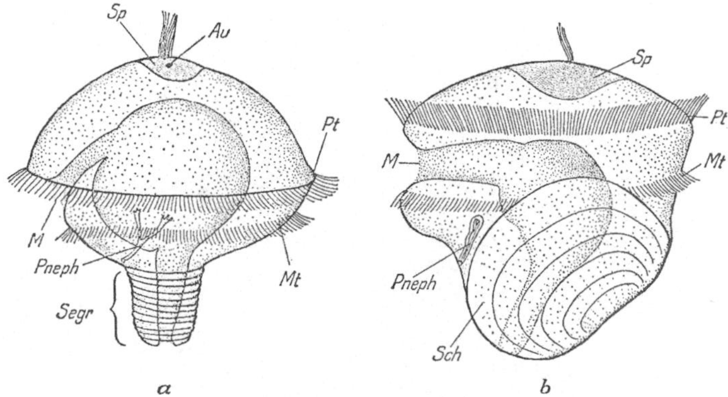

Abb. 78. Trochophoralarve, *a* von einem Anneliden *(Polygordius)*; *b* von einem Mollusk (Muschel, *Teredo*). Schematisch. *Au* Augenfleck (einfaches Richtungsauge); *M* Mund; *Mt* Metatroch; *Pt* Prototroch; *Pneph* Protonephridium (Larvenniere); *Sp* Scheitelplatte; *Sch* Schale; *Segr* Segmentreihe des Wurmkörpers, die sich aus dem Rumpfzapfen bildet. (Aus: A. KÜHN 1961)

Stammesgeschichtlich bilden die *Annelida* im weitesten Sinn den Grundstamm der Articulaten. Bei den marinen Formen (Polychaeten) sind die *Trochophora*-Larve (Abb. 78) in mannigfaltiger Ausgestaltung und ähnliche Larvenformen verbreitet. Die Spiralfurchung des Eis ist meist vorhanden[1].

Zwischen Tierstämmen mit Trochophora-Larve sind natürliche Verwandtschaftsbeziehungen anzunehmen; dies ist auch der Fall für Anneliden und Mollusken. Der Hauptunterschied liegt im Fehlen der Metamerie bei den Weichtieren (vgl. BERNER, 1957). Die Verwandtschaftsverhältnisse gehen aus Abb. 78 hervor.

Das *Nervensystem* ist beim Regenwurm *Lumbricus terrestris* und vielen Anneliden ein typisches Strickleiternervensystem (Abb. 79), das im Kopflappen mit den oberen Schlundganglien beginnt. Die Schlundkommissuren gehen auf die Bauchseite über, um das Bauchmark zu bilden, welches etwa aus ebensovielen, durch Längskommissuren verbundenen Ganglienpaaren besteht, wie Segmente vorhanden sind. Im Kopflappen liegen Tastorgane und Augen.

Bei verschiedenen Arten haben sich Riesennervenfasern (z. B. bei *Lumbricus terrestris* und bei *Branchiomma* spec. entwickelt, welche im ventralen Nervenstrang ohne synaptische Unterbrechung verlaufen und motorische Verzweigungen an jedes Segment abgeben (vgl. auch NICOL, 1948a). Ihre Aufgabe ist die Auslösung von beinahe synchronen Kontraktionen der gesamten Längsmuskulatur. Ihre Leitunggeschwindigkeit ist für Invertebratennerven außerordentlich hoch. Für *Lumbricus terrestris* beträgt sie bei 20—24° für die mittlere Riesenfaser 15—45 m/sec, für die lateralen 7—5 m/sec (BULLOCK u. HORRIDGE, 1965). Bei *Lumbricus* kommt eine polyneurale Innervation der einzelnen Muskelfasern in Frage.

Die *Körpermuskulatur* der Anneliden ist in der Regel glatt und vom helicalen Typus (BOURNE, 1960), was an Polychaeten (auch an festsitzenden Serpuliden) und Oligochaeten festgestellt wurde (HANSON, 1957; PRENANT, 1929).

Nach KOMINZ et al. (1957) ist im Annelidenmuskel derselbe Tropomyosintypus A zu finden, wie im Adductormuskel von Lamellibranchiaten.

---

1 Die zahlreichen Stämme der Protostomia oberhalb der Tentaculata sind größtenteils durch eine spezielle Art der Furchung des Eis, die Spiralfurchung, ausgezeichnet und werden bisweilen als „*Spiralia*" zusammengefaßt. Die Spiralfurchung findet sich am reinsten bei Plathelminthen, Nemertini, Nemathelminthes, Mollusca und Annelida (Polychaeta). Auch die Arthropoda sind den Spiralia einzuordnen (also alle Articulata) (Remane). Auf die Verwandtschaftsbeziehungen der Spiralia kann im folgenden nicht weiter eingegangen werden.

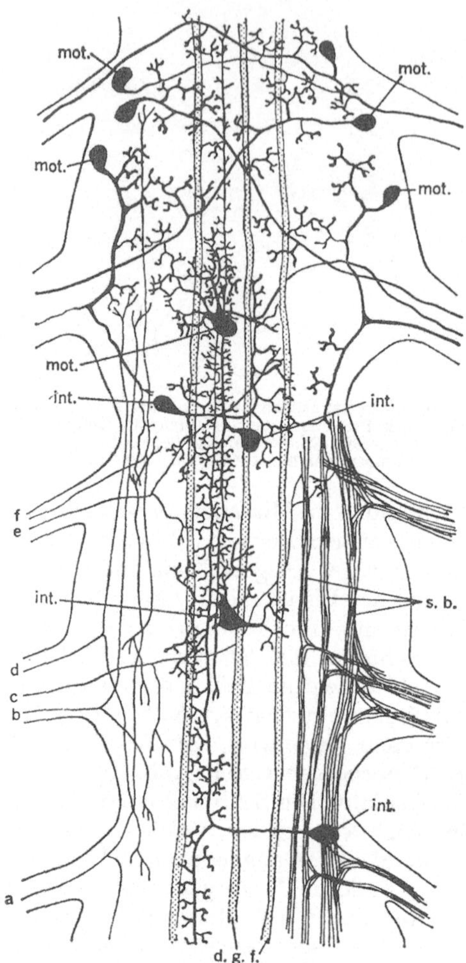

Abb. 79. Motoneuronen und Interneuronen im ventralen Nervenstrang des Regenwurms *Lumbricus terrestris*. Der hintere Nerv jedes Ganglions ist ein Doppelnerv. *a—f* sensorische Fasern; *d e f* dorsale Riesenfasern; *int.* Interneurone; *mot* Motoneurone; *s. b.* sensorische Bündel. (Nach A.A. ZAWARZIN 1925). (Aus: TH. E. BULLOCK u. G.A. HORRIDGE 1965)

Bei einigen Polychaeten der Gattung *Syllis* scheinen quergestreifte Muskeln vorzukommen. Die glatte Muskulatur von *Ophiodromus vittatus* ist nach BOURNE (1960) in Muskelblöcke von syncythialem Charakter zusammengefaßt. Die glatten Muskelfasern der Hirudineen sind röhrenartig mit zentralem Kern. Vom subepidermalen Netzwerk gehen sowohl Nervenzweige direkt zu den Muskelzellen wie zum Zentralnervensystem. Die Muskeln erhalten aber auch Nervenäste von den segmentalen Ganglien (ähnliche Verhältnisse bestehen bei Mollusken und Echinodermen). In die zwischen sensorischen Nervenzellen und motorischen Nerven der segmentalen Ganglien liegende Nervenkette ist eine Reihe von Synapsen eingeschaltet, wodurch ein komplizierter Reflexbogen entsteht.

α) Acetylcholin und neuromuskuläre Übertragung

Die motorischen Nerven von Anneliden sind wie diejenigen von Vertebraten aller Wahrscheinlichkeit nach *cholinergisch*. Die Muskulatur der Würmer ist auf

Acetylcholin meist außerordentlich empfindlich, wie zahlreiche Versuche mit Acetylcholin und mit den Cholinesterasehemmern Physostigmin und Prostigmin gezeigt haben. Es ist dies der erste Tierstamm unter den Wirbellosen, bei dem wir diese evolutionistisch bedeutsame Feststellung machen können: sie reagieren, ähnlich wie die Wirbeltiere, auf Acetylcholin im Sinne eines neuromotorischen Aktivierungsstoffes. Acetylcholinesterase fand sich außer im Muskel auch im Blut. Zur Sicherstellung der Cholinergie des Annelidenmuskels wäre der Nachweis des Acetylcholins im Muskel und seine vermehrte Abgabe nach Erregung erforderlich. Über das Vorkommen einer Cholinacetylase sind wir nicht orientiert. Ihr Vorkommen kann mit großer Wahrscheinlichkeit vorausgesetzt werden, da ohne diese eine Funktion des Acetylcholins als neuromotorischer Überträgerstoff nicht denkbar ist.

Unter Acetylcholin kommt es bei vielen Anneliden zur Muskelkontraktion. Die Muskulatur ist aber auf Acetylcholin nicht gleichmäßig empfindlich. Der Muskel der Körperhülle des oligochaeten *Lumbricus terrestris* und der polychaeten *Arenicola marina* besitzt auf Acetylcholin eine gewisse Empfindlichkeit, die durch die Anticholinesterase Physostigmin verstärkt wird; außerdem wird durch Physostigmin die Bahnung an der neuromuskulären Kontaktstelle erhöht. — Nicotin unterdrückte die Acetylcholinwirkung (Wu, 1939a).

β) Herz und Acetylcholin

Das auf Acetylcholin empfindliche, glattmuskelige „*Herz*" der Ringelwürmer, das aus festen Cylindern von glatten Muskelfasern besteht, wird — und damit begegnen wir einem grundsätzlichen Unterschied gegenüber dem Verhalten bei Wirbeltieren — im Gegensatz zu Wirbeltierherzen, wo Acetylcholin Verlangsamung bis Stillstand hervorruft, durch Acetylcholin beschleunigt. Die positiv inotrope Wirkung des Acetylcholins bildet nicht nur bei Anneliden, sondern bei Articulaten überhaupt — mit bemerkenswerten Ausnahmen — ein phylogenetisch interessantes Gruppenmerkmal, das uns bei Crustaceen und vielen Insekten wieder begegnen wird und mit dem *neurogenen* Schrittmacher des Articulatenherzens in Beziehung steht. Die Natur hat hier einen Weg beschritten, der bei Deuterostomiern fast verlassen wurde. Was sich von den Prostomiern an durch die Reihe der Deuterostomier gleich bleibt, ist die Funktion der Acetylcholinesterase. Was sich ändert, ist der Reizerfolg des freigesetzten Acetylcholins, das im einen Fall herzfördernd, im anderen herzhemmend wirkt.

Die weitere Feststellung scheint ebenfalls von grundsätzlicher, die tierische Organisation von ihrer frühen phylogenetischen Entwicklung an betreffender Bedeutung zu sein, daß dort, *wo wir eine innervierte Bewegungsmuskulatur haben und darin Acetylcholin und Acetylcholinesterase nachweisbar ist* — von Cholinacetylase wissen wir in weiten Bereichen der Tierreihe nichts — gleichgültig ob es sich um glatte, helikale (glatte) oder quergestreifte Muskulatur handelt, Acetylcholin (wiederum mit Ausnahmen) als neuraler Überträgerstoff eine kontraktionsfördernde Wirkung besitzt, die durch Physostigmin oder Prostigmin in der Regel verstärkt wird. Wir haben es mindestens von den Coelomtieren an mit einem fast universellen cholinergen Funktionsschema zu tun. Die Annahme einer primitiven Nervenendplatte oder eines dazu homologen Nervenendapparates darf beim quergestreiften Muskel in vielen Fällen früh in der Entwicklungsreihe vorausgesetzt werden.

Einen anderen Weg haben die Arthropoden beschritten; s. S. 248 und S. 257, deren Bewegungsmuskel auf Acetylcholin in der Regel völlig unempfindlich ist und kein Acetylcholin enthält. Über Glutaminsäure als Überträger beim quergestreiften Insektenmuskel s. S. 367.

γ) „Sensible Erregungssubstanz"

Der Nachweis einer „sensiblen Erregungssubstanz" dürfte bei Anneliden nach UMRATH (1952), HELLAUER u. UMRATH (1948, 1950), FLOREY (1951b) nicht als voll gesichert gelten, solange wir nicht über spezifischere Nachweismethoden für den postulierten „sensiblen Erregungsstoff" verfügen. Nach UMRATH soll ein acetylcholinähnlicher Stoff in Frage kommen, der mit dem P-Stoff in Verbindung steht.

Untersuchungen von UMRATH (1952) an dem Polychäten *Nereis cultrifera*, den Oligochäten *Lumbricus* spec., *Lumbriculus* spec., *Tubifex* spec. und dem Vertreter der Hirudinea *Haemopsis sanguisuga* ergaben, daß die „Erregungssubstanz" der sensiblen Nerven für Polychäten, Oligochäten und Hirudineen anscheinend dieselbe ist. Dafür, daß die Erregungssubstanz der Anneliden dem Acetylcholin ähnlich ist, spricht nach UMRATH (1952), daß bei Anneliden das als besonders stark cholinesterasehemmend bekannte Physostigmin Krämpfe auslöst, daß auch andere bei Anneliden wirksame Krampfgifte die Cholinesterase hemmen und daß Stoffe mit acetylcholinähnlicher Wirkung, wie besonders Arecolin, bei Anneliden krampfähnliche Zustände auslösen.

Doch sind damit keine strikten Beweise für die Gegenwart eines acetylcholinähnlichen „sensiblen Erregungsstoffes" gegeben.

δ) Verdauungskanal

Der Darm verläuft gerade durch die Körperhöhle; er geht vom Mund durch den Pharynx zum Oesophagus, der bei Limnikolen, nicht bei Terricolen, Cilien trägt, geht in eine Art Magen über und endet mit Darm und Anus. Ein gut entwickeltes plexusartiges Nervensystem ist für den vorderen Abschnitt des Darmkanals nachgewiesen. Es bestehen Verbindungen zwischen Gehirn und erstem ventralen Ganglion (stomatogastrisches System). Dieses Nervensystem dürfte weitgehend autonom sein.

a) Klasse: Polychaeta, Borstenwürmer

Die Borstenwürmer sind durch tiefe, ringförmige Kerben segmental gegliedert. Anus terminal am Hinterende, Mundöffnung ventral verschoben, so daß ein Kopflappen (Prostomium) entsteht. Das Nervensystem ist ein typisches Strickleitersystem, das mit den oberen Schlundganglien beginnt und sich in den ventralen Schlundkommissuren fortsetzt. Die Bauchganglienkette ist annähernd segmental. Die Borsten oder Chaetae sind ebenfalls segmental angeordnet und durch Muskeln beweglich (der Fortbewegung dienend). Über das Gefäß-System von *Nereis virens* und *Nereis limbata* orientiert NICOL (1954). Eine eingehende cytologische und histochemische Beschreibung des Nervensystems von Nereiden (*Nereis irrorata, Nereis pelagica, Nereis diversicolor, Perinereis cultrifera* und *Ennereis longissima*) verdanken wir DEFRETIN (1955), so daß die Grundlagen für elektrophysiologische Untersuchungen gegeben sind.

Innerhalb der Anneliden bilden die meeresbewohnenden Polychaeten phylogenetisch eine noch wenig spezialisierte Gruppe von großer Artenfülle, von denen die räuberischen Polychaeten frei leben (z. B. *Aphrodite*), sehr viele, wie *Arenicola marina*, der Sandwurm, in Röhren (Röhrenwürmer Abb. 80). Die Extremitäten sind bei den freilebenden Polychaeten sog. Parapodien. Teile der Parapodien dienen vielfach als Kiemen. Fadenförmige Anhänge, die Cirren, sitzen als Ventral- und Dorsalcirren den Parapodien an; sie treten aber auch am Kopflappen (Tentakel) und Analsegment auf.

Die neben dem Mund gelegenen Palpen sind teils löffelförmig, teils wie bei vielen Röhrenwürmern in eine bewimperte Tentkelkrone umgewandelt. Sie ent-

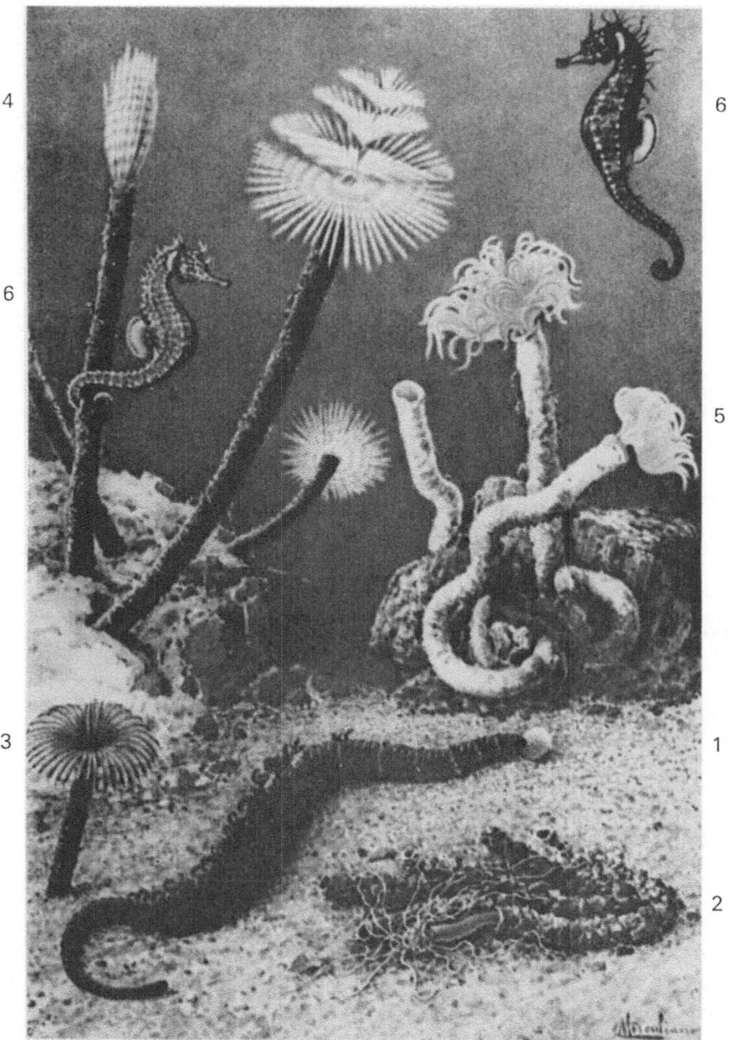

Abb. 80. *Meeres-Ringelwürmer: 1 Arenicola grubei* Clap., Sandwurm, *2 Lanice conchilea* Pall., *3 Branchiomma vesiculosum*, Clap., *4 Spirographis spallanzani* Viv., *5 Protula protula* Cuv., *6 Hippocampus guttulatus* Cuv. Seepferdchen (Teleostier). (Aus: R. HESSE u. H. DOFLEIN 1910)

stehen aus der Wimpernzone der Trochophora und sind vielleicht den Lophoporen primitiver Coelomata homolog.

Im ganzen Körper von *Halla parthenopea* konnte 0,8 μg/g, bei *Spirographis spallanzani* (Abb. 80) 0,5—0,7 μg/g Acetylcholin nachgewiesen werden (BACQ, 1947).

α) Herz und Gefäß-System

Polychaeten besitzen ein dorsales und ein ventrales Längsgefäß, die untereinander vielfach verbunden sind. Das pulsierende Dorsalgefäß ist vorn zu einer relativ dickwandigen Höhlung erweitert, welche die primitivste Form eines Herzens darstellt (CLARK, 1927). Vgl. FEDERIGHI (1928), KENNEDY u. DALES (1958). Das von PROSSER bestimmte Elektrokardiogramm von *Arenicola marina* besteht aus einer

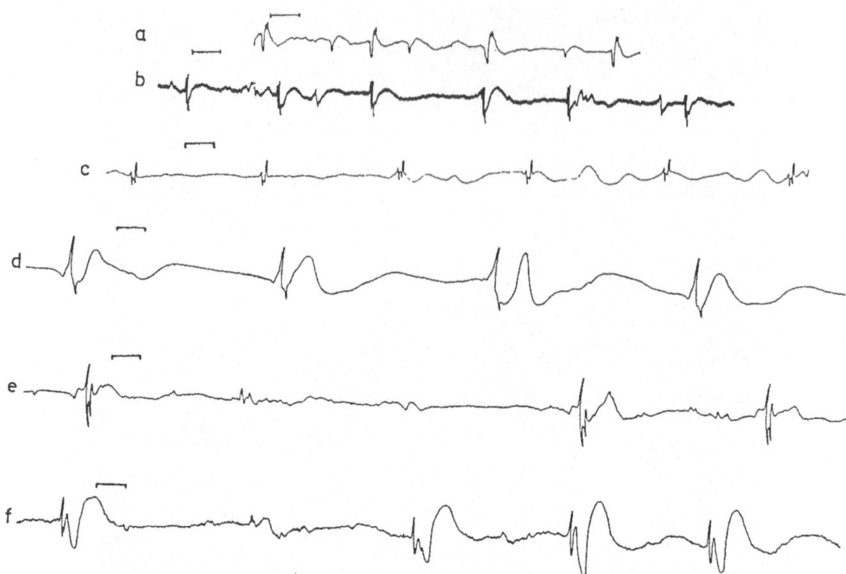

Abb. 81. Elektrokardiogramm von *Arenicola marina*. Bei allen (monophasischen) Ableitungen mit Ausnahme von 1a bedeutet Absenkung der Kurve Negativität der Herzableitung. 1a und 1b vom gleichen Tier, alle anderen von verschiedenen Individuen. Zeitmarke 1 sec. (Nach: C. L. PROSSER 1950)

raschen negativen Welle, gefolgt von einer positiven, oft überlagert von einer Reihe von Oszillationen und häufig gefolgt von einer langsamen negativen Welle (Abb. 81). Der osziallatorische Charakter spricht für ein neurogenes Herz.

Am isolierten Herzen des Polychaeten *Arenicola cristata* führte Acetylcholin 10^{-6} zu Frequenz- und Tonusvermehrung und zu systolischem Stillstand. Selbst mit Acetylcholin 10^{-8} bis 10^{-9} kam es noch zu einer Frequenzsteigerung von etwa 25%. Physostigmin 10^{-4} bewirkte eine 25%ige Frequenzsteigerung. Nach Auswaschen erwiesen sich die Herzen auf Acetylcholin viel empfindlicher: schon Acetylcholin 10^{-8} löste eine Frequenzsteigerung von 100% und starke Tonussteigerung aus; 10^{-7} führte zu Stillstand in Systole. Atropin 10^{-4} unmittelbar vor Acetylcholin 10^{-6} hatte am isolierten Arenicolaherzen keine Verlangsamung zur Folge. Nicotin führte bis zur Grenzkonzentration von 10^{-8} ebenfalls zu Herzbeschleunigung (auch in situ), zu Tonussteigerung und Stillstand in Systole. Adrenalin 10^{-5} bewirkte am isolierten Herzen nur eine sehr schwache Beschleunigung, worauf das Herz in Diastole stillstand; die Versuche mit Adrenalin verliefen unsicher.

Das Herz von *Arenicola* reagiert auf Acetylcholin wie ein *neurogenes* Herz mit Beschleunigung und Tonuserhöhung; es scheint auf Atropin unempfindlich zu sein. Physostigmin führte zu weiterer Leistungssteigerung, was für die Gegenwart von Acetylcholinesterase spricht. Inwieweit die anatomisch-physiologischen Verhältnisse ein „neurogenes Herz" bestätigen, müßte näher geprüft werden. Jedenfalls steht die Kontraktion des pulsierenden Dorsalgefäßes von *Arenicola* und von *Nereis* spec. bis zu einem gewissen Grad unter nervöser Kontrolle. Kalium-Überschuß hatte eine ähnliche beschleunigende Wirkung wie Acetylcholin, während Calciumerhöhung Verlangsamung und Erschlaffung bewirkte, beides analog wie am Crustaceenherzen. Bekanntlich ist bei Vertebraten das umgekehrte der Fall: nach Versuchen am isolierten Froschherzen hat Kaliumüberschuß erschlaffende und frequenzverlangsamende, Calciumüberschuß tonische (systolische) und beschleunigende Wirkung.

Die Acetylcholinesteraseaktivität im Blut des Polychaeten *Spirographis spallanzani* (Abb. 80) erwies sich als sehr gering. Demgegenüber kam es nach AUGUSTINSSON (1948) zu rascher Spaltung von Salicylcholin. Offenbar sind Cholinesterasen vorhanden mit größerer Empfindlichkeit auf andere Cholinester. Ob wir dies als Voraussetzung für eine spezifische Funktion (im Sinne des Acetylcholins) andersartiger Cholinester betrachten dürfen, ist nicht bekannt und nach Erfahrungen an Gastropoden (Muricidae, s. S. 101) eher unwahrscheinlich.

β) Muskelsystem (Bewegungsmuskel)

WILSON (1960) stellte durch Reizversuche an segmentalen Nervenmuskelpräparaten des nereiden Polychaeten *Neanthes brandti* (Malmgren) zwei Reizantworten fest, eine rasche, an Intensität rasch abnehmende und eine langsame schwächere, die bei Reizwiederholung mit Frequenzen über 10/sec Bahnung zeigte, ein Verhalten, wie es bei decapoden Crustaceen geläufig zu sein scheint (S. 338).

Bei dem zu den Sabellidae gehörenden Polychaeten *Branchiomma vesiculosum*, einem 9—15 cm langen Röhrenwurm (Abb. 80) bilden nach den Untersuchungen von NICOL (1948a, 1951, 1952), die beiden Riesenaxone die motorischen Nerven, welche die Längsmuskulatur versorgen und sie bei elektrischer Reizung an irgend einer Stelle zu fast synchroner Kontraktion bringen.

Auf den isolierten Längsmuskel hatte Acetylcholin 10^{-6} bis 5.10^{-5} keinen Einfluß; Acetylcholin 10^{-5} bis 10^{-4} führte zur Kontraktion. Adrenalin 10^{-6} bis 10^{-4} war wirkungslos. Pilocarpin 10^{-6} bis 10^{-3} hatte keine Wirkung; ebenso Atropin 10^{-6} bis 10^{-3}. Auch zeigte Atropin keine Hemmwirkung gegen Acetylcholin. *Physostigmin* hatte allein für sich keine Wirkung; hingegen wurde die Wirkung des Acetylcholins verstärkt. Ähnlich Diisopropylfluorphosphat, das für sich allein unwirksam war, aber die Acetylcholinwirkung steigerte. *Nicotin* 10^{-6} war ohne Wirkung, 10^{-5} hatte leichte, 10^{-4} kräftige Kontraktion zur Folge. Nicotin 10^{-3} wirkte stärker kontrahierend als Acetylcholin 10^{-3}. Durch *D-Tubocurarin* wurde die Nervenmuskelverbindung von *Branchiomma* nicht beeinflußt. Es scheint, daß bei Anneliden das Kontraktionsproblem auf verschiedene Weise realisiert wurde: während bei Hirudinea (Egeln) D-Tubocurarin den neuromuskulären Erregungsübergang stillegt, ist das bei *Branchiomma* (Sabellidae) nicht der Fall. Ähnliche Feststellungen an *Sabellastarte magnifica* s. CARMEN ALVAREZ (1969).

Verschiedene Beispiele bei Invertebraten zeigten uns, daß eine neuromuskuläre Erregungsübertragung ohne Acetylcholin möglich ist. Ob sie überhaupt ohne Überträgerstoff vor sich gehen kann, bleibt vorläufig eine ungelöste Frage. Bei *Branchiomma* besteht eine gewisse Acetylcholinempfindlichkeit, ohne daß man berechtigt wäre, von einer cholinergen Innervation zu sprechen. *Der Anfang eines acetylcholinempfindlichen Systems* scheint immerhin vorzuliegen. Weitere Untersuchungen über den Cholinesterase- und Cholinacetylasegehalt des Muskels würden zweifellos zu präziseren Vorstellungen von der Art der Muskelfunktion führen. Wiederholte elektrische Reizung des Bewegungsmuskels hatte bei *Branchiomma* keine erleichterte Innervation zur Folge, wie das bei *Lumbricus* der Fall ist.

Bei dem Polychaeten (Sabellidae) *Myxicola* spec. stellte NICOL (1948b) ähnliche Verhältnisse hinsichtlich Riesennervenfasern wie bei *Branchiomma* fest. In der Körperhülle (Muskel) von *Myxicola* spec. (BACQ, 1937) wurde Cholinesterase nachgewiesen, so daß hier und bei *Branchiomma* eine gewisse Wahrscheinlichkeit einer cholinergen Muskelinnervation besteht, aber der experimentellen Bestätigung bedarf.

Wu (1939) wies am Längsmuskelstreifen von *Arenicola marina* Kontraktion durch Acetylcholin nach, die durch Physostigmin verstärkt wurde. Bacq u. Coppée (1937) konnten an der tubicolen *Arenicola* spec. und an der freilebenden *Aphrodite* spec. zeigen, daß Physostigmin die durch elektrische Reizung ausgelöste Muskelkontraktion verstärkte. Im Bewegungsmuskel der tubicolen *Spirographis spallanzani* und *Arenicola marina* konnte Acetylcholin nachgewiesen werden. Der Längsmuskel von *Arenicola* spec., *Pontobdella* spec. und von *Aphrodite* spec. zeigte hohe Empfindlichkeit auf Acetylcholin. Der Längsmuskel von *Arenicola pacifica* (Healy und Wells) reagierte nach Florey u. Florey (1965) auf 10^{-5} bis 3.10^{-6} g/ml Acetylcholin mit Kontraktion, die durch vorausgehendes Physostigmin und Prostigmin 10^{-5} bis 10^{-6} verstärkt wurde, so daß Acetylcholin 10^{-8} g/ml noch wirksam war. Weder Glutamat noch γ-Aminobuttersäure zeigten eine Wirkung, auch keine Hemmwirkung auf die Acetylcholinerregung.

Streifen von der ventralen Körperwand mit intaktem Nervensystem zeigten spontane Aktivität, die durch Physostigmin wesentlich verstärkt wurde; nach Physostigmin hatte appliziertes Acetylcholin enorme Kontraktionen zur Folge. Picrotoxin 10^{-4} g/ml wirkte nicht aktivierend; GABA hatte keine Hemmwirkung.

Der Acetylcholinesterasekoeffizient (Qu_{ChE}), des Rückenmuskels betrug 1,1—1,7.

Der bis 1 m lange, stark bewehrte freilebende Polychaet *Halla parthenopeia* (O. Costa) enthält in seinem Muskel Acetylcholin. Bei dem Röhrenwurm *Spirorbis pagenstecheri* wirkten 10^{-4} Physostigmin krampfauslösend (Hellauer u. Umrath, 1950), was auf Acetylcholinesteraseaktivität hinweist. Der Nachweis von Acetylcholin bei einigen Polychaeten und die Verstärkung der Wirkung durch Physostigmin, sowie der Nachweis von Acetylcholinesterase bilden einen Hinweis darauf, daß das Acetylcholinsystem bei der Muskelkontraktion von Polychaeten von Bedeutung ist. Doch bedarf der pharmakologische Beweis cholinerger Innervation der Ergänzung.

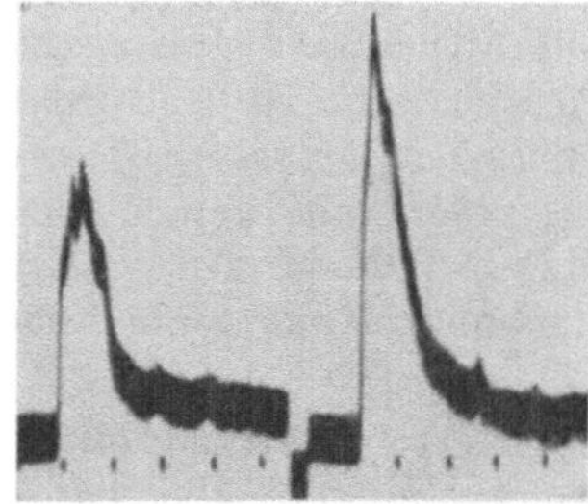

Abb. 82. Galvanometerausschläge bei der Leuchterscheinung von *Chaetopterus variopedatus* unter elektrischer Reizung. *Links:* der Ausschlag der photogenen Drüsen von Segment XII. *Rechts:* dasselbe Präparat nach Vorbehandlung mit Physostigmin 10^{-4} während 30 min. El. Reiz: 0,2 sec; Ausschlag nach 33 sec. Zeitmarken: 1 pro sec. (Aus: J.A.C. Nicol 1952)

Nicol (1952) zeigte an dem etwa 10 cm langen polychaeten Röhrenwurm *Chaetopterus variopedatus*, daß durch elektrische Reizung an den zur Luminiscenz befähigten eosinophilen Drüsenzellen eine starke Luminiscenz ausgelöst werden kann, wobei durch Steigerung der Reizfrequenz auch die Luminiscenz verstärkt wird. Die Verhältnisse zeigen manche Ähnlichkeit mit der Funktion neuromuskulärer Apparate, wobei wahrscheinlich durch den elektrischen Reiz contractile Elemente zu einer Entleerung der photogenen Granula der Drüsenzellen führen. Es ist anzunehmen, daß Übertragerstoffe, möglicherweise Acetylcholin, eine Rolle dabei spielen. Acetylcholin 10^{-3} und 10^{-4} hatte kurzdauernde Leuchterscheinungen zur Folge. Durch Physostigmin wurde die bei elektrischer Reizung auftretende Luminiscenz verstärkt (vgl. Abb. 82). Weder Atropin noch D-Tubocurarin hatten auf die elektrisch angeregte Luminiscenz einen Einfluß. Die positiven Ergebnisse mit Acetylcholin, allerdings erst in höheren Konzentrationen und mit Physostigmin, machen es nicht ganz unwahrscheinlich, daß die zu den Leuchtdrüsen ziehenden Nerven „bedingt" cholinergisch sind und Acetylcholin als Überträgerstoff freisetzen.

γ) Nervensystem

Am Gehirn können drei Hauptabschnitte unterschieden werden, die nur bei Polychaeten, nicht bei Oligochaeten und Hirudinea festzustellen sind. Ihre Benennung als Vorderhirn, Mittelhirn und Nachhirn hat nichts mit der Struktur des Vertebratenhirns zu tun (keine Homologisierung). Der Aufbau bildet gewissermaßen das Vorbild eines primitiven Gehirns. Bei *Arenicola pacifica* konnte im Gehirn 1,9—2,3 μg/g Acetylcholin nachgewiesen werden, was auf analoge Befunde bei Arthropoden hinweist.

Über die segmentale nervöse Anatomie bei neroiden Polychaeten vgl. J.E. Smith (1956).

Ein Teil Polychaeten verfügt über Riesennervenfasern. Bullock (1948) untersuchte das Nervensystem einer Reihe von Polychaeten, wo er bei den Gattungen *Aphrodite, Arabella, Chaetopterus, Cirratulus* und *Amphitrite*, welche keine Riesennervenfasern besitzen, auch keine entsprechenden Aktionsströme, wie sie für Einzelnervenfasern charakteristisch sind, ableiten konnte. Andere Gattungen wie *Arenicola, Glycera, Lumbrineris, Clymenella, Nephtys, Neanthes, Diopatra, Haploscoloplos, Lepidametria, Pista* zeigten bei elektrischer Reizung von der Haut oder vom Nervenstrang aus eine für jede Species charakteristische Form von Aktionsströmen, deren Zahl bei jeder Spezies mit der Anzahl vorhandener Riesennervenfasern übereinstimmte. Jede Riesennervenfaser hat, da sie nicht polarisiert ist, nach beiden Richtungen gleiche Leitungsgeschwindigkeit; deshalb sind die Aktionsströme nach beiden Richtungen gleich (Bullock). Die Fasern stehen wahrscheinlich überall mit sensorischen Nervenzellen in Verbindung, sind also indirekt erregbar. Vgl. auch Clark (1958) über die Morphologie des Nervensystems und Jones (1955) über die allgemeine Physiologie von *Nephthys*. Über die Physiologie der Riesennervenfasern bei polychaeten Anneliden s. Bullock (1948), Bullock (1953), Bullock u. Horridge (1965).

Mit intracellulären Elektroden wurde an *Endistylia polymorpha* durch Hagiwara et al. (1964) der Übergang eines Aktionsstromes von einem Riesenaxon auf das andere untersucht. Das Aktionspotential eines Riesenaxons betrug 100—115 mV. Ein Potential des Riesenaxons löste im andern einen Aktionsstrom aus, der einem Synapsenpotential gleicht. Die Synapsen sind der ganzen Länge des Axons nach angeordnet. Die beiden Riesenaxone haben eine einzige direkte Verbindung mit dem Gehirn des betreffenden Organismus. Ob Acetylcholin an den synaptischen Funktionen des Zentralnervensystems von Polychaeten beteiligt ist, scheint nicht bekannt zu sein. Aus tiersystematischen Gründen wären entsprechende Untersuchungen erwünscht.

δ) Wirkung von Krampfgiften

An *Glycera convoluta* (Kef.) verursachte Strychnin 10^{-4} Florey (1951a) nach 3 min starke Erregung und hohe Berührungsempfindlichkeit. Die Würmer vollführten peitschende Bewegungen und stießen den Rüssel aus. Nach 10 min traten Lähmungserscheinungen auf. Strychnin 10^{-5} hatte nach 10—12 min starke Erhöhung der Reizempfindlichkeit und auf Reiz blitzartiges Einrollen und Ausstoßen des Rüssels zur Folge. Picrotoxin war in diesen Konzentrationen wirkungslos. Ähnlich verhielt sich *Nereis cultrifera* (Gr) gegen Strychnin 10^{-4} bis 10^{-5}:

peitschende Bewegungen, sekundär Lähmung. Pikrotoxin 10^{-4} und 10^{-5} war wirkungslos. *Thornopteris catherina* (Gosse), ein vollständig durchsichtiger Polychaet, reagierte auf Strychnin 5.10^{-4} mit Zitterbewegungen und Erregbarkeitssteigerung, die rasch in Lähmung überging. Strychnin 10^{-5} führte zu Krampferscheinungen, die ebenfalls mit Lähmung endeten. Picrotoxin 10^{-4} war unwirksam. An dem in einer Kalkröhre lebenden Röhrenwurm *Hydroides uncinatus* (Phil.) kam es unter Strychnin 10^{-4} zu erhöhter Kontraktilität des Bewegungsmuskels bis zur Dauerkontraktur. Pikrotoxin 10^{-4} hatte bei diesem Polychaeten, der tagelang ohne Schädigung in dieser Lösung gehalten werden konnte, keine Wirkung.

ε) Aminosäuren bei Polychaeten

ACKERMANN (1955) konnte in *Arenicola marina* Homarin, Taurocyamin, Cholin, große Mengen Lysin, wenig Histidin, kein Arginin, ferner Tyrosin, Leucin und Bernsteinsäure nachweisen. ROBIN (1964) untersuchte ferner Gehalt und Verteilung von Guanidinen und Phosphagenen bei marinen Annelida (Polychaeten, Oligochaeten und Hirudineen) und einer Reihe verwandter Stämme (Sipunculoidea, Nemertea, Phoronidea und Echiuroidea (*Urechis campo*), im ganzen bei 36 Wurmarten. Die Feststellung, daß zwei Phosphagene (in unterschiedlichem Verhältnis) z. B. Phosphoarginin und Phosphokreatin, bei den meisten Würmern vorkommen, besitzt phylogenetisches Interesse.

ζ) Verdauungskanal

Bei Polychaeten besteht der Darm meist aus einem gerade durch den Körper verlaufenden Rohr mit ventraler Mundöffnung und terminalem After. Der Oesophagus ist besonders bei Formen mit vorstreckbarem Rüssel verlängert und oft in Windungen angelegt.

Festsitzende Polychaeten (Tubicolen) leben von pflanzlicher Kost und bauen sich meist Röhren aus einem lederartigen, oft inkrustierten Material. Der Kopf ist mit Kiemen und Tentakeln versehen, die blitzschnell eingezogen werden können. Bei den freilebenden Arten kann der Schlunddarm als Rüssel (Proboscis) hervorgestoßen werden; er trägt bei den räuberischen Formen eine starke Kieferbewaffnung. Über Acetylcholin und seine allfällige Wirkung auf Peristaltik und Sekretion im Verdauungskanal von Polychaeten scheint nichts bekannt zu sein.

b) Klasse Clitellata, Gürtelwürmer

Sie sind im Gegensatz zu den fast ausschließlich marinen Polychaeten entweder Landbewohner wie die Oligochaeten (Regenwürmer), Limnicolen (Schlammbewohner) oder Bewohner des Süßwassers wie die meisten Hirudineen (Egel). Es fehlen Parapodien, Tentakel und Palpen. Sie machen ein Larvenstadium durch, bei dem es nicht zur Ausbildung einer Trochophorlarve kommt. Die Oligochaeten leiten sich als Stammgruppe der Clitellata von den Polychaeten ab. An der Basis stehen evolutionsmäßig wahrscheinlich die Lumbriculidae. Die als Clitellaten zusammengefaßten Oligochaeten und Hirudineen verfügen über eine bei Oligochaeten sich über mehrere Segmente erstreckende Hautverdickung Clitellum genannt, welche zahlreiche Drüsen enthält und hauptsächlich beim Geschlechtsakt in Funktion tritt.

Ord.: Oligochaeta, mit den Lumbricidae (Regenwürmer)
(zur Physiologie s. LAVERACK, 1963)

α) Nervensystem

Bei *Lumbricus terrestris* besteht ein subepidermaler Plexus sich verzweigender Nervenfasern, die mit Ganglienzellen, welche außerhalb der Ringmuskulatur zer-

streut sind, in Verbindung stehen, und einem dichten Maschenwerk von Nervenfasern in den beiden Muskelschichten. Vgl. auch ROBERTIS (1955).

Jedes zentrale Ganglion gibt drei Paare segmentaler Nerven ab, die sowohl
sensible wie motorische Fasern enthalten und mit dem subepidermalen Nervennetz in Verbindung stehen. Dieses scheint hinsichtlich Muskelbewegung keine
Selbständigkeit zu besitzen; die Aktivität der Muskulatur wird durch die segmentalen Nerven gesteuert. Hingegen werden im subepidermalen Netzwerk sensible
Reize geleitet (vgl. JANZEN, 1931; PROSSER, 1954). Der Oesophagusnerv wird als
cholinerg bezeichnet (vgl. COGGESHALE, 1965).

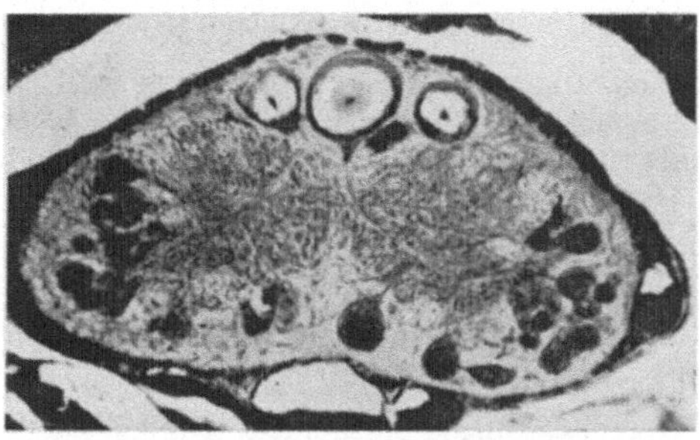

Abb. 83. Querschnitt des Nervenstranges von *Lumbricus terrestris*. Vergr. 1:100, Protargolfärbung. Dorsal die
3 Riesennervenfasern mit ihren dicken Umhüllungen und den zentralen Neurofibrillenbündeln. Die Nervenzellkörper sind lateral und ventral unter der Oberfläche des Nervenstranges konzentriert, Neuropil und Faserzüge
in der Mitte desselben. (Aus: TH. H. BULLOCK 1945)

β) Riesennervenfasern

Im ventralen Nervenstrang von *Lumbricus terrestris*, dem Regenwurm, finden
sich in jedem Segment mehrere Nervenzellen, welche Axone zu den drei dorsalen
Riesennervenfasern aussenden, von denen die größte median, die kleineren lateral
liegen. Die 3 Riesenaxone laufen der ganzen dorsalen Länge nach dem ventralen
Nervenstrang entlang und geben segmentale Verzweigungen an die Motoneurone
des Nervenstranges ab (RUSHTON, 1940; BULLOCK, 1945) (Abb. 83). Die mittlere
Riesennervenfaser steht in jedem Segment mit 2 Paar Riesennervenzellen in Verbindung (vgl. NICOL, 1948b; STOUGH, 1926; SMALLWOOD, 1926; SMALLWOOD u.
HOLMES, 1927). Neben den drei dorsalen sind noch zwei kleinere ventrale Riesenaxone vorhanden. Die Riesennervenfasern vermitteln die raschen End- zu End-
Bewegungen des Regenwurmes. Die Nervenleitung in den Riesenaxonen ist nach
beiden Richtungen gleichwertig. Die Leitungsgeschwindigkeit ist in den Riesenfasern viel größer, als in den normalen Fasern, nämlich 7—12 m/sec in den lateralen und 17—45 m/sec in der mittleren Riesenfaser des Nervenstranges (n. PROS-
SER). (Vgl. auch WILSON, 1961).

Über die Elektrophysiologie der Riesennervenfasern des Regenwurmes vgl.
BULLOCK (1945), RUSHTON (1941), ROBERTS (1962a, b), STÄMPFLI (1956), BULLOCK
u. HORRIDGE (1965), ECCLES, GRANIT u. YOUNG (1933).

γ) Pharmakologie

Am isolierten Nervenstrang (Bauchmark) von *Lumbricus terrestris* hatten nach
MOORE u. BRADWAY (1945) die sehr hohen Konzentrationen von Acetylcholin 10^{-3}
bis 10^{-2}, Mecholyl 10^{-3}, Noradrenalin 10^{-3} und Physostigmin 10^{-3} nicht den ge-
ringsten erregenden Einfluß, was mit den Versuchen von PROSSER (1940) am
Nervenstrang der Krebse übereinstimmt. Daraus wurde geschlossen, daß wenn im
Nervenstrang der Anneliden Überträgerstoffe eine Rolle spielen, diese anderer

Natur sein müssen, als die vom Nervensystem von Vertebraten bekannten, wobei an die saltatorische Nervenleitung in markhaltigen Nerven von Vertebraten erinnert wird (STÄMPFLI, 1956). 5-Hydroxytryptamin kommt allenfalls in Frage, s. S. 819. Dieser zunächst negative Befund könnte, wie bei anderen Articulaten, darin seine Erklärung finden, daß die Permeierung der genannten Stoffe durch eine entsprechend undurchlässige Nervenhülle verhindert wird (vgl. S. 365). Nach dem vorausgehenden ist es unwahrscheinlich, daß *Lumbricus* (Ologochaeten) über ein cholinerges Nervensystem verfügen. Der Nervenstrang erwies sich selbst auf konzentrierte Nicotinlösungen unempfindlich (von SKRAMLIK, 1948; WENZEL, 1944).

δ) Wirkung von Krampfgiften

Am isolierten Nervenstrang wirkten Strychnin 10^{-4} und Tetraäthalammoniumbromid (ein Ganglienblocker) stark erregend (MOORE u. BRADWAY, 1945; EGGHART u. UMRATH, 1956). Diesen Stoffen gegenüber erwies sich der Nervenstrang als genügend permeabel. Nach Injektion von 0,3 ccm Strychnin 10^{-3} am Ganztier kam es zur Lähmung; 0,3 ccm Pikrotoxin 10^{-3} war wirkungslos. Vgl. auch UMRATH (1952) über die Erregungssubstanz der sensiblen Nerven der Anneliden.

An *Tubifex* spec. bewirkte Strychnin 10^{-5} Verlangsamung der Bewegung; Pikrotoxin war auch hier ohne Wirkung (FLOREY, 1951b).

Nach UMRATH sind Krampfwirkungen bestimmter Krampfgifte durch die Hemmung des Abbaues sensibler Erregungssubstanzen bedingt. Nach UMRATH u. KLEMENCIC (1963) wird gebundenes und freies Opticin (vom Rind) durch Fermente aus der Bauchganglienkette des Regenwurmes *Lumbricus terrestris* 1:100 in 2—3 Std abgebaut. Pikrotoxin 10^{-3}, Strychnin 10^{-3} und Physostigmin 10^{-4} hatten auf den Abbau keine hemmende Wirkung. Freies Dorsin dagegen wurde durch den Extrakt aus der Bauchganglienkette des Regenwurms nicht abgebaut. Man könnte daraus den Schluß ziehen, daß sich in der Bauchganglienkette ein spezifisches, nur das Opticin betreffendes Ferment befindet. Es wäre zu untersuchen, ob beim Regenwurm der Extrakt aus der Bauchganglienkette, welcher dieses Ferment (oder diese Fermente) enthalten soll, eventuell durch das zur Krampfwirkung führende Strychnin blockiert wird, und warum er unter dem als Krampfgift unwirksamen Pikrotoxin aktiv bleibt. Daraus ergäben sich eventuell Anhaltspunkte dafür, warum bei Anneliden Pikrotoxin keine Krampfwirkung entfaltet.

ε) Muskelsystem

Die Muskelfasern des Längsmuskels der Körperhülle von *Lumbricus terrestris* sind nach HANSON (1957) bandartig („ribbon shaped") und auch die Myofibrillen, die sie enthalten, sind bandförmig. Die Fibrillen sind in einem bestimmten Winkel zur Hauptachse orientiert und bilden eine doppelte Schrägstreifung der Muskelfaser. Die eine der beiden Faseroberflächen zeigt eine nicht ins Innere der Faser vordringende Querstreifung, die aus 2 sich abwechselnden Elementen besteht, vergleichbar den Z- und M-Linien des quergestreiften Muskels. Wiederholte elektrische Reizung des Bewegungsmuskels hatte bei *Lumbricus* erleichterte Innervation zur Folge, dies im Gegensatz zu dem Polychaeten *Branchiomma*, bei dem wiederholte Reize keine erleichterte Innervation auslösten und Physostigmin wirkungslos war.

ζ) Acetylcholin und Bewegungsmuskel
(zur Muskelphysiologie des Regenwurmes s. STRAUB, 1900)

Im Gegensatz zum Nervenstrang erwies sich der Längsmuskel von *Lumbricus terrestris* als empfindlich: Acetylcholin 10^{-4} führte zu Erregung mit ruckartigen Bewegungen (vgl. WU, 1939). Der Rückenmuskel des Regenwurms kontrahierte sich noch in einer Lösung mit Acetylcholin 10^{-7} und mit Physostigmin 10^{-6} (MOORE u. BRADWAY, 1945).

Am Längsmuskel der Körperhülle von *Lumbricus terrestris* verstärkte und verlängerte Physostigmin die Bahnung, was auf vermehrte Freisetzung von Acetylcholin zurückgeführt wurde (vgl. BOTSFORD, 1941). Physostigmin 10^{-6} bewirkte an *Lumbricus terrestris* und *Tubifex* krampfartige Reaktionen. Empfindlich waren diese Oligochaeten auch auf Systox 10^{-6}. Beides sind schwache Anticholinesterasen, welche die Acetylcholinfreisetzung am Nervenendapparat des Muskels (analog wie bei den Hirudineen) begünstigen (vgl. BACQ u. COPPÉE, 1937). *Pristina* spec. reagierte auf Physostigmin 10^{-6} mit Überregbarkeit und Krämpfen. Die Reaktion der Körperwandmuskulatur von *Lumbricus terrestris* auf Curare scheint nicht untersucht worden zu sein. Bei dem Erdwurm *Microchaetus* spec. war der Hautmuskelschlauch auf Curare insofern unempfindlich, als durch Curare die bestehende Acetylcholinempfindlichkeit nicht verändert wurde (EWER u. VAN DEN BERG, 1954).

Ein cholinerger Mechanismus scheint am Bewegungsmuskel von Oligochaeten (*Lumbricus terrestris*) vorzuliegen. Doch fehlen uns einige wichtige pharmakologische Kriterien: wir wissen nicht, wie der Hautmuskel auf Atropin und Curarestoffe reagiert. Die Wirksamkeit von Physostigmin deutet im Zusammenhang mit verstärkter Acetylcholinwirkung auf Acetylcholinesterase hin. Die vermehrte Acetylcholinfreisetzung nach el. Reiz oder nach Physostigmin ist nicht direkt nachgewiesen. Überhaupt fehlt der direkte Acetylcholinnachweis.

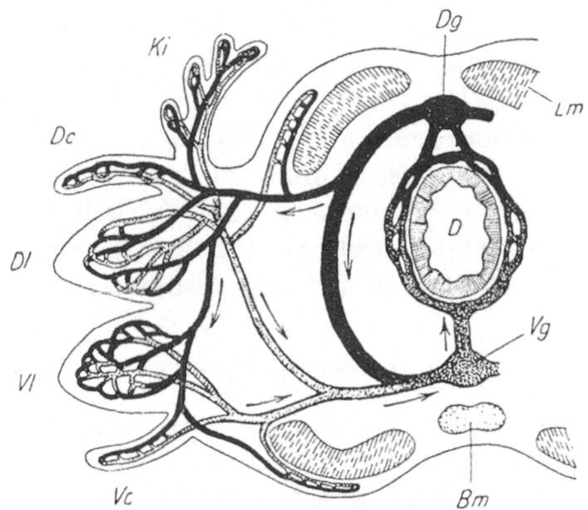

Abb. 84. Schema des Blutumlaufs eines Anneliden (Polychaeten). *Bm* Bauchmark; *D* Darm; *Dc* Dorsalcirrus; *Dg* Dorsalgefäß; *Dl* Dorsallappen des Parapodiums; *Ki* Kiemen; *Lm* Längsmuskeln; *Vc* Ventralcirrus; *Vg* Ventralgefäß; *Vl* Ventrallappen. (Nach: A. KÜHN 1961)

η) Herz und Gefäß-System (Abb. 84)

Oligochaeten verfügen insofern über eine Art „geschlossenen Kreislauf", als sie ein Rücken- und ein Bauchgefäß besitzen, durch welche das durch Hämoglobin rotgefärbte Blut gepumpt wird. Ein herzähnliches Organ fehlt. Die Blutbewegung findet durch rhythmische Kontraktionen des Rückengefäßes, das segmental mit dem Bauchgefäß durch kleinere Gefäße verbunden ist, 15—20 mal pro Minute mit einer Geschwindigkeit von 20 mm/sec von hinten nach vorn, im Bauchgefäß von vorn nach hinten statt (CLARK, 1927). Die segmentalen contractilen Seitengefäße des Regenwurmes werden oft als „Herzen" bezeichnet, wobei jedes in einem eigenen Rhythmus schlägt, der von dem des Rückengefäßes verschieden ist. Nur die zwei „Herzen" des gleichen Segmentes schlagen ungefähr im gleichen Rhythmus. Solche pulsierende Gefäße sind bei Invertebraten außerordentlich verbreitet.

Bei Lumbriciden u. a. Oligochaeten sind sog. Herzkörper in das Rückengefäß eingebaut, die den Herzklappen mehr oder weniger homolog sind und eine diesen analoge Funktion besitzen. Über Feinstruktur der Gefäße s. HAMA (1960).

9) „Herz" und Acetylcholin

Bei Anneliden hat man die Feststellung gemacht, daß Acetylcholin z.B. am Regenwurm *Lumbricus terrestris* auf die „Herzen" erregend und beschleunigend wirkte, Adrenalin ebenfalls, während das zu Acetylcholin am Wirbeltier antagonistisch wirkende Atropin auch hier antagonistisch, aber im umgekehrten Sinn wirkt, d. h. die herzbeschleunigende Wirkung des Acetylcholins aufhob: Acetylcholin 10^{-8} führte zu Frequenz- und Tonussteigerung und zu Stillstand der „Herzen" und des pulsierenden Dorsalgefäßes in „Systole". Atropin 10^{-4} bewirkte im allgemeinen Hemmung, gelegentlich aber auch Beschleunigung. Nach Atropin 10^{-6} und Acetylcholin $10^{-4,7}$ kam es zu starker Frequenzsteigerung.

Adrenalin 10^{-5} bis 10^{-8} hatte nach KIEFER (1959) nur in wenigen Fällen Frequenzerhöhung an den Lateralherzen von *Lumbricus terrestris* zur Folge, während Acetylcholin 10^{-5} bis 10^{-9} in 29 von 49 Versuchen eine deutliche Zunahme der Frequenz zeigte, verbunden mit einem größeren Schlagvolumen, hauptsächlich verursacht durch stärkere diastolische Erschlaffung. Physostigmin 10^{-5} zeigte eine deutliche Frequenzsteigerung. Atropin 10^{-4} blieb ohne Einfluß auf die Herztätigkeit. Nicotin 10^{-3} führte zu einer starken Vergrößerung der diastolischen Füllung, gefolgt von Stillstand des Herzens. Pilocarpin war ohne Wirkung.

Aufgrund dieser pharmakologischen Resultate müßte man auf ein *neurogenes Herz* schließen, wie es bei Crustaceen sicher nachgewiesen wurde. Leider sind die genaueren Verhältnisse der „Herz"-innervation bei Oligochaeten zu wenig bekannt, als daß man von einem neurogenen Herzen mehr als mit Wahrscheinlichkeit sprechen könnte, auch wenn diese Annahme in der Richtung der stammesgeschichtlichen Entwicklung der Articulaten liegt. Aber jedenfalls darf hier wiederholt werden, daß sich das Annelidenherz, soweit wir es in dieser Hinsicht überhaupt kennen, vom Molluskenherz in seiner Reaktion auf Acetylcholin deutlich unterscheidet.

ι) Darmkanal

Der Darm des Regenwurmes ist, ähnlich wie derjenige von Vertebraten, auf Acetylcholin im Sinne der Erregung empfindlich, wobei durch Physostigmin die Empfindlichkeit erhöht wird. Adrenalin wirkte am Darm des Regenwurms in bestimmten Konzentrationen antagonistisch zu Acetylcholin, also hemmend, während durch Ergotoxin die Adrenalinwirkung analog wie bei Vertebraten, aufgehoben wurde. Durch Atropin wurden die vom *cholinergen* Oesophagusnerven und dem ventralen Nervenstamm am Darm positiv sich auswirkenden Nervenimpulse blockiert (WU, 1939 a, b) (Abb. 85). Dafür, daß die Nerven bei Erregung Acetylcholin oder einen ähnlichen Stoff freisetzen, konnte der Nachweis geleistet werden, nicht aber für Adrenalin betreffend Hemmnerven. Immerhin konnte MILLOTT (1943) zeigen, daß am Darm von *Lumbricus terrestris*, in Analogie (Homologie) zu den Verhältnissen bei Vertebraten eine „cholinerge" und eine „adrenerge" Innervation besteht, deren Funktion mit derjenigen bei Wirbeltieren der Richtung nach übereinstimmt. Nach MILLOTT (1943 a, b) betrifft die antagonistische nervöshumorale Steuerung den ganzen Verdauungskanal unterhalb des Pharynx. Durch Injektion von Acetylcholin (0,05 ml 10^{-3}) wurde der Darmkanal in Erregung versetzt (Abb. 86); diese Wirkung wurde durch Atropin unterdrückt (Abb. 87). Physostigmin 10^{-5} erhöhte den Darmtonus. An einzelnen Darmabschnitten hatte Acetylcholin 10^{-5} bis 10^{-6} peristaltikerregende Wirkung, die durch Physostigmin 10^{-5} verstärkt wurde. Wir dürfen den Darm im Hinblick auf seine Innervation — sicher gilt das für die erregende Innervation — als das erste vegetative Organ bezeichnen (möglicherweise gilt das auch für andere Anneliden), bei welchem eine mit dem

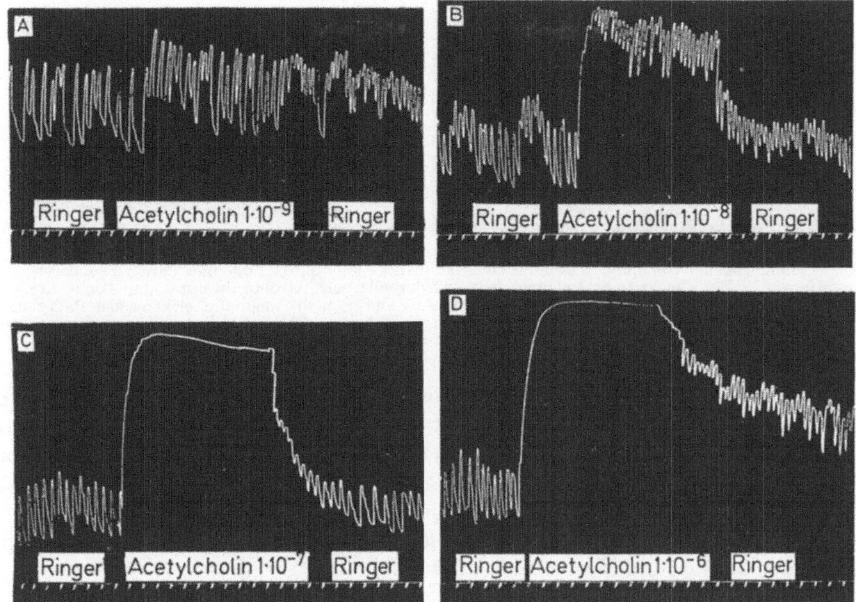

Abb. 85. Kropf und Muskelmagen von *Lumbricus terrestris*. *A* Acetylcholin 10^{-9} (Grenzkonzentration); *B* 10^{-8}; *C* 10^{-7}; *D* 10^{-6} (alle ohne Physostigmin). Zunehmende Kontrakturwirkung. (Aus: K. S. Wu 1939)

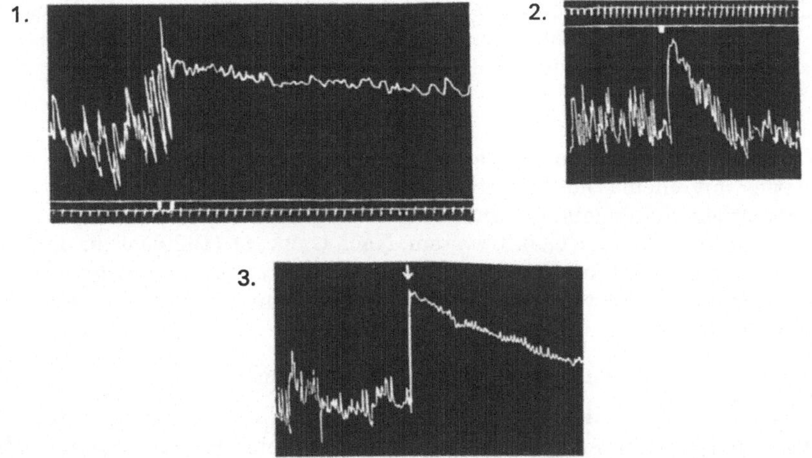

Abb. 86. Verdauungskanal von *Lumbricus terrestris in situ*. Injektion von 0,02 ml eines Parasympathomimeticums in eines der Herzen. Am Oesophagus bewirken *1*. Physostigmin 10^{-4} (erstes Zeichen) erhöhten Tonus und größere Amplitude; anschließend Acetylcholin 10^{-6} (zweites Zeichen) hat Dauertonus zur Folge; *2*. Acetylcholin 10^{-6} allein bewirkt kurze Tonussteigerung; *3*. Nach Physostigmin 10^{-4} tritt maximale, langsam sich vermindernde Tonussteigerung ein. (Nach: N. Millot 1942)

Vertebratendarm übereinstimmende „cholinerge" Empfindlichkeit einwandfrei nachgewiesen wurde.

Darmbewegungen sind beim Regenwurm in ähnlicher Weise gesteuert wie beim Wirbeltier: sie werden von den autonomen Plexus aus dirigiert. Durch Millott wurden bei dem Wurm *Allolebophora longa* analoge Resultate hinsichtlich der Wirkung von Acetylcholin und Adrenalin erzielt wie bei *Lumbricus terrestris*.

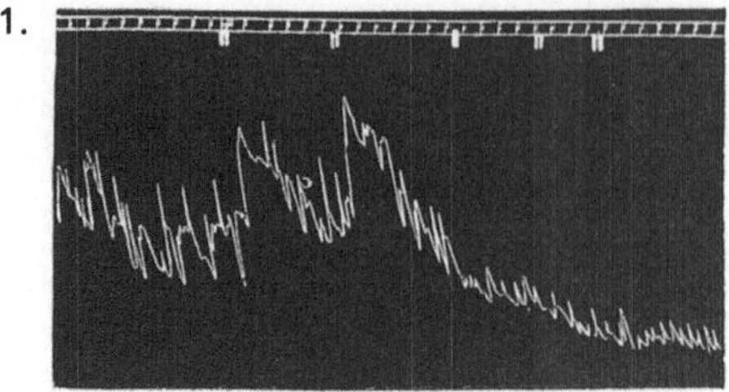 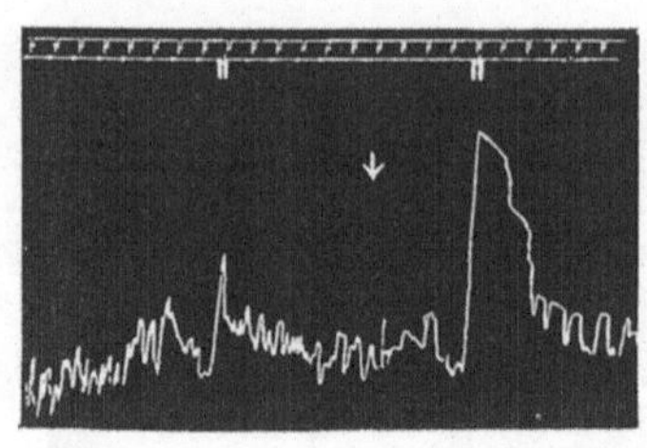

Abb. 87. Verdauungskanal von *Lumbricus terrestris in situ.* Injektion von 0,02 ml eines Parasympatholyticum in eines der Herzen. 1. Bei || elektrische Reizung; bei || wiederholt; bei | Atropin, wodurch der Tonus der Oesophagusmuskulatur absinkt und bei den folgenden Zeichen (|| und ||) nicht mehr auf elektrischen Reiz reagiert. 2. Bei || elektrischer Reiz; bei ↓ Physostigmin 10⁻⁵; bei || wiederholter elektrischer Reiz führt zu starker Tonussteigerung. (Nach: N. MILLOT 1942)

Will man den phylogenetischen Gesichtspunkt in den Vordergrund rücken, könnte man auch sagen: im Hinblick auf die neurohumorale Organisation ist der Darmkanal von Oligochaeten (Anneliden) der allgemeinen Organisation der Protostomier vorausgeeilt und hat die „Lösung" im voraus gefunden, die bei Deuterostomiern zur Regel wurde. Ähnliches ließe sich auch vom Darm von Crustaceen und Insekten sagen. Doch wird es sich viel eher um eine phylogenetisch unabhängige Parallelentwicklung handeln.

Ord.: Hirudinea, Egel (s. S. 683 und S. 819)

Die Egel leiten sich von Oligochaeten, wahrscheinlich von Lumbriciden ab. Der Annelidentypus ist vollständig modifiziert und nähert sich durch die ausgesprochene dorso-ventrale Abplattung dem Plathelminthentyp, was nicht Verwandtschaft, sondern Parallelentwicklung bedeutet. Äußerlich verschwindet die Segmentierung; dabei ist eine außerordentlich feine Ringelung vorhanden.

α) Herz und Gefäß-System

Das Blutgefäß-System enthält meist rotes Blut und besteht bei den Kieferegeln aus vier mit einem komplizierten Capillarsystem verbundenen Längskanälen: zwei contractilen Seitengefäßen und einem dorsalen und einem ventralen das Bauchmark umschließenden Gefäß-System. Nach GASKELL (1920) ist für die beiden alternierend tätigen Seitengefäße eine doppelte Innervation anzunehmen, wobei von jedem Segment aus vorn ein beschleunigender und hinten ein hemmender Nerv zu diesen Gefäßen zieht.

β) Pulsierende Gefäße und Acetylcholin

Neuere Versuche an dem Egel *Helobdella stagnalis* L. ergaben mit Acetylcholin 10⁻⁵ an den pulsierenden Seitengefäßen primär eine Beschleunigung, sekundär eine Verlangsamung; Acetylcholin 5.10⁻³ führte von Anfang an zu einer Frequenzverminderung. Acetylcholin 2.10⁻⁴ zeigte geringe erregende Wirkung, die viel ausgeprägter war bei Acetylcholin 2.10⁻⁴ und Physostigmin 1,5.10⁻⁵ zusammen. Durch Atropin 10⁻⁶ bis 10⁻⁴ wurde der Pulsschlag verlangsamt. Acetylcholin 10⁻⁴ und 2.10⁻⁵ hatte nach Atropin 5.10⁻⁶ keine Wirkung mehr. Die Versuche an *Helobdella* ergeben keinen eindeutigen Befund. Offenbar ist das Herz auf Acetylcholin wenig empfindlich. Die durch Acetylcholin 10⁻⁵ ausgelöste Erregung war mit Physostigmin zusammen viel ausgesprochener, wahrscheinlich infolge von Cholinesterasehemmung.

PANTIN (1935) stellte an den contractilen Blutgefäßen von *Hirudo* sp. welche sowohl mit Beschleunigungs- wie mit Hemmnerven versehen sind, fest, daß diese

„Herzen" durch Adrenalin beschleunigt, durch Muscarin verlangsamt wurden, wobei Atropin die Muscarinwirkung blockierte. Dieser Befund widerspricht in gewisser Beziehung dem Befund an *Helobdella*. Man könnte nach diesen Feststellungen annehmen, die contractilen Blutgefäße von *Hirudo* spec. verfügten über einen myogenen Schrittmacher.

γ) Muskelsystem

Das Körperparenchym ist längs, quer und dorsoventral mit glatten Muskeln vom helicalen Typus durchsetzt. Die Längsmuskulatur ist verstärkt (Kriechbewegungen). Das Coelom wird in ein Kanalsystem komprimiert, das die Funktionen eines Blutgefäßsystems einnimmt, während die primären Blutgefäße verschwinden. Das Sarkolemm bedeckt nach KAWAGUTI u. IKEMOTO (1958) bei elektronenmikroskopischer Beobachtung an *Hirudo nipponica* die ganze Oberfläche der Muskelzelle und ist 400—900 Å dick. Die Zelle enthält eine doppelte Lage von Filamenten, wobei die Myofilamente zwei Typen erkennen lassen. Der eine ist 100—180 Å breit, der andere 50 Å. Die beiden Typen von Filamenten kommen in einer Muskelplatte immer alternierend vor. — Über die elektrischen Eigenschaften des Dorsalmuskels von *Hirudo* s. WASHIZU (1967).

δ) Bewegungsmuskel und Acetylcholin

Reizung der segmentalen Nerven des Blutegels *Hirudo medicinalis* bewirkten nach WILSON (1960) bahnungsfähige Muskelaktionsströme, ähnlich wie die am langsamen System des Polychaeten *Neanthes brandti* auftretenden. Vergleichsweise ist bei Anneliden die Bahnung geringer als bei Arthropoden. Im Muskel verschiedener Egel, auch von *Hirudo medicinalis*, wurde Acetylcholin nachgewiesen. Die hohe Acetylcholinempfindlichkeit der glatten Körperwandmuskulatur (Rückenmuskel) von *Hirudo* wurde von FÜHNER (1918) entdeckt. Der Muskel reagierte noch auf 10^{-9} Acetylcholin mit Kontraktion, wobei die Wirkung durch vorausgehende Physostigmin- oder Prostigminapplikation um ein Vielfaches verstärkt wurde. MINZ (1932) entwickelte den Blutegelmuskel zum Testorgan für den Acetylcholinnachweis, ebenso SZERB (1961).

Intracelluläre Messung an einzelnen Fasern des Rückenmuskels von *Hirudo medicinalis* ergab ein Ruhepotential von 30—50 mV. Die Amplitude des Aktionspotentials betrug 20—50 mV mit breiten Nachpotentialen und einer Dauer von ca. 20 msec. Acetylcholin, dem Bad beigegeben oder iontophoretisch appliziert, bewirkte Depolarisation von ähnlicher Form wie die Aktionspotentiale. Es wird angenommen, daß Acetylcholin den erregenden Überträgerstoff bildet (WALKER, WOODRUFF u. KERKUT, 1968; vgl. auch WASHIZU, 1967).

Unter den Hirudineen erwies sich der Pferdeegel *Haemopis sanguisuga* L. besonders empfindlich im Sinne der Krampfwirkung auf Physostigmin 5.10^{-6}. Diese Wirkung ist auf seine Anticholinesterasenaktivität zurückzuführen. Die Erregungssteigerung war noch viel ausgeprägter mit Acetylcholin 2.10^{-4} und Physostigmin $1,5.10^{-5}$. BACQ (1947) wies am marinen Egel *Pontobdella muricata* eine durch Physostigmin verstärkte Kontraktionswirkung des Acetylcholins nach. Auch konnten BACQ u. COPPÉE (1937) an *Hirudo medicinalis* zeigen, daß die durch elektrische Reizung ausgelöste Muskelkontraktion durch Physostigmin verstärkt wurde. An *Helobdella stagnalis* L. hatte Acetylcholin 2.10^{-4} geringe erregende Wirkung, dagegen bewirkte Acetylcholin 2.10^{-4} und Physostigmin $1,5.10^{-5}$ nach wenigen Minuten Kontraktion der Längs- und Ringmuskulatur (FLOREY, 1951b). An der Bewegungsmuskulatur von Egeln wirkten Arecolin und Nicotin, ähnlich wie Acetylcholin, erregend, eine Wirkung, die durch Curare in höheren Konzentrationen behoben wurde, aber nicht durch Atropin.

Nach DODEL u. DASTUGUE (1937) hatte Nicotin $2,5.10^{-6}$ tonuserhöhende Wirkung. Eine erst tonuserhöhende, später erschlaffende Wirkung des Nicotins wies von SKRAMLIK (1948) an *Hirudo medicinalis, Herpobdella octoculata* und *Haemopis sanguisuga* nach; wir erkennen die für die Wirkung an Vertebraten typische Doppelwirkung des Nicotins.

Aus diesen Feststellungen geht hervor, daß der helikale (glatte) Bewegungsmuskel bei Hirudineen, insbesondere bei *Hirudo medicinalis*, in seiner Funktion von Acetylcholin und Acetylcholinesterase abhängig ist, also cholinergen Charakter besitzen dürfte.

ε) Nervensystem

Das Nervensystem von Egeln besteht aus zwei Hirnganglien, dem Ober- und Unterschlundganglion und einer Bauchganglienkette. In der Bauchganglienkette des Pferdeegels, *Haemopis sanguisuga*, wurde durch SCHWAB (1949) ohne Physostigminzusatz 0,7 $\mu g/g$ Acetylcholin nachgewiesen, mit Physostigmin 6 $\mu g/g$, im Rückenmuskel 0,03 $\mu g/g$. Offenbar greift die Cholinesterase des Nervenstranges auch nach rascher Hitzetötung das Acetylcholin so schnell an, daß der größte Teil davon abgebaut wird, bevor die Bestimmung durchgeführt werden konnte. Die Ganglienkette des Blutegels enthält etwa gleich viel Acetylcholinesterase wie der cholinerge Wirbeltiernerv.

Nach SCHWAB erregte Acetylcholin in niedrigen Konzentrationen im Bauchmark von *Haemopis sanguisuga* Gefäßkontraktionen beschleunigende Neurone, eine Wirkung, die durch Atropin aufgehoben wurde. Acetylcholin in höheren Konzentrationen bewirkte Verlangsamung der Gefäßkontraktionen; die Wirkung war durch Atropin ebenfalls aufhebbar. Aus diesen Beobachtungen geht mit einiger Wahrscheinlichkeit hervor, daß gewisse Abschnitte des Nervensystems bei Hirudineen cholinergen Charakter besitzen. In welcher Ausdehnung dies der Fall ist, steht zur Zeit nicht fest.

ζ) Wirkung von Krampfgiften

An *Haemopis sanguisuga* (Bergm.) hatte Injektion von 0,3 ccm Strychnin 2.10^{-2} bis 2.10^{-3} langsame Kontraktion und Lähmung zur Folge; 0,3 ccm Pikrotoxin 5.10^{-2} bis 2.10^{-3} blieb ohne Wirkung. Nach EGGHART u. UMRATH (1956) hatte Strychnin bis 10^{-4} Krämpfe zur Folge, ebenso Systox 5.10^{-4} und Physostigmin $5,5.10^{-5}$. *Helobdella stagnalis* L. wurde in Strychnin 10^{-3} nach 1 min steif; auch Lösungen mit Strychnin 10^{-5} waren noch im Sinne der Kontraktion wirksam, während Pikrotoxin 10^{-3} wirkungslos blieb (FLOREY, 1951b).

η) Verdauungssystem

Für Egel ist der Besitz von zwei Saugnäpfen charakteristisch, von denen der eine das hintere Ende des Körpers einnimmt und zum Festhalten und zur Fortbewegung dient, der andere am Vorderende liegt, von der Mundöffnung durchbohrt ist und zum Ansaugen der Nahrung verwendet wird. Der Darmkanal der Blutegel ist mit einer rechten und linken Reihe von Blindsäcken ausgerüstet (bei *Hirudo medicinalis* sind es 11), die sich während des Saugens mit Blut füllen. Zwischen den zwei letzten liegt der Enddarm, der über den hinteren Enddarm nach außen mündet. Beim Blutegel und anderen Kieferegeln liegen im Pharynx drei Kiefer aus halbkreisförmigen, mit feinen Zähnchen versehenen Chitinplatten, die mit Muskeln zum Vor- und Rückziehen und zum „Sägen" in Verbindung stehen. Zum Aussaugen des Blutes dient ein Oesophagus mit radial angeordneten Muskeln. Über Vorkommen und Wirkung des Acetylcholins im Bereich des Verdauungskanals von Egeln scheint nichts bekannt zu sein. Wir wissen also nicht, ob wir ähnliche Schlußfolgerungen ziehen dürfen, wie bei Oligochaeten.

c) Klasse: Sipunculoidea, Sternwürmer

Die Sipunculiden sind unsegmentierte, walzenförmige, mit Leibeshöhle versehene Würmer. Der Rüssel ist oft mit chitinartigen Haken versehen und kann ausgestreckt und eingestülpt werden. Die Einstülpung geschieht durch starke Rückziehmuskeln. Die Mundöffnung ist fast immer von Tentakeln umstellt. Der After ist auf der Rückseite des Rumpfes stark nach vorn gelagert. Das Nervensystem besteht aus einem Zentralganglion dorsal vom Darm, einem engen Schlundring und dem Bauchmark mit Seitennerven, das den ganzen Körper durchzieht. Der Darm geht frei durch das Coelom. Das primitive Gefäßsystem besteht aus einem den Darm umgebenden Blutsinus. In der Ontogenese von Sipunculiden haben wir ein Trochophora-Larvenstadium. Alle Sipunculiden sind marin (teilweise nach F. BALTZER, 1928—1934).

Ein *Herz- und Gefäß-System* existiert praktisch nicht.

α) Muskelsystem

Im glatten Muskel von *Sipunculus nudus* wurde durch BACQ (1937) 0,7 μg/g Acetylcholin nachgewiesen, im ganzen Körper 0,9 und 0,8 μg/g.

Der aus vier Muskeln bestehende, vom Cerebralganglion aus innervierte Proboscisretraktor (Rüsselretraktor) des Sipunculiden *Golfingia = Phascolosoma gouldii* setzt sich nach PROSSER u. MELTON (1954) aus gleichartig kurzen glatten Muskelfasern zusammen, die im Mikroelektrodenversuch bei elektrischer Reizung teils langsam, teils rasch, teils rasch und langsam reagieren. PROSSER u. SPERELAKIS (1959) zeigten, daß die kurzen Muskelfasern, ähnlich wie der Crustaceenmuskel, zum Teil doppelte Innervation, eine rasche und eine langsame, besitzen (vgl. auch PROSSER, RALPH u. STEINBERGER, 1959). Die langsamen Fasern sind „cholinergisch", sie enthalten Acetylcholin. Die Bahnung der langsamen Aktionsströme wurde durch Physostigmin 10^{-7} bis 10^{-6} verstärkt, was für Anwesenheit von Acetylcholinesterase spricht. Acetylcholin 5.10^{-5} bewirkte Kontraktion. Durch Atropin 10^{-5} und Tubocurarin 10^{-5} wurde das Muskelpotential blockiert. Schon BACQ (1937) hatte an *Phascolosoma vulgare* eine durch Physostigmin verstärkte Acetylcholinwirkung festgestellt.

Eigenartigerweise hatten der Cholinesterasehemmstoff Octamethylpyrophosphoramid (OMPA), das bei Vertebraten als Ganglienblocker wirksame Hexamethonium und das curareartig wirkende Decamethonium bei *Phascolosoma gouldii* eine deutliche Abnahme des Glucosegehaltes der Körperflüssigkeiten zur Folge. Die durch die Stabilisierung des Acetylcholins nach OMPA hervorgerufene Erregung führte möglicherweise zu einer rascheren Entleerung der Körperflüssigkeiten von Glucose, als diese aus den Glykogenvorräten erneuert werden konnte.

BACQ u. COPPÉE (1937) zeigten an *Sipunculus* spec., daß die am Rüsselretractor durch elektrische Reizung ausgelöste Muskelkontraktion durch Physostigmin gesteigert wird. Das spricht wiederum für eine cholinerge Innervation des glatten Bewegungsmuskels. Dabei ist die Struktur des Muskels und der motorischen Nervenendigungen von derjenigen des Skelettmuskels bei Wirbeltieren stark verschieden (BACQ, 1947). Der Retractormuskel von *Sipunculus* verhält sich als Bewegungsmuskel physiologisch und pharmakologisch ähnlich wie ein quergestreifter Vertebratenmuskel, d. h. positiv *cholinergisch*.

Am Rüsselretraktor von *Sipunculus nudus* wirkte Veratrin 10^{-5} in typischer Weise kontraktionssteigernd, wobei auch die Nachkontraktion und eine stark verlangsamte Dekontraktion feststellbar waren. Coffein hatte deutlich leistungssteigernde Wirkung, was beides dem Verhalten des quergestreiften Vertebratenmuskels entspricht. Am isolierten Hautmuskel von *Sipunculus nudus* L. hatte

Physostigmin 10^{-5} eine starke Zunahme der Kontraktionshöhe der Muskelfasern zur Folge (RIESSER, 1933). Coffein war am Sipunculushautmuskel auffallenderweise völlig wirkungslos, was in Gegensatz zu allen daraufhin untersuchten Muskeln von Invertebraten steht.

MAGNUS (1903) stellte an *Sipunculus nudus* nach Injektion von 1 ml 1% Nicotin in die Leibeshöhle ein Erregungsstadium fest, das von einem Zustand der Erschlaffung abgelöst wurde. Die zweiphasische Wirkung des Nicotins entspricht der für Vertebraten charakteristischen. Der direkte Acetylcholinnachweis im Proboscisretractor und im Hautmuskel von *Sipunculus* scheint noch auszustehen. Nach allem was wir von *Golfingia* wissen, ist kaum daran zu zweifeln, daß bei *Sipunculus* der Muskel cholinerge Innervation besitzt. Eine elektronenoptische Untersuchung des Bewegungsmuskels (Hautmuskel) von Sipunculiden wäre zur Abklärung der Innervationsart des Muskels erwünscht. Die „cholinergische" Innervation der Bewegungsmuskulatur bei Sipunculiden ist phylogenetisch bedeutungsvoll, sollte aber bei diesen interessanten „Primitivformen" durch den direkten Nachweis von Acetylcholin, Acetylcholinesterase und Cholinacetylase gesichert werden.

Neuere Untersuchungen (FLOREY, 1963) bestätigten an dem Sipunculiden *Dendrostomum* sp., daß Acetylcholin zur Kontraktion des Pharynxretraktors und der Körperwandmuskulatur (Hautmuskel) führt. Durch Physostigmin und Prostigmin 10^{-6} g/ml wurde die Wirkung des Acetylcholins und die elektrische Erregung motorischer Nerven verstärkt, durch D-Tubocurarin und Banthin aufgehoben (FLOREY, 1967). Eine Beteiligung des Acetylcholins am myoneuralen Vorgang scheint damit erwiesen und charakterisiert ihn als cholinerg.

β) Zentralnervensystem

Von tiersystematischem Interesse ist der Nachweis von 4,5—8,9 µg/g Acetylcholin im Zentralnervensystem von *Dendrostomum*, was eine synaptische Überträgerfunktion in bestimmten Gehirngebieten vermuten läßt (FLOREY, 1963).

γ) Verdauungssystem

Vorläufig fehlt uns der Nachweis einer cholinergen Empfindlichkeit des Verdauungskanals. Entsprechende Untersuchungen wären tiersystematisch nicht ohne Bedeutung.

Überblick über Annelida

Cholinergische Wirksamkeit des Acetylcholins können wir am *Herzen* von Vertretern von Polychaeten und Clitellaten erkennen: Acetylcholin hat, im Gegensatz zu den Verhältnissen bei Mollusken, am Herzen von Anneliden positiv chronotrope und positiv inotrope Wirkung, die sich bis zum systolischen Stillstand steigern kann. Durch Physostigmin oder Prostigmin werden Tonusleistung und Frequenz des Herzens noch weiter erhöht, was auf Blockierung einer acetylcholinempfindlichen Esterase hinweist. Atropin hat an Oligochaeten und Hirudineen pulsverlangsamende (manchmal bei Oligochaeten auch pulsbeschleunigende) Wirkung; bei Hirudineen ist Acetylcholin nach Atropin unwirksam. Nicotin bewirkt bei Polychaeten, analog wie Acetylcholin, erhöhte Herzfrequenz und systolischen Stillstand.

Das alles spricht — im Gegensatz zu den Mollusken und in Übereinstimmung mit Arthropoden — dafür, daß Anneliden über ein *neurogenes Herz* verfügen: „*Herz*" *und pulsierende Gefäße* verhalten sich bei Oligochaeten (*Lumbricus*) annähernd wie *neurogene Herzen*. Acetylcholin bewirkt Tonus- und Frequenzzunahme, die durch Atropin gehemmt wird; bei Hirudineen spricht einiges für Herzbeschleunigung durch Acetylcholin, eine Wirkung, die durch Physostigmin verstärkt wird, während Atropin die Acetylcholinwirkung verlangsamt, so daß ein neurogenes Herz in Frage kommt. Doch sind auch damit in Widerspruch stehende Wirkungen bekannt. Von einer gewissen Tendenz zum neurogenen Herzen, wie es dann bei Crustaceen und Insekten vollentwickelt ist, kann man bei Clitellaten immerhin sprechen. Unter Hinweis auf die im Folgenden zu erörternden Verhältnisse bei Arthropoden kann festgestellt werden, daß Herzen und Rückengefäße von *Lumbricus* und *Arenicola* nach PROSSER u. ZIMMERMANN (1943), PROSSER (1952) auf Acetylcholin ähnlich empfindlich sind, wie die Herzen von *Limulus* und von decapoden Crustaceen, wobei für das Limulusherz ein *neurogener* Schrittmacher nachgewiesen ist. Es ist deshalb anzunehmen, daß (manche) Annelidenherzen ebenfalls *neurogen* sind, was durch das Elektrokardiogramm an *Arenicola* bestätigt werden konnte. Dafür spricht, daß in den Herzen der Anneliden *Lumbricus* und *Arenicola* Nervenzellen (als Schrittmacher) festgestellt wurden. Leider sind wir über die Innervationsverhältnisse des „Herzens" und über seinen Acetylcholingehalt bei Anneliden sonst wenig orientiert.

Bei *Sipunculiden* konnte Acetylcholin im *glatten (helikalen) Bewegungsmuskel* nachgewiesen werden. Bei *Phascolosoma gouldii* wurde (analog wie bei Crustaceen) eine doppelte, unter dem Einfluß von Acetylcholin stehende, langsame und rasche Innervation festgestellt (Rüsselretractor). Was wir bisher bei Invertebratenstämmen vermißt haben, ist der bei Sipunculiden und Anneliden (Polychaeten, Oligochaeten und Hirudineen) in der glatten Muskulatur festgestellte Nachweis von Acetylcholin. Aus diesem und dem weiteren Befund hoher Physostigmin- und Nicotinempfindlichkeit geht mit Wahrscheinlichkeit hervor, daß Sipunculiden und Anneliden über cholinergische motorische Nerven verfügen: der glatte Körpermuskel ist empfindlich, oft sehr empfindlich auf Acetylcholin und Physostigmin, insbesondere bei Oligochaeten und Hirudineen. Auch bei Sipunculiden wird durch Physostigmin und Prostigmin die Acetylcholinempfindlichkeit der neuromuskulären Kontaktstelle auf Acetylcholin erhöht. Am Egel (*Haemopsis*) bewirkt Physostigmin Krämpfe. D-Tubocurarin macht bei Sipunculiden motorische Blockierung. Damit erscheint die cholinerge Natur der glattmuskeligen Bewegungsmuskulatur hinlänglich dokumentiert. Weitere Untersuchungen über Vorkommen von Acetylcholinesterase und der bei Anneliden noch nie festgestellten Cholinacetylase würden die cholinerge Natur des Muskels, d. h. der Nervenendigung, die manchmal knopfförmig ist, vollends sicherstellen.

Bei *Anneliden* haben wir es wahrscheinlich mit einem cholinergen Bewegungsmuskel zu tun, was allerdings bei *Polychaeten* nur bedingt der Fall zu sein scheint, trotzdem Acetylcholin und Acetylcholinesterase im Muskel nachgewiesen werden konnten (Atropin hatte keine antagonistische Wirkung, Curare war wirkungslos). Bei Oligochaeten und Hirudineen besteht hohe Empfindlichkeit des Bewegungsmuskels auf Acetylcholin, die durch Physostigmin verstärkt wird.

Bei Polychaeten und Oligochaeten ist es zur Ausbildung von Riesennervenfasern gekommen, die mit den wahrscheinlich cholinergen Motoneuronen in Beziehung stehen. Zusammenfassend dürfte man die Auffassung vertreten, daß die irgendwie positive Beziehung des Bewegungsmuskels (seiner Motoneurone) zum Acetylcholin ein Stammesmerkmal von Anneliden und Sipunculiden darstellt, welches sie von den Arthropoden, sowohl Crustaceen als Insekten, unterscheidet.

Bei Sipunculiden enthält das *Zentralnervensystem* (Strickleitertypus) Acetylcholin. Ob es auf Acetylcholin empfindlich ist, wurde bisher nicht untersucht. Daß das *Zentralnervensystem* von Anneliden Acetylcholin bildet oder darauf empfindlich ist, scheint bei *Polychaeten* nicht bekannt zu sein; bei *Oligochaeten* erwies es sich an *Lumbricus* auf Acetylcholin als unempfindlich; bei *Hirudineen* wurde in den Bauchganglien Acetylcholin und Acetylcholinesterase nachgewiesen; wie weit es von funktioneller Bedeutung ist, wurde nicht mit Sicherheit festgestellt.

α) Darmkanal

Bei Sipunculiden scheint über Vorkommen von Acetylcholin, Acetylcholinesterase, Physostigmin usw. nichts bekannt zu sein.

Überzeugend ist die positiv cholinerge Natur der Darmtätigkeit bei Oligochaeten durch die peristaltikerregende Wirkung des Acetylcholins und durch Acetylcholinfreisetzung nachgewiesen, während Verstärkung der Acetylcholinwirkung durch Physostigmin gleichzeitig auf Acetylcholinesterase hindeutet. Dieser cholinergen Darminnervation entspricht wahrscheinlich eine adrenerg hemmende. Möglicherweise haben wir es mit Innervationsverhältnissen zu tun, die der parasympathisch/sympathischen von Vertebraten funktionell homolog sind. Der Darm wird bei *Lumbricus* durch Acetylcholin erregt, während Atropin die cholinerge Darminnervation blockiert. Darin finden wir Übereinstimmung mit der Darmwirkung des Acetylcholins nicht nur bei Crustaceen und Insekten, sondern auch bei Deuterostomia, speziell bei Wirbeltieren. Der Darm bildet gewissermaßen einen Vorläufer im Hinblick auf die bei Anneliden noch nicht oder nicht eindeutig entwickelte cholinerge Überträgerfunktion des Acetylcholins am Nervensystem, wie sie für Vertebraten charakteristisch ist und bei Arthropoden (Krebsen und Insekten) einsetzt.

β) Krampfgifte

Annähernd einheitlich sprechen Polychaeten, Oligochaeten und Hirudineen auf die Krampfgifte Strychnin und Pikrotoxin an; Strychnin wirkt erregend, Pikrotoxin hat keine Wirkung. Bei der durchgängig erregbarkeitssteigernden oder krampfauslösenden Wirkung des Physostigmins wäre genauer abzuklären, ob es sich um eine teilweise neuromuskuläre (acetylcholinbedingte) oder um eine zentralnervös ausgelöste Krampfwirkung handelt.

Wir stehen tiersystematisch und phylogenetisch betrachtet, hinsichtlich Wirksamkeit des Acetylcholins mit den Anneliden vor einem verheißungsvollen Anfang in der Verwertung des Acetylcholins als Überträgerstoff: Acetylcholin wird zum positiv cholinergischen Überträgerstoff an (glattem) Bewegungsmuskel und Darm. Darin dürfen wir ein physiologisches Regulationsprinzip in der aufsteigenden Tierreihe erblicken, das in den großen Stämmen der Anneliden und Arthropoden hinsichtlich Cholinergie des glatten Darmmuskels konsequent verwirklicht wurde. Eindeutig gleich (mit Ausnahmen) liegen die Verhältnisse, wenn wir von den „herzfreien" Sipunculiden absehen, bei Anneliden und Arthropoden hinsichtlich dem „*neurogenen*", auf Acetylcholin im Sinne der Erregung empfindlichen Herzen.

2. Stamm: Oncopoda (Paraarthropoda)

a) Klasse: Onychophora

Diese etwa 70 Arten umfassende Klasse wurmähnlicher, ausschließlich tropischer Invertebraten (Abb. 88) nimmt in der allgemeinen Organisation der Articulaten eine Zwischenstellung zwischen Anneliden und Arthropoden ein, so daß man sie auch als Abkömmlinge einer von den Anneliden abgezweigten Urform auffassen kann, aus denen sich die jetzt lebenden Tracheaten (Insekten) entwickelt haben. Fossile Onychophora (*Aysheaia*) wurden schon im Cambrium festgestellt (vgl. GRASSÉ, 1949).

Das Coleom ist wie bei Arthropoden stark reduziert, die Leibeshöhle wie bei diesen ein Haemocoel. Im Körperbau besteht starke Segmentierung, ähnlich wie

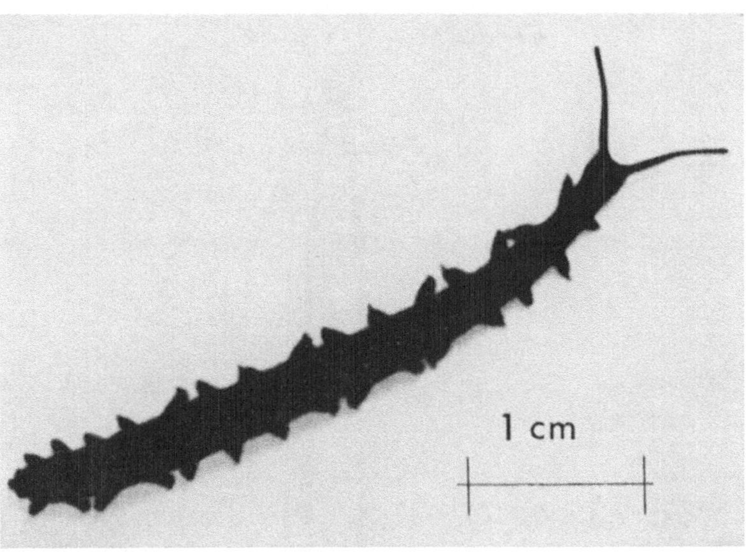

Abb. 88. *Opisthopatus costesi* (GRAVIER u. FAGE 1925) Onychophora. (Aus: E. FLOREY u. ELISABETH FLOREY 1965)

bei Anneliden. Als Tracheaten erweisen sich die Peripatiden mit den Insekten verwandt.

Der Hautmuskelschlauch besteht aus glatten Muskeln (HANSON u. LOWY, 1960). Das Nervensystem setzt sich, wie bei Plathelminthen, aus einem Paar Hirnganglien und davon ausgehenden isolierten Längssträngen mit segmentalen Anschwellungen und zahlreichen Kommissuren zusammen, einer Art primitivem Strickleitersystem (vgl. HENRY, 1948; BULLOCK u. HORRIDGE, 1965). Das gerade verlaufende Darmrohr wird in seiner ganzen Länge von einem dorsalen Herz begleitet, welches durch zahlreiche Ostien das Blut aus der Leibeshöhle (Haemocoel) bezieht. Der Länge des Herzens folgt ein medianer Nerv, der vielleicht wie bei vielen Arthropoden dem in die Länge gezogenen Herzganglion entspricht. Vom visceralen Nervensystem, das zweifellos vorhanden ist, weiß man so gut wie nichts.

α) Nervensystem (s. Abb. 89)

Im Nervensystem von *Opoperipatus* sp. wurden durch FLOREY (1965) 5,2—7,6 μg/g Acetylcholin festgestellt. Im Zentralnervensystem von *Opisthopatus costesi* (Gravier und Fage), 3—4 cm langen Tieren, fanden FLOREY u. FLOREY (1965) 3,0—6,2 μg/g Acetylcholin. Als Testorganismen dienten isolierte Herzventrikel der Muschel *Prothotaca thaca* (Molina) und der Längsmuskel der Holothurie *Athyonidium chilensis* (Semper). Die Längsmuskeln der Körperwand reagierten auf Acetylcholin und elektrischen Reiz motorischer Nerven mit langsamen Kontraktionen. Durch Physostigmin und Prostigmin wurde die Wirkung bedeutend verstärkt; die motorischen Nerven sind wahrscheinlich cholinergisch.

β) Herz

Auf das Herz von *Opoperipatus* hatte Acetylcholin anscheinend keinen Einfluß. Unter Acetylcholin 10^{-5} bis 10^{-4} blieb die Frequenz unverändert, die Amplitude wurde etwas erniedrigt. Am isolierten Herzen (mit dorsalem Hautstück im Zusammenhang) von *Opisthopatus costesi* bewirkte nach FLOREY u. FLOREY (1965) Acetylcholin 10^{-5} g/ml und höher einen Herzstillstand in Mittelstellung. Oft war das

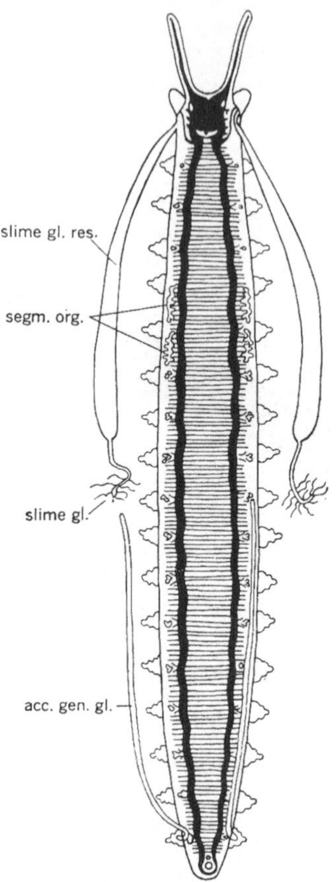

Abb. 89. Nervensystem von *Peripatus capensis* (Rückenseite), mit den beiden auseinanderweichenden Nervensträngen und den zahlreichen transversalen Kommissuren (BALFOUR 1883). *acc. gen. gl.* akzessorische Genitaldrüse; *slime gl.* Schleimdrüse; *slime gl. res.* Reservoir der Schleimdrüse; *segm. org.* Segmentalorgan. (Aus: TH. H. BULLOCK u. G. A. HORRIDGE 1965)

Acetylcholin unwirksam. Physostigmin führte nicht zu verstärkter Wirkung. Noradrenalin 10^{-4} bis 10^{-5} g/ml und γ-Aminobuttersäure 10^{-5} bis 10^{-4} g/ml waren wirkungslos. Es ist danach kaum anzunehmen, daß Acetylcholin als cholinerger Überträger am Herzen von Opoperipatus und anderen Onychophora in Frage kommt.

γ) Muskelsystem

Bei *Peripatopsis mosleyi* (Wood-Mason) reagierten nach EWER u. VAN DEN BERG (1954) Muskelstreifen des glatten Rückenmuskels auf Acetylcholin 3.10^{-6} (Schwellenwert) mit einer langsamen Kontraktion, die ihr Maximum nach 3—4 min erreichte. Ähnlich wirkte auch Physostigmin 2.10^{-6}. Durch Physostigminvorbehandlung $1{,}4.10^{-6}$, einer Konzentration, die für sich allein unwirksam war, wurde die Acetylcholinwirkung verstärkt. Atropin $2{,}5.10^{-5}$ führte ebenfalls zur Muskelkontraktion. Vorbehandlung mit $1{,}2.10^{-5}$ Atropin, einer an sich unwirksamen Konzentration, hatte auf die nachfolgende Wirkung von Acetylcholin 5.10^{-5} keinen Einfluß. Curare 5.10^{-5} war wirkungslos. Auch wurde eine nachfolgende Kontraktionswirkung mit Acetylcholin 5.10^{-5} durch Curare dieser Konzentration nicht beeinflußt. Adrenalin 10^{-4} blieb ohne Wirkung. Im gesamten ist die Wirkung am Muskel von *Peripatopsis* ähnlich wie bei *Lumbricus terrestris* (vgl. WU, 1939).

Ähnliche Feststellungen machten FLOREY u. FLOREY (1965) am isolierten Rückenhautmuskel (Längsmuskel) von *Opisthopatus costesi*. Mit Acetylcholin 5.10^{-6} g/ml (Grenzkonzentration) oft erst mit 10^{-5} bis 10^{-4}, kam es zur Muskelkontraktion. Durch Physostigmin 5.10^{-6} mg/ml wurde die Acetylcholinwirkung bedeutend verstärkt, so daß noch 10^{-7} g/ml zur Kontraktion führten. Physostigmin allein war wirkungslos. Die Kontraktion verlief langsam, ähnlich auch nach elektrischer Reizung. Prostigmin 2.10^{-6} g/ml führte zu fortschreitender Kontraktion. Mecholin bis 10^{-4} g/ml hatte keine Wirkung, außer nach Physostigmin. Noradrenalin, Pikrotoxin, γ-Aminoburtersäure und Glutamat 10^{-4} g/ml waren wirkungslos. Versuche mit ventralem Längsmuskel im Zusammenhang mit dem intakten Zentralnervensystem zeigten gleiche Wirkung des Acetylcholins; dagegen hatten Physostigmin und Prostigmin als solche eine spontane Wirksamkeit. Strychnin war wirkungslos, γ-Aminobuttersäure 10^{-4} g/ml hatte auf spontane Kontraktionen keine Hemmwirkung. Pikrotoxin verstärkte die spontane Aktivität des Muskels nicht. Der Acetylcholinesterasekoeffizient des Muskels (QuCheE) betrug 1,7.

Diese nicht sehr hohe Empfindlichkeit des glatten Bewegungsmuskels auf Acetylcholin weist auf eine nahe Verwandtschaft von Peripatiden mit Anneliden, die Physostigminempfindlichkeit auf eine Acetylcholinesterase hin. Onychophora stehen den Anneliden auch dadurch näher als den Arthropoden, als diese über eine quergestreifte, auf Acetylcholin meist unempfindliche Körpermuskulatur verfügen. Es ist aber bei solchen Vergleichen zu berücksichtigen, daß die Onychophoren möglicherweise weder von den Anneliden abstammen, noch die Vorfahren von Arthropoden sind (vgl. auch SNODGRASS, 1938).

Wie aus Versuchen von BACQ u. COPPÉE (1937) hervorgeht, ist die Reaktion des Bewegungsmuskels von *Peripatopsis* auf Curare insofern anders als bei *Hirudo*, als er beim Egel partiell gelähmt wird, bei *Peripatopsis* unbeeinflußt bleibt, worin er mit dem Körpermuskel von *Lumbricus* übereinstimmt. Andererseits unterscheidet sich der Bewegungsmuskel von *Peripatopsis* in seinem Verhalten dem Physostigmin gegenüber von demjenigen von *Arenicola* und *Branchiomma*, die auf Physostigmin nicht reagieren. Es besteht nach FLOREY kein Zweifel, daß Onychophora in ihrem pharmakologischen und neurochemischen Verhalten mehr den Anneliden gleichen als den Arthropoden.

Über die Darmphysiologie bei *Peripatopsis* sp. vgl. MANTON u. HEATLEY (1937). Über Vorkommen und Wirkung von Acetylcholin am Darmkanal von Onychophoren ist nichts bekannt.

b) Klasse: Tardigrada, Bärtierchen (s. S. 684 und S. 820)

Tardigraden sind mikroskopisch kleine Organismen, welche im Süßwasser oder im Moos usw., zusammen mit Protozoen und Rotatorien leben. Die kaum mehr als 1 mm messenden Tardigraden sind durch andersartigen Bau der Mundwerkzeuge und Bewegungsorgane von den Arthropoden deutlich abgegrenzt. Sie haben einen muskulösen Schlundkopf. Ihre aus vier Paar Beinstummeln bestehenden Fortbewegungsorgane sind aus sackartigen Ausstülpungen des Integuments, sog. Parapodien, ähnlich wie bei den Borstenwürmern (Chaetopoden) gebildet; Wimpernhaare fehlen. Als Atmungsorgan fungiert die Haut; Herz und Gefäße fehlen ganz. Sie verfügen über ein apikales Cerebralganglion (Gehirn und suboesophagales Ganglion), von dem mindestens ein Paar Längsnerven ausgehen. Das Bauchmark besteht aus 4 Ganglienpaaren. Die motorischen Nerven sind bei den durchsichtigen Tieren bis an die bei Tardigraden (analog wie bei Onychophora) glatten Muskelfasern zu verfolgen, mit denen sie durch einen Nervenhügel (Doyèrescher Hügel), eine Art Nervenendplatte, verbunden sind.

Über Acetylcholin und Cholinesterasen ist bei Tardigraden nichts bekannt. Es wäre interessant, an diesen einfachen „Nervenmuskelpräparaten" die elektrophysiologischen Verhältnisse und die Wirksamkeit von Acetylcholin usw. zu untersuchen.

Versuche von EGGHART u. UMRATH (1956) an *Macrobiotus hufelandi* (Sigm. Schultz) (Abb. 90) haben ergeben, daß Strychnin 10^{-2} bis 3.10^{-4} krampfaus-

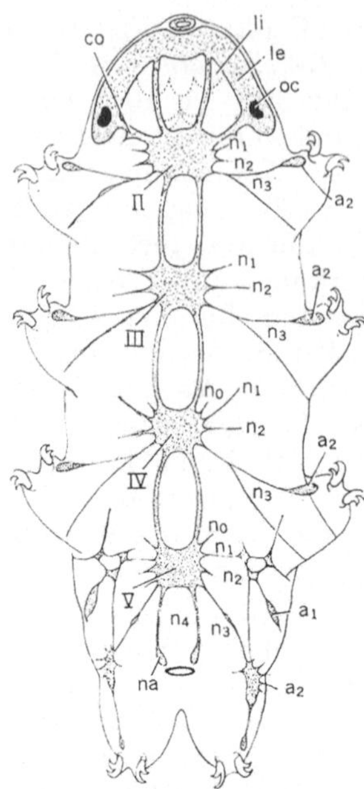

Abb. 90. *Macrobiotus hufelandi*, Nervensystem. *I—V* ventrale Ganglien; a₂ Gruppen von extrazentralen Neuronen der Beine, wahrscheinlich sensorisch; laterales circumoesophagales Konnektiv; *le* u. *li* äußerer und innerer Lappen des supraoesophagalen Ganglions; n_{0-3} Nerven der ventralen Ganglien; *oc* paariger Ocellus; (MARCUS 1929). (Aus: TH. H. BULLOCK u. G. A. HORRIDGE 1965)

lösend wirkte, Pikrotoxin bis 3.10^{-5}, Physostigmin bis 3.10^{-4}, Systox bis 3.10^{-5} ebenfalls, während Pervitin 10^{-3}, das ein schwacher Aminoxydasehemmer ist, die Bewegungen lähmte. Adrenalin bis 10^{-4} führte zu Bewegungssteigerung und zu Einkrümmungen des Körpers, 5-Hydroxytryptamin bis 3.10^{-3} zu verlangsamten Bewegungen und Streckung des Körpers. Damit gleicht die Empfindlichkeit eines Tardigraden weitgehend derjenigen von Euarthropoden.

HARMS (1934) nennt die Tardigraden zellstabile (d. h. eine ganz bestimmte Zahl von Zellen enthaltende) *Neoprocta*, die als „Sackgassenformen" im Kreise der Trochophoratiere liegen (vgl. auch GRASSÉ, 1963; MAY, 1948).

Arthropoda, Gliederfüßler

In den ältesten fossilführenden Schichten herrscht schon ein solcher Reichtum an Arthropoden, daß über ihre stammesgeschichtliche Herkunft nichts gesagt werden kann; ihr Ursprung liegt viel weiter zurück als die ersten fossilführenden Schichten es erkennen lassen. Im Cambrium schon reich vertreten sind die Trilobiten; sie verschwinden im Perm. Crustaceen existieren bereits im Cambrium, auch Xiphosuren. Die (polyphyletische) stammesgeschichtliche Ableitung der Arthropoden von paläozoischen Vorfahren ist deshalb umstritten (vgl. vor allem REMANE, 1952, 1959; TIEGS u. MANTON, 1958). Diese Unsicherheit in der phylogenetischen und tiersystematischen Stellung gilt auch für die *Tardigrada* (Bärtierchen), die dem Stamm der Paraarthropoden (Oncopoda) angehören.

a) Allgemeine Charakterisierung der Arthropoden

Für alle Arthropoden ist die heterogene Segmentierung und die Gliederung der Extremitäten charakteristisch. Das Herz der Arthropoden entspricht in manchem dem pulsierenden Dorsalgefäß der Anneliden, besitzt aber segmentale Ostien, welche das Herz mit der großen, es umgebenden Höhlung, dem sog. Perikardialsinus (offenes Gefäß-System) verbinden. Der Perikardialsinus entspricht weder morphologisch noch physiologisch dem Perikard der Mollusken oder der Wirbeltiere und ist auch kein Coelomabschnitt. Es ist ein mit Blut gefüllter Sinus. Gut ausgebildet ist das Gefäßsystem nur bei wasserlebenden, kiemenatmenden Krebsen: Malacostraca und Xiphosura; bei Insekten ist es stark reduziert, da es physiologisch durch das Tracheensytem ersetzt ist. Das Blut einiger Arthropoden (verschiedene Entomostraken und Insektenlarven) enthält Hämoglobin, das in Plasma gelöst ist. Bei vielen Arthropoden (Decapoden, Xiphosuren, Skorpione) enthält das Blut Hämocyanin. Das Blut der Insekten hat (mit Ausnahme der Hämoglobin bildenden) keine respiratorische, sondern nur nutritive Funktion. An das Gehirn sind 2—3 Rumpfganglien angegliedert, wodurch es dreiteilig wird (Proto-Deuto- und Tritocerebrum). Das Nervensystem ist nach dem Typus des sog. Strickleitersystems gebaut, das aus dem dorsalen Hirn und dem ventralen Bauchmark besteht; sie sind durch die den Schlund umfassenden Kommissuren miteinander verbunden. Von den Bauchganglien sind stets eine Anzahl miteinander verschmolzen (vgl. auch WELSH u. SCHALLEK, 1946).

An Sinnesorganen kommen neben den aus den Ommatidien (Augenkeilen) zusammengesetzten Facettenaugen auch einfache Ocellen mit Linse, Glaskörper und Retina vor. Besondere Ausbildung haben Tast-, Geruchs- und Geschmacksorgane erhalten. Der Verdauungskanal aller Arthropoden besteht aus 3 Teilen: dem vorderen oder Stomodaeum, einem mittleren oder Mesenteron und einem hinteren oder Proctodaeum.

Ein Nervennetzwerk ist an erwachsenen Arthropoden nicht nachweisbar, dagegen an weichhäutigen Larvenformen.

b) Herz und Kreislauf bei Arthropoden

Das Herz besteht zumeist aus einem dicht unter der Rückenhaut gelegenen Schlauch, welcher in eine Art Herzbeutel (Perikardialsinus) eingeschlossen ist und aus ihm das Blut durch eine rechte und linke Reihe von Spalten oder Ostien aufnimmt. Kleinen Arthropoden fehlt das Herz oft vollständig. Die zirkulären Muskelfasern des meist schlauchförmigen Herzens sind bei allen erwachsenen Formen und bei den meisten Larven quergestreift. Das gilt auch für *Limulus* (Xiphosura), *Amphipoden* und *Spinnen*. Das embryonale Limulusherz hat glatte Muskelfasern, die während der Entwicklung durch quergestreifte ersetzt werden. Das Arthropodenherz (Arachnomorpha, Crustaceen, Insekten) unterscheidet sich damit von anderen Invertebratenherzen anatomisch dadurch, daß es aus quergestreiften Muskelfasern, analog den Muskelfasern der Körpermuskulatur, besteht. Es stellt kein Syncythium dar, wie man früher auch vom Herzmuskel der Säugetiere annahm, von dem heute aufgrund elektronenoptischer Untersuchungen als sichergestellt gelten darf, daß er aus einzelnen verzweigten Fasern mit Querstreifung zusammengesetzt ist (KISCH, 1955).

PROSSER (1940) verdanken wir ausgedehnte Untersuchungen über die Herzfunktion bei verschiedenen Vertretern der Arthropoden. Bei kugelig geformten Herzen ziehen sich bei der Systole alle Fasern synchron zusammen, wodurch das Blut in der Regel nach vorn ausgepreßt wird, da der hintere Herzabschnitt in dieser Phase meist geschlossen ist. Die fast gleichzeitige Kontraktion aller Fasern kommt aber auch bei langgestreckten, schlauchförmigen Herzen vor, so z.B. bei *Spinnen, Skorpionen, Limulus*; meist wird bei diesen Herzen die Kontraktion in peristaltischen Wellen vor sich gehen.

Die *Diastole* erfolgt von außen durch mehr oder weniger radiale elastische Aufhängebänder, die durch die vorausgehende Systole gestreckt werden. Sie kommen bei *Limulus*, Spinnen, Cladoceren, Amphipoden, Decapoden und Insekten vor. Ob nur elastische Kräfte wirksam sind, ist bei denjenigen Arthropoden strittig, bei denen auch Muskelfasern in den Aufhängebändern festgestellt wurden, was bei den meisten Insekten der Fall ist und fälschlich zu der Bezeichnung „Flügelmuskeln" geführt hat. Heute ist sichergestellt, daß die elastische Diastole bei manchen Insekten durch Muskelkontraktion ergänzt wird.

Von den großen Körperarterien kann das Blut entweder direkt in die Leibeshöhle zurückgelangen, oder es nimmt seinen Weg durch Körperarterien, Capillaren und Venen, sowie durch die Atmungsorgane. Ein geschlossener Kreislauf ist auch bei den höchsten Formen nicht vorhanden, da stets der als Perikard funktionierende Teil der Leibeshöhle eingeschaltet ist, welcher das Blut von den Atmungsorganen empfängt und durch die Ostien an das Herz abgibt.

Das Arthropodenherz ist nach Krijgsman (1952) vom geschlossenen Kreislauf der Vertebraten dadurch verschieden, daß die Systole nur unbedeutenden Druck im (offenen) Gefäß-System erzeugt, und die diastolische Füllung nicht passiv, wie beim Vertebratenherzen, sondern aktiv durch elastische Fäden vermittelt wird, welche von außen das Herz nach jeder Systole ausdehnen. Ein weiterer Unterschied liegt darin, daß die automatische Ingangsetzung des Herzens nicht von modifizierten Herzmuskelzellen aus erfolgt, sondern die rhythmischen Impulse werden durch Nervenzellen der Herzwand oder von Ganglien außerhalb derselben ausgelöst. Bei vielen Arthropoden sind äußere (extrakardiale) Herznerven nachgewiesen; ihre Aufgabe ist nicht bei allen Formen völlig klargelegt.

c) Der Schrittmacher

Ganglienzellen in unmittelbarer Herznähe wurden bei vielen Arthropoden festgestellt, so zum Beispiel bei decapoden Crustaceen und bei Skorpionen, wo sich auf der dorsalen Seite des Herzens eine Kette von Nervenzellen findet. Demgegenüber haben Insekten kein dorsales Ganglion, sondern nur ein Paar lateraler Herznerven, die vom Visceralganglion ihren Ursprung nehmen. Manchen Arthropoden, nicht nur Insekten, scheinen Herzganglien zu fehlen, z. B. bei *Daphnia*, *Belostoma* und vielen Larven.

Damit, daß herznahe Ganglienzellen da sind, ist noch nicht gesagt, daß sie Schrittmacherfunktionen ausüben. Es ist wohlbekannt, daß das Vertebratenherz Nervenzellen enthält, welche keine Schrittmacher sind, sondern nur Impulse des extrakardialen Vagus weitergeben.

Daß das Herz der Arthropoden einen neurogenen Schrittmacher besitzt, geht fast ausschließlich auf Versuche an *Limulus* zurück. Das betrifft vor allem elektrophysiologische Versuche, welche den neurogenen Schrittmacher bei *Limulus* bestätigten. Es scheint dies aber auch aus Elektrokardiogrammen hervorzugehen, die bei den Krebsen *Maia, Astacus, Callinectes, Libinia, Cancer, Homarus, Pagurus* und bei der Heuschrecke *Melanoplus* aufgenommen wurden.

Der Unterschied in der Herzaktion zwischen myogenen und neurogenen Herzen läßt sich am Elektrokardiogramm und an der Messung der Aktionsströme des Herzens nach Prosser (1952) zeigen. Während das myogene EKG von Mollusken (vgl. Abb. 46) mit dem ebenfalls myogenen Herzen der Vertebraten und des Menschen (Abb. 204—206) bei aller Verschiedenheit im einzelnen, sich vergleichen läßt, zeigt das EKG von Arthropoden ein anderes Bild: neben den großen Wellen erkennen wir feine Schwingungen; das EKG der Arthropoden ist oscillatorisch (vgl. Abb. 121) was zweifellos mit der neurogenen Entstehung der Herzaktionsströme zu tun hat.

Bei manchen Anneliden scheinen in dieser Beziehung ähnliche Verhältnisse vorzuliegen, wie bei Arthropoden, so daß in diesem Zusammenhang eine Gruppe von Ringelwürmern als „Vorfahren" von Arthropoden, speziell von Insekten, betrachtet worden ist. Durch PROSSER (1950) wurde an dem Polychaeten *Arenicola cristata* festgestellt, daß das Elektrokardiogramm sich aus einer Reihe summierter Aktionsströme aufbaut, welche sehr wahrscheinlich Entladungen eines ganglionären Schrittmachers entsprechen. Dabei waren die schnellen (oscillatorischen) Entladungen von einer langsamen Welle gefolgt, deren Entstehung nicht voll geklärt ist. Einen gewissen Aufschluß haben Untersuchungen an dem Stomatopoden *Squilla oratoria* durch IRISAWA u. IRISAWA (1957) (Abb. 105 S. 284) gebracht. Das EKG zeigte sowohl eine langsame (myogene) Komponente, welche innerhalb 8 msec anstieg und in ca. 100 msec langsam abfiel, als auch feine Schwingungen, im Mittel 7,2 pro Systole, welche von den 14 Nervenzellen des Herzens herrühren, wobei die größere Zelle des 13. Segmentes den Schrittmacher darstellt. Es gelang also hier, im EKG die myogenen Aktionsströme gegen die neurogenen abzugrenzen.

Für einen neurogenen Schrittmacher bei einer Reihe von Arthropoden sprechen auch Versuche von A. E. NEEDHAM (1950, 1954) an den Malacostraken *Asellus, Gammarus, Carcinus*, denen Versuche an anderen Arthropoden gegenüberstehen, welche ein myogenes Herz besitzen. Für das neurogene Arthropodenherz, geprüft an dem Isopoden *Asellus aquaticus* und an dem Amphipoden *Gammarus pulex*, ist nach NEEDHAM charakteristisch, daß auf leichte Äthereinwirkung (gelöst in Wasser) das Herz (und die Kiementätigkeit) stillstanden, bevor durch cerebrale Lähmung (Narkose) die somatischen Bewegungen aufhörten. Das hängt offenbar mit der Eigenart der Herztätigkeit bei neurogenen Herzen zusammen, wie es für das Herz *in situ* des decapoden Krebses *Carcinus maenas* (Krabbe) gezeigt wurde, daß es bei starker motorischer Erregung längere Zeit stillsteht und erst bei Ruhe wieder zu schlagen anfängt. Nun hat Äther primär, bevor es zur Lähmung der Körpermotorik kommt, eine starke Erregung und Spastizität der Muskulatur zur Folge, mit der möglicherweise der Herzstillstand reflektorisch in Beziehung steht.

Demgegenüber erwies sich das *myogene* Herz (bei Säugetieren) auf Äther als sehr resistent. Das ist auch bei Arthropoden mit myogenem Herzen der Fall. Das Herz von Entomostraken, etwa der Cladocere *Daphnia* sp. und des Phyllopoden *Simocephalus* sp. zeigte sich dem Äther gegenüber als äußerst resistent und wurde in dieser Unempfindlichkeit (hierin ähnlich wie bei Arthropoden mit neurogenem Herzen) nur durch den Darm und dessen Peristaltik übertroffen.

Das Herz eines anderen Phyllopoden *Artemia salina* ergab einen dritten Typus der Wirkung auf den Äther: es bestand volle Unempfindlichkeit. Nach PROSSER (1952) ist das Herz von *Artemia salina*, einem Brachiopoden (Kiemenfüßer), nervenfrei, besitzt also eine *myogene* Erregungsleitung. Dabei ist die Ätherempfindlichkeit des ganzen Tieres sehr groß. Dagegen ist das Herz des Copepoden *Diaptomus* spec. — eine der wenigen Copepodengattungen, die ein Herz besitzen — *neurogen* und auf Äther empfindlicher als der herzlose Copepode *Cyclops* sp., während *Diaptomus* auf Äther allgemein sehr empfindlich ist.

Der Äther erweist sich hier als ein wertvoller Teststoff für die Unterscheidung neurogener und myogener Herzen, der in einem viel weiteren Bereich Anwendung verdiente. Über den Ätherversuch bei Insekten durch NEEDHAM s. S. 329.

Das Nervengift Strychnin wirkte auf das Herz von *Astacus* sp. erst erregend, dann lähmend; ebenso auf das Herz der Schabe *Periplaneta americana*. Das spricht für neurogenen Herzautomatismus mit synaptischer Übertragung der Erregungswelle.

Es muß sich beim neurogenen Arthropodenherzen um zwei Typen von Nervenzellen handeln: 1. Schrittmacherzellen, die spontan sich entladen und über Synapsen Impulse auf den 2. Typus übertragen, d. h. auf Motoneurone, welche mit dem Herzmuskel in direkter Verbindung stehen. Diese Organisation entspricht derjenigen des Limulusherzens. Die Strychninversuche an anderen Arthropoden sprechen ebenfalls für einen neurogenen Schrittmacher mit zwei synaptisch verbundenen Zellentypen, so daß es sich wahrscheinlich um eine allgemeinere Einrichtung bei vielen Arthropoden handelt (KRIJGSMAN, 1952).

d) Acetylcholin am Arthropodenherzen

Die Zahl der Arthropoden, Crustaceen und Insekten, ist groß, bei denen das Herz auf Acetylcholin mit Beschleunigung reagiert. Das gilt nach PROSSER (1942, 1952) z. B. auch für die Honigbiene, *Apis mellifica*. Acetylcholinesterase wurde in Insektenherzen eindeutig nachgewiesen (MEANS, 1942), was noch nicht unbedingt für eine cholinerge Innervation des Herzens spricht, BACQ (1937, 1947), da Cholinesterasen in vielen Geweben vorkommen. Mehr beweisend waren Versuche mit Anticholinesterasen, durch welche die Wirkung von zugeführtem Acetylcholin verstärkt wurde. Anticholinesterasen wirkten auch an sich herzerregend. Gezeigt wurde dies für das Herz von *Limulus, Cancer, Astacus, Panulirus, Homarus, Carcinus, Stenopelmatus* und *Periplaneta*. Die Wahrscheinlichkeit ist groß, daß es sich beim Acetylcholin um einen Überträgerstoff am neurogenen Schrittmacher von Arthropoden handelt, dieser mithin positiv cholinerge Eigenschaften besitzt. Darin macht sich eine gewisse Verwandtschaft im Verhalten des Schrittmachers von Arthropodenherzen mit der positiv cholinergen Wirkung des Acetylcholins an autonomen Ganglien von Vertebraten geltend.

Nicotin hatte, wie an autonomen Ganglien der Wirbeltiere, je nach Konzentration teils erregende, teils blockierende Wirkung auf das Arthropodenherz, zeigte also die für Nicotin charakteristische diphasische Wirkung. RIJLANT (1932) stellte an *Limulus* (Pfeilschwanzkrebs) fest, daß der Nicotinblock am Herzen ein Synapsenblock ist, da unter Nicotin die raschen (oszillatorischen) motorischen Impulse verschwanden, während die langsamen Zellpotentiale weitergingen. *Pilocarpin* beschleunigte das Herz von *Limulus*, verschiedener Crustaceen (*Cancer, Carcinus*) und von *Periplaneta*, was wiederum dafür spricht, daß der neurogene Schrittmacher des Arthropodenherzens cholinergische Nervenfasern enthält. Entscheidend für die Annahme eines cholinergen Mechanismus war das Verhalten des Arthropodenherzens dem Atropin gegenüber: Atropin hatte eine Gegenwirkung gegen Acetylcholin, der Herzschlag wurde wie bei Oligochaeten (*Lumbricus*) und Hirudineen (*Hirudo*) verlangsamt, die Acetylcholinwirkung war aufgehoben, was bei einer Reihe von Krebsen (*Panulirus, Astacus, Cancer*) und Insekten (*Melanoplus, Periplaneta*) festgestellt wurde. Doch sind die Verhältnisse nicht ganz eindeutig klargelegt, weil eine Reihe von Untersuchern diese Gegenwirkung des Atropins an Krebsen nicht feststellen konnte, was nach weiterer Abklärung dieser wichtigen Feststellungen ruft. Widersprüchlich war auch die Reaktion auf Muscarin: das Herz von *Limulus longispina* wurde verlangsamt, reagierte also wie ein myogenes Herz, während das Herz von *Cancer magister*, dem Verhalten eines neurogenen Herzens entsprechend, Beschleunigung zeigte. Beide Wirkungen wurden durch Atropin aufgehoben. Am Herzen des Insekts *Stenopelmatus* sp. war Muscarin wirkungslos. Diese Wirkungsunterschiede liegen vielleicht weniger in einer verschiedenen Reaktionsart der Tiere als im „Muscarin" verschiedener Herkunft. Reines Muscarin ist erst seit wenigen Jahren erhältlich, so daß die Versuche mit einwandfrei reinem Muscarin wiederholt werden sollten (vgl. WASER, 1961).

Nicht der ganze (synaptische) Schrittmacher von Arthropoden erwies sich als cholinergisch: die motorischen (zweiten) Neurone des Limulusherzens sind es offenbar nicht, wie GARREY (1942) zeigte. Wurde Acetylcholin direkt auf den Herzmuskel gebracht, hatte es keine Wirkung; auf das ganglienfreie Herz appliziert, wirkte es verlangsamend, also wie am myogenen Herzen. Die motorischen Neurone des Herzmuskels scheinen danach auf Acetylcholin unempfindlich zu sein, der Herzmuskel selbst reagierte im Sinne cholinerger Hemmung. Durch „Curare" wurde eine nachfolgende Acetylcholinwirkung am Schrittmacher des Arthropodenherzens unterdrückt, wie DAVENPORT (1941) für *Cancer*, KRIJGSMAN u. KRIJGSMAN (1952) für *Periplaneta* zeigen konnten. Das würde dem Verhalten des Vertebratenherzens entsprechen.

Die Funktionsverhältnisse des Arthropodenherzens können nicht abgeklärt werden, ohne daß auf die Wirkung der Catecholamine Adrenalin und Noradrenalin (vgl. S. 685) wenigstens kurz hingewiesen wird. An einer Reihe von Arthropoden, so an den decapoden Krebsen *Maja*, *Cancer*, *Carcinus* und *Panulirus* und an der Schabe *Periplaneta americana* (Blattidae) konnte festgestellt werden, daß *Adrenalin* auf das neurogene Arthropodenherz ebenfalls erregend wirkte. Adrenalin und Acetylcholin sind also bei Arthropoden nicht Antagonisten, sondern im Hinblick auf die Erregung des Herzens irgendwie Synergisten, wobei nach Versuchen an *Limulus* für die beiden Hormone verschiedene Angriffspunkte sichergestellt sind.

Die Adrenalinerregung am Herzen konnte durch Ergotamin oder Ergotoxin unterdrückt werden (*Maja*, *Cancer*, *Carcinus*, *Periplaneta*). In dieser Hinsicht besteht Übereinstimmung der Wirkung mit dem Vertebratenherzen, wo die erregende Wirkung des Adrenalins und die Hemmung oder Umkehr der Adrenalinwirkung durch Ergotamin als eine über die kardialen Endigungen der extrakardialen Acceleransnerven gehende Blockierungswirkung adrenerger α-Receptoren sichergestellt ist. Die Art der Ergotaminwirkung auf das Herz von Arthropoden ist noch zu untersuchen.

Bei Arthropoden als den am höchsten entwickelten Vertretern der Protostomier können wir an decapoden *Krebsen* und an *Insekten* feststellen, daß sowohl Acetylcholin, als auch Adrenalin oder Noradrenalin auf das Krebs- und Insektenherz eine fördernde, beschleunigende Wirkung ausüben, während Atropin die Acetylcholinwirkung hemmt. Arthropoden verhalten sich dem Acetylcholin, Adrenalin und Atropin gegenüber ähnlich wie Ringelwürmer, deren primitive Vorstufen vielleicht zu ihren stammesgeschichtlichen Ahnen gehören. Es ist, wie wenn die Natur bei den Arthropoden, eigentlich schon bei den Anneliden, einen neuen Versuch mit den humoralen Überträgerstoffen gemacht hätte: Während bei Mollusken und bei Wirbeltieren Acetylcholin die Herzfunktion hemmt und verlangsamt und durch Adrenalin anregt und beschleunigt, ist bei vielen Arthropoden hinsichtlich Acetylcholin das Gegenteil der Fall: Acetylcholin regt das Herz an und wirkt beschleunigend, womit zum Ausdruck kommt, daß in der Wirkung des Acetylcholins ein *Funktionswandel* eingetreten ist.

Die Erklärung liegt darin, daß die Herzaktion bei manchen Mollusken und bei Wirbeltieren *myogen*, d. h. vom Muskel oder muskelähnlichen Gewebe aus in Gang gesetzt wird, bei einem großen Teil der Arthropoden *neurogen*, d. h. von einem nervösen, aus Ganglienzellen bestehenden, also neurogenen Schrittmacher aus. Über myogenen Rhythmus bei Invertebraten (auch Insekten) s. PRINGLE (1954, 1957).

Geklärt wurden die Verhältnisse bei Arthropoden zunächst hauptsächlich durch die umfassenden Untersuchungen von KRIJGSMAN (1952), der zu der Unterscheidung von positiv *cholinergischen Schrittmacherneuronen* und positiv *adrenergischen Motoneuronen* des Arthropodenherzens gelangte. Wenn auch diese Auffassung nicht in jeder Beziehung den komplizierten Verhältnissen Rechnung tragen kann, so gibt sie uns doch eine theoretische Begründung für einen überwiegend großen Teil bisher bekannter Funktionsweisen des Arthropodenherzens, wie das im Folgenden etwas weiter ausgeführt werden soll.

Es wurde an *Limulus* sp. (s. S. 259) festgestellt, daß die auf Acetylcholin empfindlichen (cholinergen) extrakardialen Schrittmacherganglien auf Adrenalin unempfindlich sind, während an den (adrenergischen) intrakardialen Motoneuronen Adrenalin (auch Ephedrin) direkt an den Herzmuskel herangebracht, starke Erregung bewirkte. Adrenalin (vgl. S. 691) hat auch auf das Herz vieler Crustaceen und von *Periplaneta* und anderen Insekten (S. 695) erregende Wirkung. Dagegen hemmt nach DAVENPORT (1949) Adrenalin das Herz der Heuschrecke *Stenopelmatus* sp. Im Ganzen gesehen ist es aber sehr wahrscheinlich, daß die Schrittmacherneurone cholinergisch, die Motoneurone vieler Arthropoden adrenergisch sind. Eine gewisse Analogie mit autonomen intermediären Synapsen von Wirbeltieren kann darin gesehen werden, daß der Schrittmacherapparat von Arthropoden sich ähnlich wie eine aus prä- und postganglionären Neuronen bestehende sympathische Nervenfaser verhält (KRIJGSMAN). Damit würde in Übereinstimmung stehen, daß Ergotoxin am Arthropodenherzen verlangsamend wirkt, was für decapode Krebse und *Periplaneta* bestätigt wurde.

Abweichungen vom vorausgehenden Funktionstypus sind nicht selten: so wirkt Acetylcholin auf das Herz der Cladocere *Daphnia* spec. verlangsamend (BAYLOR, 1942; KRIJGSMAN u. BEKKER, 1951); analog war die Wirkung von Anticholinesterasen (SOLLMAN u. WEBB, 1941), was bei *Daphnia* für einen myogenen Schrittmacher spricht. Damit steht in Übereinstimmung, daß Nervenzellen im Herzen von *Daphnia* nicht gefunden werden konnten. Adrenalin scheint das Daphnienherz in manchen Versuchen beschleunigt zu haben. Wir dürfen daraus nicht ohne weiteres den Schluß ziehen, daß Adrenalin als adrenerger Überträgerstoff in Frage kommt (s. S. 695). Versuche an der Cladocere *Simocephalus* sprechen ebenfalls für ein myogenes Herz.

e) Extracardiale Regulationen bei Arthropoden

Extracardiale Nerven sind bei vielen decapoden Crustaceen, bei Spinnen und bei Skorpionen nachgewiesen, die vom Cerebralganglion ausgehen, während bei Insekten das Visceralganglion (seitliche Herznerven) und die ventrale Nervenleiter (segmentale Herznerven) den Ausgangspunkt für sie bilden.

Bei Spinnen führte elektrische Reizung extrakardialer Nerven zur Beschleunigung. An manchen decapoden Krebsen scheinen herzbeschleunigende Fasern vom suboesophagalen Ganglion auszugehen, bei anderen vom Thorakalganglion. Ähnliches wurde bei einigen Insekten festgestellt.

Manches spricht aus pharmakologischen Gründen dafür, daß diese extrakardialen Beschleunigungsnerven cholinergisch sind und auf die kardialen Ganglien (Schrittmacher), nicht direkt auf die Motoneurone des Herzmuskels einwirken.

Den Herzschlag verlangsamende extrakardiale Nerven, meist vom Thorakalganglion ausgehend, wurden bei Crustaceen ebenfalls festgestellt. CARLSON (1909) fand sie bei Spinnen und bei dem Insekt *Dictyophorus*. Ob und was für ein impulsübertragendes Hormon bei diesen extrakardialen Hemmnerven in Frage kommt, analog dem Acetylcholin bei Vertebraten, bleibt vorläufig unbekannt.

f) Der quergestreifte Muskel von Arthropoden und seine Innervation

Der Muskel der Arthropoden ist quergestreift; das betrifft nicht nur die Bewegungsmuskulatur, sondern im allgemeinen auch die Muskulatur des Darmkanals (WIGGLESWORTH). Phylogenetisch von Bedeutung ist die elektronenoptische Feststellung, daß die Feinstruktur des quergestreiften phasischen Adductors der Muschel *Pecten* sp. und des indirekten Flugmuskels von *Calliphora* (Insekt) mit derjenigen des quergestreiften Vertebratenmuskels fast übereinstimmt. Auch ist die im Elektronenmikroskop bei der Kontraktion wahrnehmbare Verschiebung der A-Banden bei Invertebraten und Vertebraten dieselbe, woraus geschlossen werden darf, daß der Kontraktionsmechanismus als Gleitvorgang im Prinzip bei allen quergestreiften Muskeln gleich ist.

Diese Schlußfolgerung gilt nur für den eigentlichen Kontraktionsvorgang, nicht für die Art der neuromuskulären Auslösung der Kontraktion, insbesondere wenn wir an die Funktion des Acetylcholins bei Vertebraten denken, die bei Arthropoden fast fehlt.

Die stammesgeschichtliche Bedeutung dieser Feststellung liegt vielleicht darin, daß wir bei den „Spitzenleistungen" der 3 großen Entwicklungslinien der tierischen Evolution, den Mollusca, Arthropoda und Vertebrata den quergestreiften Muskel als hochspezialisierte Struktur antreffen, welche den hohen Anforderungen an die spezialisierte Leistung entspricht.

Die Körpermuskulatur von Arthropoden steht unter direkter zentraler Leitung: die motorischen Axone gelangen, direkt von Nervenzellen des Zentralnervensystems ausgehend, ohne synaptischen Unterbruch zu den Muskeln (HOYLE). Die Haftstellen der Körpermuskeln befinden sich unter Vermittlung von sog. Tonofibrillen an oder in der Cuticula oder an einem „Innenskelett".

Was die *Innervation* des quergestreiften Bewegungsmuskels von Arthropoden anbetrifft, liegen nicht selten komplizierte Verhältnisse vor. Oft erhält eine einzige Arthropodenmuskelfaser Nervenendigungen von zwei bis drei verschiedenen motorischen Axonen, was einer polyneuralen Innervation entspricht. Bei Crustaceen verzweigt sich der motorische Nerv an der Oberfläche der Muskelfaser. Terminale Bildungen vom Endplattentyp wurden bei Crustaceen noch nie beobachtet. Dagegen haben die motorischen Nerven von Insekten eine typische Endstruktur, die man mit den Endplatten der Vertebraten homologisieren darf. Sie sind von HOYLE (1955a) u. a. genauer untersucht worden. Während bei Crustaceen eine multiterminale Innervation häufig zu sein scheint, verfügen Insekten über eine die Länge der Muskelfasern begleitende Reihe von „Nervenendplatten."

Die motorische Innervation von Arthropoden zeichnet sich durch eine beschränkte Anzahl nervöser Elemente (Axone) aus; sie ist relativ sparsam. Bei Krebsen ist jeder Muskel meist von nur 2 motorischen Fasern versorgt. Die Abstufung im Ausmaß der Muskelaktionen bietet daher bei Arthropoden besondere Probleme; bei Krebsen kann sogar eine einzelne motorische Faser eine feine Dosierung der Bewegung ermöglichen, da ihre Endverzweigungen in alle Muskelfasern reichen und funktionell unterschiedlich sind: „langsame" Endstellen bedürfen einer beträchtlichen Anzahl von langsamen Impulsen, ehe die zugehörigen Muskelfasern ansprechen, „schnelle" Endstellen antworten auf einzelne, schnell aufeinander folgende Impulse. Bei monaxonischer Innervation versorgt dieselbe Nervenfaser beiderlei Endstellen, hier ist die Impulsfrage in der Nervenfaser für die jeweilige Muskelaktion ausschlaggebend. Bei Hymenopteren und Dipteren (Flügelmuskulatur) ist die Zahl der Kontraktionen größer als die der nachweisbaren Muskel-Aktionspotentiale und wahrscheinlich auch der Nervenimpulse.

Neben Erregungsfasern haben wir es mit Hemmungsfasern zu tun (KATZ, FLOREY). Die hemmenden Fasern von decapoden Krebsen und wohl auch anderer Arthropoden dienen vielfach als gemeinsame Hemmer für eine große Anzahl verschiedener Muskeln.

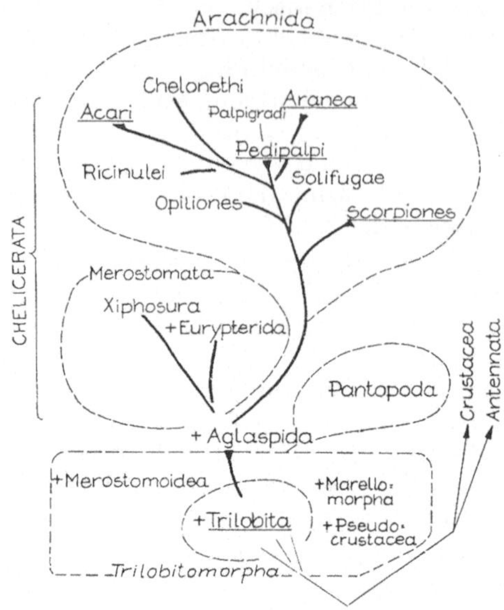

Abb. 91. Phylogenie der Arachnomorpha. (Aus: A. REMANE 1959)

g) Acetylcholin und quergestreifter Muskel bei Arthropoden

Der quergestreifte Muskel von Arthropoden ist auf von außen zugeführtes Acetylcholin auffallend unempfindlich, dies trotzdem das Nervensystem von Arthropoden relativ viel Acetylcholin enthalten kann — nicht aber die Motoneurone. Diese Unempfindlichkeit liegt möglicherweise darin, daß die motorischen Nervenendigungen von Crustaceen- und Insektenmuskeln (wahrscheinlich) innerhalb der Muskelfaser selbst oder jedenfalls unter dem Sarkolemm liegen, so daß ein Receptor für Acetylcholin und entsprechende Wirkstoffe von außen nicht zugänglich ist. Eine Begründung für diese auffallende Einrichtung ergibt sich teilweise aus der offenen Blutzirkulation der Arthropoden, um zu verhindern, daß Überträgerstoffe, welche an den Nervenendigungen freigesetzt werden, durch den Blutstrom rasch weggewaschen werden. Noch wichtiger erscheint ein Schutz gegen die sehr wechselnde Ionenzusammensetzung der Hämolymphe zu sein (s. S. 346). Zu einer ähnlichen Auffassung führten auch Curareversuche: ,,Curare" hatte auf motorische Endigungen des Crustaceenmuskels und auf motorische Nervenendplatten von Insekten keinen Einfluß.

h) Acetylcholinwirkung am Arthropodendarm

Quergestreifter Darmmuskel kommt bei Vertebraten praktisch nicht vor. Eine Ausnahme bildet die Schleie (s. S. 488). Dem Acetylcholin gegenüber erwies sich der quergestreifte Darmmuskel von Arthropoden als ausgesprochen empfindlich, was zu der (wirklichen oder scheinbaren) Unempfindlichkeit des quergestreiften somatischen Bewegungsmuskels in Gegensatz steht. Diese Empfindlichkeit erstreckt sich auch auf Atropin, durch welches die Kontraktionswirkung des Acetylcholins am Darm ausgelöscht oder verhindert wird. Nicotin wirkte primär erregend, sekundär lähmend. Diese Wirkungen stimmen, wie bei Anneliden, mit der Empfindlichkeit der vagal fördernden Innervation des Verdauungskanals von Wirbeltieren auf diese Stoffe überein. Über die (hemmende) Adrenalinempfindlichkeit des Darmkanals von Arthropoden s. S. 689.

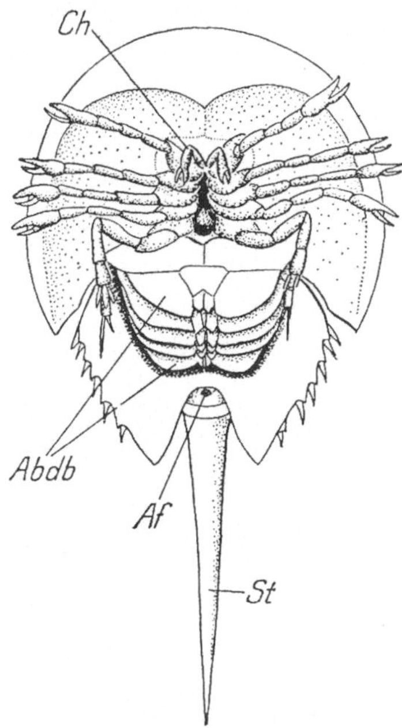

Abb. 92. *Limulus polyphemus*, Pfeilschwanzkrebs, von der Bauchseite. (Nach: PACKARD). *Abdb* Abdominalbeine; *Af* After; *Ch* Chelicere; *St* Schwanzstachel. (Aus: A. KÜHN 1961)

I. Stamm Arthropoda, Gliedertiere (Abb. 91)

1. Protoarthropoda
Unterstamm Trilobitomorpha

Gattung *Trilobita* u. a. Trilobiten sind die primitivsten Arthropoden, die wir kennen (im Perm ausgestorben).

2. Euarthropoda
Unterstamm Chelicerata

Eng an den schon im Perm ausgestorbenen Unterstamm der Trilobitomorpha schließen sich die Chelicerata mit der

 Klasse der *Merostomata*
 Klasse der *Arachnida*
 Klasse der *Pantopoda* an.

Von der Klasse der *Merostomata* lebt heute nur noch die Gattung *Limulus* in wenigen Arten; es folgt die große Klasse der *Arachnida* mit Skorpionen, Spinnen, Milben usw.

Bei den Cheliceraten sind die ersten Antennen völlig zurückgebildet, die zweiten werden zu den scherenartigen Cheliceren. Dem Kopf werden zwei Rumpfsegmente angegliedert. Bei den Arachnoidea ist das zweite Paar der Gliedmaßen in die Pedipalpen umgewandelt, das dritte bis sechste Paar wird zu den Schreitbeinen.

1. Kl. Merostomata (Xiphosura); Limulidae, Pfeilschwänze

Die Formen des Perms zeigen bereits alle Charaktere der *Limulidae*; im Jura ist die Gattung *Limulus* schon vollendet (Abb. 92).

Gattung *Limulus*, Pfeilschwanzkrebs (nur 5 Arten noch lebend).

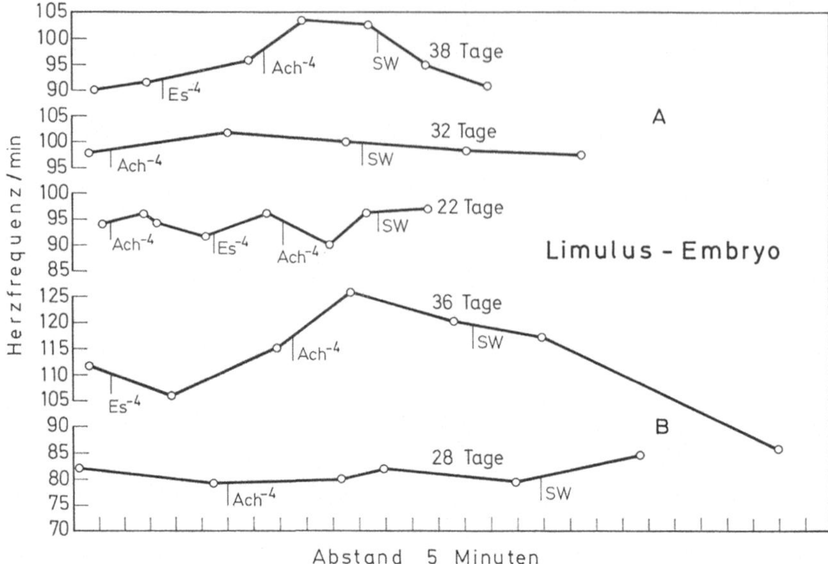

Abb. 93. Wirkung von Acetylcholin (*Ach*) 10^{-4} und Physostigmin (*E*) 10^{-4} auf die Herzfrequenz von *Limulus*-Embryonen. Embryo *A* am 22., 32. und 38. Tag, Embryo *B* am 28. und 36. Tag der Entwicklung. In der *myogenen* bis etwa zum 32. Tag dauernden Periode reagiert das Herz nicht auf Acetylcholin und Physostigmin. Vom 31. Tag an, d. h. nach Innervation des Herzens reagierten die Embryonen, vom 35. Tag an fast alle auf Acetylcholin und Physostigmin mit Beschleunigung. (Aus: C. L. PROSSER 1942)

Der Körper der Limuliden besteht aus einem mächtigen halbmondförmigen Cephalothorax, einem etwas kleineren, seitliche Stacheln tragenden Abdomen und einem Schwanzstachel. Dem Cephalothorax gehören, wie bei Arachnoidea, 6 Paar Extremitäten an, 1 Paar vom Bauchmark aus innervierte, zu beiden Seiten der Mundöffnung gestellte Cheliceren und 5 Paar beinartige Extremitäten. Das Abdomen trägt blattartige, spaltfußähnliche, kiementragende Gebilde.

α) Herz und Kreislauf

Vom Limulusembryo ist bekannt, daß das (nervenlose) Herz am 21. Entwicklungstag zu schlagen beginnt, bevor das Herzganglion entwickelt ist. Dieser *myogene* Rhythmus dauert etwa bis zum 33. Tag an; von da an ist der Rhythmus neurogen (Abb. 93). Acetylcholin wirkt erst beschleunigend, wenn das Herz innerviert ist.

Das ca. 15—20 cm lange, in ein weites Perikard eingeschlossene dorsale Herz von *Limulus polyphemus* ist aus 8 je mit einem Paar klappentragender Ostien versehenen Segmenten aufgebaut. Dazu kommen 4 Paar Seiten- und ein Paar kardiale Arterien. Eine Reihe elastischer Bänder heftet das Herz ans Perikard und teilt dieses in verschiedene Kammern. Nachdem das Blut die Körpergewebe bespült hat, tritt es in ein Lakunensystem über, das es zu den Kiemen führt, von denen aus es in das Perikard und von da zum Herzen zurückgelangt. Die Rückenseite des Herzens trägt eine Ganglienkette. Bei *Limulus longispina* wurde nebst der Kammer eine Art Vorhof festgestellt. Die in Abb. 94 nach NUKADA (1925) wiedergegebene schematische Darstellung des 12—15 cm langen Herzens von *Limulus longispina* zeigt auf der dorsalen Seite die segmental angeordneten 8 Ostien und, insbesondere im 5. und 6. Segment große unipolare neben zahlreichen kleineren und kleinsten multipolaren Ganglienzellen. Als Schrittmacher (automotorische Zellen) des Herzens dürften die großen Ganglienzellen vorwiegend des

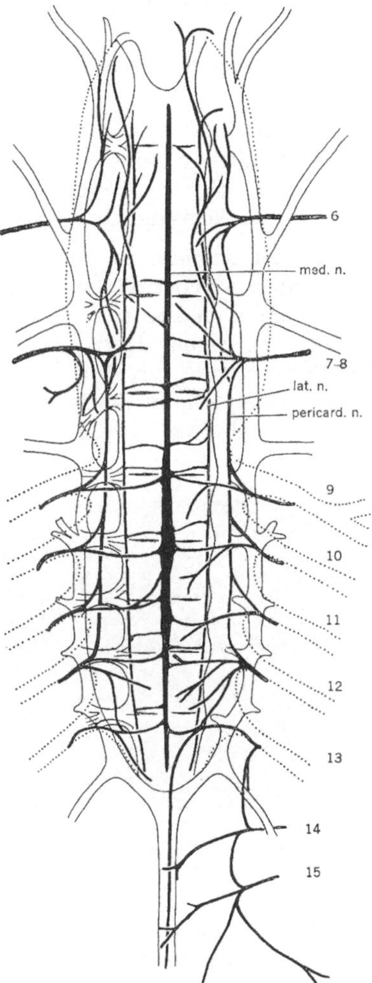

Abb. 94. Herznerven von *Limulus* sp. von der Rückenseite. (Nach: NUKADA). Der Umriß des Herzens mit den zahlreichen Ostien ist mit eingezeichnet. *6—13* segmentale Herznerven, von denen Äste zum medialen Herznerven ziehen; *14—15* postcardiale Nerven; *7—8* Pericardialnerv mit Verzweigungen zu den anderen Segmentalnerven. Afferente Blutgefäß und Perikardhülle: gestrichelte Linie, efferente Gefäße: ausgezogene Linie. (Aus: TH. H. BULLOCK u. G. A. HORRIDGE 1965)

5. und 6. Herzsegments in Frage kommen. Das Gefäßsystem ist sehr gut ausgebildet; es besteht ein geschlossenes Venensystem, das in den perikardialen Sinus mündet (CLARK).

Abzuklären bleibt die Frage: welcher Teil des Schrittmachers hat cholinergischen Charakter? Die Versuche an *Limulus* haben gezeigt, daß nicht der ganze Schrittmacher cholinergisch sein kann; jedenfalls sind es die motorischen Nervenfasern, welche vom Ganglion zum Herzen ziehen, nicht.

Acetylcholinesterase wurde im Herzen von *Limulus polyphemus* durch SMITH u. GLICK (1939) in Segment 5—6 mit der Aktivität von 50 cbmm CO_2/50 mg Gewebe/30 min, in Segment 1—2 mit einer Aktivität von 34 cbmm CO_2/50 mg Gewebe 30 min nachgewiesen. Der Nervus cardiacus zeigte die hohe Aktivität von 446 cbmm CO_2/50 mg Gewebe/30 min. Es wäre zu wünschen, daß diese Werte durch Fest-

17*

stellungen an anderen Limuliden verifiziert und durch Werte für Cholinacetylase
ergänzt würden.

In Blutflüssigkeit und Erythrocyten wurde Cholinesterase nachgewiesen
(Smith u. Glick).

Rijlant (1931b) hat festgestellt, daß in der Verlängerung des Herzganglions
nach vorn sich nicht nur Nervenfasern, sondern auch eine Anzahl Nervenzellen
finden und daß sich bestimmte elektrophysiologische Beziehungen zwischen dem
Herzganglion und dieser vorderen Nervengruppe ergeben.

Das Herz des ausgewachsenen *Limulus* ist *neurogen*; es hat einen vom Muskel
gut abtrennbaren Schrittmacher, welcher als Ganglion dem Herzen entlangläuft
(Rijlant, 1931b). Wird das Ganglion abgetrennt, hört jeder Automatismus auf;
der Herzmuskel bleibt als solcher erregbar. Herzhemmende Fasern wirken über das
Ganglion, nicht über den Herzmuskel (vgl. auch Dubuisson u. Monnier, 1931;
McCann, 1962 und Abb. 95). Acetylcholin führte über das Ganglion (den Schrittmacher) zu Herzbeschleunigung (Garrey, 1942).

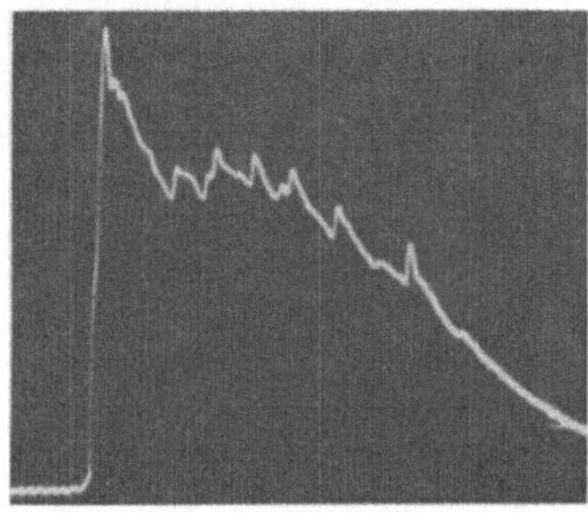

Abb. 95. Aktionsstrom einer Myocardzelle des neurogenen Herzens von *Limulus polyphemus*, 100 msec/cm.
(Aus: F. V. McCann 1965)

Atropin wirkte am *Limulus*herzen erregend, ohne gegen Acetylcholin einen
Antagonismus zu zeigen. Durch *Physostigmin* wurde die herzbeschleunigende
Wirkung des Acetylcholins, analog wie bei decapoden Krebsen, verstärkt; ebenso
durch das dem Acetylcholin nahe verwandte „Muscarin". Nach anderen Feststellungen führte „Muscarin" an *Limulus* zur Verlangsamung des Herzrhythmus,
ein Effekt, der durch Atropin aufgehoben wurde. Vgl. auch Carlson (1906).

Pilocarpin beschleunigte den Rhythmus des Herzganglions; *Nicotin* als Nico-
tinbase 10^{-6} bis 10^{-7}, zeigte die vom Wirbeltierherzen wohlbekannte zweiphasische
Wirkung: erst Erregung (bei *Limulus* Beschleunigung), später Lähmung. Höhere
Konzentrationen von 5.10^{-4} an hatten, am Herzmuskel appliziert, nur lähmende
Wirkung. Rijlant (1932) wies am isolierten Herzganglion von *Limulus* spec. nach,
daß der Nicotinblock am Herzganglion ein Synapsenblock ist. Die Nicotinwirkung
auf das Limulusherz gleicht damit der Nicotinwirkung an cholinergischen Synapsen bei Vertebraten, was mit großer Wahrscheinlichkeit dafür spricht, daß im
Schrittmacher des Limulus- und wahrscheinlich vieler Arthropodenherzen cholinergische Fasern vorhanden sind.

Strychnin: regte das Limulusherz über das Herznervensystem an. Direkte
Applikation am Herzmuskel hatte keine Wirkung. Unter Benutzung höherer
Dosen fand Rijlant (1931b) Blockierung am Herzganglion.

Morphin: RIJLANT (1931a, b, c, d, 1936) stellte erregende Wirkung des Morphiums auf das Herzganglion von *Limulus* fest.

Wurden die *äußeren* (extrakardialen) Herznerven von *Limulus* durchschnitten, kam es zur Beschleunigung des Herzschlages, was für extrakardiale Hemmnerven spricht; doch ist ein Hemmstoff nicht nachgewiesen, und Acetylcholin kommt als solcher nicht in Frage. Wie DUBUISSON (1930, 1933) zeigte, hat das Elektrokardiogramm des Herzens von *Limulus polyphemus* unter normalen Bedingungen keinen oszillatorischen Charakter. Unregelmäßige oszillatorische Schwankungen treten auf, wenn sich das Tier bewegt. Das EKG gleicht mit QRS und T dem EKG von Vertebratenherzen. Die T-Zacke ist synchron mit der mechanischen Systole, Q, R, S gehen immer der Herzkontraktion voraus. Das EKG wurde in situ am bewegungslosen Tier nach Eröffnen des Carapax und direktem Anlegen von Silberelektroden am Herzen (2. Segment) aufgenommen. Vgl. auch GARREY (1932), DUBUISSON u. MONNIER (1931), PROSSER (1943) und RIJLANT (1931d, 1936). Dem auf Acetylcholin im Sinne der Erregung empfindlichen neuralen Schrittmacher folgt die den Reiz übertragende neuromuskuläre Verbindung zum Herzmuskel. Es bestehen Gründe für die Annahme, daß die motorischen Neuronen des Limulus-Schrittmachers adrenergischer Natur sind: Adrenalin und Ephedrin direkt auf den Herzmuskel gebracht, führen zu starker Erregung. Wir hätten damit bei *Limulus* ähnliche Verhältnisse, wie sie KRIJGSMAN (1952) für decapode Crustaceen und teilweise für Insekten postuliert hat.

Über die Bildung von Acetylcholin und Cholinacetylase und die (wahrscheinliche) physiologische Funktion des Acetylcholins oder eines acetylcholinähnlichen Stoffes im cholinergen Anteil des Schrittmachers des Limulusherzens sind wir nicht orientiert. Die pharmakologische Analyse spricht eindeutig für einen *neurogenen*, positiv cholinergen Schrittmacher. Wir wissen nicht, ob der Herzmuskel Acetylcholin, eventuell Noradrenalin oder Adrenalin zu bilden imstande ist. Bei der Herzgröße von Limuliden wäre es ein leichtes, diese Verhältnisse abzuklären, was auch aus tiersystematischen und phylogenetischen Gründen zu wünschen wäre.

Glutamat 10^{-6}M löste am Herzen von *Limulus polyphemus* nach ABBOTT et al. (1968, 1969) nach Entfernung der Herzganglien länger anhaltende Kontraktion aus. GABA verminderte die Frequenz der Entladungen der vom Ganglion aus bewirkten „bursts“. PAX u. SANBORN (1967a) stellten am intakten Herzen für Glutamat negativ inotrope, für GABA negativ chronotrope Wirkung fest. Vgl. auch ROBB, J., RECH, R. H. (1964).

Limulus ist vorläufig der einzige Arthropode, dessen Herzmechanismus einigermaßen klargelegt ist: Die Schrittmacherzellen sind cholinergisch, vergleichbar präganglionären sympathischen Neuronen; durch Acetylcholinfreisetzung an den Endigungen versetzen sie die motorischen Neuronen in Erregung oder unterdrücken deren Hemmung. Die motorischen Neuronen sind adrenergisch und vergleichbar mit postganglionären sympathischen Neuronen. Sie erregen den Herzmuskel durch Freisetzung von Adrenalin (Noradrenalin) an der myoneuralen Verbindung. Die äußeren Herznerven wirken direkt auf die Zellen der Schrittmacherneurone (KRIJGSMAN). Analoge Verhältnisse bestehen auch bei Crustaceen und Antennata (Insecta). Vgl. auch PAX (1969) über abdominale Herzerregungs- und Hemmnerven. PAX, SANBORN (1964, 1967a, b).

β) Bewegungsmuskel

VILLAFRANCA et al. (1959) haben die Lokalisation der contractilen Proteine bei *Limulus* untersucht. VILLAFRANCA u. PHILPOTT (1961) fanden A, I- und Z-Banden, keine

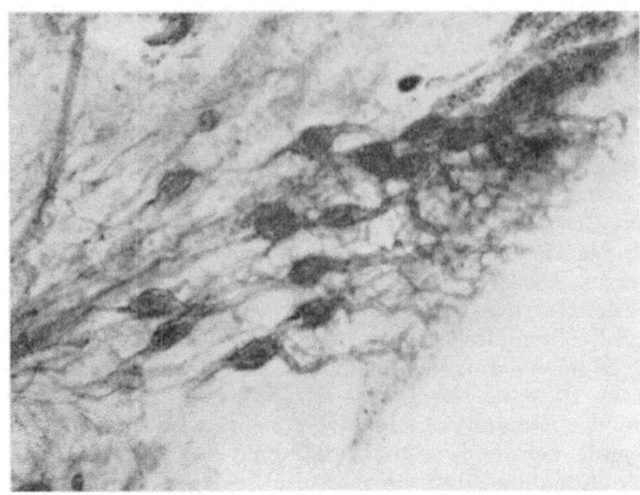

Abb. 96. *Limulus polyphemus:* Proprioceptive Neurone vom Tibio-tarsalgelenk; große Zellgruppe. Methylenblau.
Vergr. 1:90. (Nach: STUART 1953). (Aus: J.W. PRINGLE 1956)

M-Linien und H-Zonen festgestellt. Der *Limulus*-Muskel liegt strukturell
zwischen dem „klassischen" glatten und dem quergestreiften Muskel. Durch
HOYLE (1958) wurden einzelne (quergestreifte) Muskelfasern der Cheliceren und
Schreitbeine von *Limulus polyphemus* (Latr.) elektrophysiologisch mit Hilfe
intracellulärer Elektroden geprüft. Die Muskelfaser wird von einem „schnellen"
und einem „langsamen" Axon versorgt. Die „langsame" Erregung erzeugt
schwächere Muskelspannung als die „schnelle". Hemmfasern (wie bei Decapoden)
wurden nicht gefunden. Die bei elektrischer Reizung der motorischen Axone auftretenden Aktionspotentiale der Muskelfaser sind typische „Kontaktpotentiale"
(junctional potentials). Von Endplattenpotentialen kann nicht gesprochen werden,
da über die Art der „Nerv-Muskelverbindung" bei *Limulus* nichts bekannt ist. Die
auf den Reiz hin erfolgende Kontraktion besteht je nach Reizgröße aus kleinen
Zuckungen bis zum kräftigen Tetanus. Bei optimaler Reizfrequenz steigt die
Spannung im Tetanus auf das 30fache (schnelle Faser), oder das 120fache (langsame Faser) an, während die Zuckungsamplitude auf das 5fache anwächst (post-
tetanische Potenzierung); diese fällt innerhalb 1 sec ab (vgl. PRINGLE, 1956, 1961).

BARBER u. HAYES (1964) stellten bei *Limulus polyphemus* (Latreille) am
Trochanter der Beine Receptororgane an den Sehnenansätzen fest. Der das Organ
innervierende Nerv versorgt etwa 30 große Neurone, die am vorderen Ende des
Receptororgans liegen. Es ist nicht bekannt, ob Acetylcholinesterase oder Acetylcholin an diesem proprioceptiven Organ physiologischerweise eine Rolle spielen
oder ob zugeführtes Acetylcholin seine Funktion beeinflußt. (Vgl. auch BARBER,
1956, 1960) und Abb. 96. PARNAS et al. (1968) zeigten, daß der Schließermuskel der
Beinschere von *Limulus polyphemus* über 6 erregende Nerven verfügt. Ein Hemmnerv wurde festgestellt. Durch GABA wurde die Erregung im Schließermuskel vermindert, durch Pikrotoxin blockiert. Glutamat 10^{-5} und Phenyläthylamin 10^{-4}
bewirkten Kontraktion des Muskels. Strychnin hatte keinen Einfluß.

Über Acetylcholin im Körpermuskel scheint bei Limuliden nichts bekannt
zu sein. Acetylcholinesterase wurde durch SMITH u. GLICK (1939) mit der geringen
Aktivität von 0,144 mg hydrolysiertes Acetylcholin pro 100 mg Muskel/h bei
Limulus polyphemus nachgewiesen.

γ) Nervensystem

Das Nervensystem ist in einem perioesophagalen Ring und dem dorsal vom Oesophagus gelegenen Gehirn zentralisiert, das fast ausschließlich aus dem Protocerebrum besteht. Die Bauchnervenkette besteht aus zwei eng aneinanderliegenden Nerven und fünf Ganglien. (Näheres bei BULLOCK u. HORRIDGE, 1965). Über Acetylcholin im Zentralnervensystem von Limuliden scheint nichts bekannt zu sein; der Vergleich mit decapoden Crustaceen macht sein Vorkommen wahrscheinlich. Das Zentralnervensystem enthält ein am decapoden Krebs *Uca* sp, Winkerkrabbe, geprüftes hochaktives chromatophorotropes Prinzip (BROWN u. CUNNINGHAM, 1941).

Das Nervensystem von Limuliden scheint reich an Acetylcholinesterase zu sein. Bekannt ist nur, daß der Abdominalnerv 216 cbmm CO_2/50 mg Gewebe/30 min im Warburgversuch bei der Acetylcholinhydrolyse freisetzt (SMITH u. GLICK, 1939).

δ) Darmkanal

Der Darmkanal verfügt über eine sog. sympathische Innervation.

Ob der Darmkanal positiv cholinerg reagiert und unter dem Einfluß von Acetylcholin steht, und ob Adrenalin als Hemmstoff in Frage kommt, wissen wir nicht. Der Vergleich mit anderen Cheliceraten macht dies wahrscheinlich.

Unterstamm Arachnomorpha, Spinnentiere

1. Klasse: Arachnida (vgl. SAVORY, 1964)

a) Ord. Scorpionidae, Scorpiones, Skorpione

Skorpione treten im Silur auf und gehören zu den ältesten bekannten Erdbewohnern überhaupt. Sicher terretrische Formen kommen im Carbon vor und gleichen weitgehend den etwa 600 recenten Arten. Sie bilden den konservativsten Zweig der Arachnida. Sie haben in der Regel 4 Beinpaare und kräftige Scheren zum Ergreifen der Beute, welche den Kiefertastern anderer Arachnida entsprechen. Auch die Kieferfühler (Cheliceren) sind scherenförmig gestaltet. Das Abdomen besteht aus 7 Segmenten, dem ein Postabdomen (Schwanz) aus 6 Segmenten angegliedert ist. Das letzte Schwanzglied ist in einen spitzen Haken (Giftstachel) umgebogen und umschließt ein Paar mächtige Giftdrüsen.

Die Atmung erfolgt durch 4 Paar Blätterlungen (Phyllotracheen). Das langgestreckte, mit vielen Ostien versehene vielkammerige Herz ist mit einem gut entwickelten Blutgefäßapparat (DUBUISSON, 1933) verbunden. Da der Sauerstoff den Organen nicht durch Tracheen zugeführt wird, hat das Gefäßsystem diese Aufgabe übernommen.

Am Nervensystem sind 6 Paar Abdominalganglien charakteristisch, die von der einheitlichen Ganglienmasse des Cephalothorax abgetrennt sind.

α) Herz (Abb. 97)

Bei den Skorpionen *Buthus occitanus*, *Buthus cyaneus*, *Euscorpio* u. a. geht nach RIJLANT (1933), ähnlich wie bei *Limulus*, der raschen und vollständigen Kontraktion des Ventrikels die langsame Kontraktion des Perikardialsinus voraus. Die Kammerfrequenz beträgt durchschnittlich 50—150 Schläge. Das Skorpionherz gleicht in seinem Bau vollständig dem *Limulus*herz: die 8 Segmente des Ventrikels (bei *Limulus* sind es 9) sind je durch ein Ostienpaar voneinander getrennt, wobei der gesamte Ventrikel durch Fäden an den Perikardialsinus angeheftet ist. Der Herzmuskel besteht aus dicken, inneren Ringfasern und dünnen äußeren Längsfasern. Die Kontraktionen sind kräftig. Das Blut ist stark toxisch; kleine Säuger können dadurch getötet werden. Die Herznerven sind vom 2. Nervenpaar innerviert, wobei sie sich auf den Seitenflächen des Herzens vereinen, einen lateralen

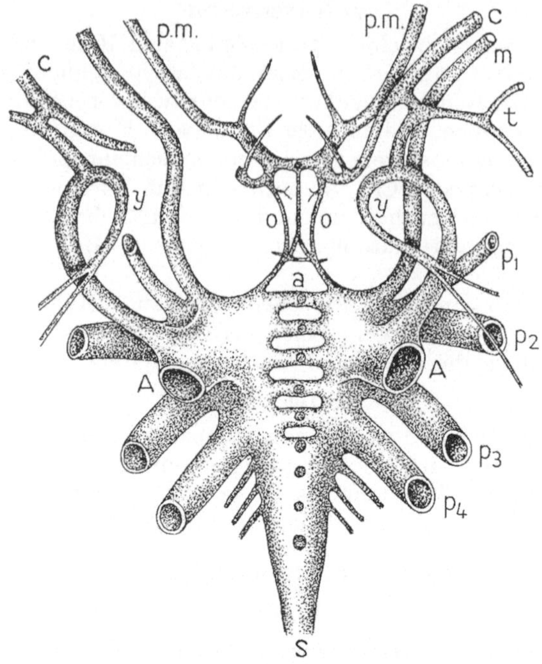

Abb. 97. Herz und Arterienäste des Skorpions *Buthus occitanus* von der Rückenseite. *A* Aorta lateralis; *a* metamere Anastomosen; *c* Arterien der Cheliceren (Scheren); *o* laterale Oesophagusarterien; *m* Maxillararterien; *pm* Prämaxillararterien; p_1—p_4 Fußarterien; *t* Arterien des Teguments; *y* Augenarterien; *s* Spinalarterien. (Nach: SCHNEIDER 1892). (Aus: P.P. GRASSÉ 1949)

Längscordon bildend (GRASSÉ, 1949). Eine Ganglienkette läuft der Mittellinie der dorsalen Seite der Kammer entlang. Nach völliger Entfernung des Ganglienapparates hört jede automatische Herztätigkeit auf, während teilweise Excision nur eine Rhythmusänderung herbeiführt. Vgl. auch DUBUISSON (1925).

Das EKG besteht, wie bei Spinnen, aus einer Reihe von 4—10 Oszillationen von zusammen 0,2—0,3 sec Dauer, welche der Ventrikelaktion entsprechen. Diesen raschen Oszillationen geht eine langsame des Perikardialsinus voraus. Funktionell ist das Skorpionherz dem Limulusherzen sehr nahe verwandt.

Unter den Skorpioniden wurde bisher einzig die Herzphysiologie und Pharmakologie von *Palamnaeus bengalensis* durch KANUNGO (1955, 1957) genauer untersucht. Das Achtkammerige muskulös-schwammige Herz dieses Skorpions ist von einem Perikard umschlossen und bei Tieren von 5 cm Länge etwa 2,5 cm lang. Die vordere Aorta teilt sich in der Höhe des Oesophagus, die hintere verläuft zum Schwanz. Das Herz schlägt regelmäßig in einem Rhythmus von 50—62/min bei 26°C. Der Druck der Hämolymphe beträgt 6 mm Salzlösung. Die Kontraktion der Muskelfasern ist synchron. Acetylcholin 5.10^{-5} setzte die Herzfrequenz reversibel herab. Durch Physostigmin 10^{-4} wurde die Wirkung des Acetylcholins verstärkt, während Physostigmin allein wirkungslos war (Abb. 98).

Adrenalin 10^{-5} und Histamin 10^{-4} beschleunigten den Herzschlag, ebenfalls reversibel; die beiden Stoffe wirkten antagonistisch zu Acetylcholin. Atropin 5.10^{-4} hemmte den Herzschlag: Narcotica schienen wirkungslos zu sein.

Aus diesen pharmakologischen Feststellungen wurde auf einen *myogenen* Schrittmacher geschlossen, wobei äußere Herznerven in seine Tätigkeit regulierend eingreifen sollen.

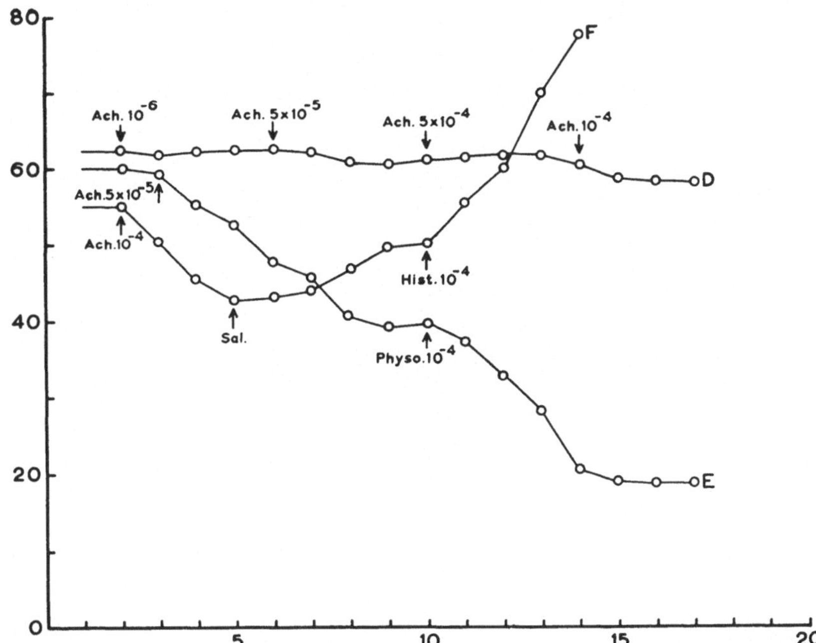

Abb. 98. D. Wirkung von Acetylcholin auf das Herz des Skorpions *Palamnaeus bengalensis* und E. Verstärkung der Abnahme der Herzfrequenz durch Physostigmin 10^{-4}. F. Histamin 10^{-4} führt nach Acetylcholin 10^{-4} zu starker Erhöhung der Schlagzahl. (Aus: M. S. KANUNGO 1957)

Dies würde den hypothetischen Schluß erlauben, daß Skorpione, als älteste bekannte Vertreter der Arthropoden, vielleicht vom Anfang ihrer Existenz an einen myogenen Herzrhythmus aufgewiesen haben, daß also das Arthropodenherz ursprünglich myogener Natur war. Dem widerspricht der eindeutige Nachweis einer das Herz von Skorpionen (*Palamnaeus bengalensis*) begleitenden Ganglienkette. Auch ist darauf hinzuweisen, daß RIJLANT bei der Tarantel ein oszillatorisches Elektrokardiogramm feststellte, was auf die nahe Verwandtschaft mit *Limulus* und mit Spinnen hinweist. Die bei *Palamnaeus* festgestellten „myogenen" Reaktionen des Herzens auf Acetylcholin usw. sind an anderen Skorpionarten zu verifizieren, bevor weitergehende tiersystematische Schlußfolgerungen daraus gezogen werden können.

ZWICKY (1968) zeigte an dem Skorpion *Urodacus novaehollandiae* Pet., daß das Herz über das erste freie ventrale Ganglion durch beschleunigende und hemmende Nervenfasern versorgt wird. In das dorsale Perikard injiziertes Acetylcholin 10^{-4} g/ml führte zu Herzverlangsamung. Atropin 10^{-4} g/ml und Tubocurarin 10^{-4} g/ml hatten auf die Herzfrequenz keinen Einfluß. Durch el. Reiz (10/sec) auf die Segmentalnerven des ersten freien Ganglions kam es zur Herzverlangsamung. Durch Physostigmin 10^{-5} g/ml wurde die Herzhemmung auf neuronalem (extrinsic) Weg verstärkt, während dem Herzen direkt zugeführtes Physostigmin 10^{-5} g/ml die Wirkung des Acetylcholins verhinderte. Die Befunde sind schwer deutbar, sind aber mit denjenigen an *Palamnaeus* teilweise zu identifizieren: auch bei *Urodacus* wirkt Acetylcholin herzhemmend, was auf ein myogenes Herz hinweisen könnte, wobei aber gleichzeitig Abhängigkeit der Herzfunktion von Ganglien nachweisbar ist (vgl. ZWICKY u. HODGSON, 1968).

Auf Cholinesterase im Skorpion weist die vereinzelte Beobachtung hin, daß das Gift von *Euscorpius germanicus* cholinesterasehemmend wirkte. Ob das Skorpion-

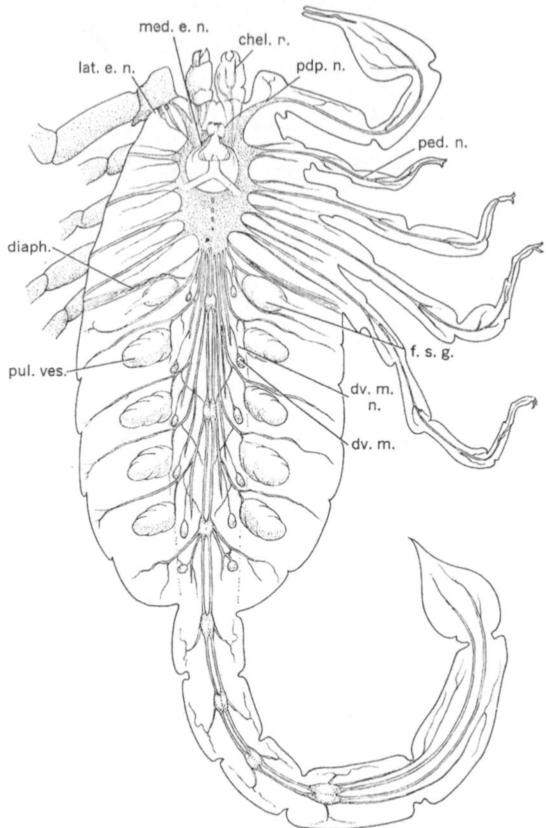

Abb. 99. Nervensystem des Skorpions *Euscorpius italicus* (Scorpionidea) von der Rückenseite. *Chel. n.* Scherennerv; *diaph.* Diaphragma; *dv. m.* dorsoventraler Muskel; *f. s. g.* weibliche Sexualdrüse; *lat. e. n.* lateraler Augennerv; *med. e. n.* medialer Augennerv; *ped. n.* Pedalnerv; *pdp. n.* Pedipalpnerv; *pul. ves.* Lungenblase. (Aus: TH. H. BULLOCK u. G. A. HORRIDGE 1965)

herz Acetylcholin enthält und ob es als Hemmstoff physiologischerweise in Frage kommt, ist nicht bekannt. Der Einblick in die näheren auch das Adrenalin betreffenden Verhältnisse des Skorpionherzens wäre von besonderem Interesse, da die Skorpione zu den ältesten bekannten und fast unverändert weiterlebenden Arthropoden gehören. Vergleiche mit fossilen Skorpionen zeigen so geringe Unterschiede, daß die recenten Formen beinahe als „lebende Fossile" bezeichnet werden können.

β) Nervensystem

Von allen Arachniden ist das Nervensystem von Skorpionen am wenigsten cephalisiert und am reichsten an freien Ganglien. Außer dem Protocerebrum finden sich 19 Ganglienpaare (Abb. 99). Ob im Nerven- und Nervenmuskelsystem von Skorpionen Acetylcholin gebildet wird und ob ihm eine funktionelle Bedeutung zukommt, ist zur Zeit nicht bekannt.

Über die Wirkung von *Krampfgiften* auf *Euscorpius carpathicus* vgl. UMRATH u. KLEMENCIC (1963). Bei Injektion von je 0,1 ccm der Krampfgiftlösungen unter den Rückenschild wurde nach Strychnin 10^{-4} sofort krampfartiges Einrollen des Körpers, nachher Lähmung beobachtet; Strychnin 10^{-5} führte zu verlangsamten Bewegungen und Lähmung; Physostigmin 10^{-3} sofort zu krampfartiger Starre, 10^{-5} zur Lähmung, der nach 10—15 min Krämpfe folgten. Physostigmin 10^{-6}

bewirkte nach 1—2 min Lähmung; Pervitin 10^{-3} Krämpfe. Das Verhalten des Skorpions gegenüber Strychnin und Physostigmin erscheint dadurch eigenartig und unterscheidet sich von demjenigen von Crustaceen, daß große Dosen krampf-auslösend und kleine lähmend wirkten, während bei Crustaceen große Dosen lähmen oder wirkungslos sind und kleine Dosen Krämpfe auslösen. Man müßte aber, um diese Unterschiede taxonomisch zu interpretieren, davon ausgehen können, daß die Krampfgifte in genau gleicher Weise zugeführt werden.

Über den *Bewegungsmuskel* wissen wir hinsichtlich Acetylcholin nichts. Ob Acetylcholin (und Adrenalin) im *Verdauungskanal* von Skorpionen eine funktionelle Bedeutung besitzen, ist mit großer Wahrscheinlichkeit anzunehmen, aber unbekannt.

Aminosäuren

PASANTES et al. (1965) wiesen im Nervensystem des Skorpions *Centruroides limpidus* 85 mg/100 g Asparaginsäure, 115,5 mg/100 g L-Glutaminsäure, 65,0 mg/100 g Glutamin, 30,0 mg/100 g Frischgewicht, GABA und weitere freie Aminosäuren nach. Es wäre zu prüfen, ob L-Glutaminsäure eine kontraktionsfördernde Wirkung bei Skorpionen besitzt, wie das KERKUT, SHAPIRA und WALKER (1965) für Insekten an *Periplaneta americana* gezeigt haben.

γ) Giftapparate

DINIZ u. VALERI (1959) untersuchten Extrakte der Fußglieder des Skorpions *Tityus serrulatus* und stellten an glatter Säugermuskulatur eine spasmenerregende Wirkung des Extraktes fest, die durch Atropin gehemmt wurde, während Physostigmin die Wirkung verstärkte. Hexmethonium und BOL hatten keine Wirkung. Nach den Versuchen ist eine Wirkung auf cholinergische Nervenendapparate autonomer Plexus wahrscheinlich. An der ganzen Maus beobachtete Erscheinungen deuten ebenfalls auf eine cholinergische Natur des Extraktes hin, da sie durch Atropin aufgehoben wurde. Der Tod der Tiere konnte durch Atropin nicht verhindert werden; durch Physostigmin wurde die Überlebenszeit der Mäuse verkürzt. (Lebende Mäuse bilden oft die Beute von Skorpionen.) Der Giftapparat ist mit zwei Giftdrüsen ausgestattet. Das Gift ist für die meisten Invertebraten tödlich, vor allem für Insekten, aber auch für Säuger und bei manchen Arten für den Menschen.

Die Anticholinesterasewirkung des Stachelgiftes des mexikanischen Skorpions *Centruroides noxius* (Hoffmann) ist nach DEL POZO (1948) äußerst bescheiden, in sehr hohen Konzentrationen physostigminähnlich die Cholinesterasen hemmend, so daß sie für die Giftwirkung des Stachelgiftes bei diesem Skorpion bedeutungslos erscheint. Über toxische Proteine der Skorpiongifte, sog. Scoparmine s. MIRANDA u. LISSITZKY (1961).

b) Ord. Acarini, Milben

Die Milben haben durch Verschmelzung von Cephalothorax und Abdomen jede äußere Gliederung verloren. Sie verfügen über zwei Paar Mundgliedmaßen, welche einen zum Saugen dienenden Stechrüssel bilden, und über vier Beinpaare. Bei vielen Milben fehlen Herz und Atmungsorgane (Tracheen) vollständig. Das Nervensystem ist stark vereinfacht. Einige Versuche mit Strychnin ergaben, daß es bei Süßwassermilben (*Hydrachnella*) wirkungslos war, während Pikrotoxin Krämpfe auslöste. Über Acetylcholin und Acetylcholinesterase ist bei Milben nichts bekannt.

c) Ord. Araneae, Araneidae Spinnen (Weberspinnen)

Der Spinnenkörper ist durch eine meist tief eingeschnittene Kerbe in Cephalothorax (Prosoma) und Abdomen (Opithosoma) geteilt, wobei dieses keine Extremitäten trägt. Die Achtzahl der Beine ist für Spinnen charakteristisch. Über den Mechanismus der Autotomie vgl. PARRY (1957). In der Gegend des Mundes liegen die Kieferfühler (Cheliceren) und die Kiefertaster (Pedipalpen); Antennen fehlen.

α) Nervensystem

Der Oesophagus ist von einem sehr engen Schlundring umfaßt, der dorsal aus einem Gehirn mit dem Proto- und Tritocerebrum besteht, während ein Deuterocerebrum fehlt, ventral aus einer großen, suboesophalen Ganglienmasse, in welcher alle Ganglienpaare des Cephalothorax, meist auch die des Abdomens, enthalten sind (vgl. auch HILTON, 1912).

Über Zentralnervensystem und „sympathisches System" von Spinnen liegen umfassende Untersuchungen von LEGENDRE (1958) vor, welche Histologie, Embryologie und Anatomie betreffen. Aufgrund vergleichender Betrachtung kommt LEGENDRE hinsichtlich des Zentralnervensystems zu dem Schluß, daß es sich bei den Spinnen um sehr altertümliche Arthropoden (ähnlich den Trilobiten) handelt.

In Analogie zu dem Intercerebralis-cardiacum-System der Insekten sind bei Spinnen Beziehungen zwischen neurosekretorischen Zellen im Protocerebrum und den stomatogastrischen Ganglien aufgefunden worden (GABE, 1954; KÜHNE, 1959). Die Ausläufer der im Protocerebrum liegenden 4 Gruppen neurosekretorischer Zellen bilden die zu den stomatogastrischen Ganglien führenden Nerven. Sie dienen als Bahn für den Transport des Neurosekrets. Dieses lagert intercellulär in den stomatogastrischen Ganglien, die ihrerseits in besonderen Zellen ein von Neurosekret färberisch differenziertes Sekret produzieren. Im Unterschlundganglion wurden ebenfalls neurosekretorische Zellen nachgewiesen. Ihre Anzahl ist höher als im Protocerebrum. Die färberischen und strukturellen Besonderheiten aller bei Araneiden nachgewiesenen neurosekretorischen Zellen gleichen denen von Insekten und Crustaceen.

Wie bei Limuliden und Skorpioniden gibt es bei Araneiden ein im Cephalothorax befindliches „sympathisches System". Es besteht aus kleinen unabhängigen Zentren, von denen Nerven ausgehen, die man unzulässigerweise mit dem sympathischen System der Vertebraten verglichen hat. Ein solches Zentrum liegt über dem Oesophagus, direkt dem Gehirn benachbart: le *pont stomodéal*; es ist eigentlich ein ins Gehirn eingewandertes „sympathisches" Ganglion, das dem stomatogastrischen System angehört.

Versuche mit Krampfgiften an der Hausspinne *Tegenaria domestica* (L.) haben ergeben, daß Injektion in den Hinterleib von 0,05 ml Strychnin 10^{-4} lähmend wirkte, während Pikrotoxin 10^{-4} zu Krämpfen führte. Über die Beeinflußung des Netzbaues der Spinne durch neurotrope Substanzen s. PETERS, WITT u. WOLFF (1950) (S. 823).

Wichtigstes Sinnesorgan sind die Tasthaare. Die Hauptaugen sind mit großer Linse, zelligem Glaskörper und einer zahlreiche Stäbchen tragenden Retina ausgestattet. Der Atmung dienen Tracheenbüschel oder Tracheenlungen (Fächerlungen), die reich arterialisiert sind.

β) Herz (Abb. 100)

Das im Abdomen liegende und oft bis in den Cephalothorax sich erstreckende Herz erhält durch seitliche Spaltöffnungen das Blut aus dem Perikardialsinus und gibt es durch eine vordere und hintere Hauptarterie und durch seitliche paarige Gefäße an den Körper ab. Das Spinnennetz besteht aus einer einzigen Kammer mit 3—4 Paaren von Ostien, die mit lateralen, kranialen und kaudalen Arterien in Verbindung stehen. Durch ein kompliziertes System von Ligamenten, welche die Diastole des Herzens bewirken, wird es festgehalten.

RIJLANT (1933b) hat an der Vogelspinne *Mygale avicularia*, an Epeiriden *Epeira* u. a. Kreuzspinnen und den „Araignées brunes communes" die Herzaktion elektrokardiographisch untersucht. Die Frequenz ist meist hoch, zwischen 60 und 200 Schlägen. Nach SHERMAN u. PAX (1968, 1969) wechselte der Herzschlag der Spinne *Geolycosa missouriensis* zwischen 46/min in der Ruhe und 176/min in der (forzierten) Bewegung. Das Elektrogramm des isolierten Herzens hatte oszillatorischen Charakter, was für ein neurogenes Herz typisch ist. Der Herznerv an der dorsalen Oberfläche des Herzens enthielt etwa 50 Nervenzellen, einem Herzganglion entsprechend. Dem „Kammerkomplex" geht in der Regel ein im Perikardialsinus ausgelöster Aktionsstrom voraus. Der Perikardialsinus erfüllt bei Arachniden und Skorpioniden die Funktion des Vorhofes. Das Oszillogramm entspricht demjenigen von *Limulus*. Perikardialsinus und Herzkammer können in verschiedenem Rhythmus schlagen. Ein Ganglienapparat (als Schrittmacher) konnte bisher nicht aufgefunden werden. Doch ist bei der Identität im

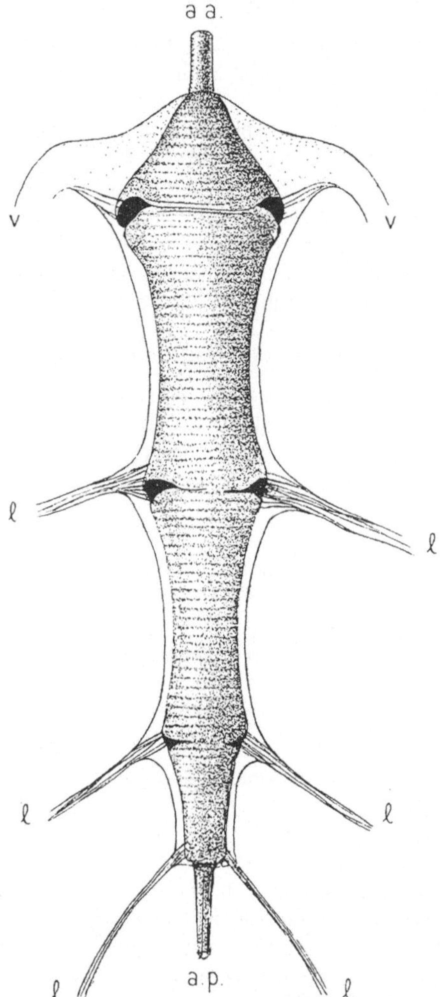

Abb. 100. Herz einer Spinne (*Pholcus phalangoides*) von der Rückenseite. Wie bei den meisten Spinnen hat es 3 Ostien (Klappenöffnungen). (Nach: WILHELM 1917). *aa* vordere Aorta; *v* vena pulmonalis; *l* Ligamenta latero-cardiaca; *ap* hintere Aorta. (Aus: P. P. GRASSÉ 1949)

oszillographischen Verhalten des Spinnenherzens mit demjenigen von *Limulus* anzunehmen, daß der Herzautomatismus auch bei den Spinnen in einem Gangliensystem seinen Ursprung nimmt (RIJLANT, 1933a), also neurogenen Charakter zeigt. Vgl. auch WILSON (1967) an der Spinne *Heteropoda venatoria*. In dieser Beziehung nimmt das Skorpionherz vielleicht eine Sonderstellung ein, sofern es tatsächlich *myogener* Natur ist.

In gewissem Gegensatz dazu stehen die Versuche von KADCIELA u. KOKO-CINSKI (1966) welche am isolierten Abdomen der Spinne *Tegenaria atrica* (C.L. Koch) bei intrakardialer Applikation von Acetylcholin $2{,}6.10^{-6}$ Verlangsamung der Frequenz und Abnahme der Amplitude feststellten, während Adrenalin $5{,}2.10^{-6}$ mg pro mg Abdomengewicht Frequenzerhöhung und Abnahme der Amplitude bewirkte, was auf ein myogenes Herz hinweisen könnte.

Ob der bei der Häutung von Spinnen etwa auf den doppelten Wert ansteigende Blutdruck (HOMANN, 1949) rein nervös gesteuert wird oder ob daran auch Über-trägerstoffe beteiligt sind, dürfte nicht bekannt sein.

γ) Bewegungsmuskel

Der Bewegungsmuskel ist quergestreift. Es besteht am Abdomen unter dem Integument eine Doppelschicht von Muskelfasern, die in mehr oder weniger ungeregelter Anordnung daran befestigt sind. Die Muskeln des Cephalothorax sind am Tegument und am Innenskelett inseriert (vgl. auch MILLOT, 1936). Durch RATHMAYER (1965) wurden erstmals Versuche über die neuromuskuläre Übertragung am M. flexor metatarsi bilobatus unter Lostrennung eines Beines untersucht. Die histologische Prüfung ergab, daß jede einzelne Muskelfaser ihrer ganzen Länge nach polyneural und polyterminal innerviert ist mit Nervenendigungen von 120—150 μ Durchmesser. Jede Muskelfaser ist mit 3 motorischen Axonen versorgt. Über Acetylcholin scheint nichts bekannt zu sein.

ζ) Verdauungskanal

Die Darmmuskulatur ist quergestreift. Der Anfangsdarm (Mund) ist bei der Spinne mit Saugvorrichtungen versehen, da die Spinnen ihre Beute meist aussaugen. Magen und Darm sind mit zahlreichen Blindsäcken versehen. Der Enddarm ist oft zur Rectalblase erweitert. Über Acetylcholin im Bereich des Darmes scheint ebenfalls nichts bekannt zu sein.

Das letzte der 4 Beinpaare hat neben dem Laufen und Springen die Funktion des Spinnens. Die Spinnbeine enden mit sog. Kammklauen, welche ihnen das Laufen auf dem Netz ermöglichen (s. S. 825). Über die pharmakologische Beeinflussung des Netzbaues von Spinnen s. S. 685 und S. 823.

Der Kieferfühler trägt den Ausführungsgang einer *Giftdrüse.*

ε) Spinnapparat

Bei allen Arten kann man mindestens 3 Typen von Spinndrüsen unterscheiden: ampulliforme, tubuliforme und aciniforme. (Darüber bei GRASSÉ **6**, 660—666 (1949), s. auch S. 824).

Durch PEAKALL (1964) wurde an der Spinne *Araneus sericatus* festgestellt, daß durch Entleerung des Seidenfadens aus den Spinndrüsen dieselben zu stärkerer Aktivität angetrieben werden, was durch Messung der Alanininkorporation nachgewiesen wurde. Physostigmin 1 mg/kg oral in Zuckerwasser gegeben, Carbachol 100 mg/kg und Paraoxon 0,2 mg/kg hatten die gleiche anregende Wirkung, was zu der Annahme führte, daß die Aktivierung der Spinndrüsen unter dem Einfluß eines cholinergen Mechanismus stehe. Den Ausgangspunkt für diese Untersuchungen bildete die Beobachtung von WITT (1962, 1963) an *Araneus diadematus*, daß durch Physostigmin der Proteinverbrauch zur Herstellung des Spinnfadens gesteigert wird. Weitere Versuche von PEAKALL (1965) bestätigten die früheren durch autoradiographische Messung des ^{14}C-Alanins, dessen Menge im Epithel und im Lumen der Spinndrüse unter Physostigmin und Carbachol zunahm, nach Versuchen an der isolierten Spinndrüse etwa auf das Doppelte. Durch Atropin wurde dieser Prozeß stark gehemmt. Die Versuche sprechen dafür, daß die Produktion des Spinnfadens in der Spinndrüse von Spinnen durch einen Acetylcholin-Cholinesterasemechanismus reguliert wird, was auch an der isolierten Spinndrüse feststellbar war.

Überblick über Limulus und Arachnida

Limulus besitzt einen Perikardialsinus, der bei allen Cheliceraten, so auch bei Arachniden und Scorpioniden mehr oder weniger die Funktion des Herzvorhofes erfüllt. Das Herz von *Limulus* ist ohne Zweifel *neurogen.* Dabei ist der nervöse Apparat, der den Schrittmacher enthält, vollständig vom Herzmuskel abgetrennt. Acetylcholin wirkt cholinergisch beschleunigend auf das Limulusherz, was dem neurogenen Herztypus (wie bei Arthropoden im allgemeinen) entspricht. Die Wirkung wird durch Physostigmin verstärkt, durch Atropin aber nicht verhindert. Atropin wirkt auf das Herz erregend, ebenso Pilocarpin, primär auch Nicotin und Strychnin. Alle diese Wirkungen gehen über die Herzganglien; die genannten Stoffe sind ausnahmslos „Nervengifte".

Ob Acetylcholin bei diesen Cheliceraten am Herzen physiologischerweise eine Rolle spielt, wurde anscheinend nie untersucht.

Scorpioniden, eine der konservativsten Tiergruppen, reagieren auf Acetylcholin — wir wissen es nur von *Palamnaeus bengalensis* und von *Urodacus* sp. — mit Verlangsamung des Herzschlages, wie wenn sie über ein myogenes Herz verfügten, was aber nicht sichersteht. Dazu würde auch nicht stimmen, daß Atropin (im Gegensatz zu Limulus) auf das Palamnaeus-Herz hemmend wirkt.

Von den *Spinnen* wissen wir überhaupt nicht, wie ihr Herz auf Acetylcholin antwortet. Das Elektrokardiogramm weist auf ein neurogenes Herz hin, so daß für Acetylcholin eine erregende Wirkung als wahrscheinlich vorausgesagt werden kann. Bei Acarinen ist über Acetylcholin nichts bekannt. Ein Herz fehlt bei *Milben* meist.

Der quergestreifte Bewegungsmuskel von *Limulus* und von Arachniden wurde bisher auf Acetylcholin nicht untersucht. Acetylcholinesterase konnte im Bewegungsmuskel von *Limulus* nachgewiesen werden.

Die Empfindlichkeit des Zentralnervensystems von *Limulus*, des Gehirns und der Bauchganglienkette von Scorpioniden und des Gehirns und Bauchganglions von Arachniden auf Acetylcholin kennen wir nicht; auf eine funktionelle Beteiligung des Acetylcholinsystems an der Nerventätigkeit weist der hohe Acetylcholinesterasegehalt im Abdominalnerven bei *Limulus* hin. — Bei Arachniden wissen wir darüber nichts.

Über die Wirkung von Krampfgiften ist bei Skorpionen anscheinend nichts bekannt. Bei Acarinen war Strychnin wirkungslos, Pikrotoxin löste Krämpfe aus. Bei Spinnen (*Tegenaria domestica*) bewirkte Strychnin Lähmung, während Pikrotoxin Krämpfe auslöste.

Acetylcholinesterase konnte im Darm bei *Limulus* festgestellt werden, was mit einiger Wahrscheinlichkeit (im Hinblick auf Anneliden und Crustaceen) darauf hinweist, daß eine positiv cholinerge Innervation in Frage kommt. Bei Arachniden ist darüber nichts bekannt.

Unt. Stamm: Mandibulata (Antennata) (s. S. 688 und S. 828)

Für Mandibulaten, welche *Crustaceen*, *Myriapoden* und *Insekten* umfassen, ist die Umbildung der hinter den Antennen gelegenen Kopfgliedmaßen in 1 Paar Mandibeln und 2 Paar Maxillen charakteristisch.

1. Klasse: Crustacea, Krebstiere

Unter allen Mandibulaten bewahren die Crustaceen am stärksten den ursprünglichen Bau, da die zweiten Antennen bei ihnen bestehen bleiben. Es sind Arthropoden mit Kiemenatmung, 2 Paar Antennen und 3 Paar primären Mundwerkzeugen. Alle Körpersegmente können Extremitäten tragen. Die Zahl der ursprünglichen Körpersegmente ist nicht ohne weiteres erkennbar, weil stets Verschmelzungen von Segmenten eingetreten sind. Die äußere Segmentierung wird durch die innere, d. h. die Zahl der Ganglienpaare wiederholt. Die Zahl der Segmente beträgt bei allen höheren Krebsen 19. Durchwegs sind Kopfstück und erste 5 Segmente zum Kopf oder Cephalon verwachsen. Es können noch weitere, 1—8 Rumpfsegmente mit dem Kopf zum ungegliederten Cephalothorax verwachsen.

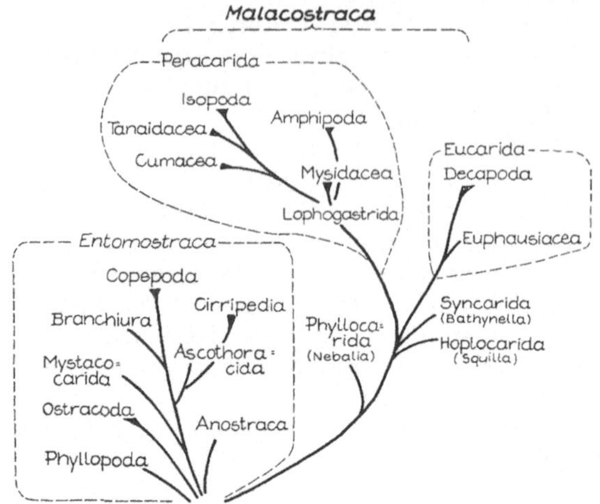

Abb. 101. Phylogenie der Crustaceenstämme. (Nach: A. REMANE 1959)

Bei vielen Krebsen stehen die fassettierten Augen auf beweglichen Stielen. Das Nervensystem ist das Strickleiternervensystem der Arthropoden. Das Gehirn besteht aus den fast ausnahmslos verschmolzenen, stark entwickelten Ganglien des Antennulasegementes (= Deuterocerebrum) und den Lobi optici. Diese bilden das Protocerebrum. Ganglien des Antennensegmentes, wenn sie mit dem Gehirn verwachsen, bilden das Tritocerebrum. Über Neurohormone bei Crustaceen s. KLEINHOLZ (1942).

Ein viscerales Nervensystem versorgt Herz, Darmtractus und andere innere Organe. Neben unpaaren werden 2 paarige Visceralganglien unterschieden, die der Unterseite der Schlundkonnektive aufliegen.

Ein dorsales pulsierendes Rückengefäß funktioniert als Herz.

Als Atmungsorgane dienen in der Regel Epipodialanhänge der Extremitäten, die Kiemenfunktion besitzen. Bewegungsorgan bildet bei Crustaceen der Spalt- oder Schwimmfuß, durch den sie sich von den Tracheaten unterscheiden. Die Bewegungsmuskulatur ist quergestreift.

Der Darmtraktus verläuft in der Regel gerade. Häufig ist der Vorderdarm zum Kaumagen erweitert. Die „Leber" (Mitteldarmdrüse) ist bei Daphniden sehr einfach (2 Blindsäcke), bei Decapoden ein großes, aber nicht ausschließlich drüsiges Organ, das an der Resorption der Nahrung beteiligt ist.

Ontogenese: Im Verlaufe der Ontogenese tritt bei Entomostraken die *Naupliuslarve* auf, die zahlreiche ursprüngliche Merkmale aufweist. Neben der Naupliuslarve kommt es bei Malakostraken zur Bildung anderer Larvenformen, wie der Zoëa.

Über Acetylcholin ist bei der Naupliuslarve, der Zoëa und den weiteren segmentreicheren Entwicklungsstadien der Krebse nichts bekannt. Es wäre tiersystematisch und phylogenetisch interessant zu erfahren, ob diese an Flimmerhaaren so reichen Larven in der Bewegungstätigkeit ihrer Cilien von Acetylcholin oder einem anderen hormonartig wirkenden Stoff abhängig sind.

Zur Phylogenie der Crustaceen vgl. Abb. 101 aus REMANE, zur Physiologie WATERMAN (1960).

α) Herz und Kreislauf bei Crustaceen

Das oft schlauchförmige, oft mehr kugelige Herz der Crustaceen gleicht in mancher Hinsicht demjenigen von Anneliden; es ist dorsal gelegen und besitzt

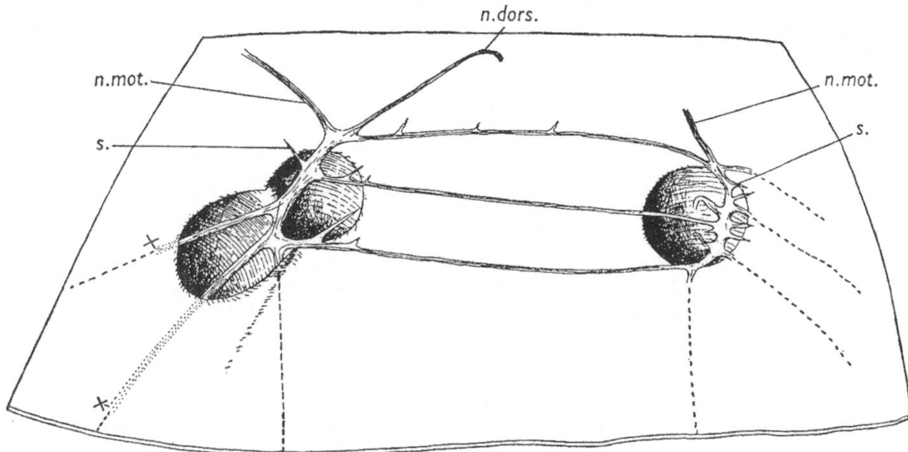

Abb. 102. Halbschematische Zeichnung der rechtseitigen Perikardialorgane von *Maia squinado*. Die Organe sind von der Innenseite der lateralen Perikardwand aus dargestellt mit den Öffnungen der drei branchio-cardialen Venen. Die vom Zentralnervensystem zu den Perikardialorganen ziehenden Nerven sind durch punktierte Linien angedeutet. Die Stellen, an denen die beiden vorderen Nerven in die Verlängerungen des Streifens, der sich im Lumen der Vene befindet, eintreten, sind durch Kreuze angegeben. *n. mot.* Nerven, die zu den Muskeln ziehen; *n. dors.* Dorsalnerv des Herzens; *s* Fasern, an denen die Nervenstämme aufgehängt sind. (Nach: ALEXANDROWICZ 1953). (Aus: D.B. CARLISLE u. SIR FRANCIS KNOWLES 1959)

meist paarige laterale Öffnungen. Die Ostien haben die Form von Schlitzen, die sich bei der Systole schließen und bei der Diastole öffnen. Durch sie strömt das Blut in das Herz ein. Die Ausgangsöffnungen sind überall mit Ventilen versehen, von denen aus das Blut sich entweder unmittelbar in die Leibeshöhle ergießt oder zuvor eine meist kurze Aorta durchläuft.

Das Gefäß-System ist (in gewissem Gegensatz zu demjenigen mancher Anneliden) offen, ähnlich wie bei Gastropoden und Lamellibranchiern der Mollusken. Das Herz empfängt das Blut aus dem Perikardialsinus und gibt es durch Arterien an die Körperorgane ab. Der Rückstrom erfolgt durch ein Capillar- und Venensystem über die Kiemen.

β) Das Perikardialorgan der Crustaceen

Untersuchungen von MAYNARD (1961) an den Krabben *Cancer borealis* (Stimpson), *Panopeus herbstii* (Milne Edwards), *Callinectes ornatus* (Ordway), *Grapsus grapsus* (L.), *Plagusia depressa* (Fabricious), *Goniopsis cruentata* (Latreille), *Pachygrapsus crassipes* (Randall), *Gecarcinus lateralis* (Freminville) und *Ocypode albicans* (Bosc.) ergaben für alle untersuchten Species, daß drei neurohämale Strukturen nachweisbar sind: das Perikardialorgan des Perikards, die vorderen Verzweigungen eines in der Nähe der Atemmuskeln gelegenen ventralen Sinus, und die Postkommissurorgane lateral vom Oesophagus und ventral vom Magen (Abb. 102).

Die durch ALEXANDROWICZ (1953 a, b), ALEXANDROWICZ u. CARLISLE (1953), KNOWLES u. CARLISLE (1956), CARLISLE u. KNOWLES (1959) entdeckten neurohämalen Organe, welche in der Perikardialhöhle liegen, werden vom Blut umspült, das sich dem Herzen zu bewegt. Sie wurden bei allen untersuchten Malacostraca gefunden. Es handelt sich um dorsale Lamellen, die zuerst bei dem Stomatopoden *Squilla* festgestellt wurden und frei im Perikard liegen, seine ganze Höhlung überspannend. Es sind Nervenfasern, die sich netzförmig verzweigen und wie die neurosekretorischen Fasern des Postkommissurorgans mit ihren verzweigten Enden dem von den Kiemen her in die Perikardhöhle gelangenden Blutstrom ausgesetzt sind. Die Annahme hat sich bestätigt, daß die Perikardialorgane Hormone abgeben, welche Amplitude und Frequenz des Herzschlages beeinflussen. Elektronenoptisch im Perikardialorgan festgestellte Granula von 1200 Å Durchmesser werden als Orte der Hormonreserve aufgefaßt. Weiteres über die Funktion und den Hormongehalt des Perikardialorgans im Abschnitt über 5-Hydroxytryptamin S. 830.

SCHWARTZKOPFF (1955a, b) verdanken wir interessante Vergleiche über die Größenabhängigkeit der Herzfrequenz von Krebsen im Vergleich zu anderen Tiergruppen. Die Crustaceen stellen einen Bautyp dar, der kreislaufmäßig durch die festen äußeren Körperwände und die mehr oder weniger „offenen" Bahnen der Hämolymphe charakterisiert ist. Bei einer Versuchstemperatur von 20°C ergibt sich für das Verhältnis zwischen Körpergewicht und Herzfrequenz bei logarithmischer Aufzeichnung mit relativ geringen Abweichungen eine Gerade mit der Exponentialkonstante k = 0,12 welche mit derjenigen von Süßwasserpulmonaten k = 0,11 beinahe übereinstimmt (vgl. SCHWARTZKOPFF, 1956). Den beiden Bautypen der Mollusken (ohne Cephalopoden) und Crustaceen ist der offene Kreislauf gemeinsam. Im ganzen gesehen ist die Abhängigkeit der Herzfrequenz vom Körpergewicht bei den beiden Tiergruppen viel geringer als bei Warmblütern mit geschlossenem Kreislauf, was teilweise mit dem stark erhöhten Stoffwechsel bei diesen zu tun hat. MAYNARD (1953, 1960) gelangte an dem decapoden Krebs *Panulirus argus*, dessen Gewicht individuell zwischen 0,14 und 3,26 kg schwankte, zu einer ganz ähnlichen Beziehung zwischen Herzfrequenz und Körpergewicht und einer logarithmischen Konstante von k = 0,11.

1. Unt. Klasse Entomostraca (s. S. 688 und S. 828)

Bei Entomostraken herrscht eine große Variabilität in der Zahl der Segmente und ihrer Verteilung auf die einzelnen Körperabschnitte. Bei Branchiopoden schwankt die Zahl der Segmente zwischen 10 bei Daphniden und ca. 45—65 bei Apusiden.

Den Entomostraken (z. B. *Daphnia, Simocephalus*) fehlt ein Gefäß-System vollständig oder es ist nur rudimentär vorhanden; ein pulsierendes Herz ist ausgebildet. Bei den höher organisierten Malacostraca ist das Gefäß-System besser entwickelt. Bei den meisten Krebsen gehen sowohl herzhemmende wie herzbeschleunigende Fasern vom vorderen Ende des Thorakalganglions aus.

α) Ord. Phyllopoda, Blattfüßer

Sie zeichnen sich durch reiche Segmentierung, den einfachen Carapax, ein langgestrecktes Herz und blattförmige Schwimmfüße mit Kiemenanhang aus. Das Herz des Phyllopoden *Artemia salina* erwies sich auf hohe Konzentrationen Acetylcholin, mit und ohne Physostigmin, ebenso unempfindlich wie auf Adrenalin.

Relativ eindeutig im Sinne eines positiv cholinergen neurogenen Herzens sprechen Versuche von ELLENBOGEN u. OBRESKOVE (1949) am Herzen von *Simocephalus* sp., an dem eine beschleunigende Wirkung des Acetylcholins in einem großen Konzentrationsbereich zwischen Acetylcholin 10^{-2} bis 10^{-9} festgestellt wurde. Prostigmin 10^{-4} wirkte ebenfalls beschleunigend. Nach Vorbehandlung mit Prostigmin 10^{-4} während 2 min hatte Acetylcholin 10^{-5} eine weitere beträchtliche Steigerung der Herzfrequenz zur Folge. Ähnlich wie Acetylcholin führten auch Acetyl-β-methylcholin und Carbaminoylcholin an *Simocephalus* zur Herzerregung, wobei der Erregung jeweils Hemmung folgte. Physostigmin wirkte auf Acetylcholin und die anderen Cholinderivate verstärkend im Sinne der Herzerregung, während Atropin sie aufhob. Carbaminoylcholin *nach* Atropin gelangte relativ rasch wieder zur Wirkung. Ein cholinerg-neurogener Mechanismus ist wahrscheinlich (vgl. auch MICHAEL et al., 1956).

β) Ord. Branchiopoda, Kiemenfüßer

Das auffälligste Merkmal bildet die eigentümliche lamellöse Gestalt der Beine, die sich in Spaltfüße umwandeln, je mehr die mächtige Ruderantenne an Bedeutung gewinnt. Das Nervensystem ist primitiv und bildet eine Art Strickleitersystem mit je 2 Kommissuren pro Segment. Die Bewegungsmuskulatur ist wie bei anderen Crustaceen quergestreift. Näheres über den Bau von Branchiopoden unter Cladoceren.

γ) Unt. Ordnung Cladocera, Wasserflöhe

Sie behalten ihren larvalen Charakter auf Lebenszeit bei. Ihr Körper ist wenig deutlich gegliedert. Er trägt eine Schale, die den Rumpf umschließt oder ihm dorsal anhängt. Die Cladoceren verfügen über 4—6 Beinpaare.

(a) Herz

Das Herz von Cladoceren ist bei den meisten Arten sackförmig und trägt nur ein Ostienpaar. An das Herz schließt sich nach vorn (bei Euphyllopoden) ein bauchig aufgetriebener Bulbus arteriosus an, der in eine kurze Aorta übergeht. Oft ist nur eine aortenartige Lakune vorhanden (STORCH, 1931). Das Herz der *Daphnia magna* wird nach SOLLMAN u. WEBB (1941) und BAYLOR (1942) durch Acetylcholin 10^{-5} bis 10^{-9} gehemmt, durch Atropin 10^{-5} bis 10^{-7} die Herzfrequenz ebenfalls herabgesetzt, durch Adrenalin 10^{-7} beschleunigt. Die Reaktion auf Acetylcholin ist ähnlich wie beim Vertebratenherzen. Der wichtige Unterschied liegt darin, daß die Herzfrequenz auch durch Atropin herabgesetzt wird, so daß eine antagonistische Wirkung dem Acetylcholin gegenüber fehlt, was gegen eine echt cholinergische Wirkung (im Sinne der Vertebraten) spricht. Daß das Herz von *Daphnia*, nach KRIJGSMAN u. BEKKER (1951), von denen aufgrund pharmakologischer und histologischer Untersuchungen angenommen wird, daß die Steuerung des Herzschlags myogener Natur sei, auf Acetylcholin 10^{-8} bis 10^{-7} (Schwellenwert) stets eine Frequenzabnahme zeigte, steht im Gegensatz zu anderen Arthropoden, sowohl Crustaceen wie zu einem großen Teil der Insekten, bei denen das Herz über einen neurogenen Schrittmacher verfügt und auf Acetylcholin mit Beschleunigung antwortet. Ähnlich wirkte der Cholinesterasehemmer Tetraäthylpyrophosphat $3,5.10^{-7}$ frequenzverlangsamend, was ebenfalls gegen eine neurogene Steuerung spricht. Die Hemmung des Herzens durch Pilocarpin 5.10^{-5}, nach welchem Atropin dann beschleunigend wirkte, spricht für einen *myogenen* Schrittmacher, ein Befund, der durch NEEDHAM (1950) bestätigt wurde (Abb. 103).

Wir stehen bei den Daphnien hinsichtlich Herzfunktion einem Problem gegenüber, das heute noch kaum eindeutig gelöst werden kann. Vieles spricht für einen myogenen Schrittmacher. Aber ist der Schrittmacher cholinerg? Eine hohe Acetylcholinempfindlichkeit im Sinne der Frequenzverlangsamung ist nach einer Reihe von Untersuchern ebenso sicher wie eine hohe Adrenalinempfindlichkeit im Sinne der Beschleunigung. Es fehlt der Antagonismus Acetylcholin/Atropin, wie er für das Vertebratenherz mit seinem negativ cholinerg myogenen Rhythmus charakteristisch ist. Pilocarpin wirkte am Daphnienherz, analog wie am Vertebratenherz hemmend. Folgen wir der „klassischen" Auffassung von „cholinerg", müßten wir für die Cladoceren es ablehnen, ihr myogenes Herz als cholinerg zu bezeichnen. Aber sind wir berechtigt, die für Vertebraten zutreffende pharmakologische Definition für „cholinerg" auch bei den einfacher gebauten Invertebraten zu postulieren? Entgleitet uns der Maßstab der Vergleichbarkeit, wenn wir bei Invertebraten etwas andere Kriterien anwenden und von „cholinerg" dann sprechen, wenn a) Acetylcholin am Herzen frequenzverlangsamend wirkt (Grundvoraussetzung für einen cholinergen Mechanismus), b) Pilocarpin die Frequenz verlangsamt, c) Physostigmin oder Cholinesterasehemmstoffe aus der Gruppe der Alkylphosphate ebenfalls pulsverlangsamend wirken? Diese Voraussetzungen sind bei *Daphnia* alle erfüllt. Es fehlt das Kriterium des Atropinantagonismus zum Acetylcholin, nicht zum Pilocarpin. Jedenfalls muß uns der zur Zeit fehlende Nachweis

18*

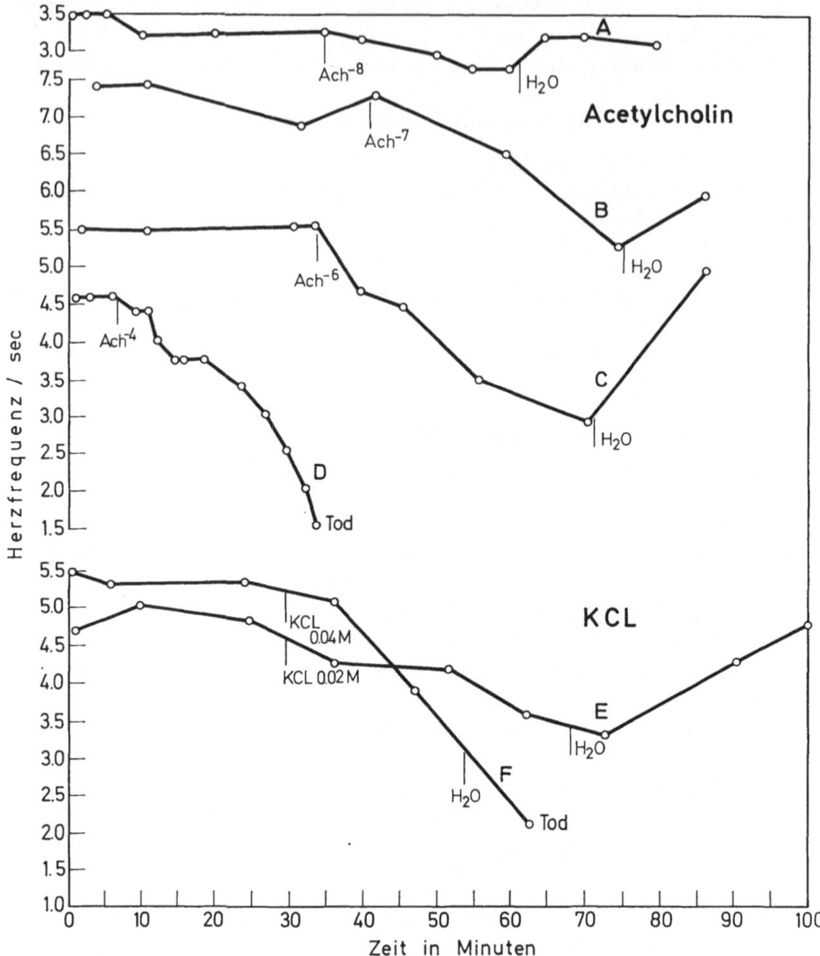

Abb. 103. Wirkung von Acetylcholin (*Ach*) *A, B, C, D* und von KCl *E, F* auf die Herzfrequenz von *Daphnia magna.* Die Frequenzabnahme spricht für ein *myogenes* Herz. (Aus: C. L. PROSSER 1942)

von Acetylcholin und Acetylcholinesterase im Herzen von *Daphnia* veranlassen, die Annahme eines negativ cholinergen myogenen Herzens nur als wahrscheinlich zu bezeichnen. Dazu zwingt uns auch Folgendes: Die pharmakologischen Testierungen an *Daphnia* sind nicht so einheitlich, wie es nach dieser Darstellung den Anschein hat. So hatten in den Versuchen von ELLENBOGEN u. OBRESHKOVE (1949) an *Daphnia magna* Mecholyl 10^{-4} und Pilocarpin 10^{-4} keinen Einfluß auf die Herzfrequenz, während Physostigmin 10^{-4} zu einer leichten Frequenzsteigerung führte. Atropin senkte die Frequenz etwas. Ergänzend sei hinzugefügt, daß nach SUOMALAINEN (1939) Cholin auf das Herz von *Daphnia* depressiv wirkte und daß Acetylcholin nach BAYLOR (1942) und PROSSER (1942) Stärke und Frequenz des normalen Herzschlags verminderte (Abb. 103). Wurde das Herz durch mechanischen Reiz zum Stillstand gebracht, hatte Acetylcholin in der Erholungsphase eine beschleunigende und regulierende Wirkung (OBRESHKOVE, 1942). Nach SOLLMAN u. WEBB (1941) hatte Mecholyl auf das Daphnienherz keine Wirkung, während O'CONNOR (1950) zeigte, daß Carbachol 10^{-7} gesteigerte Herzaktivität und erhöhten O$_2$-Verbrauch bewirkte. Diese Wirkung war bei 10^{-5} bis 10^{-4} maximal.

Physostigmin verlangsamte nach BAYLOR und nach SOLLMAN u. WEBB die Herztätigkeit (weitere Literatur bei FLÜCKIGER, 1952). Über die Funktion des Hämoglobins bei *Daphnia* s. FOX, GILCHRIST u. PHEAR (1951).

Die teils fehlenden, teils schwachen Reaktionen auf Wirkstoffe der Acetylcholingruppe — wobei in anderen Versuchsreihen das Herz schon durch sehr kleine Acetylcholinkonzentrationen gehemmt wurde — bestätigen teilweise die frühere Auffassung (KRIJGSMAN u. BEKKER, 1951), daß das Cladocerenherz über eine „sympathische", aber nicht über eine „parasympathische" Innervation verfüge.

Zur weiteren Abklärung müßten die Versuche, um möglichen Permeabilitätsschwierigkeiten auszuweichen, an ganz jungen Tieren oder am isolierten Herzen wiederholt werden. Für eine sympathische „adrenerge" Innervation der Cladoceren spricht, daß durch Adrenalin die Bewegung der Antennen und die Augenbewegungen verstärkt werden (vgl. S. 688).

Bei allen Versuchen mit Cladoceren, speziell mit Daphnien, ist zu beachten, daß die Herzfrequenz von *Daphnia magna* u. a. in den einzelnen Häutungsstadien verschieden groß und außerdem bei Männchen und Weibchen verschieden ist. Wie FRITSCH (1959), MEIJERING (1960, 1959) und FRITSCH u. MEIJERING (1958) zeigten, werden bei Männchen im 1. und 2. Stadium kurz vor und nach der Häutung 9—11 Pulse/sec gezählt; in der Mitte zwischen den Häutungen nur 5,5. Alte Männchen (9.—12. Stadium) zeigen eine von 10 (nach Häutung) auf 9/sec (vor der nächsten Häutung) leicht abfallende Rate. Junge Weibchen (1. und 2. Stadium) variieren zwischen 8,5 und knapp 10/sec, wobei die höheren Werte in zeitlicher Nähe der Häutung auftreten. Alte Weibchen (10.—14. Stadium) zeigen Pulszahlen zwischen 5,6 und 6,6/sec, 21.—24. Stadium zwischen 4,4 und 5,2/sec. Mit zunehmendem Alter nimmt die Zahl der Herzschläge bei den Weibchen ab, bei den Männchen zu. Wie MEIJERING (1960) feststellte, sind Störungen in der Eiablage immer mit hoher Herzfrequenz verbunden (gilt für *Simocephalus vetulus*). MEIJERING nimmt für *Simocephalus* und *Daphnia* zwei Häutungshormone an: ein Häutungshormon, das Zunahme der Herzfrequenz vor der Häutung bedingen soll, und ein „Legehormon", das die Abnahme der Herzfrequenz vor der Eiablage bewirkt.

Möglicherweise sind die von verschiedenen Untersuchern festgestellten Ungleichheiten in der Herzwirkung von Acetylcholin, Physostigmin, Pilocarpin, Adrenalin usw. teilweise darauf zurückzuführen, daß die Häutungsstadien nicht genügend berücksichtigt wurden. Dies ist umso wahrscheinlicher, als die Häutung, welche unter hormonalem Einfluß steht, auf hormonalem Weg die festgestellten Unterschiede in der Herztätigkeit bewirkte, so daß das Herz auch auf die einwirkenden Stoffe, wie Acetylcholin usw. durch Hormone verschieden „gestimmt" werden könnte, d. h. seine Empfindlichkeit entsprechend änderte. Nach dieser Seite orientierte Versuche könnten zu einer Klärung der Verhältnisse wesentlich beitragen (vgl. auch HYKES, 1926; FLÜCKIGER, 1952; FLÜCKIGER u. FLÜCK,1949). Die Permeabilitätsverhältnisse sind ebenfalls zu beachten.

In diesem Zusammenhang darf auf eine Avitaminose des Herzmuskels hingewiesen werden, welche an einer Daphniaart durch einseitige Kost ausgelöst wurde und die uns zeigt, daß schon auf dieser Entwicklungsstufe der Tierreihe die Voraussetzungen für das Auftreten einer Avitaminose gegeben sind. Diese von FLÜCKIGER u. FLÜCK (1949) durchgeführte Untersuchung mahnt uns gleichzeitig, auf die Ernährung von Versuchstieren, besonders von Wirbellosen, große Sorgfalt zu verwenden. Unzureichende Ernährung kann auf die Versuchsresultate großen Einfluß ausüben und ihre vergleichende und sonstige Verwertbarkeit völlig in Frage stellen. So wurde an *Daphnia longispina* beobachtet, daß bei reiner Stärkekost gewisse avitaminosebedingte Muskelveränderungen am Herzen auftraten. Diese Änderungen führten funktionell zu einer Abschwächung der Diastole und einer Verlangsamung der Systole. Damit parallel ging eine Deformierung des Herzmuskels infolge Aufhebung der Synchronisation der einzelnen Muskelfasern; gleichzeitig verkleinerte sich das diastolische Herzvolumen. Die Herzfrequenz nahm ständig ab, und schließlich stand das Herz still. Es handelt sich um eine beri-

beri-ähnliche Avitaminose, wie sie bei ausschließlichem Genuß von geschältem Reis beim
Menschen zustande kommt. Durch Aneurin konnte bei DAPHNIA, wenn nicht zu spät gegeben,
ähnlich wie bei der menschlichen Beri-beri, die normale Herzaktion wiederhergestellt werden
(vgl. auch FLÜCKIGER u. FLÜCK, 1950, 1953).

(b) Quergestreifter Bewegungsmuskel

Über Acetylcholinvorkommen und -wirkung am Bewegungsmuskel ist bei
Cladoceren anscheinend nichts bekannt. „Curare" bewirkte erst Bewegungssteigerung, dann Hemmung, dann totale Stillegung. Die primäre Reizwirkung von
curareartig wirkenden Stoffen, wie Decamethonium, beobachten wir auch an
Vertebraten, bei denen infolge der Depolarisation der Nervenendplattenmembran
eine vorübergehende Erregungswirkung ausgelöst wird, auf welche die Lähmung
durch Dauerdepolarisation folgt. Das Muskelgift Barium, das bei Vertebraten zu
lokalen Krämpfen führt, hatte an der freischwimmenden *Daphnia* zuerst erhöhte
Bewegung, dann Hemmung zur Folge. Nicotin erhöhte die Bewegung ebenfalls.

Die Atembewegung (normal 140—200/min) der kiemenähnlichen, mit quergestreifter Muskulatur versehenen Gebilde wurde durch Adrenalin, Nicotin und
Strychnin herabgesetzt. Eine nähere Deutung dieser Wirkungen ist zur Zeit nicht
möglich. Es wäre von Interesse festzustellen, ob die quergestreifte Muskulatur der
Daphnien über eine Art Nervenendplatten oder über Einrichtungen homologer
Art (entsprechend etwa dem „Doyèrschen Hügel" bei *Limulus*) verfügt. Dann
wäre auch eine klarere Deutung von echten Curarewirkungen möglich.

(c) Darm

Der Oesophagus ist bei Cladoceren scharf vom Mitteldarm abgesetzt. Dieser
Mittel- oder Magendarm ist beträchtlich weiter als der Oesophagus und zieht vollkommen gestreckt durch den Leib oder beschreibt, wie bei *Daphnia*, eine s-förmige
Kurve. Der Darm ist mit innerer Ring- und äußerer Längsmuskulatur versehen.
Die Wirkungen von Acetylcholin und einer Reihe pharmakologischer Testsub-
stanzen am Darmkanal von Cladoceren stehen in voller Übereinstimmung mit den
an Oligochaeten erhobenen Reaktionen. Am Darm regen Mecholyl, Pilocarpin und
Physostigmin die (seltene) Peristaltik von *Daphnia* kräftig an, wobei durch letzteres leicht Spasmen ausgelöst wurden. Atropin verminderte die Spasmen und hob
die Wirkung von Mecholyl und Pilocarpin auf. Nicotin regte die Peristaltik zuerst
an, um sie später stillzulegen.

MOONEY u. OBRESHKOVE (1948) zeigten an der Cladocere *Simocephalus vetulus*,
daß Acetylcholin, Carbaminoylcholin, Acetyl-β-methylcholin und Prostigmin
(letzteres als Cholinesterasehemmer) starke Darmkontraktion auslösten, während
Atropin sie hemmte. Ist die pharmakologische Analyse der Wirkung des Acetylcholins usw. am Darmkanal von Cladoceren ganz eindeutig, so fehlt der direkte
Nachweis des Acetylcholins, der Acetylcholinesterase und der Cholinacetylase zum
strikten Beweis der cholinergen Innervation. Doch kann nach diesen pharmakologischen Feststellungen kaum ein Zweifel darüber bestehen — und dies wird
sich bei den höheren Krebsen und bei den Insekten wiederholen —, daß der Darmkanal der Cladoceren positiv *cholinerg* innerviert ist. Da auch der Antagonismus
Acetylcholin-Atropin in das Kriterium „cholinerg" miteingeschlossen ist, handelt
es sich beim Darm der Articulaten, beginnend mit den Anneliden (Oligochaeten)
und über die Krebse fortgesetzt bis zu den Insekten, gewissermaßen um eine „Vor-
wegnahme" der für Deuterostomier, jedenfalls für Vertebraten, typischen positiv
cholinergen Darminnervation. Evolutionistisch gedacht, handelt es sich um eine
Parallelentwicklung, da die Evolution der Deuterostomier weder von den Crustaceen noch von den Insekten ihren Ausgangspunkt genommen hat.

(d) Zentralnervensystem

Über das Zentralnervensystem der Daphnide *Simocephalus sima* s. CUNNING-
TON (1903). Funktion und Wirkung des Acetylcholins im Zentralnervensystem
sind bei Cladoceren und bei Entomostraken im allgemeinen vorläufig unbekannt.
Die pharmakologische Prüfung scheint sich auf eine Reihe von Krampfgiften beschränkt zu haben. Nach CLARKE u. WOLF (1933) führte Strychnin an *Daphnia*
spec. auf zentralem Wege zu einer Umkehr des phototaktischen und galvano-
taktischen Verhaltens. VIEHOEVER u. COHEN (1937), VIEHOEVER u. MIKURYA
(1932) stellten an *Daphnia* nach Strychnin starke Erregung mit Rotieren der
Augen, Zucken der Augenmuskeln und der Antennen fest. Sekundär kam es zur
Lähmung unter Herzstillstand. Wie EGGHART u. UMRATH (1956) zeigten, wirkte
Strychnin an *Daphnia pulex* ausschließlich in der Konzentration 10^{-4} motorisch
erregend, während sowohl höhere wie niedrigere Konzentrationen wirkungslos
blieben. An der freischwimmenden *Daphnia* kam es mit Strychnin 10^{-4} zu heftigem Schlagen der Antennen; Strychnin 10^{-3} wirkte teilweise lähmend (vgl. auch
FLOREY, 1951b); Pikrotoxin 10^{-4} hatte erregende Wirkung bis zur Krampfbildung.

δ) Ord. Anostraca

Körper langgestreckt, ohne Schale; 11—19 Blattfußpaare. Zweite Antenne walzenförmig.
Anordnung der Muskeln metamer, ausnahmslos quergestreift, wie allgemein bei Crustaceen.
Zentralnervensystem primitiv; die beiden Stränge des Bauchmarkes verlaufen weit getrennt
voneinander. Ganglienzellen des Gehirns an der Oberfläche, im Innern dichtes Neuropil.
Oesophagus scharf gegen Mitteldarm (Magendarm) abgesetzt. Darm zieht meist gestreckt
durch den Körper (Enddarm). Herz reicht als langer Schlauch aus der hinteren Kopfgegend
bis zum Analsegment und enthält in jedem Metamer ein seitliches Ostienpaar. An das Herz
schließt sich nach vorn ein Bulbus arteriosus an, der in eine kurze Aorta übergeht (nach
KÜKENTHAL).

Das Herz von *Eubranchipus serratus* war selbst auf hohe Acetylcholinkonzentrationen unempfindlich. Physostigmin hatte auf die Acetylcholinempfindlichkeit
keinen Einfluß.

ε) Ord. Ostracoda, Muschelkrebse

Den äußerlich muschelähnlichen Ostracoden fehlt die Segmentierung. Sie besitzen ein-
schließlich der Antennen nur 5—7 Extremitätenpaare. Die Muschelkrebse erweisen sich tier-
systematisch als Seitenzweig, von dem keine neuen Entwicklungen ausgegangen zu sein
scheinen.
Ein *Herz* findet sich nur bei Cyprididen (*Cypridina*) und Halocypriden, nicht bei *Cypris*.
Es ist kurz, sackförmig, hat nur ein Paar Ostien und entsendet ein kurzes Gefäß zum Gehirn.
Es besitzt ein Neuron an der dorsalen Innenfläche mit mehreren Fortsätzen, wovon zwei zum
Perikard ziehen.
Gehirn. Die Ganglien sind zu einem circumoralen Ring verschmolzen. Das stomatogastri-
sche System ist gut entwickelt. Vgl. CANNON (1940) über *Gigantocypris mülleri* und ROME
(1947) über *Herpetocypris reptans* (Baird).

Über Acetylcholinvorkommen und -wirkung scheint bei Muschelkrebsen nichts
bekannt zu sein.

ζ) Ord. Copepoda, Ruderfüßler

Sie besitzen einen 6-gliedrigen Thorax und typische Spaltfüße. Copepoden
bilden im Meer und im Süßwasser den artenreichsten Zweig der Entomostraken.
Das Fehlen der Fassettenaugen weist auf Verlusterscheinungen hin. Als Auge
funktioniert das unpaare, dem Hirn dicht aufgelagerte Naupliusauge (Cyclops).

Das Herz ist meist klein, gedrungen und lebhaft pulsierend. Acetylcholin
wirkte auf das Herz der Copepoden *Diaptomus oregonensis* und *Diaptomus san-
guineus* beschleunigend, was vielleicht auf eine „höhere" Stellung der Copepoden
gegenüber den Cladoceren hinweist, da die Frequenzerhöhung des Herzens durch
Acetylcholin bei den höheren Crustaceen, insbesondere den decapoden Krebsen

(Malacostraken), die Regel bildet und durch die neurogene Funktionsweise des Herzens erklärt wird.

Über das *Zentralnervensystem* von Copepoden vgl. BULLOCK u. HORRIDGE (1965). Auf die motorischen Riesennervenfasern, von denen eine (paarig) das ganze Bauchmark durchzieht, hat schon LOWE (1935) (1936) an *Calanus finmarchius* (Gunnerus) hingewiesen.

Auf das Zentralnervensystem von *Cyclops* hatte Strychnin 10^{-3} keinen sichtbaren Einfluß, während Strychnin 5.10^{-3} schnellere und zitternde Bewegungen auslöste.

η) Ord. Cirripedia, Rankenfüßer

Die Rankenfüßer sind festgewachsen. Bei den *Balanidae* ist die Anheftungsstelle (in der Nähe der Antennen) breit, bei den *Lepatidae* zu einem langen Stiel ausgezogen. Durch Kalkplatten sind die Tiere gegen Angriff geschützt. Sie tragen 6 Rankenfüße. Die Eier entwickeln sich zu großen Naupliuslarven, die sich in die festsitzenden Cyprislarven umwandeln. Der Vertreter der Balaniden (Cirripedia) *Balanus nubilus*, der auf der Walfischhaut als Parasit lebt, besitzt einige Muskeln mit quergestreifter Muskulatur, die Riesenmuskelfasern von bis 2 mm Dicke und einigen cm Länge enthält. HOYLE u. SMYTH (1963a) stellten fest, daß diese durch 2—3 motorische Nervenfasern versorgt werden, wobei die Riesenfasern des M. adductor scutorum zur Abklärung der elektrophysiologischen Verhältnisse benutzt wurden. Die Riesenmuskelfasern werden von einem komplizierten System von Kanälen (canaliculi) durchzogen, die mit der Außenfläche der Muskelfaser in Verbindung stehen. Hemmnerven wurden keine festgestellt.

Über Vorkommen und Wirkung von Acetylcholin oder anderen Überträgerstoffen bei der Muskelkontraktion ist zur Zeit nichts bekannt (vgl. auch HOYLE u. SMYTH, 1963 b).

Zentralnervensystem: Bei *Balanus* spec. haben wir ein supraoesophagales Ganglion und einen circumoesophagalen Ring. Das Bauchmark ist zu einem einzigen großen Ganglion verschmolzen. Bei *Lepas* spec. ist die Gehirnstruktur ähnlich; das Bauchmark ist in drei Ganglien zusammengezogen. Näheres bei CORNWALL (1953) und BULLOCK u. HORRIDGE II (1965).

BACQ (1947) konnte bei *Lepas anatifera* (Ganztier mit Stiel) 0,15 μg/g Acetylcholin nachweisen. Über Cholinesterasen scheint bei Cirripedien nichts bekannt zu sein. Auch fehlen Angaben über die Wirkung von Physostigmin und Atropin, so daß wir über das Vorkommen cholinerger Nerven bei Ostracoden nichts aussagen können.

Das Zentralnervensystem von *Balanus perforatus* reagierte auf Strychnin 10^{-4} und Pikrotoxin 10^{-4} mit Erregungssteigerung, die bei Strychnin rasch in Lähmung umschlug. An *Balanus perforatus* (Brng.) wurde der leicht auslösbare Schattenreflex, der normalerweise bei Beschattung blitzartig erfolgt, durch Pikrotoxin 10^{-4} stark verzögert; ebenso, aber in etwas anderer Weise, durch Strychnin 10^{-4} (FLOREY, 1953). *Lepas anatifera* L., die „Entenmuschel", reagierte auf Strychnin 10^{-4} mit Lähmung, auf Pikrotoxin 10^{-4} mit Erregung. Vgl. auch GUTMANN (1960) über die funktionelle Morphologie von *Balanus balanoides*.

Überblick über die U. Klasse der Entomostraca

Für die Gesamtbeurteilung der Entomostraken ist die Feststellung von Bedeutung, daß noch bei keiner Gruppe der Gehalt an Acetylcholin, Acetylcholinesterase und Cholinacetylase am Ganztier oder in irgend einem Organ bestimmt worden zu sein scheint.

Körpermuskel und Muskeln des Verdauungskanals sind, soweit untersucht, quergestreift. Bei Phyllopoden scheint bei *Artemia salina* das Herz auf Acetylcholin unempfindlich zu sein, bei dem Branchiopoden *Simocephalus vetulus* ein cholinerg-neurogenes, auf Acetylcholin im Sinne der Beschleunigung empfindliches Herz, vorzuliegen. Für Entomostraken und Articulaten im allgemeinen unerwartet (aber nicht alleinstehend: Insekten) ist das bei Cladoceren (*Daphnia*) wahrscheinlich *myogene*, auf Acetylcholin mit Verlangsamung reagierende Herz. Es ist aber vorläufig eine Auffassungsfrage, ob bei Cladoceren die herzhemmende Acetylcholinwirkung als cholinerg bezeichnet wird oder nicht, letzteres weil ein Antagonismus Acetylcholin-Atropin nicht zu bestehen scheint. Doch sind die Herzverhältnisse bei Cladoceren (Daphnia) nicht eindeutig geklärt.

Über die Wirkung des Acetylcholins auf den quergestreiften Bewegungsmuskel ist bei Cladoceren nichts bekannt; bei anderen Entomostraken erweist sich der Körpermuskel auf Acetylcholin, analog wie bei Malacostraken und Insekten, unempfindlich.

Vorkommen und Wirkung von Acetylcholin im Zentralnervensystem sind bei entomostraken Krebsen unbekannt. Die Befunde bei decapoden Malacostraken würden einen positiven Acetylcholin- und Acetylcholinesterasenachweis erwarten lassen.

Auf Strychnin und Pikrotoxin reagieren Cladoceren (*Daphnia*) mit Erregung und Krämpfen, Copepoden (*Cyclops*) auf Strychnin mit Erregung, Cirripedien (*Balanus perforatus*) auf Strychnin und Pikrotoxin mit Erregung, bei Strychnin in Lähmung übergehend. An *Lepas anatifera* hatte Strychnin Lähmung, Pikrotoxin Erregung zur Folge.

Von einem cholinergischen Mechanismus zu sprechen, ist bei Cladoceren (*Simocephalus vetulus*) im Hinblick auf den Darm gegeben. Er wird nicht nur durch Acetylcholin, Physostigmin, Prostigmin, Pilocarpin und Nicotin (primär) erregt, sondern es wird auch durch Atropin die fördernde Wirkung von Acetylcholin, Acetyl-β-methylcholin und Pilocarpin aufgehoben, ein Verhalten, das mit demjenigen von Malacostraken und Insekten und von Vertebraten in Übereinstimmung steht. Leider fehlt der Nachweis des Acetylcholinsystems, durch welches die physiologische Funktion des Acetylcholins am Darm von Entomostraken erst sichergestellt werden könnte.

Bei *Anostraca* (*Eubranchipus serratus*) scheint das Herz auf Acetylcholin unempfindlich zu sein. Permeabilitätsschwierigkeiten am Ganztier können im Spiele sein. In der Ordnung der *Ostracoden* sind alle uns hier interessierenden Verhältnisse unbekannt. Bei *Copepoden* (*Diaptomus* sp.) ist das Herz auf Acetylcholin im Sinne der Beschleunigung empfindlich, der Herzrhythmus also möglicherweise neurogen gesteuert.

Bei *Cirripedien* ist über Vorkommen und Wirkung des Acetylcholins nichts bekannt.

2. Unt. Klasse Malacostraca (s. S. 690 und S. 829)

Die Malacostraca haben sich nicht aus den Entomostraca, sondern neben diesen aus niederen Formen entwickelt. Über die Morphologie der *Malacostraca* im Zusammenhang mit ihrer Systematik und Phylogenese vgl. Siewing (1957a, b). Am höchsten stehen die *Eucarida* mit den *Decapoda* auf der einen Seite, die *Peracarida* auf der anderen mit den *Isopoda*.

Charakteristisch ist für viele der zum Filter umgebaute Vormagen, die Fixierung der Zahl der Segmente auf 8 Thorakal- und 6—7 Abdominalsegmente. Das Herz ist bei Stomatopoden und Leptostraken lang, mit zahlreichen Ostien versehen und verläuft durch den größten Teil von Thorax und Abdomen. Bei den anderen Ordnungen ist es kürzer, mit wenigen Ostien und liegt im Thorakalteil. Bei Isopoden ist der Hauptteil im Abdomen. Aorten sind überall vorhanden, nach vorn die Aorta cephalica, nach hinten eine manchmal verdoppelte Aorta posterior.

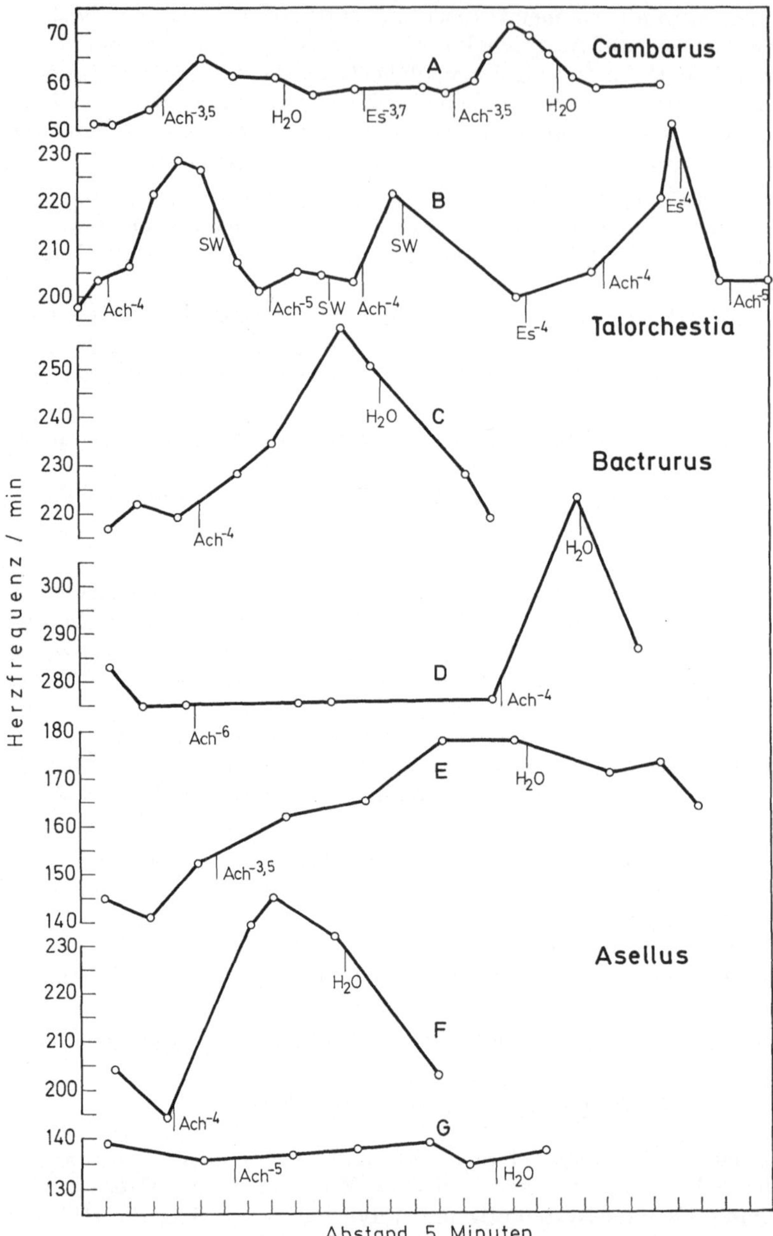

Abb. 104. Wirkung von Acetylcholin auf die Herzfrequenz von Malacostraca: *A Cambarus virilis* (Decapoda), *B Talorchestia longicornis* (Amphipoda), *C* und *D Bactrurus mucronatus* (Amphipoda), *Asellus tridentatus* (Isopoda). Bei allen Species kam es mit relativ hohen Konzentrationen von Acetylcholin $10^{-3,5}$ bis 10^{-4} zu einer für neurogene Herzen charakteristischen Frequenzbeschleunigung. *Es* Physostigmin; *SW* Meerwasser. Abzisse: Zeit pro 5 min, Ordinate: Herzfrequenz pro min; sie ist bei kleinen Krebsen viel größer als bei großen (*Cambarus*). (Nach: C. L. PROSSER 1942)

a) Peracarida

Das erste Brustsegment ist mit dem Kopf verschmolzen. Der Carapax kann fehlen. Die Weibchen tragen eine Bruttasche. Die Peracarida sind durch *direkte* Entwicklung, die sich ohne komplizierte Metamorphose in dem Brustbeutel

(Marsupium) abspielt, charakterisiert. Zu ihnen gehören *Amphipoda*, Flohkrebse und *Isopoda*, Asseln.

α) Ord. Amphipoda, Flohkrebse (s. S. 690 und S. 828)

Über die Innervation des Herzens s. ALEXANDROVICZ (1954).

Auf das Herz der amphipoden Krebse *Talorchestia longicornis* und *Bactrurus mucronatus* wirkte Acetylcholin 10^{-4} beschleunigend (PROSSER, 1942) (Abb. 104); Zunahme der Herzfrequenz z. B. von 197 auf 228/min. Acetylcholin 10^{-5} war praktisch wirkungslos. Physostigmin 10^{-4} hatte kaum eine Wirkung für sich, verstärkte aber die Wirkung von Acetylcholin 10^{-4}. Das ist alles, was wir, das Acetylcholin betreffend, von den Flohkrebsen wissen. Die Annahme eines neurogenen Schrittmachers wird durch ALEXANDROWICZ (1954) bestätigt. Es ist nicht bekannt, ob das Herz von Flohkrebsen Acetylcholin und Cholinesterase enthält. Zentralnervensystem und Verdauungstrakt wurden nach dieser Seite nicht untersucht.

Das Zentralnervensystem von *Gammarus pulex* L. (vgl. BULLOCK u. HORRIDGE II, 1965), wurde auf die Wirkung einiger Krampfgifte geprüft (EGGHART u. UMRATH, 1956). An *Gammarus pulex* L. in Lösungen von Strychnin 5.10^{-3} bis 10^{-3} gebracht, trat in 2 Std keine sichtbare Wirkung ein, während Pikrotoxin 2.10^{-4} nach 30 min Krämpfe zur Folge hatte. Die Unterschiede beruhen wahrscheinlich auf solchen der Löslichkeit. Strychnin-HCl ist wasserlöslich, Pikrotoxin vorwiegend öllöslich und dringt deshalb leichter ins Nervengewebe ein. In Lösungen von Systox 10^{-3} bis 10^{-6} bewegte sich *Gammarus* schneller; Physostigmin 10^{-6} bis 10^{-5} bewirkte Krämpfe.

β) Ord. Isopoda, Asseln

Der Körper von Isopoden ist dorsoventral abgeplattet. Infolge der abdominalen Lage der Kiemen ist das oft nur mit zwei Paar Ostien versorgte Herz ebenfalls im Abdomen untergebracht. Eine Minderzahl der Asseln ist landbewohnend.

Nach ALEXANDROVICZ (1931) besteht das Nervensystem des Isopoden *Ligia oceania* aus einem medianen Nerven, der mehrere Nervenzellen enthält. Seitliche Verzweigungen treten mit Muskelfasern des Herzens in Verbindung. DerHauptnerv befindet sich auf der Innenfläche der dorsalen Wand des cylindrisch geformten Herzens. Verschiedene Zerschneidungsversuche führten zu der Auffassung, daß es sich bei beiden Nerven um den Schrittmacher des Herzens handelt, das neurogenen Charakter besitzt.

Über die Herzphysiologie der Wasserassel sind wir durch A. E. NEEDHAM (1954) genauer orientiert. Der normale Herzschlag von *Asellus aquaticus* L., mittlerer Größe beträgt bei Sommertemperatur 180—200/min. Ein isoliertes Herz (mit Perikard und einem Teil des Rückenpanzers) hörte für kurze Zeit auf zu schlagen, um dann mit fast normaler Frequenz wieder einzusetzen. Mechanische und elektrische Reizung ließen einen beschleunigenden Nerven, der entlang der vorderen Aorta ins Herz eintritt, nachweisen. Er scheint vom vordersten Abschnitt des Bauchmarkes auszugehen. Leichter Druck auf das Perikard löste einen Hemmungsreflex aus; durch Zug am Rückenpanzer wurde der Herzschlag beschleunigt. Ca-Vermehrung in der physiologischen Lösung und Verminderung der K-Ionen hatten Verlangsamung bis zum diastolischen Stillstand zur Folge, während Vermehrung der K-Ionen die Herzfrequenz beschleunigte. Acetylcholin führte zur Beschleunigung, Adrenalin hatte keine Wirkung. Nach PROSSER (1943) hatte Acetylcholin 10^{-4} an *Asellus tridentatus* ebenfalls Frequenzvermehrung von 180 auf 238/min zur Folge (vgl. Abb. 104). Das Verhalten des Herzens der Wasserassel dem Acetylcholin gegenüber entspricht demjenigen des neurogenen Herztypus. Da wir über den Acetylcholingehalt des Herzens der Wasserassel und anderer Isopoden nichts wissen, bleibt die an sich wahrscheinliche Annahme eines neurogenen Schrittmachers vorläufig ein Analogieschluß auf das Herzverhalten höherer Malacostraken. Das Nervensystem von Isopoden scheint in Bau und Funktion demjenigen von Decapoden (s. S. 306) nahezustehen. Vgl. BULLOCK u. HORRIDGE II (1965) und WALKER (1935).

b) Hoplocarida

Sie beginnen ihre Entwicklung mit der Naupliuslarve. Es folgen in der Entwicklung weitere, ebenfalls durchsichtige pelagische Larven, von denen die Zoëa weit verbreitet ist.

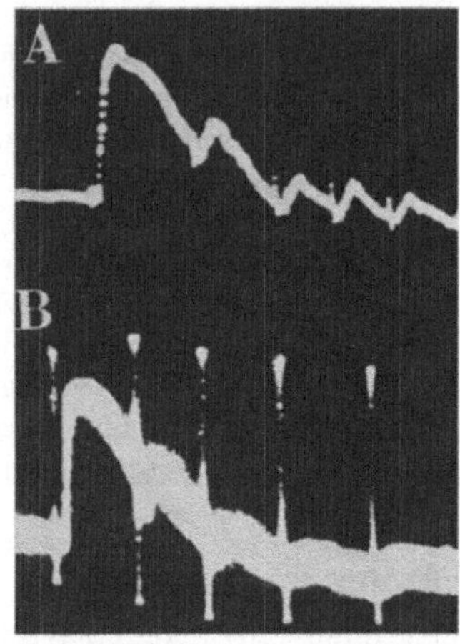

Abb. 105. Elektrokardiogramm des Stomatopoden *Squilla mantis* (Heuschreckenkrebs). Aktionsströme von der Oberfläche des freigelegten Herzens *in situ*. *A* Ableitung in einiger Distanz vom Nervenstamm. Kleine rhythmische Wellen und kurze „spikes" sind erkennbar. *B* Ableitung vom zentralen Teil des Herzschlauches. Rasche Potentiale (spikes) vom Nerven und langsame Muskelpotentiale sind deutlich unterscheidbar. (Aus: H. IRISAWA u. A. F. IRISAWA 1957)

α) Ord. Stomatopoda, Heuschreckenkrebse

Sie sind mit Raubfüßen ausgestattet. Die Kiemen liegen am Abdomen. Das Herz ist ein langgestreckter Schlauch, der sich mit vielen Ostien bis in das Abdomen hinein erstreckt. Nach IRISAWA u. IRISAWA (1957) besteht das Herz des Stomatopoden *Squilla oratoria* (de Haan) aus 14 Segmenten, von denen jedes Segment eine einzige Nervenzelle und ein Paar Arterien und Ostien besitzt, wobei die Größe der Nervenzellen vom 13. Segment nach vorn ständig abnimmt. Das EKG (Abb. 105) wurde unter Entfernung der Rückenmuskulatur mit dem Herzen in situ von diesem direkt abgeleitet. Es besteht aus relativ langsamen dreiphasischen Aktionsstromwellen, die von sehr raschen Potentialen (spikes) überlagert sind. Die langsamen Wellen dürften vom Herzmuskel, die raschen von den einzelnen Ganglienzellen ausgehen. Aus segmentalen Zerschneidungsversuchen geht hervor, daß das 13. Segment mit der größten Nervenzelle am schnellsten schlägt und den eigentlichen Schrittmacher für das Herz darstellt. Das EKG von *Squilla oratoria* gleicht demjenigen von *Limulus polyphemus* (vgl. PROSSER, 1943) und demjenigen von *Astacus fluviatilis* (HOFFMANN, 1912), unterscheidet sich aber von diesen dadurch, daß es aus zwei gut unterscheidbaren Komponenten der Aktionsströme besteht, eine vom Nerven und eine vom Muskel. Da der Ganglienstrang an der Oberfläche des Herzens liegt, können von diesem reine Nervenaktionsströme (Spikes) abgeleitet werden. Über Organisation und Funktion des Herzens von Stomatopoden vgl. auch SIEWING (1957a) und MAYRAT (1958), BROWN (1964). Die Stomatopoden verfügen über ein Perikardialorgan. Auf das isolierte Herz von *Squilla mantis* wirkte

Extrakt aus dem Perikardialorgan frequenzvermehrend und amplitudenvergrößernd. Die Wirkung des Acetylcholins auf das Herz von *Squilla* scheint nicht untersucht worden zu sein. *Squilla mantis* (Rond.) aus der Gattung der Squillidae (Heuschreckenkrebse) verdankt ihren Namen der Ähnlichkeit mit der „Gottesanbeterin" *Mantis religiosa.*

Herzmuskel von Invertebraten mit motorischer Innervation *und* Leitung von Zelle zu Zelle sind wenig bekannt. Ein Beispiel bildet das Herz eines Stomatopoden, dessen Muskel sowohl motorische Innervation, wie elektrischen Kontakt zwischen benachbarten Muskelfasern und gleichzeitig Nexus-Struktur aufweist. Vgl. SEYAMA u. IRISAWA (1968), IRISAWA, IRISAWA u. SHIGETO (1969).

(a) Nervensystem

Das Zentralnervensystem gleicht demjenigen von Decapoden (S. 306). Ein stomatogastrisches System ist vorhanden. Ein paariger „sympathischer" Nerv begleitet den Nervenstamm (ALEXANDROVICZ, 1953a). Einzelheiten über das Nervensystem von *Squilla mantis* bei ALEXANDROVICZ (1953b, c), auch über Muskelreceptororgane (ALEXANDROVICZ, 1953a, b, 1954) und bei BULLOCK u. HORRIDGE II (1965).

Über Acetylcholin und Cholinesterasen ist bei den Stomatopoden anscheinend nichts bekannt, was im Hinblick auf die nahe Verwandtschaft mit decapoden Krebsen zu erfahren großes Interesse hätte. Über das Muskelreceptorsystem von Stomatopoden vgl. ALEXANDROVICZ (1953a, b, 1954, 1957).

c) Eucarida (s. S. 690 und S. 829)

α) Ord. Decapoda, Zehnfüßer

Die ontogenetische Entwicklung der Decapoden umfaßt eine große Zahl von Larvenformen. In der Regel schlüpft aus dem Ei eine Zoëa, die sich in das Mysisstadium verwandelt. Manchmal geht der Zoëa noch eine Naupliuslarve voraus.

Decapoden haben einen vollkommen entwickelten, aus 13 verschmolzenen Segmenten bestehenden Cephalothorax, 2—3 Maxillarfußpaare, so daß in der Regel 5 Paare lokomotorischer Gliedmaßen verbleiben (Decapoden). Meist verliert das erste Beinpaar seine lokomotorische Funktion, indem es zu einer oft großen und asymmetrischen Schere entwickelt wird. An der Seitenwand des Cephalothorax und an der Basis der Kiefer- und Gangfüße befinden sich zahlreiche Kiemenbüschel.

(a) Herz und Gefäß-System

Das Herz liegt im hinteren Teil des Cephalothorax. Es ist ein allseitig vom Perikard umgebener muskulöser Sack mit drei Ostienpaaren. Der Perikardialsinus ist geschlossen und nur von den Einmündungen der Branchoperikardialgefäße durchbohrt. Vom Herzen gehen 7 das Perikardsystem durchziehende Arterien aus. Am Ursprung der Gefäße aus dem Herzen finden sich 2-klappige Ventile. Als accessorisches Herz funktioniert eine Erweiterung der Aorta, die im Kopf liegt (sog. Cor frontale). KÜKENTHAL III$_1$ 889. Das Blutgefäß-System ist nicht geschlossen; das Herz, ein gedrungener Körper von der Gestalt einer Bischofsmütze, empfängt das arterielle Blut durch 3 Paar mit klappenartigen „Lippen" versehenen Perikardialsinus und gibt es durch die Arterien wieder in den Capillarbezirk des Körpers ab. Die „Lippen" sind während der Systole geschlossen. Vom Herzen gehen die Kopfarterie, die hintere und die absteigende Arterie aus, die alle stark verzweigt sind und offen enden, so daß die Organe direkt vom Blut beströmt werden. Das venös gewordene Blut gelangt in einen großen Venensinus an der Basis der Kiemen und nach Durchströmen der letzteren mittels zahlreicher Kiemennerven in den als

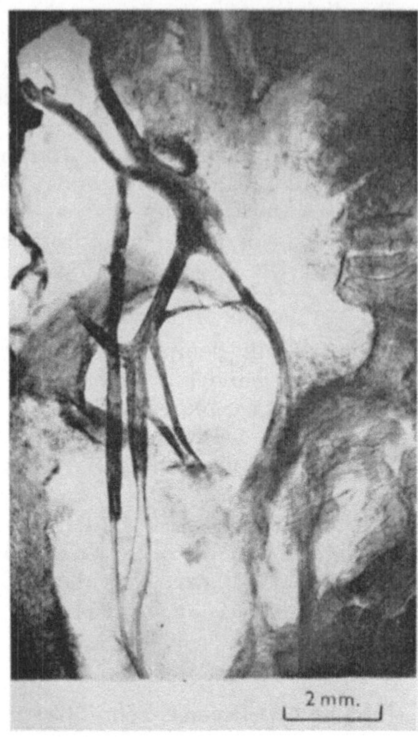

Abb. 106. Vorderer Abschnitt der rechtseitigen Perikardialorgane von *Cancer pagurus*. Die Nervenstämme überspannen die weite Öffnung der branchio-cardialen Venen. Methylenblaufärbung. (Aus: J.S. ALEXANDROWICZ 1953)

Vorhof fungierenden Herzbeutel, der mit dem Perikardialorgan versehen ist (vgl. S. 273). Perfusionslösung für das isolierte Krebsherz s. COLE, HELFER u. WIERSMA (1939).

Die Kontraktion des Krebsherzens beginnt oral und setzt sich kaudal fort. — Bei den meisten Krebsen gehen sowohl herzhemmende wie herzbeschleunigende Fasern vom vorderen Ende des Thorakelganglions aus.

Bei allen Decapoden finden sich nach CARLISLE u. KNOWLES (1959) auf der Innenseite der Perikardwandung umfangreiche nervöse Bildungen, die teils als fein verzweigtes Neuropil durchlaufende Nervenbündel erheblich verstärken, teils sich über weite Flächen erstrecken (Abb. 106). Die Bildungen, die als Perikardialorgan bezeichnet werden, setzen sich aus Abkömmlingen von Nerven sehr verschiedener Herkunft zusammen. Sie liegen im allgemeinen nahe der Einmündung von Venen und stets so, daß sie dem Blutstrom besonders gut ausgesetzt sind. Bei Brachyuren (Krabben) sind die Bildungen ziemlich einheitlich, bei Macruren (Langschwanzkrebsen) finden sich mehr Abweichungen. Da Extrakte aus den Perikardialorganen eine deutliche Wirkung auf den Herzschlag ausüben, wird ihnen neurosekretorische Funktion zugeschrieben. Auf das isolierte Herz von *Cancer pagurus* und von *Homarus americanus* wirkte der Extrakt frequenzvermehrend, auf das Herz von *Maia squinado* frequenzverlangsamend, auf alle drei Herzen amplitudenvergrößernd (Abb. 107). Vgl. auch KERKUT u. PRICE (1964) über Herzbeschleuniger aus dem Herzen von *Carcinus maenas* (Abb. 108 und FLOREY u. FLOREY (1954) bei *Dromia*, wobei sich 6-Hydroxytryptamin als wirksamer erwies als 5-Hydroxytryptamin. Im Herzextrakt wurde ein Stoff isoliert mit demselben

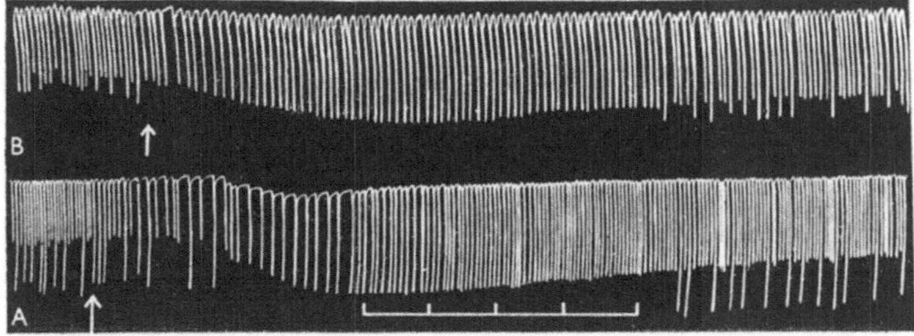

Abb. 107. Wirkung des eigenen perikardialen Organextraktes auf das Herz von *Maia squinado*, ↑ bezeichnen den ungefähren Zeitpunkt, in welchem die Extrakte das Herz erreichen. Zeit in Minuten. Durch den Extrakt wird die Amplitude vergrößert, der Herzschlag regelmäßiger und langsamer. (Aus: J.S. ALEXANDROWICZ u. D.B. CARLISLE 1953)

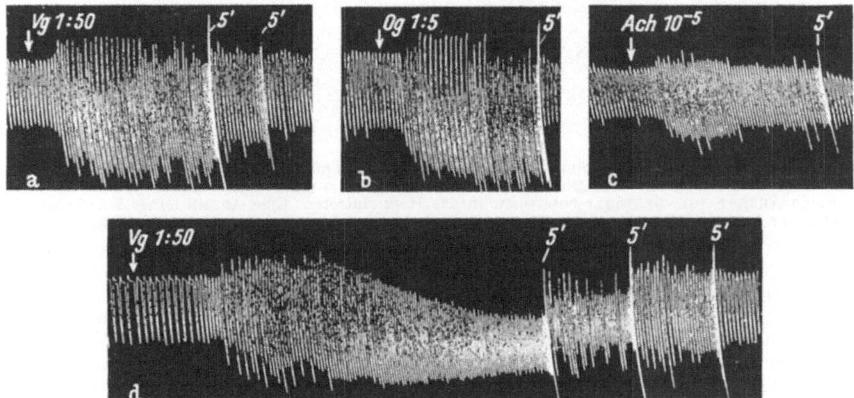

Abb. 108. *Dromia vulgaris*. Wirkung von Extrakten aus ventralen Ganglien (*Vg*) von *Dromia* und optischen Ganglien (*Og*) von *Sepia* sowie von *Acetylcholin* (*ACh*) 10^{-5} auf die Tätigkeit isolierter Herzen (*a, b, c* stammen von demselben, *d* von einem anderen Herzen). (Aus: E. FLOREY u. ELISABETH FLOREY 1954)

Rf wie 6-Hydroxytryptamin. Die Grenzkonzentration betrug für 6-Hydroxytryptamin 5.10^{-10} g/ml, für 5-Hydroxytryptamin 5.10^{-9} g/ml. Außerdem wurden 2 herzaktive Mucopeptide im Herzextrakt festgestellt. Über aktive Peptide des Perikardialorgans von *Cancer borealis* s. BELAMARICH (1963).

Bestimmungen der Herzfrequenz von *Lysmata seticaudata* und *Pontonia custos* durch SCHWARTZKOPFF (1953b) im Temperaturbereich zwischen $+5$ und $+24°$ ergaben, daß die Pulsfrequenz von rund 200/min bei 20° trotz des Größenunterschiedes der von *Daphnia* entspricht. Die Herzfrequenz nahm entgegen anderen Angaben mit der Temperatur zu. Die Extremitätenbewegungen waren vom Herzschlag unabhängig (vgl. S. 274 und MAYNARD, 1960).

Die Bestimmung der Kreislaufzeit einiger decapoder Crustaceen bei 22—23° mit Hilfe von Na-Ferricyanid durch SCHWARTZKOPFF (1953a) ergab an *Dromia vulgaris, Eriphisia spinifrons, Maja verrucosa* und *Palinurus vulgaris* Werte zwischen 40 und 65, resp. 100 sec (*Palinurus*). Bei Säugern gleicher Größe würde bei den ganz andersartigen Druckbedingungen des geschlossenen (capillaren) Kreislaufs eine Zeit von etwa 5 sec resultieren. Das aus Blutmenge und Kreislaufzeit berechnete Herzminutenvolumen der Krebse erwies sich mit etwa 25—30% des Körpergewichts als wesentlich höher als bei *Helix pomatia* mit nur 4%. Im weiteren untersuchte SCHWARTZKOPFF (1955a) an 15 Krebsarten, hauptsächlich Decapoden, die Abhängigkeit der Herzfrequenz von Temperatur, Adaptation, Alter und Gewicht.

Am intakten *Homarus americanus* wurde durch BURGER u. SMYTHE (1953) der Kreislauf genauer analysiert. Der Blutdruck innerhalb des Herzens betrug beim ruhenden Tier während der Systole 9—22, während der Diastole 0—5 mm Hg. In der Aorta, unmittelbar hinter dem Ventrikel, war der Blutdruck während der Systole der gleiche wie im Herzen, während der Diastole jedoch 3—5 mm Hg geringer. Im Hämocöl maß beim ruhenden Hummer der Blut-

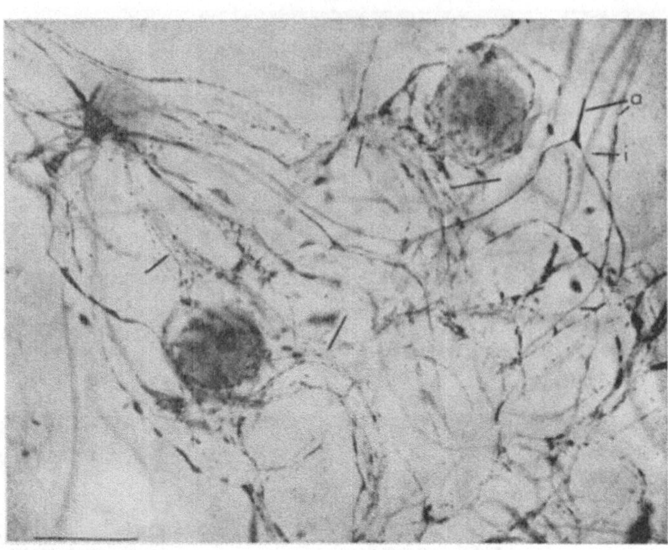

Abb. 109. Abschnitt aus dem Herzganglion von *Panulirus interruptus* mit der dritten und vierten großen Ganglienzelle und ihrer Verbindung mit dem Dorsalnerven. Man beachte die dickere Hemmfaser (*i*) und die dünneren Beschleunigungsfasern (*a*), die von rechts oben in das Herz eintreten. Eine Anzahl feiner Fasern umgibt die Zellkörper. Das Fasergewirr in der Bildmitte wird als Neuropil aufgefaßt. ——— = ca. 100 μ. Methylenblaufärbung. (Aus: D.M. MAYNARD 1961)

druck gleichmäßig im ganzen Tier etwa 2—6 mm Hg. Das Blut fließt im Hämocöl beim ruhenden Tier immer in gleicher Richtung zu den Kiemen hin. Der Druck im Branchoperikardial-Sinus und im Perikard war der niedrigste im ganzen System, er betrug etwa Null mit einer Schwankung von ca. 1 mm Hg. Der Blutdruck stieg im gesamten Kreislaufsystem bei Körperbewegung an, auch wenn der Carapax künstlich zusammengedrückt wurde. Selbst wenn der umgebende Druck auf über 50 mm Hg anstieg, setzte der Herzschlag nicht aus. Das Herz schlug am ruhenden Tier 100mal in der min. die gesamte Blutmenge wurde in 3—8 min einmal durch den Körper gepumpt. Bei Körperbewegungen trat kurzfristige Herzhemmung und anschließend langdauernde Frequenzerhöhung ein, ein Verhalten, das bei allen pharmakologischen Versuchen an Krebsen zu berücksichtigen ist. Natürlich hat auch der Flüssigkeitsdruck im Gefäß-System und im Herzen, wie SMITH (1947) am *in situ* durchströmten Herzen von *Cancer irroratus* zeigte, großen Einfluß auf Frequenz und Amplitude; Druckzunahme erhöhte beides.

(b) Funktion des Schrittmachers des Herzens bei decapoden Krebsen

Die Herzen der meisten decapoden Crustaceen besitzen Ganglienzellen an der dorsalen Oberfläche des Herzens, von denen die Erregungswelle für den Herzschlag ausgeht; wir haben es mit einem *neurogenen* Schrittmacher zu tun. Die Herzfrequenz wird bei *Panulirus interruptus* nach BULLOCK (1957) durch die vier hinteren *kleinen* Nervenzellen des Krebsherzens so dirigiert, daß in regelmäßigen Abständen ein Herzschlag erfolgt (Abb. 109 und Abb. 110). Diese Zellen geben Antwort auf den (nach MAYNARD, 1953a, b, 1956, 1958) übergeordneten Schrittmacher durch eine Anzahl von Impulsen, deren Frequenz für die betreffende Ganglienzelle charakteristisch ist, sich aber von der Frequenz der anderen Herzganglienzellen unterscheidet. Diese Frequenz ist nicht konstant. Sie beginnt hoch und erreicht rasch ein Maximum, um dann in einer für die betreffende Zelle charakteristischen Kurve im Laufe einiger 100 Herzschläge abzusinken. Ein einziges langsam abfallendes Synapsenpotential dieser Zellen kann bis zu 5 Impulse und damit Kontraktionen des Herzmuskels auslösen. Die Verhältnisse können aber nach BULLOCK noch komplizierter liegen, indem die Schrittmacherzelle die anderen kleinen Nervenzellen direkt erregt. Dies könnte die Vorstellung einer „offenen

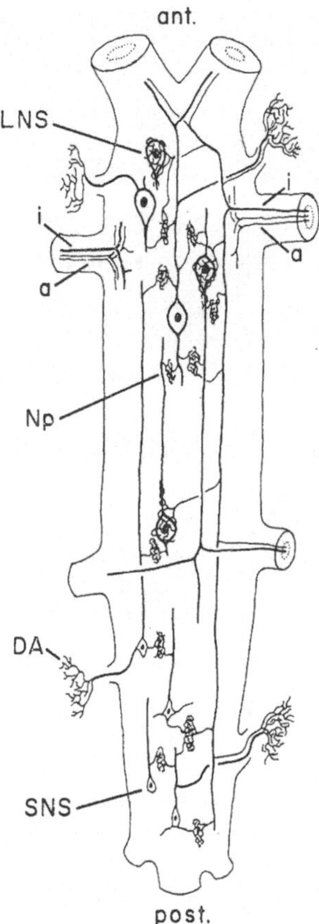

Abb. 110. Schematische Darstellung des Herzganglions von *Panulirus interruptus*. Die größeren Verzweigungen sind nahe am Stamm abgeschnitten, die kleineren nicht dargestellt. Sämtliche Nervenzellen und ein Teil der Nervenaxone und Dendriten und Fortsätze sind abgebildet. Das Ganglion ist etwa 1—2 cm lang, die größten Nervenzellen messen etwa 50 μ. *LNS* großer Nervenkörper mit pericellulärem hemmenden Netzwerk. Zwei große Zellen senden ihre Axone nach vorn, drei nach hinten. Alle besitzen dendritische Verzweigungen; *DA* dendritische Verzweigung, möglicherweise sensorisch; *i* einzige Hemmfaser; *a* die beiden vom Zentralnervensystem kommenden Beschleunigungsfasern; *Np* Neuropil; *SNS* kleine Nervenzellen. Alle Axone der kleinen Zellen ziehen nach vorn. Ihnen fehlt ein pericelluläres hemmendes Netzwerk. Die Breite des Ganglions ist in der Darstellung übertrieben. (Aus: D.M. MAYNARD 1961)

Kette" von MAYNARD bestätigen, so wie es RIJLANT für das Limulus-Herz vorgeschlagen hatte. Nach BULLOCK dagegen handelt es sich mehr um ein Zusammenspiel verschiedener Impulse. Die Frequenz-Zeitkurven sprechen stark dafür, daß zwei Faktoren an der normalen Entladung beteiligt sind: *1.* große individuelle Unterschiede im zeitlichen Verlauf der Erregbarkeit der kleinen Nervenzellen auf die Impulse des Schrittmachers. *2.* Rückkoppelung der Muskelzellen mit den kleinen Schrittmacherzellen (vgl. Abb. 111). Diese Rückkoppelung ist wahrscheinlich für die Aufrechterhaltung der Erregungsfrequenz verantwortlich. Die Frequenz der Muskelkontraktionen ist danach nicht durch eine einzelne Zelle, sondern durch abwechselnde Tätigkeit einer Reihe von Schrittmacherzellen bestimmt. Alle vier Schrittmacherzellen entwickeln, nachdem sie zu verschiedenen Zeiten durch äußere und innere Quellen in einen Zustand der Hyperpolarisation geraten sind, ein langsames Generatorpotential, das in 1—2 sec um einige Millivolt zu einer bestimmten Spannung ansteigt und damit eine konstante Kontraktionsfrequenz garantiert.

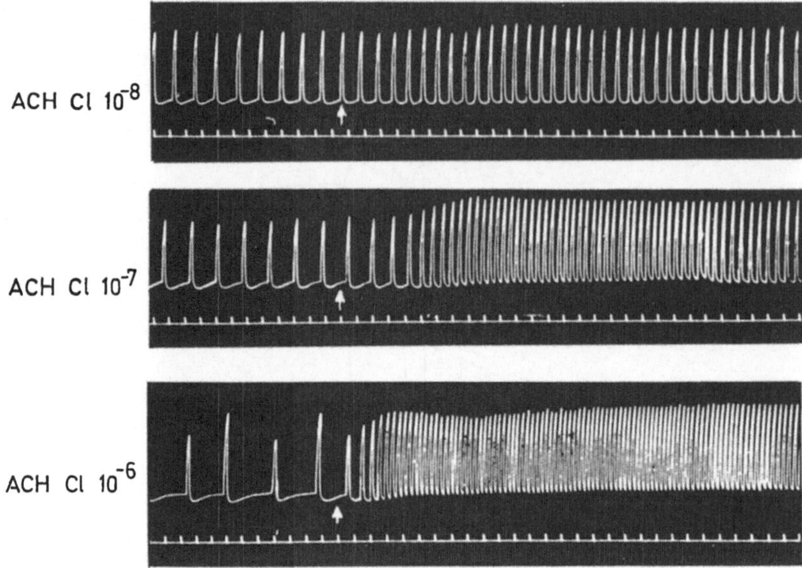

Abb. 111. Beschleunigende Wirkung von Acetylcholin auf das Krebsherz. (Nach: J.H. WELSH 1939b; In: C.L. PROSSER 1952)

Ähnliche Verhältnisse mögen nach BULLOCK auch am zellreichen Herzganglion von *Limulus* vorliegen.

Im weiteren werden die Schrittmacherzellen von zwei Paaren von extrakardialen Beschleunigungs- und einem Paar von Hemmungsnerven vom Zentralnervensystem, in der Regel vom suboesophagalen Ganglion aus, beeinflußt. Intracelluläre Ableitungen an Ganglienzellen des Herzens von *Panulirus interruptus* bei Reizung der herzbeschleunigenden und herzhemmenden Nerven durch TERZUOLO u. BULLOCK (1958) ergaben weiterhin, daß bei einigen kleineren der neun Ganglienzellen des Herzganglions unter Reizung der Beschleunigungsnerven depolarisierende synaptische Aktionsströme auftraten, welche eine Erhöhung der Entladungsfrequenz bewirkten. Die größeren Ganglienzellen, sog. Folger-Zellen, zeigten keine postsynaptischen Aktionsströme; sie werden wahrscheinlich im Rückkoppelungsmechanismus angetrieben.

Reizung der Hemmnerven bewirkte in spontan tätigen Nervenzellen eine postsynaptische Hyperpolarisation. Während der Reizung des Hemmnerven traten an gewissen Folgerzellen im Gegensatz dazu depolarisierende Aktionsströme auf, welche eine Verschiebung des Membranpotentials (Ruhepotentials) nach der Seite der Depolarisation bedingen, so daß es eher zu einer Erregung als zu einer Hemmung dieser Zellen kommt. Die synaptischen Potentiale sowohl von beschleunigenden wie von hemmenden Impulsen zeigten ausgesprochene Bahnung.

Sehr deutlich geht der neurogene Charakter des Krebsherzens auch aus Untersuchungen von HAGIWARA u. BULLOCK (1957) am Schrittmacherganglion einer kalifornischen Languste hervor. Am teilweise isolierten, an der inneren Oberfläche der dorsalen Herzwand liegenden Herzganglion, das aus 5 großen und 4 kleinen Nervenzellen besteht, ließen sich über intracelluläre oder an der Ganglienoberfläche liegende Mikroelektroden Aktionsströme in Form von Entladungssalven im Rhythmus des Herzschlages abnehmen. Intracellulär bestand ein Ruhepotentials von 50 mV. Als eigentlicher Schrittmacher kommen die kleinen Nervenzellen in Frage, bei denen ein salvenartiges Entladungsmuster im Gegensatz zu dem von den großen, als Folgerzellen bezeichneten Nervenzellen ableitbaren „tonischen" Muster in Erscheinung tritt. Bei Reizung der Folgerzellen war eine postsynaptische Depolarisation feststellbar (s. auch HAGIWARA, 1961).

Nach MAYNARD (1953, 1958) entstammen bei *Panulirus argus* die äußeren herzregulierenden Nerven den Thorakalganglien, wahrscheinlich der 3 ersten Segmente, wobei der Nerv des ersten Segments hemmend, die beiden des 2. und 3. Segments beschleunigend wirken. Alle 3 ziehen dorsal durch die seitliche Körpermuskulatur, treten dann ins Perikard ein, um sich mit dem lateralen perikardialen Plexus, einem Teil des Perikardialorgans, zu vereinigen. Aus jedem Plexus zieht je ein dorsaler Nerv zum Herzen. Hemmende postsynaptische Potentiale von Folgerzellen bei *Panulirus interruptus* können hyperpolarisierend oder depolarisierend sein. Die beiden herzbeschleunigenden Fasern können einzeln oder zusammen gereizt werden, wobei die Effekte sich zeitlich und räumlich summieren und in der Regel Frequenz und Amplitude des Herzschlags erhöhen. Daraus geht hervor, daß die direkte kardiale Hemmung bei decapoden Crustaceen durch ein einziges Paar von Hemmneuronen vermittelt wird, welche in den Neuronen des Herzganglions enden. Wie bei anderen Systemen hat die Hemmwirkung eine postsynaptische Membranänderung und eine Hemmung postsynaptischer Potentiale in einzelnen Neuronen des Ganglions zur Folge. Handelt es sich um hyperpolarisierende hemmende postsynaptische Potentiale, so führt das gebahnte hemmende postsynaptische Potential zur Unterdrückung spontaner Entladungen und zu einer Abnahme postsynaptischer Reizantworten.

Die Korrelation zwischen der Hemmung der einzelnen Ganglieneinheiten und der Hemmung des Herzschlages, welche das Resultat der Tätigkeit der 9 Ganglienneurone darstellt, ist nicht einfach. Gegenseitige Einwirkungen der Ganglien untereinander überlagern die allgemeine Abnahme der Erregbarkeit, welche durch die Tätigkeit der Hemmnerven bedingt ist MAYNARD (1958, 1961), WIERSMA u. NOVITSKI (1942), HAGIWARA, WATANABE und SAITO (1959).

Auch *Cancer irroratus* verfügt, wie andere decapode Krebse, über extrakardiale erregende und hemmende Nerven, unter deren Einfluß das aus etwa 9 Zellen bestehende Herzganglion (Schrittmacher) steht. Der Schrittmacher erwies sich als cholinergisch im Sinne der Beschleunigung.

Die Untersuchung der Herzinnervation bei *Praunus flexuosus* ließ ALEXANDROWICZ (1955) drei Systeme von Nervenelementen des Herzens feststellen. Das lokale System besteht aus 6 Neuronen, deren Zellkörper an der dorsalen Herzwand liegen und deren Axone die Muskelfasern des Herzens innervieren. Ein Paar Nn.cardiaci verbindet das lokale System mit dem Zentralnervensystem. Die Klappen der vom Herzen entspringenden Gefäße werden von einem dritten System innerviert. FLOREY (1966) stellte an einer Population von *Pacifastacus leniusculus* fest, daß eine Reihe von Individuen in ihren herzbeschleunigenden Nerven nicht wie gewöhnlich ein, sondern zwei Beschleunigungsnerven und außerdem einen Hemmnerven besitzen, wobei letzterer durch Pikrotoxin blockiert wird. Dieser anormale Hemmnerv bildet nicht eine Verzweigung des normalen Hemmneurons, sondern entstammt einer anderen Nervenzelle.

SUTIN (1960) stellte am Süßwasserkrebs *Orconectes virilis* einen täglichen Aktivitätsrhythmus mit dem Maximum in der Dunkelphase fest, der auch den Herzschlag betrifft. Über das EKG bei decapoden Krebsen s. RIJLANT (1931e). Bei pharmakologischen Beeinflussungen der Herzaktion kommt es darauf an, in welcher Aktivitätsphase das Herz davon betroffen wird. Es spricht vieles dafür, daß die Empfindlichkeit des Herzens auf Wirkstoffe mit der Aktivitätsphase wechselt, so daß zeitlich verschiedene Resultate erhalten werden können.

(c) Acetylcholin am Herzen decapoder Crustaceen

Acetylcholin wirkte an den neurogenen Herzen der Krebse, analog wie bei den meisten Arthropoden, beschleunigend (WELSH, 1939a, b) (Abb. 111). Wir haben es mit einem positiv cholinergischen Schrittmachersystem zu tun. Durch Prostigmin wurde die durch Acetylcholin bewirkte Herzbeschleunigung noch wesentlich verstärkt. Atropin hob die herzbeschleunigende Wirkung des Acetylcholins auf. Hier begegnen wir dem Antagonismus von Acetylcholin und Atropin, der am Herzen von *Astacus, Panulirus, Homarus* und *Cancer* festgestellt wurde. Nicotin 10^{-6} erhöhte an *Cancer irroratus* (SMITH, R.I., 1947) die Wirkung der erregenden Nerven, während durch Nicotin in hohen Dosen (5.10^{-2}) der Übergang der Impulse vom Herzganglion (Schrittmacher) auf den Herzmuskel blockiert wurde. Einen ausgezeichneten Überblick über die Acetylcholinwirkung an Crustaceenherzen bietet PROSSER (1942), vgl. auch PARROT (1941).

An *Cancer magister* führte Acetylcholin 10^{-4} bis 10^{-5}, direkt in den Perikardialsinus gebracht, wie DAVENPORT (1941, 1942) zeigte, zu starker Erhöhung der Frequenz und Amplitude; diese Wirkung wurde durch Physostigmin verstärkt. Die Grenzkonzentration für Frequenzsteigerung lag bei Acetylcholin 10^{-10}. Durch Atropin 10^{-4} wurden Amplitude- und Frequenzerhöhung des Acetylcholins 10^{-4} unterdrückt. Pilocarpin wirkte an den Herzen von *Maia* und *Carcinus* ebenfalls beschleunigend. Nicotin zeigte an den Herzen von *Homarus, Cancer, Astacus* die vom Wirbeltierherz bekannte zweiphasische Wirkung: erst Beschleunigung, sekundär Lähmung. Ähnlich bewirkte nach von SKRAMLIK (1948) D-Nicotin 10^{-5} an *Galathea strigosa* (Fabr.), *Palaemon adspersus* (Rtk) und *Alpheus dentipes* (Guér.) zuerst Herzbeschleunigung, dann sehr starke Verlangsamung, bei *Galathea* von 220 auf 40. Die beschleunigende Wirkung von Acetylcholin auf das Herz von decapoden Crustaceen wurde durch MAC LEAN u. BEZNAK (1933) entdeckt. WELSH (1939 b) und JULLIEN u. VINCENT (1938) leisteten den pharmakologischen Nachweis für Acetylcholin als herzbeschleunigenden Überträger, ebenso DAVENPORT et al. (1940). AUGUSTINSSON (1948) wies im Crustaceenherzen eine Acetylcholinesterase nach, ebenso SMITH u. GLICK (1939). Dabei ist es auffallend, daß sowohl bei *Carcinus maenas* wie bei *Panulirus argus* die herzfördernden Nerven auf Physostigmin 10^{-6} bis 10^{-5} nicht reagierten, während Acetylcholin 10^{-7} eine langfristige erregende Wirkung auf das Herz von *Cancer magister* ausübte, aber nur, wenn gleichzeitig Physostigmin 10^{-5} verabreicht wurde. Isoliert gegeben, hatten beide Stoffe nur geringfügige Wirkung. Noch auffallender ist die Feststellung von SMITH (1947), wonach die kombinierte Verabreichung von Acetylcholin und Physostigmin an *Cancer magister* in den genannten Konzentrationen weder auf die Erregungsnerven, noch auf den Herzhemmer irgendwelchen Einfluß ausübte. Weitere Untersuchungen von SMITH (1947) an *Cancer magister* ergaben, daß weder das Atropin die herzerregenden Fasern hemmte, noch daß Physostigmin sie erregte, wobei auch hier der Acetylcholinnachweis im Nerven geleistet wurde. Trotzdem hatte auch SMITH den Eindruck, daß es sich um cholinerge Nerven handelte. Die Verhältnisse schienen dahin geklärt zu sein, daß bei einer Reihe decapoder Krebse Acetylcholin als positiv cholinerger Überträgerstoff des Herzganglions in Frage kommt. Nun haben aber Feststellungen von FLOREY (1960) ergeben, daß im Herzganglion decapoder Krebse bei welchen Acetylcholin erregend wirkte, wobei Atropin die Wirkung hemmte und Physostigmin sie verstärkte, kein Acetylcholin nachweisbar war, auch nicht in dem vom Ganglion zum Herzen ziehenden herzbeschleunigenden Fasern. Auf diese hatten Atropin und Physostigmin keinen Einfluß. Es zeigt sich hier, daß die pharmakologische Testierung eines Organs für sich allein keinen sicheren Beweis für die physiologische Wirksamkeit von Überträgerstoffen an diesem Organ bietet, solange nicht der Nachweis des Überträgers, in diesem Fall des Acetylcholinsystems, an dem betreffenden Organ geleistet ist.

FLOREY (1960 b) stellte weiterhin fest, daß nicht nur Extrakte aus Nerven decapoder Krebse die Herzaktion beschleunigten, sondern daß auch 5-Hydroxytryptamin auf das Decapodenherz stark beschleunigend wirkte, woraus geschlossen wurde, daß Serotonin oder ein ähnlicher Stoff als *normale* Überträgersubstanz an den kardialen Beschleunigungsnerven in Frage kommt (s. S. 829). Außerdem konnte FLOREY an *Homarus americanus* und *Pazifastacus leniusculus* den Gegenbeweis dafür leisten, daß Acetylcholin bei gewissen Decapoden als beschleunigender Überträger wirkt, insofern als Extrakte aus herzbeschleunigenden Fasern fast kein Acetylcholin ($< 0,01$ $\mu g/g$) enthalten und der Acetylcholinesterasegehalt des Herzmuskels und der Herzganglien sehr klein ist. Physostigmin erhöhte die Empfindlichkeit des Herzens auf Acetylcholin fünffach, aber ohne die Reaktion des Herzens auf den Reiz der neuralen Herzbeschleuniger zu verändern. Atropin, Hexamethonium und Decamethonium waren bei diesen Krebsen anscheinend ohne Einfluß. In der Perfusionsflüssigkeit des mit Physostigmin vorbehandelten Herzens konnte bei Reizung der Herzbeschleuniger kein Acetylcholin nachgewiesen werden. Die anregende Wirkung des Nervenextraktes von Crustaceen auf das Herz kann nach FLOREY (1960a), FLOREY u. HOYLE (1961) nicht durch Acetylcholin bedingt sein, da seine Wirksamkeit durch Atropin nicht verhindert wurde. Es ist abzuwarten, ob diese Ansicht von FLOREY sich in einem artlich größeren Umfang bestätigt. In diesem Falle wäre die Annahme von KRIJGSMAN, nach der die Schrittmacherfunktion des Decapodenherzens derjenigen eines sympathischen Ganglions bei Vertebraten gleicht, zu revidieren, wobei aber immer in Betracht zu ziehen ist, daß es sich um artliche Unterschiede in der Empfindlichkeit des Herzens decapoder Crustaceen auf verschiedene Überträgerstoffe handeln kann. Eine speziesmäßig ausgedehnte Überprüfung der Verhältnisse könnte zu tiersystematisch interessanten Resultaten führen. Über Adrenalinwirkung auf das isolierte Krebsherz s. BAIN (1929) und S. 695.

Sollten sich die Feststellungen FLOREYS bei Krebsen in einem gewissen artlichen Ausmaß bestätigen, hätten wir es bei decapoden Crustaceen teilweise mit einem Herztypus besonderer Art zu tun, bei welchem das Herzganglion zwar auf Acetylcholin anspricht, aber selbst kein Acetylcholin bildet, was bedeuten würde, daß physiologischerweise der Schrittmacher des Herzens seine Überträgerfunktion ohne oder ohne bekannten Überträgerstoff oder mit 5-Hydroxytryptamin als Überträger ausübt, eine Feststellung, die stammesgeschichtlich nicht ohne Bedeutung wäre. Wir hätten es dann bei einer Reihe decapoder Krebse mit Herzen zu tun, bei deren Funktionsweise wir im Hinblick auf das Acetylcholin nicht von einem einfachen Funktionswandel dem Molluskenherzen gegenüber sprechen könnten, wie das für eine Reihe anderer decapoder Krebse der Fall sein dürfte. (Insektenherz vgl. METCALF et al., 1955) und S. 325.

Vom pharmakologischen und phylogenetischen Gesichtspunkt aus handelt es sich um ein auffallendes Phänomen: eine Nervenzelle resp. ein Ganglion zeigt Eigenschaften, welche auf einen cholinergen Mechanismus mit Acetylcholin als Überträgerstoff hinweisen. Wir finden in der Zelle kein Acetylcholin, was uns verbietet, physiologischerweise einen cholinergen Mechanismus anzunehmen. Warum trotzdem eine hohe Empfindlichkeit auf Acetylcholin besteht, wissen wir nicht. Vielleicht haben wir es, phylogenetisch betrachtet, bei dekapoden Crustaceen mit Übergangszuständen zu tun, in welchen Acetylcholinempfindlichkeit besteht, ohne daß Acetylcholin gebildet wird. Die Frage könnte tiersystematisch durch Untersuchungen an einer größeren Reihe von Crustaceen *verschiedener Krebsordnungen* vielleicht entschieden werden. Dabei ist daran festzuhalten, daß sowohl bei Crustaceen als bei Insekten Acetylcholin im Nervensystem, speziell im Zentralnervensystem in beträchtlicher Menge nachgewiesen wurde. Möglicherweise handelt es sich insofern um einen neuen Herztypus, als das quergestreifte Herz bei manchen dekapoden Crustaceen keines (bekannten) herzfördernden Überträgerstoffes bedarf, sich aber auf die im Tierreich weit verbreiteten kardialen Überträgerstoffe Acetylcholin, Adrenalin und 5-Hydroxytryptamin als empfindlich erweist (s. S. 695 und S. 829). Es wäre dies mit dem Verhalten des quergestreiften Bewegungsmuskels von Arthropoden, Crustaceen und Insekten zu vergleichen, wo in der Regel völlige Unempfindlichkeit auf Acetylcholin besteht und auch kein Acetylcholin an der neuromuskulären Synapse gebildet wird.

Die Funktionsweise des Crustaceenherzens kann nicht analysiert werden, ohne daß die Wirkung des Adrenalins beigezogen wird. Es hat durchaus den Anschein, daß der „zweite Pol" des Herzens, das Motoneuron, wie dies KRIJGSMAN (1952) für die Großzahl der von ihm untersuchten Arthropoden gezeigt hat, auf Adrenalin insofern empfindlich ist, als es, wie das Vertebratenherz, auf Adrenalin mit Erregung reagiert.

Weiteren Aufschluß über die Funktion des Crustaceenherzens gibt uns seine Empfindlichkeit auf einen spezifischen Hemmstoff. Der von MC LENNAN u. FLOREY isolierte Hemmstoff I (vgl. S. 300) und die γ-Aminobuttersäure (vgl. S. 301) bewirken am Krebsherz (Decapoden) diastolischen Stillstand, wobei, wie FLOREY (1960b) feststellte, der das Krebsherz hemmende Faktor I rascher inaktiviert wurde als das herzbeschleunigende Acetylcholin. Am Krebsherzen löschte Hemmstoff I die Tätigkeit der nervösen Automatiezentren aus oder verringerte die Frequenz der von ihnen ausgehenden Impulse. Der Herzmuskel selbst wurde davon nicht beeinflußt.

Vielleicht ist trotz der negativen Resultate von FLOREY im Hinblick auf den Acetylcholingehalt des Herzens bei zwei decapoden Crustaceen nicht außer acht zu lassen, daß bei manchen decapoden Crustaceen die präsynaptischen beschleunigenden Nervenfasern des Krebsherzens wie cholinerge Nerven reagieren, während die Hemmungsnerven durch Faktor I als Überträgerstoff aktiviert werden (FLOREY, 1960).

Wenn noch andere Aminosäuren außer GABA als Hemmstoff sich am Krebsherzen wirksam erwiesen haben, wie Glutaminsäure und Asparginsäure, welche nach ENGER u. BURGEN (1957) in kleinsten Mengen erregend wirken, besteht vorläufig kein Grund, sie als *physiologische* Aktivatoren des Crustaceenherzens zu betrachten, ein Standpunkt, der im Hinblick auf die Wirksamkeit der Glutaminsäure am Zentralnervensystem vielleicht revisionsbedürftig ist.

Vorläufig haben wir an hormonartig wirkenden Stoffen, die am Herzen decapoder Krebse sich als wirksam erwiesen haben, zu unterscheiden: fördernd wirksam sind die beiden Hormone Acetylcholin und Noradrenalin (Adrenalin,) wobei nach KRIJGSMAN, analog wie an einem sympathischen Ganglion, Acetylcholin präsynaptisch, Adrenalin postsynaptisch eingreifen würden. Hemmend wirksam sind der Hemmstoff I von FLOREY und γ-Aminobuttersäure. Fördernd wirken ferner das oder die Hormone des Perikardialorgans, welche nicht Acetylcholin sein können, fördernd eventuell Glutaminsäure und Asparaginsäure. Hinzu kommt als weiterer Förderstoff über das Perikardialorgan, jedenfalls von diesem gebildet, 5-Hydroxytryptamin (s. S. 830). An diesem Beispiel erweist es sich, daß ein einziges Organ, das Herz von decapoden Krebsen, über eine Fülle von Hormonen verfügt, deren physiologische Funktion aber, vielleicht mit Ausnahme von Hemmstoff I, nicht völlig gesichert ist. Vgl. auch MAYNARD (1961).

Über die Einwirkung von Ionen auf das isolierte Krebsherz (K, Ca und Mg verzögern die Frequenz, Na oder K-Mangel erhöhen sie) vgl. COLE (1941).

(d) Quergestreifter Muskel bei Crustaceen

Die gesamte Muskulatur der Crustaceen mit Einschluß der Magendarmmuskulatur ist mit wenigen Ausnahmen quergestreift und sowohl in anatomischer als in biochemischer Hinsicht (Actomyosin) mit dem Vertebratenmuskel nahe verwandt. Das bezieht sich auch auf die ultramikroskopische Feinstruktur. Als Vergleich diene die auf S. 571 wiedergegebene Darstellung der elektronenoptischen Anatomie des endoplasmatischen Reticulums des quergestreiften Vertebratenmuskels. Durch

Lavallard (1960) wurden analoge Untersuchungen an der Muskelfaser der Maxillipedien der blauen Krabbe, *Callinectes danae*, durchgeführt. Es ergab sich ein kompliziertes, aus Tubuli, Zisternen und Bläschen bestehendes Reticulum (cytoplasmatisches Kanalsystem), das wie bei andern Muskeltypen an der Z-Linie unterbrochen ist und sich im I-Abschnitt in das interfibrilläre Sarkoplasma fortsetzt. Die Zisternen finden sich in der Nähe der H-Bande. Über Unterschiede in den Eigenschaften der Muskelfasern, die sich „rasch" oder „langsam" zusammenziehen bei *Carcinus maenas* vgl. Atwood (1964). Glatte Muskeln sind selten und nur an den Umhüllungen des Darmtrakts, der Blutgefäße und des Geschlechtsapparates vorkommend.

(e) Innervationsverhältnisse und Funktion des quergestreiften Bewegungsmuskels bei decapoden Krebsen

Wir gehen davon aus, daß der Bewegungsmuskel der Crustaceen doppelt „rasch" und „langsam" innerviert ist. Atwood (1963) zeigte an *Carcinus maenas* und an der Spinnenkrabbe *Chionectes tanneri* (1965a, b), daß Öffner- und Schließermuskel der Schere dicke und dünne Muskelfasern enthalten. Bei Reizung der dicken Fasern erhalten wir breite Büschelentladungen und rasche, tonische Kontraktionen. Die Kontraktion der dünnen Fasern verläuft sehr langsam, ohne Büschelentladungen. (Vgl. auch Dorai Ray, 1964; Atwood u. Dorai Ray, 1965; Atwood, 1968).

Schon Wiersma u. Harreveld (1939) haben am Adductormuskel der Scheren und Laufbeine von Süßwasser- und marinen Krebsen auf die gegenseitige Unabhängigkeit der „langsamen" und „raschen" Kontraktion hingewiesen. Durch Erschöpfung der einen Kontraktionsart kommt es zu keiner Frequenzabnahme der Aktionsströme der anderen. Auch ist durch die eine Kontraktionsart keine feststellbare Bahnung der Aktionsströme der anderen nachweisbar. (Vgl. Hodgkin, 1938; Wiersma u. Ripley, 1954; Ripley u. Wiersma, 1953; Wright u. Adelman, 1954; Wright u. Coleman, 1954; Wright u. Reuben, 1958; Wright, 1959.)
Durch Hoyle u. Wiersma (1958a) konnten die Verhältnisse weitgehend aufgeklärt werden. An Beinmuskeln verschiedener Crustaceen wurden mit intracellulären Elektroden die Aktionsströme abgeleitet und die elektrischen und mechanischen Erscheinungen bei Reizung der langsam und der schnell leitenden Neurone untersucht. Die elektrischen und mechanischen Reizantworten hängen in erster Linie von der Anzahl der Neurone (1, 2, 3, 4 oder 5) ab, die einen Muskel motorisch versorgen. (van Harreveld u. Wiersma, 1937, 1939; van Harreveld, 1939a, b, c.) (Vgl. auch Hoyle u. Wiersma, 1958b; Fatt u. Ginsborg, 1958.) Wie die den Muskel, d. h. jede einzelne Muskelfaser innervierenden Nerven auf der Muskeloberfläche sich verteilen, ist noch wenig klar. Hoyle (1957a) hat einen Versuch zur Abklärung dieser Verhältnisse gemacht. (Über die Innervation der Beinmuskeln vgl. auch Wiersma u. Ripley, 1952; Wiersma, 1961; Atwood, Parnas u. Wiersma, 1967.)

Der Bewegungsmuskel der Crustaceen vermag kräftige Kontraktionen auszuführen, ohne daß es zur Bildung von fortgeleiteten Aktionsströmen kommt. Dies hängt nach Wiersma damit zusammen, daß sich Nervenendigungen über die ganze Länge der Muskelfaser verteilen. Der an einer Nervenendigung ankommende Impuls führt zur lokalen Depolarisation, und wenn dies an allen Endigungen geschieht, zur Muskelkontraktion. Die Nervenendigungen haben gesamthaft die Funktion einer Nervenendplatte.

Mit intracellulären Elektroden untersuchten Fatt u. Katz (1953a, b), Fatt u. Ginsborg (1958) die Erregbarkeitsverhältnisse am doppelt innervierten Flexor des Dactylopoditen von *Carcinus maenas*. Bei einer Reizfrequenz von 25/sec wurde ein ziemlich gleichmäßiges Potential erhalten, das etwa dem Aussehen des Endplattenpotentials teilweise curarisierter Vertebratenmuskeln entspricht. Da eigentliche Endplattenstrukturen fehlen, ist es als Überleitungspotential bezeichnet worden. Aus den Reizversuchen geht hervor, daß die einzelne Muskelfaser eine polyneurale Innervation besitzt. Die Größe des normalen Überleitungspotentials ist bei Crustaceen nach FURSHPAN (1955) der Größe des Muskelpotentials direkt proportional. Für eine funktionelle Homologisierung der Innervationsverhältnisse des Krebsmuskels mit der Nervenendplatte der Vertebraten sprechen die Versuche von DUDEL u. KUFFLER (1960a, b) und FATT u. KATZ (1953c) u. a.

Die Fasern haben bei 20°C ein Ruhepotential von etwa 70 mV, bei 0°C von etwa 60 mV (FATT u. KATZ, 1953b). In K-freier Lösung nimmt das Ruhepotential um ca. 15 mV zu. Erhöhung des K-Gehaltes der Außenlösung über den Normalwert bedingt eine Potentialabnahme, welche dem Logarithmus der K-Konzentration proportional ist (vgl. auch EDWARDS u. HAGIWARA, 1959). Wird in der Außenlösung (nach FATT u. KATZ) Na durch bestimmte quaternäre Ammoniumionen ersetzt, nimmt die elektrische und mechanische Erregbarkeit zu. Durch Cholin an Stelle von Na erreicht das Ruhepotential 80 mV. Unter Tetrabutylammonium stieg das Aktionspotential auf 100 mV und wurde bis auf einige Sekunden verlängert (vgl. auch FATT u. GINSBORG, 1958). Bedeutung des Ca^{++}-Ionenspiegels im Innern der Muskelfaser für die Kontraktion s. PORTZEHL, CALDWELL u. RUEGG (1963, 1964). Über die erregende Wirkung von L-Glutamat s. FLOREY u. WOODCOCK (1967).

Wahrscheinlich kommt es, wie an der Nervenendplatte des Vertebratenmuskels, so auch bei Auslösung des Überleitungspotentials zu einer Permeabilitätserhöhung, aber ohne daß Acetylcholin in den Prozeß eingreift.

Bei Crustaceen entspricht in vielen Fällen, wie HOYLE u. WIERSMA (1958c) gezeigt haben, die Muskelspannung bei Reizung erregender und hemmender Nerven mit verschiedener Frequenz in weitem Bereich der Veränderung des Membranpotentials der Muskelfasern. Diese Beziehung gilt bei Muskeln im sogenannten paradoxen Zustand, der bei *Blepharipoda* und *Randallia* der normale ist, nicht. Im pardoxen Zustand bedingt niederfrequente Reizung der raschen Nervenfaser eine große elektrische und nur eine minimale mechanische Reaktion, während umgekehrt ebensolche Reizung der langsamen Nervenfaser eine geringe elektrische und eine beträchtliche mechanische Reaktion auslöst. Weiteres ist in der umfassenden Darstellung von G. HOYLE (1957a) zu ersehen. Vgl. auch HUGHES u. WIERSMA (1960).

Wie DUDEL u. KUFFLER (1961) am Abductor des Dactylopoditen des Krebses *Oronectes virillis,* der nur von einem einzigen motorischen Axon innerviert wird, gezeigt haben, sind über die Oberfläche jeder Muskelfaser zahlreiche neuro-muskuläre Verbindungsfelder verteilt. Bei intracellulärer Ableitung läßt sich zeigen, daß die Erregungspotentiale an den einzelnen Feldern „gequantet" sind. Sie setzen sich aus einzelnen Einheiten zusammen, die bei einem entsprechenden motorischen Impuls mit einer gewissen Wahrscheinlichkeit abgegeben werden. Das Erregungspotential einer einzelnen Muskelfaser bildet demnach die Summe aller gequanteten Einzelpotentiale der neuromuskulären Verbindungsstellen. Außerdem werden *spontane* Miniaturpotentiale von ähnlicher Beschaffenheit von denselben Stellen aus abgegeben. Die gequantete Art der Erregungsübertragung beim Krebs gleicht der an der neuromuskulären Verbindungsstelle beim Wirbeltier festgestellten (vgl. WIERSMA, 1956, 1961; HUGHES u. WIERSMA, 1960a). Die Quantelung der Erregungspotentiale bildet einen Hinweis darauf, daß möglicherweise ein Überträgerstoff an der Entstehung der Depolarisation resp. an der Bildung des Aktionspotentials beteiligt ist. Die Quantelung ist aber auch (nach BERNSTEIN) rein elektrophysiologisch möglich.

(f) Acetylcholin und neuromuskuläre Erregungsübertragung bei Crustaceen

Die Beziehungen zwischen Nervenerregung und Überträgerstoff am neuromuskulären Apparat der Crustaceen sind wenig geklärt. Curare, mit dem beim Wirbeltier die Tonuswirkung des Acetylcholins auf den quergestreiften Muskel mit Sicherheit ausgeschaltet werden kann, ist am Crustaceenmuskel ebenso unwirksam, wie die Wirkung des Physostigmins im Sinne des Cholinesteraseblockers (KATZ, 1936). Nach SCHALLEK u. WIERSMA (1947) und nach WILSON u. COHEN (1953) ist die Aktivität von Anticholinesterasen gering oder fehlt, was eigentlich selbstverständlich ist, da die Wirkung von Acetylcholin ebenfalls außerordentlich schwach ist oder völlig fehlt (vgl. BACQ, 1935; SCHALLEK u. WIERSMA, 1948; und

Katz, 1949). Der Muskel selbst ist ebenso unempfindlich auf Acetylcholin, wie die neuromuskuläre Verbindungsstelle. Das gilt auch für andere cholinergische und adrenergische Stoffe.

Die neuromuskuläre Übertragung bei Crustaceen gleicht (nur darin) derjenigen von Coelenteraten, wo cholinergische Nerven nicht nachgewiesen werden konnten, und ist von derjenigen der Wirbeltiere grundsätzlich (Pantin, 1952) dadurch verschieden, daß Acetylcholin als Überträgerstoff an der Bildung des Aktionspotentials nicht beteiligt ist. Sollte bei Crustaceen ein Überträgerstoff in Frage kommen, könnte es weder Acetylcholin noch Adrenalin sein. Es stellt sich hier die Frage nach der Funktion von 5-Hydroxytryptamin. Doch stehen noch andere Möglichkeiten zur Diskussion: durch Extrakte von Crustaceengewebe, nach Van der Kloot u. Robbins (1959), Faktor S genannt, wird der Krebsmuskel kontrahiert, wobei es sich möglicherweise um einen unbekannten fördernden Überträgerstoff handelt (s. auch van Harrefeld, 1959).

Es besteht eine auffallende Diskrepanz hinsichtlich Acetylcholinempfindlichkeit zwischen Muskel und Streckreceptoren, die auf Acetylcholin außerordentlich empfindlich sind. Wie Dettbarn (1963) an 5 cm langen Stücken von Nerven eines Schreitbeins eines Krebses (?) zeigte, kann die Impermeabilität der Nervenhülle durch Detergentien, z. B. Cetyltrimethylammoniumchlorid und durch Schlangengifte (Moccasinschlange) so weit herabgesetzt werden, daß Acetylcholin 10^{-3} M das Aktionspotential des Nerven in 15 min blockierte. Diese Wirkung wurde durch Physostigmin 10^{-5} M verstärkt. Ähnlich war die Wirkung von 10^{-3} M Curare.

Kerkut et al. (1965) zeigten am isolierten Beinpräparat von *Carcinus maenas*, daß bei elektrischer Reizung des motorischen Nerven im Perfusat Glutaminsäure nachweisbar war, wobei der Glutamatgehalt im Perfusat zur Zahl der Reizstöße proportional war. Im weiteren ergab sich bei Zusatz von Glutamat eine Kontraktionswirkung am Beinmuskel, so daß damit gerechnet werden kann, daß Glutaminsäure als erregender Überträger an der Nervenmuskelverbindung wirksam ist. Robbins (1958, 1959) zeigte an *Cambarus* sp., daß Glutamat 5.10^{-5} M in diesem Sinn wirksam ist, während Harreveld u. Mendelson (1959) nach Versuchen am quergestreiften Muskel von *Panulirus interruptus*, *Cancer antennarius* und *Pachygrapsus crassipes* der Ansicht sind, daß Glutamat bei Crustaceen nicht als erregender Überträger funktionieren kann, da die erforderliche Konzentration (5.10^{-6} g/ml) zu hoch sei. Takeuchi u. Takeuchi (1964) führten Glutamat auf elektrischem Weg dem Muskel von *Cambarus clarkii* zu. Sie fanden, daß die Muskelnervenverbindung auf Glutamat viel empfindlicher ist als der Muskel. Die zugeführte Glutamatmenge von 0,045 mM führte zu rascher Depolarisation des Muskels und zur Kontraktion. Die Frage, ob Glutamat ein spezifisches neuromuskuläres „Hormon" darstellt, muß offengelassen werden. Im Zentralnervensystem kommt es (allgemein) sehr reichlich vor (s. S. 312) und soll dort synaptische Funktionen besitzen. Glutamat würde sich in dieser Beziehung funktionell ähnlich verhalten wie Acetylcholin am Vertebratenhirn (vgl. auch Florey, 1961 b, 1965).

(g) Hormonale Erregungs- und Hemmstoffe der sensorischen Muskelinnervation von Crustaceen

Durch Alexandrowicz (1951) wurden am Abdomen und Thorax von *Homarus vulgaris* und *Palinurus vulgaris* Streckreceptoren entdeckt, welche den Muskelspindeln der Wirbeltiere ähnlich sind. Nur sind sie der Lage nach von diesen insofern verschieden, als sie mit dem Muskel nicht in direkter Berührung stehen. Die Muskelreceptororgane von *Leander serratus* (Abb. 112) sind nach Alexandrowicz (1956, 1958) ähnlich gebaut wie die durch Alexandrowicz (1951a, b) bei den Krebsen *Homarus vulgaris*, *Palinurus vulgaris*, *Pagurus striatus*, *Pagurus calidus* und bei dem Stomatopoden *Squilla mantis* aufgefundenen und betreffen sowohl die thorakale wie die abdominale (Rücken-)Muskulatur. Bei *Leander* kommen weitere, sehr feine Nervenzellen (sog. N-Zellen), hinzu, die in normale Muskelfasern eingelagert sind, wie sie auch bei *Homarus* und *Palinurus* gefunden wurden (vgl. auch Eyzaguirre, 1961; Barth, 1964; Uchizono, 1967).

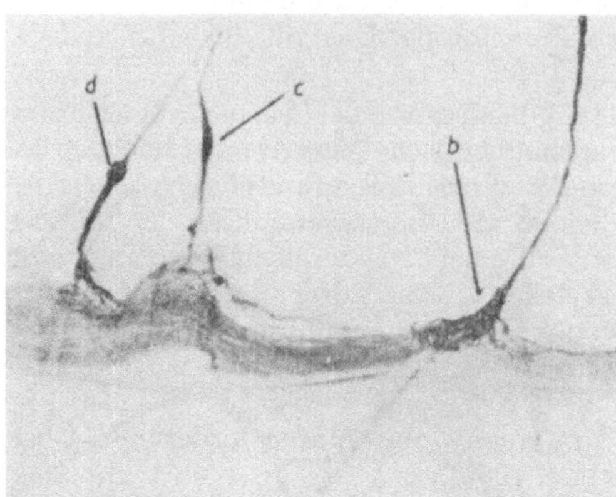

Abb. 112. Muskelreceptorelemente von *Leander serratus*. Dargestellt sind 3 vordere Zellen (*b*, *c*, *d*) des rechten medianen Muskelreceptororgans des Thorax. Methylenblaufärbung. (Aus: J.S. ALEXANDROWICZ 1956)

PILGRIM (1960) stellte Muskelreceptoren bei den *Natantia* (schwimmenden Krebsen), *Pandalus danae* (Stimpson), *Paracrangyon echinata* (Dana), *Crago franciscorum* und *Enalus* sp. (Stimpson) und bei den *Reptantia* (kriechenden Krebsen, Krabben) *Ugogebia pugettensis* (Dana), *Calianassa gigas* (Dana), *Pagurus aleuticus* (Benedict), *Pagurus alaskensis* (Benedict) und *Pagurus kennerleyi* (Stimpson) fest. Nur bei der Krabbe *Cancer magister* (Dana) konnte PILGRIM weder elektrophysiologisch noch anatomisch Muskelreceptoren nachweisen. Alle oder fast alle Abdominalsegmente besitzen zwei Paare Muskelreceptoren, die nicht weit von der dorsalen Medianlinie entfernt und am hinteren Ende der Segmente gelegen sind. Sie sind mehr oder weniger eng mit der oberflächlichen Extensormuskulatur verbunden. Eines der beiden Paare enthält sensorische Neurone, die als langsame adaptierendes, das andere Paar Neurone, die als rasch adaptierendes sensorisches Organ funktionieren und den sog. Receptormuskel in Streckung versetzen. Sie sind empfindlich auf Acetylcholin 10^{-5} bis 10^{-6}. Über die Streckreceptoren bei *Procambarus clarkii* (Girard) und *Panulirus interruptus* (Randall) haben neue Untersuchungen von WIERSMA u. PILGRIM (1961) ergeben, daß jeder der fünf ersten segmentalen Thorakalnerven mit einer einzelnen Receptorzelle (N-Zelle) in Verbindung ist, welche einen spezialisierten Receptormuskel darstellt. Der 7. und der 8. Nerv innervieren typische langsame und rasche Receptoren, welche den Beginn der abdominalen Receptorreihe darstellen. Die N-Zellen von *Procambarus clarkii* reagieren auf Acetylcholin (Grenzkonzentration 10^{-6} wt/vol) mit einer Zunahme, und auf γ-Aminobuttersäure (Grenzkonzentration 10^{-5} wt/vol) mit einer Abnahme der Entladungsgröße und -frequenz. Über die Anatomie der Streckreceptoren s. FLOREY u. FLOREY (1955). Sie gleichen mehr den Sehnenreceptoren. Ähnliche Receptoren wurden durch WIERSMA, FURSPAN u. FLOREY (1953) und nach WIERSMA, FLOREY u. FURSHPAN (1952) auch bei *Cambarus clarkii* und *Palinurus interruptus* gefunden. Diese Streckreceptoren reagierten auf Acetylcholin 10^{-6}, nach Physostigmin auf 10^{-8} mit rhythmischen Aktionsströmen in erschlafften Muskeleinheiten und erhöhten die Entladungen der unter Spannung stehenden, wobei Acetylcholin auf den sensorischen Mechanismus direkt einwirkte. Diese Wirkung wurde durch Atropin 10^{-4} gehemmt, nicht aber die normale Erregung der Streckreceptoren. In keinem Fall führte Atropin zu einer Abnahme der normalen Receptorerregung. Es ist nach dem Vorausgehenden nicht unwahrscheinlich, daß Acetylcholin bei der Funktion des Streckreceptormechanismus normalerweise aktivierend wirkt. Doch muß diese Frage (nach FLOREY) vorläufig offen gelassen werden.

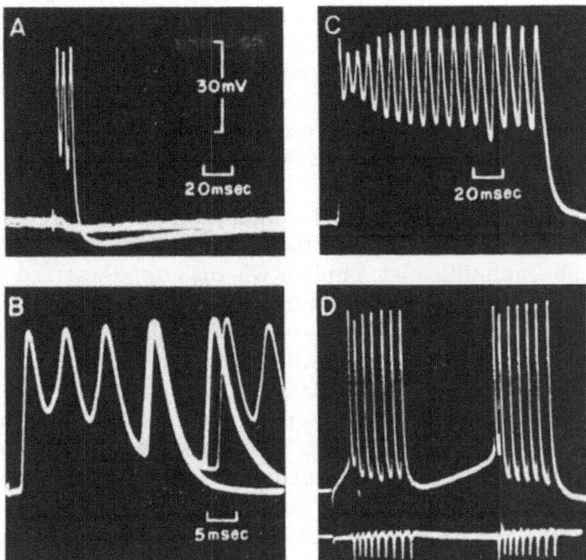

Abb. 113. Gruppenweise Entladungen am Streckreceptor von *Procambarus clarkii* (Girard) und *Procambarus alleni* (Faxon). *A* Nach elektrophoretischer Injektion von Acetylcholin-Bromid in das Neuron. Dreifachentladung (antidrome Reizung) und postsynaptische Potentiale, durch selektive Reizung der Hemmfaser, 23 min nach Acetylcholinapplikation. *B* und *C* Mehrfachentladungen nach Cholinchlorid (*B*) 37 min nach Applikation und (*C*) 30 min nach Applikation von Tetraäthylammoniumchlorid unter antidromer Reizung. *D* Gruppenweise Entladung 35 min nach Applikation von NaCl. (Aus: Y. WASHIZU 1965)

McLENNAN u. YORK (1966) stellten an den Streckreceptoren von *Pacifastacus leniusculus* (Dana), *Oronectes virilis* (Dana) und *Astacus fluviatilis* L. fest, daß die sensorischen Neurone der Streckreceptoren auf fast alle cholinomimetischen und cholinytischen Stoffe, aber in unterschiedlicher Art, empfindlich sind, wobei eine Gruppierung in „muscarinische" und „nicotinische" Stoffe nicht durchgeführt werden kann, da insbesondere bei den blockierend wirkenden Stoffen jeweils beide Typen sich als wirksam erwiesen haben. Acetylcholin 2,8 mM direkt an die Streckreceptoren herangebracht, hatte bei den 3 Krebsarten eine starke Erhöhung der Impulsfrequenz von 3—10/sec (Ruhefrequenz) auf 100—200 Impulse/sec zur Folge; ähnlich war die Wirkung von Nicotin 3,0 mM: Steigerung der Impulsfrequenz auf 150—160/sec. Größere artliche Unterschiede ergaben Mecholyl 1,5 mM: bei *Pacifastacus* Steigerung auf 130/sec, bei *Oronectes* auf 10/sec, bei *Astacus* auf 60/sec; Pilocarpin: bei *Pacifastacus* Steigerung auf 130/sec, bei *Oronectes* auf 10/sec. Auf die Entladungsfrequenz der Streckreceptoren wirkten auch Carbachol Methansulfonylcholin, Tetramethylammonium, Butyrylcholin und Arecolin erhöhend. Unterschiedlich wirkten Cholinolytica: Atropin 0,1—0,5 mg/ml blockierte bei den 3 Arten die Wirkung des Acetylcholins. Ähnlich wirksam waren auch Hexamethonium 0,1—0,25 mg/ml und Dihydro-β-erythroidin 0,1—0,25 mg/ml. Dagegen hatte D-Tubocararin bei keiner der drei Arten gegen Acetylcholin oder irgend ein anderes Cholinomimeticum eine blockierende Wirkung. Auffallenderweise wirkten bei *Pacifastacus* gegen Pilocarpin weder das „muscarinische" Atropin noch das „nicotinische" Hexamethonium, wohl aber Dihydro-β-erythroidin, während gegen Carbachol sowohl Atropin wie Hexamethonium und Dihydro-β-erythroidin sich wirksam erwiesen. Über die cholinerge Natur der Streckreceptoren decapoder Krebse kann wohl trotz ihrer Unempfindlichkeit auf D-Tubocurarin kaum ein Zweifel bestehen.

Durch WASHIZU (1965a, b) wurde langsam adaptierenden Streckreceptororganen von *Procambarus clarkii* (Girard) und *Procambarus alleni* (Faxon) Acetylcholin elektrophoretisch (in van-Harrefeld-Lösung) dem Neuron zugeführt, nachdem das Muskelbündel bis fast zur Entladungshöhe gestreckt worden war (Abb. 113). Es ergab sich ein mit der Acetylcholinkonzentration 10^{-5} bis 10^{-1} g/l (Liter) paralleler Anstieg der Entladungsfrequenz des Streckreceptors. Physostigmin (10^{-4} bis 10^{-2} g/l) hatte keinen Einfluß auf die Wirkung des Acetylcholins. Tetrodotoxin wurde verwendet, um die durch Acetylcholin erhöhte Impulsfrequenz wieder hinunterzusetzen.

Versuche mit intracellulärer Acetylcholinzufuhr und von Carbaminoylcholin lassen den Schluß zu, daß die innere Oberfläche der Membran des Neurons auf Acetylcholin nicht empfindlich ist, ähnlich wie dies DEL CASTILLO u. KATZ (1954) für die Endplattenmembran des Froschmuskels gezeigt hatten. Doch ließ sich nach 30—40 min ein Nacheffekt insofern feststellen, als nun durch einen einzelnen elektrischen Axonreiz 2 oder 3 Impulsentladungen erfolgten.

Auch nach Cholinchlorid und Tetraäthylammoniumchlorid kam es 30—40 min nach dessen Applikation zu wiederholten gruppenweisen Entladungen, die wie bei Acetylcholin und Strychnin durch EYZAGUIRRE u. KUFFLER (1955) auf Oszillationen der Somamembran zurückgeführt wurden (vgl. auch EDWARDS u. OTTOSON, 1958; FLOREY, 1961; TERZUOLO u. WASHIZU et al., 1962; WIERSMA, FURSHPAN u. FLOREY, 1953). Ein ganz ähnliches Bild ergab intracelluläre Strychninapplikation, indem ca. 40 min später bei antidromer Axonreizung gruppenweise 10 oder mehr Entladungen erfolgten. Die Wirkung war ganz ähnlich wie bei der äußeren Applikation von Strychnin 0,3—0,5 g/l.

(h) Erregungs- und Hemmstoffe von Crustaceen

Im Laufe der Jahre sind hormonartig wirkende Erregungs- und Hemmstoffe aus Beinmuskeln und Nerven von Crustaceen extrahiert worden, welche ihren wohl ausschließlichen Angriffspunkt, analog wie Acetylcholin, nicht an der motorischen, sondern an der sensorischen Muskelinnervation besitzen. Im Vordergrund steht der von FLOREY (1954) entdeckte Hemmungsfaktor I, über den auf S. 316 noch einiges gesagt wurde.

Dieser „Faktor I" genannte Stoff wurde von FLOREY (1953) zuerst im Gehirn und Rückenmark verschiedener Säuger gefunden; durch diesen wurde noch in einer Verdünnung von 10^{-7} bei *Cambarus clarkii* (FLOREY, 1954a) und *Panulirus argus* am Öffner- und Schließermuskel der Krebsschere die Impulsübertragung vom motorischen Axon auf den Muskel gehemmt oder verhindert. Vgl. auch FLOREY (1955) über die Impulsentstehung in den Streckreceptoren von *Astacus fluviatilis*.

An *Cambarus virilis* wurden diese Verhältnisse genauer untersucht. Der langsam adaptierende Streckreceptor des Krebses *Cambarus virilis* wird in seiner Aktivität von efferenten Nervenfasern beeinflußt. Sicher ist eine hemmende Innervation vorhanden, welche über die von FLOREY entdeckte „Hemmsubstanz" (Inhibitory Factor „I"), wirkt, ebenso eine fördernde, die über Acetylcholin als möglicher Überträgerstoff in Erregung versetzt wird. Zugabe von Acetylcholin 10^{-6} bis 10^{-4} bewirkte eine sofortige Frequenzzunahme der Entladungen mit anschließendem exponentiellem Abfall auf einen Wert wenig über der ursprünglichen Frequenz. Absetzen des Acetylcholins führte zu einem plötzlichen Frequenzabfall mit anschließendem exponentiellem Wiederanstieg bis auf einen Wert wenig unterhalb der ursprünglichen Frequenz. Ähnlich wirkten Dehnung und Nachlassen der Dehnung. „Faktor I" in entsprechend geringer Konzentration bewirkte sofortigen Frequenzabfall, eventuell eine impulslose Periode, mit anschließendem exponentiellem Wiederanstieg der Frequenz bis auf einen Wert wenig unterhalb der ursprünglichen. Absetzen von „Hemmstoff I" führte zu sofortiger Frequenzzunahme mit anschließendem Abfall bis auf einen Wert etwas über der ursprünglichen Frequenz. Es scheint also, gleichgültig ob die Frequenzänderung durch Dehnung, durch Acetylcholin oder durch „Hemmungssubstanz" bewirkt wird, die nach immer gleicher Exponentialfunktion erfolgende Adaptation nach einer Frequenzsteigerung von der Adaptation nach einer Frequenzabnahme verschieden zu sein. Es wäre damit ausgesprochen, daß die von Neuronen des Zentralnervensystems aus gesteuerte Adaptation durch chemische Übermittler übertragen wird und zu den Erscheinungen der postexcitatorischen Depression oder der postinhibitorischen Erregung führt.

Wie FLOREY an der Krebsschere zeigte, wird durch Faktor I die sonst durch elektrische Reizung des motorischen Nerven eintretende Muskelkontraktion verhindert. γ-Aminobuttersäure hatte ganz ähnliche Hemmwirkung, was dazu geführt hatte, GABA mit dem Faktor I zu identifizieren. FLOREY u. BIEDERMANN (1960) konnten dann zeigen, daß die Hemmnerven der Beine von Krebsen und Krabben keine nachweisbaren Mengen γ-Aminobuttersäure enthielten, und ebensowenig die Hemmnerven von Krebsherzen. FLOREY unterscheidet Substanz I aus Hemmnerven von Crustaceen von Faktor I aus dem Säugergehirn. Die chemische Natur beider Stoffe ist noch unbekannt. McLENNAN (1961) nimmt Verwandtschaft mit Acetylcholin an.

Der chemisch gereinigte Hemmstoff I erwies sich als kochbeständig, dialysierbar. Löslich in Wasser und HCl-Aethanol, während er sich in einer Reihe anderer Substanzen wie Aceton, Butanol, Chloroform u. a. nicht löste. Er wirkte nur, wenn die Lösung pH 7 nicht überschritt.

(i) γ-Aminobuttersäure (GABA)

Bei Hemmstoff I kann es sich nicht, wie FLOREY (1953) ursprünglich annahm, um γ-Aminobuttersäure handeln, wohl aber ist es denkbar, daß der Hemmstoff I, der mit dem „Faktor I" verwandt ist, γ-Aminobuttersäure als strukturellen Bestandteil enthält. Zu Hemmstoff I, Wirkung der γ-Aminobuttersäure und anderer Aminosäuren sind zu vergleichen: BAZEMORE, ELLIOT u. FLOREY (1957), ENGER u. BURGEN (1957), EDWARDS u. KUFFLER (1959), HAGIWARA, KUSANO u. SAITO (1960), PURPURA et al. (1957, 1959), ROBBINS (1959), FLOREY (1961).

Wie VAN DER KLOOT, ROBBINS u. COOKE (1958) an der isolierten Schere von *Oronectes immunis* zeigten, wird die Hemmwirkung des Hemmnervs durch Pictrotoxin 10^{-5}M unterdrückt. Es handelt sich nicht um eine Ausschaltung der Nervenleitung, sondern wahrscheinlich um eine „curareartige" Wirkung auf einen Receptor, der normalerweise auf einen Hemmstoff (Hemmstoff von FLOREY) empfindlich ist, durch Picrotoxin blockiert wird und nun nicht mehr zur Wirkung gelangen kann. Nach Versuchen von ROBBINS u. VAN DER KLOOT (1958) an der elektrisch gereizten (60/sec) Schere von *Oronectes immunis* (Hagen) bewirkte Picrotoxin 10^{-4}M Blockierung der peripheren Hemmung des Öffnermuskels. Picotoxin für sich allein führte nicht zur Kontraktion des Öffnermuskels, und die elektrisch erzeugten Kontraktionen blieben unbeeinflußt. Dementsprechend scheint Picrotoxin keine Wirkung auf das Erregungssystem auszuüben. Die niederste am Hemmsystem wirksame Konzentration war Picrotoxin 10^{-6}M. Auf die Leitung in der Hemmfaser hatte Picrotoxin keinen Einfluß. Die Wirkung des Picrotoxins kommt nicht durch fermentative Zerstörung eines hemmenden Überträgerstoffes (s. UMRATH) zustande. Wahrscheinlich blockiert Picrotoxin die Hemmung durch Verbindung mit einem Receptor für den hemmenden Überträgerstoff.

GABA kommt nach FLOREY u. CHAPMAN (1961) im Nervensystem der Krebse nicht vor, wohl aber die Hemmsubstanz I, die sich chromatographisch anders verhält als GABA und als typischer Hemmstoff bei Crustaceen zu bezeichnen ist. Am Krebsherzen und am Darm bewirkte Substanz I Stillstand der Bewegungsfunktionen. Daß im Nervengewebe von Krebsen GABA nicht vorkommt, wurde durch den Nachweis bestätigt, daß Glutaminsäure, die als

Vorläufer von GABA bei Säugetieren von Bedeutung ist, zwar im Krebsnerven gefunden wurde, aber keine Spur von Glutaminsäuredecarboxylase, was durch die Feststellung unterstützt wird, daß Thiosemicarbazid am dekapoden Krebs keine Krampfwirkung auslöste, wie das bei Säugern der Fall ist (Thiosemicarbazide hemmen die Glutaminsäuredecarboxylase). McLennans Fraktion A von Faktor I ist nach diesen Versuchen identisch mit dem als Substanz I bezeichneten Hemmstoff von Crustaceen. Durch Picrotoxin 10^{-5} g/ml wurde die Wirkung des Crustaceen-Hemmstoffes auf Streckreceptoren, Herz und Darm von Crustaceen blockiert. In dieser Beziehung verhält er sich ähnlich wie GABA und der Säugetier-Hemmfaktor I.

In Fortsetzung der Untersuchungen von Kuffler u. Edwards (1958) wurde durch Edwards u. Kuffler (1957, 1959), Bergmann, Reuben u. Grundfest (1959) die hemmende Wirkung von γ-Aminobuttersäure (GABA) auf einzelne langsam adaptierende Dehnungsreceptorzellen von Krebsen untersucht und mit der Wirkung chemisch verwandter Stoffe verglichen. Für GABA betrug die Schwellenkonzentration zur Hemmung einer mit der Frequenz 5—8/sec sich entladenden Receptorzelle 2.10^{-5} Mol/l. Für β-Aminobuttersäure, γ-Hydroxybuttersäure und 1,4-Diaminobutan war die Schwellenkonzentration 5000-, 50- bzw. 900mal größer; für den Hemmungseffekt sind demnach die endständige Aminogruppe und die Carboxylgruppe von wesentlicher Bedeutung. Die Schwellenkonzentration ist ebenfalls höher für γ-Aminobuttersäuren mit größerer oder kleinerer Kettenlänge als GABA. Von den Guanidinsäuren waren die Guanidinessigsäure und die β-Guanidinpropionsäure fast gleich stark wirksam wie GABA; ihre Schwellenkonzentration war nur 1,2 bis 1,4 mal größer. Die hemmende Wirkung von GABA auf einzelne Receptorzellen dauerte nur 1 min; danach begann die Zelle sich wieder mit niederiger Frequenz zu entladen, vermutlich weil die am Wirkungsort befindlichen GABA-Moleküle zerstört oder ins Zellinnere aufgenommen worden waren.

Untersuchungen mit intracellulären Elektroden verdanken wir Boistel u. Fatt (1958), Grundfest, Reuben u. Rickles jr. (1959), in denen die Wirkung der γ-Aminobuttersäure geprüft wurde. γ-Aminobuttersäure wirkte bereits in extremer Verdünnung stark erregend auf die Hemmsynapsen: der Membranwiderstand fiel auf die Hälfte bis ein Zehntel, das Ruhepotential stieg im allgemeinen leicht an. Die Änderung des Membranwiderstandes, wahrscheinlich vorwiegend durch eine starke Erhöhung der Cl-Ionen-Permeabilität hervorgerufen, fixierte das Membranpotential und reduzierte Amplitude und Zeitverlauf erregender postsynaptischer Potentiale. — Picrotoxin in niedriger Konzentration inaktivierte spezifisch die Hemmsynapsen und wirkte so antagonistisch zu γ-Aminobuttersäure. Betain-(β-oxy-γ-aminobuttersäure) (Carnitin) dagegen aktivierte erregende Synapsen, der Membranwiderstand wurde in diesem Falle bei gleichzeitiger Abnahme des Membranpotentials herabgesetzt (Depolarisation). (Vgl. auch Grundfest u. Reuben, 1961; Reuben, Bergmann u. Grundfest, 1959).

Krebse und Krabben verhalten sich der γ-Aminobuttersäure gegenüber nicht gleichartig. Bei Krebsen (*Homarus americanus*) kam es nach Grundfest et al. (1959) am Muskel zu ausgesprochener Hemmung durch Herabsetzung des Membranwiderstandes um das zehnfache, ohne daß das Membranpotential merklich zunahm. Picrotoxin hemmte die Wirkung von GABA und die postsynaptischen Hemmpotentiale. Die Wirkung von γ-Aminobuttersäure kann als Aktivierung der hemmenden subsynaptischen Membran, diejenige von Picrotoxin als Inaktivierung von Hemmsynapsen charakterisiert werden. Der Krebsmuskel (*Homarus*) zeigte ausgesprochene a-Hemmung, bei der im Unterschied zur β-Hemmung die Aktionspotentiale eine starke Abschwächung erfahren. Im Gegensatz dazu kam es an den Krabben *Cancer magister* und *Cancer productus* nach Florey u. Hoyle (1961) unter der Wirkung des natürlichen Hemmstoffes I oder von GABA nur zu minimer Resistenzänderung der subsynaptischen Membran. Es wäre festzustellen, ob es sich beim unterschiedlichen Verhalten von *Homarus* als einem Vertreter von Makruren, um gruppenspezifische Unterschiede den Brachyuren gegenüber handelt. Vgl. auch FLOREY (1962). S. auch MORIN u. ATWOOD (1969). Wie ATWOOD (1964, 1965 a) neuerdings zeigte, können in ein und demselben Muskel einer Krabbe die Muskelfasern ganz verschiedene Membraneigenschaften besitzen. Am akzessorischen Beugemuskel des Meropoditen eines Gehbeines von *Cancer magister* sind „rasche" oder „phasische" Fasern von „langsamen" oder „tonischen" und von „intermediären" Muskelfasern zu unterscheiden. Tonische Fasern haben bei elektrischer Reizung eine hohe Membranresistenz von 2000—20 000 Ohm/cm^2 und ein kleines Ruhepotential von 50—60 mV. Nach Applikation von GABA 10^{-6} bis 10^{-5} sank in wenigen Sekunden die Membranresistenz auf weniger als ein Viertel, während das Ruhepotential um etwa 5 mV zunahm. Es ist einleuchtend, daß an diesen Muskelfasern GABA eine beträchtliche Zunahme der Membranleitung zur Folge hatte. Phasische Muskelfasern sind durch relativ geringen Widerstand von nur 200—600 Ohm/cm^2 und ein Ruhepotential von 65—80 mV gekennzeichnet. Durch GABA wurde Hyperpolarisation von 1—3 mV ausgelöst. Auf den Membranwiderstand hatte GABA nur einen minimalen Einfluß. Am Schließmuskel der Tiefseekrabbe *Chionectes tanneri* und am Öffnermuskel der Uferkrabbe *Pachygrapsus crassipes* konnten ähnliche Unterschiede im Verhalten des Muskels beobachtet werden. Die tonischen Muskelfasern zeigten nach Zugabe von GABA oder nach Stimulierung des hemmenden Axons sehr deutliche Permeabilitätsänderungen, während phasische Fasern nur sehr wenig auf GABA oder auf Reizung des hemmenden Axons in diesem Sinne reagierten. Die Unterschiede erklären möglicherweise gewisse widersprechende Angaben in der Literatur. Nach FLOREY (1961b) bleibt es mindestens zweifelhaft, ob γ-Aminobuttersäure bei Crustaceen als Hemmstoff eine Rolle spielt, trotzdem Hemmneuronen von Krebsen GABA in reichlicher Menge, Erregungsneuronen weniger reichlich enthalten, wie vor allem DUDEL et al. (1963), DUDEL u. KUFFLER (1960b), KRAVITZ, KUFFLER et al. (1963) nachgewiesen haben. (Vgl. auch BENNET, 1964.) KRAVITZ, KUFFLER et al. (1963) haben im hemmenden Beinnerven von *Homarus americanus* 0,5% seines Frischgewichtes γ-Aminobuttersäure festgestellt; der Erregungsnerv war frei davon. GABA dürfte deshalb den hemmenden Überträgerstoff darstellen, was zu den Feststellungen von FLOREY u. CHAPMAN (1961) in Widerspruch steht.

TAKEUCHI u. TAKEUCHI (1965) stellten am Abductor des Daktylopoditen eines Laufbeines von *Cambarus clarkii* die Wirkung von iontophoretisch (intracellulär) zugeführter γ-Aminobuttersäure auf den Muskel an umschriebenen Stellen fest. Sie bestand in einer langsamen vorübergehenden Depolarisation. Die gleichen Muskelbezirke waren auf L-Glutamat empfindlich. Die GABA-empfindlichen Punkte des Muskels stimmten mit der Lage der hemmenden neuromuskulären Verbindungen überein. Die Wirkung von GABA fand nur an der Muskeloberfläche, nicht oder nur sehr wenig im Muskelinneren statt. GABA besitzt danach eine lokalisierte Wirkung im Bereich der musculoneuralen Felder, die derjenigen des hemmenden Überträgerstoffes ähnlich ist.

Nach HARREVELD u. MENDELSON (1959) kontrahieren sich die Muskeln von Süßwasser- und marinen Krebsen in Glutamat 10^{-4}M. Daraus wurde geschlossen, daß dort Glutamat an der neuromuskulären Verbindung angreift, wo γ-Aminobutyrat als sein Antagonist zu wirken scheint.

Weitere Versuche mit Aminosäuren durch ROBBINS (1959) an *Cambarus clarkii* ergaben, daß die Kontraktion des Öffnungsmuskels der Schere, dessen erregendes Axon elektrisch gereizt wurde, durch γ-Aminobuttersäure gehemmt wurde. Das Ausmaß der Hemmung beruhte auf der GABA-Konzentration und der Reizfrequenz. Die Wirkung wurde rasch aufgehoben, wenn das Präparat ausgewaschen

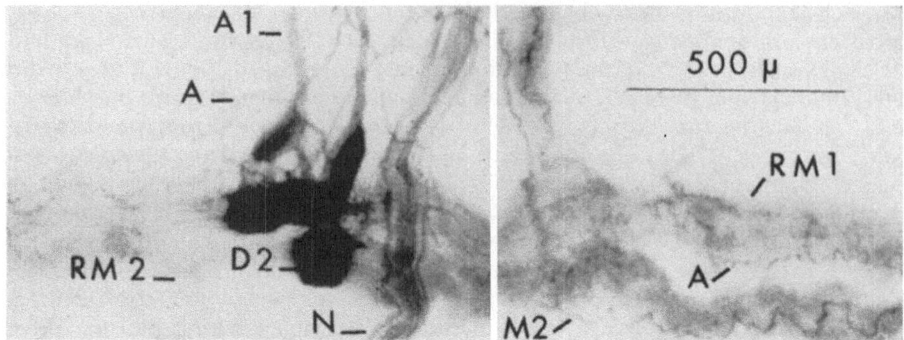

Abb. 114. Cholinesterase im Muskelreceptororgan eines Krebses. Die Axonen der Nervenzellen A_1 und das somatische Cytoplasma des langsam adaptierenden Neurons RM_1 zeigen weniger intensive Cholinesterasereaktion als das rasch adaptierende Neuron *RM 2*. *D 2*, dendritisches Feld von *RM 2*; *M 2* motorische Faser zu *RM 2*; *A* dicke akzessorische Faser; *N* zur Thorakalmuskulatur ziehende Faser. (Nach: E. A. MAYNARD u. D. M. MAYNARD 1960)

wurde. Von analogen Verbindungen mit unterschiedlich langen C-Ketten besaß die 4 C-Kette, darunter GABA, die größte Hemmwirkung. Taurin und β-Alanin waren fast so wirksam wie GABA. Die Hemmung wurde in den geprüften Fällen durch 10^{-3} M Picrotoxin aufgehoben. Beim Studium der Wirkung von mit GABA strukturell verwandten Verbindungen wurden einige gefunden, die eine spontane tonische Contractur hervorriefen. Am wirksamsten erwies sich L-Glutaminsäure ($\sim 10^{-4}$ M). Die Contractur wurde durch GABA verhindert oder aufgehoben, wenn die L-Glutaminsäure ausgewaschen wurde. Größere Konzentrationen von Glutaminsäure riefen zwei Wirkungen hervor: Contractur und Blockierung der Kontraktion als Antwort auf die Reizung der Nervenfaser. Die Blockierung war reversibel. Picrotoxin erwies sich in diesem Fall jedoch nicht als Antagonist. Bei Konzentrationen $> 5.10^{-4}$ M L-Glutaminsäure war die Contractur nicht oder nur geringfügig ausgeprägt. Die Prüfung mit einigen der L-Glutaminsäure nahestehenden Verbindungen, mit D-Glutaminsäure u. a. ergab, daß die molekularen Ansprüche für die Erregung sehr spezifisch sind und die L-Glutaminsäure weitaus am wirksamsten war.

In diesem Zusammenhang ist die Feststellung von VAN DER KLOOT u. ROBBINS (1959) von Interesse, welche gezeigt haben, daß neben γ-Aminobuttersäure auch β-Alanin die Potentialdifferenz zwischen Nerven- und Muskelmembran am Krebsmuskel verkleinerte und dadurch die Muskelkontraktion herabsetzte, wobei die Wirkung dieser Aminosäuren durch Picrotoxin in ähnlicher Weise blockiert wurde, wie der Hemmstoff von FLOREY.

LAVERACK (1963) auf der Suche nach spezifischen Chemoreceptoren prüfte am Dactylopoditen der Gehbeine von *Carcinus maenas*, *Portunus puber* und *Homarus vulgaris* eine größere Zahl von Aminen und Aminosäuren, unter anderen Tryptamin, Histamin, Asparaginsäure, Tyrosin, γ-Aminobuttersäure, Serin, Leucin, alle ohne Wirkung. Glutamin und Glutaminsäure hatten gelegentlich einen erregenden Effekt. Trimethylaminoxyd und Betain wirkten ausgesprochen stimulierend. Die Frage, ob diese bei Crustaceen vorkommenden Stoffe auf Chemoreceptoren wirken, bleibt offen.

(k) Muskelreceptoren und Cholinesterasen

Durch MAYNARD u. MAYNARD (1960) wurde an *Homarus americanus* der Cholinesterasegehalt der Muskelreceptoren (nach der Thiocholinmethode von KOELLE) histochemisch bestimmt. Den höchsten Wert fanden sie in den Muskelreceptororganen selbst (vgl. Abb. 114). Cholinesterase enthielten auch die sensorischen Neurone und motorische Fasern. Das somatische Cytoplasma des schnell-adaptierenden Neurons war reicher an Cholinesterase als dasjenige der langsam adaptierenden Zelle.

Acetylcholin hat nach dem Vorausgehenden keinen direkten Einfluß auf den Bewegungsmuskel der Crustaceen, trotzdem Acetylcholin in peripheren Nerven gefunden wurde, aber, wie FLOREY u. BIEDERMAN (1960) annehmen, ausschließlich in sensiblen Fasern. Streckreceptorneurone von Krabben und Krebsen werden schon durch niedere Acetylcholinkonzentrationen erregt (WIERSMA, FLOREY u. FURSHPAN, 1952). In ähnlicher Weise dürften die schnellen Muskelkontraktionen an isolierten Beinen von Crustaceen nach Acetylcholin-Injektion und die Autotomie von Extremitäten durch Reizung sensibler Neurone und ephaptische oder reflektorische Erregungsübertragung auf motorische Nerven bedingt sein.

(l) Acetylcholin und Autotomie

WELSH u. HASKIN (1939) zeigten an der Garneele *Petrolisthes armatus* aus der Familie der Porcellanidae, deren Gattungen und Arten mit größter Leichtigkeit Scheren und Beine autotomieren, daß ein auf die Scheren oder Beine applizierter Einzelreiz die Autotomie von vier oder mehr Beinen oder Scheren zur Folge hatte. Injektion von Acetylcholin in relativ hoher Konzentration führte, ohne zusätzlichen Reiz, zum Abwerfen von ein oder mehreren Beinen. Physostigmin bewirkte motorische Erregung; schon sehr kleine Mengen von 0,1 γ erleichterten den Abwurf des ersten und zweiten Beinpaares. Doch kam es ohne zusätzliche Reizung nicht zur Autotomie. Atropin setzte die allgemeine Muskelerregbarkeit herab und verhinderte in höheren Konzentrationen die Autotomie vollständig. Durch Adrenalin wurde die Häufigkeit der Autotomien an Scheren und Beinen ebenfalls herabgesetzt. Es wird die Auffassung vertreten, daß Acetylcholin bei *Petrolisthes* normalerweise einen Einfluß auf den Autotomiereflex als Überträger von Impulsen zwischen motorischem Nerv und Autotomiemuskel ausübt. Wahrscheinlicher aber ist, wie auch FLOREY (1951a) annimmt, daß es sich bei der Wirkung von Acetylcholin, Physostigmin, Atropin usw. um Wirkungen handelt, welche über die sensorische Muskelinnervation (im Sinne eines besonderen Reflexes) geleitet werden.

(m) Freie Aminosäuren

Freie Aminosäuren bilden im Nerven von *Carcinus maenas* nach FLOREY (1962) etwa 25% des Trockengewichts. Ähnliche Werte wurden bei *Cancer*, *Maia*, *Homarus* und *Palinurus* gefunden. Am Anionengleichgewicht sind hauptsächlich beteiligt: Asparaginsäure und Glutaminsäure. Die Nerven enthalten außerdem größere Mengen Taurin und β-Alanin, Aminosäuren, die an der Aufrechterhaltung des osmotischen Gleichgewichts zwischen Axoplasma und extracellulärer Flüssigkeit (Blut) beteiligt sind.

(n) Freie Aminosäuren im Serum von Arthropoden

Durch STEVENS et al. (1961) wurden im Serum von *Limulus polyphemus* (Merostomata), *Cancer irroratus* und *Homarus americanus* die freien Aminosäuren bestimmt. Bei *Cancer irroratus* war ein auffallend hoher Tauringehalt festzustellen. Der totale Aminosäuregehalt im Serum von *Limulus polyphemus* betrug nur etwa $^1/_5$ von demjenigen der dekapoden Krebse. Bei allen drei Arthropoden wurden die gleichen 16 Aminosäuren gefunden. Diese haben etwa ebensoviel freie Aminosäuren im Serum wie der Mensch und nur etwa $^1/_{10}$ des Gehaltes bei Insekten. Der Totalgehalt betrug bei *Limulus polyphemus* 4,7 mg/100 ml, bei *Homarus americanus* 21,7, bei *Cancer irroratus* 26,1, bei den Insekten *Periplaneta americana* 271,3, bei *Carausius morosus* 347,3, bei *Bombyx mori* (Larve) 816, beim Menschen 23,64 mg/100 ml. DUCHÂTEAU u. FLORKIN (1956, 1961) zeigten an *Astacus astacus* und an anderen Crustaceen, daß freie Aminosäuren bei der Aufrechterhaltung der Eurhyalinität von großer Bedeutung sind.

(o) Cilien

SEDAR et al. (1955) haben bei *Mya arenaria* elektronenoptisch die Morphologie des Cilienapparates der laterofrontalen und frontalen Cilienapparate der Kiemen untersucht. Die Basalkörper sind wie bei anderen Species mit den basalen Cilien-

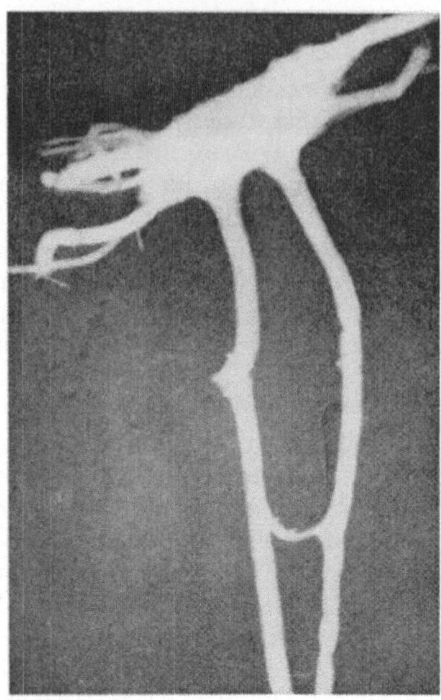

Abb. 115. Cerebralganglion und Tritocerebralkommissur der Strandkrabbe, *Carcinus maenas*. (Aus: M. GERSCH 1964)

enden verschmolzen, ebenso die intracellulären Fibrillen, die mit ihren distalen Enden mit den Basalkörpern verbunden sind. Die intracellulären Fibrillen gehen proximal über die Basalkörper hinaus und schließen sich zu einer Art Conus zusammen, dessen Apex in der Nähe des Zellkerns endet. Über den Anschluß der Cilien an ein extracelluläres Nervensystem scheint nichts bekannt zu sein. Ob Acetylcholin oder ein anderer Überträgerstoff bei der Aktivierung und Rhythmisierung des Cilienschlages der Cilien von Crustaceen eine Rolle spielt, wäre im Hinblick auf die allgemeine Frage der Natur der Cilienbewegung in der „aufsteigenden Tierreihe" noch festzustellen, und könnte tiersystematisch von Bedeutung sein.

(p) Zentralnervensystem bei Crustaceen

Zur Anatomie des Gehirns decapoder Krebse vgl. auch HELM (1928), GERSCH (1964) (Abb. 115), WIERSMA (1957),

Die Elektrophysiologie des Zentralnervensystems von Crustaceen ist durch BULLOCK (1947, 1957, 1959) eingehend untersucht worden. Über die Neurochemie der Arthropoden s. TREHERNE (1966).

WIERSMA (1957) hat an *Procambarus clarkii* (Girard) in den suboesophagalen Commissuren die Nervenbündel- und Fasern isoliert, und es war ihm bei Reizung von Sinnesorganen der Körperoberfläche möglich, festzustellen, zu welcher Körperregion und zu welcher Gruppe von Sinnesapparaten die untersuchte Faser in Beziehung steht. In etwa 100% der 2000 Fasern der Commissuren konnte die Beziehung sicher nachgewiesen werden. Weiterhin stellte er die Zahl der Nervenzellen im Zentralnervensystem von *Cambarus clarkii* fest: Abdominalganglien ca. 500, Thorakalganglien ca. 2000, Suboesophagalganglien ca. 10000. Gesamtzahl aller Nervenzellen: 28 722. Diese Zahlen beziehen sich nur auf die großen Nervenzellen. Die Zahl der kleinen Nervenzellen wurde von WIERSMA auf 66 000 geschätzt. In diesen Zahlen sind die Nervenzellen des optischen Ganglions nicht eingeschlossen. Vgl. auch WIERSMA (1949, 1961, 1962), WIERSMA u. HUGHES (1961). WIERSMA, RIPLEY u. CHRISTENSEN (1955) zeigten weiterhin, daß die Schlundcommissuren eines decapoden Krebses, die je etwa 2000 Nervenfasern enthalten, darunter stets ein Bündel von Nervenfasern umfassen, dessen etwa 5 Fasern ausschließlich auf die Berührung je eines bestimmten Haares auf dem 2. Glied der homolateralen

Antenne, und ein anderes, dessen Fasern auf die Berührung bestimmter Sinneszellen auf dem Carapax reagierten.

Über die Physiologie des Zentralnervensystems bei Crustaceen vgl. auch EYZAGUIRRE u. KUFFLER (1955), GRUNDFEST (1961), EYZAGUIRRE (1961). Über die synaptische Tätigkeit der Interneuronen im caudalen Ganglion decapoder Krebse orientieren KENNEDY u. PRESTON (1959), PRESTON u. KENNEDY (1959), KENNEDY u. FOREST-MELLON (1964), KENNEDY (1966), HUGHES u. WIERSMA (1960a), über die Physiologie des Bauchnervenstranges von *Procambarus clarkii* WIERSMA (1958). Nach den Untersuchungen von WIERSMA (1958) an den Abdominalganglien (3. oder 4. Ganglien) von *Cambarus clarkii* können die efferenten Fasern der 3. Nervenwurzel eines solchen Ganglions durch vier verschiedene präganglionäre Bahnen erregt werden: die gleichseitige laterale Riesenfaser, die beiden medialen Riesenfasern und die erste Nervenwurzel des Ganglions selbst.

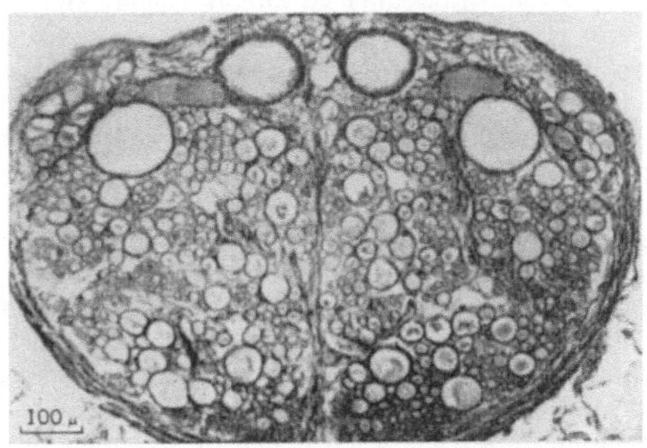

Abb. 116. Querschnitt durch den Bauchnervenstrang eines Krebses mit den vier dorsal gelegenen Riesenaxonen. Von beiden Seiten des Nervenstranges ist ein motorischer Nerv unterwegs zu den lateralen Riesennervenfasern, um mit ihnen in synaptischen Kontakt zu treten. (Nach: J.D. ROBERTSON 1961)

(q) Riesennervenfasern bei Crustaceen

Riesennervenfasern wurden bei Krabben und Krebsen festgestellt, z. B. bei *Palaemontes* und *Leander*. (WIERSMA, 1947). Bei Krabben unterscheidet man mediane, laterale und motorische Riesennervenfasern, wobei die medianen paarig vom Gehirn ausgehen, sich dort kreuzen und in den ventralen Nervenstrang eingehen. Die lateralen Fasern gehen vom Thorakal- und Abdominalganglion aus und bestehen aus segmentalen Einheiten, welche sich der Länge nach berühren und überschneiden. Sie gehen wahrscheinlich aus Fortsätzen der Ganglienzellen jedes Segmentes hervor. Von den medianen und lateralen Riesenfasern ziehen Abzweigungen zu den motorischen Riesennervenfasern des entsprechenden Segmentes. Die motorischen Fasern je im Zellkörper eines Segmentes beginnend, kreuzen sich und verlaufen dann in den hinteren Nerven des gleichen Segmentes. Medianes und laterales Riesenfasersystem aktivieren unabhängig voneinander die motorischen Riesenfasern (vgl. JOHNSON, 1924, 1927 und PROSSER, 1952). Über die Verhältnisse bei *Leander* s. HOLMES (1941/46) u. Abb. 116.

Das Zentralnervensystem von Arthropoden ist durch Synapsenreichtum der Neurone ausgezeichnet. Dabei weisen gewisse Synapsen funktionelle Besonderheiten auf; an den Riesennervenfasern von Krebsen kann ein einzelner, elektrisch ausgelöster, präganglionärer Impuls je nach Lokalisation der Synapse entweder nur ein Einzelpotential auslösen (3. Wurzel der Abdominalganglien) oder eine wiederholte Folge von Aktionspotentialen hoher Frequenz (bis 300/sec in der 1. und 2. Wurzel) bedingen. Diese Fasern sind auch spontan ähnlich aktiv (40 Ent-

ladungen/sec). Die Spontanimpulse entstehen jedoch vermutlich in einem anderen
Teil der Faser, als die bei elektrischer Reizung der Riesenfaser auftretenden.
Erstere sind durch chemische Stoffe beeinflußbar, letztere nicht. In den symme-
trischen Wurzeln rechts und links verlaufen die Entladungen meist synchron, auch
wenn nur die Riesenfaser der einen Seite gereizt wird, ebenso stimmen auch die
Impulsfrequenzen in der Längsrichtung weitgehend überein. Reizung anderer
Fasern des Bauchmarkes verursachte stets einen ganzen Komplex von Bewegungen mehrerer Segmente bzw. ihrer Anhänge, niemals Einzelmuskelbewegungen;
so läßt sich bei Reizung einer Faser des Konnektivs der Riesennervenfaser nach
Durchschneidung aller übrigen das typische Bild der Schutzstellung mit erhobenen,
seitlich gespreizten Scheren, Opisthotonus, Kopfheben und Abstützen des Körpers
mit dem 4. und 5. Thorakalbeinpaar erzeugen. Im ganzen ist das Reflexverhalten
relativ starr. Die Rolle zentraler Hemmungsvorgänge bei der Modifikation des
Reflexverhaltens und seiner Anpassung an äußere Gegebenheiten bleibt noch zu
untersuchen.

Untersuchungen der Synapse zwischen den zentralen Riesenfasern und der
motorischen Riesenfaser im abdominalen Bauchmark von *Procambarus clarkii* mit
extra- und intracellulären Elektroden durch HAGIWARA (1958) haben ergeben, daß
von der postsynaptischen Faser als Antwort auf präsynaptische Salven langsame
synaptische Aktionsströme und Alles- oder Nichts-Potentiale abgeleitet werden
können. Die Amplitude der depolarisierenden postsynaptischen Aktionsströme
hängt von der Zahl gleichzeitig aktiver präsynaptischer Fasern ab und, bei wiederholter präsynaptischer Reizung, von der Zahl der kurz nacheinander eintreffenden
präsynaptischen Aktionsströme. Die postsynaptische Depolarisation überdauert
den postsynaptischen Aktionsstrom erheblich; Impedanzmessungen zeigen, daß
während der ganzen Dauer der Depolarisation der Membranwiderstand erniedrigt
ist. Es wird angenommen, daß im wesentlichen diese Impedanzveränderung die
Form des postsynaptischen Aktionsstroms bestimmt.

An Riesenaxonen aus dem Oesophaguskonnektiv des Hummers, *Homarus americanus*,
wurden durch DALTON u. ADELMANN jr. (1960) Ruhe- und Aktionsströme mit intracellulären
Mikroelektroden gemessen und ihre Veränderungen bei Erhöhung der K^+-Konzentration oder
Erniedrigung der Ca^{++}-Konzentration der Außenlösung verfolgt. In beiden Fällen wurden das
Ruhepotential und die Amplitude des Aktionsstromes kleiner. Seine Amplitude nahm jedoch
stärker ab als das Ruhepotential und war in einem gewissen Bereich proportional dem Logarithmus des letzteren. Bei Erniedrigung von $(Ca^{++})_a$ wurde eine stärkere Herabsetzung des
Aktionsstromes als bei gleich starker Depolarisation durch Erhöhung von $(K^+)_a$ gefunden; es
wird vermutet, daß die Verkleinerung des Aktionsstromes bei Ca^{++}-Mangel nicht nur auf der
Herabsetzung des Ruheaktionsstromes beruht, sondern eine *direkte* Veränderung des Erre-
gungsmechanismus anzunehmen ist.

Siehe die grundlegenden Untersuchungen von FRANKENHAEUSER u. HODGKIN
(1957). Vgl. auch DALTON u. FITZ HUGH (1960).

(r) Acetylcholin und Acetylcholinesterase im Nervensystem

Würde man die Bedeutung des Acetylcholins für das Nervensystem der Crustaceen nach seinem Cholinesterasegehalt beurteilen, so müßte dem Acetylcholin eine
sehr wichtige Rolle zufallen. So hatte beim Taschenkrebs, *Carinus maenas*, wie
WALOP u. BOOT (1949, 1950) und WALOP (1950, 1951) zeigten, das Nervengewebe,
verglichen mit andern Geweben, die größte Aktivität an Acetylcholinesterase, wobei die des abdominalen Nervenknotens fünfmal größer war, als die des Gehirn-
nervenknotens. Ähnliche Feststellungen erhob EASTON (1950) in den Ganglienknoten von *Cambarus virilis* und im zentralen Nervenring, sowie in den Beinnerven von *Cancer irroratus*.

Bezüglich Substratspezifität, Optimum der Substratkonzentration, der Hemm-
barkeit durch Physostigmin verhielt sich die Cholinesterase von *Carcinus maenas*

wie die Acetylcholinesterase des Menschen. Auch die Cholinacetylase stimmte in ihren Eigenschaften mit derjenigen der Säuger überein.

100 mg Abdominalganglien (Frischgewicht) von *Carcinus maenas* enthielten 0,2—0,5 γ/g Acetylcholin. Extrakte aus 100 mg Ganglien waren unter geeigneten Versuchsbedingungen in der Lage, aus Cholin und Acetat in Gegenwart von ATP Acetylcholin zu bilden. Die Bildung betrug 112—224 γ/g Gewebe/Std. (Vgl. auch WELSH, 1939 a, b).

Bei elektrischer Reizung des Abdominalganglions trat jedoch kein nachweisbares Acetylcholin in die Badeflüssigkeit aus. Das spricht zunächst dafür, daß die Oberflächenmembran der Nerven bei den Crustaceen für Acetylcholin undurchlässig ist, und zwar nicht nur die des Axons, sondern auch die der Synapse. Diese Auffassung wird durch die Feststellung von PROSSER (1940) bestätigt, der an Ganglien verschiedener Krebse Acetylcholin in starker Verdünnung unwirksam fand, bei sehr hoher Konzentration von 10^{-2} bis 10^{-3} dagegen erhöhte Spontanaktivität mit nachfolgender Blockierung der Synapsen erhielt.

HICHAR (1960) untersuchte bei *Oronectes virilis* am 5. Abdominalganglion die spontane elektrische Aktivität, die durch Acetylcholin 10^{-3} g/ml und durch den möglichen Acetylcholinvorläufer Dimethylaminoäthanol 10^{-5} g/ml gesteigert wurde. 5-Hydroxytryptamin hatte in physiologischen Konzentrationen keine Wirkung; auch durch GABA wurde die spontane Aktivität nicht beeinflußt, während Picrotoxin 10^{-8} Erregung auslöste.

Der Acetylcholingehalt des abdominalen Nervenstranges wies individuell sehr verschiedene Werte auf; die meisten Nervenstränge enthielten 6 μg Acetylcholin/g Gewebe, einige nur 0,001 μg/g. Zwischen Acetylcholingehalt und elektrischer Aktivität bestand eine gewisse Korrelation, so daß ein cholinerges neurohumorales System vorzuliegen scheint. Doch schon SMITH (1939) hatte an den Krebsen *Cambarus limosus*, *Cambarus clarkii* und *Homarus americanus* gezeigt, daß das Nervensystem im Frühling einen dreifach höheren Acetylcholingehalt aufwies als im Herbst. Vgl. auch R.J. SMITH (1939).

Daß erst enorme Acetylcholinkonzentrationen an den Synapsen wirksam waren, deutet mehr auf Permeabilitätsschwierigkeiten, als auf Unempfindlichkeit hin. Damit steht in Übereinstimmung, daß Acetylcholin in hoher Verdünnung (10^{-9} bis 10^{-7}) am *freigelegten* Ganglion des Krebses Frequenz und Ausmaß der Aktionsströme in den ersten 20—40 sec beträchtlich steigerte, in den folgenden 1—8 min allerdings verringerte, während konzentrierte Acetylcholinlösungen lähmend wirkten (BONNET, 1937b), was auch bei Vertebraten der Fall ist.

Am intakten Krebsnerven wurde durch WILSON (1960) festgestellt, daß durch den Abbau des Acetylcholins durch Acetylcholinesterase nur ein Teil (,,äußeres Enzym") bestimmt werden kann, da die Permeabilität der Nervenhülle für Acetylcholin sehr gering ist. Hingegen konnte durch das teritäre Amin Dimethylaminoäthylacetat

$$\text{H}_3\text{C—OCO—CH}_2\text{—CH}_2\text{—HN}^+ \begin{array}{c} \nearrow \text{CH}_3 \\ \searrow \text{CH}^3 \end{array}$$

β-Dimethylaminoäthylacetat

welches im Gegensatz zu Acetylcholin und anderen quaternären Ammoniumsalzen die Nervenhülle zu durchdringen vermag, das ,,innere Enzym" erreicht werden, das etwa 3mal höhere Aktivität besitzt wie das äußere.

Durch die Anticholinesterasen Prostigmin, Tetraäthylpyrophosphat und Decamethonium wurde das äußere Enzym fast vollständig blockiert, während durch

Dimethylaminoäthylacetat die Hydrolyse desselben nur zu 50% gehemmt wurde. Durch die genannten Inhibitoren wurde die Leitung nicht blockiert, während Physostigmin und DFP, welche sowohl inneres wie äußeres Enzym hemmten, auch die Leitung blockierten. Dies wird von WILSON als Argument dafür betrachtet, daß Acetylcholin für die Erregungsleitung im Nerven notwendig ist. Dabei ist aber hervorzuheben, daß in diesen Versuchen die Wirksamkeit des Acetylcholins diejenige von Dimethylaminoäthylacetat um das 1000fache übertraf.

Durch Vergleich von intakten und homogenisierten Krebsnerven wurde festgestellt, daß mehr wie 50% der gesamten Acetylcholinesterase sich außerhalb der Barriere befindet, welche für quaternäre Ammoniumverbindungen in der Nervenmembran besteht. Die Aufgabe dieser großen Fermentmenge ist unbekannt; Hemmung der Aktivität des „äußeren" Enzyms hebt die Nervenleitung nicht auf (vgl. WILSON u. COHEN, 1953 und WRIGHT, 1949).

Bei Prüfung von Anticholinesterasen am Zentralnervensystem von *Cambarus clarkii* (Girard) durch SCHALLEK u. WIERSMA (1947) hatte Prostigmin 10^{-2} keine Wirkung, während Physostigmin in hohen Konzentrationen (10^{-2} bis 5.10^{-3}) einen Synapsenblock im Verlauf von $1^{1}/_{2}$—6 min auslöste; ebenso Diisopropylfluorphosphat 2—3.10^{-2}. Bei diesen hohen Konzentrationen dürfte es sich, wie auch SCHALLEK u. WIERSMA annehmen, nicht um eine Anticholinesterasewirkung, sondern um eine rein toxische Wirkung handeln. Es scheint aber trotzdem nicht ausgeschlossen, daß Acetylcholin oder ein acetylcholinähnlicher Stoff im Zentralnervensystem von Crustaceen an der synaptischen Impulsübertragung beteiligt ist. Dasselbe kann auch vom Adrenalin angenommen werden, sofern es sich um hemmende motorische Impulse handelt, deren Erregung durch Adrenalin gefördert wird. FLOREY nimmt eine direkte Ausschaltung motorischer Impulse im Zentralnervensystem durch Adrenalin an.

Es gelang bei verschiedenen decapoden Krebsen, Acetylcholinesterase im Nervensystem, speziell in den Cerebral- und Abdominalganglien nachzuweisen. Prüft man aber die Wirkung von sog. Anticholinesterasen am Nervensystem der Krebse, d. h. von Physostigmin usw., ist ihre Wirkung, verglichen mit der Wirkung an Wirbeltieren fehlend oder sehr gering.

TURNER, HAGINS u. MOORE (1950) untersuchten den Einfluß einiger neurotroper Substanzen auf die zentrale und synaptische Übertragung bei *Callianassa californiensis*. Sie stellten fest, daß auch, wenn Physostigmin eine erregende Wirkung auf die Neuronen des Bauchstranges von *Callianassa* in Konzentrationen ausübte, die gering genug waren, um als physiologisch signifikant gelten zu können, die Zufügung von Acetylcholin keinen weiteren Effekt auslöste. Dies auch dann, wenn Physostigmin eine „submaximale" Erregung bewirkte oder wenn Acetylcholin während der Latenzperiode zugeführt wurde, welche der ausgesprochenen Aktivierung der Neuronen vorausging. Unter diesen Umständen dürfte es kaum angehen, den Erregungseffekt des Physostigmins und von DFP auf eine Anticholinesterasewirksamkeit zurückzuführen. Beim Fehlen einer Acetylcholinwirkung ist die Annahme begründet, daß bei *Callianassa* ein cholinergischer Mechanismus im Zentralnervensystem keine Rolle spielen kann. Die Wirkung des Physostigmins ist möglicherweise auf seine Eigenschaft als zentrales Erregungsmittel zurückzuführen. Die verwendeten Konzentrationen von Physostigmin waren zum Teil recht hoch.

Die Funktion des Acetylcholins im Zentralnervensystem von Crustaceen (Arthropoden) ist nach FLOREY (1961b) vorläufig unbekannt. Ganglien der Krabbe *Carcinides* enthalten zwar sowohl Acetylcholinesterase als auch Cholinacetylase; bei Reizung wird aber anscheinend nicht *mehr* Acetylcholin freigesetzt wie in Ruhe. Bei *Carcinus* ist der Acetylcholingehalt des Nervensystems viel höher als beispielsweise im Nervensystem des Frosches. Eine Deutung dieser und ähnlicher Befunde ist vorläufig nicht möglich. Daß das Acetylcholin im Zentralnervensystem der Arthropoden keine spezifische Funktion ausübt, ist trotzdem nicht anzunehmen. Es wurde auch der Nachweis geleistet, daß Acetylcholin in Extrakten aus Nervensträngen von Krebsen synthetisiert wird.

Acetylcholin findet sich nach SCHALLEK (1945) im Crustaceennerven (*Homarus*) in freier und gebundener Form. Wurde der ventrale Nervenstrang eines Krebses in physiologische Lösung gebracht, ließen sich nach 1 Std. 10% seines Acetylcholingehaltes in der Lösung nachweisen. Wurde homogenisierter Nervenstrang in isotonische K-Lösung gebracht, gingen etwa 40% des Acetylcholins von der gebundenen in die freie Form über. Offenbar wird durch K^+ Acetylcholin aus der Eiweißbindung auf dem Wege des Ionenaustausches befreit.

Untersuchungen am abdominalen Nervenstrang des decapoden Krebses *Cambarus clarkii* durch WIERSMA u. SCHALLEK (1947) und ELLIS, THIENES u. WIERSMA (1942) haben ergeben, daß Atropin, Adrenalin und Strychnin an den Synapsen keine Wirkung ausübten. Nur Nicotin zeigte die auch für Wirbeltiere typische zweiphasische Wirkung: erst Bahnung, dann Blockierung. Acetylcholin war wirkungslos, ebenso Prostigmin, während Physostigmin und DFP in *hohen* Konzentrationen blockierend wirkten. Durch Hemmstoffe der Cholinesterasen konnten bei Krebsen durch Anhäufung von Acetylcholin sowohl Krämpfe erregt werden, wie Lähmung, was bei Eucariden (Decapoden) besonders deutlich war. Acetylcholin wirkte in hohen Konzentrationen direkt lähmend. An Eucariden kann Acetylcholin demnach eine zentral hemmende Wirkung ausüben, weshalb Krampfgifte, die gleichzeitig Anticholinesterasen sind, wie Physostigmin und Systox, in geringerem Maße Strychnin und Cardiazol, ebenfalls eine Hemmwirkung zeigen können. Es liegt eine Dosisfrage vor: Physostigmin hatte bei Konzentrationen unter 10^{-5} erschlaffende Wirkung, und erst von 10^{-5} an aufwärts kam es zur Krampfwirkung.

Frühere Versuche mit Nicotin von WIERSMA u. SCHALLEK (1947) haben ergeben, daß die synaptische Übertragung durch 10^{-5} g/ccm Nicotin in 1—2 min blockiert wurde. Die untersuchte Synapse lag zwischen einer Riesenfaser des Zentralnervensystems und einer motorischen Faser in der abdominalen Wurzel von *Cambarus clarkii*. Die blockierende Wirkung des Nicotins wurde durch Anabasin 10^{-4} und Nornicotin aufgehoben. Nicotin 10^{-5} hatte 10 min später keine Wirkung mehr, ebensowenig Nicotin 10^{-4} nochmals 10 min später. Es scheint sich hier um eine competitive Wirkung zu handeln, da Anabasin und Nornicotin, welche in niedrigen Konzentrationen die Synapse gegen den Nicotinblock schützten, in höheren Konzentrationen ebenfalls Synapsenblocker sind. Auffallend ist, daß wenn Nicotin in blockierender Konzentration im Bad belassen wurde, eine völlige Wiederherstellung der synaptischen Übertragung im Verlauf von 40 min eintrat. Wiederholte Nicotinzufuhr in der gleichen oder sogar in höherer Konzentration war dann ohne Wirkung (Tachyphylaxie). Etwas ähnliches wurde auch mit Physostigmin festgestellt, indem der Physostigmin-Block durch Auswaschen rasch rückgängig gemacht werden konnte. Weitere Physostigminzugabe selbst in höheren Konzentrationen hatte nun keine Wirkung mehr.

(s) γ-Aminobuttersäure

Nach KRAVITZ u. POTTER (1965); KRAVITZ, POTTER u. VAN GELDER (1962) ist γ-Aminobuttersäure bei decapoden Krebsen, geprüft an *Homarus americanus*, im Nervensystem allgemein verbreitet, wobei aber nur Hemmneurone ein relativ hohes Niveau aufweisen, das bei Öffnerhemmnerven $1,3—1,5 .10^{-9}$ M/cm GABA, bei Schließerhemmnerven $1,2—1,62 .10^{-9}$ M/cm, bei Flexorhemmnerven $0,20—$

0,25 .10^{-9}M/cm betrug. Bei motorischen Erregungsnerven und sensorischen Nerven lag der GABA-Gehalt in der Größenordnung 10^{-12}M/cm.

γ-Aminobuttersäure übt am Zentralnervensystem von Krebsen ausgesprochene Hemmwirkungen aus. FLOREY u. HOYLE (1961), GRUNDFEST, REUBEN u. RICKLES (1959) stellten an *Homarus americanus* fest, daß die Hemmwirkung der γ-Aminobuttersäure durch Herabsetzung des Membranwiderstandes um das 10fache zustandekommt, wodurch das Membranpotential aber nur wenig erhöht wurde. Durch Picrotoxin wurden sowohl die Wirkung der γ-Aminobuttersäure als auch die postsynaptischen Hemmpotentiale blockiert. Die Wirkung der γ-Aminobuttersäure wurde deshalb als Aktivierung der hemmenden subsynaptischen Membran, die Picrotoxinwirkung als Inaktivierung inhibitorischer Synapsen interpretiert. Nach Versuchen von FLOREY u. HOYLE an isolierten Nervenfasern des Adductormuskels des Dactylus vom Gehbein der Krabben *Cancer magister* und *Cancer productus* mit γ-Aminobuttersäure und mit dem natürlichen Hemmstoff I hatten beide Einwirkungen nur eine ganz geringe Resistenzänderung zur Folge, was in ausgesprochenem Gegensatz zu den Versuchen von GRUNDFEST et al. (1959) an *Homarus americanus* steht. Das mag damit in Zusammenhang stehen, daß bei den Krabben ein viel kleineres subsynaptisches Membranfeld vorliegt als bei den Krebsen, oder daß die Permeabilitätsänderung an sich kleiner ist (vgl. auch VAN DER KLOOT u. ROBBINS (1959), CURTIS, PHILLIS u. WATKINS (1959).

Am 5. Abdominalganglion des decapoden Krebses *Oronectes virilis* hatte nach HICHAR (1960) γ-Aminobuttersäure 10^{-1}: bis 10^{-2} keinen hemmenden Einfluß auf die spontane Aktivität des Ganglions, während β-Alanin dieselbe etwas steigerte. Demgegenüber hatte Picrotoxin 10^{-8} bis 10^{-4} mit der Konzentration zunehmende Aktivität zur Folge, die bei 10^{-4} in Lähmung überging. Die Picrotoxinwirkung war praktisch irreversibel. Es scheint, daß Picrotoxin am Zentralnervensystem (Ganglion) des Krebses eine die synaptische Hemmwirkung von Faktor I blockierende Wirkung ausübt, während in der Peripherie Faktor I oder ein hemmender Überträgerstoff durch Picrotoxin in curareartiger Weise am Muskelreceptor blockiert wird.

Nach UMRATH u. KLEMENCIC (1963) enthält das Nervensystem von Arthropoden die Fermente Dorsinase und Opticinase und die sensiblen Erregungsstoffe Dorsin und Opticin. Wenn γ-Aminobuttersäure der Wirkung von Hemmstoff I sehr ähnlich ist und diese Hemmwirkung durch Picrotoxin antagonistisch beeinflußt wird, müßte in Analogie zu UMRATH angenommen werden, daß Picrotoxin ein Ferment, das die Aktivierung der γ-Aminobuttersäure oder des Hemmstoffes I begünstigt, blockiert. Dasselbe Picrotoxin würde dann gleichzeitig das Ferment, welches den Abbau der sensiblen Erregungssubstanz vollzieht, hemmen. Im physiologischen Effekt käme es auf dasselbe heraus. Daß Antagonisten gegensinnig gehemmt werden, ist denkbar, und da nervöse Prozesse mit antagonistischer Funktion (z. B. Streck- und Beugefunktion im gleichen Muskelgebiet) antagonistische Reflexinnervation besitzen, wäre es möglich, daß antagonistische Überträgerstoffe oder die sie freisetzenden Fermente antagonistisch auf ein- und denselben Vorgang reagieren, ein Problem, das weiter abgeklärt werden müßte, sofern die Auffassungen von UMRATH über sensible Erregungsstoffe fester fundiert werden können.

VAN HAREVELD u. MENDELSON (1959) nehmen an, daß die *Glutaminsäure*, oder noch wahrscheinlicher, ein mit ihr verwandter Stoff, die motorische Überträgersubstanz darstellt. Im Nervensystem von *Gecarcinus lateralis* stellten PASANTES et al. (1965) 448,0 mg/100 g (Frischgewicht) Asparaginsäure, 145,0 mg/100 g Glutaminsäure, 104,3 mg/100 g Glutamin, 32,2 mg/100 g GABA neben weiteren freien Aminosäuren fest. Nach KERKUT, SHAPIRA u. WALKER (1965) an der Schabe *Periplaneta americana* erscheint es nicht ausgeschlossen, daß L-Glutaminsäure auch bei Krebsen als motorische Überträgersubstanz in Frage kommt.

Der von FLOREY im Gehirn und Rückenmark von Säugern, später auch im Nervensystem dekapoder Krebse nachgewiesene „Hemmstoff" (vgl. S. 300) hat nicht nur Hemmwirkung auf das Herz, sondern er hemmt oder verhindert auch am Öffner -und Schließermuskel der Krebsschere die Übertragung vom motorischen Axon auf den Muskel. Diesem Hemmstoff stehen nach UMRATH (1963), UMRATH und KLEMENCIC (1963) die sensiblen Erregungsstoffe Dorsin und Opticin gegenüber, welche sensiblen Zentren entstammen und durch die Fermente Dorsinase und Opticinase rasch abgebaut werden sollen. Untersuchungen durch UMRATH und KLEMENCIC am Steinkrebs *Potamobius torrentium* ergaben, daß sowohl gebundenes als freies Opticin und freies Dorsin durch einen Extrakt 1:100 aus Krebsganglien in 2 Std abgebaut (inaktiviert) werden. Von Interesse ist, daß durch das an Dekapoden als Krampfgift wirksame Picrotoxin (Strychnin wirkt an Dekapoden lähmend) der Abbau von freiem und gebundenem Opticin und von freiem Dorsin vollständig gehemmt wurde. Die Wirkung des Picrotoxins erscheint insofern von Bedeutung, als Picrotoxin auch die durch γ-Aminobuttersäure aktivierten Hemmsynapsen in spezifischer Weise inaktiviert.

(t) Wirkung von Krampfgiften

Carcinus maenas (L.) zeigte nach Injektion von 0,2 ml Strychnin 10^{-3} dorsal in den Cephalothorax keine Wirkung; nach 0,2 ml Picrotoxin $1,2.10^{-3}$ kam es in wenigen Sekunden zu Krämpfen. *Pilumnus hirtellus* (Penn.) in eine Lösung von Strychnin 10^{-4} gebracht, zeigte nach 12 Std Lähmungserscheinungen, während Picrotoxin 10^{-4} nach 10 min ,10^{-5} nach 67 min, 5.10^{-5} nach 126 min Krämpfe auslöste. Die Garnele *Upogebia litoralis* (Risso) wurde durch Strychnin 10^{-4} völlig gelähmt. Picrotoxin 10^{-5} führte in 60 min zu heftiger Erregung und Krämpfen. An *Calianassa laticauda* (Otto) trat in Strychnin 10^{-3} teilweise Lähmung ein. Strychnin 10^{-5} war wirkungslos. Pikrotoxin 10^{-5} bewirkte nach 30 min Krämpfe. *Leander squilla* (L.) wurde durch Injektion von 0,2 ml Strychnin 10^{-3} gelähmt. Gegen Picrotoxin bestand hohe Empfindlichkeit; Injektion von 0,2 ml Picrotoxin 5.10^{-5} führte innert 11 min zu Krämpfen. An *Potamobius fluviatilis* L. hatte Injektion von 0,3 ml Strychnin 10^{-4} Offenbleiben der Scheren zur Folge, während 0,3 ml Picrotoxin 10^{-4} nach 5 min heftige Krämpfe mit tetanischem Scherenschluß auslöste (EGGHART u. UMRATH, 1956).

Die Wirkung des Strychnins auf decapode Krebse war schon durch BLUME (1930) dahin geklärt worden, daß auf die ausschließlich kriechenden oder laufenden *Brachyura* (Krabben), die nur ein rudimentäres Abdomen besitzen, Strychnin ausschließlich lähmend wirkte. Auf die mit kräftig entwickeltem Abdomen versehenen *Macrura* (Langschwanzkrebse), soweit es sich um *kriechende* Krebse handelt, wirkte Strychnin ebenfalls lähmend, auf die *schwimmenden* Krebse reflexsteigernd, ohne daß es bei normaler (nicht erhöhter) Umgebungstemperatur zur Krampfbildung kam. Versuche an der Strandkrabbe *Carcinus maenas* als Vertreter der *Brachyuren* bestätigten die lähmende Wirkung des *Strychnins* verschiedener Konzentrationen in Meerwasser oder bei Injektion in die Bauchhöhle, wie dies schon CLAUDE BERNARD an Krebsen festgestellt hatte, wobei es sehr rasch zu einer stark lähmenden Wirkung auf die Scherenkraft kam. Andere Brachyuren, wie *Cancer pagurus, Dromia vulgaris, Maja verrucosa, Portunus arcuatus, Lupa hastata, Pachygrapsus marmoratus* u. a. reagierten auf Strychnin übereinstimmend mit Lähmung. Ausschließlich lähmende Wirkung wurde auch an 31 kriechenden Macruren und anderen Krebsen beobachtet (vgl. Tabelle bei BLUME, aus der auch die Höhe der angewandten Konzentrationen hervorgeht).

An *Carcinus maenas* (Krabbe) kam es sofort zu tetanischen Krämpfen, die denjenigen am Wirbeltier und am Frosch gleichen, wenn die Tiere auf Warmblütertemperatur ($34—36°C$) erwärmt wurden. Daraus müßte man den Schluß ziehen, daß entweder die Erregungsempfindlichkeit bei diesen Temperaturen viel größer ist, oder daß der Stoffwechsel durch die Erwärmung um 2 Zehnerpotenzen („Normalversuche" bei $12—15°C$) derart beschleunigt wird, daß ein „Erregungsstoff" nun in Aktion treten kann. Damit ist nicht erklärt, warum der „Erregungsstoff" nicht bei der üblichen Körpertemperatur wirkt und warum es unter Strychnin zur Lähmung kommt (eventuell Erregung nach VANT' HOFF ?).

BLUME nahm offenbar an, daß es sich um „Wärmekrämpfe" handelte, was bei diesen Temperaturen eher unwahrscheinlich ist. Jedenfalls ist es nicht eine besondere Eigenschaft poikilothermer Tiere, auf Temperatursteigerung mit Krämpfen zu reagieren, da auch der Frosch bei 12—15°C auf Strychnin mit Krämpfen reagiert, nicht aber bei Temperaturerhöhung auf etwa 30°C. Für die Entstehung des Strychnintetanus ist die Reizung sensibler Neurone eine notwendige Voraussetzung. Jedenfalls sind es Teile des reizempfangenden Apparates, die als Angriffsorte des Strychnins in Frage kommen. Das gilt auch für die auf Strychnin mit Lähmung reagierenden Krebse. Nach BAGLIONI (1905) wirkt Strychnin elektiv auf zentrale sensible Mechanismen.

Bei den *schwimmenden* Markruren oder eigentlichen (decapoden) Krebsen dagegen: bei *Mysis flexuosa, Palaemon serratus, Palaemon squilla, Palaemon xiphias* kam es unter Strychnin bei gewöhnlicher Temperatur zu Reflexsteigerung, aber nicht zu Krämpfen. Lähmende Strychninwirkung haben wir bei den *kriechenden* Markruren: *Palaemon adspersus, Homarus vulgaris, Palinurus vulgaris* und bei den Stomatopoden *Squilla mantis* u. a. Schwimmende Markruren haben offenbar bestimmte receptorische Neurone, die den Brachyuren fehlen, auf welche die reflektorische Übererregbarkeit zurückgeführt wird. Die reflexsteigernde Wirkung des Strychnins tritt nach BLUME nur bei denjenigen Krebsen auf, welche durch die Ausbildung von Drucksinnesorganen befähigt sind, geringste Druckunterschiede im Wasser wahrzunehmen. Danach müßte Strychnin an allen vorwiegend schwimmenden Tieren, die auf geringste Druckdifferenzen mit Bewegungen des Gesamtkörpers reagieren, reflexsteigernd oder krampfauslösend wirken. Das ist bei Cephalopoden tatsächlich der Fall wie dies BAGLIONI (1905) an *Eledone moschata* zeigte, bei dem ausgesprochene Strychninkrämpfe auftraten. Dasselbe gilt auch für Medusen, die unter Strychninwirkung mit Reflexsteigerung, unregelmäßigen Pulsationen und tonischen Krampferscheinungen (im Sinne einer anhaltenden Systole) reagierten und von denen Druckunterschiede des Wassers durch die sog. Randbläschen (Statocysten) wahrgenommen werden. An *Aplysia limacina*, einer schwimmenden Schnecke, stellte FRÖHLICH (1910) nach Aufenthalt in Strychninlösung 10^{-4} während 5—10 min deutliche Erregbarkeitssteigerung fest, während die kriechende Weinbergschnecke *Helix pomatia* auf Strychnin mit Lähmung reagierte (BLUME). Über lähmende Strychninwirkung vergleiche auch BONNET (1937a, b, 1938a, b).

(u) Acetylcholin und Cholinesterase am Darmkanal

Der Verdauungskanal von Krebsen ist mit einem Nervenplexus versehen (JANISCH, 1924). Seine Muskulatur ist quergestreift. Ein stomatogastrisches Nervensystem ist wohlentwickelt. Von der Oesophaguscommissur entspringt ein Paar Nerven, das sich meist zu einem medianen vereinigt und einen Nervenplexus um den Oesophagus bildet (Stomodeum). Die Hauptnerven des stomatogastrischen Systems sind bei decapoden Krebsen ziemlich übereinstimmend. Es ziehen starke Fasern beiderseits zur Magenmuskulatur und zum gastrischen Ganglion (Abb. 117), von dem einige sensible Fasern ausgehen, das aber hauptsächlich motorische Neurone enthält. Der Mitteldarm wird vom hinteren Mediannerven versorgt, der hintere Darmabschnitt von hinteren Eingeweidenerven, die vom letzten Abdominalganglion ausgehen. Peristaltische Wellen können vom Bauchnervenstrang aus erregt werden. Die spontane Aktivität des hinteren Darmabschnittes (Rectum) wurde durch Acetylcholin und Physostigmin verstärkt, durch Atropin blockiert. Kleine Nicotindosen verstärkten den peristaltischen Rhythmus. Durch Noradrenalin wurde die Kontraktionshöhe vergrößert. Faktor I hemmte die Acetylcholinwirkung. Es besteht nach FLOREY sowohl eine erregende als eine hemmende Inner-

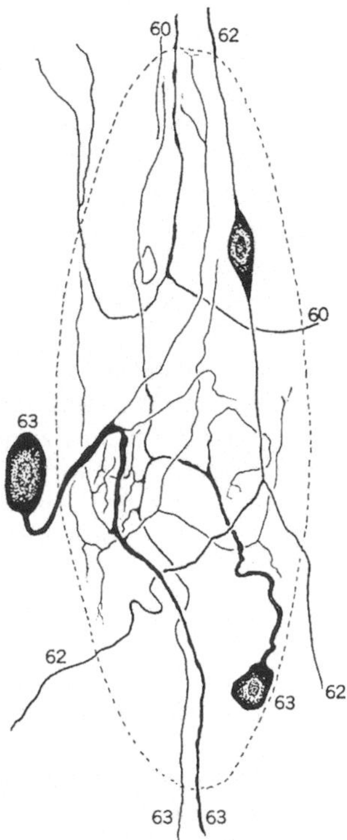

Abb. 117. Gastrisches Ganglion eines Krebses *(Astacus fluviatilis)*. *60* Dicke Fasern von stomatogastrischen Nerven zu den Muskeln auf beiden Seiten des Magens. *62* Afferente Fasern der wenig zahlreichen bi- oder tripolaren sensorischen Zellen. *63* Die Motoneuronen bilden die Hauptmasse des gastrischen Ganglions. (Nach: J. ORLOV 1927). (Aus: TH. H. BULLOCK u. G. A. HORRIDGE 1965)

vation. Acetylcholin 2.10^{-6} bis 5.10^{-5} führte nach *Ten Cate* (1924) am isolierten Enddarm von *Astacus fluviatilis* zu starker Erregung unter Tonussteigerung und Verstärkung der rhythmischen Bewegungen. Pilocarpin bewirkte Tonussteigerung Nicotin 0,001—0,01% hatte Erregung des isolierten Enddarmes, und zwar sowohl Verstärkung und Vergrößerung der Amplituden-Frequenzerhöhung, als leichtere Tonuserhöhung zur Folge. Atropin 0,01—0,05% war wirkungslos; gelegentlich führte Atropin zu leichter Frequenzsteigerung. Hingegen wirkte Atropin ausgesprochen antagonistisch gegen Pilocarpin.

Der Darm der Spinnenkrabbe *Libinia emarginata* (Leach) zeigt nach PROSSER et al. (1965) unregelmäßige, ziemlich rasche spontane Kontraktionen, begleitet von tetanischen Aktionsströmen von abnehmender Frequenz, ähnlich dem mechanischen und elektrischen Verhalten des Herzens von *Limulus* und von Krebsen. Bei *Callinectes sapidus* (Rathbun) und *Homarus americanus* (Milne-Edwards) betrug die Leitungsgeschwindigkeit 25 cm/sec resp. 9,5 cm/sec. Acetylcholin 10^{-4} führte am Darm von *Homarus* zu synchronisierter Aktivität.

Untersuchungen von UMRATH (s. FLOREY, 1951a) hatten gezeigt, daß Acetylcholin bis zu einer Verdünnung von 10^{-6} die spontanen Kontraktionen isolierter Därme von *Potamobius astacus* L. verstärkte und daß diese Wirkung durch Atropin und Scopolamin behebbar war. Acetylcholinbestimmungen ergaben, daß Därme von *Potamobius* 0,2—1,8 γ Acetylcholin je Gramm Gewebe (Frischgewicht) enthalten. Damit war das Vorhandensein einer fördernden cholinergen Darminnervation wahrscheinlich gemacht.

Durch FLOREY (1954b) wurde die Wirkung von Acetylcholin und einiger anderer Stoffe am isolierten Enddarm des in Kalifornien heimischen Flußkrebses *Cambarus clarkii* (Girard) geprüft. Acetylcholin bis zu einer Verdünnung von 10^{-11} förderte die Spontanaktivität spezifisch; die untersuchten Därme besitzen eine Acetylcholinesterase. Adrenalin und Noradrenalin steigerten ebenfalls bis zu einer Verdünnung von 10^{-7} die Spontanaktivität der Därme, mitunter bewirkten sie aber periodenweise eine Hemmung. Es ist möglich, daß an ihrer Stelle normalerweise eine adrenalinähnliche Substanz wirksam ist.

Die darmerregende Wirkung von Acetylcholin, Carbaminoylcholin. Acetyl-β-methylcholin und Prostigmin am Darm von *Cambarus clarkii* stimmt mit der Wirkung dieser Stoffe am Darm von Wirbeltieren überein; alle diese Stoffe wurden auch beim Krebs durch Atropin in ihrer Wirkung blockiert. Doch trat diese Wirkung bei einigen dieser Stoffe nur langsam ein. Zwischen Acetyl-β-methylcholin und Atropin bestand ebenfalls ein ausgesprochener Antagonismus. Nicotin 10^{-5} bewirkte nach von SKRAMLIK (1948) heftige Peristaltik und Antiperistaltik. Die bei Anneliden festgestellte cholinerge Empfindlichkeit der Darminnervation tritt damit bei Crustaceen wieder in Erscheinung.

Auch am Darm steht dem cholinergisch fördernden Acetylcholin der Hemmstoff I von FLOREY (1954b, 1956) gegenüber, der auf eine hemmende Darminnervation schließen läßt. Ähnlich hemmend wirkten γ-Aminobuttersäure und andere Aminosäuren am Darm. Über die Wirkung von 5-Hydroxytryptamin s. S. 835.

(v) Der Krebsdarm als biologischer Nachweistest von Hemmsubstanz I und von
γ-Aminobuttersäure

Als biologische Testmethode für den Nachweis von Hemmstoffen hat sich nach FLOREY (1961b) der Enddarm bestimmter Crustaceen besser bewährt als die Prüfung an Streckreceptoren von Crustaceen. Als geeignet erwies sich der isolierte Enddarm von *Procambarus clarkii*, *Oronectes virilis* und *Pacifastacus leniusculus*. Extrakte von Nervengeweben von Crustaceen und Vertebraten hemmten die spontane Aktivität des isolierten Crustaceendarmes und blockierten die erregende Acetylcholinwirkung auf den Darm. Dieser erwies sich 5—25 mal empfindlicher auf dieselben Hemmstoffe wie die Streckreceptoren. Ebenfalls hemmend auf beide Testpräparate wirkten β-Alanin, Guanidoessigsäure, γ-Aminobuttersäure, β-Hydroxy-γ-aminobuttersäure, γ-Guanidinbuttersäure und γ-Aminobutyrocholin. Erregende Wirkung auf den Crustaceendarm hatten (Grenzkonzentrationen): Acetylcholin 10^{-8}, Acetyl-β-methylcholin 2.10^{-6}, Butyrylcholin 2.10^{-6}. Adrenalin 10^{-6}, Noradrenalin 10^{-6}, 5-Hydroxytryptamin 2.10^{-6}, Picrotoxin 5.10^{-5}. Atropin 5.10^{-6} bis 5.10^{-7} g/ml blockierte die Wirkung von Acetylcholin, Acetyl-β-methylcholin und Butyrylcholin. In höheren Konzentrationen (10^{-5} g/ml) hatte Atropin Hemmwirkung auf den Darm.

Der Darm von Crustaceen wird durch zwei laterale Nervenstränge versorgt, welche dem 6. Abdominalganglion entstammen. ALEXANDROVICZ (1909) hatte nachgewiesen, daß die Darmwand sehr viele Nervenzellen enthält. Ob Nervenreiz von den Lateralnerven aus direkt zu den Muskeln gelangt oder über die Nervenzellen, scheint nicht bekannt zu sein. Da der Bewegungsmuskel von Crustaceen auf Acetylcholin nicht reagiert, ist es wahrscheinlich, daß die Wirkung über die Nervenzellen des Darmes geht. Auch an anderen Nervenzellen von Crustaceen wirkt Acetylcholin (und 5-Hydroxytryptamin) erregend; ebenso Noradrenalin und Adrenalin. Während Atropin die Wirkung des Acetylcholins blockiert, ist das bei den genannten Catecholaminen nicht der Fall. Faktor I und γ-Aminobuttersäure dagegen blockieren sowohl die Wirkung des Acetylcholins als auch der Catecholamine. Über neurosekretorische Steuerung der Bewegungen des Insektendarmes s. KOLLER (1955).

(w) Melanophorenregulation bei Crustaceen

Der physiologische Farbwechsel der Malacostraca wird durch Neurohormone gesteuert, die in allen Bereichen des Nervensystems vorkommen. Hier und in den damit zusammenhängenden Neurohaemalorganen (Sinusdrüse, Tritocerebralcommissur) finden sich bei decapoden Krebsen Expansions- und Kontraktionsfaktoren für rote, gelbe, braunschwarze und weiße Pigmente. Die Hauptquelle der Farbwechselhormone bilden die Sinusdrüse und die Tritocerebralcommissur (GERSCH, 1964).

Nachdem HANSTRÖM (1933) die Sinusdrüsen in den Augenstielen von Crustaceen als Quelle der chromatophorotropen Hormone entdeckt hatte, haben weitere Untersuchungen von F.A. BROWN jr. (1944, 1952) und von HANSTRÖM (1946) zu der Auffassung geführt, daß neben den Sinusdrüsen auch das Nervengewebe als Quelle chromatophorotroper Hormone in Frage kommt. Dabei hat sich nach Feststellungen von ENAMI (1951a, b) an *Sesarma intermedia*, *Sesarma haematocheir* und *Sesarma dehaani* herausgestellt, daß das Sinusdrüsenhormon für Pigmentkonzentration in den roten und orange Chromatophoren junger Formen von *Sesarma haematocheir* und für Pigmentkonzentration in den roten und gelben Zellen von *Parataya compressa* verantwortlich ist, während das Neurohormon die Pigmentkonzentration in den schwarzen und die Pigmentausbreitung in den weißen Chromatophoren von *Sesarma haematocheir* und in den weißen Zellen von *Parataya* reguliert. Vgl. auch BROWN jr. u. EDERSTROM (1940), F.A. BROWN jr. u. Meglitsch (1940), F.A. BROWN jr. u. SAIGH (1946), HOGBEN u. SLOME (1931).

An der Pigmentverteilung bei Krebsen scheinen Acetylcholin und 5-Hydroxytryptamin nicht ganz unbeteiligt zu sein, auch wenn proteinartige Hormone im Vordergrund stehen. Ausbreitung oder Konzentration der in den Melanophoren enthaltenen roten, weißen oder schwarzen Pigmente unterliegen bei den Krebsen der Regulierung durch mindestens vier verschiedene, in den Augenstielen, speziell in den Sinusdrüsen (*Decapoda natantia*), im postcommissuralen Organ (*Decapoda reptantia* und *Brachyura*) oder bei Hexapoden in den Corpora cardiaca (*Stomatopoda* und *Insecta*) gebildete Neurohormone von Proteincharakter. Das betrifft speziell die Konzentrierung der roten Pigmente (vgl. KNOWLES, 1955, 1959), CARLISLE, DUPONT-RAABE u. KNOWLES (1955), KNOWLES (1963), WELSH (1961), CARLISLE u. KNOWLES (1959). Für die Konzentrierung der schwarzen Pigmente und die Dispersion weißer Pigmente kommen noch weitere Neurohormone in Frage.

Die beiden Neurohormone C und D, welche bei decapoden Crustaceen und Insekten (*Periplaneta americana* und *Bombyx mori*) am physiologischen Farbwechsel beteiligt sind, konnten durch GERSCH et al. (1960) in kristallisierter Form dargestellt werden. Neurohormon D_1 bewirkte an *Leander adspersus* Kontraktion der großen und kleinen roten Chromatophoren und der weißen Pigmente, sowie der Melanophoren von *Crangon vulgaris*. Gleiche Eigenschaften zeigte auch „Substanz C" aus *Carausius morosus*. Neurohormon C_1 führte zu Verdunklung von *Leander*. Acetylcholin wurde aus dem Zentralnervensystem der genannten Tiere isoliert. Acetylcholin 10^{-6} bis 10^{-9} führte bei *Leander* durch Kontraktion der kleinen roten und der weißen Pigmentzellen, bei *Crangon* durch Ballung der Melanophoren zur Aufhellung.

Es ist von Interesse, festzustellen, daß Acetylcholin, dessen Funktion im Zentralnervensystem von Crustaceen und Insekten noch durchaus fraglich ist, ähnlich wie 5-Hydroxytryptamin, im physiologischen Farbwechsel neben proteinartigen Neurohormonen, wie Neurohormon C und D, eine Rolle zu spielen scheint (GERSCH et al., 1960). Neurohormon C_1 hatte am isolierten Herzen von *Periplaneta americana* Frequenzsteigerung unter Verkleinerung der Amplitude und Herzstillstand in Systole, Neurohormon D_1 (=Substanz A aus *Leander*, Substanz C aus *Carau-*

sius morosus) Frequenzsteigerung des Herzens mit Vergrößerung der Amplitude und diastolischen Stillstand zur Folge (GERSCH, FISCHER et al., 1960; FISCHER u. KAPITZA (1965), GERSCH, UNGER, FISCHER, KAPITZA, 1963; GERSCH, FISCHER, KAPITZA, 1964; FINGERMAN, 1957, 1959).

Überblick über U. Klasse Malacostraca

a) Peracarida

Bei den Malakostraken der Gruppe Peracarida (*Amphipoda* und *Isopoda*) scheint nicht bekannt zu sein, ob diese Krebse in ihrem Organismus Acetylcholin, Cholinesterase oder Cholinacetylase zu bilden vermögen, was an sich wahrscheinlich ist. Über cholinerge Mechanismen kann deshalb nichts ausgesagt werden. Übereinstimmend mit höheren Krebsen (Eucarida) wird das Herz von Amphipoden und Isopoden durch Acetylcholin beschleunigt, ein Verhalten, das unter den Entomostraken bei Ostracoden festgestellt wurde und auf einen *neurogenen* Herzmechanismus wenigstens hinweist.

Krampfgifte: Strychnin hatte auf den Amphipoden *Gammarus pulex* keine Wirkung (Permeabilität?), Picrotoxin löste Krämpfe aus.

b) Hoplocarida

Von den *Stomatopoden* wissen wir über Acetylcholin, Cholinesterase und Cholinacetylase und über ihre Empfindlichkeit auf Acetylcholin so gut wie nichts. Das Elektrokardiogramm von *Squilla mantis* läßt auf einen neurogenen Schrittmacher schließen.

c) Eucarida

Das gedrungene *Herz* ist, wie bei Stomatopoden, mit Perikardhöhle und Perikardialorgan versehen, das an der Steuerung des Herzens teil hat. Außerdem wirken an der Herzregulierung 2 Paar extrakardiale Beschleunigungs- und 1 Paar Hemmungsnerven mit. Acetylcholin wirkt beschleunigend; die Wirkung wird durch Physostigmin verstärkt, durch Atropin blockiert. Pilocarpin wirkt ebenfalls frequenzvermehrend, während Atropin diese Wirkung aufhebt. Acetyl-β-methylcholin und Carbaminoylcholin wirken wie Acetylcholin beschleunigend. Die Ansprechbarkeit des Herzens auf Acetylcholin und Physostigmin ist oft sehr gering. Nicotin hat typisch zweiphasische Wirkung: erst erregende, dann hemmende. Adrenalin wirkt ebenfalls erregend. Acetylcholinesterase wurde im Crustaceenherzen nachgewiesen. Der *neurogene* Charakter des Herzens ist eindeutig. Acetylcholin wurde im Herzganglion in sehr geringer Menge (*Homarus americanus*) nachgewiesen. Trotz dieses Nachweises ist nicht mit völliger Sicherheit bewiesen, daß Acetylcholin physiologischerweise herzbeschleunigend wirkt (FLOREY). Herzhemmend wirken der Hemmstoff I von FLOREY und γ-Aminobuttersäure, herzfördernd außerdem Perikardialextrakt (5-Hydroxytryptamin) und Glutaminsäure.

Der (quergestreifte) Bewegungsmuskel ist „rasch" und „langsam" innerviert und auf Acetylcholin wenig oder nicht empfindlich, auf Physostigmin und Curare unempfindlich, was sowohl für die neuromuskuläre Verbindung als für den Muskel selbst gilt. Daneben besteht hohe Acetylcholinempfindlichkeit der sensomotorischen Streckreceptoren, die durch Atropin aufgehoben wird, während der Hemmstoff I von FLOREY über die Muskelreceptoren kontraktionshemmend wirkt. γ-Aminobuttersäure hat vom Hemmstoff I etwas vreschiedene Hemmwirkung. Acetylcholin und Acetylcholinesterase wurden in den Muskelreceptororganen nachgewiesen.

Das *Zentralnervensystem* von Decapoden ist reich an Acetylcholin und Acetylcholinesterase mit dem höchsten Gehalt in den Abdominalganglien. Eine schwach erregende Wirkung des Acetylcholins ist nachweisbar; sie ist wahrscheinlich durch Permeierungsschwierigkeiten (Nerven- und Ganglienhülle) gehemmt. Eine Synapsenfunktion des Acetylcholins ist wahrscheinlich, aber nicht sicher bewiesen. Acetylcholinesterase und Cholinacetylase ist in den Ganglien und im zentralen Nervenring ebenfalls enthalten, so daß für das Zentralnervensystem alle Voraussetzungen für cholinerg fördernde Synapsenreaktionen gegeben sind. Hemmstoff I von FLOREY und γ-Aminobuttersäure wirken am Zentralnervensystem hemmend. Als sensible Erregungsstoffe kommen nach UMRATH Dorsin und Opticin in Frage.

Krampfgifte: Picrotoxin wirkt erregend durch Blockierung von Hemmsynapsen, vielleicht auch durch Fermenthemmung der Dorsin und Opticin abbauenden Fermente.

Interessanterweise kommt es bei decapoden Krebsen zu einem verschiedenen Verhalten dem Strychnin gegenüber: während bei den schwimmenden *Macruren* (Langschwanzkrebsen) Strychnin Reflexsteigerung, bei höherer Körpertemperatur Krämpfe auslöst, wirkt es bei *kriechenden Macruren* und bei *Brachyuren* (Krabben) analog wie an dem Stomatopoden *Squilla mantis* ausschließlich lähmend. Die motorische Funktion (Schwimmen) scheint für die Richtung der Strychninwirkung den Ausschlag zu geben und von sensomotorischen, auf Wasserdruck und Wasserbewegung empfindlichen Innervationen, die nur bei schwimmenden Macruren ausgebildet sind, abhängig zu sein. In elektrophysiologischer Hinsicht sind diese Unterschiede noch kaum beachtet worden.

Darmkanal. Cholinergen Wirkungstypus, der bei Anneliden und Entomostraken feststellbar war, weist bei decapoden Krebsen die Innervation des Darmmuskels, zumindest des Hinterdarmes auf, in welchem Acetylcholin nachgewiesen wurde. Das Rectum wird durch sehr kleine Acetylcholinkonzentrationen (bei *Cambarus clarkii* schon durch 10^{-11}) und durch etwas größere Konzentrationen von Acetyl-β-methylcholin und Carbaminoylcholin erregt, während Atropin diese Wirkungen unterdrückt. Diese Art cholinerger Erregung der Darmmuskulatur werden wir bei Insekten und den wichtigsten Stämmen der Deuterostomier, insbesondere den Wirbeltieren, wieder finden. Der Hemmfaktor I von FLOREY und γ-Aminobuttersäure wirken am Darm von decapoden Krebsen lähmend.

Pigmente. An den Pigmentbewegungen scheint Acetylcholin (auch 5-Hydroxytryptamin) in geringem Maße beteiligt zu sein. Die Pigmentzellen enthalten keine Muskelfasern und werden vom Zentralnervensystem aus hauptsächlich über Neurohormone gesteuert.

Unt. Stamm Tracheata

Antennen am 2. Segment, keine Anhänge am 3. Segment, Mandibeln am 4. Segment; die zweiten Maxillen bilden die Unterlippe. Ausgebildetes Tracheensystem.

Superklasse Myriapoda, Tausendfüßler

Unter den Tracheaten stehen die Myriapoden den Prototracheaten (vgl. Onychophora S. 244) insofern nahe, als ihre Gliederung ebenfalls sehr gleichförmig ist. Der Kopf besteht aus 4—6 verschmolzenen Segmenten. Die Körpersegmente, mit Ausnahme des letzten, tragen Beine. Die Chitinisierung ist im Gegensatz zu den Onychophora deutlich ausgebildet. An Stelle der beiden longitudinalen Nervenstränge ist ein Strickleiternervensystem getreten, dessen Ganglienpaare den Körpersegmenten entsprechen. Der Bauchnervenstrang von Myriapoden gleicht unter allen Arthropoden dem Schema der Anneliden am meisten. Das Herz erstreckt sich schlauchförmig durch den größten Teil des Körpers und gibt zahlreiche Arterien ab. Der Darm bildet meist ein geradegestrecktes Rohr.

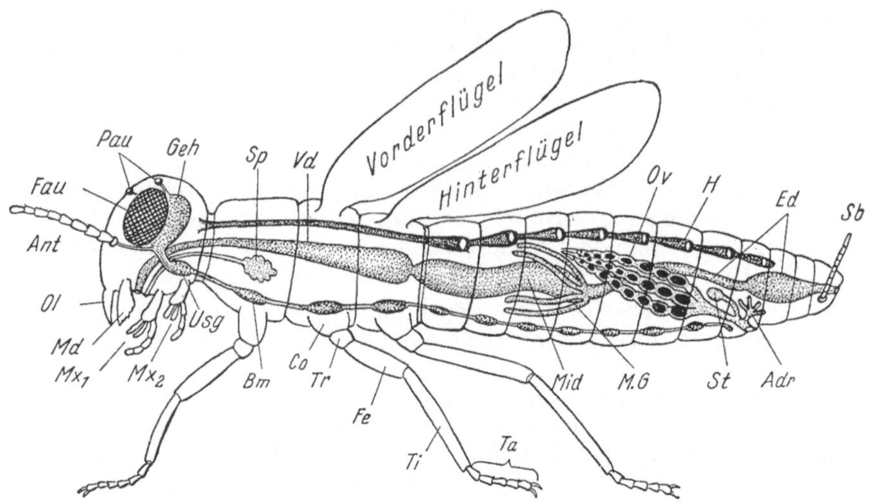

Abb. 118. *Schema der Organisation eines geflügelten Insekts. Adr* Anhangsdrüsen am weiblichen Geschlechts-ausführungsgang, *Ant* Antenne, *Bm* Bauchmark, *Co* Coxa, *Ed* Enddarm, *Fau* Facettenauge, *Fe* Femur, *Geh* Gehirn, *H* Herz, *Md* Mandibel, *M.G.* Malpighische Gefäße, *Mid* Mitteldarm, *Mx₁*, *Mx₂* 1. und 2. Maxille, *Ol* Oberlippe, *Ov* Ovarium, *Pau* Punktauge, *St* Samentasche, *Sb* Schwanzborste, *Sp* Speicheldrüse, *Ta* Tarsus, *Ti* Tibia, *Tr* Trochanter, *Usg* Unterschlundganglion, *Vd* Vorderdarm. (Aus: A. KÜHN 1961)

1. Klasse Diplopoda (Chilognatha), Tausendfüßler

(ca. 8000 rezente Arten).

Je zwei Segmentanlagen sind zu einer verschmolzen, welche je 2 Herzkammern, 2 Paar Tracheenbüschel und 2 Paar Extremitäten besitzen. Nach Versuchen von EWER u. VAN DEN BERG (1954) hatte Acetylcholin 10^{-4} an dem Diplopoden *Doratogonus setosus* (Vog.) keine kontrahierende Wirkung auf die (quergestreifte) Bewegungsmuskulatur.

Am Herzen *in situ* und am isolierten Herzen des Diplopoden *Cingalobulus bugnioni* hatte Acetylcholin 10^{-5} Herabsetzung der Herzfrequenz zur Folge. Diese Wirkung wurde durch Physostigmin 10^{-4} verstärkt. Atropin 10^{-4} hemmte den Herzschlag ebenfalls. Äther, halb oder ganz gesättigt, hatte keinen Einfluß auf das Herz. Die Versuche sprechen dafür, daß dieser Diplopode möglicherweise ein myogenes, bedingt cholinerges Herz besitzt. Adrenalin 10^{-5} führte zu Frequenzvermehrung, ebenso Histamin 10^{-4}.

2. Klasse Chilopoda, Hundertfüßler

(ca. 3500 lebende Arten)

Das erste Beinpaar sind Raubfüße mit Giftdrüsen. Auch der Biß ist giftig. Zu ihnen gehören *Scolopendra*, *Pauropus* und andere Gattungen.

RAJULU (1966) stellte an dem Chilopoden *Scolopendra morsitans* ein *neurogenes* Herz fest. Die Befunde an diesen beiden Myriapoden sind deshalb von besonderem Interesse, weil es den Anschein hat, daß auch bei Myriapoden (ähnlich wie bei Insekten) sowohl myogene, wie neurogene Herzen vorkommen.

Angaben über Vorkommen und Wirkung von Acetylcholin auf Nervensystem und Darm fehlen.

Nach TIEGS (1947), TIEGS u. MANTON (1958) ausgehend von Studien an *Pauropus silvaticus*, hat sich die Myriapoden-Insektenlinie unabhängig von anderen großen Gruppen der Arthropoden von *Peripatus*-ähnlichen Ahnen aus entwickelt. Deshalb ist die Untersuchung der Acetylcholinempfindlichkeit der Skeletmusku-

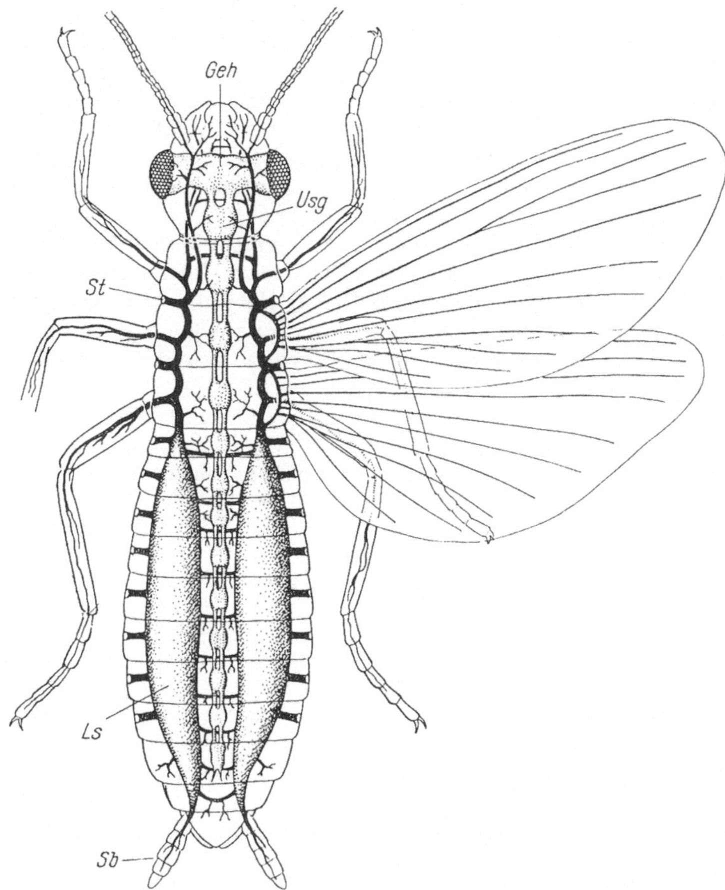

Abb. 119. *Schema des Nervensystems und des Tracheensystems* eines geflügelten Insekts. *Geh* Gehirn, *Ls* Luftsack, *Sb* Schwanzborsten, *St* Stigma, *Usg* Unterschlundganglion. (Orig. von H. WEBER. Aus: A. KÜHN 1961)

latur von Myriapoden von hohem tiersystematischen Interesse. EWER u. VAN DEN BERG (1954) untersuchten die Verhältnisse bei dem Chilopoden *Cormocephalus multi-spinus* (Kraeps). Acetylcholin 10^{-4} hatte keinen Einfluß auf die Bewegungsmuskulatur dieses Chilopoden. Über Vorkommen und Wirkung von Acetylcholin auf Herz, Nervensystem und Darm ist bei Chilopoden nichts bekannt. Diplopoden und Chilopoden gleichen den hexapoden Insekten darin, daß Acetylcholin im Bewegungsmuskel anscheinend keine Funktion besitzt. Nach FLOREY u. FLOREY (1965) zeigte der Hundertfüßler (Chilopode) *Pachymerinus millepunctatus* (Gervay) typisches Arthropodenverhalten: am Rückenmuskel hatte Acetylcholin keine Wirkung. Durch γ-Aminobuttersäure wurde die elektrische Muskelerregung gehemmt. Glutamat bewirkte Kontraktion, gehemmt durch vorausgehende GABA. Am Bauchmuskel war Acetylcholin an sich wirkungslos, wohl aber nach Picrotoxin 10^{-5} g/ml. Im Zentralnervensystem wurden 10—12,5 μg/g Acetylcholin gefunden.

Superklasse Insecta, Hexapoda, Insekten

Vier oder fünf kleine Unterklassen sind primär ungeflügelt. Sie werden als *Apterygota* zusammengefaßt, denen die geflügelten *Pterygota* gegenüberstehen. Diese stammen wahrscheinlich von den apterygoten *Thysanura* ab. Ihre Flügel sind aus seitlichen Ausstülpungen der Epidermis des 2. und 3. Thorakalsegmentes entstanden (Meso- und Metathorax). Apterygote Insekten sind seit dem Devon *(Collembola)*, geflügelte Insekten seit dem Carbon bekannt (Abb. 118). Bei den Insekten handelt es sich um mit reichem Tracheensystem versehene Arthropoden, deren Körper in drei Abschnitte geteilt ist. Der Kopf besteht aus 6 nicht mehr als solche erkennbaren, fest verbundenen Segmenten: das Augen-, Antennen-, Interbalar-, Mandibel- und 1. und 2. Maxillensegment. Der Thorax ist meist aus drei mehr oder weniger fest verbundenen Segmenten aufgebaut, an die sich gewöhnlich die 3 Beinpaare anschließen. An den Thorakalsegmenten 2 und 3 ist je ein Flügelpaar. Der Hinterleib besteht ursprünglich aus 11 Segmenten und dem Aftersegment (Telson). Die letzten Segmente sind oft stark reduziert. Im Larvenstadium tragen oft noch viele andere Segmente Gliedmaßen. Das Nervensystem besteht bei vielen Formen aus Gehirn, Unterschlundganglion, 3 thorakalen und bis zu 11 Bauchganglien (Abb. 119). Über die Steuerung des Wachstums und der Formbildung s. WIGGLESWORTH (1953).

Ord. Thysanura

Thysanuren haben wie die meisten Insekten ein langgestrecktes schlauchförmiges Herz mit Aorta und Caudalarterie und 11 Paar dorsalen und 2 Paar ventralen Ostien. Der Herzmuskel ist gestreift. Ein perikardiales Septum ist vorhanden. Außer dem Zentralnervensystem mit Bauchganglienkette findet sich ein sogenannt sympathisches (acronales) Nervensystem.

Superklasse: Hexapoda, Insecta, Insekten

I. Klasse: Apterygota, Flügellose, Ametabola[1]
   Ord. Tysanura
   Ord. Collembola

II. Klasse: Pterygota, Flügeltragende
   A. Paurometabola[2]
      Ord. Ephemeroidea, Eintagsfliegen
      Ord. Odonata, Libellen
      Ord. Dictyoptera
         a) Blattaria, Schaben
         b) Mantidae, Stabheuschrecken
      Ord. Orthopera, Geradflügler
      Ord. Hemiptera,
         Rynchota, Schnabelkerfe

   B. Holometabola[3]
      Ord. Coleoptera, Käfer
      Ord. Lepidoptera, Schmetterlinge
      Ord. Diptera, Zweiflügler
      Ord. Hymenoptera
         a) Formicidea, Ameisen
         b) Vespoidea, Wespen
         c) Apoidea, Bienen

Diese Einteilung betrifft nur die im Text vorkommenden Ordnungen, Familien usw.

1. Allgemeines

Klasse Apterygota

Über Acetylcholin ist bei *Apterygota*, weder bei *Thysanura* (bis 2 cm groß) noch bei *Collembola* (bis 2 mm groß), etwas bekannt.

Klasse Pterygota, Gruppe I *Paurometabola*, mit unvollständiger Metamorphose

---

1 *Ametabola:* ohne Metamorphose

2 *Paurometabola* (Hemimetabola): Insekten mit unvollkommener Metamorphose (Metabolie), die mehr einer allmählichen Verwandlung von Häutung zu Häutung bis zum Imagostadium entspricht.

3 *Holometabola:* Insekten mit vollkommener Metamorphose (Raupe (Larve), Puppe, Imago).

Orthoptera

Ord. Ephemeridea, Eintagsfliegen, von sehr kurzer Lebensdauer. In ihrem Bau primitiv, „archaisch". Sie entwickeln sich aus im Wasser lebenden Larven.

Über Acetylcholin ist bei den Eintagsfliegen nichts bekannt. Bei Ephemeridenlarven wirkte nach EGGHART u. UMRATH (1956) Strychnin nur in der Konzentration 4.10^{-3} krampfauslösend, höhere Konzentrationen waren unwirksam. Picrotoxin 10^{-2} bis 5.10^{-4} bewirkte Krämpfe. Physostigmin war wirkungslos; Pervitin 2.10^{-3} hatte nach UMRATH u. KLEMENCIC (1963) leichte Krämpfe zur Folge.

Odonata, Libellen

gehören zur „archaischen" Gruppe, welche sich aus im Wasser lebenden Larven entwickeln. Sie stehen im System der Pterygota isoliert da. Das Herz der Odonaten scheint wenig untersucht zu sein und besteht anscheinend aus 8 Kammern. Ein Perikardialsinus liegt ventral davor. Das Gehirn ist durch starke Entwicklung der optischen Ganglien ausgezeichnet. Die Bauchganglienkette besteht aus 10 Ganglien.

Über die Eigenschaften der Interneurone des abdominalen Nervenstranges der Larve von *Anax imperator* vgl. FIELDEN (1963a), FIELDEN u. HUGHES (1962), über Segmentalnerven bei *Anax imperator* ebenfalls FIELDEN (1963b), über Riesennervenfasern HUGHES (1953). Von Acetylcholin, Cholinesterasen usw. ist bei Odonaten nichts bekannt. In pharmakologischer Hinsicht sind von FLOREY (1951b) Versuche mit Krampfgiften gemacht worden, die dem Nachweis eines „sensiblen Erregungsstoffes" dienen sollten, hier aber nur als Krampfgifte gewertet werden. Aus dem verschiedenen Verhalten den Krampfgiften gegenüber, lassen sich gewisse Verwandtschaftsbeziehungen unter Insekten ableiten. FLOREY zeigte, daß Larven von *Libellula* sp. im Stadium vor der letzten Häutung mit 0,1— 0,2 cm³ Strychnin 10^{-3} ins Abdomen injiziert, nach 5 min bewegungslos wurden. Mit Strychnin 10^{-4} wurden sie steif und bewegungslos. Picrotoxin 10^{-3} führte nach $^1/_2$ min, 2.10^{-5} nach 4 min zu heftigen Krämpfen.

An der Larve von *Aeschna cyanea* und von *Libellula depressa* (Odonata) hatte Injektion von Picrotoxin 3.10^{-3} typische zentrale Krämpfe zur Folge, während Prostigmin 0,05 ccm 10^{-3}, den gleichen Arten injiziert, keine Wirkung hatte. Die Unwirksamkeit des Prostigmins kann auf seine geringe Lipodlöslichkeit zurückgeführt werden.

Die Arthropoden unterscheiden sich von anderen Invertebraten durch hohe Krampfempfindlichkeit gegen Picrotoxin, die nach UMRATH mit der fermenthemmenden Wirkung des Picrotoxins auf Fermente, welche den Abbau sensibler Erregungsstoffe bewirken, zusammenhängt (?). Weiterhin ist für Ephemeriden und Odonaten, analog wie für Arthropoden im allgemeinen charakteristisch, daß Strychnin, Systox, Cardiazol selbst in *hohen* Konzentrationen entweder unwirksam waren oder lähmten.

Nicotin: Die Larve von *Libellula depressa* kann 24 Std in einer Nicotinlösung 1:50 verharren, ohne daß sie getötet wird; in Nicotin 10^{-3} während 6 Tagen kann noch Erholung eintreten. Die Vergiftung macht sich in Gleichgewichtsstörungen, Zittern usw. bemerkbar. Die Atmung war erst beschleunigt, dann verlangsamt. Im Gegensatz zu *Stratiomys* hat *Libellula depressa* ein *geschlossenes* Tracheensystem in Gestalt von Darmkiemen, was die größere Nicotinresistenz von *Libellula* mit bedingen könnte. Die Nicotinempfindlichkeit von Libellenlarven usw. ist nach VON SKRAMLIK (1948) gering. Die im Wasser lebende Larve von *Stratiomys chamaeleon*, der Waffenfliege, erwies sich gegen LD-Nicotin so widerstandsfähig, daß sie erst durch Nicotin 10^{-3} während 24 Std in dieser Lösung belassen, getötet wurde.

21*

Ord. Dictyoptera
Unt. Ord. Blattoidea Blattaria, Schaben (ca. 2500 Arten)

Das Herz dehnt sich über das ganze Abdomen und den hinteren Teil des Thorax aus. Es besteht aus 3 thorakalen und 10 abdominalen Kammern. Die Aorta öffnet sich in ein System von im Kopf gelegenen Sinus. Ein „sympathisches" Nervensystem existiert.

Unter den Schaben haben wir *Blatta germanica, Blatta orientalis, Periplaneta americana,* wobei letztere beinahe zum Standardtier der physiologischen Entomologie geworden ist. Von keinem Insekt wissen wir so viel über das Nervensystem u. a. und insbesondere über Acetylcholin. (Vgl. auch COLHOUN, 1964). Die Autotomie der Beine geht bei Blattoidea sehr leicht vor sich.

Unt. Ord. Mantidae, Stabheuschrecken

Über Acetylcholin und Acetylcholinesterase scheint bei Mantiden (*Mantis religiosa*) nichts bekannt zu sein.

Ord. Orthoptera, Heuschrecken, Grillen, Geradflügler

Das Herz erstreckt sich fast über die ganze Körperlänge und besitzt zahlreiche Ostien; es setzt sich nach vorn in eine Aorta fort. Von da gelangt das Blut in ein System abgetrennter Sinuse. Am Grund der Antennen befinden sich pulsierende Ampullen. Über Acetylcholin und Acetylcholinesterase scheint bei Orthoptera nichts bekannt zu sein.

Durch SCHLABRITZKY (1961a) wurde an dekapitierten Embryonen von *Locusta migratoria migratorioides,* der Wanderheuschrecke, der Einfluß von Extrakten der Unterschlund-, Thorakal- und Abdominalganglien des gleichen Tieres (von 11-Tage-Embryonen) auf die Dorsalkontraktionen, welche den Bewegungen der embryonalen Herzanlagen entsprechen, geprüft und eine Verlangsamung derselben festgestellt. Acetylcholin in hoher Konzentration (10^{-3}) hemmte die dorsalen Pulsaktionen, während bei Konzentrationen von 10^{-7} bis 10^{-8} g/ml Beschleunigung eintrat. Wie SCHLABRITZKY (1961b) weiterhin zeigte, verlaufen die Dorsalkontraktionen der Embryonen annähernd regelmäßig und steigen vom Zustand der Eireifung bis zum Schlüpfen von null bis ca. 140/min ständig an. Der Herzphasenverlauf ist etwas anders wie am erwachsenen Tier, indem die Diastasis beim embryonalen Herzen bedeutend länger ist.

CRESCITELLI u. JAHN (1938) zeigten, daß sich das EKG der erwachsenen Heuschrecke von demjenigen des Embryos nicht unwesentlich unterscheidet.

Ord. Hemiptera = Rhynchota, Schnabelkerfe (ca. 50000 Arten)

Die Schabelkerfe, zu denen Wanzen, Zikaden, Blattflöhe, Blattläuse und Schildläuse gehören, machen mehrere imago-ähnliche Larvenstadien durch; ein echtes Puppenstadium fehlt.

Ihre Vertreter haben einen als Stechsauger funktionierenden Schnabel, an dessen Bildung sich alle Mundwerkzeuge beteiligen. Über Acetylcholin scheint bei Rhynchota nichts bekannt zu sein.

Gruppe II. Holometabola

Diese Gruppe ist *holometabol,* d. h. das Vollinsekt (Imago) schlüpft aus einer echten Puppe. Die Larven sind sehr abweichend gestaltet und oft mit Abdominalextremitäten versehen.

Ord. Coleoptera, Käfer (ca. 275000 bekannte Arten)[4]
Ord. Lepidoptera, Schmetterlinge (ca. 112000 bekannte Arten)
Ord. Diptera, Fliegen, Stechmücken, Culiciden (ca. 85000 bekannte Arten)
Ord. Hymenoptera, Hautflügler, Bienen usw. (ca. 102000 bekannte Arten)

---

4 Artenzahl nach WURMBACH (1962).

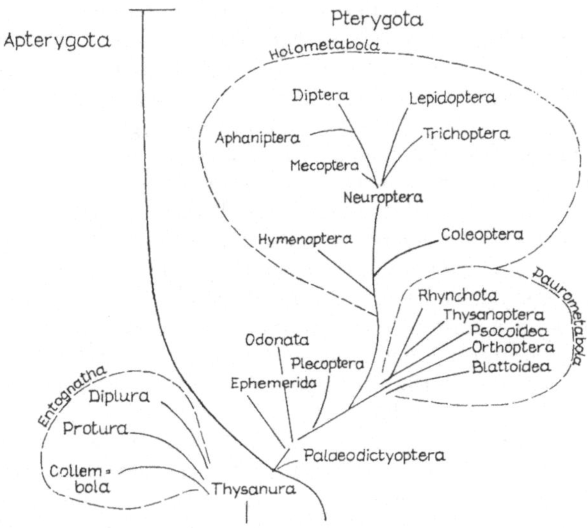

Abb. 120. Phylogenie der wichtigsten Insektenordnungen. (Nach: A. Remane 1959)

Die Einteilung nach Gruppe I—II beruht auf phylogenetischen Gesichtspunkten nach Remane (vgl. Abb. 120). Im folgenden kann die Systematik der Insekten nur teilweise berücksichtigt werden. Über Physiologie der Insekten vgl. besonders Wigglesworth (1953), Roeder (1953), Chauvin (1949); über Biochemie Gilmour (1960); über Insektenmetamorphose Wigglesworth (1954), Beament, Trehene u. Wigglesworth (1963), Rockstein (1964, 1965); über Pharmakologie Fänge (1962) (Literatur), Crescitelli u. Geissman (1962).

2. Herz und Blutgefäße bei Insekten, Tracheen

Bei den Insekten trägt jedes Körpersegment mit Ausnahme der vordersten und hintersten jederseits ein Stigma, d. h. meist 10 Stigmenpaare, 2—3 am Thorax und 7—8 am Abdomen, von denen eine dickwandigere Trachee von größerem Durchmesser ausgeht, die sich vielfach verästelt und ihre zartwandigen Enden zu den Organen sendet, wobei sie zwischen oder in den Zellen enden. Die Tracheen sind epitheliale Röhren aus flachen Zellen, die mit einer Chitinschicht ausgekleidet sind. Der Hauptstamm ist mit einer oft muskulär beweglichen Luftklappe versehen. Die Bewegung der Luft geschieht durch Atembewegungen, bei vielen Insekten 20—30/min und durch Diffusion. Das Sauerstoffbedürfnis ist sehr groß, besonders beim Fliegen, und entspricht bei manchen Insekten etwa demjenigen der Amphibien (s. Wigglesworth, 1953). Über Tracheen s. Locke (1957).

Da die Tracheen mit ihren feinen Verzweigungen die Gewebe direkt mit Sauerstoff versorgen, ist das Blutgefäß-System rudimentär. Dicht unter den Rückenschienen liegt das langgestreckte schlauchförmige Herz in einem besonderen Raum, dem Perikardialsinus. Dieser ist ein Teil der Leibeshöhle, welcher von dem übrigen perigastrischen Abschnitt der Leibeshöhle durch eine quere, unvollkommene Scheidewand getrennt wird. Durch den Perikardialsinus verlaufen die „Flügelmuskeln". Das Herz empfängt sein Blut durch seitliche Ostien (8 bis 1 Paar) aus dem Perikardialsinus.

Indem Segelventile von den Rändern der Ostien in das Herzlumen vorspringen, und bei der von hinten nach vorn fortschreitenden Systole nicht nur die Ostien verschließen, sondern auch einen Abschluß gegen den rückwärts gelegenen Teil des Herzens bewirken, entsteht eine Art Kammerung des Herzens.

Durch eine vordere Aorta gelangt das Blut in die Leibeshöhle; von dieser kehrt es in den Perikardialsinus zurück, und aus letzterem vermöge der Flügelmuskeln, welche durch ihre Kontraktion einen Druck auf die Eingeweide ausüben und zugleich den Perikardialsinus erweitern, in das Herz. (KRIJGSMAN u. KRIJGSMAN, 1950). Die Systole des Arthropodenherzens kommt nach KRIJGSMAN u. KRIJGSMAN durch die Ringmuskulatur des Herzens zustande; die Kontraktionen verlaufen zumeist peristaltisch von hinten nach vorn, gelegentlich synchron und manchmal in umgekehrter Richtung. Die Diastole wird im allgemeinen durch elastische Aufhänge-Bänder bewirkt; bei manchen Insekten sind contractile „Flügelmuskeln" daran beteiligt. (Vgl. auch WILDE, 1944, 1947). Die „Flügelmuskeln" sind für die Größe der Herzamplitude verantwortlich; nach Abtrennung der Flügelmuskeln vom Herzen wird dessen Amplitude erheblich verkleinert, und es kommt bei weniger vitalen Herzen zum Stillstand.

Das Blut fließt nach hinten durch die Leibeshöhle und tritt dann in den perikardialen Sinus der hinteren Region ein. Die Zirkulation in den Extremitäten wird durch Nebenherzen aufrechterhalten. Über die vergleichende Anatomie des Herzen von *Orthoptera* s. NUTTING (1951).

Das Herz vieler Insekten steht sowohl mit hemmenden wie mit fördernden Nerven in Verbindung. Es wird gewöhnlich von einem Nervenpaar seitlich begleitet, von welchem Abzweigungen zum Herzen und zu den lateralen Gefäßen ziehen, falls solche vorhanden sind. Zu diesen lateralen Nerven ziehen Fasern von den paarigen Herzganglien des stomatogastrischen Systems und Nerven aus den Ganglien des ventralen Nervenstranges (WIGGLESWORTH). Vgl. auch SMITH (1969). Die Nervenversorgung des Herzens scheint bei Insekten sehr variabel zu sein. Über eine gute Nervenversorgung verfügt das Herz von *Periplaneta americana*; weniger gut ist sie bei *Bombyx mori*, fehlend bei *Anopheles quadrimaculatus* (JONES, 1954). Diese Unterschiede sollten veranlassen, diese drei Innervationstypen mit dem mehr neurogenen oder mehr myogenen Herztypus von Insekten in Beziehung zu setzen.

YEAGER (1939) konnte an isolierten Herzpräparaten von *Periplaneta americana* zeigen, daß während der Systole keine absolute Refraktärperiode (wie beim Säugerherzen) besteht, und daß die Auslösung eines Tetanus durch Summation nichttetanischer elektrischer Reize möglich ist, s. auch MILLER (1969). Ein typischer Unterschied dem Wirbeltierherzen gegenüber besteht darin, daß das Herz auf elektrische Reize mit summierten extrasystolischen Kontraktionen reagiert, ferner darin, daß eine kompensatorische Pause fehlt und endlich in der starken Verkürzung oder dem Fehlen der absoluten Refraktärperiode. Nach McCANN u. SANGER (1969) kann das Herz von *Hyalophora cecropia* nicht tetanisiert werden (Refraktärperiode).

3. Der Schrittmacher des Herzens

(a) Insekten mit neurogenem Schrittmacher

Periplaneta americana besitzt nach KRIJGSMAN u. KRIJGSMAN (1952) zwei Reihen von Nervenzellen im Herzbereich, die Schrittmacherfunktionen besitzen; ähnlich ist es bei einer Reihe anderer Insekten. Der Schrittmacher ist demnach bei dieser Insektengruppe *neurogen* und dementsprechend bewirkt Acetylcholin Erregung des Schrittmachers; er ist positiv *cholinerg*. Wie schon G. STEINER (1932) zeigte, ist die Herzautomatie von *Periplaneta americana* neurogenen Ursprungs, wobei als Automatiezentren die in den Herzseitennerven gelegenen Ganglienzellen wirksam sind. Die Fähigkeit zur Automatie besitzt das ganze Herz mit Ausnahme des im 1. Thorakalsegment gelegenen Teils. Die Herzautomatie nimmt im übrigen von hinten nach vorn ab. (Vgl. auch ALEXANDROVICZ, 1926). Bei der überwiegenden Mehrzahl der daraufhin untersuchten Arthropoden beruht der Schrittmacher-Mechanismus auf der Tätigkeit der Nervenzellen, die meist außerhalb des Herzens liegen. Ihnen ist ein rudimentärer myogener Rhythmus unterlagert; dieser findet sich rein bei manchen Larven und selbst bei Imagines. Zwischen die eigentliche *cholinergische* Schrittmacherzelle und den Herzmuskel ist bei neurogenen Herzen ein adrenergisches Motoneuron geschaltet. An die cholinerge Schrittmacher-Zelle treten dann weiterhin extrakardiale hemmende und beschleunigende Fasern aus höheren Zentren heran, möglicherweise auch sensorische Elemente aus der Herzwand (vgl. McINDOO, 1945). EKG einer Heuschrecke s. Abb. 121 nach CRESCITELLI u. JAHN (1938).

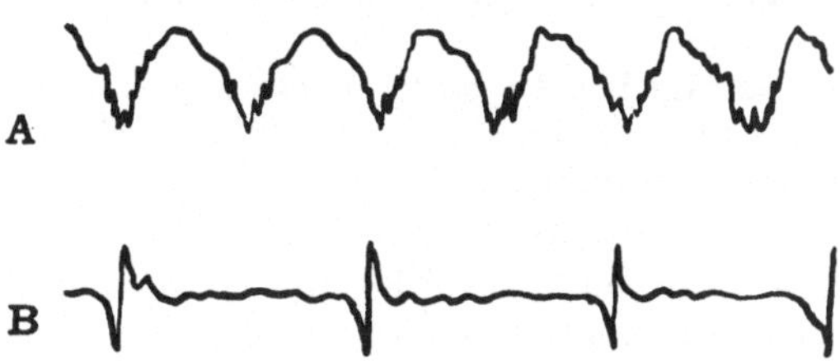

Abb. 121. Elektrokardiogramm einer Heuschrecke, *Melanoplus differentialis*; *A* bei Raumtemperatur; *B* nach Behandlung mit kalter Salzlösung. (Nach: F. CRESCITELLI u. T. L. JAHN 1938)

Der Herzschlag beginnt meist am hinteren Ende des Rückengefäßes und pflanzt sich als peristaltische Welle nach vorn fort. Die Frequenz ist von Insekt zu Insekt außerordentlich verschieden, bei *Periplaneta americana* 49/min, bei *Melanoplus differentialis* 65/min, bei *Anopheles* 150/min, bei anderen sehr langsam oder in der Geschwindigkeit wechselnd. Im Larven- und Puppenstadium ist der Herzschlag in der Regel langsamer als bei der Imago. Für alle Formen besteht Temperaturabhängigkeit des Herzschlages.

Nach NAIDU (1955) bewirkte Acetylcholin 10^{-8} bis 10^{-5} am teilweise isolierten Herzen von *Periplaneta americana* Frequenzbeschleunigung; durch Curare und Atropin wurde der Effekt antagonistisch beeinflußt, nicht durch Hexamethonium. Nicotin bewirkte primär Frequenzsteigerung, sekundär Rückgang auf etwa normalen Herzschlag (Ganglienwirkung). Kurze Nicotinapplikation hatte keinen Einfluß auf eine nachfolgende Acetylcholinwirkung, woraus der Schluß gezogen wurde, daß Acetylcholin direkt am Muskel angreift (?). Durch TEPP wurde die Acetylcholinwirkung verstärkt. Physostigmin hatte anhaltende Frequenzsteigerung zur Folge. Beides spricht für die Gegenwart von Acetylcholinesterase im Herzmuskel. Ähnliche Resultate wurden am halbisolierten Herzen von *Stenopelmatus* sp. und *Melanoplus differenzialis* erzielt (DAVENPORT, 1949; HAMILTON, 1939). An der intakten *Corethra*-Larve (Diptera) hatte Acetylcholin Frequenzsteigerung zur Folge.

Bei vielen Insekten hat das Blut mit dem O_2-Transport nichts zu tun; er wird durch das Tracheensystem besorgt. Eine Ausnahme in dieser Hinsicht bilden die *Chironomus*-Larven (Diptera). LUDWIG et al. (1957) haben am isolierten Herzen von *Periplaneta americana* festgestellt, daß für das überlebende Herz unter künstlichen Salzlösungen die Proportion NaCl 11,0, K Cl 1,4 und $CaCl_2$ 1,1 g/l die günstigste ist. Die Gefrierpunkterniedrigung des Blutes wurde zu —0,75 °C bestimmt. An *Chortophaga viridifasciata* (Heuschrecke) und dem Schmetterling *Samia walkeri* fand BARSA (1954) ähnliche Werte (—0,77 °C).

(b) Insekten mit myogenem Schrittmacher

Diptera, Zweiflügler (Mücken, Fliegen; ca. 85000 recente Arten).

Durch JONES (1954, 1956c) wurden der normale Herzschlag und die morphologischen und physiologischen Innervationsverhältnisse am Herzen von *Anopheles quadrimaculatus* (Say), einer Stechmücke, in den verschiedenen Entwicklungsstadien genau untersucht. Wie das Insektenherz im allgemeinen, ist auch das Anophelesherz quergestreift. Es hat einen cervico-cephalen, thorakalen und einen abdominalen Abschnitt. Der abdominale Teil enthält 8 Kammern, jede mit einem Paar von Ostienklappen versehen und von einer Perikardialhöhle umgeben, welche von quergestreiften „Flügelmuskeln" durchzogen wird. Der thorakale Herzabschnitt enthält weder Kammern noch Ostien, steht aber mit einem sackartigen prothorakalen Aortensinus in Verbindung. Der cervico-cephale Abschnitt endet zwischen Gehirn und Pharynx. Das Larvenherz läßt das Blut immer nur nach vorn strömen, bei älteren Puppen kommt es zur Strömungsumkehr neben teilweisem Stillstand, bei den Imagines wechseln Vorwärts- und Rückwärtsströmung ziemlich regelmäßig ab.

Die Herzfrequenz beträgt bei *Anopheles quadrimaculatus* im 1. und 2. Larvenstadium im Mittel 131—134/min, im 3. und 4. Stadium 106—118/min; im Puppenstadium 109, bei der Imago 150/min.

Weder durch Mecholylchlorid 10^{-4} bis 10^{-6}, noch durch Atropin 10^{-4} bis 10^{-5}, Pilocarpin 10^{-4} bis 10^{-6}, Adrenalin 10^{-4} bis 10^{-8} kam es am Imago-Herzen von *Anopheles* zu einer signifikanten Steigerung oder Hemmung der Herzfrequenz — dies im Gegensatz zur neurogenen Regulierung bei *Periplaneta americana*, wo durch Acetylcholin 5.10^{-8} bis 10^{-6}, Pilocarpin 5.10^{-7} bis 10^{-4}, Adrenalin $1,25.10^{-7}$ bis $1,25.10^{-6}$ nach KRIJGSMAN u. KRIJGSMAN (1950) eine eindeutige Frequenzsteigerung ausgelöst wurde (JONES 1956a, b).

Da die negativen Resultate durch Permeabilitätsschwierigkeiten bedingt sein konnten, wurde das Herz der Anopheles-Larven halb isoliert, blieb aber noch in Verbindung mit dem Organismus. Auch so hatte Acetylcholin 10^{-3} nur leicht frequenzvermindernde Wirkung.

Am halb isolierten Herzen des erwachsenen Insekts wurde durch 1-Adrenalin 10^{-3} die Herzfrequenz entweder gar nicht oder nur sehr leicht gesteigert. Intakte 4-Stadienlarven reagierten auf Physostigmin 10^{-2} mit heftigen, wahrscheinlich direkt cerebral bedingten Krämpfen. Während der Krampfwirkung erhöhte sich die Herzfrequenz nur auf diejenige normal gefütterter Larven. Larven, die 1 Std dem Physostigmin ausgesetzt waren, erholten sich in Acetylcholin 10^{-2} (!), wobei die fibrillären Zuckungen der gesamten somatischen Muskulatur weitergingen. Während dieser Zeit waren am Herzen lange diastolische Pausen bemerkbar. Durch 0,5% Coffein wurde die Herzfrequenz sehr stark gesenkt; gleichzeitig konnte eine stark erhöhte Motilität der Larven festgestellt werden, was auf zentrale Erregung zurückzuführen ist.

Morphin und Novocain 10^{-2} senkten die Herzfrequenz, wobei unter Morphin Konvulsionen auftraten. Morphin hat auf Insekten und poikilotherme Vertebraten zentral krampferregende Wirkung.

In Nicotin 10^{-2} traten heftige Krämpfe auf, die nach 3—4 Std zum Tode führten. Diese können zentral oder peripher (direkt muskulär) oder beides sein. Das Herz reagierte primär mit Frequenzsteigerung, sekundär war die Frequenz von ca. 90 auf 60 herabgesetzt.

Die Unwirksamkeit hoher Acetylcholinkonzentrationen auf das Herz könnte bei oraler Aufnahme durch die hohe Alkalinität des Darminhaltes bedingt sein, so daß unhydrolysiertes Acetylcholin gar nicht bis zum Herzen gelangte.

Das halbisolierte Herz der *Anopheles*-Larve wurde durch Acetylcholin nur anfangs etwas in seiner Frequenz herabgesetzt, worin es dem halbisolierten Herzen der Larve von *Galleria mellonella* (Lepidoptera) gleicht.

Das Herz der erwachsenen *Anopheles* scheint auf Acetylcholin selbst in hoher Dosis unempfindlich zu sein. Dadurch unterscheidet es sich von den durch Acetylcholin in typischer Weise erregten Herzen von *Periplaneta americana, Blatta orientalis* (Blattoidea), *Melanoplus, Stenopelmatus* (Orthoptera) und *Apis mellifica* (Hymenoptera).

Auf Acetyl-β-methylcholin reagierte das *Anopheles*herz ähnlich schwach im Sinne der Verlangsamung wie das (myogene) Herz von *Daphnia*.

Die Unempfindlichkeit des larvalen Anophelesherzens auf Adrenalin in hohen Dosen ist vergleichbar mit dem Verhalten des myogenen Herzens von *Artemia salina* (Crustacea). An *Culex* sp. dagegen wurde mit Adrenalin 10^{-6} vorübergehende Beschleunigung beobachtet. Physostigmin 10^{-5} bis 10^{-6} hatte auf das *Culex*-herz (Diptera) ebenfalls frequenzsteigernde Wirkung. Beides spricht für einen neurogenen Schrittmacher (über das Herz von Culicidenlarven s. WIXFORTH, 1924).

Atropin, welches am Herzen von *Daphnia* (Crustaceen, Cladocera) Beschleunigung bewirkte, hatte auf das Herz der *Anopheles*-Larve keinen Einfluß.

Im ganzen nimmt das Herz der Anopheleslarve und der erwachsenen *Anopheles* eine Sonderstellung insofern ein, als, pharmakologisch betrachtet, ihre Herzempfindlichkeit mehr dem myogenen als dem neurogenen Typus zu folgen scheint. JONES schließt aus diesen mit sehr hohen Konzentrationen ausgeführten Versuchen bei *Anopheles* auf einen *myogenen* Herzrythmhus, was aus den Resultaten keineswegs mit Sicherheit hervorgeht, da als Beweis für ein myogenes Herz in erster Linie mit einer hohen Acetylcholin/Atropinempfindlichkeit gerechnet werden und Acetylcholin negativ ino- und chronotrop wirken müßte. Es wäre wünschenswert, daß die Versuche an Insektenlarven von Dipteren und anderer Ordnungen mit geeigneter Methodik nachgeprüft würden. Ähnliches gilt für die von JONES (1956a, b) aus Versuchen mit Salzlösungen an Anopheles-Larven gezogenen Schlußfolgerungen. Einige Äther-Versuche an Larven von *Cloëon* sp. (Ephemeriden) und an einer agrinoiden Libelle (Odonata) durch NEEDHAM (1950) deuten mit einiger Wahrscheinlichkeit auf ein myogenes Herz hin. An erwachsenen Insekten ist bisher der Ätherversuch (vgl. S. 251) als Kriterium für die Art der Schrittmacherfunktion am Herzen nur durch Mc CANN (1969) verwertet worden. In der Regel, aber keineswegs bei allen, ist bei Insekten-imagines mit einem neurogenen Herzen zu rechnen.

Vielleicht wäre bei systematischer Prüfung der verschiedenen Stadien der Insektenmetamorphose auf ihre Acetylcholinempfindlichkeit ein ähnlicher „Gang" zu beobachten, wie er von SCHNEIDERMAN u. WILLIAMS (1954a, b) für das in den Corpora allata der Insekten gebildete juvenile Hormon gezeigt wurde, durch welches bei den Larvenhäutungen der Insekten das Persistieren der larvalen Merkmale determiniert wird. Vgl. WIGGLESWORTH (1954), WILLIAMS (1956b, 1959, 1961), SCHNEIDERMAN u. GILBERT (1958, 1959), welche das Hormon auch bei Crustaceen und anderen Invertebraten, und GILBERT u. SCHNEIDERMAN (1958), bei Vertebraten fanden.

Nach PROSSER (1952) gibt es bei Invertebraten sowohl myogene nicht-innervierte, myogene innervierte und neurogene Herzen. Das Kriterium für diese Einteilung bildet die Empfindlichkeit auf Acetylcholin. Danach reagieren myogene, nichtinnervierte Herzen auf Acetylcholin überhaupt nicht, (*Anopheles*?) myogene innervierte Herzen mit Hemmung und Frequenzverlangsamung, neurogene Herzen mit Beschleunigung. McCANN u. SANGER (1969) stellten am (nervenlosen) Herzen von *Hyalophora cecropia* Verlangsamung des Herzschlages durch Acetylcholin fest.

Nach JONES sind bei den Insekten wahrscheinlich alle 3 Herztypen vertreten, indem *Anopheles quadrimaculatus* den myogenen, nicht-innervierten, *Anax* sp. (Odonata) den myogenen innervierten und *Periplaneta americana* (Blattoidea) den neurogenen Typus vertritt. Jedenfalls zeigen diese Beispiele, wie weitgehend verschieden die Regulierung der Herztätigkeit bei den Insekten organisiert ist. Die bisher vorliegenden pharmakologischen Untersuchungen an einigen Insektenarten sind zu wenig zahlreich, um Unterschiede in Organisation und Steuerung des Insektenherzens als so typisch verschieden zu erkennen, daß daraus Rückschlüsse auf einen Zusammenhang zwischen Ausbildung der morphologischen und funktionellen Herzverhältnisse und der systematischen Stellung der betreffenden Arten gezogen werden könnten. Es wäre von großem tiersystematischen und stammesgeschichtlichem Interesse, den Problemen der Herzfunktion bei den Insekten in dieser Richtung weiter nachzugehen, gerade weil sich bei den Insekten verschiedene Realisationstypen der Herzmorphologie und -funktion herausgebildet haben. Dasselbe Problem stellt sich bei anderen Articulaten, insbesondere bei Crustaceen und den in dieser Beziehung noch sehr wenig untersuchten Spinnen.

Die Herzverhältnisse bei *Anopheles quadrimaculatus* sind als Bestätigung dafür anzusehen, daß bei dieser Diptere, wie bei einer Reihe anderer Insekten, eine nicht-neurogene Steuerung des Herzschlages besteht, die als *myogen* gedeutet wurde. Eine weitere Bestätigung hierfür bildet der Nachweis, daß histologisch keine nervöse Versorgung des Herzens festzustellen ist. Dies würde in Übereinstimmung mit der Beobachtung von MILLMAN (1954) stehen, wonach das Herz der Wachsmottenlarve, *Galleria mellonella* (Lepidoptera) ebenfalls als nervenlose myogene Struktur aufzufassen ist, die auf Acetylcholin nicht anspricht. Nach KOIDSUMI (1931) sollen auch die Herzen von *Aedes-* und *Chironomus*-Larven (*Diptera*) myogener Natur sein. (Über myogener Insektenherzen vgl. auch MALOEUF, 1935.)

GEROULD (1924), der periodische Umkehr des Herzschlages bei einigen Arten von *Coleoptera*, *Lepidoptera*, *Hymenoptera* und *Diptera* fand, betrachtete dieses Phänomen direkt als Beweis für den myogenen Charakter der betreffenden Herzen. Nach WIGGLESWORTH (1959a) liegt bei Insekten die Fähigkeit zu rhythmischer Tätigkeit zweifellos im Herzmuskel selbst, wobei Amplitude und Frequenz des Herzschlages in der Regel unter nervöser Kontrolle stehen, was nicht für alle Insektenarten Geltung besitzt.

Die Umkehr in der Richtung des Herzschlages war früher nur bei Tunicaten (*Ascidia*) (s. S. 439) bekannt. Nachgewiesen wurde dieser Richtungswechsel der Blutbewegung bei der zu den *Phoronida* (*Tentaculata*) gehörenden *Phoronis psammophora*. Er ist beim Seidenspinner, *Bombyx mori* L., im präpupalen und pupalen Stadium und an der Imago regelmäßig festzustellen (GEROULD, 1938). Mc CANN (1964) wies nach, daß das Herz des Seidenspinners *Platysamia cecropia*, (Lepidoptera) das in beiden Richtungen vor- und rückwärts schlagen kann, bei intracellulärer Ableitung und elektrischer Reizung entsprechender Herzmuskelzellen keinen Unterschied einer Richtungsbevorzugung zeigte; das Reizleitungsverhalten war in beiden Richtungen dasselbe (vgl. auch Mc CANN, 1964; GEROULD, 1929a, b und TENNEY, 1953). Das Herz von *Samia* (*Platysamia*) *cecropia*, dessen Lebensdauer im Imagostadium 5—7 Tage beträgt, während deren Dauer der Schmetterling weder Nahrung noch Wasser aufnimmt, ist 3—4 cm lang und zieht sich von Mitte Thorax bis zum caudalen Ende des Abdomens. Es ist an Muskelfäden aufgehängt, deren Kontraktion die Diastole bewirkt. Das Herz ist von 8 Paar Ostien durchbohrt, durch welche die Hämolymphe zirkuliert. Der Herzmuskel ist quergestreift; es scheint, daß alle Muskelfasern Schrittmacherfunktion besitzen. Das *Cecropia*-Herz ist wahrscheinlich vom myogenen Typus (Abb. 122). Dafür spricht das Fehlen der für neurogene Herzen typischen Ätherwirkung nach NEEDHAM, die negativ chronotrope Wirkung des Acetylcholins und die positiv chronotrope des Adrenalins. Intrakardiale Ganglien wurden nicht festgestellt. Die „Umkehr" des Herzschlages ist bei *Samia cecropia* ausgesprochen (Mc CANN, 1963a, 1964a, 1966); ein Grund dazu ist wie bei anderen Schmetterlingen weder anatomisch noch physiologisch zu erkennen. Sehr auffallend ist die Ionenzusammensetzung der Hämolymphe: Na$^+$ ist selbst spektrophotometrisch nur mit Mühe nachweisbar, während der K$^+$-Gehalt denjenigen des Wirbeltierplasmas 10fach übertrifft. Auch der Ca^{++}-Gehalt mit 11 mAeq./l und der Mg^{++}-Gehalt mit 73 mAeq/l sind hoch. Außerdem ist die Hämolymphe reich an organischen Säuren, besonders Aminosäuren. Durch welche Ionen die Elektrophysiologie des Herzens vorzüglich aufrechterhalten wird, ist nicht klar. Sicher steht, daß dem Mg^{++} unter den Kationen der Hämolymphe eine wichtige Funktion zukommt. Die Herztätigkeit von *Samia cecropia* ist meist ungleich, wachsend und wieder schwindend. Die Richtung des Herzschlages wechselt, wobei die Richtung Schwanz → Kopf mit höherer Frequenz- und Leitungsgeschwindigkeit verbunden ist. Der quergestreifte Herzmuskel besteht aus einem Netz von zirkulären und longitudinalen Fasern, an denen im Lichtmikroskop keine Differenzierung im Sinne eines Schrittmachergewebes feststellbar war. Die Plateauphase des Aktionsstroms der Muskelfasern des Herzens ist weich und ununterbrochen. Nach diesen Kriterien kommt bei *Samia cecropia*, ein *myogenes* Herz in Frage. (Vgl. Mc CANN, 1963 b).

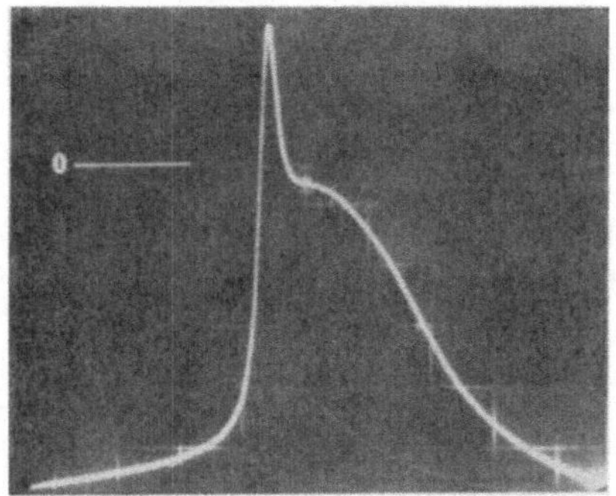

Abb. 122. Aktionsstrom einer Myokardzelle des myogenen Herzens von *Samia cecropia*. (Aus: F.V. McCANN 1963)

GEROULD wies das Phänomen der Herzumkehr bei verschiedenen Insektenordnungen, insbesondere bei *Holometabola* nach, während bei den holometabolen *Neuroptera* und den stammesgeschichtlichen „alten" paurometabolen *Odonata* (Libellen) usw. ein Wechsel in der Richtung der Herzpulsationen nicht beobachtet wurde.

Hymenoptera (Hautflügler). An der einzellebenden Wespe *Sphex* sp. betrug die Dauer der Rückwärtsphase bei 28°C 32 min mit hoher Frequenz, die sich dann im Laufe dieser Periode stark verlangsamte. Die Vorwärtsphase dauerte 25 min mit der sehr hohen Frequenz von 300/min beginnend und mit 55/min endend. Wieder andere Perioden und Frequenzen waren bei *Opheltes glaucopterus* zu beobachten.

Coleoptera (Käfer). Bei *Prionus laticollis* stellte GEROULD einen Richtungswechsel fest, bei dem die Frequenz der Rückwärtsphase etwas größer war als die der Vorwärtsphase.

Lepidoptera (Schmetterlinge). Beim Seidenspinner, *Bomyx mori*, war die Zahl der Herzschläge mit cranialer Blutbewegung, wie bei den meisten einen Richtungswechsel der Blutbewegung zeigenden Insekten beträchtlich größer, als bei der caudal gerichteten.

Diptera. Bei der Fliege *Pachyrhina ferruginea* betrug die Zahl der Herzschläge einer Periode vor- und rückwärts bei 22,5°C etwa 9, war also nach beiden Richtungen gleich groß. Anders bei der Fliege *Eristalis* sp., wo die Frequenz der Herzbewegung nach vorn viel größer war als bei caudalwärts gerichteter Blutbewegung, die sich zudem während dieser Phase stark verlangsamte.

Der Richtungswechsel der Blutbewegung bei Insekten ist nach GEROULD von zentralnervösen Einflüssen unabhängig und gehört ausschließlich dem *myogenen* Herztypus an; er geht auch an dekapitierten Insekten vor sich.

TENNEY (1953) untersuchte an erwachsenen *Telea polyphemus* (Cram) (Lepidoptera) die Umkehr des Herzschlages an dem im Abdomen gelegenen schlauchförmigen Herzen, dessen Hauptschrittmacher am caudalen Ende des Herzens liegt. Bei den Larven gingen alle Reize vom caudalen Pol des Herzens aus und die peristaltische Welle des Herzens verlief von hinten nach vorn. Im Puppenstadium bildete sich ein zweiter cephaler Schrittmacher aus, der zur Umkehr des Herzschlages führte. Im erwachsenen Zustand (Imago) konnte jeder Abschnitt des Herzens zum Schrittmacher werden und dadurch Extrasystolen auslösen, der hintere und vordere Herzpol aber bildeten die eigentlichen Schrittmacher, wobei der caudale über den cephalen das Übergewicht hatte. Die Umkehr der Peristaltik des Herzens (cephal → caudal), bedingt durch Überwiegen des cephalen Schrittmachers, fand meist nur kurze Zeit statt und war nur bei älteren Individuen anhaltend.

Das Elektrokardiogramm von *Telea polyphemus* zeigte wie dasjenige anderer Insekten (JAHN, CRESCITELLI u. TAYLOR, 1937) bei *Melanoplus differentialis* (DUWEZ, 1936) bei *Dytiscus* (TAKAHASHI, 1934), beim Seidenspinner (MILLMAN, 1954), bei *Galleria mellonella* eine rasche Komponente, gefolgt von einer langsamen, vergleichbar der T-Welle des Vertebratenherzens.

Wie IRISAWA et al. (1956) an der Zikade *Cryptotympana japonenssio* (Kato) (Homoptera) feststellten, kommen nach den elektrokardiographischen Feststellungen zwei Schrittmacher des Herzens, der eine im 2. der andere im 7. Herzsegment in Frage. Bei intracellulärer Ableitung von einzelnen Herzmuskelfasern ergab sich ein Elektrogramm von einfacher monophasischer Form, während das von der Oberfläche abgeleitete osszillatorische Elektrogramm durch die sog. Flugmuskeln und andere äußere Komponenten hervorgerufen wurde. Es ist darauf hinzuweisen, daß das Insektenherz aus quergestreiften Muskelfasern besteht, die sich vielfach verzweigen (Nutting bei Tenney), wie das auch für den Vertebratenherzmuskel typisch ist. Doch war die Querstreifung nicht immer deutlich und bei den Jugendformen überhaupt nicht vorhanden, wo sich der Herzmuskel auch physiologisch wie ein glatter Muskel verhielt.

Vergleichshalber sei bemerkt, daß in frühen Entwicklungsstadien bei dem Teleostier *Macropodus viridiauratus* und gelegentlich am embryonalen Hühnerherzen die Umkehr des Herzschlages ebenfalls beobachtet werden konnte (Literatur bei GEROULD, 1933).

Die Verhältnisse hinsichtlich Herzinnervation sind bei „neurogenen" und „myogenen" Herzen der Insekten nicht völlig geklärt.

4. Die Wirkung von Acetylcholin auf das Insektenherz

Wie schon kurz auf S. 327 festgestellt wurde, erhöht Acetylcholin bei Insekten mit *neurogenem* Schrittmacher die Herzfrequenz; durch Atropin wurde diese Wirkung unterdrückt, durch Physostigmin verstärkt. Cholinesterase konnte im Herzgewebe der Heuschrecke *Melanoplus differentialis* in geringer Konzentration festgestellt werden (vgl. MEANS, 1942; METCALF et al., 1964).

Die Herzen vieler Insekten sind, wie die von Crustaceen (von Spinnenherzen ist in dieser Beziehung fast nichts bekannt) *neurogen*. Sicher nachgewiesen ist es für die Honigbiene (*Apis mellifica*), die amerikanische Küchenschabe (*Periplaneta americana*), die Heuschrecken *Melanoplus differentialis* und *Stenopelmatus* spec.

YEAGER u. GAHAN (1937) und YEAGER (1938) untersuchten die Wirkung des Nicotins auf das isolierte Herzpräparat von *Periplaneta americana* (Larvenstadien und Imago) und auf das Herzpräparat von späteren Larvenstadien von *Prodenia eridania* (Cram.). Bei beiden Insekten kam es primär zu einer in Grad und Dauer verschiedenen Erregungswirkung auf Herzfrequenz und Amplitude, sekundär zu entsprechend depressiven Wirkungen und schließlich zu systolischem, bei *Peri-*

planeta zum diastolischen Stillstand. Diese zweiphasische Wirkung des Nicotins am Insektenherzen entspricht der am Säugetier am Herzen und an autonomen Ganglien usw. beobachteten.

Nach KRIJGSMAN u. KRIJGSMAN (1950) ist der *neurogene* Herzmechanismus von Insekten mit neurogenem Schrittmacher, wie bei vielen Crustaceen, eindeutig *cholinerger* Natur: Acetylcholin, Nicotin, Pilocarpin und Lobelin wirken erregend, Atropin lähmend. Gleichzeitig liegt, ähnlich wie bei dekapoden Crustaceen, ein *adrenerger* Wirkungsmechanismus vor, der wie bei diesen das kardiale Motoneuron betreffen dürfte. Das Herz wird durch Adrenalin erregt und durch Ergotamin blockiert. Der normale neurogene Rhythmus des Insektenherzens steht nach KRIJGSMAN unter dem Einfluß einer Aktionssubstanz mit adrenergen Eigenschaften. Außerdem wird angenommen, daß der Herzrhythmus extrakardial über einen cholinerg beschleunigenden N. accelerans beeinflußt wird. Ob und welcher hormonartige Stoff über herzhemmende Fasern auf das Herz verlangsamend wirkt, ist unbekannt. METCALF et al. (1964) stellten am Herzen von *Periplaneta americana* eine hohe Empfindlichkeit der Receptoren für die herzfördernde Wirkung des Acetylcholins fest. Durch Anticholinesterasen wurde die herzbeschleunigende Wirkung verstärkt, durch Atropin und Pyridin-aldoxim-methoiodid verhindert.

An *Stenopelmatus* sp. (*Orthoptera*) wirkten 10^{-6} Acetylcholin herzbeschleunigend. Höhere Acetylcholinkonzentrationen führten neben Beschleunigung zu erhöhtem Tonus und zu einem vorübergehenden systolischen Tetanus. Durch Acetylcholin in niedrigeren Konzentrationen konnten geschädigte Herzen wieder zu normalem Schlagen gebracht werden.

Acetyl-β-methylcholin wirkte auf das Herz von *Stenopelmatus* ebenfalls erregend, aber weniger intensiv wie Acetlycholin, während Carbaminoylcholin stärker wirkte und das Herz leicht in Tetanus versetzte (vgl. DAVENPORT, 1949).

HAMILTON (1939) stellte an *Melanoplus differentialis* (*Orthoptera*) fest, daß Acetylcholin 10^{-2} bis 10^{-8} eine langanhaltende Frequenzbeschleunigung des Herzens hervorrief, welche durch Atropin aufgehoben wurde. Acetylcholin bewirkte außerdem rhythmische Kontraktionen der sog. Flügelmuskeln, welche das Herz dilatieren.

Es ist auffallend, daß über den Acetylcholin-, Cholinesterase- und Cholinacetylasegehalt des Insektenherzens so wenig bekannt ist. Untersuchungen in dieser Richtung würden die weitere Aufklärung der verschiedenen Herzmechanismen sehr fördern. Der Cholinesterasegehalt des Herzens scheint bei manchen Insekten sehr gering zu sein. Dies würde erklären, warum Physostigmin allein, z. B. bei *Stenopelmatus* (nach DAVENPORT, 1949) die Herzfrequenz nicht beschleunigte, dagegen die beschleunigende Acetylcholinwirkung verstärkte. Ebenso wurde durch Tetraäthylpyrophosphat die Frequenz des isolierten Herzens von *Periplaneta americana* durch Anticholinesterasewirkung beschleunigt und die Herzamplitude verstärkt. Demgegenüber ist es auffallend, daß Parathion keinen Einfluß auf die Herzfrequenz von *Periplaneta americana*, *Oncopeltus* sp. und *Galleria mellonella* ausübte. Erst in exzessiven, hochtoxischen Dosen kam es zur Abnahme der Amplitude bis zum Stillstand (ROEDER, 1953, p. 266). Eine Erklärung für dieses Verhalten dürfte darin gesehen werden, daß Parathion, als solches unwirksam ist, oder höchstens allgemein toxisch wirkt, wenn es nicht in Paraoxon umgewandelt wird. Es wäre denkbar, daß das Herzgewebe der genannten Insekten diese Umwandlung nicht oder nur sehr langsam zu vollziehen vermag.

Durch Atropin *ohne* vorausgehende Acetylcholinapplikation wurde der Herzschlag neurogener Insektenherzen, geprüft am Herzen der Heuschrecke *Melanoplus differentialis* für sehr lange Zeit verlangsamt, was dafür spricht, daß normalerweise Acetylcholin zugegen und als fördernder Überträgerstoff an der Herzfunktion beteiligt ist. Am isolierten Herzen von *Stenopelmatus* hatte Atropin 10^{-5} eine analoge Wirkung. Die Herzwirkung des Atropins ist umgekehrt wie bei Vertebraten, wo es beschleunigend und amplitudenvergrößernd wirkt, während es beim Insekt die Herzaktion nicht nur verlangsamt, sondern gleichzeitig die systolische Amplitude vergrößert und verlängert. Letzteres deutet vielleicht auf einen myogenen Angriffspunkt des Atropins hin.

„Curare" 10^{-3} und D-Tubocurarin 10^{-4} hatten an *Stenopelmatus* keine unmittelbar hemmende Wirkung auf die Herzfrequenz, sondern erst nach langer Perfusion. Höhere Konzentrationen führten zu vermehrtem Tonus und systolischem Stillstand. Eine antagonistische Wirkung gegen Acetylcholin ist mit diesen Curarestoffen nicht feststellbar und auch nicht zu erwarten.

„Muscarin" hatte (nach DAVENPORT, 1949) keinen Einfluß auf die Herzfrequenz von *Stenopelmatus* (am Säugerherzen hat reines kristallisiertes Muscarin diesselbe negativ ino- und chronotrope Wirkung wie Acetylcholin, oft stärker wie dieses).

Nicotin bewirkte an *Periplaneta americana* in kleinen Konzentrationen Herzbeschleunigung (wohl acetylcholinähnlich) unter Abnahme der Amplitude, in hohen Konzentrationen systolischen Stillstand; ähnlich war die Wirkung am isolierten Herzen von *Melanoplus differentialis* (HAMILTON, 1939). (Vgl. auch VON SKRAMLIK, 1948.)

Morphin und Apomorphin hatten nach KRIJGSMAN u. KRIJGSMAN (1952) auf das Herz von *Periplaneta americana* zuerst erregende Wirkung, nachher Verlangsamung zur Folge. *Cocain* wirkte erregend. Primäre Erregung und sekundäre Hemmung durch *Strychnin* wurde ebenfalls an *Periplaneta* festgestellt. Die Versuche lassen die Deutung zu, daß vom Schrittmacherneuron aus Impulse auf Motoneuronen und von diesen auf den Herzmuskel übergehen.

Durch Adrenalin wurde das isolierte Herz von *Periplaneta americana* (analog wie bei dekapoden Crustaceen) erregt und beschleunigt (KRIJGSMAN u. KRIJGSMAN, 1950). Anders bei *Stenopelmatus*, wo niedrige Konzentrationen (10^{-6}) Adrenalin die Herzaktion verlangsamten und höhere das Herz in Diastole stillstellten (DAVENPORT, 1949).

Neurogenen Herztypus zeigten Untersuchungen an der Mückenlarve *Corethra plumicornis* L. durch FLOREY (1951a): Acetylcholin ergab bei Konzentrationen von 10^{-3} bis 10^{-5} eine deutliche Zunahme der Herzfrequenz. Da die Cuticula der Corethralarve wenig durchlässig ist, wurde bei Versuchsbeginn das letzte Segment abgelöst und dadurch das Herz freigelegt, so daß die Wirkung des Acetylcholins fast sofort eintrat. Relativ hohe Physostigmingaben neben Acetylcholin führten nicht zu einer Verstärkung der herzbeschleunigenden Wirkung. *Nicotin* in hohen Konzentrationen (2.10^{-3}) zeigte ähnliche bis stärkere Frequenzzunahme wie mit Acetylcholin. *Adrenalin* in hoher Konzentration 10^{-4} ergab bald Zunahme der Herzfrequenz, bald unterblieb sie. *Atropin* 10^{-3} führte auffallenderweise zu ausgesprochener Frequenzzunahme: Nicotin 2.10^{-3} bis 5.10^{-3} bewirkte an *Corethra*-Larven außerdem heftige Muskelzuckungen, wie sie in schwächerem Ausmaß auch mit Physostigmin und Acetylcholin vorkommen. Beim Nicotin folgte der Erregung, ähnlich wie bei Vertebraten, eine Lähmungsphase. *Picrotoxin* wirkte auf den Herzschlag der *Corethra*-Larve beschleunigend, was auf eine indirekte Wirkung über das Zentralnervensystem zurückgeführt wurde. KRIJGSMAN, DRESDEN u. BERGER (1950) untersuchten am isolierten Herzen von *Periplaneta americana* die Wirkung von Tetraäthylpyrophosphat.

Wir haben festgestellt, daß das neurogene Herz einer größeren Zahl von Insekten in ganz ähnlicher Weise auf Acetylcholin empfindlich ist wie das Herz mancher Crustaceen. Bei beiden Arthropodengruppen wurde ein positiv cholinerges Herz mit acetylcholinempfindlichem Schrittmacher angenommen. Durch FLOREY (1960b) wurde neuerdings festgestellt, daß im Herzganglion einiger Crustaceen Acetylcholin nicht nachweisbar ist. Bei Insekten sind wir nicht darüber orientiert, ob das Herzganglion Acetylcholin enthält. Cholinesterase wurde (bei *Melanoplus*) darin nachgewiesen. Sollte sich auch bei einer größeren Spezieszahl von Insekten bestätigen, daß der nervöse Schrittmacher kein Acetylcholin bildet, müßte die Auffassung von KRIJGSMAN vom cholinergen Charakter des Insektenherzens revidiert werden. Das Arthropodenherz wäre dann (soweit Vertreter dieses Stammes untersucht wurden und sich die Verhältnisse bei einer größeren Artenzahl bestätigen sollten) in der Mehrzahl ein Herztypus sui generis, von dem wir trotz der relativ hohen Acetylcholinempfindlichkeit des Schrittmachers vorläufig nicht angeben können, ob wir es mit einem cholinergen Übertragungsmechanismus zu tun haben.

5. Die Wirkung von Gehirn- und Bauchmarkextrakten auf das Insektenherz

Das Insektenherz wird nicht nur durch extrakardiale Nerven gesteuert, sondern auf teils unbekannte Art auf hormonalem Weg. In Frage kommt in erster Linie ein herzbeschleunigendes Hormon, das vom Corpus cardiacum gebildet und in den Körper abgegeben wird. Stoffe, die von den Zellen des Perikardialorgans gebildet werden, unterstützen die Wirkung des Hormons. Möglicherweise wirkt das Corpus cardiacum-Hormon nur indirekt, indem es die Zellen des Perikardialorgans zur Bildung eines herzbeschleunigenden Stoffes anregt (DAVEY, 1961, 1962). (Vgl. darüber und über die Herzwirkung von 5-Hydroxytryptamin S. 836.) WIGGLESWORTH (1954) stellte an *Periplaneta americana* fest, daß die Corpora cardiaca eine Substanz enthalten, die in der Verdünnung: Extrakt von *einem Paar* Corpora cardiaca auf 10—15 ml Salzlösung, Frequenz und Amplitude des Herzschlages um 50% erhöhte, wobei die Bewegungen von Darm und Malpighischen Gefäßen ebenfalls aktiviert wurden. Derselbe Extrakt erwies sich im Chromatophorentest am dekapoden Krebs *Leander* sp. hochaktiv. Es handelt sich wahrscheinlich um ein Orthodiphenol. An *Periplaneta orientalis, Periplaneta americana* und *Phyllodromia germanica* gelang es UNGER (1956, 1957) das stillgelegte Herz dieser Schaben durch Gehirn- und Bauchmarkextrakte von *Periplaneta* wieder zum Schlagen zu bringen. Bei Zugabe des Extraktes von *Corpora cardiaca* und von Gehirn ohne Drüsen erfolgte Frequenzsteigerung bei großer Amplitude, nach Zugabe von Corpora allata-Extrakt starke Erhöhung der Frequenz bei kleinster Amplitude, wobei nach kurzer Zeit Herzstillstand in Systole eintrat. Corpora cardiaca, Gehirn und Bauchmark hatten gleichzeitig gefäßerweiternde Wirkung, während Extrakte der Corpora allata gefäßverengernd wirkten. Extrakte aus Bauchmark allein stimulierten sowohl Herz als Darm. Die aktiven Substanzen sind mit Adrenalin, Noradrenalin und Histamin nicht identisch. Im Bauchmark, im Unterschlundganglion und in der Hämolymphe wies UNGER (1956) Acetylcholin bei den Blattiden *Periplaneta americana, Periplaneta orientalis* und *Phyllodromia germanica* nach. Weitere herzaktive Stoffe konnten aus dem Gehirn, den Corpora cardiaca, Corpora allata, dem Unterschlundganglion, dem Bauchmark und der Hämolymphe von *Periplaneta americana, Periplaneta orientalis* und *Phyllodromia germanica* extrahiert, aber nicht chemisch identifiziert werden. Sie wurden als Neurohormon C (Constrictor) und Neurohormon D bezeichnet. C bewirkte Frequenzsteigerung, Amplitudenverkleinernd, bei höherer Dosis Herzstillstand in Systole. D (Dilatator) hatte ebenfalls Frequenzsteigerung aber gleichzeitig Amplitudenvergrößerung, bei höherer Dosierung Herzstillstand in Diastole zur Folge. Bei Insekten scheinen hinsichtlich herzaktiver Hormone (C und D) ähnliche Verhältnisse zu bestehen wie bei decapoden Crustaceen (Vgl. auch UNGER, 1961; GARDNER u. ROUNDS, 1969; GARDNER, 1969.)

Aus dem Nervensystem von *Periplaneta americana* wurde ein als Neurohormon bezeichneter Stoff (GERSCH u. MOTHES, 1956) isoliert, der bei *Dixippus-* und *Corethra*larven Aufhellung durch Melanophorenkontraktion bewirkte und in stärkerer Verdünnung den Herzschlag von *Periplaneta* und vom Frosch anregte. In Extrakten aus Bauchmark, Kopf, Hirn, Corpora cardiaca und Corpora allata sind *herzaktive Substanzen* (GERSCH, 1958) vorhanden, die bei kurzzeitigem Erhitzen bis zum Kochen ihre Wirkung nicht verlieren und nicht artspezifisch sind, da Extrakte von *Periplaneta* und *Phyllodromia* auch an Herzen von *Aeschna*-Larven wirkten. Chromatographie mit verschiedenen Lösungsmitteln zeigte, daß es sich gesamthaft um 3 Substanzen handelt: Acetylcholin kommt im Bauchmark, im Unterschlundganglion und in der Hämolymphe vor, die beiden anderen Substanzen außerdem im Hirn (ohne Drüsen) und in den Corpora cardiaca, eine davon auch in den Corpora allata. Sie wurden im Hinblick auf ihre Melanophorenwirkung als Neurohormon D (Dilatator) und Neurohormon C (Constrictor) bezeichnet. In den Corpora allata kommt nur Neurohormon C vor. Die Versuche sprechen dafür, daß die Steuerung der Herztätigkeit bei Schaben sowohl nervös, als neurohormonal vor sich gehen kann. Über die herzbeschleunigende Wirkung des Corpuscardiacum-Faktors von Insekten s. DAVEY (1961).

Durch KRIJGSMAN u. KRIJGSMAN (1950), FLOREY (1952), GERSCH (1958) wurde die neurohumorale Steuerung des Insektenherzens weiterhin geprüft. Bei Reizung einzelner Gehirnganglien durch elektrisch erhitzte Nadeln wurde der Herzschlag beschleunigt. Dies war auch nach Durchschneidung des Bauchmarkes der Fall, was die Auffassung unterstützte, daß humorale Faktoren an der Herzregulierung beteiligt sind. Injektion des Extraktes aus Teilen des Nervensystems von 30 Corethra-Larven bewirkte Erhöhung von Herzfrequenz und Amplitude. Dasselbe wurde mit Nervenextrakten von *Periplaneta* erzielt. Der aus einem Gehirnganglion extrahierte Faktor war bei der Verdünnung 10^{-8} gerade noch wirksam. Extrakte des Unterschlundganglions erwiesen sich als fast ebenso wirksam, während die Bauchganglien denselben Faktor nur in geringerer Konzentration enthielten. Extrakte von Corpora allata und Corpora cardiaca ergaben wiederum hohe Wirksamkeit. Wir haben es hier offensichtlich mit „Herzhormonen" anderer Art als bei den von HABERLANDT u. DEMOOR bei Invertebraten und Vertebraten festgestellten zu tun.

6. Die Wirkung von Ionen auf das Insektenherz

Bei der großen Inkonstanz in der Ionenzusammensetzung des Insektenblutes (Hämolymphe) war es von großem Interesse, besonders im Hinblick auf die Wirkung des Acetylcholins, die Herztätigkeit bei wechselndem Ionengehalt zu beobachten. Entsprechende Versuche sind am isolierten Herzen der Heuschrecke *Chortophaga viridifasciata* und am Herzen des Schmetterlings *Samia walkeri* durch BARSA (1954) durchgeführt worden, d.h. an zwei Insekten mit extrem verschiedenem Na/K-Verhältnis der Blutflüssigkeit, welches bei der Heuschrecke *Chortophaga* sp. 19/1, bei Samia 1/28 betrug. In einer dem Heuschreckenblut isotonen Lösung ($\triangle = 0{,}89°$C), welche Na, K, Ca und Mg in bestimmter Proportion enthielt, schlug das Herz erst optimal, wenn Mg vollständig weggelassen wurde. Dabei konnte das Verhältnis Na/K, ohne die Herzfunktion zu verändern, zwischen 3/1 und 34/1 variiert werden, während das Verhältnis K/Ca zwischen 1/1 und 3/1 schwanken durfte.

Ähnliches wurde bei dem Spinner *Samia* sp. mit einer etwa blutisotonen Lösung $\triangle =$ —1,11°C festgestellt. Weglassen von Mg verbesserte auch hier die Herzfunktion. Das Na/K-Verhältnis konnte ohne funktionelle Einbuße zwischen 1/13,8 und 34/1 variiert werden, das Verhältnis K/Ca zwischen 1/1 und 3/1. (Vgl. auch McCANN, 1964b).

Daraus ergibt sich, daß trotz der großen Unterschiede im physiologischen Ionengehalt die Toleranzen für das Verhältnis Na/K nach beiden Richtungen groß sind. Über die Permeabilität der Ionen ist damit nichts ausgesagt. Inwiefern die Acetylcholinempfindlichkeit des Her-

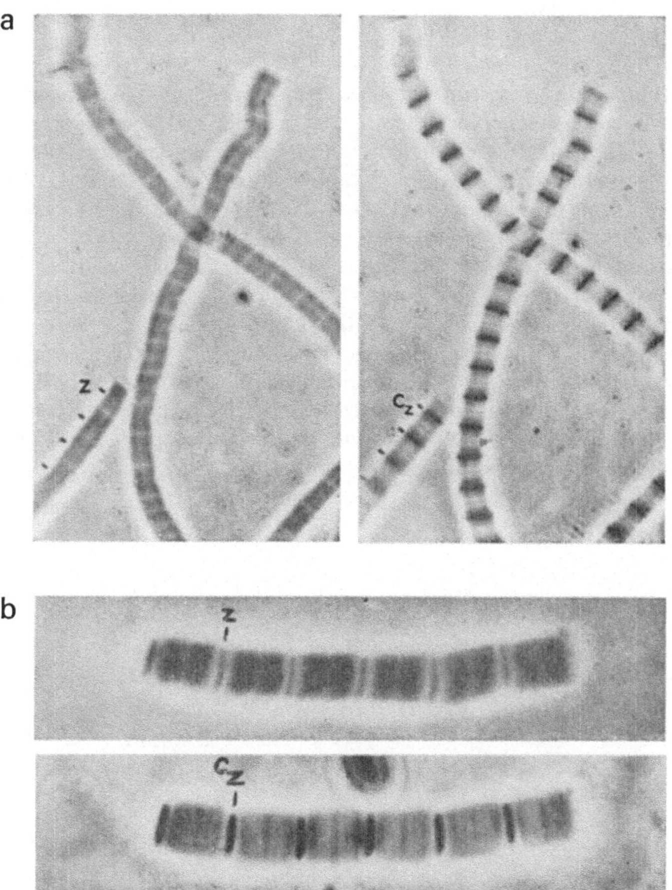

Abb. 123. Einzelne Myofibrillen des quergestreiften Flugmuskels einer Fliege (*Lucilia*). — 1a und 1b Phasenkontrastaufnahmen, Vergr. 1:1600, *1a* vor, *1b* nach ATP-Zusatz. — *2a* und *2b* dasselbe bei Vergr. 1:3750. (Aus: A.J. HODGE 1955)

zens mit dem Ionengehalt ändert, wurde nicht untersucht. VAN ASPERN u. VAN ESCH (1956) stellten an der Hämolymphe von *Periplaneta americana* folgende mittleren Ionenwerte in mg% fest: Na 332—378; K 31; Cl 507—512; Ca 16,1—18,1; Mg 12,5—13,7. (Vgl. auch CLARK u. CRAIG, 1953; BUCK, 1953; DUCHÂTEAU, FLORKIN u. LECLERCQ, 1953; DUCHÂTEAU u. FLORKIN, 1958; LUDWIG et al., 1957.) Wie HOYLE (1954) an der Wanderheuschrecke *Locusta migratoria migratorioides* (R. u. F.) feststellte, ist das Verhältnis Na:K der Hämolymphe normalerweise etwas 5:1. Nach kurzer Hungerperiode sank der K-Gehalt um 50%, was sowohl das Ruhepotential der Muskelmembran als die mechanische Reaktion des Muskels veränderte, und die Nervenreizung verstärkt wurde. Vgl. auch HOYLE, 1952, 1953; BELTON, 1958, über den Ionengehalt der Hämolymphe bei den pflanzenfressenden Insekten. *Actias selene, Antheraea pernyi, Philosamia cynthia* (Saturnidae) und *Arctia caja* (Arctiidae) (Lepidoptera); JONES (1956a) über Ionenwirkungen auf das Herz von *Anopheles*.

7. Freie Aminosäuren in der Hämolymphe von Insekten

In der hochkonzentrierten Hämolymphe von *Periplaneta americana* fanden sich 16 verschiedene freie Aminosäuren (STEVENS, 1961); auch Taurin wurde nachgewiesen; Cystin fehlte. Die totale Konzentration entsprach derjenigen anderer relativ primitiver Insekten (Laufkäfer und Libellen), sie betrug aber nur $^1/_3$ bis $^1/_2$ derjenigen von holometabolen Insekten (z. B. des Seidenspinners und der Honigbiene) (vgl. auch DUCHÂTEAU u. FLORKIN, 1958). Freie Aminosäuren sind bei Insekten an der Anionenregulation der Hämolymphe beteiligt.

8. Der quergestreifte Insektenmuskel

Cytologische und elektrophysiologische Voraussetzungen

Die Muskulatur der Insekten ist eine echt quergestreifte Skelettmuskulatur, teilweise mit ausgebildeten Nervenendplatten, teils mit arborisierenden Nervenverzweigungen. In den Muskelfibrillen fehlen nach elektronenoptischer Prüfung (KISCH, 1955) sowohl A- als I-Banden. Nach PHILIPPOT u. SZENT-GYÖRGYI (1955) ist auch die M-Linie nur angedeutet. Die Mitochondrien der Flügelmuskeln sind sehr groß (Abb. 123).

Die Sarkosomen des Flugmuskels der Dipteren *Phormia regina*, *Musca domestica* und *Drosophila* wurden von LEVENHOOK (1953) genauer untersucht. In den ersten Lebenstagen nehmen sie an Größe, nicht an Zahl zu. Ihre Zahl beträgt 10^{-8}/mg Frischgewicht des Flugmuskels, was etwa $^1/_3$ der Lebermitochondrienzahl der Ratte entspricht. Ihre Membran ist für Elektrolyte durchlässig. Sie enthalten fast durchwegs dieselben Fermente wie die Sarkosomen des quergestreiften Säugermuskels. WIGGLESWORTH (1956) hat bei *Rhodnius prolixus* die Bildung und Involution der quergestreiften Muskelfasern während des Wachstums untersucht.

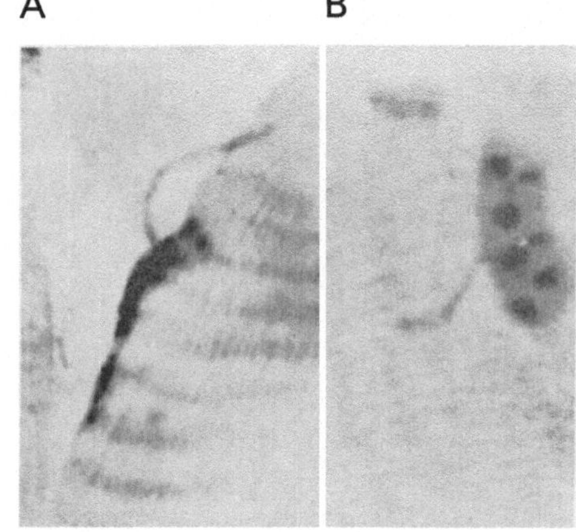

Abb. 124. Cholinesterasefärbung der Muskelinnervation eines quergestreiften Insektenmuskels. Nervenendplatte *a* von der Seite, *b* von oben. (Aus: J. HÁMORI 1961)

Der motorische Nerv ist nach EDWARDS (1957) nicht von einer Myelinschicht umhüllt; die Oberflächenmembranen der umhüllenden Gliazellen (Lemnoblasten oder Schwannsche Zellen) sind eingestülpt und bilden ein mehr oder weniger konzentrisches Mesaxonsystem; lacunäre Erweiterungen haben oft beträchtliches Ausmaß. Der Insektenmuskel ist oft mutipel und multiterminal innerviert (EDWARDS, 1957, 1959, 1960) und manche haben „schnelle" und „langsame" Fasern. Flugmuskeln haben in der Regel nur „schnelle" Innervation ohne Bahnung (EDWARDS et al., 1954). (Vgl. auch SMITH, 1961), über den Flugmuskel von *Aeschna* sp. und denjenigen von *Tenebrio molitor* (SMITH, 1960). Bei *Blatta* sp. fand EDWARDS (1959), daß ein und dieselbe Muskelfaser von 3 Nervenästen, die zahlreiche Axone enthalten, innerviert wird, wobei die Endigungen einen sog. Doyèrschen Hügel bilden. Bei anderen Insekten besteht die multiterminale Innervation aus einzelnen Axonen oder Axonverzweigungen, die als diffus filiform bezeichnet wird. Mitochondrien und synaptische Bläschen sind im terminalen Axoplasma ebenso gehäuft wie in der Nervenendplatte des Vertebratenmuskels. Es besteht große Ähnlichkeit in der Struktur dieser terminalen Bildungen. Die Funktion ist insofern verschieden, als bei Insekten präsynaptisch das Acetylcholin fehlt,

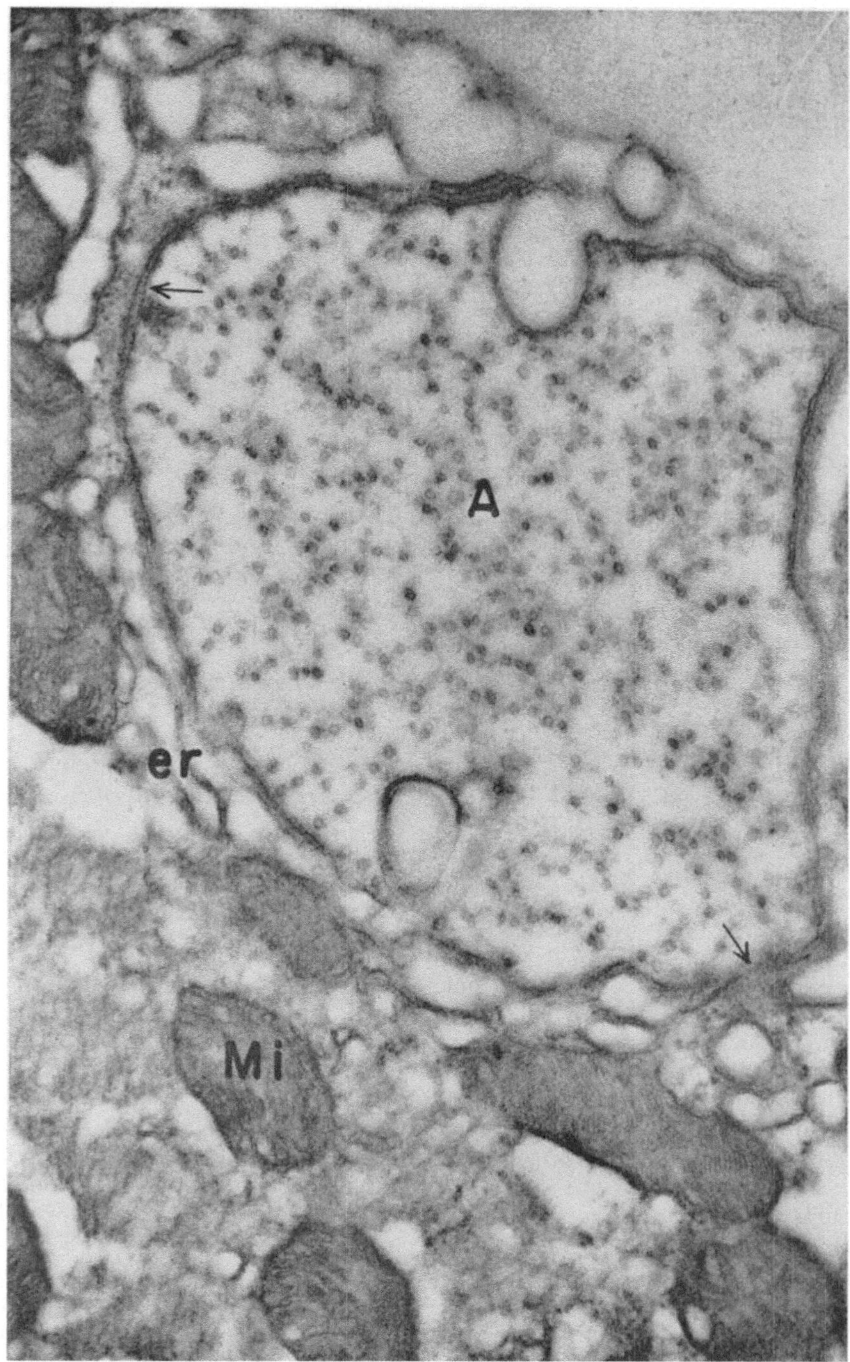

Abb. 125. *Nervenendplatte im quergestreiften Muskel der Wespe.* Die Abbildung zeigt, wie eine neuromuskuläre Verbindungsstelle (Synapse) eines Insekts im Elektronenmikroskop bei Vergr. 1:80000 aussieht. Mit *A* ist das zahlreiche kleinste Bläschen zeigende Nervenende bezeichnet. Die Bläschen enthalten möglicherweise den an der Nervendepolarisation beteiligten unbekannten Überträgerstoff und streben an den mit → bezeichneten, mit einer (präsynaptischen) Membran versehenen Übergangsstellen auf die (postsynaptische) Muskelmembran zu, um dadurch die Depolarisation (und damit den Aktionsstrom, der zur Muskelkontraktion führt) auszulösen. Die Übereinstimmung mit einem Vertebratenmuskel ist morphologisch vollständig; es fehlt das Acetylcholin und die Cholinesterase. — *Mi* Mitochondrien; *er* endoplasmatisches Netzwerk. (Aus: G.A. EDWARDS, H. RUSKA u. E. DE HARVEN 1958)

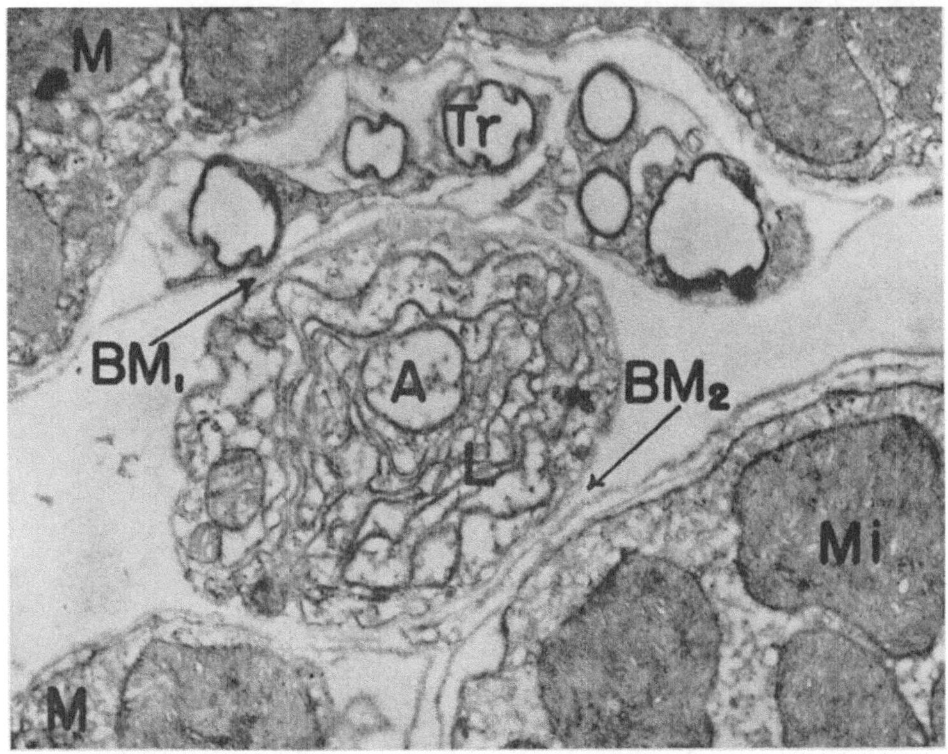

Abb. 126. Querschnitt durch einen kleinen, zwischen zwei Fasern (M, M) des indirekten Flugmuskels einer Zikade liegenden, Nervenast mit einem einzigen zentralen Axon (A), das im Mesaxon aufgehängt ist. Das Mesaxon ist durch Invagination der Plasmamembran des Lemnoblasten (BM_1, BM_2) gebildet. Das Cytoplasma des Lemnoblasten (L) enthält kleine Mitochondrien und Granula. Der Nerv ist von einer Gruppe von Tracheolen (Tr) begleitet. Das Sarkoplasma der Muskelfasern ist mit Mitochondrien (Mi) angefüllt, wie es für die Umgebung des Muskel-Nervenkontaktes charakteristisch ist. Vergr. 1:34000. (Aus: G.A. EDWARDS, H. RUSKA u. E. DE HARVEN 1958)

während postsynaptisch eine Acetylcholinesterase nachweisbar ist (HAMORI, 1961) (Abb. 124). Die synaptischen Bläschen (Abb. 125) weisen auf einen Überträgerstoff unbekannter Natur hin. In die gleiche Richtung weist das spontane Auftreten von Miniaturpotentialen an Muskelfasern von Insekten (USHERWOOD, 1961).

Wir verdanken EDWARDS, RUSKA u. DE HARVEN (1958) elektronenoptische Darstellungen des motorischen Nerven und der Nervenendplatte aus dem quergestreiften Muskel des Wespenbeins. Daß der Nerv für einfache Ionen wie K und Na wenig durchlässig ist (vgl. S. 336), wird durch die starke Nervenhülle eindeutig demonstriert, wobei die Axonen dann nochmals vom Mesaxon in ein- oder mehrfacher Umschlingung umgeben sind (Abb. 126).

An der Nervenendplatte ist der Tracheolenreichtum (Abb. 127) auffallend und spricht für hohen Sauerstoffbedarf. Das Axonende liegt in einer Grube der Muskelzelle. Auch der Reichtum an Mitochondrien im Axonende und im Muskelplasma ist sehr groß, das endoplasmatische Reticulum an der Synapsenstelle und die Häufung aposynaptischer Granula eindeutig sichtbar.

Die intersegmentalen Muskeln des Abdomens, die während der Häutungsperiode von großer Bedeutung sind, weil durch ihre Kontraktion und durch den dadurch erhöhten Lymphdruck die Streckung der Körperanhänge erreicht wird, werden nach jeder Häutung abgebaut (WIGGLESWORTH, 1954). Bestehen bleiben plasmatische Stränge ohne polarisationsoptisch erkennbare Fibrillen mit stark gefalteter Polysaccharidmembran und mit einer oder mit wenigen Reihen von Muskelkernen, deren Ribonukleinsäuregehalt in den einzelnen Phasen

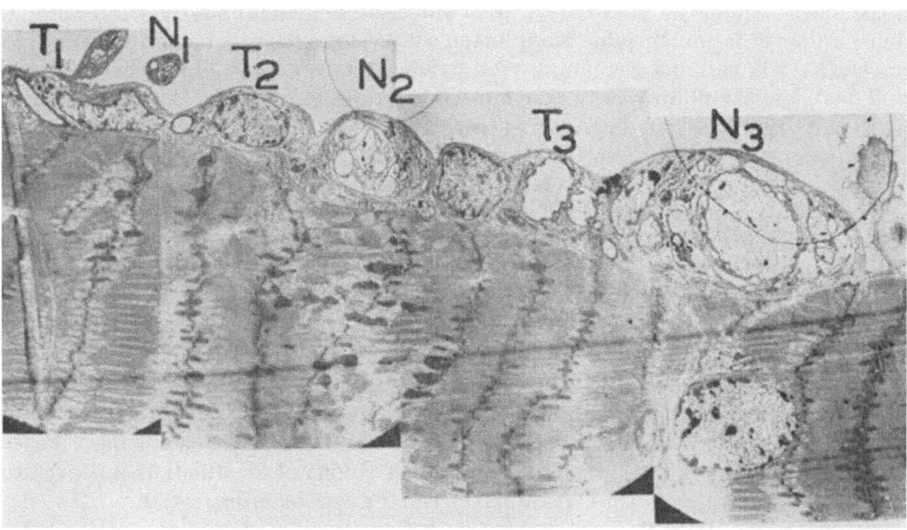

Abb. 127. Multiterminale Innervation einer einzelnen intersegmentalen abdominalen Muskelfaser von *Periplaneta americana*. N_1 zwei dünne Nervenäste liegen im Interstitium. N_2 und N^3, zwei stärkere Nervenäste, erreichen die Muskelfaser durch Verschmelzung der Basalmembranen ihrer Hüllzellen mit der Basalmembran der Muskelzelle. Die Nervenäste werden von Tracheoblasten T_1, T_2 und T_3 begleitet. Nerv$_3$ besteht aus einem großen zentralen Axon, begleitet von kleineren peripheren Axonen. Vergr. 1:20000. (Aus: G.A. EDWARDS 1959)

festgestellt wurde. Nach der einmaligen Nahrungsaufnahme jedes Stadiums beginnt die Neuorganisation des Restgewebes. 3 Tage danach erscheinen bei Larven des 4. Stadiums feine Fibrillen von 0,1—0,2 μ Dicke im Sarkoplasma. Sie sind anisotrop, lassen keine Querstreifung erkennen. Sie verdicken sich rasch und messen nach 6—8 Tagen (nach der Fütterung) 0,3 bis 0,4 μ. Mit zunehmender Dicke werden die Fibrillen bandförmig und lassen nach 12—13 Tagen die Querstreifung erkennen. Die Z-Linie erscheint nach 5—6 Tagen als eine Reihe feiner Pünktchen und ist nach 9 Tagen vollkommen ausgebildet. Auch bei den kleinsten Insekten beträgt der Durchmesser der quergestreiften Muskelfasern selten weniger als 20 μ, oft 100 μ und mehr, so daß die Erregungsübertragung mit der intracellulären Elektrodentechnik untersucht werden kann. Die doppelte Innervation für die langsamen und die schnellen Fasern ist eindeutig nachweisbar.

Das „langsame" System soll dieselben Muskelfasern wie das „schnelle", in der Weise benutzen, daß nur ein bestimmter Anteil derselben zur Kontraktion gebracht wird. Die Annahme (WILSON, 1954; HOYLE, 1953, 1957a, b) wonach langsame und schnelle Muskelfasern verschiedene Eigenschaften haben, erscheint aber gerechtfertigt (vgl. auch BECHT, HOYLE u. USHERWOOD, 1960; BECHT, 1959).

Untersuchungen von WILSON (1954) an *Periplaneta americana* mit indirekter Reizung des M. flexor tibialis durch den Cruralnerv in der Coxa und mit direkter Ableitung bzw. Reizung von der Oberfläche des freigelegten Muskels und intrafibrillär ergaben das Vorhandensein von zwei verschiedenen Muskelfasern mit voneinander abweichenden Aktionspotentialen. Die schnelle Antwort zeigte ein „Alles-oder-Nichts"-Potentiale von 40—85 mV, wobei 60% zwischen 55 und 70 mV lagen. Das Ruhepotential beider Faserarten variierte stark, d. h. zwischen 30 und 70 mV, mit einem Mittel von 45 ± 9 mV. Dem Aktionspotential der schnellen Fasern folgte eine absolute und eine relative refraktäre Periode. Dementsprechend handelt es sich um einen fortgeleiteten Aktionsstrom. Die langsame Antwort zeigte ein kleines (lokales) Potential von 8—20 mV. Das schnelle Potential hatte eine Dauer von 3—4 msec, das langsame etwa von 6—8 msec. Das langsame Potential hatte den Charakter einer abgestuften und nicht einer „Alles-oder-Nichts"-Reaktion. Das „langsame" System funktioniert über die verteilte Endplatteninnervation, welche eine gleichmäßige Depolarisation der Muskelfaser und eine extensive, aber abgestufte Kontraktion derselben garantiert. (ROEDER u. WEIANT, 1950; McCANN, WERMAN u. GRUNDFEST, 1958).

Jeder Insektenmuskel ist mit 2 Axonen versorgt, die eine einzige motorische Einheit darstellen. Diese Axone versorgen in der Regel mehrere Endplatten jeder

Muskelfaser, wobei die Endplatten über ihre Länge gleichmäßig verteilt sind. In vielen Fällen erhalten einzelne Endplatten Verzweigungen von beiden Axonen. Das „rasche" Axon ruft bei Erregung nach jedem Impuls eine Zuckung hervor, während das „langsame" nur dann zu einer Antwort des Muskels führt, wenn mehr als ca. 15 Impulse/sec durch das Axon gehen. Mit zunehmender Impulszahl nimmt die Kontraktionsrate des Muskels und seine endgültige Spannung zu.

Das „schnelle" Axon innerviert jede „schnelle" Muskelfaser und löst ausgedehnte Antworten aus, die von Endplattenpotentialen und kurzen lokalen Spike-Reaktionen gebildet werden. In manchen Fasern kommt es zum Überschuß. Die „langsame" Nervenfaser innerviert entweder nur einen Teil der Muskelfasern, welche Endplatten mit „raschen" Fasern besitzen, oder was nach WILSON und nach HOYLE wahrscheinlicher ist, nur „langsame" Muskelfasern. Die neuromuskuläre Übertragung wird durch Endplattenpotentiale verschiedener Größe ausgelöst, welche Bahnung und Summation zeigen. Die natürlichen Bewegungen erfolgen durch Kombinationen von langen Zügen der „langsamen" Faseraktivität („langsame" Muskelfasern) mit gelegentlichen Entladungssalven der „schnellen" Faseraktivität („schnelle" Muskelfasern). (Vgl. auch BECHT et al., 1960) über die neuromuskuläre Übertragung am Coxalmuskel von *Periplaneta americana.*

Durch DEL CASTILLO, HOYLE u. MACHNE (1953) wurde intracellulär die neuromuskuläre Übertragung von Impulsen am Springbein einer Heuschrecke untersucht. Indirekte Reizung der Muskelfasern hatte ein Endplattenpotential zur Folge, das entsprechend einen Aktionsstrom im Muskel auslöste. Das Endplattenpotential wurde durch Erniedrigung der Temperatur vermindert und fiel unterhalb 10°C aus. Die Größe des Endplattenpotentials war annähernd proportional zum Wert des Ruhepotentials. An der Muskelfasermembran der Heuschrecke war als Folge der elektrisch ausgelösten Depolarisation ein Aktionsstrom ableitbar. HAGIWARA (1953) untersuchte die neuromuskuläre Übertragung an den Muskeln des tonerzeugenden Apparates von *Graptosaltria nigrofuscata* (*Orthoptera*) und an Flugmuskeln von *Oxya* sp. (*Hemiptera, Rhynchota*). Die Dauer der mechanischen Kontraktion des Muskels von *Graptosaltria* nach indirekter Reizung betrug 10 msec. Bei wiederholter Reizung konnten bis zu einer Frequenz von 100 Hz streng voneinander zu trennende Aktionspotentiale und mechanische Kontraktionen beobachtet werden. Von 120 Hz an kam es zu einer Verschmelzung sowohl der Potentiale als auch der Kontraktionen. Ein glatter Tetanus wurde jedoch nicht erreicht, da von 250 Hz an der Muskel nur auf jeden 2. oder 3. Reiz antwortete. (Vgl. auch AIDLEY, 1967; BELTON, 1958), auch USHERWOOD (1961), USHERWOOD u. GRUNDFEST (1964, 1965).

Das Ruhepotential des Flugmuskels von *Oxya*, gemessen mit intracellulärer Elektrode, betrug 50—70 mV. Mit Außenelektroden konnte während der Erregung an der Nerveneintrittsstelle (ventral) ein monophasischer negativer Aktionsstrom, am dorsalen Muskelende jedoch ein monophasisches positives Potential gemessen werden. Mit der Neurophysiologie der Muskelfaser einer Heuschrecke, *Romalea microptera*, haben sich CERF, GRUNDFEST, HOYLE u. McCANN (1959) und DEL CASTILLO et al. (1953) befaßt (vgl. auch BOETTIGER, 1957; McCANN u. BOETTIGER, 1961; SMITH, 1960, 1961; DARWIN u. PRINGLE, 1959; HODGE, 1955; MANSON, 1954).

An der südamerikanischen Riesenschabe *Blaberus giganteus* konnten durch USHERWOOD (1961) erstmals bei Insekten an isolierten Muskelfasern des Extensor tibiae mit intracellulären Mikroelektroden spontane Aktionsströme von verschiedener Amplitude und Frequenz abgeleitet werden, was bei der multiterminalen Innervation dieses quergestreiften Insektenmuskels zu erwarten war. Es handelt sich um ähnliche gequantete Aktionsströme, wie sie an den neuromuskulären Verbindungen bei Crustaceen durch DUDEL u. ORKAND (1960) und durch REUBEN u. GRUNDFEST (1960a, b) erhoben wurden.

9. Cholinesterasen in motorischen Nerven des quergestreiften Insektenmuskels

Wie HÁMORI (1961) an Beinmuskeln von Vertretern verschiedener Insektenordnungen zeigte, geben motorische Axone und ihre Verzweigungen meist eine positive Cholinesterasereaktion. Arborisierende Verzweigungen scheinen für *Orthop-*

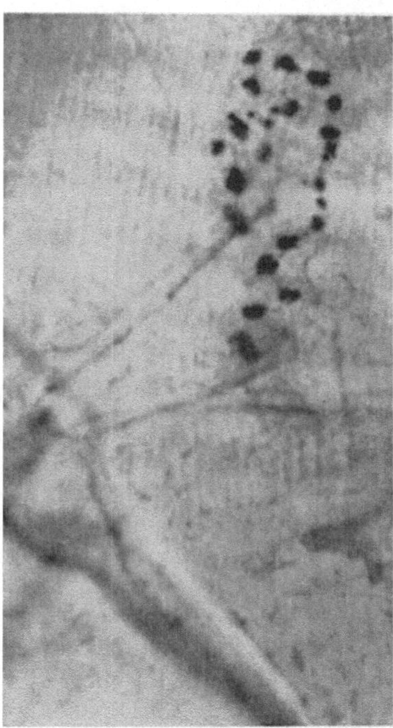

Abb. 128. Große neuromuskuläre Endplatte vom Beinmuskel von *Lucanus cervus* (Coleoptera), mit vier präter-
minalen Nervenfasern. Goldchloridfärbung. (Aus: J. HAMORI 1961)

tera (Gradflügler) charakteristisch zu sein, während *Coleoptera* (*Cetonia* spec.,
Lucanus spec. (Abb. 128) *Dysticus* spec., *Hydrophilus* spec.), *Hymenoptera* (*Apis
mellifica*), *Oxytelus* spec., *Gestrupes* sp., *Cerambyx* sp. (*Coleoptera*) *Chortippus* sp.
und *Diptera* mit mehr oder weniger typischen Nervenendplatten in Form eines
Doyèrschen Hügels ausgestattet sind.

Nervenendplatten konnten dagegen beim Flugmuskel von *Coleoptera* und
Hymenoptera nicht festgestellt werden. Der Muskel wird hier durch zahlreiche prä-
terminale Nervenverzweigungen multiterminal innerviert, die mehr oder weniger
transversal zu den Muskelfasern verlaufen.

Bei der Cholinesterase, die durch Physostigmin und DFP gehemmt wird,
handelt es sich nicht um eine Acetylcholinesterase, sondern um eine unspezifische
Cholinesterase, die in ihrer Empfindlichkeit auf Butyrylthiocholin usw. von der
Butyrylcholinesterase der Säuger verschieden ist. Welche Funktion dieser Cholinesterase zukommt, ist nicht abgeklärt (COUTEAUX, 1961). Es ist sehr unwahrscheinlich, daß diese Cholinesterase am Nervenprozeß beteiligt ist, was durch die
Feststellung von WIGGLESWORTH (1958, 1959a) bestätigt wird, daß an den Nervenendplatten des Bewegungsmuskels von *Rhodnius prolixus* (*Hemiptera*) keine Esterasen vorkommen. Möglicherweise entstammt die Butyrylcholinesterase dem
gliösen Material oder den Schwannschen Zellen. Das Fehlen von Acetylcholin,
Cholinacetylase und Acetylcholinesterase, wie es COLHOUN (1963) an einer Reihe
von Muskeln bei *Periplaneta americana* zeigte, führt deshalb zu der Feststellung,
daß Acetylcholin nicht der neuromuskuläre Überträgerstoff bei Insekten sein kann.
Nach VON BUDDENBROCK (1953) ziehen auch motorische Hemmfasern zum Bewegungsmuskel der Insekten, deren Funktion möglicherweise durch einen (unbekannten) Hemmstoff vermittelt wird. Vgl. FLOREY (1963). Für eine peripher motorische Hemmung ergab sich nach WOOD (1958) an der Stabheuschrecke *Carausius*

morosus kein anatomischer Beweis. Doch sind unsere Kenntnisse bei Insekten in dieser Hinsicht noch sehr lückenhaft. Hingegen gelang es USHERWOOD u. GRUNDFEST (1964), vom Insektenmuskel echte postsynaptische Hemmpotentiale abzuleiten und bei *Schistocera gregaria* und *Romalea microptera* als möglichen Überträgerstoff an der myoneuralen Hemmverbindung, in Versuchen mit GABA und Picrotoxin, γ-Aminobuttersäure in Betracht zu ziehen. Als fördernder Überträgerstoff kommt nach dem folgenden die Glutaminsäure in Frage (USHERWOOD u. MACHILI, 1966).

10. Glutaminsäure als myoneurale Überträgersubstanz am Bewegungsmuskel von Insekten

PASANTES et al. (1965) fanden im Nervensystem des Insekts *Lethocerus angustipes* 79,5 mg/100 g (Frischgewicht) Asparaginsäure, 69,9 mg/100 g Glutaminsäure, 48,0 mg/100 g Glutamin, 33,9 mg/100 g GABA und eine Reihe weiterer freier Aminosäuren. KERKUT et al. (1965) haben sich eingehend mit der Frage der Glutaminsäure als Überträgerstoff bei Invertebraten befaßt. Sie zeigten am isolierten Thorakalsegment von *Periplaneta americana*, daß bei elektrischer Reizung des motorischen Nerven im Perfusat Glutaminsäure nachweisbar war, wobei der Glutamatgehalt zur Zahl der Reizstöße proportional war. Von außen zugeführtes Glutamat hatte am elektrisch gereizten Präparat bis zur Grenzkonzentration von 5.10^{-8} g/ml Beinkontraktion zur Folge. Im Blut von *Periplaneta* fanden sich durchschnittlich 10^{-4} g/ml Glutamat (STEVENS, 1961) neben zahlreichen anderen freien Aminosäuren. KERKUT et al. (1965) kamen auf 10^{-6} bis 10^{-7} g/ml. Es spricht manches dafür, wie dem Folgenden zu entnehmen ist, daß Glutaminsäure bei Insekten und anderen Invertebraten (s. unter Schnecken S. 133 und unter dekapoden Crustaceen S. 297) als myoneuraler Überträgerstoff in Frage kommt. Die Frage der Beteiligung des Acetylcholins am Kontraktionsvorgang wurde durch KERKUT, SHAPIRA u. WALKER (1965) gleichzeitig dahin abgeklärt, daß am perfundierten Bein von *Periplaneta americana*, das in regelmäßigen Intervallen elektrisch gereizt wurde, Acetylcholin 10^{-6} g/ml oder noch stärkere Verdünnungen keine Wirkung ausübten. Hingegen kam es nach 5.10^{-5} g/ml zu einer leichten Erhöhung der Flexion des Beines, die sich mit zunehmender Acetylcholinkonzentration verstärkte. Diese Reaktion konnte mehrmals mit dem gleichen, der Acetylcholinkonzentration entsprechenden Effekt wiederholt werden. Daß es nur zu einer leichten Flexionswirkung kam, spricht gegen eine Funktion des Acetylcholins als Überträgerstoff. Anders mit der L-Glutaminsäure. L-Glutaminsäure 5.10^{-8} g/ml war ohne Wirkung. Von 10^{-7} bis 10^{-4} g/ml kam es zu einer mit der Konzentration verstärkten Kontraktionswirkung am Bein. D-Glutaminsäure war weniger wirksam: die Grenzkonzentration lag bei 10^{-6} g/ml; die stärkste Kontraktionswirkung wurde mit D-Glutaminsäure 10^{-4} g/ml erreicht. Bei den Versuchen mit Acetylcholin und Glutaminsäure waren zwei Wirkungen zu unterscheiden: eine erhöhte tetanische Kontraktion und eine Serie von raschen Kontraktionen. L-Asparaginsäure zeigte erst bei 10^{-4} g/ml eine der Glutaminsäure entsprechende Wirkung. 5-Hydroxytryptamin war an sich sehr wenig wirksam. Durch 5-Hydroxytryptamin 10^{-3} wurde die Kontraktion leicht abgeschwächt. Eine Wirkung als hemmender Überträger dürfte deshalb nicht in Frage kommen. Als Hemmstoff kommt nach den Versuchen von KERKUT, SHAPIRA u. WALKER γ-Aminobuttersäure in Frage. Die hemmende Grenzkonzentration lag bei 5.10^{-6} g/ml. Bei stärkerer Konzentration bis 10^{-3} g/ml wurde die Hemmwirkung auf den am Thorakalganglion ausgelösten elektrischen Reiz immer mehr verstärkt und verlängert. Versuche mit Mischungen von Acetylcholin und GABA ergaben, daß die Wirkung von Acetylcholin 10^{-5} g/ml

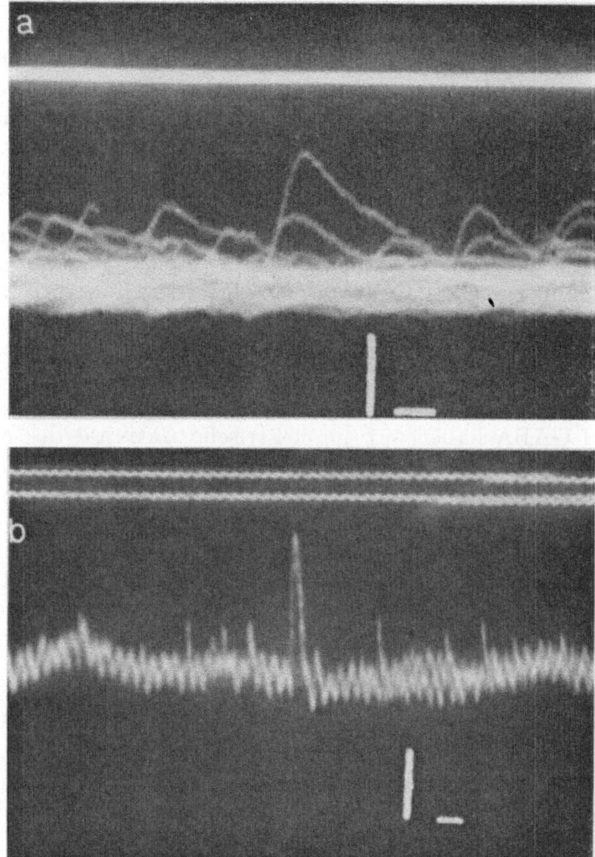

Abb. 129. *a* Gruppe von Miniaturendplattenpotentialen vom Coxalmuskel der Schabe *Periplaneta americana* von 400 μV, Dauer 1 msec. *b* Depolarisation an den Endplatten des Coxalmuskels von *Periplaneta americana* durch Glutamat. (Aus: G. A. KERKUT u. R. J. WALKER 1966)

durch GABA 10^{-7} bis 10^{-3} g/ml nicht gehemmt wurde. In Mischungen von Acetylcholin, L-Glutaminsäure und γ-Aminobuttersäure führte L-Glutaminsäure 10^{-4} g/ml zu ausgesprochener Kontraktion, stärker als mit Acetylcholin 10^{-4} g/ml. Die Wirkung der Glutaminsäure wurde durch GABA 10^{-5} g/ml stark reduziert und durch GABA 10^{-4} g/ml fast völlig aufgehoben. Aus den Versuchen wurde der Schluß gezogen, daß bei *Periplaneta americana* L-Glutaminsäure an der neuromuskulären Verbindung des quergestreiften Bewegungsmuskels möglicherweise den erregenden, γ-Aminobuttersäure den hemmenden Überträgerstoff darstellt. Vergleichsweise wurde im Zentralnervensystem von *Apis mellifica* L-Glutaminsäure 543 μg/g und GABA 109 μg/100 mg Frischgewicht nachgewiesen.

KERKUT u. WALKER (1966) haben die Frage der Miniaturendplattenpotentiale erneut aufgegriffen und am freigelegten Beinmuskel des 3. Thorakalsegmentes von *Periplaneta americana* mit intracellulären Elektroden nicht nur diese, sondern auch Hyperpolarisation von 200 μV bis 10 mV festgestellt, deren Dauer zwischen 40 und 200 msec betrug und auf lokal eingetretene Contracturen zurückgeführt wurden. Sie waren wohl zu unterscheiden von den Endplattenpotentialen, von 25 μV, bis 1 mV, deren Dauer 2—4 msec maß. Ihre Frequenz wechselte zwischen 1/sec und 20/sec (Abb. 129a). Zufuhr von L-Glutamat 10^{-6} führte zur Depolarisation (Abb. 129b), die sich zuerst in erhöhter Frequenz der kleinen Endplattenpotentiale, etwas später auch der größeren bemerkbar machte. Ähnliche Glutamatwirkungen auf die Miniaturendplattenpotentiale wurden auch bei extracellulärer Ableitung erhalten. In ähnlicher Weise wurden auch die Aktionsströme der Kontraktionen durch L-Glutamat 10^{-5} verstärkt, d. h. zuerst die elektrische Amplitude vergrößert, und dann auch ihre Frequenz erhöht. Durch GABA 10^{-5} wurden Amplitude und Frequenz der Miniaturendplattenpotentiale verkleinert. Nach Applikation von GABA 10^{-4} dauerte es mehrere Minuten, bis die normale Frequenz und Amplitude wiederhergestellt waren. Ähnliche, aber verspätet eintretende Hemmwirkungen hatte GABA auch auf die Amplitude der Muskelcontracturen; ihre Frequenz wurde nur wenig beeinflußt. Während für Miniaturendplattenpotentiale der Endplatte des quergestreiften Säugermuskels angenommen wird (DEL CASTILLO u. KATZ, 1954; LILEY, 1956), daß für die Frequenz der Miniaturendplattenpotentiale die präsynaptische Membran, für ihre Amplitude die postsynaptische Membran verantwortlich ist, kann über den Ort der L-Glutamatwirkung an der Endplatte des quergestreiften Beinmuskels von *Periplaneta* vorläufig nichts ausgesagt werden. L-Glutamat und GABA haben auf die elektrische Aktivität des Nervenmuskelsystems gegenseitig antagonistische Wirkung. Beide Stoffe kommen als Überträgerstoffe, L-Glutamat im Sinne einer erregenden, GABA als hemmender Überträger in Frage. Bei der Bildung der γ-Aminobuttersäure wäre es denkbar, daß im Ruhezustand ein Gleichgewicht der beiden Aminosäuren aufrechterhalten würde, das sich je nach Erregung oder Hemmung auf die eine oder andere Seite verschieben könnte. Durch KRAVITZ (1926), USHERWOOD u. GRUNDFEST (1964) wurden hyperpolarisierende hemmende postsynaptische Aktionsströme im Sprungbeinmuskel (am metathorazischen Extensor tibiae) der Heuschrecke *Romalaea microptera* festgestellt, durch welche die depolarisierenden, erregenden postsynaptischen Potentiale abgeschwächt wurden. (Vgl. auch USHERWOOD u. MACHILI, 1966). Durch γ-Aminobuttersäure $< 10^{-8}$M wurde die inhibitorische Synapsenmembran aktiviert, während Picrotoxin 10^{-5} bis 10^{-3}M sie abschwächte oder ihre Aktivität aufhob. Auf die erregenden Potentiale des Muskels hatte Picrotoxin keinen oder nur geringen Einfluß.

11. Ionenverhältnisse am quergestreiften Bewegungsmuskel von Insekten

Nach Versuchen an *Periplaneta americana* von ROEDER u. WEIANT (1950) folgen elektrische und mechanische Muskelreaktion bei der neuromuskulären Übertragung am Nervenmuskelpräparat der Schabe dem Alles- oder Nichts-Gesetz. Es wurde deshalb angenommen, daß nur eine einzige schnelleitende Nervenfaser mit ihren Verzweigungen den Muskel versorgt; Summation und Bahnung wurden nicht beobachtet. Das Muskelaktionspotential der Schabe wurde deshalb dem Endplattenpotential der Vertebraten analog aufgefaßt. Es fragt sich, ob die neuromuskuläre Erregungsübertragung bei Insekten nicht andersartig verlaufen muß wie bei Vertebraten, weil die Ionenverhältnisse der Hämolymphe von derjenigen des Vertebratenblutes total verschieden sind (vgl. HOYLE, 1955b, 1957b). Bei einigen Arten beträgt der K-Gehalt mehr wie 70 mmol/l (Pflanzenfresser), während der Na-Gehalt verschwindend gering ist. Anderseits ist, analog wie bei Vertebraten, das Membranruhepotential von Nerv und Muskel vom Gradienten der K- und Na-ionenkonzentration durch die Membran hindurch abhängig; es fragt sich, ob wir bei Insekten grundsätzlich andere Verhältnisse haben, wie bei Vertebraten. Dafür könnte sprechen, daß der Mg-Gehalt der Hämolymphe oft außerordentlich hoch ist; er kann über 100 mmol/l betragen. Während das Na/K-Verhältnis in der intercellulären Flüssigkeit (Hämolymphe) fleischfressender Insekten größer als eins ist, ist es kleiner als eins bei pflanzenfressenden.

TOBIAS (1948a) untersuchte die Verhältnisse bei dem allesfressenden Insekt *Periplaneta americana* im Zusammenhang mit der Reizempfindlichkeit von Nerven- und Muskelgewebe. Im Serum der Hämolymphe von *Periplaneta americana* war bei gemischter Kost der Na-Gehalt mit 107 mmol/l Gewebe höher als der K-Gehalt mit 17,3 mmol/l und Mg mit 1,7 mmol/l. Infolge des hohen K- und relativ niedrigen Na-Gehaltes, verglichen mit Vertebraten, ist das Verhältnis Na/K mit 6,2 beim Vergleich mit demjenigen des Menschen (29,2) oder des Frosches (41,6) sehr klein. Dabei funktionieren bei *Periplaneta* Muskel und Nerv bei dem relativ hohen Serum-K-Niveau von 17,3 mmol normal; der Na-Gehalt des Nervenstranges mit Hülle betrug 83,9, der K-Gehalt 140,0 mmol/l. Im Muskel lagen die entsprechenden Werte bei 45,6, 112,0 und 7,4 mmol/l. Der Serum K-Gehalt konnte durch orale KCl-Zufuhr bis auf 49,2 mmol gesteigert werden, ohne daß die Irritabilität von Muskel und Nerv eine Änderung erfuhr. Es kann also das Verhältnis $\frac{\text{Na Nerv}}{\text{Na Serum}}$, das normalerweise 0,78 beträgt, durch K-Zufuhr auf 0,57, das Verhältnis $\frac{\text{Na Muskel}}{\text{Na Serum}}$ von 0,42 auf 0,24 und andererseits das Verhältnis $\frac{\text{K Nerv}}{\text{K Serum}}$ von 8,1 auf 4,5 bei normalem Funktionieren des Nerven und Muskels herabgedrückt werden. Die Untersuchungen machen es wahrscheinlich, daß ein Na/K-Serum-Wert von weniger als eins, wie er bei pflanzenfressenden Insekten vorkommt, den Ausdruck einer im Stoffwechsel fixierten Eigenschaft darstellt (TOBIAS). Trotzdem hohe orale K-Dosen der allesfressenden *Periplaneta americana* ertragen wurden, war es doch nicht möglich, das Na/K-Verhältnis des Serums bis zum Wert 1 oder darunter zu reduzieren.

Wie TOBIAS (1948b) weiterhin zeigte, enthalten die ausschließlich pflanzenfressenden Larven von *Bombyx mori* in ihrer Körperflüssigkeit 40 mmol K/l und nur 14 mmol Natrium. Da die Blätter von *Morus alba* etwa gleichviel Na und nur etwa doppelt so viel K enthalten, darf angenommen werden, daß die Körperflüssigkeiten (mit Einschluß der Seidenspinndrüse) bei der Bombyxlarve in einem einfachen Diffusionsgleichgewicht mit dem durch die Blätter aufgenommenen Natrium stehen. In der Verpuppungsperiode nimmt der Na-Gehalt ständig ab, so daß die fertige Pupa nur noch verschwindend geringe Na-Mengen (0,16 mmol/l) enthält. Denselben Wert weist auch der erwachsene Schmetterling auf, während sein K-Gehalt 47 mmol/l Gewebsflüssigkeit beträgt, gegen 99 mmol/l K der Pupa.

Bei der vorzugsweise pflanzenfressenden Heuschrecke *Romalea microptera* verschiebt sich das Na/K Verhältnis des Serums der Hämolymphe zugunsten des Natriums, dessen Gehalt 64 mmol/l gegenüber 18 mmol/l Kalium ausmacht, was auf einen aktiven Na-Transport hinweist. Vgl. auch WOOD (1961).

Das Ruhepotential der Insekten steht in linearer Abhängigkeit vom Logarithmus der K-Konzentration im Außenmedium, vorausgesetzt, daß es nicht sehr niedrig ist. Weiteres über diese Verhältnisse bei HOYLE (1953, 1952, 1954).

Die Bestimmung des Na-, K-, Ca- und Mg-Gehaltes der von geformten Bestandteilen befreiten Hämolymphe zahlreicher Insekten hat nach HOYLE (1955b) ergeben, daß bei vielen Insekten der Na-Gehalt überwiegt. Bei anderen Insektengruppen aber ist das Na schwach vertreten, während das Mg die erste Stelle einnimmt, so bei verschiedenen *Lepidoptera, Hymenoptera, Coleoptera*, bei *Carausius* sp. *Palomena* sp. (Rhynchota) u.a. Arten.

Manche Insekten vermögen offensichtlich das Na anzureichern (Na-Pumpe?), während das bei anderen Insekten nicht der Fall zu sein scheint. Die Ionenzusammensetzung der Hämolymphe ist von Art zu Art verschieden und variiert außerdem mit der Nahrung (Tabelle bei NARAHASHI, 1963). Vgl. auch TOBIAS (1948a, b) und TREHERNE (1962).

Im Hinblick auf die *Kalium-Natrium-Barriere der Nervenhüllen* von Insektennerven bestehen artlich große Unterschiede: bei *Locusta* widersteht die Hülle dem Block durch 140 mmol Kalium, während 4 Std., bei *Periplaneta* etwa während 30 min (vgl. TWAROG u. ROEDER, 1956 und HOYLE, 1953). Die Nerven von *Periplaneta* gleichen darin den Amphibiennerven, die nur teilweise gegen Kalium geschützt sind. Die Ionenzusammensetzung der Hämolymphe der meisten Insekten steht nach WOOD (1957, 1963) in enger Beziehung zur Art der Nahrung (vgl. DUCHÂTEAU, FLORKIN u. LECLERQ, 1953): bei Herbivoren ist der Na- und K-Gehalt demjenigen der Futterpflanze sehr ähnlich; dagegen ist der Mg-Gehalt höher, der Ca-Gehalt niedriger. Bei fleischfressenden und omnivoren Insekten entspricht die Kationenzusammensetzung der Hämolymphe mehr derjenigen des Wirbeltierblutes. Typischen Ionengehalt eines herbivoren Insekts mit niedrigem Na- und hohem Mg-Blutgehalt weist die Hämolymphe von *Carausius morosus* auf, während die Zusammensetzung bei *Periplaneta americana* und *Locusta migratoria*

u. a. Heuschrecken (Acrididae) derjenigen von carnivoren und omnivoren Insekten entspricht (vgl. auch CLARK u. CRAIG, 1953; HOYLE, 1953, 1955a, b).

FLORKIN u. JEUNIAUX (1963) stellten an *Vespula germanica* und *Apis mellifica* (*Hymenoptera*) fest, daß der Kationengehalt der Hämolymphe in verschiedenen Stadien des Lebenszyklus keineswegs übereinstimmte, während für manche Exopterygoten, wie die Odonaten *Aeschna cyanea* und *Agrio virgo*, die Schabe *Periplaneta americana* und die Heuschrecke *Locusta migratoria* gezeigt werden konnte, daß der Kationengehalt in Larven- und Metamorphosestadien von demjenigen der Imago nicht wesentlich verschieden ist. Vergleichsweise sei darauf hingewiesen, daß die Koagulation der Hämolymphe nach GRÉGOIRE u. FLORKIN (1950) und GRÉGOIRE (1951, 1952) *in vitro* nach verschiedenen Typen verläuft, wobei die Koagulationstypen taxonomische Bedeutung besitzen, indem sie bei einer größeren Artenzahl von *Orthoptera, Dermaptera, Hemiptera, Lepidoptera, Coleoptera* und *Hymenoptera* ordnungsspezifisch zu sein scheinen.

Wir stellen fest, daß trotz eines großen und scharfsinnigen experimentiellen Aufwandes der myoneurale Funktionsablauf bei Insekten noch keineswegs völlig geklärt ist, falls man sich nicht von vorneherein darauf festlegt, die Entstehung der elektrischen Potentiale in den hüllengeschützten Nerven rein aus dem Ionenaustausch an der myoneuralen Synapse zu erklären.

12. Acetylcholin und neuromuskuläre Erregungsübertragung bei Insekten

Ein cholinerger Mechanismus kommt bei Insekten an der neuromuskulären Übertragungsstelle nicht in Betracht. An *Locusta* sp., *Blatta orientalis, Rhodnius prolixus, Periplaneta americana* u. a. Insekten konnte im Muskel weder Acetylcholin, noch Acetylcholinesterase noch Cholinacetylase nachgewiesen werden. Als fördernder neuromuskulärer Überträgerstoff kommt L-Glutaminsäure in Frage.

Acetylcholin 10^{-8} bis 10^{-4} hatte keinen Effekt, ebenso *Atropin* bis 10^{-4}. Von 10^{-3} an lähmte Atropin unspezifisch. Auch direkt in den Muskel appliziert, hatten Acetylcholin und Atropin an *Blatta orientalis* keine Wirkung. An Nervenpräparaten (Schenkelnerv des Hinterbeines und Metathorakalganglion) und an Nervenmuskelpräparaten von *Locusta migratoria* war Acetylcholin nach HARLOW (1958) ebenfalls wirkungslos; an beiden Präparaten waren Acetyl-β-methylcholin, Carbaminoylcholin und Benzoylcholin in *hohen* Konzentrationen in Simne der Erregung wirksam.

Am protothorakischen Flexor tibialis von *Carausius morosus* (WOOD, 1958) mit einer typischen multiterminalen Innervation, wobei die Nervenfasern in Abständen von 60 μ über die ganze Länge der Muskelfasern verteilt sind und jede Endplatte von zwei Nervenfasern, einer „schnellen" und einer „langsamen", innerviert wird — für eine periphere motorische Hemmung ergab sich anatomisch kein Hinweis — blieben Acetylcholin, Physostigmin, Atropin, Noradrenalin, 5-Hydroxytryptamin und Histamin ohne Wirkung. Untersuchungen von CONNOR, O'BRIEN u. SALPETER (1965) an *Periplaneta americana* bestätigten die Unempfindlichkeit auf Acetylcholin: Infusion in das metathorakische Bein von Acetylcholin 10^{-3} und von Nicotin 10^{-3} hatten keinen Effekt. Noch höhere Nicotinkonzentrationen führten zur Erregung, von Succinylcholin zur Lähmung. Dabei sprechen elektronenoptische Befunde dafür, daß (unbekannte) Aktivierungsstoffe an der neuromuskulären Erregungsübertragung beteiligt sein müssen.

Mit Hilfe intracellulärer Elektroden, deren Spitzendurchmesser unter 0,5 μ lag, wurde das elektrische Verhalten der Flügelmuskeln einer Heuschrecke, *Locusta migratoria danica*, und der Zirpmuskeln der Zikade *Platypleura kaempferi* durch

HAGIWARA u. WATANABE (1954) untersucht. Das Ruhepotential war niedrig, zwischen 40 und 60 mV. Das Potential nahm mit zunehmender äußerer K-Konzentration ab, in dem allein untersuchten Bereich höherer K-Konzentrationen linear, erreichte aber bei isotonischer KCl-Lösung im Außenmedium noch nicht den Wert Null. Bei indirekter Reizung war die Latenzzeit des Aktionspotentials an allen Stellen der Muskelfaser ungefähr gleich hoch, so daß nicht die Erregungsleitung in der Muskelfaser, sondern die Innervation über ihre ganze Länge für die Kontraktion verantwortlich gemacht wird. Bei direkter Reizung mit einer zweiten intracellulären Elektrode gab es erstens Muskelfasern, die mit zur Reizstärke proportionalen elektrotonischen Potentialen reagierten, zweitens solche, die mit lokalen Potentialen, die in ihrem Ausmaß von der Reizstärke abhängig waren, antworteten, und drittens solche, die Aktionspotentiale nach dem Alles-oder-Nichts-Gesetz zeigten, wenn die Reize stark genug waren. Die Aktionspotentiale betrugen etwa 85% des Ruhepotentials und nahmen mit diesem zu oder ab. Die Zeitkonstante der ruhenden Membran maß 8,5 msec, die des Rückgangs des Aktionspotentials 5 msec, woraus auf eine größere Kaliumpermeabilität während des Aktionsstroms geschlossen wurde. Diese ist offenbar unspezifischer Art, wie dies auch für das Endplattenpotential am Wirbeltiermuskel angenommen wird.

An beiden Präparaten waren Decamethonium und D-Tubocurarin wirkungslos. Curare ließ auch an andern Insekten die Übertragung völlig intakt, was insofern verständlich ist, als beim Insekt eine durch den Muskel fortgeleitete Erregung nicht in Frage kommt. Eine Endplattenwirkung fehlte dementsprechend.

Physostigmin 10^{-5} hatte, auf motorische *Ganglien* appliziert, tonussteigernde Wirkung am Muskel, ebenso Prostigmin. Die erregende Wirkung des Physostigmins ging mit derjenigen etwa parallel, welche durch BECKER (1923) an intakten Feldheuschrecken (Acrididen) festgestellt wurde, wo Physostigmin 10^{-6} zu heftigem Vibrieren der Sprungbeine, zu Streckkrämpfen und schließlich zur Lähmung führte. Bei der Küchenschabe *Periplaneta americana* wirkte das lipodlösliche Physostigmin 2.10^{-4} auf den Bewegungsablauf (Frequenz und Tonus) steigernd, während das wasserlösliche Prostigmin 10^{-3} unwirksam blieb. An decapitierten Feldheuschrecken hatte *Pilocarpin* 10^{-4} Zuckungen, Vibrieren und Flügelzittern zur Folge, 10^{-5} und 10^{-6} bewirkten gesteigerte Reflexerregbarkeit. Diese Feststellungen weisen auf eine ausgesprochene Empfindlichkeit von Ganglien (zentralen Schaltstellen) auf diese Stoffe hin, die wir hier vorläufig registrieren (s. S. 365).

Eine Wirkung von Organophosphorverbindungen auf die Nervenendplatte des quergestreiften Muskels oder direkt auf den Muskel selbst kommt nach allem, was wir wissen, bei Insekten nicht in Frage. Eine Bestätigung dafür bilden die an einem isolierten Ganglien-Muskelpräparat des Gelbrandkäfers, *Dytiscus marginalis*, durchgeführten Versuche von FRITSCH u. v. KRUPP (1952), FRITSCH (1952) und VON KRUPP, LENDLE u. STAPENHORST (1952) am isolierten Bauchmuskelapparat des gleichen Insekts. Nach Diäthyl-p-nitrophenylthiophosphat (E 605) wurden an beiden Präparaten tonische Wirkungen und beschleunigter Ablauf der Muskeltätigkeit festgestellt. Dabei kann es sich weder um Nervenendplattenwirkungen, noch um direkte Muskelwirkungen, sondern nur um eine Sensibilisierung des dem Zentralnervensystem zugehörenden, im Präparat *mit* isolierten Ganglienapparates handeln, der schon auf 10^{-8} E 605 mit Tonus- und Frequenzerhöhung reagierte (vgl. auch ERDMANN, 1952).

Nicotin 3.10^{-6} zeigte bei diesen Versuchen, direkt auf die Ganglienkette gebracht, die typisch zweiphasische, erst erregende, dann lähmende Wirkung. Atropin hatte in Übereinstimmung mit vielen ähnlichen Versuchen am Ganglien-Muskelpräparat keine Wirkung.

Es scheint aufgrund dieser und zahlreicher Versuche an einer Reihe von Insekten, die verschiedenen Ordnungen angehören, allgemein sicherzustehen, daß bei Insekten die Nervenendplatte auf Acetylcholin unempfindlich ist (vgl. auch EWER u. VAN DEN BERG (1954) über die Unempfindlichkeit des Muskels eines Schmetterlings, *Gonometa pastica* (Wlk) auf Acetylcholin 10^{-4}).

HILL (1963) zeigte an der Heuschrecke *Schistocera gregaria*, daß durch Acetylcholin 10^{-7} bis 10^{-2} am ruhenden metathoracischem Extensor tibiae *in situ* nach wiederholter maximaler Reizung über den Stumpf der Beinnerven die Amplitude der *isotonischen* Kontraktion gesteigert wurde. Bei wiederholter Acetylcholinapplikation trat rasch Tachyphylaxie ein. Mytolon hatte auf die Wirkung des Acetylcholins keinen Einfluß, hob aber die Tachyphylaxie (Unempfindlichkeit) für Acetylcholin auf. Acetylcholin in denselben Dosen hatte auf den elektrisch ausgelösten *isometrischen* Spannungszustand der Heuschrecke keinen Einfluß, was HILL u. USHERWOOD (1961) schon gezeigt hatten. Durch 5-Hydroxytryptamin wurde die neuromuskuläre Übertragung am Bein dieser Heuschrecke blockiert. Aus den Versuchen von HILL geht nicht hervor, daß Acetylcholin bei Insekten mit dem neuromuskulären Übertragungsvorgang physiologischerweise etwas zu tun hat.

Die Frage der neuromuskulären Überträgerstoffe am Bewegungsmuskel, mit der sich FLOREY (1952) experimentell eingehend befaßte, ist nicht eindeutig gelöst. *In hohen Dosen* förderte Acetylcholin die neuromuskuläre Erregbarkeit und verstärkte die Bewegungsfähigkeit bei manchen Insekten. Ähnlich wirkten auch Physostigmin, Pilocarpin und Nicotin, womit eine gewisse Analogie in der Wirkung dieser Stoffe mit derjenigen bei Vertebraten angedeutet ist. Es fehlt der Antagonismus des Atropins zum Acetylcholin, woraus die Schlußfolgerung gezogen wurde, daß es sich nicht um cholinerge Wirkungen handeln könne. Die Versuche von HILL u. FLOREY weisen nicht darauf hin, daß Acetylcholin an der neuromuskulären Innervation einer Reihe von Insekten als fördernder Überträgerstoff in Frage kommt. Dabei ist zu betonen, daß wir bei verschiedenen Arten, vielleicht auch bei verschiedenen Insektenordnungen, mit ungleichen Verhältnissen im Hinblick auf Überträgerstoffe zu rechnen haben, wobei wir vorläufig annehmen können, daß bei vielen Insekten die Empfindlichkeit des neuromuskulären Apparates auf Acetylcholin null ist, bei anderen eine gewisse Empfindlichkeit auf Acetylcholin besteht, ohne daß wir anzunehmen berechtigt wären, daß Acetylcholin als neuromuskulärer Überträger wirkt. Im ganzen gesehen, stehen wir bei Insekten, phylogenetisch betrachtet, anderen Lösungen des Problems der humoral-neuromuskulären Reizübertragung gegenüber, als bei Deuterostomiern, speziell bei Vertebraten — dies obwohl wir es bei Arthropoden ebenfalls durchgängig mit quergestreifter Bewegungsmuskulatur zu tun haben.

Mc CANN und R.W. REECE (1967) zeigten an der Fliege *Sarcophaga bullata* Parker (Diptera), daß bei intracellulärer Applikation von Acetylcholin 10^{-6}M in eine einzelne Muskelfaser des Flugmuskels die elektrische Aktivität der Faser nicht verändert wurde; hingegen kam es bei intraabdomineller Zufuhr zur teilweisen Depolarisation. Physostigmin 10^{-9}M direkt in die Muskelfaser appliziert, hatte keine Wirkung, intraabdominell kam es zur Auslösung einer Serie von regelmäßigen und sehr raschen Muskelaktionspotentialen, wobei die Übererregbarkeit der Muskelfaser sehr lange anhielt.

L-Glutaminsäure 10^{-5}M bewirkte auf beiden Wegen appliziert eine partielle Depolarisation. GABA, Serotonin und Adrenalin waren unwirksam. Die Empfindlichkeit auf Physostigmin weist auf einen bedingt „cholinergen" Mechanismus hin. Auf welchem Wege Acetylcholin und Glutaminsäure bei intraabdomineller Applikation in die Muskelfaser gelangen, ist nicht bekannt.

In diesem Zusammenhang ist auch auffallend, daß Curare bei manchen Insekten als motorisches Blockierungsgift wirkt (LARSEN et al., 1966; MC CANN, 1966).

Daß bei manchen quergestreiften Insektenmuskeln ein „myogener" Rhythmus in Frage kommt, hat PRINGLE (1954, 1957) an den indirekten Flugmuskeln von Dipteren gezeigt. Bei diesen Muskeln geht der Rhythmus von contractilen Fibrillen im Innern der Muskelfaser aus. Die Kontraktion hat keine oder nur eine geringe Änderung in der Permeabilität der Muskelmembran zur Folge. Vergleichsweise ist beim Herzmuskel von Vertebraten die Muskelaktivität von einem rhythmischen Wechsel im Membranpotential begleitet. Wie dieser myogene Rhythmus bei Dipteren zustandekommt, ist unbekannt. Es ist nicht wahrscheinlich, daß er unter dem Einfluß von Acetylcholin steht (vgl. auch BOZLER, 1948).

TSUKAMOTO et al. (1966) stellten in den Muskelfasern des quergestreiften Bewegungsmuskels von *Locusta migratoria* Granula oder Bläschen fest, mit starker Hemmwirkung auf die ATP-ase, die analog auch auf die ATP-ase aus Myofibrillen des quergestreiften Kaninchenmuskels wirkten. Es spricht vieles dafür, daß die Granula in Gegenwart von Actomyosin infolge ihrer hohen Bindungskapazität für Ca^{2+} Calcium der Myofibrillen an sich reißen und dadurch zur Erschlaffung des Muskels führen. Es darf daraus geschlossen werden, daß wahrscheinlich alle quergestreiften Muskeln, sei es von Invertebraten, wie das für den Muskel dekapoder Crustaceen gezeigt wurde (S. 295) oder von Vertebraten (S. 547) auch wenn die Anordnung der Myofibrillen stark variiert und mit denjenigen von Vertebraten nicht in jeder Hinsicht gleichartig ist, in ihrem die Muskelfunktion beherrschenden Biochemismus übereinstimmen.

13. Streckreceptoren bei Insekten

FINLAYSON u. LOWENSTEIN (1958, 1955) untersuchten die Morphologie der dorsalen proprioceptiven Streckreceptoren bei Vertretern der *Odonata*, (Libellen), *Orthoptera* (*Periplaneta americana*), *Lepidoptera* (Larven, Puppen und Imagines von *Antheraea pernyi*, *Antheraea polyphemus*, *Hyalophora* (=*Platysamia*) *cecropia*, *Samia cynthia* (= *walkeri*), *Actias selene*, und *Hymenoptera* (Arbeitsbienen von *Apis mellifica* und *Bombus lucorum*). Sie bestehen aus sensorischen Neuronen im Zusammenhang mit Bindegewebs- und abdominalen Muskelfasern und befinden sich zwischen den intersegmentalen Falten und der dorsalen Körperwand (Orthoptera, Odonata, Hymenoptera) oder zwischen der dorsalen Körperwand und einem Nervenast im Abdomen (Odonata). Bei *Odonata* (Libellenlarven von *Aeschna juncea*), trägt jedes Segment 3 Paar Receptoren. Die Streckreceptoren von *Lepidoptera* sind am höchsten ausgebildet und zeigen auffallende Ähnlichkeit mit Muskelspindeln von Vertebraten.

Thorakale Streckreceptoren wurden bei Larven von *Antheraea pernyi* und *Antheraea polyphemus* (*Lepidoptera*) und *Carausius morosus* (*Orthoptera*) durch SLIFER u. FINLAYSON (1956) festgestellt. (Vgl. auch FINLAYSON u. LOWENSTEIN, 1958) (Abb. 130). Ob eine Empfindlichkeit der Streckreceptoren auf Acetylcholin besteht, scheint nicht bekannt zu sein. Eine mit den Streckreceptoren decapoder Crustaceen homologe Empfindlichkeit würde erwarten lassen, daß Acetylcholin die Streckreceptoren von Insekten erregt, Hemmstoff I (und GABA (?)) sie hemmen.

14. Leuchtorgane bei Insekten

Möglicherweise ist Acetylcholin an der Auslösung von Leuchterscheinungen am Leuchtorgan von Insekten beteiligt (MC ELROY u. HASTINGS, 1965).

15. Nervensystem

Das Gehirn (Abb. 131) entsteht ontogenetisch durch Verschmelzung von 3 Ganglienpaaren (Proto-, Deuto- und Tritocerebrum) und ist beiderseits mit einem großen Ganglion opticum verbunden. Als Imagines haben die Insekten Facetten-

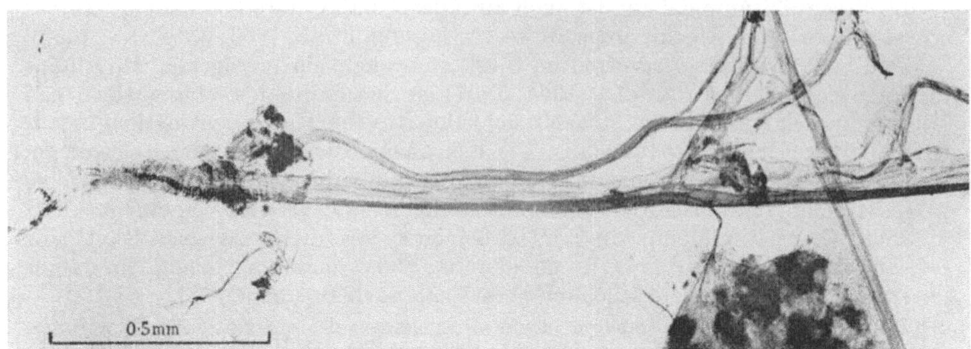

Abb. 130. Abdominaler Streckreceptor bei Insekten. Teil eines Streckreceptors von der linken Seite des fünften Abdominalsegmentes der Puppe von *Antheraea pernyi*. (Lepidoptera). Man sieht den Verlauf der Faserzüge, die den Receptor befestigenden Fasern, den am Receptor befestigten Fettkörperlobus. Neuron ungefärbt; der über den Receptor hinlaufende Nerv ist ein motorischer Nervenast. (Aus: L. H. FINLAYSON u. O. LOWENSTEIN 1958)

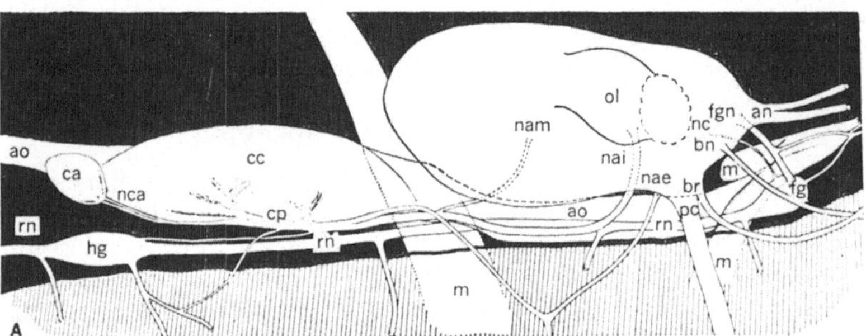

Abb. 131. *Carausius morosus* (Stabheuschrecke) Seitenansicht des Gehirns. *an* Antennennerv; *as* Aorta; *bn* Buccalnerv; *Br* Buccalring; *ca* corpus allatum; *cc* Corpus cardiacum; *cp* Plexus cardialis; *fg* Frontalganglion; *fgn* Nerv zum Frontalganglion; *hg* Hypocerebralganglion; *m* Muskel; *nae, nai, nam*, äußerer, innerer und mittlerer zu den Corpora cardiaca ziehender Nerv; *nc* Konnektivnerv; *nca* Nerv zum Corpus allatum; *nl* Labialnerv; *ol* Lobus opticus; *pc*Pharynxkommissur; *rn* N. recurrens. (Nach: R. H. NYST 1942. Aus: TH. H. BULLOCK u. G. A. HORRIDGE 1965)

augen, im Larvenstadium oft einfache Augen. Das Bauchmark ist aus zahlreichen Ganglienpaaren zusammengesetzt. Über das Nervensystem der Insekten vgl. WIGGLESWORTH (1959a, b) insbesondere an *Rhodnius prolixus*, ROEDER (1958), BULLOCK u. HORRIDGE (1965), PIPA u. COOK (1959) an *Periplaneta americana*, NESBITT an Orthoptera (1941) über die Ernährung des Zentralnervensystems bei *Periplaneta americana*: WIGGLESWORTH (1960a), über Neurosekretion FÜLLER (1962) (Abb. 132). DAVEY (1962a, b), KATER (1968), UNGER (1965). Aus den Corpora cardiaca von *Periplaneta americana* gewonnener Extrakt enthält nach UNGER (1965) sowohl eine erregende, Neurohormon D_1, als eine die Nerventätigkeit hemmende, Neurohormon C_1 benannte Komponente (GERSCH u. RICHTER, 1963; UNGER u. KALKOFF, 1964). Die Konzentration dieser Neurohormone unterliegt, wie MOTHES (1960, 1962) an der Stabheuschrecke *Carausius morosus* gezeigt hat, tagesrhythmischen Schwankungen. Über die Physiologie des Zentralnervensystems von Insekten s. TREHERNE u. BEAMENT (1965).

Das Nervensystem von Insekten unterscheidet sich von demjenigen der Vertebraten unter anderem dadurch, daß im Nervensystem der Insekten keine Hämolymphe zirkuliert (SMITH u. TREHERNE, 1963). Der Bau des Nervensystems ist durch alle Ordnungen hindurch mehr oder weniger gleichartig, in den Einzelheiten aber oft auffallend verschieden. Vom Protocerebrum aus gehen die Nerven zu den zusammengesetzten Augen und den einfachen Ocellen. Bei *Odonata* nehmen die

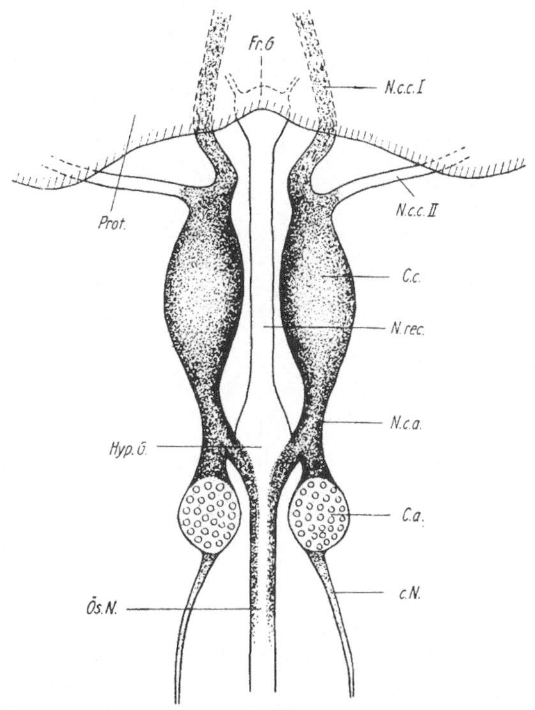

Abb. 132. Schematische Darstellung des Retrocerebral-Komplexes und des stomatogastrischen Systems von *Periplaneta americana*. Dorsalansicht. Neurosekret schwarz punktiert. *C. a.* Corpora allata; *C. c.* Corpora cardiaca; *c. N.* caudaler Nerv; *Fr. G.* Frontalganglion; *Hyp. G.* Hypocerebralganglion; *N.c.a.* Nervi corporis allati; *N.c.c. I u. II* Nervi corporis cardiaci I u. II; *N. rec.* Nervus recurrens; *Oes. n.* Oesophagialnerv; *Prot.* Protocerebrum. (Aus: H.B. Füller 1962)

optischen Zentren räumlich schon im Larvenstadium 80% des Gehirns ein, bei der Biene *Apis mellifica*: Arbeiterin 31,4%, Königin 33,9%, Drohne 67,6% (vgl. auch Burtt u. Catton, 1959, 1960). Die Nerven der Corpora cardiaca sind protocerebral; dem Deuterocerebrum gehören die Antennennerven an; das Tritocerebrum versorgt den vorderen Teil des Verdauungskanals. Im thorakalen Anteil des Nervenstranges sind stets drei Paar Thorakalganglien, die teilweise miteinander verschmelzen, mit bis 8 Paaren segmentaler Nerven. Der abdominale Anteil enthält (embryonal) bis 10 Paar Ganglien, die vielfach miteinander verschmolzen sind. Über den Neuronenaufbau der Bauchganglienkette bei der *Aeschna*-Larve (Odonata) vgl. Zawarzin (1924) (Abb. 133).

Genaue anatomisch-physiologische Untersuchungen von Hughes (1953, 1965), Fielden u. Hughes (1962) am Bauchmark von Larven der anisopteren Libelle *Anax imperator* haben zu weiterer Abklärung der Verhältnisse geführt. Nach Hughes liegt das Durchmesserspektrum der Bauchmarkfasern dieser Libelle zwischen 0 und 16 μ, wobei auf die 16—14 μ Durchmesserklasse 5—10 Nervenfasern je Konnektiv kommen, auf die 8—6 μ Klasse ca. 20 Fasern und auf die 2—0 μ Klasse ca. 1000. Die dicken Riesenfasern sind von einem zelligen Schlauch eingehüllt; die ganze Konnektiv ist von einem ca. 10 μ starken Zellschlauch und darüber einer 5 μ starken Lamelle umgeben. Beide zusammen ergeben die Perilamelle. — Die Hülle der dicken Fasern und besonders die Hülle der Commissur werden für die aus physiologischen Untersuchungen bekannte außerordentliche Toleranz des Nervensystems gegenüber der Ionenkonzentration des umgebenden Mediums verantwortlich gemacht (s. S. 346).

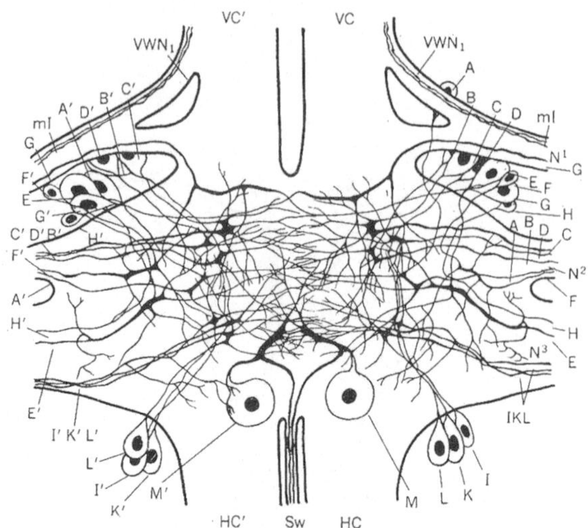

Abb. 133. Zweites Thorakalganglion der Larve von *Aeschna* (Odonata). Motorische Neurone der dorsalen Wurzeln. *HC* u. *VC* hintere und vordere Konnektive; N^1—N^3 Segmentalnerven; *Sn* sensorisches Neuropil; *Sw* Mittelnerv; VWN_1 vordere Wurzel der 1. Segmentalnerven. (Nach: ZAWARZIN 1924. Aus: TH. H. BULLOCK u. G. A. HORRIDGE 1965)

In verschiedenen Insektennerven wurden 35—200 μg/g Frischgewicht Acetylcholin nachgewiesen: 70 μg/g im Nervenstrang von *Periplaneta americana*, 58 μg/g in Ganglien und 34 μg/g in den feineren Nerven, bei *Musca domestica* 47 μg/g (total). Dies entspricht einem 5—50mal höheren Acetylcholinwert als in Vertebratennerven. (Vgl. UNGER, 1965.)

Über die feinere Struktur der *peripheren* Nerven von *Periplaneta americana* s. A. HESS (1958a, b) und ASHHURST (1961). Doch scheinen die Verhältnisse elektronenmikroskopisch noch keineswegs völlig geklärt zu sein. Die Nerven sind viel lockerer gebaut wie bei Vertebraten. Nach außen ist der Nerv von einer bindegewebigen Hülle umgeben, die keine Trabeculae in das Nerveninnere abgibt. Über das Nervensystem von Insekten vgl. auch WIGGLESWORTH (1954), ROEDER (1953), PROSSER (1952, 1954), BOISTEL (1960), ADRIAN (1931).

Durch A. HESS (1958b) wurden licht- und elektronenmikroskopisch das 3. Thorakalganglion und das 8. Abdominalganglion von *Periplaneta americana* untersucht. Es ließen sich zwei Zelltypen unterscheiden, die als „dunkle" und „helle" Zellen bezeichnet werden. Beide enthalten Kerne mit einem großen Nucleolus, im Cytoplasma mit Golgi-Apparat und Mitochondrien, keine Neurofibrillen, die auf die Fasern beschränkt sind, Nissl-Körper fehlen. Es werden Mikrogranula abgebildet, die vielleicht mit der basophilen Komponente dieser Nervenzellen identisch sind. Die Verteilung der Granula in den hellen und dunklen Zellen ist verschieden: sind sie gleichmäßig verteilt, entsteht eine dunkle Zelle, kommen sie lokal angehäuft vor, eine helle Zelle. Außerdem besitzen die dunklen Zellen viel mehr Lipochondrien und Lipoidtropfen als die hellen. Die Zellen sind reich verzweigt und kommen hauptsächlich zwischen der peripheren Ganglienzellschicht und dem Neuropil vor.

Die Fortsätze der Gliazellen umhüllen die Ganglienzellschicht, so daß sich 2—20 Hüllschichten ergeben. Der innerste der Gliafortsätze dringt häufig in die Ganglienzelle ein und verursacht so multiple Einfaltungen der Zelloberfläche (Trophospongium HOLMGRENS). Auch die Fasern sind von Gliazellen umhüllt. Je nach Fasergröße versorgt eine Gliazelle zwei oder mehrere Fasern. Als Besonderheit treten Mitochondrien mit spiraliger Anordnung der Innenmembranen und einem zentralen Hohlraum auf. Synapsen kommen an Nervenfasern (oft als charakteristische Einbuchtungen) häufiger vor als an Nervenzellen. (Vgl. TWAROG u. ROEDER, 1956).

Im Gegensatz zur Ganglienhülle fehlt den Konnektiven das Perilemm; die Neurallamelle ist weniger dick und nicht so komplex geschichtet. Außerdem sind die Nervenfasern in den Konnektiven dicker, die Hülle voluminöser als an denselben Fasern nach Eintritt in ein Ganglion.

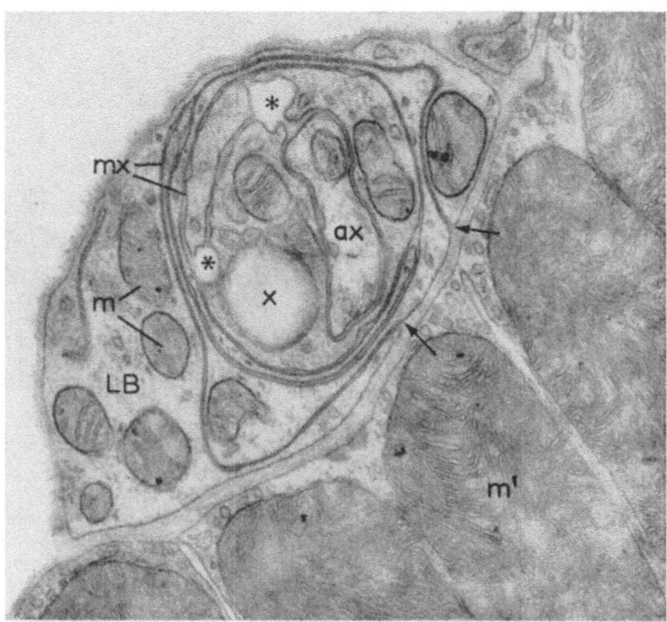

Abb. 134. Präsynaptischer motorischer Nerv in Verbindung mit der Oberfläche einer indirekten Flugmuskelfaser von *Apis mellifica*. Das Axon ist von einer glialen Lemnoblastzellschicht (*LB*) umgeben mit zwei Mesaxonen (*mx*) als Invaginationen der Plasmamembran, welche um das Axon herumziehen. Die Mitochondrien (*m*) des Lemnoblasten sind klein im Verhältnis zu den sehr großen und lamellenreichen Mitochondrien (*m'*) (Sarkosomen) der Flugmuskelfaser. Einige Lakunen (*) des retikulären Netzes sind angedeutet. Der runde Körper (*x*) scheint mit dem Lakunensystem nicht in Beziehung zu stehen. Vergr. 1:36000 (= $^2/_3$). (Aus: D.S. SMITH u. J.E. TREHERNE 1963)

Der Nervenstrang ist nach SMITH u. TREHERNE (1963) (Abb. 134) von einer zweischichtigen Hülle umgeben, von der die äußere, die neurale Lamelle (Perilemma) nichtcellulär, die innere, das Perineurium, auch Schwannsche Zellschicht genannt, cellulären Aufbau zeigt. Wahrscheinlich reguliert das Perineurium den Ionenaustausch und bildet die Diffusionsbarriere. Eine primitive Myelinschicht wurde von WIGGLESWORTH beobachtet. Jede Nervenfaser ist in ein dünnes Axolemm eingeschlossen und enthält axoplasmatische Mitochondrien. Das Axolemm entspricht der „Nervenmembran" der Physiologen.

Über die Anordnung des Zentralnervensystems bei einer Heuschrecke orientieren BURTT u. CATTON (1954). Nach elektronenoptischen Untersuchungen von WIGGLESWORTH (1958, 1960b) an *Periplaneta americana* ist es wahrscheinlich, daß das Cytoplasma, das Mitochondrien enthält und als Produkt der Neurogliazellen aufzufassen ist, Acetylcholinesterase bildet. In peripheren Nerven wurde Acetylcholinesterase im interaxonalen Gewebe als Produkt der Neurogliazellen nachgewiesen. Im Axon selbst wurde keine Acetylcholinesterase festgestellt. IVATOMI u. KANEKISA (1958) fanden bei *Periplaneta americana* Acetylcholinesterase in den Nervenhüllen und an der Oberfläche von Neuronen (vgl. auch TREHERNE, 1962; SMITH, 1965). TREHERNE (1965) stellte fest, daß trotz großer Unterschiede in der Ionenzusammensetzung der Hämolymphe das Zentralnervensystem der omnivoren *Periplaneta americana* und des pflanzenfressenden *Carausius morosus* die Konzentrationen anorganischer Ionen im Zentralnervensystem der beiden Insekten einander ähnlich sind. Trotz der scheinbar impermeablen Nervenhüllen kommt es zu einem Ionenaustausch, weil selbst bei dem pflanzenfressenden *Carausius* die dynamischen Verhältnisse eines Donnangleichgewichtes zu bestehen scheinen, was darauf zurückzuführen sein dürfte, daß die Ionenkonzentration der Flüssig-

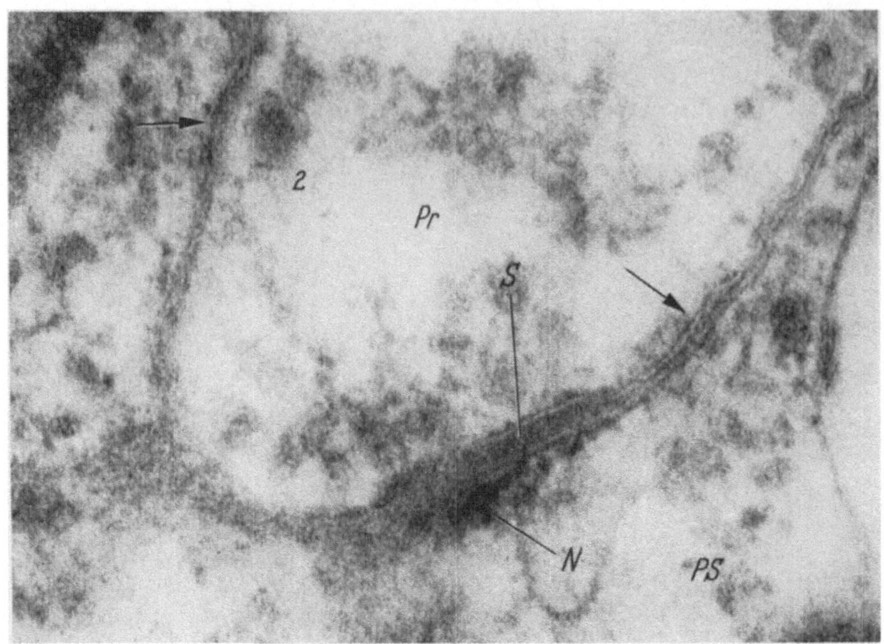

Abb. 135. Cholinergische Synapse aus dem Oberschlundganglion der Waldameise, *Formica lugubris* Zett. nach Cholinesterasereaktion. Starke Ablagerung des Reaktionsproduktes in der Gegend des subsynaptischen Netzes (*N*) im postsynaptischen Fortsatz (*PS*). Der synaptische Spalt (*S*) hebt sich gegenüber dem umliegenden Intercellularraum, der die Ausbildung einer „external compound membrane" ↓ aufweist, ab. Im präsynaptischen Fortsatz liegt ein Bläschen mit dunklem Kern (*2*). Glutaraldehyd-Osmium-Fixation, Doppelkontrastierung. Vergr. 1:140000. (Aus: A. M. LANDOLT u. C. SANDRI 1966)

keit, welche in unmittelbarem Kontakt mit den Zellen des Zentralnervensystems steht, derjenigen annähernd entspricht, wie sie bei Vertebraten gefunden wird. Damit sind auch bei Insekten die Voraussetzungen für den Ionenaustausch an Membranen gegeben, wie sie ursprünglich HODGKIN (1951, 1958) konzipierte.

Das Bild der interneuronalen Synapse bei Insekten ist durch die elektronenoptischen Untersuchungen von LANDOLT u. SANDRI (1966) am Oberschlundganglion der Waldameise, *Formica lugubris* (Zett.) erweitert worden. Um einen großen präsynaptischen, mit zahlreichen kleinen, hellen und weniger zahlreichen dunklen, großen Bläschen und Mitochondrien beladenen Nervenfortsatz oder Fuß gruppieren sich in wechselnder Anzahl dünnere postsynaptische Fasern mit ihren Endigungen. Die Anordnung entspricht am meisten den „end knob contacts" von TRUJILLO-CENOZ (1962), TRUJILLO-CENOZ u. MELAMED (1962) an anderen Insekten beschriebenen Synapsen.

Die Cholinesterasefärbung der Ganglien nach BARNETT (1962) (Thioessigsäuremethode) ergab im elektronenoptischen Bild eine lokalisierte außerordentlich elektronendichte Ablagerung des Reaktionsproduktes in den unmittelbar an die synaptischen Membranen angrenzenden Cytoplasmasäumen (Abb. 135). Im synaptischen Spalt liegt höchstens ein geringer Anteil des Niederschlages, ohne daß die Spaltbreite erhöht wird. Der größte Teil des Reaktionsproduktes liegt intracellulär (nicht intercellulär) und zwar zum größten (größeren) Teil in dem dem Spalt anliegenden subsynaptischen Cytoplasmanetz zum geringen Teil präsynaptisch. Die kleinen hellen Bläschen dürften Acetylcholin enthalten. Sie waren immer frei von Reaktionsprodukten. Die Funktion der großen dunklen, auch von TRUJILLO-CENOZ (1959), SMITH u. TREHERNE (1963), BUCHHOLZ (1964) beobachteten präsynaptischen Bläschen ist unbekannt. An den meisten Synapsen war die Schwärzung unsymmetrisch verteilt. Sie fand sich ausschließlich an der eigentlichen synaptischen Kontaktzone mit verbreitertem Intercellularspalt. Das Vorkommen von prä- und postsynaptisch lokalisierter Acetylcholinesterase entspricht den Vorstellungen von KOELLE.

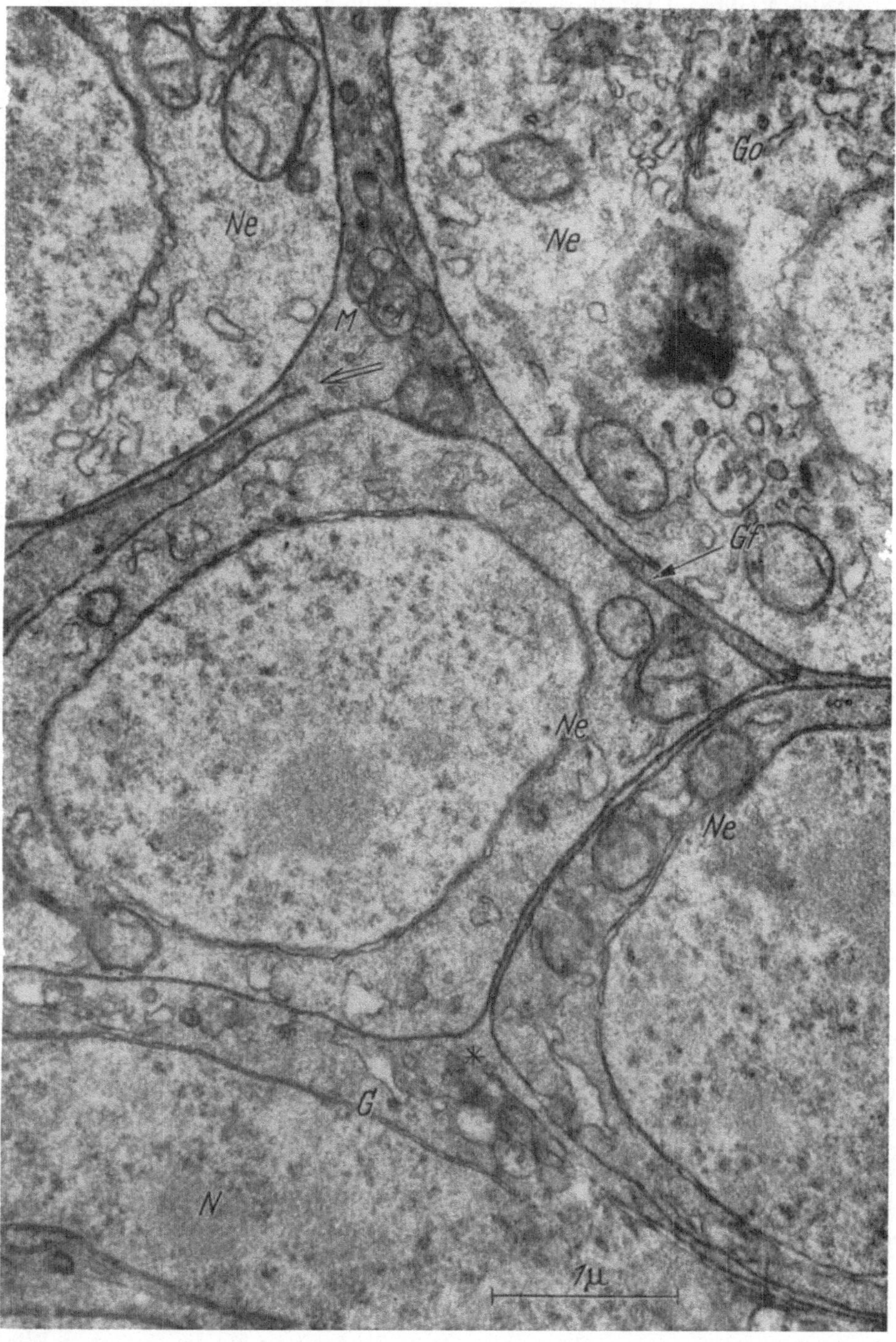

Abb. 136. Ein Gliaperikaryon, das sich zwischen den Neuronen verzweigt, seinen Durchmesser stark verändert und stellenweise Mitochondrien enthält. Aus den Corpora pedunculata der Waldameise, *Formica lugubris*. (Aus: A. M. LANDOLT 1965)

LANDOLT (1964), LANDOLT u. RIS (1966), stellten an der Waldameise *Formica lugubris* (Zett.) fest, daß die nervöse Substanz der Corpora pedunculata des Oberschlundganglions im Elektronenmikroskop zwei Schichten aufweist, die verschiedene Arten von interneuronalen Kontakten enthalten. In der oberflächlichen Schicht liegen dicht gepackte kleine Neuronperikarya, die durch sehr dünne Gliamembranen mit Unterbrüchen umhüllt sind. Durch diese „Fenster" bilden die Neurone direkte Kontakte. Andererseits kommt es in den zentralen Fasermassen des Ganglions zur Ausbildung synaptischer Kontakte, die denjenigen bei Vertebraten völlig gleichen. Der präsynaptische Fortsatz enthält neben einzelnen Mitochondrien eine große Zahl synaptischer Bläschen, die sich an der präsynaptischen Membran ansammeln. Der Intercellularspalt ist hier erweitert. Unter der postsynaptischen Membran folgt ein subsynaptisches Netz. Die Cholinesterase fand sich vor allem im subsynaptischen Netz und nur wenig an der präsynaptischen Membran in der Gegend der Bläschenansammlung. Die Bläschen selbst sind frei davon. Durch Physostigmin 10^{-4}M pro Liter Inkubationslösung wurde die Reaktion nach BARNETT im prä- und postsynaptischen Bereich vollständig gehemmt. Es kommen als Substrat nur die Acetylcholinesterase oder (und) die unspezifische Cholinesterase in Frage. Das Vorhandensein cholinerger Synapsen ist damit sehr wahrscheinlich. Auffallend und für Insekten (und Arthropoden) charakteristisch sind die eine riesige Oberfläche bildenden Gliaausläufer, welche ganze Gruppen von Nervenzellen umschließen (Abb. 136). Die Zahl der Gliazellen des Insektencortex ist in charakteristischer Weise kleiner als die Zahl der Nervenzellen. (Vgl. auch SMITH, 1965). Das Ameisengehirn der Formica rufa-Gruppe (Waldameise) enthält nach Akert (persönliche Mitteilung) etwa 100000 Nervenzellen. Ähnlichen Aufbau des Gehirns zeigen nach GERSCHENFELD (1962) auch Gastropoden, nach GRAY u. YOUNG (1964) Cephalopoden, nach GRAY u. GUILLERY (1963) Hirudineen (Anneliden). Vgl. auch LANDOLT (1964) und VOWLES (1955) über Corpora pedunculata bei Ameisen und Bienen; PIPA (1961) über Cytologie und Cytochemie im Gehirn von *Periplaneta americana*; über die Physiologie des Zentralnervensystems von Insekten vor allem HUGHES (1965), BULLOCK u. HORRIDGE Bd. II (1965), WIGGLESWORTH (1960a, b), OBERHOLZER u. HUBER (1957) (Methodik), HORRIDGE et al. (1965), SMITH (1965), AKERT (1967), TREHERNE u. BEAMENT (1965), BEAMENT, TREHERNE, WIGGLESWORTH (1963).

(a) Acetylcholin und Cholinesterase im Zentralnervensystem von Insekten

Das Ineinandergreifen nervöser und hormonaler Regulationen im Zentralnervensystem ist wohl bei Insekten am ausgesprochensten, aber auch bei den Crustaceen und Wirbeltieren von großer Bedeutung. Trotz sehr verschiedenem Bau des Zentralnervensystems bei diesen großen Tiergruppen konnten weitgehend vergleichbare funktionelle Beziehungen aufgedeckt werden. STEINER u. PIERI (1969) haben in eindrücklicher Weise gezeigt, daß das Verhalten zentraler Neurone dem Acetylcholin und anderen Erregungs- und Hemmstoffen gegenüber, die als Überträgerstoffe in Frage kommen, bei Invertebraten (Insekten) und Vertebraten (Mammalia) große Ähnlichkeit aufweist. Als Beispiele wurden bestimmte Neurone am Gehirn von Katze und Ratte und am Gehirn der Waldameise, *Formica lugubris* Zett. vergleichend untersucht. Acetylcholin aktivierte am Ameisenhirn die Nervenzellen; Physostigmin verstärkte die Wirkung. γ-Aminobuttersäure und Dopamin wirkten hemmend. Acetylcholin empfindliche Zellen sind im Ameisenhirn weniger häufig wie im Säugerhirn. Dasselbe trifft zu für die fördernde Wirkung der L-Glutaminsäure; außerdem kann L-Glutaminsäure auf Neurone des Ameisenhirns auch hemmend wirken. In jeder Beziehung vergleichbar scheint die hemmende Wirkung von GABA zu sein, was vielleicht darin seine Erklärung findet, daß GABA im Gehirn von Invertebraten und Vertebraten prozentual in gleicher Menge vorkommt. Über Neurosekretion und Metamorphosehormone bei Insekten besteht eine große Spezialliteratur. Zusammenfassende Darstellungen finden sich in WIGGLESWORTH (1954) und ROEDER (1953): auch bei GABE (1953), CHAUVIN (1949, 1956).

Die *Corpora cardiaca* der Insekten, die Sinusdrüsen der Crustaceen und die Gehirndrüsen der Chilopden (Hundertfüsser) sind mit protocerebralen neurosekretorischen Zellen anatomisch verbunden. Das Sekretionsprodukt dieser Zellen kann in den genannten Organen nachgewiesen werden, ebenso ein weiteres sekretorisches, in situ produziertes Material. Die Funktionen der Corpora cardiaca und diejenigen der Sinusdrüsen werden durch die protocerebralen neurosekretorischen Zellen, durch paarige frontale Organe bei den „Urininsekten" der Thysanuren, durch X-Organe bei den *Malacostraca* (Crustaceen) vermittelt.

Die *Corpora allata* der Insekten sind ebenfalls mit neurosekretorischen Zellen ausgestattet (s. Abb. S. 353). Der sekretorische Rhythmus der prothorakischen Drüsen von holometabolen Insekten wird durch die protocerebralen neurosekretorischen Zellen gesteuert. Die ventralen Drüsen der *Palaeoptera* der Ordnungen der *Odonata* und *Ephemeridea* sind mit neurosekretorischen Zellen anatomisch verbunden, die im suboesophagalen Ganglion liegen (vgl. GERSCH et al., 1957).

Das Zentralnervensystem vieler Insekten erwies sich als außerordentlich reich an Acetylcholin oder einer acetylcholinähnlichen Substanz. Acetylcholinesterase wurde in hoher Konzentration im Nervengewebe von *Apis*, *Periplaneta* und *Melanoplus* nachgewiesen. MIKALONIS u. BROWN (1941) stellten am isolierten ventralen Nervenstrang von *Periplaneta americana* den Acetylcholin- und Acetylcholinesterasegehalt fest. Am hitzebehandelten Nervenstrang fanden sie 70 μg/g Acetylcholin, am eserinisierten frischen Gewebe 40—220 μg/g. Die Aktivität der Cholinesterase betrug 12 mg Acetylcholin/100 mg Gewebe/Std. Bei *Periplaneta* ist es sehr wahrscheinlich, daß die synaptische Übertragung von Acetylcholin und Acetylcholinesterase abhängig ist. Im allgemeinen sind die Reaktionen des Nervenstranges von Insekten auf entsprechende Wirkstoffe (Physostigmin usw.), nach WIGGLESWORTH, ziemlich ähnlich denjenigen des autonomen Systems von Vertebraten. Nach RICHARDS jr. u. CUTKOMP (1945) ist bei *Apis mellifica* und *Periplaneta americana* der Acetylcholinesterasegehalt im Zentralnervensystem etwa doppelt so hoch wie in den größeren peripheren Nerven. Auffallenderweise erwies sich Nervenbrei 2,7- bis 3mal so aktiv gegen Acetyl-β-methylcholin wie gegen Acetylcholin. Das steht im Gegensatz zu den Verhältnissen bei Vertebraten; offenbar haben wir es mit einer anderen Cholinesterase zu tun.

METCALF, MARCH u. MAXON (1955) hingegen zeigten, daß alle bisher untersuchten Insektenköpfe neben anderen Esterasen eine spezifische Acetylcholinesterase mit höherer Aktivität für Acetylcholin als für alle andern Cholinester besitzen. Wahrscheinlich hat Acetylcholin im Zentralnervensystem von Insekten eine synaptische Überträgerfunktion. Acetylcholin und Acetylcholinesterase fand sich in den frisch untersuchten Köpfen der Fliegen *Calliphora erythrocephala* (LEWIS, 1953) und *Musca domestica* (CHEFURKA u. SMALLMAN, 1955, 1956) beides in beträchtlicher Menge, wovon die Hauptmenge auf das Zentralnervensystem zu beziehen ist. SMALLMAN u. WOLFE (1956) wiesen in Homogenaten von Fliegenköpfen, Bienenköpfen, Bienenbeinen und Nervensträngen von Küchenschaben beträchtliche Mengen von teils löslicher, teils strukturgebundener Cholinesterase nach. Nach WOLFE u. SMALLMAN (1956) handelt es sich um Acetylcholinesterase. Dafür sprechen auch frühere Untersuchungen von BABERS u. PRATT (1951), wonach die Biene für die Spaltung von Acetylcholin und Acetyl-β-methylcholin wahrscheinlich über zwei verschiedene Enzyme verfügt.

Homogenisierte und von Cuticula befreite Extrakte hatten die Fähigkeit, Acetylcholin zu bilden (Anstieg von 7,5 μg/g auf 35 μg/g nach 350 min). FRONTALI (1956, 1958, 1959) stellte am Material aus dem Kopf der Hausfliege *Musca dome-*

stica ebenfalls dessen Fähigkeit zur Acetylcholinsynthese fest (vgl. auch SCHÜRMANN, 1955).

Wie SMALLMAN (1956) an den Köpfen der Schmeißfliege *Calliphora erythrocephala* nachwies, wurden in Acetonextrakten in Anwesenheit von ATP, Coenzym A, Acetat und Cholin erhebliche Mengen von Acetylcholin gebildet. Als erster Schritt der Synthese bildete sich Acetyl-Coenzym A, das in einem zweiten Schritt Acetat auf Cholin übertrug. Wenn genügend Acetyl-Coenzym A zur Verfügung stand, konnten im Acetonextrakt 100 mg Acetylcholin pro g Acetonpulver/h gebildet werden. Durch Aethylalkohol ($33^1/_3\%$ des Gesamtvolumens) trat völlige Hemmung der Cholinesterase ein. Damit dürften sich die abweichenden Resultate von LORD u. POTTER (1953) erklären, die bei diesen Versuchstieren zunächst keine Cholinesterase feststellen konnten.

Weitere Acetylcholinbefunde aus Insektenköpfen und vom thorakalen Nervenstrang von *Calliphora erythrocephala*, *Lucilia sericata*, *Musca domestica*, *Tenebrio molitor* und *Periplaneta americana* verdanken wir LEWIS u. SMALLMAN (1956) und MEANS (1942).

TEPP führte zur Blockierung der Acetylcholinesterase (COLHOUN, 1958c, 1959a, b), LEWIS et al., 1960).

Der Acetylcholingehalt von Fliegen stieg nach Vergiftung mit DDT nach TOBIAS, KOLLROS u. SAVIT (1946) um 200% an. Sie fanden 47 $\mu g/g$ in normalen Fliegen (*Musca domestica*), während Fliegen nach schwerer DDT-Vergiftung 131 $\mu g/g$ aufweisen. Doch war diese Zunahme teilweise durch Acetylcholinsynthese im Extrakt bedingt. Durch DDT wurde die Acetylcholinbildung aber tatsächlich angeregt. YAMASAKI u. NARAHASHI (1958, 1960) haben am letzten Abdominalganglion der Küchenschabe *Periplaneta americana* festgestellt, daß Anticholinesterasen die von den sensiblen Fasern der Cercalnerven ausgelösten lokalen postsynaptischen Aktionsströme vergrößerten und anhaltende Nachentladung bewirkten, was dafür spricht, daß sensible Nervenfasern von Arthropoden cholinerg sind, eine Feststellung, die durch den Nachweis von FLOREY u. BIEDERMANN (1960) gestützt wird, daß die sensiblen Nervenfasern von Krebsen Acetylcholin enthalten. UNGER u. KALKOFF (1964) haben an *Periplaneta americana* den efferenten Phallusnerven und den afferenten Cercalnerven benutzt, um auf elektrophysiologischem Weg die Wirkung des Acetylcholins zu prüfen. Am Cercalnerven bewirkte Acetylcholin 10^{-3} g/ml eine elektrophysiologische Aktivierung, Serotonin 10^{-4} g/ml eine Dämpfung der Spontanaktivität. Durch Oxytocin 3 E/ml wurde jegliche Spontanaktivität des Cercalnerven sistiert. UNGER (1965) zeigte weiterhin, daß Serotonin 10^{-3} bis 10^{-5} g/ml die Aktivität der motorischen Cercalnerven von *Periplaneta americana* hemmte, während kleine Konzentrationen von 10^{-7} bis 10^{-9} g/ml die Zahl der Aktionspotentiale erhöhten. Ähnlich wirkte Serotonin 10^{-5} g/ml auf sensorische Cercalnerven hemmend, während 10^{-7} bis 10^{-9} g/ml oft zur Aktivierung führte. Durch Acetylcholin 10^{-5} g/ml wurde der motorische Cercalnerv gehemmt, während 10^{-3} g/ml die Aktivität steigerte. Einwirkung von 10^{-7} g/ml bewirkte nach 15 min Hemmung, nach 60 min ausgesprochene Aktivitätssteigerung. 10^{-9} g/ml Acetylcholin hatte 15 min nach Einwirkung Aktivitätsverminderung, nach 60 min gesteigerte Aktivität (erhöhte Entladungsfrequenz) zur Folge. Die maximal stimulierende Acetylcholinwirkung liegt wahrscheinlich bei etwa 10^{-8} g/ml. Vgl. auch MILBURN u. ROEDER (1962).

Zusammenfassend können wir feststellen: Im Zentralnervensystem von Insekten, wo Acetylcholin und Acetylcholinesterase auffallend reichlich vorhanden sind, dürfte ein Teil der zentralen Synapsen durch das Acetylcholinsystem aktiviert werden. Welcher Teil das ist, wissen wir zur Zeit nicht, da lokalisatorisch über Acetylcholin im Insektenhirn noch sehr wenig bekannt ist. WIGGLESWORTH (1958,

1959a, b) fand bei *Rhodnius prolixus* die Hauptmenge der Cholinesterase in der Gegend synaptischer Kontakte, im Cytoplasma der Gliazellen und im axonalen Bereich der Synapsen (Neuropil). Die Axone selbst blieben (nach KOELLE) ungefärbt.

(b) Riesennervenfasern bei Insekten

Bei *Periplaneta americana* haben wir nach NARAHASHI (1963) in jedem Konnektiv 5—6 Riesennervenfasern mit einem Durchmesser von 20—60 μ, von denen die drei stärksten ventral, die anderen dorsal gelegen sind. Außerdem enthält das Konnektiv 10—12 mittelstarke Axone von 5—20 μ Durchmesser. Die Riesenaxone durchziehen die Abdominalganglien unter Abnahme des Durchmessers der dorsalen Riesenfasern auf 20 μ. Im letzten (sechsten) Abdominalganglion treten die Riesenfasern mit den afferenten Cercalnerven in synaptische Beziehung. Die Zellkörper der Riesenfasern sind im letzten (sechsten) Abdominalganglion zu Gruppen von 3—6 zusammengefaßt. Einige Riesennervenfasern enden im metathorakalen Ganglion und treten mit Motoneuronen synaptisch in Verbindung, welche die Beinnerven versorgen. (Vgl. auch ROEDER, 1948).

Etwas anders liegen die Verhältnisse betr. Riesennervenfasern bei *Locusta migratoria* (vgl. COOK, 1951). Bei der Libelle *Anax imperator* finden sich 6—7 Riesenaxone von 12—16 μ Durchmesser im abdominalen Nervenstrang. Über die mit anderen Riesennervenfasern übereinstimmende Funktion bei Insekten s. NARAHASHI (1965).

Genau untersucht wurde der Acetylcholinesterasegehalt in den Riesennervenfasern des Bauchnervenstranges von *Periplaneta americana* (ROEDER, 1948; ROEDER u. KENNEDY, 1947). Die Ganglien von *Periplaneta americana* enthielten nach ROEDER, KENNEDY u. SAMSON (1947), wie auch das Gehirn von *Apis mellifica* (MONROE, 1958), verhältnismäßig mehr Acetylcholinesterase als autonome Ganglien von Säugetieren, wobei die Esteraseaktivität in den Nervensträngen von *Periplaneta americana* etwa doppelt so hoch war, wie in peripheren Nerven.

(c) Acetylcholinesterase bei Insekten (Spezielle Verhältnisse)

Über den Acetylcholinesterasegehalt verschiedener Organe der Heuschrecke *Melanoplus differentialis* (Orthoptera) orientiert MEANS jr. (1942). Es geht daraus eindeutig hervor, daß Gehirn und Ganglien den größten Acetylcholinesterasegehalt aufweisen, der Nervenstrang nur etwa die Hälfte davon. Vgl. auch SMITH u. TREHERNE (1965). Unter den Muskeln hat der Flügelmuskel den größten, das Herz den kleinsten Gehalt.

STEGWEE (1951) stellte im Zentralnervensystem, Flügelmuskel, Beinmuskel und Darmkanal, nicht dagegen im Blut von *Hydrophilus pictus* die Anwesenheit von Acetylcholinesterase fest, welche auch Acetyl-β-methylcholin, nicht aber Benzoylcholin hydrolysierte. Eine Cholinesterase von ähnlichen Eigenschaften konnte auch im Zentralnervensystem und Beinmuskel von *Periplaneta americana* nachgewiesen werden. Die Aktivität der Cholinesterase wurde durch Physostigmin $1,3.10^{-7}$ um 50% reduziert. Über Cholinesterasen bei Insekten vgl. auch CORTEGGIANI u. SERFATY (1939), COLHOUN (1961).

Nach WIGGLESWORTH (1958, 1959a, b) war bei *Rhodnius prolixus* keine Acetylcholinesterase in den Muskelendplatten festzustellen.

Gesamtextrakte von *Tribolium castaneum* Hbst. und *Tenebrio molitor* L. zeigten keine Acetylcholin-spaltende Wirkung. Kopf- und Thorakextrakte von *Tribolium castaneum* spalteten jedoch Acetylcholin und Phenylacetat. Extrakte des Abdomens enthielten einen dialysierbaren, hitzebeständigen Inhibitor, dessen Anwesenheit das negative Ergebnis mit Gesamttierextrakt erklärt. Nach ROEDER u. KENNEDY (1947), ROEDER, KENNEDY u. SAMSON (1947), SMALLMAN u. FISHER (1958),

PUMPHREY u. RAWDON-SMITH (1939) treten bei der synaptischen Übertragung auch Cholinesterasehemmer in Funktion ROEDER u. ROEDER (1939), CORTEGGIANI u. SERFATY (1939), MIKALONIS u. BROWN (1941), RICHARDS u. CUTKOMB (1945), LEWIS u. SMALLMAN (1956). Vgl. auch HENSCHLER (1954, 1956a, b).

MONROE (1958) wies auf eine besondere Funktion von Acetylcholinesterasen im Zentralnervensystem von Lepidopteren hin. Sie scheinen für die Absonderung von Gehirnhormonen unentbehrlich zu sein. Puppen der Schmetterlinge *Phalaenoides glycine* (Lew.). *Pieris rapae* L. und *Danaus plexippus* L. bei einer die Diapause hemmenden Photoperiode von 16 Std täglich gezüchtet, wurde $^1/_{10}$M Physostigminsulfat-Lösung eingespritzt. Bei *Phalaenoides glycine* hatten 10 mm^3 Einspritz-Lösung eine Verlängerung des pupalen Lebens, also eine künstliche Diapause zur Folge. Ihre Dauer betrug 23,4 Tage im Vergleich zu 16,2 der Kontrolle. Bei *Pieris rapae* und *Danaus plexippus* war keine derartige Wirkung festzustellen. Erst nach 20—28 Tagen schien Physostigmin bei *Phalaenoides glycine* inaktiviert zu sein.

Die Esterasen unterscheiden sich, jedenfalls zum Teil, in mehrfacher Hinsicht von der Acetylcholinesterase von Vertebraten, was in tiersystematischer und stammesgeschichtlicher Hinsicht von Interesse ist.

MEHROTRA (1961a) gelang es bei einem Schmetterling (Lepidoptera), *Tetranychus telarius* L., Acetylcholin im Kopf mit Sicherheit nachzuweisen. Im Mittel konnten pro Tier 25,0 µg/g Acetylcholin festgestellt werden. Das entspricht einem 5—10fach höheren Gehalt als durchschnittlich im Säugergehirn (Kaninchen, Meerschweinchen) gefunden wurde. Die in *Tetryanychus* bestimmten Werte entsprechen etwa den im Kopf von *Calliphora erythrocephala* (33 µg/g), *Lucilia sericata* (28 µg/g) und *Musca domestica* (26 µg/g) festgestellten. Es fanden sich bei *Tetranychus* keinerlei Anhaltspunkte für das Vorhandensein anderer Cholinester von ähnlicher Wirksamkeit wie Acetylcholinesterase. Damit ist auch für *Lepidoptera* der Acetylcholinnachweis (an einem Beispiel!) sichergestellt.

Die Köpfe der Honigbiene enthalten neben Acetylcholin, das mit Sicherheit erkannt werden konnte, mindestens noch einen weiteren, wahrscheinlich noch einen dritten Cholinester (AUGUSTINSSON, 1954). Diese Ester sind dem Acetylcholin biologisch und chemisch ähnlich. Ihr Säurerest hat ein niederes Molekulargewicht. Eine dieser Verbindungen wird auch von Acetylcholinesterase gespalten. Die Bienencholinesterase wurde durch Physostigmin, teilweise auch durch Fluoride, nicht dagegen durch übliche Konzentrationen verschiedener phosphorsäureesterhaltiger Insektizide gehemmt.

(d) Cholinacetylase (Acetyltransferase)

Cholinacetylase wurde durch MEHROTRA (1961b) im Zentralnervensystem (Kopf) von *Musca domestica* nachgewiesen. Das Nervensystem von Insekten ist sehr reich an Cholinacetylase. Die Cholinacetylase der Insekten und, soweit bekannt, der Invertebraten, ist in ihren physikalisch-chemischen Eigenschaften (z. B. im Temperaturoptimum) und in ihrer enzymatischen Aktivität mit derjenigen von Vertebraten (Säugetiere) nicht ganz identisch. Nach COLHOUN (1958b) ist die Aktivität der Cholinacetylase im Zentralnervensystem von *Periplaneta americana* sehr hoch. Die höchste Aktivität zeigten Gehirn und Thorakalganglien (s. Tab. 6). Hinsichtlich Verteilung auf einzelne Organe und intracelluläre Verteilung bestand zwischen Cholinacetylase und Acetylcholin gute Übereinstimmung. Die Aktivität im Gehirn der Küchenschabe war höher als die peripherer Nerven. Mit dem Nachweis der Cholinacetylase sind alle Voraussetzungen für eine Überträgerfunktion des Acetylcholins im Zentralnervensystem von Insekten gegeben. Wie schon ROEDER (1939) zeigte, hat Acetylcholin, allein gegeben, auf die Erregbarkeit des Zentralnervensystems keinen Einfluß. Wurde gleichzeitig Physostigmin verab-

Tabelle 6. *Acetylcholinsystem bei Periplaneta americana*

Gewebe	ACh	AChE	ChA	Literatur
Kopf	8	+		Corteggiani u. Serfaty (1939)
Nervenstrang	70	+		Mikalonis u. Brown (1941)
Nervenstrang	46		+	Tobias et al. (1946)
Thorakalganglien	58			Tobias et al. (1946)
Konnektive	33			Tobias et al. (1946)
Nervenstrang	32			Roeder (1948)
Nervenstrang	+			Chang u. Kearns (1955)
Kopf	9			Lewis u. Smallman (1956)
Gehirn	143	137	50	Lewis u. Smallman (1956)
Thorakaler Nervenstrang . . .	50			Lewis u. Smallman (1956)
Nervenstrang	66—75			Smallman u. Fisher (1958)
Gehirn und suboesophagale Ganglien . .	135	153	53	Smallman u. Fisher (1958)
Kopf	15			Colhoun (1958, 1959)
Ventraler Nervenstrang . . .	63	270	10	Colhoun (1958, 1959)
Thorakaler Nervenstrang . . .	79	221	11	Colhoun (1958, 1959)
Thorakalganglien	95	331	20	Colhoun (1958, 1959)
Thorakales Konnektiv	31	238	2	Colhoun (1958, 1959)
Abdominaler Nervenstrang . .	65	187	6	Colhoun (1958, 1959)
6. Abdominalganglion	63	314	18	Colhoun (1958, 1959)
5. Beinnerv 1,2 pro	60	176	2	Colhoun (1958, 1959)
Cercalnerven 1,4 pro	60	150	3	Colhoun (1958, 1959)
Coxalmuskel	0	0	0	Colhoun (1958, 1959)
Flugmuskel	0	?	0,08	Colhoun (1958, 1959)
Herz	0	0	0	Colhoun (1958, 1959)
Blutserum	0	?	0	Colhoun (1958, 1959)
Blutzellen	0	?	0	Colhoun (1958, 1959)

ACh = Acetylcholin in μg/g Gewebe
AChE = Acetylcholinesteraseaktivität in mg hydrolysiertes ACh/g Gewebe/Std
ChA = Cholinacetylaseaktivität in mg synthetisiertes ACh/g Gewebe/Std
    Nach: E. H. Colhoun (1963).

reicht, war die Acetylcholinwirkung, falls eine solche überhaupt zustande kam, durch die Erregungswirkung des Physostigmins verdeckt. Daß Anticholinesterasen dieser und anderer Art am Zentralnervensystem von Insekten im Sinne der Erregung wirksam sind, ist zweifellos. Physostigmin und Prostigmin führen zu reversibler, Diisopropylfluorophosphat und Hexaäthyltetraphosphat zu praktisch irreversibler Aufhebung der Cholinesteraseaktivität; diese Stoffe beeinflußten die synaptische Übertragung des Nervenimpulses im 6. Abdominalganglion von *Periplaneta* in typischer Weise: Diisopropylfluorophosphat bewirkte Erregungssteigerung in den postsynaptischen Riesennervenfasern, gefolgt von einem Synapsenblock. Mit Hexaäthyltetraphosphat wurde ein ähnliches Resultat erhalten.

Bei Physostigmin und Prostigmin war die Tendenz zur synaptischen Blockierung von Anfang an größer. Im ganzen entsprach die synaptische Hemmung durch Anticholinesterasen beim Insekt (d. h. bei der Schabe) derjenigen an der Wirbeltiersynapse. Offenbar spielt die Acetylcholinesterase in der synaptischen Impulsübertragung beim Insekt eine bedeutende Rolle, nicht bei der Nervenleitung durch die Riesennervenfaser (Roeder u. Kennedy, 1947), was aus Untersuchungen hervorgeht, bei welchen die Nervenleitung in den Riesennervenfasern von *Periplaneta americana* durch DFP in den angewandten (niederen) Konzentrationen nicht beeinflußt wurde. Demgegenüber blockierte in Gegenwart von DFP Acetylcholin den transsynaptischen Übergang am 6. Abdominalganglion, während es ohne DFP keine Wirkung hatte (Abb. 137). Durch Physostigmin, Prostigmin und Strychnin kam es zur Blockierung der transsynaptischen Übertragung, aber ohne die für DFP charakteristische Bahnung und Auslösung von Nachpotentialen, und ohne daß

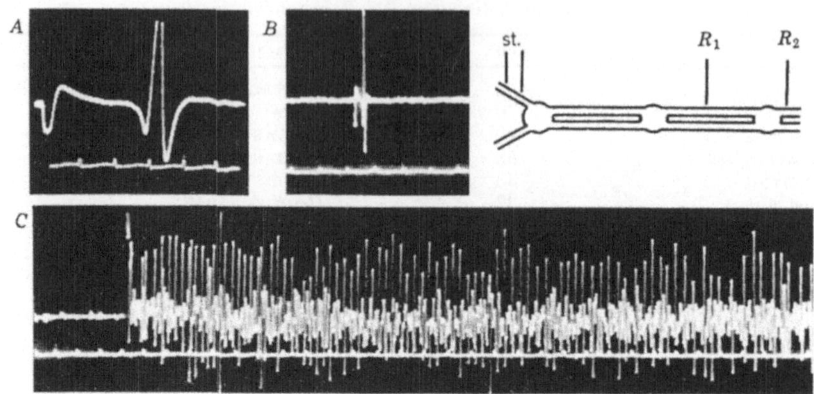

Abb. 137. Wirkung von DFP auf die synaptische Übertragung des elektrischen Einzelreizes vom Cercalnerven auf die Riesennervenfaser bei *Periplaneta americana*. Die Reaktion der Riesennervenfaser wurde zwischen R_1 und R_2 abgenommen (Einzelreiz bei *st*), *A* Einzelreiz (links außen Artefakt), Zeitmarken 1 msec. *B* dasselbe, Zeitmarken 10 msec. *C* dasselbe wie in *B*. 15 min nach Applikation von DFP 5.10^{-5} M. Der Einzelreiz bewirkt jetzt eine länger dauernde Nachentladung in der Riesenfaser. (Aus: K. D. ROEDER 1953)

eine Sensibilisierung des Ganglions für die Blockierungswirkung des Acetylcholins zustandekam.

Physostigmin, Tetraäthylpyrophosphat und Parathion führten nach YAMA-SAKI u. NARAHASHI (1958, 1960) am letzten Abdominalganglion von *Periplaneta americana* zu einer ausgesprochenen Steigerung und Verlängerung des erregenden postsynaptischen Aktionsstromes, welchem eine verlängerte Nachentladung folgte. Der erregende Aktionsstrom wurde so stark gesteigert, daß eine anhaltende Depolarisation des Ganglions, verbunden mit einem synaptischen Block, resultierte. Am intakten Ganglion lag der Schwellenwert für Acetylcholin allerdings erst bei 10^{-2}M, der sich unter Physostigmin an dem von seiner Hülle befreiten Ganglion auf 10^{-4} erniedrigte. Wenn am Ganglion ein Cholinester als Überträgerstoff in Frage kommt, kann es sich nach YAMASAKI u. NARAHASHI nicht um Acetylcholin handeln. Die Frage eines synaptischen Überträgerstoffes bleibt damit weiterhin offen (vgl. Schema von COLHOUN, 1963).

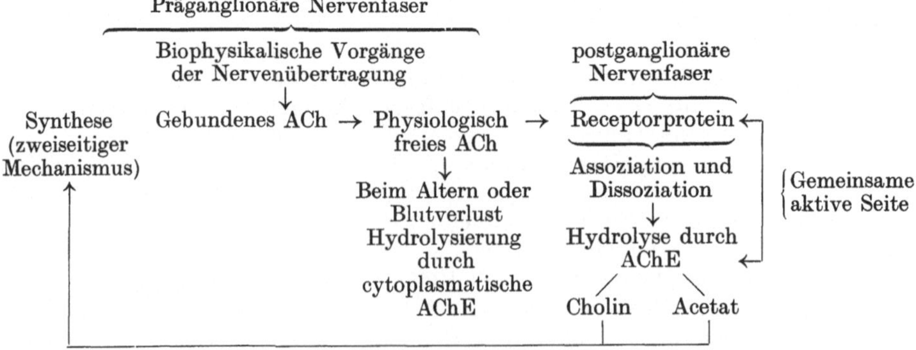

Nach: E. H. COLHOUN: The physiological significance of acetylcholine in insects and observations upon other pharmacologically active substances. Advances in Insect Physiology *1*, 1—46. New York: Academic Press 1963.

Atropin und „Curare" hatten keinen Einfluß auf die synaptische Übertragung, wie dies ROEDER (1953), TWAROG u. ROEDER (1957) für das 6. Abdominalganglion

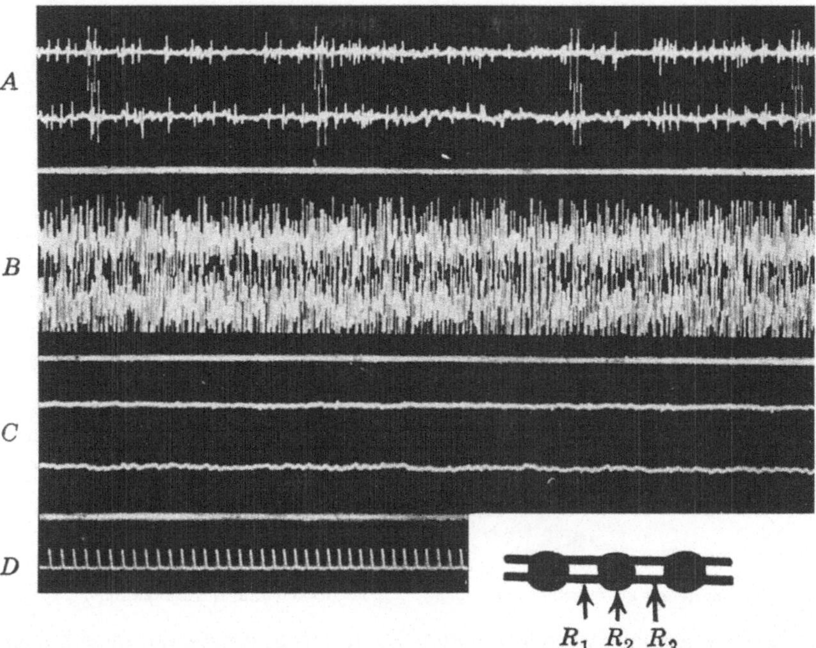

Abb. 138. Spontane Nerventätigkeit in einem isolierten Thorakalganglion von *Periplaneta americana*. Die obere Reihe der Aktionsströme wurde zwischen R_1 und R_2, die untere zwischen R_2 und R_3 abgenommen. *A* Spontane Aktivität des unbehandelten Nervenstranges. *B* 30 sec nach Applikation von Nicotin 10^{-3} in Salzlösung. Stark gesteigerte biphasische Aktivität. *C* Dasselbe 2 min später: Nicotinblock. *D* Zeitmarken 10 msec. (Aus: K.D. ROEDER 1953)

von *Periplaneta* zeigte, eine Feststellung, welche das Fehlen einer Acetylcholinwirkung auf pharmakologischem Wege bestätigte.

In auffallendem Gegensatz zur Wirkungslosigkeit von Acetylcholin an Insektennerven bewirkte Pilocarpin an *Periplaneta americana* und *Mantis religiosa* intensive zentrale Erregung, Krämpfe und erhöhte Reflexerregbarkeit. Wurde Pilocarpin 10^{-3} direkt am isolierten Nervenstrang von *Periplaneta* appliziert, kam es zu 2—3facher Erhöhung der spontanen elektrischen Aktivität, die nach wenigen Minuten zur Norm abfiel. Durch Vorbehandlung mit Atropin wurde die Pilocarpinwirkung unterdrückt (ROEDER u. ROEDER, 1939). Nach CHADWICK (1964) sind Pilocarpin 10^{-4} und Atropin 10^{-4} kompetitiv reversible Hemmstoffe für die Fliegenkopf-Cholinesterase von *Musca domestica in vitro*. Ihre Hemmwirkung war im Verhältnis zur Wirksamkeit von DFP eher gering. Nicotin hatte, analog wie bei Vertebraten, an den Ganglien eine zweiphasische Wirkung. Hingegen wurde die Nervenleitung bei *Periplaneta* durch Nicotin nicht beeinflußt. Auch am Insekt ist Nicotin ein ganglionäres Gift (Abb. 138). Vgl. auch COLHOUN (1960, 1963).

War damit die Anwesenheit von Acetylcholin, Cholinesterase und Cholinacetylase im Nervensystem von Insekten eindeutig positiv gesichert, so kann über die funktionelle Aufgabe des Acetylcholins bei der Erregungsübertragung nichts sicheres ausgesagt werden. Die Verhältnisse liegen ähnlich wie bei Crustaceen. Es ist zumindest sehr auffallend, daß in einem Organ, welches über das ganze Acetylcholinsystem verfügt, Acetylcholin keine funktionelle Bedeutung besitzen soll. Der Verdacht liegt nahe, daß Hemmnisse für das von außen zugeführte Acetylcholin vorliegen, die in erster Linie in einer für Acetylcholin unübersteigbaren geweb-

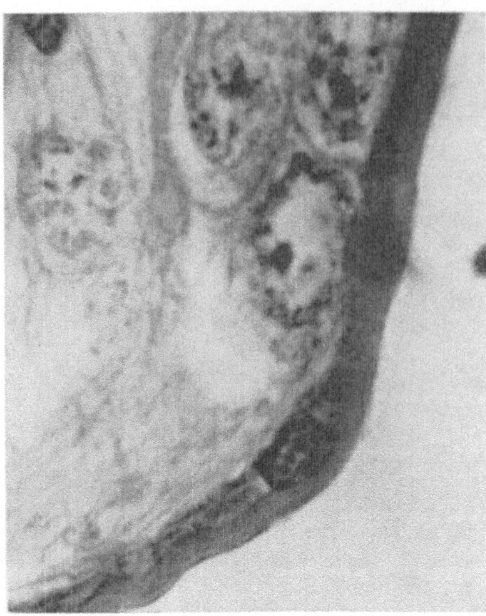

Abb. 139. Letztes Abdominalganglion von *Periplaneta americana* mit den Hüllschichten: äußere Schicht homogen, innere mit Zellkernen und Granula. (Aus B.M. TWAROG u. K.D. ROEDER 1956)

lichen Barriere gesucht werden müssen. Nach den S. erörterten morphologischen Verhältnissen ist es naheliegend, eine Impermeabilität der Nervenhüllen dafür verantwortlich zu machen.

Ähnlich wie im Hinblick auf die Ionenpermeabilität mußte man sich fragen, ob nicht die Nervenhülle für Acetylcholin und acetylcholinähnliche Stoffe eine Barriere darstellt, welche jede sichere Acetylcholinwirkung des von außen zugeführten Stoffes verhinderte. Näheren Aufschluß brachten Untersuchungen von TWAROG u. ROEDER (1956) über die Eigenschaften der bindegewebigen Hülle des Bauchnervenstranges von *Periplaneta americana* (Abb. 139). Die sehr hohe Acetylcholinkonzentration von 10^{-2}M hatte auf die synaptische Übertragung im Ganglion zunächst keinen Einfluß. Anders nach Entfernung der Bindegewebshülle; danach war die Einwirkung von Acetylcholin 10^{-2}M auf die Synapsentätigkeit sehr rasch und ausgesprochen: im Verlaufe von 1—5 min traten Gruppen von synchronen Aktionsströmen auf, gefolgt von synaptischer Depression und rasch reversiblem Block. Die kleinste wirksame Acetylcholinkonzentration lag an der von der Bindegewebshülle befreiten und nicht mit Physostigmin behandelten Nervenfaser zwischen 3 und 5.10^{-3}M; nach Physostigmin kam es noch mit 10^{-4} bis 10^{-3}M Acetylcholin zum Block. Auf die Nervenleitung im Riesenaxon hatte Acetylcholin auch nach Entfernung der Bindegewebshülle keinen Einfluß. Die intakte Nervenfaser ist, wie bereits früher festgestellt wurde, durch die bindegewebige Hülle nicht nur gegen die Aufnahme von Acetylcholin, sondern auch von hohen K^+ und Na^+ geschützt, wobei aber ein normaler Ionenaustausch im Nervensystem von Insekten nach HOYLE (1952, 1953) und besonders nach TREHERNE (1965) trotz hohem Blutkaliumgehalt stattfinden kann, woraus sich strukturell und funktionell ein gewisser Parallelismus im Hinblick auf die Nervenhülle bei Insekten und Wirbeltieren und auf die grundlegenden Eigenschaften des Nervengewebes ergibt.

In welcher Weise Acetylcholin oder ein acetylcholinähnlicher Stoff im Zentralnervensystem von Arthropoden, speziell von Insekten, an der synaptischen Impulsübertragung beteiligt ist, bildet auch nach diesen Versuchen ein ungelöstes Problem (vgl. DAUTERMAN et al., 1962).

Untersuchungen über die synaptische Übertragung im letzten Abdominalganglion der Küchenschabe *Periplaneta americana* durch Yamasaki u. Narahashi (1958, 1960) führten zu der Feststellung, daß Anticholinesterasen (Physostigmin, Tetraäthylpyrophosphat, Parathion) langanhaltende Nachentladungen auslösten. Die Cholinesteraseaktivität betrug 1,36 μM Acetylcholinspaltung pro 1 g Nervensubstanz/h bei 37°. Acetylcholin löste erst bei Acetylcholinkonzentrationen $> 10^{-2}$ Impulse aus; nach Physostigmin oder nach Entfernen der Ganglienhülle genügten 10^{-3} bis 10^{-4}. Die Frage bleibt weiterhin offen, ob Acetylcholin an zentralen Synapsen eine Rolle spielt.

(e) Wirkung von Krampfgiften

Nach Florey (1951b) hatte an Larven von *Libellula* spec., die vor der letzten Häutung standen, Injektion von 0,1—0,2 ml Strychnin 10^{-3} und 10^{-4} ins Abdomen nach 5 min Bewegungslosigkeit zur Folge. Pikrotoxin 10^{-3} führte nach $^1/_2$ min, 2.10^{-5} nach 4 min zu heftigen Krämpfen.

Bei der Küchenschabe *Blatta orientalis* hatte Injektion von 0,02—0,05 ml Strychnin 10^{-2} in das Abdomen von erwachsenen Tieren und von Larven nach einigen Minuten krampfartige Starre und Krämpfe zur Folge; 10^{-3} führte zu gesteigerter Erregbarkeit und zu Krämpfen, 10^{-4} zu Erregbarkeitssteigerung. Eine Lähmungswirkung war nicht erkennbar. Pikrotoxin 10^{-3} und 3.10^{-3} bewirkte gesteigerte Bewegung und nach 1 min Krämpfe. Physostigmin 10^{-3} und 10^{-4} führte sofort zu starken Krämpfen, die in Starre übergingen. Physostigmin 10^{-5} und 10^{-6} steigerte die Bewegungen besonders der Antennen. (Umrath u. Klemencic, 1963). An *Periplaneta americana*, stellte Roeder (1939) nach 0,2 mg Strychnin, direkt in den Kopf injiziert, vorübergehende, nach 0,5 mg starke Tonussenkung und Aufhören der Antennenbewegungen fest. Ähnliches stellte Roeder nach gleichen Injektionen an *Mantis religiosa* (Dictyoptera) fest. An dem Käfer *Acilius sulcatus* (L.) rief Pikrotoxin 2.10^{-4} nach 2 min, 10^{-5} nach 4—8 min, 2.10^{-5} nach 14—17 min Krämpfe hervor. Strychnin 5.10^{-3} bewirkte nach 1—4 min totale Lähmung, 10^{-4} verlangsamte die Bewegung (Florey, 1951b). An *Apis mellifica* (L.) traten nach Injektion von ca. 0,03 ccm Pikrotoxin 5.10^{-2} sofort, nach 5.10^{-3} nach 3 min Krämpfe auf; Strychnin 5.10^{-2} war wirkungslos (Florey). Nach Umrath u. Klemencic (1963) bewirkte Pikrotoxin an *Apis mellifica* 10^{-3} Krämpfe, Strychnin 10^{-2} führte nach wenigen Minuten zu gesteigerter Bewegung; ging Atropin 10^{-4} voraus, das an sich keine sichtbare Wirkung hatte, traten nach Strychnin 10^{-2} Krämpfe auf. Physostigmin 10^{-3} hatte Krämpfe zur Folge. Pervitin 10^{-3} bewirkte (ähnlich wie bei Tardigraden) Lähmung.

Nach diesen Versuchen ist anzunehmen, daß sich Krampfgiften gegenüber nicht alle Insekten gleich verhalten, was im einzelnen genauer zu prüfen wäre. Immerhin ist es auffallend, daß Odonata und Coleoptera durch Strychnin, wie viele Arthropoden (Crustaceen), gelähmt wurden, während bei Blattoidea, bedingt auch bei Hymenoptera, Strychnin erregend wirkte; Pikrotoxin löste bei allen untersuchten Formen Krämpfe aus, was die Sonderstellung, die Pikrotoxin als Krampfgift (s. Crustaceen) einnimmt, bestätigt. Die Zahl der untersuchten Arten ist zu klein, um dem verschiedenen Verhalten dem Strychnin gegenüber taxonomische Unterschiede beizumessen.

(f) Die Wirkung von Glutaminsäure bei Insekten

Kerkut, Shapira u. Walker (1965) (Abb. 140) untersuchten am perfundierten Bein von *Periplaneta americana* unter Freilegung der Thorakalganglien und der entsprechenden Beinnerven die Wirkung von Acetylcholin unter periodischer elektrischer Reizung des Beines von den Thorakalganglien aus. Acetylcholin 10^{-6}

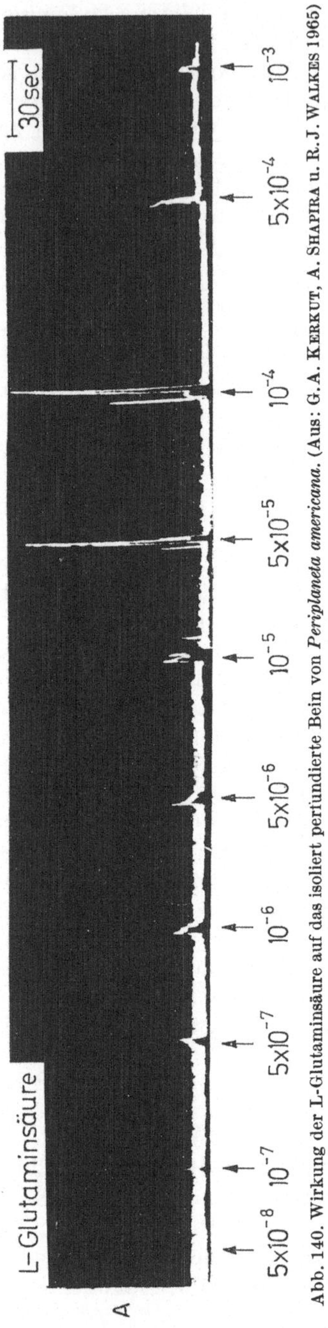

Abb. 140. Wirkung der L-Glutaminsäure auf das isoliert perfundierte Bein von *Periplaneta americana*. (Aus: G. A. KERKUT, A. SHAPIRA u. R. J. WALKES 1965)

g/ml war wirkungslos. Acetylcholin 5.10^{-6} g/ml (Grenzkonzentration) ergab eine leichte Zunahme der Beinflexion, die mit der steigenden Acetylcholinkonzentration von 10^{-5} bis 10^{-3} parallel ging und zur Verstärkung der el. ausgelösten tetanischen Contractur der Beinmuskulatur führte.

L-Glutaminsäure 5.10^{-8} g/ml war wirkungslos; 10^{-7} (Grenzkonzentration) bis 10^{-4} g/ml führte zu steigender Beinkontraktion und der Konzentration entsprechender längerer Contracturdauer.

D-Glutaminsäure war weniger wirksam (Grenzkonzentration 10^{-6} g/ml); die stärkste Wirkung wurde bei D-Glutaminsäure 10^{-4} g/ml erreicht. Höhere Konzentrationen wirkten (wie bei L-Glutaminsäure) wieder schwächer. — Für Asparaginsäure lag die Grenzkonzentration bei 10^{-4} g/ml. Mit γ-Aminobuttersäure 10^{-6} g/ml als Grenzkonzentration und bei ansteigender Konzentration erfolgte eine ausgesprochene und länger anhaltende Hemmung der Beinreaktion auf den vom Thorakalganglion aus erfolgenden elektrischen Reiz.

Wurden Acetylcholin 10^{-4} g/ml und 10^{-4} g/ml GABA in Mischung perfundiert kam es zu verstärkter Beincontractur. Glutaminsäure 10^{-4} g/ml führte zu stärkerer Muskelkontraktion als Acetylcholin 10^{-4} g/ml; wurde zu Glutaminsäure 10^{-4} g/ml GABA 10^{-5} g/ml zugesetzt, trat eine Abschwächung der Glutaminsäurewirkung ein, die bei Zusatz von GABA 10^{-4} g/ml fast zu vollständiger Unterdrückung des Glutaminsäureeffektes führte. Demgegenüber wurde durch GABA 10^{-3} g/ml die Contracturwirkung von Acetylcholin 10^{-4} g/ml nicht unterdrückt.

Die Versuche sprechen mit einer gewissen Wahrscheinlichkeit dafür, daß L-Glutaminsäure bei Insekten den erregenden Überträgerstoff an der neuromuskulären Verbindung darstellt, was umso wahrscheinlicher ist, als es bei elektrischer Reizung des motorischen Nerven zu Glutaminsäureaustritt parallel zur Zahl der el. Reizstöße in zunehmender Menge kam (KERKUT et al., 1966). Vgl. auch KERKUT u. WALKER (1967) über die Wirkung von ionotophoretisch (intracellulär) injizierter L-Glutaminsäure und γ-Aminobuttersäure auf die Miniatur-Endplattenpotentiale und die Kontraktion des Koxalmuskels von *Periplaneta americana*.

Bemerkenswert ist, daß an der Bewegungsmuskulatur von Insekten Acetylcholin in höherer Konzentration Contracturwirkungen auslöst.

(g) Die Wirkung von γ-Aminobuttersäure bei Insekten

An dem Schmetterling *Dendrolimus pini* konnten VERESHTCHAGIN et al. (1961) feststellen, daß durch γ-Aminobuttersäure und β-Alanin die bioelektrische Aktivität von Ganglien gehemmt wird. Damit stellt sich bei Insekten die Frage, ob γ-Aminobuttersäure und β-Alanin als Hemmstoffe in Frage kommen.

Am isolierten Bauchnervenstrang in Verbindung mit Cerci und Cercalnerven von *Periplaneta americana* haben GAHERY u. BOISTEL (1965) den Erregungszustand unter Einführung von Elektroden in einen der Cercalnerven geprüft. Das 6. Abdominalganglion wurde auf der Rückenseite von seinen Umhüllungen befreit und ständig mit der Lösung bespült, in welche die zu untersuchenden Stoffe gebracht wurden. GABA 10^{-2} (!) hatte vollständige Hemmung an excitatorischen Synapsen zur Folge, was an den aufsteigenden Riesennervenfasern festgestellt wurde. Die Versuche bestätigen damit diejenigen von VERESHTCHAGIN et al. (1961) an *Dendrolimus pini*. Versuche mit β-Alanin 10^{-3} an *Periplaneta* ergaben ähnliche synaptische Hemmwirkung wie mit GABA, während α-Amino-β-oxybuttersäure 10^{-2} wirkungslos war. Damit ist allerdings nicht gesagt, daß γ-Aminobuttersäure oder β-Alanin als ganglionäre Hemmstoffe in Frage kommen, auch wenn diese Aminosäuren im Zentralnervensystem von Insekten in nicht unerheblicher Menge nachweisbar sind. Wir haben auch beträchtliche Mengen Acetylcholin im Insektenhirn und trotzdem ist es nicht sicher, daß Acetylcholin als synaptischer Überträger in Frage kommt. Bei γ-Aminobuttersäure und bei β-Alanin sprechen die hohen Konzentrationen, die zur Auslösung einer Hemmwirkung an zentralen Synapsen notwendig sind, eher gegen eine physiologische Hemmfunktion. Doch konnte PRICE (1961) im Extrakt aus dem Kopf von *Musca domestica* γ-Aminobuttersäure in weit höherer Konzentration feststellen, als in allen anderen Körpergeweben. RAY (1964, 1965) wies die Säure direkt im Gehirn von *Periplaneta americana* nach. Das Problem der Hemmstoffe im Zentralnervensystem von Insekten ist noch nicht endgültig gelöst, dies im Gegensatz zu den Verhältnissen bei Crustaceen, auch nicht im Hinblick auf den Hemmstoff I von FLOREY.

16. Verpuppungshormon der Insekten

HADORN (1937, 1939), HADORN u. NEAL (1938) haben erstmals gezeigt, daß die Ringdrüse bestimmter Insekten (Diptera:*Drosophila* sp.) ein Verpuppungshormon in die Körperflüssigkeit absondert. Dasselbe zeigte dann auch BURTT (1938) an der Schmeißfliege *Calliphora* sp. Dieses Verpuppungshormon hat sich als artunspezifisch erwiesen. Die Ringdrüse bei Dipteren ist stammesgeschichtlich durch Verschmelzung der paarigen Corpora allata entstanden (BURTT, 1937; B. SCHARRER u. HADORN, 1938). Funktionell sind die Gebilde nicht homolog: während bei Fliegen die Entfernung der Ringdrüse die Verpuppung verunmöglicht, führt beim Seidenspinner und bei Heuschrecken die Entfernung der Corpora allata zu verfrühter Verpuppung und Metamorphose. Wir gelangen zu der für die vergleichende Darstellung wichtigen Feststellung, daß bei verschiedenen Insektengruppen nicht einfach vergleichbare hormonale Beziehungen zwischen stammesgeschichtlich homologen Organsystemen und den von ihnen gesteuerten Vorgängen bestehen (HADORN). In Erweiterung dieses Gesichtspunktes auf die Funktionsweise homologer Organe bei verschiedenen Tierstämmen können wir verstehen, daß bei Arthropoden als Aktivator für den neuromuskulären Prozeß am quergestreiften Bewegungsmuskel wahrscheinlich ein noch unbekannter Stoff eingesetzt wird, während wir es beim Stamm der Vertebraten eindeutig mit dem Acetylcholin zu tun haben. Dieselbe Überlegung gilt auch für Acetylcholin im Zentralnervensystem: während wir bei Vertebraten gute Gründe haben, Acetylcholin als Aktivator von bestimmten Synapsen des Zentralnervensystems zu betrachten — was auch für Mollusken nachgewiesen wurde — steht der Beweis für eine synaptische Funktion des Acetylcholins im Insektenhirn, trotz Anwesenheit des Acetylcholins in nicht unbeträchtlichen Konzentrationen, noch aus.

17. Aktivität des Nervensystems in der Diapause

Im Puppenstadium von Insekten, festgestellt am Cecropia-Seidenwurm *Plathysamia cecropia* hört jede elektrische Aktivität des Gehirns vollständig auf, während sie in den peripheren Ganglien unverändert weitergeht (VAN DER KLOOT, 1955 a, b, 1956, 1961). Gleichzeitig sistiert in der Diapause die Produktion und Abgabe des Gehirnhormons durch die 26 spezialisierten hormonproduzierenden Neurone des Seidenwurms. Die Unerregbarkeit der Gehirnneurone ist von einem starken Abfall ihres Ruhepotentials begleitet. Während das Ruhepotential der Gehirnneurone im Schmetterling (Imago) 65 $\pm$ 8 mV beträgt, sinkt es in der Diapause auf 23 $\pm$ 6 mV, bleibt aber beispielsweise in den Thorakalganglien unverändert auf der Höhe von 65 $\pm$ 9 mV. Die Ursache der teilweisen Depolarisation der Gehirnneurone liegt nach SCHNEIDERMAN u. WILLIAMS (1954a) und nach WILLIAMS (1946, 1956) in einer starken Stoffwechselhemmung, welche durch einen Abfall des Cytochrom-c-Titers in vielen Geweben während der Diapause charakterisiert ist. Dem steht gegenüber, daß das ganze Zentralnervensystem während der Diapause sowohl einen normalen Stoffwechsel als eine normale Cyanidempfindlichkeit aufrecht-erhält.

Anderseits sinkt die Cholinesteraseaktivität während der Verpuppung auf einen nicht mehr genau feststellbaren Wert von höchstens 3% des normalen ab und steigt erst einige Tage vor Beendigung des Puppenstadiums, dann auf einen hohen Wert, wieder an. Cholinacetylase war während der ganzen Diapause vorhanden. Es ist wahrscheinlich, daß der Verlust der Cholinesteraseaktivität für den Verlust der elektrischen und endokrinen Aktivität des Gehirns mit verantwortlich ist. Gleichzeitig kommt es in der Diapause wahrscheinlich zu einer Anreicherung von Acetylcholin im Gehirn.

Die Feststellung dieser Verhältnisse ist von außerordentlichem Interesse, weil sie für die Einsicht in die Funktion von Acetylcholin und Cholinesterase im Zentralnervensystem von Insekten neue Möglichkeiten eröffnet, die offenbar eng mit den elektrophysiologischen Vorgängen verknüpft sind, ohne daß es bisher gelungen wäre, dem Acetylcholin im synaptischen Nervenprozeß eine bestimmte Funktion mit Sicherheit beizumessen.

Die Puppen von *Bombyx mori* (L.) wurden nach Pilocarpininjektion 0,10 mg, wie TAMANO u. KURIAKI (1961) zeigten, ruhelos, und es traten schwere Störungen der Metamorphose auf. Alle mit Prostigmin 0,01 mg injizierten Puppen gingen zugrunde. Bei Injektion einer Atropinlösung von 0,005 bis 0,01 ml in das 5. Bauchsegment von Larven (Raupen) im 4. Stadium bedurfte es einer LD 50 von 2,3 mg/g Atropin; 0,2 mg führte zu Lähmungserscheinungen. Erholung in 24 Std. Wachstum und Metamorphose waren verzögert, der Cocon abnorm gebaut, der Seidenfaden nur halb so lang wie gewöhnlich, dafür $1^{1}/_{2}$mal dicker. Viel größer war die Empfindlichkeit der Larven auf Pilocarpin mit einer LD 50 von 0,3 mg/g. 0,1 mg Pilocarpin bewirkte Erbrechen, Durchfall (Anregung von Sekretionen wie bei Vertebraten), Ruhelosigkeit, Schrumpfung, verzögerte Verpuppung. Demgegenüber war Prostigmin wenig wirksam: mit 0,4 mg hörte die Nahrungsaufnahme auf, der Kopf wurde hin und her bewegt; nach 2 Std trat völlige Erholung ein.

Ob Acetylcholin mit der Häutung etwas zu tun hat, die nach BIELLMANN (1960) bei *Periplaneta americana* durchschnittlich je nach 33 Tagen eintritt, scheint nicht bekannt zu sein.

18. Verdauungskanal

Infolge der verschiedenen Ernährungsweise von Insekten zeigt der Darm einen außerordentlich mannigfaltigen Bau. Der ectodermale Vorderdarm beginnt mit dem Pharynx, der bei saugenden Insekten eine mit radialen Muskeln versehene Saugpumpe darstellt. Der Oesophagus besitzt oft eine blindsackartige Ausstülpung (Kropf). Ebenfalls ectodermal ist der muskulöse Kaumagen (Proventrikel), der eine mit Zähnchen versehene Chitin-auskleidung besitzt. Der entodermale Mittel-

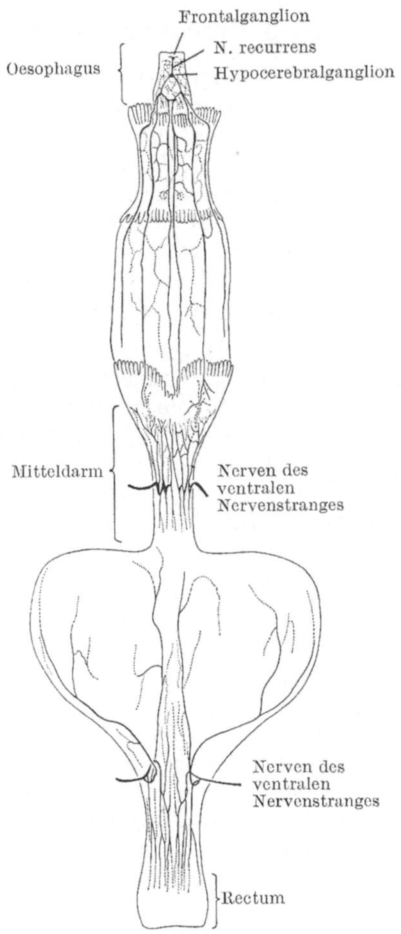

Abb. 141. Innervation des Verdauungskanals bei der Larve von *Oryctes* sp. (Coleoptera). Sie ist für Vorder-, Mittel- und Enddarm völlig getrennt. (Aus: Th. H. Bullock u. G. A. Horridge 1965)

darm ist häufig mit Blindsäcken besetzt (= Magen, Chylusdarm) und gegen den Enddarm durch Einmündung der exkretorischen Vasa Malpighi abgegrenzt. Der ectodermale Enddarm ist gewöhnlich in einen Dünndarm und einen Dickdarm mit Rectum differenziert.

Das *stomatogastrische Nervensystem*, welches das frontale Ganglion, einen N. recurrens und mehrere kleinere Ganglien an der dorsalen Seite des Pharynx umfaßt (Abb. 141), versorgt hauptsächlich die Mundgegend. Nerven zu den Speicheldrüsen und den Sinnesorganen der Mundgegend gehen meist vom suboesophagalen Ganglion aus. Die drei Abschnitte des Darmkanals werden von verschiedenen Seiten her innerviert, was ihr unterschiedliches Verhalten dem Acetylcholin gegenüber erklärt. Über die Funktion des Darmtractus bei *Drosophila melanogaster* vgl. Strassburger (1932), über die Histologie des Mitteldarmes bei Larven von *Drosophila melanogaster*, Thea Meyer-Taplick u. P. S. Chen (1960), über Verdauungsfermente bei Insekten Reng (1962), über die Funktionsweise der Muskulatur des Darmkanals Wigglesworth (1964), Davey (1964), über die Verdauungsphysiologie wirbelloser Tiere Gersch (1964), Koller (1955), Belton u. Brown (1969).

19. Acetylcholin und Cholinesterase im Darmkanal von Insekten

Im Zusammenhang mit der Frage der Acetylcholinwirksamkeit im Insekten-organismus ist die Feststellung von Kooistra (1950) von Interesse, daß an *Periplaneta americana* die Kontraktion der Darmmuskulatur durch Acetylcholin $5,5 \cdot 10^{-5}$ und $5,5 \cdot 10^{-4}$M, sowie durch Acetyl-β-methylcholin $7,5 \cdot 10^{-6}$ und $7,5 \cdot 10^{-5}$M verstärkt wurde. Cholinesterase konnte im Darmgewebe nachgewiesen werden, wobei Acetyl-β-methylcholin $2^1/_2$mal rascher hydrolysiert wurde als Acetylcholin. Physostigmin $3,5 \cdot 10^{-5}$ und $3,5 \cdot 10^{-4}$M hemmte die Cholinesterase. Hexaäthyltetraphosphat 10^{-7} und 10^{-6}M wirkte hemmend auf die Cholinesterase und hatte sekundär vollständige Darmlähmung zur Folge. Parathion 10^{-6} und 10^{-5}M wirkte toxisch.

Ein Darmhormon aus der Gruppe der Cholinester scheint bei der Darmfunktion eine Rolle zu spielen, wobei man sich fragen muß, ob eher das Acetylcholin oder das Acetyl-β-methylcholin oder ein anderer Ester in Frage kommt. Die Verhältnisse hinsichtlich physiologischer Bedeutung und Wirksamkeit des Acetylcholins als humoraler Überträger oder eines ihm verwandten Stoffes im Bereich des Darmkanals dürften bei den Insekten ähnlich liegen wie bei den Crustaceen. Physostigmin wirkte, wie bei Vertebraten, am Darm von Insekten als Cholinesterasehemmer. Über Atropin und seine hemmende Wirkung dem Acetylcholin gegenüber scheint am Insektendarm nichts bekannt zu sein.

Bei Larven von *Corethra plumicornis* wirkte nach Florey (1952) eine Emulsion von Parathion 10^{-3} bis 10^{-4} am Darmkanals für 20 Std peristaltikerregend. Gersch (1952) (1955a, b) stellte an der durchsichtigen *Chaeborus (Corethra)*-Larve (Abb. S. 42) fest, daß der isolierte Darm durch Acetylcholin, Physostigmin und Histamin erregt, durch Adrenalin (wie bei Vertebraten) gehemmt wurde, aber ebenso durch Pilocarpin! Am isolierten Vorder- und Hinterdarm von *Locusta migratoria* und am Hinterdarm von *Periplaneta americana* erwies sich nach Freeman (1966) Acetylcholin 0,2—50 μg/ml als wirkungslos. Dies steht im Widerspruch zu den Feststellungen von Kooistra (1950) an *Periplaneta americana* und von Gersch (1955a) an *Chaeborus*-Larven.

Jones (1960) hat die Anatomie des Mundapparates, des Darmkanals, der Labialdrüsen und der Malpighi-Gefäße sowie die Nahrungsaufnahme bei *Anopheles*-Larven genauer untersucht. Der Oesophagus führt, unabhängig von der Nahrungsaufnahme, peristaltische Bewegungen in ungleichem Rhythmus (je eine Welle/sec bis alle 30 sec) aus. Die vierpaarigen Caeca zeigen synchrone antiperistaltische Pumpbewegungen (etwa 60/min). Am Mesenteron treten zuerst im hinteren Abschnitt langsame wellige Bewegungen (etwa 70/min) auf, die in der Mitte des Darmes plötzlich in antiperistaltische Wellen (etwa 105/min) umschlagen; die danach eintretende Ruhe wird durch eine kräftige peristaltische Welle unterbrochen, die die antiperistaltische Bewegung wieder anregt. Diese zyklische Aktivität steht nicht im Zusammenhang mit dem langsam sich nach hinten fortbewegenden, von der peritrophischen Membran umhüllten Darminhalt. Die Malpighigefäße haben keine eigene Motorik. Die Wirkung von Insecticiden, Kauterisation abdominaler Ganglien sowie an verschiedenen Stellen gelegte Ligaturen zeigten, daß die Bewegungen voneinander unabhängig sind, daß jeder Abschnitt seine Selbsttätigkeit besitzt und daß die Ganglien und das stomatogastrische System die Darmbewegungen bei dieser Larve anscheinend nicht kontrollieren. Im Gegensatz zu anderen Dipterenlarven sind die rhythmischen Darmbewegungen bei *Anopheles* myogenen Ursprungs. Beard (1960) untersuchte die Elektrophysiologie des Vorderdarmes von *Galleria mellonella*. Als Aktivitätszentren erwiesen sich Oesophagus, Kropf und

Proventrikel. Es wurden sowohl einfache pulsierende als auch peristaltische Kontraktionen registriert, deren Elektrogramme jeweils charakteristische Schwingungen zeigten. Serotonin und Adrenalin erregten im Kropf peristaltische Kontraktionen, CO_2 unterbrach jede Muskeltätigkeit, und DDT löste krampfartige Kontraktionen und Regurgitation aus. Eine erregende Wirkung des Acetylcholins auf den Darmkanal wurde durch TEN CATE (1924) für den Vorderdarm von *Dytiscus marginalis* bestätigt. Pilocarpin entfaltete nach TAMANO u. KURIAKI (1961) am Verdauungskanal der Seidenspinnerraupe von *Bombyx mori* typische Erregungserscheinungen, wie wir sie am cholinergischen Vertebratendarm beobachten. Die Auffassung scheint berechtigt zu sein, bei Insekten eine cholinerge vegetative Innervation anzunehmen. Pilocarpin 0,1 mg, im 5. ventralen Segment der Raupe von *Bombyx mori* injiziert, führte zu Erbrechen, Durchfall, motorischer Unruhe und Schrumpfung, welche das Wachstum beeinträchtigte. 0,01 Prostigmin hatte auf die Raupe keinen sichtbaren Einfluß; nach 0,4 mg hörte das Fressen für 2 Std auf. Atropin 0,2 mg führte zur Lähmung der Raupen; in 24 Std waren sie wiederhergestellt. Doch hatte Atropin auf Wachstum und Verpuppung einen verzögernden Einfluß. 0,6 mg Amphetamin hatte Steifheit der Raupe zur Folge. Die angewandten Dosen sind hoch und führten zu Vergiftungserscheinungen, wie wir sie mit hohen Dosen auch bei Vertebraten beobachten können. Nach diesen experimentellen Befunden dürfen wir als wahrscheinlich annehmen, daß wie bei Crustaceen, der Insektendarm positiv cholinergisch reagiert, vielleicht aber nur einzelne Abschnitte davon, wie bei Crustaceen besonders das Rectum. Doch ist zur Zeit nicht bekannt, ob im Darm von Insekten Acetylcholin vorkommt und ob durch Atropin allfällig erregend wirkendes Acetylcholin blockiert und die Darmperistaltik dadurch gehemmt wird. Es ist anzunehmen, daß die Verhältnisse nicht bei allen Insekten als gleichartig angenommen werden dürfen. Vollends ist unbekannt, wie sich die Verhältnisse im Zyklus der paurometabolen und holometabolen Insekten in den verschiedenen Metamorphose- und Häutungsstadien dem Acetylcholin usw, gegenüber verhalten. Das gilt nicht nur für den Verdauungskanal, sondern im allgemeinen. Es fragt sich und wäre durch Versuche an einer größeren Artenzahl zu erhärten, ob nicht bei Insekten, ähnlich wie bei Crustaceen, Voraussetzungen bestehen, welche mit den Innervationsverhältnissen des Verdauungskanals von Vertebraten im Sinne der parasympathisch/sympathischen Innervation vergleichbar sind. Dabei ist aber zu berücksichtigen, daß die Darmfunktionen von Insekten auch vom Zentralnervensystem aus hormonal beeinflußt werden können. DAVEY (1962) hat an *Periplaneta americana* festgestellt, daß Extrakte aus den *Corpora cardiaca* den Enddarm tonisch zu beeinflussen vermögen.

20. Spinnapparat bei Lepidoptera

Bei Lepidoptera (*Bombyx mori*) wird der Seidenfaden durch beide Labialdrüsen gebildet. Im gemeinsamen Ausführungsgang werden die Fäden durch eine Muskelpresse zusammengedrückt, wodurch die beiden zylindrischen Fäden in ein flaches Band umgewandelt werden. Nebendrüsen sezernieren eine Substanz, durch welche die beiden Fäden zusammengehalten werden. Die Fäden bestehen zu 70—75% aus einem elastischen Protein (Fibroin) und zu 20—25% aus einem gelatinösen Protein (Sericin). Wie TAMANO u. KURIAKI (1961) an den Raupen von *Bombyx mori* L. zeigten, wird die Fadenproduktion durch Pilocarpin erhöht, durch Atropin erniedrigt. Die Produktion des Spinnfadens von Spinnen unterscheidet sich dadurch von derjenigen der Seidenraupen, daß sie während des ganzen Lebens anhält, während sie bei Seidenspinnerraupen auf 14 Tage ihres Lebenszyklus beschränkt ist.

MORLEY u. SCHACHTER (1961) fanden Acetylcholin in der Spinndrüse von *Arctia caja* (L.). Es liegt nahe, auf einen cholinergen Mechanismus im Spinnapparat von Lepidoptera zu schließen. Vorläufig sind die experimentellen Befunde zu gering, um diese Auffassung zu sichern.

21. Acetylcholin und Farbwechsel

Nach Untersuchungen von MOTHES (1960/1962) sind bei der Stabheuschrecke *Carausius morosus* (Br) Acetylcholin, Atropin, Noradrenalin, Adrenalin und Histamin am physiologischen Farbwechsel nicht beteiligt. Der Farbwechsel wird über Neurohormone von Ober- und Unterschlundganglion und Bauchmark reguliert. Über Melanophorenreaktionen s. HADORN u. FÜZZI (1949), GERSCH (1956), GERSCH u. MOTHES (1956), KRIEGER (1954) und Tabelle bei FISCHER u. KAPITZA (1965).

I

II

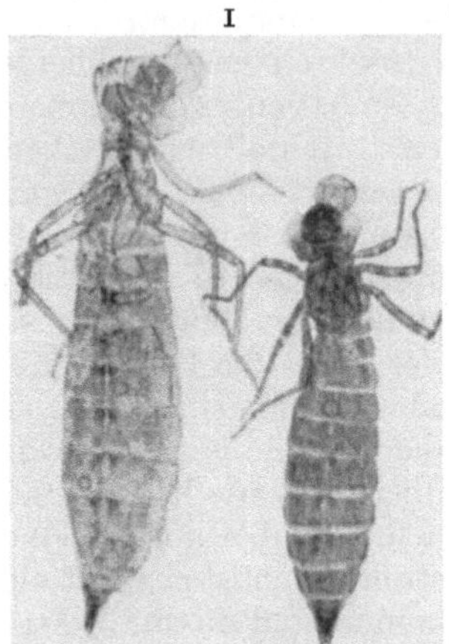
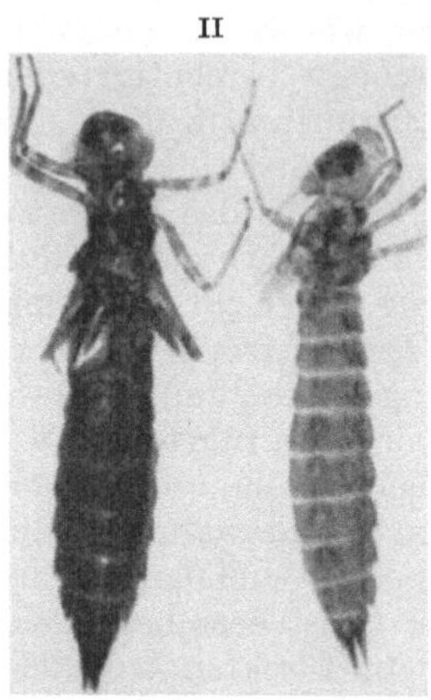

Abb. 142. *Farbwechsel bei einer Libellenlarve.* I. *Aeschna cyanea*, Larvenhaut rechts vor, links nach Häutung, auf weißem Untergrund. II. *Aeschna cyanea*, Larvenhaut rechts vor, links nach Häutung, auf dunklem Untergrund. (Nach: FELIX KRIEGER 1954)

Über den morphologischen Farbwechsel bei Odonatenlarven (Libellen) vgl. KRIEGER (1954), untersucht an *Aeschna cyanea*. Tiere auf weißem Untergrund färbten sich hell, auf blauem Untergrund dunkel (Abb. 142). Die Aufhellung oder Verdunklung kommt durch schwächere oder stärkere Pigmentierung der äußersten Cuticularschicht zustande (Melanin). Ausgangsprodukt zur Melaninbildung sind Tyrosin und Dopa. Für den Farbwechseleintritt ist das intakte Funktionieren der Augen entscheidend. Vgl. KOPENEC (1949) über den Farbwechsel bei der Larve von *Corethra plumicornis*.

22. Acetylcholin und Cholinesterasen im Stoffwechsel der Honigbiene und während ihrer Entwicklung

HENSCHLER (1954, 1956a, b), HENSCHLER u. VON RHEIN (1960) fanden in den Futtersäften, die von den Kopfdrüsen der Arbeiterbienen produziert werden, den ungewöhnlich hohen Acetylcholingehalt von 0,1% des nicht getrockneten Saftes. Der Acetylcholingehalt in Futtersäften von Arbeiter-, Drohnen- und Königinmaden unterschied sich nicht wesentlich voneinander. Der hohe Acetylcholingehalt der Futtersäfte läßt erwarten, daß das Acetylcholin in der Frühentwicklung mancher Insekten eine große Rolle spielt. Bestätigt wird diese Auffassung durch die Feststellung, daß in Insekteneiern auch anderer Arten Acetylcholin oder eine acetylcholinähnliche Substanz aufgefunden wurde in Konzentrationen, welche diejenige der meisten Organe des Insektenkörpers um das 2—3fache übertreffen. HENSCHLER fand höchste Acetylcholinwerte in Jungmaden von Königinnen, Drohnen und Arbeiterinnen, die in Altmaden von Königinnen und Arbeiterinnen um etwa ein Drittel kleiner waren, bei Drohnenaltmaden dagegen unveränderten Gehalt zeigten.

Der „Königinnenstoff" der Honigbiene, welcher die Eigenschaft besitzt, die Ausbildung von Geschlechtsorganen bei Arbeiterinnen zu unterdrücken und ein Sekret der Postcerebral- und Hypopharyngealdrüsen darstellt, enthält bis zu 800 μg/g Acetylcholin (VOOGD, 1956; CHAUVIN u. PAIN, 1956; COLHOUN u. SMITH, 1960; AMMON u. ZOCH, 1957).

Bienenhonig wies einen Acetylcholingehalt von 0,06—5,0 mg/kg auf (MARQUARDT, ARING u. VOGG, 1953). Der von den Arbeiterinnen für die Ernährung der Bienenlarven produzierte Futtersaft ist dementsprechend 100—1000mal reicher an Acetylcholin (HENSCHLER, 1954) als der Honig. Das Honigacetylcholin dürfte den Futtersäften entstammen. Anhand pharmakologischer Untersuchungen konnten die Befunde über den cholinergen Faktor im Honig (MARQUARDT u. VOGG, 1952a, b) bestätigt werden. Die Wirkung des Acetylcholins war durch Atropin aufzuheben, mit Antihistaminica nicht zu unterdrücken, wohl aber durch Acetylcholinesterase völlig abzubauen. Acetylcholin, das in so beträchtlicher Menge im Honig enthalten ist, ließ sich im Pollen, also in der Eiweißnahrung der Bienen, nicht nachweisen (MARQUARDT u. VOGG, 1952a, b); wohl aber konnte in einzelnen Pollenarten Histamin festgestellt werden.

Wie ROCKSTEIN (1950) an der Arbeiterbiene feststellte, nimmt die Zahl der Nervenzellen im antennalen Lobus und im suboesophagalen Ganglion vom Ausschlüpfen der Biene bis zur Altersphase um ca. 35% ab. Demgegenüber nimmt die Aktivität der Acetylcholinesterase des ganzen Gehirns in der ersten Woche nach dem Schlüpfen zu und bleibt bis ins hohe Alter der Biene auf dieser Höhe erhalten.

Im Bienengift konnte nie eine Cholinesterase nachgewiesen werden. Wohl aber hemmte Bienengift die Cholinesterase der menschlichen Haut. Sehr wahrscheinlich ist das nicht inaktivierte Acetylcholin neben dem in Bienengift reichlich vorkommenden Histamin an Gefäßerweiterung, Ödembildung und Schmerzerzeugung beim Bienenstich beteiligt.

Das Gift der gemeinen Wespe, *Vespa vulgaris*, enthält nach JAQUES u. SCHACHTER (1954) Acetylcholin neben 5-Hydroxtryptamin, Histamin und einem neuen Kinin (vgl. SCHACH, 1960; SCHACHTER, 1964).

Im Bienengift findet sich — im Gegensatz zum Wespengift — kein oder nur sehr wenig 5-Hydroxytryptamin und Kinin, dagegen kommt darin ein Stoff vor, der eine verzögerte, langsame Kontraktion am Meerschweinchen-Ileum nach Vorbehandlung mit Mepyramin herbeiführte.

SCHACHTER u. THAIN (1954) untersuchten einen Stoff des Wespengiftes, von dem schon früher festgestellt wurde, daß er am isolierten Meerschweinchen-Ileum langsame Kontraktionen auslöste. Weitere Untersuchungen ergaben, daß dieser als Kinin bezeichnete Stoff ein langsam dialysierendes Peptid darstellt. Durch dieses Kinin kam es am isolierten Kaninchen-Jejunum zu Kontraktionen, denen ein charakteristischer Abfall der normalen Aktivität im Rhythmus des Darmes vorausging. Bei i.v. Applikation wirkte es am Kaninchen stark hypotensiv. Auch der Blutdruck der Katze wurde durch das Kinin herabgesetzt. Es scheint, daß auf molarer Grundlage dieses Kinin eine stärkere pharmakologische Wirkung ausübt als Histamin.

Dieser Befund wurde für das Gift der Hornisse, *Vespa crabro*, durch BHOOLA et al. (1961) bestätigt, wobei das Kinin der Hornisse sich von demjenigen der gemeinen Wespe unterscheidet. Das Kinin ist in der Wirkung dem Bradykinin sehr ähnlich (HOLDSTOCK et al., 1957). Acetylcholin wurde im Giftsack der Hornisse in der hohen Konzentration von 18—50 mg/g Trockengewicht des Giftsackes nachgewiesen. Vgl. auch WELSH (1964), COLHOUN (1964a, b), HABERMANN (1968), PICK u. THOMAS (1969).

23. Acetylcholin und Sexualorgane

Der hohe Acetylcholingehalt in den männlichen und weiblichen Sexualorganen von *Lepidoptera* (d. h. in nicht-nervösen Geweben) steht im Tierreich nach COLHOUN (1963) einzig da. Untersuchungen über die mögliche Funktion des Acetylcholins und der Nachweis von Acetylcholinesterase und Cholinacetylase stehen noch aus. SCHACHTER (1964) fand in den akzessorischen Sexualdrüsen und Ausführungsgängen männlicher Schmetterlinge sehr hohe Acetylcholinmengen

Tabelle 7. *Acetylcholin (µg/g Trockengewicht) in akzessorischen Sexualdrüsen und Ausführungsgängen bei männlichen Schmetterlingen*

Familie	Species	Akzessorische Geschlechtsdrüsen	Ducti ejaculatores
Arctiidae	*Arctia caja* (L.)	100— 1600	2500— 5500
	Arctia villica (L.)	400—700	
	Panaxia dominula (L.)	< 10	< 10
	Hypocrita jacobaeae (L.)	< 10	< 10
Zygaenidae	*Zygaena lonicerae* (Schev.)	1600— 5000	4000—20000
	Zygaena filipendulae (L.)	15000—25000	50000—60000
Saturniidae	*Antherea pernyi*	< 5	
Sphingidae	*Laothoe populi* (L.)	< 10	< 10

Aus: M. SCHACHTER (1964).

(Tab. 7). Hohe Konzentrationen wurden auch in der Bursa copulatrix weiblicher Schmetterlinge gefunden. Bei erwachsenen Larven wurde in den hypertrophischen Spinndrüsen 3,0—4,5 µg/g (Trockengewicht) Acetylcholin festgestellt. Auffallend sind die großen Unterschiede im Gehalt der akzessorischen Sexualdrüsen und des Ductus ejaculatorius bei ♂ Formen verschiedener Arctiidenspecies. Über die Funktion des Acetylcholins im Sexualzyklus von Schmetterlingen ist nichts bekannt. Die Eier von Arctiiden enthielten 8—300 µg/g Trockengewicht Acetylcholin (vgl. auch SCHACHTER, 1969).

24. Andere Cholinester bei Insekten

In den Seidenspinndrüsen von *Arctia caja* L. konnte durch MORLEY u. SCHACHTER (1961) neben Acetylcholin ein anderer Cholinester, wahrscheinlich $\beta\beta$-Dimethylacrylcholin, nachgewiesen werden. Vgl. auch BISSET et al. (1959) und COLHOUN (1963), die ergänzt werden durch einige weitere Feststellungen von MORLEY u. SCHACHTER, welche ähnliche Konzentrationen Acetylcholin auch bei weiblichen Formen von *Arctia caja* (8200 µg/g in der Bursa copulatrix, 300 µg/g in den Eiern) feststellten.

Acetylcholin selbst wurde in den hypertrophierten Seidendrüsen der Larven zu 4000 µg/g und im Kokon (300 µg/g) festgestellt. Das Abdomen anderer Arctiiden enthielt ebenfalls Acetylcholin: bei *Spilosoma lubricipeda* 80—100 µg/g, *Spilosoma lutea* 10—15 µg/g, *Panaxia dominula* 10—15 µg/g. Bei der Zygaenide *Zygaena lonicerae* 300—500 µg/g. Acetylcholinähnliche Aktivität konnte auch in den Sphingiden *Laothoe populi* und *Smerinthus ocellatus*, den Noctuiden *Meristes trigrammica*, *Agrostis exclamationis* und einem Plutelliden *Plutella maculipennis* nachgewiesen werden.

25. Freie Aminosäuren

Der Gehalt an freien Aminosäuren in der Hämolymphe von Insekten ist erheblich und in verschiedenen Ordnungen, aber auch artlich, in der Gesamtmenge verschieden. Die freien ninhydrinpositiven Substanzen von 29 Insekten- (bzw. Zecken-)arten und Lokalrassen aus

Tabelle 8. *Freie Aminosäuren des Bienengehirns im Vergleich mit dem Gehalt bei Vertebraten in µg/100 mg Frischgewicht*

	Biene	Katzen-wels	Frosch	Schild-kröte	Henne	Katze
Glutathion	66,4	14,3	13,3	5,3	26,6	27,1
Glycerophosphoäthanolamin .	21,2	16,9	38,1	30,3	50,5	2,9
Phosphoäthanolamin.	15,5	17,8	21,0	10,2	45,8	41,9
Taurin	430,4	42,5	0,6	3,9	40,4	24,0
Harnstoff.	32,4	—	66,0	20,0	—	25,0
Methioninsulphoxyd	8,6	—	—	—	—	—
Asparaginsäure	187,7	3,9	8,9	6,3	33,4	29,7
Threonin	17,1	7,9	1,8	0,5	4,2	2,6
Serin	49,7	2,9	2,1	1,3	12,9	7,6
Asparagin	33,0	—	—	—	—	—
Glutamin	268,9	90,0	80,0	30,0	60,0	50,0
Sarcosin	16,0	—	—	—	—	—
Prolin	309,7	—	—	—	—	1,6
Glutaminsäure	543,6	74,2	64,2	68,0	158,2	128,0
Glycin	39,0	6,0	12,1	1,1	5,1	10,1
α-Alanin	314,5	2,2	2,1	1,1	4,3	8,4
Valin	10,9	—	—	—	—	2,1
Cystathionin	5,8	—	—	—	—	—
Methionin	0,6	—	—	—	—	1,5
Isoleucin	9,3	2,8	1,3	—	1,4	1,2
Leucin	14,0	3,9	1,3	—	1,0	1,8
Tyrosin	—	—	—	—	—	1,2
Phenylalanin	11,2	—	—	—	—	1,2
β-Alanin	53,0	—	—	—	—	—
γ-Aminobuttersäure	109,3	18,8	28,2	17,9	28,0	23,4
Ornithin	5,1	—	—	—	—	0,6
Lysin	55,1	3,0	1,2	—	1,8	2,0
Histidin	14,1	—	—	—	—	0,9
Arginin	72,4	1,3	1,2	1,7	—	1,4

Aus: NORA FRONTALI (1964). — Werte für Katzenwels, Frosch, Schildkröte und Henne nach N. OKUMURA, S. OTSUKI und T. AOYAMA (1959), für Katze MOORE und STEIN (1954).

9 Gattungen wurden durch MICKS u. GIBSON (1957) verglichen. Zwischen Arten einer Gattung (z. B. *Culex pipiens, Culex molestus* und *Culex fatigans*) oder verschiedenen Stämmen einer Art (*Aedes aegypti* aus Mexiko und Texas oder Eiern von *Dermacentor variabilis* aus Massachusetts und Florida) waren Unterschiede nachweisbar, die sich einer oder mehreren Aminosäuren zuordnen ließen. Größere Unterschiede bestanden zwischen höheren systematischen Kategorien (Ordnungen). Die beiden Geschlechter glichen sich stets weitgehend. MICKS u. ELLIS (1951) untersuchten die freien Aminosäuren der erwachsenen weiblichen Mosquitos (Diptera): *Culex pipiens, Culex quinquefasciatus, Culex salinarius, Aedes aegypti, Aedes sollicitans, Culiseta inornata* und *Anopheles quadrimaculatus*. Alle Vertreter enthielten 18 Aminosäuren (wie viele Invertebraten).

Über den Gehalt freier Aminosäuren im Zentralnervensystem von *Periplaneta americana* und die Wirkung von Insektiziden s. RAY (1964).

Im Gehirn der Honigbiene wies FRONTALI (1964) Glutaminsäuredecarboxylase mit einer Aktivität von 77 µmol CO_2/g/h nach, was etwa der doppelten Aktivität des Enzyms im Maushirn (31,2 µmol CO_2/g/h) entspricht. Der Gehalt an γ-Aminobuttersäure betrug im Bienenhirn 10,6 µmol/g Frischgewicht (Maus: 3,9 µmol/g). Differentielle Zentrifugation ergab, daß 72,4% GABA in der Mikrosomenfraktion des Bienenhirnhomogenats nachweisbar waren (vgl. Tab. 8).

26. Erstes Auftreten von Acetylcholin in der Ontogenese bei Insekten

Von großem biologischem (und praktisch-toxikologischem) Interesse sind Feststellungen aus denen hervorgeht, daß die Bildung von Acetylcholin, Cholinacetylase und Acetylcholinesterase im Insekt schon in einem sehr frühen Zeitpunkt der ontogenetischen Entwicklung, nämlich schon im befruchteten Insektenei, beginnt (vgl. MEHROTRA, 1960a). TAHMISIAN (1943) fand Acetylcholinesterase in den befruchteten Eiern von *Melanoplus differencialis*. MEHROTRA (1960a, b) untersuchte sich entwickelnde Eier von *Oncopeltus fasciatus* und *Musca domestica*. Bei der Hausfliege war schon 5 Std nach Eiablage die Aktivität der Cholinacetylase, nach 7 Std die Aktivität der Acetylcholinesterase und nach 9 Std Acetylcholin nachweisbar. Unmittelbar vor dem Schlüpfen (11 Std) betrug der Acetylcholingehalt des Eis 462 μg/g Eier, was eine enorme Zunahme des Acetylcholins innert 2 Std bedeutet. Bei *Oncopeltus fasciatus*, bei welchem die Embryonalentwicklung mindestens 5 Tage benötigt, konnte Cholinacetylase am 2. Tag nachgewiesen werden, während Acetylcholinesterase und Acetylcholin gleichzeitig am 4. Tag feststellbar waren. Der höchste gemessene Acetylcholingehalt am 5. Tag betrug 201 μg/g Eier. Über den Acetylcholingehalt in Larven und Nymphen ist nichts bekannt. Nach MEHROTRA fällt die erste Feststellung der Cholinacetylase bei *Musca domestica* und *Oncopeltus fasciatus* mit der Bildung von Neuroblasten zusammen, was möglicherweise dafür spricht, daß das entstehende Nervensystem cholinerge Eigenschaften besitzt (vgl. auch KARCZMAR, 1963a, b; MEHROTRA, 1960a).

In den Eiern der Lepidoptera *Chilo simplex*, des Reisstengelbohrers, und *Barathra brassicae*, der Kohleule, konnten Acetylcholin, Cholinacetylase und Acetylcholinesterase durch YOUSHIMA u. CHINO (1953), YOUSHIMA (1957), CHINO u. YOUSHIMA (1953), CHINO (1957) festgestellt werden. Aus den Arbeiten der japanischen Forscher über Acetylcholin bei Lepidoptera scheint hervorzugehen, daß das Acetylcholinsystem während der Embryogenese mit dem Nervensystem zu tun hat. 20 Std nach Eiablage (vorher nicht) ließ sich ein Stoff extrahieren, der am Froschrectus eine Contractur erzeugte, die der Acetylcholincontractur vollständig glich und deren Wirkung am Froschmuskel durch Atropin blockiert wurde. Wurde dem Ei Raupenblut zugesetzt, verschwand die Wirksamkeit des Eistoffes, offenbar wegen Abbau durch eine spezifische Cholinesterase, da die Hemmung durch Physostigminzusatz zum Raupenblut verhindert werden konnte. Beim Ei des Reisstengelbohrers entsprach die in 1 g (Feuchtgewicht) enthaltene Wirkstoffmenge ca. 1,3 mg, bei der Kohleule etwa 1,8 mg Acetylcholin.

Das Maximum dieses Stoffes war bei *Chilo* 60 Std, bei *Barathra* 45 Std nach Eiablage erreicht. In dieser Zeit entwickelte sich auch allmählich ein cholinesteraseartiger, durch Physostigmin hemmbarer Stoff. Die acetylcholinartige Substanz trat nicht in allen Insekteneiern auf. So war sie bei *Bombyx mori* (Seidenspinner), *Hyphantria cunea* und *Lymantria*-Arten zuerst überhaupt nicht nachweisbar, wohl aber später bei *Bombyx mori*. CHINO (1957) stellte am Ei des Seidenspinners *Bombyx mori* fest, daß die Fähigkeit, Acetylcholin und Acetylcholinesterase zu synthetisieren $5^{1}/_{2}$ Tage nach Eiablage unmittelbar nach dem Blastokinesestadium nachweisbar war. Beide nahmen bis 2 Tage vor dem Schlüpfen zu und dann ab. In den Eiern von *Chilo simplex* und *Barathra brassicae* war der Acetylcholingehalt etwa 200mal größer als in denjenigen von *Bombyx mori*, was dadurch bedingt sein dürfte, daß die 3—4mal so große Synthesefähigkeit für Acetylcholin früher und etwa 1—2 Tage vor der Synthese der Cholinesterase auftrat.

Im weiteren stellte YOUSHIMA (1957) in den Eiern des asiatischen Reisbohrers *Chilo suppressalis* (Wlk) und der Kohleule *Barathra-(Mamestra) brassicae* (L.) nach Eiablage am homogenisierten Ei das Auftreten einer *Cholinacetylase* fest, welche Cholin und Acetat zu Acetylcholin synthetisierte. Die Bildung des Fermentes nahm bis zum Erscheinen der Cholinesterase nach 60 resp. 80 Std der Entwicklung zu, um dann viel schwächer zu werden bis zum Ausschlüpfen der Larven nach 120, resp. 160 Std. Im sauren Bereich fiel die Wirksamkeit des Fermentes, dessen Wirksamkeitsmaximum bei pH 6,8—7,2 lag, stark ab und war bei pH 5,4 praktisch null. Durch YOUSHIMA (1957) haben wir auch Kenntnis von den während der Embryogenese

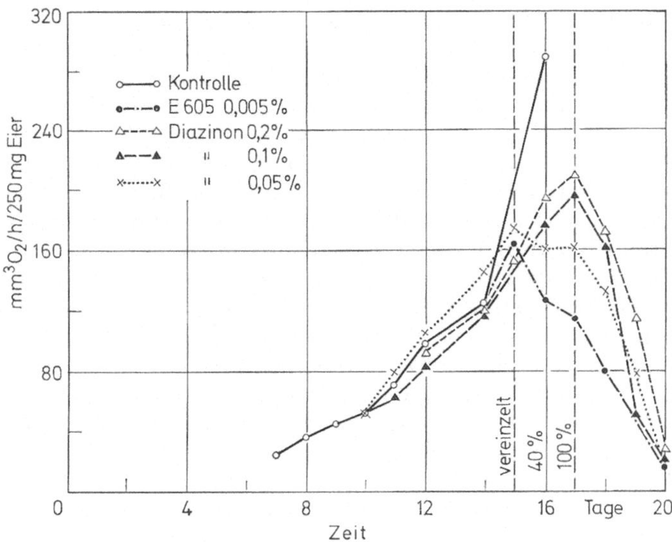

Abb. 143. Schädigung von Insekteneiern durch Alkylphosphate. Atmungskurven bei Begiftung mit E 605 und mit Diazinon. (Aus: TH. STAUDENMAYER 1957)

auftretenden Schwankungen im Acetylcholingehalt oder einer acetylcholinähnlichen Substanz bei *Schoenobius incertulas*. (Vgl. auch KARCZMAR, 1963a und CHADWICK, 1963).

27. Wann beginnt die Schädigung der Insekten durch Organophosphorverbindungen in der Ontogenese?

Durch STAUDENMAYER (1953, 1955, 1957) (Abb. 143) wurde an den befruchteten Eiern des Seidenspinners *(Bombyx mori)* nachgewiesen, daß Parathion (E 605) und andere Insecticide erst 2 Tage vor dem Schlüpfen eine Giftwirkung auf die Eier ausübten. Die Verfolgung der Cholinesteraseaktivität von der Diapause bis zum Schlüpfen ergab, daß erst 5 Tage vor dem Schlüpfen eine Fermentaktivität nachgewiesen werden konnte. Von diesem Zeitpunkt an stieg die Cholinesteraseaktivität bis zum Schlüpfen gleichmäßig stark an. Es handelte sich eindeutig um Acetylcholinesterase. Als Schädigungsnachweis wurde die gegen Kontrollen eintretende Herabsetzung der Atmung im Warburg-Apparat geprüft. Dabei ergab sich: Paraoxon führte schon auf ganz frühen Entwicklungsstadien zu einer Schädigung der Embryonen. Zu diesem Zeitpunkt war in den Eiern noch keine Cholinesterase nachweisbar. Parathion, Systox und Diazinon führten einheitlich erst etwa 2 Tage vor dem Schlüpfen der unbehandelten Kontrollen zu einer Schädigung. Die Wirksamkeit der Mittel nahm in der Reihenfolge ab: Paraoxon, Parathion, Systox, Diazinon.

Pestox III zeigte keine Wirkung auf die Eier. Auch die Hexachlorderivate Aldrin, Dieldrin und Toxaphen (Octachlorcamphen) besaßen keine ovizide Wirkung. Die schädigende Wirkung auf frühe Entwicklungsstadien war nach diesen Versuchen nur bei Organophosphorverbindungen vorhanden. Sie begann anscheinend schon in einem Entwicklungszustand, in welchem noch keine Cholinesterase nachweisbar war. Das spricht für eine unspezifische Wirkung, welche an bestimmten Oxydationsfermenten oder Cofermenten der Atmung anzugreifen scheint.

Eine Prüfung mit Parathion am Ei von *Musca domestica* und *Oncopeltus fasciatus* durch MEHROTRA u. SMALLMAN (1957) und MEHROTRA (1960b) ergab eine typische Anticholinesterasewirkung unter Erhöhung des Acetylcholinwertes. Immerhin ging die Entwicklung des Embryos ungestört weiter. Toxische Wirkungen zeigten erst Larven, die nicht zum Schlüpfen gelangten. Analoge Resultate erhielt DAVID (1959) mit Parathion an den Eiern von *Pieris brassicae*, ebenso POTTER et al. (1957), ebenfalls am Kohlweißling, mit Tetraäthylpyrophosphat (TEPP). LORD u. POTTER (1954) stellten an *Diataraxia oleracea* (= *Mamestra*) fest, daß die Cholinesteraseaktivität der Eier erst etwa 3 Tage vor dem Schlüpfen nachweisbar war. Sie konnten einen quantitativen Zusammenhang zwischen Fermentaktivität und Giftwirkung von Tetraäthylpyprophosphorsäure nicht nachweisen.

O'BRIEN (1953) untersuchte das Vorkommen von Cholinesterase bei Larven von *Tenebrio* und bei *Imagines*, Puppen und Larven von *Tribolium castaneum*. Die Bestimmungen wurden mit dem Homogenat der Tiere bei 25° durchgeführt. Als Maß der Aktivität diente die in 30 min freigesetzte CO_2-Menge in mm^3. Bei *Tenebrio*larven fand sich eine Aktivität von 11,1 mm^3 CO_2/30 min/pro Larve, bei einem mittleren Larvengewicht von 191 mg. Bei *Tribolium*-Imagines entsprach die Aktivität 132 mm^3/30 min/g Frischgewicht, bei den Larven und Puppen 60 mm^3/30 min/g Frischgewicht.

SMITH u. WAGENKNECHT (1956) stellten demgegenüber in den Eiern von Lepidoptera eine Parathion-resistente Esterase fest. SALKELD (1960) fand an den sich entwicklenden Eiern von *Oncopeltus* eine Reihe von organophosphatunempfindlichen Estern, von denen einer im Neuropil konzentriert war.

28. Acetylcholin, Cholinesterase und Schädlingsbekämpfungsmittel vom Typus der Organophosphorverbindungen bei Insekten

Das zu einer selbständigen Wissenschaft der angewandten Entomologie entwickelte Gebiet der Schädlingsbekämpfung (vgl. z. B. O'BRIEN, 1960; BROWN, 1951, 1964; O'BRIEN u. WOLFE, 1951; KOELLE, 1963) kann nur an wenigen typischen Beispielen demonstriert werden. Von allgemein biologischem und pharmakologischem Interesse sind die Verhältnisse deshalb, weil die Empfindlichkeit verschiedener Insektenarten auf die als Anticholinesterasen wirkenden Organophosphorverbindungen auffallend mannigfaltig, keineswegs einheitlich, und ihre Wirkungsweise in vieler Hinsicht noch wenig geklärt ist. Letzteres hängt damit zusammen, daß wir über die Funktion der Cholinesterasen im Insektenorganismus und besonders im Nervensystem noch wenig orientiert sind. Vielfach besteht bei Insekten, in gewissem Gegensatz zu Krebsen, eine hohe Empfindlichkeit auf Cholinesterasehemmstoffe. Über den biologischen Nachweis von Alkylphosphaten vgl. NEWMAN (1954).

Die Cholinesterase des Nervensystems zweier Insektenarten, *Hydrophilus pictus* L. und *Periplaneta americana* L., wurde durch STEGWEE (1959) auf Physostigminhemmbarkeit ihrer Aktivität geprüft. Die Ergebnisse zeigten fast völlige Übereinstimmung des Fermentes mit der Acetylcholinesterase von Vertebraten.

Der Mechanismus der Inaktivierung esterspaltender Fermente durch organische Phosphorverbindungen wurde auf breiter Basis untersucht (vgl. z. B. ALDRIDGE, 1954; PERKOW, 1956, 1957; SCHRADER, 1952 und viele andere). Die Esterblockade kommt nach allgemeiner Ansicht durch Phosphorylierung der Esterbindungsstelle des Acetylcholinreceptors der Cholinesterase zustande, wodurch die Esterspaltung des Acetylcholins verhindert wird. Dies geschieht durch Physostigmin und Prostigmin nur für relativ kurze Zeit, während bei den Alkylphosphaten die Blockierung der Esterbindungsstelle eine Woche und mehr (bei Säugetier und Mensch) dauern kann. Damit sich das Alkylphosphat, sofern es Esterstruktur besitzt, wie z. B. der Diäthylthiophosphorsäure-p-nitrophenylester (E 605) an die Cholinesterase anlagern kann, muß es im Organismus hydrolytisch gespalten werden, wobei in diesem Fall das giftige Nitrophenol frei wird und der Diäthylphosphorsäurerest die Cholinesterase phosphoryliert, womit seine Blockierung vollzogen ist.

Einen vergleichenden Überblick über die Wirksamkeit von Acetylcholinesterasen von Insekten und ihre Vergiftung durch Organophosphorverbindungen hat CASIDA (1955) geliefert. Dabei stellte sich die Frage nach tiersystematisch bedingten Unterschieden im Bestand an Acetylcholinesterasen und in der Empfindlichkeit derselben auf die Blockierung durch Organophosphorverbindungen. Die Untersuchungen befassen sich mit Enzymen von Insekten, die Acetylcholin, Benzoylcholin, Acetyl-β-methylcholin, Triacetin und o-Nitrophenyl-acetat hydrolysieren. Ihre Eigenschaften wurden *in vivo* bei vergifteten Insekten an Vertretern einer Reihe von Insektenordnungen bestimmt. *In vitro* erfolgte die Bestimmung mit Hilfe dreier Esterasehemmer: Physostigmin, Tetraäthylpyrophosphat (TEPP) und Cholin. Die verhältnismäßig hohe Aktivität des Schabenblutes (*Periplaneta americana*) gegen Acetylcholin war auffallend. Sie ist in ähnlicher Weise auch beim Reisstengelbohrer, *Chilo suppressalis* nachgewiesen. Frühere negative Resultate dürfen deshalb nicht verallgemeinert werden. Relativ hohe Aktivitätswerte der Acetylcholinesterase haben bei *Periplaneta americana* auch Malpighische Drüsen, Speicheldrüsen, Magen (Caecae), Vorder-, Mittel- und Enddarm.

Nach den ausgedehnten Versuchen von Casida bilden Insektencholinesterasen eine untereinander nahe verwandte Gruppe von Enzymen mit weit auseinandergehenden Eigenschaften unter sich und beim Vergleich mit Säugercholinesterasen. Die verschiedene Spezifität von Insektencholinesterasen läßt die Synthese von Organophosphorverbindungen von ähnlich hoher spezifischer Blockierungswirkung als möglich erscheinen.

Für die Acetylcholin- und Nitrophenylacetat-Hydrolyse war anscheinend nur ein einziges Enzym notwendig bei der Zikade *Paraphlepsius irroratus*, dem Kopf der Stubenfliege *Musca domestica* und der Honigbiene *Apis mellifica*, zwei Enzyme dagegen bei der Wachsmottenimago (*Galleria mellonella*) und einigen Organen (hauptsächlich dem Nervenstrang) der Schabe *Periplaneta americana*. Nur *ein* Enzym fand sich für die Acetylcholin- und Triacetin-Hydrolyse bei Zikade, Stubenfliegen- und Bienenköpfen und in den Malpighischen Gefäßen der Schabe. Physostigmin und TEPP blockierten die Triacetinase des Nervenstranges der Schabe sehr stark.

Als wenig empfindlich gegen die 3 genannten Esterasehemmer erwiesen sich die Cholinesterasen bei Aphiden (Blattläusen), Cocciden (Schildläusen) und Milben (Arachniden), als völlig unempfindlich die Köpfe von Wachsmotten- und Noctuiden (Eulen)-Larven.

Durch Physostigmin wurde die Nitrophenylacetatesterase in manchen Insektengeweben blockiert, die infolgedessen eine verminderte Aktivität gegen Acetylcholin und Nitrophenylacetat aufwiesen; jedoch hemmte Physostigmin keineswegs allgemein die Nitrophenylacetatesterase. An Nervenstrang, quergestreiftem Muskel und Tracheen, den Geweben mit der größten Aktivität von Acetylcholin und Nitro phenylacetat, verursachte Physostigmin bei *Periplaneta americana* auch die stärkste Hemmung der Nitrophenylacetatesterase.

Die Anzahl der für die Hydrolyse der Esterasen notwendigen Enzyme änderte sich mit dem Entwicklungsstadium der Insekten. So schienen bei dem Stubenfliegenei 2 Enzyme zur Hydrolyse von Acetylcholin und Nitrophenylacetat notwendig zu sein, im Kopf der Imago war vermutlich nur 1 Enzym vorhanden. Die Umwandlung erfolgte mit fortschreitender Reife der Larve. Dasselbe zeigten auch verschiedene Entwicklungsstadien der Wachsmotte (*Galleria mellonella*).

Die Aphiden-Esterasen von *Macrosiphum pisi* (Kltb) verhielten sich anders als die der übrigen Insekten, indem sie mehr den „unspezifischen" oder Serumcholinesterasen glichen. Sie hydrolysierten nicht nur Acetylcholin, Benzoylcholin, Triacetin und Nitrophenylacetat, sondern auch Aethyl-n-butyrat, Na-β-glycerophosphat und Tyrosinäthylester, aber nicht Acetyl-β-methylcholin.

Die genannten Unterschiede im Enzymgehalt verschiedener Insektenarten, die verschiedenen Ordnungen angehören, lassen vermuten, daß bei fortgesetzter, auf eine große Zahl von Insektenarten ausgedehnter Untersuchung dieser Verhältnisse sich tiersystematische Gruppierungen im Fermentbestand ergeben könnten, wofür die Feststellungen an Aphiden einen gewissen Anhaltspunkt geben. Dabei dürfen ontogenetische Differenzen nicht mit tiersystematischen verwechselt werden. Dort wo das Acetylcholinsystem, wie bei *Periplaneta americana* im Nervensystem vollständig entwickelt ist und die Annahme einer entsprechenden physiologischen Funktion naheliegt, wenn sie auch zur Zeit nicht bewiesen ist, bildet die Hemmung der Acetylcholinesterase und die daraus resultierende Alterierung des Nervensystems durch Anhäufung von Acetylcholin wahrscheinlich den Hauptmechanismus insektizider Organophosphorverbindungen. Vgl. auch ROEDER (1948).

Das ist in hohem Maße im Zentralnervensystem der Fall. Wir werden deshalb — abgesehen vom Verdauungskanal — gerade dort die stärksten Wirkungen erwarten. Die Giftwirkung von Organophosphorverbindungen beruht, soweit sie mit Cholinesteraseblockade etwas zu tun hat, auf einer Acetylcholinvergiftung. Da wir aber nicht wissen, welche physiologische Funktion das Acetylcholin im Zentralnervensystem der Insekten ausübt, sind wir hinsichtlich Interpretation der Vergiftungsfolgen nicht in der weitgehend geklärten Situation wie bei der Organophosphatvergiftung von Mensch und Säugetier.

Jedenfalls liegen die Verhältnisse bei den Insekten keineswegs einfach, was beispielsweise daraus hervorgeht, daß bei der Stubenfliege *Musca domestica* durch Vergiftung mit o-o-Dimethyl-o-2,2-dichlorvinylphosphat (DDVP) die aliphatische, Methylbuyrat hydrolysierende Esterase zu 85%, die Cholinesterase nur zu 27% gehemmt wird (VAN ASPEREN, 1958; LEWIS u. FOWLER, 1956). An einer Heuschrecke wurde bei Vergiftung mit Organophosphorverbindungen ein ähnlicher Befund erhoben. Im weiteren wurde an *Musca domestica* durch Verabreichung von Tetraäthylpyrophosphat der Versuch einer Klassifizierung der Esterasen gemacht. Es ergab sich, daß Acetylcholin nur durch die Acetylcholinesterase hydrolysiert wurde, Äthylbutyrat nur durch eine ali-Esterase, während Triacetin und Phenylacetat durch beide Fermente gespalten wurden, und ferner durch eine weitere, auf Tetraäthylpyrophosphat 10^{-6} M unempfindliche, wahrscheinlich aromatische Esterase. Die Untersuchung des Esterasegehaltes im Thorakalganglion der Stubenfliege ergab, daß 91% des totalen Esterasegehaltes des Fliegenthorax sich in Form einer Acetylcholinesterase im Ganglion vorfanden, während von der ali-Esteraseaktivität nur 4% das Ganglion betrafen. Acetylcholinesterase und Dicholinesterase erwiesen sich dem Hemmstoff Tetraäthylpyrophosphat gegenüber *in vitro* gleich empfindlich. Auf Tri-o-kresylphosphat zeigte sich die ali-Esterase viel empfindlicher als die Cholinesterase: die an der ali-Esterase 50% Hemmung bewirkende Konzentration von Tri-o-kresylphosphat (10^{-5} M) hatte überhaupt keinen Einfluß auf die Cholinesterase; dabei traten keinerlei Vergiftungssymptome auf: Daraus geht hervor, daß die Hemmung der Acetylcholinesterase durch Organophosphorverbindungen bei der Stubenfliege hinsichtlich Schädigung von viel größerer Bedeutung ist, als die Hemmung der ali-Esterase. Die Hauptursache der Vergiftungserscheinungen durch Organophosphorverbindungen, aber nicht die einzige, liegt nach CASIDA (1955) bei Insekten in der Blockierung des Acetylcholin-Cholinesterasesystems des Nervensystems, besonders bei Insekten, bei denen das Nervensystem physiologisch von großer Bedeutung ist. Bei den zu den Homoptera gehörenden Aphiden *Macrosiphum pisi* (Kltb.) und bei den weiteren Homoptera *Trialeurodes vaporariorum* (Westw.), *Toumeyella numismaticum* (P. u. M.), *Paraphlepsius irroratus* (Say) wurde festgestellt, daß Homogenate der ganzen Insekten sowohl Acetylcholin, Benzoylcholin wie Triacetin und o-Nitrophenylacetat hydrolysieren, nicht aber Mecholin. Dabei handelt es sich um verschiedene hydrolysierende Enzyme. Die Eigenschaften der Aphiden-Cholinesterase gehen mehr in der Richtung der unspezifischen Cholinesterasen. Physostigmin 10^{-6}M bewirkte bei den vier genannten Homoptera eine Verminderung der Esteraseaktivität um 17—65%. Gegen TEPP 10^{-7}M erwiesen sich Aphiden (*Macrosiphum pisi*) fast immun, während bei *Paraphlepsius irroratus* eine Hemmung der Acetylcholinesterase um 86%, bei *Trialeurodes vaporariorum* um 45%, bei *Toumeyella numismaticum* um 24% eintrat. Die Frage, ob die primäre Ursache der Wirkung von Organophosphorverbindungen bei Insekten auf der Blockierung der Nervenleitung durch Hemmung von Cholinesterasen beruhe, ist noch immer strittig. Der Schwellenwert einiger Anticholinesterasen wie DFP und TEPP, der an *Periplaneta americana* die Cholinesterase des Nervenstranges inaktiviert, geht parallel mit der durch sie bewirkten synaptischen Erleichterung und Blockierungswirkung. Doch ist damit zu rechnen, daß es bei Insekten natürliche Anticholinesterasen gibt, welche die Wirkung zugeführter Anticholinesterasen modifizieren. Auch hängt viel von der Eindringungsfähigkeit von Organophosphorverbindungen ins Nervensystem ab, die sehr verschieden sein kann. Im ganzen gesehen kann gesagt werden, daß dort, wo die Cholinesterasen bei der Erregungsübertragung im Nervensystem eine Rolle spielen, was bei vielen erwachsenen Insekten der Fall ist, oft viel weniger bei Jugendformen, Organophosphorverbindungen Vergiftungserscheinungen hervorrufen, welche durch Blockierung der Acetylcholinesterasen, das heißt durch Anhäufung von Acetylcholin bedingt sind. Die relativ hohe Cholinesteraseaktivität der Malpighischen Schläuche, der Speicheldrüsen, des Magens und des Mitteldarmes bei *Periplaneta americana* (Casida) sprechen für eine physiologische Beteiligung des Acetylcholins an sekretorischen und motorischen Vorgängen im Bereich des Verdauungskanals von Insekten.

Lewis u. Fowler (1956) untersuchten an *Calliphora erythrocephala* und *Musca domestica* die Wirkung von Diisopropylfluorphosphat (DFP) und stellten auffallenderweise fest, daß der Acetylcholingehalt im Kopf dieser Fliegen im Verlauf der ersten Stunden nach Applikation des Giftes ständig abnahm, während im Abdomen eine ungefähr entsprechende Acetylcholinzunahme erfolgte. Daraus kann der Schluß gezogen werden, daß durch die DFP-Wirkung Acetylcholin wahrscheinlich nicht zerstört (Kopf) oder vermehrt gebildet wird (Abdomen z. T. Thorax), sondern daß es unter dem Einfluß des Giftes (als Schutzwirkung für das Zentralnervensystem ?) zu einer andersartigen Verteilung des Acetylcholins im Insektenkörper kommt, eine Auffassung, die beim Fehlen von Acetylcholin in der als Transportmittel in Frage kommenden Hämolymphe wohl noch weiterer Abklärung bedarf (Duchateau, Leclerc u. Florkin, 1953).

Nach 10 γ Diisopropylfluorphosphat (DFP) in 1 cm³ Aceton auf die Rückenoberfläche des Hinterleibes von *Calliphora erythrocephala* und *Musca domestica* aufgetragen, stieg der Gehalt an Acetylcholin leicht an. Im Kopf begann der Acetylcholin-Spiegel nach etwa $^1/_2$ Std zu sinken und betrug nach $3^1/_2$ Std nur noch ca. 25% des ursprünglichen Wertes. Im Thorax stiegen die Acetylcholinwerte an, im Hinterleib von 0,0005 γ/Abdomen nach $3^1/_2$ Std auf 0,07 γ/Abdomen an. Wurden die Fliegen nach der DFP-Gabe geköpft, fiel der Acetylcholin-Spiegel in den isolierten Köpfen nur leicht; wurden die Abdomina nach der Behandlung mit DFP abgeschnitten, so blieb anschließend ihr Acetylcholin-Spiegel konstant. Der wechselnde Acetylcholin-Spiegel in Kopf und Abdomen war also tatsächlich durch eine veränderte Verteilung nach DFP-Behandlung bedingt. In der Hämolymphe konnte keine auffallende Menge Acetylcholin festgestellt werden. Der größte Teil des Acetylcholins des Abdomens fand sich im Inhalt des Enddarmes. (Vgl. zu dieser Frage STEGWEE, 1951, und zur Frage Cholinesterase und Wirkung von Organophosphorverbindungen HOPF u. TAYLOR, 1958). Bei Behandlung von *Periplaneta americana* (ROEDER u. KENNEDY, 1947), ROEDER, KENNEDY u. SAMSON (1947) mit Tetraäthylpyrophosphat kam es durch Hemmung der Acetylcholinesterase in 24 Std zu einem starken Anstieg des Acetylcholins um 120%. Während Acetylcholin im Blut von *Periplaneta* normalerweise nicht nachweisbar ist, war es jetzt eindeutig der Fall. Anstieg des Acetylcholins konnte durch SMALLMAN u. FISHER (1958) auch an den Köpfen von *Musca domestica* nach Vergiftung mit Malathion, Parathion und Tetraäthylpyrophosphat festgestellt werden, wobei der Anstieg des Acetylcholins vom Grad und der Dauer der Cholinesterasehemmung abhängig war.

Das gleiche Verhalten zeigten Nervenstränge der Küchenschabe. Subletale Dosen von Tetraäthylpyrophosphat bewirkten eine vorübergehende Hemmung der Cholinesterase mit geringem Anstieg des Acetylcholins, das wieder zur Norm zurückkehrte. Letale Dosen führten zur langdauernden Enzymaktivierung und Acetylcholinsteigerung auf 190% der Norm. Nach dem Tode wurde ein Teil des normalerweise gebundenen Acetylcholins frei und von der zum Teil reaktivierten Esterase gespalten. Diisopropylfluorphosphat hemmte ebenfalls die Cholinesterase und verringerte in Übereinstimmung mit früheren Versuchen den Acetylcholingehalt im Fliegenkopf, vergrößerte ihn jedoch im übrigen Körper; die Gesamtsteigerung betrug ca. 20%.

Diisopropylfluorphosphat (DFP) und Hexaäthyltetraphosphat (HETP) beeinflußten die synaptische Übertragung am sechsten Bauchganglion von *Periplaneta americana* sehr beträchtlich im Sinne der Erregung (PUMPHREY u. RAWDON-SMITH, 1939). Durch DFP wurde nach CHADWICK u. HILL (1947) der Erregungszustand der postsynaptischen Riesennervenfasern so stark erhöht, daß nach kurzer präsynaptischer Reizung eine verlängerte Nachentladung, gefolgt von synaptischem Block, resultierte. Hexaäthyltetraphosphat wirkte schon in kleineren Konzentrationen ähnlich. Physostigmin und Prostigmin bewirkten reversiblen Synapsenblock. (Vgl. auch CHADWICK, 1957; ROAN u. HOPKINS, 1961).

In Riesennervenfasern erwies sich die Impulsübertragung auf die Wirkung von Anticholinesterasen im allgemeinen relativ wenig empfindlich (ROEDER, KENNEDY u. SAMSON, 1947).

Die Wirkung des Parathions (E 605), das *in vitro* keine cholinesterasehemmende Wirkung ausübt, beruhte auch bei Insekten, bei denen es wirksam war, ähnlich wie bei Vertebraten, auf der Umwandlung des Parathions im Insektenkörper in Paraoxon, das am Nervensystem von Vertebraten einen stark wirkenden Cholinesterasehemmer darstellt. Diese Umwandlung geschieht bei Säugetier und Mensch hauptsächlich in der Leber. Untersuchungen an *Periplaneta americana* durch KOK u. WALOP (1954) ergaben, daß der Fettkörper der Schabe, der Funktionen besitzt, die sich mit solchen der Vertebratenleber teilweise vergleichen lassen, weitaus den größten Teil, d. h. ca. 50% des aufgenommenen Parathions in Paraoxon umwandelte, während der Muskel nur mit 3%, die Cuticula mit 2,9%, das Nervensystem mit 12,7% und die Malpighischen Gefäße mit 14,3% an dieser toxizitätssteigernden Umwandlung beteiligt waren.

Man ist sich neuerdings über den Weg mehr oder weniger im klaren, welchen das in flüssiger Form verabreichte Parathion im Innern des Insektenkörpers nimmt, wie das durch TALHOUK (1957) an *Eurygaster integriceps* genau statistisch verfolgt wurde. Die Dicke der Haut (Cuticula) steht mit der Wirkungsgeschwindigkeit in Korrelation; die Eindringungsgeschwindigkeit ist dann von weiteren anatomischen Verhältnissen abhängig. Am raschesten tödlich wirkte die Aufnahme durch die Spitze des Proboscis (0,896 Std); viel länger ging es bei Aufnahme durch Metathorakalbein-Tarsus (6,31) und durch das erste Antennensegment (7,14), oder durch das äußere Genitale (7,26 Std). Noch länger dauerte die Aufnahme durch die Intersegmentalmembran (Sternum) (18,66) oder durch das Scutellum (25,46 Std).

An verschiedenen Insekten hat VAN ASPEREN (1958) die Wirkung von Parathion (E 605) schrittweise festgestellt. Zuerst kam es zu starker Sekretvermehrung im Magendarmkanal, die zu Wasserverlust führte. Dieser wurde durch Erhöhung der Atmungsintensität zu kompensieren versucht, schon bevor es zur Erregungsphase und zu motorischer Hyperaktivität kam. Die primäre Todesursache bei Parathionvergiftung von Insekten dürfte teilweise in der Verlagerung von Leibeshöhlenflüssigkeit in den Verdauungstrakt liegen.

Durch HOPF (1954) wurde die auffallende Feststellung gemacht, daß bei der Wanderheuschrecke *Locusta migratoria migratorioides*, der ein Cholinesterasehemmstoff aus der Gruppe der Organophosphorverbindungen eingespritzt wurde, trotzdem die Cholinesterasen zu 100% gehemmt wurden, keinerlei toxische Erscheinungen beobachtet werden konnten. Die Heuschrecke wurde in ihrer Bewegungsfähigkeit nicht im geringsten beeinträchtigt. Sie scheint also zwar auf Organophosphorverbindungen im Sinne der totalen Cholinesterasehemmung empfindlich zu sein, aber ohne daß diese zu einem sichtbaren Funktionsausfall führte. Das betrifft aber nur bestimmte Organophosphate, wie aus dem folgenden ersichtlich wird.

Am stärksten wirksam erwies sich Paraoxon mit einer LD_{50} von 0,4 γ/Tier. Bezogen auf Paraoxon = 1 betrug die Giftwirkung von Dimethyl-p-nitrophenylphosphorthiolat 0,63, Parathion 0,29, Diäthyl-S-p-Nitrophenylphosphorthiolat 0,21, OS-Diäthyl-p-nitrophenyl-phosphorthiolat 0,20, Äthyl-p-p-nitrophenylphosphorthionat (EPN) 0,17, Di-2-Chlor-äthyl-p-nitrophenylphosphorthionat 0,01, Malathion 0,035. Kaum Giftwirkung zeigte p-Nitrophenyl-diisopropyl-phosphorthionat, und als ungiftig erwiesen sich Tri-p-nitrophenylphosphat, Äthyl-p-nitrophenylphosphorthionat und S-Äthyl-p-nitrophenylphosphorthionat. Wodurch diese großen Unterschiede in der Giftwirkung bedingt sind, sollte näher untersucht werden (vgl. auch RICHARDS, 1958; STRINGER, 1956).

HOPF u. TAYLOR (1958) prüften an *Locusta migratoria migratorioides* die Wirkung von Äthoxy-äthylphosphinyl-thioäthyl-triäthyl-ammoniumjodid auf die Cholinesterasen des thorakalen Nervenstranges. Die Toxizität dieses Stoffes für *Locusta* erwies sich mit einer $LD_{50} = 300—500$ mg/kg bei Injektion als gering. *In vitro* stellte der Stoff einen kräftigen Cholinesterasehemmer dar. Diese Diskrepanz war auffallend und wurde an *Locusta* auch für andere, selbst nichtpolare Organophosphorverbindungen festgestellt (vgl. HOPF, 1954 und METCALF, MARSH u. MAXON, 1955). Die Unwirksamkeit mancher Organophosphorverbindungen an Insekten *in vivo* wurde auf die Impermeabilität der Nervenhüllen für solche Stoffe aufgrund ihrer starken Polarität zurückgeführt (vgl. auch JOCHUM, 1956).

Nach HOPF (1954) spaltete bei *Locusta migratoria* das Homogenat des Bauchmarkes in gleichem Ausmaß Acetylcholin und o-Nitrophenylacetat. Die Hydrolyse wurde durch Tetraäthylpyrophosphat in gleichem Maße gehemmt. Daraus wurde der Schluß gezogen, daß keine spezifische Cholinesterase, sondern nur eine Acetylesterase vorhanden sei. Möglicherweise kann die größere Giftigkeit der Phosphorsäureester für Aphiden als für andere Insekten darin eine Erklärung finden.

In den Versuchen von HOPF u. TAYLOR (1958) wurde einwandfrei festgestellt, daß es nach Injektion von Äthoxy-äthylphosphinylthioäthyl-triäthylammoniumjodid an *Locusta* bis zu 100%iger Hemmung der Cholinesterase in den herauspräparierten und homogenisierten Thorakalganglien kam, ohne daß *in vivo* an den Tieren irgend eine Wirkung nachzuweisen war. Die Versuche sprechen dafür, daß die Acetylcholinesterase bei *Locusta* an der Tätigkeit des zentralen Nervensystems keine feststellbare Funktion besitzt.

Es ist nach LORD u. POTTER (1954) möglich, daß die Toxizität der organischen Phosphor-Insecticide anders wie am Säugetier, bei Insekten auf der Unterbindung der Aktivität anderer Esterasen („general esterases") als der Cholinesterase beruht, wie Versuche an *Blatella germanica, Tribolium castaneum, Dysdercus fasciatus, Tenebrio molitor, Phaedon cochleariae, Locusta migratoria, Orycaephilus surinamensis* und an Eiern der Tomatenmotte ergaben. Die Esterasehemmwirkungen gehen anscheinend nicht auf ein und dasselbe Enzym zurück; auch sind die Enzyme bei den Insektenarten nicht gleichartig. Die Konzentration des Alkylphosphats, die notwendig war, um 50% der Esterase-Aktivität zu hemmen, war für jede Insektenart verschieden. Das Zahlenverhältnis der zur 50%igen Inaktivierung der allgemeinen Esteraseaktivität benötigten p-Nitrophenyl-thiophosphat-Menge betrug bei *Tribolium castaneum, Tenebrio molitor, Blatta germanica*, und *Dysdercus fasciatus* 100:1:1:100, zur Inaktivierung der Acetylcholinesterase entsprechend 8:20:4:13. Inaktivierung der „allgemeinen Esterase" erforderte fast gleiche Konzentration von TEPP und Paraoxon bei *Tribolium castaneum*, dagegen die 10fach stärkere von TEPP bei *Tenebrio molitor*. Zur Cholinesterasehemmung waren fast gleiche Konzentrationen von TEPP und Paraoxon bei *Tenebrio molitor* notwendig, dagegen die 10fach stärkere von Paraoxon bei *Tribolium castaneum*. Die „allgemeine Esterase" von *Tenebrio molitor* und *Blatta germanica* war empfindlicher gegen Hemmungsfaktoren als das Acetylcholin hydrolysierende Enzym, allerdings nicht bei *Tribolium castaneum* und *Dysdercus*. Eine Beziehung zwischen *in vitro* Enzym-Hemmung und *in vivo* Toxizität wurde nicht festgestellt.

O'BRIEN (1956) stellte an *Periplaneta americana*, die mit Malathion vergiftet wurde, *in vivo* nur eine geringe Abnahme der Cholinesteraseaktivität fest. Ähnliche Resultate wurden durch VAN ASPEREN (1958) nach Vergiftung von Fliegen mit O,O-Dimethyl-O-2,2-dichlorvinylphosphat erhalten. Über Entgiftungsmechanismen bei Insekten vgl. auch SMITH (1955).

Offenbar gibt es Insekten, bei denen toxische Phosphatester *in vivo* nur eine geringe Hemmung der Cholinesterase bewirken, wobei das betreffende Tier an der Vergiftung zugrunde geht, während andere Phosphatester sich als sehr starke Cholinesterasehemmer erweisen, ohne das Tier zu töten. Das Problem der Giftresistenz der Insekten gegen Organophosphorverbindungen erhält dadurch einen neuen Aspekt.

In ähnlicher Richtung gehen die Versuche von ROAN u. MAEDA (1954), welche die Cholinesterasen bei den Fliegenarten *Dacus dorsalis* (Hendel), *Dacus cucurbitae* (Coq.) und *Ceratitis capitata* (Wied.) untersuchten. Die Kurven für die Substrat/ Enzym-Konzentration zeigten bei allen Arten ähnliche Maxima; ebenso waren die Dissoziationskonstanten für den Substrat/Enzym-Komplex von gleicher Größenordnung. Mit Acetyl-β-methylcholin traten etwas größere Unterschiede auf. *In vitro* zeigte die Cholinesterase der drei Fliegenarten einer Reihe von 22 verschiedenen Phosphorsäureestern und Carbamaten gegenüber sehr ähnliche Hemmung. Bei Toxizitätsprüfungen *in vivo* ergaben einige der geprüften Verbindungen dagegen sehr große Unterschiede in ihrer Wirkung den genannten Fliegenarten gegenüber. Offenbar spielen beim Zustandekommen der Giftwirkung andere biochemische Systeme eine Rolle.

Der Wirksamkeit von Organophosphorverbindungen als Insecticide sind damit gewisse Grenzen gesetzt, deren Ausmaß im einzelnen noch nicht genauer erkennbar ist.

WINTERINGHAM u. HARRISON (1956, 1959) zeigten an *Musca domestica* mit Hilfe von C^{14}-Acetat, daß nach DFP-Applikation der Acetylcholingehalt in Kopf und Thorax der Hausfliege im Verlauf von 30 min auf den 2—$2^{1}/_{2}$fachen Wert anstieg, um im Verlauf von ca. 5 Std wieder auf den Normalwert abzufallen. Diese Steigerung des Acetylcholins durch DFP kommt bei Insekten als Todesursache anscheinend nicht in Frage. Während „irreversible" Anticholinesterasen bei Säugern durch Hemmung des neuromuskulären Prozesses und entsprechend durch Stillegung der Atemmuskulatur und Anoxie zum Tode führen können, ist das bei manchen Insekten, die während der Vergiftung oft eine übernormale Atmung zeigen, nicht der Fall. Möglicherweise liegt bei tödlichen Vergiftungen bei Insekten eine nachweisbare Störung des Aminosäurestoffwechsels dem Todeseintritt zugrunde (COLHOUN, 1964).

Schradan wurde von *Periplaneta americana* nach O'BRIEN u. SPENCER (1957) bei parentaler Zufuhr durch den Vorderdarm in eine wirksame Anticholinesterase umgewandelt, welche am homogenisierten bzw. excidierten Bauchmark stark wirksam war. Eine Berechnung ergab, daß aus 200 γ/g Schradan innerhalb 4,5 Std die 2,5fache Menge Cholinesterasehemmstoff gebildet wird, welche zu einer 95%igen Aktivitätsverminderung der Cholinesterase des Zentralnervensystems führen müßte. Demgegenüber ergaben Versuche mit Injektion von 300 γ/g Schradan *in vivo* nur eine 60%ige Fermenthemmung. Auch lag die LD_{50} für die Küchenschabe erst bei 1340 γ/g! Dies spricht dafür, daß *in vivo* das Zentralnervensystem der Schabe gegen an sich wirksame Umwandlungsprodukte des Schradans weitgehend geschützt ist. Weitere Versuche mit künstlich durch Kaliumpermanganat oxydiertem Schradan und mit Heptachlorpyrophosphoramid und Hydroxylmethylderivaten des Schradans ergaben am excidierten Zentralnervensystem eine 73%ige Cholinesterasehemmung, an vorsichtig eviszerierten Schaben nur eine 8—9%ige Hemmung. Wurde jedoch das Zentralnervensystem verletzt, betrug die Hemmung 50—69%. Diese Versuche zeigen eindeutig, daß die gebildeten Hemmstoffe in das intakte Zentralnervensystem der Küchenschabe nicht oder nur sehr langsam einzudringen und dort keine oder nur eine geringe Cholinesterasehemmung zu bewirken vermögen. Für *Locusta* und andere alkylphosphatresistente Insekten sind vielleicht ähnliche Verhältnisse anzunehmen.

Die ausgedehnte Prüfung von Organophosphorverbindungen als Insecticide hat im Laufe der Zeit anderslautenden früheren Auffassungen gegenüber zur Ansicht geführt, daß der hauptsächliche Angriffspunkt dieser Stoffe am Insektenkörper, wenn wir von Herz- und Darmwirkungen absehen, im Zentralnervensystem, d. h. an den Ganglienapparaten zu suchen ist. Besteht darüber ziemliche Übereinstimmung, so ist die Frage der Wirksamkeit von Alkylphosphaten als Esterasehemmer im Zentralnervensystem dadurch teilweise in Frage gestellt, daß eine Reihe von Phosphatverbindungen *in vitro* starke Esterasehemmer sind, *in vivo* aber keine oder nur eine sehr schwache Wirkung am Zentralnervensystem ausüben. Diese Unterschiede können nicht oder höchstens teilweise darauf zurückgeführt werden, daß eine Barriere, sei es Cuticula, seien es andere Schichten, oder sei es die Nervenhülle der Ganglien, unübersteigbare Permeabilitätshindernisse darstellen. Es muß damit gerechnet werden, daß dort wo die Organophosphorverbindungen sich als wirksam erweisen, noch andere Wege der Giftwirkung in Betracht zu ziehen sind. Durch PISTOR (1954) wurde an *Calliphora erythrocephala* die Wirkung von Insecticiden auf das Nervensystem histologisch untersucht.

Die Wirkung der Alkylphosphate ist im allgemeinen bei Insekten eine primär zentral erregende, der sekundär Lähmung und Tod folgen, wobei die Todesursache nicht in jeder Beziehung feststeht (d. h. nicht der biochemische Mechanismus). Bei *Periplaneta* stieg nach Verabreichung eines Alkylphosphats der Phosphatgehalt in der Hämolymphe plötzlich stark an; etwas später wurden Phosphate im Vordarm angereichert. Je rascher die Phosphatester hydrolysiert werden können, um so rascher erfolgt dieser Anstieg. Ein Teil der Phosphate geht in die Bewegungsmuskulatur (ROAN, FERNANDO u. KEARNS, 1950). Wenn nach CHADWICK u. HILL (1947) HETP die gesamte Cholinesterase des Nervensystems von *Periplaneta* zu hemmen vermag, ist damit noch nicht gesagt, daß die Giftwirkung der cholinesterasehemmenden Alkylphosphate auf der Cholinesterasehemmung tatsächlich beruht, solange wir nichts Genaueres über die physiologische Wirkung der im Zentralnervensystem der Insekten so reichlich vorhandenen Acetylcholinesterase und des Acetylcholins wissen. Es kommt lange nicht in allen Fällen nach Alkylphosphaten zu einem nachweisbaren Anstieg des Acetylcholins im Zentralnervensystem. Wir können deshalb nicht mit Sicherheit annehmen, daß die Erregungsphänomene, welche durch Alkylphosphate ausgelöst werden, durch vermehrten Acetylcholingehalt im Zentralnervensystem bedingt sind. Dagegen spricht ziemlich eindeutig, daß erst sehr hohe Acetylcholindosen, und nur bei manchen Insekten, zur zentralen Erregung führen. Wenn ROEDER u. ROEDER (1939) an *Periplaneta americana* fanden, daß Acetylcholin 10^{-4} am Nervenstrang unwirksam ist, dagegen 10^{-3} erregend wirkt, so ist diese Konzentration 1 Million mal größer, als die für eine synaptische Erregung am Säugetier notwendige Acetylcholinkonzentration.

Es ist in diesem Zusammenhang bemerkenswert, daß es nach LEWIS, WALLER u. FOWLER (1960) durch DDT, das kein Cholinesterasehemmer ist, an *Periplaneta americana* im Thorax der Tiere zu einem Acetylcholinanstieg kam, der schließlich 300% betrug!

29. Giftung

Es gibt, wie wiederholt angedeutet wurde, insecticide Stoffe, deren toxische Wirksamkeit erst durch den Organismus erzeugt wird, in den der Stoff eindringt. Das gilt im besonderen Maß für Parathion (E 605), das an sich unwirksam ist und im Säugetierkörper in das cholinesterasehemmende Paraoxon umgewandelt wird (KILBY, 1954). Daß dies auch im Insektenkörper geschieht, wurde an der amerikanischen Küchenschabe, *Periplaneta americana*, festgestellt (FERNANDO et al., 1951). Schradan wurde nach CASIDA, ALLEN u. STAHMAN (1953) durch viele Insekten oxydiert, was bei *Periplaneta* in den Magenschläuchen erfolgte (vgl. auch SMITH, 1955, 1960). An *Periplaneta* wurde nachgewiesen, daß der Insektenkörper auch S-freie Pyrophphoramide, wie Dimethylaminophosphoramid, auf oxydativem Weg in giftigere Produkte umzuwandeln vermag.

30. Resistenz von Insekten gegen Hemmstoffe der Acetylcholinesterase, speziell gegen Organophosphorverbindungen

Die Insekten verfügen über eine oft sehr große Anpassungsfähigkeit ihres Stoffwechsels an die Aufnahme von Organophosphorverbindungen. Man hat diese sekundäre Unempfindlichkeit auf Insecticide als *Resistenz* bezeichnet, die nicht nur bei Insekten, sondern auch bei Protozoen und Protophyten, speziell bei pathogenen und nicht pathogenen Bakterien und Pilzen als Adaptationsphänomen eine außerordentlich große Bedeutung erlangt hat. Damit berühren wir ein allgemeines, vom Einzeller bis zum Menschen wirksames und für den Fortbestand der Arten unerläßliches biologisches Verhalten: die Fähigkeit zur Anpassung, zur *Adaptation*.

Das Prinzip ist sowohl in morphologischer wie in biochemischer Hinsicht von größter Bedeutung und dürfte eine der Hauptkräfte bilden, die bei der natürlichen Selektion eine Rolle spielen. Dieses adaptive Verhalten kann fakultativ durch Umweltsfaktoren hervorgerufen werden, oder genetisch (erblich) bedingt sein. Letzteres dürfte auch bei der Anpassung der Insekten an Insecticide in Frage kommen.

(a) Genetische Resistenz

Ein Beispiel dafür bildet die Resistenz der Stubenfliege, *Musca domestica* gegen das weit verbreitete Insecticid DDT, indem an resistent gewordenen Stämmen von *Musca domestica* durch JOHNSTON, BOGART u. LINDQUIST (1954) gezeigt werden konnte, daß die Rückkreuzung resistenter Stämme mit nichtresistenten Fliegen im Laufe einiger Generationen zu einer nichtresistenten Form führen kann.

Die Entstehung der Resistenz wird nach SONNEBORNS Theorie auf resistenzerzeugende cytoplasmatische Partikel zurückgeführt, deren von einem oder mehreren Genen gesteuerte Vermehrung durch DDT angeregt wird.

Ähnliches wurde auch hinsichtlich DDT-Resistenz an resistenten Stämmen der Taufliege, *Drosophila melanogaster*, durch KING (1954) festgestellt. Dabei kann die Resistenz, wie CROW (1954) zeigte, ein sehr hohes Maß annehmen, z. B. an einem 3 Jahre lang selektionierten Stamm die LD_{50} 2000mal so groß sein, wie die der Kontrolltiere. Bei *Drosophila* wird eine polygene Resistenz angenommen. Die Resistenz eines 6 Monate selektionierten Stammes war nach 3jährigem Aussetzen der DDT-Behandlung noch in voller Stärke erhalten.

Selektion über zahlreiche Generationen mit DDT, Lindan, Diazinon, „S_{17}" (Phenyl-N-Dimethylcarbamat) und anschließende Prüfung der erhaltenen resistenten Stämme auf ihre Resistenz gegen jeweils die 3 übrigen Bekämpfungsmittel zeigten nur für S_{17} eine Sonderstellung. Die übrigen 3 Substanzen erwiesen sich als austauschbar, wenn auch nicht unbegrenzt. Ähnliche Verhältnisse werden, soweit es sich nicht um eine biochemische Resistenz handelt, was der häufigere Fall sein dürfte, bei der genetischen Resistenz gegen Alkylphosphate vorliegen, sind aber noch relativ wenig untersucht. Von REIFF (1956) werden einige Befunde über die Selektionsprozesse bei der Insektizidresistenz (im allgemeinen) mitgeteilt. Nach REIFF beruht das komplexe Resistenzgeschehen auf sehr unterschiedlichen stammesspezifischen Reaktionen, wodurch eine genetische Analyse außerordentlich erschwert wird. Aufgrund aller bisher durchgeführten Versuche in dieser Richtung läßt sich lediglich aussagen, daß Resistenz durch Selektionsprozesse zustande kommt und polyfaktoriell bedingt ist.

(b) Biochemische Resistenz

Das Insekt vermag sich noch auf einem anderen adaptiven Weg gegen die tödliche Wirksamkeit von Insecticiden zu schützen: durch Synthese eines spezifischen Fermentes gegen den körperfremden Stoff. So konnte durch REIFF (1955) in sensiblen und resistenten Fliegen die Anwesenheit eines DDT abbauenden Fermentes, einer Dehydrochlorinase, papierchromatographisch nachgewiesen und ein DDT-Abbau von 15—25% bei den resistenten Fliegen festgestellt werden, der bei den sensiblen Fliegen geringer war. Die bei den betr. Fliegen eintretende hohe Resistenz kann demnach nur teilweise auf diesem Weg erklärt werden (BRIDGES u. COX, 1959). Versuche mit γ-Hexachlorcyclohexan an *Musca domestica* durch OPPENOORTH (1956) haben ergeben, daß der Abbau des Giftes bei *8* resistenten Fliegenstämmen viel rascher erfolgte als bei empfindlichen Stämmen. Die Ausscheidung von unverändertem Cyclohexan konnte nicht beobachtet werden. Vgl. auch MELTZER (1956).

Ein weiterer Weg der Resistenz könnte auch auf immunologischem Weg liegen: das Insecticid als Antigen. Ob eine Antikörperbildung auf Insecticide vorkommt, scheint nicht bekannt zu sein. Vgl. zum Problem der Resistenz auch: CHADWICK (1957), WINTERINGHAM u. HARRISON (1959), METCALF (1955). Die Resistenz von Insekten gegen Insecticide ist nach HOYLE (1952) teilweise auch durch die Lipoidmembranen der Nerven bedingt, die für ionisierte Stoffe relativ undurchdringlich sind.

Wie weit wir in der Kenntnis der Wirkungsweise und Resistenzentwicklung bei der Behandlung von Schädlingen mit Insecticiden noch zurückstehen, hat kürzlich CHADWICK (1963) angedeutet. Die Resistenzentwicklung bei den Insekten gegen Insecticide scheint der Produktion neuer, noch unabgeschwächt wirksamer Stoffe um einige Pferdelängen voraus zu sein. Zweifellos ist dieser Weg der Schädlingsbekämpfung nicht der einzige, der zum Erfolg führen kann (oft unter schwerer Schädigung nützlicher Insekten und anderer nützlicher Tiere), und sicher auch nicht immer der beste.

Die sogenannten Kontaktinsecticide wie DDT, Hexachlorcyclohexan und Parathion sind z. B. an der Fliege in erster Linie starke Nervengifte, wobei die Ganglienzellen der großen motorischen Neurone im Bereich der Thorakalganglien besonders schwer geschädigt werden (vgl. auch HEUBNER, 1948 über DDT an *Dixippus morosus*). Versuche an *Musca domestica* L.

mit Dieldrin-C^{14}, resp. einem Schwefelderivat desselben, an sensiblen und resistenten Hausfliegen haben ergeben, daß die Resistenz nicht durch eine herabgesetzte Permeabilität der Cuticula für diesen Stoff bedingt sein kann. Über die Beschaffenheit der Cuticula von Insekten vgl. WIGGLESWORTH (1953), LOCKE (1959), RUDALL (1963) u. a.

Übersicht über Insecta (Pterygota)

Das quergestreifte *Herz* von Insekten ist in der Regel schlauchförmig und besitzt vielfach einen neurogenen Schrittmacher. Bei vielen Insekten steht das Herz mit fördernden und hemmenden Nerven in Verbindung. Über das Acetylcholinsystem des Insektenherzens sind wir bei einer nicht sehr großen Zahl von Arten teilweise orientiert (vgl. Tab. 6 von COLHOUN, 1963). Unter den Blattoidea stehen *Periplaneta americana* als Standardtier der physiologisch-biochemisch orientierten Entomologen, unter den Orthoptera *Locusta* und *Melanoplus*, unter den Hymenoptera *Apis mellifica*, unter den Coleoptera *Tenebrio molitor* und *Dytiscus marginalis*, unter den Diptera *Anopheles*, *Musca* und *Calliphora* im Vordergrund des Interesses, während die Lepidoptera, von *Galleria mellonella* abgesehen, mehr oder weniger vernachlässigt erscheinen. (Vgl. aber McCANN, 1968).

Wir gehen von der Auffassung aus, bei den genannten Arten handle es sich um jeweils typische Vertreter einer Ordnung.

Insgesamt betrachtet dürfte die Annahme richtig sein, daß bei Insekten das Herz (mit typischen Ausnahmen) *neurogener* Natur ist und auf Acetylcholin entweder nicht reagiert, was selten der Fall ist, oder, was die Regel bildet, mit Beschleunigung antwortet. Im allgemeinen erscheint die Annahme begründet, daß das oft schon auf 10^{-8} Acetylcholin mit Frequenzsteigerung reagierende Herz, analog wie bei Crustaceen, *cholinerg* innerviert ist. Für manche Insekten charakteristisch ist die tonuserhöhende, systolische Wirkung des Acetylcholins. Für einen cholinergen Herzmechanismus spricht, daß Physostigmin und Prostigmin die herzbeschleunigende Wirkung des Acetylcholins verstärken und Atropin die fördernde Wirkung am Schrittmacher hemmt und die Herzfrequenz verlangsamt (*Periplaneta* und *Stenopelmatus*). Außerdem erregt auch Pilocarpin den Schrittmacher, ebenso Tetraäthylpyrophosphat, durch welches die Herzcholinesterase bei *Periplaneta americana* unter Anstieg des Acetylcholins blockiert wird, begleitet von starker Frequenzsteigerung und Amplitudenerhöhung. Von Interesse ist die Feststellung an *Melanoplus differentialis* und *Stenopelmatus* (Orthoptera), daß Acetyl-β-methylcholin etwas schwächer, Carbaminoylcholin etwas stärker herzfördernd wirkt wie Acetylcholin.

Dabei darf nicht übersehen werden, daß Adrenalin und Noradrenalin ebenfalls erregend wirken, Ergotamin herzhemmend (*Periplaneta*). Neben einem acetylcholinempfindlichen positiv cholinergen (ganglionären) Schrittmacher existiert ein direkt den Herzmuskel innervierendes Motoneuron, das adrenerg erregend eingreift. Diesem *neurogenen* Typus des Herzens stehen zwei *myogene* Typen gegenüber, ein *myogener, nicht innervierter Herztypus*, der bei Dipteren (*Anopheles quadrimaculatus, Aedes aegypti, Chironomus*-Larven) und bei *Lepidoptera* (*Galleria mellonella*) vorkommt und dadurch charakterisiert ist, daß das Herz auf Acetylcholin überhaupt nicht anspricht, und ein *myogener innervierter Herztypus*, der bei Odonata (*Anax* sp.) und Lepidoptera (*Samia cecropia*) angetroffen wird und sich dadurch auszeichnet, daß Acetylcholin die Herzfrequenz herabsetzt, Adrenalin sie erhöht.

Eine für manche Insektenherzen typische Besonderheit, die sonst regelmäßig nur bei Tunicaten (s. S. 439) beobachtet wird, liegt in der periodischen Umkehr der Richtung des Herzschlages. Sie wird bei Dipteren am häufigsten angetroffen, kommt aber auch bei Coleoptera (*Prionus laticollis*) und Hymenoptera (*Sphex* sp., *Opheltes glaucopterus*) und selbst bei Lepidoptera (*Telea polyphemus*) vor.

Mit den Crustaceen darin übereinstimmend, ist der mit oder ohne Nervenend-platte versehene *quergestreifte Bewegungsmuskel* von Insekten, nach bisherigen Er-fahrungen nicht cholinerg. Bei *Periplaneta americana* (Blattoidea) konnte im Be-wegungsmuskel weder Acetylcholin, noch Cholinesterase, noch Cholinacetylase nachgewiesen werden. Entweder existiert bei Crustaceen und Insekten (Arthropo-den) überhaupt kein Überträgerstoff, was phylogenetisch und im Hinblick auf die Innervationsverhältnisse immerhin auffallend wäre, oder er ist, was größere Wahr-scheinlichkeit besitzt, anderer Natur und vorläufig unbekannt. Damit in Überein-stimmung steht, daß Curare am Nervenmuskelpräparat von *Locusta migratoria* wirkungslos ist. Ähnlich gilt auch für Organophosphorverbindungen, daß die neuromuskuläre Synapse darauf unempfindlich ist.

Nervensystem. Reich an Acetylcholin und an Acetylcholinesterase ist das Ner-vengewebe, wobei das Zentralnervensystem etwa doppelten Gehalt an beiden gegenüber peripheren Nerven aufweist. An intermediären Synapsen des Zentral-nervensystems scheint Acetylcholin in hohen Konzentrationen bei einigen Insekten in erregendem Sinn wirksam zu sein; nicht bei *Periplaneta* und *Locusta*, beides Ver-treter der paurometabolen Pterygota. Anticholinesterasen blockieren nicht nur die Cholinesterasen, sondern hemmen bei manchen Insekten auch die synaptische Übertragung. Wie das geschieht, ist nicht näher bekannt.

Im Gehirn verschiedener Dipteren (*Musca, Calliphora, Lucilia*) wurde reichlich Cholinacetylase nachgewiesen, was die Wahrscheinlichkeit cholinerger synaptischer Übertragungsvorgänge ebenso stützt, wie der Nachweis bei *Musca domestica*, daß im Gehirn Acetylcholin nur durch Acetylcholinesterase hydrolysiert wird. Durch Organophosphorverbindungen kommt es (hauptsächlich bei Diptera nachgewiesen) zu einem Anstieg des Acetylcholins im Zentralnervensystem. Bisher einzigartig unter allen untersuchten Insektenarten sind die Feststellungen an *Musca domestica* und *Calliphora erythrocephala*, bei denen nach Diisopropylfluorphosphat trotz Hemmung der Acetylcholinesterase eine Abnahme des Acetylcholins im Gehirn und eine Zunahme im übrigen Körper, also vielleicht eine das Zentralnerven-system schützende Abwanderung des Acetylcholins eintritt. Im allgemeinen kann man sagen, daß intermediäre Synapsen im Zentralnervensystem von Insekten auf die neurotropen Gifte der Organophosphat- und Thiophosphatgruppe mehr oder weniger empfindlich sind, wobei auch völlige Unempfindlichkeit auf die acetyl-cholinesterasehemmende Wirkung der Organophosphate im Zentralnervensystem vorkommt (*Locusta migratoria migratorioides*).

Wir wissen über Verteilung und Funktion des im Zentralnervensystems von Insekten so reichlich vorhandenen Acetylcholins, von Cholinesterasen und Cholin-acetylase ungleich viel weniger Genaues als bei Vertebraten, bei denen wir über die Verteilung im Gehirn bei einigen Säugern gut orientiert sind und uns über die Funktionen des Acetylcholins ein Bild machen können. Daß im Gehirn mancher Insekten (Diptera) das Acetylcholinsystem vollständig nachweisbar ist, spricht theoretisch für eine neurale Funktion des Acetylcholins im Sinne eines synapti-schen Überträgerstoffes, auch wenn wir FLOREY (1961b) recht geben müssen, daß bei Insekten kein einziger direkter Nachweis für eine solche Übertragung im Nervensystem von Insekten vorliegt. Um so mehr sollte es das Bestreben sein, bei dazu geeigneten Insekten diese Frage auf elektrophysiologischem und biochemi-schem Weg einer Klärung entgegenzuführen. Manches spricht dafür, daß das Nervensystem von Insekten eine geringere Empfindlichkeit auf Acetylcholin be-sitzt als vergleichsweise das Zentralnervensystem von Säugern, und daß es infolge-dessen einer größeren endogenen Acetylcholinproduktion bedarf, um als synapti-scher Überträgerstoff zu wirken. Auch könnte der Acetylcholinverschleiß im Zen-tralnervensystem von Insekten größer sein als bei Vertebraten, worauf beispielsweise hindeutet, daß die Acetylcholinesterase aus dem Kopf (Gehirn) von *Musca domestica* eine viel höhere Aktivität besitzt als diejenige vom Vertebratengehirn.

Die bisherigen Feststellungen machen es wahrscheinlich, daß neben Acetylcholin noch andere Stoffe am Zentralnervensystem der Insekten als „Erregungsstoffe" oder als synaptische Überträger in Frage kommen, deren Wirksamkeit von Cholinesterasen unabhängig ist.

Die Auffassung einer synaptischen Wirksamkeit des Acetylcholins am Zentralnervensystem von Insekten ist insofern wenig wahrscheinlich, als es Insekten gibt, bei denen trotz 100%iger Cholinesterasehemmung durch Organophosphate eine sichtbare Wirkung (zu erwarten wären Krämpfe usw.) nicht festzustellen ist (z. B. bei *Locusta migratoria*). Dabei ist zu berücksichtigen, daß es Organophosphorverbindungen gibt, welche bei extracerebraler Applikation nicht ins Gehirn einzudringen vermögen, wodurch eine physiologische Unempfindlichkeit des Zentralnervensystems vorgetäuscht werden kann (z. B. bei *Periplaneta americana*).

Am *Darm* ist, ähnlich wie bei Crustaceen, Acetylcholin fördernd wirksam; die Darmcholinesterase scheint mit der spezifischen Vertebratencholinesterase insofern nicht identisch zu sein, als ihre Aktivität gegen Acetyl-β-methylcholin größer ist als gegen Acetylcholin (*Periplaneta*). Durch Physostigmin wird die Darmcholinesterase bei *Periplaneta* gehemmt, dementsprechend die Acetylcholinkonzentration lokal erhöht und die Darmbewegung verstärkt.

Im ganzen gesehen, schließen sich die Insekten den Crustaceen hinsichtlich Acetylcholinempfindlichkeit und Wirkung weitgehend an. Die Insekten bilden den derzeitigen Höhepunkt in der phylogenetischen Entwicklungsreihe der Protostomia, welche zu einer Spezialisierung der Empfindlichkeit auf Acetylcholin geführt hat: Herzempfindlichkeit im Sinne der Erregung, fehlende Empfindlichkeit der neuromuskulären Endplatte, teilweise oder meist fehlende Empfindlichkeit von intermediären (zentralen) Synapsen und fördernde Empfindlichkeit am Darmkanal. Über 5-Hydroxytryptamin s. S. 779.

Wir werden bei Deuterostomia, insbesondere bei Vertebraten, im Hinblick auf Herz, Bewegungsmuskel und Nervensystem andersartige Verhältnisse antreffen. Von Analogie (Homologie ?) sind wir berechtigt hinsichtlich der Darmempfindlichkeit auf Acetylcholin zu sprechen, die schon bei viel einfacheren Tierformen der Protostomia beginnt und sich bis zu den höchsten Formen der Deuterostomia (*Homo sapiens*) durchgesetzt hat.

Bevor bei Insekten über taxonomische Beziehungen im Verhalten verschiedener Ordnungen und Familien dem Acetylcholin gegenüber etwas ausgesagt werden kann, müßten unsere Kenntnisse in artlicher Hinsicht bedeutend erweitert und offensichtliche Lücken (Apterygota, Odonata, Coleoptera und Lepidoptera u. a.) mehr oder weniger geschlossen werden.

Stamm Chaetognatha, Pfeilwürmer

(Rezent nur einige Dutzend Arten)

Sie besitzen ein quer dreigeteiltes Coleom (Coelhelminthes). Es sind glashelle, meist nur 1—5 cm lange (*Sagitta elegans* wird bis 15 cm lang), an der Meeresoberfläche lebende wurmartige Tiere, deren systematische Stellung in die Nähe der Hemichordaten gerückt wird. Sie machen auf andere pelagische Tiere Jagd, wobei sie sich blitzschnell bewegen. Der Körper der Pfeilwürmer ist in Kopf, Rumpf und Schwanz gegliedert.

Das relativ hoch organisierte Nervensystem (BULLOCK u. HORRIDGE, 1965) bildet im Kopfabschnitt ein dorsales verschmolzenes Paar Hirnganglien. E. SCHARRER (1965) fand im Retrocerebralorgan (Cerebralganglion) von *Sagitta* sp. elektronenoptisch große Zellen mit zahlreichen Microvilli. Über Acetylcholin oder andere Überträgerstoffe im Zentralnervensystem von Chaetognathen ist nichts bekannt. Im Rumpfabschnitt findet sich ein großes ventrales Ganglion, die erste Anlage des bei Anneliden viel entwickelteren Bauchmarks. Kopf- und Bauchganglien sind durch lange Kommissuren miteinander verbunden. Die quergestreifte Muskulatur besteht nur aus longitudinalen Fasern, die aus dem parietalen Mesodermepithel hervorgehen. Dorsale und ventrale Muskelfasern ziehen sich wellenförmig und alternierend zusammen, woraus sich die schnellen Schwimmbewegungen ergeben, Es handelt sich bei den *Chaetognathen* wie bei *Coelenteraten*, *Nematoden* und *Anneliden* um Epithelmuskelzellen. (Vgl. auch DE BEAUCHAMP, 1960).

Über Acetylcholin und Cholinesterasen scheint bei Chaetognathen überhaupt nichts bekannt zu sein; auch nicht, ob Nervensystem und Darmkanal auf Acetylcholin empfindlich sind. Ein Gefäßsystem existiert nicht.

GAUSE u. SMARAGDOWA (1939) untersuchten an *Sagitta setosa* die Toxicität des Nicotins, wobei sich krampferregende Konzentrationen von L-Nicotin toxischer erwiesen als von D-Nicotin.

Wirkung von Krampfgiften. An *Sagitta bipunctata* (Quoy und Gaimard) lösten sowohl Strychnin 10^{-6} wie Pikrotoxin 10^{-5} Krämpfe aus; ebenso Cardiazol 10^{-3}. Physostigmin 10^{-4} und 10^{-5} hatte Einkrümmen des Körpers und allgemeine Muskelbewegungen zur Folge (FLOREY, 1951b; EGGHART u. UMRATH, 1956).

Die Chaethognaten bilden neben Turbellarien und Nemertinen (s. S. 66 u. 75) in deren Nähe sie tiersystematisch manchmal gestellt werden, eine Gruppe in der Tierreihe, bei welcher Strychnin und Pikrotoxin (10^{-5}) als Krampfgifte wirken.

Literatur

ABBOTT, B.C., LANG, F., PARNAS, I.: Physiological properties of the heart and cardiac ganglion of *Limulus polyphemus*. Comp. Biochem. Physiol. **28**, 149—158 (1969).
— — — PARMLEY, W., SONNENBLICK, E.: Physiological and pharmacological properties of *Limulus* heart. In: F.V. MCCANN (Editor), Comparative physiology of the heart-current trends, pp. 232—243. Basel: Birkhäuser 1969.
ACKERMANN, D.: Über das Vorkommen von Homarin, Taurocyamin, Cholin, Lysin und andern Aminosäuren, sowie Bernsteinsäure in dem Meerwurm *Arenicola marina*. Hoppe-Seylers Z. physiol. Chem. **302**, 80—86 (1955).
ADRIAN, E.D.: Potential changes in the isolated nervous systems of *Dytiscus marginalis*. J. Physiol. (Lond.) **72**, 132—151 (1931).
AIDLEY, D.J.: The excitation of insect skeletal muscles. In: J.W.L. BEAMENT, J.E. TREHERNE and V.B. WIGGLESWORTH: Advances in Insect Physiology 4, 1—31 (1967); Academic Press 1967.
AKERT, K.: Interneuronale Kontaktstellen (Synapsen) bei Wirbeltieren und Wirbellosen. Sitzung Naturforsch. Ges. Zürich 15. 1. 1968.
ALDRIGE, W.N.: Anticholinesterases. Inhibition of cholinesterases by organophosphorus compounds and reversal of this reaction: mechanisms involved. Chem. Ind. (Lond.) **1954**, 473—476.
ALEXANDROWICZ, J.S.: Zur Kenntnis des sympatischen Nervensystems der Crustaceen. Jena. Z. Med. Naturw. **45**, 395—444 (1909).
— The innervation of the heart of the cock-roach (*Periplaneta orientalis*) J. comp. Neurol. **41**, 291—301 (1926).
— Quelques expériences sur le fonctionnement du système nerveux du coeur des crustacés isopodes. C. R. Soc. Biol. (Paris) **108**, 1270—1272 (1931).
— Muscle receptor organs in the abdomen of *Homarus vulgaris* and *Palinurus vulgaris*. Quart. J. micr. Sci. **92**, 163—199 (1951).
— Muscle receptor organs in the Paguridae. J. Marine Biol. Ass. U. K. **31**, 277—286 (1951).
— Notes on the nervous system in the Stomatopoda. I. The system of median connectives. J. Marine Biol. Ass. U.K. **31**, 588—596 (1953a).
— Notes on the nervous system in the Stomatopoda. II. The system of dorsal trunks. III. Small nerve cells in motor nerves. Publ. staz. zool. (Napoli) **24**, 29—45 (1953b).
— Nervous organs in the pericardial cavity of the decapod Crustacea. J. Marine Biol. Ass. U. K. **31**, 563—580 (1953c).
— Innervation of an Amphipod heart. J. Marine Biol. Ass. U. K. **33**, 709—719 (1954a).
— Notes on the nervous system in the Stomatopoda. IV. Muscle receptor organs. Pubbl. staz. zool. (Napoli) **25**, 94—111 (1954b).
— Innervation of the heart of *Praunus flexuosus* (Mysidacea). J. Marine Biol. Ass. U. K. **34**, 47—53 (1955).

ALEXANDROWICZ, J.S.: Receptor elements in the muscles of *Leander serratus*. J. Marine Biol.
Ass. U. K. **35**, 129—144 (1956).
— Notes on the nervous system in the Stomatopoda. V. The various types of sensory nerve
cells. Publ. staz. zool. (Napoli) **29**, 213—225 (1957).
— Further observations on proprioceptors in crustacea and a hypothesis about their function.
J. Marine Biol. Ass. U. K. **37**, 379—396 (1958).
— CARLISLE, D.B.: Some experiments on the function of the pericardial organs in Crustacea.
J. Marine Biol. Ass. U. K. **32**, 175—192 (1953).
AMMON, R., ZOCH, E.: Zur Biochemie des Futtersaftes der Bienenkönigin. Arzneimittel Forsch.
7, 699—702 (1957).
ASHHURST, D.E.: The cytology and histochemistry of the neurones of *Periplaneta americana*.
Quart. J. micr. Sci. **102**, 399—405 (1961).
ASPEREN, K. VAN: Mode of action of organophosphorus insecticides. Nature (Lond.) **181**,
355—356 (1958).
— ESCH, I. VAN: The chemical composition of the haemolymph in *Periplaneta americana*.
Arch. néerl. Zool. **11**, 342—360 (1956).
ATWOOD, H.L.: Differences in muscle fibre properties as a factor in "fast" and "slow" con-
traction in *Carcinus*. Comp. Biochem. Physiol. **10**, 17—32 (1963).
— γ-Aminobutyric acid and crab muscle fibres. Experientia (Basel) **20**, 161—163 (1964).
— Characteristics of fibres in the extensor muscle of a crab. Comp. Biochem. Physiol. **14**,
205—207 (1965a).
— Excitation and inhibition in crab muscle fibres. Comp. Biochem. Physiol. **16**, 409—426
(1965b).
— DORAI RAJ, B.S.: Tension development and membrane responses in phasic and tonic
muscle fibres of a crab. J. cell. comp. Physiol. **64**, 55—72 (1965).
— Peripheral inhibition in crustacean muscle. Experientia (Basel) **24**, 753—763 (1968).
— PARNAS, I.: Recording from the crayfish abdominal extensor muscle preparation with micro-
electrodes. In: G.A. KERKUT (Editor): Experiments in physiology and biochemistry, Vol. 1,
pp. 307—330. London and New York: Academic Press 1968.
— — WIERSMA, C.A.G.: Inhibition in crustacean phasic neuromuscular systems. Comp. Bio-
chem. Physiol. **20**, 163—177 (1967).
AUGUSTINSSON, K.-B.: Cholinesterases, a study in comparative enzymology. Acta Physiol.
Scand. **15**, Suppl. **52**, 1—182 (1948).
— GRAHN, M.: The occurrence of cholinesters in the honey-bee. Acta physiol. scand. **32**,
174—190 (1954).
BABERS, F.H., PRATT, jr. J.J.: A comparison of the cholinesterase in the heads of the house
fly, the cockroach and the honey bee. Physiol. Zool. **24**, 127—131 (1951).
BACQ, Z.M.: Recherches sur la physiologie et la pharmacologie du système nerveux autonome.
XVII. Les esters de la choline dans les extraits de tissue des invertébrés. Arch. int. Physiol.
42, 24—46 (1935a).
— Recherches sur la physiologie et la pharmacologie du système nerveux autonome. XIX. La
choline-estérase chez les invertébrés. L'insensibilité des crustacés à l'acétylcholine. Arch.
int. Physiol. **42**, 47—60 (1935b).
— Nouvelles observations sur l'acétylcholine et la cholin-estérase chez les invertébrés. Arch.
int. Physiol. **44**, 174—189 (1937).
— L'acétylcholine et l'adrénaline chez les invertébrés. Biol. Rev. **22**, 73—91 (1947).
— COPPÉE, G.: Réaction des vers et des mollusques à l'éserine. Existence de nerfs cholinergiques chez les vers. Arch. int. Physiol. **45**, 310—324 (1937).
BAGLIONI, S.: Physiologische Differenzierung verschiedener Mechanismen des Zentralnerven-
systems. II. Untersuchung an *Eledone moschata* und anderen Wirbellosen. Z. allg. Physiol.
5, 43—65 (1905).
BAILEY, K.: Structure proteins. II. Muscle. In: BAILEY and NEURATH: The proteins, chemi-
stry, biological activity and methods, Vol. II, part. B. New York: Academic Press 1954.
BAIN, W.A.: The action of adrenaline and of certain drugs upon the isolated crustacean heart.
Quart. J. exp. Physiol. **19**, 297—308 (1929).
BALTZER, F.: Sipunculida. In: KÜKENTHAL und KRUMBACH: Handbuch der Zoologie. **2₂**, (9),
17—61. Berlin u. Leipzig: W. de Gruyter 1928—1934.
BARBER, S.B.: Chemoreception and proprioreception in *Limulus*. J. exp. Zool. **131**, 51—73
(1956).
— Structure and properties of *Limulus* articular proprioreceptors. J. exp. Zool. **143**, 283—322
(1960).
— HAYES, W.F.: A tendon receptor organ in *Limulus*. Comp. Biochem. Physiol. **11**, 193—198
(1964).
BARNETT, R.J.: The fine structural localization of acetylcholine-esterase at the myoneuronal
junction. J. Cell. Biol. **12**, 247—262 (1962).

BARSA, MARY C.: The behavior of isolated hearts of the grasshopper *Chortophaga viridifasciata* and the moth *Samia walkeri*, in solutions with different concentrations of sodium, potassium, calcium, and magnesium. J. gen. Physiol. 38, 79—92 (1954).

BARTH, F.G.: A phasic-tonic proprioceptor in the telson of the cray-fish *Procambarus clarki* (Girard). Z. vergl. Physiol. 48, 181—189 (1964).

BAYLOR, E.R.: Cardiac pharmacology of the cladoceran *Daphnia*. Biol. Bull. 83, 165—172 (1942).

BAZEMORE, A.W., ELLIOT, K.A.C., FLOREY, E.: Isolation of factor I. J. Neurochem. 1, 334—339 (1957).

BEAMENT, J.W.L., TREHERNE, J.E., WIGGLESWORTH, V.B. (Editors): Advances in insect physiology, Vol. 1. London and New York: Academic Press 1963.

BEARD, R.L.: Electrographic recording of foregut activity in larvae of *Galleria mellonella*. Ann. Entomol. Soc. Amer. 53, 346—351 (1960).

BEAUCHAMP, P., DE: Classe des chétognathes (Chaethognata). In: P. GRASSÉ: Traité de Zoologie. 5₂, pp. 1500—1520. Paris: Masson & Cie. 1960.

BECHT, J.R., HOYLE, G., USHERWOOD, P.N.R.: Neuromuscular transmission in the coxal muscles of the cockroach. J. Insect Physiol. 4, 191—201 (1960).

BECKER, R.: Die Wirkung von Alkaloiden auf Feldheuschrecken (Acrididen). Naunyn-Schmiedebergs Arch. exp. Path. Pharmak. 100, 335—348 (1923).

BELAMARICH, F.A.: Biologically active peptides from the pericardial organs of the crab *Cancer borealis*. Biol. Bull. 124, 9—16 (1963).

BELTON, H.S.: Membrane potentials recordes from moth muscle fibres. J. Physiol. (Lond.) 142, 20P—21P (1958).

BELTON, P., BROWN, B.E.: The electrical activity of cockroach visceral muscle fibers. Comp. Biochem. Physiol. 28, 853—863 (1969).

BENNET, M.V.L.: Nervous function at the cellular level. Ann. Rev. Physiol. 26, 289—340 (1964).

BERGMANN, F., REUBEN, J.P., GRUNDFEST, H.: Actions of biogenic amines and derivatives on lobster neuromuscular transmission. Biol. Bull. 117, 405 (1959).

BERNER, L.: The theoretical ancestral form of Mollusca and the origin of turbinate shells. J. Zool. Soc. India 8, 133—138 (1957).

BHOOLA, K.D., CALLE, J.D., SCHACHTER, M.: Identification of acetylcholine, 5-hydroxytryptamine, histamine, and a new kinin in hornet venom (*V. Crabro*). J. Physiol. (Lond.) 159, 167—182 (1961).

BIELLMANN, G.: Etude du cycle des mues chez *Periplaneta americana*. Bull. Soc. zool. France 84, 340—351 (1960).

BISSET, G.W., FRAZER, J.F.D., ROTHSCHILD, M., SCHACHTER, M.: A cholin ester and other substances in the tiger moth *Arctia caja* (L.). J. Physiol. (Lond.) 146, 38—39 (1959).

BLUME, W.: Studien zur vergleichenden Pharmakologie des Zentralnervensystems. I. Untersuchungen an Krebsen. Naunyn-Schmiedebergs Arch. exp. Path. Pharmak. 149, 129—185 (1930).

BOETTIGER, E.G.: The machinery of insect flight. In: Recent advances in invertebrate physiology. A Symposium. Editor B.T. SCHEER. Oregon: University of Oregon Publications, Eugene 1957.

BOISTEL, J.: Caractéristiques fonctionelles des fibres nerveuses et des récepteurs tactiles et olfactifs des insectes. Paris: Libr. Arnette 1960.

— FATT, P.: Membrane permeability change during inhibitory transmitter action in crustacean muscle. J. Physiol. (Lond.) 144, 176—191 (1958).

BONNET, V.: Action paralysante de la strychnine chez l'écrevisse. Son influence sur l'excitabilité des nerfs moteurs. C. R. Soc. Biol. (Paris) 124, 993—995 (1937a).

— Antagonisme acétylcholine-strychnine chez l'écrevisse. C. R. Soc. Biol. (Paris) 124, 996—998 (1937b).

— Action de la strychnine et de l'acétylcholine sur la rhythmicité neuronique chez les crustacés. C. R. Soc. Biol. (Paris) 127, 804—806 (1938a).

— Contribution à l'étude du système nerveux ganglionaire des crustacés. Arch. int. Physiol. 47, 397—433 (1938b).

BOTSFORD, E.F.: The effect of physostigmine on the responses of earthworm body wall preparations to successive stimuli. Biol. Bull. 80, 299—313 (1941).

BOURNE, G.H. (Editor): The structure and function of muscle. 3 Vols. Vol. 1, Structure. New York: Academic Press 1960.

BOZLER, E.: Conduction, automaticity and tonus of visceral muscle. Experientia (Basel) 4, 213—218 (1948).

BRIDGES, R.G., COX, J.T.: Resistance of houseflies to γ-benzene hexachloride and dieldrin. Nature (Lond.) 184, 1740—1741 (1959).

BROWN, A.W.A.: Insect control by chemicals. New York: John Wiley & Sons; London: Chapman & Hall 1951.

BROWN, F.A., jr.: Hormones in the crustacea. Their sources and activities. Quart. Rev. Biol. 19, 32—46, 118—143 (1944).
— Hormones in crustaceans. In: K.V. THIMANN: The actions of hormones in plants and invertebrates, pp. 171—214. New York: Academic Press 1952.
— CUNNINGHAM, O.: Upon the presence and distribution of a chromatophorotropic principle in the central nervous system of Limulus. Biol. Bull. 81, 80—95 (1941).
— EDERSTROM, H.E.: Control of some black chromatophores of Crango. J. exp. Zoll. 85, 53—69 (1940).
— MEGLITSCH, A.: Comparison of the chromatophorotrophic activity of insect corpora cardiaca with that of crustacean sinus gland. Biol. Bull. 79, 409—418 (1940).
— SAIGH, L.M.: The comparative distribution of two chromatophorotrophic hormones (CDH and CBLH) in crustacean nervous systems. Biol. Bull. 91, 170—180 (1946).
BROWN, H.F.: Electrophysiological investigations of the heart of Squilla mantis. J. exp. Biol. 41, 701—722 (1964).
BUCHHOLZ, Ch.: Elektronenmikroskopische Befunde am bestrahlten Oberschlundganglion von Odonaten-Larven (Colopteryx splendens Haar). Z. Zellforsch. 63, 1—21 (1964).
BUCK, J.B.: Physical properties and chemical composition of insect blood. In: K.D. ROEDER: Insect physiology. New York 1953.
BUDDENBROCK, W. VON: Vergleichende Physiologie. Bd. 2: Nervenphysiologie. Basel: Verlag Birkhäuser 1953.
BULLOCK, TH. H.: Functional organization of the giant nerve fiber system in Lumbricus. J. Neurophysiol. 8, 55—72 (1945).
— Problems in invertebrate electrophysiology. Physiol. Rev. 27, 643—664 (1947).
— Physiological mapping of giant nerve fiber system in polychaete annelids. Physiol. comp. ('s.-Grav.) 1, 1—14 (1948).
— A contribution from the study of cords of lower forms. In: The spinal cord, Ciba foundationsymposium (G.E.W. WOLSTENHOLME, editor). London: J. & A. Churchill 1953. pp. 3—19.
— Neuronal integrative mechanisms. In: Recent advances in invertebrate physiology. A Symposium. Ed. by B.T. SCHEER, TH. H. BULLOCK, L.H. KLEINHOLZ and A.W. MARTIN. Oregon: Univ. of Oregon Publications, E. 1957.
— Neuron doctrine and electrophysiology. Science 129, 997—1002 (1959).
— HORRIDGE, G.A.: Structure and function in the nervous system of invertebrates. Vol. I, p. 705. 2 Vols. San Francisco and London: W.H. Freeman and Co. 1965.
— — Structure and function in the nervous system of invertebrates. Vol. I, p. 793. San Francisco and London: W.H. Freeman and Co. 1965.
— — Structure and function in the nervous system of invertebrates. Vol. II, p. 844 and 1254. San Francisco and London: W.H. Freeman and Co. 1965.
BURGER, J.W., SMYTHE, CH. MC C.: The general form of circulation in the lobster, Homarus. J. cell. comp. Physiol. 42, 369—383 (1953).
BURTT, E.T.: On the corpora allata of dipterous insects. Proc. roy. Soc. B 124, 13—23 (1937).
— On the corpora allata of dipterous insects. II. Proc. roy. Soc. B 126, 210—223 (1938).
— CATTON, W.T.: Visual perception of movement in the locust. J. Physiol. (Lond.) 125, 566—580 (1954).
— — Transmission of visual responses in the nervous system of the locust. J. Physiol. (Lond.) 146, 492—515 (1959).
— — The properties of single-unit discharges in the optic lobe of the locust. J. Physiol. (Lond.) 154, 479—490 (1960).
CANNON, H.G.: On the anatomy of Gigantocypris Mülleri. "Discovery" Rep. 19, 185—244 (1940); BULLOCK and HORRIDGE II, 1170 (1965).
CARLISLE, D.B.: The pericardial organs and heart beat. In: D.B. CARLISLE and SIR FRANCIS KNOWLES: Endocrine control in crustaceans. Cambridge Monographs Exp. Biol., No 10, pp. 70—75. Cambridge: University Press 1950.
— DUPONT-RAABE, M., KNOWLES, F.: Recherches préliminaires relatives à la séparation et à la comparaison des substances chromactives des crustacés et des insects. C. R. Acad. Sci. (Paris) 240, 665—667 (1955).
— KNOWLES, SIR FRANCIS: Endocrine control in crusteceans. Cambridge Monographs Exp. Biol., No. 10, Cambridge: University Press 1959.
CARLSON, A.J.: On the point of action of drugs on the heart with special reference to the heart of Limulus. Amer. J. Physiol. 17, 177—210 (1906).
— Vergleichende Physiologie der Herznerven und der Herzganglien bei den Wirbellosen. Ergebn. Physiol. 8, 371—462 (1909).
CARMEN ALVAREZ, MARIA DEL, CASTILLO, J. DEL, SANCHEZ, V.: Pharmacological responses of the dorsal longitudinal muscle of Sabellastarte magnifica. Comp. Biochem. Physiol. 29, 931—942 (1969).

Casida, J.E.: Comparative enzymology of certain insect acetylcholinesterases in relation to poisoning by organophosphorus insecticides. Biochem. J. **60**, 487—496 (1955).
— Allen, T.C., Stahman, M.A.: Enzymatic and chemical oxydation of dimethylphosphoramides to biologically active dimethylphosphoramide oxydes. Nature (Lond.) **172**, 243—245 (1953).
Castillo, J. del, Hoyle, G., Machne, X.: Neuromuscular transmission in a locust. J. Physiol. (Lond.) **121**, 539—547 (1953).
— Katz, B.: Changes in endplate activity produced by presynaptic polarisation. J. Physiol. (Lond.) **124**, 586—604 (1954).
— — On the localization of acetylcholin receptors. J. Physiol. (Lond.) **128**, 157—181 (1955).
Cerf, J.A., Grundfest, H., Hoyle, G., McCann, F.V.: The mechanism of responsiveness in muscle fibers of the grasshopper *Romalea microptera*. J. Physiol. (Lond.) **143**, 377—395 (1959).
Chadwick, L.E.: Progress in physiological studies of insecticide resistance. Bull. Wld Hlth Org. **16**, 1203—1218 (1957).
— Actions (of acetylcholine) on insects and other invertebrates. In: G.B. Koelle: Cholinesterases and anticholinesterase agents, pp. 741—798. Handbuch exp. Parmakologie, Ergänzungswerk 15. Berlin-Göttingen-Heidelberg: Springer 1963.
— Inhibition of fly-head cholinesterase *in vitro* by pilocarpine and atropine. J. Insect. Physiol. **10**, 573—585 (1964).
— Hill, D.L.: Inhibition of cholinesterase by di-isopropyl fluorophosphate, physostigmine and hexaethyltetraphosphate in the roach. J. Neurophysiol. **10**, 235—246 (1947).
Chauvin, R.: Physiologie de l'insecte. Les grandes fonctions, le comportement, écophysiologie, 619 S. Paris: Gauthier-Villars 1949.
— Progrès récents de la physiologie de l'insecte. Le comportement, les grandes fonctions, écophysiologie, 2. édit. Paris: Institut Nat. Recherche Agronome 1956.
— Pain, Janine: Le développment des ovaires des ouvrières des abeilles et l'ectohormone des reines. Experientia (Basel) **12**, 354 (1956).
Chefurka, W., Smallman, B.N.: Identity of the acetylcholine-like substance in the housefly. Nature (Lond.) **175**, 946—947 (1955).
— — The occurence of acetylcholine in the housefly, *Musca domestica*. Canad. J. Biochem. **34**, 731—742 (1956).
Chino, H.: Enzymatic synthesis and hydrolysis of acetylcholine in the egg of the silkworm, *Bombyx mori*. Annotat. Zool. Jap. **30**, 106—113 (1957).
— Yushima, T.: On the occurence of an acetylcholine-like substance in some insect eggs. 2. The change in acetylcholine-like substance content during embryonic development in some insect eggs. Annotat. Zool. Jap. **26**, 233—237 (1953).
Clark, A.J.: Comparative physiology of the heart. Cambridge: University Press 1927.
Clark, E.W., Craig, R.: The calcium and magnesium content in the haemolymph of certain insects. Physiol. Zool. **26**, 101—107 (1953).
Clark, R.B.: The gross morphology of the anterior nervous system of Nephthys. Quart. J. micr. Sci. **99**, 205—220 (1958).
Clarke, G.L., Wolf, E.: The mechanisms of tropistic reactions and the strychnine effect in *Daphnia*. J. gen. Physiol. **16**, 99—105 (1933).
Coggeshall, R.E.: Fine structural analysis of the ventral nerve cord and associated sheath of *Lumbricus terrestris* L. J. comp. Neurol. **125**, 393—437 (1965).
Cole, W.H.: A perfusing solution for the lobster (Homarus) heart and the effects of its constituent ions on the heart. J. gen. Physiol. **25**, 1—6 (1941).
— Helfer, R.G., Wiersma, C.A.G.: A perfusing solution for the crayfish heart and the effects of its constituent ions. Physiol. Zool. **12**, 393—399 (1939).
Colhoun, E.H.: Acetylcholine in *Periplaneta americana* L. II. Acetylcholine and nervous activity. J. Insect. Physiol. **2**, 108—116, 117—127 (1958a).
— Distribution of choline acetylase in insect conductive tissue. Nature (Lond.) **182**, 1378 (1958b).
— Tetraethylpyrophosphate and acetylcholine in *Periplaneta americana*. Science **127**, 25 (1958c).
— Acetylcholine in roaches treated with tetraethylpyrophosphate and 2,2-Bis-(p-chorphenyl)-1,1,1-trichlorethane. Canad. J. Biochem. **37**, 259—272 (1959a).
— Physiological events in organophophorus poisoning. Canad. J. Biochem. **37**, 1127—1134 (1959b).
— Acetylcholine in *Periplaneta americana*. IV. The significance of esterase inhibition in intoxication, acetylcholine levels and nervous conduction. Canad. J. Biochem. **38**, 1363—1376 (1960).
— Activation of cockroach acetylcholinesterase by water-miscible organic solvents. Nature (Lond.) **189**, 309—310 (1961).

Colhoun, E.H.: The physiological significance of acetylcholine in insects and observations upon other pharmacologically active substances. Advanc. Insect. Physiol. 1, 1—46 (1963).
— Toxic components and biologically active substances in insects. In: Comparative Neurochemistry, pp. 459—462. Ed. by D. Richter. Oxford: Pergamon Press 1964a.
— Aspects of biologically active substances in insects with particular reference to the cockroach Periplaneta americana. In: Comparative Neurochemistry, pp. 333—339. Ed. by D. Richter. Oxford: Pergamon Press 1964b.
— Smith, M.V.: Neurohormonal properties of royal jelly. Nature (Lond.) 188, 854—855 (1960).
Connor, Alica, K.O., O'Brien, R.D., Salpeter, M.M.: Pharmacology and fine structure of peripheral muscle innervation in the cockroach Periplaneta americana. J. Insect. Physiol. 11, 1351—1358 (1965).
Cook, P.M.: Observations on giant fibres of the nervous system of Locusta migratoria. Quart. J. micr. Sci. 92, 297—305 (1951).
Cornwall, I.E.: The central nervous system of barnacles (Cirripedia). J. Fish Res. Board Can. 10, 76—84 (1953); bei Bullock u. Horridge II, 1175.
Corteggiani, E., Serfaty: A.: Acétylcholine et cholinestérase chez les insectes et les arachnides. C. R. Soc. Biol. (Paris) 131, 1124—1126 (1939).
Couteaux, R.: Remarques sur la distribution des activités cholinestérasiques dans les muscles striés de l'Hippocampe. Bibl. anat. (Basel) 2, 207—219 (1961).
Crescitelli, F., Geissman, T.A.: Invertebrate pharmacology. Selected topics. Ann. Rev. Pharmacol. 2, 143—192 (1962).
— Jahn, T.L.: Electrical and mechanical aspects of the grasshopper cardiac cycle. J. cell. comp. Physiol. 11, 359—376 (1938).
Crow, J.F.: Analysis of a DDT-resistant strain of Drosophila. J. Econ. Entomol. 47, 393—398 (1954).
Cunnington, W.A.: Studien an einer Daphnide, Simocephalus sima. Beiträge zur Kenntnis des Zentralnervensystems und der feineren Anatomie der Daphniden. Jenaer Z. Naturw. 37, 447—520 (1903).
Curtis, D.R., Phillis, J.W., Watkins, J.C.: The depression of spinal neurones by γ-aminobutyric acid and β-alanine. J. Physiol. (Lond.) 146, 185—203 (1959).
Dalton, J.C., Adelman, W.J.,jr.: Some relations between action potential and resting potential of the lobster giant axon. J. gen. Physiol. 43, 597—607 (1960).
— Fitz Hugh, R.: Applicability of Hodgkin-Huxley model to experimental data from the giant axon of lobster. Science 131, 1533—1534 (1960).
Darwin, F.W., Pringle, J.W.S.: The physiology of insect fibrillar muscle. I. Anatomy and innervation of the basilar muscle of lamellicorn beetles. Proc. roy. Soc. B 151, 194—203 (1959).
Dauterman, W.C., Taleus, A., Asperen, K. van: Partial purification and properties of flyhead cholinesterase. J. Insect. Physiol. 8, 1—14 (1962).
Davenport, D.: The effects of acetylcholine, atropine, and nicotine on the isolated heart of the commercial crab, Cancer magister Dana. Physiol. Zool. 14, 178—185 (1941).
— Further studies in the pharmacology of the heart of Cancer magister (Dana). Biol. Bull. 82, 255—260 (1942).
— Studies in the pharmacology of the heart of the Orthopteron, Stenopelmatus. Physiol. Zool. 22, 35—44 (1949) (nach Roeder, p. 265).
— Loomis, J.W., Opler, C.F.: Notes on the pharmacology of the hearts of Ariolimax columbianus and Astacus trowbridgei. Biol. Bull. 79, 498—507 (1940).
Davey, K.G.: The mode of action of the heart accelerating factor from the corpus cardiacum of insects. Gen. comp. Endocr. 1, 24—29 (1961).
— The mode of action of corpus cardiacum on the hind gut in Periplaneta americana. J. exp. Biol. 39, 319—324 (1962a).
— The release by feeding of a pharmacologically active factor from the corpus cardiacum of Periplaneta americana. J. Insect. Physiol. 8, 205—208 (1962b).
— The control of visceral muscle in insects. Advanc. Insect. Physiol. 2. New York: Academic Press 1964.
David, W.A.L.: The systemic insecticidial action of paraoxon on the eggs of Pieris brassicae (L.). J. Insect. Physiol. 3, 14—27 (1959).
Defretin, R.: Recherches cytologiques et histochimiques sur le système nerveux des Néréidiens. La neurosécrétion des polyosides et ses rapports avec l'épitoquie. Arch. Zool. exp. gén. 92, 73—140 (1955).
Dettbarn, W.D.: Action of acetylcholine and curare on lobster axons. Life Sciences 2, 910—916 (1963).

Diniz, C.R., Valeri, V.: Effects of a toxin present in an purified extract of telsons from the scorpion *Tityus serrulatus* on smooth muscle preparations and in mice. Arch. int. Pharmacodyn. **121**, 1—13 (1959).

Dodel, P., Dastugue, G.: Etude pharmacodynamique du muscle dorsal antérieur de sangsue, réactive biologique de l'acétylcholine. Bull. Sci. Pharmacol. **44**, 145—155 (1937).

Dorai Raj, B.S.: Diversity of crab muscle fibres innervated by a single motor axon. J. cell. comp. Physiol. **64**, 41—54 (1964).

Dubuisson, B.: Recherches sur la circulation sanguine et la ventilation pulmonaire chez les scorpions. Bull. classe Sci. Acad. roy. belge, sér. 5, **11**, 666—680 (1925).

— New physiological studies on cardiac muscle of invertebrates. IV. The electrocardiogram of *Limulus polyphemus*. Biol. Bull. **59**, 293—300 (1930).

— L'état actuel de nos connaissances sur la physiologie du muscle cardiaque des invertébrés. Paris: Hermann 1933.

— Monnier, A.M.: L'électrocardiogramme de *Limulus polyphemus* étudié au moyen de l'oscillographe cathodique. Arch. int. Physiol. **33**, 282—299 (1931).

Duchâteau, Gh., Florkin, M.: Systèmes intracellulaires d'acides aminés libres et osmorégulation des Crustacés. J. Physiol. (Paris) **48**, 520 (1956).

— — A survey of aminoacidemias with special reference to the high concentration of free aminoacids in insect hemolymph. Arch. int. Physiol. **66**, 573—591 (1958).

— — Change in intracellular concentration of free amino acids as a factor of euryhalinity in the crayfish *Astacus astacus*. Comp. Biochem. Physiol. **3**, 245—249 (1961).

— — Leclerq, J.: Concentrations des bases fixes et type de composition de la base totale de l'haemolymphe des insectes. Arch. int. Physiol. **61**, 518—549 (1953).

— Leclerq, J., Florkin, M.: Sur les constituants de la bone organique de l'hémolymphe des insectes. J. Physiol. (Paris) **45**, 107 (1953).

Dudel, J., Gryder, R., Kaji, A., Kuffler, S.W., Potter, D.D.: Gamma-aminobutyric acid and other blocking compounds in crustacea. I. Central nervous system. J. Neurophysiol. **26**, 721—728 (1963).

— Kuffler, St. W.: Excitation at the crayfish neuromuscular junction with decreased membrane conductance. Nature (Lond.) **187**, 246—247 (1960a).

— — A second mechanism of inhibition at the crayfish neuromuscular junction. Nature (Lond.) **187**, 247—248 (1960b).

— — The quantal nature of transmission and spontaneous miniature potentials at the crayfish muscular junction. J. Physiol. (Lond.) **155**, 514—529 (1961).

— Orkand, R.K.: Spontaneous potential changes at crayfish neuromuscular junctions. Nature (Lond.) **186**, 476—477 (1960).

Duwez, Y.: L'automatisme cardiaque chez le dityque. C. R. Soc. Biol. (Paris) **122**, 84—87 (1936).

Easton, D.M.: Synthesis of actylcholine in crustacean nerve and nerve extract. J. biol. Chem. **185**, 813—816 (1950).

Eccles, J.C., Granit, R., Young, J.Z.: Impulses in the giant nerve fibers of earthworms. J. Physiol. (Lond.) **77**, 23P—24P (1933).

Edwards, C., Hagiwara, S.: Potassium ions and the inhibitory processs in the crayfish stretch receptor. J. gen. Physiol. **43**, 315—321 (1959).

— Kuffler, S.W.: Inhibitory mechanisms of gamma-aminobutyric acid on an isolated nerve cell. Fed. Proc. **16**, 34 (1957).

— — The blocking effect of gamma-aminobutyric acid (GABA) and the action of related compounds on single nerve cells. J. Neurochem. **4**, 19—30 (1959).

— Ottoson, D.: The site of impulse initiation in a nerve cell of a crustacean stretch receptor. J. Physiol. (Lond.) **143**, 138—148 (1958).

Edwards, G.A.: The fine structure of insect peripheral nerves and neuromuscular junctions. Anat. Rec. **128**, 543 (1957).

— The fine structure of a multiterminal innervation of an insect muscle. J. biophys. biochem. Cytol. **5**, 241—244 (1959).

— Insect micromorphology. Ann. Rev. Entomol. **5**, 17—34 (1960).

— Ruska, H., Harven, É. de: Neuromuscular junction in flight and tymbal muscles of the *Cicada*. J. biophys. biochem. Cytol. **4**, 251—256 (1958).

— S. Santos, P. de, S. Santos H.L. de, Sawaya, P.: Electron microscope studies of insect muscle. I. Flight and coxal muscle of *Hydrophilus pictus*. Ann. Entomol. Soc. Amer. **47**, 342—354 (1954). II. Flight and leg muscles of *Belostoma* and *Periplaneta*.

Egghart, E., Umrath, K.: Über die Wirkung von Krampfgiften bei den verschiedenen Tiergruppen. Z. vergl. Physiol. **39**, 133—162 (1956).

Ellenbogen, S., Obreshkove, V.: Action of acetylcholine, carbaminoyl-choline (Doryl), and acetyl-β-methylcholin (Mecholyl) in the heart of a cladoceran. Biol. Bull. **97**, 138—144 (1949).

ELLIS, C.H., THIENES, C.H., WIERSMA, C.A.G.: The influence of certain drugs on the crustacean nerve-muscle system. Biol. Bull. **83**, 334—352 (1942).

ENAMI, M.: The sources and activities of two chromatophorotrophic hormones in crabs of the genus *Sesarma*. I. Experimental analyses. Biol. Bull. **100**, 28—43 (1951a).

— The cources and activities of two chromatophorotrophic hormones in crabs of the genus *Sesarma*. II. Histology of incretory elements. Biol. Bull. **101**, 241—258 (1951b).

ENGER, P.S., BURGEN, A.S.V.: The effect of some amino acids on the perfused lobster heart. Biol. Bull. **113**, 345—346 (1957).

ERDMANN, W.D.: Elektrophysiologische Untersuchungen am Nerv-Muskel-Präparat des Gelbrandkäfers (*Dytiscus marginalis* L.). Naunyn-Schmiedebergs Arch. exp. Path. Pharmak. **216**, 576—585 (1952).

EWER, D.W., VAN DEN BERG, R.: A note on the pharmacology of the dorsal muscle of *Peripatopsis*. J. exp. Biol. **31**, 473—490 (1954).

EYZAGUIRRE, C.: Excitatory and inhibitory processes in crustacean sensory nerve cells. In: E. FLOREY: Nervous inhibition, pp. 285—317. Oxford: Pergamon Press 1961.

— KUEFFER, S.W.: Process of excitation in the dendrites and in the soma of single isolated nerve cells of the lobster and crayfish. J. gen. Physiol. **39**, 87—119 (1955).

FÄNGE, R.: Pharmacology of poikilothermic vertebrates and invertebrates. Pharmacol. Rev. **14**, 281—316 (1962).

FATT, P., GINSBORG, B.L.: The ionic requirements for the production of action potentials in crustacean muscle fibres. J. Physiol. (Lond.) **142**, 516—543 (1958).

— KATZ, B.: Distributed "end-plate potentials" of crustacean muscle fibres. J. exp. Biol. **30**, 433—439 (1953a).

— — The electrical properties of crustacean muscle fibres. J. Physiol. (Lond.) **120**, 171—204 (1953b).

— — The effect of inhibitory nerve impulses on a crustacean muscle fibre. J. Physiol. (Lond.) **121**, 374—389 (1953c).

FEDERIGHI, H.: The blood vessels of annelids. J. exp. Zool. **50**, 257—294 (1928).

FERNANDO, H.E., ROAN, C.C.: KEARNS, C.W.: Penetration, distribution and metabolism of organic phosphates in the American roach, *Periplaneta americana* L. Ann. Entomol. Soc. Amer. **44**, 551—565 (1951).

FIELDEN, ANN: Properties of interneurones in the abdominal nerve cord of a dragonfly nymph. J. exp. Biol. **40**, 541—552 (1963a).

— The localization of function in the root of an insect segmental nerve. J. exp. Biol. **40**, 553—561 (1963b).

— HUGHES, G.M.: Unit activity in the abdominal nerve cord of a dragonfly nymph. J. exp. Biol. **39**, 31—44 (1962).

FINGERMAN, M.: Physiology of the red and white chromatophores of the dwarf crayfish *Cambarellus shufeldti*. Physiol. Zool. **30**, 142—154 (1957).

— The physiology of chromatophores. Int. Rev. Cytol. **8**, 175—210 (1959).

FINLAYSON, L.H., LOWENSTEIN, O.: A proprioceptor in the body musculature of *Lepidoptera*. Nature (Lond.) **176**, 1031 (1955).

— — The structure and function of the abdominal stretch receptors in insects. Proc. roy. Soc. B **148**, 433—449 (1958).

FISCHER, F., KAPITZA, W.: Untersuchungen über die Neurohormone von Arthropoden. In: Beiträge zur Biochemie und Physiologie von Naturstoffen, pp. 122—129. Jena: Gustav Fischer 1965.

FLOREY, E.: Neurohormone und Pharmakologie der Arthropoden. Pflanzenschutz. Ber. **7**, 81—141 (1951a).

— Vorkommen und Funktion sensibler Erregungssubstanzen und sie abbauender Fermente im Tierreich. Z. vergl. Physiol. **33**, 327—377 (1951b).

— Neurohormone und ihre Funktion bei Arthropoden. Zool. Anz. Suppl. **16**, 199—206 (1952).

— Über einen nervösen Hemmungsfaktor in Gehirn und Rückenmark. Naturwissenschaften **40**, 295—296 (1953).

— An inhibitory and an excitatory factor of mammalian central nervous system, and their action on a single sensory neuron. Arch. int. Physiol. **62**, 33—53 (1954a).

— Über die Wirkung von Acetylcholin, Adrenalin, Noradrenalin, Faktor I und anderen Substanzen auf den isolierten Enddarm des Flußkrebses *Cambarus clarkii* Girard. Z. vergl. Physiol. **36**, 1—8 (1954b).

— Untersuchungen über die Impulsentstehung in den Streckrezeptoren des Flußkrebses. Z. Naturforsch. **10b**, 591—597 (1955).

— The action of Factor I on certain invertebrate organs. Canad. J. Physiol. **34**, 669—681 (1956).

— Physiological evidence for naturally-occuring inhibitory substances. In: E. ROBERTS (Editor): Inhibition in the nervous system and gamma-aminobutyric acid. Oxford/London: Pergamon Press 1960a.

FLOREY, E.: Studies on the nervous regulation of the heart beat in decapod crustacea. J. gen. Physiol. **43**, 1061—1081 (1960b).
— A new test preparation for bio-assay of factor I and gamma-aminobutyric acid. J. Physiol. (Lond.) **156**, 1—7 (1961).
— Nervous inhibition. Oxford: Pergamon Press 1961a.
— Comparative physiology: Transmitter substances. Ann. Rev. Physiol. **23**, 501—528 (1961b).
— Comparative neurochemistry: inorganic ions, amino acids and possible transmitter substances of invertebrates. In: ELLIOT, PAGE and QUASTEL: Neurochemistry. 2nd Ed., pp. 673—693. Springfield/Illinois: Ch. C. Thomas 1962.
— Acetylcholine in invertebrate nervous systems. Canad. J. Biochem. **41**, 2619—2626 (1963).
— Comparative pharmacology: neurotropic and myotropic compounds. Ann. Rev. Pharmacol. **5**, 357—382 (1965).
— Anomalous cardioregulator innervation in certain individuals of the crayfish *Pacifastacus leniusculus*. J. exp. Zool. **163**, 93—97 (1966).
— The function of the cardioregulator nerves in the crayfish. In: G.A. KERKUT (Editor): Experiments in physiology and biochemistry, Vol. 1, pp. 246—260. London and New York: Academic Press 1968a.
— Spontaneous activity of the crayfish hindgut and its control by drugs. In: G.A. KERKUT (Editor): Experiments in physiology and biochemistry, Vol. 1, pp. 260—267. London and New York: Academic Press 1968b.
— BIEDERMANN, M.A.: Studies on the distribution of factor I and acetylcholine in crustacean peripheral nerve. J. gen. Physiol. **43**, 509—522 (1960).
— CHAPMAN, D.D.: The non-identity of the transmitter substance of crustacean inhibitory neurons and gamma-aminobutyric acid. Comp. Biochem. Physiol. **3**, 92—98 (1961).
— FLOREY, ELISABETH: Microanatomy of the abdominal stretch receptors of the crayfish (*Astacus fluviatilis*). J. gen. Physiol. **39**, 69—85 (1955).
— — Cholinergic neurons in the Onychophora. A comparative study. Comp. Biochem. Physiol. **15**, 125—136 (1965).
— HOYLE, G.: Neuromuscular synaptic activity in the crab (*Cancer magister*). In: E. FLOREY: Nervous inhibition, pp. 105—110. Oxford: Pergamon Press 1961.
— WOODCOK, B.: Presynaptic excitatory action of glutamate, applied to crab nerve-muscle preparations. Comp. Biochem. Physiol. **26**, 651—661 (1968).
FLORKIN, M., JEUNIAUX, CH.: Cationic pattern of hemolymph in adult Hymenoptera. Life Sciences **2**, 982—985 (1963).
FLÜCKIGER, E.: Beiträge zur Verwendung von Daphnia als pharmakologisches Testobjekt. Diss. ETH 1952 Zürich.
— FLÜCK, H.: Ein künstliches Milieu für das Züchten von Daphnien im Laboratorium. Experientia (Basel) **5**, 486 (1949).
— — Der Einfluß von Vitamin E auf *Daphnia longispina* O.F.M. Experientia (Basel) **6**, 64 (1950).
— — Die Wirkung von Vitamin B$_1$ am Herz von Daphnien. Experientia (Basel) **8**, 223—224 (1953).
Fox, H.M., GILCHRIST, B.M., PHEAR, E.A.: Functions of haemoglobin in *Daphnia*. Proc. roy. Soc. B **138**, 514—528 (1951).
FRANKENHAEUSER, B., HODGKIN, A.L.: The action of calcium on the electrical properties of squid axon. J. Physiol. (Lond.) **137**, 218—244 (1957).
FREEMAN, M.A.: The effect of drugs on the alimentary canal of the African migratory locust *Locusta migratoria*. Comp. Biochem. Physiol. **17**, 755—764 (1966).
FRITSCH, H.: Inaug. Diss. Leipzig 1950; zit. nach H. FRITSCH u. H. KRUPP: Naunyn-Schmiedebergs Arch. exp. Path. Pharmak. **214**, 227—241 (1952).
— KRUPP, H.: Wirkung von Insekticiden auf ein isoliertes Ganglien-Muskel-Präparat von *Dytiscus marginalis* (Gelbrandkäfer). Naunyn-Schmiedebergs Arch. exp. Path. Pharmak. **214**, 227—241 (1952).
FRITSCH, R.H.: Herzfrequenz, Häutungsstadien und Lebensdauer bei Männchen von *Daphnia magna* Straus. Z. wiss. Zool. **161**, 266—276 (1959).
— MEIJERING, M.P.D.: Die Herzfrequenzkurve von *Daphnia magna* Straus innerhalb einzelner Häutungsstadien. Naturwissenschaften **45**, 346—347 (1958).
FRÖHLICH, F.W.: Experimentelle Studien am Nervensystem der Mollusken. 11. Die Wirkung von Karbolsäure und Strychnin auf das Nervensystem von *Aplysia limacina*. Z. allg. Physiol. **11**, 269—274 (1910).
FRONTALI, N.: La sintesi di acetylcholina nella testa di *Mosca domestica*. Boll. Soc. ital. Biol. sper. **32**, 1062—1063 (1956).
— Acetylcholine synthesis in the housefly head. J. Insect. Physiol. **1**, 319—326 (1958).
— La sintesi di acetilcolina nella testa di mosca domestica. R.C.Ist. sup. Sanità **22**, 94—103 (1959).

FRONTALI, N.: Brain glutamic acid decarboxylase and synthesis of gamma-aminobutyric acid in vertebrate and invertebrate species. In: Comp. Neurochemistry, pp. 185—192. Ed. by D. RICHTER. Oxford: Pergamon Press 1964.

FÜHNER, H.: Untersuchung über den Synergismus von Giften. Chemische Erregbarkeitssteigerung glatter Muskeln. Naunyn-Schmiedeberg's Arch. exp. Path. Pharmak. 82, 57—80 (1918).

FÜLLER, H. B.: Morphologische und experimentelle Untersuchungen über die neurosekretorischen Verhältnisse im Zentralnervensystem von Blattiden und Culiciden. Zool. Jb. Physiol. 69, 223—250 (1962).

FURSHPAN, E. J.: Studies on certain sensory and motor systems of decapod crustaceans. Th. D. Thesis Calif. Inst. Techn. 1955; nach G. HOYLE.

GABE, M.: Quelques acquisitions récentes sur les glandes endocrines des arthropodes. Experientia (Basel) 9, 352—356 (1953).

— Emplacement et connexions des cellules neurosécrétrices chez quelques Aranéides. C. R. Acad. Sci. (Paris) 238, 1265—1267 (1954).

GAHERY, J., BOISTEL, J.: Study of some pharmacological substances which modify the electrical activity of the sixth abdominal ganglion of the cockroach Periplaneta americana. In: TREHERNE and BEAMENT: The physiology of the insect central nervous system, pp. 73—78. London and New York: Academic Press 1965.

GARDNER, F. E.: A quantitative comparison of the activity of cardioacceleratory extracts from various portions of the cockroach nerve cord. J. Insect. Physiol. 14, 495—497 (1969).

— ROUNDS, H. D.: The pharmacology of cardioaccelerators in the central nervous system of Periplaneta americana (L.). Comp. Biochem. Physiol. 29, 1071—1078 (1969).

GARREY, W. E.: The electrocardiogram of the heart of Limulus polyphemus. J. cell. comp. Physiol. 1, 209—223 (1932).

— An analysis of the action of acetylcholine on the cardiac ganglion of Limulus polyphemus. Amer. J. Physiol. 136, 182—193 (1942).

GASKELL, J. F.: Adrenalin in annelids. A contribution to the comparative study of the origin of the symphathetic and the adrenalin-secreting systems and of the vascular muscles which they regulate. J. gen. Physiol. 2, 73—85 (1920).

GAUSE, G. F., SMARAGDOVA, N. P.: On the killing action of optically isomeric nicotine in relation to problems of evolution of the nervous system in animals. Physiol. Zool. 12, 238—255 (1939).

GEROULD, J. H.: Periodic reversal of heart-beat in a chrysalis. Science 60, 570—572 (1924).

— History of the discovery of periodic reversal of the heart-beat insects. Biol. Bull. 56, 215—225 (1929a).

— Periodic reversal of the heart action in the silkworm moth and pupa. J. Morph. 48, 358—429 (1929b).

— Orders of insects with heart-beat reversal. Biol. Bull. 64, 424—431 (1933).

— Structure and action of the heart of Bombyx mori and other insects. Acta Zool. (Stockh.) 19, 297—352 (1938).

GERSCH, M.: Experimentelle Untersuchungen über den Verdauungstraktus der Larve von Chaoborus (Corethra). Z. vergl. Physiol. 34, 346—369 (1952).

— Untersuchungen über Auslösung und Steuerung der Darmbewegungen bei der Larve von Chaeborus (Corethra). Biol. Zbl. Physiol. 74, 601—628 (1955a).

— Ergebnisse und Probleme der Verdauungsphysiologie der wirbellosen Tiere. Experientia (Basel) 11, 413—416 (1955b).

— Untersuchungen zur Frage der hormonalen Beeinflussung der Melanophoren bei der Corethra-Larve. Z. vergl. Physiol. 39, 190—208 (1956).

— Neurohormonale Beeinflussung der Herztätigkeit bei der Larve von Corethra. J. Insect. Physiol. 2, 281—297 (1958).

— Vergleichende Endokrinologie der wirbellosen Tiere. Leipzig: Akad. Verlagsges. Geert und Portig 1964.

— FISCHER, F., KAPITZA, W.: Zur Aufklärung und Kennzeichnung einiger farbwechselaktiver Faktoren aus dem Zentralnervensystem von Krebsen und Insekten. Zool. Jb. 70, 455—488 (1964).

— — UNGER, H., KOCH, H.: Die Isolierung neurohormonaler Faktoren aus dem Nervensystem der Küchenschabe Periplaneta americana. Z. Naturforsch. 15 b, 319—322 (1960).

— MOTHES, G.: Neurohormonaler Wirkungsantagonismus beim Farbwechsel von Dixipus morosus. Naturwissenschaften 43, 542 (1956).

— RICHTER, K.: Auslösung von Nervenimpulsen durch ein Neurohormon bei Periplaneta americana. Zool. Jb. Physiol. 70, 301—308 (1963).

— UNGER, H., FISCHER, F.: Die Isolierung eines Neurohormons aus dem Nervensystem von Periplaneta americana und einige biologische Testverfahren. Wiss. Z. Friedrich-Schiller-Univ. Jena, Math.-naturw. Reihe 6, 125—129 (1957).

— — — KAPITZA, W.: Identifizierung einiger Wirkstoffe aus dem Nervensystem der Crustaceen und Insekten. Z. Naturforsch. 18 b, 587—588 (1963).

GERSCHENFELD, H.M.: Submicroscopic bases of synaptic organisation in gastropod nervous system. In: S.S. BREESE (Editor) 5th Internat. Congr. for Electron Microscopy. New York: Academic Press 1962.

GILBERT, L.I., SCHNEIDERMANN, H.A.: Occurence of substances with juvenile hormone activity in adrenal cortex of vertebrates. Sciences 128, 844 (1958).

GILMOUR, D.: The biochemistry of insects. New York: Academic Press 1960.

GRASSÉ, P.P.: Traité de Zoologie. Vol. 6, 400—406. Paris: Masson 1949.

— Encyclopédie de la Pléiade: Zoologie 2. pp. 19—42. Tardigrades. Paris: Gallimard 1963.

GRAY, E.G., GUILLERY, R.W.: An electron microscopical study of the ventral nerve cord of the leech. Z. Zellforsch. 60, 826—849 (1963).

— JOUNG, J.Z.: Electron microscopy of synaptic structure of Octopus brain. J. Cell. Biol. 21, 87—103 (1964).

GRÉGOIRE, CH.: Blood coagulation in Arthropods. II. Phase contrast microscopic observations on hemolymph coagulation in sixty-one spezies of insects. Blood 6, 1173—1198 (1951).

— Coagulation de l'hémolymphe des insectes et taxonomie. Arch. int. Physiol. 60, 94—96 (1952).

— FLORKIN, M.: Blood coagulation in Arthropods. I. The coagulation of insect blood, as studied with the phase contrast microscope. Physiol. comp. ('s-Grav.) 2, 126—139 (1950).

GRUNDFEST, H.: Excitation by hyperpolarising potentials. A general theory of receptor activities. In: E. FLOREY: Nervous inhibition, pp. 326—341. Oxford: Pergamon Press 1961.

— REUBEN, J.P.: Neuromuscular synaptic activity in lobster. In: E. FLOREY: Nervous inhibition, pp. 92—104. Oxford: Pergamon Press 1961.

— — RICKLES, W.H., jr.: The electrophysiology and pharmacology of lobster neuromuscular synapses. J. gen. Physiol. 42, 1301—1323 (1959).

GUTMANN, W.F.: Funktionelle Morphologie von Balanus balanoides. Abh. Senckenberg. Naturforsch. Ges. 500, 1—43 (1960).

HABERMANN, E.: Biochemie, Pharmakologie und Toxikologie der Inhaltsstoffe von Hymenopterengiften. Ergebn. Physiol. 60, 220—325 (1968).

HADORN, E.: An accelerating effect of normal "ringglands" on puparium formation in lethal larvae of Drosophila melanogaster. Proc. nat. Acad. Sci. (Wash.) 23, 478—484 (1937).

— Die Verpuppung der Fliegen als Beispiel eines hormonal bedingten Prozesses bei Wirbellosen. Mitt. Naturw. Ges. Thun Heft 4, (1939).

— FÜZZI, G.: Experimentelle Untersuchungen zur Melanophorenreaktion von Corethra. Rev. Suisse Zool. 56, 306—315 (1949).

— NEEL, J.: Der hormonale Einfluß der Ringdrüse (Corpus allatum) auf die Pupariumbildung bei Fliegen. Roux' Arch. 138, 281—304 (1938).

HAGIWARA, S.: Neuro-muscular transmission in insects. Jap. J. Physiol. 3, 284—296 (1953).

— Synaptic potential in the motor giant axon of the crayfish. J. gen. Physiol. 41, 1119—1128 (1958).

— Nervous activities of the heart in crustacea. Ergebn. Biol. 24, 284—311 (1961).

— BULLOCK, TH.H.: Intracellular potentials in pacemaker and integrative neurons of the lobster cardiac ganglion. J. cell. comp. Physiol. 50, 25—47 (1957).

— KUSANO, K., SAITO, S.: Membrane changes in crayfish stretch receptor neuron during synaptic inhibition and under action of gamma-aminobutyric acid. J. Neurophysiol. 23, 505—515 (1960).

— MORITA, H., NAKA, K.: Transmission through distributed synapses between two giant axons of a sabellid worm. Comp. Biochem. Physiol. 13, 453—460 (1964).

— WATANABE, A.: Action potential of insect muscle examined with intracellular electrode. Jap. J. Physiol. 4, 65—78 (1954).

— — SAITO, N.: Potential changes in syncythial neurons of lobster cardiac ganglion. J. Neurophysiol. 22, 554—572 (1959).

HAMA, K.: The fine structure of some blood vessels of the earth-worm (Eisenia foetida). J. biophys. biochem. Cytol. 7, 717—724 (1960).

HAMILTON, H.L.: The action of acetylcholine, atropine and nicotine on the heart of the grasshopper Melanoplus differentialis. J. cell. comp. Physiol. 13, 91—103 (1939).

HÁMORI, J.: Cholinesterases in insect muscle innervation with special reference to insectiside effects of DDT and DFP. Bibl. anat. (Basel) 2, 194—206 (1961).

HANSON, J.: The blood-system in the Serpulimorpha (Annelida, Polychaeta). I. The anatomy of the blood-system in the Serpulidae. Quart. J. micr. Sci. 91, 111—129 (1950a).

— The blood-system in the Serpulimorpha (Annelida, Polychaeta). II. The anatomy of the blood-system in the Sabellidae and comparison of Sabellidae and Serpulidae. Quart. J. micr. Sci. 91, 369—378 (1950b).

— The structure of the smooth muscle fibres in the body wall of the earthworm. J. biophys. biochem. Cytol. 3, 111—122 (1957).

HANSON, J., LOWY, J.: Structure and function of the contractile apparatus in the muscles of invertebrate animals. In: G.H. BOURNE: Structure and function of muscle. Vol. 1, pp. 265—335. New York: Academic Press 1960.
HANSTRÖM, B.: Neue Untersuchungen über Sinnesorgane und Nervensystem der Crustaceen. II. Zool. Jb. Abt. Anat. **56**, 387—520 (1933).
— Three principal incretory organs in the animal kingdom. The sinus gland in crustaceans, the corpus cardiacum allatum in insects, the hypophysis in vertebrates. Three lectures at the University of London. Copenhagen 1946.
HARLOW, P.A.: The action of drugs on the nervous system of the locust (*Locusta migratoria*). Ann. appl. Biol. **46**, 55—73 (1958).
HARMS, J.W.: Wandlungen des Artgefüges. Leipzig: J.A. Barth 1934.
HARREVELD, A. VAN: The motor innervation of a triply innervated crustacean muscle. J. exp. Biol. **16**, 398—402 (1939a).
— The nerve supply of doubly and triply innervated crayfish muscles related to their function. J. comp. Neurol. **70**, 267—284 (1939b).
— Doubly-, triply, quadruply- and quintuply-innervated crustacean muscle. J. comp. Neurol. **70**, 285—296 (1939c).
— Compounds in extracts causing spreading depression of cerebral cortical activity and contraction of crustacean muscle. J. Neurochem. **3**, 300—315 (1959).
— MENDELSON, M.: Glutamate-induced contractions in crustacean muscle. J. cell. comp. Physiol. **54**, 85—94 (1959).
— WIERSMA, C.A.G.: The triple innervation of crayfish muscle and its function in contraction and inhibition. J. exp. Biol. **14**, 448—461 (1937).
— — The function of the quintuple innervation of a crustacean muscle. J. exp. Biol. **16**, 121—133 (1939).
HELLAUER, H.F., UMRATH, K.: Über die Aktionssubstanz der sensiblen Nerven. Pflügers Arch. ges. Physiol. **249**, 619—630 (1948).
— — Über die Beziehung zwischen Krampfauslösung und Hemmung des fermentativen Abbaues der sensiblen Erregungssubstanz durch einige Pharmaka. Z. Vitamin-, Hormon- u. Fermentforsch. **3**, 244—249 (1950).
HELM, F.: Vergleichend-anatomische Untersuchungen über das Gehirn, insbesondere das „Antennalganglion" der Dekapoden. Z. Morph. Oekol. Tiere **12**, 70—134 (1928).
HENRY, L.M.: The nervous system and the segmentation of the head in the Annulata. V. Onychophora. VI. Chilopoda. VII. Insecta. Microentomology **13**, 27—48 (1948).
HENSCHLER, D.: Hoher Acetylcholingehalt von Bienenfuttersäften. Naturwissenschaften **41**, 142 (1954).
— Zur Identifizierung von Cholinestern in biologischem Material. Naunyn-Schmiedebergs Arch. exp. Path. Pharmak. **228**, 201—202 (1956a).
— Zur Identifizierung von Cholinestern in biologischem Material, insbesondere von Acetylcholin in Bienenfuttersäften. Z. physiol. Chem. **305**, 34—41 (1956b).
— RHEIN, W. VON: Änderungen des Acetylcholingehaltes von Bienenfuttersäften in der Madenentwicklung. Naturwissenschaften **47**, 326—327 (1960).
HESS, A.: The fine structure and morphological organization of the peripheral nerve fibres and trunks of the cockroach (*Periplaneta americana*). Quart. J. micr. Sci. **99**, 333—340 (1958a).
— The fine structure of nerve cells and fibers, neuroglia and sheaths of the ganglion chain in the cockroach (*Periplaneta americana*). J. biophys. biochem. Cytol. **4**, 731—742 (1958b).
HEUBNER, W.: Über Wanderung des DDT in Insektennerven. S. B. dtsch. Akad. Wiss., Math.-nat. Kl. **1948**, No 8.
HICHAR, J.K.: Effects of gamma-aminobutyric acid and picrotoxin on spontaneous activity in the central nervous system of the crayfish. Nature (Lond.) **188**, 1117—1119 (1960).
— Spontaneous electrical activity in the crayfish central nervous system. J. cell. comp. Physiol. **55**, 195—205 (1960).
HILL, R.B.: The effect of acetylcholine on twitches of the locust leg. Comp. Biochem. Physiol. **10**, 203—208 (1963).
— USHERWOOD, P.R.N.: The action of 5-hydroxytryptamine and related compounds on neuromuscular transmission in the locust *Schistocera gregaria*. J. Physiol. (Lond.) **157**, 393—401 (1961).
HILTON, W.A.: A preliminary study of the central nervous system of spiders. J. ent. Zool. **4**, 832—836 (1912).
HODGE, A.J.: Studies of the structure of muscle. III. Phase contrast and electron microscopy of dipteran flight muscle. J. biophys. biochem. Cytol. **1**, 361—380 (1955).
HODGKIN, A.L.: The subthreshold potentials in a crustacean nerve fiber. Proc. roy. Soc. B **126**, 87—121 (1938).
— The ionic basis of electrical activity in nerve and muscle. Biol. Rev. **26**, 339—409 (1951).

HODGKIN, A. L.: Ionic movements and electrical activity in giant nerve fibres. Proc. roy. Soc. B **148**, 1—37 (1958).

HOFFMANN, P.: Über den Herzschlag des Flußkrebses mit besonderer Berücksichtigung des systolischen Herzstillstandes. Z. Biol. **59**, 297—331 (1912).

HOGBEN, L. T., SLOME, D.: The pigmentary effector system. VI. The dual character of endocrine co-ordination in amphibian colour changes. Proc. roy. Soc. B **108**, 10—53 (1931).

HOLDSTOCK, D. J., MATHIAS, A. P., SCHACHTER, M.: A comparative study of kinin, kallidin and bradykinin. Brit. J. Pharmacol. **12**, 149—158 (1957).

HOLMES, W.: The giant myelinated nerve fibres of the prawn. Phil. Trans. B **231**, 293—311 (1941/1946).

HOMANN, H.: Blutdruck und Häutung der Spinnen. Naturwissenschaften **36**, 21—24 (1949).

HOPF, H. S.: Studies in the mode of action of insecticides. II. Inhibition of the acetylesterases of the locust nerve cord by some organic phophoric esters. Ann. appl. Biol. **41**, 248—260 (1954).

— TAYLOR, R. T.: Role of cholinesterase in insecticidal action. Nature (Lond.) **182**, 1381—1382 (1958).

HORRIDGE, G. A., SCHOLES, J. H., SHAW, S., TUNSTALL, J.: Extracellular recordings from single neurones in the optic lobe and brain of a locust. In: J. E. TREHERNE and J. W. L. BEAMENT (Editors): The physiology of insect nervous system, pp. 165—202. New York: Academic Press 1965.

HOYLE, G.: High blood potassium in insects in relation to nerve conduction. Nature (Lond.) **169**, 281—282 (1952).

— Potassium ions and insect nerve muscle. J. exp. Biol. **30**, 121—135 (1953).

— "Slow" and "fast" nerve fibres in locusts. Nature (Lond.) **172**, 165 (1953).

— Changes in the blood potassium concentration of the African migratory locust (*Locusta migratoria migratorioides* R. and F.) during food deprivation and the effect on neuromuscular activity. J. exp. Biol. **31**, 260—270 (1954).

— The anatomy and innervation of locust skeletal muscle. Proc. roy. Soc. B **143**, 343—367 (1955a).

— The effects of some common cations on neuromuscular transmission in insects. J. Physiol. (Lond.) **127**, 90—103 (1955b).

— Comparative physiology of the nervous control of muscular contraction. Cambridge Monographs Exp. Biol., no 8. Cambridge: University Press 1957a.

— Nervous control of insect muscle. In: Recent advances in invertebrate physiology, a symposium, pp. 73—98. Ed. by B. T. SCHEER, TH. H. BULLOCK, L. H. KLEINHOLZ and A. W. MARTIN. Oregon: Univ. of Oregon Publications 1957b.

— Studies on neuromuscular transmission in *Limulus*. Biol. Bull. **115**, 209—218 (1958).

— SMYTH, TH., jr.: Giant muscle fibers in a barnacle, *Balanus nubilis*, Darwin. Science **139**, 49—50 (1963a).

— — Neuromuscular physiology of giant muscle fibers of a barnacle, *Balanus nubilis* Darwin. Comp. Biochem. Physiol. **10**, 291—314 (1963b).

— WIERSMA, C. A. G.: Coupling of membrane potential to contraction in crustacean muscles. J. Physiol. (Lond.) **143**, 441—453 (1958a).

— — Inhibition at neuromuscular junctions in Crustacea. J. Physiol. (Lond.) **143**, 426—440 (1958b).

— — Excitation at neuromuscular junctions in Crustacea. J. Physiol. (Lond.) **143**, 403—425 (1958c).

HUGHES, G. M.: "Giant" fibres in dragonfly nymphs. Nature (Lond.) **71**, 87—88 (1953).

— Neuronal pathways in the insect central nervous system. In: TREHERNE and BEAMENT: The physiology of the insect central nervous system, pp. 79—112. London and New York: Academic Press 1965.

— WIERSMA, C. A. G.: Neuronal pathways and synaptic connections in the abdominal cord of the crayfish. J. exp. Biol. **37**, 291—307 (1960a).

— — The coordination of swimmeret movements in the crayfish *Procambarus clarkii* (Girard). J. exp. Biol. **37**, 657—670 (1960b).

HYKES, O. V.: Mouvement du coeur chez les Daphnies sous l'influence de quelques substances endocrines. C. R. Soc. Biol. (Paris) **95**, 58—60 (1926).

IRISAWA, H., IRISAWA, A. F.: The electrocardiogram of a stomatopod. Biol. Bull. **112**, 358—362 (1957).

— — KADOTANI, K.: Findings on the electrograms of the cicada's heart (*Cryptotympana japonensis* Kato). Jap. J. Physiol. **6**, 150—161 (1956).

— — SHIGETO, N.: Effect of Na^+ and Ca^{++} on the spontaneous excitation of the bivalve heart muscle. In: McCANN, F. V. (Editor): Comparative physiology of the heart-current trends, pp. 176—191. Basel: Birkhäuser 1969.

IYATOMI, K., KANEKISA, K.: Localisation of cholinesterase in the American cockroach. Jap. J. appl. Ent. Zool. **2**, 1—10 (1958).

JAHN, T.L., CRESCITELLI, F., TAYLOR, A.B.: The electrocardiogram of the grasshopper (*Melanoplus differentialis*). J. cell. comp. Physiol. **10**, 439—460 (1937).

JANISCH, E.: Der Bau des Enddarmes von *Astacus fluviatilis*. Z. wiss. Zool. **121**, 1—63 (1924).

JANZEN, R.: Beiträge zur Nervenphysiologie der Oligochaeten. Zool. Jb. Abt. allg. Zool. Physiol. **50**, 51—150 (1931).

JAQUES, R., SCHACHTER, M.: The presence of histamine, 5-hydroxytryptamine and a potent slowcontracting substance in wasp venom. Brit. J. Pharmacol. **9**, 53—58 (1954).

JOCHUM, F.: Durch Diäthyl-p-nitrophenylthiophosphat abgeänderte Reaktionsketten im Insektenorganismus. Höfchen Briefe (Bayer) **9**, 289—348 (1956).

JOHNSON, G.E.: Giant nerve fibers in crustaceans with special reference to *Cambarus* and *Palaemonetes*. J. comp. Neurol. **36**, 323—374 (1924).

— Studies on the functions of the giant nerve fibers of crustaceans, with special reference to *Cambarus* and *Palaemonetes*. J. comp. Neurol. **42**, 19—34 (1927).

JOHNSTON, E.F., BOGART, R., LINDQUIST, A.W.: The resistance to DDT by house flies. Some genetic and environmental factors. J. Hered. **45**, 177—182 (1954).

JONES, J.C.: The heart and associated tissues of *Anopheles quadrimaculatus* Say, Diptera, Cilicidae. J. Morph. **94**, 71—123 (1954).

— Observations on the respiratory physiology and on the hemoglobin of the polychaete genus *Nephthys*, with special reference to N. hombergii (And. et M.-Edw.). J. exp. Biol. **32**, 110—125 (1955).

— Effects of salts on *Anopheles* heart rates. J. exp. Zool. **133**, 125—144 (1956a).

— Effects of drugs on *Anopheles* heart rates. J. exp. Zool. **133**, 573—588 (1956b).

— A study of normal heart rates in intact *Anopheles quadrimaculatus* Say larvae. J. exp. Zool. **131**, 223—233 (1956c).

— The anatomy and rhythmical activities of the alimentary canal of *Anopheles* larvae. Ann. Entomol. Soc. Amer. **53**, 459—474 (1960).

JULLIEN, A., VINCENT, D.: Sur les esters de la choline et la cholinésterase chez les crustacés. C. R. Soc. Biol. (Paris) **129**, 845—848 (1938).

KADCIELA, W., KOKOCINSKI, W.: The effect of some neurohormones on the heart rate of spiders. Experientia (Basel) **22**, 45—46 (1966).

KANUNGO, M.S.: Physiology of the heart of a scorpion. Nature (Lond.) **176**, 980—981 (1955).

— Cardiac physiology of the scorpion *Palamneus bengalensis* C. Koch. Biol. Bull. **113**, 135—140 (1957).

KARCZMAR, A.G.: Ontogenesis of cholinesterases. In: G.B. KOELLE: Cholinesterases and anticholinesterase agents. pp. 129—186. Handbuch der exp. Pharmakologie, Ergänzungswerk 15. Berlin-Göttingen-Heidelberg: Springer 1963a.

— Ontogenetic effects. In: G.B. KOELLE: Cholinesterases and anticholinesterase agents. pp. 799—832. Handbuch der exp. Pharmakologie, Ergänzungswerk 15. Berlin-Göttingen-Heidelberg: Springer 1963b.

KATER, ST.B.: Cardioaccelerator release in *Periplaneta americana* (L.). Science **160**, 765—766 (1968).

KATZ, B.: Neuromuscular transmission in crabs. J. Physiol. (Lond.) **87**, 199—221 (1936).

— Neuromuscular transmission in invertebrates. Biol. Rev. **24**, 1—20 (1949).

KAWAGUTI, S., IKEMOTO, N.: Electron microscopy on the smooth muscle of the leech, *Hirudo nipponia*. Biol. J. Okayama Univ. **4**, 79—91 (1958).

KENNEDY, D.: The comparative physiology of invertebrate central neurons. Advanc. comp. Physiol. Biochem. **2**, 117—184 (1966).

— DE FOREST MELLON, jr.: Synaptic activation and receptive fields in crayfish interneurons. Comp. Biochem. Physiol. **13**, 275—300 (1964).

— PRESTON, J.B.: Activity patterns of interneurons in the caudal ganglion of the crayfish. J. gen. Physiol. **43**, 655—670 (1959).

KENNEDY, G.Y., DALES, R. PH.: The function of the heart-body in Polychaetes. J. Marine Biol. Ass. U. K. **37**, 15—31 (1958).

KERKUT, G.A., LEAKE, L.D., SHAPIRA, A., COWAN, S., WALKER, R.J.: The presence of glutamate in nerve-muscle perfusates of *Helix*, *Carcinus* and *Periplaneta*. Comp. Biochem. Physiol. **15**, 485—502 (1965).

— PRICE, M.A.: Chromatographic separation of cardioaccelerators (6 HT and a mucopeptide) from *Carcinus* heart extract. Comp. Biochem. Physiol. **11**, 45—52 (1964).

— SHAPIRA, A., WALKER, R.J.: The effect of acetylcholine, glutamic acid and GABA on the contractions of the perfused cockroach leg. Comp. Biochem. Physiol. **16**, 37—48 (1965).

— WALKER, R.J.: Effect of L-glutamate, acetylcholine and gamma-aminobutyric acid on the miniature end-plate potentials and contractures of the coxal muscles of the cockroach, *Periplaneta americana*. Comp. Biochem. Physiol. **17**, 435—454 (1966).

Kerkut, G. A., Walker, R. J.: The effect of iontophoretic injection of L-glutamic acid and γ-amino-N-butyric acid on the miniature end-plate potentials and contractures of the coxal muscles of the cockroach *Periplaneta americana* L. Comp. Biochem. Physiol. **20**, 999—1003 (1967).

Kiefer, G.: Pharmakologische Untersuchungen über den Automatismus der Lateralherzen des Regenwurmes *Lumbricus terrestris* L. Z. wiss. Zool. **162**, 356—367 (1959).

Kilby, B. A.: Anticholinesterase. The metabolic conversion of certain organic phosphorus compounds into anticholinesterases. Chem. & Ind. **1954**, 524—528.

King, J. C.: The genetics of resistance to DDT in *Drosophila melanogaster*. J. Econ. Entomol. **47**, 387—393 (1954).

Kisch, B.: Electron microscopy of the flight muscles of insects. Publ. staz. zool. (Napoli) **27**, 160—167 (1955).

Kleinholz, L. H.: Hormones in crustacea. Biol. Rev. **17**, 91—119 (1942).

Kloot, W. G., van der: Neurosecretion and the physiology of the brain of the *Cecropia* silkworm. J. cell. comp. Physiol. **46**, 359 (1955a).
— The control of neurosecretion and diapause by physiological changes in the brain of the *Cecropia* silkworm. Biol. Bull. **109**, 276—294 (1955b).
— The resting potentials of neurons in the *Cecropia* brain during diapause and development. Proc. intern. Congr. Entomol. 10th, **2**, 79 (1956).
— Inhibition in the neuroendocrine systems of invertebrates. In: E. Florey: Nervous inhibition, pp. 447—458. Oxford: Pergamon Press 1961.
— Robbins, J.: The effects of gamma-aminobutyric acid and picrotoxin on the junctional potential and the contraction of crayfish muscle. Experientia (Basel) **15**, 35—36 (1959).
— — Cooke, I. M.: Blocking by picrotoxin of peripheral inhibition in crayfish. Science **127**, 521—522 (1958).

Knowles, Sir Francis: Crustacean colour change and neurosecretion. Endeavour **14**, 95—104 (1955).
— Colour changes. In: D. B. Carlisle and Sir Francis Knowles: Endocrine control in crustaceans. Cambridge Monographs Exp. Biol. No 10: pp. 40—69. Cambridge: University Press 1959.
— Farbwechsel beim Tier und Neurosekretion. Triangel (Sandoz) **6**, 2—10 (1963).
— Carlisle, D. B.: Endocrine control in the Crustacea. Biol. Rev. **31**, 396—473 (1956).

Koelle, G. B.: Cholinesterases and anticholinesterase agents. Handbuch der exp. Pharmakologie, Ergänzungswerk. Hrsg. von Eichler und Farah, Bd. 15. Berlin-Göttingen-Heidelberg: Springer 1963.

Koidsumi, K.: Thermal constant and the nature of the heart-beat of the larvae of *Chironomids* and *Culicids*. J. Soc. Trop. Agric. (Japan) **3**, 354—361 (1931); nach Jones: J. Morph. **94**, 71—123 (1954).

Kok, G. C., Walop, J. N.: Conversion of 0,0-diethyl-o-p-nitrophenylthiophosphate (parathion) into an acetylcholinesterase-inhibitor by the insect fat body. Biochem. Biophys. Acta **13**, 510—515 (1954).

Koller, G.: Zur Frage der hormonalen Steuerung bei rhythmischen Eingeweidebewegungen von Insekten. Zool. Anz. Suppl. **18**, 417 (1955).

Kominz, D. R., Saad, F., Laki, K.: Vertebrate and invertebrate tropomyosins. Nature (Lond.) **179**, 206—207 (1957).

Kooistra, G.: Contribution to the knowledge of the action of acetylcholine in the intestine of *Periplaneta americana* L. Physiol. comp. ('s-Grav.) **2**, 75—80 (1950).

Kopenec, A.: Farbwechsel der Larve von *Corethra plumicornis*. Z. vergl. Physiol. **31**, 490—505 (1949).

Kravitz, E. A.: Enzymic formation of gamma-aminobutyric acid in peripheral and central nervous system of lobsters. J. Neurochem. **9**, 363—370 (1926).
— Kuffler, S. W., Potter, D. D., Gelder, N. M. van: Gamma-aminobutyric acid and other blocking compounds in Crustacea. II. Peripheral nervous system. J. Neurophysiol. **26**, 729—738, 739—751 (1963).
— Potter, D. D.: A further study of the distribution of gamma-aminobutyric acid between excitatory and inhibitory axons of the lobster. J. Neurochem. **12**, 323—328 (1965).
— — Gelder, N. M. van: Gamma-aminobutyric acid and other blocking substances extracted from crab muscle. Nature (Lond.) **194**, 382—383 (1962).

Krieger, F.: Untersuchungen über den Farbwechsel der Libellenlarven. Z. vergl. Physiol. **36**, 352—366 (1954).

Krijgsman, B. J.: Contractile and pacemaker mechanisms of the heart of arthropods. Biol. Rev. **27**, 320—346 (1952).
— Bekker, J. M.: Physiological investigations into the heart functions of *Daphnia*. J. Physiol. (Lond.) **115**, 249—257 (1951).

KRIJGSMAN, B.J., DRESDEN, D., BERGER, N.E.: The action of rotenone and tetraethylpyrophosphate on the isolated heart of the cockroach. Bull. ent. Res. **41**, 141—146 (1950).
— KRIJGSMAN, N.E.: Heart mechanism of arthropods. Nature (Lond.) **165**, 936—937 (1950).
— — Physiological investigations into the heart functions of arthropods. I. The heart of *Periplaneta americana*. Bull. ent. Res. **42**, 143—155 (1952).
KRUPP, H., LENDLE, L., STAPENHORST, K.: Pharmakologische Wirkungen am isolierten Ganglien-Muskelpräparat des Gelbrandkäfers. (Zur vergleichenden Pharmakologie des Nerv-Muskelsystems). Naunyn-Schmiedebergs Arch. exp. Path. Pharmak. **215**, 443—459 (1952).
KUFFLER, S.W., EDWARDS, C.: Mechanisms of gamma-aminobutyric acid (GABA) action and its relation to synaptic inhibition. J. Neurophysiol. **21**, 589—610 (1958).
KÜHN, A.: Grundriß der allgemeinen Zoologie, p. 34. 14. A. Stuttgart: Georg Thieme 1961.
KÜHNE, H.: Die neurosekretorischen Zellen und der retrocerebrale neuroendokrine Komplex von Spinnen (Araneae, Labidognatha), unter Berücksichtigung einiger histologisch erkennbarer Veränderungen während des postembryonalen Lebensablaufes. Zool. Jb. Abt. Anat. **77**, 527—600 (1959).
LANDOLT, A.M.: Elektromikroskopische Untersuchungen an der Perikaryonschicht der Corpora pedunculata der Waldameise (*Formica lugubris* Zett.) mit besonderer Berücksichtigung der Neuron-Gliabeziehung. Z. Zellforsch. **66**, 701—736 (1964).
— Interneuronale Kontakte und Cholinesterase-Aktivität im Oberschlundganglion der Waldameise (*Formica lugubris* Zett.). Helv. physiol. pharmacol. Acta **23**, C30—C31 (1965).
— RIS, H.: Electron microscope studies on soma-somatic interneuronal junctions in the corpus pedunculatum of the wood ant (*Formica lugubris*, Zett.). J. Cell. Biol. **28**, 391—403 (1966).
— SANDRI, C.: Cholinergische Synapsen im Oberschlundganglion der Waldameise (*Formica lugubris*, Zett.). Z. Zellforsch. **69**, 246—259 (1966).
LARSEN, J.R., MILLER, D.M., YAMAMOTO, T.: D-Tubocurarine: effect on insects. Science **152**, 225—226 (1966).
LAVALLARD, R.: Etude microscopique électronique du reticulum endoplasmatique dans des fibres musculaires du Crab bleu. J. biophys. biochem. Cytol. **7**, 399—402 (1960).
LAVERACK, M.S.: The physiology of earthworms. Oxford: Pergamon Press 1963.
— Aspects of chemoreception in crustacea. Comp. Biochem. Physiol. **8**, 141—151 (1963).
LEGENDRE, R.: Contributions à l'étude du système nerveux des Aranéides. Année. biol. (Paris) Sér. 3, **34**, 193—223 (1958).
LEVENBOCK, L.: The mitochondria of insect flight muscle. J. Histochem. Cytochem. **1**, 242—247 (1953).
LEVY, H.M., RYANE, E.: Evidence, that calcium activates the contraction of actomyosin by overcoming substrate inhibition. Nature (Lond.) **205**, 703—705 (1965).
LEWIS, S.E.: Acetylcholine in blowflies. Nature (Lond.) **172**, 1004—1005 (1953).
— FOWLER, K.S.: Effect of diisopropylphosphoro-fluoridate on the acetylcholine content of flies. Nature (Lond.) **178**, 919—920 (1956).
— SMALLMAN, B.N.: The estimation of acetylcholine in insects. J. Physiol. (Lond.) **134**, 241—256 (1956).
— WALLER, J.B., FOWLER, K.S.: The effect of DDT and of physically induced prostration on acetylcholine levels in the cockroach. J. Insect. Physiol. **4**, 128—137 (1960).
LILEY, A.W.: The effects of presynaptic polarization on the spontaneous activity of the mammalian neuromuscular junction. J. Physiol. (Lond.) **134**, 427—443 (1956).
LOCKE, M.: The structure of insect tracheae. Quart. J. micr. Sci. **98**, 487—492 (1957).
— The cuticular pattern in an insect, *Rhodnius prolixus* Stål. J. exp. Biol. **36**, 459—476 (1959).
LORD, K.A., POTTER, C.: Hydrolysis of esters by extracts of insects. Nature (Lond.) **172**, 679—681 (1953).
— — Organo-phosphorus insecticides. Insecticidial and anti-esterase activity of organophosphorus compounds. Chem. & Ind. **1954**, 1214—1217.
LOWE, E.: On the anatomy of a marine copepod, *Calanus finmarchius* (Gunnerus). Trans. roy. Soc. Edinb. **58**, 561—603 (1935/1936).
LUDWIG, D., TRACEY, SISTER K.M., BURNS, M.-L.: Ratios of ions required to maintain the heart beat of the American cockroach, *Periplaneta americana* Linnaeus. Ann. Entomol. Soc. Amer. **50**, 244—246 (1957).
MAGNUS, R.: Pharmakologische Untersuchungen an *Sipunculus nudus*. Naunyn-Schmiedebergs Arch. exp. Path. Pharmak. **50**, 86—122 (1903).
MALOEUF, N.S.R.: The myogenic automatism of the contraction of the heart of insects. Ann. Entomol. Soc. Amer. **28**, 332—337 (1935).
MANSON, S.M.: The evolution of arthropodan locomotory mechanisms. Part 4. The structure, habits and evolution of the diplopoda. J. Linn. Soc. (Zool.) **42**, 299—368 (1954).
MANTON, S.M., HEATLEY, N.G.: Studies on the *Onychophora*. II. The feeding, digestion, excretion and food storage of *Peripatopsis*. Phil. Trans. B, **227**, 412—463 (1937).

MARQUARDT, P., ARING, E., VOGG, G.: Untersuchungen über das gemeinsame Vorkommen von Acetylcholin und Diastase im Honig. Arzneimittel-Forsch. 3, 446—448 (1953).
— VOGG, G.: Vorkommen, Eigenschaften und chemische Konstitution des cholinergischen Faktors im Honig. 1. Mitteilung. Arzneimittel-Forsch. 2, 152—155 (1952a).
— — Vorkommen, Eigenschaften und chemische Konstitution des cholinergischen Faktors im Honig. 2. Mitteilung. Arzneimittel-Forsch. 2, 205—211 (1952b).
— — Pharmakologische und chemische Untersuchungen über Wirkstoffe in Bienenpollen. Arzneimittel-Forsch. 2, 267—271 (1952c).
MAY, R.M.: La vie des Tardigrades. Paris: Gallimard 1948.
MAYNARD, D.M.: Activity in a crustacean ganglion. I. Cardiac inhibition and acceleration in *Panulirus argus*. Biol. Bull. 104, 156—170 (1953a).
— Integration in the cardiac ganglion of *Homarus*. Biol. Bull. 105, 367 (1953b).
— Activity in a crustacean ganglion. II. Pattern and interaction in burst information. Biol. Bull. 109, 420—436 (1956).
— Action of drugs on lobster cardiac ganglion. Fed. Proc. 17, 106 (1958).
— Heart rate and body size in the spiny lobster. Physiol. Zool. 33, 241—251 (1960).
— Circulation and heart function. In: The physiology of Crustacea. Ed. by T.H. WATERMAN, Vol. 1, pp. 161—226. New York: Acdemic Press 1960.
— Cardiac inhibition in decapod crustacea. In: E. FLOREY (Editor): Nervous inhibition, pp. 144—178. Oxford: Pergamon Press 1961.
— Thoracic neurosecretory structures in Brachyura. I. Gross anatomy. Biol. Bull. 121, 316—329 (1961).
MAYNARD, E.A., MAYNARD, D.M.: Cholinesterase in the crustacean muscle receptor organ. J. Histochem. Cytochem. 8, 376—379 (1960).
MAYRAT, A.: Le coeur et les artères latérales des stomatopodes: Historique et interprétation. (Recherches sur l'appareil circulatoire des crustacés. IV). Bull. Soc. zool. France 83, 462—477 (1958).
McCANN, F.V.: Electrical activity in single myocardial cells of *Limulus polyphemus*. Science 137, 340 (1962).
— Electrophysiology of an insect heart. J. gen. Physiol. 46, 803—821 (1963a).
— Unique properties of the moth myocardium. Ann. N. Y. Acad. Sci. 127, 84—99 (1963b).
— Conduction in the moth myocardium. Comp. Biochem. Physiol. 12, 117—123 (1964a).
— The effect of anion substitution on bioelectric potentials in the moth heart. Comp. Biochem. Physiol. 13, 179—188 (1964b).
— The effect of intracellular current pulses on membrane potentials in the moth heart. Comp. Biochem. Physiol. 17, 599—608 (1966a).
— Curare as a neuromuscular blocking agent in insects. Science 154, 1023—1024 (1966b).
— The insect heart as a model for electrophysiological studies. In: G. A. KERKUT (Editor): Experiments in physiology and biochemistry, Vol. 2, pp. 61—88. London/New York: Acad. Press 1968.
— Experiments in physiology and biochemistry (Editor: G. KERKUT), pp. 59—88: The insect heart as a model for electrophysiological studies. Vol. 2. New York: Academic Press 1969.
— BOETTIGER, E.G.: Studies on the flight mechanism of insects. I. The electrophysiology of fibrillar flight muscle. J. Physiol. (Lond.) 45, 125—142 (1961).
— REECE, R.W.: Neuromuscular transmission in insects: effect of injected chemical agents. Comp. Biochem.-Physiol. 21, 115—124 (1967).
— SANGER, J.W.: Ultrastructure and function in an insect heart. In: F.V. McCANN (Editor): Comparative physiology of the heart: current trends, pp. 29—46. Basel: Birkhäuser 1969.
— WERMAN, R., GRUNDFEST, H.: Graded and all-or-none electrical activity in insect muscle fibers. Biol. Bull. 115, 356—357 (1958).
McELROY, W.D., HASTINGS, J.W.: In: The luminiscence of biological systems. (F.H. JOHNSON, Editor). p. 161. Washington: A.A.A.S. Publications 1955.
McINDOO, N.E.: Innervation of insect heart. J. comp. Neurol. 83, 141—155 (1945) (nach ROEDER, p. 239).
McLENNAN, H.: Inhibitory transmitters — a review. In: E. FLOREY: Nervous inhibition, pp. 350—368. Oxford: Pergamon Press 1961.
— YORK, D.H.: Cholinoceptiv receptors of cray fish stretch receptor neurones. Comp. Biochem. Physiol. 17, 327—333 (1966).
MEANS, O.W., jr.: Cholinesterase activity of tissues of adult *Melanoplus differentialis* (Orthoptera, Acrididae). J. cell. comp. Physiol. 20, 319—324 (1942).
MEHROTRA, K.N.: Development of the cholinergic system in insect eggs. J. Insect. Physiol. 5, 129—142 (1960a).
— Effect of an anticholinesterase on the cholinergic system in insect eggs. Canad. J. Biochem. 38, 1045—1052 (1960b).
— The occurrence of acetylcholine in the two-spotted mite, *Tetranychus telarius* L. J. Insect. Physiol. 6, 180—184 (1961a).

MEHROTRA, K.N.: Properties of choline acetylase from the house fly *Musca domestica* L. J. Insect. Physiol. **6**, 215—221 (1961 b).
— SMALLMAN, B.N.: Ovicidal action of organophosphorous insecticides. Nature (Lond.) **180**, 97—98 (1957).
MEIJERING, M.P.D.: Herzfrequenz und Lebenslauf von *Daphnia magna* Straus. Z. wiss. Zool. **161**, 239—265 (1959).
— Herzfrequenz und Herzschlagzahlen zwischen Häutung und Eiablage bei Cladoceren. Z. wiss. Zool. **164**, 127—142 (1960).
MELTZER, J.: Multiresistance in the housefly, *Musca domestica* L. induced by selection with insecticides. Mededel. Landbouwhogeschool en opzoekingesta. Staat Cent. **31**, 459—482 (1956).
METCALF, R.L.: Physiological basis for insect resistance to insecticides. Physiol. Rev. **35**, 197—232 (1955).
— MARSH, R.B., MAXON, M.G.: Substrate preferences of insect cholinesterases. Ann. Entomol. Soc. Amer. **48**, 222—228 (1955).
— WINTON, M.Y., FUTUKO, T.R.: The effect of cholinergic substances upon the isolated heart of *Periplaneta americana*. J. Insect. Physiol. **10**, 353—361 (1964).
MEYER-TAPLICK, THEA, CHEN, P.S.: Zur Histologie des Mitteldarms normaler und letaler (1me) Larven von *Drosophila melanogaster*. Rev. Suisse Zool. **67**, 245—257 (1960).
MICHAEL, A.S., THOMPSON, C.G., ABRAMOWITZ, M.: *Artemia salina* as a test organism for bioassay. Science **123**, 464 (1956).
MICKS, D.W., ELLIS, J.P.: Free amino acids in adult mosquitos. Proc. Soc. exp. Biol. (N.Y.) **78**, 69—72 (1951).
— GIBSON, F.J.: The characterization of insects and ticks by their free amino acid patterns. Ann. Entomol. Soc. Amer. **50**, 500—505 (1957).
MIKALONIS, S.J., BROWN, R.H.: Acetylcholine and cholinesterase in the insect central nervous system. J. cell. comp. Physiol. **18**, 401—403 (1941).
MILBURN, W., ROEDER, K.D.: Control of efferent activity in the cockroach terminal abdominal ganglion by extracts of corpora cardiaca. Gen. comp. Endocr. **2**, 70—76 (1962).
MILLER, T.: Initiation of activity in the cockroach heart. In: F.V. MCCANN: Comparative physiology of the heart: current trends, pp. 206—218. Basel: Birkhäuser 1969.
MILLMAN, N.: Some aspects of the physiology of the heart of *Galleria mellonella* (Bee moth). Master's Thesis Brown Univ. Providence 1938 (Bei TENNEY); nach JONES: J. Morph. **94**, 71—123 (1954).
MILLOT, J.: Métamérisation et musculature abdominale chez les Aranéomorphes. Bull. Soc. zool. France **61**, 181—204 (1936).
MILLOTT, N.: The visceral nervous system of the earthworm. I. Nerves controlling the tone of the alimentary canal. Proc. roy. Soc. B **131**, 271—295 (1943 a).
— The visceral nervous system of the earthworm. II. Evidence of chemical transmission and the action of sympatheticomimetic and parasympatheticomimetic drugs on the tone of the alimentary canal. Proc. roy. Soc. B **131**, 362—373 (1943 b).
MINZ, B.: Pharmakologische Untersuchungen am Blutegelpräparat. Zugleich eine Methode zum biologischen Nachweis von Acetylcholin bei Anwesenheit anderer pharmakologisch wirksamer körpereigener Stoffe. Naunyn-Schmiedebergs Arch. exp. Path. Pharmak. **168**, 292—304 (1932).
MIRANDA, F., LISSITZKY, S.: Scoparmins: The toxic proteins of Scorpion venoms. Nature (Lond.) **190**, 443—444 (1961).
MONROE, J.: Cholinesterase and the secretion of the brain hormone in insects. Aust. J. Sci. Res. Ser. B **11**, 399—406 (1958).
MOONEY, R., OBRESHKOVE, V.: Action of prostigmine, carbaminoylcholine (Doryl), and acetyl-ß-methylcholine (Mecholyl) on intestine of cladoceran. Proc. Soc. exp. Biol. (N.Y.) **68**, 42—46 (1948).
MOORE, A.R., BRADWAY, W.E.: The significance of action potentials in the isolated nerve cord of the earth worm (*Lumbricus terrestris*). J. cell. comp. Physiol. **25**, 181—193 (1945).
MORIN, W.A., ATWOOD, H.L.: A comparative study of gamma-aminobutyric acid uptake in crustacean nerve-muscle preparations. Comp. Biochem. Physiol. **30**, 577—583 (1969).
MORLEY, J., SCHACHTER, M.: Identification of acetylcholine in the silk gland of the caterpillar of *Arctia caja* (L). J. Physiol. (Lond.) **157**, 1P—2P (1961).
— — Acetylcholine in non-nervous tissues of the gardentiger (*Arctia caja*) and other moth. J. Physiol. (Lond.) **162**, 12P (1962).
MOTHES, G.: Weitere Untersuchungen über den physiologischen Farbwechsel von *Carausius morosus* (Br). Zool. Jb. Abt. allg. Zool. **69**, 133—162 (1960/1962).
NAIDU, M.B.: Physiological action of drugs and insecticides on insects. Bull. ent. Res. **46**, 205—220 (1955).

NARAHASHI, T.: The properties of insect axons. Advanc. Insect. Physiol. **1**, 175—256 (1963).
— The physiology of insect axons. In: TREHERNE and BEAMENT: The physiology of the insect central nervous system, pp. 1—20. London and New York: Academic Press 1965.
NEEDHAM, A.E.: The neurogenic heart and ether anesthesia. Nature (Lond.) **166**, 9—11 (1950).
— Physiology of the heart of *Asellus aquaticus*. Nature (Lond.) **173**, 272 (1954).
NESBITT, H.H.J.: A comparative morphological study of the nervous system of the Orthoptera and related orders. Ann. Entomol. Soc. Amer. **34**, 51—81 (1941).
NEWMAN, J.F.: Organo-phosphorus insecticides. Biological assay of phosphorus insecticides. Chem. & Ind. **1954**, 617—619.
NICOL, J.A.C.: The giant axons of annelids. Quart. Rev. Biol. **23**, 291—323 (1948a).
— The giant nerve-fibres in the central nervous system of *Myxicola* (Polychaeta, Sabellidae). Quart. J. micr. Sci. **89**, 1—45 (1948b).
— Giant axons and synergic contractions in *Branchiomma vesiculosum*. J. exp. Biol. **28**, 22—31 (1951).
— Muscle activity and drug action in the body wall of the sabellid worm *Branchiomma vesiculosum* (Montagu). Physiol. comp. ('s-Grav.) **2**, 339—345 (1952).
— Luminiscent responses in *Chaetopterus* and the effect of eserine. Nature (Lond.) **169**, 665—666 (1952).
NICOLL, P.A.: The anatomy and behavior of the vascular system in *Nereis virens* and *Nereis limbata*. Biol. Bull. **106**, 69—82 (1954).
NUKADA, S.: Das automotorische Nervensystem des Limulusherzens. Pflügers Arch. ges. Physiol. **209**, 65—69 (1925).
NUTTING, W.L.: A comparative anatomical study of the heart and accessory structures of the orthopteroid insects. J. Morph. **89**, 501—597 (1951).
OBERHOLZER, R.J.H., HUBER, F.: Methodik der elektrischen Reizung und Ausschaltung im Oberschlundganglion (Gehirn) nicht-narkotisierter Grillen (*Acheta domesticus* L. und *Gryllus campestris*). Helv. Physiol. Acta **15**, 185—192 (1957).
OBRESHKOVE, V.: Cardiac inhibition of a cladoceran and the action of acetylcholine and physostigmine. Proc. Soc. exp. Biol. **49**, 427—431 (1942).
O'BRIEN, R.D.: Occurrence of cholinesterase in *Tenebrio* and *Tribolium*. Nature (Lond.) **172**, 162—163 (1953).
— The inhibition of cholinesterase and succinoxidase by malathion and its isomer. J. Econ. Entomol. **49**, 484—490 (1956).
— Toxic phosphorus esters. New York: Academic Press 1960.
— SPENCER, E.Y.: Action of schradan in the cockroach. Nature (Lond.) **179**, 52—53 (1957).
— WOLFE, L.S.: Radiation, radioactivity and insects. New York: Academic Press 1964.
O'CONNOR, R.J.: Effect of D-tubocurarine chloride and carbaminoylcholine on the respiration of *Daphnia*. Nature (Lond.) **166**, 441 (1950).
PALADE, G.E.: Electron microscope observation of interneuronal and neuromuscular synapses. Anat. Rec. **118**, 335—336 (1954).
PANTIN, C.F.A.: Response of the leech to acetylcholine. Nature (Lond.) **135**, 875 (1935).
— The elementary nervous system. Croonian lecture. Proc. roy. Soc. B **140**, 147—168 (1952).
PARNAS, I., ABBOT, B.C., SHAPIRO, B., LANG, F.: Neuromuscular system of *Limulus* leg closer muscle. Comp. Biochem. Physiol. **26**, 467—478 (1968).
PARROT, J.L.: Recherches sur la transmission chimique de l'influx nerveux chez les crustacés. C.R. Soc. Biol. (Paris) **135**, 929 (1941).
PARRY, D.A.: Spider leg muscles and the autotomy mechanism. Quart. J. micr. Sci. **98**, 331—340 (1957).
PASANTES, HERMINIA, TAPIA, R., ORTEGA, BERTHA, MASSIEU, G.: Free amino acids and activity of some pyridoxal phosphate-dependent enzymes in the nervous system of three arthropoda species. Comp. Biochem. Physiol. **16**, 523—529 (1965).
PAX, R.A.: The abdominal cardiac nerves and cardioregulation in *Limulus polyphemus*. Comp. Biochem. Physiol. **28**, 293—305 (1969).
— SANBORN, R.C.: Cardio-regulation in *Limulus*. I. Physiology of inhibitor nerves. Biol. Bull. **126**, 133—141 (1964).
— — Cardioregulation in *Limulus*. II. Gammaaminobutyric acid, antagonists and inhibitor nerves. Biol. Bull. **132**, 381—391 (1967a).
PEAKALL, D.B.: Effects of cholinergic and anticholinergic drugs on the synthesis of silk fibroins of spiders. Comp. Biochem. Physiol. **12**, 465—470 (1964).
— Regulation of the synthesis of silk fibroins of spider at the glandular level. Comp. Biochem. Physiol. **15**, 509—515 (1965).
PERKOW, W.: Konstitution und Wirkung biologisch aktiver Verbindungen. II. Diäthylthiophosphorsäure-p-nitrophenylester (E 605) und Derivate. Z. Naturforsch. 11b, 460—463 (1956).

PERKOW, W.: Konstitution und Wirkung biologisch aktiver Verbindungen. III. Weitere phosphorhaltige Insektizide. Z. Naturforsch. 12 b, 33—37 (1957).

PETERS, H. M., WITT, P. N., WOLFF, D.: Die Beeinflussung des Netzbaues der Spinne durch neurotrope Substanzen. Z. vergl. Physiol. 32, 29—45 (1950).

PHILIPOTT, D. E., SZENT-GYÖRGYI, A.: Observations on the electron microscopic structure of insect muscle. Biochim. biophys. Acta (Amst.) 18, 177—182 (1955).

PIEK, T., THOMAS, R. T. S.: Paralysing venoms of solitary wasps. Comp. Biochem. Physiol. 30, 13—31 (1969).

PILGRIM, R. L. C.: Muscle receptor organs in some decapod crustacea. Comp. Biochem. Physiol. 1, 248—257 (1960).

PIPA, R. L.: Studies on the hexapod nervous system. IV. A cytological and cytochemical study of neurons and their inclusions in the brain of a cockroach *Periplaneta americana* L. Biol. Bull. 121, 521—534 (1961).

— COOK, E. F.: Studies on the hexapod nervous system. I. The peripheral distribution of the thoracic nerves of the adult cockroach, *Periplaneta americana*. Ann. Entomol. Soc. Amer. 52, 695—710 (1959).

PISTOR, K.: Histologische Untersuchungen am Nervensystem von *Calliphora erythrocephala* Meig. nach Insektizideinwirkung. Naturwissenschaften 41, 236—237 (1954).

PORTZEHL, H., CALDWELL, P. C., RÜEGG, J. C.: Die Einschaltung und die Ausschaltung der Kontraktion durch den Calcium-Ionenspiegel im Innern der lebenden Muskelfaser. Pflügers Arch. ges. Physiol. 278, 9 (1963).

— — — The dependence of contraction and relaxation of muscle fibres from the crab *Maia squinado* on the internal concentration of free calcium ions. Biochim. biophys. Acta (Amst.) 79, 581—591 (1964).

POTTER, C., LORD, K. A., KENTEN, J., SALKELD, E. H., HOLDBROOK, D. U.: Embryonic development and esterase activity of eggs of *Pieris brassicae* in relation to TEPP poisoning. Ann. appl. Biol. 45, 301—375 (1957).

POZO, E. C. DEL: The action of the venom of a mexican scorpion (*Centruroides noxius* Hoffmann) on cholinesterases. Brit. J. Pharmacol. 3, 219—222 (1948).

PRENANT, A.: Recherches sur la structure des muscles des Annelides polychètes et sur leur sarcolyse. Arch. Zool. exp. gén. 69, 1—135 (1929).

PRESTON, J. B., KENNEDY, D.: Integrative synaptic mechanisms in the caudal ganglion of the crayfish. J. gen. Physiol. 43, 671—681 (1959).

PRICE, G. M.: Some aspects of amino acid metabolism in the adult housefly, *Musca domestica*. Biochem. J. 80, 420—428 (1961).

PRINGLE, J. W. S.: The mechanism of the myogenic rhythm of certain insect striated muscles. J. Physiol. (Lond.) 124, 269—291 (1954).

— Proprioception in *Limulus*. J. exp. Biol. 33, 658—667 (1956).

— Myogenic rhythms. In: Recent advances in invertebrate physiology. A Symposium. Univ. of Oregon Public. 1957, pp. 99—115.

— Proprioception in arthropods. In: *The cell and organism*. Ed. by J. A. RAMSAY and V. B. WIGGLESWORTH, pp. 256—282. Cambridge: University Press 1961.

PROSSER, C. L.: Action potentials in the nervous system of the crayfish. Effects of drugs and salts on synaptic transmission. J. cell. comp. Physiol. 16, 25—38 (1940).

— An analysis of the action of acetylcholin in hearts, particularly in arthropods. Biol. Bull. 83, 145—164 (1942).

— Single unit analysis of the heart ganglion discharge in *Limulus polyphemus*. J. cell. comp. Physiol. 21, 295—305 (1943).

— The physiology of nervous systems of invertebrate animals. Physiol. Rev. 26, 337—382 (1946).

— The electrocardiogram of Arenicola. Biol. Bull. 98, 254—257 (1950).

— Comparative animal physiology. Philadelphia: W. B. Saunders 1952.

— Comparative physiology of nervous system and sense organs. Ann. Rev. Physiol. 16, 103—124 (1954).

— MELTON, C. E., jr.: Nervous conduction in smooth muscle of *Phascolosoma* proboscis retractors. J. cell. comp. Physiol. 44, 255—275 (1954).

— NYSTRÖM, R. A., NAGAI, T.: Electrical and mechanical activity in intestinal muscles of several invertebrate animals. Comp. Biochem. Physiol. 14, 53—70 (1965).

— RALPH, C. L., STEINBERGER, W. W.: Responses to stretch and the effect of pull on propagation in non-striated muscles of *Golfingia* (= *Phascolosoma*) and *Mustelus*. J. cell. comp. Physiol. 54, 135—146 (1959).

— SPERLAKIS, N.: Electrical evidence for dual innervation of muscle fibers in the sipunculid *Golfingia* (= *Phascolosoma*). J. cell. comp. Physiol. 54, 129—133 (1959).

— ZIMMERMANN, G. L.: Drugs on hearts, *Arenicola*, *Lumbricus*. Physiol. Zool. 16, 77—83 (1943).

PUMPHREY, R.J., RAWDON, SMITH, A.F.: Synaptic transmission of nervous impulses through the last abdominal ganglion of the cockroach. Proc. roy. Soc. B **122**, 106—118 (1939).

PURPURA, D.P., GIRADO, M., GRUNDFEST, H.: Selective blockade of excitatory synapses in the cat brain by γ-aminobutyric acid. Science **125**, 1200—1202 (1957).

— — SMITH, T.G., CALLAN, D.A., GRUNDFEST, H.: Structure activity determinants of pharmacological effects of amino acids and related compounds on central synapses. J. Neurochem. **3**, 238—268 (1959).

RAJULU, G. SUNDARA: Physiology of the heart of *Cingalobolus bugnioni* (Diplopoda: Myriapoda). Experientia (Basel) **23**, 388 (1967).

RATHMAYER, W.: Neuromuscular transmission in a spider and the effect of calcium. Comp. Biochem. Physiol. **14**, 673—687 (1965).

RAY, J.W.: The free amino acid pool of the cockroach *Periplaneta americana* central nervous system and the effect of insecticides. J. Insect. Physiol. **10**, 587—597 (1964).

— The free amino acid pool of cockroach (*Periplaneta americana*: Dictyoptera) central nervous system. In: TREHERNE and BEAMENT: The physiology of the insect nervous system, pp. 31—38. London and New York: Academic Press 1965.

REIFF, M.: Nachweis des fermentativen Abbaus der DDT-Wirksubstanz mit Fliegenextrakten im Papierchromatogramm. (Grundlagen zur Resistenzforschung II.) Rev. Suisse Zool. **62**, 218—224 (1955).

— Einige Befunde über die Selektionsprozesse bei der Entwicklung der Insektizidresistenz. (Grundlagen zur Resistenzforschung, VI. Mitt.) Rev. Suisse Zool. **63**, 317—329 (1956).

REMANE, A.: Die Grundlagen des natürlichen Systems, der vergleichenden Anatomie und der Phylogenetik. Leipzig 1952.

— Die Geschichte der Tiere. In: Die Evolution der Organismen, pp. 340—422. Hrsg. von G. HEBERER, 2. Aufl. Stuttgart: Gustav Fischer 1959.

RENG, G.: Untersuchungen über Verdauungsfermente bei Insekten. Zool. Jb. Physiol. **69**, 285—316 (1962).

REUBEN, J.P., BERGMANN, F., GRUNDFEST, H.: Chemical excitation of presynaptic terminals at lobster neuromuscular junctions. Biol. Bull. **117**, 424 (1959).

— GRUNDFEST, H.: Further analysis of the conversion of graded to all-or-none responsiveness in the electrically excitable membrane of lobster muscle fibers. Biol. Bull. **119**, 335 (1960a).

— — Inhibitory and excitatory miniature postsynaptic potentials in lobster fibers. Biol. Bull. **119**, 335—336 (1960b).

RICHARDS, A.G.: The cuticle of arthropods. Ergebn. Biol. **20**, 1—26 (1958).

— CUTKOMB, L.K.: The cholinesterase of insect nerves. J. cell. comp. Physiol. **26**, 57—61 (1945).

RIJLANT, P.: L'oscillogramme cathodique du muscle cardiaque de la Limule polypheme. C. R. Soc. Biol. (Paris) **108**, 825—828 (1931a).

— L'activité du ganglion cardiaque de la Limule polyphème. C. R. Soc. Biol. (Paris) **108**, 828—830 (1931b).

— Le phénomène de la conduction dans le coeur de la Limule polyphème. C. R. Soc. Biol. (Paris) **108**, 830—832 (1931c).

— Etude à l'oscillographe cathodique du ganglion cardiaque de la Limule polyphème. C. R. Soc. Biol. (Paris) **108**, 1144—1147 (1931d).

— Le courant d'action du coeur des crustacés. Crabes, Homard, Bernard l'Hermite. C. R. Soc. Biol. (Paris) **108**, 1147—1150 (1931e).

— La conduction dans le nerf antérieur médian du coeur de la Limule polyphème. C.R. Soc. Biol. (Paris) **108**, 1152—1154 (1931f).

— Les mécanismes intimes de l'activité nerveuse du coeur de la Limule. Arch. int. Physiol. **35**, 381—408 (1932).

— Introduction à l'étude de l'automatisme cardiaque chez les Arachnides: Scorpions. C. R. Soc. Biol. (Paris) **113**, 917—920 (1933).

— L'automatisme cardiaque chez l'araignée: *Mygale, Espèire, Tarentule* etc. C. R. Soc. Biol. (Paris) **113**, II, 917—920 (1933).

— L'oscillogramme cathodique du travail cardiaque normal de la Limule polyphème. C. R. Soc. Biol. (Paris) **123**, 292—294 (1936).

RIPLEY, S.H., WIERSMA, C.A.G.: The effect of spaced stimulation of excitatory and inhibitory axons of the crayfish. Physiol. comp. ('s-Grav.) **3**, 1—17 (1953).

ROAN, C.C., FERNANDO, H.E., KEARNS, C.W.: A radiobiological study of four organic phosphates. J. Econ. Entomol. **43**, 319—325 (1950).

— HOPKINS, T.L.: Mode of action of insecticides. Ann. Rev. Entomol **6**, 333—346 (1961).

— MAEDA, S.: The cholinesterase system of three species of fruit flies and the effects of certain insecticidal compounds on these enzymes. J. Econ. Entomol. **47**, 507—514 (1954).

ROBB, J., RECH, R.H.: Analysis of action potentials in cardiac muscle of *Limulus polyphemus*. J. cell. comp. Physiol. **63**, 299—307 (1964).

RObbins, J.W.S.: The effects of amino acids on the crustacean neuromuscular system. Anat. Rec. **132**, 492—493 (1958).
— The excitation and inhibition of crustacean muscle by amino acids. J. Physiol. (Lond.) **148**, 39—50 (1959).
— Van der Kloot, W.G.: The effect of picrotoxin on peripheral inhibition in the crayfish. J. Physiol. (Lond.), **143**, 541—552 (1958).
Robertis, E.D.P., Bennett, H.St.: Some features of the submicroscopic morphology of synapses in frog and earthworm. J. biophys. biochem. Cytol. **1**, 47—58 (1955).
Roberts, M.B.V.: The giant fibre reflex of the earthworm, *Lumbricus terrestris* L. I. The rapid response. J. exp. Biol. **39**, 219—227 (1962a).
— The giant fibre reflex of the earthworm, *Lumbricus terrestris* L. II. Fatigue. J. exp. Biol. **39**, 229—237 (1962b).
Robin, Y.: Biological distributions of guanidines and phosphagens in marine annelida and related phyla from Califormia, with a note on pluriphosphagens. Comp. Biochem. Physiol. **12**, 347—367 (1964).
Rockstein, M.: The relation of cholinesterase activity to change in cell number with age in the brain of the adult worker honeybee. J. cell. comp. Physiol. **35**, 11—23 (1950).
— (Editor): The physiology of Insecta. Vols. 1—3. New York: Academic Press 1964/1965.
Roeder, K.D.: The action of certain drugs on the insect central nervous system. Biol. Bull. **76**, 183—189 (1939).
— Organization of the ascending giant fiber system in the cockroach (*Periplaneta americana*). J. exp. Zool. **108**, 243—262 (1948a).
— The effect of anticholinesterases and related substances on nervous activity in the cockroach. Bull. Johns Hopk. Hosp. **83**, 587—599 (1948b).
— Insect physiology. New York: John Wiley and Sons 1953.
— The nervous system. Ann. Rev. Entomol. **3**, 1—18 (1958).
— Kennedy, N.K.: Action of anticholinesterases on axons and synapses in the cockroach. Fed. Proc. **6**, 191—192 (1947).
— — Samson, E.A.: Synaptic conduction to giant fibers of the cockroach and the action of anticholinesterases. J. Neurophysiol. **10**, 1—10 (1947).
— Roeder, S.: Electrical activity in the isolated ventral nerve cord of the cockroach. I. The action of pilocarpine, nicotine, eserine and acetylcholine. J. cell. comp. Physiol. **14**, 1—12 (1939).
— Weiant, A.: The electrical and mechanical events on neuro-muscular transmission in the cockroach, *Periplaneta americana* L. J. exp. Biol. **27**, 1—13 (1950).
Rome, R.: *Herpetocypris reptans* Baird (Ostracode). Etude morphologique et histologique. I. Morphologie externe et système nerveux. Cellule **51**, 49—152 (1947), Bullock and Horridge II, 1169.
Rudall, K.M.: The Chitin/Protein complexes of insect cuticles. Advanc. Insect. Physiol. **1**, 257—313 (1963).
Rushton, W.A.H.: Action potentials from the isolated nerve cord of the earthworm. Proc. roy. Soc. B **132**, 423—437 (1940).
— Reflex conduction in the giant fibres of the earthworm. Proc. roy. Soc. B **133**, 109—120 (1941).
Salkeld, E.H.: Histochemical studies on the identification and localization of esterases in insect eggs. Bull. ent. Soc. Amer. **6**, 150 (1960).
Savory, Th.: Arachnida. London and New York: Academic Press 1964.
Schach, M.: Some properties of kallidin, bradykinin and wasp venom kinin. In: M. Schachter (Editor): Polypeptides which affect smooth muscles and blood vessels, pp. 232—246. Oxford: Pergamon Press 1960.
Schachter, M.: Acetylcholine in non-nervous tissues of insects. In: Comparative Neurochemistry, pp. 341—345. Ed. by D. Richter. Oxford: Pergamon Press 1964.
— Kinins — a group of active peptides. Ann. Rev. Pharmacol. **4**, 281—292 (1964).
— Acetylcholine in non-nervous tissues of insects. Fourth Int. Congress on Pharmacology, Basel 1969. Abstracts, pp. 30/31.
— Thain, E.M.: Chemical and pharmacological properties of the potent, slow contracting substance (Kinin) in wasp venom. Brit. J. Pharmacol. **9**, 352—359 (1954).
Schallek, W.: Action of potassium on bound acetylcholine in lobster nerve cord. J. cell. comp. Physiol. **26**, 15—24 (1945).
— Wiersma, C.A.G.: Effects of anticholinesterases on synaptic transmission in the crayfish. Physiol. comp. ('s-Grav.) **1**, 63—67 (1947).
— — The influence of various drugs on a crustacean synapse. J. cell. comp. Physiol. **31**, 35—47 (1948).
Scharrer, B., Hadorn, E.: The structure of the ring-gland (corpus allatum) in normal and lethal larvae of *Drosophila melanogaster*. Proc. nat. Acad. Sci. (Wash.) **24**, 236—242 (1938).

SCHARRER, E.: The fine structure of the retrocerebral organ of *Sagitta* (Chaetognatha). Life Sciences **4**, 923—926 (1965).

SCHLABRITZKI, E.: Untersuchungen am Herzschlag von Embryonen und Imagines der Wanderheuschrecke (*Locusta migratoria migratorioides* R. u. F., Orthopteroidea). Z. vergl. Physiol. **44**, 232—236 (1961a).

— Die Beeinflussung der embryonalen Dorsal-Kontraktionen durch Nervenextrakte und Acetylcholin bei der Wanderheuschrecke (*Locusta migratoria migratorioides* R. u. F.). Z. vergl. Physiol. **44**, 237—241 (1961b).

SCHNEIDERMAN, H. A., GILBERT, L. I.: Substances with juvenile hormone activity in Crustacea and other invertebrates. Biol. Bull. **115**, 530—535 (1958).

— — The chemistry and physiology of insect growth hormone. In: DOROTHEA RUDNICK (Editor): Cell, organism and milieu, pp. 157—187. New York: The Ronald Press Co. 1959.

— WILLIAMS, C. M.: The physiology of insect diapause. VIII. Qualitative changes in the metabolism of the *Cecropia* silkworm during diapause and development. Biol. Bull. **106**, 210—229 (1954a).

— — The physiology of insect diapause. IX. The cytochrome oxidase system in relation to the diapause and development of the *Cecropia* silkworm. Biol. Bull. **106**, 238—252 (1954b).

SCHRADER, G.: Die Entwicklung neuer Insektizide auf Grundlage organischer Fluor- und Phosphorverbindungen. A. A. Weinheim, 1952.

SCHÜMANN, J. H.: Über die acetylcholinähnliche Wirksamkeit von Gehirnextrakten. Naunyn-Schmiedebergs Arch. exp. Path. Pharmak. **225**, 110—111 (1955).

SCHWAB, A.: Über die Nerven- und Muskelphysiologie des Pferdeegels *Haemopis sanguisuga*. Z. vergl. Physiol. **31**, 506—526 (1949).

SCHWARTZKOPFF, J.: Die Kreislaufzeit einiger Crustaceen. Naturwissenschaften **40**, 585—586 (1953a).

— Pulsfrequenz von Garneelen. Naturwissenschaften **40**, 609 (1953b).

— Vergl. Untersuchungen der Herzfrequenz bei Krebsen. Biol. Zbl. **74**, 480—497 (1955a).

— Die Größenabhängigkeit der Herzfrequenz von Krebsen im Vergleich zu anderen Tiergruppen. Experientia (Basel) **11**, 323—324 (1955b).

— Herzfrequenz und Körpergröße bei Mollusken. Verh. dtsch. zool. Ges. **1956**, 463—469.

SEDAR, A. W., PORTER, K. R.: The fine structure of cortical components of Paramecium multimicronucleatum. J. biophys. biochem. Cytol. **1**, 583—604 (1955).

SEYAMA, I., IRISAWA, H.: Membrane characteristics of the myocardium of stomatopod heart muscle. J. Physiol. Soc. Japan **30**, (1968).

SHERMAN, R. G., PAX, R. A.: The heartbeat of the spider, *Geolycosa missouriensis*. Comp. Biochem. Physiol. **26**, 529—536 (1968).

— — Electrical activity in single muscle cells of a spider heart. Comp. Biochem. Physiol. **28**, 487—489 (1969).

SIEWING, R.: Untersuchungen zur Morphologie der Malacostraca (Crustacea). Zool. Jb. Abt. Anat. **75**, 39—176 (1957a).

— Anatomie und Histologie von *Thermosbaena mirabilis*. Ein Beitrag zur Phylogenie der Reihe *Pancarida* (Thermosbaenacea). Abh. math.-naturw. Kl. Akad. Wiss. Mainz **1957**b, Nr. 7.

SKRAMLIK, E. VON: Vergleichende Untersuchungen über die Giftigkeit des Nicotins. Z. vergl. Physiol. **31**, 149—226 (1948).

SLIFER, E. H., FINLAYSON, L. H.: Muscle receptor organs in grasshoppers and locusts (Orthoptera, Acrididae). Quart. J. micr. Sci. **97**, 617—620 (1956).

SMALLMAN, B. N.: Mechanisms of acetylcholine synthesis in the blowfly. J. Physiol. (Lond.) **132**, 343—357 (1956).

— FISHER, R. W.: Effect of anticholinesterases on acetylcholine levels in insects. Canad. J. Biochem. **36**, 575—586 (1958).

— WOLFE, L. S.: Soluble and particulate cholinesterase in insects. J. cell. comp. Physiol. **48**, 197—213 (1956).

SMALLWOOD, W. M.: The peripheral nervous system of the common earth worm, *Lumbricus terrestris*. J. comp. Neurol. **42**, 35—55 (1926).

— HOLMES, M. T.: The neurofibrillar structure of the giant fibers in *Lumbricus terrestris* and *Eisenia foetida*. J. comp. Neurol. **43**, 327—345 (1927).

SMITH, D. S.: The innervation of the fibrillar flight muscle of an insect, *Tenebrio molitor*. J. biophys. biochem. Cytol. **8**, 447—466 (1960).

— The organization of the flight muscle in a dragonfly *Aeshna* sp. J. biophys. biochem. Cytol. **11**, 119—144 (1961).

— Synapses in the insect nervous system. In: TREHERNE and BEAMENT: The physiology of the insect central nervous system, pp. 39—43. I. The nerve muscle junction. London and New York: Academic Press 1965.

— TREHERNE, J. E.: Functional aspects of the organization of the insect nervous system. Advanc. Insect. Physiol. **1**, 401—484 (1963).

Smith, D. S., Treherne, J. E.: The electron microscopic localization of choline esterase activity in the central nervous system of an insect, *Periplaneta americana* L. J. Cell. Biol. **26**, 445—465 (1965).

Smith, E. H., Wagenknecht, A. C.: The occurrence of cholinesterases in eggs of the peach tree borer and large milkweed bug and its relation to the ovicidial action of Parathion. J. Econ. Entomol. **49**, 777—783 (1956).

Smith, G. C., Glick, D.: Some observations on cholinesterase in invertebrates. Biol. Bull. **77**, 321—322 (1939).

Smith, J. E.: The nervous anatomy of the body segments of nereid Polichaetes. Trans. roy. Soc. B **240**, 135—196 (1956).

Smith, J. N.: Detoxication mechanisms in insects. Biol. Rev. **30**, 455—475 (1955).

— Detoxication mechanisms. 2. Edition, London: Chapman and Hall 1960.

Smith, N. A.: Observations on the neural rhythmicity in the cockroach cardiac ganglion. In: F. V. McCann (Editor): Comparative physiology of the heart: current trends, pp. 200—205. Basel: Birkhäuser 1969.

Smith, R. I.: Acetylcholine in the nervous tissues and blood of crayfish. J. cell. comp. Physiol. **13**, 335—344 (1939).

— The action of electrical stimulation and of certain drugs on cardiac nerves of the crab *Cancer irroratus*. Biol. Bull. **93**, 72—88 (1947).

Snodgrass, R. F.: Evolution of the Annelida, Onychophora and Arthropoda. Smithsonian misc. Cell. **97**, (6), 1—159 (1938).

Sollmann, T., Webb, W.: Pharmacological responses of *Daphnia magna*. J. Pharmacol. exp. Ther. **71**, 261—267 (1941).

Stämpfli, R.: Bau und Funktion isolierter markhaltiger Nervenfasern. Ergebn. Physiol. **47**, 72—165 (1956).

Staudenmayer, Th.: Der Einfluß von E 605 auf die Atmung von Seidenspinnereiern. Höfchen-Briefe (Bayer) **1953**, Nr. 3.

— Die Cholinesterase während der Eientwicklung von *Bombyx mori* und die ovicide Wirkung von Phosphorsäureestern (E 600 und E 605). Z. vergl. Physiol. **37**, 416—423 (1955).

— Die Wirkung verschiedener Kontaktinsektizide auf die Atmung von Seidenspinnereiern. Z. vergl. Physiol. **39**, 262—273 (1957).

Stegwee, D.: Studies on cholinesterase in insects. Physiol. comp. ('s-Grav.) **2**, 241—247 (1951).

— Esterase inhibition and organophosphorous poisoning in the house-fly. Nature (Lond.) **184**, 1253—1254 (1959).

Steiner, F. A., Pieri, L.: Comparative microelectrophoretic studies of invertebrate and vertebrate neurones. Aus: K. Akert u. P. G. Waser (Editors): Progress in Brain Research, Vol. 31, Mechanisms of synaptic transmission. Amsterdam: Elsevier 1969.

Steiner, G.: Die Automatie und die zentrale Beeinflussung des Herzens von *Periplaneta americana*. Z. vergl. Physiol. **16**, 290—304 (1932).

Stevens, T. M.: Free amino acids in the hemolymph of the american cockroach, *Periplaneta americana*. Comp. Biochem. Physiol. **3**, 304—309 (1961).

— Howard, C. E., Schlesinger, R. W.: Free amino acids in sera of the marine invertebrates *Cancer irroratus, Limulus polyphemus* and *Homarus americanus*. Comp. Biochem. Physiol. **3**, 310—314 (1961).

Storch, O.: Über die Mechanik des Herzschlages bei Cladoceren. Eine Analyse mit Hilfe der Mikrozeitlupe. Z. vergl. Physiol. **14**, 709—736 (1931).

Stough, H. B.: Giant nerve fibres of the earthworm. J. comp. Neurol. **40**, 409—463 (1926).

Strasburger, M.: Bau, Funktion und Variabilität des Darmtractus von *Drosophila melanogaster*. Z. wiss. Zool. **140**, 539—649 (1932).

Straub, W.: Zur Muskelphysiologie des Regenwurms. Pflügers Arch. ges. Physiol. **79**, 379—399 (1900).

Stringer, A.: The insecticidal activity of some organophosphorus compounds against the migratory locust (*Locusta migratoria migratorioides* Reiche u. Fairm). Ann. appl. Biol. **44**, 506—510 (1956).

Suomalainen, P.: The effect of adrenaline and choline on the heart rate in *Daphnia pulex* Geer. Ann. Zool. Soc. Zool.-Botan. Fennicae Vanamo 7, No. 3, 1—6 (1939).

Sutin, Ch.: Diurnal rhythmus in *Orconectes virilis*. Trans. N. Y. Acad. Sci., Ser. II, **22**, 643—646 (1960).

Szerb, J. C.: The estimation of acetylcholine, using leech muscle in a microbath. J. Physiol. (Lond.) **158**, 8P—9P (1961).

Tahmision, T. N.: Enzymes in ontogenesis: cholinesterase in developing eggs of *Melanoplus differentialis*. J. exp. Zool. **92**, 199—213 (1943).

Takahashi, S.: Studies on the action current of the dorsal vessel of the silkworm. Physiol. Papers Tokyo Jikeikai Med. Coll. **3**, 387 (1934) (zit. nach Tenney).

Takeuchi, A., Takeuchi, N.: The effect on crayfish muscle of iontophoretically applied glutamate. J. Physiol. (Lond.) **170**, 296—317 (1964).
— — Localized action of gamma-aminobutyric acid on the crayfish muscle. J. Physiol. (Lond.) **177**, 225—238 (1965).
Talhouk, A.S.: Entry and speed of action of liquid parathion in relation to the cuticular composition and exoskeletal features of *Eurygaster integriceps* Put. Z. angew. Entomol. **40**, 129—154 (1957).
Tamano, N., Kuriaki, K.: Applicability of the silkworm for pharmacological studies on the drugs acting on the nervous system, antimitotics and insecticides. Arch. int. Pharmacodyn. **132**, 49—59 (1961).
Ten Cate, J.: Contribution à la physiologie comparée du tube digestif. III. Les mouvements rhythmiques spontanés de l'oesophage isolée et du gosier de *Dytiscus marginalis*. Arch. néerl. Physiol. **9**, 594—604 (1924).
— Les mouvements rhythmiques spontanés de l'intestin d'ecrevisse. Arch. néerl. Physiol. **9**, 172—198 (1924).
Tenney, S.M.: Observations on the physiology of the lepidopteran heart with special reference to reversal of the beat. Physiol. comp. ('s-Grav.) **3**, 286—306 (1953).
Terzuolo, C.A., Bullock, T.H.: Acceleration and inhibition in crustacean ganglion cells. Arch. ital. biol. **96**, 117—134 (1958).
— Washizu, Y.: Relations between stimulus strength, generator potential and impulse frequency in stretch receptor of Crustacea. J. Neurophysiol. **25**, 56—66 (1962).
Tiegs, O.W.: The development and affinities of the Pauropoda, based on a study of *Pauropus silvaticus*. Quart. J. micr. Sci. **88**, 275—336 (1947).
— Manton, S.M.: The evolution of the Arthropoda. Biol. Rev. **33**, 255—337 (1958).
Tobias, J.M.: Potassium, sodium and water interchange in irritable tissues and haemolymph of an omnivorous insect, *Periplaneta americana*. J. cell. comp. Physiol. **31**, 125—142 (1948a).
— The high potassium and low sodium in the body fluid and tissues of a phytophageous insect, the silkworm *Bombyx mori* and the change before pupation. J. cell. comp. Physiol. **31**, 143—148 (1948b).
— Kollros, J.J., Savit, J.: Acetylcholine and related substances in the cockroach, fly and crayfish and the effect of DDT. J. cell. comp. Physiol. **28**, 159—182 (1946).
Treherne, J.E.: The distribution and exchange of some ions and molecules in the central nervous system of *Periplaneta americana* L. Biol. Bull. **39**, 193—217 (1962).
— Beament, J.W.L.: The physiology of the insect central nervous system. London and New York: Academic Press 1965a.
— The chemical environment of the insect central nervous system. In: Treherne and Beament: The physiology of the insect central nervous system, pp. 21—29. London and New York: Academic Press 1965b.
— The neurochemistry of arthropods. Cambridge: University Press 1966.
Trujillo-Cenóz, O.: Study on the fine structure of the central nervous system of *Pholus labruscae* L. Z. Zellforsch. **49**, 432—446 (1959).
— Some aspects of the structural organization of the arthropod gangliae. Z. Zellforsch. **56**, 649—682 (1962).
— Melamed, J.: Electron microscop observations of the insect brain. J. Ultrastruct. Res. **7**, 389—398 (1962).
Tsukamoto, M., Nagai, Y., Maruyama, K., Akita, Y.: The occurrence of relaxing granules in the muscle of the locust, *Locusta migratoria*. Comp. Biochem. Physiol. **17**, 569—581 (1966).
Turner, R.S., Hagins, W.A., Moore, A.R.: Influence of certain neurotropic substances on central and synaptic transmission in *Callionassa*. Proc. Soc. exp. Biol. (N.Y.) **73**, 156—158 (1950).
Twarog, B.M., Roeder, K.D.: Properties of the connective tissue sheath of the cockroach abdominal nerve cord. Biol. Bull. **111**, 278—286 (1956).
— — Pharmacological observations on the desheathed last abdominal ganglion of the cockroach. Ann. Entomol. Soc. Amer. **50**, 231—237 (1957).
Uchizono, K.: Inhibitory synapses on the stretch receptor neurone of the crayfish. Nature (Lond.) **214**, 833—834 (1967).
Umrath, K.: Über die Erregungssubstanz der sensiblen Nerven der *Anneliden*. Z. vergl. Physiol. **34**, 93—103 (1952).
— Erregungssubstanzen und Überträgersubstanzen. In: Handbuch der Biologie, Bd. 2, 151—204 und 218—237. Konstanz: Akad. Verlagsges. Athenaion 1963.
— Klemencic Edda: Nervöse Überträgersubstanzen und ihr fermentativer Abbau. Z. vergl. Physiol. **46**, 395—429 (1963).

Unger, H.: Neurohormonale Steuerung der Herztätigkeit bei Insekten (*Periplaneta orientalis, P. americana, Phyllodromia germanica*). Naturwissenschaften **43**, 66—67 (1956).
— Untersuchungen zur neurohormonalen Steuerung der Herztätigkeit bei Schaben (*Periplaneta orientalis, P. americana, Phyllodromia germanica*). Biol. Zbl. **76**, 204—225 (1957).
— Der Einfluß körpereigener Wirkstoffe auf die Nerventätigkeit von *Periplaneta americana* L. Zool. Jb. **71**, 727—740 (1965).
— Kalkoff, W.: Ableitung und experimentelle Veränderung von Nervenimpulsen an der Schabe *Periplaneta americana* L. Acta biol. med. germ. **13**, 532—535 (1964).
Usherwood, P.N.R.: Spontaneous miniature potentials from insect muscle fibres. Nature (Lond.) **191**, 814—815 (1961).
— Grundfest, H.: Inhibitory post-synaptic potentials in grasshopper muscle. Science **143**, 817—818 (1964).
— Grundfest, H.: Peripheral inhibition of skeletal muscles of insects. J. Neurophysiol. **28**. 497—518 (1965).
— Machili, P.: Chemical transmission at the insect excitatory muscular synapse. Nature (Lond.) **210**, 634 (1966).
Vereshtchagin, S.M., Sytinskii, J.A., Tishchenko, V.P.: Effect of γ-aminobutyric acid and β-alanine on bioelectrical activity of nerve ganglia of the pine moth caterpillar (*Dendrolimus pini*). J. Insect. Physiol. **6**, 21—25 (1961).
Viehoever, A., Cohen, J.: Mechanism of strychnine. I. The physiological evaluation. Amer. J. Pharm. **109**, 285—316 (1937).
— Mikurya, A.S.: Transparent life studies. II. Effect of strychnine upon *Daphnia*. J. Amer. pharm. Ass. Sci. **21**, 239—242 (1932).
Villafranca, G.W. de, Philpott, D.E.: The ultrastructure of striated muscle from *Limulus polyphemus*. J. Ultrastruct. Res. **5**, 151—165 (1961).
— Scheinblum, T.S., Philpott, D.E.: A study on the localization of contractile proteins in the muscle of the horseshoe crab (*Limulus polyphemus*). Biochim. biophys. Acta (Amst.) **34**, 147—157 (1959).
Voogd, St.: The influence of a queen on the ovary development in worker bees. Experientia (Basel) **12**, 199—201 (1956).
Vowles, D.W.: The structure and connections of the corpora pedunculata in bees and ants. Quart. J. micr. Sci. **96**, 239—255 (1955).
Walker, R.: The central nervous system of *Oniscus* (*Isopoda*). J. comp. Neurol. **62**, 197—238 (1935).
Walker, R.J., Woodruff, G.N., Kerkut, G.A.: The effect of acetylcholine and 5-hydroxytryptamine on electrophysiological recordings from muscle fibres of the leech, *Hirudo medicinalis*. Comp. Biochem. Physiol. **24**, 987—990 (1968).
Walop, J.N.: Acetylcholine formation in the central nervous system of *Carcinus maenas*. Acta brev. neerl. Physiol. **17**, 63—65 (1950).
— Studies on acetylcholine in the crustacean central nervous system. Arch. int. Physiol. **59**, 145—156 (1951).
— Boot, L.M.: Investigations on cholinesterase in *Carcinus maenas*. Acta brev. neerl. Physiol. **17**, 37 (1949).
— — Studies on cholinesterase in *Carcinus maenas*. Biochim. biophys. Acta (Amst.) **4**, 566—571 (1950).
Waser, P.G.: Chemistry and pharmacology of muscarine, muscarone and some related compounds. Pharmacol. Rev. **13**, 465—515 (1961).
Washizu, Y.: Grouped discharges of the crayfish stretch receptor neuron under intracellular injections of drugs and ions. Comp. Biochem. Physiol. **15**, 535—545 (1965a).
— Grouped discharges of the crayfish stretch receptor neuron under intracellular injections of drugs and ions. Fed. Proc. **24**, 266 (1965b).
— Electrical properties of leech dorsal muscle. Comp. Biochem. Physiol. **20**, 641—646 (1967).
Waterman, T.H.: The physiology of Crustacea. 2 Vols. New York: Academic Press 1960/1961.
Welsh, J.H.: Occurence of acetylcholine in nervous tissue of crustaceans and the effect on the creab heart. Nature (Lond.) **142**, 151 (1938).
— Chemical mediation in crustaceans. I. The occurrence of acetylcholine in nervous tissues and its action on the decapod heart. J. exp. Biol. **16**, 198—219 (1939a).
— Chemical mediation in crustaceans. II. The action of acetylcholine and adrenaline on the isolated heart of *Panulirus argus*. Physiol. Zool. **12**, 231—237 (1939b).
— Neurohumors and neurosecretion. In: The physiology of Crustacea. Ed. by T.H. Waterman, Vol. 2, pp. 281—311. New York: Academic Press 1961.
— Composition and mode of action of some invertebrate venoms. Ann. Rev. Pharmacol. **4**, 293—304 (1964).
— Haskin, H.H.: Chemical mediation in crustaceans. III. Acetylcholine and autotomy in *Petrolisthes armatus* (Gibbes). Biol. Bull. **76**, 405—415 (1939).

Welsh, J.H., Schallek, W.: Arthropod nervous system: a review of their structure and function. Physiol. Rev. **26**, 447—478 (1946).

Wenzel, L.: Über den Einfluß des Nicotins auf Würmer. Diss. Jena 1944.

Wiersma, C.A.G.: Giant nerve fiber system of the crayfish. Contribution to comparative physiology of synapse. J. Neurophysiol. **10**, 23—28 (1947).

— Synaptic facilitation in the crayfish. J. Neurophysiol. **12**, 267—275 (1949).

— Die Neurone der Arthropoden. Cold Spr. Harb. Symp. quant. Biol. **17**, 155—163 (1952).

— An analysis of the functional differences between the contractions of the adductor muscles in the thoracic legs of the lobster *Homarus vulgaris*. Arch. néerl. Zool. **11**, 1—13 (1956).

— On the number of nerve cells in a crustacean central nervous system. Acta physiol. pharmacol. neerl. **6**, 135—142 (1957).

— On the functional connections of single units in the central nervous system of the crayfish, *Procambarus clarkii* Girard. J. comp. Neurol. **110**, 421—471 (1958).

— The neuromuscular system. In: T.H. Waterman (Editor): Physiology of crustacea, Vol. 2, pp. 191—240. New York: Academic Press 1961 a.

— Reflexes and the central nervous system. In: T.H. Waterman (Editor): Physiology of crustacea, Vol. 2, pp. 241—279. New York: Academic Press 1961 b.

— The organization of the arthropod central nervous system. Amer. Zool. **2**, 67—78 (1962).

— Florey, E., Furshpan, E.: Effect of acetylcholine on a stretch receptor of crayfish. Fed. Proc. **11**, 172—173 (1952).

— Furshpan, E., Florey, E.: Physiological and pharmacological observations on muscle receptor organs of the crayfish, *Cambarus clarkii* Girard. J. exp. Biol. **30**, 136—150 (1953).

— Harreveld, A. van: The interactions of the slow and the fast contraction of crustacean muscle. Physiol. Zool. **12**, 43—49 (1939).

— Hughes, G.M.: On the functional anatomy of neuronal units in the abdominal cord of the crayfish *Procambarus clarkii*. J. comp. Neurol. **116**, 209—288 (1961).

— Novitski, E.: The mechanism of the nervous regulation of the crayfish heart. J. exp. Biol. **19**, 255—265 (1942).

— Pilgrim, R.L.C.: Thoracic stretch receptors in crayfish and rocklobster. Comp. Biochem. Physiol. **2**, 51—64 (1961).

— Ripley, S.H.: Innervation patterns of crustacean limbs. Physiol. ('s-Grav.) **2**, 391—405 (1952).

— — Further functional differences between fast and slow contractions in certain crustacean muscles. Physiol. comp. ('s-Grav.) **3**, 327—336 (1954).

— — Christensen, E.: The central representation of sensory stimulation in the crayfish. J. cell. comp. Physiol. **46**, 307—326 (1955).

— Schallek, W.: Protection of synaptic transmission against block by nicotine. Science **106**, 421 (1947).

Wigglesworth, V.B.: The principles of insect physiology. 5th Ed. London: Methuen 1953.

— Neurosecretion and the corpus cardiacum on insects. Pubbl. staz. zool. (Napoli) **24**, Suppl. 41—45 (1954).

— Secretion of juvenile hormone by the corpus allatum of *Calliphora*. Nature (Lond.) **174**, 556 (1954).

— The physiology of insect metamorphosis. (Cambridge Monographs in Exp. Biol. 1). London: Cambridge University Press 1954.

— Formation and involution of striated muscle fibres during the growth and moulting cycles of *Rhodnius prolixus* (Hemiptera). Quart. J. micr. Sci. **97**, 465—480 (1956).

— The distribution of esterase in the nervous system and other tissues of the insect *Rhodnius prolixus*. Quart. J. micr. Sci. **99**, 441—450 (1958).

— The histology of the nervous system of an insect, *Rhodnius prolixus* (Hemiptera). I. The peripherous nervous system. Quart. J. micr. Sci. **100**, 285—298 (1959 a).

— The histology of the nervous system of an insect, *Rhodnius prolixus* (Hemiptera). II. The central ganglia. Quart. J. micr. Sci. **100**, 299—313 (1959 b).

— The nutrition of the central nervous system in the cockroach *Periplaneta americana* L. J. exp. Biol. **37**, 500—512 (1960 a).

— Axon structure and the dictyosomes (Golgi bodies) in the neurones of the cockroach *Periplaneta americana*. Quart. J. micr. Sci. **101**, 381—388 (1960 b).

— The control of visceral muscles in insects. In: Advances in insect physiology, Vol. 2. Ed. by J.W.L. Beament, J.E. Treherne and V.B. Wigglesworth. New York: Academic Press 1964.

Wilde, J. de: Contribution to the physiology of the heart of insects with special reference to alary muscles. Arch. néerl. Physiol. **28**, 530—542 (1944/1947).

Williams, C.M.: Physiology of insect diapause. The role of the brain in the production and termination of pupal dormancy in the giant silkworm *Plathysamia cecropia*. Biol. Bull. **90**, 234—243 (1946).

WILLIAMS, C. M.: Physiology of insect diapause. X. An endocrine mechanism for the influence of temperature on the diapausing pupa of the *Cecropia* silkworm. Biol. Bull. **110**, 201—218 (1956).
— The juvenile hormone. I. Endocrine activity of the corpora allata of the adult *Cecropia* silkworm. Biol. Bull. **116**, 323—338 (1959).
— The juvenile hormone. II. Its role in the endocrine control of molting, pupation and adult development in the *Cecropia* silkworm. Biol. Bull. **121**, 572—585 (1961).
WILSON, D. M.: Nervous control of movement in annelids. J. exp. Biol. **37**, 46—56 (1960).
— The connections between the lateral giant fibers of earthworms. Comp. Biochem. Physiol. **3**, 274—284 (1961).
WILSON, I. B.: Aspects of the molecular basis of nervous activity. In: Molecular Biology; elementary processes of nerve conduction and muscle contraction, pp. 163—171. Ed. by D. NACHMANSOHN. New York: Academic Press 1960.
— COHEN, M.: The essentiality of acetylcholinesterase in conduction. Biochem. Biophys. Acta (Amst.) **11**, 147—156 (1953).
WILSON, R. S.: The heartbeat of the spider *Heteropoda venatoria*. J. Insect. Physiol. **13**, 1309—1326 (1967).
WILSON, V. J.: Slow and fast responses in cockroach leg muscle. J. exp. Biol. **31**, 280—290 (1954).
WINTERINGHAM, F. P. W., HARRISON, A.: Study of anticholinesterase action in insects by a labelled pool technique. Nature (Lond.) **178**, 81—83 (1956).
— — Mechanisms of resistance of adult houseflies to the insecticide Dieldrin. Nature (Lond.) **184**, 608—610 (1959).
WITT, P. N.: Effects of atropine on spider's web building behavior and thread production. Fed. Proc. **21**, 180 (1962).
— Interrelationships between web-building behavior and amount of thread material in the spider *Araneus diadematus* Cl. Proc. XVI. Int. Congr. Zool. **2**, 7 (1963).
WIXFORTH, E.: Der Herzschlag der Culicidenlarven unter natürlichen und künstlichen Bedingungen. Arch. Naturgeschichte **90 A**, 193—240 (1924).
WOLFE, L. S., SMALLMAN, B. N.: The properties of cholinesterase from insects. J. cell. comp. Physiol. **48**, 215—235 (1956).
WOOD, D. W.: The effect of ions upon neuromuscular transmission in a herbivorous insect. J. Physiol. (Lond.) **138**, 119—139 (1957).
— The electrical and mechanical responses of the prothoracic flexor tibialis muscle of the stick insect, *Carausius morosus* Br. J. exp. Biol. **35**, 850—861 (1958).
— The effect of sodium ions on the resting and action potentials of locust and cockroach muscle fibres. Comp. Biochem. Physiol. **4**, 42—46 (1961).
— The sodium and potassium composition of some insect skeletal muscle fibres in relation to their membrane potential. Comp. Biochem. Physiol. **9**, 151—159 (1963).
WRIGHT, E. B.: The action of erythroidin, curare and chlorbutanol in the crayfish. J. cell. comp. Physiol. **33**, 301—332 (1949).
— The subthreshold response of the single crustacean moth axon. J. cell. comp. Physiol. **53**, 349—375 (1959).
— ADELMAN, W. J.: Accomodation in three single motor axons of the crayfish claw. J. cell. comp. Physiol. **43**, 119—132 (1954).
— COLEMAN, P. D.: Excitation and conduction in crustacean single motor nerve. J. cell. comp. Physiol. **43**, 133—164 (1954).
— REUBEN, J. P.: A comparative study of some excitability properties of the giant axons of the ventral nerve cord of the lobster including the recovery of excitability following an impulse. J. cell. comp. Physiol. **51**, 13—28 (1958).
WU, K. S.: The action of drugs, especially acetylcholine, on the annelid body wall (Lumbricus, Arenicola). J. exp. Biol. **16**, 251—257 (1939a).
— On the physiology and pharmacology of the earthworm gut. J. exp. Biol. **16**, 184—197 (1939b).
WURMBACH, H.: Lehrbuch der Zoologie, Band 2. Spezielle Zoologie. Stuttgart: Gustav Fischer 1962.
YAMASAKI, T., NARAHASHI, T.: Synaptic transmission in the cockroach. Nature (Lond.) **182**, 1805—1806 (1958).
— — Synaptic transmission in the last abdominal ganglion of the cockroach. J. Insect. Physiol. **4**, 1—13 (1960).
YEAGER, J. F.: Mechanographic method of recording insect cardiac activity, with reference to effect of nicotine on isolated heart preparations of *Periplaneta americana*. J. Agri. Res. **56**, 267—276 (1938).
— Electrical stimulation of isolated heart preparations from *Periplaneta americana*. J. Agri. Res. **59**, 121—137 (1939).

YEAGER, J.F., GAHAN, J.B.: Effects of the alkaloid nicotins on the rhythmicity of isolated heart preparations from *Periplaneta americana* and *Prodenia eridiana*. J. Agri. Res. **55**, 1—19 (1937).

YOUSHIMA, T.: Changes in rate of synthesis of acetylcholine *in vitro* in eggs of the asiatic rice borer *Chilo suppressalis* (Wlk.), and the cabbage armyworm *Mamestra brassicae* (L.), during embryonic development. J. Econ. Entomol. **50**, 440—443 (1957).

— CHINO, H.: On the occurrence of an acetylcholine-like substance in some insect eggs. I. On the muscle stimulating substance in eggs of the rice stem borer *Chilo simplex*, and cabbage armyworm *Barathra brassicae*. Annot. Zool. Jap. **26**, 228—232 (1953).

ZAWARZIN, A.: Zur Morphologie der Nervenzentren. Das Bauchmark der Insekten. Ein Beitrag zur vergleichenden Histologie (Histologische Studien über Insekten VI). Z. wiss. Zool. **122**, 323—424 (1924).

ZWICKY, K.T.: Innervation and pharmacology of the heart of *Urodacus*, a scorpion. Comp. Biochem. Physiol. **24**, 799—808 (1968).

— HODGSON, S.H.: Occurrence of myogenic hearts in arthropods. Nature (Lond.) **207**, 778—779 (1965).

Deuterostomia

Stamm: Hemichordata (Prochordata, Stomochordata)
        Klasse: *Enteropneusta, Eichelwürmer*
        Klasse: *Pterobranchia, Flügelkiemer*

Stamm: Echinodermata, Stachelhäuter

Stamm: Chordata, Chordatiere
    Unt. Stamm: Urochordata
        Klasse: *Tunicata, Manteltiere*
    Unt. Stamm: Cephalochordata
        Klasse: *Acrania (Amphioxus)*
    Unt. Stamm: Vertebrata, Wirbeltiere
      Gruppe: Agnatha, Kieferlose
      Klasse: *Cyclostomata, Rundmäuler*
      Gruppe: Gnathostomata, Kiefermäuler
      Überklasse: Pisces, Fische
        1. Klasse: *Chondrichthyes, Knorpelfische*
        2. Klasse: *Osteichthyes, Knochenfische*
      Überklasse: Tetrapoda, Vierfüßer
        3. Klasse: *Amphibia, Lurche*
        4. Klasse: *Reptilia, Kriechtiere*
        5. Klasse: *Aves, Vögel*
        6. Klasse: *Mammalia, Säugetiere*

Die zweite Hauptgruppe der *Coelomata*, die Deuterostomia (über Protostomia vgl. S. 66) sind dadurch charakterisiert, daß sie im Gastrulastadium eine vom After getrennte Mundöffnung besitzen. Bei den Deuterostomiern kommt es durch einfache Invagination zur Gastrulabildung, gefolgt vom konzentrischen Einwachsen der Blastoporusspalte. Der Blastoporus wird zum Anus, während der Mund sich in einer bestimmten Distanz von Anus ausbildet. Die Urmundregion der Gastrula gibt die Stelle des späteren Afters an. Der Vorderdarm (Stomodaeum) wird dem Urmund gegenüber oder von der Vorderseite her eingesenkt und trifft auf das dem Urmund der Gastrula gegenüberliegende Ende des Urdarms. Es tritt also eine zweite Öffnung auf, deshalb *Deuterostomia*.

Dieser Unterschied gegenüber den Protostomieren mit nur einer Öffnung, dem Blastoporus, scheint in evolutionistischer Hinsicht so fundamental zu sein, daß die stammesgeschichtlichen Beziehungen zwischen Protostomia und Deuterostomia vielleicht kaum je gefunden werden.

An ihrer „Basis" weisen Protostomia und Deuterostomia einander äußerlich sehr nahestehende Gruppen auf: die Tentaculata (s. S. 84) (Protostomia) sind den Hemichordata, speziell den Pterobranchia (Deuterostomia) so ähnlich, daß eine Fülle homologer Organe festgestellt werden kann (Remane). Die Deuterostomia haben drei Tierkreise hervorgebracht: die *Hemichordata* mit den *Pterobranchia* und den *Enteropneusta* oder Eichelwürmern, die *Echinodermata* (Stachelhäuter) und die Chordata (Chordatiere).

Hemichordaten und Echinodermen unterscheiden sich im erwachsenen Zustand so weitgehend voneinander, daß an Verwandtschaftsbeziehungen nicht gedacht würde, wenn nicht ihre Entwicklungsformen große Ähnlichkeit aufwiesen. Für beide Stämme ist im erwachsenen Zustand charakteristisch, daß das Coleom sich nach außen öffnet und mit Meerwasser füllt, wodurch ein eigenartiges hydraulisches System entsteht. Bei beiden Stämmen bilden sich aus den Embryonen Larven, welche an ihrem Vorderende sensorische, am Leib lokomotorische Cilien besitzen; aus der primären Larve entwickelt sich eine Tornaria-Larve und aus dieser die erwachsene Form unter Verlust der Cilien (Abb. 144).

Hinsichtlich Vorkommen und Verteilung von Acetylcholin und Cholinesterasen bestehen bei *Hemichordata, Echinodermata* und *Chordata* soweit die Verhältnisse überhaupt bekannt sind, große Unterschiede. Dasselbe gilt im Hinblick auf ihre Acetylcholinempfindlichkeit. Auf Physostigmin als Anticholinesterase sind alle Stämme hochempfindlich.

Im allgemeinen Biochemismus unterscheiden sich Protostomier und Deuterostomier in verschiedener Hinsicht, so beispielsweise durch das Muskelphosphagen: während Mollusken, Anneliden und Arthropoden ausschließlich Argininphosphorsäure bilden, tritt von den Echinodermen an die Kreatinphosphorsäure daneben auf, um dann im Muskel der Chordaten die Hauptrolle zu spielen. Ferner kommt bei Mollusken, vielen Würmern und Arthropoden als Atmungsfarbstoff, neben Hämoglobin — überwiegend Hämoglobin bildende Anneliden ausgenommen — Hämocyanin vor, während von den Echinodermen an ausschließlich Hämoglobin gebildet wird.

Acetylcholin tritt bei Chordaten, vor allem bei Vertebraten, als cholinerger Überträger viel stärker in den Vordergrund als bei anderen Stämmen des Tiersystems. Dadurch ist eine größere Differenzierung innerhalb der Ordnungen und Klassen der Vertebraten möglich, auch wenn, insbesondere bei Amphibien, Reptilien und Vögeln, große Erkenntnislücken hinsichtlich Vorkommen und Funktion des Acetylcholins bestehen.

Über die Pharmakologie poikilothermer Vertebraten s. Fänge (1962).

1. Stamm Hemichordata (Stomochordata)

Hemichordata sind keine eigentlichen Chordaten. Das physiologische Äquivalent einer Chorda ist durch ein kurzes präorales Divertikel des Pharynx repräsentiert (Stomochord). Über die Biologie von Hemichordata vgl. Barrington (1965). Die Hemichordata zerfallen in die *Pterobranchia* oder Flügelkiemer, welche mit den Tentaculata eine äußerliche Ähnlichkeit, aber keine Verwandtschaft zeigen, und in die *Enteropneusta* oder Eichelwürmer.

a) Pterobranchia, Flügelkiemer

Wie die Tentaculata am Anfang der Protostomia stehen, so die Pterobranchia wohl nahe an der Basis der Deuterostomia. Die Pterobranchier sind meist kolonienbildende, festsitzende Tiere, deren Körper sich in Protostoma (Präoralscheibe), Mesosoma mit Tentakelapparat und Metasoma gliedert.

Das von einem Perikard umschlossene Herzbläschen (= Kardioperikardialblase) der Pterobranchia liegt im ,,Kopf"lappen, und die Blutgefäße bilden nahe dem Herzen ein wahrscheinlich excretorisches Geflecht, den Glomerulus. Der Darm verfügt über eine Art Kiemenspalten. Ein als ,,Chordablindsack" gedeuteter Strang liegt im Kopflappen. Arme und Tentakel gleichen denjenigen der Tentaculata. Das primitive Nervensystem besteht aus einem langgestreckten, dorsalen Ganglion, ohne zentralen Hohlraum (Rückennerv), einem dorsalen und ventralen Strang und einem subepidermalen Nervengeflecht (vgl. Grassé, 1948).

b) Enteropneusta, Eichelwürmer

Die Enteropneusta stimmen mit den Pterobranchia in der inneren Organisation fast völlig überein, wobei aber Arme und Tentakel fehlen. Die Zahl der Kiemenspalten ist bedeutend größer als bei diesen. Die Kiemenspalten sind durch ihre U-

Form und das Stützgerüst denen von *Branchiostoma* (*Amphioxus*) auffallend ähnlich. Der Kopflappen ist in ein eichelartiges Bohrorgan umgewandelt. Er enthält das sog. Stomochord, ein vorderes Darmdivertikel, das mit der Chorda homologisiert wird. Der als Excretionsorgan gedeutete Glomerulus ist ebenfalls vorhanden.

Dem dorsalen Blutgefäß ist nach außen eine contractile Blase (im Rüssel) angefügt, die als Herz (Kardioperikardialblase) bezeichnet wird, und die mit einem Zentralsinus in engster Verbindung steht. Die Blutbewegung in diesem erfolgt über die eng anliegende pulsierende muskuläre Wand des Kardioperikardialsackes. Der Darm wird von einem (efferenten) dorsalen und ventralen Blutgefäß begleitet; weitere Kanäle und reichliche Verästelungen ergänzen das Blutgefäß-System. Vgl. BARRINGTON (1965).

Die Balanoglossiden (*Balanoglossus occidentalis*, *Saccoglossus pusillus* u. a.) haben nach BULLOCK (1945) ein außerordentlich primitives, zum größten Teil im Ektoderm (subepithelial) gelagertes Nervennetz ohne Zentralisation, wobei von einem Zentralnervensystem kaum gesprochen werden kann. Vgl. dazu KNIGHT-JONES (1952) über das Nervensystem von *Saccoglossus cambrensis*. Eine Art Zentralnervensystem kann in Form eines dorsalen und ventralen Stranges erblickt werden. Immerhin besteht ein dorsaler und ein ventraler Nervenstrang des Kragens, der histomorphologisch etwas weiter differenziert ist und nach BULLOCK (1944) Riesennervenzellen und -Fasern besitzt (BULLOCK u. NACHMANSOHN, 1942; GRASSÉ, 1948). Das ektodermale Nervennetz bietet keine Anhaltspunkte dafür, daß es von einem Ganglion aus gesteuert wird. Das macht die ausgesprochene lokale Autonomie des Nervennetzes verständlich. Das Ciliensystem der Haut scheint innerviert zu sein. Ein Nervenplexus findet sich nach NICOL (1952) bei *Balanoglossus* vor allem in der Herzgegend, ferner an der Basis der Proboscis, in der Mundhöhle, in den Kiemen, in der dorsalen und ventralen Pharynxwand und wahrscheinlich im Darmkanal (vgl. BULLOCK, 1940; NICOL, 1952 und vor allem BULLOCK u. HORRIDGE, 1965). Bei Enteropneusten (*Balanoglossus*) ist die Bewegungsmuskulatur anscheinend glatt. Die Tornaria-Larve (Abb. 144) gleicht weitgehend derjenigen von Echinodermen.

Über Vorkommen von Acetylcholin scheint bei *Balanoglossus* nichts bekannt zu sein. Die Cholinesteraseaktivität verschiedener Gewebe von *Balanoglossus clavigerus* erwies sich als sehr niedrig. Teilweise handelt es sich um Acetylcholinesterase. Diese Verhältnisse sind noch wenig eingehend untersucht. Vgl. auch BURDON-JONES (1960) über *Stereobalanus*, und BULLOCK u. SMITH (unpubliziert), die an *Saccoglossus kowalevskyi* feststellten, daß durch Acetylcholin 10^{-5} die rhythmischen Probosciskontraktionen durch eine starke Contractur unterbrochen werden. Es erscheint sehr bedeutsam, daß schon bei diesen niederen Chordatenformen eine hohe Acetylcholinempfindlichkeit des Bewegungsmuskels besteht. Es wäre von Interesse festzustellen, ob Zentralnervensystem, Nervennetz, Lumineszenzorgane und Cilien auf Acetylcholin ebenfalls empfindlich sind und ob Acetylcholin in diesen und anderen Organen nachweisbar ist. KNIGHT-JONES stellte an *Saccoglossus cambrensis* fest, daß Adrenalin 10^{-5} die Aktivität der Proboscis erhöhte. Über die Acetylcholin-/Adrenalinempfindlichkeit des Herzens ist nichts bekannt. Es wäre tiersystematisch von Interesse festzustellen, ob bei diesen primitiven Formen der Deuterostomia Acetylcholin usw. nachzuweisen ist, und im weiteren, ob ein myogenes Herz vorliegt und ob ihm negativ cholinerge Eigenschaften zukommen. Es ist nicht bekannt, ob die Cilien der Larvenformen (*Tornaria*) auf Acetylcholin empfindlich sind.

Strychnin hatte an *Saccoglossus pusillus* und an Stücken von *Balanoglossus occidentalis* in Konzentrationen von 10^{-6} bis 10^{-3} keine Wirkung. Das entspricht ähnlichen Feststellungen an Coelenteraten. Doch sollen gewisse Enteropneusten auf Strychnin und Picrotoxin im Sinne der Krampfauslösung empfindlich sein.

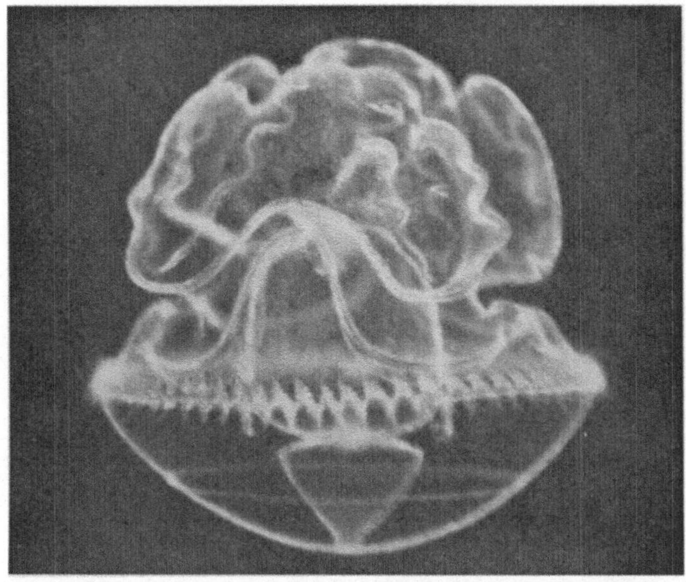

Abb. 144. Tornarialarve von *Glossobalanus sarniensis*. Durch Cilienbewegung werden die auf dem Bild gut sichtbaren Wellenbewegungen ausgelöst. Vergr. 1:49. (Photo von D.P. WILSON), (Aus: KNIGHT-JONES 1956; In: E.J.W. BARRINGTON 1965)

Überblick über Hemichordata

Bei den *Pterobranchia* handelt es sich um primitive, etwa auf der Entwicklungshöhe der Tentaculata (Protostomia) stehende Meerestiere mit einfachem, an Coelenteraten erinnerndem Nervennetz von hoher lokaler Autonomie, einem dorsalen und ventralen Nervenstrang und einem bläschenförmigen Herz. Über Vorkommen von Acetylcholin und Cholinacetylase ist nichts bekannt. Bei den *Enteropneusta (Balanoglossus* u. a.) haben wir ein ektodermales Nervennetz und einen dorsalen und ventralen Nervenstrang mit Riesennervenfasern als Zentralnervensystem. Cholinesterasen, auch Acetylcholinesterase von geringer Aktivität, wurde bei *Balanoglossus* sp. festgestellt. Durch Acetylcholin 10^{-5} wurde die rhythmische Probosciskontraktion durch starke Contractur unterbrochen, was auf Acetylcholinempfindlichkeit des Muskels hinweist und einen cholinergen neuromuskulären Übertragungsmechanismus erwarten läßt. Ein sicherer Nachweis cholinerger Funktion bei *Enteropneusta* wäre aus phylogenetischen und tiersystematischen Gründen von Interesse.

2. Stamm Echinodermata, Stachelhäuter

Phylogenetisch müssen die Urformen der Echinodermen in naher genetischer Beziehung zu Organismen gestanden haben, aus welchen die Stomochordaten hervorgegangen sind. Die bilateral symmetrische Dipleurulalarve der Echinodermen kann nur mit der Tornaria-Larve der *Enteropneusta* verglichen werden, die untereinander sehr ähnlich sind und sonst im Tierreich ganz abseits stehen. „Alte Formen" der Echinodermen wie die Crinoideen sind festsitzend, was vermutlich zur Pentamerie geführt hat (GRASSÉ). Über die Phylogenie der Seesterne vgl. FELL (1963), über Anatomie und Biologie HYMAN (1955), Neurohormone UNGER (1962).

Unt. stamm *I. Pelmatozoa*
Mund und After auf der gleichen Seite; meist festsitzend, resp. mit Stiel versehen.
Klasse *Crinoidea (Seelilien)* 5000 fossile und 630 rezente Arten

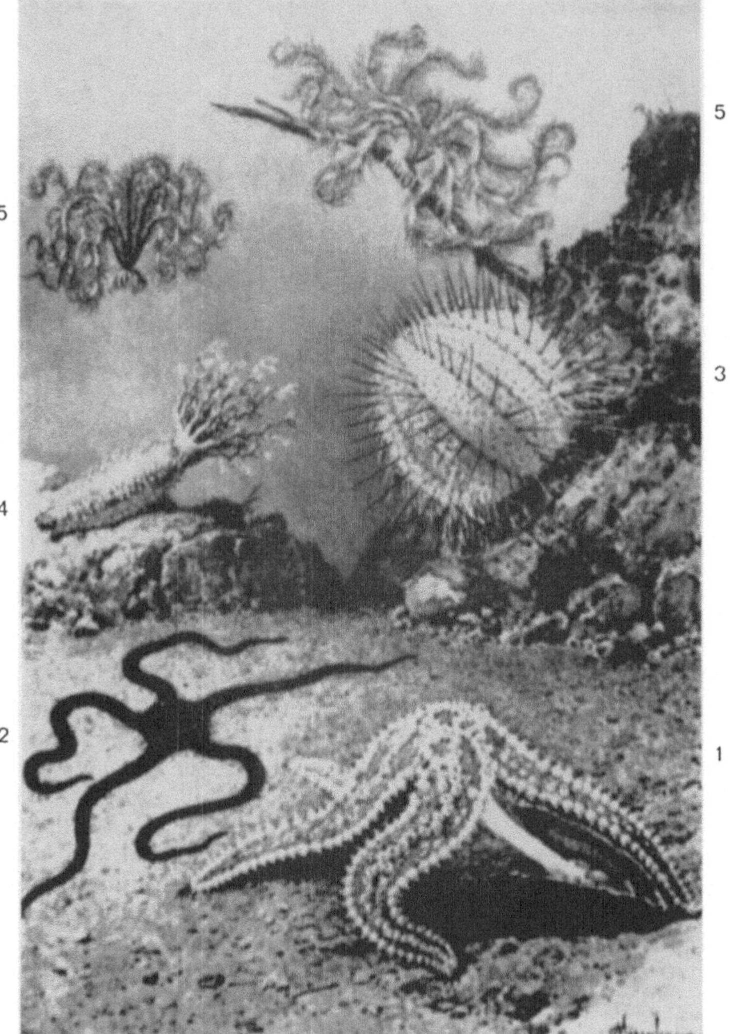

Abb. 145. *1* Seestern, *Asterias glacialis* (Müll.), *2* Schlangenstern, *Ophioderma longicauda* (M. T.), *3* Seeigel, *Echinus esculentus* (Lam.), *4* Seegurke, *Cucumaria planci* (Br), *5* Haarstern, *Antedon rosacea* (Linck), links schwimmend. (Aus: R. HESSE u. H. DOFLEIN 1910)

Unt. stamm *II. Eleutherozoa*
Mund und After auf entgegengesetzten Seiten; freilebend

Klasse *Asteroidea* (Seesterne) 300 fossile und 2000 rezente Arten
Klasse *Ophiuridea* (Schlangensterne) 180 fossile und 1800 lebende Arten
Klasse *Echinoidea* (Seeigel) 7200 fossile und ca. 860 lebende Arten (WURMBACH, 1962)
Klasse *Holothuria* (Seewalzen)

Die Echinodermen, ausschließliche Meeresbewohner, deren Artenzahl sehr groß ist, bilden durch ihre radiäre Symmetrie den eigenartigsten Zweig der Coelomata. Die fünfstrahlige Radiärsymmetrie ist aus einer bilateralen Anlage hervorgegangen, wovon die Larven Zeugnis ablegen. In der Ontogenese tritt eine bilaterale sog. Dipleurula-Larve auf, die bei den einzelnen Klassen verschiedenartig gestaltet ist (vgl. GRASSÉ, 1948).

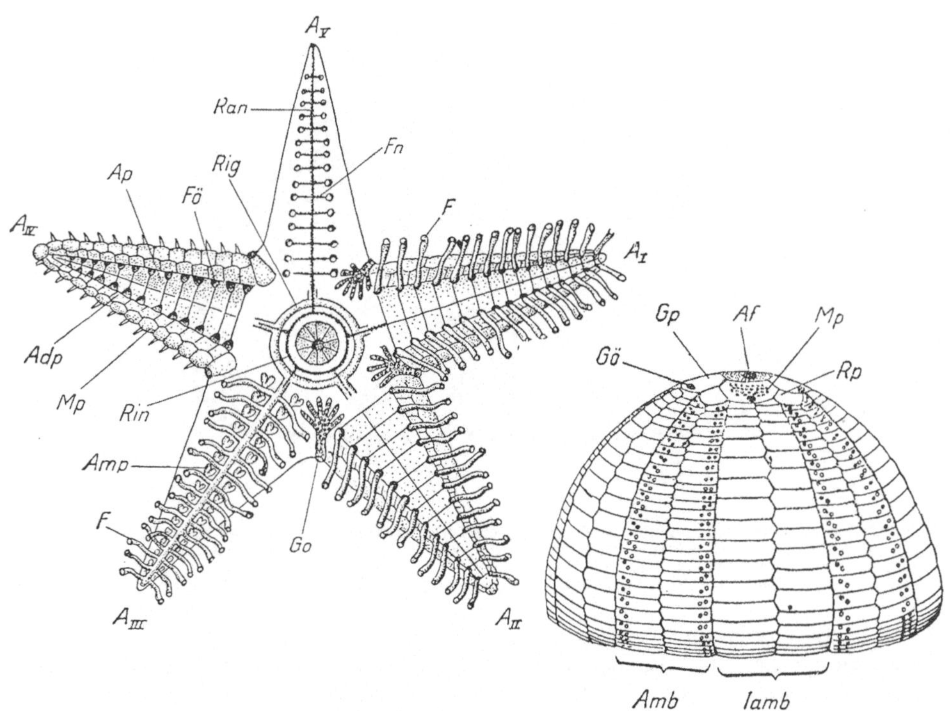

Abb. 146. Schema der Organisation eines Seesterns. A_I — A_V die 5 Arme, A_I und A_{II} in Oberflächenansicht mit Füßchen; A_{III} Ambulacralgefäßsystem in einem Arm; A_{IV} Anordnung der Skelettplatten eines Arms; A_V Hauptnervensystem eines Arms; *Adp* Adambulacralplatten; *Amp* Ampullen; *Ap* Ambulacralplatten; *F* Füßchen; *Fn* Füßchennerv; *Fn* Öffnungen der Füßchenkanäle; *Go* Gonade; *Mp* Marginalplatten; *Ran* Radiärnerv; *Rig* Ringgefäß; *Rin* Nervenring. *Rechts:* Schematische Oberflächenansicht des Skeletts eines Seeigels; *Af* After; *Amb* Ambulacrum; *Gö* Genitalöffnung; *Gp* Genitalplatte; *Iamb* Interambulacrum; *Mp* Madreporenplatte; *Rp* Radialplatte. (Aus: A. Kühn 1961)

Der Axialsinus des Axocöls der erwachsenen Echinodermen umschließt einen blutgefäßreichen Körper, das Axialorgan, das dem Hauptteil des Glomerulus der Hemichordata entspricht. Der Herzbereich und das Perikard (Dorsalsack) lassen sich nur in Spuren finden. Einige Gefäße sind contractil. Charakteristisch ist das zur Fortbewegung dienende Ambulacralgefäß-System, auch Wassergefäß-System genannt, ein mit Wimperepithel ausgekleidetes Röhrensystem. Den Ringkanal des Ambulacralsystems begleitet ein Blutgefäßring, von dem 5 radiale Blutgefäße ausgehen. Oft wird der Darm von 2 Gefäßen begleitet. Das Blutgefäß-System ist von den perihämalen Räumen umhüllt, die einen besonderen Teil der Leibeshöhle ausmachen. Zur Atmung dienen Kiemen (Seeigel, Seesterne) oder Anhänge des Ambulacralsystems, die Bursae der Ophiuren, die Wasserlungen der Holothurien. Über die Funktion des Blutgefäßsystems s. Farmanfarmaian (1968), über die Atmung bei Echinodermen Farmanfarmaian (1966, 1968).

Das Kalkskelett ist mesodermaler Herkunft und wird von den Skleroblasten (Mesenchymzellen) gebildet. Abb. 146 u. Abb. 147.

α) Nervensystem

Das *Nervensystem* von Echinodermen ist aganglionär: Nervenzellanhäufungen fehlen. Es besteht bei Seesternen aus einem Nervenring (Circumoralnerv) und 5 hüllenlosen Radiärnerven. Dieses Nervensystem ektodermalen Ursprungs ist sensorischer Natur; bei Echinodermen ist alles Reflextätigkeit. Die Nerven sind dünn,

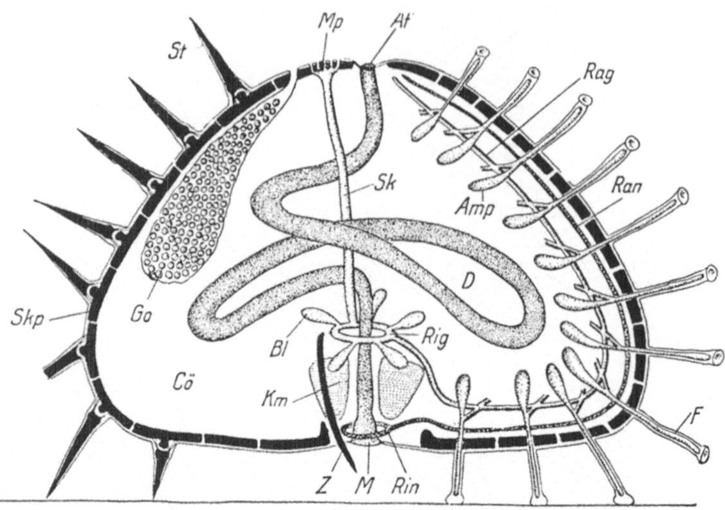

Abb. 147. Schematischer Längsschnitt durch einen Seeigel, rechts radial, links interradial. *Af* After; *Amp*. Ampullen; *Bl* Samenblasen; *Cö* Coelom; *D* Darm; *F* Füßchen; *Go* Gonade; *Km* Kaumuskulatur; *M* Mund; *Mp* Madreporenplatte; *Rag* Radiärgefäß; *Ran* Radiärnerv; *Rig* Ringgefäß; *Rin* Nervenring; *Sk* Steinkanal; *Skp* Skelettplatte; *St* Stachel; *Z* Zahn des Kauapparates. (Aus: A. KÜHN 1961)

3—12 μ, die Fasern außerordentlich fein, ca. 0,1 μ. Ein peripheres basiepitheliales Netzwerk ist bei den Stachelhäutern allgemein nachweisbar. Die 5 (lebenden) Klassen der Stachelhäuter besitzen alle ein etwas tiefer gelegenes peripheres sensorisches Nervennetz, welches mit den 5 radialen Nervensträngen in Verbindung steht. Ein hyponeurales Nervensystem, das den Innenseiten der sensorischen Radiärnerven wulstartig entlangläuft, ist wahrscheinlich mesodermaler Herkunft und motorischer Natur (SMITH, 1937). Ein dritter Anteil des Nervensystems wird als Apikalnerv bezeichnet, der den Coelomraum auskleidet und nach SMITH motorische Funktion besitzt (SMITH, 1949). Bei den Seesternen wird der vom motorischen Radialnerv ausgehende Impuls durch bilaterale, metamere Gruppen von Neuronen weitergeleitet. Das multisynaptische subepitheliale sensorische System der Echinodermen gleicht stark demjenigen von Coelenteraten. Über das Nervensystem bei Seesternen vgl. SMITH (1937) an *Marthasterias glacialis* (Pemrant). Die Muskeln sind doppelt, d. h. sowohl vom peripheren Netzwerk wie vom „Zentralnervensystem" (Nervenring) aus innerviert. Der Radialnerv eines Seesterns enthält etwa 600 Axone (SMITH, 1937, 1950). Zwischen Zentralnervensystem und motorischer Endigung ist mindestens eine Synapse eingeschaltet. Über das motorische Nervensystem bei dem Seestern *Astropecten irregularis* s. SMITH (1950) und UNGER (1960, 1962), über Neurohormone vgl. auch HUBER (1962), KRAHL (1950), UNGER (1960, 1962).

β) Pulsierendes Blutgefäß

An den Blutgefäßen der Holothurie (Seewalze) *Stichopus californicus*, welche eine proteinreiche Flüssigkeit und Hämoglobinkörperchen enthalten, wurde durch PROSSER u. JUDSON (1952) und WELSH (1966) die Wirkung von Acetylcholin geprüft. Normalerweise macht das die Herzfunktion ausübende pulsierende Gefäß, welches mit dem Darm in Beziehung steht und nur Ringmuskulatur besitzt, bei 18—20°C 4—5,5 rhythmische Kontraktionen/min. Acetylcholin hemmte dieselben noch in Verdünnungen von 10^{-12} bis 10^{-14} und führte bei 10^{-8} bis 10^{-6} zum völligen Stillstand des „Herzens". Durch Physostigmin, Nicotin und Tetramethylammoniumchlorid wurde die hemmende Wirkung des Acetylcholins verstärkt. Das pulsierende Gefäß (Herz) von *Stichopus* scheint dem *myogenen* Typus anzugehören. Das Aktionspotential besteht aus einer einfachen negativen Welle.

Nach Versuchen von UNGER (1962) an *Asterias* (*Marthasterias*) *glacialis* enthält das Nervensystem dieses Seesterns in sog. Becher- und Maulbeerzellen des Radialnerven thermostabile Stoffe, welche die Bewegung der Arme usw. aktivieren, die Spermienausstoßung fördern und einen gewissen Farbwechsel auslösen. Sie sind nicht artspezifisch, sondern lösen auch an anderen Seesternen, *Echinaster* sp. u. a., die gleichen Erscheinungen aus. In den Nervenextrakten sind auch herzaktive Stoffe, darunter ein Stoff, der am Herzen von *Helix pomatia* Frequenz und Amplitude erhöhte, und ein anderer, der die Amplitude deutlich, die Frequenz in geringem Grade verringerte. Injektion eines papierchromatographisch abgetrennten Neveneluates mit dem gleichen Rf-Wert wie Acetylcholin bewirkte am Seestern eine starke Bewegungsanregung, wie sie durch Acetylcholin ausgelöst wird, womit der Acetylcholinnachweis bei Asteroiden eine erste Bestätigung erfahren hat. Der pharmakologische Nachweis der für Acetylcholin typischen Hemmwirkung auf das Herz gelang sowohl am isolierten Herzen von *Helix pomatia* wie am Herzen von *Rana esculenta*: bei Applikation der unverdünnten Eluatfraktion kam es zu sofortigem Stillstand, bei zunehmender Verdünnung zur Abnahme von Amplitude und Frequenz. Vgl. FEDER u. LASKER (1964), PROSSER u. JUDSON (1952).

Das „Herz" von Stachelhäutern scheint, wie das Herz der Vertebraten, dem myogenen Typus anzugehören. Physostigmin hatte ebenfalls Hemmwirkung. Konzentrationen von Physostigmin 10^{-10} waren für sich allein wirkungslos. Nach Vorbehandlung mit dieser gleichen Konzentration hatte die sonst unwirksame Acetylcholinkonzentration von 10^{-16} noch eine Rhythmusverlangsamung von 25% zur Folge. Auch Nicotin hemmte den Rhythmus des pulsierenden Gefäßes. Der Schwellenwert für Nicotin lag etwa bei 10^{-11}. Bei 10^{-6} Nicotin hörte der Herzschlag vollständig auf. Tetramethylammoniumbromid hatte von 10^{-8} an ebenfalls Hemmwirkung. Die Wirkung von Atropin scheint nicht untersucht worden zu sein.

Diese hohe Empfindlichkeit auf Acetylcholin und Physostigmin deutet mit großer Wahrscheinlichkeit darauf hin, daß wir es mit einem negativ cholinergen, myogenen Herzen zu tun haben, wie es für viele Wirbeltiere charakteristisch ist. Aber solange wir über Gehalt und Freisetzung von Acetylcholin im „Herzen" von Stachelhäutern und über Acetylcholinesterase nicht orientiert sind, haben wir über das Bestehen eines cholinerg gehemmten Herzrhythmus bei Echinodermen keine volle Sicherheit.

γ) Körpermuskel

Die (spärliche) Körpermuskulatur der Echinodermen, die von Bindegewebe zusammengehalten wird, ist im allgemeinen glatt. Doch enthalten die Muskeln, welche die Bewegung der Pedicellarien (Saugfüßchen) vermitteln (vgl. KERKUT, 1955) bei den Seeigeln *Paracentrotus* sp. und *Echinosacutus* sp. auch quergestreifte Fasern. Bei *Astropecten irregularis* wurden nach COBB u. LAVERACK (1968) bandartige gerippte Nervenendapparate festgestellt, welche die Muskelfasern der Arme und Ampullen begleiten, und als „ribbon axons" bezeichnet werden (vgl. HOYLE, 1957) und wahrscheinlich mit den Nervenendplatten der Vertebraten homolog sind. Ähnliche Gebilde wurden auch am Pharynxretractor der Holothurie *Cucumaria* sp. (HOYLE, 1957) gefunden. Wie schon BACQ (1937) am Laternenretractormuskel von *Echinus esculentus* L. gezeigt hatte, ist derselbe Muskel bei *Parechinus angulosus* (Mortensen) nach BOLTT u. EWER (1963) auf Acetylcholin empfindlich. Nach Acetylcholin 10^{-5}M kam es an *Parechinus* zu einer starken, bis 80 min anhaltenden Kontraktion. Durch Physostigmin wurde der Schwellenwert für die Kontraktion des Laternenretractors durch Acetylcholin bei *Echinus esculentus* beträchtlich herabgesetzt (BACQ), was BOLTT u. EWER insofern an *Parechinus angulosus* bestätigten, als die spontane Aktivität unter Physostigmin 10^{-6}M zunahm und in rasche rhythmische Bewegung überging. Atropin 10^{-6}M hatte auf die Muskeltätigkeit von *Parechinus* keinen Einfluß; stärkere Konzentrationen wurden anscheinend nicht geprüft. Nicotin 5.10^{-7}M hatte, ähnlich wie Acetylcholin, in dieser Konzentration auf inaktive Seeigel einen aktivierenden Einfluß. Curare 10^{-6} verstärkte die spontane Aktivität des Laternenretractors, während inaktive Tiere zur Kontraktion angeregt wurden. Hohe Curarekonzentrationen (10^{-4}) wirkten hemmend; in diesem Sinn besteht ein Antagonismus zu Acetylcholin. (Vgl. auch COBB, 1967a, b, 1968a, b, c; STOTT, 1955; POPLE u. EWER, 1954, 1955).

In Übereinstimmung dazu steht die Beobachtung von MANGOLD (1908), daß an Schlangensternen Atropin lähmend wirkte und die mechanische Erregbarkeit aufhob. Damit erweist sich die neuromuskuläre Übertragung am Laternenretractormuskel als „bedingt" *cholinerg*, was auch für andere Muskeln und Arten von Stachelhäutern angenommen werden darf und verschiedentlich bestätigt wurde. Dagegen blieb nach FISCHER (1927) an dem Seestern *Palmipes membranaceus* Atropin ohne Wirkung. Cocain 0,5% hatte nach MANGOLD und nach FISCHER Bewegungshemmung zur Folge. Nicotin 5.10^{-3} führte nach MOORE (1920, 1939) und FISCHER an *Palmipes membranaceus* zu maximaler Kontraktion, Nicotin 2.10^{-5} zu Verbiegung der Arme ventralwärts.

Durch die Versuche von UNGER (1962) an *Asterias glacialis* wurden frühere Versuche bestätigt: Acetylcholin 10^{-7} bis 10^{-9} g/ml wirkte bewegungsanregend (wahrscheinlich 10^{-8} bis 10^{-11} wegen Verdünnung durch die Coelomflüssigkeit). Physostigmin 10^{-5} hatte ebenfalls Bewegungsanregung zur Folge, bedingt durch Acetylcholinesterasehemmung und entsprechende Aktivierung des körpermuskeleigenen Acetylcholins. Physostigmin 10^{-3} bis 10^{-4} wirkte hemmend, analog auch Acetylcholin 10^{-3} bis 10^{-4}. Durch Atropin 10^{-3} wurde die Wirkung des Acetylcholins aufgehoben. „Curare" 10^{-4} wirkte hemmend. Bei *Stichopus regalis* war die Hemmwirkung des Atropins eindeutig, bei *Thyone* sp. auch diejenige von Curare, so daß alle pharmakologischen Kriterien für einen cholinergen Mechanismus gegeben sind. Auffallend ist die minimale Acetylcholinfreisetzung, die vielleicht durch die hohe Acetylcholinempfindlichkeit erklärt wird. Auffallend ist die Erregungswirkung von Curare in niedrigen Konzentrationen, was einem depolarisierenden Effekt entspricht (vgl. IRYE u. DILLE, [1940] an *Stichopus californicus*, SMITH [1950] an *Astropecten irregularis*). Über die Wirkung von Adrenalin auf den Laternenretractormuskel s. S. 702. γ-Aminobuttersäure 10^{-6}M setzte die Lichtempfindlichkeit und damit die Reaktion des Muskels nur unbedeutend herab. Es scheint sich um eine direkte Hemmwirkung auf die (cholinergische) Übertragung zu handeln. 5-Hydrotryptamin war am Laternenretractor von *Parechinus angulosus* wirkungslos. S. auch PROSSER, NYSTRÖM, NAGAI (1965).

Die Bewegungsmuskulatur der Stachelhäuter ist im allgemeinen sehr reich an Acetylcholinesterase und auf Acetylcholin äußerst empfindlich, so daß schon 10^{-9} bis 10^{-11} Acetylcholin zur Muskelkontraktion am Seestern (z. B. *Asterias glacialis*) führte. Auch der Längsmuskel der Seewalze *Holothuria nigra* enthält sowohl Acetylcholin wie Cholinesterase und ist auf Acetylcholin sehr empfindlich. Wie WELSH (1954) zeigte, reagierte der Längsmuskel von *Holothuria nigra* auf Acetylcholin 5.10^{-9} g/ml, nach Physostigmin noch auf Acetylcholin 5.10^{-11} g/ml mit Kontraktion, so daß bei dieser Holothurie eine so hohe Acetylcholinempfindlichkeit besteht, daß sie für den Acetylcholinnachweis verwendet werden kann (SAWAYA, 1951; v. EULER et al., 1952). Mit dem auf Acetylcholin sehr empfindlichen Muskel der Körperhülle von *Holothuria grisea* (Grenzkonzentration 5.10^{-9}) haben AMBACHE u. SAWAYA (1953) und SAWAYA (1951) den Acetylcholingehalt des elektrischen Organs von *Narcine brasiliensis* (Oelfers), Selachii, auf 100 μg/g Frischgewicht bestimmt.

Mit Veratrin 10^{-5} trat am Längsmuskel von *Holothuria stellata* eine typische Veratrinzuckung mit zweitem Gipfel auf. Physostigmin 10^{-5} führte zu stark gesteigerter Zuckungshöhe bis zur Contractur. Atropin 5.10^{-3} wirkte zu Physostigmin antagonistisch. Coffein 4.10^{-3} bewirkte Steigerung der Zuckungshöhe und eine ausgesprochene Nachcontractur, offenbar bedingt durch die Doppeleigenschaft des Muskels als Bewegungs- und Tonusmuskel. Die Seewalze *Stichopus regalis* reagierte auffallenderweise auf Physostigmin mit Abnahme der Zuckungshöhe. Auf Veratrin war der Muskel von *Stichopus* unempfindlich, während Coffein typische Kontraktionswirkung zeigte.

An der isolierten Kloake von *Cucumaria frondosa* erhöhte nach WYMAN u. LUTZ (1930) Physostigmin 2.10^{-4} sehr ausgesprochen und langsam zunehmend den Muskeltonus, während gleichzeitig Frequenz und Amplitude der Muskelkontraktionen abnahmen. Durch Nicotin $3,3.10^{-4}$ wurde der Muskeltonus ebenfalls gesteigert, Frequenz und Amplitude nahmen ab. Pilocarpin in Konzentrationen bis 2.10^{-3} war unwirksam. Atropin 2.10^{-3} bis 10^{-3} hatte in der Regel auf den Tonus keine Wirkung; Frequenz und Amplitude zeigten leichte Abnahme, nicht selten bis zum Stillstand. Ähnlich verliefen Versuche an *Stichopus moebii*. „Curare" 2.10^{-4} bis 2.10^{-3} hatte auf den Muskeltonus keinen Einfluß, führte aber zu fortschreitender Abnahme der Amplitude und oft zu plötzlichem Stillstand. Strychnin 5.10^{-3} bewirkte eine leichte Tonusabnahme, verbunden mit fortschreitender Verminderung von Frequenz und Amplitude, meist bis zum Stillstand. Acetylcholin hatte auf den (glatten) Bewegungsmuskel der Holothurie *Thyone briareus* nach DU BUY (1936a, b) erregenden, Adrenalin hemmenden Einfluß ähnlich wie auf den glatten Vertebratenmuskel. Durch Curare wurde am Muskel von *Thyone* die Übertragung des Aktionsstroms unterbrochen; ähnlich am Retractormuskel der Holothurie *Cucumaria* sp. (POPLE u. EWER, 1954, 1955), während auf die minimale Konzentration von Acetylcholin 10^{-9} intensive Kontraktion folgte.

Nach BACQ (1939) ist der Längsmuskel von *Stichopus regalis* auf Acetylcholin sehr empfindlich, so daß auf die Konzentration 10^{-7} Kontraktion erfolgte. Diese Wirkung wurde durch Physostigmin verstärkt, so daß noch Acetylcholin 10^{-9} wirksam war. Nicotin bewirkte ebenfalls in der Konzentration 10^{-9} (Grenzkonzentration) rasche Kontraktion. Von Cholin war eine Konzentration von 10^{-4} zur Kontraktionsauslösung notwendig. Durch Atropin wurde die Acetylcholinwirkung unterdrückt. Elektrischer Reiz führte zur Abgabe von Acetylcholin in die Badflüssigkeit. Am Retractormuskel von *Thyone* sp. wurden durch „Curare" die elektrischen Reizwirkungen unterdrückt und spontane Kontraktionen blockiert. Im Längsmuskel von *Holothuria tubulosa* wurden durch BACQ (1939a) 1,5—1,7 μg/g Acetylcholin nachgewiesen.

Gegen Adrenalin, Histamin, Tyramin war der Muskel von *Stichopus* unempfindlich, andere Holothurien reagierten auf *niedrige* Konzentrationen Adrenalin und Tyramin mit Erregung.

An *Asterias glacialis* kam es nach UNGER (1962) durch Acetylcholin 10^{-7} bis 10^{-9} (0,1—0,001 γ/ml) zu starker Bewegungsanregung. Ähnlich wirkten Injektionen von 0,2—0,3 ml Physostigmin 10^{-5} (10 γ/ml). Bei hohen Acetylcholin- und Physostigmindosen überwog die Hemmung. Injektion von 0,5 ml Atropin 10^{-3} unterdrückte die Bewegungsfähigkeit des Seesterns. Serotonin 10^{-10} bis 10^{-6} ergab allgemeine Hemmwirkung. Vergleichsweise hatte Atropin am Seestern *Palmipes membranaceus* keine Wirkung. Bei *Asterias rubeus* war die Cholinesterase für Acetyl-β-methylcholin aktiver als für Acetylcholin. Am Radiärmuskel von *Thyone briareus* stellten BULLOCK u. NACHMANSOHN (1942) einen Q_{ChE}-Wert von 0,820, an

Asterias forbesii (Radialnerv) von 0,384 fest. Diese relativ hohe Acetylcholin-esteraseaktivität steht mit der Ausbildung einer Art Nervenendplatte in gewisser Übereinstimmung. Dabei erinnern wir uns, daß bei Crustaceen und Insekten die „Nervenendplatte" und damit der quergestreifte Muskel auf Acetylcholin unempfindlich ist. Die Echinodermen stehen darin den Vertebraten nahe. Während der Grad der Muskelkontraktion bei Arthropoden durch die myoneurale Erleichterung bestimmt wird, wobei der Muskel nur durch wenige Nervenfasern versorgt wird, zeigt der Muskel der Chordaten fortgeleitete Muskelaktionsströme. Der Grad der Muskelkontraktion wird bei diesen durch eine große Zahl motorischer Axone abgestuft. Vgl. auch IRVING über Cilien bei Seesternen (1924).

Durch NEEDHAM et al. (1932) wurden an *Paracentrotus lividus* im Muskel erstmals zwei Phosphagene, Phosphokreatin und Phosphoarginin, nachgewiesen. Man betrachtet deshalb die Echinodermen als „Übergangstiere" zwischen Invertebraten und Vertebraten. Neuerdings wurden aber durch THOAI et al. (1964) diese beiden Phosphagene auch im Muskel von Polychaeten, d. h. bei *Travisia forbesii* nachgewiesen. Über den Muskelstoffwechsel einer Holothurie, *Stichopus mollis*, vgl. GAY u. SIMON (1964).

Wie FEDER u. LASKER (1964) zeigten, wird von manchen Seesternen ein Stoff abgesondert, der bei einer größeren Zahl von marinen Schnecken eine Fluchtreaktion auslöste. Untersucht wurden die Verhältnisse zwischen dem Seestern *Pisaster ochraceus* und der Schnecke *Acmaea limatula*. Der von den zahlreichen Füßchen des Seesterns ausgeschiedene Stoff konnte teilweise gereinigt werden.

δ) Nervensystem und Acetylcholin

Das Nervensystem von Echinodermen besteht aus einem zentralen oralen Ring, von welchem die radiären Ambulacralnerven ausgehen. Diese enthalten Nervenzellen und stehen mit dem peripheren Netzwerk in Verbindung, durch welches Ambulacralfüße, Stacheln usw. innerviert werden. Das periphere Nervennetz kann Nervenimpulse unabhängig vom zentralen Ring und den Radialnerven aussenden. Bei den Seeigeln bilden am Fuß der Stacheln befindliche Nervenzellen lokale Reflexzentren. Der zentrale Ring von Echinodermen besitzt gewisse direktive Funktionen, bildet also neben dem autonomen Nervennetz ein Zentralnervensystem, während das periphere Nervennetz für eine gewisse Koordination zwischen Pedicellarien, Stacheln usw. verantwortlich ist. Einen Überblick in die Verhältnisse des Nervensystems der verschiedenen Klassen von Echinodermen bieten BULLOCK u. HORRIDGE (1965). Vgl. auch COBB (1967 a, b, 1968 a, b), COBB u. LAVERACK (1967), MANGOLD (1908), MOORE (1939), SMITH, J. E. (1937, 1949, 1950).

Wie es mit der synaptischen Empfindlichkeit des „Zentralnervensystems" der Stachelhäuter auf Acetylcholin steht, scheint nicht bekannt zu sein. Starke Anticholinesterasen, wie Physostigmin, und selbst schwache, wie Systox, hatten bei Echinodermen eine Art Erregung des Zentralnervensystems zu Folge. Die hohe Physostigminempfindlichkeit spricht entweder für eine synaptische Funktion des Acetylcholins und der Cholinesterase oder für die Fähigkeit des peripheren Nervennetzes zu totaler Synchronisation, was die Voraussetzung für krampfartige Reaktionen bilden würde. Doch scheint diese Möglichkeit im Hinblick auf die im weiteren beschriebenen Versuche mit Krampfgiften praktisch außer Betracht zu fallen. Nach UNGER (1962) ist der Nachweis von Acetylcholin im Nervensystem von *Asterias glacialis* (chromatographisch) sehr wahrscheinlich; doch dürfte es sich um sehr geringe Mengen handeln. Durch Nervenextrakte dieses Echinodermen ließ sich an isolierten Herzen von *Helix pomatia* und *Rana esculenta* Herzhemmung von gleichem Charakter wie mit Acetylcholin erzielen.

Holothurin. SOBOTKA et al. (1964) haben in der Cuvierschen Drüse der Seegurke *Actinopyga agassizi* ein Holothurin genanntes Saponin mit tetracyklischer Steroidstruktur, Lactonring und Zucker von hoher biologischer Aktivität festgestellt, das aus 4—5 verschiedenen Steroiden (Holothurigeninen) besteht, die mit Zuckermolekülen in Verbindung stehen. Ihre hohe Toxizität erweist sich daraus, daß rohes Holothurin 5.10^{-5} bis 10^{-6} g/ml im Wasser gelöst, kleine Fische in wenigen Minuten tötete. Bei einem Haifisch (lemon shark) von 20 kg Gewicht und 1 m Länge kam es nach Verbringung in Meerwasser mit Holothurin 6.10^{-5} innert 3 min zu starkem Erbrechen. Auf den Rücken gelegt, vermochte sich das Tier nicht mehr umzuwenden; es starb im Verlauf von 50 min. Bei der Sektion wurde außer schwerer Hämolyse in verschiedenen Organen kein Befund erhoben. Mäuse starben nach Holothurin i. v. 0,7—1,0 mg/kg in kurzer Zeit. Seine cytotoxische Wirkung ist beträchtlich. Am isolierten Muskel- und Nervenpräparat wirkte Holothurin wie starke Hemmstoffe der Cholinesterasen. Im Gegensatz zu Physostigmin war die Wirkung irreversibel. Am Phrenicus-Zwerchfellpräparat der Ratte kam es nach 0,1 mmol Holothurin zu starker Muskelkontraktion, wobei Muskel- und Nervenaktionsstrom eine irreversible Verminderung erfuhren.

ε) Die Wirkung von Krampfgiften bei den verschiedenen Klassen von Echinodermen

Pelmatozoa, Crinoidea, Haarsterne

Bei *Antedon mediterranea* (Lamarck) wirkten nach FLOREY (1951b) Strychnin und Picrotoxin 10^{-4} bis 10^{-5} erregbarkeitssteigernd und krampfauslösend, so daß schon schwächste Berührung eines Armes zu gleichartiger Reaktion aller Arme führte, was am normalen Tier selbst bei starkem Reiz nicht der Fall war. Dabei wurden die Arme nach Strychnin (nicht nach Picrotoxin) brüchig und zerfielen leicht (Autotomie). Diese Erscheinungen boten auch Tiere nach Behandlung mit Physostigmin 10^{-5}, ohne daß es zur Krampfbildung kam, wobei die Arme sehr leicht abbrachen (vgl. auch RIESSER, 1928, 1933). Wie weit der Autotomiemechanismus von Acetylcholin abhängig ist, scheint nicht bekannt zu sein.

Eleutherozoa, a) *Asteroidea, Seesterne.* Durch Strychnin 10^{-4} und Picrotoxin 10^{-4} wurde an *Asterina gibbosa* (Penn.) ein Erregungszustand ausgelöst (FLOREY, MOORE, 1920).

b) *Ophiuroidea, Schlangensterne. Ophiotrix fragilis* (Abb. 144) reagierte nach EGGHART u. UMRATH (1956) auf Strychnin 10^{-5}, Picrotoxin 5.10^{-4} und Coffein 5.10^{-3} mit gesteigerter Bewegung und dorsaler Aufkrümmung der Arme, während durch Physostigmin 10^{-6} und Kardiazol 10^{-3} die Tiere steif wurden. Systox wirkte als Krampfgift. An *Ophiura* spec. löste Picrotoxin 10^{-5} bis 10^{-4} typische Krämpfe aus. Strychnin 10^{-4} bewirkte Versteifung der Arme (FLOREY).

c) *Echinoidea, Seeigel.* Picrotoxin 10^{-4} und Strychnin 10^{-4} führten nach FLOREY an *Psammechinus microtuberculatus* (Blainv.) zu einer Erregung, die sich durch Kreisen fast sämtlicher Stacheln während längerer Zeit kundgab und auch bei Picrotoxin starke Tendenz zur Ausbreitung zeigte, so daß vielleicht eine zentrale Wirkung angenommen werden muß. Aber auch an ausgeschnittenen Schalenstücken war die Ausbreitung der Erregung feststellbar, was für eine direkte Wirkung über das Nervennetz spricht.

d) *Holothuroidea, Seewalzen.* An *Holothuria tubulosa* (Gm) bewirkten Picrotoxin und Strychnin 10^{-4} Ausstoßen des Darmkanals, was als Zeichen der Erregung aufzufassen ist (auch andersartige Reize führten zu dieser Reaktion). Doch hatte die Reaktion eine starke Latenz von einhalb bis zu einigen Stunden. Strychnin wirkte sekundär lähmend.

ζ) Darmkanal

Crinoiden haben einen spiralig gewundenen Darm, an dem man Oesophagus, Magen und Enddarm unterscheiden kann. — Bei Seesternen ist der Darm zu einem umfangreichen Magen ausgeweitet, welcher direkt von der (zentralen) Mundöffnung zum Rücken aufsteigt. Der Magen ist oft rosettenartig 5teilig; von ihm aus gehen 5 Kanäle, die sich in 5 Paar Blindschläuche gabeln; es sind dies die weit in die Arme vordringenden, mit Ausbuchtungen versehenen Leberschläuche. Vom Afterdarm entspringen oft kleine Blindschläuche. Bei Seeigeln bildet der Darm eine einfache oder eine Doppelspirale. Meist wird er von einem Nebendarm begleitet. Bei Seewalzen ist der gewundene Darm mit einem Mesentherium am Hautmuskelschlauch befestigt.

Der Magenmund des Seesterns *Asterias forbesii* (ANDERSON, 1954) wurde durch
Acetylcholin infolge Kontraktion der longitudinalen (radialen) Muskulatur von
Peristome und Oesophagus geöffnet, während Adrenalin ihn durch Kontraktion
der Ringmuskulatur schloß. Der Darmmuskel von Echinodermen gleicht nach
PROSSER et al. (1965) dem glatten Muskel von Vertebraten (nicht demjenigen von
Lamellibranchiern, s. S. 155). Er wird schon durch niedere Acetylcholinkonzentrationen erregt. Nervenzellen konnten im Darm von Echinodermen nicht festgestellt
werden. Der Darm von *Thyone briareus* (Lesueur) hat eine dünne äußere Längs-
und eine viel dickere innere zirkuläre Muskelschicht; die Leitungsgeschwindigkeit
des Aktionsstroms betrug 4—6 cm/sec. Acetylcholin 10^{-7} w/v und höher führte
zur Muskelerregung. D-Tubocurarin 10^{-4} w/v, durch welches der Laternenretractor von *Thyone* blockiert wird, hatte ebenso wenig Einfluß auf die intestinale Muskeltätigkeit, wie Procain und Tetracain 10^{-4} w/v.

Mit *Arbacia punctulata* (Lamarck) wurden ähnliche Resultate erhalten. Die
Leitungsgeschwindigkeit betrug 5,9 cm/sec. Die Versuche sprechen dafür, daß die
Leitung im glatten Muskel des Darmkanals von *Thyone* und *Arbacia* nervenunabhängig ist und daß die Impulse, wie am Eingeweidemuskel von Vertebraten, von
Muskelfaser zu Faser verlaufen. Untersuchungen von POPLE u. EWER (1954, 1955)
wurden an *Curcuma sykion* (Lampert) am ventralen glatten Pharynxretractor
durchgeführt, der im Zusammenhang mit dem zugehörigen Radialnerven isoliert
wurde. (Vgl. auch DU BUY, 1936a, b; OLSON, 1938; PROSSER et al., 1965.) Es
konnte festgestellt werden, daß bei Reizung des Radialnerves eine doppelte Antwort erfolgte: eine rasche Kontraktion, bei der keine Erleichterung eintrat, und
eine langsame, die durch ausgesprochene Erleichterung charakterisiert war. Beide
Arten der Kontraktion zeigten bei Reizfrequenzen von mehr als 10/sec eine Re-
fractärperiode.

Durch FLOREY u. MCLENNAN (1959) wurde an *Strongylocentrotus drobachiensis*
festgestellt, daß der durch Acetylcholin kontrahierte Oesophagus von Seeigeln durch
den Hemmfaktor I gehemmt wurde, nicht aber durch γ-Aminobuttersäure (GABA).

Wie ANDERSON (1953, 1954, 1959) an den Seesternen *Asterias forbesi* und *Patiria
miniata* zeigte, geht die extracelluläre Verdauung im kardialen Magen sehr rasch
vor sich, wobei diese Fähigkeit durch Entfernung der Pylorusdrüsen verloren geht,
so daß die Verdauungsenzyme sehr wahrscheinlich von hier durch Cilienbewegung
in den Magen gelangen. An der intracellulären Verdauung haben Amoebocyten
Anteil (STOTT, 1955; BARRINGTON, 1942, 1962). Über Cilienbewegung s. IRVING (1924).

Der Verdauungstrakt von *Holothuria tubulosa* enthält nach WELSH (1966) beträchtliche Mengen Acetylcholin. BACQ (1935b, 1937) fand im Darm 0,4 μg/g.
S. auch WYMAN (1930).

Diese Angaben über den Verdauungstrakt lassen vermuten, daß bei Echinodermen, analog wie bei Vertebraten, mit einem cholinergen Mechanismus der
Darmtätigkeit gerechnet werden darf. Doch fehlen uns wesentliche Kriterien
(Wirkung von Atropin, Nicotin, Nachweis von Cholinesterasen und Cholinacetylase,
vermehrte Freisetzung von Acetylcholin bei Darmerregung), um die Annahme
einer cholinergen Innervation des Darmkanals bei Echinodermen zu sichern. Interessant wäre auch der Nachweis einer Acetylcholinempfindlichkeit der Cilien des
Verdauungstrakts. Die Innervation des Darmes von Stachelhäutern ist noch wenig
untersucht. Er soll ganglienfrei sein.

η) Chromatophoren und Lichtempfindlichkeit

Beim Seeigel *Diadema antillarum* (Philippi) und anderen Echinodermen sind auch photo-
sensible Nerven feststellbar; abnehmender Lichtreiz führte zu Reizung des (teilweise isolierten)
Radialnerven, was sich in einem Umfang von 10—100 μ^2 der Körperoberfläche bemerkbar

machte (vgl. auch McCurdy, 1931; Millot, 1953a; Millot, 1953b, 1954; Yoshida u. Millot, 1959; Millot u. Yoshida, 1960). Ob Acetylcholin an diesen Regulationen beteiligt ist, wissen wir nicht.

Mediterrane Seeigel *Arbacia pustulosa* und *Centrostephanus longispinus* besitzen Chromatophoren und einen durch Pigmentkonzentration oder -dispersion bedingten Farbwechsel (Kleinholz, 1938). Ob dieser durch Hormone oder auf nervösem Wege gesteuert wird, oder auf beiden Wegen, scheint nicht bekannt zu sein. Wie Unger (1960) an *Asterias glacialis* zeigte, besitzt dieser Seestern die Fähigkeit zu Farbveränderungen: im Dunkeln wird er hell, im Hellen dunkel. Nervenextraktfiltrate aus dem Nervensystem von *Asterias glacialis* führten an diesem und anderen Asteroiden zu langanhaltender Bewegung und beeinflußten die Färbung. Es ließen sich zwei Substanzen isolieren, wovon eine zu kurzzeitigen, die andere zu lang andauernden Bewegungen führte. Die beiden Substanzen waren nicht identisch mit Acetylcholin, Adrenalin, L-Noradrenalin, Serotonin und Histamin.

Nach Untersuchungen von Unger (1962) enthalten Eluate aus neurosekretorischen Zellen von *Asterias glacialis* Stoffe, welche im Hinblick auf den Farbwechsel antagonistische Eigenschaften besitzen.

9) Cholinesterasen und Ontogenese

In ontogenetischer Hinsicht (Runnström, 1955) ist von Interesse, daß die Aktivität der Cholinesterasen bei Stachelhäutern während der Embryogenese stark zunimmt. Augustinsson (1948), Augustinsson u. Gustafson (1948) untersuchten die ontogenetische Entwicklung am Seeigel *Paracentrotus lividus*. Unbefruchtete Eier enthielten keine Cholinesterase; Echinopluteus-Larven hatten dagegen einen hohen Gehalt. Die Aktivität begann 2 Std nach Befruchtung und stieg im Verlaufe von 40—50 Std auf einen steilen Gipfel an (Plutei), um dann ebenso rasch auf niedrige Werte abzusinken. Über die Verteilung der Acetylcholinesterase im Ei von *Hemicentrotus pulcherrimus* s. Numanoi (1955a, b). Neben der Acetylcholinesterase, welche auch andere Cholinester spaltete, fand sich nach Augustinsson u. Gustafson bei *Paracentrotus lividus* eine Butyrylcholinesterase schon im unbefruchteten Ei, Acetylcholinesterase erst im 64-Zellenstadium der Blastula, wobei im Stadium der Cilienausbildung eine Zunahme der Acetylcholinesterase zu verzeichnen war (die Cilien werden von animalen Zellen gebildet), die nach der Gastrulation langsam und bei Pluteusbildung sprunghaft erfolgte. Die Acetylcholinesterase entsteht also lange vor der ersten Bildung eines Nervensystems im Pluteus, nimmt im Cilienstadium der Blastua deutlich zu und dürfte deshalb — falls Acetylcholin nachweisbar wäre — an der koordinierenden Tätigkeit der die Cilien verbindenden Fibrillen beteiligt sein. Ein zweiter Höhepunkt der Acetylcholinesterasebildung tritt während der Morphogenese und Contractilität des Verdauungskanals ein. Numanoi (1955b) konnte am Seeigelei von *Hemicentrotus pulcherrimus* schon während der Befruchtung an bestimmten Stellen des Eies einen acetylcholinähnlichen Stoff nachweisen (vgl. auch Karczmar, 1963a, b). Über das Ruhepotential des Eies von *Asterias forbesii* s. Grundfest et al. (1955), Tyler et al. (1955), über Stoffwechsel und Entwicklung des Eies von *Arbacia punctulata* s. Krahl (1950), Lindahl (1941), Lallier (1952, 1958), Chen (1959) (s. auch Runnström (S. 935), Tyler et al. (1955), Grundfest et al. (1955).

Zusammenfassung über Echinodermen

Die aus bilateralen Formen sich entwickelnden, im ausgewachsenen Zustand radiären (fünfstrahligen) *Echinodermata* verfügen über ein einfaches, auf Acetylcholin im Sinne der Hemmung und Stillegung außerordentlich empfindliches (10^{-14}), also sehr wahrscheinlich cholinerges, *myogenes* Herz, darin mit dem Herzen der Vertebraten übereinstimmend. Dies darf mit als ein Kriterium dafür betrachtet werden, daß die im System der Tiere so schwankend eingeordneten Stachelhäuter trotz ihrer auffallenden morphologischen Verschiedenheit nahe an die Vertebraten herangerückt werden dürfen. Durch Physostigmin wird die Hemmwirkung des Acetylcholins auf das Herz deutlich verstärkt *(Stichopus californicus, Ophiotrix fragilis)*; Atropin wirkt antagonistisch zu Acetylcholin *(Holothuria stellata)*, beides Anzeichen eines myogenen negativ cholinergen Herzens.

Echinodermen haben ein peripheres Nervennetz, als Zentralnervensystem einen Nervenring. Über den Acetylcholingehalt des peripheren Nervensystems sind wir nur indirekt insofern orientiert, als der meist glatte, bei Seeigeln auch quergestreifte Fasern enthaltende Bewegungsmuskel Acetylcholin und reichlich Cholinesterase enthält, die bei *Asterias rubeus* dem Acetyl-β-methylcholin gegenüber höhere Aktivität zeigt als dem Acetylcholin. Echinodermen sind also imstande, sowohl Acetylcholinesterase wie Acetylcholin zu bilden. Ihre mit primitiven Nervenendplatten (,,ribbon axons'') versehene Bewegungsmuskulatur ist auf Acetylcholin und Cholinesterase, Physostigmin und andere Anticholinesterasen sehr empfindlich. Atropin wirkte bei *Stichopus* sp. und bei *Asterias glacialis*, Curare bei *Thyone* sp. hemmend. Eine cholinerge Innervation ist pharmakologisch für einige Holothurien sichergestellt. Ob dies auch für die übrigen Echinodermenordnungen angenommen werden darf, müßte näher geprüft werden. Die positiv cholinerge Wirkung des Acetylcholins am Nervenmuskelapparat von Stachelhäutern steht in vollem Gegensatz zur fehlenden Wirkung bei Crustaceen und Insekten. Die Funktion des Acetylcholins am Bewegungsmuskel von Echinodermen nähert sich dem Vertebratentypus. Dasselbe gilt vielleicht in noch höherem Maße für den *Verdauungskanal*. Vereinzelt (soweit bisher geprüft, d. h. an *Thyone* sp. und *Cucumaria* sp.) werden durch Curare die Aktionsströme des Muskels, analog wie bei Vertebraten, teilweise oder vollkommen unterbrochen. Durch Veratrin kommt es (am Längsmuskel von *Holothuria stellata*, ähnlich wie bei Vertebraten, zur typischen Veratrinzuckung.

Das (rudimentäre) *Zentralnervensystem* scheint auf Acetylcholin empfindlich zu sein. Doch ist die vermutete synaptische Funktion des Acetylcholins im Zentralnervensystem von Stachelhäutern noch keineswegs bewiesen. Es fehlt der für den Beweis einer Überträgerwirkung unerläßliche Nachweis der Cholinacetylase und die Feststellung, ob das Nervengewebe des Zentralnervensystems zur Acetylcholinbildung befähigt ist, was nach neueren Feststellungen der Fall sein dürfte.

Krampfgifte. Strychnin, Picrotoxin und andere Krampfgifte wirken erregbarkeitssteigernd, machen Versteifung, Krämpfe, Autotomie, bei *Holothuria tubulosa* als Zeichen starker Erregung, Ausstoßung des Magendarmkanals. Physostigmin bewirkt Contractur, an *Ophiotrix fragilis* Versteifung, Krämpfe und die für Asteroidea, Aphiroidea und Crinoidea charakteristische Autotomie, die auch durch Adrenalin und Noradrenalin ausgelöst wird. Contractur, Versteifung und Muskelkrämpfe dürften auf die Wirkung des Physostigmins (als Anticholinesterase?) zurückgeführt werden.

Der *Darm* von *Holothuria tubulosa* und *Asterias glacialis* enthält ziemlich reichlich Acetylcholin. Bei *Asterias forbesii* wird der Magenmund durch Acetylcholin kontrahiert. Es besteht trotz geringer Kenntnisse im einzelnen wohl kaum ein Zweifel darüber, daß der Magendarmkanal von Echinodermen positiv cholinergisch reagiert. Es wäre erwünscht, daß wir darüber im Hinblick auf die heute angenommene systematische Stellung der Stachelhäuter in unmittelbarer Nähe von Vertebraten eingehender orientiert würden.

Wir haben es bei Echinodermen mit Tieren zu tun, welche ein cholinerg im Sinne der Hemmung auf Acetylcholin reagierendes Herz und eine cholinerg positiv reagierende Bewegungs-, wahrscheinlich auch Magendarmmuskulatur besitzen. Im weiteren würde eine genaue und vielseitige, alle Ordnungen der Echinodermen umfassende Untersuchung der zentralnervösen Gebilde auf Acetylcholin, Acetylcholinesterase und Cholinacetylase und ihre Acetylcholinempfindlichkeit (im Hinblick auf eine synaptische Funktion) wie auch des peripheren Nervennetzes in tiersystematischer und phylogenetischer Hinsicht von Bedeutung sein.

3. Stamm: Chordata, Chordatiere

Eng mit der Chorda ist entwicklungsphysiologisch die Bildung des Neuralrohrs an der Dorsalseite verbunden, aus dem Gehirn und Rückenmark hervorgehen. Neuralrohr und Canalis neuroentericus sind allgemeine Merkmale der Chordaten. Der Kiemendarm ist altes Erbgut der Deuterostomia, den die Chordaten mit den Hemichordaten teilen. Über den Ursprung der Chordaten s. BONE (1960a).

Die beiden *Unterstämme* der *Urochordata* und der *Cephalochordata* haben den durch Kiemenspalten ausgezeichneten Pharynx mit Peribranchialraum und eine Differenzierung des Pharynx, das Endostyl, eine longitudinale mit Cilien versehene Rinne, gemeinsam. Bei der umstrittenen systematischen Stellung der Tunicaten sind die Feststellungen von MORRISON et al. (1956) nicht ohne Bedeutung, daß bei zwei Ascidienarten der Gattung *Pyura* Kreatin, Phosphokreatin und Kreatin-Phosphokinase nachgewiesen wurde. Dagegen fehlen Arginin, Phosphoarginin und Argininphosphokinase. Demnach wären — entgegen den bisherigen Befunden — die Tunicaten auch vom biochemischen Gesichtspunkt aus den Wirbeltieren näherstehend als die übrigen Invertebraten. S. auch VON SKRAMLIK (1938).

Unt. Stamm: Urochordata

a) Klasse Tunicata, Manteltiere (s. auch OLSSON, 1969)

Die meist, mit Ausnahme der Salpen, festsitzenden Manteltiere zeigen starke Rückbildung. Cölomhöhlen fehlen; das Mesoderm bildet nur noch einen Zellstrang. Der Darm ist im Hinterkörper zurückgebildet, womit Enddarm und After verschwinden, und im Vorderkörper ein ventraler oder dorsaler After entsteht. — Nephridien fehlen. Vgl. auch MORRISON, GRIFFITH, ENNOR (1957).

Bei den festsitzenden Arten verschwindet die Chorda völlig, Neuralrohr und Gehirn sind reduziert. Das Zentralnervensystem ist durch ein Ganglion repräsentiert. Bei den sessilen Formen (Ascidien) ist die Körpermuskulatur glatt „klassischer Typus"), bei den beweglichen Formen der Salpen (*Doliolum* u. a.) ist die Schwimm-Muskulatur quergestreift. Das Herz, auch das Ascidienherz, ist quergestreift. Der Vorderdarm ist, wie bei Wirbeltieren in mehrere, hier in *eine* Kieme umgewandelt. Das mit Flimmerepithel ausgestattete Endostyl, welches die Nahrung dem Oesophagus zuleitet, bildet eine für alle Tunicaten charakteristische Rinne, die Hypobranchialrinne des Kiemendarmes (GARBMAN, 1959). Zur Phylogenie der Tunicaten vgl. GARSTANG (1928). Der Mantel besteht aus einer celluloseartigen Substanz (Tunizin). (Über *Ciona* vgl. auch MILLAR, 1953; GARSTANG, 1928).

1. Appendiculariacea (Larvacea). Sie sind nur ein bis einige Zentimeter groß und leben in einem blasenförmigen Mantel (Gehäuse) an der Oberfläche des Meeres (Plankton). Die feste Achse des Schwanzes bildet die Chorda dorsalis, die auch im erwachsenen Zustand erhalten bleibt. Das Herz liegt unter dem Darm; das Nervensystem ist als Strang mit Ganglienknötchen bis in den Schwanz nachweisbar und dem Neuralrohr der Vertebraten homolog. Über Acetylcholin und Cholinesterasen ist bei Appendicularien nichts bekannt. Appendicularien sollen flache, verzweigte, rosettenartige Nervenendplatten besitzen.

2. Ascidiacea, Seescheiden. Sie sind festsitzend, oft kolonienbildend. Unter dem dicken Mantel liegt ein Hautmuskelschlauch mit Längs- und Ringfasern aus glatter Muskulatur, in den die Eingeweide eingeschlossen sind. BACQ (1953a) konnte weder bei *Ciona intestinalis* noch bei *Phallusia mamillata* Acetylcholin oder einen andern Cholinester im Ganztier nachweisen. DAHLSTEDT et al. (1959) fanden bei *Ciona intestinalis* (Ganztier) 0,02 µg/g P-Substanz.

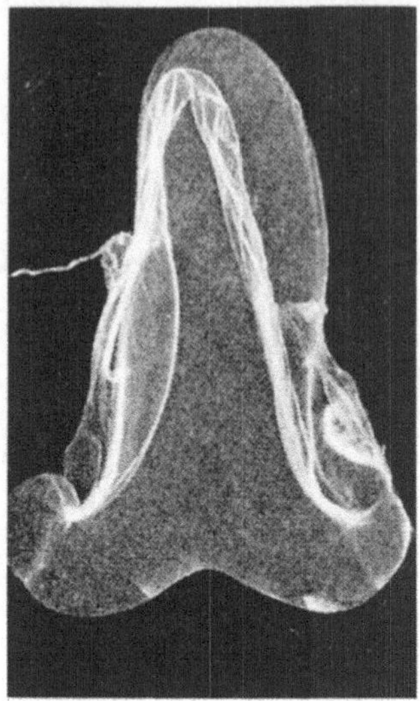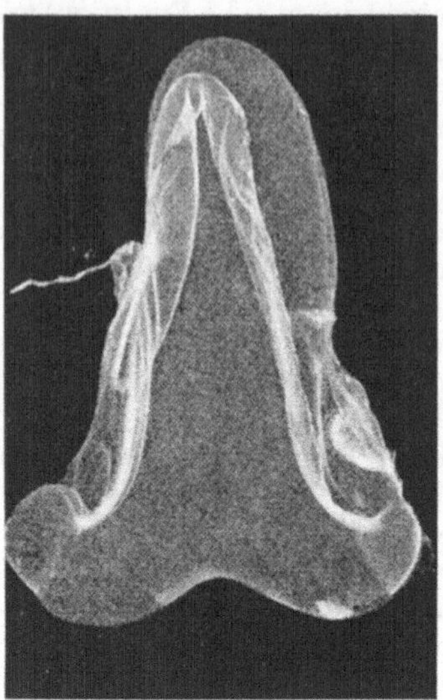

Abb. 148. Herzmuskelschlauch im Perikardialsack von *Ciona intestinalis*. (Aus: H. MISLIN u. R. KRAUSE 1964)

Das Endostyl der erwachsenen Ascidie, d. h. ein Teil desselben, wird mit der Schilddrüse der Wirbeltiere homologisiert (s. BARRINGTON, 1962; BARRINGTON u. BARRON, 1960; GORBMAN, 1959; LAHILLE, 1890).

α) Herz

Zwischen Kiemenregion und Magen liegt, wie bei den Wirbeltieren, auf der ventralen Seite der klappenlose und ungeteilte, aus quergestreiften Muskelfasern aufgebaute Herzschlauch, der in einen Herzbeutel eingeschlossen ist (sog. Kardioperikardialorgan; vgl. SKRAMLIK, 1929, 1930, 1933; MISLIN u. KRAUSE, 1964; SCHULZE, 1964, Abb. 148.) Die Muskelzellen (einschichtige Epithelmuskelzellen) sind nur auf der einen Seite quergestreift, auf der andern glatt (bei *Ciona*, nach BOZLER, 1929), Verhältnisse, wie sie auch beim embryonalen Vertebratenherzen vorkommen. Die Myofilamente der fibrillär differenzierten Rindenzone der Herzmuskelzellen sind nach KAWAGUTI u. IKEMOTO (1958) im elektronenmikroskopischen Bild einheitlich gebaut, 150—200 Å dick und ca. 1 μ lang; sie liegen parallel mit einem Zwischenraum von 300—500 Å. Zahlreiche tentakelähnliche Vorsprünge sind auf der inneren Seite der Muskelzellen nachweisbar. Sie sind wohl nicht mit den nach tonischer Kontraktion der Zellen von BOZLER beobachteten Falten identisch. — Während nach BOZLER in dem hier vorliegenden, *gemischten* Typ von Muskelzellen tetanische und tonische Funktionen vereinigt sind, konnten zwar in der für die tetanische Funktion verantwortlichen Rindenschicht contractile Elemente mit Querstreifung festgestellt werden, während in der Kern und Granula enthaltenden Zone, die nach BOZLER eine große Zahl sehr feiner Fibrillen enthalten soll, elektronenoptisch keine fibrillären Elemente nachzuweisen waren. S. SCUDDER et al., (1963), EKG.

Über die Funktion des Blutgefäß-Systems bei *Ascidiella adspersa* s. HAYWOOD u. MOON (1950), bei *Ascidia atra* HECHT (1918).

Das Blut wird in peristaltischen Wellen bewegt, wobei ein einfacher Mechanismus den Rückfluß behindert, so daß eine Art Zirkulation zustandekommt. Bei Ascidien ist ein Druck von 2 cm Wasser optimal. Das Herz besitzt die sonst fast nur bei Insekten selten vorkommende Eigentümlichkeit, daß die Richtung der Kontraktionen und damit der Blutbewegung innerhalb kurzer Zeit wechselt: nachdem das Herz einige Zeit alles Blut nach dem Kiemendarm oder -sack getrieben hat, steht es still, um bald darauf das Blut vom Kiemendarm weg nach dem Magen zu pumpen.

Ein *Schrittmachersystem* befindet sich an jedem Ende des Herzschlauches, das in seiner Tätigkeit mit dem andern abwechselt, was bei *Salpa* sp., *Ciona* sp., *Phallusia* sp., *Ascidiella* sp., *Polycitor* sp. u. a. beobachtet wurde. Wenn *ein* Schrittmacher aufhört, kommt es öfters zu einer Pause von 1—5 sec, bis der andere einsetzt. Die beiden Schrittmacher sind in ihrer Funktion nicht ganz gleichwertig: der viscerale Schrittmacher erwies sich auf pharmakologische Einwirkungen empfindlicher als der hypobranchiale. Das gilt aber nicht für alle Arten: bei *Polycitor mutabilis* war der hypobranchiale Schrittmacher jedenfalls auf KCN empfindlicher als der viscerale (vgl. EBARA, 1952, 1953a, b, c, 1955). Das EKG von *Perophora orientalis* stellte EBARA (1957) fest. S. auch MISLIN u. KRAUSE (1964), MISLIN (1969).

Über Entstehung und Bedeutung des periodischen Richtungswechsels der Herztätigkeit ist man sich nicht im klaren. Am plausibelsten erscheint die Auffassung, daß die abwechselnd den Kiemen oder dem Magen zuströmende Bewegung des Herzinhaltes eine genügende Ernährung der betreffenden Organgebiete garantiert, die sonst bei so niederen Drucken vielleicht nicht ausreichen würde. (Vgl. auch KRIJGSMAN, 1956; VON SKRAMLIK, 1933, 1930).

Den periodischen Wechsel der Schlagrichtung im Tunicatenherzen erklärt LAHILLE (1890) damit, daß das Herz mehr Blut fördere, als das anschließende Gefäß-System in der gleichen Zeit abnehmen könne; in diesem steige der Druck und bei einer gewissen Druckhöhe kehre die Schlagrichtung um. MILLAR (1952) beobachtete, daß das herausgenommene Herz (also bei eröffneten Gefäßen), ja selbst, wenn durch Anschneiden des Herzens ein völliger Ausgleich zwischen äußerem und innerem Druck hergestellt wurde, zwar anfangs lange in gleicher Richtung schlägt, aber wenn die Herzkraft abnimmt und das Herz nur noch schwach und langsam pulsiert, doch von Zeit zu Zeit Umkehr der Schlagrichtung, wenn auch unregelmäßig, erfolgt.

Die von HUNTER beschriebenen Zellen kann man nach MILLAR nicht als scheinbar nervöse Gebilde für den Richtungswechsel verantwortlich machen, es sind nach ihm Bindegewebszellen. Während des Schlagens in der einen Richtung ruht das Herz am entgegengesetzten Ende, beginnt aber mit Kontraktionen, oft schon etwas vor der Richtungsumkehr, die erfolgt, wenn die Kontraktionen dieses Endes die des bisher schlagenden an Kraft übertreffen. Vgl. auch KRIJGSMAN (1956), BACQ (1935a).

HAYWOOD und MOON (1953) wenden sich gegen die Ansicht MILLARS. Sie halten an der Auffassung fest, daß die Umkehr die Wirkung einer Blutstauung in dem Teile des Gefäß-Systems sei, in den das Herz gerade hineingepumpt habe. Das führe zu einer Drucksteigerung und zu einem Aufhören des Schlages in dieser Richtung. Darüber, wie der Schlag in der neuen Richtung ausgelöst werde, sage Millar nichts. An herauspräparierten Organen dürfe man keine physiologischen Verhältnisse erwarten. Doch hätten sie bei Wiederholung von MILLARS Versuchen keine Umkehr des Herzschlages beobachtet. — MILLAR bleibt bei seiner Meinung und stützt sich vor allem auf SKRAMLIK, ferner auf die Tatsache, daß die Herzenden einen gewissen Rhythmus zwischen Ruhe und Tätigkeit innehalten und scheinbar die Herztätigkeit steuern. Es sei ferner überhaupt noch nicht versucht worden, eine Blutdruckerhöhung in einem Gefäßbezirk nachzuweisen.

β) Acetylcholin und Herztätigkeit

An *Polycitor mutabilis* wurde durch EBARA (1953a) in gewissem Gegensatz zu den Befunden von BACQ (1935a) an *Ciona*, durch kleine Konzentrationen Acetylcholin eine positiv chronotrope Wirkung am visceralen Zentrum, aber fast keine Wirkung auf die abviszeralen Pulsationen festgestellt. Mit höheren Konzentrationen wurden, ähnlich wie durch BACQ, negativ chronotrope Wirkungen erzielt. Physostigmin verstärkte an *Polycitor* die Wirkung des Acetylcholins, was zu den Befunden von BACQ (1935) an anderen Tunicaten ebenfalls in Widerspruch steht.

Versuche von KRIJGSMAN u. KRIJGSMAN (1957) am Herz von *Ciona intestinalis*, wobei durch eine Ligatur des im Perikard belassenen Herzens die beiden Schritt-

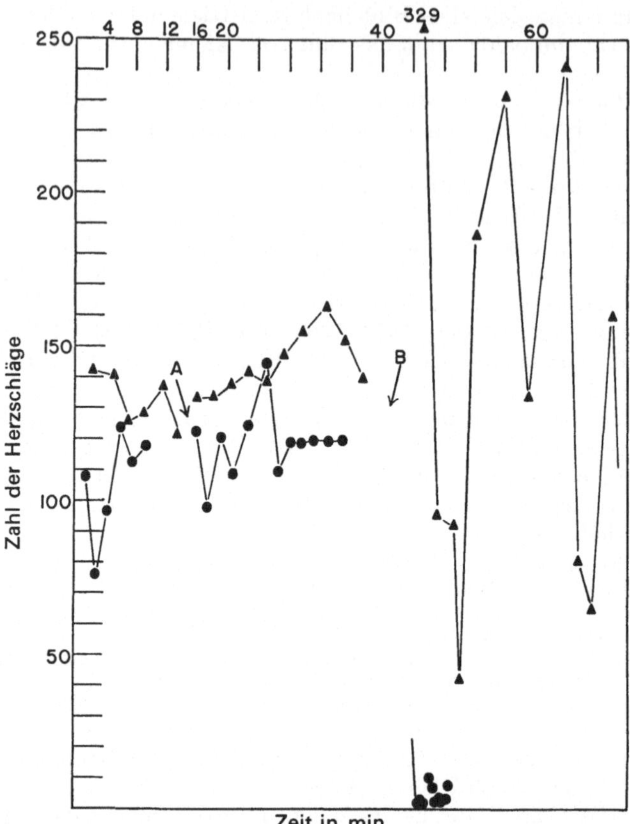

Abb. 149. *Perophora viridis.* Bei *A* Versetzung der Aszidie aus Meerwasser in physiol. Salzlösung. Bei *B* 2 Std Intervall. Zahl der Herzschläge in der abvisceralen ▲ und in der advisceralen ● Phase des Herzschlages. Durch Nicotin 10^{-5} wird die Herzfrequenz in beiden Phasen primär gesteigert, nachfolgend in der abvisceralen Phase sehr stark (auf 1—10 Schläge/min) gesenkt. In der nicht dargestellten sekundären advisceralen Phase tritt Irregularität ein. (Aus: A.J. WATERMANN 1943)

macher funktionell isoliert wurden, führten nicht zu schlüssigen Ergebnissen. Acetylcholin 10^{-6} hatte eine schwach fördernde (15%), 10^{-3} eine hemmende Wirkung. Durch Physostigmin wurde die Wirkung des Acetylcholins nicht verändert. Beide Schrittmacher verhielten sich gleich. Eine cholinergische Steuerung des Herzschlages ist damit nicht bewiesen.

Die Frage, ob das Tunicatenherz neurogener oder myogener Natur sei, ist nach diesen Befunden nicht schlüssig. Adrenalin bewirkte in niedrigen Konzentrationen Beschleunigung der abvisceralen Pulsationen, höhere Konzentrationen führten zu Stillstand. BACQ fand an *Ciona* keine Wirkung bei kleinen Adrenalinkonzentrationen, große stellten das Herz still (s. a. EBARA, 1952, 1953a, b, c, 1955, 1957).

Nicotin hatte auf das Herz von *Polycitor mutabilis* in schwachen Lösungen einen positiven, in höheren Konzentrationen einen negativ chronotropen Effekt, was von SKRAMLIK (1938) an *Clavelina lepadiformis* und *Ciona intestinalis* bestätigte.

Auch wenn der anatomische Befund eher für ein myogenes Herz spricht, muß nach dem Vorausgehenden die Situation durch die teils sich widersprechenden pharmakologischen Feststellungen als nicht geklärt bezeichnet werden. Am eindeutigsten sind die pharmakologischen Versuche WATERMANS (1939, 1940, 1942, 1943) an der Ascidie *Perophora viridis*, weshalb sie im folgenden ausführlicher wie-

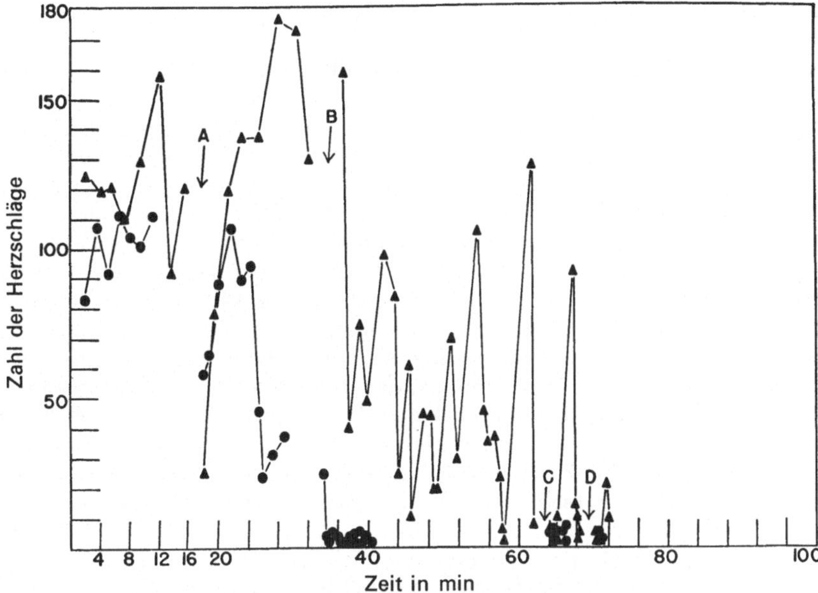

Abb. 150. *Perophora viridis.* Atropin 2.10⁻⁴ (bei *A*) führt zu Abnahme der Herzfrequenz in der advisceralen Phase, während die abviscerale Phase kaum verändert wurde. Am atropinisierten Herzen bewirkte Pilocarpin 5.10⁻³ (bei *B*) Frequenzabnahme in der abviscerale Phase und weitere Frequenzabnahme auf 1—5/min in der advisceralen Phase. Bei *C* und *D* Intervall von 42 und 192 min. (Aus: A.J. WATERMANN 1943)

dergegeben werden. Die positiv chronotrope Wirkung des Acetylcholins setzte an beiden, die Schrittmacher tragenden Enden ein. Im weiteren erwies sich an *Perophora* der abviscerale Schrittmacher auf Acetylcholin, Mecholyl und Adrenalin empfindlicher als der adviscerale. Adrenalin hatte zur Folge, daß das Herz stundenlang in *einer* Richtung schlug, während normalerweise der Richtungswechsel nach wenigen Minuten eintritt.

Nicotin 5.10⁻⁵ führte primär an beiden Schrittmachern zu Beschleunigung z.B. in der abviscerale Phase von 143 auf 329, in der advisceralen Phase von 124 auf 145, sekundär zu Irregularität und weiterer Frequenzsteigerung in der abvisceralen, zu starker Senkung in der advisceralen Phase. Höhere Nicotinkonzentrationen hatten von Anfang an Frequenzabnahme an beiden Schrittmachern zur Folge (VON SKRAMLIK, 1948). Kleine Nicotinkonzentrationen blieben über mehrere Tage wirksam (Abb. 149).

Physostigmin 5.10⁻³ führte beidseitig zu unkoordinierten Pulsationen; in Konzentrationen von 2.10⁻⁵ zu leichter abvisceraler Beschleunigung, gefolgt von der für Ascidien irgendwie typischen Irregularität. Physostigminvorbehandlung steigerte die beschleunigende Acetylcholinwirkung. Auf *Pilocarpin* erwies sich die Ascidie wenig empfindlich. Erst Konzentrationen von 5.10⁻³ bewirkten Frequenzzunahme in der abvisceralen, Verlangsamung in der advisceralen Phase, wobei sekundär die Frequenz der abvisceralen Phase auf die Zahl der advisceralen absank (Abb. 150).

Atropin 2.10⁻⁴ erniedrigte die Zahl advisceraler Pulsationen, während es die der abvisceralen Phase sehr schwach erhöhte. Höhere Konzentrationen von 2,5.10⁻³ bis 5.10⁻³ führten in beiden Phasen von Anfang an zu Irregularität und Stillstand. Durch vorausgehende Anwendung von Atropin 2.10⁻⁴ vor Pilocarpin 5.10⁻³ wurde die anregende abviscerale Wirkung des Pilocarpins unterdrückt. Die Hemmwirkung des Atropins erwies sich als stark dosisabhängig. Durch Atropinkonzentrationen $> 3.10^{-4}$ *vor* Acetylcholin wurde die beschleunigende Wirkung des Acetylcholins gehemmt.

Strychnin und *Colchicin* ergaben in beiden Phasen nur lähmende Wirkung auf das Herz.

Ob die Beobachtung WATERMANS, daß die positiv chronotrope Wirkung des Acetylcholins an den beiden, die Schrittmacher tragenden Enden des Herzens etwas früher einsetzt, als am contractilen Mechanismus, die Annahme eines neurogenen Schrittmachers unterstützt, scheint weniger schlüssig zu sein, als die auf breiter Basis durchgeführten pharmakologischen Untersuchungen.

Es liegen demgegenüber histologisch gestützte Beobachtungen von BACQ (1935a, b) an *Ciona* vor, aus denen hervorgeht, daß es Ascidien gibt, deren Herz nervenfrei zu sein scheint, bei denen nur ein myogener Schrittmacher in Frage kommen kann. Die meisten Untersucher sind aber heute aufgrund der positiv chronotropen Wirkung des Acetylcholins, der diese Wirkung verstärkenden Wirkung des Physostigmin und der acetylcholinhemmenden Wirkung des Atropins der Ansicht, daß das Herz von Ascidien eher *neurogen* und *cholinergisch* ist (BROWN, 1937b; HUNTER, 1902, 1903). Nach B.J. KRIJGSMAN u. N.E. KRIJGSMAN (1957) ist nicht mit Sicherheit zu entscheiden, ob die Schrittmacher des Tunicatenherzens neurogener oder myogener Natur sind. Untersuchungen von MISLIN (1964, 1969) und von SCHULZE (1964) sprechen mit Wahrscheinlichkeit dafür, daß das Herz von Tunicaten *myogener* Natur ist. Der contractile Apparat des Tunicatenherzens besteht nach elektronenmikroskopischen Untersuchungen von SCHULZE bei *Ciona intestinalis* aus einschichtigen Epithelmuskelzellen, wobei die Myofibrillen auf das obere Zelldrittel beschränkt sind und Myofilamente mit einfacher Querstreifung enthalten. Die anatomische Struktur des Tunicatenherzens zeigt keinerlei Ähnlichkeit mit dem Vertebratenherzen. Nach KRIJGSMAN u. KRIJGSMAN (1957) fehlt dem Herzen von *Ciona* eine extrakardiale nervöse cholinerge oder adrenerge Regulation. Die Herzautomatie der Schrittmacher ist eine epithelial-myogene.

Nach KRIEBEL (1964, 1969) erfolgt die Impulsausbreitung durch direkten lokalen Stromfluß von Muskelzelle zu Muskelzelle, also elektrotonisch. Bei intrazellulärer Applikation von Acetylcholin 10^{-7} g/ml kam es zum Herzstillstand, dagegen hatte Acetylcholin 10^{-7} bis 10^{-4} g/ml keinen Einfluß auf die muskuläre Leitungsgeschwindigkeit von Zelle zu Zelle und dementsprechend auch nicht auf die Membranresistenz. Deshalb scheint Acetylcholin bei *Ciona intestinalis* auf die Herztätigkeit physiologisch keinen Einfluß auszuüben.

Durch SCUDDER et al. (1963) wurde bei *Ciona intestinalis* am isolierten, im Perikardialsack befindlichen Herzen das EKG unter verschiedenen Bedingungen aufgenommen. Am normalen EKG konnte eine diphasische Depolarisationswelle festgestellt werden, deren Amplitude 30—50 μV und deren Abstand (bei 28° C) 1,9 sec betrug. Auffallend ist, daß der Wechsel vom adivisceralen zum abvisceralen Schrittmacher im EKG nicht bemerkbar war.

Acetylcholin 2.10^{-3} bis 2.10^{-6} g/ml hatte nach KRIJGSMAN u. KRIJGSMAN (1959) auf die Amplitude keinen Einfluß; die Frequenz nahm leicht ab. Bei höherer Acetylcholinkonzentration kam es gelegentlich zur leichten Verlängerung der Depolarisationswelle. Die geringe Wirksamkeit des Acetylcholins bestätigt den früheren Befund von KRIJGSMAN u. DIVARIS (1956, 1957) bei Mollusken.

Physostigmin 3.10^{-3} g/ml, Pilocarpin 2.10^{-3} g/ml, Chinidin 2.10^{-3} g/ml und Procain 5.10^{-2} g/ml führten alle zu einer Verlängerung der biphasischen Depolarisationswelle.

Unter *Adrenalin* 10^{-3} g/ml nahm die elektrische Aktivität des Herzens bedeutend zu: die Frequenz stieg auf das Dreifache, während die Amplitude auf 10 μV absank.

Nach SCUDDER u. KARCZMAR (1966) enthält das Herz von *Ciona* keine Acetylcholinesterase; Physostigmin verstärkte die Acetylcholinwirkung nicht und Acetylcholin hatte nur schwache Wirkung. Das alles spricht gegen einen cholinergen Mechanismus, nicht gegen ein myogenes Herz; es kann sich um ein myogenes, nicht innerviertes Herz handeln (PROSSER u. BROWN, 1961). Adrenalin kommt, nach seiner Wirkung beurteilt, als Überträgerstoff nicht in Frage, da es die elektrische Aktivität des Herzens zwar stark beschleunigt (wie beim Vertebratenherzen), aber die Amplitude 3—5fach gegenüber der Norm reduziert. Dabei waren die verwendeten Konzentrationen außerordentlich hoch. Trotzdem hat die Feststellung der elektrischen Frequenzerhöhung durch Adrenalin ein gewisses phylogenetisches Interesse. Wie MISLIN u. KRAUSE (1964) an *Ciona intestinalis* feststellen, kann der Schrittmacher sich nicht nur an den beiden Herzenden, sondern an jeder Stelle des Herzschlauches fixieren (diffuse Automatie). Die Pausen für die Schlagumkehr sind nicht obligatorisch. Unmittelbar vor der Schlagumkehr treten häufig spontane Extrasystolen in der mittleren Herzregion auf (MISLIN, 1964), die zu einer Potentialverstärkung an den Herzenden führen. Das Herz von *Ciona* scheint dem Alles-oder-Nichts-Gesetz zu folgen.

Extrakardiale Nerven, welche eine zentrale Steuerung der Herztätigkeit vermitteln könnten, sind bei Tunicaten bisher nicht nachgewiesen worden. Während deshalb angenommen wurde, daß die Herztätigkeit der Ascidien nicht zentralnervös gesteuert wird, konnte doch eine Beeinflussung der Herztätigkeit durch Erregung des Ganglions mit Strychnin bzw. Picrotoxin bewirkt werden. Der Herzschlag wurde sehr stark gehemmt; Exstirpation des Ganglions hob diese Hemmung wieder auf. Wenn sich solche Feststellungen bestätigen, müßte mit einer extrakardialen Innervation bei manchen Ascidien (untersucht wurden *Phallusia mammillata* und *Ascidiella adspersa*) gerechnet werden. Doch können die Versuche mit Krampfgiften auch anders gedeutet werden. Damit ist die Frage eines neurogenen oder myogenen Schrittmachers nicht entschieden, jedoch eine Möglichkeit mehr gewonnen, die extrakardiale Empfindlichkeit desselben genauer pharmakologisch zu prüfen.

Zusammenfassend kann vielleicht folgendes festgestellt werden. Wäre der Schrittmacher von Tunicaten myogen, könnte er, wie bei homoiothermen Vertebraten, aus modifiziertem Muskelgewebe bestehen, das sich nicht selbst kontrahiert, sondern Impulse in das contractile System aussendet. Er könnte auch, wie bei poikilothermen Vertebraten und Mollusken, sich selbst kontrahieren und dadurch Kontraktionen auf das Nachbargewebe induzieren. Solange wir über den Acetylcholin- und Acetylcholinesterasegehalt des Tunicatenherzens nichts wissen, erscheint es müßig, an ein cholinergisch reagierendes Herz zu denken. Auch die bisherigen pharmakologischen Versuche sind in dieser Beziehung so gut wie negativ.

Es wäre wünschenswert, daß die Herzverhältnisse bei einer größeren Zahl von Tunicatenarten überprüft würden, da sich daraus Schlußfolgerungen hinsichtlich Myo- oder Neurogenität des Schrittmachers der Manteltiere ergeben könnten. Möglicherweise verhalten sich die Tunicaten in dieser Beziehung nicht einheitlich, was bei einer an Rückbildungen so reichen Tierklasse nicht auffallend wäre.

γ) Bewegungsmuskulatur

Die Art der Endigungen der motorischen Nerven an den Ringmuskelbändern pelagischer Tunicaten wurde durch BONE (1959) näher untersucht. Ein einzelnes Axon kann dabei die Endplatten mehrerer Muskelbänder versorgen (sog. intercalare Nervenendigungen); ein Muskelband kann auch gleichzeitig durch mehrere, verschiedenen Nervenästen angehörende Neuronen innerviert werden. Ihr Verhalten einem elektrischen Reiz gegenüber entspricht weitgehend demjenigen der Coelenteraten bei rascher Kontraktion im Sinne einer von der Reizstärke unabhängigen Alles-oder-Nichts-Reaktion. Wie bei diesen sind die Muskeln zu rascher und langsamer Kontraktion befähigt, was auf eine doppelte Innervation der Muskelfasern zurückzuführen ist, wie HOYLE (1952) an den sessilen Monascidien *Phallusia mammilata* und *Ascidia aspersa* festgestellt hat (vgl. auch FLOREY, 1951a, b, 1963; GAY u. SIMON, 1964; OLSON, 1938).

Der aus glatten Muskelfasern vom „klassischen Typus" bestehende Muskelschlauch von *Ciona (Ascidia) intestinalis* enthielt nur sehr wenig Acetylcholin und Cholinesterase und war auf Acetylcholin wenig empfindlich. BACQ (1935b, 1939a) stellte am Längsmuskel von *Ciona intestinalis* und *Chynthia papillosa* fest, daß durch Physostigmin keine acetylcholinähnliche Substanz freigesetzt wurde. Nach erneuter Prüfung durch FLOREY (1963a, b) enthält der Muskel von *Ciona intestinalis* 0,01—0,02 μg/g Acetylcholin. Auf die motorische Innervation bezogen, entspricht das eher einem hohen Wert, so daß mit einer funktionellen Wirkung des Acetylcholins physiologischerweise gerechnet werden kann. Demgegenüber ist der Acetylcholinesterasegehalt des Muskels niedrig. Über Cholinacetylase des Muskels scheint nichts bekannt zu sein. Die Körpermuskulatur (glatt) reagierte auf Acetylcholin 10^{-6} g/ml (Grenzkonzentration) mit Kontraktion; durch Physostigmin fand keine (erhebliche) Wirkungsverstärkung statt. Es scheint sich um eine cholinergische Innervation der Bewegungsmuskulatur zu handeln. Die geringe Acetylcholinesteraseaktivität bildet vielleicht eine Erklärung für die langsame Erschlaffung des Muskels. Die Wirkung des Acetylcholins auf den Muskel wurde durch Mytolon 10^{-6} bis 10^{-5} g/ml völlig unterdrückt.

Die neuromuskuläre Innervation der Siphonen erwies sich bei *Ciona intestinalis* von Acetylcholin und anderen als Reizüberträger in Frage kommenden Stoffen zunächst als unabhängig (HOYLE, 1952).

Kontraktionen der Siphonen von *Phallusia mammillaria* und *Ascidiella adspersa*, die nach mechanischer und elektrischer Reizung (Kondensatorenentladung) auftraten, führten bei Einhaltung genügender Zeitabstände zwischen den Reizen und zwischen Reiz und Spontankontraktion — die normale synchrone Spontanaktivität beträgt 6—9 Perioden/sec — in den Versuchen von HOYLE zu reproduzierbaren Ergebnissen. Einzelreizung hatte rasch ansteigenden und innerhalb 10—15 sec abklingenden Bahnungseffekt zur Folge, welcher die Wirkung nachfolgender Reize um ein Vielfaches vergrößerte. Möglicherweise findet die Bahnung in der neuromuskulären Synapse, eventuell im Muskel selbst statt.

Aus der Tatsache, daß Tunicaten koordinierte, reflektorische Kontraktionen beider Siphonen nach mechanischer Reizung nur *eines* Sipho zeigten, wurde durch HOYLE geschlossen, daß neben der Innervation der Siphonenmuskulatur durch entsprechende, vom Ganglion ausgehende Nerven, wie sie bei manchen Tunicaten nachgewiesen wurden, noch eine zweite durch ein peripheres Nervennetz besteht.

Ob bei der Funktion der Siphonenmuskulatur Acetylcholin als Überträgerstoff eine Rolle spielt, wurde durch die Untersuchungen von SCUDDER, AKERS u. KARCZMAR (1966) negativ entschieden. Sie prüften an den periodisch elektrisch gereizten Siphonen von erwachsenen, etwa 10 cm langen *Ciona intestinalis* die Wirkung von Acetylcholin 2.10^{-4} bis 10^{-2} g/ml, von Anticholinesterasen (Physostigmin 10^{-5} und 10^{-3}, Prostigmin 10^{-5} und 10^{-3}, DFP 10^{-5} und 10^{-3}, TEPP 10^{-3} g/ml). Alle diese Stoffe hatten keine Wirkung. Auch anticholinergische Stoffe: D-Tubocurarin 2.10^{-4} bis 2.10^{-6} g/ml und Scopolamin 2.10^{-4} und 10^{-6} g/ml waren wirkungslos. Auf Nicotin 10^{-6} bis 10^{-1} erfolgten kurzdauernde Kontraktionen der Siphonen, die Verschlußdauer wurde zuerst verlängert, dann verkürzt. Mit Arecolin 5.10^{-5} bis 10^{-3} g/ml war der Einfluß auf den Siphonenschluß ähnlich. Lobelin hatte erregende Wirkung. Die Versuche sprechen anscheinend dafür, daß glattmuskelige Organe von *Ciona* keine cholinergische Innervation besitzen. Nach weiteren Untersuchungen von SCUDDER u. KARCZMAR (1966) an erwachsenen *Ciona intestinalis* enthalten einige Gewebe ein langsam wirkendes, Acetylcholin spaltendes Enzym, dessen Aktivität durch Anticholinesterasen (Physostigmin, Prostigmin, DFP,

Tetraäthylpyrophosphat u. a.) nicht gehemmt wurde. Acetylcholinesterasefärbung wurde insbesondere im Darmlumen und im Sinus der Neuraldrüse, die mit dem Darmlumen in Beziehung steht, festgestellt. Sie dürfte zum Teil durch den organischen Darminhalt (Diatomeen usw.) bedingt sein. Eine Beziehung der (schwachen) Acetylcholinesterasefärbung zum Nervensystem konnte nicht festgestellt werden. Die Färbungsversuche am Ganglion ergaben eine oberflächliche Acetylcholinesterasefärbung, deren Intensität durch Anticholinesterasen nicht abgeschwächt wurde. Auch im Perikard war die Koelle-Reaktion oberflächlich positiv. Die funktionelle Bedeutung dieser langsam wirkenden Acetylcholinesterase bei *Ciona intestinalis* bleibt vorläufig ungeklärt. (Vgl. auch BACQ, 1935c, 1939a, b).

Nach erneuten Befunden von FLOREY (1967b) sind die hinsichtlich Acetylcholin praktisch negativen Resultate von SCUDDER, AKERS u. KARCZMAR (1966) und SCUDDER u. KARCZMAR (1966) an den Siphonen und anderen glattmuskeligen Organen von *Ciona intestinalis* darauf zurückzuführen, daß mit intakten Tieren experimentiert wurde, deren geringe Durchlässigkeit (Körperwand) für Acetylcholin und andere Wirkstoffe bekannt ist. Demgegenüber zeigte FLOREY (1967b) an der isolierten Längsmuskulatur von *Ciona intestinalis*, daß bei Applikation von Cholinestern eine Kontraktion erfolgte, wobei Acetylcholin am wirksamsten war (Grenzkonzentration ca. 10^{-7} g/ml, Propionylcholin 5.10^{-6} g/ml, Butyrylcholin 5.10^{-5} g/ml, Carbaminoylcholin 3.10^{-6}, Acetyl-β-methylcholin 10^{-4} g/ml). Physostigmin hatte in den meisten Versuchen keinen fördernden Einfluß. Die Wirkung von Acetylcholin 10^{-6} wurde durch Banthin 5.10^{-7}, Atropin 5.10^{-6}, Scopolamin 10^{-5} und D-Tubocurarin 5.10^{-8} g/ml reversibel blockiert, nicht durch Hexamethonium. Acetylcholin konnte im Extrakt aus innervierten Muskelstreifen zu 1 μg/g isoliert werden (Prüfung am isolierten Muschelherzen nach FLOREY, 1967a). Bei elektrischer Reizung 50/sec gaben die Nervenmuskelpräparate einen acetylcholinähnlichen Stoff in die Perfusionsflüssigkeit ab. Die pro Impuls freigesetzte Menge war mit 10^{12} Molekülen Acetylcholin äquivalent. Auch das motorische Ganglion, aus dem die motorischen Nerven entspringen, enthielt Acetylcholin.

Der Körpermuskel von *Ciona* ist nach diesen Versuchen cholinoceptiv und besitzt eine cholinergische motorische Innervation. Die Wirksamkeit von D-Tubocurarin als cholinerger Blockierungsstoff am Muskel von *Ciona* weist auf eine gewisse chemische Verwandtschaft mit dem Vertebratenmuskel hin. Diese Feststellungen von FLOREY haben tiersystematische Bedeutung.

δ) Nervensystem

Das zentrale Nervensystem ist auf einen oder wenige Ganglienknoten reduziert. Von ihm gehen bei Ascidien gewöhnlich ein Paar Nerven nach vorn, ein Paar nach hinten und ein unpaarer Visceralnerv aus. Dieser folgt dem dorsalen Blutgefäß und verteilt sich stark über dem Oviduct, viel weniger über Oesophagus, Magen, Darm und Rectum (BULLOCK u. HORRIDGE, 1965a; vgl. auch GRASSÉ, 1948 und TEN CATE, 1928).

Das Ganglion von *Ciona intestinalis* L. enthält nach FLOREY (1963, 1967a, b), biologisch bestimmt (Venusherz), 20—120 μg/g Feuchtgewicht Acetylcholin. In der Körperwand (ohne Mantel) wurden 0,01—0,2 μg/g Acetylcholin festgestellt. Homogenate des Ganglions verloren ihren Acetylcholingehalt fast vollständig innert 90 min; durch Physostigmin 10^{-5} g/ml konnte der Abbau verhindert werden. Es handelt sich teils um freies, teils um gebundenes Acetylcholin. Der hohe Acetylcholingehalt des Ganglions steht nicht vereinzelt da; ähnliche Werte fanden sich in den Cerebralganglien von Cephalopoden (77—90), Gastropoden (bis 20), Ganglien decapoder Krebse (bis 60), Ganglien von Spinnen (bis 50), Insektengehirne bis 500 μg/g

Feuchtgewicht (FLOREY). Die hohen Werte im Ganglion von *Ciona* sprechen für vorwiegend cholinerge Neurone.

MARKMAN (1958) untersuchte bei *Ciona intestinalis* das periphere Nervensystem von der Larve bis zum erwachsenen Tier. Bei der Larve konnten (im Phasenkonstrastmikroskop) keine peripheren Nerven gefunden werden, nach der Metamorphose jedoch reich verzweigte Nervenstämme; ebenso sensorische Zellen in der Epidermis und im Perikard, nicht im Herzen selbst (BONE u. WHITEAR, 1958). MARKMAN stellte mit der Methylenblaumethode Nervenfasern vom „Gehirn" zu den Schrittmachern des Herzens fest; er glaubte auch sensorische Zellen im Herzen zu sehen. In der Gegend des Endostyls verläuft ein Nerv mit Verzweigungen zum hypobranchialen Ende des Perikards. Dieser Nerv entstammt einer der vorderen Wurzeln des Gehirns. Die Kiemen sind von hinteren Gehirnwurzeln aus innerviert, womit die synchrone Flimmerbewegung des Kiemenepithels in Beziehung gebracht wird. Die Sekretion des Endostyls scheint nervös gesteuert zu sein. Dasselbe dürfte für den Cilienapparat des Endostyls und der branchialen Cilien der Fall sein. FEDELE (1923a, b, 1927) nimmt an, daß Nervenzellen im pharyngealen Plexus diese Steuerung besorgen. Ob Acetylcholin daran beteiligt ist, wissen wir nicht.

Die bereits in früheren Arbeiten festgestellte Existenz eines hochspezialisierten sensiblen Nervensystems (Nervennetzes) wurde durch BONE (1959) bestätigt und durch weitere Untersuchungen über den Feinbau der 4—7 Sinneszellengruppen im sog. Cadophor-Organ von *Doliolum* sp. erweitert. Im Gegensatz zu den normalen Sinnesorganen der Körperoberfläche, die aus je einer Stütz- und einer dieser zugeordneten Sinneszelle bestehen, entbehren die Cadophor-Sinnesorgane der Stützzellen und gleichen in dieser Hinsicht den Hautsinneszellen der Salpen. Eine Innervierung des Darmes ließ sich nicht immer finden; auch keine Ganglienzellen außerhalb des cerebralen Komplexes.

Über die Wirkung von *Krampfgiften* ist einiges durch FLOREY (1951b) bekannt geworden. Wurde Strychnin bis zu 5.10⁻⁴ dem Seewasser zugesetzt, kam es an *Ciona intestinalis* nach 2—5 min zur Schließung der Siphone (Ringmuskel). Das überempfindlich gewordene Tier reagierte mit Siphonkontraktion und mit Kontraktion der Längsmuskulatur. Sekundär trat Lähmung ein. Ähnlich wirkte Picrotoxin 4.10⁻⁴. Erregung durch Strychnin (10⁻⁴) wurde auch bei *Phallusia mammillata*, *Thethyrum plicatum* und *Ascidiella adspersa* festgestellt. S. auch VON EULER, CHAVES, TEODOSIO (1952).

ε) Verdauungskanal

Ob und in welcher Weise der Darm der Tunicaten über das Nervensystem (Nervennetz) gesteuert wird und ob an der Lenkung der Darmfunktion Acetylcholin oder andere hormonartige Stoffe beteiligt sind, scheint nicht näher bekannt zu sein. Die von FEDELE (1927) erhobenen Befunde über den Bau des visceralen Nervensystems der Salpen konnten nicht voll bestätigt werden. Gesichert erscheint die Existenz von peripheren Eingeweidenerven bei den Salpen. Von tiersystematischem Interesse ist, daß bei einigen Ascidien die Darmschleimhaut in enterochromaffinen Zellen 5-Hydrotryptamin bildet. Damit tritt der Stoff in Erscheinung, der im Darmkanal von Wirbeltieren eine so wichtige, physiologische Rolle spielt (vgl. S. 871).

3. Thaliacea, Salpen. Die freilebenden Salpen sind unter dem Mantel mit zirkulären Muskelbändern (wie Faßreife) mit Querstreifung versehen. Ihre Eingeweide sind oft zu einem unter den Hautmuskelringen liegenden Knäuel (mit Einschluß des Herzens) zusammengedrängt. Über Acetylcholin und Cholinesterasen scheint bei Salpen nichts bekannt zu sein was zu wissen insofern wünschbar wäre, als die Organisation freilebender Tunicaten auf höherer Stufe steht und tiersystematisch wertvolle Einblicke in Vorkommen, Funktion und Wirkung von Acetylcholin bieten könnte.

ζ) Ontogenese und Cholinesterase bei Tunicaten

Das Neuralrohr der Larven trägt vorn das bläschenförmige Gehirn, in dessen Wandung ein primitives Auge sitzt. In der Achse des Schwanzes der Larve liegt die Chorda. Bei den Tunicatenlarven ist das Gehirn in ein kompliziertes Sinneshirn (Archencephalon) und ein vorwiegend motorisches Zweithirn (Deuterencephalon) geteilt. Die Ascidienlarven haben oft eine überraschende Ähnlichkeit mit Embryonal- und Larvenstadien niederer Wirbeltiere, vor allem aber mit denen von *Amphioxus* (s. S. 448).

Untersuchungen an *Ciona intestinalis* haben nach DURANTE (1956, 1957, 1958, 1959) folgendes ergeben: Das Ei von *Ciona intestinalis* entwickelt sich außerordentlich rasch: bei 20° C ist schon nach 24 Std eine Larve da mit ausgebildetem, aus Gehirn und Rückenmark bestehendem Zentralnervensystem und kräftiger Schwanzmuskulatur. Nach Festsetzung des Tieres und Vollendung der Metamorphose verschwinden Nervensystem und Muskel. In den Embryonen konnte Cholinesterase vom Neuralstadium ab in der Muskulatur bzw. deren Anlage histochemisch nachgewiesen werden. Physostigmin, Prostigmin und DFP hemmten die Beweglichkeit der Larven bis zu vollständiger Lähmung, während die morphologische Differenzierung der Muskeln weiter nicht beeinflußt wurde. Die Cholinesterase spielt also nur für die Funktion, nicht für die Differenzierung der Muskeln eine Rolle. In den durch Physostigmin und Prostigmin gelähmten Larven war das Enzym histochemisch nicht mehr nachweisbar, wohl aber in den durch DFP gelähmten. Als Erklärung für diese auffallende Feststellung wurde die Existenz einer Pseudo-Cholinesterase angenommen, die zur Funktion nötig sein sollte und von DFP allein nicht angegriffen würde. Bemerkenswert ist die lähmende Wirkung einer kurzen Behandlung junger Stadien, ja selbst des unbefruchteten Eies mit diesen Stoffen, in denen Cholinesterase noch nicht nachweisbar ist. Man könnte vermuten, daß in diesen Stadien die ersten Cholinesterase-Moleküle gebildet und durch die Hemmstoffe völlig blockiert würden, und daß es in späteren Stadien deshalb zur Lähmung kommt, weil zur Vermehrung des Enzyms schon vorhandene Moleküle notwendig sind.

Die Cholinesterase tritt nach DURANTE im Neuralstadium ausschließlich in zwei lateralen Massen präsumptiver Muskelzellen auf und verbleibt in der Muskulatur der aktiv-beweglichen Larve bis zur Metamorphose, die mit einer Einschmelzung des muskulösen Schwanzes verbunden ist. Im Verlaufe dieses Prozesses wandern die Muskelzellen in die hintere Region der Larve, wo sie allmählich absorbiert werden; daher erhält sich in dieser Region noch einige Zeit lang eine deutlich darstellbare Cholinesteraseaktivität.

Nach DURANTE fehlt Acetylcholin im neuralen Gewebe des Embryos vollständig, was möglicherweise auch für das einfache Nervensystem der erwachsenen *Ciona* gilt. AUGUSTINSSON (1946, 1948) stellte es am ausgewachsenen Tier nur im rudimentären Muskel fest. Nach Ausbildung der zwei Siphonen verschwand die Cholinesteraseaktivität völlig. Da das Ferment durch Physostigmin und Prostigmin gehemmt, durch Di-isopropylfluorphosphat aber nicht beeinflußt wurde, kann angenommen werden, daß es sich um eine unspezifische Cholinesterase handelt.

Zusammenfassung über Tunicaten

Die Lebensweise der Manteltiere, insbesondere Nahrungsaufnahme und Atmung, besitzt große Ähnlichkeit mit derjenigen von Coelenteraten. Das dürfte auch hinsichtlich Nervensystem (Doppelinervation) Geltung besitzen. Von Interesse wäre festzustellen, ob die der Nahrungsaufnahme und der Atmung dienenden Cilien auf Acetylcholin (Adrenalin) empfindlich sind und ob der Cilienmechanismus von Acetylcholin abhängig ist.

Das *Herz* von Manteltieren könnte als wahrscheinlich positiv cholinerg bezeichnet werden, wenn neben den dafür sprechenden pharmakologischen Kriterien bekannt wäre, ob das Herz im Schrittmacher oder im quergestreiften Herzmuskel

Acetylcholin und Acetylcholinesterase zu bilden und freizusetzen vermag. Vorläufig hat es jedenfalls den Anschein, als ob es sich um ein *neurogenes*, positiv cholinerg reagierendes Herz handle (WATERMAN). Dem stehen Untersuchungen gegenüber (MISLIN, KRIEBEL), die für ein *myogenes* Herz sprechen. Möglicherweise sind die Verhältnisse von Art zu Art verschieden. Es sollte elektronenoptisch festgestellt werden können, ob die beiden Schrittmacher des Tunicatenherzens nervösen oder muskulösen Charakter besitzen. Ein neurogenes Herz bei Tunicaten würde den Schluß nahelegen, daß sie zum Verband der übrigen Chordaten in einem loseren systematischen Verhältnis stehen.

Es spricht einiges dafür, daß die *glatte Bewegungsmuskulatur*, vielleicht auch die *quergestreifte*, physiologischerweise unter dem Einfluß des Acetylcholins steht. Jedenfalls wurde im glatten Muskel (*Ciona*) Acetylcholin und Acetylcholinesterase nachgewiesen.

Das *Zentralnervensystem* von Tunicaten ist reich an Acetylcholin, dem, wie bei Vertebraten, synaptische Funktionen zukommen dürften. Bewiesen ist das vorläufig nicht.

Es ist nicht bekannt, ob Acetylcholin am *Darmkanal* von Manteltieren eine (fördernde) Funktion besitzt. Aus tiersystematischem Interesse wäre eine Aufklärung darüber erwünscht, besonders da bei Chordaten Acetylcholin sonst am Verdauungsapparat fördernde Funktionen besitzt. Nach Feststellungen bei anderen Deuterostomiern wäre zu erwarten, daß diese „Verlusttiere" einen vom Acetylcholin funktionell abhängigen Darmkanal besitzen. Wir erinnern daran, daß bei Protostomiern, mindestens von den Anneliden an, und dann bei Crustaceen und Insekten, die hormonale Steuerung des Verdauungstraktes (oder eines Teiles davon) mit derjenigen der Wirbeltiere insofern analog verläuft, als Acetylcholin als Erreger, Adrenalin als Hemmstoff wirkt, womit über eine Parallelisierung mit parasympathischer und sympathischer Innervation (Vertebraten) nichts ausgesagt ist.

In ontogenetischer Hinsicht ist bekannt, daß Acetylcholinesterase in Embryonen von Tunicaten in Beziehung zum Muskelsystem nachgewiesen wurde, während Acetylcholin im neuralen Gewebe des Embryos nicht festgestellt werden konnte. In welcher Entwicklungsphase der Beginn der Acetylcholinbildung im Zentralnervensystem von Tunicaten anzusetzen ist, scheint nicht bekannt zu sein. Über die biochemische Evolution der Tunicaten s. MORRISON et al. (1956).

VERTEBRATA
Unt. Stamm Cephalochordata
a) Klasse Acrania

Branchiostoma (Amphioxus) lanceolatum, Lanzettfisch; 5—6 cm lang

Die aus fibrösen Platten bestehende Chorda dorsalis durchzieht von vorn nach hinten den ganzen Körper. Dorsal von ihr liegt das Zentralnervensystem. *Amphioxus* besitzt einen Pharynx mit ca. 180 Kiemenspalten und eine Hypobranchialrinne mit einem mit Flimmerepithel versehenen Endostyl, das, wie bei Tunicaten, zum Teil mit der Schilddrüse von Vertebraten homologisiert wird (BARRINGTON, 1965).

α) Gefäßsystem

Ein Herz fehlt; ein Teil der größeren Gefäße ist contractil. Durch sie findet die Blutbewegung statt. Das von farb- und zellenlosem Blut gefüllte Gefäß-System besteht aus einem dorsalen arteriellen und einem ventralen venösen Stamm, welche durch laterale Schlingen ineinander übergehen. Eine rechte und eine linke Aorta, die sich vereinigen und als caudale (mediane) Aorta weiterziehen, sowie Kiemenarterien sind vorhanden. Der Kreislauf ist praktisch geschlossen. In der allgemeinen Topographie ist der Zirkulationsapparat demjenigen von Fischen sehr ähnlich. Contractil sind der Sinus venosus, die Endostylarterie, die subintestinale Vene und die Lebervene. Die contractilen Gefäße besitzen endotheliale Muskulatur. Der Kreislauf ist charakterisiert durch die langsame Kontraktion und Irregularität der contractilen Gefäßabschnitte und ihre relative Unabhängigkeit voneinander. Venensinus und Endostylarterie kontrahieren sich alle 1—2 min. Ob Acetylcholin einen Einfluß auf pulsierende Gefäße ausübt, scheint nicht bekannt zu sein.

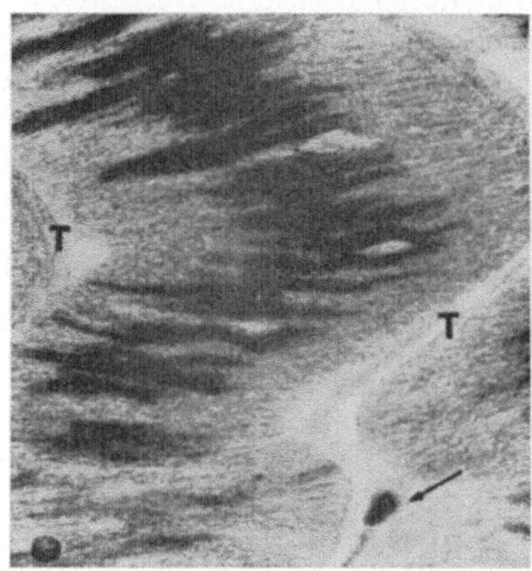

Abb. 151. Terminale Innervation von Segmentalmuskeln von *Amphioxus*. Cholinesterasefärbung. Die Cholinesterase erscheint als diffuse Striche, die parallel zu den Muskelfasern verlaufen. In der myoseptalen Region (*T*) sind nur die Nervenbündel (↙) gefärbt. Vergr. 1:33. (Aus: B. MACKAY 1961)

β) Körpermuskulatur

Die Körpermuskulatur ist quergestreift und segmental in Myotomen angeordnet, die aus dünnen Muskelplatten mit parallelen Muskelfasern bestehen. Eine terminale motorische Innervation (Nervenendplatte) der Muskelfasern konnte durch MACKAY u. PETERS (1961) nachgewiesen werden (Abb. 151). Schon DOGIEL (1902) stellte konusartige Nervenendplatten fest. Acetylcholinesterase wurde in den breiten, zu den Muskelfasern der Myotome parallel laufenden Gewebestreifen festgestellt, ebenso in den darin verlaufenden Nervenbündeln. Ob Acetylcholin als neuromuskulärer Überträgerstoff bei Cephalochordaten eine Rolle spielt, scheint nicht bekannt zu sein.

γ) Zentralnervensystem

Ein morphologisch vom Rückenmark abtrennbares Gehirn fehlt bei *Branchiostoma*. Ventrale und dorsale Wurzeln des „Rückenmarkes" sind klar geschieden. Dorsale Wurzeln sollen auch autonome (sympathische) Fasern enthalten. BONE (1960b, 1961) verdanken wir eingehende Studien über die Anordnung der wichtigsten Kerngruppen und Fasernsysteme im Rückenmark larvaler Lanzettfischchen, vor allem von *Branchiostoma belcheri*, vergleichsweise auch von *Paramphioxus bassanus, Amphioxides pelagicus, Branchiostoma lanceolatum. Branchiostoma malayana, Branchiostoma nigeriense* und *Branchiostoma takoradil*. Die untersuchten Fasersysteme des Rückenmarkes der Amphioxuslarven hängen wahrscheinlich zum Großteil mit der Steuerung der Schwimmbewegungen zusammen. Die dorsalen Riesenzellen des Rückenmarkes (Rhode-Zellen) unterscheiden sich von den sensorischen Neuronen der Vertebraten durch ihr ausgedehntes Dendritenfeld, den longitudinalen Axonverlauf im Rückenmark und durch ihre direkte Verbindung mit somatomotorischen Zellen ohne Vermittlung von Schaltneuronen. — Die Innervation der Kiemenmuskulatur ist genau beschrieben (BOEKE, 1935b).

Wir sind nicht darüber orientiert, ob Acetylcholin, Acetylcholinesterase und Cholinacetylase im Zentralnervensystem von Lanzettfischen gebildet wird und ob Acetylcholin eine synaptische Funktion besitzt. Über das periphere Nervensystem s. DOGIEL (1902).

δ) Vegetatives Nervensystem

Ein parasympathisches System scheint bei Lanzettfischen zu fehlen, dagegen ist das sympathische rudimentär entwickelt. *Amphioxus lanceolatus*, bei dem aus dem Rückenmark sympathische Fasern abgehen, besitzt weder einen Grenzstrang noch sympathische Ganglien. Da intermediäre Schaltstellen fehlen, haben wir es ausschließlich mit „präsynaptischen" Fasern zu tun, die in einem neuronalen Netzwerk der peripheren Organe enden. BOEKE (1935a, b) stellte einen sympathischen Darmplexus (Plexus entericus) fest. Von Interesse sind die Feststellungen von VON SKRAMLIK (1948) über die Wirkung von LD-Nicotin 2.10^{-2}(!), das sehr starke primäre Erregung zur Folge hatte: die sonst ruhig in Seitenlage verharrenden Tiere schossen herum; Kotentleerungen waren häufig, was für eine „parasympathische" Darminnervation sprechen könnte. Nach kurzer Zeit waren sie fast bewegungslos. Die Pulsationsfrequenz des Kreislaufes, normal 2/min, sank auf 1/min und weniger. Die Flimmerbewegungen an den Kiemen hörten ebenso auf wie am Flimmerepithel des Darmkanals. Die hohe Resistenz von *Amphioxus* gegen Nicotin dürfte durch den sehr langsamen Umlauf der Körpersäfte bedingt sein (VON SKRAMLIK, 1948).

ε) Das atriale (viscerale) Nervensystem

Glaubte man bei *Amphioxus* ein den Auerbachschen und Meissnerschen Plexus der Vertebraten homologes autonomes viscerales Nervensystem gefunden zu haben, so erwies sich dies als unwahrscheinlich, nachdem man feststellen mußte, daß es sich bei der „glatten Muskulatur" des Verdauungskanals um Bindegewebe handelte und daß die Fortbewegung des Darminhaltes ausschließlich durch die Cilienbewegung des Darmepithels erfolgte (BARRINGTON, 1965; BOEKE, 1935a). Das atriale Nervensystem (vgl. BONE, 1958) ist sowohl sensorisch als motorisch und hängt mit dem Zentralnervensystem durch die dorsalen Wurzelnerven zusammen. Es bildet ein sehr dicht mit multipolaren Ganglienzellen besetztes kontinuierliches Nervennetz nicht synaptischer Natur, wie es nur selten beobachtet wird (Abb. 152). Die lateralen Cilien der Kiemenblätter stehen nach BARRINGTON unter nervösem Einfluß; nach BONE (1961) handelt es sich um eine hemmende Innervation, die durch Lokalanästhesie aufgehoben werden kann, woraus dann ein regelmäßiger metachronaler Cilienrhythmus resultiert. Es scheint nicht bekannt zu sein, ob an der Steuerung der Cilien Acetylcholin beteiligt ist. Dieselbe Frage stellt sich auch für die Cilienbewegung des Darmkanals (BONE, 1958).

Überblick über Tunicaten und Cephalochordaten

Die Tunicaten mit ihren weitgehenden Organisations- und Organrückbildungen und einem sehr einfachen *Zentralnervensystem* besitzen, wie Coelenteraten und Enteropneusten *(Balanoglossus)*, d. h. wenig entwickelte Formen der Protostomia und Deuterostomia, ein gut ausgebildetes peripheres Nervennetz. Bei Acrania *(Branchiostoma = Amphioxus)* ist das Zentralnervensystem relativ einfach, Gehirn und Rückenmark sind nicht gegeneinander abgesetzt.

Bei den Tunicaten ist der *Hautmuskelschlauch* im allgemeinen glatt; nur bei den freischwimmenden Salpen ist die Bewegungsmuskulatur quergestreift und für langsame und rasche Bewegung durch Nervennetz und Zentralnervensystem doppelt innerviert.

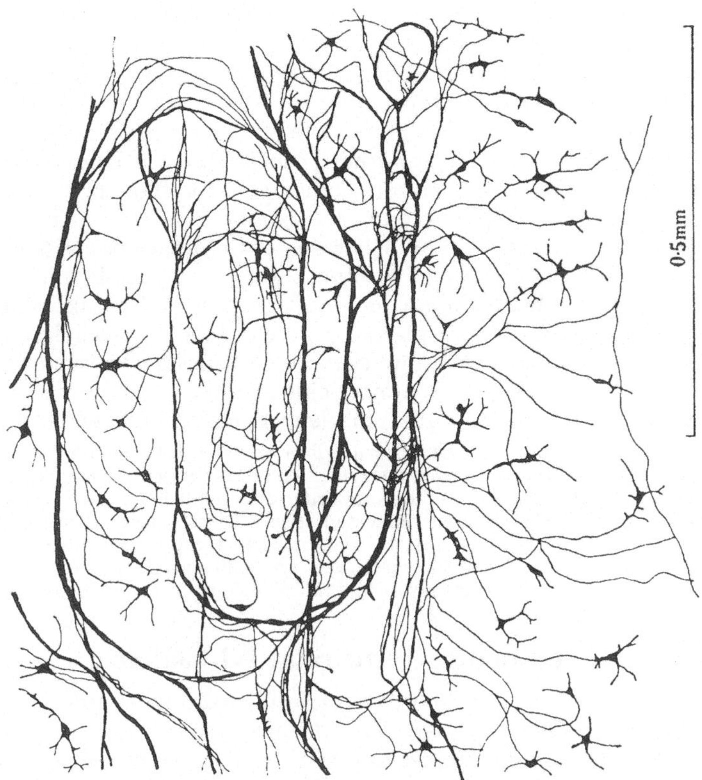

Abb. 152. Innervation des Mitteldarmes von *Amphioxus:* dargestellt ist der Verlauf von Axonbündeln und die Lage der Nervenzellen auf der Oberfläche des Mitteldarmes. (Nach BONE 1961. In: E.J.W. BARRINGTON 1965)

Herz. Eine fast einzigartige, bei Insekten und im Embryonalzustand auch bei Vögeln festgestellte Einrichtung bildet bei Tunicaten der Wechsel in der Richtung der Blutbewegung, der durch Ausstattung des in ein Perikard eingeschlossenen Herzens mit 2 Schrittmachern ermöglicht wird. Das Herz einiger Tunicaten ist wahrscheinlich, so bei *Perophora viridis, neurogen.* Sehr wahrscheinlich gibt es auch Tunicaten mit *myogenem* Schrittmacher.

Ein Vergleich mit Acrania (*Branchiostoma*) läßt sich in dieser Beziehung nicht durchführen, da sie kein Herz, sondern nur einige pulsierende Gefäße besitzen und wir außerdem über Acetylcholin bei *Branchiostoma* nicht orientiert sind.

Acetylcholin wirkte auf die Schrittmacher des Herzens einiger Tunicaten beschleunigend. Durch Physostigmin wurde die beschleunigende Acetylcholinwirkung verstärkt; zudem hatte Physostigmin selbst beschleunigende Wirkung. Der Nachweis (bei *Perophora*), daß nach Physostigmin Acetylcholin aus dem Herzmuskelschlauch freigesetzt wird, konnte bisher nicht geleistet werden. Atropin führte zu Verlangsamung und Stillstand des Herzens und hob die beschleunigende Wirkung des Acetylcholins auf. Pilocarpin wirkte ebenfalls beschleunigend. Nicotin wirkte auf beide Schrittmacher in kleinen Konzentrationen positiv chronotrop. All dies deutet bei *Perophora* auf ein *neurogenes, cholinergisches* Herz, ähnlich wie wir es bei Crustaceen und Insekten angetroffen haben. Ob das Verhalten des Herzens von *Perophora* für Tunicaten typisch ist, müßte an einer größeren Zahl von Manteltieren geprüft werden. *Myogene* cholinerge oder nicht cholinerge Herzen sind für manche Tunicaten wahrscheinlich.

Der *Bewegungsmuskel* von Tunicaten (*Ciona*) enthält wenig Acetylcholin; er ist wahrscheinlich positiv cholinergisch. Der Muskelschlauch ist bei *Perophora* auf Acetylcholin wenig empfindlich. Durch Physostigmin wird aus dem Muskelschlauch kein Acetylcholin freigesetzt. Strychnin und Picrotoxin bewirken vermehrte Muskelkontraktionen, sekundär Lähmung. Wie sich der quergestreifte Muskel von Salpen dem Acetylcholin gegenüber verhält, scheint nicht bekannt zu sein.

Das sehr einfache *Nervensystem* von Tunicaten ist auffallend reich an Acetylcholin (20—120 µg/g im Ganglion von *Ciona intestinalis*). Ob es eine synaptische Funktion besitzt, ist nicht bekannt. Über das etwas höher organisierte Nervensystem von Appendiculariaceen sind wir hinsichtlich Acetylcholin nicht orientiert. Bemerkenswert ist, daß bei Embryonen von Tunicaten im Neuralstadium Cholinesterase in Nerv und Muskel nachweisbar ist, nicht aber Acetylcholin. Ob Acetylcholin im Verdauungskanal von Manteltieren eine Rolle spielt, ist unbekannt.

Die Tunicaten stellen als „Chordatiere" eine mehr oder weniger isolierte Klasse dar, die sich von *Amphioxus* (Acrania) in vieler Hinsicht unterscheidet.

Bei *Cephalochordaten* wäre es im Hinblick auf ihre systematische Stellung und Bedeutung wertvoll, in eingehenden Untersuchungen festzustellen, ob und welche Funktionen das Acetylcholin bei ihnen ausübt. Der Vergleich mit den am Anfang der heute lebenden Wirbeltiere stehenden Cyclostomen könnte vielleicht neue tiersystematische Beziehungen erkennen lassen. Doch bilden Cyclostomen eine schon zum „Fisch" spezialisierte Gruppe, die nicht als erste Ausgangsform von Vertebraten betrachtet werden kann, und sich als „Übergangsform" in charakteristischer Weise von Vertebraten unterscheidet, so daß sie als besondere Organisationsstufe betrachtet wird. Vgl. Bone (1960c).

Unt. Stamm: Vertebrata, Wirbeltiere

Der Begriff Wirbeltier (d. h. Chordaten mit Wirbelsäule) wurde von Lamarck eingeführt. Das Zentralnervensystem ist in Gehirn und Rückenmark abgegrenzt. Es unterscheidet sich von dem teilweise dorsal (Gehirn) teilweise ventral (Bauchmark) angelegten Zentralnervensystem der höheren Protostomier (z. B. Anneliden und Arthropoden) durch eine rein dorsale Lage. Es besitzt einen Zentralkanal, welcher auf seine Entstehung aus der Neuralplatte, die sich zum Neurarohr zusammenschließt, hindeutet. Das Gehirn ist fünfteilig.

Embryonal wird allgemein ein Darm mit Kiemenspalten angelegt. Das Endostyl ist in die Schilddrüse umgewandelt. Sympathicus und Vagus sind bei Vertebraten (bei den Cyclostomen ist es unsicher) ausgebildet und haben je nach Organisationshöhe eine verschieden weitgehende, aber im ganzen doch gleichartige Realisation erfahren.

Das Herz hat sich bei Vertebraten, anders wie bei Arthropoden, im ventralen Blutstamm entwickelt. Über Herz und Kreislauf ist bei den einzelnen Wirbeltierklassen das Notwendigste gesagt.

α) Das reizleitende System im (myogenen) Herzen von poikilothermen im Vergleich zu demjenigen homoiothermer Wirbeltiere

Bei poikilothermen Vertebraten (Fischen, Amphibien, Reptilien) bilden nach Davies u. Francis (1946) die Herzmuskelfasern morphologisch eine Einheit, d. h. sie haben in allen Teilen des Herzens den gleichen allgemeinen histologischen Charakter (Sinus, Vorhöfe, Ventrikel, Bulbus cordis). Die Herzkontraktionen beginnen in der Sinusmuskulatur und werden von dort durch den ganzen Herzmuskel geleitet. Die Verzögerung in der Impulsleitung von einem Herzabschnitt in den andern ist durch die Anordnung der Muskelfasern, mehr als durch eine histologische Spezialisierung an diesen Übergangsstellen bedingt.

Bei den homoiothermen Vertebraten (Vögel und Säugetiere) haben sich spezielle Muskelfasern für die Auslösung der Impulse und ihre Leitung herausgebildet.

Diese bestehen aus „nodalen" Fasern mit einem hohen Grad von innerer (spontaner) Rhythmizität und aus den Purkinjefasern, durch welche die Impulse rascher geleitet werden als durch gewöhnliche Muskelfasern. Diese Spezialisierung der Fasern dürfte mit dem rascheren Herzschlag der Homoiothermen in Beziehung stehen. Sie sind bei Vögeln und Säugetieren in ähnlicher Weise ausgebildet.

Der primäre Impuls geht vom Sinus-Vorhofknoten aus, der sich an der Einmündungsstelle der Hohlvene in den rechten Vorhof befindet. Der Impuls breitet sich durch beide Vorhöfe aus — bei Säugetieren durch den Vorhofmuskel, bei Vögeln durch ein ausgebreitetes Netzwerk von Purkinjefasern der Vorhöfe. Er gelangt zum Atrio-Ventrikularknoten, der in der dorso-caudalen Region des Vorhofseptums liegt und weiter entlang dem Atrio-Ventrikular-Bündel, das aus Purkinjefasern besteht, oder wie beim Menschen, aus Fasern, welche den Fasern des Kammermyokards sehr ähnlich sind.

β) Die glatte Muskulatur von Wirbeltieren im Vergleich zur glatten Muskulatur von Invertebraten

Die Innervationsverhältnisse der glatten Muskulatur von Wirbeltieren sind noch relativ wenig geklärt (vgl. GELFAN, 1958). Elektrophysiologie und Pharmakologie der glatten Muskulatur sind von BÜLBRING (1964) systematisch in Angriff genommen und die mögliche Rolle des Acetylcholins bei der Muskelkontraktion hauptsächlich an der *Taenia coli* des Meerschweinchens geprüft worden (s. S. 583).

Glatte Muskelzellen sind schmaler als quergestreifte und enthalten pro Fasern weniger Myofibrillen. Das Sarkolemm von Uterusfasern wurde mit 150 Å Dicke angegeben (MARK, 1956). Die einzelnen Myofibrillen scheinen nach elektronenoptischen Befunden im allgemeinen etwas dicker zu sein als im quergestreiften Muskel. Beträchtlich dicker sind sie bei Mollusken und Anneliden: Der Schließmuskel von Muscheln hat Myofibrillen von ca. 600—1000 Å im Durchmesser, die longitudinale Muskulatur von *Lumbricus terrestris* von ca. 250 Å.

Die Filamente in den Myofibrillen des glatten Muskels sind nicht so regelmäßig und so dicht gepackt wie im quergestreiften Muskel.

Der glatte Wirbeltiermuskel steht funktionell dem Invertebratenmuskel insofern relativ nahe, als er mit einem mit Ganglienzellen versehenen lokalen Nervenplexus in Beziehung steht; ferner auch darin, daß die glatten Muskelfasern nur teilweise unter zentralnervöser Kontrolle sind. Da die Muskelfasern fast immer unter Spannung stehen, kann man nicht von einem normalen Ruhepotential sprechen. Bei intracellulärer Einführung einer Elektrode entsteht ein negatives Potential von etwa 60—80 mV, z. B. 60 mV am isolierten Irissphincter des Kaninchens (BÜLBRING, 1961) oder an der Taenia coli des Meerschweinchens (BÜLBRING et al., 1958), 66 mV am Meerschweinchen- und Katzenuterus (BÜLBRING, 1955). (Vgl. dazu das auf S. 583 über glatte Muskulatur Gesagte.)

Die glatten Muskeln der Wirbeltiere gehören zwei Gruppen an: der Gruppe der Eingeweideorgane, welche automatische Funktionen besitzen und jener, die wie die Gefäßmuskeln von motorischen Nerven innerviert sind. Die Besonderheiten der glatten Muskulatur der Eingeweide liegen in ihrer langsamen Reaktion und in den Schwankungen ihrer Erregbarkeit. Diese steht unter dem Einfluß von Hormonen (Cholin usw.), von erregenden oder hemmenden Einwirkungen über die vegetative Innervation und soweit es den Darm betrifft, vom Erregungsniveau der lokalen autonomen Plexus.

γ) Evolution der Chordaten und Wirbeltiere

Die Chordatiere mit *Balanoglossus*, Ascidien und *Amphioxus* haben keine paläontologischen Spuren hinterlassen und stellen heute eine unbedeutende Gruppe eines Übergangsstadiums mit ausgesprochenen Degenerationserscheinungen dar. Schon im Ordovicium (Alt-Palaeozoicum) gab es Wirbeltiere mit ausgebildeter knöcherner Wirbelsäule. Nach SIMPSON (1951) gibt es 8 Haupttypen der Wirbeltierorganisation. Knorpel- und Knochenfische sind

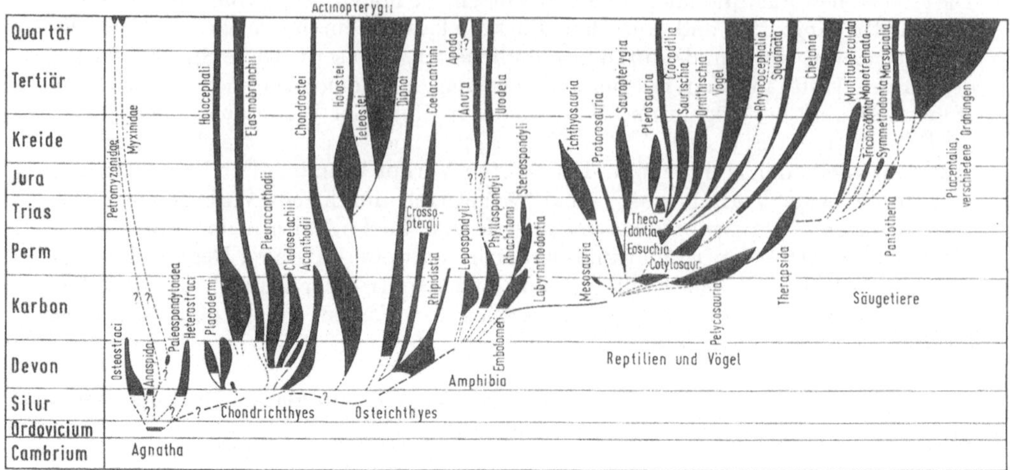

Abb. 153. Das zeitliche Auftreten der Wirbeltiertypen und ihre realhistorische Verknüpfung. (Nach: ROMER u. HEBERER 1940. Aus: G. HEBERER 1959)

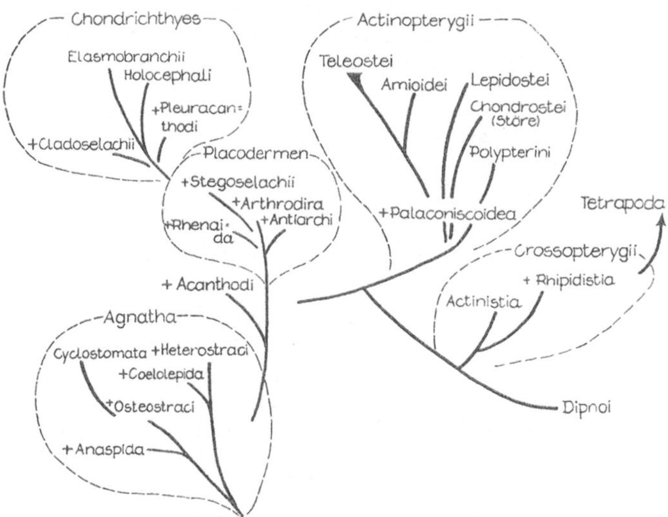

Abb. 154. Entfaltung der Fische. (Aus: A. REMANE 1959)

wohl unabhängig voneinander aus älteren Formen entstanden. Die Cyclostomen haben ihre Blütezeit gegen Ende des Silur und im Beginn des Devon längst hinter sich und sind heute beinahe ausgestorben. Die Knorpelfische hatten einen ersten Höhepunkt zwischen Devon und Perm, machten in der Trias eine Krise durch, die auch andere Meeresbewohner betroffen hat, und erlangten (nach SIMPSON) in der Kreide einen zweiten Höhepunkt. Die Knochenfische erlangten schon im Devon eine rasche Entwicklung, die sich in der Trias wiederholte. Seither stehen die Knochenfische unter den wasserlebenden Wirbeltieren weitaus an erster Stelle (Abb. 153).

Die ältesten mit beweglichem Unterkiefer versehenen Fische, die Placodermen, die im Silur auftreten, stammen von den unterkieferlosen Agnathen (Cyclostomen) des Ordoviciums ab, und ebenso sind die im Devon auftretenden Knorpel- und Knochenfische Nachfahren der seit dem Perm ausgestorbenen Placodermen.

Die Amphibien nehmen im späten Devon von den Knochenfischen ihre Abstammung, die Reptilien im Perm von den Amphibien, die Säugetiere am Ende des Trias oder zu Beginn des Jura, und die Vögel im Jura von den Reptilien (SIMPSON).

1. Klasse Cyclostomata, Rundmäuler

Gruppe Agnatha, Evolution der Fische (Abb. 154)

Sie sind recent einzig vertreten durch die Klasse der *Cyclostomata, Rundmäuler* (s. S. 704 und S. 845; GRASSÉ, T. XIII, 1958).

Die Kiefer fehlen völlig, der Mund ist ein Saugmund. Alle wichtigen Teile des Wirbeltiergehirns mit Einschluß der Epiphyse und Hypophyse und des Lobus olfactorius sind vorhanden. Großhirn und Cerebellum sind unbedeutend entwickelt im Vergleich zum Mittelhirn und dem gewaltigen Nachhirn. Augen, Labyrinth und (unpaare) Nase sind ausgebildet; Brust- und Bauchflossen fehlen völlig.

Von den echten Wirbeltieren unterscheiden sich die Cyclostomen durch die nur reduziert vorhandene Wirbelsäule; das Achsenskelett besteht aus der Chorda dorsalis mit einigen Knorpelspangen. Der knorpelige Schädel ist mit einem korbartigen Gerüst knorpeliger Kiemenstützen ausgestattet.

α) Autonomes Nervensystem bei Cyclostomen

Bei Cyclostomen haben wir es mit einem, teilweise noch rudimentären, autonomen Nervensystem zu tun, bei dem der Vagus (wie bei den Fischen) anatomisch und funktionell eine fortgeschrittenere Entwicklung zeigt, als die mehr oder weniger unzusammenhängende sympathische Innervation. Das steht in gewissem Gegensatz zu den Verhältnissen bei Cephalochordaten (*Branchiostoma lanceolatum*), bei dem ein parasympathisches System anscheinend fehlt, während das sympathische anlagemäßig ausgebildet ist. Die Gegenwart adrenergischer Elemente im Vagusstamm von *Myxine glutinosa* ist durch ihren Catecholamingehalt angedeutet (VON EULER u. FÄNGE, 1961).

Über das autonome Nervensystem der Cyclostomen ist relativ wenig bekannt (vgl. NICOL, 1952). Gruppen von sympathischen Ganglien wurden bei *Myxine* festgestellt, welche der dorsalen Aorta folgen und mit visceralen Ästen von Spinalnerven in Verbindung stehen. Bei *Myxiniden* versorgen die beiden Eingeweideäste des Vagus einen im M. constrictor cardiae gelegenen Plexus und vereinen sich dann zu einem N. intestinalis impar, welcher der Dorsalseite der Baucheingeweide bis zum Anus entlangläuft.

Bei *Petromyzoniden* sind sympathische Ganglienzellen nachgewiesen, welche zwischen den Hauptvenen im Gebiet etwa vom Herzen bis zum Anus zerstreut liegen. Autonome Ganglienzellen finden sich im Bereich der Darmwand, der Wand von Blutgefäßen und im Sinus venosus. Sympathische Neurone der dorsalen Bauchwand liegen in der Nähe von chromaffinen Körpern. In der Herzgegend bilden sie im Sinus venosus eine dicke Schicht. Viscerale Vagusfasern ziehen zum Herzen, zu den Jugularvenen und zum Darm, wo sie mit autonomem Plexus in Verbindung treten.

Durch MILOCHIN (1959) wurden die synaptischen Verbindungen im Darmplexus des Petromyzoniden *Caspiomyzon wagneri* (Kessl) untersucht und dabei festgestellt, daß die Perikarya der Darmplexus-Neurone wie bei homoiothermen Vertebraten von pericellulären Apparaten umgeben sind (Abb. 155). Vor allem sind kugel- und ringförmige Endigungen der Nervenfasern zu beobachten. An polysynaptischen Neuronen endigen mehrere Endkugeln usw., die untereinander unabhängig sind. Die vegetativen Synapsen entsprechen — was strittig war — denjenigen höherer Wirbeltiere.

a) Ord. Myxinidae, Schleimaale

α) Die systematische und phylogenetische Stellung der Myxiniden im Tiersystem

haben BRODAL u. FÄNGE (1964) in ihrer Monographie über *Myxine* erneut diskutiert. Die Frage der Wirbeltierevolution von den Cyclostomen her ist noch immer strittig. Waren die

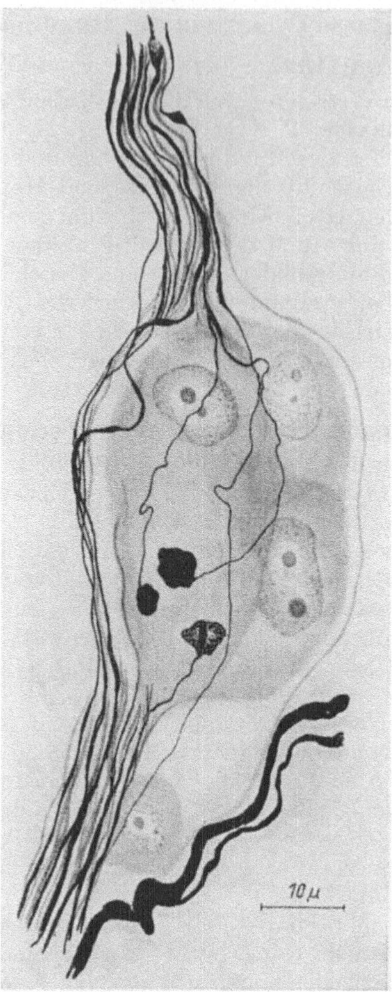

Abb. 155. Pericelluläre Apparate am Körper einer Nervenzelle aus einem Ganglion des Darmplexus vom Neun-
auge, *Caspiomyzon wagneri* Kessl. Einzelne Fasern mit Kugelenden. (Aus: A. A. MILOCHIN 1959/1960)

Urvertebraten marine Tiere oder konnten sie sich, wie die Lamprete, an Süßwasser adaptieren ?
Sprechen die Unterschiede im Bios der Myxiniden und Lampreten mehr für eine monophyle-
tische oder diphyletische Abstammung, und welches ist ihre Beziehung zu den fossilen Ostracodermen ? Die Serumproteine von Myxiniden sind viel einfacher gebaut als diejenigen der
Lampreten, die den komplizierten Bau der Proteine der Wirbeltierseren im allgemeinen aufweisen. Das Hämoglobin der Myxiniden gleicht demjenigen von Holothurien, dasjenige der
Lampreten entspricht dem allgemeineren Vertebratentypus. MANWELL (in dem Buch von
Brodal und Fänge) sagt darüber: "the recent tendency to separate hagfishes and lampreys
into different vertebrate classes largely as a result of morphological and palaeontological
evidence is entirely justified on the basis of our present knowledge of comparative biochemistry and physiology". S. auch COLE (1913).

Das Kiemenherz (= Körperherz) von *Myxine* unterscheidet sich von allen
Vertebratenherzen durch das Fehlen einer Innervation. Nach GREENE (1902a)
gleicht es darin funktionell dem embryonalen Säugerherzen vor der Innervation.
Vagusreiz und Acetylcholin haben keinen (direkten) Einfluß auf das Kiemenherz.
ROSS (in BRODAL u. FÄNGE) bemerkt sehr zutreffend, das Leben von *Myxine* sei
"as empty as it is obscure". Über die Endokrinologie von Myxine wissen wir

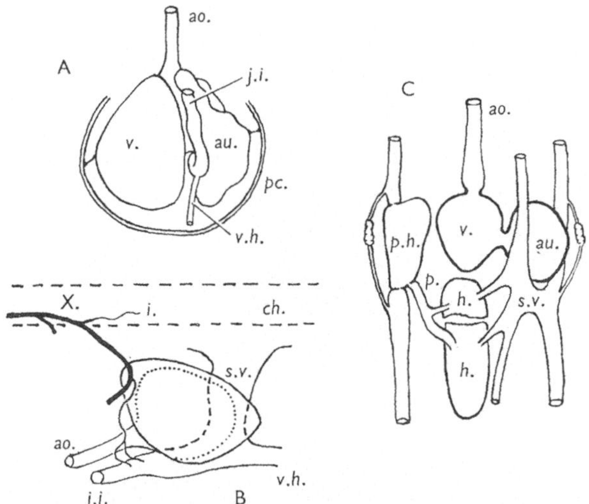

Abb. 156. Schema des Herzens von *Lampetra fluviatilis*. *A* Ventrale Ansicht. *B* Larve von *Lampetra fluviatilis*. Linke Seite des Herzens, aus Serienschnitten rekonstruiert. *C* Herz von *Myxine glutinosa*. *ao* ventrale Aorta, *au* Aurikel; *ch* Notochord; *h* Leber; *i* Eingeweideast des Vagus; *j.i* ventrale (mediane) Jugularvene; *p* Portalvene; *p.h.* Portalvenenherz; *pc* Perikard; *s.v.* Sinus venosus; *v* Ventrikel; *v.h* Lebervene; *x* Vagus. (Aus: K.-B. AUGUSTINSSON, R. FÄNGE, A. JOHNELS u. E. OESTLUND 1956)

wenig. Vgl. OLSSON (1969). ROSS u. MANWELL nehmen aufgrund der gänzlich verschiedenen Ionenzusammensetzung und Regulation der Körperflüssigkeiten eine unabhängige Evolution von Myxiniden und Lampreten (Neunaugen) an.

β) Herz und Acetylcholin bei Cyclostomen (beide Ordnungen)

Cyclostomen besitzen, wie die gnathostomen Fische, ein dickwandiges Körperherz, das aus Sinus venosus mit Schrittmacher, Vorkammer und Kammer besteht, die durch eine Klappe voneinander getrennt sind. Ein Bulbus arteriosus ist vorhanden. Das Herz liegt in einem Herzbeutel. Von den Cyclostomen (Cephalochordaten) an haben wir einen geschlossenen Kreislauf. Der Schrittmacher des Herzens leitet den Impuls auf myogener Bahn mit einer Geschwindigkeit von 3—4 mm/sec zum Vorhof.

γ) Herz bei Myxiniden

Bei *Bdellostoma dombeyii* scheinen nach CARLSON (1904) extrakardiale, herzregulierende Nerven zu fehlen. An *Myxine glutinosa* hatte elektrischer Vagusreiz keinen Einfluß auf den Herzschlag. Das als nervenfrei bezeichnete Herz von *Myxine* ist nach CARLSON (1906) sehr wenig empfindlich auf Acetylcholin, Adrenalin und Noradrenalin. Dabei enthält das Herz von *Myxine* auffallend große Mengen von Catecholaminen, und zwar Adrenalin und Noradrenalin. Genaue histologische, biochemische und physiologische Untersuchungen wurden von AUGUSTINSSON, FÄNGE, JOHNELS u. OESTLUND (1956) an *Myxine glutinosa* durchgeführt. Das Herz von *Lampetra* erhält Vagusfasern in der Gegend der Jugularvene. In Sinus venosus, Aurikel und Ventrikel kommen zwei Zelltypen von wahrscheinlich ganglionärer Beschaffenheit vor. Im Herzen und in der Pfortader von *Myxine* konnten keinerlei nervöse Elemente festgestellt werden.

Myxine glutinosa hat zwei Herzen, das eigentliche Kiemenherz (Körperherz) und das Portalvenenherz (vgl. Abb. 156). Die Perikardialhöhle steht mit dem Abdominalraum in offener Verbindung. Vagusfasern vom intestinalen Ast des rechten und linken Vagus ziehen dicht am Herzen und Portalvenenherzen vorbei. Zum

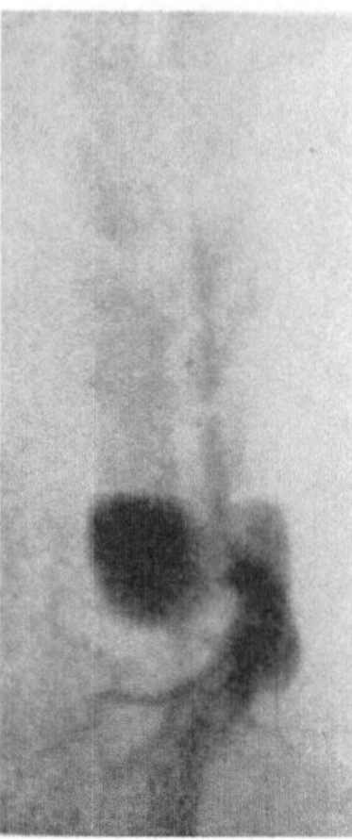

Abb. 157. Angiocardiographie von *Myxine glutinosa* (ventrale Sicht). Der Vorhof ist kontrahiert, die Herzkammer gefüllt. Der Sinus venosus ist gut sichtbar und ebenfalls kontrahiert. (Aus: R. HOL u. K. JOHANSEN 1960)

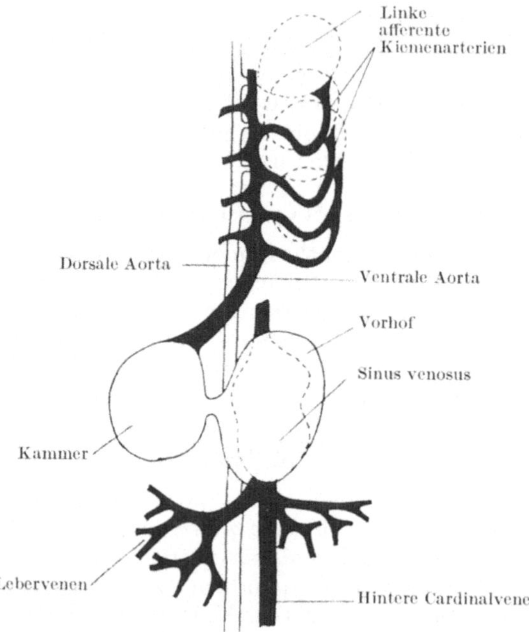

Abb. 158. Schematische Darstellung des Herzens und der wichtigsten Gefäße von *Myxine glutinosa*. (Aus: R. HOL u. K. JOHANSEN 1960)

Herzen ziehende Fasern konnten nicht festgestellt werden; Vagusreiz hatte keinen Einfluß auf den Rhythmus des Herzens. Ganglienzellen fehlen vollständig; der Herzmuskel zeigte schwache chromaffine Reaktion.

Über den Kreislauf bei *Myxine glutinosa* vgl. JOHANSEN (1960) und HOL u. JOHANSEN (1960) (Abb. 157, 158), GRODZINSKI (1928); über die Beziehungen zwischen Blut, Sinusflüssigkeit und Lymphe bei *Myxine glutinosa* JOHANSEN et al. (1962).

Der Cholinesterasegehalt verschiedener Herzabschnitte beider Herzen erwies sich als niedrig; auch der Gehalt an Acetylcholin (0,01 μg/g) und Cholin (0,1 μg/g) war sehr gering.

Das nervenfreie Herz von *Myxine glutinosa* reagierte nicht auf Acetylcholin 10^{-7} bis 10^{-2} (FÄNGE, 1948); Pilocarpin 10^{-8} bis 10^{-4} war wirkungslos. Noradrenalin, Adrenalin und Catechol-4 konnte neben Spuren von Histamin in beiden Herzen nachgewiesen werden. 5-Hydroxytryptamin 10^{-6} bis 10^{-5} hatte leicht positiv inotrope Wirkung.

Das Herz von *Myxine glutinosa* und wahrscheinlich auch anderer Myxiniden bildet in der Tierreihe einen Sonderfall: es scheint nervenfrei zu sein. Es wäre deshalb zu erwarten, daß anstelle der fehlenden Innervation eine hormonale Steuerung tritt. Geringe Mengen Cholinesterase sind vorhanden; ob das Herz auch Cholinacetylase enthält, ist nicht bekannt. Auf Acetylcholin besteht nur sehr geringe Empfindlichkeit. Catecholamine sind reichlich nachgewiesen; ihre Wirkung ist unbedeutend, diejenige von 5-Hydroxytryptamin etwas ausgesprochener.

Wenn keine Herzinnervation besteht und das Herz auf die bei anderen Tieren wirksamen Hormone nicht anspricht, müßte erwartet werden, daß bei Myxiniden andere unbekannte hormonartige Stoffe als Schrittmacher physiologischerweise in Funktion treten. Da Myxiniden auch in anderer Hinsicht von Vertebraten morphologisch und funktionell abweichen, scheint diese Annahme begründet zu sein. Es würde sich lohnen, dieser tiersystematisch und phylogenetisch wichtigen Frage nachzugehen (vgl. über Eptatetrin im folgenden).

Am isolierten Hauptherzen des Myxiniden *Polistotrema stoutii* hatte Acetylcholin 10^{-6} bis 10^{-2} g/ml keine Wirkung auf Herzfrequenz und Amplitude. Auch 5-Hydroxytryptamin 10^{-7} bis 10^{-5} mg/ml blieb wirkungslos (JENSEN, 1958, 1961). Wie JENSEN (1963) (nach CHAPMAN, JENSEN, WILDENTHAL, 1963) an dem pacifischen Myxiniden *Eptatretus stoutii* (= *Polistotrema stoutii*) feststellte, sind die Kiemenherzen dieser Species nervenlos und besitzen einen auf Druck empfindlichen, diffusen myokardialen Schrittmacher. Subendotheliale Zellen des Herzens haben, elektronenoptisch untersucht, den Charakter von Sekretzellen und geben ein herzbeschleunigendes Sekret, *Eptatetrin*, ab, das nicht spezies-spezifisch ist, sondern auch am Frosch- und Muschelherzen entsprechende Wirksamkeit ausübt. Die Versuche mit der herzaktiven Substanz wurden am spontan schlagenden isolierten Kiemenherzen durchgeführt, das mit starker Beschleunigung reagierte. Ebenso wurden Injektionen von 0,01 ml Salzlösung vorgenommen, die durch Volumenvergrößerung (Streckung des Myokards) zu einem starken Anstieg der Herzfrequenz und zur Abnahme des Schlagvolumens führten (vgl. auch KEATINGE, 1959). Die herzwirksame Substanz aus dem Hauptherzen von *Eptatretus stoutii* wurde am isolierten Herzen von *Rana pipiens* geprüft und ergab eine starke inotrope Wirkung und Frequenzsteigerung. Da das Hauptherz nicht unbeträchtliche Mengen Catecholamine enthält, wurde am Froschherzen Adrenalin 10^{-4}, 5.10^{-}, 10^{-5} und 10^{-6} g/ml geprüft und festgestellt, daß die beschleunigende Wirkung nur mit Adrenalin 10^{-4} ausgesprochen war, aber mit derjenigen des Herzextraktes nicht übereinstimmte. Möglicherweise handelt es sich bei dem Eptatetrin, dessen Struktur als aromatisches Amin noch nicht sichergestellt ist, um einen physiologischen Aktivator des myogenen Herzens von Myxiniden. Es ist denkbar, aber keineswegs sicher, daß die Funktion des Schrittmachers und die myogene Leitung der Herzimpulse durch diese Substanz vermittelt werden.

„Eptatetrin" erhöhte in kristallisiertem Zustand oder als gereinigter, sehr wirksamer und stabiler Extrakt am intakten Hund in der Menge von 5—15 mg der Substanz i.v. den systolischen, diastolischen und mittleren Blutdruck (vgl. auch CHAPMAN et al., 1963).

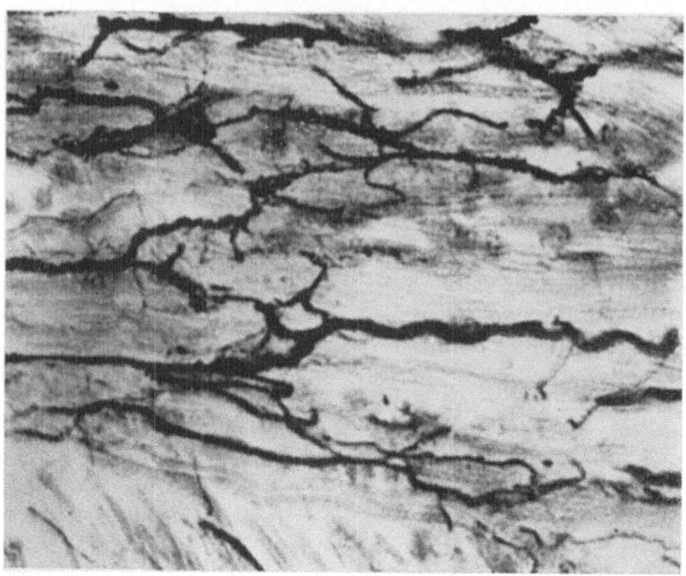

Abb. 159. Myelinisierte Nerven und Ganglienzellen im Herzen von *Eptatretus stoutii*. (Aus: E.F. HIRSCH, M. JELLI-
NEK u. T. COOPER 1964)

Entgegen anderen Untersuchungen (GREENE, 1902a, b) stellten HIRSCH,
JELLINEK u. COOPER (1964) an dem Myxiniden *Eptatetrus stoutii*, dessen Herz für
nervenlos gehalten wurde, in unmittelbarer Nähe des Hauptherzens kräftige myelinisierte Nerven und Ganglienzellen fest (Abb. 159), wobei ein System von Ganglienzellen und Nervenfasern der Aorta entlang und im Epi- und Endokard verläuft.
Das Myokard verfügt über einen Plexus feiner argyrophiler verzweigter Fasern,
ähnlich wie im Herzen von Fischen und Amphibien. In den Versuchen von GREENE
hatte Vagusreiz am Herzen von *Myxine glutinosa* keine Wirkung, da eine vagale
Herzinnervation (und auch jede andere) bei dieser Myxineart völlig fehlt.

δ) Zentralnervensystem

Das Gehirn von *Myxine glutinosa* enthält Acetylcholinesterase; ihre Aktivität
beträgt nach AUGUSTINSSON 0,46 μl CO_2/30 min/100 mg. Der Acetylcholingehalt
des Zentralnervensystems scheint bei Myxiniden nicht bekannt zu sein. Hingegen
wurde P-Substanz zu 3,3—85 E/g Frischgewicht bei *Myxine* nachgewiesen (EULER
u. OESTLUND, 1956; DAHLSTEDT et al., 1959). Es wäre von großem Interesse
festzustellen, ob Acetylcholin im Zentralnervensystem von Myxiniden nachweisbar
ist und ob ihm eine synaptische Funktion zukommt. Die Verteilung von Acetylcholin im Gehirn könnte darüber Aufschluß geben, ob Acetylcholin vorwiegend in
bestimmten basalen Zentren vorkommt, die, wie bei Säugetieren, mit der Regulation vegetativer Funktionen zu tun haben.

ε) Bewegungsmuskel und Acetylcholin

Acetylcholin bewirkte am quergestreiften Bewegungsmuskel von *Myxine* eine
Kontraktion, welche durch D-Tubocurarin blockiert wurde (FÄNGE u. OESTLUND,
nicht publiziert). Dabei scheinen nur die ,,raschen", zur Kontraktion führenden
Muskeln auf Acetylcholin empfindlich zu sein, nicht die ,,langsamen" Tonusmuskeln. Die ,,raschen" Bewegungsmuskeln von Myxiniden sind wahrscheinlich
cholinerg. Sie besitzen an beiden Enden eine Art Nervenendplatte, während die

„langsamen" Muskelfasern mehr eine diffuse Innervation haben. Auch sind die „raschen" Fasern reicher an Mitochondrien und Oxydationsenzymen als die langsamen (ANDERSEN et al., 1962). Nach AUGUSTINSSON (1948) hat der Muskel von *Myxine glutinosa* mit 109 μl CO_2/30 min/100 mg Gewebe eine größere Acetylcholinesteraseaktivität als der Muskel vieler Säugetiere.

ζ) Verdauungskanal

Acetylcholin 0,34 μg/ml bewirkte nach VON EULER u. OESTLUND (1956) am isolierten Darmstück von *Myxine glutinosa* langanhaltende Kontraktionen. Physostigmin und Pilocarpin hatten nur schwach erregende Wirkung. Über Atropin scheint nichts bekannt zu sein. Adrenalin wirkte, wie schon früher FÄNGE (1948) gezeigt hatte, in Konzentrationen von 1—10 μg/ml tonusherabsetzend und rhythmusverlangsamend. Am Darm ist nach FÄNGE der Vagus der motorisch anregende Nerv. Der isolierte Darm verhält sich anscheinend cholinerg, was dann für alle Vertebraten mehr oder weniger Geltung besitzt. Selbst hohe Konzentrationen von 5-Hydroxytryptamin (1 μg/ml) hatten am isolierten Darmstück von Myxine keine deutlich erkennbare Wirkung. S. FÄNGE (1948).

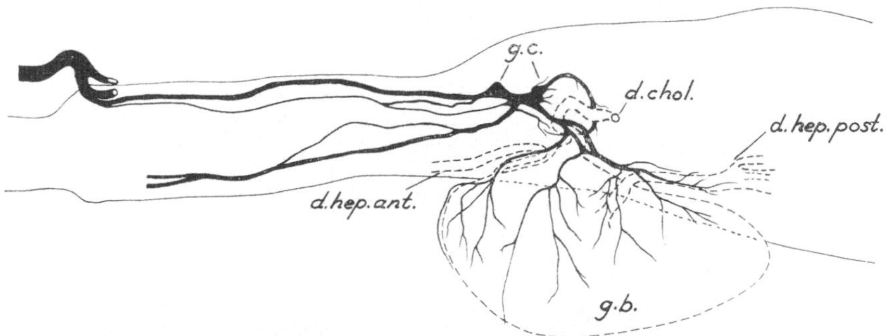

Abb. 160. Darstellung des Innervationssystems der Gallenblase und des Ductus hepaticus von *Myxine glutinosa*. Ventrale Sicht. Eintritt des linken Vagus intestinalis. Das Lumen der Gallenblase und des Ductus hepaticus in ----- Linie. Der Umfang des Darmkanals ist angedeutet. *d.chol.* Ductus choledochus; *d.hep.ant.* Ductus hepaticus anterior; *d.hep.post.* Ductus hepaticus posterior; *g.b.* Gallenblase; *g.c.* Anhäufung von Ganglienzellen. Vergr.1: 20. (Aus: R. FÄNGE u. A.G. JOHNELS 1958)

Gallenblase und Gallengänge von *Myxine glutinosa* sind nach FÄNGE u. JOHNELS (1958) ausschließlich durch hepatische Äste der intestinalen Verzweigungen des Vagus innerviert. In der Nähe des Ductus choledochus fanden sich Ganglienzellen, die zu einem Plexus hepaticus zusammengeschlossen sind. Durch elektrischen Reiz des Vagus wurde die Muskulatur der Gallenblase kontrahiert. Sie reagierte wie die Darmmuskulatur, auf Acetylcholin 10^{-4} mit Kontraktion, auf Adrenalin 10^{-4} mit Erschlaffung (vgl. Abb. 160). Zur Anatomie des Darmkanals und seiner Anhänge bei Myxiniden s. COLE (1913), BRANDT (1922). Im Darmkanal von *Myxine glutinosa* fanden DAHLSTEDT et al. (1959) $< 0,1$ E/g P-Substanz. Möglicherweise ist es nicht der gleiche P-Stoff, wie bei Elasmobranchiern (S. 474).

b) Ord. Petromyzonidae, Neunaugen, Lampreten
α) Herz

Das Herz von *Lampetra (Petromyzon) fluviatilis* und *Lampetra (Petromyzon) planeri* ist beim erwachsenen Tier in einen knorpeligen Herzbeutel eingeschlossen. Zwischen Kammer und Vorhof zieht sich als gekrümmter Schlauch der Sinus venosus durch, der dem Vorhof vorgeschaltet ist (Abb. 161). Zu ihm gehen Fasern, die vom Vagus stammen.

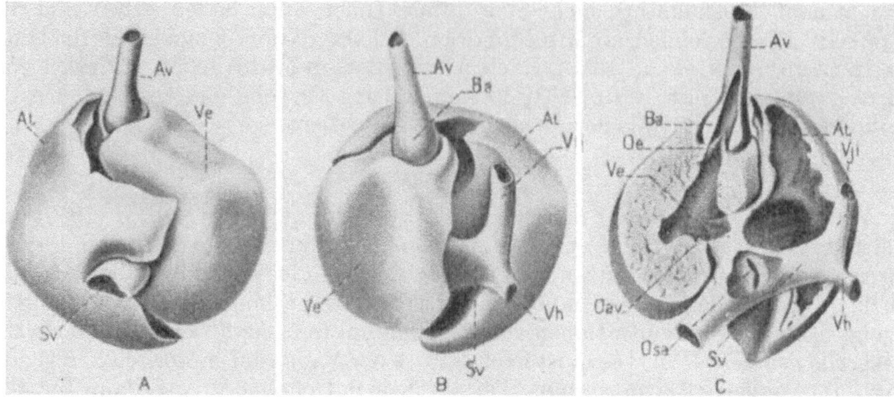

Abb. 161. Herz von *Lampetra (Petromyzon) fluviatilis*, Flußneunauge. *A* ventrale, *B* dorsale Sicht, *C* Frontalschnitt mit Sicht auf dorsale Hälfte. *At* Atrium; *Av* Aorta ventralis; *Ba* Bulbus aorticus; *Osa* Ostium sinu-atriale; *Oav* Ostium atrio-ventriculare; *Sv* Sinus venosus; *Ve* Ventrikel; *Vh* Vena hepatica; *Vji* u. *Vij* Vena jugularis impar. (Nach: W.MARINELLI u. A. STRINGER. Aus: P.P. GRASSÉ 1958)

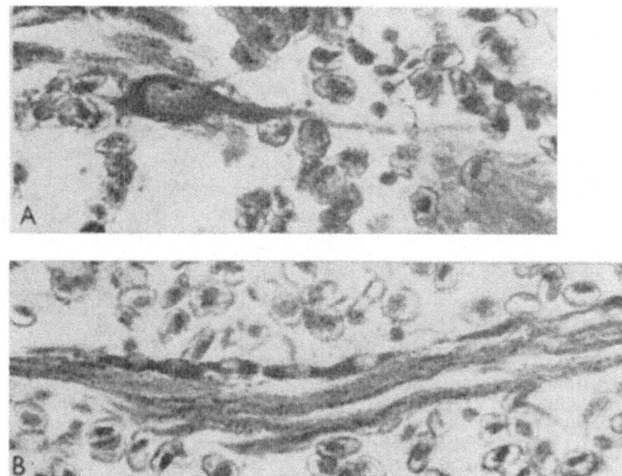

Abb. 162. *Lampetra planeri*. *A* Große Ganglienzelle in der Herzkammer. *B* Kleine Ganglionzellen längs einem Muskelbündel eine Kette bildend, aus dem Vorhof. Mikroaufnahme. Vergr. 1:515. (Aus: AUGUSTINSSON, FÄNGE, JOHNELS u. ØSTLUND 1956)

Hauptsächlich an der Herzinnenfläche vom Vorhof, weniger zahlreich in der Kammer fanden sich bei *Lampetra planeri* zahlreiche kleine und etwas größere Ganglienzellen (Abb. 162). Im Sinus venosus wurden multipolare und bipolare Ganglienzellen festgestellt (AUGUSTINSSON et al., 1956). Im Herz einer 10 cm langen Larve von *Lampetra planeri* wurden 22000 Ganglienzellen gezählt, davon etwa 10500 im Vorhof, etwa 8000 in der Kammer, etwa 3500 in der mittleren Jugularvene und im ventralen Teil des Sinus venosus, und etwa 100 im Bulbus arteriosus. Da diese Ganglienzellen nach Bichromatfärbung von den chromaffinen Zellen des Herzens von *Lampetra* nicht unterschieden werden konnten, erscheint es immerhin fraglich, ob es sich um echte Ganglienzellen handelt. Vielleicht können die kleinen Ganglienzellen als primitiver Typus sympathischer (adrenergischer) Neuronen betrachtet werden. Im Gegensatz zu manchen Myxiniden verfügt das Herz von Petromyzoniden (*Petromyzon entosphenus*) über nervöse Elemente, auch Ganglienzellen, die teilweise mit dem Vagus in Verbindung stehen. Im Sinus venosus wurde ein reiches sympathisches Nervennetz beschrieben (CARLSON, 1904, 1906).

Oets (1950) gelang es bei *Lampreta* (Petromyzon) *fluviatilis* von außen ein EKG abzuleiten, was wegen des knorpeligen Perikards mit einiger Schwierigkeit verbunden war. Es enthielt alle Elemente des beim höheren Vertebraten abgeleiteten EKG.

Elektrische Reizung des Vaguskerns führte bei *Petromyzon* sp. primär gewöhnlich zu intensiver Beschleunigung, sekundär zu Verlangsamung des Herzschlages, während Vagusreiz an der Larve von *Entosphenus* sp. auf das Herz keinen Einfluß hatte. Am erwachsenen Tier führte Vagusreiz zu kurzdauernder Herzhemmung, der eine Verstärkung des Herzschlages folgte.

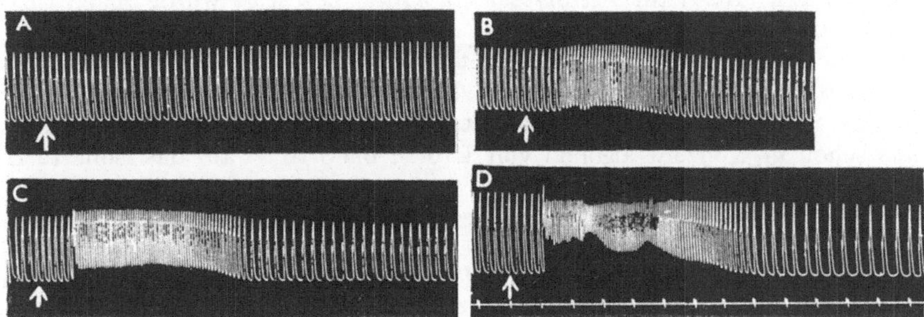

Abb. 163. Isoliertes Herz von *Lampetra fluviatilis*. *A* Noradrenalien 10^{-5}: fast wirkungslos; leichte Amplitudenvergrößerung und Frequenzabnahme. *B* Acetylcholin $2,5.10^{-8}$ g/ml zeigt stark positiv chronotrope und leicht systolische Wirkung. *C* bei Acetylcholin 5.10^{-8} verstärken sich beide Wirkungen. *D* Acetylcholin $7,5.10^{-8}$ führt zu starker systolischer Kontraktion und Frequenzvermehrung. Anschließend erfolgt diastolische Wirkung und Bradykardie. (Aus: Augustinsson, Fänge, Johnels u. Østlund 1956)

Der Cholinesterasegehalt im Herzen von *Lampetra* sp. ist nach Augustinsson et al. (1956) etwas höher als bei *Myxine*. *Acetylcholin* 10^{-9} wirkte bei *Lampetra planeri* stark positiv chronotrop. Höhere Konzentrationen, schon von 5.10^{-8} an, hatten außer Frequenzsteigerung eine fast digitalisartige, aber reversible Tonussteigerung und Irregularität des Rhythmus und Tendenz zu systolischem Flattern zur Folge. Der primären Frequenzsteigerung folgte eine Periode starker Verlangsamung mit langen diastolischen Pausen, die bei höheren Acetylcholinkonzentrationen besonders stark ausgeprägt waren (Abb. 163). Butyrylcholin, Propionylcholin und Nicotin beschleunigten das isolierte Herz von *Lampetra planeri* in ähnlicher Weise wie Acetylcholin.

Versuche an etwa 10 cm langen Larven von *Lampetra planeri* mit einer normalen Herzfrequenz von 24—30/min zeigten auf Acetylcholin 10^{-6} eine sofortige Steigerung auf 100/min. Propionylcholin 10^{-9} bis 10^{-8} und Butyrylcholin 10^{-7} hatten gleiche Wirkung; ebenso Nicotin, aber dieses erst in etwa 20fach höherer Konzentration. Durch *D-Tubocurarin* 10^{-4} wurde das Herz unempfindlich auf Acetylcholin, durch Hexamethoniumchlorid die Empfindlichkeit stark herabgesetzt. Nach Perfusion mit Atropin reagierte das Herz noch immer auf Acetylcholin 10^{-8}, wenn auch etwas abgeschwächt. *Physostigmin* 10^{-6} bis 10^{-5} hatte leicht positiv inotrope Wirkung; 10^{-5} bis 10^{-4} führte zu Verlangsamung des Rhythmus. Auf die Acetylcholinwirkung hatte Physostigmin keinen Einfluß. Durch *Atropin* 3.10^{-6} wurde die Herzfrequenz etwas erhöht und die Herzkontraktion verstärkt. Pilocarpin 3.10^{-6} ergab eine Zunahme der Herzfrequenz, gesteigert bei Konzentrationen von 3.10^{-5} und 3.10^{-4}, wobei auch Herzkontraktionen und Tonus zunahmen.

Ein Antagonismus zwischen Atropin einerseits, Acetylcholin, Muscarin, Pilocarpin, Physostigmin und Prostigmin andererseits konnte nicht festgestellt werden. Synthetisches „Muscarin" Merck führte bei 3.10^{-6} zu ausgesprochener Frequenzsteigerung, die bei 3.10^{-4} in Fibrillation überging, verbunden mit erhöhtem Muskeltonus.

Das Herz von Petromyzoniden verhält sich dem Acetylcholin gegenüber ähnlich wie ein neurogenes Herz im Sinne der Beschleunigung, wobei Atropin keine Gegenwirkung zeigt. Eine exogene kardial regulatorische Innervation ist, ähnlich wie bei homoiothermen Wirbeltieren, vorhanden, die Myxiniden zu fehlen scheint. Nach CARLSON (1906) hat der Vagus an der Larve von *Petromyzon entosphenus* keinen Einfluß auf das Herz, während beim erwachsenen *Petromyzon* herzbeschleunigende und herzhemmende Fasern vorhanden sein sollen, wie das durch ZWAARDEMAKER (1924) für *Petromyzon fluviatilis* bestätigt wurde (nach CLARK, 1927; CHAPMAN et al., 1963).

Untersuchungen an dem phylogenetisch „alten" (primitiven) Fisch *Entosphenus japonicus* durch OTORII (1953) haben das an *Petromyzon* festgestellte, stammesgeschichtlich interessante Resultat bestätigt, daß Acetylcholin bei *Entosphenus* schon in Konzentrationen von 3.10^{-11} bis 3.10^{-10} auf das isolierte Herz stark beschleunigend wirkte.

Tiersystematisch von Interesse wäre es, über die herzeigene Acetylcholin- und Adrenalinproduktion bei *Entosphenus* etwas zu erfahren, auch über Cholinesterasen und darüber, ob bei anderen Petromyzoniden eine ähnliche Empfindlichkeit des Herzens auf Acetylcholin im Sinne der Frequenzsteigerung besteht wie bei *Entosphenus*. Die Feststellungen könnten im Zusammenhang mit dem möglicherweise *neurogenen* Herzen von Petromyzoniden zur Abtrennung der Myxiniden von den Petromyzoniden beitragen.

Am isolierten Herzen von *Lampetra* mit einer Frequenz von 40—60/min wirkten Noradrenalin 10^{-5} und Adrenalin 10^{-5} sehr schwach positiv inotrop, manchmal auch schwach positiv chronotrop. Adrenalin und Noradrenalin haben am Lampretenherzen auffallend geringe Wirkung. Um so intensiver ist die beschleunigende Wirkung des Acetylcholins. Es wäre zu prüfen, ob diese durch Erregung chromaffiner Zellen des Lampretenherzens bedingt ist, wodurch dort reichlich gebildete Catecholamine in Freiheit gesetzt würden. Es wäre dies eine Analogie zu Feststellungen am Säugetierherzen (FÄNGE, 1962) und an der Nebenniere, wonach Acetylcholin zur Freisetzung von Adrenalin oder adrenalinähnlichen Stoffen führen kann (vgl. auch BURN u. RAND, 1959, 1960).

Das Herz von Petromyzoniden nimmt den Herzen von Vertebraten gegenüber eine einzigartige Sonderstellung ein: vieles spricht für einen *neurogen* ausgelösten Herzschlag, wobei Acetylcholin in sehr kleiner Konzentration, ähnlich wie bei Arthropoden, herzbeschleunigend wirkt, so daß man bei Petromyzoniden an ein positiv cholinerges neurogenes Herz denken muß. Auffallend ist der große Catecholamingehalt des Herzens, der mit kardialen chromaffinen Zellen in Beziehung zu stehen scheint. Dabei ist die Empfindlichkeit des Herzens auf Catecholamine im Vergleich zu anderen Vertebratenherzen auffallend gering (vgl. auch JENSEN, 1969).

β) Quergestreifter Muskel

GEREBTZOFF (1956a, b) stellte bei *Lampetra fluviatilis* in den schachtelähnlich abgeteilten Muskelpaketen des Bewegungsmuskels, in welchem breite und schmale Muskellamellen miteinander abwechseln, an den Enden und in der Mitte derselben relativ hohe Acetylcholinesteraseaktivität fest. Außerdem fand sich an der Oberfläche der Muskelpakete ein kontinuierliches Band von Acetylcholinesterase, das vielleicht mit dem Muskel-Sehnenapparat der Säuger homologisiert werden darf. Die myoneurale Verbindung fand sich am zentralen Ende jeder breiten Muskellamelle, bei den feinen Banden in der Mitte. Außerdem standen die feinen Fasern mit einem Netz in Verbindung, das starke Enzymaktivität aufwies. Vgl. auch MACKAY u. PETERS (1961), die in den Myotomen zwei Typen von cholinesterase-färbbaren Fasern in regelmäßigen Abständen nachwiesen: solche mit diffuser Färbung der ganzen Länge der Muskelfaser nach, und solche mit umschriebener Nervenendplattenfärbung an beiden Enden der Faser (Abb. 164) (vgl. auch COLE, 1913).

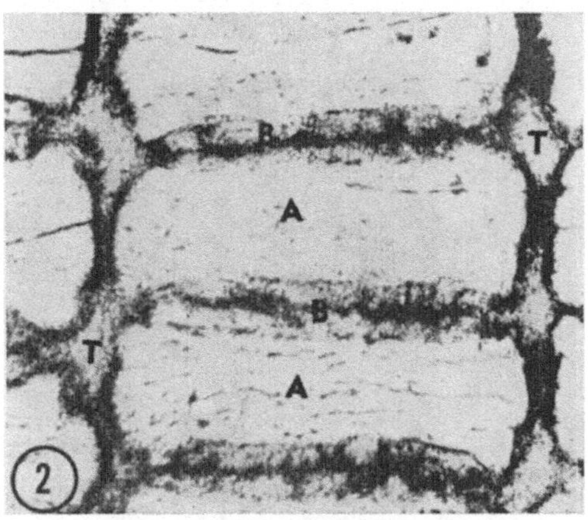

Abb. 164. Segmentale Muskeln von *Lampetra* sp. Die Muskelfasern vom Typus A (*A*) zeigen Acetylcholinesterase-färbung (Acetylthiocholin) an ihren Enden, wo sie mit den Myosepten (T) in Beziehung treten. (Aus: B. MACKAY u. A. PETERS 1961)

Ob wir diese Bildungen beim quergestreiften Muskel von Petromyzoniden mit der Nervenendplatte höherer Vertebraten homologisieren dürfen, steht nicht fest, ist aber wahrscheinlich. Dementsprechend ist auch nicht sichergestellt, ob Acetylcholin als Überträgerstoff wirkt, was im Hinblick auf die Untersuchungen von GEREBTZOFF naheliegt (vgl. auch TRETJAKOFF, 1927).

γ) Zentralnervensystem (Abb. 165)

Durch JOHNELS (1956, 1958) wurde das Zentralnervensystem (dorsale Ganglien des Rückenmarks) bei Lampreten näher untersucht. Der Acetylcholingehalt des Gehirns ist bei *Lampreten* auffallend klein. Über Acetylcholinesterase und Cholinacetylase im Gehirn von Petromyzoniden scheint nichts bekannt zu sein. Wir wissen nicht, ob Acetylcholin an der synaptischen Übertragung beteiligt ist.

δ) Peripheres autonomes Nervensystem

Darüber orientiert sehr gut JOHNELS (1956). S. auch TRETJAKOFF (1927), peripheres Nervensystem.

ε) Verdauungskanal

Die von JOHNELS u. OESTLUND (1958) genauer untersuchte Anatomie und Physiologie des Verdauungskanals von *Lampetra fluviatilis* zeigte in der rectalen Partie die stärkste Muskulatur. Der sehr feine, muskelschwache mittlere Teil des Darmes reagierte auf Acetylcholin (5-Hydroxytryptamin und Histamin) je 10^{-6} bis 10^{-4} so gut wie gar nicht. Nach Physostigmin 10^{-6} bis 10^{-4} erfolgte mit Acetylcholin 10^{-4} eine leichte Kontraktion. Demgegenüber war die Reaktion des Rectums ausgesprochen: Acetylcholin 10^{-4} zeigte deutliche Kontraktion der Ringmuskulatur, die aber hinter derjenigen mit 5.10^{-6} 5-Hydroxytryptamin weit zurückstand. Die (geringe) Empfindlichkeit auf Acetylcholin dürfte mit der (schwachen?) vagalen Innervation dieser Darmabschnitte in Beziehung stehen.

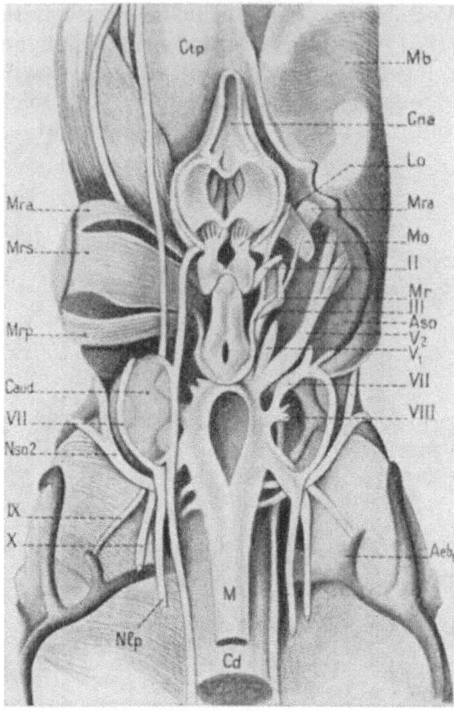

Abb. 165. Gehirn von *Lampetra fluviatilis in situ*. *Ctp* Cartilago tectoria posterior; *Aeb 1* Erster extrabranchialer Bogen; *Ac* subokulärer Bogen; *Cd* Chorda dorsalis; *Caud* Gehörkapsel; *Cna* Nasenkapsel; *Ctp* Cartilago tectoria superior; *L* Lobus u. Nervus olfactorius; *M* Rückenmark; *Mb* M.obliqus anterior; *Mra* M.rectus superior; *Npl* Nervus lateralis posterior; *Nso 2* N.spino-occipitalis, radix ventralis; *I—X* Schädelnerven. (Nach: MARINELLI u. STRENGER. Aus: P.P. GRASSÉ 1958)

Überblick über Cyclostomata

Mit den Vertebraten haben die Cyclostomen fünfteiliges Gehirn und Rückenmark gemeinsam. Die Bewegungsmuskulatur ist quergestreift. Ein dickwandiges Herz aus Vorkammer und Kammer mit Klappe dazwischen und mit Schrittmacher im Sinus venosus, sowie mit einem Bulbus arteriosus deutet auf die kommende Entwicklung des Herzens bei Wirbeltieren hin, welches das Blut auch bei den Cyclostomen durch ein geschlossenes Gefäß-System treibt. Die Unterschiede den Gnathostomi, insbesondere den Knochenfischen gegenüber, sind charakteristisch: der Acetylcholin- und Cholinesterasegehalt des *Herzens* von *Myxine* und *Lampetra* ist sehr niedrig. Das nervenfreie myogene Herz von *Myxine glutinosa* reagiert überhaupt nicht auf Acetylcholin, auch nicht auf Pilocarpin. Bei den meisten Petromyzoniden, z. B. bei *Entosphenus japonicus*, wirkt Acetylcholin in sehr kleinen Konzentrationen auf das Herz beschleunigend, in höheren Konzentrationen systolisch (tonuserhöhend). Ebenso bei *Lampetra*; an *Lampetra* wirken auch Propionylcholin und Butyrylcholin positiv chronotrop. Physostigmin hat bei *Myxine* positiv chronotrope und positiv inotrope Wirkung. Die Acetylcholinwirkung wird bei *Lampetra* durch Physostigmin auffallenderweise nicht beeinflußt, was mit dem sehr geringen Cholinesterasegehalt des Herzens zusammenhängen dürfte. Atropin wirkt an *Lampetra planeri* negativ chronotrop; das Herz reagiert nach Atropin noch abgeschwächt auf Acetylcholin 10^{-8}. Anders bei *Myxine*, wo Atropin die Herzaktion verstärkt, während Curare (D-Tubocurarin) an *Lampetra planeri* hemmend wirkt. Pilocarpin wirkte bei *Entosphenus* positiv chronotrop. Muscarin führte zu Frequenzsteigerung und Tonuserhöhung, Nicotin wirkte positiv chronotrop. Das Herz von Petromyzoniden reagiert ähnlich wie ein *neurogenes* Herz. Doch darf die Reaktion nicht einfach mit „neurogen" (wie bei Arthropoden) identifiziert werden, solange wir über die Innervationsverhältnisse des Herzens bei Petromyzoniden nicht genauer orientiert sind — dies trotz ausgezeichneten Untersuchungen von NICOL (1952), FÄNGE (1962), JOHNELS u. OESTLUND (1958).

Wir stehen bei Cyclostomen an zwei Anfängen der Herzregulation: der *myogenen* des Myxinidenherzens, und der *neurogenen* (cholinergen ?) des Herzens von Petromyzoniden. Auf die Evolution der Vertebraten vorausblickend, können wir sagen: der Myxinidenweg wurde weiterverfolgt, der Petromyzonidenweg nicht. Diese Diskrepanz zwischen Myxiniden und Petromyzoniden würde der Auffassung recht geben, Myxiniden und Petromyzoniden seien in zwei selbständige Ordnungen aufzuteilen, die sich stammesgeschichtlich getrennt entwickelt haben.

Die Acetylcholinverhältnisse des *Zentralnervensystems* sind bei Cyclostomen wenig aufgeklärt. Eine systematische Untersuchung wäre erwünscht, sowohl im Hinblick auf den Vergleich mit *Amphioxus*, wie mit den gnathostomen Fischen. Ähnliches gilt für den *Darmkanal*, der nicht in seinem oberen und mittleren Abschnitt, dagegen das Rectum, vagal im fördernden Sinn innerviert ist, was in umfassender Weise, insbesondere bei Petromyzoniden, pharmakologisch überprüft werden sollte, um festzustellen, ob, wie bei vielen Stämmen der Protostomier und bei fast allen Deuterostomiern, der Darm positiv cholinerge Eigenschaften besitzt.

Cyclostomen sind in systematisch-phylogenetischer Hinsicht mit den ausgestorbenen, ebenfalls kieferlosen Ostracodermen verwandt und mit diesen zu der Klasse der Agnatha zusammengefaßt. Die ebenfalls ausgestorbenen, mit einem beweglichen Kiefer versehenen Placodermen sind als Nachfahren der Agnatha zu betrachten und bilden gleichzeitig die Vorläufer der Klassen der Knorpel- und Knochenfische.

Gruppe Gnathostomata (s. S. 709 und S. 846)
a) Überklasse Pisces, Fische

Die am wenigsten gut bekannte Klasse der Fische ist, weil schon längst im Perm ausgestorben, diejenige der Placodermen mit echtem gelenkigem Kiefer in guter Verknöcherung. Sie bilden sehr wahrscheinlich die Vorfahren der Knorpelfische, die ebenfalls über ein knöchernes Skelett verfügten. Auch die Knochenfische stammen von Placodermen ab, die schon im Silur vorkommen (nach SIMPSON, 1951).

Die Fische sind durch paarige Flossen (als „Vorstufe" zu den Tetrapoden) und durch Kiemenatmung als Wasserbewohner gekennzeichnet. Sie besitzen einen Kieferbogen mit Palatoquadratum und Mandibulare im Gegensatz zum Saugmund der Cyclostomen. Auch haben sie paarige Riechhöhlen, die vom Hypophysenkanal getrennt sind. Das Achsenskelett ist knorplig bei den Chondrichthyes, knöchern bei den übrigen Fischen (Osteichthyes). Das Visceralskelett (Kiemenbogen) ist gut ausgebildet. Die Fischmuskulatur ist durch Ligamenta intermuscularia in Myocommata abgetrennt, welche die Gestalt von Kegelmänteln haben, mit nach vorn gewendeter Spitze, die wie tütenartig ineinandergesteckt sind.

Das Gehirn ist durch die geringe Ausbildung des Großhirns (besonders bei Teleostei) gekennzeichnet. Kräftig entwickelt sind die Lobi olfactorii, klein dagegen die Thalami optici. Besonders stark entwickelt sind Mittel- und Kleinhirn.

Für Fische und andere wasserlebende Tiere charakteristisch sind die Sinnesorgane der Haut, die sog. Seitenlinie mit den Lorenzinischen Ampullen (vgl. z. B. MURRAY, 1960) und anderen nervösen Endapparaten. Sie werden im Kopfbereich vom Trigeminus, Facialis und Glossopharyngeus versorgt, an Rumpf und Schwanz durch einen mächtigen Ast des Vagus, den N. lateralis. Vgl. auch M. E. BROWN (1956/57).

Autonome Nervenfasern entspringen bei den *Gnathostomi* den ventralen Wurzeln von Spinalnerven und den ventralen Wurzeln des ersten Cranialsegmentes (N. occulomotorius). In der Bulbärregion treten autonome Fasern in den dorsalen Wurzeln, d. h. in den Kopfnerven VII, IX und X auf.

30*

Der Darm der Fische bildet ein relativ wenig gewundenes Rohr, an welchem Oesophagus, Magen, Dünn- und Dickdarm nicht sehr scharf voneinander abgesetzt sind. Manche Fische haben zahlreiche Blindsäcke, Appendices pyloricae, andere eine Spiralklappe im Darmlumen (vgl. auch BARRINGTON, 1942, 1962).

α) Herz und Kreislauf

Das Herz der Fische liegt topographisch hinter der Kiemenregion, funktionell *vor* den Kiemen; es ist in ein Perikard eingebettet und besteht aus Sinus venosus, Vorhof und Kammer, die durch 2 Atrioventrikularklappen voneinander getrennt sind. Ein Bulbus arteriosus, der sich rhythmisch kontrahiert, ist vorhanden. Durch den Arterienstamm gibt das Herz Blut an die Kiemen ab und empfängt das arterielle Blut aus einem dünnwandigen Sack, dem Sinus venosus, in welchen die V. cava inferior und die durch Vereinigung der Kardinal- und Jugularvenen entstandenen Ductus cuvieri (V. cavae superiores) einmünden. Vor den aus dem Herzen unmittelbar austretenden Arterien liegen die Semilunarklappen. Sino-aurikuläre Klappen sind wie bei den Fischen, so bei allen Vertebratenherzen vorhanden.

Der Kreislauf des Blutes ist an die dauernde Kiemenatmung angepaßt. Zu seiner Ernährung verfügt das Herz über Coronararterien, die von den ersten Kiemenarterien ausgehen (vgl. auch MOTT, 1957).

Wie bei Säugetieren nimmt bei marinen Fischen die Schlagzahl des Herzens mit wachsender Körpergröße ab. Durch WILBER (1956, 1957) wurden auf elektrokardiographischem Weg folgende Mittelwerte bei abnehmender Körpergröße bei 22° C Wassertemperatur festgestellt: *Rochus* (groß) 20, *Opsanus* 40, *Prionotus* 60, *Tautogolabrus* 60, *Fundulus* (klein) 100. Am klarsten sind in dieser Beziehung die Verhältnisse bei den Teleostiern. Vgl. auch OPPELT et al. (1964) bei Elasmobranchiern.

Der Schrittmacher des Herzens liegt bei den meisten Fischen, ähnlich wie bei homoiothermen Wirbeltieren, im Bereich des Sinus, bei manchen Teleostiern im Bereich des Vorhofs. Bei Fischen (und Amphibien) durchläuft der Impuls des Schrittmachers den Sinus sehr rasch und macht eine Pause von 0,2—0,4 sec, bevor er auf den Vorhof übergeht. Eine zweite Pause erfolgt bei Fischen (Amphibien und Reptilien) beim Übergang des Impulses vom Vorhof auf den Ventrikel von 0,2—0,6 sec Dauer (bei Säugetieren beträgt die Pause je nach Herzgröße 0,3—0,02 sec). Die nodale Impulsübertragung ist nicht streng lokalisiert, sondern der ganze Ring, welcher Vorhof mit Kammer verbindet, besorgt die Überleitung der Impulse. Die Impulsleitung kann durch verschiedene Abschnitte des Ringes in beiden Richtungen erfolgen, wobei in der Regel die Impulsrichtung A → V ist. *Bei Scyllium canicula* (Hundshai) ist die V → A Richtung bevorzugt.

Wir verdanken VON SKRAMLIK (1931a, b) und BIELIG (1931) die genauere Untersuchung der Herztätigkeit der Fische. Die Fischherzen, sowohl der Knorpel- wie der Knochenfische, sind fast stets nach dem selben Plan gebaut: sie bestehen aus dem Sinus mit den beiden Ductus cuvieri, dem Vorhof, der Kammer und dem daraus entspringenden großen Gefäß, dem Truncus arteriosus. Nicht alle Herzen sind, wie z. B. bei *Anguilla vulgaris*, mit den Wänden des Perikardialraumes durch sehnige Fäden verbunden. Solche Verbindungen fehlen z. B. vollständig bei *Salmo fario* L.

Die Automatiezentren sind verschieden ausgebildet: 2 Automatiezentren, die im Sinus und im Atrioventrikulartrichter liegen, fanden sich bei allen daraufhin untersuchten Knorpelfischen, z. B. bei *Scyllium canicula*, *Raja batis* (L.), *Raja clavata* (L.), *Acanthias* vulgaris (Risso).

Ebenfalls 2 Automatiezentren: das eine im Ohrkanal unmittelbar an der Sinusvorhofgrenze, das andere im Atrioventrikulartrichter, wurden bei Teleostiern, z. B. bei *Cyprinus carpio* (L.), *Tinca vulgaris* (Cuv.), *Barbus fluviatilis* (Ag.), *Esox lucius* (L.), *Perca fluviatilis* festgestellt. Die Knochenfische scheinen häufig diesem Typus zu folgen, seltener dem Typus mit 3 Automatiezentren, der unter allen Tierklassen einzig dasteht. Außer dem Automatiezentrum im Sinus, und demjenigen im sog. Ohrkanal, jener eigenartigen Verbindung zwischen Sinus und Vorhof, findet sich das dritte im Atrioventrikulartrichter, d. h. der Verbindung zwischen Vorhof und Kammer.

Dieser Herztypus wurde bei *Anguilla vulgaris* L. und *Conger vulgaris* (Cuv.) festgestellt.

Durch HUGGERL (1952, 1959), HUGGERL u. WILBRANDT (1954) wurde die Embryogenese der Automatiezentren bei Fischen, insbesondere bei Scylliorhiniden und Salmoniden und der fortschreitende Automatieverlust bei der Bildung der endgültigen Herzzentren näher untersucht.

Das Fischherz steht, im Gegensatz zu denjenigen von Amphibien und Reptilien, nach VON SKRAMLIK (1932b) unter einem stark hemmenden Vagustonus. Nach Ausschaltung des Vagus schlägt das Fischherz in einer für Kaltblütler auffallend hohen Frequenz. Eine früher nicht erkannte Sympathicuswirkung ist nach neueren Untersuchungen auch am Fischherzen wahrscheinlich. Im Zusammenhang mit dem überragenden Einfluß des Vagus kommt es bei Fischen leicht zu arrhythmischem Schlagen seiner Automatiezentren und zu rasch eintretendem Block zwischen Vorhof und Kammer, der nach Vagusausschaltung wegfällt. Das Fischherz steht in der einseitigen, d. h. sehr stark betonten parasympathischen Versorgung unter allen Vertebratenklassen wohl einzig da. Reizung des peripheren Vagusstumpfes führte bei Elasmobranchiern und Teleostiern zu Frequenzverlangsamung oder Herzstillstand. Beschleunigende sympathische Nerven wurden bei Fischen bis jetzt erst andeutungsweise gefunden.

Nach JULLIEN u. RIPPLINGER (1950) ist das Fischherz mindestens durch zwei Vagusäste versorgt, durch einen negativ chronotropen, verlangsamenden und einen negativ tonotropen, nicht cholinergischen tonusvermindernden Nerven.

Unter Anwendung einer neuen Technik haben sich RIPPLINGER (1953) und JULLIEN u. RIPPLINGER (1957) eingehender mit der Herzphysiologie der Fische, hauptsächlich von Süßwasserfischen, befaßt. Das isolierte Fischherz ist sehr empfindlich, so daß die Herztätigkeit nur ca. 1 Std erhalten bleibt. Das macht die pharmakologische Prüfung schwierig und erklärt, warum so wenig pharmakologische Arbeiten am isolierten Fischherzen ausgeführt werden.

Ein Automatiezentrum liegt nach diesen Versuchen auf der Ventralseite des Vorhofkanals zwischen Vorhof-Sinusklappe und Vorhof-Kammerklappe. Reizung der extrakardialen Herznerven (Vagus) führte im allgemeinen zu diastolischem Stillstand und Tonusverlust der Herzmuskulatur. Nach Aufhören der elektrischen Reizung kontrahiert sich die Kammer sofort maximal, während der Vorhof nur stufenweise die normale Kontraktionshöhe erreicht, wahrscheinlich weil jeweils nur ein Teil der Fasern sich kontrahiert. Die negativ chronotrope und negativ tonotrope Wirkung scheint durch verschiedene Nervenfasern geleitet zu werden.

Acetylcholin bewirkte in höheren Konzentrationen diastolischen Stillstand. Elektrische Reizung nach Acetylcholin führte zu weiterer Erschlaffung. *Atropin* hatte ebenfalls erschlaffende Wirkung; gleichzeitig wirkte es frequenzsteigernd. Nach Degeneration der Herznerven blieb die positiv chronotrope Wirkung des Atropins erhalten, während die negativ tonotrope erlosch. Daraus könnte mit einiger Wahrscheinlichkeit hervorgehen, daß in den Verlauf der positiv chronotropen Fasern im Herzen liegende (sympathische ?) Fasern eingeschaltet sind.

Obwohl die für das Vertebratenherz allgemein nachweisbare Acetylcholinempfindlichkeit im Sinne eines Vagusreizes auch für das Fischherz in einem gewissen Umfang bekannt ist, scheinen genauere Angaben über den Acetylcholin- und Cholinesterasegehalt dieses Organs zu fehlen. Durch *Physostigmin* soll es nach JULLIEN u. RIPPLINGER am isolierten Fischherzen nach elektrischer Reizung zu einer Anreicherung von Acetylcholin mit entsprechender Auswirkung kommen. Dagegen war in der Perfusionsflüssigkeit kein Acetylcholin nachzuweisen.

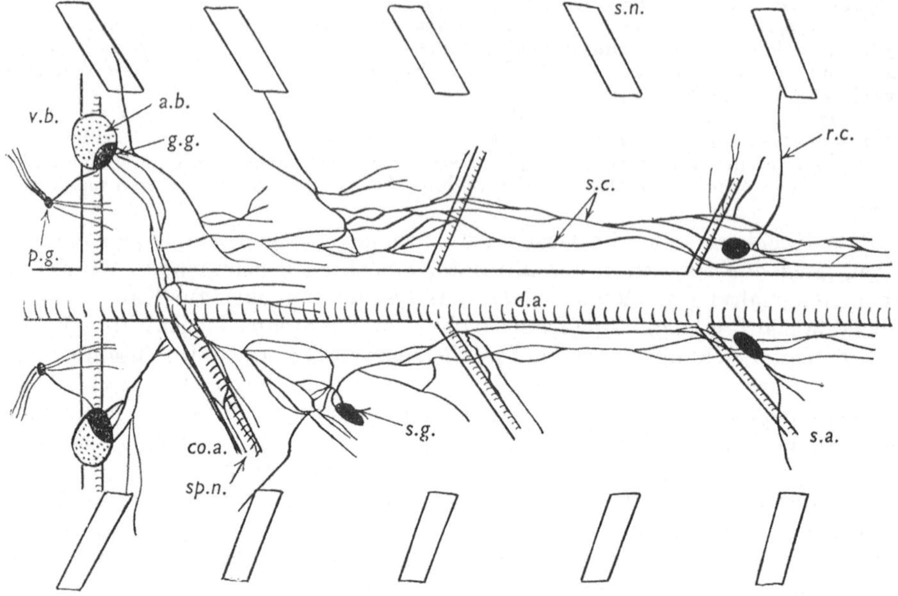

Abb. 166. Schematische Darstellung des sympathischen Nervensystems in der vorderen Abdominalgegend eines Elasmobranchiers, *Hydrolagus* = (*himaera*) *collici*. *a.b.* Axillarkörper; *co.a.* Ganglion coeliacum; *g.g.* Ganglion gastrale; *p.g.* Ganglion praegastrale; *s.n.* Spinalnerv; *sp.n.* N. splanchnicus. (Aus: J.A. COLIN NICOL 1952)

Ob den Fischen eine sympathische, auf Adrenalin oder Noradrenalin ansprechende Herzinnervation tatsächlich fehlt, bedarf weiterer Untersuchung. Die Herzen aller Wirbeltierklassen von den Amphibien an aufwärts sind vom Vagus und Sympathicus innerviert und besitzen, anders wie die Petromyzoniden der Cyclostomen ein cholinerg hemmendes Herznervensystem.

Aus dem anscheinenden Fehlen einer sympathischen Innervation des Fischherzens darf nicht der Schluß gezogen werden, daß die Fische überhaupt keinen Sympathicus besitzen (z.B. gibt es sympathische Fasern, welche die Gefäße begleiten)[1].

Systematik der Gruppe der Gnathostomi (nach GRASSÉ XIII$_3$ p. 1976 (1958)

Klasse: Chondrichthyes, Knorpelfische
   Unt. Klasse: Selachii, Selachier (Elasmobranchii)
      Ordnung: Squalidae, Haie
      Ordnung: Rajidae, Rochen

Klasse: Osteichthyes, Knochenfische
   Superordo: Chondrostei
   Superordo: Teleostei
   Unt. Klasse: Brachiopterygii
   Unt. Klasse: Dipneusti, Lungenfische
   Unt. Klasse: Crossopterygii

---

[1] Schon GEORG BÜCHNER (der Dichter von Dantons Tod) weist in seiner von dem Physiologen Johannes Müller als vorzüglich beurteilten anatomischen Arbeit: «Mémoire sur le système nerveux du Barbeau (*Cyprinus barbus* L.)» in den «Mémoires de la Société d'histoire naturelle de Strassbourg 1836» darauf hin, daß entgegen seinen anatomischen Vorgängern, welche bei Fischen einen nur rudimentären Sympathicus annahmen, bei der Barbe ein feiner aber wohlausgebildeter sympathischer Grenzstrang vorhanden ist, der mit einer Reihe von Ganglien in Beziehung steht und den N. splanchnicus abgibt.

2. Klasse Chondrichthyes, Knorpelfische
Unt. Klasse: Elasmobranchii, Selachii (s. S. 709 u. S. 846)
α) Autonomes Nervensystem bei Knorpelfischen

Nach NICOL (1952) finden wir erstmals bei den Selachiern ein gut entwickeltes parasympathisches und sympathisches Nervensystem, wobei das sympathische sich allerdings auf ein abdominales beschränkt und ein craniales fehlt (*Scyliorhinus* [= *Scyllium*], *Squalus*, *Raia*, *Torpedo*) (Abb. 166). Jedes sympathische Ganglion ist von einer Anhäufung von Suprarenalgewebe (homolog dem Nebennierenmark) begleitet; die größte Masse findet sich mit dem gastrischen Ganglion verbunden und bildet mit diesem den Axillarkörper. Die chromaffinen Zellen, aus denen Adrenalin isoliert wurde, stehen mit sympathischen Fasern in Verbindung. Die Gefäße sind von sympathischen Fasern begleitet, auch die Aorta, während dem Herzen eine sympathische Innervation fehlen soll. Ein System von vorderen, mittleren und hinteren Splanchnicusfasern versorgt die Bauchorgane.

Der viscerale Vagusast versorgt das Herz. Kardiale Vagusfasern ziehen zu einem in der Wand des Sinus venosus liegenden Ganglienplexus. Der Darmkanal ist mit myenterischen und submukösen Plexus versehen, die mit dem Vagus in Verbindung stehen. Sowohl Vagus- wie Splanchnicusreizung haben Kontraktion der Magenmuskulatur zur Folge. Es ist nicht sicher, ob Vagusreizung am Darm zu Kontraktionen führt und ob er überhaupt vom Vagus innerviert ist. Dagegen enthalten die Splanchnici motorische Fasern für den Darm. S. auch MÜLLER u. LILJESTRAND (1918), MURRAY (1960).

β) Herz und Acetylcholin bei Knorpelfischen

Das Herz hat einen sich rhythmisch kontrahierenden Conus arteriorus mit mehreren Klappenreihen übereinander. Der Blutdruck in den Kiemenarterien beträgt bei *Scyllium canicula* (Katzenhai) etwa 30 mm Hg (CLARK, 1927; SUDAK, 1965a, b).

Vagusreizung des Herzens führte zu Frequenzverlangsamung oder Stillstand. Acetylcholin, Pilocarpin und Physostigmin wirkten wie Vagusreiz. Die Wirkung wurde durch Atropin verhindert oder aufgehoben.

Die Versuche am Selachierherzen weisen eindeutig auf eine *cholinerg* hemmende Innervation hin, wie sie für *myogene* Vertebratenherzen charakteristisch ist. Dabei wissen wir über den Acetylcholingehalt des Herzens nichts, wohl aber über die von AUGUSTINSSON (1949) bestimmte Acetylcholinesteraseaktivität, die bei *Raja radiata* (Sternrochen) 10, *Squalus acanthias* (Dornhai) 38 μl CO_2/30 min/ 100 mg Gewebe betrug. (Über die Makroanatomie von *Squalus acanthias* s. GANS u. PARSONS, 1964). — Über die Blutzirkulation bei *Squalus acanthias* vgl. BURGER u. BRADLEY (1951), über Bau und Tätigkeit des Herzens bei *Mustelus canis* (Hundshai). SUDAK (1965a, b) u. Abb. 167.

γ) Quergestreifter Bewegungsmuskel

Bei *Scyllium canicula*, dem Katzenhai, ist die Rumpfmuskulatur in bandartige Schichten verteilt, welche durch dicke Bindegewebslagen voneinander getrennt sind. (Vgl. auch MACKAY u. PETERS, 1961). Die myoneuralen Strukturen (Nervenendplatten) befinden sich bei der Rumpfmuskulatur am einen Ende der Muskelfaser, beim Flossenmuskel in der Mitte der Faser, wobei weitere, ebenfalls stark cholinesterasehaltige Nervenäste eine Art netzförmige Nervenendplatte oder ein Terminalreticulum bilden. Der cholinesterasehaltige Muskel-Sehnenapparat des Hundshais besitzt etwa die gleiche Struktur wie bei Säugetieren (GEREBTZOFF, 1956a, b; COLE, 1955) stellte an *Raja laevis* (Glattrochen) ovale Nervenendplatten fest.

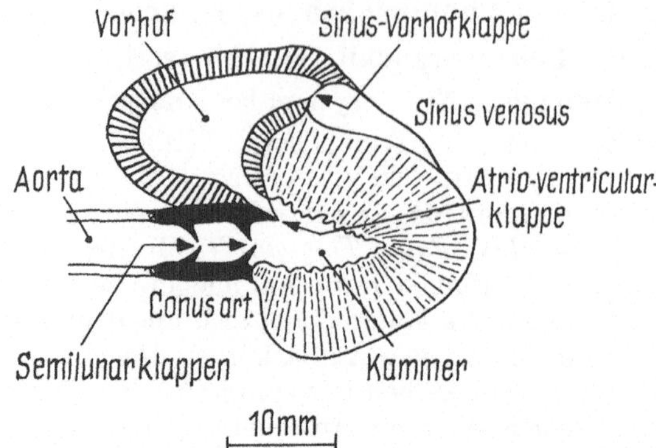

Abb. 167. Darstellung der Größenverhältnisse der Herzabschnitte von einem frischen (unfixierten) Herzen eines ♀ *Mustelus canis* von 4,1 kg Gewicht. (Aus: F. N. SUDAK 1965)

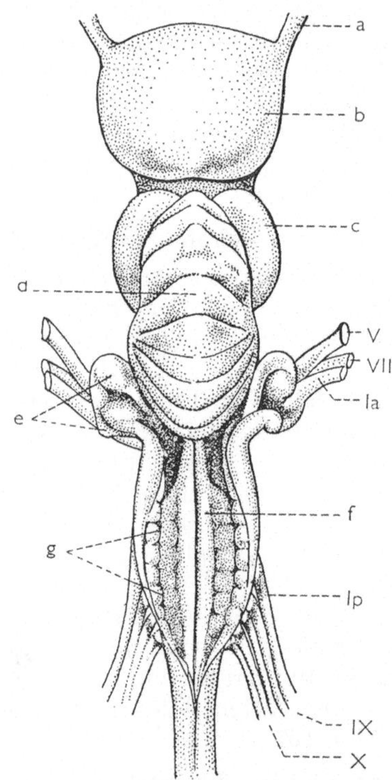

Abb. 168. Gehirn von *Carcharias glaucus*, Blau- oder Menschenhai (Selachii). *a* Tractus olfactorius; *b* Großhirn; *c* Lobi optici; d Kleinhirn; *e* Kleinhirnohr; *f* Verlängertes Mark mit (gestrecktem) IV. Ventrikel; *g* Grenzstreifen; *la, lp* vordere und hintere Seitennerven; *VII, IX, X* Schädelnerven. (Nach: ARIENS KAPPERS. Aus: P. P. GRASSÉ 1958)

Der Muskel von Haien hat nach AUGUSTINSSON (1948) eine größere Acetylcholinesteraseaktivität als die meisten Säugermuskeln. Bei *Raja radiata* betrug sie 73, bei *Squalus acanthias* 49 μl CO_2/30 min/100 mg. Sehr auffallend ist, daß trotzdem die Körpermuskulatur von Selachiern, geprüft bei *Scyllium* und *Torpedo* (Zitterrochen) (im Gegensatz zu manchen Teleostiern) auf Acetylcholin völlig unempfindlich zu sein scheint. Diese Feststellungen sind bei der hohen Acetylcholinempfindlichkeit des elektrischen Organs mancher Knorpelfische umso auffallender. Wie HARRIS

u. WHITING (1959) an *Scylliorhinus canicula*-Embryonen gezeigt haben, gehen die Bewegungen im frühembryonalen Zustand nach völliger Entfernung ihrer motorischen Innervation unverändert weiter. Es handelt sich um rhythmische Bewegungen. Auch das isolierte Muskelbündel fährt, seinen eigenen Schrittmacher bildend, mit der rhythmischen Bewegung fort. Im frühen Embryonalstadium besteht keinerlei Verbindung zwischen motorischen Nerven und dem Myotom. Interessant wäre die Feststellung, ob Acetylcholin einen Einfluß auf die rhythmische Tätigkeit des Muskels in diesem rein myogenen Zustand ausübt.

δ) Acetylcholin im elektrischen Organ der elektrischen Fische

Die Verhältnisse werden für Knorpel- und Knochenfische gemeinsam im Anschluß an die Knochenfische S. 490 behandelt.

ε) Zentralnervensystem

Den Aufbau des Selachiergehirns zeigt Abb. 168.

Substanz P wurde im Gehirn von *Squalus acanthias* durch VON EULER u. OESTLUND (1957) nachgewiesen.

Durch AUGUSTINSSON (1949) wissen wir, daß das Gehirn der Knorpelfische Acetylcholinesterase enthält. Die Aktivitätswerte betrugen, am ganzen Gehirn bei *Squalus acanthias* 0,46, *Raja radiata* 1,76, *Scyllium canicula* (*Scylliorhinus*) 43 μl CO_2/30 min/100 mg. In Gehirnextrakten wurden bei *Raja* 109, bei *Squalus* 28 μl CO_2/30 min/100 mg gemessen.

Über den Acetylcholingehalt sind wir nicht orientiert; wir wissen auch nichts über die (wahrscheinliche) synaptische Wirkung des Acetylcholins. Deshalb und aus tiersystematischen Gründen wäre eine Aufklärung darüber erwünscht, besonders weil sich Knorpelfische in vieler Hinsicht anders verhalten wie Knochenfische.

Anatomisch-physiologische Untersuchungen von MURRAY (1960) mit Hautelektroden an einzelnen sensiblen Hautnerven in situ ließen nach mechanischer, chemischer, thermischer und elektrischer Reizung diphasische Aktionsströme ableiten. Die Prüfung erfolgte an intakten sensiblen Hautnerven von *Raia clavata*, *Raia brachiura*, *Raia montagui*, *Raia naevus* und Scyliorhinus canicula. Über eine allfällige Beteiligung von Acetylcholin am Zustandekommen der Aktionsströme sind wir nicht orientiert. S. auch OPPELT et al. (1964).

Wie VON EULER u. OESTLUND (1958), DAHLSTEDT et al. (1959) nachwiesen, enthalten Rückenmark und Gehirn der Elasmobranchier *Squalus acanthias* und *Raia batis* relativ hohe Mengen P-Substanz (bis 50 E/g Frischgewicht). Von besonderem Interesse ist, daß das dorsale Rückenmark etwa doppelt soviel P-Substanz aufweist wie das ventrale (Verteilung in Gehirn und Rückenmark der beiden Knorpelfische s. bei DAHLSTEDT).

ζ) Verdauungskanal bei Knorpelfischen

Die Leber enthält Acetylcholinesterase; ihre Aktivität wurde durch AUGUSTINSSON wie folgt bestimmt: im Leberextrakt von *Raia radiata* 6, *Squalus acanthias* 13, *Scyllium canicula* 7 μl CO_2/30 min/100 mg Gewebe.

Die Verdauungsdrüsen (Magen und Pankreas) sollen keine autonomen sekretorischen Fasern erhalten. Die Magensekretion ist beim Hundshai und beim Rochen kontinuierlich und wurde weder durch Vagusreiz, noch durch Pilocarpin beeinflußt (DOBREFF, 1927), wohl aber wurde am perfundierten Magen die Magensekretion durch Acetylcholin vermehrt (UNGAR, 1935), während Adrenalin die spontane Magen- und Pankreassekretion hemmte. Pilocarpin war auch in diesen Versuchen wirkungslos; durch Acetylcholin wurde die spontane Pankreassekretion erhöht (BARRINGTON, 1942, 1962).

Acetylcholin 5.10^{-7} bis 10^{-6} führte bei allen untersuchten Elasmobranchiern (*Prionace glauca, Squalus acanthias, Mustelus canis* und *Raja erinacea*) zu starker motorischer Wirkung am gesamten Magendarmkanal. Durch Atropin konnte diese Wirkung nicht aufgehoben werden (DREYER, 1949). Atropin *vor* Acetylcholin veränderte die Acetylcholinwirkung nicht. Physostigmin 5.10^{-5} bis 2.10^{-5} war an der Darmmuskulatur der genannten Elasmobranchier unwirksam oder führte zu einer leicht erhöhten Contractilität (LUTZ, 1931). An isolierten Muskelstreifen glatter Muskulatur von Magen und Darm von Knorpelfischen hatten Pilocarpin und Atropin in Konzentrationen von 10^{-6} bis 10^{-4} keinen Einfluß auf Rhythmus und Tonus (DREYER, 1949).

Zu etwas andern Resultaten gelangten VON EULER u. OESTLUND (1956). Acetylcholin $0,8.10^{-6}$ g/ml hatte am isolierten Darmstück von *Squalus acanthias* und *Raja batis* eine schwache tonische Wirkung, die rasch in Lähmung überging. Dagegen war am Rectum von *Squalus acanthias* eine ausgesprochene Beschleunigung der Spontankontraktionen festzustellen. Diese Wirkungen wurden durch Atropin 10^{-6} unterdrückt. Die Wirkung von Atropin und Pilocarpin auf die Darmperistaltik wird nicht einheitlich angegeben, was durch verschiedene Versuchstechniken bedingt sein kann. Pilocarpin soll alle Abschnitte des Magendarmkanals der Knorpelfische motorisch erregen, Atropin sich zu Acetylcholin antagonistisch verhalten. Vgl. auch DOBREFF (1927), LUTZ (1931).

Substanz P, welche durch DAHLSTEDT et al. (1959) im Darm von *Squalus acanthias* zu 2,0 E/g, im Magen von *Raja batis* zu 1,3 E/g, im Darm zu 3,0 E/g nachgewiesen wurde, hatte nach VON EULER u. OESTLUND (1958) am isolierten Darmstück von *Raja batis* eine deutlich kontrahierende Wirkung, die durch Atropin 10^{-6} nicht beeinflußt wurde. Am Muskel des schwangeren und nichtschwangeren Uterus waren Acetylcholin, Physostigmin, Pilocarpin und Atropin völlig unwirksam, ebenso am glatten Mesenterialmuskel (Dreyer).

Die Frage, ob bei Elasmobranchiern der Verdauungskanal positiv cholinerg innerviert sei, läßt sich aufgrund der bisherigen, zum Teil widersprüchlichen Feststellungen, mit Ausnahme des Rectums, nicht einheitlich beantworten. Etwas anders steht es mit der Frage einer (teilweise) adrenergen Empfindlichkeit, welche durch die stark hemmende Wirkung von Secalealkaloiden bestätigt wird.

Die Stellung der Knorpelfische ist in vieler Hinsicht (auch pharmakologisch) eine besondere, und ihre Organisation von derjenigen der Knochenfische, was cholinergische oder adrenergische Reaktionen anbetrifft, stark verschieden. Die heutigen Knorpelfische (vom Mesozoicum an) sind als spezialisiert zu betrachten und kommen als Vorläufer der Knochenfische nicht in Frage.

η) Freie Aminosäuren

Im Gehirn der Knorpelfische *Dasybayus akajei* und *Heterodontus japonicus* fanden sich nach TSUKADA et al. (1964) 4,73 und 3,46 μmol/g Asparaginsäure, 18,1 μmol/g Glutaminsäure, 5,16 und 3,64 μmol/g γ-Aminobuttersäure und 5,85 und 7,93 μmol/g N-Acetylasparaginsäure. Die Werte für Asparaginsäure liegen 2—3mal höher als bei Teleostiern. Möglicherweise handelt es sich um einen tiersystematisch relevanten Unterschied.

Wie weit die genannten Aminososäuren als erregende oder hemmende Überträgerstoffe in Frage kommen, ist nicht bekannt.

𝟃) Melanophoren

Nach WARING (1942) erfolgt die Koordination der Melanophorenreaktionen bei Elasmobranchiern durch Hypophysenhormone (Intermedin u. a.) über die Blutbahn. Eine einfache Innervation der Melanophoren ist bei *Mustelus canis* und bei *Squalus acanthias* nachweisbar, bei *Scyllium* und Raja konnte eine Innervation der Chromatophoren nicht nachgewiesen werden (VON BUDDENBROCK Bd. 5, 1961).

Zusammenfassung über Chondrichthyes

Wenn wir zur Zeit nicht wissen, ob das *myogene Herz* von Knorpelfischen Acetylcholin enthält — Cholinesterase wurde nachgewiesen — verhält es sich Acetylcholin, Physostigmin, Pilocarpin und Atropin gegenüber typisch *negativ cholinerg.*

Auf Acetylcholin ist die quergestreifte *Körpermuskulatur* von Selachiern, ähnlich wie bei Arthropoden und im Gegensatz zu Teleostiern, unempfindlich, was bei der hohen Empfindlichkeit des elektrischen Organs der Knorpelfische auf Acetylcholin um so auffallender ist. Vgl. auch HARRIS u. WHITING (1959). Eine echt cholinerge Reaktion scheint bei den Knorpelfischen nur am Herzen und am elektrischen Organ (s. S. 490) zu bestehen. Vom *Zentralnervensystem* wissen wir nur, daß eine gewisse, keineswegs hohe Acetylcholinesteraseaktivität besteht. Sehr auffallend im Hinblick auf das vielfach positiv cholinerge Verhalten des *Verdauungskanals* bei Invertebraten, vor allem von den Anneliden an, ist die vorläufig in kein autonomes Schema zu fassende Reaktion des Darmes von Knorpelfischen, mit Ausnahme des wahrscheinlich positiv cholinergen Rectums.

3. Klasse Osteichthyes, Knochenfische
a) Unt. Klasse Actinopterygii, Strahlenflosser
α) Superord. Chondrostei, Knorpelganoiden, Störe
(S. 851)

Diese mit den Brachiopterygii und Crossopterygii zu der heterogenen Gruppe der Ganoiden früher zusammengefaßten Fische, welche durch die sog. Ganoidschuppen und die Spiralfalte des Darmes gekennzeichnet ist, umfaßt die „Vorläufer" der modernen Teleostei. Die Spiralfalte kommt auch bei Selachiern vor. Es leben heute nur noch wenige Arten, die stammesgeschichtliche Reliktformen darstellen. Sie sind im Besitz der den Knorpelfischen fehlenden Schwimmblase, deren Fehlen bei den Haien als Reduktion zu betrachten ist. Selachierähnlich ist der mit vielen Klappenreihen versehene Conus arteriosus.

Beim Stör, *Acipenser sturio*, besteht ein wenig regelmäßig angeordnetes sympathisches und ein parasympathisches System. Über eine sympathische Innervation des Herzens ist nichts bekannt, sie ist unwahrscheinlich. Sichersteht, daß Vagusfasern zum Herzen ziehen. Der Vagus ist aller Wahrscheinlichkeit nach herzhemmend (vgl. KISCH, 1948). Über Acetylcholin und ihre Wirkung, Cholinesterasen und Cholinacetylase, sind wir bei Chondrostei nicht orientiert.

β) Superord. Holostei, Knochenganoiden

Die Fische dieser Gruppe stehen den Knochenfischen viel näher. Die recenten Formen, wie *Amia calva* (Schlammfisch) und *Lepidosteus* sp. sind voll verknöchert. Bei *Amia* ist der Conus arteriosus des Herzens rudimentär, der Bulbus in Entwicklung begriffen. Die autonome Innervation der Holostei ist physiologisch noch wenig untersucht. Vorkommen und Wirkung von Acetylcholin, Cholinacetylase und Cholinesterasen sind bei Holostei nicht bekannt.

Bei der stammesgeschichtlich alten Reliktgruppe der Aktinoperygier wären Feststellungen über das Acetylcholinsystem auch tiersystematisch aufschlußreich.

γ) Superord. Teleostei, Knochenfische

Diese seit dem Jura stark entwickelte Gruppe umfaßt etwa 30000 recente Arten. Die Teleostier verdanken ihren Namen der starken Verknöcherung des Skeletts. Die Verknöcherung führt häufig zur Bildung von Gräten, d. h. oberhalb der Rippen in den Ligamenta muscularia liegender, knöcherner Fäden. Die funktionierenden Kiemen sind auf die 4 ersten Kiemenbögen beschränkt.

(a) Vegetatives Nervensystem der Knochenfische

Das vegetative Nervensystem der Knochenfische kommt in der Ausbildung demjenigen der Landwirbeltiere am nächsten. Bei *Uranoscopus scaber* wie bei den meisten Teleostiern sind die beiden sympathischen Grenzstränge symmetrisch ausgebildet. Sie schließen sich etwa in Nierenhöhe zu einem einzigen zusammen, um dann nochmals in zwei Stränge auseinanderzutreten (NICOL, 1952). Der Splanchnicus versorgt den Darmkanal. Der Vagus ist gut ausgebildet und versorgt u. a. Herz und Darm.

(b) Herz und Kreislauf der Knochenfische

Bei den Teleostiern ist der aus quergestreiftem Muskel bestehende Conus arteriosus des Herzens reduziert bis auf *eine* Klappenreihe, und an seine Stelle tritt der sog. Bulbus arteriosus, eine basale Verdickung des Arterienstammes aus glatter Muskulatur, der sich nicht rhythmisch kontrahiert und zum Gefäßsystem gehört. Das Herz der Knochenfische unterscheidet sich von demjenigen der Knorpelfische vor allem dadurch, daß bei den Teleostiern der Conus arteriosus rudimentär ist und mit einem wohlentwickelten Bulbus aortae in Verbindung steht. S. auch SKRAMLIK (1931a, b, 1932a).

Das Herz scheint auf Volumenzunahme des zirkulierenden Blutes über den Vagus empfindlich zu sein. LABAT et al. (1961) zeigten, daß rasche Injektion von 1 cm³ physiologische Salzlösung in die Lebervene von *Ameiurus nebulosus* R. eine Tachykardie von 25—50% zur Folge hatte. Wurde vorgängig durch Atropin oder doppelte Vagusdurchschneidung eine Tachykardie ausgelöst, war die Wirkung der Injektion der Salzlösung stark abgeschwächt. Die Vagotomie selbst führte primär zu einer starken aber rasch vorübergehenden Bradykardie. Möglicherweise bewirkt die Erhöhung des Blutvolumens durch die Injektion einen vagalen Effekt, der zur Tachykardie führt. Wahrscheinlich ist auch eine entsprechende Reaktion des Myokards auf den Reiz des erhöhten Blutdrucks an der Tachykardie beteiligt. Vgl. auch SERFATY u. LABAT (1960), LABAT u. SERFATY (1961), KEATINGE (1959), SERFATY u. LABAT (1960b).

Bei Bewegung kommt es nach JOHANSEN (1962) an *Gadus morrhua* (Dorsch) nie zur Frequenzsteigerung des Herzens, aber schon bei leichten Schwimmbewegungen steigt der Blutdruck. Zunahme des Schlagvolumens bildet die adäquate Anpassung an die Leistungssteigerung des Herzens, nicht Frequenzerhöhung, was auch dadurch plausibel erscheint, daß das Teleostierherz nur vom Vagus innerviert ist. Der Bulbus arteriosus bildet ein wichtiges Regulationsorgan für den Blutdurchfluß im Herzen. Der positive Durchfluß durch die ventrale Aorta betrifft bei Fischen zeitlich mehr als $^3/_4$ des Herzzyklus, bei Säugern weniger als $^1/_3$.

Bei *Anguilla anguilla* L. besteht nach elektronenoptischen Untersuchungen durch COUTEAUX u. LAURENT (1957) am Herzaurikel kein grundsätzlicher Unterschied im Aufbau der Herzmuskulatur gegenüber dem Säugerherzen; die Zahl der Myofibrillen ist allerdings außerordentlich niedrig. Nervenfasern, nachdem sie ihre Schwann'sche Scheide verloren haben, liegen den Muskelfasern eng an.

Die Verhältnisse des *Schrittmachers* sind beim Aal, *Anguilla anguilla* L., durch GRODZINSKI (1955) genauer untersucht worden. Die rhythmische Aktivität von Herzen und Herzteilen wurde in modifizierrter Tyrode-Lösung — bei Teleostiern besteht Blutisotonie — bei verschiedenen Temperaturen mikroskopisch untersucht. Zwischen 2,5 und 25°C wirkte der Temperaturanstieg entsprechend der van t'Hoffschen Regel beschleunigend, 30°C wirkten schädigend, oberhalb 35°C wurde nur ausnahmsweise noch Herztätigkeit beobachtet. Durch Isolierung der Herzteile wurden 4 Schrittmacher festgestellt: der erste im Sinus venosus, der zweite im Vorhof und der dritte und vierte im Ventrikel. Die verschiedenen Zentren beeinflussen sich in der obigen Reihenfolge, wobei der Vorhof verhältnismäßig unabhängig vom Sinus bleibt. An der (isolierten) Kammer ist der vierte Schrittmacher festzustellen, der dorsal nahe dem Bulbus arteriosus gelegen, von hier aus den ganzen Ventrikel zum Schlagen bringt. — Die Erregungsübertragung von Vorhof auf die Kammer ist über den ganzen Umfang des Verbindungsringes möglich. Bei teilweiser Durchtrennung der Vorhof-Kammergrenze wird die Vor-

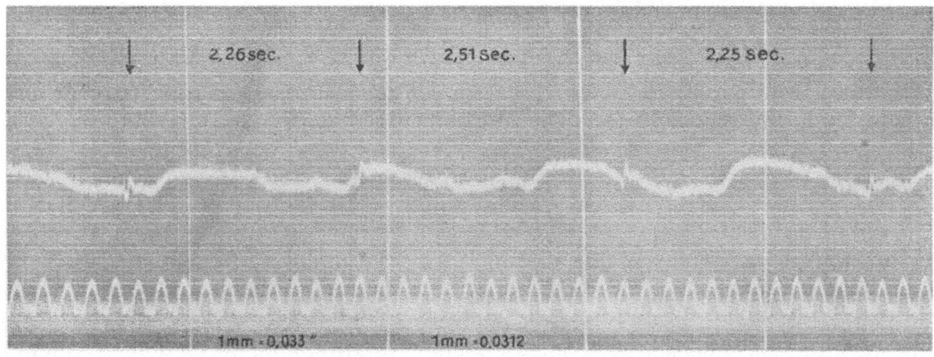

Abb. 169. Elektrokardiogramm vom unversehrten Aal. Registrierung von oben nach unten; Elektrogramm mit Atem- und Herzzacken, Zeit in 1/3 und 1/50 sek. Die weißen Querstriche geben die Atemzüge an. Man beachte, daß die einzelnen Herzschläge ganz unregelmäßig aufeinander folgen. (Aus: A. GITTER 1933)

hof-Aktivität mit erheblich verminderter Frequenz auf die Kammer übertragen. Wie GITTER (1932/1933) am Elektrokardiogramm des unversehrten Aals (*Anguilla anguilla*) feststellte, ist der Herzschlag des Aals ganz unregelmäßig (Abb. 169), was bei der Beurteilung pharmakologischer Versuche zu beachten ist.

Auf die reiche Innervation des Vorhofes, wo alle Schichten mit Nervenfasern und Ganglienzellen durchsetzt sind, haben bei *Cyprinus carpio*, *Silurus glanis* und *Lucioperca lucioperca* ABRAHAM u. HORVATH (1959) hingewiesen. Sie ist trotz artlich weit auseinanderliegenden Spezies bei allen ziemlich gleichartig. Das größte (geschlossene) Ganglion liegt im Vorhofepikard. Die Myokardschicht des atrioventrikulären Ringes ist am dichtesten mit Nerven versorgt. Häufig verlaufen auch auffallend dicke Nervenfasern im Kammermyokard, die aus den Geflechten heraustreten, die Muskelfasern eine Strecke begleiten, dann als dünne Fasern hypolemnal in Endknöpfchen enden. Man dürfte vielleicht von (verteilten) Nervenendplattenanaloga sprechen. Neben hauptsächlich multipolaren Nervenelementen kommen auch bipolare und unipolare vor; zwischen ihnen liegen zahlreiche Synapsen. Diese Stellen entsprechen den Orten bedeutender Cholinesteraseaktivität. S. auch JULLIEN u. RIPPLINGER (1950), KISCH (1948).

OETS (1950) zeigte an *Anguilla vulgaris*, daß das Elektrokardiogramm dieses Teleostiers bei äußerer Ableitung alle Elemente des EKG homoiothermer Vertebraten aufweist. Wie schon BAKKER (1913) gezeigt hatte, geht eine (auf der Abbildung nicht sichtbare) Welle des als Schrittmacher funktionierenden Sinus venosus und durch dessen Kontraktion ausgelöste, schwache V-Welle der Vorhofkontraktion (P-Welle) voraus, was OETS für *Anguilla* bestätigen konnte. Ähnliche Elektrokardiogramme erhielt OETS auch bei den Teleostiern *Tinca vulgaris* (Cuv.) (Schleie), *Pleuronectes flesus* L. (Flunder) und *Cyprinus carpio* L. (Karpfen).

Elektrokardiographische Untersuchungen durch CHIUNI u. AISA (1959) an *Barbus barbus* (Flußbarbe) und *Leuciscus leuciscus* (Häsling) in der klassischen Ableitung von Einthoven brachten Ergebnisse, die weitgehend mit Angaben früherer Autoren übereinstimmten. Bei allen Untersuchungen konnte die Gruppe QRST abgeleitet werden, während P und V nicht immer auftrat. Eine kleine Spitze B, die von einem früheren Autor zwischen S und T erwähnt wurde, konnte sichtbar gemacht werden.

(c) Wirkung des Acetylcholins auf das Herz von Knochenfischen

Über den Acetylcholin- und Cholinesterasegehalt des Teleostierherzens scheinen keine genaueren Feststellungen vorzuliegen. Bei *Gadus callarias* stellte AUGUSTINSSON (1948) eine bedeutend höhere Acetylcholinesteraseaktivität des Herzens von 91 μl CO_2/30 min/100 mg Gewebe fest, als bei den von ihm untersuchten Chondrichthyes.

Eine sympathische Herzversorgung ist bei Teleostiern nicht bekannt. Kardiale Erregungsnerven gibt es anscheinend nicht. Der Herzvagus ist voll entwickelt. Er wirkt über Sinus venosus und Vorhof ausgesprochen hemmend, hat aber keinen Einfluß auf die Kammer. Acetylcholin und Pilocarpin führten zu Frequenzverlangsamung, während Atropin diese Wirkung verhinderte oder aufhob (vgl. auch BLASCHKO, 1929; KISCH, 1950; RIPPLINGER, 1953).

Acetylcholin i.v. 10—20 μg führte nach MOTT (1951, 1957) bei *Anguilla anguilla* zu Blutdruckabfall und Verlangsamung des Herzschlages. Nach Atropin bewirkten 40 μg Acetylcholin Herzbeschleunigung. Dies könnte durch Reizung sympathischer Ganglien im Vorhof bedingt sein, wie das bei Säugetieren der Fall ist, sofern auch beim Fische solche Ganglien existierten (vgl. GRODZINSKI, 1955). Adrenalin 10 μg i.v. hatte Blutdrucksteigerung zur Folge; eine zweite Injektion war wirkungslos; ebenso hatte nachfolgende Noradrenalinzufuhr keinen Effekt, wie das auch beim Säugetier vorkommt.

Bei elektrischer Reizung der Kiemen und der Branchialnerven des Aals kam es zu langdauerndem Herzstillstand. Dieser Depressorreflex dürfte dem Carotissinusreflex von Säugetieren entsprechen, was mit der morphologischen Homologie zwischen ersten Kiemenbogen der Fische und der vordersten Kiemenanlage der Säugetiere übereinstimmte.

Bei manchen Teleostiern, *Cyprinus carpio* u. a., rief Acetylcholin bei elektrischer Reizung des isolierten Vorhofstreifens mit verschiedener Frequenz (MEYER u. LUCKEN, 1958) Perioden von Beschleunigung und Verlangsamung des Herzschlags über den intramuralen Vagusreiz hervor.

Das Herz des Krötenfisches, *Opsanus* sp., erwies sich als sehr resistent auf verschiedene Wirkstoffe: beträchtliche Dosen von Decamethonium, Atropin und Darstine (einem Parasympatholyticum) hatten keinen Einfluß auf das EKG. Sehr hohe Dosen von Darstine (80 mg i. v.) führten zur A-V-Dissoziation oder zur Verdoppelung der A-V-Überleitungszeit. Der Ventrikel schien auf diesen Stoff empfindlicher zu sein als der Schrittmacher. Über Nicotin s. VON SKRAMLIK (1948).

Das *Fundulus*-Herz reagierte nach SOLLMAN (1906) auf Atropin mit starker Beschleunigung, noch stärker auf Darstine. Pilocarpin 10^{-4} hatte am Fundulus-Embryo Frequenzverlangsamung des Herzens auf 80 zur Folge, mit Tendenz zur Systole. Strychnin wirkte verlangsamend auf das Herz und löste Arrhythmien aus.

Es scheint, daß die Reaktion der Herzen verschiedener Fischspecies auf Acetylcholin, Atropin, Physostigmin, Prostigmin nicht einheitlich ist und weder mit ihrer Körpergröße noch mit ihrer systematischen Stellung in Beziehung gebracht werden kann. Die vagale Innervation macht sich immerhin bei der Reaktion auf Acetylcholin, Pilocarpin und Atropin bei manchen Teleostiern eindeutig geltend. Ein negativ cholinerger Mechanismus ist durch Verstärkung der parasympathisch hemmenden Wirkung des Acetylcholins durch die Cholinesterasehemmer Physostigmin und Prostigmin wahrscheinlich gemacht. Doch steht der direkte Acetylcholinnachweis im Teleostierherzen und derjenige vermehrter Acetylcholinabgabe bei Reizung ebenso aus wie der Nachweis von Cholinacetylase. Die Frequenzerhöhung nach Atropin weist auf eine bisher anatomisch nicht feststellbare sympathische Herzinnervation hin, die bei der guten Entwicklung des Grenzstranges bei Teleostiern durchaus möglich wäre. Dafür spricht auch bis zu einem gewissen Grad die herzerregende Wirkung des Adrenalins.

(d) Kiemenzirkulation

Durch STEEN u. KRUYSSE (1964) wurden die Zirkulationsverhältnisse im Kiemenapparat von Knochenfischen, speziell von *Anguilla vulgaris* und anderen Arten anatomisch und funktionell genauer untersucht (Abb. 170). Knochenfische besitzen beiderseits vier Kiemenbogen, von denen jeder zwei Filamentreihen trägt.

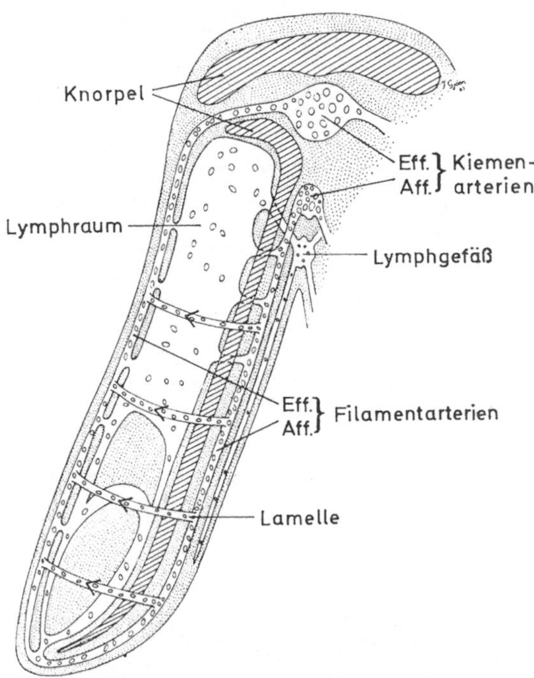

Abb. 170. Kiemenfilament eines Teleostiers unter Darstellung der Gefäßbahnen. Die Verbindung zwischen Lymphgefäß und Lymphraum ist klar erkennbar. (Aus: J. B. STEEN u. A. KRUYSSE 1964)

Jedes Filament ist in respiratorische Lamellen oder Plättchen aufgeteilt. Das afferente O_2-freie Blut fließt über die Filamente ausschließlich durch die Lamellen, in denen ein Gas- und Ionenaustausch mit dem im Gegenstrom einfließenden Wasser stattfindet (vgl. auch HAZELHOFF u. EVENHUIS, 1952). Doch liegen die Verhältnisse insofern komplizierter, als auch Lymphgefäße Erythrocyten enthalten und dadurch an der O_2-Aufnahme teilnehmen. Wie KEYS u. BATEMAN (1932) und OESTLUND u. FÄNGE (1962) an isolierten, perfundierten Kiemen des Aales und anderer Teleostier gezeigt haben, wird der Blutstrom durch Adrenalin gesteigert, durch Acetylcholin herabgesetzt. Analoge Versuche von STEEN u. KRUYSSE (1964) an isolierten Filamenten mit Adrenalin 10^{-5} μg/ml ergaben, daß unter Adrenalin das Blut ausschließlich durch die Gefäße der Lamellen floß, während unter Acetylcholin 10^{-5} μg/ml das Blut durch die zentralen Partien der Kiemen zirkulierte und gleichzeitig durch die an der Spitze der Filamente befindlichen afferenten und efferenten Arterien (Abb. 171). Die Versuche zeigen, daß ein potentieller Shuntmechanismus mit entsprechenden Auswirkungen auf die Kiemenatmung vorliegt. Eine Empfindlichkeit der Kiemenarterien von Teleostiern auf Adrenalin und Acetylcholin ist zweifellos nachweisbar. Über den Atmungsprozeß bei Fischen und seine nervöse Kontrolle vgl. HUGHES u. SHELTON (1962), HUGHES u. WIERSMA (1960).

(e) Acetylcholin und Cholinesterase der Kiemen

FLEMING et al. (1962) untersuchten an einer Reihe von Cyprinodontiden (Zahnkarpfen) die teils in salzhaltigem Wasser, teils in Süßwasser leben, die Cholinesteraseaktivitäten im Homogenat des (entbluteten) Kiemengewebes. Sie fanden bei allen in Salz- oder Brackwasser lebenden Arten *Fundulus kansae* (Garman), *Fundulus zebrinus* (Jordan und Gilbert), *Fundulus pulvereus* (Evermann), *Fundu-*

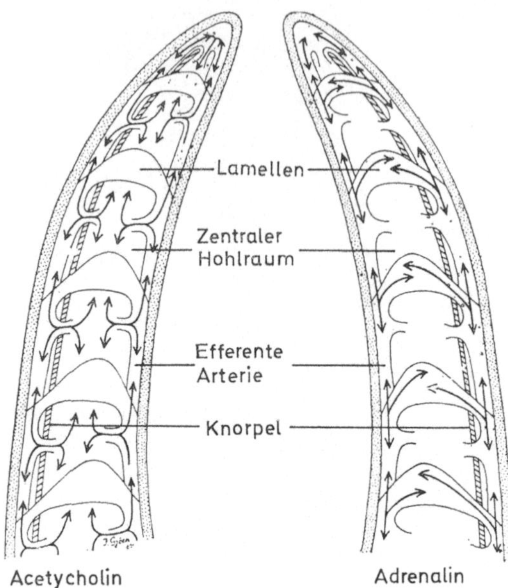

Abb. 171. Beeinflussung der Blutzirkulation in den Kiemen von Teleostiern durch Actylcholin und Adrenalin. Die Pfeile deuten den Weg der Blutzirkulation unter den beiden Einwirkungen an. (Aus: J.B.STEEN u. A.KRUYSSE 1964)

lus similis (Baird und Girard), *Fundulus grandis* (Baird und Girard), *Lucania parva* (Baird und Girard) und *Adinia xenia* (Jordan und Gilbert) für Acetylcholinesterase Aktivitätswerte zwischen 1,36 und 0,16 μmol/Substratspaltung/mg N_2/min, während an den im Süßwasser lebenden Arten *Fundulus catenatus* (Storer) und *Fundulus notatus* (Rafinesque) eine Acetylcholinesteraseaktivität im Kiemenhomogenat völlig fehlte. Dagegen verfügten alle untersuchten Cyprinodontiden über eine Butyrylcholinesterase mit Aktivitäten zwischen 1,09 und 0,10 μmol/Substratspaltung/mg N_2/min. Das Fehlen einer Acetylcholinesterase bei den Süßwasserformen würde in gewissem Sinn die Auffassung von VAN DER KLOOT (1958) bestätigen, daß Acetylcholinesterasen etwas mit dem Salzaustausch (Na^+) an der Zellmembran zu tun haben. Einen weiteren Hinweis in dieser Richtung bilden Feststellungen an *Fundulus kansae*, wonach Physostigmin 5.10^{-6} den Na^{22}-Ausfluß aus den (intakten) Kiemen vorübergehend hinderte. Anderseits haben SMALLMAN u. WOLFE (1954), WOLFE u. SMALLMAN (1956) gezeigt, daß Salze, auch NaCl, Acetylcholinesterasen zu aktivieren vermögen. KOCH (1945) zeigte an isolierten Kiemen der Krabbe *Eriocheir sinensis*, daß eine Cholinesterase an der aktiven Na-Aufnahme beteiligt ist. Ähnliches darf auch für die Versuche mit *Fundulus kansae* vermutet werden. Wie OESTLUND u. FÄNGE (1962) an isolierten, vom Truncus arteriosus aus perfundierten Kiemen der Teleostier *Anguilla anguilla* und *Zoarces viviparus* zeigten, reagierten die Kiemengefäße auf Acetylcholin 20 μg (in der Konzentration von 10^{-4}) mit Verengerung. Bei *Zoarces* wurde durch Atropin, das selbst gefäßverengernd wirkte, die Wirkung des Acetylcholins aufgehoben. Nach Physostigmin trat die gefäßkontrahierende Wirkung des Acetylcholins wieder ein. Die Versuche deuten, wie die S. 715 wiedergegebenen Versuche über gefäßerweiternde Wirkung der Catecholamine, darauf hin, daß die Kiemengefäße unter parasympathisch/sympathischer Kontrolle stehen, was für den Vagus, von dem die Kiemenherzen Äste erhalten, so gut wie sichergestellt ist, während der direkte Nachweis einer sympathischen Gefäßinnervation fehlt.

(f) Acetylcholin und Acetylcholinesterase am quergestreiften Fischmuskel

Wie bei allen Wirbeltieren haben wir es auch beim Bewegungsmuskel der Fische mit quergestreiftem Muskel zu tun. Daß auch die Darmmuskulatur (teilweise) quergestreift ist, bildet bei der Schleie, *Tinca tinca*, einen Einzelfall.

Die Nervenendstruktur der Fische, soweit dies an Teleostiern festgestellt wurde, ist wohl meist eine „terminaison en plaque" (COLE, 1955), nur selten ist sie baumartig aufgespalten. Korbförmige Nervenendplatten wurden durch COUTEAUX (1947) beim elektrischen Aal *Electrophorus electricus* festgestellt, und BARETS (1952) beschrieb sie beim Seewolf (Katzenwels), *Amiurus nebulosus* (Siluridae), fand sie aber sonst nur bei ganz wenigen Teleostiern. Wie COUTEAUX (1961) an der Dorsalflosse der Seepferdchen *Hippocampus hippocampus* L. und *Hippocampus guttulatus* (Cuvier) gezeigt hat, sind die Muskelfasern der Dorsalflosse des Seepferdchens ihrer ganzen Länge nach mit Nervenendapparaten versehen, die in das Muskelsarkoplasma wannenartig ohne Faltungen eingelassen und mit der Teloglia nach außen wie mit einem Deckel verschlossen sind. Acetylcholinesterase war präganglionär, vielleicht *nur* präganglionär nachweisbar (ähnlich wie bei manchen autonomen Ganglien). Ein subneuraler Apparat war nicht feststellbar. Neben spezifischer Cholinesterase scheint auch die unspezifische an den Nervenendigungen und -endapparaten reichlich vertreten zu sein (Teloglia?) (Abb. 172).

Die Nervenendplatte ist, wie anscheinend bei allen Wirbeltieren von den Teleostiern an, *cholinerg*, d. h. die Kontraktion des Muskels wird durch die mit Acetylcholinfreisetzung einhergehende und mit erhöhter Ionendurchlässigkeit der Nervenendmembran verbundene Depolarisation ausgelöst. An den Muskel-Sehnenverbindungen der Muskulatur der Rückenflosse findet sich Acetylcholinesterase an der sarkoplasmatischen Verbindungsstelle (Kollagenfasern), die eigentümlich verzweigt sind (Abb. 173). (Vgl. auch COUTEAUX, 1959).

Bei den Teleostiern *Gobius niger* Schwarzgrundel (Gobioideae) und *Ctenolabrus rupestris* befinden sich nach GEREBTZOFF (1956 a, b) die (kleinen) Nervenendplatten, oft mehrere, im mittleren Teil der Muskelfaser. Ein zweiter Typus zeigt neben einer dickeren Nervenfaser, ebenfalls nach Koelle färbbare dünne Ausläufer. Die beiden Typen entsprechen wahrscheinlich den extrafusalen und intrafusalen Fasern der Vögel und Säugetiere. Sie unterscheiden sich scharf von denjenigen der Knorpelfische.

Bei der Schleie (*Tinca tinca* (L.) (Cyprinoidei) sind nach BARETS u. Le TOUZÉ (1956) die Muskelfasern des tiefen und „schnellen" Lateralmuskels, analog wie bei den meisten Teleostiern — eine Ausnahme bildet der Katzenfisch *Ameiurus nebulosus* (Les.) — multiterminal über die ganze Länge der Muskelfaser innerviert. Bei elektrischer Reizung des motorischen Nerven kommt es scheinbar nicht zu einer Alles- oder Nichtswirkung, sondern je nach der Zahl beteiligter Axone zu einer abgestuften Reaktion, wie sie bei „schnellen" Muskelfasern anderer Wirbeltiere nicht beobachtet wurde. Aufgrund der polyterminalen Innervation gelangen an der neuromuskulären Übertragungsstelle lokale Potentiale zur Ausbildung, wobei diese Potentiale sich sprungweise erhöhen, was auf die gleichzeitig polyaxonale Innervation der sehr kurzen, nur etwa 5—6 mm langen Muskelfasern hinweist. Das Verhalten des Schleienmuskels entspricht dem Typus der „langsamen" Muskelfaser bei Anuren (vgl. BARETS, FESSARD u. LE TOUZÉ, 1956; BARETS, 1952; BARETS u. LE TOUZÉ, 1956).

Wurde der Musculus lateralis profundus der Schleie (*Tinca tinca = vulgaris*) schwach gereizt, entstanden nur lokale monophasische Aktionsströme, die sich entsprechend der starken Ausbreitung des Endapparates über ein größeres Gebiet verbreiteten. Fortgeleitete Aktionsströme wie beim Säugermuskel traten nur bei

stärkerer Reizung auf. Der rote myoglobinhaltige Muskel, der gleichzeitig reich
an Oxydationsenzymen ist, entspricht bei *Ophiocephalus*, dem Schlangenkopffisch,
dem „raschen", der weiße Muskel dem „langsamen" Muskel der Amphibien
(vgl. TAKEUCHI, 1959; CONNELL u. HOWGATE, 1959).

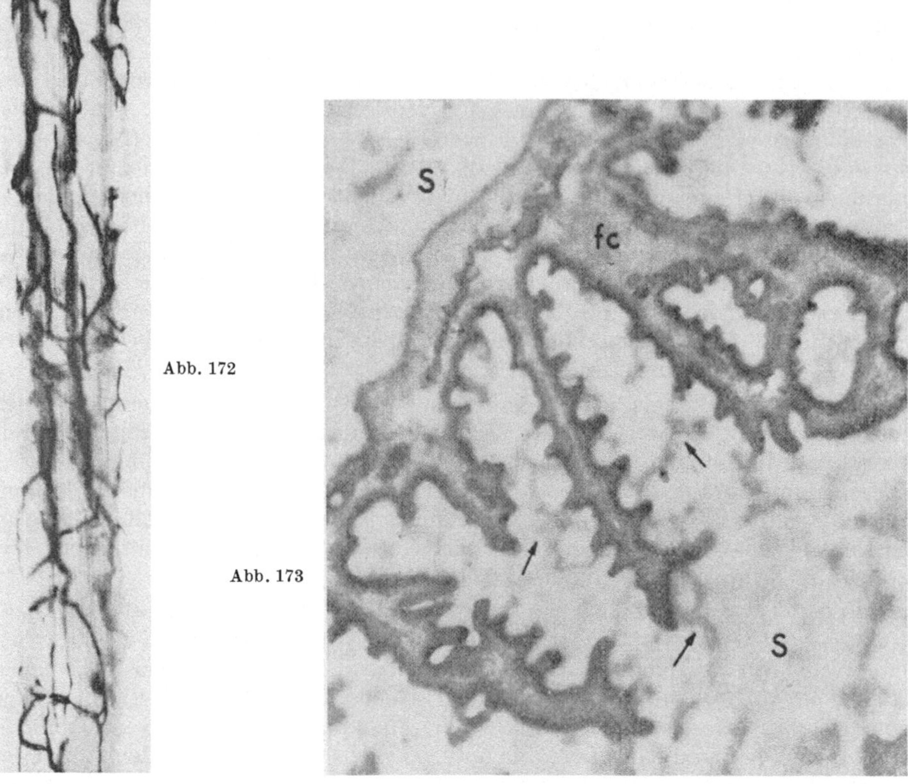

Abb. 172. Cholinesterasefärbung (α-Naphtholacetat) von quergestreiften Muskelfasern des Seepferdchens, *Hippocampus*. Die beiden Muskelfaserbündel zeigen der ganzen Länge ihrer Fasern nach Endigungen von motorischen
Neuronen. (Aus: R. COUTEAUX 1961)

Abb. 173. Elektronenoptische Aufnahme von quergestreiften Muskelfasern der Rückenflosse von *Hippocampus
hippocampus* nach Färbung mit α-Naphtholacetat. Der Schnitt geht durch die Muskel-Sehnenverbindungsstelle.
Die Kryptenhöhlungen, welche die Sarkoplasmamembran begrenzen, sind von Kollagenfasern besetzt (Trans-
versalschnitt) und durch den Azofarbstoff stark angefärbt. Die stärkste Färbung zeigt die Sarkoplasmamembran
dort, wo sich die Bündel von verbindenden Filamenten anheften. (Aus: R. COUTEAUX 1961)

Obgleich die Verhältnisse bei den Fischen noch wenig untersucht sind, wurden
im Muskel einzelner Species sehr hohe Acetylcholinesterase-Aktivitäten gemessen.
So wurden nach LUNDIN (1957) an *Lebistes reticulatus*, Guppy (Cyprinodontes) und
am Goldfisch *Carassius auratus* (Cyprinoidei) zwischen 20 und 50 mg Acetylcholin
durch 100 mg Muskelgewebe/h hydrolysiert (LUNDIN, 1958, 1959). Die Aktivität
betrug etwa 1/10 derjenigen des elektrischen Organs von *Gymnotus electricus*, welches
die reichste bekannte Quelle für Acetylcholinesterase darstellt. Wie *Lundin* (1959)
weiterhin zeigte, ist die Acetylcholinesterase mit derjenigen aus dem elektrischen
Organ von *Electrophorus electricus* und von *Lebistes reticulatus* nicht ganz identisch,
indem diese auch Triacetin spaltet, jene nicht.

Untersuchungen am Schwanzmuskelhomogenat von *Lebistes reticulatus*, *Carassius auratus* und *Abramis brama*, Brachsme (Cyprinoidei) haben ergeben, daß es
sich um echte Acetylcholinesterase handelt, die durch Physostigmin 10^{-5} M voll-

ständig gehemmt wurde, während Butyrylcholin nicht oder nur sehr langsam hydrolysierte. Versuche mit zwei weiteren Cholinesterasehemmern ergaben ebenfalls für Acetylcholinesterasehemmung charakteristische Kurven. Acetylcholinesterase wurde auch bei *Scorpaena* und *Crenilabrus* (Acanthopterygii) durch AUGUSTINSSON festgestellt. Am Muskel von *Scorpaena*, Drachenkopf (Scorpaenidae) hatte Veratrin 10^{-5} die typische Wirkung: Doppelgipfel bei Kontraktion und verlangsamte Dekontraktion (Riesser, 1928, 1933).

Histochemisch konnte gezeigt werden, daß sich die Hauptaktivität der Acetylcholinesterase bei *Lebistes* in dem die Muskelfasern umgebenden Endomysium, in geringem Maß auch in den Septen findet. Bei *Carassius* war sie fast ausschließlich im Endomysium lokalisiert. Anders liegen die Verhältnisse bei *Abramis brama*, wo die Verteilung der Cholinesterase stark an die beim Säugetiermuskel an der Nervenendplatte festgestellte Art der Einlagerung erinnert.

Die ursprünglich von VERRATI 1902 (nach BOURNE, 1960) bei *Cyprinus carpio*, Karpfen und *Hippocampus brevirostris* morphologisch genauer untersuchte quergestreifte Bewegungsmuskulatur enthielt ebenfalls Acetylcholinesterase. Im quergestreiften Muskel von *Carassius auratus* wurde Cholinacetylase festgestellt. Die Annahme ist berechtigt, daß Acetylcholin an der neuromuskulären Synapse als Überträgerstoff wirkt. Die näheren Verhältnisse, welche Acetylcholin und Acetylcholinesterase bei der neuromuskulären Erregungsübertragung spielen, bleiben noch zu untersuchen. Die *cholinergische* Innervation des Fischmuskels ist durch die Wirkung von Acetylcholin, Physostigmin und Curare fast sichergestellt (KRNJEVIĆ, 1961). Vgl. auch Abb. 174 aus GAINER u. KLANCHER (1965), GAINER (1968), TAKEUCHI (1959).

Daß der Fischkörper Acetylcholin in beträchtlicher Menge zu bilden vermag, geht beispielsweise aus der Feststellung hervor, daß in einem Extrakt aus der Schwanzflosse des Paradiesfisches *Macropodus opercularis* ein Acetylcholingehalt des Gewebes von 0,5—1,0 mg/g! nachgewiesen werden konnte, wobei die Injektion dieses Extraktes zur Ausbreitung der Melanophoren führte.

(g) Zentralnervensystem (vgl. HEALY, 1957)

Bei Teleostiern ist das Großhirn, verglichen mit demjenigen von Knorpelfischen, besonders schwach entwickelt und bildet oft an Stelle der Großhirnhemisphären nur eine dünne Epithelschicht. Was man früher als Großhirn bezeichnete, sind die Corpora striata der Säuger. Besonders stark entwickelt sind Mittelhirn und Kleinhirn. Die Elektrophysiologie supramedullärer Neurone ist durch BENNETT, CRAIN u. GRUNDFEST (1959) dargestellt worden.

Über Acetylcholin und Cholinesterase im Nervensystem von Knochenfischen ist auffallend wenig bekannt. Nach JULLIEN u. RIPPLINGER (1957) soll das Gehirn der Süßwasserfische kein Acetylcholin enthalten, das Gehirn der Meerfische daran sehr reich sein (?). Nach AUGUSTINSSON (1948) wurden vom ganzen Gehirn von *Gadus callarias*, Kabeljau (Gadidae), berechnet auf 100 mg Gewebe, 6,2 mg Acetylcholin/Std hydrolisiert. ABOU-DONIA u. MENZEL (1967) stellten an dem Teleostier *Cymatogaster aggregata* Gibbons fest, daß im Gehirn weit überwiegend Acetylcholinesterase neben Butyrylcholinesterase nachweisbar ist, wobei die Acetylcholinesterase durch Physostigmin 10^{-5} M gehemmt, durch insecticide Carbamate (m-Isopropylphenyl-methylcarbamat) blockiert wurde. Vgl. auch BLUME (1930).

Ob und wieweit Acetylcholin in der Physiologie des Zentralnervensystems der Knochenfische als interneuronaler fördernder Überträger eine Rolle spielt, scheint nicht bekannt zu sein. P-Substanz wurde im Gehirn von Teleostiern (*Gadus*) nachgewiesen. Pharmakologisch ist über die Wirkung von Acetylcholin, Physostigmin, Prostigmin, Atropin, Nicotin usw. am Gehirn von Knochenfischen anscheinend

31*

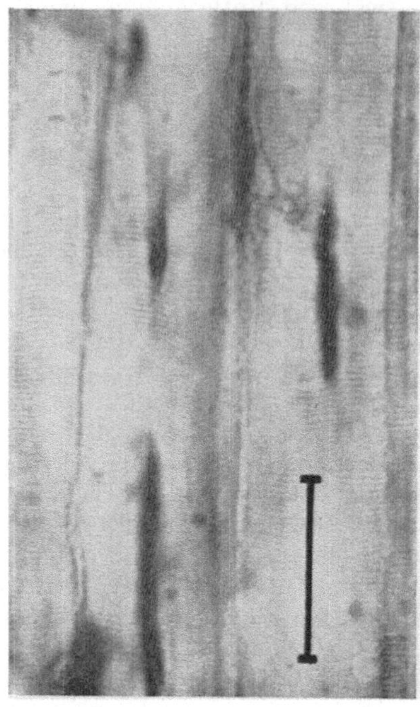

Abb. 174. Nervenmuskelendapparate in einem rasch sich kontrahierenden quergestreiften Muskel des Krötenfisches *Opsanustan* sp. Acetylcholinesterasefärbung der Nervenendapparate. (Aus: H. GAINER u. J.E. KLANCHER 1965)

nichts bekannt! Die Frage, die auf allen Entwicklungsstufen der Wirbeltiere von so großer Bedeutung ist, ob das Acetylcholinsystem im synaptischen Nervenprozeß des Zentralnervensystems eine Rolle spielt, ist bei Knochenfischen völlig ungelöst. Über Cholinacetyltransferase im Hirn des Goldfisches, *Carassius auratus* s. HEBB et al. (1969). Vgl. auch VON EULER u. OESTLUND (1958), GRAY (1969).

(h) Wirkung von Krampfgiften

Die Wirkung des Strychnins hat BLUME (1930) eingehend untersucht.

Wurde Moorkarpfen (*Carassius carassius = vulgaris*) von 3—4 g Gewicht bei 15—16° C Wassertemperatur 0,0005 mg Strychninnitrat unter die Rückenhaut injiziert, trat im Verlauf von 13 min (bei 6°C nach 30 min) Reflexsteigerung ein, die während 5—7 Std anhielt. Höhere Dosen von 0,01 mg führten zu Seitenlage und Lähmung. Selbst sehr hohe Dosen führten niemals zu tetanischem Krampf. Auch an Sonnenbarschen, *Eupomotis* sp., *Lepomis aureus*, Sonnenfisch und am Stichling *Gasterosteus aculeatus* wurde bei Strychninkonzentrationen von 4.10^{-4} bis 10^{-6} immer nur Reflexsteigerung beobachtet.

An Moorkarpfen dagegen, die bei 25°C gehalten und in eine Lösung von Strychnin 10^{-4} gebracht wurden, traten nach wenigen Minuten heftigste tetanische Krämpfe, verbunden mit stark gesteigerter Reflexerregbarkeit auf. Moorkarpfen, denen die Corpora striata entfernt wurden, verhielten sich dem Strychnin gegenüber wie normale Tiere. An Rückenmarkstieren kam es zu Reflexsteigerung. Strychnin rief auch an *Fundulus* sp. Reflexübererregbarkeit hervor, wobei auf minimalen Reiz ein Tetanus erfolgte. Picrotoxin 10^{-5} hatte bei *Fundulus* lähmende Wirkung im Verlauf von Stunden, 10^{-4} schon nach einigen Minuten. Am Aal (und am Hai) sind, als Ausnahmen, bei normaler Wassertemperatur durch Strychnin ausgelöste tetanische Krämpfe beobachtet worden. In taxonomischer Hinsicht

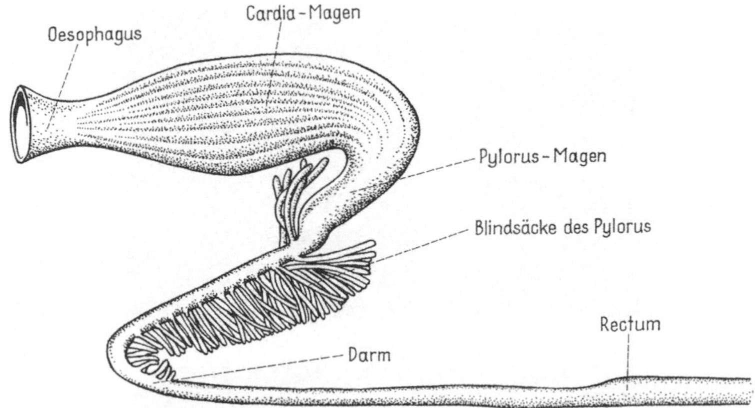

Abb. 175. Anatomie des Verdauungskanals der Forelle (Übersicht). (Aus: G. BURNSTOCK 1958)

scheint die Wirkung des Strychnins nicht allein von der Organisationshöhe des Zentralnervensystems, sondern auch von der Ausbildung bestimmter Receptoren abhängig zu sein, wie dies anläßlich der Strychninwirkung bei Crustaceen (S. 313) diskutiert wurde. Vgl. auch EGGHART u. UMRATH (1956).

(i) Acetylcholin und Verdauungsapparat bei Knochenfischen

In der Darmwand ist ein Plexus myentericus und ein Plexus submucosus, entsprechend dem Meissnerschen und Auerbachschen Plexus der Säuger, nachweisbar (NICOL, 1952). Das autonome Nervensystem des Magendarmkanals der braunen Forelle, *Salmo trutta trutta* gleicht nach BURNSTOCK (1958a, b) demjenigen der Säuger. Wie bei diesen gehen longitudinale myogene Pendelbewegungen und peristaltische Wellen, die durch Streckreize über die enterischen Plexus ausgelöst werden, über die glatte Darmmuskulatur hin. Dazu kommen langsame Tonusschwankungen und Bewegungen, die über Vagus und Splanchnicus vermittelt werden (vgl. Abb. 175).

Vagusreiz führte zu starker Kontraktion der Längsmuskulatur des Magens, wie das an anderen Teleostiern durch YOUNG (1936) und BARRINGTON (1942) gezeigt wurde. Nach BURNSTOCK (1958) erhöhte Acetylcholin an der braunen Forelle Tonus und Amplitude der Pendelbewegungen in allen Darmabschnitten und bewirkte gleichzeitig starke Kontraktion der Ringmuskulatur (Abb. 176). Nicotin und Hexamethonium wirkten dem Acetylcholin entgegen. Pilocarpin und Physostigmin erhöhten den Darmtonus und verstärkten die Kontraktionen. Atropin hob die Wirkung des Acetylcholins und Pilocarpins auf. Adrenalin senkte den Tonus der Längsmuskulatur und hob die Pendelbewegungen im Darm und Rectum auf, kontrahierte aber die Längs- und Ringmuskulatur des Magens. Nach vorausgehender Acetylcholin- oder Pilocarpinkontraktion hatte Adrenalin am Magen weitere Tonussteigerung zur Folge. Während also Acetylcholin und Adrenalin bei *Salmo trutta trutta* sich an Darm und Rectum antagonistisch verhalten, sind sie am Magen synergistisch. BURNSTOCK schließt aus diesen und weiteren Versuchen, daß die postganglionären Vagusfasern , welche den Magen versorgen, adrenergisch sind, die Splanchnicusfasern zum Magen und Darm und die präganglionären Vagusfasern zum Magen cholinerg. Anatomische Untersuchungen führten zu dem Resultat, daß der Vagus von Teleostiern auf den Magen beschränkt ist, während der Splanchnicus Magen und Darm versorgt. Beide Nerven haben am Darm aktive motorische Wirkung. Es besteht danach im Darm von Knochenfischen keine Korrelation zwischen Nervenwirkung und pharmakologi-

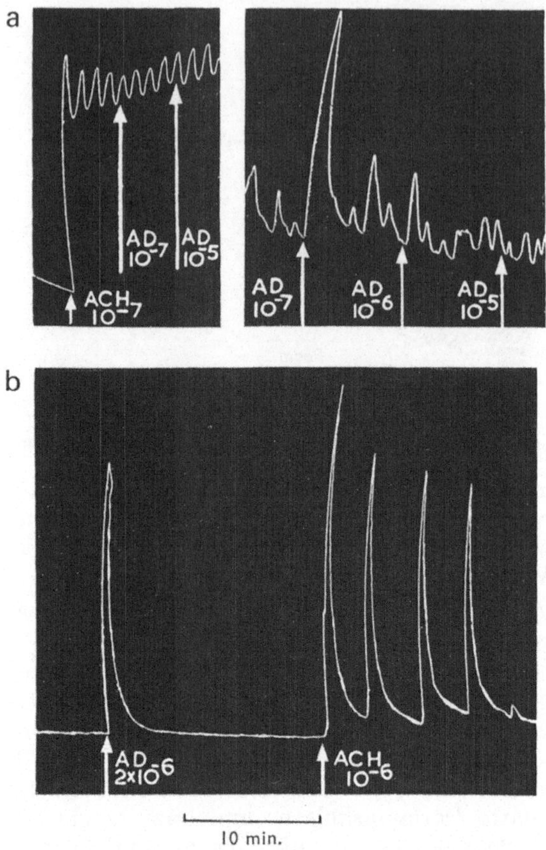

Abb. 176. *a*. Wirkung von Acetylcholin 10^{-7} g/ml und Adrenalin 10^{-7} und 10^{-5} g/ml auf die Längsmuskulatur des Forellenmagens. Nach Acetylcholin (*ACh*) hat Adrenalin (*AD*) keine Wirkung. *b*. Auf den zirkulären Muskel des Magens wirken sowohl Adrenalin 2.10^{-6} g/ml als auch Acetylcholin 10^{-6} g/ml erregend. Temperatur 14°. (Aus: G. BURNSTOCK 1958)

scher Wirkung, eine Situation, die bisher in keiner andern Vertebratenklasse festgestellt wurde. Doch hat das vielleicht nicht für alle Teleostier Geltung, s. FÄNGE (1962).

Acetylcholin und Adrenalin wirken nach FÄNGE (1962) bei Fischen antagonistisch, analog wie bei Säugetieren, d. h. wie wenn sie einen doppelt innervierten Darmkanal hätten. Funktionell kann man aber bei Fischen oft nicht ein sympathisches von einem parasympathischen Nervensystem unterscheiden. Wahrscheinlich sind die autonomen Nerven gemischt. Vgl. auch FÄNGE über Schwimmblase (1933).

Acetylcholin und Pilocarpin führten nach BERNHEIM (1934) am isolierten Magen und Darm von *Haemulon flavolineatum* zu länger dauernden Kontraktionen, während Histamin und Physostigmin praktisch keine Wirkung hatten. Atropin bewirkte nach Acetylcholin und Pilocarpin sofortige Erschlaffung. Adrenalin hatte nach Acetylcholin weitere Kontraktion zur Folge, ebenso Nicotin. Hingegen löste Adrenalin an dem durch mechanischen Reiz kontrahierten Darm Erschlaffung aus. Bei *Uranoscopus scaber* (Uranoscopidae) hatte Vagusreiz am Darm keinen sichtbaren Erfolg. Dagegen löste elektrische Reizung des Splanchnicus erhöhte Darmperistaltik aus. Zwischen Innervation, elektrischem Reiz und pharmakologischer Wirkung vegetativer Reiz- oder Hemmungsgifte an der glatten Muskulatur von

Tabelle 9. *Wirkung von Acetylcholin, Adrenalin, Noradrenalin, 5-Hydroxytryptamin und Histamin auf den isolierten Fischdarm*

Klasse und Species	Acetyl-cholin	Adrenalin	Nor-adrenalin	5-Hydroxy-tryptamin	Histamin
Cyclostomata					
Myxine glutinosa	+	—	(—)	0	(+)
Chondrichthyes					
Squalus acanthias	(+)	++	+	(+)	
Raia clavata	+	+	(+)	(+)	(+)
Teleostei					
Pleuronectes sp.	++			+++	+
Labrus bergylta	++			+++	+
Gadus callarias	++			+	+
Lophius sp.	+++	—	(—)	++	0
Anguilla anguilla	++	—	(—)	++	0

+ = Kontraktion
— = Erschlaffung
0 = keine Wirkung

Nach: U.S. VON EULER and E. OESTLUND (1957).

Teleostiern besteht auch nach diesem Beispiel kein voller Parallelismus. An *Uranoscopus* und *Lophius piscatorius*, dem Anglerfisch (Lophiidae) bewirkte Acetylcholin, nach YOUNG (1936) Tonusanstieg und Auslösung rhythmischer Kontraktionen der Muskulatur von Magen, Darm, Rectum und Gallenblase, während Adrenalin den Verdauungskanal stillegte.

Auffallend ist, daß Acetylcholin an Harnblase und Ovar erregend wirkte, obschon nur eine sympathische Innervation nachweisbar ist.

Wie AUGUSTINSSON u. FÄNGE (1951) an der Schwimmblase des Kabeljau, *Gadus callarias*, feststellten, spalten Gasdrüse und Muscularis mucosae der Schwimmblase relativ viel Acetylcholin ab. Die in beiden Geweben enthaltene Acetylcholinesterase wurde durch Physostigmin und hohe Acetylcholinkonzentrationen gehemmt, was für eine cholinergische Innervation der Schwimmblase spricht.

Über Cholinesterasen bei Süßwasserfischen s. CLOS, SERFATY u. CATHALA (1957).

Phylogenetisch betrachtet, kommt eine klare autonome antagonistische Doppelinnervation anscheinend erstmals bei Amphibien vor, dies sowohl bei Urodelen, z. B. bei dem Salamander *Necturus*, wie bei Anuren (*Rana*) bei denen der Magenmuskel durch den Vagus gehemmt und den Sympathicus erregt wird (vgl. PATTERSON, 1928; J. SCHÜLLER, 1921). Doch ist die Trennung von Vagus und sympathischer Innervation nicht so scharf wie bei Säugern (s. auch S. 716 und 849) u. Tab. 9.

Die Gegenwart adrenergischer Elemente im Vagusstamm von *Gadus* ist durch ihren Catecholamingehalt angedeutet (VON EULER u. FÄNGE, 1961). Es stellt sich damit die Frage, ob wir in der Parallelisierung von Nervenreiz und Wirkung vegetativer Reiz- und Lähmungsstoffe oft nicht zu weit gehen. Wie aus dem folgenden hervorgeht, können wir bei manchen Knochenfischen mit Sicherheit von positiv cholinerger Innervation des Magendarmkanals sprechen. Am glatten Muskelstreifen des Darmes von *Salmo* sp., *Perca fluviatilis*, Flußbarsch *Fundulus heteroclitus* und einigen anderen Teleostiern bewirkten Acetylcholin, Physostigmin und Pilocarpin Erregung, die durch Atropin unterdrückt wurde. Dies entspricht den bei höheren Vertebraten festgestellten Verhältnissen. Doch kommen speziesbedingte Abweichungen vor. (BURNSTOCK, 1958 a, b, 1959).

An den Teleostiern *Pleuronectes* (= *Platessa*) *platessa*, Scholle, *Labrus bergylta*, *Gadus callarias*, *Lophius piscatorius* und *Anguilla vulgaris* untersuchten VON EULER u. OESTLUND (1956) die Empfindlichkeit verschiedener isolierter Darmabschnitte auf Acetylcholin, 5-Hydroxytryptamin und Histamin. Acetylcholin 0,05 μg/ml hatte an allen Darmabschnitten ausgesprochene Kontraktionswirkung, die bei *Pleuronectes* und *Lophius* noch mit 0,02 μg/ml zustandekam. Sehr langdauernde Kontraktion wurde bei *Anguilla* festgestellt. Bei allen Species wurde die Wirkung durch Atropin 10^{-6} unterdrückt. Adrenalin wirkte hemmend. 5-Hydroxytryptamin hatte an isolierten Darmstücken von *Pleuronectes platessa* (Scholle) und *Labrus bergylta* eine bedeutend stärkere kontrahierende Wirkung wie Acetylcholin. Die Kontraktionswirkung war selbst noch in Konzentrationen von 0,005 μg/ml nachweisbar. Die glatte Darmmuskulatur erwies sich auf 5-Hydroxytryptamin 2—4mal empfindlicher als auf Acetylcholin. Umgekehrt bei *Gadus callarias* und *Anguilla vulgaris*, wo die darmkontrahierende Wirkung des 5-Hydroxytryptamins 2—5mal, bei *Lophius piscatorius* 25mal schwächer war als mit Acetylcholin.

Besondere Verhältnisse treffen wir hinsichtlich Muskulatur des Darmkanals bei der Schleie, *Tinca tinca*. Sie besitzt nach FREY (1928) neben einer innern, aus Längs- und Querfasern bestehenden Schicht glatter Muskulatur eine ihr direkt aufliegende mächtige Lage quergestreifter Längs- und Ringmuskulatur. Beide Muskelarten sind vom Vagus innerviert, wobei Vagusreiz schnelle Kontraktion des quergestreiften und langsame Zusammenziehung des glatten Muskels bewirkte. Durch Curare wurde nur die schnelle Kontraktion des quergestreiften, nicht die langsame des glatten Muskels aufgehoben. Acetylcholin 10^{-5} förderte die Kontraktion der glatten Muskulatur bedeutend, eine Wirkung, die über 3 Std anhielt, während der quergestreifte Muskel stark gehemmt und bei 5.10^{-4} Acetylcholin völlig stillgelegt wurde, ohne daß irgendwelche Tonuserscheinungen bemerkbar waren. Atropin 10^{-5} bis 10^{-4} hob die Peristaltik der glatten Muskulatur auf. Bei indirekter elektrischer Reizung war keine Kontraktion mehr auslösbar, wohl aber bei direkter. Die Funktion des quergestreiften Muskels blieb nach Atropin erhalten.

Pilocarpin 10^{-4} und Physostigmin 10^{-4}, geprüft an überlebenden Darmstücken, regten die glatte Muskulatur zu vermehrten (langsamen) Kontraktionen an, wobei die spontane Tätigkeit verstärkt und verlängert wurde, was bei Physostigmin auf Inaktivierung der Acetylcholinesterase zurückgeführt werden konnte. Der *glatte Muskel* darf als *cholinerg* bezeichnet werden.

Umgekehrt hemmten sowohl Pilocarpin wie Physostigmin in den gleichen Konzentrationen die Kontraktionskraft des quergestreiften Muskels in beträchtlichem Ausmaß.

Alle pharmakologischen Reaktionen verlaufen beim Kaltblüter sehr viel langsamer wie beim Warmblüter. So verschwand nach Acetylcholin 5.10^{-4} die Contractilität des quergestreiften Muskels erst nach 20 min. Adrenalinwirkungen 10^{-6} wurden erst nach 3 Std deutlich (im Sinne der Förderung der glatten Muskeltätigkeit — der quergestreifte Muskel wurde gehemmt). Am isolierten Darmstück wurde die Spontantätigkeit der glatten Muskulatur durch Adrenalin gehemmt.

Besonders bemerkenswert ist, daß der vom Vagus innervierte quergestreifte Darmmuskel der Schleie auf Acetylcholin mit Hemmung und Erschlaffung reagierte, d. h. weder so wie der glatte Darmmuskel, noch so wie der quergestreifte Körpermuskel. Dies deutet wiederum auf komplizierte Innervations- und Reaktionsverhältnisse, wie sie für den Teleostierdarm mehr oder weniger allgemein gelten dürften.

Das zeigte auch das Beispiel der Schwimmblase. Die Muscularis mucosae der Schwimmblase der Fische (*Gadus*, *Anguilla* u. a.) besteht aus 2 Arten von glattem Muskel: Der eine Typus wird durch Adrenalin 10^{-8} bis 10^{-6} kontrahiert, ähnlich durch Noradrenalin, und bleibt auf Acetylcholin unverändert. Der andere Typ wird durch Catecholamine erschlafft und durch Acetylcholin 10^{-6} kontrahiert. Beide Arten werden durch Vagusfasern versorgt (FÄNGE, 1962). Wieder in andern Fällen scheint das Schema der antagonistisch cholinerg/adrenergen Innervation am Darmkanal von (marinen) Teleostiern eingehalten zu werden. Wie DREYER (1949) an Muskelstreifen von Magen, Darm, Uterus und Mesenterium der Teleostier: *Salmo salar* (Lachs), *Centropristes striatus*, *Gadus morhua* (Kabeljau), *Gadus aeglefinus* (Schellfisch), *Pleuronectes flesus* (Flunder), *Fundulus heteroclitus* zeigte, hatten Acetylcholin, Physostigmin und Pilocarpin am Magen- und Darmmuskel deutliche Kontraktionswirkung, welche durch Atropin gehemmt wurde. Adrenalin wirkte, ähnlich wie am Säuger, hemmend.

(k) Darmkanal und P-Substanz

Substanz P wurde im Darm von Teleostiern (*Gadus*) gefunden; sie rief am isolierten Darmstück starke Darmkontraktion bei *Pleuronectes platessa* und *Labrus bergylta* hervor. Die Wirkung blieb nach Atropin 10^{-6} bestehen (VON EULER u. OESTLUND, 1956).

Nach GADDUM u. SZERB (1961) ist der isolierte Darm von *Carassius auratus* (Goldfisch) so empfindlich, daß er als biologischer Test für den quantitativen Nachweis von P-Substanz (Grenzwert bei 1 m E., nach VON EULER) verwendet werden kann. Bei allen bisher untersuchten Teleostiern hatte P-Substanz eine ausgesprochene Kontraktionswirkung am Darm. Im Darm von *Esox lucius*, dem Hecht, konnten durch DAHLSTEDT et al. (1959) 0,72 E/g P-Stoff nachgewiesen werden. S. auch GADDUM u. SZERB (1961).

(l) Aminosäuren

Über Aminosäuren in den Geweben des Salm, *Salmo salar*, beim Laichen und auf der Wanderung vgl. COWEY et al. (1962).

Im Gehirn der Knochenfische *Xesurus scalprum*, *Girella punctata*, *Parapristipoma trilineatum* und *Sphaeroides* sp. fanden sich nach TSUKADA et al. (1964) zwischen 2,23 und 2,86 μmol/g Asparaginsäure, 6,64—9,08 μmol/g Glutaminsäure, 2,63—3,27 μmol/g γ-Aminobuttersäure, 4,85—5,33 μmol/g N-Acetylasparaginsäure. Ob die genannten Aminosäuren als erregende oder hemmende Überträger im Zentralnervensystem von Teleostiern in Frage kommen, scheint bisher nicht untersucht worden zu sein.

(m) Chromatophoren bei Teleostiern und der Einfluß von Acetylcholin, Adrenalin und vegetativen Reiz- und Lähmungsgiften

Bei Teleostiern besteht nach PARKER (1948) geprüft an *Ameiurus nebulosus* und *Fundulus heteroclitus* eine doppelte, sowohl sympathische als auch parasympathische Innervation der Melanophoren, wobei adrenerge Stoffe zur Kontraktion führen, die durch Ergotamin gehemmt wird, während cholinerge Stoffe, wie Pilocarpin und Physostigmin, die Melanophoren expandieren, was durch Atropin verhindert wird. Dem „archaischen" hormonalen Mechanismus (Intermedin usw.), wie er bei Elasmobranchiern und Amphibien besteht, wurde eine nervöse Steuerung der Melanophoren, bei verschiedenen Arten von Teleostiern in variablem Ausmaß, übergeordnet.

Die Melanophoren der Elritze, *Phoxinus* (= *phoxinus*) *laevis* (AG) (Cyprinidae) unterstehen dem Einfluß des Parasympathicus und Sympathicus und der entsprechenden Neurohormone; Acetylcholin führte zur Expansion, Adrenalin (Noradrenalin) zur Ballung der Pigmente (GRAY, 1956; REIDINGER, 1952). Außerdem bewirken nach HEALY (1940, 1954) Intermedin der Hypophyse und ein Hormon des Hypophysenvorderlappens ebenfalls Expansion.

Bei Makropoden (*Macropodus opercularis*) wurde der Expansionszustand der Chromatophoren nicht durch Hypophysenhormone, sondern ausschließlich über die parasympathische und sympathische Innervation gesteuert (REIDINGER u. UMRATH, 1952). An den Melanophoren isolierter Schuppen von *Macropodus opercularis* wurde durch UMRATH u. WALCHER (1951) festgestellt, daß die durch Acetylcholin 10^{-5} bis 10^{-7} bewirkte Expansion der Melanophoren durch Atropin 10^{-8} bis 10^{-10} nahezu oder vollständig aufgehoben wurde, während Atropin in hohen Konzentrationen von 10^{-3} bis 10^{-5} eine dem Acetylcholin analoge, (als parasympathisch gedeutete) Melanophorenexpansion bewirkte. Vgl. auch BERDE u. CERLETTI (1956).

Versuche von UMRATH (1957) an Rückenschuppen des Bitterlings *Rhodeus amarus* (Cyprinoidei) führten zu der Feststellung, daß der physiologische Farbwechsel beim Bitterling durch Acetylcholin bis 10^{-4} im Sinne der Expansion des

Melanins beeinflußt wurde, ebenso durch Atropin 10^{-4} und 3.10^{-4} und Pilocarpin bis 10^{-2}, während Adrenalin und Noradrenalin in der enormen Konzentration von 5.10^{-2} an den Schuppen selbst dunkel gehaltener Fische ohne Wirkung blieben. An den Erythrophoren abgeschnittener Analflossen männlicher Bitterlinge bewirkte Acetylcholin bis 3.10^{-4} Pigmentexpansion, ebenso Atropin 10^{-4}, während Atropin 10^{-7} zur Acetylcholinblockierung führte. Die Farbanpassung des Bitterlings dürfte in erster Linie über das parasympathische System gehen. Hypophysenhormone scheinen auf den Farbwechsel des Bitterlings insofern einen Einfluß auszuüben (wobei es sich wahrscheinlich um die Wirkung des Intermedins handelt), als durch Hypophysenpräparate eine Vermehrung der Melanophoren erfolgte, ohne daß sie merklich expandiert wurden.

Bei *Macropodus opercularis* und bei *Fundulus heteroclitus* erfolgte die physiologische Anpassung an dunklen Untergrund nur oder vorwiegend durch Acetylcholin, die morphologische (wahrscheinlich) durch Intermedin. Die beiden Arten des Farbwechsels gehen offenbar hier unabhängig voneinander vor sich (vgl. CHIN, 1939; FRIES, 1943).

In diesem Zusammenhang ist darauf hinzuweisen, daß der Zustand der als spezialisierte Effektoren aufzufassenden Melanophoren vom Na^+/K^+-Gleichgewicht stark abhängig ist, was auf lokale elektrophysiologische Steuerungsvorgänge hinweist: K-Ionen bewirken Konzentration, Na-Ionen Dispersion der Melanophoren. Deshalb ist die Ausgeglichenheit des Ionenmilieus bei Versuchen an isolierten Schuppen usw. zu berücksichtigen (vgl. ROBERTSON, 1951).

(n) Acetylcholinesterase im Fischsperma

Im Sperma von *Salmo trutta* (Salm) und von *Perca fluviatilis* (Flußbarsch) wurde durch TIBBS (1960) Acetylcholinesterase nachgewiesen, welche in den Köpfen der Spermien lokalisiert war.

(o) Acetylcholin im elektrischen Organ der elektrischen Fische (Chondrichthyes und Teleostei)

Gegen 250 Fischarten verfügen über elektrische Organe. Einige Ostracodermen des Devons aus der Familie der Cephalapsiden waren wahrscheinlich im Besitz eines in der Kopfgegend befindlichen elektrischen Organs. Vielleicht gilt das auch für den fossilen *Torpedo gigantea* (Selachii) (FESSARD, 1962; LISSMAN, 1958; MACHIN u. LISSMAN, 1960; LISSMAN u. MACHIN, 1958).

Das elektrische Organ der Fische setzt sich aus säulenartig angeordneten Einheiten, den elektrischen Platten oder Plaques zusammen (Abb. 177), deren Aktionspotential etwa 100—140 mV beträgt und damit gleiche Größenordnung besitzt, wie gewöhnliche Nerven- und Muskelfasern. Die hohe Spannung des elektrischen Organs wird durch Serienschaltung entsprechend einer Voltaschen Säule erzeugt. Nur *eine* Seite der elektrischen Platten ist innerviert. Diese wird bei Entladen nicht nur depolarisiert, wie BERNSTEIN (1902) annahm, sondern die Ladung wird nach ALTAMIRANO (1955a), KEYNES u. MARTINS-FERREIRA (1953) umgekehrt.

Zwischen der quergestreiften Muskulatur und den elektrischen Zellen des elektrischen Aals scheint in der Reaktion auf Acetylcholin kein Unterschied zu bestehen. Das postsynaptische Potential wird nach ALTAMIRANO et al. (1953), ALTAMIRANO u. COATES (1957) am Sachsschen Organ des elektrischen Aales *Electrophorus electricus*, sog. Zitteraal (Cypriniformes) wahrscheinlich durch einen Überträgerstoff ausgelöst, der dem Acetylcholin anscheinend nicht nahesteht. Durch Acetylcholin konnte die Höhe der Entladungen von etwa 73 mV auf 50—60 mV herabgedrückt werden. (Vgl. auch ALTAMIRANO, 1955b).

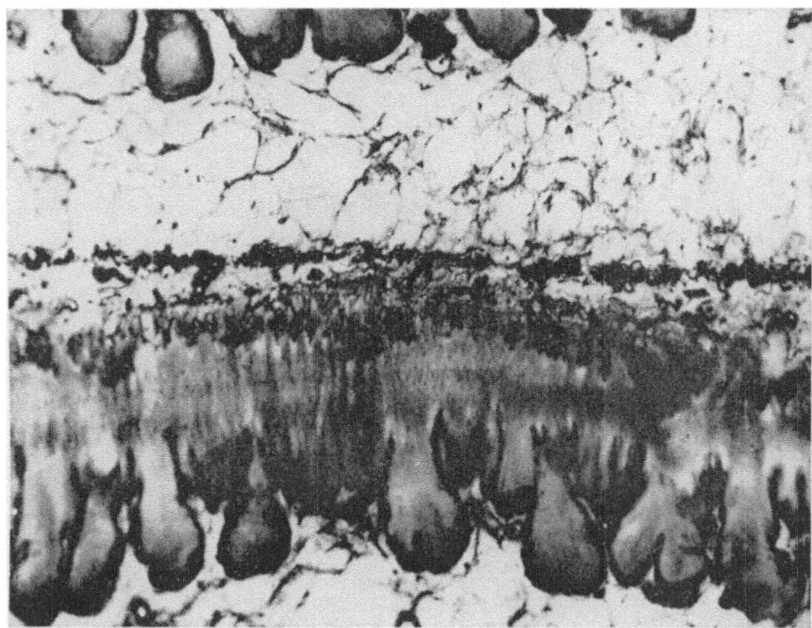

Abb. 177. Schnitt durch das elektrische Organ (Sachssches Bündel) von *Electrophorus electricus*. Der Schnitt zeigt die Isolierung der innervierten Seite der Elektroplaques von der nächsten Reihe durch ein breites Gewebsband. (Aus: D. NACHMANSOHN 1959)

Das elektrische Organ des Teleostiers *Electrophorus electricus* (L.) besitzt 5—6000 Electroplax, welche eine Spannung von etwa 600 V ergeben (vgl. auch LUFT, 1957). Bei dem Rochen *Torpedo marmorata* (Risso) sind es höchstens 4—500 Electroplax, welche einen Entladungsstrom von 40—60 V liefern (vgl. auch LISSMANN, 1958). Die starken elektrischen Organe haben mit der Lokalisation des Fisches im Raum (Objektlokalisation) nichts zu tun; sie bilden die Angriffs-, Lähmungs- und Tötungswaffe. Die schwachen elektrischen Organe dienen der Lokalisation: durch Eindringen eines Objekts in die Sphäre des ständig ausgesandten elektrischen Feldes treten für das Tier lokalisierbare Störungen ein.

Die Entladungsfrequenz des elektrischen Organs ist sehr verschieden. *Gymnotus* sp. hat eine sehr hohe Entladungsfrequenz von 100—1000/sec, die durch elektrische Reizung nicht mehr erhöht wird.

Die elektrischen Organe leiten sich phylogenetisch vom quergestreiften Muskel ab; im hochvoltigen elektrischen Organ sind die contractilen Elemente vollständig verschwunden, während sie in den schwächeren Organen von *Raja* noch rudimentär vorhanden sind und im embryonalen Gewebe von *Torpedo* ebenfalls gefunden wurden (vgl. ROSENBERG, 1928; CITTERIO et al. 1957; COUTEAUX, 1950; COUTEAUX u. SZABO, 1959; CHAGAS u. CARVALHO, 1961).

Bei elektrischer Reizung des Electroplax-Nerven von *Electrophorus electricus* wird bis zu einem Schwellenwert eine Spannung, ähnlich einem synaptischen Potential, aufgebaut, die bei weiterer Steigerung der Reizintensität einen Aktionsstrom im Sinne einer Alles- oder Nichtsreaktion auslöst.

Untersuchungen an den elektrischen Platten des *Sachs*schen Organs des Zitteraals (*Electrophorus electricus*) wurden von FESSARD (1962), FESSARD (1946, 1951a, b) FESSARD et al. (1951a, b) unter Variation des KCl-Gehaltes der Außenlösung durchgeführt. In KCl-freier Lösung stieg das Ruhepotential 1 Std lang an (von 80 mV Normalwert auf bis über 140 mV), in Lösungen mit erhöhtem KCl-Gehalt nahm es ab, jedoch erheblich weniger als nach der

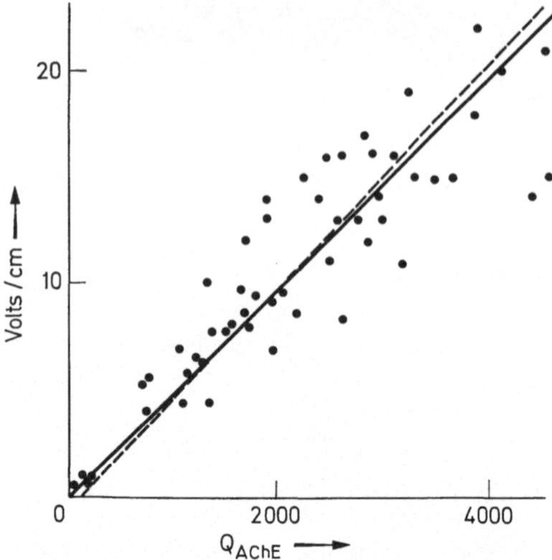

Abb. 178. Direkte Proportionalität zwischen Volt/cm und Konzentration der Acetylcholinesterase im elektrischen Organ des elektrischen Aales *Electrophorus electricus*. Gestrichelte Linie aus den experimentellen Daten errechnet; ausgezogene Linie aufgrund der Annahme berechnet, daß die Linie durch den Nullpunkt geht. (Aus: D. NACH-MANSOHN 1959)

*Henderson*schen Gleichung für das Diffusionspotential zu erwarten wäre. In KCl-freier Lösung nahm die Amplitude der Aktionsströme zunächst im selben Maße zu wie das Ruhepotential. Nach etwa $^1/_2$ Std verminderte sich jedoch das Überschießen der Aktionsströme über den Nullwert; die Anstiegsgeschwindigkeit der Aktionsströme nahm in der ersten Phase des K-Entzugs zu und fiel dann zusammen mit der Amplitude der Aktionsströme rasch ab. Die Leitung wurde rasch blockiert. – Danach bestehen nur quantitative Unterschiede in der Wirkung der K-Ionen auf das elektrische Organ von *Electrophorus* im Vergleich zur Wirkung von KCl auf Nerv und Muskel.

Nach Untersuchungen von SCHOFFENIELS (1958) über die Temperaturabhängigkeit der Aktionspotentiale an isolierten elektrischen Platten von *Electrophorus electricus*, die zwischen +9 und 39°C durchgeführt wurden, änderte sich die Amplitude der Aktionsströme und postsynaptischen Potentiale nicht merklich mit der Temperatur, während die Dauer beider mit steigender Temperatur rasch abnahm (Aktionsstromdauer $Q_{10}=3,6$, Aktivierungsenergie 21000 cal/mol; Dauer des postsynaptischen Potentials und Latenzzeit: $Q_{10} = 2,6$, Aktivierungsenergie 16000 cal/mol). — Die hohen Werte von Q_{10} werden als Stütze dafür angesehen, daß bei der Erregungsbildung im Nervengewebe sich nicht rein physikalische Prozesse abspielen im Sinne der Ionentheorie der Erregung, sondern daß daran auch chemische Prozesse beteiligt sind.

Es ist deshalb nicht auffallend, wenn wir an die allgemeine Funktion des Systems Acetylcholin/Cholinesterase/Acetylase in Muskel- und Nervenorganen denken, daß die Aktivität der Acetylcholinesterase im elektrischen Organ außerordentlich hohe Werte aufweist. Durch 1 g elektrisches Gewebe von *Electrophorus electricus* Frischgewicht werden 2—4 g Acetylcholin/Std hydrolysiert. Das ist insofern erstaunlich, als das elektrische Organ nur einen geringen Proteingehalt (2%) und einen sehr hohen Wassergehalt (92%) aufweist. Durch NACHMANSOHN, COATES u. COX (1941) konnte an *Electrophorus electricus* der Nachweis geleistet werden, daß zwischen Acetylcholinesterasekonzentration, Voltzahl und Zahl der Platten/cm^2 weitgehende Proportionalität besteht (vgl. Abb. 178), wobei anzunehmen ist, daß das Ferment sich wohl fast ausschließlich in oder nahe der nicht innervierten Oberfläche der Electroplax befindet.

Um die cytologische Lage der Acetylcholinesterase im elektrischen Organ von *Torpedo ocellata* zu ermitteln, wurde das elektrische Gewebe licht- und elektronenoptisch untersucht und außerdem aus lebensfrischem Gewebe ein Homogenat hergestellt und fraktioniert. Die einzelnen Fraktionen wurden auf subcelluläre Bestandteile und Cholinesteraseaktivität geprüft. Die elektronenmikroskopische Untersuchung enthüllte auf der dorsalen, nichtinnervierten Seite der einzelnen Elektroplax ein System feinster, zu Röhren und Bläschen angeordneten Membranen, an welche die Acetylcholinesterase vorwiegend gebunden zu sein scheint.

Im Hinblick auf die Funktion der Acetylcholinesterase ist die Feststellung von SCHOFFENIELS (1958) von Interesse, daß sich nach Fraktionierung der Zellen fast der ganze Cholinesterasegehalt als nicht „löslich" erwies und mit geformten Bestandteilen der Gewebsstruktur in Beziehung stand. Weiterhin wurde der Nachweis geleistet, daß zwischen der Cholinesterasekonzentration der verschiedenen Fraktionen und der Konzentration der Membranstrukturen der nicht innervierten Oberfläche der Elektroplaques, und zwar hauptsächlich an dem tubulären System nahe der dorsalen Oberfläche, eine quantitative Beziehung zu bestehen scheint.

Die Feststellung einer beträchtlichen Acetylcholinesterasekonzentration an diesen Membranstrukturen ist wegen der Rolle, welche der Cholinesterase bei der Elektrogenese zugeschrieben wird (NACHMANSOHN et al., 1941, 1946) bemerkenswert (vgl. FRONTALI u. TOSCHI, 1958; SZABO, 1958). Über die Stabilität der Acetylcholinesterase im elektrischen Organ von *Electrophorus electricus* (vgl. SCAIFE, 1959). Nachweis des Acetylcholins mit Holothurie s. AMBACHE u. SAWAYA (1953).

Es ist bei der Struktur und Funktion des elektrischen Organs naheliegend, analog wie bei den neuromuskulären Synapsen (COUTEAUX, 1958) die Existenz eines Receptorproteins für Acetylcholin zu postulieren. Ein Protein konnte aus dem elektrischen Gewebe des elektrischen Aales *Electrophorus electricus* durch EHRENPREIS (1959) isoliert werden. Es ergab sich ein gewisser Parallelismus zwischen der Bindungsunfähigkeit dieses Proteins für Acetylcholinanaloga und der Wirkung dieser Analoga auf die elektrische Funktion der intakten Elektroplax. Das konnte vor allem an der Curare-Bindung des Proteins, parallel mit Curarewirkung an den Elektroplaques in den gleichen Konzentrationen gezeigt werden. Ähnliche Resultate ergaben außer D-Tubocarinchlorid: Dimethylcurare, Dodecylpyridiniumchlorid, Prostigminsulfat, Methylpyridiniumjodid, Physostigminsalicylat und Decamethonium. Ob wir aufgrund dieser Untersuchungen von einem „acetylcholinspezifischen" Protein sprechen dürfen, bleibt allerdings fraglich. Die besonderen Schwierigkeiten liegen darin, daß es nicht darauf ankommt, dasjenige Protein zu finden, welches die größte Bindungsintensität zum Acetylcholin besitzt, sondern dasjenige mit der größten Substratempfindlichkeit für Acetylcholin, wobei die Bindungsintensität infolge der erforderlichen hohen Geschwindigkeit im Ablauf des Acetylcholinsystems eine relativ geringe sein kann (vgl. CHAGAS u. CARVALHO, 1961; NACHMANSOHN, 1960; HAGIWARA et al., 1962a, b).

Nach BENNET u. GRUNDFEST (1959) erfolgt an den zu den Mormyriden gehörenden elektrischen Fischen *Gnathonemus* sp. und *Marcusenius* sp. (Teleostei) die Reizübertragung zwischen motorischen spinalen Neuronen auf elektrotonischem Wege ohne Vermittlung eines Überträgerstoffes. Zwischen den Neuronen kommt es an Zellfortsätzen zur Membranverschmelzung. Am gleichen Neuron sind an anderer Stelle typische synaptische „Knoten" mit ausgesprochenem Intercellularspalt, Verhältnisse wie sie der chemischen Übertragung entsprechen. Aneinanderlegung (Apposition) der Membranen bis zu völliger Verschmelzung haben wir auch bei Invertebraten mit elektrotonischer Übertragung (vgl. auch BENNET, 1961, über elektrotonische Übertragung bei *Carassius auratus*). Es wurde selbst am glatten und am Herzmuskel Apposition oder Verschmelzung aneinderliegender Membranen beobachtet, so daß auch zwischen Muskelfasern elektrotonische Übertragung in Frage kommt. Das Problem ist nicht nur in physiologisch-pharmakologischer Hinsicht interessant, sondern verdient tiersystematisches und phylogenetisches Interesse. Vgl. auch GRUNDFEST (1957).

AUGUSTINSSON u. JOHNELS (1958) bestimmten am bis 1 m langen Zitterwels *Malapterurus electricus* (Siluridae), einem im Nil vorkommenden Knochenfisch, die Acetylcholinesteraseaktivität im elektrischen Organ auf 10—20 mg Acetylcholin/h/g Gewebe, was nur etwa 1/100 der bei *Electrophorus electricus* und *Torpedo* produzierten Aktivität von 2000—4000 mg/h/g entspricht, dies trotzdem die von *Malapterurus* gelieferte Spannung in der gleichen Größenordnung liegt (100—400

—600 V). Daraus wurde der Schluß gezogen, daß das Acetylcholin-Acetylcholin-esterasesystem im elektrischen Organ von *Malapterurus* bei der Spannungsent-stehung nicht die allein entscheidende Rolle spielen kann, wie sie für andere Arten elektrischer Fische von NACHMANSOHN (1959) postuliert wurde. Entsprechend dem hohen Acetylcholinesterasegehalt ist der Acetylcholingehalt im elektrischen Organ der Fische ebenfalls außergewöhnlich hoch. Vgl. auch MORRIS et al. (1965), BULL, HEEB, MORRIS (1969) BÜLBRING et al. (1969) über die Verhältnisse bei *Torpedo*.

Eingehende elektrophysiologische Untersuchungen des elektrischen Organs von *Gymnotus carapo* verdanken wir BENNET u. GRUNDFEST (1959). Das elektrische Organ von *Gymnotus carapo* besteht jederseits aus nur 4 übereinanderliegenden Längssäulen elektrischer Platten, die, gemeinsam an der Schwanzspitze beginnend, unterschiedlich weit nach vorne, die längsten bis zum Schultergürtel, reichen. Jede Säule ist durch eine kräftige Bindegewebsröhre um-scheidet und weitgehend elektrisch isoliert. Innerhalb der Röhren sind die 200 μ dicken elek-trischen Platten durch auffällig große, in der Mitte unterteilte Zwischenfächer voneinander getrennt. Die einzelnen elektrischen Platten werden von mehreren Nervenfasern versorgt. In der dorsalen Säule erfolgt die Innervation von der Rostralseite, in den drei übrigen ventral-wärts liegenden von der Caudalseite. — *Gymnotus carapo* erzeugt kontinuierlich rhythmische dreiphasige Entladungen (35—60/sec). Die Frequenz kann durch Temperatursteigerung und Sinnesreize erhöht werden (vgl. auch HARDER et al., 1964, über die Funktion des elektrischen Organs von *Gnathonemus petersii*).

(p) Pharmakologie des elektrischen Organs

Acetylcholin, Carbaminoylcholin, Prostigmin und Decamethonium verminder-ten das Ruhepotential, bis auf null, jedoch ohne es umzukehren (keine Positivie-rung des Zellinnern). Die genannten depolarisierenden Substanzen veränderten die Schwelle und den Anstieg des Aktionsstromes nicht. Auch Physostigmin und D-Tubocurarin änderten das Ruhepotential nicht, reduzierten aber die Größe des postsynaptischen Potentials und blockierten die Übertragung an der Synapse.

Bei Injektion von Curarestoffen (Flaxedil, D-Tubocurarin, Decamethonium, jodid und Succinylcholinjodid) kam es an *Electrophorus electricus* nach CHAGAS-BOVET u. SOLLERO (1953), FESSARD u. CHAGAS (1951a) zu völliger Muskellähmung im Bereich der Körpermuskulatur, die je nach Dosis mehrere Stunden anhielt. Es trat spontane Erholung ein, die nach ca. 24 Std vollständig war. Gleichzeitig mit der Muskellähmung schwächten sich die elektrischen Entladungen im elektrischen Organ (normal 180—250 V) auf 0,1—0,5% der ursprünglichen Entladungsspan-nung ab. Der Abfall erfolgte sehr rasch von 200 auf 90 V in 1 min, auf 1 V nach 2—5 min. Dann stabilisierte sich die Spannung während Stunden auf 0,3 V. Nach 24 Std. betrug die Spannung erst 3 V, nach 48 Std 150 V (CHAGAS u. FESSARD, 1954).

Die Electroplaques von *Electrophorus* verhalten sich also wie der quergestreifte Muskel, wobei offenbar durch Blockierung des Acetylcholins die Spannungserzeu-gung verhindert wird, was auf die Bedeutung des Acetylcholins bei der Entste-hung des Aktionsstromes hinweist. Gleichzeitig ergab sich aus den Versuchen ein weiterer Beweis für den neuralen Angriffspunkt der Curarestoffe am elektrischen Organ, dem Muskelfasern völlig fehlen. Durch FELDBERG u. FESSARD (1942) konnte an *Torpedo marmorata* gezeigt werden, daß Acetylcholinzufuhr eine elek-trische Entladung auslöste. Durch Acetylcholin, Carbaminoylcholin und Decame-thonium wurde die synaptische Membran der Elektroplaques von *Electrophorus electricus* depolarisiert und dadurch inaktiviert (vgl. ALTAMIRANO et al., 1955a, b).

Versuche an *Raia clavata* und *Raia brachiura* durch BROCK u. ECCLES (1958) mit Prostigmin und D-Tubocurarin sprechen dafür, daß die Verbindung zwischen Nerv und Electroplax cholinergisch ist. Es handelt sich um ein kleines, am Schwanz befindliches elektrisches Organ, von dem *in vivo* höchstens 4 V abgenom-men werden können. Wahrscheinlich handelt es sich um ein „Richtungsorgan". Wie MATHEWSON et al. (1958) zeigten, ist das elektrische Organ von *Narcine brasiliensis* (Olfers), einem der kleinsten, zu den Torpedinidae gehörenden elektrischen Fische, von den Nn facialis, glossopharyngeus und vagus innerviert. Daß Acetylcholin im elektrischen Organ von *Narcine* bei der Tätigkeit des elektrischen Organs eine Rolle spielt, hat die wiederholte Reizung des elektrischen Nerven nach Versuchen von CHAGAS, SOLLERO u. MIRANDA (1953) gezeigt, die zu einer Blockierung (Unempfindlichkeit) des Organs führte und von einem raschem Acetylcholinabfall begleitet war. Bei Wiederkehr der Ansprechbarkeit nahm auch die Acetylcholinkonzentration des elektrischen Organs wieder zu. Die sichtbaren Bläschen sind möglicherweise die Träger des Acetylcholinvorrates (vgl. auch GRUND-FEST, 1957; LUFT, 1956 und KEYNES, 1956). Über die Wirkung von KALIUM auf die Elektroplax von *Electrophorus electricus* s. ALTAMIRANO u. COATES (1957).

Es wäre von Interesse, die Atropinempfindlichkeit des elektrischen Organs festzustellen, das heißt die Frage zu prüfen, ob Atropin auf die Funktion des elektrischen Organs einen hemmenden Einfluß ausübt. Nach Versuchen von SKON (1956a, b) an *Electrophorus electricus* wurde durch Lokalanästhetica die Acetylcholinesterase des elektrischen Gewebes gehemmt. (Vgl. NACHMANSOHN, 1960).

Über die zentrale Auslösung von elektrischen Entladungen haben wir durch SZABO (1955, 1957, 1962) an Mormyriden Aufschluß erhalten. Danach muß der von SZABO als paraseptaler Kern des Rhombencephalons beschriebene großzellige Ganglienhaufen als Ort der zentralisierten, durch sensible Organe vermittelten peripheren Information und der die elektrische Entladung auslösenden zentralen Steuerung betrachtet werden (vgl. auch FESSARD, 1951a, 1962 und FESSARD u. SZABO, 1955; H. GRUNDFEST, 1957; CHAGAS u. CARVALHO, 1961). Der Reflexbogen geht vom sensorischen Organ der Seitenlinie mit den Lorenzinischen Ampullen zur Formatio reticularis des verlängerten Markes und von dort zum elektrischen Organ. Das gilt für alle elektrischen Fische (SZABO). Die Aussendung eines ständigen elektrischen Feldes ermöglicht die Lokalisation eines leitenden oder nicht-leitenden Objektes der Umgebung.

(q) Ontogenese und Acetylcholin bei Knochenfischen

Am (frühen) Embryo von *Fundulus heteroclitus* hatte Acetylcholin keinen Einfluß auf das Herz, das heißt bevor vagale sekundäre Neurone in das Herz eingewandert waren. Im Hinblick auf ähnliche Versuche bei Vögeln und Säugern ist dieser Befund auffallend (vgl. S. 550 und S. 610).

Versuche an Embryonen von *Aequidens portalegrensis* und *Oryzias latipes* ergaben, daß Acetylcholin und Physostigmin in Konzentrationen von 10^{-15} bis 10^{-3} keinen Einfluß auf die noch nicht innervierten Muskelsomiten des dritten Tages ausübten. Nach Eintritt der Innervation riefen Acetylcholin und Physostigmin Erregung, gefolgt von einem Tetanus und einer Refraktärperiode hervor.

Der Wirkungsort des Acetylcholins dürfte an der motorischen Endplatte liegen. Es scheint kein Unterschied zwischen der Wirkung des exogen zugeführten Acetylcholins und dem endogenen Acetylcholin zu bestehen, wenn dieses durch Inaktivierung der Cholinesterase mit Physostigmin angereichert wurde. Bei *Fundulus heteroclitus* besteht nach SAWYER (1944) eine ausgesprochene Korrelation zwischen der Zunahme der embryonalen Bewegungsfähigkeit und derjenigen des Acetylcholingehaltes (Abb. 179). Vgl. auch BRINLEY (1954), HUGGEL (1956, 1959), HUGGEL u. WILBRANDT (1954).

b) Unt. Kl. Brachiopterygii; Polypterus bichir

Bei diesem im oberen Nil lebenden, in der Jugend mit äußeren Kiemenbüscheln versehenen Knochenfisch ist über Acetylcholin, Cholinesterase usw. nichts bekannt.

c) Unt. Kl. Dipnoi (Dipneusti), Lungenfische

Die Dipneusten haben die Gestalt echter Fische, sind wie Fische beschuppt und besitzen paarige Flossen. Gewöhnlich leben die Tiere im Wasser und atmen mit Kiemen. Über den Stoffwechsel von Lungenfischen (*Protopterus annectens*) in der Trockenperiode vgl. JANSSENS

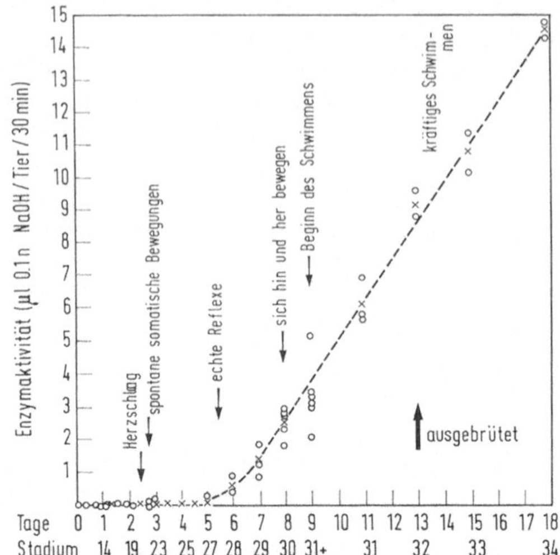

Abb. 179. Beziehungen zwischen Körperbewegung und Cholinesteraseaktivität während der Entwicklung von *Fundulus heteroclitus* (nach SAWYER (1944)). Klassifikation des Entwicklungszustandes der Tiere nach OPPEN-HEIMER (1937), wobei der ungefähre zeitliche Beginn der Bewegungen registriert wird. Die kleinste Cholinesterase-aktivität in jedem Stadium ist mit x bezeichnet.(Nach: G.B. KOELLE 1963)

(1964). (Der Fisch lebt auf Kosten des Gewebeeiweiß, das zu Harnstoff abgebaut wird. Der Harnstoff der Gewebe nimmt stark zu.) Neben inneren Kiemen besitzen *Protopterus* und junge *Lepidosiren* äußere Kiemenbüschel, wie viele Amphibien. Sie verfügen über Lungensäcke zur Atmung.

Ein besonderer Arterienast geht vom letzten Aortenbogen an die Lunge, und ebenso führen besondere Venen zum Herzen zurück. Die Trennung des Herzens in eine linke arterielle und eine rechte venöse Hälfte beginnt sich auszubilden, besonders im Bereich des Conus arteriosus und des Vorhofes (*Ceratodus*).

Bei *Protopterus, Lepidosiren, Neoceratodus* ist eine Art sympathischer Grenzstrang nach-gewiesen. Sympathische Verzweigungen stehen bei *Protopterus* mit chromaffinen Zellen in Verbindung (vgl. HOLMES, 1950).

Es wäre tiersystematisch und stammesgeschichtlich von Interesse, wenn die bei diesen Reliktformen noch unbekannten Verhältnisse hinsichtlich Acetylcholin, Cholinesterase, Adrenalin usw. untersucht würden.

d) Unt. Kl. Crossopterygii, Quastenflosser

Die paläozoischen und mesozoischen Quastenflosser werden als Vorläufer der landlebenden Tetrapoden betrachtet. An den Vorderflossen kann man bereits Humerus, Radius und Ulna identifizieren; sie zeigen dadurch eine gewisse Ähn-lichkeit mit Extremitäten der Vierfüßer.

Heute lebt unter den Coelacanthiden nur noch die 1939 entdeckte *Latimeria chalumnae*, deren fossile Verwandte in der Kreidezeit ausgestorben sind. Es wäre von hohem stammesgeschichtlichem Interesse, wenn bei *Latimeria* etwas über Acetylcholin, Catecholamine usw. und ihre allfällige Funktion als Überträgerstoffe in Erfahrung gebracht werden könnte (zur Anatomie von *Latimeria* vgl. MILLOT u. ANTHONY, 1958; zur Paläontologie SCHAEFFER, 1953). Vgl. S. 846 über ente-rochromaffine Zellen.

Überblick über Fische (Pisces)

Elasmobranchier verfügen über ein wohlentwickeltes sympathisches System. Vaguseffekte, erregend am Darm und hemmend am Herzen, sind bei ihnen aus-gesprochen. Der Magen ist bei Elasmobranchiern das einzige Organ, bei welchem eine doppelte autonome Innervation über Vagus und Splanchnicus nachweisbar ist; beide Systeme wirken motorisch fördernd.

Von der Organisationshöhe des autonomen Systems gegenwärtig lebender Elasmobranchier (aber natürlich nicht von diesen aus) erfolgte (nach NICOL) die Evolution bei Aktinopterygiern, Lungenfischen (Dipnoi) und landlebenden Vierfüßern. Von den „Ganoiden", speziell vom Stör, *Acipenser sturio*, wissen wir nur, daß seine autonome Innervation diejenige von Selachiern nicht übertrifft. Dasselbe scheint auch beim Crossopterygier *Latimeria* der Fall zu sein.

Bei Teleostiern hat sich das sympathische System zu richtigen Gangliensträngen entwickelt und steht mit dem Zentralnervensystem in Verbindung. Vagus und Sympathicus wirken bei ihnen am Magen fördernd; der Darm scheint nur vom fördernden Sympathicus innerviert zu sein.

Bei Lungenfischen haben wir regelmäßig angeordnete sympathische Grenzstränge. Chromaffine Zellen sind bei ihnen überall anzutreffen. Ein kraniales sympathisches System scheint zu fehlen. Die *Physiologie* des autonomen Systems ist bei Dipnoi noch so gut wie unbekannt. Ihr vegetatives Nervensystem ist weniger entwickelt als dasjenige von Teleostiern.

Es scheint, wie wenn die seit dem Devon bekannten Crossopterygier, recent durch *Latimeria* vertreten, sich in ihrem autonomen Nervensystem kaum über ihre Vorfahren hinaus entwickelt hätten. Das ist deshalb von Bedeutung, weil von Crossopterygiern die (späteren terrestrischen) Vierfüßer abgeleitet werden (WESTOLL, 1943).

Bei *Fischen* (und Amphibien) bildet der Sympathicus den motorischen Regulator des Darmes. Der Vagus wirkt am Herzen von *Fischen* und *Amphibien* hemmend; am Magen sowohl erregend wie hemmend. Wandlungen in den Struktur/Funktionsbeziehungen des autonomen Systems, welche sich im Laufe der Evolution herausgebildet haben, sind vom *Funktionswandel* der nervösen Überträgerstoffe begleitet, welche in irgend einer Weise an der Stammesentwicklung beteiligt gewesen sein müssen und noch sind, aber in die paläontologische Vergangenheit nicht verfolgt werden können. Es ist bemerkenswert, daß diejenigen Wirbeltiere, welche durch Temperaturregulation zur vollkommenen Homeostasie gelangt sind, zu dieser hohen Entwicklungsstufe nur über ein voll ausgebautes funktionell in Vagus und Sympathicus klar geschiedenes autonomes Nervensystem gelangen konnten. In dieser Beziehung sind die autonomen Systeme von Fischen, Amphibien und Reptilen stammesgeschichtlich nur als „Vorstufen" zu betrachten.

Das *Herz* wird bei Fischen extrakardial nur durch den Vagus gesteuert (Hemmwirkung). Das in einem Perikard befindliche Herz besitzt Sinus venosus, Vorhof und Kammer, die durch 2 Atrioventrikularklappen voneinander getrennt sind. Außerdem bestehen sinoaurikuläre und Semilunarklappen. Schrittmacher befinden sich im Sinus oder (und) im Vorhof und im Ventrikel. Die nodale Übertragung erfolgt durch den aurikuloventrikulären Ring. Die Coronargefäße sind, wie das ganze geschlossene Gefäßsystem, wohlentwickelt.

Zwischen Knorpel- und Knochenfischen bestehen insofern gewisse Unterschiede in der Ausbildung des Herzens, als bei den Knorpelfischen das Herz mit einem rhythmisch sich kontrahierenden, klappenreichen quergestreiften Conus arteriosus versehen ist, der bei Knochenfischen sich reduziert, aber durch einen stärker entwickelten glattmuskeligen, sich nicht kontrahierenden Bulbus arteriosus ersetzt ist. Von den beiden Schrittmachern ist bei Knorpelfischen der eine im Sinus venosus, der andere im Atrioventrikulartrichter. Meist sind 3 Schrittmacher vorhanden, einer im Sinus venosus, ein zweiter im Ohrkanal, der dritte im Atrioventrikulartrichter. Selten findet sich noch ein viertes Automatiezentrum in der Kammer, nahe dem Conus arteriosus.

Über Acetylcholin, Cholinesterase- und Cholinacetylasegehalt des Herzens bei Knorpelfischen, auch bei den mit elektrischem Organ ausgestatteten, sind wir nur

ungenügend orientiert. Die Cholinesterasewerte des Herzens, soweit bekannt,
liegen bei Knorpelfischen bedeutend tiefer als bei Knochenfischen.

Ebensowenig weiß man über die Empfindlichkeit des Selachierherzens auf
Acetylcholin, Physostigmin, Atropin, Pilocarpin, Nicotin, so daß die Frage, ob die
Chondrichythyes ein cholinerg myogenes Herz besitzen, was an sich wahrschein-
lich ist, offen gelassen werden muß.

Nicht viel besser orientiert sind wir bei Knochenfischen: bei Teleostiern ist fast
unbekannt, ob und wieviel Acetylcholin, Cholinesterase und Cholinacetylase das
Herz enthält. Hingegen haben wir es zweifellos mit einem *cholinerg myogenen*
Herzen zu tun, das auf Acetylcholin mit Frequenzverlangsamung und Blutdruckabfall reagiert. Dafür spricht auch die starke Beschleunigung des Herzschlages
nach Atropin (*Fundulus*). Die Wirkung des Physostigmins scheint nicht bekannt
zu sein, wohl aber die frequenzverlangsamende Wirkung des Pilocarpins.

Über den Acetylcholingehalt des *Skelettmuskels* sind wir bei Knorpelfischen
nicht orientiert, dagegen über den sehr hohen Acetlycholin- und Acetylcholinesterasegehalt des mit dem Skelettmuskel homologen *elektrischen Organs* mancher
Selachier und Teleostier, in welchem auch Cholinacetylase nachgewiesen wurde.
Die „cholinerge" Funktion des elektrischen Organs der Selachier und Teleostier
steht außer Zweifel. Damit stimmt überein, daß sich das elektrische Organ dem
D-Tubocurarin, Flaxedil, Decamethonium, Succinylcholin gegenüber wie ein
cholinerger quergestreifter Muskel verhält, trotzdem es keinerlei Muskelfasern enthält: es tritt völlige Lähmung und elektrische Entladung ein. Dasselbe gilt nicht
für den Skelettmuskel elektrischer Fische, der auf Acetylcholin und Curare
unempfindlich zu sein scheint.

Ganz anders bei den (nicht elektrischen) Teleostiern, bei denen der mit Nervenendplatte versehene quergestreifte Muskel ausgesprochen cholinergische Eigenschaften besitzt. Darauf deutet auch der hohe, manchmal sehr hohe Cholinesterasegehalt des Muskels hin. Eine Ausnahme macht nur der quergestreifte, sich wahrscheinlich auch strukturell vom Körpermuskel unterscheidende Darmmuskel der
Schleie, der durch Acetylcholin, Pilocarpin und Curare stillgelegt und durch
Atropin nicht beeinflußt wird.

Über den Acetylcholingehalt des *Zentralnervensystems* sind wir bei den Fischen
wenig orientiert. Cholinesterase ist sowohl bei Knorpel- wie bei Knochenfischen
nachgewiesen. Eine Beteiligung des Acetylcholins an zentralen synaptischen Übertragungen ist wahrscheinlich, bedarf aber der experimentellen Bestätigung. Über
5-Hydroxytryptamin bei Fischen vgl. S. 844.

Strychnin wirkt beim Hundshai (Selachier) krampferregend, während es bei
Teleostiern bei normaler Außentemperatur nur zu Reflexsteigerung führt.

Melanophoren. An den Pigmentträgern der Haut und Schuppen kommt es unter
Acetylcholin zur Expansion der Melanophoren, Erythrophoren usw. Durch Phy-
sostigmin werden Melanophoren und Xantophoren vermehrt oder geballt, während
Atropin die durch Acetylcholin ausgelöste Melanophorenausbreitung verhindert.
Sehr hohe Atropindosen bewirken ebenfalls Melanophorenexpansion. Adrenalin
hat entsprechende Gegenwirkung (Ballung).

Ähnliche Reaktionen lassen sich auch an einzelnen Schuppen, z. B. von *Macropodus opercularis* und *Rhodeus amarus*, auslösen. Dies weist auf lokale Einflüsse
vagaler Natur hin, die durch entsprechende sympathische ergänzt werden.

Auf eine zentralnervöse Steuerung der Pigmentzellen deutet, von den Beeinflussungen hormonaler Natur (Intermedin) abgesehen, die Feststellung hin, daß
zentralnervöse Gifte, wie Strychnin und Picrotoxin zur Vermehrung von Xanthophoren und Melanophoren führen, Reserpin und Lysergid (an *Fundulus*) Melanophorenausbreitung bewirken. Es dürfte sich also um eine zentrale *und* periphere,

sowohl nervöse wie hormonale Lenkung des den jeweiligen Bedürfnissen der Anpassung der Färbungen an die Umgebung dienenden Zustandes der Pigmentzellen handeln, an der neben zentralen (hypophysären) Hormonen, den peripheren Hormonen des Acetylcholins und Noradrenalins eine entscheidende Rolle zufällt.

Es wäre eine Aufgabe für sich, den Steuerungsmechanismen von äußerlich sichtbaren Pigmentzellen in der Tierreihe, angefangen bei den Mollusken über Anneliden, Crustaceen, Insekten bis zu den Fischen, Amphibien und Reptilien nachzugehen. Vielleicht würden sich daraus interessante tiersystematische Beziehungen ergeben. Auf die Darstellung der Verhältnisse bei Crustaceen durch CARLISLE u. KNOWLES (1959) und durch PARKER (1948) (allgemein), soll hier besonders hingewiesen werden.

Ob bei Knorpelfischen der glatte Muskel des *Darmkanals* über Acetylcholin, Cholinesterase und Cholinacetylase verfügt, scheint nicht bekannt zu sein. Acetylcholin wirkt auf den Darm stark erregend; die Wirkung wird durch Atropin nicht abgeschwächt, und Physostigmin scheint auf den Darmmuskel keinen Einfluß zu haben (eventuell etwas erhöhte Contractilität); auf Pilocarpin ist die Darmmuskulatur unempfindlich. Eine cholinerge Innervation muß deshalb in Zweifel gezogen werden, was im Hinblick auf die weite Verbreitung „cholinerger" Darminnervation bei Invertebraten, zum Beispiel bei Anneliden und Articulaten und bei Teleostiern, auffallend ist.

Der Darm von Teleostiern reagiert auf Acetylcholin mit Erregung. Seine cholinerge Reaktion ist nicht zweifelhaft, indem — wenn auch nicht bei allen untersuchten Arten — die erregende Wirkung von Acetylcholin, Physostigmin und Pilocarpin durch Atropin unterdrückt wird, was auch für den *glatten* Darmmuskel von *Tinca* gilt.

Der glatte Darmmuskel zeigt also zwischen Chondrichthyes und Teleostiern deutliche Unterschiede in seiner Empfindlichkeit auf cholinerg wirksame Stoffe. Die phylogenetische Tendenz geht bei den Teleostiern vielleicht dahin — wobei das Ziel noch nicht überall erreicht ist — den glatten Muskel des Verdauungskanals positiv cholinerg zu steuern. Die Teleostier befinden sich auf einer Zwischenstufe, indem das bei den Amphibien (Batrachia) erreichte Ziel der vollen Cholinergisierung bei den Teleostiern nicht durchgehend realisiert ist. Solche hypothetischen Überlegungen können vielleicht veranlassen, bei verschiedenen Ordnungen der Fische nach Beziehungen zu suchen, welche je nach der Stellung der betreffenden Fische im System, Rückschlüsse auf das Verhältnis zwischen Organisationshöhe und Acetylcholinempfindlichkeit („Cholinergität") zu ziehen erlauben. Besondere ökologische Faktoren wären dabei zu berücksichtigen.

Ontogenetische Verhältnisse sollten bei einer größeren Artenzahl verfolgt werden, um festzustellen, ob Acetylcholin im Laufe der Ontogenese und im Verhältnis zum erwachsenen Tier eine mehr regressive oder mehr progressive Bedeutung als „Funktionsvermittler" besitzt.

Aus den bisherigen Untersuchungen geht nicht mit genügender Sicherheit hervor, daß das Teleostierherz im Sinne eines negativ cholinergen Organs (wie das Herz von Amphibien, Reptilien usw.) auf Acetylcholin reagiert. Echt cholinerg dagegen sind bei Teleostiern glatte und quergestreifte Muskulatur im Sinne der Erregung: die Körpermuskulatur der Teleostier reagiert wie diejenige höherer Wirbeltiere auf Acetylcholin mit Kontraktion.

4. Klasse Amphibia, Lurche (s. S. 720 und S. 852)

Erstmals haben wir es mit pentadactylen Extremitäten, mit Humerus, Ulna und Radius, Femur, Tibia und Fibula und den entsprechenden Hand- und Sprunggelenken zu tun. Reduk-

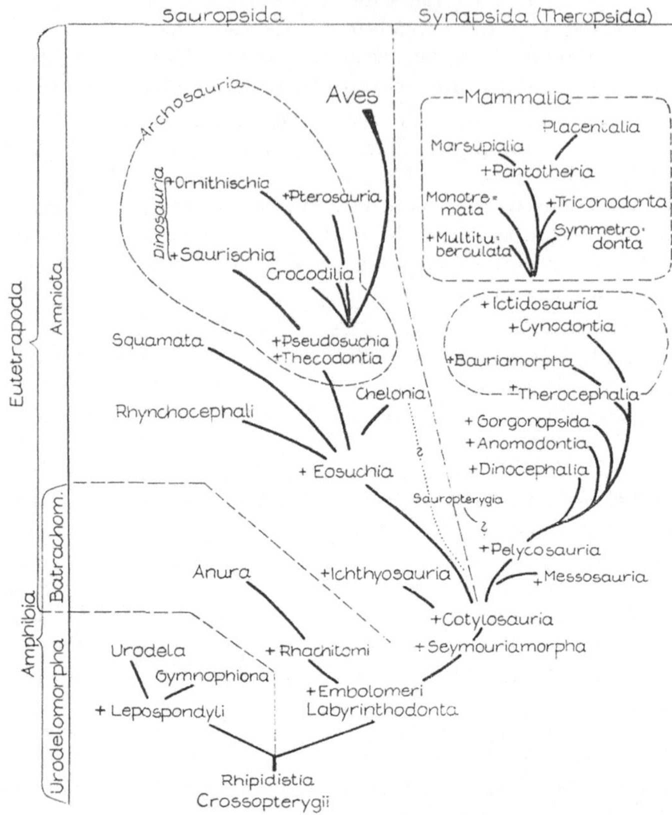

Abb. 180. Entfaltung der Tetrapoden. (A. Remane 1959)

tion der Zehen auf 4—2 ist nicht selten. Über die Evolution der Tetrapoden vgl. Remane (1959) (Abb. 180).

Nach Westoll (1943) kommen als mögliche Vorfahren der Tetrapoden *Crossopterygii* und *Dipnoi* in Frage.

Solange bei den Jugendformen nach der Eroberung des Landes die Kiemenatmung anhält, finden sich 4 Paar Kiemenbögen, die beim Übergang zur Lungenatmung bei den Anuren ganz, bei Urodelen bis auf geringe Reste verschwinden.

Die Haut der Amphibien besitzt neben Kiemen und Lungen eine große respiratorische Bedeutung. Manche Salamandrinen haben weder Kiemen noch Lungen ausgebildet und sind für die Atmung auf Haut und Darm (unter starker Capillarisierung) angewiesen. Bei den Anuren geben die Lungenarterien einen ebenso großen Ast an die Haut wie an die Lungen ab. Das Epithel der Haut ist nach außen durch eine sehr dünne Hornhaut abgeschlossen, welche periodisch im Zusammenhang abgeworfen wird (Häutung). Die Amphibienhaut ist reich an Chromatophoren, die unter Nerven- und Hormoneinfluß ihre Gestalt verändern und dadurch den Farbwechsel vieler Amphibien bedingen.

Die Anuren (mit Ausnahme der viviparen *Pseudophryne*) sind *ovipar:* ebenso die meisten Schwanzlurche; zu den lebend gebärenden gehört der Alpensalamander, *Salamandra atra.*

Aus primitiven Amphibien haben sich die Reptilien entwickelt. Das Gehirn der Amphibien ist fünfteilig, das Großhirn stärker entwickelt als bei den Fischen, das Kleinhirn rudimentär.

α) Herz bei Amphibien

Bei Amphibien besteht das Herz aus einem Sinus venosus, zwei Vorhöfen, einer Kammer und einem Bulbus arteriosus. Der contractile Bulbus arteriosus ist aus

Herzmuskelzellen aufgebaut. Der Sinus venosus funktioniert als Schrittmacher für das ganze Herz. Die Lungenvenen münden in den linken Vorhof, während das aus dem Körper zurückströmende Blut im Sinus venosus gesammelt und in den rechten Vorhof geleitet wird. Der Bulbus arteriosus enthält (wie bei Dipnoi) eine kompliziert gebaute spiralige Klappe, welche dafür sorgt, daß das am meisten oxydierte Blut in Aorta und Carotis, das wenig oxydierte in die Lungengefäße gelangt. Die Herzfrequenz beträgt beim erwachsenen Frosch (*Rana temporaria*) bei etwa 15°C ca. 30, der systolische Blutdruck etwa 40 mm Hg (CLARK). Von den 3—4 Arterienbögen bleiben im erwachsenen Tier zwei erhalten. Der erste Bogen liefert die Carotiden, der zweite vereinigt sich mit dem der andern Seite zur Aorta descendens, der dritte oder vierte versorgt als A. pulmonalis die Lunge. Vagusreiz bewirkt Frequenz- und Leistungsabnahme und Verlängerung der sinoaurikulären und auriculo-ventrikulären Überleitung.

β) Quergestreifter Muskel bei Amphibien und motorische Nervenendapparate

Eine der primitivsten Formen der neuromuskulären Verbindung bei Vertebraten ist die sog. korbförmige Endigung, wie sie bei poikilothermen Wirbeltieren mit segmental angeordneten Muskelfasern, insbesondere bei Cyclostomen und Knorpelfischen, selten bei Teleostiern vorkommt. Diese früher für sensorisch gehaltenen Nervenendigungen sind nach neuen Feststellungen eindeutig motorisch, wie das von MACKAY et al. (1960) an Amphibien festgestellt wurde. Bei Urodelen ist die Körpermuskulatur noch weitgehend segmental gebaut. In den Myotomen von Urodelen und Anurenlarven finden sich Nervenendplatten an beiden Enden jeder Muskelfaser (MACKAY u. PETERS, 1961). Terminale Innervation stellten MACKAY et al. (1960) in den Myotomen bei Urodelen und embryonalen Anuren als alleinige Innervationsart fest. Bei Anuren kommen segmental angeordnete Myotome nur noch im Schwanz der Kaulquappen vor, nach LEWIS u. HUGHES (1960) auch im Kaulquappenschwanz von *Xenopus laevis*, dem Krallenfrosch. Die Acetylcholinesterase ist bei den genannten Amphibien auf beide Muskelfaserenden verteilt. Eine segmentale Anordnung der Muskulatur ist bei Reptilien nur in der Schwanzmuskulatur anzutreffen (vgl. S. 502). Bei Warmblütern, sowohl Vögeln wie Säugetieren, kommen Myotome nur im Embryonalzustand vor.

Über die Muskelsehnenverbindung und das sarkoplasmatische Reticulum im Muskel der Larve von *Amblystoma punctatum* vgl. PORTER (1954, 1956).

a) Ord.: Urodela, Schwanzlurche (s. S. 720 und S. 852)

Bei einigen Arten bleiben dauernd 2—3 Paar Kiemenspalten und äußere Kiemenbüschel sowie der Ruderschwanz bestehen. Zu ihnen gehören *Necturus maculatus*, der Furchenmolch und *Proteus anguineus*, der Grottenolm, bei denen die Lungen nur rudimentär entwickelt sind. Bei den Salamandridae schließen sich nach Verlust der Kiemen die 4 Kiemenspalten. Zu ihnen gehören unsere einheimischen Arten, *Salamandra maculosa* (= *salamandra*) Feuersalamander, *Salamandra atra*, Alpensalamander und die Tritonen: *Triturus cristatus*, Kammolch, *Triturus alpestris*, Alpenmolch, *Triturus vulgaris*, Teichmolch.

Manche *Amblystoma*-Arten (Axolotl) sind *neoten*, d. h. im Embryonalzustand geschlechtsreif.

α) Vegetatives Nervensystem bei Urodelen

Der sympathische Grenzstrang ist gut ausgebildet, was bei *Salamandra*- und *Amblystoma*-arten festgestellt wurde.

Das Suprarenalorgan besteht aus einer Reihe getrennter Gewebsmassen, die mit den sympathischen Ganglien durch das ganze Abdomen verteilt sind. Erstmals besteht eine deutliche Verbindung des Sympathicus mit den Kranialnerven.

Bei *Triturus* gehen vom Plexus subclavius zwei sympathische Nerven ab, welche den Ductus Cuvieri zum Herzen begleiten. Ähnlich bei *Necturus*. Eine mikroanatomische Beschreibung des vegetativen Nervensystems, welche prä- und postganglionäre Fasern, und damit die funktionellen Beziehungen klarlegen würde, scheint zu fehlen.

β) Herz bei Urodela

Wie Gyévai (1958a, b) zeigte, ist am Herzen des Kammolchs, *Triturus cristatus*, weder histologisch noch histochemisch ein Reizleitungssystem nachzuweisen. Da der Atrioventrikulartrichter die einzige muskulöse Verbindung zwischen Vorhof und Kammer darstellt, wird dieses Muskelbündel als Weg der Reizleitung angesehen. In seinen Fasern sind die Kerne größer; auch ist der Anteil der kollagenen Fibrillen in diesem Muskelbündel vermehrt. Der hohe Gehalt der Endothelzellen an alkalischer Phosphatase spricht für deren trophische Funktion (das Myokard besitzt kein eigenes Blutgefäß-System). Die Succinodehydrogenase-Aktivität ist in der Herzmuskulatur von *Triturus cristatus* unterschiedlich, am stärksten im Bulbusbereich. Histologisch ließ sich an der Herzmuskulatur eine deutliche Querstreifung erkennen; Glanzstreifen fehlen jedoch. Herzfrequenz *in situ* (18—20°C) 42—45. S. auch Hunter (1902).

Es scheint, daß alle Abschnitte des Molchherzens die Fähigkeit zur automatischen rhythmischen Kontraktion besitzen, wie das für das Froschherz bekannt ist (Gyévai, 1958b).

Im Herzen des Kammolchs wurde Acetylcholinesterase nachgewiesen; der Acetylcholin- und Cholinacetylasegehalt scheint nicht bekannt zu sein. Ob Acetylcholin, wie bei Anuren, herzhemmend wirkt, was sehr wahrscheinlich ist, wurde bei Urodelen anscheinend nicht geprüft.

Johansen (1963) untersuchte radiocirculographisch die Herzphysiologie des 70—100 cm langen, mit den Salamandern verwandten Urodelen *Amphiuma tridactylum* (Cuvier). Seine Resultate blieben nicht ganz unwidersprochen, vgl. Foxon (1964).

γ) Quergestreifter Muskel

Bei *Salamandra* verteilen sich die Nervenendplatten auf eine größere Fläche als beim Frosch und vergleichsweise bei der Eidechse *Anolis carolinensis* (Robertson); ihre Zahl ist wesentlich größer. Cole (1955) stellte bei *Necturus maculosus* als alleinige Innervationsart „terminaisons en grappe" fest.

Den frühembryonalen Nachweis von Acetylcholinesterase im nervenfreien Muskel von *Amblystoma punctatum* verdanken wir Sawyer (1943a). Über Acetylcholin und Cholinesterase im Bewegungsmuskel von Urodelen scheint nichts bekannt zu sein. Auch wenn angenommen werden darf, daß es sich bei der Muskelkontraktion um einen cholinergen Mechanismus handelt, ist es notwendig, diese Annahme im Versuch zu verifizieren. Die Curareempfindlichkeit des Muskels resp. der Nervenendapparate scheint nicht bekannt zu sein. Wie Armstrong (1942) am isolierten Auge von *Amblystoma punctatum* und *Amblystoma opacum* zeigte, wurde der Sphincter pupillae durch Acetylcholin 10^{-4} bis 10^{-8} kontrahiert. Die Wirkung wurde durch Physostigmin 10^{-5} wesentlich verstärkt, dies nur bei intakter Cornea. Wurde die viel Acetylcholinesterase enthaltende Cornea entfernt, blieb die Wirkung des Physostigmins aus, was darauf hinweist, daß der Sphincter selbst über keine oder nur sehr wenig Acetylcholinesterase verfügt.

δ) Zentralnervensystem

Über Gehalt und Funktion des Acetylcholins im Zentralnervensystem von Urodelen sind wir nicht näher orientiert. Sawyer (1943b) leistete den embryologischen Nachweis der frühen Acetylcholinesterasebildung im Hautektoderm und im präsumptiven neuralen Gewebe bei *Amblystoma punctatum*. Ein Überwiegen dem Hautektoderm gegenüber erfolgt im Zeitpunkt der Bildung der Neuralfalten. Im Gegensatz dazu fehlte im ventralen Ektoderm und im Dotter die Bildung von Acetylcholinesterase überhaupt. In funktioneller Hinsicht bedeutsam ist, daß beim Übergang zum Schwimmen der Acetylcholinesterasegehalt des Zentralnervensystems einen steilen Anstieg zeigte (Abb. bei KOELLE, 1963 p. 143).

Diese Feststellungen sind, im Zusammenhang mit der angenommenen, experimentell nicht geprüften, parallel gehenden Zunahme des Acetylcholins im Zentralnervensystem, von Bedeutung im Hinblick auf die wahrscheinliche synaptische Funktion des Acetylcholins im Zentralnervensystem. (Vgl. dazu auch BOELL u. SHEN, 1944, 1950; KARCZMAR u. KOPPANYI, 1953) über die zentrale Wirkung von DFP an Embryonen und Larven von *Amblystoma punctatum* (s. S. 504).

ε) Wirkung von Krampfgiften

PETERS, VONDERAHE u. PALMISANO (1955) und PETERS, VONDERAHE u. POWERS (1958) untersuchten den Einfluß von Cardiazol, Strychnin und Curare auf die bioelektrische Tätigkeit des Gehirns und Rückenmarks des Feuersalamanders, *Salamandra maculosa*. Die elektrische Aktivität von Hirn und Rückenmark dieses Tieres bei Ruhe besteht in einem dominanten Rhythmus von 5—10 Wellen/sec, denen Wellen von 12—14 und 18—22/sec von geringerer Amplitude überlagert sind. Unter dem Einfluß von Strychnin oder Cardiazol kam es in Gehirn und Rückenmark des Salamanders vor und nach Durchschneidung des Rückenmarks zu spikeähnlichen Entladungen, selbst am curarisierten Tier. Am intakten Salamander waren die Büschelentladungen im Gehirn und Rückenmark in der Regel synchron. Nach durchschnittenem Rückenmark war die Häufigkeit der durch Cardiazol induzierten Entladungen, welche von der vom Gehirn abgetrennten Rückenmarksportion ausgingen, umgekehrt proportional zur Tiefe der Curarisierung. Nach PETERS et al. (1955) führten an *Salamandra maculosa* Cardiazol und Picrotoxin zu klonisch-tonischen Zuckungen, dies auch nach Abtragung der Hirnrinde; Durchschneidung des Rückenmarks führte zur völligen Unterbrechung der Krampferscheinungen. Durch Strychnin wurde die Reizschwelle für elektrischen Reiz herabgesetzt. Nach Durchschneidung des Rückenmarks traten auf beiden Seiten der unterbrochenen Nervenbahn allgemeine spastische Zuckungen auf, was auf eine Wirkung über Reflexbogen hinzuweisen scheint. Es wurde nicht geprüft, ob es sich bei der Strychninwirkung um Aufhebung der Wirksamkeit von Hemmnerven (nach Eccles u. a.) handelte. Nicotin führte zu tremoartigen Erscheinungen am Rückenmark, Coramin und Coffein zu zerebral ausgelösten tonischen Krämpfen ohne Klonus.

ζ) Verdauungskanal

Über Gehalt und Wirkung von Acetylcholin und Cholinesterase am Darmkanal ist nur weniges bekannt. Es darf angenommen werden, daß Acetylcholin über die parasympathische Innervation des Darmkanals erregend wirkt. FRIEDMAN (1935, 1942) prüfte auf pharmakologischem Wege die Mageninnervation von *Necturus maculosus* an zirkulären und longitudinalen Streifen von Cardia und Magenfundus. Acetylcholin hatte in allen Konzentrationen und auf alle Magenabschnitte sowohl zirkuläre als longitudinale Streifen tonuserhöhende und peristaltiksteigernde Wirkung. Atropin für sich allein war auf zirkuläre und longitudinale Streifen der drei Magenabschnitte ohne Einfluß. Dagegen verhinderte Atropin die Wirkung des Acetylcholins oder hob sie auf. Durch Atropin wurde auch die hemmende Pilocarpinwirkung auf longitudinale Streifen aufgehoben. Auf zirkuläre Streifen wirkte Pilocarpin tonus- und peristaltikerhöhend. Die Hemmwirkungen höherer Adrenalinkonzentrationen wurden durch Pilocarpin aufgehoben, während fördernde Wirkungen kleiner Adrenalinkonzentrationen durch Pilocarpin gesteigert wurden. Die Innervationsverhältnisse liegen, wie bei Fischen, so auch bei *Necturus* kompliziert und dementsprechend sind es auch die Wirkungen von vegetativen Reiz- und Lähmungsgiften. Adrenalin wirkte bei *Necturus* an zirkulären Darmstreifen tonussteigernd, an Längsstreifen erschlaffend, Acetylcholin sowohl an zirkulären, als an longitudinalen Darmstreifen erregend. Acetylcholin und Adrenalin wirken

an Ringstreifen synergistisch, an Längsstreifen antagonistisch. Friedman (1942)
wies an *Necturus maculosus* weiterhin nach, daß die spontane Magensekretion durch
Acetylcholin, Pilocarpin oder Atropin nicht beeinflußt wurde, während Adrenalin
die Acidität des Magensaftes herabsetzte. Histamin war ohne Wirkung auf die
Sekretion. Demgegenüber stellte Patterson (1928) an *Necturus maculosus* fest,
daß der Vagus (auch bei elektrischer Reizung) auf die Magenbewegungen hemmenden Einfluß ausübte. Doppelte Vagotomie führte zu ausgesprochener Verstärkung der normalen Kontraktionen.

η) Melanophoren

Bei *Amblystoma punctatum* erscheinen die Melanophoren nach Sawyer (1947)
in der Embryogenese im Stadium 34 der *Amblystoma*-Larven. Larven, die von
Stadium 25 an mit 0,01% Physostigmin oder 0,03% Prostigmin behandelt wurden,
zeigten von Stadium 37 an Dunkelfärbung (Pigmentausbreitung). Wurden Larven
vom Stadium 33 an mit 0,001% (5,4.10^{-5}M) DFP behandelt, kam es von Stadium
41 an zur Dunkelfärbung; die Wirkung war aber nie so intensiv wie mit Physostigmin oder Prostigmin. Ähnliche Resultate wurden mit Acetylcholin, Mecholyl
(0,05%) und Carbaminoylcholin (0,01%) erzielt, wobei sich Acetylcholin in den
Stadien 37—40 besonders wirksam erwies. Durch Atropin (0,025%) wurde die
Wirkung des Acetylcholins usw. unterdrückt. Atropin selbst führte in den gleichen
Stadien zur Aufhellung.

Es handelt sich in diesen früheren Stadien *vor* Einsetzen der Hypophysenfunktion um einen echt *cholinergischen* Vorgang, bei welchem die Melanophoren durch
Acetylcholin *direkt* erregt werden. In der aktiven Phase der Hypophyse (Stadium
41—46) wirkt Acetylcholin nach Sawyer auf *zentrale* cholinerge Mechanismen,
welche Intermedinabgabe über den Hypothalamus als cholinergen Reizort bewirkten. Wir haben es hier mit einer interessanten embryogenetischen Folge hormonaler Regulation zu tun, welche in früheren Stadien eine lokal cholinergische,
in späteren eine zentral neurosekretorisch steuernde Wirkung ausüben.

ϑ) Ontogenese

Läßt man nach Sawyer (1943a, b, 1956) junge Larven von *Amblystoma punctatum* sich in Wasser, dem geringe Konzentrationen von DFP oder Physostigmin
beigemischt sind, entwickeln, so zeigten sie bald eine erhebliche Herabsetzung
ihrer Spontan- und Reflexmotilität, was auf eine spezifische Hemmung der Cholinesterase durch DFP zurückgeführt wurde. In frisches Wasser gebracht, erholten
sich die Larven in wenigen Tagen (vgl. auch Karczmar, 1963a, b). Karczmar u.
Koppanyi (1953) untersuchten an Embryonen und Larven von *Amblystoma punctatum* in verschiedenen Entwicklungsstadien die Wirkung von DFP (Abb. 181).
An Frühstadien von Embryonen, denen Cholinesterase anscheinend fehlte, wirkte
DFP von 10^{-9} an tödlich. Freischwimmende Larven reagierten auf DFP mit
Krämpfen, Lähmung und Tod in Konzentrationen, welche *in vitro* die Acetyl-
cholinesterase (und dementsprechend auch *in vivo*) blockierten. Atropin verhinderte
oder beseitigte die DFP-Krämpfe nicht; hingegen wirkte es von 10^{-5} DFP an
lebenverlängernd. Zweifellos sind nicht alle zentralen DFP-Wirkungen durch
Acetylcholinesterasehemmung bedingt. Vgl. auch Karczmar u. Koppanyi (1948),
Koelle (1963) p. 805/806.

b) Ord. Anura (Batrachia), Froschlurche (s. S. 721 und S. 853)

α) Vegetatives Nervensystem bei Anuren

Der Vagus führt als letzten Ast einen Ramus cardiacus entlang der Vena cava
superior zum Herzen. Im Herz selbst bilden die Rami cardiaci des Vagus einen

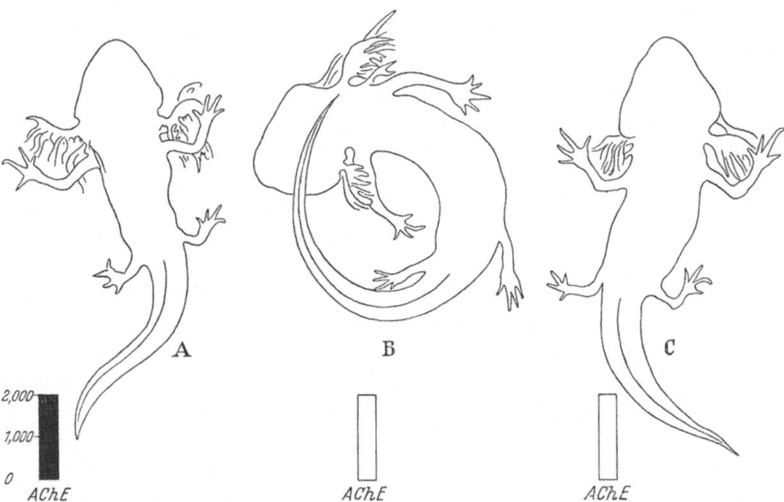

Abb. 181. Axolotl (*Amblystoma*)-Larven, Entwicklungsstadium 60 (nach GLÜCKSOHN). *A* Kontrolle. *B* Larve während 5 Tagen in Diisopropylfluorophosphat 10^{-8} M: typisch myotonisch-tetanische Krampfstellung. *C* Larve während 8 Tagen in Brunnenwasser nach 4 Tagen DFP 10^{-7} M (Normalisierung). Reihe unten: Acetylcholinesterase-Aktivität (Mittelwerte) in mm³ CO_2/100 mg/30 min. Bei A 2000, bei B und C ∅. (Aus: A.G.KARCZMAR u. T. KOPPANYI 1953)

Ganglienplexus, das Remaksche Ganglion, das in der Wandung des Sinus venosus liegt. Ein weiteres Ganglion, das Ludwigsche Ganglion, liegt im Vorhof. Von diesem ziehen Nerven im Vorhofseptum zum Bidderschen Ganglion, das an der atrioventrikulären Verbindung (Kammerbasis) liegt. Von diesem Ganglion gehen Nervenverzweigungen zum Ventrikel. Versuche mit Acetylcholin (MARCEAU, 1946) haben gezeigt, daß die präganglionären Vagusfasern sicher nicht im Bidderschen Ganglion (Kammerbasis), wahrscheinlich auch nicht im Ludwigschen Ganglion (Vorhof), sondern (mindestens) zum größten Teil im Remakschen Ganglion (Sinus venosus) endigen.

Anuren haben ein wohlausgebildetes sympathisches System, das bei *Rana* genauer beschrieben wurde (CLARK, 1938; NICOL, 1952).

Sympathische Herzfasern stehen mit einem vagalen Ganglion in Verbindung und ziehen im Ramus cardiacus des Vagus weiter.

Das Nebennierengewebe ist hauptsächlich auf einen Streifen beschränkt, welcher der Ventralfläche der Niere aufliegt. Es enthält zerstreute chromaffine Zellen und wenige Ganglienzellen. Sympathische Ganglien enthalten ebenfalls chromaffine Zellen.

β) Herz und Kreislauf bei Anuren

Herzanatomie und -funktion sind beim Frosch bis in alle Einzelheiten untersucht worden (vgl. CLARK, 1938). SJÖSTRAND u. ANDERSSON (1954) verdanken wir die Aufklärung der Glanzstreifen des Herzmuskels von Anuren (Frosch und Kröte) die, entgegen DAVIES, auch bei Poikilothermen vorhanden sind, und aus zwei Zellmembranen bestehen, die durch einen Spalt voneinander getrennt sind. Zwischen den Herzmuskelzellen bestehen keine kontinuierlichen Übergänge von Myofilamenten. Das Anurenherz besteht aus einem lockeren Gewebe (Ventrikel), das nicht oder nur rudimentär über eine eigene Blutversorgung verfügt. Das Ventrikelgewebe erhält seinen Sauerstoff von dem im Ventrikellumen zirkulierenden Blut. Winzige Coronararterien, die vom Bulbus arteriosus, nach HALPERN u. MAY

(1958) von der A. carotis ausgehen, versorgen das bulbusnahe Gebiet des Herzens mit Sauerstoff.

JONES (1967) stellte an *Bufo bufo, Rana pipiens, Rana temporaria, Rana esculenta, Xenopus mülleri* und *Xenopus laevis* fest, daß die beim Untertauchen eintretende Bradykardie von einer Abnahme im Sauerstoffverbrauch begleitet wird. Ob eine vermehrte Acetylcholinfreisetzung während des experimentellen Untertauchens im Wasser von 30—60 min Dauer im Bereich des Herzens eintritt und an der Auslösung der Bradykardie beteiligt ist, wurde nicht untersucht. Vgl. auch JONES u. SHELTON (1964), SHELTON u. JONES (1965), JONES (1966), LEIVESTAD (1960).

Extrakardiale parasympathische, auf Reizung im Sinne der Herzverlangsamung oder zum Stillstand führende Vagusfasern, sind von den Amphibien an bei allen Wirbeltierklassen vorhanden. Acetylcholin hat, wie ihre Reizung, Frequenzverlangsamung oder Stillstand zur Folge. Die sympathischen Fasern sind von den Amphibien an die Herzbeschleuniger, die durch Noradrenalin oder Adrenalin in Erregung versetzt werden. Reizung des Sympathicus bewirkt sowohl am Ventrikel wie am Vorhof Beschleunigung und Verstärkung der Kontraktionen.

Bei Fröschen (*Rana esculenta, Rana temporaria*) besteht ein ausgesprochener Saisonwechsel in der Empfindlichkeit auf vagale Reizung, die im Sommer geringer ist als im Winter. Dasselbe ist hinsichtlich Kationenempfindlichkeit (Ca, K) der Fall. Vagusreizung beeinflußt das ganze Zellsystem des Froschherzens, sowohl des Ventrikels, wie der Vorhöfe, wobei auch die Leitungsgeschwindigkeit herabgesetzt wird. Gleichartig wirkt Acetylcholin.

Bei *Rana* sp. führte Acetylcholin zur Erweiterung der Arteriolen der Körperzirkulation, Adrenalin zur Konstriktion.

Das Membranpotential (Ruhepotential) des Froschherzmuskels ist kleiner als das des Skelettmuskels; sein höchster in der Diastole erreichter Wert liegt bei etwa 50 mV; das Schrittmacherpotential depolarisiert jenes bei 11—14 mV.

Nach WEST, FALK u. CERVONI (1956) zeigten Sinus-Vorhofzellen Aktionspotentiale von längerer Dauer als andere Vorhofzellen. Im Sinusvorhofknoten war die durch Acetylcholin bewirkte Verlangsamung verbunden mit einer Verkleinerung des Vorhofpotentials und der Größe des Aktionspotentials. Adrenalin hatte Anstieg des Vorhofpotentials ohne Vergrößerung des Aktionspotentials zur Folge.

HUTTER u. TRAUTWEIN (1955, 1956) haben am spontan schlagenden Froschherzen mit intracellulären Elektroden gezeigt, daß infolge Veränderung der Membranpermeabilität für K, die Steilheit der diastolischen Depolarisation, gemessen im Sinus venosus, durch Vagusreizung vermindert, durch Sympathicusreizung erhöht wird, wodurch sich je nach Reiz die Herzfrequenz verlangsamt oder beschleunigt. Eine andere Möglichkeit zur Beeinflussung der Schlagfrequenz besteht darin, daß starke Vagusreizung zu einer Erhöhung des Ruhepotentials und damit zur Frequenzverlangsamung führen kann (DEL CASTILLO u. KATZ, 1955 b).

BORGHGRAFF u. CARMELIET (1958) wiesen nach, daß das durch Kaliummangel stillgestellte Herz von *Rana temporaria* bei Vagusreizung oder nach Zugabe von Acetylcholin seine rhythmische Tätigkeit wieder aufnimmt.

Die Impulsleitung ist am Froschherzen bedeutend größer wie bei Fischen und beträgt beim Frosch etwa 100 mm/sec, das Intervall zwischen Sinus- und Vorhofschlag 0,2—0,4 sec, zwischen Vorhof- und Ventrikelschlag 0,2—0,6 sek.

γ) Acetylcholingehalt des Froschherzens

NELEMANS (1951) bestätigte am isolierten Herzen von *Rana temporaria* und *Rana esculenta* die bei faradischer Reizung des Herzens erfolgende Freisetzung von

Acetylcholin und Adrenalin, wie sie erstmals durch LOEWI (1921) festgestellt worden war. Wie beim Säugetier, enthalten beim Frosch die verschiedenen Herzabschnitte unterschiedliche Mengen Acetylcholin. (SCHMIDT, 1958; BRÜCKE u. WERNER, 1950). Nach ROTSCHUH (1952) enthielt die Vorhofmuskulatur von *Rana temporaria* im Herbst 0,45 μg ($\pm$ 0,158), im Frühwinter 1,40 ($\pm$ 0,58) μg/g gebundenes (Reserve)-Acetylcholin. In der Kammermuskulatur der gleichen Art waren im Frühjahr, Sommer und Herbst im Mittel 0,34 ($\pm$ 0,10) μg/g nachweisbar; vom Oktober an stiegen die Werte bis zum Dezember auf 0,59 ($\pm$ 25) μg/g. Die Werte von Herzbasis und Herzspitze von *Rana temporaria* zeigten eine große Streuung und keine signifikanten Unterschiede. Die Ventrikelmuskulatur von *Rana esculenta* ergab im Durchschnitt von 30 Versuchen (Juli-Oktober) 0,62 ($\pm$ 0,29) μg/g. Die Oktoberwerte waren gegenüber den Sommer- und Herbstwerten etwas erhöht. Im Gesamtdurchschnitt enthielt die Herzkammer von *Rana esculenta* etwas mehr Acetylcholin als diejenige von *Rana temporaria*. Vgl. auch MAZEL et al. (1958).

Aus der Herzmuskulatur von *Rana* läßt sich nach dem Vorausgehenden eine Substanz mit den Eigenschaften des Acetylcholins (Pro-Acetylcholin) gewinnen (ROTHSCHUH, 1954a), welche in so großer Menge extrahierbar war, daß sie nicht allein aus den nervösen Strukturen des Herzens stammen konnte. Zweifellos befindet sie sich größtenteils im Muskel in inaktiver Form und kann durch entsprechende hormonale oder nervöse Eingriffe aus dem Pro-Acetylcholindepot in Freiheit gesetzt werden. Über die Vagusstoffverteilung auf Vorhof und Kammer beim Frosch s. auch ENGELHART (1930).

Durch Verabreichung von 50—100 mg/kg eines Cholinesterasehemmers, des Mintacols (Diäthyl-p-nitrophenylphosphat), wurde bei *Rana temporaria* der Acetylcholingehalt des Herzventrikels von durchschnittlich 0,34 μg/g Frischgewicht auf 0,50 μg/g erhöht.

δ) Cholinesterase

Die Fähigkeit des Herzventrikels von *Rana temporaria* zur Acetylcholinspaltung wurde durch ROTHSCHUH (1954a, b, 1955) quantitativ bestimmt. Die Spaltungsgeschwindigkeit erwies sich als proportional zur Acetylcholinkonzentration. Je Kontraktion wurde etwa 1% des im Herzinnern enthaltenen Acetylcholins hydrolysiert. Die Spaltung zeigte sich temperaturabhängig: sie verlief bei 30°C etwa doppelt so schnell wie bei 20°C. Bei Temperaturen zwischen 30 und 40°C trat irreversible Zerstörung der Acetylcholinesterase auf. Durch Erwärmung auf 40°C ließ sich bei manchen Herzen nicht nur die Esterase inaktivieren, sondern auch die Ansprechbarkeit auf Acetylcholin aufheben. (Vgl. auch LORENZ u. JUNG, 1949.)

GIRARDIER, BAUMANN u. POSTERNAK (1960) untersuchten die Cholinesteraseaktivität am Homogenat des Herzvorhofes und der Kammer (Herzspitze) bei *Rana ridibunda* und *Rana temporaria*. Während die Cholinesteraseaktivität gegen Acetylcholin bei *Rana ridibunda* im Vorhof größer war wie in der Kammer, war bei *Rana temporaria* das Umgekehrte der Fall. Durch die Homogenate beider Froscharten wurde auch Acetyl-β-methylcholin hydrolysiert. Die Hydrolyse des Butyrylcholins erfolgte am Kammerhomogenat von *Rana temporaria* rasch, dagegen sehr langsam an Vorhof und Kammer von *Rana ridibunda* und am Vorhof von *Rana temporaria*. Über den Acetylcholinstoffwechsel in verschiedenen Abschnitten des Froschherzens s. MAZEL u. HOLLAND (1958).

ε) Empfindlichkeit des Froschherzens auf Acetylcholin

Daß verschiedene Abschnitte des Froschherzens auf Acetylcholin unterschiedlich empfindlich sind, haben vor allem Untersuchungen von ROTHSCHUH (1954) gezeigt. Die minimal negativ inotrop und negativ chronotrop wirksame Konzentration lag am ganzen Froschherzen bei 10^{-14} bis 10^{-12}, an den isolierten Vorhöfen bei 10^{-12} und am Kammerstreifen bei 10^{-9} bis 10^{-8} g/ml Acetylcholin. Bei zehnfach höherer als der minimal wirksamen Konzentration blieben das isolierte Froschherz und das isolierte Sinus-Vorhof-Präparat regelmäßig infolge von Reizleitungsblock stehen. Acetylcholin 10^{-3} bis 10^{-9} hatte auf die Leitungsgeschwindigkeit des *ruhenden* Herzstreifenpräparates vom Frosch nach ROTHSCHUH u. BAMMER (1952) einen positiv dromotropen Effekt. Höhere Konzentrationen wirkten negativ dromotrop. Prostigmin wirkte ebenfalls positiv dromotrop, Physostigmin negativ bis zum Block.

Die Wirkung des Acetylcholins wurde an Vorhof- und Kammermuskulatur von *Rana ridibunda* und *Rana temporaria* durch BAUMANN et al. (1960) am elektrisch gereizten Herzmuskel *in vitro* untersucht. An allen Vorhof- und Kammerpräparaten wirkte Acetylcholin immer stärker am Vorhof als an der Kammer, bei beiden Froscharten negativ inotrop.

ROTHSCHUH (1952) stellte weiterhin die Wirkung des Acetylcholins 10^{-9} bis 10^{-2} auf Membranpotential und Aktionsstrom des Froschherzens (*Rana temporaria*) fest. Acetylcholin übte auf den *stillgelegten* Ventrikel fast keine elektrophysiologisch faßbare Wirkung aus. Demgegenüber waren die Auswirkungen auf den *schlagenden* Ventrikel recht erheblich und verstärkten sich mit wachsender Frequenz. Man kann deshalb annehmen, daß für Acetylcholin nur dann die Bedingungen zu seiner Wirksamkeit (im Sinne eines Überträgerstoffes) gegeben sind, wenn der Aktivierungsvorgang über das Herz wegläuft. Am schlagenden Herzen fanden sich in Abhängigkeit von der Acetylcholinkonzentration, der Einwirkungsdauer und der Schlagfrequenz: *1.* eine Depolarisierung bis zu maximal 10 mV; *2.* eine Verringerung der Erregungsdauer, ein Plateauverlust und eine Höhenabnahme des monophasischen Stromes am Wirkungsort; *3.* im EKG eine Zunahme der Höhe von T und eine Hebung der ST-Strecke.

ζ) Pharmakologie des isolierten Froschherzens in Beziehung zum Acetylcholin

Die Pharmakologie des Froschherzens ist eines der am meisten bearbeiteten Gebiete experimenteller Pharmakologie, über welches eine riesige Literatur vorliegt. In diesem Zusammenhang kann nur auf die mit Acetylcholin in Beziehung stehenden Verhältnisse kurz eingegangen werden. Wir verdanken O. LOEWI (1921) die Entdeckung des „Vagusstoffes" Acetylcholin am isolierten Froschherzen. Diese Entdeckung hatte auf die ganze weitere Entwicklung der Nerven- und Muskelphysiologie die weitreichendsten Folgen. Um die mit dem Herzmuskel höherer Wirbeltiere übereinstimmenden Funktionen des Acetylcholins am Froschherzmuskel zu illustrieren, kann auf die Chinidinversuche von BURN (1956) hingewiesen werden. Am isolierten Froschherzen wurden unter Chinidin 10^{-5} g/ml die Ventrikelkontraktionen schwächer und hörten schließlich auf. Wurde nun 10^{-6} g/ml Acetylcholin zugesetzt, kam es zum Wiedereintritt der Kontraktionen. Das erscheint zunächst paradox, ist aber dadurch erklärbar, daß Chinidin die atrioventrikuläre Reizübertragung hemmt, während Acetylcholin sie beschleunigt. Nach BURN kommt die Chinidinhemmung der Kontraktionen dadurch zustande, daß es die Wirkung des „endogenen", d. h. nicht als Überträgerstoff, sondern als Kontraktionsförderer wirkenden Acetylcholins im Sinne eines kompetitiven Inhibitors für endogenes Acetylcholin aufhebt. Da Physostigmin einen kompetitiven Inhibitor für Cholinesterase darstellt, ist es verständlich, daß hohe Physostigminkonzentrationen die Aurikel stillstellten, während zugefügtes Acetylcholin sie wieder zum Schlagen brachte.

Mit Prostigmin trat das Umgekehrte ein: hohe Prostigminkonzentrationen erhöhten die Schlagzahl, analog wie ROTHSCHUH u. BAMMER (1952) am Froschherzstreifen gezeigt haben, daß Physostigmin die Reizleitung herabsetzte, Prostigmin sie erhöhte. Es besteht in dieser Hinsicht Synergismus zwischen Physostigmin und Chinidin, die beide als Inhibitoren für das endogene, die Reizleitung beschleunigende Acetylcholin wirken. Durch Pilocarpin wurde das Froschherz stillgelegt, durch Atropin diese Wirkung unter Frequenzsteigerung behoben. Muscarin führte ebenfalls zu einem funktionellen Stillstand des isolierten Froschherzens. Das myogene Froschherz ist eindeutig *cholinerg* im Sinne der Hemmung. Vgl. auch CASTILLO, J. DEL u. KATZ, B. (1955b).

η) Die Lymphherzen des Frosches und der Kröte

Lymphherzen kommen bei Cyclostomen, Teleostiern, Amphibien und Reptilien vor. Wie FOGLIA (1940, 1941) zeigte, haben die Lymphherzen für die normale Zirkulation und den Wasser- und Salzaustausch zwischen Gewebe und Blut eine große Bedeutung. Zerstörung der 4 Lymphherzen an den Anuren *Bufo arenarum* (Hensel) und *Leptodactylus occellatus* führte in wenigen Tagen den Tod der Tiere unter Ödembildung herbei. Ihre vitale Funktion beruht auf der Fortbewegung der Lymphe aus den Lymphräumen in die Venen. Zerstörung führt, vom allgemeinen Ödem abgesehen, zur Bluteindickung unter gleichzeitigem Elektrolytverlust. Wasser- und Salzhaushalt werden aufs schwerste gestört, es erfolgt Ionenaustritt aus den Erythrocyten usw. (vgl. auch FOGLIA u. GERSCHMAN, 1940; REID, 1937).

Die 4 Lymphherzen von *Bufo arenarum* haben eine Systole von 0,20—0,24 sec Dauer, eine Diastole von 0,25—31 sec, total 0,46—0,55 sec, wobei der Wasserdruck zwischen 1 und 4 mm wechselt. Die beiden hinteren Lymphherzen schlagen nicht synchron, aber im gleichen Rhythmus. Die Frequenz der Lymphherzen ist temperaturabhängig: bei 0°C betrug sie 15, bei 10°C 29, bei 20°C 61, bei 31°C 104.

Acetylcholin 2.10^{-2} (!), davon 1 ccm s.c. stellte nach FOGLIA u. BRAUN-MENENDEZ (1940a, b), BRAUN-MENENDEZ u. FOGLIA (1940) die Lymphherzen für 10 min still. Durch Acetylcholin 2.10^{-3} kam es nicht zum Stillstand, aber zur Abnahme der Amplitude. Physostigmin 1 ccm 5.10^{-4} s.c. verkleinerte die Amplitude und führte zu Irregularität. Pilocarpin 10^{-2} hatte keinen deutlichen Einfluß; ebensowenig Atropin 10^{-2} und Ergotamin 5.10^{-5}. Unter Nicotin 5.10^{-3} stand das Herz fast augenblicklich still; 5.10^{-4} bewirkte Abnahme der Frequenz, dann Stillstand innerhalb 2 min. Curare führte zum Herzstillstand in Diastole. Auf Veratrin 10^{-3} s.c. reagierte das Herz mit verringerter Amplitude, Irregularität oder Herzstillstand. Ouabain 10^{-3} lokal appliziert, führte zu vorübergehender Abnahme der Amplitude.

Nach diesen Versuchen scheint es zunächst, daß wir es bei den Lymphherzen mit einem contractilen Gewebe von ähnlicher, aber geringerer Empfindlichkeit zu tun haben, wie beim Kreislaufherzen (vgl. auch HOTOVY, 1939). Weitere pharmakologische Untersuchungen an den Lymphherzen des Frosches *Rana* sp. von DECORTIS (1953) haben ergeben, daß eher ein Vergleich mit dem Skelettmuskel in Frage kommt. Die wirksamen Konzentrationen für Acetylcholin, Atropin, Nicotin, Curare, Spartein usw. lagen aber 2—5 mal höher wie für den Skelettmuskel. Am *nichtschlagenden* Lymphherzen verursachte Acetylcholin schon in der Konzentration von $2,5.10^{-6}$ eine langsame, kräftige Kontraktion mit dem Maximum nach ca. 8 sec. Diese relativ hohe Empfindlichkeit des an terminalen Nervenfasern sehr reichen Lymphherzmuskels gegen Acetylcholin erinnerte an die ähnliche hohe Empfindlichkeit der Muskelendplatte des quergestreiften Froschmuskels. Durch Curare ließ sich die Wirksamkeit des Acetylcholins stark abschwächen, aber nicht aufheben. Veratrin hob, ähnlich wie am Skelettmuskel, die Curarewirkung auf. Atropin setzte die Empfindlichkeit auf Acetylcholin beträchtlich herab, während Pilocarpin sie steigerte. Vgl. auch BRÜCKE u. UMRATH (1933, 1936).

Es spricht manches dafür, daß der neuromuskuläre Übertragungsmechanismus am Lymphherzmuskel ähnlich verläuft wie am Skelettmuskel. Die coccygealen Lymphherzen von *Rana* und *Bufo* bestehen aus besonders geformten *quergestreiften* Muskelfasern. Nach neueren Untersuchungen sind sie auf Acetylcholin, Muscarin, Nicotin und D-Tubocurarin ziemlich empfindlich; D-Tubocurarin 10^{-5} bis 10^{-4} bewirkte diastolischen Stillstand, ebenso Atropin.

Die *Lymphherzen* verhalten sich anscheinend *neurogen* und sind darin dem
Skelettmuskel ähnlich (s. unten); nach sensibler Denervierung stehen sie vorübergehend still. Brücke u. Umrath (1930, 1933) untersuchten die elektrische Aktivität der hinteren Lymphherzen des Frosches (*Rana* sp.). Sie stellten fest, daß jede
Systole von einer Anzahl (8—10) Aktionsströmen von 0,2—0,5 sec Gesamtdauer
begleitet wurde. Die Versuche von Brücke u. Umrath sprechen dafür, daß die
Lymphherzzentren rein automatisch, ohne Mitwirkung zentripetaler Impulse des
Lymphherzens tätig sind und daß eine Selbststeuerung des Lymphherzschlages
nicht nachweisbar ist. Die Verhältnisse wurden durch del Castillo u. Sanchez
(1961) an *Bufo marinus*, zum Teil auch an *Rana pipiens* und *Eleutherodactylus*

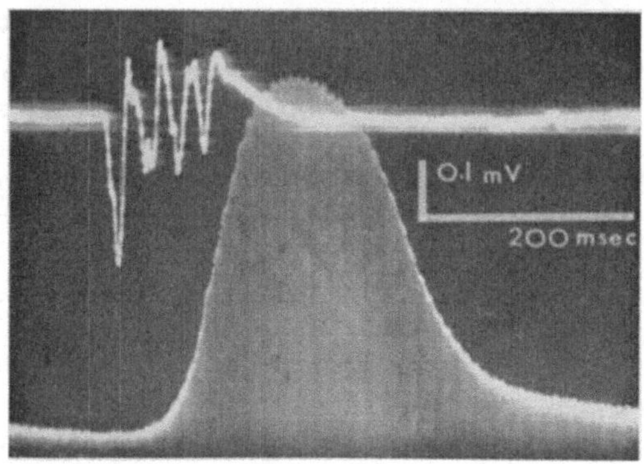

Abb. 182. Hintere Lymphherzen von *Bufo marinus*. Obere Kurve: elektrische Aktivität während der spontanen
systolischen Kontraktion. Untere Kurve: Kontraktion des Herzmuskels. (Aus: J. Del Castillo u. V. Sanchez
1961)

portoricensis (Schmidt) neuerdings untersucht und die früheren Befunde im Prinzip bestätigt und präzisiert (Abb. 182). Die intracellulär im Herzmuskel gemessenen systolischen Entladungen sind wie die extracellulär gemessenen das Resultat
einer Reihe diphasischer Wellen, d. h. schneller Depolarisationen, welche von
länger dauernden Hyperpolarisationen gefolgt sind. Diese Potentialänderungen
können als postsynaptische, durch einen cholinergen Mechanismus ausgelöste
Potentiale betrachtet werden. Die elektrische Aktivität des Lymphherzmuskels
gleicht sehr nahe derjenigen des langsamen (Körper-)Muskelsystems von Amphibien.

9) Lunge, glatte Muskulatur

Wie Wood u. Burnstock (1967) an der Kröte *Bufo marinus* zeigten, ist die
Lunge sowohl durch erregende, wie hemmende Nerven versorgt, die vom Vagosympathicus stammen und kontralaterale Verbindungen besitzen. Die Erregungsnerven sind sehr wahrscheinlich cholinergisch. Sie werden durch Acetylcholin
10^{-10} bis 10^{-5} g/ml erregt, wodurch die Lunge sich kontrahiert. Prostigmin 5.10^{-6}
verstärkte die Wirkung, nicht aber Physostigmin, was bei Anuren eine bekannte
Erscheinung darstellt. Atropin 10^{-7} bis 5.10^{-7} g/ml blockierte sowohl die nerval
ausgelöste, wie die durch Acetylcholin bewirkte Lungenkontraktion. Vgl. auch
Wimmers (1941), Brecht (1943), Shimada u. Kobayashi (1966).

Quergestreifter Muskel. Das rasche und das langsame Muskelkontraktionssystem beim Frosch

Neben den motorischen Nervenfasern, welche die raschen Bewegungen vermitteln und etwa 12 μ dick sind (*a*-Fasern), gibt es dünne 5 μ dicke motorische
Nervenfasern (*γ*-Fasern), welche die langsamen Bewegungen an besonderen

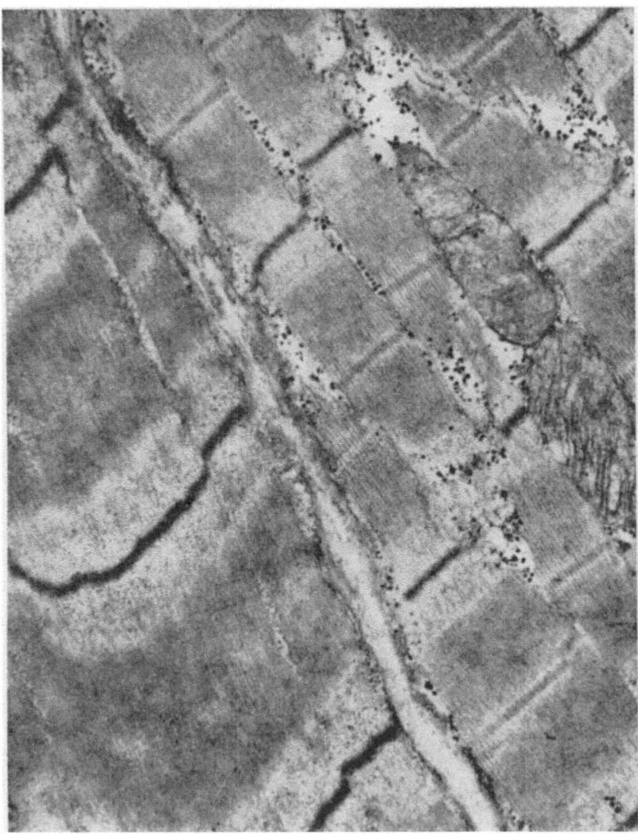

Abb. 183. M.rectus abdominis des Frosches (*Rana ridibunda*). *Oben:* rasche Fasern mit M-Bande. Inmitten der Fasern Mitochondrien, Glykogen und sarkoplasmatisches Reticulum. *Unten:* langsame Fasern, keine M-Banden, ohne Reticulum, weniger Glykogen. Vergr. 1: 18000. (Aus: W.G. FORSSMANN, MATTER u. L. GIRARDIER 1967)

Muskelfasern auslösen, die sowohl multiterminal wie polyneuronal innerviert sind (KUFFLER, VAUGHAN-WILLIAMS (1953a, 1953b), KUFFLER, LAPORTE u. RANSMEIER (1947). Dabei handelt es sich nach HUNT u. KUFFLER (1954) um polyneurale Fasern, durch welche oft weit auseinanderliegende Gebiete von Muskelfasern versorgt werden. (Vgl. auch ECCLES, ECCLES u. LUNDBERG, 1958). Die Verhältnisse gleichen den bei den langsamen Bewegungen von Arthropoden festgestellten. Ein prinzipieller Unterschied liegt darin, daß bei Arthropoden ein und dieselbe Muskelfaser, dank ihrer doppelten Innervation, sowohl langsame wie rasche Kontraktionen auszuführen vermag, während beim Frosch besondere Muskelgruppen, die Tonusmuskeln, die nach KRÜGER, DUSPIVA u. FÜRLINGER (1933) eine besondere Struktur besitzen, bei der „Haltung" eine große Rolle spielen und für die langsamen Bewegungen durch die γ-Fasern versorgt werden. Der Frosch besitzt also ein doppeltes Nerven-Muskelsystem (Abb. 183).

Die beiden Muskelfaserarten unterscheiden sich funktionell durch die Höhe der Membranpotentiale; sie liegen für die raschen Muskelfasern um 90 mV, für die langsamen um 60 mV. Das Endplattenpotential der raschen Muskelfasern dauert etwa 30 msec, dasjenige der tonischen (langsamen) 3—400 msec. Beide Nerv-Muskelfasernsysteme lassen sich getrennt erregen (vgl. KUFFLER, 1953; KUFFLER u. WILLIAMS, 1953b; BURKE, 1957).

Histologisch unterscheiden sich rasche und langsame Muskelfasern dadurch, daß wie Krüger (1949, 1950, 1952, 1960) und Gray (1958), Krüger, Duspiva u. Fürlinger (1933, 1958) an *Rana temporaria* zeigen konnten, die raschen Contracturfasern Fibrillenstruktur, die langsamen Tonusfasern Felderstruktur besitzen.

Die Muskeln mit Fibrillenstruktur sind durch stark myelinisierte Nervenfasern innerviert, die in Endplatten ausgehen, die Muskelfasern mit Felderstruktur durch feine, wenig markhaltige Nerven versorgt, mit Endigungen „en grappe", welche nach Kuffler das „kleine" Verbindungspotential vermitteln. Solche Verhältnisse sind nach Krüger bei Wirbeltieren allgemein nachweisbar, nur bei Fischen ist es zweifelhaft.

Über Elektrophysiologie und K/Na-Austausch an Einzelfasern des Skelettmuskels bei *Rana temporaria* vgl. Hodgkin u. Horowicz (1959), Stämpfli (1946a, b) über lokale Aktivierung langsamer Muskelfasern A. F. Huxley u. Peachey (1960), Hoffmann, P. (1914) bei Krebsen.

ι) Nervenendplatte und Acetylcholinesterase im quergestreiften Muskel bei Anuren

Wie Couteaux u. Taxi (1952) bei *Rana temporaria* und *Rana esculenta* gezeigt haben, sind die „Buissons de Kühne", die baumförmigen Verzweigungen der motorischen Nerven, von einer Acetylcholinesteraseschicht umhüllt. (Vgl. auch Kuffler, Vaughan-Williams, 1953b; Gerebtzoff, 1956a, b; Tasaki u. Mizutani, 1956; Couteaux, 1945.) Cole (1955) gelangte an *Rana pipiens*, *Rana catesbiana* und *Bufo americanus* zu der Auffassung, daß es sich bei der Ausbildung des subneuralen Apparates bei Anuren hauptsächlich um „terminaisons en ligne", bandförmige oder T-Endigungen für den phasischen Muskel handle (Abb. 184) während nach Csillik (1961) der Tonusmuskel mit „terminaisons en grappe" (Abb. 185), bei *Rana catesbiana* auch gelegentlich mit „terminaisons en plaque" ausgestattet ist. Über die elektronenoptische Feinstruktur der myoneuralen Verbindung vgl. Birks et al. (1960) und Reger (1955, 1958).

Bei der elektronenoptischen Feinstruktur der Nervenendplatte an schnellen Skelettmuskelfasern des Frosches handelt es sich nach Birks, Huxley u. Katz (1960) um 3 Zellschichten: 1. eine kernhaltige Schwannsche Zellschicht, welche die nicht-synaptische Oberfläche des Nervenendes bedeckt und vom außerhalb davon liegenden Bindegewebe trennt; 2. das Nervenende mit seiner Anhäufung von Mitochondrien und 500 Å großen Bläschen; 3. die Muskelfaser mit ihrer regelmäßigen, quergestellten Ordnung der synaptischen Falten. Der „Synapsenspalt" zwischen Nerven und Muskelmembranen enthält eine dichte Zwischenschicht, welche eng den Konturen der Muskeloberfläche folgt. An der Nervenendigung sind Mitochondrien und Bläschen an verschiedenen Orten konzentriert. Die Bläschen haben die Tendenz, sich in der Nachbarschaft bestimmter Zonen der Axonenoberfläche anzureichern, welche sich in direkter Nachbarschaft zu den postsynaptischen Falten befinden.

χ) Acetylcholin und Cholinesterase am Skelettmuskel

Wie bei allen Vertebraten von den Telostiern an ist der quergestreifte Muskel des Frosches (*Rana esculenta* u. a.) *positiv cholinergisch* innerviert. Weitaus am meisten Acetylcholinesterase findet sich in den Nervenendplatten, nur wenig im Muskel selbst. Der Acetylcholingehalt ist bei manchen Reptilien größer als im Froschmuskel (Marnay u. Nachmansohn, 1958). Es wurde berechnet, daß genügend Acetylcholinesterase im Froschsartorius vorhanden ist, um $1{,}6.10^9$ Acetylcholinmoleküle an einer einzelnen Nervenendplatte während der Refraktärphase zu hydrolysieren. Die pro Nervenimpuls an einer Nervenendplatte freigesetzte Acetylcholinmenge wurde auf 10^{-10} µg oder $1{,}4.10^5$ Moleküle Acetylcholin berechnet, was 1/30000 der Acetylcholinmenge entspricht, welche nötig ist, um einen Reiz auszuüben (Nachmansohn, 1948). Die Empfindlichkeit auf Acetylcholin ist an der Endplatte 1000mal größer als an der Nervenfaser, was auf Permeabilitäts-

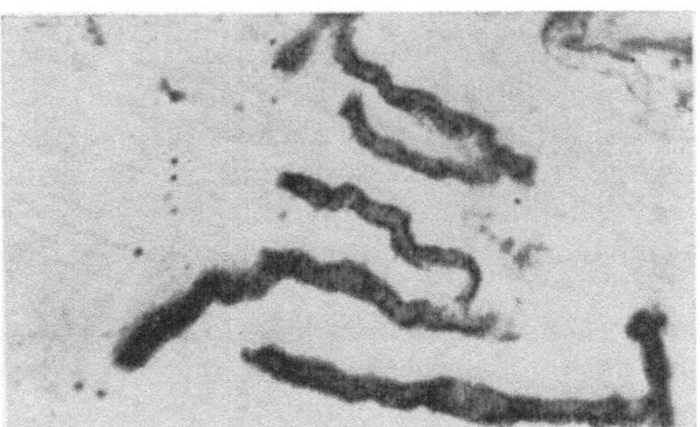

Abb. 184

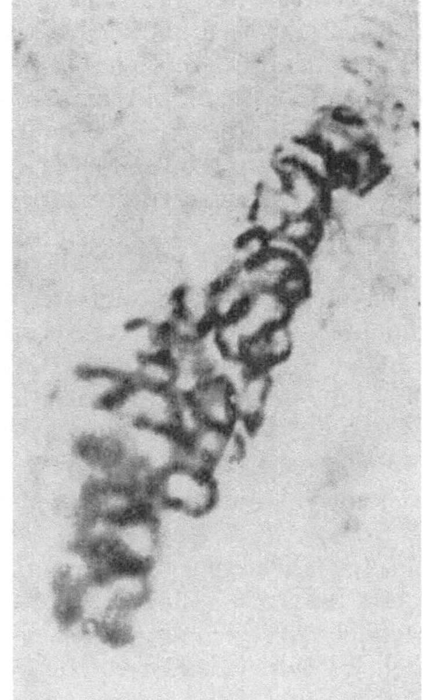

Abb. 185

Abb. 184. Cholinesteraseaktive myoneurale Strukturen (Sub-
neuralapparat) in Form lamellär gebauter Bänder der „dicken"
α-Fasern, welche am Frosch die tetanischen Muskelfasern des
Ileofibularmuskels innervieren. (Aus: B. CSILLIK 1961)

Abb. 185. Cholinesteraseaktive myoneurale Strukturen (Sub-
neuralapparat) in Traubenform, welche am Frosch die feinen
γ-Fasern der Tonusbündel des Ileofibularmuskels innervieren.
(Aus: B. CSILLIK 1961)

unterschiede zurückgeführt wurde. Nach FRANK u. ERIKSON (1959) kann mit
1—300.10^{-7} (Mittelwert 35,3.10^{-7}) g Acetylcholinbromid/ml am M. sartorius von
Rana pipiens gerade eine Kontraktion ausgelöst werden (Muskel in phosphatge-
pufferter Ringer-Lösung mit 10^{-6} g Neostigminbromid/ml). Obwohl diese Acetylcholin-Schwellendosis bei Muskeln verschiedener Tiere erheblich schwankt, war in
jedem Falle bei Muskelpaaren des gleichen Tieres die Acetylcholin-Schwellendosis
identisch. 12—41 Tage nach kompletter Denervierung des M. sartorius war die
Schwellendosis auf 10,5.10^{-7} g/ml gefallen; das Schwellenverhältnis: normal zu
denerviert, betrug 1:38,5. Da die Muskelfasern des M. sartorius proximal und
distal je eine Endplattenregion besitzen, die unabhängig voneinander denerviert
werden können, ist eine partielle Denervierung des Muskels möglich. 12—58 Tage
nach Denervierung der distalen Endplattenregion betrug die Acetylcholin-
Schwellendosis an der noch innervierten proximalen Endplattenregion nur noch
28.10^{-7} g/ml; sie war in 16 der 17 durchgeführten Versuche niedriger als am gegenseitigen, unversehrten Muskel. Im denervierten distalen Muskelsegment war die
Schwellendosis nicht niedriger als in der proximalen Endplattenregion. Komplett
denervierte Muskeln entwickelten also einen höheren Grad von Acetylcholin-Über-
empfindlichkeit als partiell denervierte.

Auffallenderweise hat Physostigmin beim Frosch keine kontraktionssteigernde
Wirkung auf den quergestreiften Muskel, trotzdem die neuromuskuläre Empfindlichkeit sicher cholinergisch ist. Das scheint damit zusammenzuhängen, daß die
Empfindlichkeit der Acetylcholinesterase auf Physostigmin beim Frosch viel geringer ist als beim Säugetier.

Auf Nicotin ist der M. rectus abdominis des Frosches im Sinne der Kontraktion
sehr empfindlich. Ähnlich auch auf Acetylcholin („nicotinische" Wirkung des
Acetylcholins, Muscarins usw.). BACQ (1949) stellte am Froschrectus (*Rana esculenta*) durch DFP 10^{-4} eine bedeutende Empfindlichkeitssteigerung des Muskels
auf die tonuserhöhende Wirkung des Acetylcholins fest. Nach DFP hatte Physo-

stigmin keine Wirkung mehr. Der Rectus abdominis der Kröte *Bufo bufo* verhielt sich insofern anders, als nach DFP 2.10^{-5} wiederum eine Empfindlichkeitssteigerung auf Acetylcholin (starke Muskelcontractur) eintrat, die nach Auswaschen mit Ringer durch nachfolgendes Physostigmin 10^{-5} noch weiter gesteigert wurde. Die unterschiedliche Wirkung von DFP und Physostigmin bei *Rana* und *Bufo* weist auf Unterschiede der Acetylcholinesteraseempfindlichkeit hin, die weiter zu verfolgen Interesse verdient hätte. Vgl. auch BURNS, FRANK, SALMOIRAGHI (1955).

NASTUK u. ALVING (1958) untersuchten am Nervenmuskelpräparat (Ischiadicus/Sartorius) bei indirekter Reizung die tonussteigernde Wirkung von Edrophonium (Tensilon, 3-Hydroxyphenyldimethyläthylammonium) und einiger verwandter Stoffe, durch welche die durch D-Tubocurarin bewirkte Übertragungshemmung teilweise aufgehoben wurde. WASER (1954) zeigte, daß die Tonusmuskulatur des M. gastrocnemius von *Rana temporaria* auf Calebassencurarestoffe empfindlicher ist und auf kleinere Konzentrationen mit Lähmung reagiert als für die Zuckungslähmung notwendig sind.

Sehnen-Muskelverbindung und sensible (afferente) Innervation des quergestreiften Muskels (Streckreceptoren). Vgl. auch HENATSCH u. SCHULTE (1957).

GEREBTZOFF (1957) zeigte, daß ein nervenloser Muskel-Sehnenapparat mit reichlich Acetylcholinesteraseeinlagerung an bestimmten Stellen desselben bei allen Wirbeltierklassen von den Cyclostomen an nachweisbar ist, so auch bei *Rana esculenta* und *Rana temporaria*. Die Funktion der Acetylcholinesterase ist unbekannt.

SMITH (1960) stellte an Muskelspindeln der Streckreceptoren des isolierten Extensor longus digiti IV des Frosches (*Rana* spec.) die hemmende Wirkung von D-Tubocurarin fest. Die intrafusalen Muskelfasern erwiesen sich viel empfindlicher als die extrafusalen. Auf die Streckreceptoren selbst hatte D-Tubocurarin keinen direkten Einfluß. Atropin bewirkte Hemmung der neuromuskulären Übertragung; intra- und extrafusale Fasern waren auf Atropin ungefähr gleich empfindlich. Acetylcholin führte vorübergehend zu einem ausgesprochenen Anstieg der Entladungsfrequenz in den Streckreceptoren und vorübergehend zur neuromuskulären Blockade der intra- und extrafusalen Muskelfasern. Die Acetylcholineffekte zeigten ausgesprochene Tachyphylaxie.

λ) Acetylcholin und Zentralnervensystem

NACHMANSOHN (1948) fand im Froschgehirn (*Rana pipiens*) eine Acetylcholinesteraseaktivität Q_{AchE} mg Acetylcholin/g Frischgewebe/Std) von 60—70. Die Empfindlichkeit des Enzyms auf Physostigmin scheint nach HAWKINS u. MENDEL (1946) viel geringer zu sein als durchschnittlich am Säugerhirn. Entsprechende Versuche mit Froschhirnextrakt von *Rana pipiens* ergaben eine 100fach geringere Empfindlichkeit, so daß erst mit Physostigmin 10^{-5} eine Hemmung von 75% erreicht wurde. HAWKINS u. MENDEL sprechen von einer spezifischen Resistenz der Acetylcholinesterase des Froschhirns gegen Physostigmin. Die Versuche zeigen, wie vorsichtig man mit der Annahme sein muß, daß wenn nach Physostigmin der Gehalt an freiem Acetylcholin an einer cholinergen Synapse nicht ansteigt, dieses Hormon als humoraler Überträgerstoff nicht in Frage kommt. Daß bei manchen Invertebraten, hauptsächlich Insekten, nach Physostigmin keine oder nur eine begrenzte Herabsetzung der Aktivität der Acetylcholinesterase erfolgt, war bereits bekannt. Neu war die Feststellung, daß auch bei Vertebraten eine ähnliche Resistenz der Acetylcholinesterase gegen Physostigmin bestehen kann.

Acetylcholin wurde in verschiedenen Abschnitten des Gehirns nachgewiesen. Nach FELDBERG (1954), FELDBERG u. VOGT (1948) steht die synaptische Erregungsübertragung durch Acetylcholin bei Amphibien (Reptilien, Vögeln und Säugern) als physiologischer Prozeß fest. Im Bereich der Lobi optici von *Rana pipiens* und der Neuroretina konnten BOELL, GREENFIELD u. SHEN (1955) frühzeitig in der Embryogenese Acetylcholinesterase feststellen. Vgl. auch DE ROBERTIS (1961)

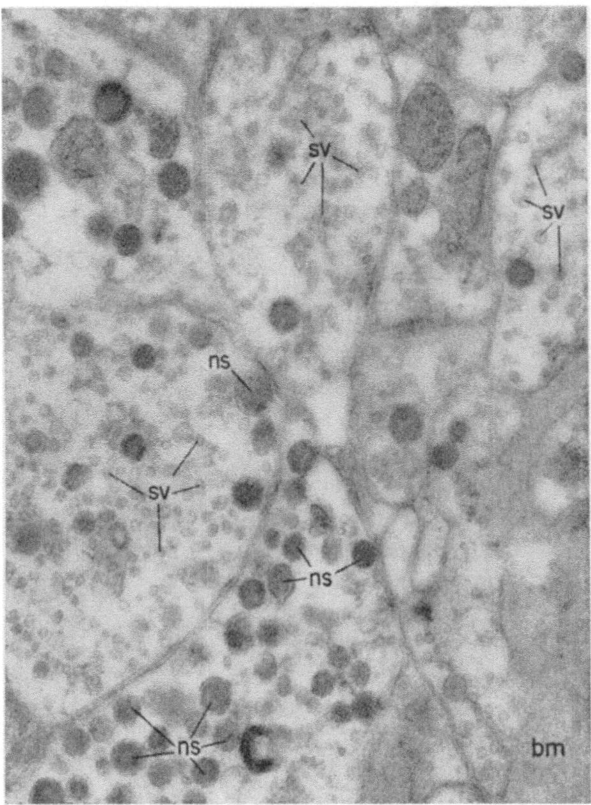

Abb. 186. Nervenendigungen in der Neurohypophyse der Kröte. Man vergleiche die dichten, mit Membran versehenen neurosekretorischen Granula (*ns*) mit den hellen synaptischen Bläschen (*sv*). Granula und Bläschen kommen in der Nervenendigung nebeneinander vor. bm = Basalmembran einer Capillare. Vergr. 1:60000. (Aus: E. DE ROBERTIS 1961)

über die morphologischen Grundlagen synaptischer und neurosekretorischer Prozesse bei der Kröte (Abb. 186). Über synaptische Aktivierung von Motoneuronen beim Frosch s. MACHNE, FADIGA u. BROOKHART (1959). Vgl. auch ECCLES (1964) u. Abb. 187.

Es wäre von Interesse zu erfahren, ob auch bei anderen Amphibien (Urodelen und Anuren) eine ähnlich niedrige Empfindlichkeit der Gehirnacetylcholinesterase auf Physostigmin usw. besteht wie bei *Rana pipiens* und ob diese geringere Empfindlichkeit bei Amphibien allgemein d. h. nicht auf die Gehirnacetylcholinesterase beschränkt ist, worauf die Feststellung von ECCLES hinweist, daß Physostigmin am quergestreiften Froschmuskel keine kontraktionssteigernde Wirkung ausübt. Weitere Aufklärung dieser Verhältnisse im Bereich der Amphibien könnte tiersystematische Bedeutung besitzen.

Auffallenderweise fand sich bei der erwachsenen *Rana pipiens* im Gehirn, im Gegensatz zum Säugergehirn, ausschließlich Acetylcholinesterase (SHEN, GREENFIELD u. BOELL, 1955). Ein ähnlicher Befund konnte bei *Amblystoma punctatum* durch BOELL u. SHEN (1944, 1950) erhoben werden. Während die Großhirnhemisphären auffallend wenig Acetylcholinesterase enthielten (Q_{chE} 112 resp. 102 μg/ 100 g/N Std), betrugen die entsprechenden Zahlen für das Diencephalon 720 resp. 723, für den Lobus opticus 1520 resp. 1460, für Medulla und Cerebellum 1210 und

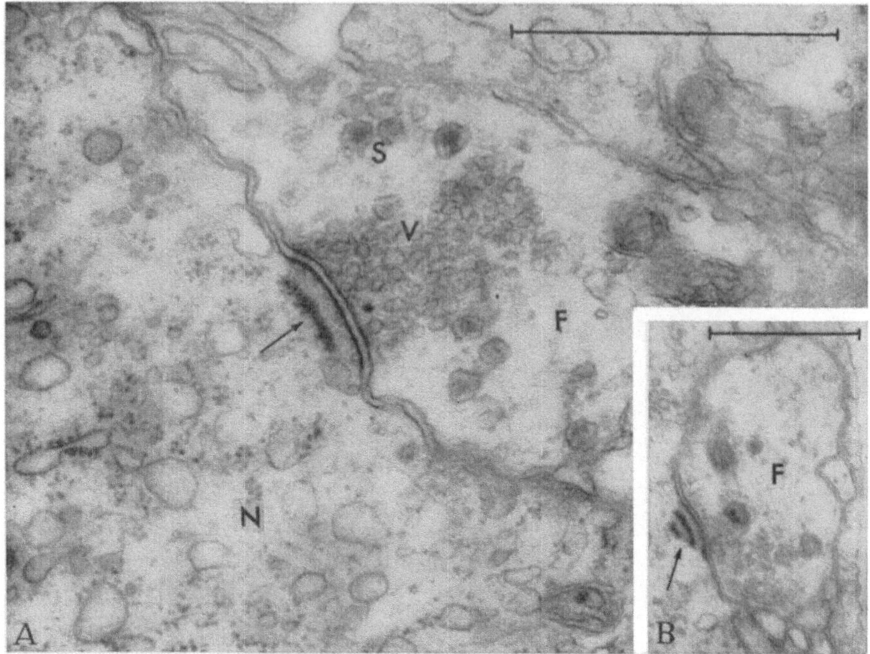

Abb. 187. Synapse in einem lumbaren sympathischen Ganglion des Frosches. A) *F*. präsynaptische Nervenendigung; *N* Ganglienzelle. Der Pfeil weist auf eine aktive Zone mit Anhäufung von synaptischen Bläschen (*V*) mit Verdickungen der Membranen auf beiden Seiten des Synapsenspaltes und einem dichten „Organell" in der Tiefe der postsynaptischen Seite. B) Dasselbe „Organell" ist hier doppelt ausgebildet. (Aus: J.C. ECCLES 1964)

1180 μg/100 g/N Std. Daß bei Anuren (*Rana pipiens*) und Urodelen (*Amblystoma punctatum*) keine unspezifische Cholinesterase nachgewiesen werden konnte, trotzdem das Amphibiengehirn gut durchblutet ist, weist vielleicht auf einen grundsätzlichen Funktionsunterschied zwischen Amphibien und Säugern hin; bei diesen sind die Gefäßwände der Hirngefäße nach KOELLE sehr reich an unspezifischer Cholinesterase.

PHILLIS u. TEBĒCIS (1967), TEBĒCIS u. PHILLIS (1968) zeigten am isolierten Rückenmark von *Bufo marinus*, das mit entsprechenden Elektroden versehen war (vgl. CURTIS, PHILLIS u. WATKINS, 1961), daß Acetylcholin 10^{-3}M, geprüft an Lumbarsegment 8 und 9, nur an wenigen Präparaten eine intensive Erregungswirkung auslöste; meist war Acetylcholin wirkungslos. Nach Physostigmin 10^{-5}M oder Prostigmin 10^{-5}M während 30 min appliziert, wirkte Acetylcholin 10^{-4} hauptsächlich an der ventralen Wurzel erregend (Depolarisation). Carbachol 10^{-3}M war 5—100mal stärker erregend wirkend wie Acetylcholin im Sinne der Auslösung eines ventralen Wurzelreflexes. Sehr aktiv erwiesen sich auch Crotonylcholin, Urocanylcholin, Acetyl-β-methylcholin, Nicotin. Als cholinerge Blocker wirkten Atropin 10^{-4}M, Hexamethonium, Dihydro-β-erythroidin. Cholinomimetische Erregungen konnten durch Curare nicht blockiert werden. D-Tubocurarin 10^{-7}M hatte erregende Wirkung. Carbachol 10^{-5}M, Acetyl-β-methylcholin 10^{-4}M, Nicotin 10^{-4}M wirkten auch *nach* D-Tubocurarin in gleichem Ausmaß wie *vor* Curare an der ventralen Wurzel erregend. Nicotinische und muscarinische Receptoren konnten so unterschieden werden. — Der Acetylcholingehalt im Homogenat des Rückenmarks betrug 3,02—3,81 μg/g. Wie im Gehirn, so wurde auch im Rückenmark der Kröte ausschließlich Acetylcholinesterase festgestellt, dies sowohl in der grauen wie in der weißen Substanz, und nur im Cytoplasma. Vgl. auch KIRALLY u. PHILLIS (1961), MITCHELL u. PHILLIS (1962), WEIGHT, SALMOIRAGHI (1966), ECCLES (1964) Abb. 187.

μ) P-Substanz

CORREALE (1959) fand im Ganzhirn von *Rana esculenta* 200 E/g Frischgewicht P-Substanz.

v) γ-Aminobuttersäure

konnte im Froschhirn (*Rana catesbiana*) durch ROBERTS et al. (1958) festgestellt werden. Über die Wirkung von ω-Aminosäuren auf spinale Reflexe beim Frosch s. TSUJOKA u. FUKUYA (1959).

Bei direkter Applikation auf das isolierte Rückenmark von *Bufo marinus* bewirkte L-Glutaminsäure 10^{-4} g/ml nach TEBĒCIS u. PHILLIS (1969) Depolarisation der dorsalen und ventralen Wurzeln, GABA 10^{-4} g/ml, β-Alanin 10^{-3} g/ml und Glycin 10^{-4} g/ml Depolarisation der dorsalen Wurzeln und Depolarisation und Hyperpolarisation der ventralen Wurzeln. Picrotoxin 10^{-5} g/ml setzte den depolarisierenden Effekt von L-Glutaminsäure und GABA an den dorsalen Wurzeln herab, und hemmte die dorsalen Wurzelreflexe. Strychnin 10^{-5} g/ml blockierte die hyperpolarisierende Wirkung von β-Alanin und Glycin an den ventralen Wurzeln, nicht diejenigen von GABA.

ξ) Wirkung von Krampfgiften

An *Rana esculenta* L. wirkten Strychnin 10^{-5} bis 10^{-6} und Picrotoxin 10^{-5} krampfauslösend; Systox 10^{-4} und Physostigmin 10^{-3} bis 10^{-4} hatten Muskelsteifigkeit bis Krämpfe zur Folge, wobei die Krampfbildung nach Physostigmin nicht unbedingt auf einer Cholinesterasehemmung zu beruhen braucht, sondern eine Physostigminwirkung *per se* darstellen kann.

o) Acetylcholin und peripheres Nervensystem des Frosches

TOMAN et al. (1947) haben am Froschischiadicus gezeigt, daß Diisopropylfluorphosphat, Physostigmin und Cocain einen Leitungsblock erzeugen. Diese Wirkung scheint von der Acetylcholinesteraseblockierung, welche diese Stoffe in niedriger Konzentration zeigen, unabhängig zu sein, womit gleichzeitig gesagt ist, daß diese Versuche keinen Beweis dafür bilden, daß Acetylcholin bei der Nervenleitung eine Rolle spielt, da der durch DFP und Physostigmin ausgelöste Leitungsblock ohne Depolarisation und ohne Erregungswirkung zustande kommt, was mit den Voraussetzungen der Acetylcholinhypothese der Nervenleitung in Widerspruch steht. (Vgl. auch WHITECOMB et al., 1958). JARRET (1956) zeigte, daß Acetylcholin 10^{-4} g/ml auf die Haut gebracht, in Hautnerven des Frosches elektrische Impulse auslöste. Acetylcholin 10^{-6} g/ml setzte den Schwellenwert für mechanische Hautreize um etwa 10% herab. Auf diese Wirkungen hatte Atropin keinen Einfluß, während D-Tubocurarin die Wirksamkeit des Acetylcholins verhinderte, aber die mechanische Reizempfindlichkeit nicht aufhob. Die Wirkung des Acetylcholins beruht wahrscheinlich auf einer Depolarisierung sensorischer Receptoren. KOBLICK (1961) stellte in der Froschhaut Cholinacetylase und die Bildung von Acetylcholin fest. Wie KIRCHNER (1955) an der isolierten Froschhaut zeigte, wird der aktive Natrium-Transport durch Atropin in Konzentrationen von 0,3—15,0 mM/l in steigendem Maße reversibel erhöht, aber nur, wenn Atropin mit der Außenseite der Froschhaut in Berührung gebracht wurde und relativ hohe Konzentrationen Na-ionen (etwa 30 mM/l) zugegen waren. Dasselbe war der Fall mit D-Tubocurarin, Pilocarpin und Histamin, nicht mit Acetylcholin.

π) Acetylcholin und Verdauungskanal des Frosches

Beim Frosch (*Rana temporaria*) ist der Darmkanal nervös durch Vagus und Splanchnicus versorgt, von denen der Vagus parasympathische und sympathische Fasern zu enthalten scheint. Der Vagus versorgt nach den Untersuchungen von MARGARET GUNN (1951) den Verdauungskanal vom proximalen Teil des Oesophagus zum proximalen Teil des Darmes, der Splanchnicus von Oesophagus bis Rectum. Ein Plexus von Nervenfasern der Submucosa entspricht dem Meissnerschen Plexus der Säuger, enthält aber keine Nervenzellen. Im Plexus myentericus sind die Nervenzellen in Oesophagus und Magen zu Ganglien vereinigt, im Darm

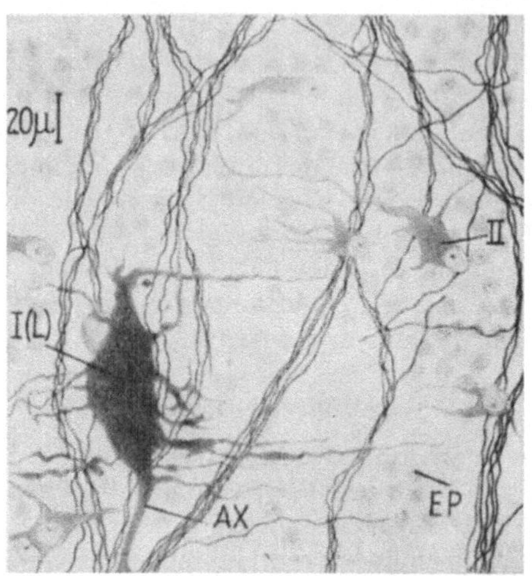

Abb. 188. Ausschnitt aus dem Plexus myentericus des Ileums von *Rana* sp. Silberfärbung. (Aus: MARGARET GUNN 1951)

einzeln mehr oder weniger gleichmäßig verteilt. Zwei verschiedene Nervenzellentypen des Plexus myentericus (Abb. 188 I u. II), von denen der eine motorisch, der andere sensibel ist, bilden das ursprüngliche autonome System des Verdauungskanals. Nach BARRINGTON (1942) soll der Vagus auf die Magensekretion keinen Einfluß ausüben: Acetylcholin und Pilocarpin waren sekretorisch wirkungslos, während Adrenalin die Oesophagus- und Magensekretion steigerte. Die Verhältnisse scheinen ähnlich zu liegen wie bei manchen Teleostiern.

Bei *Rana*, *Bufo* und *Xenopus* bewirkten Acetylcholin und Pilocarpin am Magen Tonuserhöhung und Spontankontraktionen. Atropin hob beide Wirkungen auf. Physostigmin hatte keine Wirkung an sich, verstärkte aber die Wirkung des Acetylcholins.

Umgekehrt hatte Adrenalin in der Regel hemmenden Einfluß auf Tonus und Kontraktion des Magens. Wie STEINACH u. WIENER (1895) am Frosch (*Rana* spec.) zeigten, hat elektrischer Vagusreiz Kontraktion des Oesophagus, des Magens und des oberen Endes des Darmkanals zur Folge. An dem durch sacrale autonome Fasern versorgten Rectum führte entsprechender Nervenreiz zu gesteigerter Peristaltik. Versuche am *in toto* herausgenommenen und abschnittweise isolierten Magendarmkanal des südafrikanischen Krallenfrosches, *Xenopus laevis*, durch EPSTEIN (1931) ergaben am isolierten Oesophagus mit Pilocarpin 10^{-5} bis 10^{-4} Tonuserhöhung; Atropin 10^{-5} führte sofort zur Erschlaffung. Analoge Resultate wurden am Magen (teils Tonuserhöhung, teils Peristaltikverstärkung), am Duodenum (Tonuserhöhung) und am Rectum erzielt. Am isolierten Ileum und Jejunum hatte Pilocarpin keine tonische Wirkung; hohe Konzentrationen führten zur Erschlaffung, die durch Atropin noch verstärkt wurde. Die fehlende Tonuswirkung des Pilocarpins am Ileum wurde durch EPSTEIN auf eine schwache parasympathische Innervation und den sehr dünnen Muskelmantel zurückgeführt. In diesem Bereich dürfte der Sympathicus der fördernde Nerv sein.

Im Gegensatz zu Pilocarpin hatte Physostigmin 10^{-6} bis 10^{-3} an Oesophagus, Magen, Duodenum und Rectum keine tonuserhöhende Wirkung (am Herzen von *Xenopus* fehlte die typische frequenzverlangsamende und tonusherabsetzende Wirkung, was beides auf die geringe Acetylcholinesteraseaktivität zurückgeführt werden dürfte). Am isolierten Ileum wirkte Physostigmin (wie Pilocarpin) erschlaffend. Acetylcholin, Muscarin und Physostigmin bewirkten bei *Rana* sp. im Bereich des Darmes, auch Pilocarpin mit Ausnahme des Ileums, Kontraktion der Darmmuskulatur, Adrenalin Erschlaffung (EPSTEIN, 1931). Der Darm von *Rana pipiens* wurde schon durch Acetylcholin 10^{-8} kontrahiert. Es besteht kein Zweifel, daß der Verdauungskanal von Anuren über eine cholinerg fördernde Innervation verfügt, die nicht oder nicht bei allen Arten den ganzen Verdauungskanal betrifft. Nach SINGH et al. (1961) wurde am isolierten Magenmuskel des Frosches (?) durch Atropin 10^{-5} die Erregbarkeit auf Nerven- und elektrischen Reiz herabgesetzt. Ging dem Atropin Mepyramin (Neo-Antergan) 10^{-6} voraus, war die nervöse Empfindlichkeit erhöht, diejenige auf Acetylcholin blieb unterdrückt. Durch Physostigmin 10^{-5} wurde die Empfindlichkeit des Magenmuskels auf nervösen und elektrischen Reiz herabgesetzt, die Acetylcholinempfindlichkeit erhöht.

Die Innervationsverhältnisse des Verdauungskanals liegen bei verschiedenen Anurenspecies nicht gleichartig. Am konstantesten dürfte die parasympathische Innervation des Magens und Duodenums und des Rectums sein. Über sympathische Innervation und Catecholamine s. S. 723. Über Serotonin s. SINGH et al. (1961). — Über Acetylcholinesterase in der *Harnblase* von *Bufo marinus* s. BELL u. BURNSTOCK (1964), MC LEAN et al. (1967).

ρ) Acetylcholin und Cilienbewegung im Froschoesophagus

Es wurde festgestellt (S. 22), daß Acetylcholin auf die Cilienbewegung bei Protozoen (*Paramecium caudatum*) und bei manchen Invertebraten einen steuernden Einfluß ausübt, so daß es als „Bewegungshormon" betrachtet werden darf. Bei dem durchgehend gleichartigen Cilienbau bei Invertebraten und Vertebraten ist zu erwarten, daß Acetylcholin auch bei Amphibien auf die Cilienbewegung als hormonaler Regulator (Moderator) wirkt. (Vgl. BURN, 1956; KORDIK, BÜLBRING u. BURN, 1952). Acetylcholin 10^{-5} g/ml wirkte auf das Flimmerepithel des Froschoesophagus deutlich erregend (BURN u. DAY, 1958). Durch Physostigmin 10^{-4} bis 10^{-5} g/ml wurde die Flimmerbewegung beschleunigt, was am Transport von Mohnsamen einwandfrei festgestellt wurde, während D-Tubocurarin 10^{-6} die Flimmerbewegung hemmte (BURN u. DAY, 1958; MILTON, 1959). Durch Atropin 10^{-6} wurde die Cilienbewegung des Froschoesophagus deutlich verlangsamt (MILTON).

Aus diesen Feststellungen geht hervor, daß es sich bei der Flimmerbewegung im Froschoesophagus um einen positiv cholinerg gesteuerten Vorgang handelt. Es darf als wahrscheinlich angenommen werden, daß das auch bei anderen Anuren und bei Urodelen der Fall ist. Wie weit die Flimmerbewegung der Cilien bei Vertebraten unter Nerveneinfluß steht, scheint nicht an einer größeren Artenzahl untersucht worden zu sein. Die pharmakologische Prüfung am Flimmerepithel des Froschoesophagus läßt mit großer Wahrscheinlichkeit erwarten, daß die festgestellte Cholinergie der Flimmerbewegung mit einer entsprechenden Innervation des Flimmerepithels in Beziehung steht.

Bei der großen Bedeutung, welche die Cilien und ähnliche Flimmerapparate in der phylogenetischen und ontogenetischen Frühentwicklung besitzen, wobei die

Larvenstadien (Trochophoralarve u. a.) und der Kiemenapparat sowie die Schleimhaut des Verdauungskanals im Vordergrund stehen, wäre es von Interesse, tiersystematisch auf breiter Basis festzustellen, in welchem Umfang die Flimmerbewegung sich vom Acetylcholin oder einem acetylcholinähnlichen Stoff abhängig erweist, ein Bewegungsmechanismus, der in der Tierreihe eine beinahe universelle Verbreitung besitzt und sich auch beim Säugetier (Kaninchen, Mensch) als acetylcholinabhängig gezeigt hat.

σ) Melanophoren

An den Melanophoren der Kaulquappe von *Rana esculenta* wurde der *morphologische Farbwechsel* durch PARDINI (1949) mit dem Resultat geprüft, daß höhere Atropinkonzentrationen acetylcholinartig wirkten, während bei niedrigen Konzentrationen die typische parasympatholytische Wirkung eintrat, was dafür zu sprechen scheint, daß der morphologische Farbwechsel bei der Kaulquappe teilweise durch Acetylcholinfreisetzung gesteuert wird. Wie weit Acetylcholin beim Farbwechsel von erwachsenen Amphibien physiologischerweise eine Rolle spielt, müßte genauer abgeklärt werden. Zweifellos geht die Hauptsteuerung des Farbwechsels über hypophysäre Hormone. Die Verhältnisse sind nicht voll geklärt, auch deshalb, weil eine eventuell vorhandene Innervation der Melanophoren, entgegen den Verhältnissen bei Reptilien, nicht in Erscheinung tritt. Vgl. aber PIERCE (1942) und die Wirkung von Adrenalin auf die Melanophoren bei *Rana clamitans*. Über Intermedin bei *Rana pipiens* vgl. KLEINHOLZ (1940), über das Chromatophorensystem bei Amphibien HOGBEN u. SLOME (1936). Hypophysenexstirpation führte zur Bleichung der Tiere. Der den Farbwechsel beherrschende Faktor ist bei den meisten Arten die Adenohypophyse. Doch darf die Bedeutung des Nervensystems nicht vernachlässigt werden. REIDINGER u. UMRATH (1952) stellten an Kaulquappen von *Rana agilis* fest, daß Atropin in höheren Konzentrationen auf die Chromatophoren sowohl im physiologischen, wie im morphologischen Farbwechsel acetylcholinartig, in niedrigen Konzentrationen parasympatholythisch wirkte durch Hemmung der Acetylcholinwirkung. Bei manchen Amphibien scheint die Hypophyse nur ein einziges Farbwechselhormon zu produzieren, was PARKER u. SCATTERTY (1937) für den Ochsenfrosch, *Rana catesbiana* gezeigt haben. Bei *Xenopus laevis* werden von der Hypophyse zwei antagonistisch wirkende Hormone gebildet (HOGBEN u. SLOME; vgl. BAGNARA, 1961; BAGNARA u. NEIDLEMAN, 1958).

Über den Farbwechsel haben sehr eingehend BROWN jr. (1952), VON BUDDENBROCK (1961), WARING (1942), über die Melanocyten stimulierenden Hormone der Adenohypophyse FLÜCKIGER (1963) berichtet. Bei poikilothermen Vertebraten mit hormonal gesteuertem Farbwechsel darf angenommen werden, daß die Steuerung des physiologischen Farbwechsels die Hauptaufgabe des Intermedins („Hormon B", MSH), darstellt, das chemisch mit ACTH nahe Verwandtschaft aufweist. Vgl. auch VOSS (1960), STOPPANI (1942, 1954), BURGERS (1956), WRIGHT (1955), WRIGHT u. LERNER (1960), ZIMMERMAN u. DALTON (1961), VAN OORDT u. BURGERS (1958), VEERDONK, VAN DER HUISMANS u. ADDINK (1961), FOX (1953).

Über die sensorische Funktion des *Pinealorgans* von *Rana temporaria*, d. h. der terminalen Bläschen desselben (Stiedas Organ), welches auf Licht von Rot bis Ultraviolett empfindlich ist und der Steuerung der Hautchromatophoren dient, vgl. DODT u. HEERD (1962); KOBLICK (1961) über Cholinacetylase und Cholinester in der Froschhaut.

τ) Ontogenese, Acetylcholin und Cholinesterase bei Amphibien

Cholinesterase findet sich in Amphibienembryonen- und -larven schon sehr frühzeitig. Bei Amphibienembryonen (*Amblystoma punctatum* s. S. 504) wurde der

Moment des rapiden Aktivitätsanstiegs der Cholinesterase mit dem Entwicklungsstadium verknüpft gefunden, bei dem die ersten Schwimmbewegungen auftreten, unabhängig von der Temperatur, bei der die Entwicklung abläuft. In späteren Entwicklungsperioden ging bei Embryonen von *Rana esculenta*, wenn sie bei 12°C kultiviert wurden, der weitere Anstieg der Cholinesteraseaktivität langsamer vor sich, als bei Embryonen aus wärmerem Wasser (25°C). Diese Temperaturabhängigkeit der Aktivität der Cholinesterase ist auch sonst wohlbekannt und findet ihre Erklärung teilweise darin, daß bei tiefen Temperaturen die Beweglichkeit der Embryonen gehemmt ist. Einen ähnlichen Unterschied fand man auch im Hinblick auf den retardierenden Einfluß tiefer Temperaturen auf das Kiemenwachstum. ARTEMOW (1963) fand beim Frosch (?) zwischen dem 16-Zellenstadium der Blastomere und dem Schwanzknospenstadium keine Cholinesterase, obwohl in letzterem das Gehirn schon gut differenziert ist. Demgegenüber stellte YOUNGSTROM (1938) an *Rana sphenocephala* mit empfindlicherer Methode Cholinesterase schon im 2- bis 4-Zellenstadium fest, wobei 10^{-9} mol Acetylcholin per Embryo/min hydrolysiert wurden. LEWIS u. HUGHES (1960) wiesen an Kaulquappen von *Xenopus laevis* nach, daß in dem sich differenzierenden Muskelgewebe die Nerv-Muskelverbindungen kurz vor oder gleichzeitig mit dem Auftreten der Acetylcholinesteraseaktivität sichtbar werden.

Überblick über Amphibia

Wir sind über *Schwanzlurche* (Urodela) wenig orientiert. Ihr *Herz*, festgestellt bei *Triturus cristatus*, hat kein Reizleitungssystem entwickelt, soweit nicht der Atrioventrikulartrichter diese Funktion übernommen hat. Alle Abschnitte des Molchherzens und des Herzens von Anuren haben die Fähigkeit zur automatischen rhythmischen Funktion, was einer tiersystematisch niedrigeren Entwicklungsstufe im Verhältnis zu den Fischen entspricht. Der „Vagusstoff" Acetylcholin und der „Sympathicusstoff" Adrenalin wurden durch O. LOEWI am Froschherzen entdeckt. Das *Herz* von *Anuren* (*Rana*) — bei Urodelen sind wir darüber nicht orientiert — enthält beträchtliche Mengen Acetylcholin, wobei die Vorhöfe, analog wie bei Säugetieren (von den Reptilien wissen wir es nicht) acetylcholinreicher sind wie die Kammer, so daß beim Frosch wie bei Säugern dem Acetylcholin des Sinus venosus eine wichtige Funktion als chemischer Schrittmacher (Moderator) zukommen dürfte. Bei Frosch- und Schwanzlurchen ist Acetylcholinesterase im Herzen festgestellt worden. Die ausgesprochen negativ inotrope und negativ chronotrope Wirkung des Acetylcholins spricht eindeutig für ein *myogenes* Herz. In die gleiche Richtung weisen die bis zum Stillstand verlangsamende Wirkung des Muscarins, Physostigmins, Prostigmins, Pilocarpins, Nicotins und die beschleunigende Wirkung des Atropins. All dies wurde nur an Anuren, nicht oder nur sehr beschränkt an Urodelen festgestellt.

Die Lymphherzen von Fröschen und Kröten sprechen, wenn auch abgeschwächt, d. h. bei bedeutend höherer Konzentration, auf diese Stoffe zum Teil ähnlich wie der quergestreifte Bewegungsmuskel, d. h. cholinerg positiv auf Acetylcholin an.

Der bei Urodelen und manchen Anuren mit einer stark verzweigten auch bandartigen Nervenendplatte versehene *quergestreifte Skelettmuskel* ist positiv cholinergisch. Der Muskel selbst enthält nur sehr wenig Acetylcholin, bedeutend mehr die Nervenendplatte. Im Froschsartorius wurde relativ viel Acetylcholinesterase nachgewiesen. Der Cholinacetylasegehalt des Skelettmuskels und anderer Amphibienorgane scheint nicht bekannt zu sein. Die Empfindlichkeit des Rectus abdominis des Frosches auf Acetylcholin ist besonders groß: schon 10^{-8} bewirkte Contractur. Ähnliche hohe Empfindlichkeit besteht dem Nicotin gegenüber. Der cholinergen Reaktion des Skelettmuskels entspricht, daß Physostigmin in kleinen Konzentrationen seine Erregbarkeit (allerdings nur schwach) erhöht. Mittlere Dosen führen zu Muskelsteifigkeit und Krämpfen, während hohe Dosen curareartig lähmen (*Rana*), wie das bei Säugern ebenfalls beobachtet werden kann. Atropin hebt die contractursteigernde Wirkung des Acetylcholins, Muscarins, Physostigmins und Nicotins am quergestreiften Muskel auf. Bei der auffallend geringen Empfindlichkeit des *Zentralnervensystems* und des quergestreiften Muskels auf Physostigmin wäre die weitere Abklärung von Interesse, ob es sich um eine für Amphibien typische und dadurch tiersystematisch relevante Erscheinung handelt, oder ob sie auch bei anderen poikilothermen Vertebratenklassen angetroffen wird. Vorläufig beschränken sich die Feststellungen auf einige Anuren. Die bei erwachsenen Urodelen und bei Anuren im Larvenzustand (Schwanzmuskel) vorliegende terminale Innervation der segmentalen Muskelfasern (Myotome) findet sich sonst nur bei Cyclostomen, Knorpelfischen und einigen Teleostiern.

Der *Magendarmkanal* (*Anura*) ist, soweit es den Muskelvorgang betrifft, im Magen und Rectum cholinergisch: der Tonus der glatten Muskulatur wird durch Acetylcholin erhöht, die Peristaltik angeregt; ebenso durch Physostigmin, Prostigmin, Pilocarpin und Nicotin. Diese Wirkungen hebt Atropin auf. Nicht cholinerg sind die Sekretionsprozesse im Magen von Anuren. Das Verhalten des Dünndarms weist auf sympathisch erregende Innervation hin. Bei Urodelen sind wir über diese Verhältnisse nicht orientiert.

Am Uterus (*Rana*) wirkt Physostigmin contracturauslösend.

Die Cilienbewegung (Oesophagus) wird bei *Rana* durch Acetylcholin beschleunigt, durch Atropin und Curare (D-Tubocurarin 10^{-6}) gehemmt.

Strychnin, Picrotoxin und Systox lösen bei *Rana* Krämpfe aus.

Im ganzen gilt für Amphibien, wobei wir nur von Anuren etwas genauere Kenntnis besitzen, daß, verglichen mit Teleostiern, die cholinerge Wirksamkeit des Acetylcholins sich stärker bemerkbar macht und derjenigen der homoiothermen Vertebraten beinahe gleichkommt. Über die Wirkung am *Zentralnervensystem* sind wir wenig orientiert, dürfen aber als wahrscheinlich annehmen, daß Acetylcholin bei Amphibien zentralnervöse (synaptische) Funktionen besitzt.

Erstmals in der Tierreihe ist das vegetative Nervensystem bei Amphibien vollständig entwickelt: Parasympathicus und Sympathicus sind voll ausgebildet.

Amniota

5. Klasse Reptilia, Kriechtiere (s. S. 728 und S. 857)

Über Phylogenie und Systematik der Reptilien s. SIMPSON (1951), KUHN (1951, 1963), PARSONS (1959) (Abb. 189). Die Reptilien erreichten im Mesozoicum den Höhepunkt ihrer Entwicklung. Etwa 6000 Arten sind recent.

Ausschließlich Landbewohner mit reiner Lungenatmung, darunter viele (Schildkröten, Schlangen, Krokodile) auch zum Wasserleben geeignet. Die Haut ist stark verhornt; es tritt, außer bei Schildkröten und Krokodilen (?) periodisch Häutung ein.

Das Gehirn ist weiter entwickelt als bei Amphibien; das Großhirn umwächst das Zwischenhirn und bildet den Schläfenlappen aus. Das Kleinhirn ist ansehnlich. Wie bei keinem andern Wirbeltierstamm ist ein Parietalorgan ausgebildet, das bei manchen Sauriern als unpaares dorsales Auge unter der Haut im Foramen parietale lagert.

Die meisten Reptilien legen Eier; Ausnahmen bilden die Kreuzotter, viele Riesenschlangen, die Blindschleichen und einige Echsen, welche lebendige Junge gebären. Der Embryo entwickelt zwei Embryonalhüllen (Amnion und Serosa) und

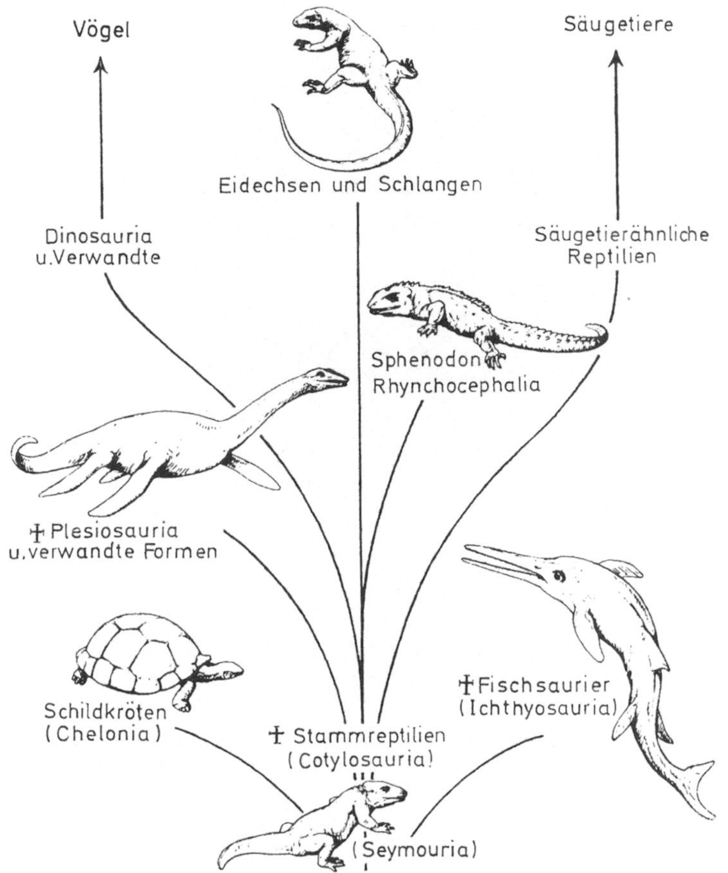

Abb. 189. *Stammbaum der Reptilien.* (Nach: A. S. ROMER 1946, umgezeichnet. Aus: E. KUHN 1951)

vom Urdarm aus einen embryonalen Blindsack, die Allantois. Larvenstadien mit Kiemen und Seitenlinienorganen fehlen. Die embryonal angelegten Kiemenspalten werden noch vor dem Verlassen der Eihüllen rückgebildet; die Lungen sind ausschließliche Träger der Atmung.

α) Herz

Bei Reptilien geht die Teilung in rechtes und linkes Herz noch einen Schritt weiter, indem die Kammer bei den meisten Arten unvollständig zweigeteilt ist.

Die Herzfrequenz von Reptilien entspricht durchschnittlich etwa der Hälfte derjenigen größerer Säugetiere. Ihr Sauerstoffbedarf ist bei den meist niedrigen Körpertemperaturen viel kleiner als der homoiothermer Tiere und deshalb auf diese Weise ausreichend gedeckt. Wie VON SKRAMLIK (1931a, 1932c) gezeigt hat, findet sich die führende Stelle (Schrittmacher) des Herzens von Schildkröten *Testudo graeca* (L.), *Emys orbicularis* (L.) und *Clemmys caspica* (Gm.) und bei Krokodilen *Alligator mississipiensis* (Daud) an der Einmündungsstelle der rechten oberen Hohlvene in den Sinus, bei Schuppenkriechtieren (Squamata), geprüft an der Blindschleiche, *Anguis fragilis* (Pall.), einigen Echsen: *Lacerta viridis* (Laur.) und *Chamaeleon vulgaris* (Daud) und Schlangen, Familie der Nattern: *Zamenis gemonensis* (Laur.), *Spilotes pullatus* (L.), *Coluber longissimus* (Laur.) und *Coluber*

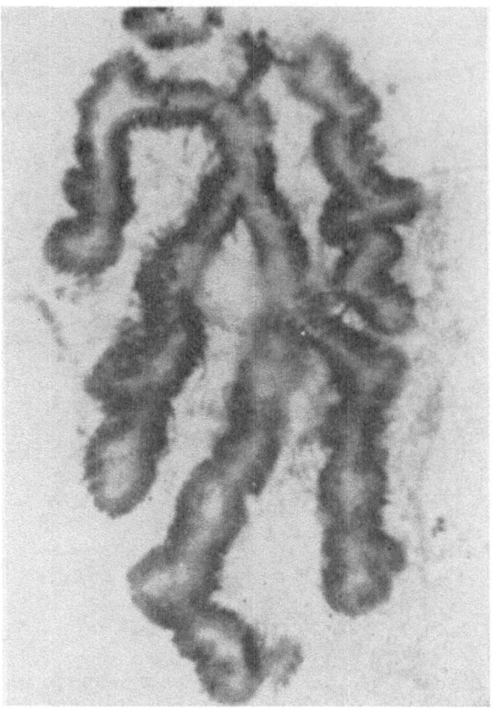

Abb. 190. Subneuraler Apparat der Nervenendplatte von *Lacerta agilis* aus dem Beckenmuskel. Janusgrün-Ammonium-molybdatfärbung. Vergr. 1:1900. (Aus: R. COUTEAUX 1947)

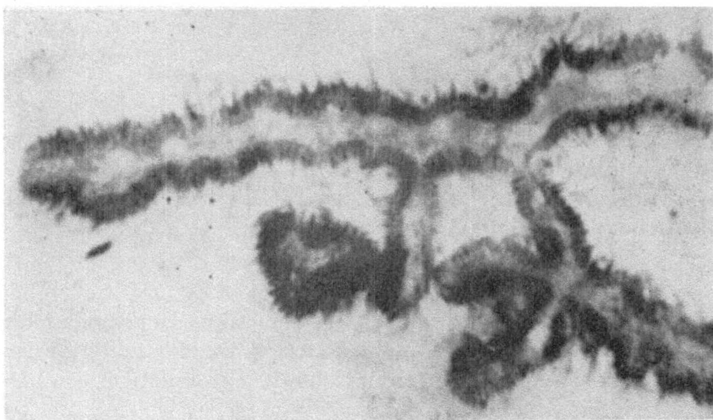

Abb. 191. Motorische Nervenendplatte vom Gecko *Ascalobotes fascicularis*, Beckenmuskulatur. Vergr. 1:1900. Die Nervenendplatte ist auffallend groß und verzweigt. (Aus: R. COUTEAUX 1947)

quatuorlineatus (Lac.) im rechtsgelegenen Anteil des Sinus an der Stelle der Zusammenmündung der rechten oberen und unteren Hohlvene. Der Auriculo-Ventrikularknoten ist nach von SKRAMLIK (1932b) bei Reptilien auf die laterale und ventrale Seite des Herzens konzentriert. Die Erregungsleitung geht in den lateralen Bündeln in beiden Richtungen; im ventralen Bündel ist sie rascher und häufiger in der normalen als in der entgegengesetzten Richtung.

β) Autonomes Nervensystem

Vagus, (Parasympathicus) und Sympathicus sind voll entwickelt und stehen unter dem hormonalen Einfluß von Acetylcholin resp. Noradrenalin.

γ) Quergestreifte Muskulatur bei Reptilien

Bei *Lacerta viridis* sind die Nervenendplatten der segmentalen Schwanzmuskulatur (Myotome) über die ganze Länge der Muskelfaser verteilt. Bei der Ringelnatter, *Tropidonotus natrix*, ist die Nervenendplatte, ähnlich wie bei Säugetieren, etwa in der Mitte der Muskelfaser lokalisiert (MACKAY u. PETERS, 1961). Im übrigen ist die Muskulatur bei Reptilien von ähnlicher Beschaffenheit wie bei Vögeln und Säugern. Starke Verzweigung der „Endplatte" zeigt der quergestreifte Muskel der Zauneidechse, *Lacerta agilis* L. (COUTEAUX, 1947) und Abb. 190, und vom Gecko *Ascalobotes fascicularis* (Abb. 191). Ähnlich bei der Echse *Anolis carolinensis*, wo die Muskeloberfläche von zahlreichen Rinnen durchfurcht ist, in welchen die Endverzweigungen der Axone liegen (ROBERTSON, 1956a, b).

Nach COLE (1955) hat die neuromuskuläre Verbindung bei der Schildkröte *Pseudoemys elegans*, den Schlangen *Coluber constrictor* und *Nathrix orthogaster* die Form der „terminaison en grappe" und en plaque; bei den Schlangen tritt die „terminaison en grappe" stark zurück. Die Hornkröte *Phrynosoma cornutum* und die Eidechse *Crotaphytus collaris collaris* haben nach COLE „terminaisons en plaque", der Alligator „terminaisons en plaque", auch „terminaisons en ligne". Es scheint, daß mit zunehmender Organisationshöhe die „terminaisons en grappe" durch die „terminaisons en plaque" allmählich verdrängt wird. Bei *Lacerta viridis* und bei der Ringelnatter ist die Acetylcholinesterase der Muskelsehnenverbindung gegen diejenige der Nervenendplatten scharf abgesetzt. Die Muskelspindeln von Eidechsen und Schlangen sind meist unifascikulär und nach zwei Typen gebaut: der eine Typ hat eine kurze Kapsel mit einer dicken sensorischen Nervenfaser, welche in einer Spirale endigt, die um die modifizierte Muskelfaser geschlungen ist. Kleine motorische Nervenendplatten finden sich an beiden Enden der Muskelfaser außerhalb der Kapsel. Der andere Typ hat eine lange Kapsel, die sensorischen Endigungen sind über die modifizierte Muskelfaser verteilt, die deutliche Querstreifung zeigt. Schildkröten besitzen ähnliche Spindeln, aber sie sind multifascikulär (vgl. COOPER, 1960).

a) Ord. Squamata, Schuppentiere

Die gesamte Hornschicht der Squamata ist nach außen durch eine Lage fest aneinander schließender verhornter Zellen, die Pseudocuticula, zusammengehalten, die nicht ein Ausscheidungsprodukt darstellt, sondern aus Zellen besteht und von einer feinen echten Cuticula überzogen ist. Die verhornten Zellen sind abgestorben und werden periodisch im Zusammenhang abgeworfen (Häutung).

1. Unt. Ord. Sauria, Echsen, mit den Lacertidae, Eidechsen:

z. B. *Lacerta agilis* (L.), Zauneidechse, *Lacerta viridis* (Jacq.), Smaragdeidechse, mit den *Anguidae* mit rückgebildeten Extremitäten: z. B. *Anguis fragilis* P., Blindschleiche (lebendig gebärend), und zahlreichen anderen Familien.

α) Herz

Die Pulsfrequenz von *Lacerta viridis* wird mit 60—66 bei 16°C angegeben. Das Eidechsenherz zeigt nach WHITE (1959) ähnlichen Bau wie das Schlangenherz (s. S. 529) indem bei Echsen eine fast vollständige Trennung zwischen arteriellem und venösem Blut zustande kommt. Als Besonderheit ist ein den *Varanidae* fehlendes Gubernaculum cordis, eine Art Führung für die Herzspitze vorhanden (MATHUR, 1944). Über die Herzanatomie bei einer Eidechse (*Leiolopisma grande*), vgl. BUCHANAN (1956) und MATHUR (1944). Bei *Sphenodon* (= Hatteria) *punctatus*, der Brückenechse, dem einzig lebenden Vertreter der Proterosaurier (Rhynchocephalia), wurden durch WHITE ähnliche Verhältnisse angetroffen, wie bei den Eidechsen (vgl. auch FOXON, 1955).

Bei *Lacerta agilis* wirkt sich Vagusreiz an der Kammer stärker depressiv aus als am Vorhof. Das steht im Gegensatz zu andern Reptilien, bei denen, wie bei Vögeln und Säugetieren, Vagusreiz am Vorhof stärker hemmend wirkt.

KHALIL u. MALEK (1952) stellten an der Eidechse *Uromastyx aegyptius* (Forskal) (Dornschwanz) fest, was sonst nur bei einer Reihe von Schildkröten bekannt war, daß die Hemmwirkung des rechten Herzvagus viel stärker ausgesprochen ist als die des linken, was damit in Beziehung gebracht wird, daß der rechte Herzvagus viel dicker und faserreicher ist wie der linke. Dabei liegt die höchste Aktivität des Herzvagus im Winter, diejenige des Accelerans im Sommer, was zweifellos mit ökologischen Faktoren (Temperatur) zu tun hat. Künstliche Tauchversuche durch BARTHOLOMEW u. LASIEWSKI (1965) mit dem marinen bis 135 cm langen Galápagos-Iguan *Amblyrhynchus cristatus* (Meerechse) von 30—50 min Dauer bei 26°C, führte zu Bradykardie von normal 40 auf ca. 16 und 5 Herzschläge. Mit der Bradykardie war eine ausgesprochene Arrhythmie verbunden, die nach dem Auftauchen bald wieder verschwand. Vgl. auch BELKIN (1963) über die Tauchbradykardie bei dem 1,4—1,6 m langen Leguan (Iguana tuberculata (= iguana), HOBSON (1965) über Tauchen bei *Amblyrhynchus cristatus*. Ob die Tauchbradykardie mit vermehrter Acetylcholinfreisetzung verbunden ist, wurde nicht festgestellt.

Die Acetylcholinempfindlichkeit des Herzens bei Vertretern verschiedener Reptilienordnungen ist nicht genauer abgeklärt. Über Gehalt und Funktion des Acetylcholins am Herz von Squamiden sind wir sehr wenig orientiert. Das betrifft auch Acetylcholinesterase und Cholinacetylase. Die Annahme ist naheliegend, daß bei Squamiden ein *myogenes* cholinerg im Sinne der Hemmung reagierendes Herz vorliegt. Eine pharmakologische Prüfung steht noch fast völlig aus.

Nach KIRBY u. BURNSTOCK (1969) führte i. v. Injektion von 20 μg/kg Acetylcholin an der Eidechse *Tiliqua rugosa* zu Frequenzverminderung und Blutdruckabfall. Beides wurde durch Atropin 1 mg/kg verhindert.

β) Quergestreifter Muskel, Nervenendplatte und Acetylcholinesterase bei Squamiden

Wie COUTEAUX (1947) (Abb. 190) an *Lacerta agilis*, und GEREBTZOFF (1956a) an *Lacerta muralis* zeigten, haben wir es mit einer verzweigten Nervenendplatte zu tun, was ROBERTSON im elektronenoptischen Bild bei *Anolis carolinensis* bestätigte, wobei ein wohlentwickelter subneuraler Apparat analog demjenigen der Säuger gefunden wurde. Die Lage der Nervenendplatte ist an der Rumpfmuskulatur insofern von derjenigen der Säuger verschieden, als sie sich mehr oder weniger am Ende der Muskelfaser und in unmittelbarer Nähe des Muskel-Sehnenapparates befindet (Abb. 192 nach MACKAY u. PETERS, 1961), während sie, wie bei Säugern, an den Muskelfasern der Beine äquatorial liegt. Möglicherweise handelt es sich bei diesen um „rasche" Muskelfasern, bei jenen um „langsame". Ob Acetylcholin am quergestreiften Muskel als Überträgerstoff funktioniert, scheint bei Echsen nicht untersucht worden zu sein.

γ) Zentralnervensystem

Über Acetylcholin, seine Verteilung, Wirkung und Funktion im Zentralnervensystem von Lacertiden scheint nichts bekannt zu sein. Eine synaptische Funktion können wir nur vermuten.

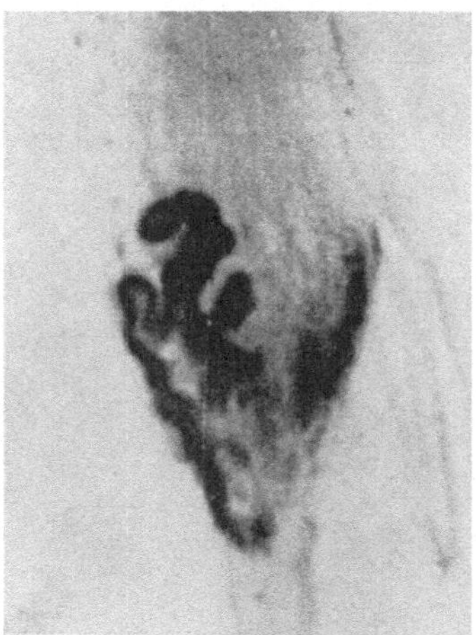

Abb. 192. Ende einer Schwanzmuskelfaser von *Lacerta viridis* (Smaragdeidechse) mit gut ausgebildeter Nervenendplatte in der Nähe des Sehnenansatzes. Vergr. 1:700. (Aus: B. MACKAY u. A. PETERS 1961)

Die P-Substanz wurde bei *Lacerta agilis* durch CORREALE (1959) am ganzen Gehirn auf 200 E/g Frischgewicht bestimmt.

δ) Darmkanal

Über Acetylcholin und Cholinesterasen des Darmkanals der Squamiden sind wir nicht orientiert. Es ist anzunehmen, daß der Darm positiv cholinerg reagiert.

ε) Harnblase

Wie BURNSTOCK u. WOOD (1967) an der Echse *Trachysaurus rugosus* zeigten, besitzt die Harnblase zwei Systeme von Erregungsnerven, von denen das langsame System wahrscheinlich cholinergisch ist. Acetylcholin wirkte auf die glatte Muskulatur kontrahierend, wobei Atropin die Wirkung abschwächte aber nicht aufhob und Physostigmin sie verstärkte. Eine cholinergisch fördernde (kontrahierende) Innervation der Harnblase findet sich bei allen Klassen der Vertebraten vielleicht mit Ausnahme der Teleostier (BURNSTOCK, WOOD u. O'SHEA, 1961; CAMPBELL, BURNSTOCK u. WOOD, 1964; BOYD et al., 1963).

2. Unt. Ord. Serpentes (Ophidia), Schlangen

Die Lunge ist asymmetrisch; bei Riesenschlangen ist die linke Lunge erheblich kleiner als die rechte. Bei Nattern und Giftschlangen ist sie rudimentär oder ganz fehlend.

α) Herz

Der Hemmeffekt des Vagusreizes auf das Schlangenherz ist am Vorhof stärker ausgeprägt als an der Kammer. Die Herzfrequenz ist bei Schlangen artlich sehr verschieden und wechselt stark: Bei Erregung des Tieres nimmt sie stark zu; bei der Ringelnatter, *Natrix (= Tropidonotus) natrix*, variiert sie bei 16°C zwischen 23—41. Der systolische Blutdruck wird bei *Natrix (Tropidonotus)* mit 89 mm Hg angegeben. Von großem Einfluß ist die Außentemperatur, von der die Körpertemperatur der Schlangen abhängt. Eine streng umschriebene Stelle in unmittelbarer Nähe der Sinus-Vorhofverbindung bildet den Schrittmacher (BECKER, 1932). Er ist viel schärfer lokalisiert wie bei Amphibien. Vagusreiz (Schwellenwertreiz) bewirkte am Herzen der Nattern *Spilotes pullatus* (L.), *Elaphe (= Coluber) longis-*

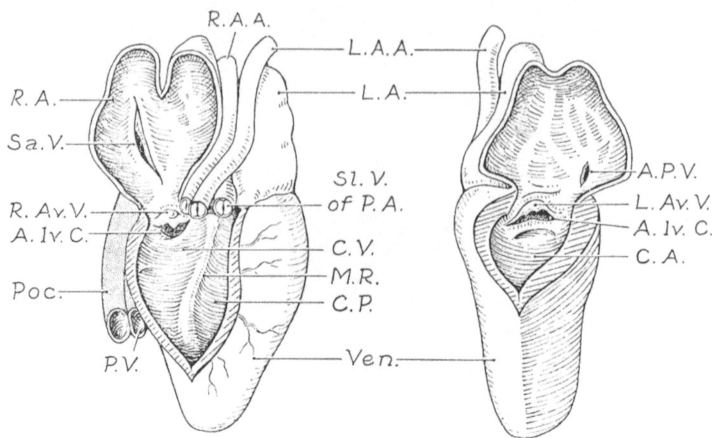

Abb. 193. Herz einer Schlange (Squamata). *A* ventrale, *B* linke laterale Sicht. *A.Iv.C.* Öffnung des Interventrikularkanals; *A.P.V.* Öffnung der Vena pulomonaris; *C.A.* Cavum arteriosum; *C.P.* Cavum pulmonale; *C.V.* Cavum venosum; *L.A.* Linker Vorhof; *L.Av.V.* Linke atrioventrikuläre Klappe; *L.A.A.* Linker Aortenbogen; *M.R.* Muskelleiste; *P.A.* Arteria pulmonalis; *Poc.* postcavale Vene; *P.V.* Vena pulmonalis; *R.A.* Rechter Vorhof; *R.Av.V.* Rechte Atrioventrikularklappe; *R.A.A.* Rechter Aortenbogen; *Sa.V.* Sinus-Vorhofklappen; *Sl.V.* Semilunarklappen; *Ven.* Kammer. (Aus: F.N. WHITE 1959)

sima (Laur.), Äskulapnatter, und *Elaphe (= Coluber) quatuorlineata* (Lac.), Vierstreifennatter, nach einer Latenz von 1—2 sec völlige Stillegung des Herzens; nach Aufhören des Reizes setzte der Herzschlag sofort wieder in vollem Umfang ein. Eine Tonussenkung des Herzmuskels durch Vagusreiz kommt bei Schlangen nicht zustande, wie das bei Amphibien fast immer der Fall ist.

WHITE (1959) stellte an *Iguana iguana*, dem Leguan, (Sauria), und an der Schlingnatter *Coronella austriaca* fest, daß trotz dieser Verbindung, die zwischen rechtem und linkem Ventrikel durch den Interventrikularkanal besteht, eine Mischung des arteriellen und venösen Blutes vermieden wird, da die große atrioventrikuläre Klappe des rechten Ventrikels bei der Systole nicht nur die atrioventrikuläre Verbindung, sondern auch den canalis interventricularis verschließt. Abgesehen von diesem Kanal ist das Septum interventriculare gut ausgebildet und läuft im r. Ventrikel in eine Muskelleiste aus, welche diesen nochmals in das cavum pulmonare und das cavum venosum beinahe unterteilt. Bei *Coronella austriaca* und *Iguana tuberculata (= iguana)* besteht eine fast vollständige Trennung zwischen arteriellem und venösem Blut. An der Aufrechterhaltung eines doppelten Kreislaufs ist die Muskelleiste des Interventrikularseptums ebenso aktiv beteiligt wie die Atrioventrikularklappen (Abb. 193).

Ähnliche Verhältnisse bestehen nach WHITE bei den Familien der *Elapinae, Viperidae, Crotalinae, Hydrophidae, Colubridae, Boidae* und *Pythonidae*.

Wie JOHANSEN u. HOL (1960) an *Natrix natrix* und *Vipera berus* (Kreuzotter) feststellten, liegt das Schlangenherz hauptsächlich in der rechten Hälfte der Tiere. Der Sinus venosus ist durch eine Einkerbung in zwei ungleiche Teile geteilt. Er zeigt Pulsationen, die von lokaler muskulärer Tätigkeit ausgehen und der Blutbewegung zum rechten Vorhof dienen. Auch die linke Jugularvene ist pulsierend, was den Blutrückstrom ins linke Herz begünstigt. Sinus und rechter Vorhof sind durch eine Klappe getrennt, die sich bei Kontraktion des rechten Vorhofes öffnet. Die Füllung des Ventrikels erfolgt ausschließlich während der Vorhofkontraktion, was das Schlangenherz funktionell vom Säugerherz unterscheidet.

Der gemeinsame Ventrikel, der für Reptile (außer Krokodile) charakteristisch ist, ist nur durch ein intraventrikuläres Septum unvollkommen abgeteilt. Die

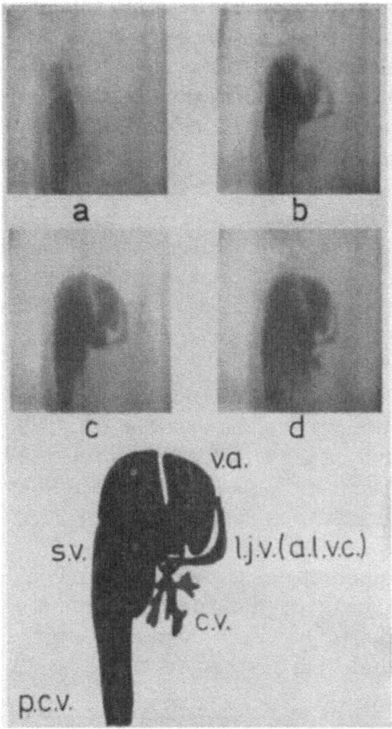

Abb. 194. Kineradiographische Aufnahme eines Schlangenherzens. *A* Der Sinus venosus ist von der postcavalen Vene aus mit Kontrastmittel gefüllt. *B* Anfang der Füllung des rechten Vorhofes und der linken Jugularvene. *C* Der rechte Vorhof ist vollständig gefüllt. *D* Beginn der Kammerfüllung. *S. V.* Sinus venosus; *r. a.* rechter Vorhof; *c.v.* gemeinsame Kammer; *p.c.v.* postcavale Vene; *l.j.v.* linke Jugularvene; *(a.l.v.c.)* vordere linke Herzvene. (Aus: K. JOHANSEN u. R. HOL 1960)

isometrische Ventrikelkontraktion dauert 0,13—0,17 sec und die Phase des Blutauswurfs 0,28—0,34 sec. Das linke Atrium ist schmaler als das rechte. Die Pulmonalarterie versorgt die einzige rechte Lunge. Die rechte Aorta gibt die Carotis communis und die Vertebralarterien ab. Die linke Aorta ist unverzweigt. Eine gewisse Blutmischung erfolgt im Ventrikel, wobei der rechte Ventrikelteil hauptsächlich venöses Blut enthält. In der Kammer bleibt ein erhebliches Volumen Residualblut zurück (nach neuen Feststellungen auch beim Menschen). Vgl. auch KUPELWIESER (1920).

JOHANSEN u. HOL (1960) und JOHANSEN (1959a) verdanken wir eine (erste) genauere Physiologie der Herzaktion bei Schlangen *Natrix (= Tropidonotus) natrix* und *Vipersa berus* (Abb. 194). Die Druckverhältnisse in Herz und Gefäß von Schlangen liegen beträchtlich höher als die von STEGGERDA u. ESSEX (1957) bei einer Schildkröte festgestellten von nur 32 mm Hg systolischem Kammerdruck. Der Druck in der linken Aorta liegt bei diesen Schlangen zwischen 50—60 mm Hg systolisch und 40—50 mm Hg diastolisch. Der systolische Pulmonalisdruck ist mit 20 mm Hg ebenso hoch wie der Aortendruck, während der diastolische Druck tiefer liegt als der diastolische Druck im großen Kreislauf. Im linken Vorhof ist der Druck höher als im rechten. Die Dauer der Kammerphase ist, ähnlich wie beim Krokodil sehr lang, was das EKG an der großen Entfernung der T-Welle vom QRS-Komplex und die kurze zeitliche Distanz der T-Welle von der P-Welle deutlich erkennen läßt.

JOHANSEN (1959b) zeigte an der Ringelnatter *Natrix (= Tropidonotus) natrix*, daß während des Tauchens sehr rasch eine starke Bradykardie von etwa 85%

(von 70 auf 10 Schläge) auftritt. Die Bradykardie ist hauptsächlich durch eine
etwa 30fache Verlängerung der Diastole bedingt. Die elektrische Systole ließ eine
Verlängerung des P-R-Intervalls um 15%, des Q-T-Intervalls um 130% erkennen.
Daraus geht hervor, daß die Bradykardie nicht nur durch die Impulse bedingt ist,
welche vom Schrittmacher ausgehen, sondern auch von der Leitungsgeschwindigkeit im Myokard abhängt. Die T-Welle war bis um das 10fache ihrer normalen
Amplitude erhöht (CO_2-Wirkung). Der Einfluß des Vagus wurde sichergestellt
durch die Injektion von Prostigmin, was eine extreme Bradykardie, ähnlich wie
beim Tauchen, zur Folge hatte; gleichzeitig war die Amplitude der T-Welle erhöht.
Versuche mit Atropininjektion vor dem Tauchen ergaben kein klares Bild; die
Bradykardie wurde anscheinend nicht aufgehoben. Doch haben andere Versuche
an Fischen, Vögeln und Säugetieren gezeigt, daß durch Atropin die Tauchbradykardie aufgehoben werden kann.

Nach MURDAUGH jr. u. JACKSON (1962) kam es auch beim experimentellen
Tauchen der Wasserschlangen *Natrix sipedon* und *Natrix cyclopion* zur Bradykardie, die durch Atropin 0,06 mg i. p. 20 min vor Tauchbeginn verhindert werden
konnte, analog wie das auch bei Ente, Robbe, Tümmler und Kaninchen der Fall
ist. Die Schlangen ertrugen Tauchzeiten von über 30 min. Die Bradykardie trat
innert 2 min auf.

Über den Acetylcholingehalt des Herzens scheint bei Schlangen nichts bekannt
zu sein. Wir können nur vermuten, daß es sich um ein *myogenes* cholinerg hemmend
reagierendes Herz handelt. Die Verhältnisse sollten elektrophysiologisch und
pharmakologisch eingehend überprüft werden.

β) Quergestreifter Muskel

Wir sind über die Innervationsverhältnisse (Nervenendplatte) und über Acetylcholin als Überträgerstoff usw. bei Schlangen anscheinend nicht näher orientiert.

γ) Zentralnervensystem

Über Acetylcholingehalt und -funktion im Zentralnervensystem von Schlangen
scheint nichts bekannt zu sein. Bei *Natrix (= Tropidonotus) natrix* wurde ein
Gehalt an P-Substanz von 40 E/g Frischgewicht festgestellt (CORREALE, 1959).

δ) Verdauungskanal

Die Empfindlichkeit des Darmkanals der Schlangen auf Acetylcholin, Physostigmin, Atropin usw. scheint nicht bekannt zu sein. Auch wenn an der positiv
cholinergen Natur des Darmes der Schlangen oder eines Teils davon kaum zu
zweifeln ist, fehlen uns experimentelle Bestätigungen, die in stammesgeschichtlicher und tiersystematischer Hinsicht wünschenswert wären.

ε) Acetylcholinesterase und Schlangengifte

ZELLER (1947) verdanken wir die Feststellung, daß die Gifte von *Colubriden*
einen curareartig wirkenden Bestandteil besitzen, die *Viperiden* nicht. Die Wirkung mußte einem strukturell dem Acetylcholin ähnlichen oder einem Acetylcholin abbauenden Stoff entstammen, wobei letzteres sich als richtig erwiesen hat.
Dementsprechend enthält nur das Colubridengift Acetylcholinesterase, das Vipe-
ridengift nicht: Viperidengifte sind nicht imstande, Acetylcholin abzubauen.
ZELLER untersuchte über 40 Schlangengifte verschiedener Arten und Unterarten,
d. h. von 19 Spezies der 9 Colubridengattungen: *Acanthophis, Bungarus, Demansia,
Denisonia, Elaps, Naja, Notechis, Pseudechis, Sapedon,* und 20 Spezies der (cholin-
esterasefreien) 7 Viperidengattungen: *Aykistrodon, Bitis, Bothrops, Crotalus, Echis,*

Sistrurus, Vipera. Die Gifte mit hohem Cholinesterasegehalt *(Acantophis antarcticus, Naia melanoleuca, Naia flava* und *Sapedon haemachates)* sind so aktiv, daß sie in der Minute die gleiche bis doppelte Gewichtsmenge an Acetylcholin der getrockneten Rohgifte zu hydrolysieren vermögen. Durch Physostigmin wurde der Acetylcholinabbau gehemmt. Da die betreffenden Schlangen 20 bis über 100 mg Gift, berechnet als getrocknetes Rohgift, bei *einer* Entleerung der Giftdrüsen ausscheiden, sind die Voraussetzungen dafür gegeben, daß das in den motorischen Endplatten des Beutetiers freigesetzte Acetylcholin so rasch abgebaut wird, daß es seine Funktion als Reizübertrager nicht mehr zu erfüllen vermag, was eine curareartige Lähmung zur Folge hat. Auch wenn die Colubridencholinesterase von der Acetylcholinesterase von Säugern etwas verschieden ist, hat sie doch alle Eigenschaften einer Acetylcholinesterase, was von BOVET-NITTI (1947) für das Cobragift (keine Acetylcholinesterase, sondern eine Acetylase) bestritten wurde. Für das Gift von *Naia naia* haben AUGUSTINSSON u. GRAHN (1952) die Acetylcholinesterase bestätigt. ZELLER (1948a, b) hat die Acetylcholinesterase der Colubridengifte, welche auch Acetyl-β-methylcholin abbaut, als Ophio-cholinesterase oder Colubercholinesterase bezeichnet. Wir stehen hier vor dem Beispiel einer gruppenspezifischen Eigenschaft: Gift mit Acetylcholinesterase in der Unt. Ord. der Colubriden, dem das Gift ohne Acetylcholinesterase in der Unt. Ord. der Viperiden gegenübersteht.

γ-Butyrobetain wurde durch HOSEIN u. LENNAN (1959) in Geweben von Poikilothermen, z. B. bei Süßwasseraalen und bei Schlangen *(Python)* gefunden. Bei Säugern wurde es nach Einwirkung krampferzeugender Stoffe im Gehirn festgestellt. Seine Wirkung gleicht derjenigen des Acetylcholins, z. B. am isolierten Froschherzen, ist aber viel schwächer. An der 25-g-Maus war 1 mg tödlich unter verstärkter Atmung, profuser Speichelabsonderung und Tränenfluß, Pupillenerweiterung, Vasoconstriction, Urin- und Faecesabgang, Blockierung motorischer Nervenendigungen und Herzstillstand in Systole.

b) Ord. Chelonia, Schildkröten

Von der Anatomie der Reptiliennase wurde eine Klärung der Phylogenie der (höheren) Reptiliengruppen erwartet. Die Ergebnisse der Untersuchungen, über deren anatomische Einzelheiten durch PARSONS (1959) berichtet wird, lassen darauf schließen, daß die Schildkröten eine sehr isolierte Stellung in der Phylogenie der Amnioten einnehmen. Ihnen fehlen vollständig die Conchae und ein typisches Jakobsonsches Organ, wie es bei anderen Reptilien, den Vögeln und den Säugern angetroffen wird. Die Tatsachen sprechen für eine Einteilung der Reptilien in Parareptilien und Eureptilien und gegen eine Aufspaltung in Sauropsida und Therapsida. Doch konnten trotz Heranziehung anderer morphologischer Strukturelemente, auch aus dem Vergleich mit fossilen Formen, keine endgültigen tiersystematischen Schlüsse gezogen werden.

α) Herz

BRADY u. DUBBIN (1964) wiesen nach, daß nur 10% des Ventrikelmyokards der Schildkröte *Chrysemis elegans* von der Coronararterie aus durchblutet wird, was mit Hilfe von Durchströmungsversuchen festgestellt wurde. Das scheint bei Schildkröten allgemein aber in verschiedenem Ausmaß der Fall zu sein. JUHÁSZ-NAGY et al. (1963) fanden bei der europäischen Sumpfschildkröte *Emys orbicularis,* daß 25—30% des Ventrikelmuskels über Capillaren versorgt werden. Über die Herzanatomie der Alligatorschildkröte *Chelydra serpentina,* die bis 1 m große Süßwasserschildkröte Nord- und Mittelamerikas, vgl. STEGGERDA u. ESSEX (1957) (Abb. 195).

Rechte und linke Herzkammer sind nicht völlig getrennt; zudem besteht ein offener *Ductus Botalli.* Als Schrittmacher des Herzens funktioniert nach VON SKRAMLIK (1931c, 1932b) bei *Testudo graeca* (L.), der griechischen, in Mittel- und Süditalien und auf dem Balkan heimischen Landschildkröte, die Einmündungsstelle der rechten oberen Hohlvene in den Sinus. Die Pulsfrequenz wird bei 16°C mit 10—20, der Blutdruck bei *Pseudoemys rugosa* mit 18—35 mm Hg, bei *Testudo*

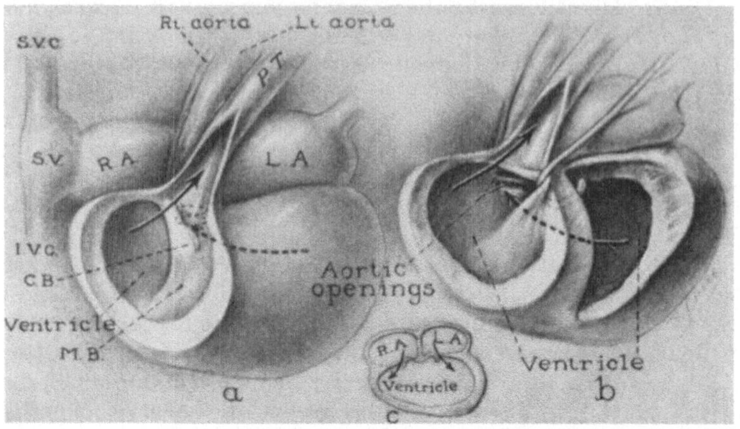

Abb. 195. Herz der Alligatorschildkröte *Chelydra serpentina* (Zeichnung). *a*) *SVC* Vena cava superior; *S.V.* Sinus venosus; *I.V.C.* Vena cava inferior; *C.B.* knorpeliger Körper; Ventrikel: Cavum pulmonale; *M.B.* Membranöser Körper; *Rt* rechte Aorta; *Lt.* linke Aorta; *P.T.* Truncus pulmonalis oder gemeinsame Arteria pulmonalis; *L. a*). linker Vorhof. Die gestrichelten elliptischen Linien deuten den Anfang der rechten und der linken Aorta an. *b*) Herz geöffnet, um den als Cavum pulmonale bezeichneten Teil der Kammer (im Bild links) zu zeigen, aus welchem das Blut in die Pulmonalarterie gepumpt wird. Rechts im Bild ist der als „Cavum dorsale" bezeichnete Teil der Kammer zu sehen. Das Septum, welches Cavum pulmonale von Cavum dorsale trennt, ist nach rechts gezogen, um die Öffnungen der beiden Aorten sichtbar zu machen. In der Systole wird das Blut aus dem Cavum pulmonale in die Pulmonalarterie gepumpt, während das im Cavum dorsale befindliche durch den Septalmechanismus gezwungen wird, in die beiden Aorten abzufließen. *c*) Schnitt durch das Schildkrötenherz, um die Lage der Atrioventrikularklappen zu zeigen. (Aus: F.R. STEGGERDA u. H.E. ESSEX 1957)

spec. mit 30—50 mm Hg angegeben (vgl. auch ASHURAN u. GARREY, 1931; GILSON jr., 1935, 1939). Kreislauf und Blutdruck haben STEGGERDA u. ESSEX (1957) an der Alligatorschildkröte *Chelydra serpentina* eingehend untersucht.

FAWCETT u. SELBY (1958) stellten am Vorhof des Schildkrötenherzens elektronenoptisch eine große Zahl von Nervenfasern verschiedener Größe fest, welche im subendokardialen Gewebe verlaufen und zwischen die Muskelfasern eindringen. Vereinzelte Fasern sind teilweise oder ganz mit Schwannschen Zellen umgeben; die Mehrzahl der Axone ist nackt. Weder konnten in die Muskelzellen eindringende Fasern noch besondere Endigungen nachgewiesen werden, wie sie von früheren Untersuchern beschrieben wurden. Das Axoplasma der nackten Axone enthält reichliche „Bläschen"; vielleicht sind es „synaptische Bläschen", welche möglicherweise Acetylcholin als Überträgerstoff enthalten. Die Mehrzahl der freien Axone des Schildkrötenvorhofs dürften demnach aktiv sein und bei ihrer nahen Lage zum Sarcolemm der Muskelfasern mit diesen zusammen eine myoneurale Verbindung darstellen. Trotz dieser Feststellungen bleibt die alte Frage, ob das Schildkrötenherz ein spezialisiertes Leitungssystem besitze wie ROBB (1953) annimmt, unbeantwortet. Auch sind die anatomischen Beziehungen und die funktionelle Bedeutung der im quergestreiften Myokard reichlich vorhandenen glatten Muskulatur damit noch nicht geklärt. Über das EKG bei Schildkröten s. KAPLAN u. SCHWARTZ (1963).

β) Herz und Acetylcholin

Rheobase und Chronaxie nahmen am Vorhof der Schildkröte unter Acetylcholin zu, wodurch es zur Frequenzverlangsamung kam (vgl. ASHURAN u. GARREY, 1931).

Vagusreiz wirkte bei der Schildkröte auf Sinus, Vorhof, A-V-Leitung stark depressiv, anscheinend direkt, aber weniger intensiv, auf die Kammer. Es ist hervorzuheben, daß die Herzkammer der Wasserschildkröte, *Pseudoemys* sp. nervenfrei ist und auf Acetylcholin nicht anspricht (HIATT u. GARREY, 1942, 1943).

Auf den rechten Vorhof einer Schildkröte wirkte Acetylcholin nach FRÉDÉRICQ u. BACQ (1934) schwach negativ inotrop und deutlich negativ chronotrop. Nach Atropin hatte der Vagus keinen Einfluß mehr im Sinne der Hemmung; Acetylcholin war wirkungslos. Es scheint nach diesen Versuchen, daß der Angriffspunkt des Acetylcholins für den negativ inotropen und negativ chronotropen Effekt nicht derselbe ist: für den negativ inotropen ist es die Herzmuskelfaser, den negativ chronotropen der Sinusknoten. Die durch Atropin hemmbare Acetylcholinempfindlichkeit des Vorhofs von Schildkrötenherzen war etwa 10—100mal größer als die der Kammer (LISSÁK u. MARTIN, 1940). Atropin hatte am Schildkrötenherzen in kleiner Dosis Beschleunigung zur Folge; große Dosen setzten die Frequenz herab. Vgl. PROSSER (1952) und Abb. 196.

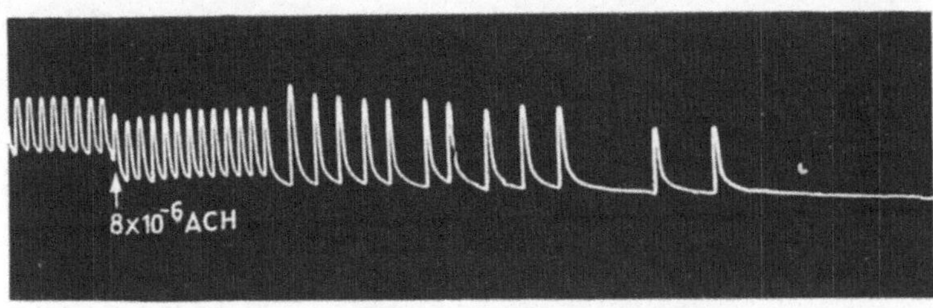

Abb. 196. Wirkung des Acetylcholins 8.10⁻⁶ auf das Herz der Schildkröte. Es tritt unter Vergrößerung der Amplitude (Hubhöhe) sehr starke Verlangsamung und dann Stillstand ein. (Aus: C. L. PROSSER 1952)

Der Ventrikel des Schildkrötenherzens scheint weder durch den Vagus noch (wahrscheinlich) sympathisch innerviert zu sein. Der Beweis wurde nicht anatomisch, sondern pharmakologisch am Ventrikelstreifen geführt. Auf Acetylcholin, nach Physostigmin 10⁻⁶, reagierte der Ventrikelmuskel sogar auf Acetylcholin 10⁻⁴ nicht, das heißt bei einer größeren Konzentration, als sie für den kompletten Vorhofstillstand des Schildkrötenherzens erforderlich ist. Pilocarpin war an der Kammer wirkungslos in Dosen, die den Vorhof stillegten.

Adrenalin 2,5.10⁻⁹ bis 10⁻⁴ hatte keine oder ganz geringe Amplitudenvergrößerung ohne Beschleunigung zur Folge.

Die Versuche zeigen, daß dort, wo keine neuromuskuläre Innervation zu bestehen scheint, cholinergische Reaktionen am Herzmuskel nicht auslösbar sind, während eine minimale Adrenalinwirkung wohl direkt am Muskel angreift. Demgegenüber stellten WEDD u. BLAIR (1945, 1946) an einer Schildkröte (?) fest, daß am isolierten (nervenfreien?) Ventrikelstreifen Acetylcholin 10⁻⁴ und 2.10⁻⁴ Abnahme der Amplitude und leichte Verkürzung der Refraktärperiode zur Folge hatten. Durch Atropin wurde die Wirkung unterdrückt. Carbaminoylcholin hatte ähnliche Wirkung wie Acetylcholin. Mit Adrenalin 10⁻⁴ g/ml war die Wirkung sehr ungleich: bald erregend, bald hemmend.

Nach GARREY u. CHASTAIN (1937) hat Acetylcholin keinen Einfluß auf den Ventrikel des Schildkrötenherzens, da dieser nervenlos sein soll, also auch keine Vagusfasern enthält (?). DUFOUR, HUNZIKER u. POSTERNAK (1956) haben die Verhältnisse bei *Emys orbicularis* und *Testudo graeca* anatomisch untersucht und bestätigt, daß der Ventrikelmuskel auf Acetylcholin fast unempfindlich ist, wobei Diffusionshindernisse keine Rolle spielen können. Während der Vorhof reichlich mit Ganglien und Nervenfasern versehen ist, erwies sich die Kammer praktisch als nervenlos; Ganglien konnten darin nicht nachgewiesen werden. Die Versuche haben weiterhin ergeben, daß der isolierte Vorhof in jedem Fall auf Acetylcholin negativ ino- und chronotrop reagierte, während der isolierte Ventrikel selbst auf Konzentrationen von 10⁻³ in einem Drittel der Fälle nicht darauf ansprach, in den

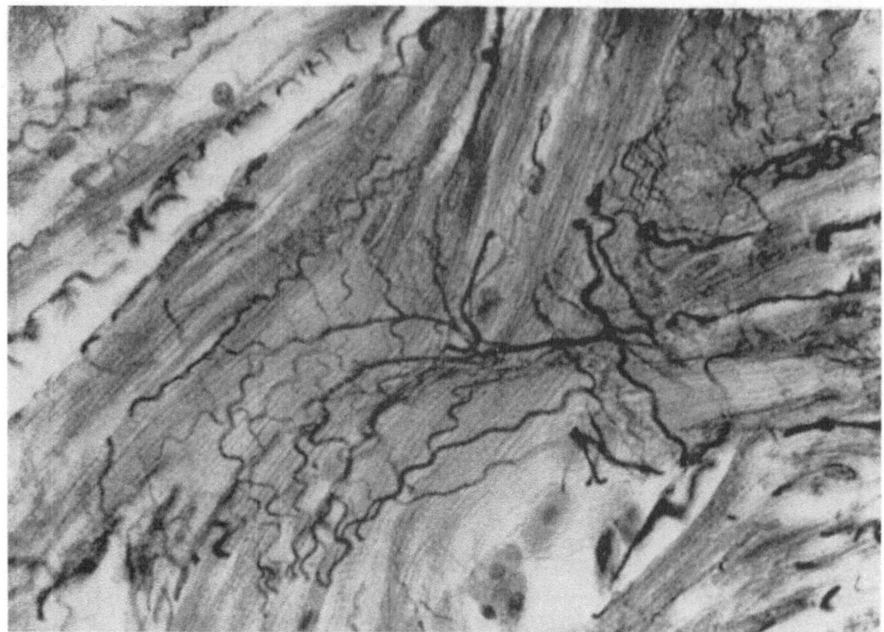

Abb. 197. Größere Nerven mit Ganglienzellen dringen in das Muskelgewebe der Herzkammern der Schildkröte ein.
Alle Myokardpartien sind reichlich mit Nervenfaserbündeln von sinuösem Verlauf versorgt. Feine, gewellte
Nervenfasern ziehen über und um die Muskelfaserbündel hin. (Aus: E. F. HIRSCH 1963)

anderen Fällen um ein mehrfaches schwächer reagierte als der Vorhof. Die Amplitude wurde unter allen Konzentrationen bestenfalls um 25% reduziert, die Vorhofamplitude schon durch Acetylcholin 10^{-7} um 50% herabgesetzt. Ähnlich verhielt es sich mit der Herabsetzung der Frequenz. Die Basis des Ventrikels sprach etwas stärker an als die Spitze; doch war es in keinem Fall möglich, durch Acetylcholin einen Ventrikelstillstand herbeizuführen. Die Resultate erklären sich daraus, daß der Ventrikel im Gegensatz zum Vorhof keine Ganglien und nur sehr wenig Nervenfasern enthält. Daraus scheint hervorzugehen, daß das Acetylcholin ganz oder größtenteils über das Nervensystem zur Wirkung gelangt. Adrenalin hatte auf den isolierten Ventrikel von *Emys orbicularis* und *Testudo graeca* nur einen minimalen oder überhaupt keinen positiv inotropen Effekt, während die isolierten Vorhöfe mit Verdopplung der Amplituden bei Adrenalin 10^{-6} bis 10^{-5} ansprachen. Der positive Einfluß auf die Frequenz war an Ventrikel und Aurikel außerordentlich variabel. BAUD et al. (1957) haben festgestellt, daß der Ventrikel von Schildkröten *(Testudo graeca)* nicht ganz frei von Nervenfasern ist; am wenigsten enthielt die Herzspitze. Hinsichtlich Cholinesterasen geht im Aurikel der größte Teil der Aktivität von der Acetylcholinesterase aus. Die Aktivität des Ventrikels war bedeutend schwächer. Die stärkste Reaktion nach KOELLE-GEREBTZOFF gaben Aurikel und auriculoventrikuläre Verbindung; sie war hauptsächlich in den Ganglien und Nervenfasern lokalisiert. Über den Acetylcholinstoffwechsel in verschiedenen Herzabschnitten der Schildkröte s. MAZEL u. HOLLAND (1958).

Daß der Herzmuskel der Kammer bei manchen Schildkröten (die Spezies ist nicht angegeben) reichlich mit Nerven (und mit Ganglien) versorgt ist, geht aus Untersuchungen von HIRSCH (1963) hervor. (Abb. 197).

GEREBTZOFF (1956a, b, c) untersuchte die Lokalisation der Acetylcholinesterase im Reizleitungssystem der Schildkröte *Testudo graeca*. Wie bei den Säugern wurde eine besonders hohe Aktivität im Nerven- und im nodalen Gewebe, speziell im neuro-nodalen Ring des Schildkrötenherzens gefunden, wobei die cellulären Strukturelemente wie mit einem Mantel von Acetylcholinesterase umgeben sind. Das Nodalgewebe selbst war weniger reich, aber ebenfalls von einem Mantel von Acetylcholinesterase umschlossen.

Für das Herz mancher Schildkröten ist die Feststellung von gut darstellbaren postganglionären cholinergischen Fasern charakteristisch, deren isolierte Reizung schon FRÉDÉRICQ (1936) gelungen war. Diese postganglionären Fasern, welche aus dem neuro-nodalen Ring hervorgehen, setzen sich in großer Zahl als kleine Nervenstämme in das Myokard fort, wobei sie sich in einzelne Fasern verzweigen, die ihrerseits wieder ein Terminalreticulum entsprechend der Vorstellung von Jabonero abgeben, das reichlich Acetylcholinesterase enthält. Dieses Terminalreticulum ist im Vorhof viel reicher entwickelt als in der Kammer.

Es sei nochmals darauf hingewiesen, daß wir im Schildkrötenherzen, sowohl im Vorhof, wie in der Kammer, ausschließlich cholinerge (parasympathische) postganglionäre Fasern finden, die ihrem ganzen Verlauf nach bis in die Endigungen, an der Oberfläche Acetylcholinesterase enthalten. Das Schildkrötenherz gleicht nach den Feststellungen von GEREBTZOFF in vieler Hinsicht dem Säugerherz: die Lokalisation der Acetylcholinesterase im nodalen Gewebe ist durchaus gleichartig: das Ferment umgibt beim Säuger mantelförmig die Purkinjezellen. Über die Ableitung des Membranpotentials mittels intracellulärer Mikroelektroden am isolierten Herzventrikel der Schildkröte unter Veränderung der Ionenverhältnisse (Ruhe- und Aktionspotential) vgl. WEIDMAN (1957). SANO, ONO u. SHIMAMOTO (1956) untersuchten das Aktionspotential an einzelnen Vorhof- und Kammerfasern.

SUMBAL (1924) stellte am normal schlagenden Herzen von *Testudo graeca* in situ durch Aufbringen eines Tropfens einer Acetylcholinlösung 10^{-4} oder 2.10^{-4} auf Verzweigungen der Coronargefäße Gefäßerweiterung von ca. 30 min Dauer fest, die auch an vorausgehend konstringierten Gefäßen zustande kam. Acetylcholin 2.10^{-4} zu 0,1 bis 0,2 ccm über die Carotis den Coronargefäßen zugeführt, bewirkte am isoliert durchströmten Herzen Abnahme der aurikulären Systole, während die Ventrikelsystole unverändert blieb. Die Wirkung auf den Aurikel unterblieb nach Atropinisierung ebenso wie die Coronargefäßerweiterung am Herzen *in situ*. Acetylcholin wirkt nur über die vagalen Nervenendigungen auf das Schildkrötenherz. Die am Kreislauf der Schildkröte durch Acetylcholin bewirkte Blutdrucksenkung dürfte bei gleichbleibender systolischer Kontraktion und Frequenz (22—23) auf peripherer Gefäßdilatation durch Acetylcholin beruhen.

BELKIN (1964) hat an *Pseudoemys concinna* die Tauchbradykardie und die weiteren Änderungen im Kreislaufverhalten beim freiwilligen Tauchen dieser Schildkröte untersucht. BERKSON (1967) stellte an der Schildkröte *Chelonia mydas agassizii* fest, daß wenn sie Drucken von 19 at unterworfen wird, was den Verhältnissen bei tiefem Tauchen entspricht, die Bradykardie extrem wird mit Pausen bis zu 9 min. Wie weit Vagus und Acetylcholinfreisetzung an der Bradykardie beteiligt sind, wurde nicht untersucht. Vgl. auch BERKSON (1966).

Das Herz mancher Schildkröte zeigt, besonders an den Vorhöfen, rhythmische Tonusschwankungen, welche mit der eigentlichen systolischen Herzkontraktion der quergestreiften Herzmuskulatur nichts zu tun haben und durch Änderungen in der Länge *glatter Muskelfasern* bedingt werden, welche in den Vorhöfen besonders reichlich, aber auch in der Herzkammer vorkommen.

SCHNEIDER (1932) hat in eingehenden Untersuchungen an *Emys europaea* und *Clemmys caspica* festgestellt, daß die Tonusschwankungen im rechten und linken Vorhof ganz unabhängig voneinander verlaufen und rein myogener Natur, d. h.

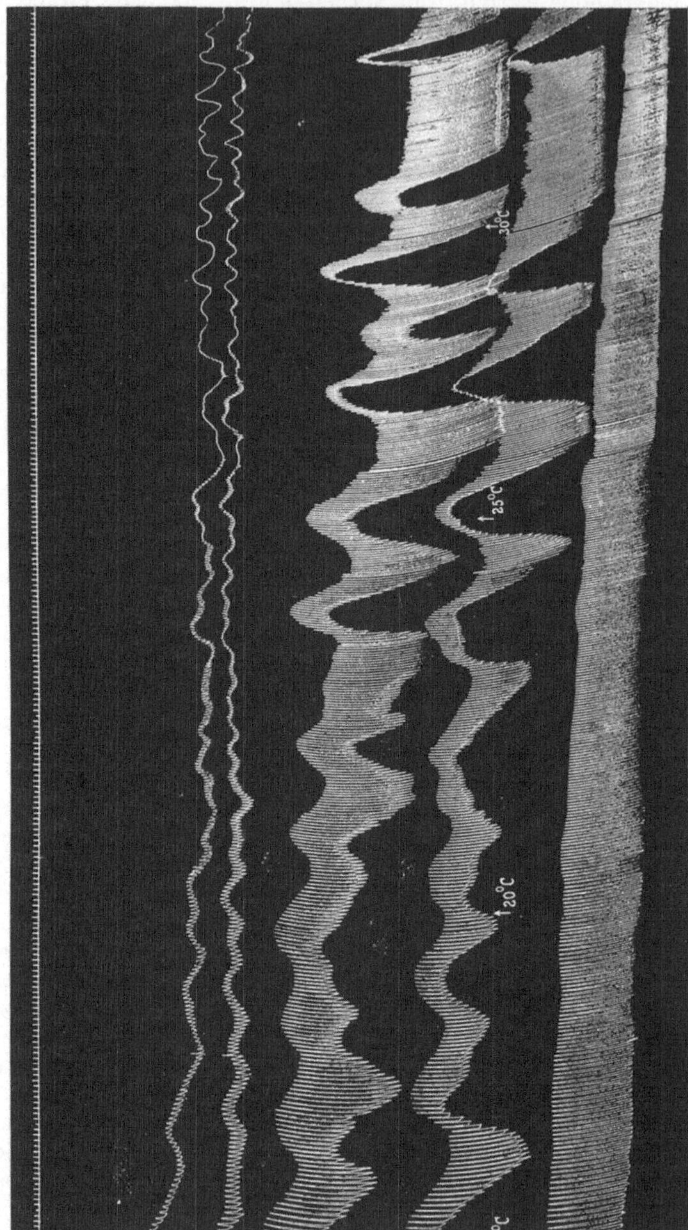

Abb. 198. Tonusschwankungen am Herzen von *Emys europaea*. Registrierung von oben nach unten: Zeit in $^6/_1$ sec, rechte, linke obere Hohlvene, Rechter, linker Vorhof, Kammer. Erwärmung des rechten Vorhofs auf 39° führt eine wesentliche Steigerung der Frequenz der Tonusschwankungen an dieser Herzabteilung herbei. Dabei erfährt der Grundtonus eine erhebliche Senkung. Die Frequenz der Tonusschwankungen bleibt an den übrigen Herzabteilungen dadurch unberührt. (Aus: G. SCHNEIDER 1932)

nicht von einer Innervation der Muskelfasern abhängig sind. Ein Zentrum für die Tonusschwankungen besteht nicht (Abb. 198).

Schildkrötenherzen zeigen eine auffallende Verschiedenheit in der Ansprechbarkeit auf Vagusreizung. Wie VON SKRAMLIK (1931c, 1932b) an *Testudo graeca* feststellte, ist der Einfluß des linken Vagus viel schwächer als der des rechten. Während rechte Vagusreizung (Schwellenwertreiz) sofort zum Herzstillstand führte, hatte entsprechende Reizung des linken Vagus oft überhaupt keinen Einfluß auf die Herztätigkeit, eine Besonderheit, die bei pharmakologischen Untersuchungen zu beachten ist (vgl. auch PREYER, 1931). Reizung des rechten Vagus hatte Stillstand des Herzens über den im Sinus gelegenen Schrittmacher zur Folge, Reizung des linken Vagus, falls sie (individuell) erfolgreich war, bewirkte Stilllegung des Herzens durch Blockierung des Überleitungsknotens zwischen Sinus und Vorhof.

Tiersystematisch sehr wertvoll ist der durch von SKRAMLIK (1932b) gegebene Überblick über den Ort des Schrittmachers bei 11 verschiedenen Ordnungen angehörenden Reptilien, darunter auch bei Schildkröten.

γ) Quergestreifter Muskel

Die Verhältnisse der Nervenendplatte scheinen bei Schildkröten nicht genauer untersucht worden zu sein. Über Acetylcholin als Überträgerstoff sind wir nicht orientiert. Es kann nur vermutet werden, daß der quergestreifte Schildkrötenmuskel positiv cholinergisch innerviert ist. ARMSTRONG (1946) wies am Sphincter pupillae der Schildkröte *Pseudemys elegans*, der aus quergestreiftem Muskel besteht, nach, daß sowohl Acetylcholin wie Acetyl-β-methylcholin, Benzoylcholin, Propionylcholin und Butyrylcholin zur Sphincterkontraktion führten. Für Acetylcholin betrug die Grenzkonzentration etwa 10^{-8}, für Propionylcholin 10^{-6}, für Butyrylcholin 10^{-7}, für Benzoylcholin 10^{-5}, für Acetyl-β-methylcholin 10^{-5}. Bei allen Cholinestern trat durch Physostigmin 10^{-5} eine Wirkungsverstärkung ein, die bei Acetylcholin und Propionylcholin am stärksten ausfiel, was darauf hinweist, daß eine spezifische Cholinesterase in ihrer Aktivität gehemmt wird.

δ) Zentralnervensystem

Über Acetylcholin wissen wir nichts Näheres. Es ist wahrscheinlich, aber nicht experimentell bewiesen, daß Acetylcholin an der synaptischen Übertragung im Zentralnervensystem der Schildkröten beteiligt ist. CORREALE (1959) bestimmte bei *Testudo graeca* die P-Substanz des Gehirns zu 40 E/g Frischgewicht.

ε) Darmkanal

Über Acetylcholin im Darmkanal der Schildkröten sind wir nicht orientiert. Wahrscheinlich besteht über den Vagus eine positiv cholinerge Innervation.

c) Ord. Crocodilia, Krokodile
α) Herz

Bei *Alligator missisipiensis* und *Crocodilus niloticus* besteht am Herzen eine durchgängig gleichmäßige muskuläre Struktur in den beiden Kammern. Der Sinus venosus steht mit dem rechten Vorhof rund um die sinoatriale Öffnung in ununterbrochenem Zusammenhang. Nach MORI (1955) haben wir es beim *Alligator* spec. am Reizleitungssystem mit drei Arten von Verbindungssystemen zu tun: einer rechten und einer linken atrioventrikulären Verbindung und einem Verbindungssystem im Kammerseptum. Der Übergang des Verbindungssystems von poikilothermen Vertebraten mit Atrioventrikulartrichter zum atrioventrikulären System der Homoiothermen kann im Reizleitungssystem von Krokodilen gesehen werden. Das rechte Atrioventrikularbündel liegt in der dorsalen Wand der beiden Atrioventrikular-Ostien und ist das Überbleibsel des Atrioventrikulartrichters von niederen Reptilien. Das Verbindungssystem im Kammerseptum, ebenfalls ein Derivat des Atrioventrikulartrichters, ist der Vorläufer des Hauptverbindungssystems der Vögel und des Leitungssystems der Säuger. Histologisch fanden sich keine typischen Purkinjeschen Fasern. Die Muskelfasern der Reizleitung des

Krokodils ähneln stark der Herzohrmuskulatur, sind enger gestreift und schwächer anfärbbar als gewöhnliche Herzmuskelfasern.

Die normale Erregungswelle geht über Sinus venosus, rechten Vorhof, linken Vorhof, Kammerbase, Kammerspitze. Der Schrittmacher liegt in der Wand des Sinus venosus in der Nähe der Sinusvorhofgrenze. WILBER (1955) stellte am *Alligator missisipiensis* bei 22°C eine Herzfrequenz von 40 fest, für P-R 0,40 sec, QRS 0,04 sec, QR 0,12 mV; für die Dauer der T-Zacke 0,24 sec 0,05 mV; für Q-T 0,06 sec. Die P-Wellen sind nach BLACKFORD (1956) bei *Alligator missisipiensis* nicht sehr ausgesprochen. Die P-R-Distanz wird mit 0,28 sec angegeben. DAVIES et al. (1951) stellten das Elektrokardiogramm am Herzen von *Crocodilus niloticus* fest (1952 b). Die Herzfrequenz soll beim Krokodil (?) 22—47 bei ca. 16°C, der Blutdruck 30—50 mm Hg betragen. (Vgl. auch BLACKFORD 1956, WHITE 1956).

Der O_2-Gehalt des Blutes ist bei *Caiman sclerops* (nach WHITE, 1956) im linken Aortenbogen, der vom rechten Ventrikel abgeht, normalerweise nicht geringer, als in der aus der linken Kammer kommenden rechten Aorta (O_2-Bestimmung nach ROUGHTON-SCHOLANDER). Das sauerstoffarme Blut aus dem rechten Ventrikel wird also ausnahmslos in die A. pulmonalis geleitet. Sie besitzt bei Crocodilia an der Wurzel eine auffällige sinusartige Erweiterung, der eine Windkesselfunktion zugeschrieben wird. Der Zugang zum linken Aortenbogen wird durch die größere dorsale und die kleine ventrale Valvula semilunaris verschlossen, die als halbstarre Membranen das Ventrikellumen überdachen und mit der vorderen Kammerwand einen „Kanal" zur A. pulmonalis formen. Die dorsale Semilunarklappe ist am Processus semilunaris der Cartilago centralis verankert, deren rechter cranialer Fortsatz das Foramen panizzae umfaßt. Die Valvula semilunaris ventralis heftet sich am linken Schenkel der Cartilago ventrolateralis an. An dem dorsal gerichteten Processus atrioventricularis dieses Knorpels sind die Valvula atrioventricularis dextra (Außenseite) und sinistra (Innenseite) des rechten Atrioventrikular-Ostiums befestigt. Werden diese Segel bei der Systole gespannt, ziehen sie den Knorpelfortsatz nach dorsal-medialwärts; der Processus semilunaris wird nach ventral gedreht und die Valvula semilunaris ventralis gestrafft. Die Füllung der linken Aorta erfolgt durch das Foramen panizzae, das durch die Cartilago centralis während der Systole offen gehalten wird, da der Druck in der rechten Aorta etwas größer ist. Der Druckanstieg erfolgt in beiden Aorten synchron. Bei operativer Entfernung der Valvula semilunaris dorsalis sinkt der O_2-Gehalt im linken Aortenbogen auf die gleiche Höhe wie im rechten Vorhof und in der Aorta pulomalis.

Das Elektrokardiogramm am intakten *Crocodilus niloticus* gleicht nach STEGGERDA u. ESSEX (1957) und nach DAVIES et al. (1952) demjenigen des Menschen, abgesehen davon, daß die T-Welle negativ ist. Die Herzfrequenz beträgt mit 37 nur etwa die Hälfte wie beim Menschen. Ein wesentlicher Unterschied in der Herzfunktion liegt darin, daß die Zeit der Kammerphase beim Krokodil $^3/_4$, beim Menschen $^1/_2$ der gesamten Herzrevolution ausmacht. Die Verhältnisse liegen funktionell bei Reptilien wesentlich anders als bei den aus therapsiden Kriechtieren hervorgegangenen Säugern. Trotzdem stehen die Crocodilia als spezialisierte Reptilformen hinsichtlich Herzanatomie und Funktion den Mammalia unter allen Reptilien weitaus am nächsten.

Vagusreiz hat bei Krokodilen nach COUVREUR u. DUCULTY (1924) ähnlich wie bei Schlangen, sofortigen Herzstillstand zur Folge. Bei Krokodilen ist die hemmende Wirkung des Vagusreizes am Vorhof stärker ausgeprägt als an der Kammer. Die Annahme eines *myogenen* cholinergisch hemmend innervierten Herzens scheint berechtigt; doch fehlt bisher der experimentelle Beweis.

WILBER (1960) und ANDERSEN (1961) stellten an *Alligator missisippiensis* elektrokardiographisch fest, daß beim Tauchen nach einer Latenz von durchschnittlich 4,3 min eine sehr starke Bradykardie eintrat, indem die Herzfrequenz von durchschnittlich 38,3 auf 6,3 absank. Ob die Tauchbradykardie durch vermehrte Acetylcholinfreisetzung bedingt ist, scheint nicht bekannt zu sein. In einzelnen Fällen erreichte die Bradykardie den Wert von 1/min. Nach dem Wiederauftauchen trat die normale Frequenz im Laufe von 3 sec wieder ein. Das P-R-Intervall blieb beim Tauchen unverändert. Ähnliche Beobachtungen wurden auch an anderen Reptilien, Schlangen (JOHANSEN, 1959 b), an Vögeln (Ente) (JOHANSEN u. KROG, 1959), Säugetieren (Robben) (GRINNELL et al., 1942) festgestellt.

Über Vorkommen von Acetylcholin, Cholinesterase und Cholinacetylase scheint bei Krokodilen ebensowenig bekannt zu sein, wie über die Empfindlichkeit des Herzens auf Acetylcholin, Adrenalin, Noradrenalin usw. Auf Physostigmin, Prostigmin, Pilocarpin, Nicotin, Muscarin u. a. wurde das Krokodilherz anscheinend noch nie geprüft.

β) Quergestreifter Muskel

Die Verhältnisse der Nervenendplatte sind bei Crocodilia nicht bekannt. Es kann vermutet werden, daß es sich bei der myoneuralen Übertragung um einen positiv cholinergen Mechanismus handelt.

γ) Zentralnervensystem

Über Vorkommen und Beteiligung des Acetylcholins an der synaptischen Erregungsübertragung im Zentralnervensystem von Krokodilen sind wir nicht orientiert.

δ) Verdauungskanal

Cholinesterasen im Bereich des Verdauungskanals, der Nieren und Nebennieren haben an *Crocodilus niloticus* ARVY u. BONICHON (1958) festgestellt. Die Acetylnaphtolesterase, eine unspezifische Esterase (Nachweistechnik von BURSTONE), war besonders in der Magenschleimhaut und im Hauptstück der Nieren sehr aktiv. Acetylcholinesterase nach KOELLE-GEREBTZOFF u. COUPLAND-HOLMES trat in den cholinergischen Bezirken des Verdauungskanals und im chromaffinden Gewebe der Nebennieren besonders stark zutage. Eine positiv cholinergische Innervation des Verdauungskanals bei Krokodilen dürfte wahrscheinlich sein, bedarf aber des experimentellen Beweises.

ε) Melanophoren

Bei einer Reihe von Reptilien geschieht die Koordination der Melanophoren vorwiegend auf hormonalem Weg (über die Adenohypophyse) bei anderen hormonal und nervös, wieder bei anderen vorwiegend über das Nervensystem (WARING, 1942). (Abb. 199). Vgl. auch FINGERMAN (1963, 1965), COTT (1957), FORSDAHL (1962), HOROWITZ (1958). Die nervöse Steuerung dürfte der hypophysär-hormonalen evolutionsmäßig erst nachgefolgt sein.

ζ) Freie Aminosäuren

HERBERT et al. (1966) verglichen den Gehalt an freien Aminosäuren in den meisten Geweben des Kaiman (*Caiman latirostris*) und der Ratte. Qualitativ und quantitativ ergab sich bei beiden Tieren eine ähnliche Verteilung der Aminosäuren in fast allen Geweben. Das betrifft auch die hohen Werte von Glutamin und Glutaminsäure im Herzen und von Glutaminsäure, Glutamin und γ-Aminobuttersäure im Gehirn, wie es für zahlreiche Tierspezies nachgewiesen wurde. Vgl. auch COULSON u. HERNANDEZ (1965) über den Aminosäurestoffwechsel des Alligators, OKAMURA et al. (1959) über freie Aminosäuren im Gehirn von Fischen, Amphibien, Reptilien, Vögeln und Säugetieren, ROBERTS et al. (1958) über die Verteilung der γ-Aminobuttersäure und anderer Aminosäuren im Nervengewebe verschiedener Tierarten.

Zusammenfassung über Reptilia

Herz. Die Teilung in rechtes und linkes Herz ist weiter fortgeschritten und bei Krokodilen fast vollständig. Struktur und Funktion des Herzens bei Vertretern verschiedener Ordnungen sind gut bekannt. Über die Acetylcholinempfindlichkeit des Herzens und seine Funktion am Reptilherzen ist *nur bei Schildkröten* bekannt, daß der ganz oder fast nervenfreie Ventrikel auf Acetylcholin nicht oder nur sehr

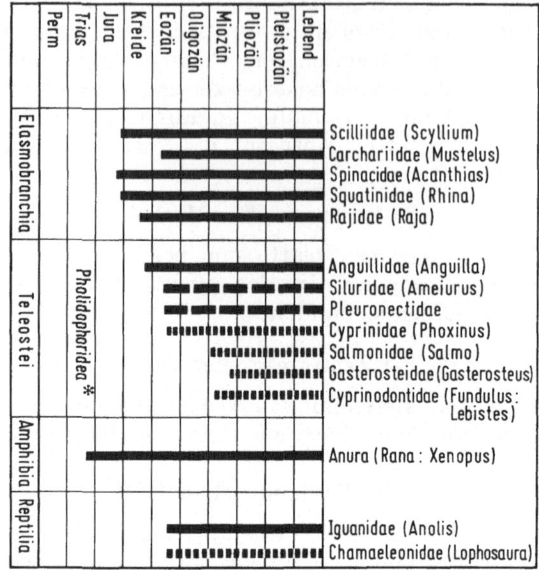

Abb. 199. Geologisches Alter der Wirbeltiergruppen mit verschiedenen Mechanismen zur Koordination der Melano-
phorenbewegungen. ▬▬▬ Vorwiegend humoral (Adenohypophyse); ▬ ▬ ▬ ▬ vorwiegend humoral und nervös;
(Adenohypophyse und Acetylcholin/Adrenalin); ▪▪▪▪▪▪▪ vorwiegend nervös (Acetylcholin/Adrenalin). Aus: H.
WARING 1942

wenig anspricht, während der rechte Vorhof auf Acetylcholin schwach negativ
inotrop und deutlich negativ chronotrop reagiert, Wirkungen die durch Atropin
unterdrückt werden. Aufgrund dieser Feststellungen und der hemmenden Wirkung
des Vagusreizes darf angenommen werden, daß das Herz von Kriechtieren durch
Acetylcholin gehemmt wird und dementsprechend dem negativ cholinergischen,
myogenen Typus angehört. Dafür spricht auch der Acetylcholinesterasenachweis
im nodalen Gewebe des Schildkrötenherzens. Phylogenetisch von Bedeutung ist
der Nachweis (Schildkröte), daß Acetylcholin die Coronargefäße erweitert. Hier
liegt ein vielleicht klassenspezifischer *Funktionswandel* im Hinblick auf die
Coronarfunktion des Acetylcholins vor: bei Reptilien (Schildkröten) ist die Funktion anders verwirklicht, wie wir sie bei homoiothermen Vertebraten, Vögeln und
Säugern dann wahrscheinlich allgemein antreffen, bei denen Acetylcholin die
Coronarien verengt, Adrenalin sie erweitert.

Quergestreifter Muskel. Die Nervenendplatten sind an den Muskelfasern endständig (wie bei Fischen) oder äquatorial (wie bei Säugern) lokalisiert und haben
verschiedene anatomische Struktur, sind teils traubenförmig, teils als Platten ausgebildet. Über Acetylcholin als Überträgerstoff sind wir nicht orientiert. Acetylcholinesterase wurde in den Nervenendplatten nachgewiesen. Der quergestreifte
Bewegungsmuskel dürfte positiv cholinergisch innerviert sein.

Das *Gehirn* ist weiter entwickelt als bei Amphibien. Das Großhirn verfügt über
einen Schläfenlappen. Über Vorkommen und Funktion des Acetylcholins im
Zentralnervensystem scheint bei Kriechtieren nichts bekannt zu sein. Substanz P
wurde nachgewiesen.

Verdauungskanal. Die autonome Innervation des Magendarmkanals dürfte bei
Reptilien derjenigen von homoiothermen Vertebraten weitgehend entsprechen. Die
Annahme ist berechtigt, aber experimentell nicht gesichert (wir wissen nicht, ob
Acetylcholin im Darmkanal gebildet wird), daß der Verdauungskanal von Rep-

tilien oder bestimmte Abschnitte davon, positiv cholinergisch innerviert sind. Dafür spricht jedenfalls der Nachweis von Cholinesterasen im Darmkanal von Krokodilen.

Im Hinblick auf die phylogenetische und tiersystematische Stellung der Reptile wäre es erwünscht, wenn wir bei dieser stammesgeschichtlich so wichtigen Gruppe über die Acetylcholinverhältnisse und über die cholinerge Pharmakologie besser orientiert würden.

Homeotherme Amniota
6. Klasse Aves, Vögel (s. S. 732 und S. 860)

Die Zahl der gegenwärtig lebenden Vogelarten beträgt etwa 8600 (SIMPSON, 1951). Ihre Abstammung von Sauropsiden (Archaeopterix u. a.) ist sichergestellt (STEINER, 1938, 1962 und Editorial, Nature 1954). Der „Urvogel" *Archaeopterix* verfügte nur über ein kleines Cerebellum, was verständlich ist, da sein Flugvermögen (Gleiten von Ast zu Ast) sehr gering war. Er besitzt einige typische Reptilien- und Vogelmerkmale.

Für Vögel charakteristisch ist das Federkleid, die drüsenlose Haut; das Herz mit 2 Vorhöfen und 2 Kammern, wie bei Säugetieren; es ist aber viel leistungsfähiger. Die Aorta verläuft auf der rechten Seite (Aortenbogen nach rechts). Die Masse und Differenzierung des Gehirns sind bei entsprechender Tiergröße bedeutender als bei Reptilien. Das betrifft vor allem die Großhirnhemisphären und das Kleinhirn. Das Kleinhirn bildet ein Koordinationszentrum für Bewegungen und reguliert auch den Muskeltonus (Dow, 1942). Die Hauptmasse des Kleinhirns entspricht dem mittleren „Wurm" (vermis) genannten Teil des Säugerkleinhirns. Die Seitenpartien sind schwach entwickelt mit glatter Oberfläche. — Auge und Ohr haben einen hohen Grad der Leistungsfähigkeit erreicht. Über die funktionelle Lokalisation im Kleinhirn der Vögel und über die Evolution der Kleinhirnfunktion s. GOODMAN et al. (1964) (Abb. 200).

α) Autonomes Nervensystem

Der Sympathicus bildet auf beiden Seiten der Wirbelsäule eine Ganglienkette, die mit Schädelnerven in Verbindung steht, z. B. durch das Ganglion cervicale superius mit dem Trigeminus. Der *Parasympathicus* geht von den gleichen Gehirnnerven aus wie bei Säugern. Vom Sacralmark ziehen Fasern, welche die untersten Eingeweideorgane versorgen. Sympathische und parasympathische Nerven sind oft schwer voneinander zu trennen (Darmkanal). S. auch TAXI (1961).

β) Verdauungskanal

Oesophagus. Submucosa und äußere Längsmuskulatur fehlen fast vollständig, während die innere Längsmuskulatur sehr kräftig entwickelt ist. Dadurch läßt sich der Oesophagus sehr stark erweitern und kann als Nahrungsreservoir verwendet werden. Stabile Erweiterungen bilden den Kropf. Der *Magen* ist in einen (rostralen) Drüsenmagen und einen (caudalen) Muskelmagen geteilt. Dazwischen liegt eine intermediäre Zone.
Darm. Ein Duodonum existiert nicht. Der Mitteldarm ist in zahlreichen Schlingen angeordnet. Das Rectum ist fast immer gerade. Das Fehlen einer Harnblase ist für Vögel charakteristisch.

γ) Herz und Kreislauf

Die warmblütigen Tiere haben einen vollständig getrennten Lungen- und Körperkreislauf. Von den Vögeln an ist die Herzleistung viel größer, da die über

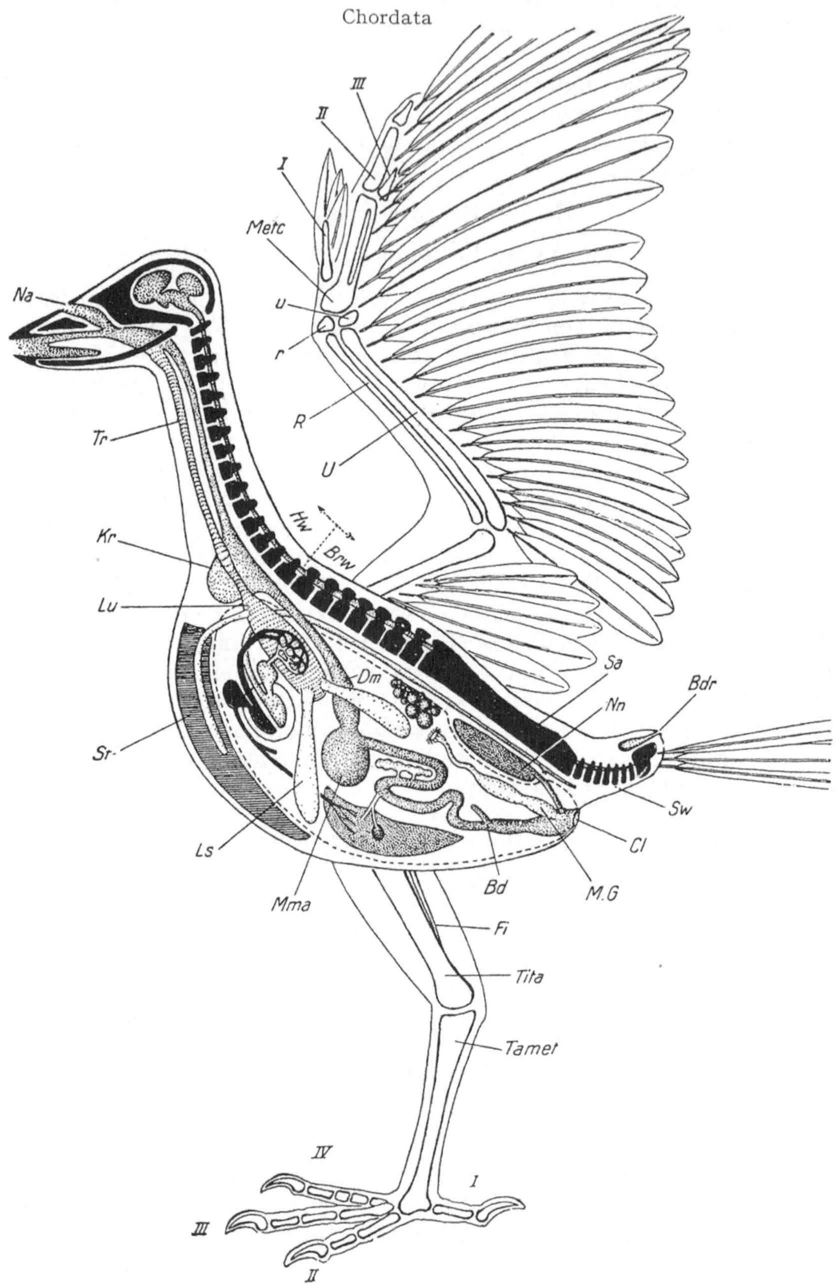

Abb. 200. *Schema eines Vogels (Weibchen).* *Bd* Blinddarm, *Bdr* Bürzelzelle, *Brw* Brustwirbel, *Cl* Kloake, *Dm* Drüsenmagen, *Fi* Fibula (verkümmert), *Hw* Halswirbel, *Kr* Kropf, *Ls* Luftsack, *Lu* Lunge, *Metc* Metacarpus (verschmolzen aus den Metacarpalia 1, 2 und 3, vereinigt damit die Carpalia), *M.g* Müllerscher Gang, *Mma* Muskelmagen, *Na* äußere Nasenöffnung, *Nn* Nachniere, *R* Radius, *r* radiale, *Sa* Sacrum, *St* Sternum, *Sw* Schwanzwirbel, Tamet Tarsometatarsus (verschmolzen aus den Tarsalia und Metatarsalia), Tita tibiotarsus (verschmolzen aus Tibia und proximalen Fußwurzelknochen, Tibiale, Intermedium, Fibulare und Centrale), *Tr* Trachea, *U* Ulna, *u* ulnare *I, II, III, IV* Phalangenreihen der Finger und Zehen. (Aus: A. KÜHN 1961)

die Umgebungstemperatur in der Regel beträchtlich erhöhte Körpertemperatur einen größeren Energieaufwand erfordert. Die gesteigerte Herzleistung wird durch höheren Blutdruck und größere Frequenz und durch Anpassung der Herzgröße an die Körpergröße erreicht. Während das Herz eines Frosches von 25 g bei 15°C eine Frequenz von etwa 30/min aufweist, und bei einem Blutdruck von etwa 40 mm Hg das Minutenvolumen etwa 2,0 ccm beträgt, hat ein gleichgewichtiges Vogelherz eine Frequenz von 700—1000/min, und das Minutenvolumen (beider Ventrikel zusammen) beträgt bei einem Blutdruck von etwa 70 mm Hg ca. 60 ccm (CLARK, 1927). Beim Huhn wird der Blutdruck mit 180 mm, beim Hahn (Carotis) mit 135 mm, beim Storch mit 161 mm, beim Fasan mit 162 mm, bei der Krähe mit 147 mm und bei der Taube mit 145 mm Hg angegeben. Über Herzfrequenz und EKG bei einer Reihe von Vogelarten s. BUCHANAN (1909).

Der Herzmuskel der Vögel und Säugetiere hat nicht syncythialen Bau, aber Verzweigungen; die Muskelfasern sind quergestreift, und der Kern befindet sich, wie bei glatter Muskulatur, in der Mitte. Bei Vögeln und Säugetieren ist ein spezialisiertes Gewebe als Reizleitungssystem entwickelt, das früher mit ähnlichen Bildungen bei poikilothermen Vertebraten verglichen wurde, eine Auffassung, die nach DAVIES et al. (1946) nicht haltbar ist, so daß ein Neomorphismus angenommen wird. Der als Schrittmacher funktionierende sinoatriale Knoten (KEITH u. FLACK, 1907) besteht aus spezialisierten, vollständig quergestreiften, verzweigten Herzmuskelfasern, die mit Bindegewebe vermischt sind und mit Myokardfasern des rechten Vorhofes, im weiteren auch des linken, in kontinuierlicher Verbindung stehen. Von gleicher Beschaffenheit ist der Atrioventrikularknoten (TAWARA, 1906). Das von Purkinje 1845 entdeckte endokardiale Netzwerk besteht aus Purkinje-Fasern verschiedener Dimension, die nur an der Oberfläche quergestreift sind und mit den Myokardfasern in direkter Verbindung stehen. Die sinoaurikulären Klappen kaltblütiger Wirbeltiere sind bei Vögeln und Säugetieren auf eine schmale Falte zwischen Schrittmacher und Vorhof reduziert. Bei den Vögeln ist die rechte auriculo-ventrikuläre Öffnung mit einem dicken muskulären Rand versehen, durch welchen bei der Kontraktion die Öffnung verschlossen wird. Diese Art Klappe ist im Vergleich zu allen andern Herzklappen von Wirbeltieren einzigartig. Bei Säugetieren sind alle Klappen membranös. Der höheren Leistung des Vogelherzens entsprechend, ist die Leitungsgeschwindigkeit bedeutend größer wie bei kaltblütigen Tieren. Sie bemißt sich im Vorhof auf 2000 mm/sec, im auriculoventrikulären Gewebe und in den Kammern etwa auf 2—4000 mm/sec. Das A-V-Intervall beträgt 0,06—0,1 sec.

δ) Reizleitungssystem

Bei den Vögeln treten zum ersten Mal große, besonders geformte Fasern, die Purkinje-Fasern als spezialisiertes Leitungsgewebe auf. Sie kommen im Vorhof des Strauß, nicht in dem der Henne vor und sind in der Kammer viel spärlicher. Es kommt nicht zur Ausbildung eines definierten Stranges, wie bei den Säugetieren in der Art des His'schen Bündels. Bei einer Schildkröte (?) sind nach ROBB (1953) in der Kammerwand mit Purkinjefasern ähnliche Gebilde deutlich nachweisbar. Nervenstämme und große Ganglien wurden bei Vögeln im Sinus und in der Atrioventrikular-Rinne festgestellt, Nervenfaserendigungen in der gesamten Herzmuskulatur.

Das Reizleitungssystem geht von der Vena cava superior und von der muskulös ausgebildeten Valvula dextra aus. Beide Zentren sind in Form eines Ringsystems miteinander verbunden, wobei das an der Valvula dextra gelegene dem Aschoff-Tawara'schen Knoten der Säugetiere entsprechen soll.

Nach ABRAHAM u. STAMMER (1957) nehmen die *nervösen* Geflechte des Vogelherzens ihren Ausgang von zwei Zentren, die im Sulcus coronarius und im Truncus arteriosus liegen, wo zahlreiche Ganglien festgestellt wurden. Aus den Zentren ziehen Geflechte zum Epi-, Myo- und namentlich Endokard, wo die Geflechtbildung besonders stark ausgebildet ist und sensible Endorgane trägt.

Die Wirkung des Vagus auf das Vogelherz ist weniger ausgesprochen als bei andern Vertebraten. Durch Vagusreiz kann bei vielen Vögeln ein Herzstillstand von höchstens 2 sec ausgelöst werden. Anders bei der Ente, wo der Stillstand mehrere Minuten dauert. Vagusreiz führt allgemein zu herabgesetzter Vorhof- und Kammerkontraktion, Vagusdurchschneidung zu Pulsbeschleunigung. Der Vagus ist, wie bei den Säugern, der hemmende Nerv.

Über den Rhythmus des Taubenherzens und den Unterschied in der Wirkung der beiden Vagi s. GARREY (1911), GILSON (1935, 1939). Bei Vögeln mit großen, kräftig entwickelten Herzen (Taube, Ente, Möve) hat der Vagus einen viel stärkeren Einfluß als bei Vögeln mit eher schwach entwickeltem Herzen (Huhn, Krähe, Dohle). Diese letzteren reagieren deshalb auch nur wenig auf Atropin, so daß selbst große Atropindosen auf die Herzfrequenz, wie im allgemeinen bei kleinen Vögeln (Sperling, Amsel) keinen Einfluß ausüben, ein Verhalten, das auch bei kleinen Säugetieren beobachtet wird. (Die Iris der Vögel ist selbst auf hohe Dosen Atropin unempfindlich, wird also nicht dilatiert.) Versuche von PATON (1912) hatten ergeben, daß bei Enten die vagale Hemmung sowohl vom Vorhof, wie von der Kammer aus ausgelöst werden kann. Der Vagus scheint einige Erregungsfasern zu enthalten.

ε) Empfindlichkeit des Vogelherzens auf Acetylcholin

Über den Acetylcholingehalt des Vogelherzens sind wir sehr ungenügend orientiert. Es liegen keine Angaben darüber vor, ob Vorhof und Kammer verschiedenen Acetylcholin- und Cholinesterasegehalt aufweisen. Homogenate aus dem Herzen von Hühnern ließen in Vorhof und Kammer relativ hohe Acetylcholinesteraseaktivität nachweisen. Auch Acetyl-β-methylcholin wurde hydrolysiert, ebenso Butyrylcholin. Der Anteil der Aliesterasen an der Hydrolyse des Acetylcholins konnte beim Hühnerherz auf 20—30% bestimmt werden. (GIRARDIER, BAUMANN u. POSTERNAK, 1960.)

Das isolierte, elektrisch gereizte Hühnerherz zeigte sich auf Acetylcholin wenig empfindlich. Erst Konzentrationen von 10^{-5} bis 10^{-3} hatten einen in der Regel *positiv* inotropen Effekt auf den Ventrikel, einen negativ inotropen auf den Vorhof. Der Einfluß auf die Kammer war immer viel schwächer als auf den Vorhof. (BAUMANN, GIRARDIER u. POSTERNAK, 1960.) Das Taubenherz dagegen reagierte schon auf kleine Acetylcholindosen mit Frequenzverlangsamung, was dafür zu sprechen scheint, daß wir es mit einem cholinergen, *myogenen* Herzen zu tun haben. Weitere Beweise für die Cholinergie des Vogelherzens müßten diese Auffassung erhärten, wozu in erster Linie der Nachweis des Acetylcholins gehörte und die Feststellung, daß bei der normalen Funktion des Herzens Acetylcholin freigesetzt wird. Über Vorkommen und Empfindlichkeit des Vogelherzens auf Acetylcholin scheint sehr wenig bekannt zu sein. Wir wissen auch nichts über die quantitative Verteilung des Acetylcholins zwischen Vorhöfen und Kammern (über diese Verhältnisse bei Säugetieren s. S. 564). Die Pharmakologie des Vogelherzens stellt, von den herzaktiven Glykosiden abgesehen, ein sehr wenig erforschtes Gebiet dar. Offenbar bestehen artlich große Unterschiede in der Ansprechbarkeit auf Acetylcholin. Es wäre wünschenswert, daß diese Verhältnisse bei Vertretern verschiedener Vogelordnungen aufgeklärt würden, was im Hinblick auf die Verwandtschaft zwischen Vögeln, Reptilien und Säugetieren auch tiersystematisch von Bedeutung sein könnte.

JOHANSEN u. REITE (1964) untersuchten den Einfluß des Vagus auf Herzschlag und Blutdruck bei Vögeln. Versuchstiere waren Hausente (*Anas boscas*)

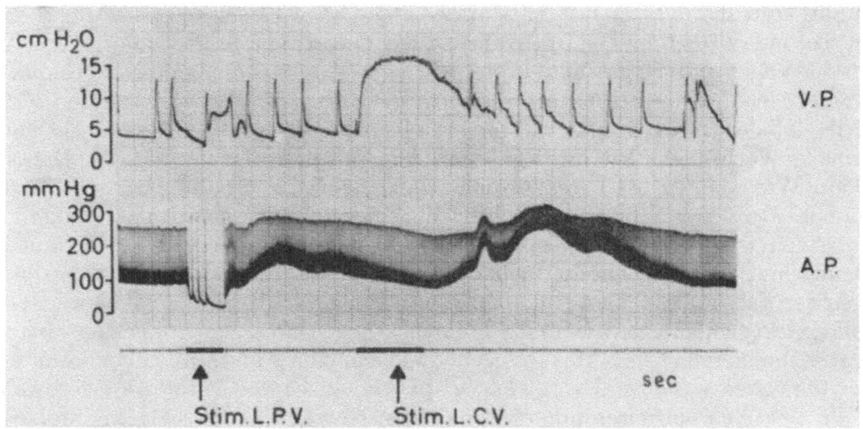

Abb. 201. Venendruck und arterieller Blutdruck während Reizung des linken peripheren und zentralen Vagus bei der Ente (beide Vagi durchschnitten). (Aus: K. JOHANSEN u. O.B. REITE 1964)

und Seemöwe *(Larus argentatus)*. Durch bilaterale Vagotomie kam es zur Steigerung der Herzfrequenz um bis 65% und zur Blutdrucksteigerung, während die Atemfrequenz rapid abnahm. Elektrische Reizung des peripheren Stumpfes beider Vagi bewirkte ausgesprochene Bradykardie. Dabei erwies sich der rechte Vagusreiz viel wirksamer als der linke. Reizung des linken zentralen Vagusstumpfes bei intaktem rechtem Vagus führte zu Bradykardie und arterieller Blutdrucksenkung, während der Venendruck merklich anstieg. Der Reiz war mit Apnoe verbunden (Abb. 201). Reizung des rechten zentralen Vagusstumpfes bei intaktem linkem Vagus führte zu Steigerung der Herzfrequenz und erhöhtem arteriellem und venösem Blutdruck. Dasselbe war auch nach durchschnittenem linkem Vagus der Fall. Durch dieses Verhalten unterscheidet sich die vagale Herzfunktion bei Vögeln von derjenigen bei Säugetieren. Rechter und linker Herzvagus haben bei Vögeln nicht dieselbe funktionelle Bedeutung. S. auch JOHANSEN u. KROG (1959), JOHANSEN u. AAKHUS (1963). JOHANSEN (1964), AAKHUS u. JOHANSEN (1964), HOLLENBERG u. UVNÄS (1963).

Versuche mit dem adrenergischen, β-Receptoren blockierenden Hemmstoff Alderlin (Pronethalol) (1—(2'naphtyl)-2-isopropylaminoäthanol) (BLACK u. STEPHENSON, 1962) bestätigen die Ansicht, daß bei Vögeln in Ruhe die sympathische Innervation auf das Herz einen viel größeren Einfluß ausübt als die parasympathische. Nach 4 mg Alderlin i. v. sank die Herzfrequenz beispielsweise von 450 auf 150/min ab. Der starke Einfluß des Sympathicus auf die Herzfrequenz bei Vögeln steht in gewissem Gegensatz zu dem relativ hohen Ruhevagustonus bei Säugern. Er dürfte durch die außerordentlich starke Herz- und Kreislaufbeanspruchung im Vogelflug bedingt sein und mit der hohen Körpertemperatur und dem hohen O_2-Bedürfnis in Beziehung stehen.

Im weiteren ergaben sich bei Angehörigen verschiedener Vogelordnungen auffallende Unterschiede in der Erregbarkeit des Vagus. STÜBEL (1910) stellte bei verschiedenen (tauchenden) Wildentenarten eine geringere Vagusempfindlichkeit als bei nicht-tauchenden Möwen und einer Reihe fleischfressender Vogelarten fest, die sich durch eine sehr hohe Vagusempfindlichkeit auszeichnen.

Wie JOHANSEN u. KROG (1959) feststellten, kommt es beim Tauchen der Ente *Anas boscas* zu einer extremen Bradykardie, die nur mit einem geringen Abfall des peripheren arteriellen Druckes verbunden war. Das Tauchen bewirkt einen anpassenden Shunt der Blutzirkulation im Bereich der Extremitäten, was dem Tier erlaubt, trotz der extremen Bradykardie einen hohen Blutdruck im übrigen Kreislauf, besonders auch im Gehirn, während der Asphyxie aufrecht zu erhalten. Wieweit der Vagus und die kardiale Freisetzung von Acetylcholin an dieser Adaptation beteiligt sind, wurde nicht untersucht. ANDERSEN (1959a, b), ANDERSEN (1964) zeigte, daß der O_2-Verbrauch während des Tauchens nur 20% des vorausgehenden normalen Verbrauchs betrug. Vgl. auch AAKHUS u. JOHANSEN (1964), ELIASSEN (1960). Wie weit es bei extrakardialem Vagusreiz zur Freisetzung von Acetylcholin im Bereich des Sinus des rechten Vorhofes kommt, scheint nicht bekannt zu sein. Auch wissen wir nicht, ob das *myogene* Herz von Vögeln im Vorhof- und Kammermuskel Acetylcholin zu bilden vermag, wie das am Herzen von Säugetieren der Fall ist. Es fehlen Angaben über den Gehalt des Herzmuskels an Acetylcholin, Acetylcholinesterase und Cholinacetylase, deren Nachweis uns über den negativ cholinergen Charakter myogener Vogelherzen Aufschluß geben könnte. Es wäre tiersystematisch und vergleichend-physiologisch von Interesse festzustellen, ob die Acetylcholinfreisetzung während der Herzaktion bei Vögeln infolge der rascheren Herzaktion und höheren Körpertemperaturen ein größeres Ausmaß besitzt als bei Säugern. Möglicherweise ist das nicht der Fall, da der Vaguseinfluß auf das Herz bei Vögeln im allgemeinen geringer ist als bei Säugetieren. Dieselbe Frage stellt sich im Hinblick auf die Adrenalin/Noradrenalinfreisetzung (s. S. 732). Versuche am isolierten oder *in situ* belassenen erwachsenen Vogelherzen mit Acetylcholin scheinen vorzuliegen.

ζ) Acetylcholin und Cholinesterase im quergestreiften Vogelmuskel

Die Acetylcholinesterase des quergestreiften Muskels liegt nach DALLEMAGNE, GEREBTZOFF u. PHILIPPOT (1954) im Niveau des subneuralen Apparates der motorischen Endplatte. Bei jungen Vögeln ist das Enzym auf den Rändern eines eingerollten und verzweigten Bandes abgelagert. Bei alten Vögeln finden sich Kettenbildungen, während es sich bei den jungen Tieren um ein kompaktes subneurales Band handelt. Die Aktivität der Acetylcholinesterase ist in den ersten Lebenstagen gering; sie wächst mit zunehmender Ausbildung des subneuralen Apparates und geht, mit Ausnahme des „schnellen" Zwerchfellmuskels, mit der Kontraktionsgeschwindigkeit der verschiedenen Muskeln parallel. Enzymaktivität und Acetylcholinempfindlichkeit und Empfindlichkeit auf Vagomimetica zeigten einen ähnlichen Verlauf (GEREBTZOFF, PHILIPPOT u. DALLEMAGNE, 1954).

Es besteht nach GEREBTZOFF, PHILIPPOT u. DALLEMAGNE (1954) ein auffallender Unterschied zwischen jungen und erwachsenen Vögeln, wie bei Huhn und Taube festgestellt werden konnte. Beim 8 Tage alten Kücken war eine kleine, geschlossene Nervenendplatte, ähnlich wie bei Säugetieren zu beobachten. Demgegenüber haben wir es beim erwachsenen Huhn oder der Taube mit einem kettenartigen Gebilde, reich an Acetylcholinesterase zu tun, welches dem subneuralen Apparat von Reptilen und Säugetieren entspricht. Die intrafusalen Fasern sind von den Nervenendplatten deutlich unterschieden.

Acetylcholinesterase fand sich nach GEREBTZOFF et al. (1954) auch an den Übergangsstellen der Muskelfasern auf die Sehnen. Acetylcholin hatte auf die (nervenlose) Muskelsehnenverbindung keinen Einfluß, dies auch nicht nach vorausgehendem Physostigmin oder Prostigmin. Ähnliche Verhältnisse wurden bei Amphibien, Reptilien und Säugetieren festgestellt. Es handelt sich um eine Einrichtung, deren Funktion bis heute unbekannt geblieben ist und die in der Reihe der Wirbeltiere keine Entwicklung oder Reduktion erkennen läßt. Wie GINSBERG u. MACKAY (1961) am Skelettmuskel von Huhn und Taube zeigten, haben manche Muskelfasern eine Reihe von Nervenendplatten, die über die Länge der Fasern verteilt sind (multiterminale oder polyneurale Innervation); andere Fasern haben nur eine oder ganz wenige nebeneinander. Beide Typen können im gleichen Muskel vorkommen, oder im einen Muskel nur dieser, im anderen jener Typ (vgl. COLE, 1955).

Die Struktur der extrafusalen Muskulatur wurde durch HESS (1961) elektronen-optisch beim Hühnchen verfolgt. Muskeln mit ,,rascher" Fibrillenstruktur und mit ,,langsamer" Felderstruktur konnten unterschieden werden. Die Nervenendplatte war je nach Alter und Lokalisation entweder ,,en plaque", wie gewöhnlich bei Säugern, oder ,,en grappe" wie bei Reptilien, ausgebildet (KRÜGER, 1949; KRÜGER u. GÜNTHER, 1958). ,,Langsame" (tonische) Muskelfasern, welche zur Contractur führen und bei wiederholter Reizung kein fortgeleitetes Potential geben, haben Felderstruktur und sind durch feine Nervenfasern innerviert, welche mehrfache ,,en grappe"-Endigungen an jeder Muskelfaser zeigen. ,,Schnelle" (tetanische) Muskelfasern, welche mit jedem Reiz einen fortgeleiteten Aktionsstrom abgeben, haben Fibrillenstruktur und sind mit größeren motorischen Nerven versehen, die gewöhnlich *eine* Endigung ,,en plaque" (Nervenendplatte) auf jeder Muskelfaser haben.

Bei Säugetieren sind die beiden Muskeltypen mit Fibrillen und mit Felder-struktur nicht sicher bestätigt. Nervenendigungen ,,en grappe" sollen beim Säuger nicht vorkommen (außer in den Augenmuskeln). (Vgl. aber KRÜGER, 1960).

Die mehrfach innervierte Muskelfaser (ob polyneural oder multiterminal bleibt hier offen) kommt bei Invertebraten häufig vor und bildet nach KRÜGER vielleicht den ältesten Typus der Muskelinnervation, der am ,,langsamen" Muskel bis zum Säugetier zu verfolgen ist. S. auch GINSBERG u. MACKAY (1961).

Über den Acetylcholingehalt des quergestreiften Muskels ist bei (erwachsenen) Vögeln anscheinend nichts bekannt. Die Aktivität der Acetylcholinesterase wurde beim erwachsenen Huhn, wo sie viel geringer ist als beim Embryo, auf 0,4 mg Acetylcholin/100 mg/Std bestimmt. Bei der Taube (Brustmuskel) wurde ein Wert von 0,4—0,5, beim Sperling (Brustmuskel) von 2,2, beim Kolibri (Brustmuskel) von 7,0—8,0 mg Acetylcholin/100 mg/Std gemessen (nach PROSSER, 1961). Auch wenn die Verhältnisse mit denen bei Säugetieren homolog sein dürften, fehlt eine experimentelle Bestätigung bei Vögeln dafür, daß die myoneurale Erregung am quergestreiften Muskel unter dem Einfluß des Acetylcholins als Überträger ver-läuft. Die Wirkung des Physostigmins entspricht abgeschwächt derjenigen am Säugerskelettmuskel: Steigerung der Wirkung des Acetylcholins. Nach BROWN u. HARVEY (1938b) kann die schwächere Wirkung des Physostigmins dadurch be-dingt sein, daß der Schwellenwert, der durch einen Einzelreiz ausgelösten Acetyl-cholinfreisetzung normalerweise nicht genügt, um alle Muskelfasern zur Kontrak-tion zu bringen, so daß Physostigmin durch Hemmung der Acetylcholinesterase gerade genügt, um die Kontraktion etwas zu verstärken.

Der M. gastrocnemius der Vögel reagierte auf Nicotin ähnlich wie der Gastroc-nemius der Säuger mit Kontraktion, auf Curarestoffe mit schlaffer Lähmung, während Prostigmin dieser Lähmung entgegenwirkte, ebenso eine Reihe von m-Hydroxy-phenyltrialkylammoniumionen (PELIKAN et al., 1954).

Wie BROWN u. HARVEY (1938a) am Huhn weiterhin feststellten, wurde durch sehr kleine Acetylcholinmengen, von 0,05 mg an in Konzentrationen von 10^{-7} durch Injektion in den Arterienbereich, welcher den Kopf des M. gastrocnemius versorgt, bei elektrischer Reizung je 10 sec, eine doppelte mechanische Muskel-wirkung ausgelöst, bestehend in einer raschen primären Kontraktion, gefolgt von einer Contractur, die mit steigender Acetylcholinkonzentration zunahm. Die rasche Kontraktion wurde von Aktionspotentialen begleitet, welche bei Einsetzen der Contractur sistierten. Durch vorausgehende Applikation von Physostigmin 50 μg wurde die rasche Phase der durch Acetylcholin ausgelösten Muskelkontrak-tion verstärkt, die Contracturphase (tonische Phase) bedeutend verlängert. Die

Wirkungsverstärkung wurde darauf zurückgeführt, daß die Zahl der auf einen Nervenimpuls antwortenden Muskelfasern unter Physostigmin sich vergrößerte. CRÉMA et al. (1959) haben die Wirkung von Curarestoffen am Gastrocnemius-ischiadicuspräparat des Huhnes auf ihren Einfluß auf die myoneurale Übertragung untersucht. D-Tubocurarin, Gallamintrijodäthylat (sog. Pachycurare) führten zur neuromuskulären Lähmung. Decamthonium, Succinylcholin (sog. Leptocurare) bewirkten Contractur, dann typische neuromuskuläre Lähmung. Sowohl D-Tubocurarin als Decamthonium sind im Hinblick auf ihre Lähmungswirkung als kompetitive Antagonisten des Acetylcholins an der Nervenendplatte zu betrachten. Physostigmin wirkte der Curarelähmung entgegen.

η) Acetylcholin und Cholinesterase im Zentralnervensystem der Vögel

Die Acetylcholinesteraseaktivität im Gehirn von Vögeln erwies sich als außergewöhnlich hoch; sie ist mit 250 (Taube, Huhn) bis 300 (Sperling) Milligramm hydrolysiertes Acetylcholin/g Frischgewicht/Std 10—20mal höher als beim Menschen. Dem entspricht auch die hohe Cholinacetylaseaktivität in Gehirn, Lobus opticus, N. opticus und Retina bei Vögeln, wie sie HEBB (1955) bei Taube und Huhn feststellte:

Synthetisiertes Acetylcholin in $\mu g/g$ Acetontrockenpulver

	Gehirn	Lobus opticus	N. Opticus	Retina
Huhn. .	3200—3400	10800—12000	0—25	22000—32000
	(1800)[a]	(3600—5200)		(6500—11500)
Taube .	4000—5800	7000—11330	300—425	18000—22000
	(2400—4750)	(4500—7170)	(130—410)	(6500—13750)

[a] Werte in Klammern ohne Zusatz von Leberenzym bei der Inkubation.

Im Hinblick auf die große Inanspruchnahme der Steuerungsorte des Fluges und der zentralen Sehorgane wäre es erwünscht, etwas über die Verteilung des Acetylcholins und der Acetylcholinesterase im Vogelgehirn zu erfahren. Ein Vergleich mit den Verhältnissen bei Säugern ist zur Zeit nicht möglich. Wir kennen seine Empfindlichkeit auf Acetylcholin und die Möglichkeit der Beeinflussung auf pharmakologischem Wege nicht. Es wäre aus tiersystematischen Gründen sehr interessant festzustellen, inwieweit die Verhältnisse mit denjenigen von Säugern homolog und wie weit in der Verteilung verschieden sind.

BELLAMY (1959) untersuchte die intracelluläre Verteilung des gebundenen Acetylcholins und der Cholinacetylase im Gehirnhomogenat der Taube. Die Mitochondrienfraktion des Taubengehirns enthielt 54% des Acetylcholins der Gesamthomogenats, das heißt 33 γ/g Trockengewicht. In der Mikrosomenfraktion waren nur 7%. Außerdem wurden 40% des gebundenen Homogenat-Acetylcholins in der Zelltrümmer- und Kernfraktion gefunden. Eine Cholinacetylaseaktivität wurde in allen Fraktionen, außer im Überstehenden festgestellt. Maximale Aktivität fand sich in der Mitochondrien- und Mikrosomenfraktion. Die Acetylcholinsynthese-Kapazität des Taubengehirns war bedeutend größer als die des Rattenhirns: 76 gegenüber 27 γ/g Trockengewicht/Std bei 38°C. Dasselbe traf auch für die Acetylcholinfreisetzung zu.

Durch COSTA u. MURTAS (1953) wurden vergleichsweise an Gehirnextrakten des Huhns und verschiedener Säuger die (schwachen) Anticholinesterasen Eucupin, Strychnin und Coffein gegen Acetylcholin als Substrat *in vitro* geprüft. Es ergab sich gegen Eucupin sowohl bei den Säugern als auch beim Huhn eine gewisse Hemmwirkung, die auf die Anwesenheit von Butyrylcholin bezogen wurde. Strychnin wirkte ebenfalls als Anticholinesterase, Coffein nur sehr schwach. PAULESU u. VARGIU (1955) stellten zwischen dem Hirn des Huhns einerseits und demjenigen von Hund, Kaninchen, Meerschweinchen, Ratte, Schwein, Pferd andererseits große Empfindlichkeitsunterschiede der Gehirncholinesterase auf die Hemmwirkung von CT 3318, einer spezifischen Antiacetylcholinesterase gegenüber fest, die beim Huhn bis über 1000mal geringer war als bei den untersuchten Säugern. Paulesu und Vargiu schlossen daraus, daß im Gehirn des Huhns ein anderer Cholinesterasetypus vorliegt als bei Säugern, da die Cholinesterase des Huhngehirns auf CT 3318 als spezifischen Acetylcholinesterasehemmer nur sehr wenig reagierte und auf Eucupin 10^{-4} unempfindlich war, dagegen auf Physostigmin 10^{-5} mit 99% Hemmung, also wie eine Acetylcholinesterase reagierte. Nach Paulesu (1956) enthält das Gehirn von Huhn, Gans und Taube eine Cholinesterase, welche auf Eucupin nicht reagierte, wohl aber auf Physostigmin (bis $8,1.10^{-6}$) und schwach auf CT 3318, während die Cholinesterase im Gehirn von Ratte, Hund, Meerschweinchen, Schwein auf CT 3318 sich hochempfindlich zeigte (50% Hemmung noch bei $1,6.10^{-8}$ CT 3318), so daß es sich um eine Acetylcholinesterase handeln muß. Wie bei den Versuchen von Costa und Murtas wurde als Enzym der Extrakt aus den basalen Hirnteilen großer Säuger und dem Ganzhirn kleiner Säuger und des Huhns und als Substrat ausschließlich Acetylcholin verwendet.

Cavanagh u. Holland (1961a) stellten am Zentralnervensystem des Huhns fest, daß im Gegensatz zu vielen Säugern die Ganglien der hinteren Rückenmarkswurzeln sehr reich an Acetylcholinesterase sind, wobei die Hauptmenge intracellulär im Perikaryon und nur sehr wenig sich in der Zellmembran fand. Anders im Rückenmark von Säugern, wo die Hauptmenge in den lateralen und ventralen Partien lokalisiert ist. Es wäre interessant, an einer größeren Artenzahl zu prüfen, ob es sich um typische Verschiedenheiten in der Acetylcholinesteraseverteilung bei den beiden Klassen der Vögel und Säuger handelt. Weitere Unterschiede bestehen insofern, als das Kleinhirn beim Huhn sehr reich an Acetylcholinesterase ist, während bei Ratte, Kaninchen und Katze im Kleinhirn überhaupt keine Cholinesterase nachweisbar war. Das bei Vögeln vorauszusetzende cholinergische synaptische Übertragungssystem im Gehirn scheint topologisch anders organisiert zu sein als bei Säugetieren, d. h. die Verteilung cholinergischer Synapsen im Zentralnervensystem ist bei Vögeln und Säugern verschieden. Daß das Kleinhirn bei Vögeln eine hohe Acetylcholinesteraseaktivität besitzt, deutet auf Beteiligung des Acetylcholins am synaptischen Geschehen der Steuerungsvorgänge des Fluges und der Bewegungsvorgänge hin. Es wäre von Interesse, an raschen Fliegern (Taube usw.) diese Verhältnisse im Vergleich mit denjenigen des Haushuhns und von Laufvögeln genauer zu untersuchen. Es scheint hier ein tiersystematisch relevantes Problem vorzuliegen, das verfolgt werden sollte, um sicherzustellen, ob zwischen verschiedenen Vogelordnungen einerseits und zwischen Vögeln und Säugetieren andererseits Unterschiede in der Art und Verteilung der Gehirncholinesterasen und des Acetylcholins bestehen.

Im weiteren wurde durch Cavanagh (1954), Cavanagh u. Holland (1961b) die selektive Toxizität von Organophosphorverbindungen am Zentralnervensystem des Kückens und der Henne untersucht. Bei der Wirkung von DFP kommt nicht nur eine Cholinesteraseblockierung in Frage, sondern ein Angriff auf spezifischere Funktionsorte. Möglicherweise sind bestimmte toxische Wirkungen durch Fluor-Bindung bedingt (vgl. Fenton, 1955; Ferrari, 1957).

Szentagothai et al. (1955) wiesen histochemisch (nach Gerebtzoff) eine spezifische Cholinesterase an interneuralen Synapsen im Ganglion Ciliare des Haushuhns (*Gallus domestica*) nach. Das Ferment wurde vorwiegend an präsynaptischen Endigungen präganglionärer Fasern, aber auch an postsynaptischen Berührungsflächen von Ganglienzellen gefunden. Nach Degeneration der präganglionären Faser nahm der Gehalt an Acetylcholinesterase ab.

Cavanagh u. Holland (1961a) stellten beim Kücken fest, daß Butyrylcholinesterase im Zentralnervensystem nur in den Kapselzellen des Rückenmarks in beträchtlichen Mengen zu finden war. Über den Stoffwechsel des Acetylcholins im Nervengewebe s. Hebb (1954, 1961, 1963).

9) Verdauungskanal und Acetylcholin

Wie Graham (1938) am überlebenden Dünndarm (Jejunum) der Ente zeigte, rief Acetylcholin eine Tonussteigerung hervor, welche erst durch hohe Atropindosen gehemmt wurde. Es scheint ein cholinerger Mechanismus vorzuliegen. Auffallenderweise bewirkte auch Adrenalin am Jejunum Tonussteigerung, was mit der Adrenalinwirkung am Säugetierdarm in Widerspruch steht, aber mit Feststellungen am Darm von Reptilien eine gewisse Analogie zeigt. Eine genauere Analyse der Wirkung von Acetylcholin und Catecholaminen auf den Magendarmkanal von Vögeln aufgrund der vegetativen Innervationsverhältnisse wäre im Interesse tiersystematischer Abgrenzungen erwünscht. S. auch Roddie (1962).

ι) Ontogenese

Erstes Auftreten von Cholinesterase im Hühnerembryo

Zentralnervensystem. Durch elektronenoptische Untersuchungen von Bellairs (1959) sind wir über die embryonale Entwicklung des Zentralnervensystems beim Hühnchen näher orientiert. Es wurden Hühnerembryonen vom Stadium des Primitivstreifens bis zu 13 Tage alten Embryonen untersucht. Das Ektoderm der präsumptiven Neuralplatte und das darunter gelegene Mesoderm sind nach Abschluß der Primitivstreifenentwicklung durch einen 200 bis 1000 Å messenden Spalt getrennt, der von einem granulierten Material (Partikeldurchmesser 100—150 Å) erfüllt ist. Als intercelluläre Matrix findet sich dieses Material auch zwischen den einzelnen Zellen. Bellairs hält das Material in Anlehnung an die Untersuchungen von Robertson für eine Basalmembran. Dieses Material wird zur Zeit der Induktion der Neuralplatte auf engerem Raum zusammengepreßt. Bei älteren Embryonen ($3^1/_2$—4 Tage alt) schwindet die intercelluläre Matrix immer mehr. Zu dieser Zeit sind die ersten auswachsenden Axone zu beobachten. — Das Cytoplasma der Neuroblasten enthält ein schlauchförmiges endoplasmatisches Reticulum, das sich in das Axoplasma fortsetzt. Die bläschenförmigen Anschwellungen des endoplasmatischen Reticulums innerhalb der Axone entsprechen einem durch Pinocytose aufgenommenen bläschenförmigen Material, das durch die Kanäle des Reticulums vom Axon her bis zum Perikaryon gelangt. Mit der weiteren Entwicklung und dem Wachstum der Neuroblasten geht eine Massenzunahme des endoplasmatischen Reticulums parallel, während die Zahl der Mitochondrien abnimmt. Das endoplasmatische Reticulum baut im Bereich des Perikaryon in Form von granulabesetzten Membranen die Nissl-Substanz auf, während es im Axoplasma als tubuläre Struktur auftritt.

Durch Zacks (1954) wurde versucht, die Entwicklungsgeschichte der Cholinesterasen im Hühnerembryo von 0—96 Bebrütungsstunden histochemisch zu bestimmen. Nach 15 Bebrütungsstunden trat Acetylcholinesterase in der Gegend des Primitivstreifens und vor allem im Hensenschen Knoten auf, d. h. zu einer Zeit, wo weder Neuroblasten differenziert sind, noch Acetylcholin nachweisbar ist. In der weiteren Entwicklung fand sich Acetylcholinesterase vor allem im Gebiet des Neuralrohrs und der Somiten (aber auch im Darm, Herz und Amnion), wobei die Aktivität wieder abzunehmen schien. Butyrylcholinesterase war nicht nachweisbar (vgl. auch Cavanagh u. Holland, 1961b). Nachmansohn (1938) stellte Acetylcholinesterase erstmals am 6. Entwicklungstag fest. 4—5 Tage vor dem Schlüpfen (16.—17. Bebrütungstag) stieg sie in geometrischer Progression bis etwa zum 7. Tag nach dem Schlüpfen an. Damit hatte die Acetylcholinesterase den Stand des erwachsenen Tieres erreicht. Diese Entwicklung ging mit der zunehmenden Neuronendichte des Zentralnervensystems parallel; ebenso in gewissem Ausmaß mit der Zunahme des Acetylcholins im Embryo. Die Auffassung ist vielleicht nicht von der Hand zu weisen, daß Acetylcholin und Acetylcholinesterase als embryonale Induktoren des Nervengewebes funktionieren, da sie der anatomischen und funktionellen Differenzierung des Nervensystems vorausgehen, in welchem sie dann (teilweise) eine synaptische Überträgerfunktion ausüben.

Durch Bonichon (1957, 1961) wurden Lokalisation und Verbreitung der Acetylcholinesterase in den Lobi optici und im Cervicalmark des Hühnerembryos verfolgt. In frühen Stadien ist die Acetylcholinesterase im ganzen Cytoplasma verteilt; später ist nur der Zellrand besetzt und schließlich sind es Axon und Dendriten, wobei die synaptischen Stellen die stärkste

Enzymaktivität zeigen. Im Laufe der Differenzierung des Nervensystems wächst auch die Aktivität der Acetylcholinesterase. Es ergeben sich so Beziehungen zwischen der Vermehrung der Acetylcholinesterase und der morphologischen und funktionellen Entwicklung des Nervensystems.

Durch Zufuhr von Acetylcholin vom 2. Bebrütungstag an kam es nach TISNA-AMIDJAJA (1958) am Hühnerembryo zu einer dosisabhängigen Wachstumssteigerung; bei sehr hohen Dosen (1 mg pro Tag) trat Wachstumshemmung ein. Die Frage ist eingehend durch KARCZMAR (1963a, b) behandelt. Danach kann angenommen werden, daß Acetylcholinesterase im 15-Stunden-Embryo 1—2 Tage vor der Bildung von Neuroblasten und Differenzierung von Neurofibrillen nachweisbar ist, 2—3 Tage vor dem Beginn spontaner Bewegungen und 5 Tage vor dem Einsetzen der Reflextätigkeit.

In der *Retina* fand LINDEMAN (1947) manometrisch Acetylcholin und Cholinesterase vom 8. Entwicklungstag an; ihre Konzentration nahm bis zum Schlüpfen (20. Bebrütungstag) zu. Histochemisch war Acetylcholinesterase durch SHEN et al. (1956) schon vier Tage früher in der Retina nachweisbar, wobei die Esterase auf synaptische Verbindungsstellen cholinergischer Neurone, und zwar auf die sekundären Neurone (bipolare Zellen) beschränkt blieb, während primäre Neurone (Stäbchen und Zapfen) und tertiäre Neurone (Ganglienzellen) davon frei waren, was der Auffassung von FELDBERG u. VOGT (1948) vom Wechsel cholinerger mit nichtcholinergen Synapsen im Bereich der retinalen Sehbahnen entsprechen würde. Doch fehlen entsprechende Daten für Acetylcholin, so daß nicht mit voller Sicherheit von cholinergen Neuronen gesprochen werden kann.

χ) Acetylcholin und embryonales Hühnerherz

Wie schon ARMSTRONG (1931, 1935), CULLIS u. LUCAS (1936), FUJII (1927), GARREY (1937) gezeigt haben, bewirkte Acetylcholin am embryonalen Hühnerherzen Frequenzverlangsamung und Stillstand in einem Zeitpunkt, in welchem das Herz noch völlig nervenfrei war (vgl. auch PLATTNER u. HOU, 1931 und Abb. 202).

Untersuchungen von DUFOUR u. POSTERNAK (1960) am isolierten embryonalen Hühnerherzen von 2—3, 4—6 und 7—10 Tagen haben bestätigt, daß durch sehr hohe Acetylcholinkonzentrationen von 5.10^{-2} bis 10^{-3} g/ml sowohl das ganze Organ als auch Teile desselben (Aurikel, Ventrikel, Basis und Spitze des Ventrikels) bei den allerjüngsten Embryonen von 2—3 Tagen, d. h. schon in einem Stadium verlangsamt wurde, in welchem eine Einwanderung nervöser Elemente in den Herzmuskel noch nicht stattgefunden hatte. Die Acetylcholinwirkung war nach diesen Versuchen nicht von der Gegenwart cholinerger Nerven abhängig und damit eindeutig auf die Acetylcholinempfindlichkeit des Myokards zu beziehen, dessen Empfindlichkeit auf Acetylcholin nach diesen Versuchen primär als sehr gering bewertet werden muß (unspezifische Wirkung ?).

Die Frequenzverlangsamung nahm mit steigendem Alter der Embryonen bedeutend zu. Der Ventrikel war auffallenderweise empfindlicher auf Acetylcholin als der Aurikel: schon 5.10^{-9} führte an der Kammer zu ausgesprochener Verlangsamung, am Vorhof erst 10^{-7} Acetylcholin. Auf hohe Acetylcholinkonzentrationen von 10^{-4} bis 10^{-3} reagierte die Kammer in diesem Stadium bald mit Beschleunigung, bald mit Verlangsamung, der Vorhof immer mit Frequenzabnahme. Die isolierte Herzspitze wurde durch 10^{-4} bis 10^{-3} Acetylcholin immer beschleunigt, die Ventrikelbase (mit etwas höherer Frequenz wie die Spitzen) immer verlangsamt. Die verschiedenen Empfindlichkeiten topographisch verschiedener Herzabschnitte auf Acetylcholin weisen auf die Versuche von BURN (1956) am isolierten Aurikel des (erwachsenen) Kaninchens hin, nach welchen Acetylcholin positiv

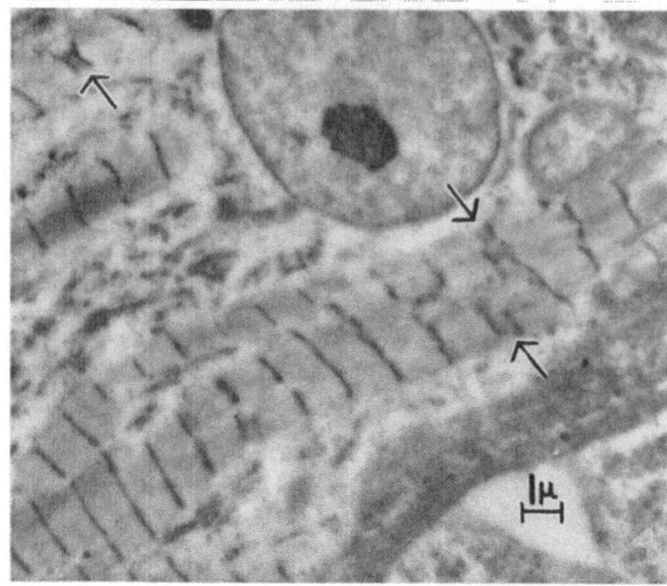

Abb. 202. Herzmuskel vom 5-Tage-Hühnerembryo, 30 Tage *in vitro* in Kultur. Zellen mit zahlreichen langen Myofibrillen im Kontraktionszustand. Einzelne Z-Banden (→) scheinen sich aufzuspalten. Vergr. 1:5000. (Aus: H. Meyer u. L.T. Queiroga 1959)

inotrope myofibrilläre Funktionen besitzt, am ausgesprochensten im Vorhof, wobei ein Einfluß auf den Stoffwechsel (ATP) in Frage kommt.

Mit diesen Resultaten stehen die Untersuchungen von Zingoni (1956a, b) an der embryonalen Hühnerherzkultur teilweise in Widerspruch, daß Vorhofzellen auf die hemmende Wirkung des Acetylcholins viel empfindlicher sind als Ventrikelzellen. Nach Zingoni hatte Acetylcholindurchströmung am 68 bis 70-Stunden-Embryo des Hühnchens, in welchem die Nerven das Herz noch nicht erreicht hatten, eine ähnliche Wirkung wie am erwachsenen Herzen; nach Fujii (1927) hatten am isolierten embryonalen Hühnerherzen Atropin und Acetylcholin erst vom 4. Tag an typische Wirkung, woraus er schloß, daß erst von diesem Tag an autonome Nerven in den Herzmuskel einwandern oder empfindlich genug sind, was nach neueren Untersuchungen kaum noch stimmen dürfte. Cullis u. Lucas (1936) fanden an präneuralen Hühnerherzen, die weniger als 2 Tage inkubiert waren, durch Acetylcholin Stillstand oder starke Verlangsamung mit augenblicklicher Erholung in Atropinlösung. Nach vorausgehender Atropineinwirkung hatte Acetylcholin keine Wirkung mehr oder sie war stark reduziert. Es handelt sich anscheinend um eine cholinerge Reaktion des Myokards. Wie Sangvichien (1952) am embryonalen Hühnerherzen in situ des 42—48 Std alten Hühnerembryos zeigte, kam es bei Novocainapplikation zu einer Art „Umkehr" des Herzschlages, indem der Herzschlag nicht vom Sinus venosus ausging, sondern vom Conus arteriosus oder vom Ventrikel. Dieses Verhalten erweckte den Eindruck, wie wenn der Sinus venosus nicht der frühest zur Einleitung der Pulsationen befähigte Herzabschnitt wäre. Vielmehr hatte es den Anschein, als ob jeder neu gebildete Herzabschnitt eine größere Fähigkeit, Kontraktionen einzuleiten, besäße wie die früher gebildeten, d. h. wie wenn der Sinus venosus seine Schrittmacherfunktion erst am vollausgebildeten Herzen definitiv aufnehmen würde. Durch Novocain wurde der (meist empfindlichste) Sinus venosus in seiner Funktion soweit gehemmt, daß andere Herzabschnitte seine Funktion übernehmen konnten. (Vgl. Sangvichien,

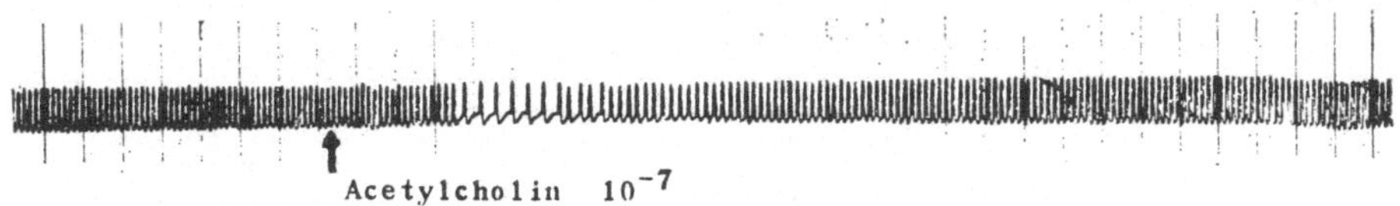

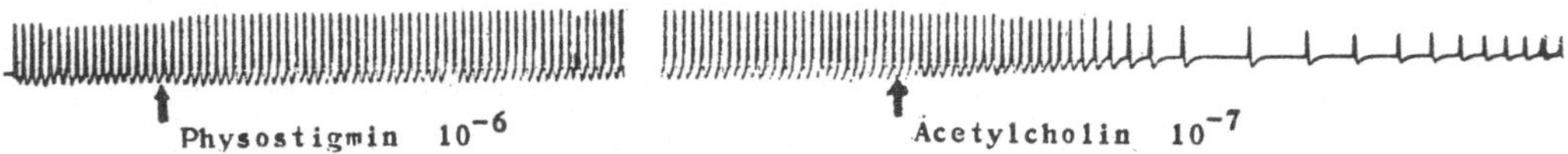

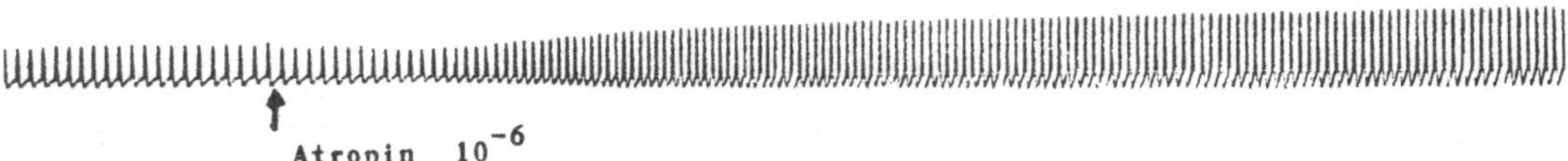

Abb. 203. Negativ chronotrope und positiv inotrope Wirkung von Acetylcholin 10^{-7} am 4 Tage alten Hühnchenembryo. Physostigmin 10^{-6} wirkt positiv inotrop und verstärkt die nachfolgende negativ ino- und chronotrope Wirkung von Acetylcholin 10^{-7}, die durch Atropin 10^{-6} aufgehoben wird. (Aus: L.P. McCarty, W.Ch.Lee u. F.E. Shidemann 1960)

1952; Patten, 1949; Patten u. Kramer, 1953). Nach Mc Carty et al. (1960) war am embryonalen Hühnerherzen die negativ inotrope und negativ chronotrope Wirkung sowohl am nichtinnervierten (4 Tage) als am innervierten Herzen (8 Tage) durch Acetylcholin 10^{-8} auslösbar. Diese Wirkung wurde bei allen Herzen durch Atropin 10^{-6} g/ml unterdrückt. Durch Physostigmin wurde am 4—8 Tage alten Herzen die Acetylcholinwirkung verstärkt, hatte aber keinen Einfluß auf die Acetylcholinwirkung am 3 Tage alten Herzen (Abb. 203). Die Versuche sprechen dafür, daß genügend Acetylcholinesterase gebildet wird, bevor es zur Innervation des Herzens kommt. (Vgl. auch Hoffman u. Suckling, 1953).

Fingl, Woodburg u. Hecht (1952) stellten am Hühnerembryo fest, daß die Membranpotentiale vom Vorhof und Ventrikel des nichtinnervierten und innervierten Herzens qualitativ identisch sind und demjenigen des erwachsenen Froschventrikels gleichen. Acetylcholin und Adrenalin riefen am nicht innervierten und am innervierten Vorhof und Ventrikel dieselben, für diese Stoffe charakteristischen Änderungen am Membranpotential hervor. Die Empfindlichkeit diesen beiden Stoffe gegenüber war am nichtinnervierten und innervierten Herzen dieselbe. Das nicht innervierte embryonale Herz scheint sich elektrophysiologisch gleich zu verhalten wie das innervierte. Die Versuche am embryonalen Hühnerherzen und die Frage, ob Acetylcholin schon am nicht innervierten Herzen eine (muskulär bedingte) negativ inotrope und chronotrope Wirkung entfalte, ist trotz großem experimentellen Aufwand nicht als völlig schlüssig zu betrachten, da der Zeitpunkt der Innervation nicht mit voller Sicherheit bezeichnet werden kann. In dieser Hinsicht sind die Feststellungen von Szepenswol u. Bron (1936) zu beachten, welche zeigten, daß am embryonalen Hühnerherzen vom Thorakalganglion ausgehende Nervenfasern schon gegen die 68. Stunde in die Gegend des Aortenbulbus eindringen, während andere vagale Fasern die Vorhöfe um die 96. Stunde erreichen. Doch soll es sich dabei um sensible Fasern handeln, während eigentliche Vagusfasern das Herz erst nach dem 4. Tag in Besitz nehmen.

Am embryonalen Myokard des Hühnerherzens konnten bei intracellulärer Ableitung Aktionspotentiale in keinem Fall vor dem 9-Somitenstadium abgeleitet werden. Es entspricht dies dem Entwicklungsstadium, in welchem erstmals Herzkontraktionen beobachtet werden konnten. (Krespi u. Sleator, 1966).

Tabelle 10. *Lokalisation der Acetylcholinesterase im quergestreiften Muskel im Laufe der Entwicklung des embryonalen Hühnchens*

Entwicklungs-stadium	Alter Tage	Aktivität des Sarkoplasmas	Aktivität des Muskel/Sehnen-apparates	Aktivität des myo-neuralen Apparates
24	4	+++++	——————	——————
28	$5^1/_2$	++++	————	—————
29	6	++	+++	—————
31	7	++	+++	————
33	$7^1/_2$—8	++	++++	—————
36	10	+	+++++	+++
37	11	+	+++++	++++
38	12	+	+++++	++++
Schlüpfen	21	±	+++++	+++++

Nach: A. Bonichon (1957).

Eine myokardische Acetylcholinempfindlichkeit nicht sehr hohen Grades scheint schon bei embryonalen Herzen in einem sehr frühen Stadium zu bestehen, in welchem noch keine Einwanderung von Nerven in das Myokard feststellbar ist. (Vgl. auch Karczmar, 1963a bei Koelle). Über das Elektrokardiogramm des embryonalen Hühnerherzens (in der Schale) vgl. Lazzarini u. Belleville (1956). S. auch Roberts, Gimeneo, Webb (1965).

λ) Acetylcholinesterase im quergestreiften Muskel des Hühnerembryos

Um Einblick in die Bedeutung der Cholinesterase für die Übertragung nervöser Reize auf die Muskulatur zu erlangen, untersuchte Bonichon (1957) die Entwicklung der Acetylcholinesterase-Aktivität der Muskelfaser im Verlauf der Embryonalentwicklung (Tab. 10).

Als Material dienten Schnitte aus embryonalen quergestreiftem Muskel des Hühnerhalses. Zur Lokalisierung der Cholinesterase-Aktivität wurde die von Gerebtzoff (1953) modifizierte Methode von Koelle verwendet. Die Beobachtungen erstreckten sich vom 4. Bebrütungstage bis zum Ausschlüpfen. Während am 4. Bebrütungstage eine im Sarkoplasma der Myoblasten gleichmäßig verteilte Enzymaktivität gefunden wurde, war sie im Zeitpunkt des Schlüpfens fast ausschließlich im Sehnenansatz und in den motorischen Endplatten lokalisiert. Die Ausdifferenzierung des Sehnenansatzes ging um etwa 4 Tage der myo-neuralen Synapsenbildung voraus: der Muskel-Sehnenansatz besaß bis zum Ausschlüpfen eine größere Enzymaktivität als die Endplatte; erst dann waren sie etwa gleich. Weiteren Aufschluß über die Verhältnisse gibt Tabelle 10.

μ) Acetylcholin im Magendarmkanal des Hühnerembryos

Wie Jones, Marion et al. (1956) an primären Explantaten von embryonalem Hühnerdarm, während 8 Tagen im Embryoextrakt kultiviert, zeigten, verloren dieselben mehr als die Hälfte ihrer Cholinesteraseaktivität, wobei sich die Zellen trotzdem gut vermehrten und wuchsen. Zusatz von Acetylcholin, Acetyl-β-methylcholin und β-Dimethylaminoäthylacetat zum Medium behob diesen Verlust an relativer Enzymaktivität. Kultivierung des embryonalen Darmgewebes in einem synthetischen Medium, in welchem kein Zuwachs an Protein stattfinden konnte, führte zu ähnlichem Abfall der Enzymaktivität. Auch dieser Aktivitätsverlust konnte durch Acetylcholinzusatz zum Medium ausgeglichen werden. Möglicherweise handelt es sich um einen Fall von Enzyminduktion. Propionylcholin und Butyrylcholin waren weniger wirksam zur Aufrechterhaltung des Enzymniveaus und Benzoylcholin vermochten den Abfall der Fermentaktivität nicht zu verhindern. Aufgrund dieser Versuche mit 5 verschiedenen Substraten muß ange-

nommen werden, daß die Cholinesterase des embryonalen Hühnerdarms weder
dem Typus der Acetyl- noch der Butyrylcholinesterase von Säugetieren angehört.

Zusammenfassung über die Verhältnisse bei Vögeln

Herz. Über Vorkommen und Wirkung von Acetylcholin, Cholinesterasen und
Cholinacetylase sind wir bei Vögeln mangelhaft orientiert. Das betrifft die Herzverhältnisse im allgemeinen, die bei Homoiothermen andere sind als bei Poikilothermen, da der Energieaufwand zur Aufrechterhaltung der Homoeostasie bei
Homoiothermen viel größer ist, was an Herz und Kreislauf erhöhte Anforderungen
stellt.

Über Funktion und Menge des im Vogelherzen produzierten Acetylcholins
wissen wir wenig. Ob quantitative Unterschiede zwischen Vorhöfen und Kammern
bestehen, wie bei Säugern, scheint nicht untersucht worden zu sein. Im Vorhof-
und Kammerabschnitt wurde relativ hohe Acetylcholinesteraseaktivität festgestellt. Das Taubenherz zeigt eine große Empfindlichkeit auf Acetylcholin im Sinne
der Hemmung von Frequenz und Leistung (das Herz ist auch auf Vagusreiz sehr
empfindlich). Am isolierten Hühnerherzen mit sehr geringer Vagusempfindlichkeit
wirkten hohe Acetylcholindosen positiv inotrop.

Die Herzverhältnisse sollten bei Vögeln an einer möglichst großen Artenzahl
untersucht werden, wobei sich je nach der systematischen Stellung der Arten verschiedene Empfindlichkeiten hinsichtlich Vagusreiz und Acetylcholin und im
Gehalt von Acetylcholinesterase und Cholinacetylase ergeben können: Unterschiede zwischen Boden- und Strandläufern, Wassertieren, schnell und langsam
fliegenden Vögeln scheinen sich anzudeuten. Es müßte sich dann erweisen, ob dabei mehr tiersystematisch-phylogenetische oder mehr ökologische Faktoren den
Ausschlag geben. Die Pharmakologie des Vogelherzens ist weitgehend unbekannt.

Am *quergestreiften Muskel*, der wie bei Amphibien teils fibrillär („rascher Muskel"), teils felderartig („langsamer Muskel") gebaut ist, wurde Acetlycholinester-
ase im Niveau des subneuralen Apparates der Nervenendplatte und an der Muskel-
Sehnengrenze festgestellt. Über Acetylcholin ist so gut wie nichts bekannt. Nach
den lokalisatorischen Befunden der Acetylcholinesterase kann kaum daran ge-
zweifelt werden, daß der quergestreifte Vogelmuskel, ähnlich wie der Säugermuskel, *positiv cholinerg* gesteuert wird.

Die Pharmakologie des Bewegungsmuskels der Vögel ist wenig entwickelt.
Physostigmin scheint die Wirkung des Acetylcholins zu verstärken, Curarestoffe
führen wie am Säugetier zu schlaffer Lähmung. Im Hinblick auf die Flugphysio-
logie und die besondere Inanspruchnahme der Flugmuskulatur wären weitere
pharmakologisch orientierte Untersuchungen, die auch tiersystematisch nicht
ohne Bedeutung sein dürften, von Interesse.

Die Aktivität der Acetylcholinesterase des *Zentralnervensystems* ist um ein
vielfaches höher als bei vielen Säugern und beim Menschen. Der Nachweis von
Acetylcholin und Cholinacetylase im Taubenhirn macht die Beteiligung des Acetylcholinsystems an der synaptischen Erregungsübertragung sehr wahrscheinlich.
Über die Verteilung des Acetylcholins und der Acetylcholinesterase im Vogelhirn
sind wir wenig orientiert. Ein bemerkenswerter, wahrscheinlich klassenbedingter
Unterschied in der Verteilung bei Vögeln und Säugern liegt darin, daß bei Vögeln
das Kleinhirn an Acetylcholinesterase sehr reich ist, bei Säugern, soweit wir das
von einigen Arten wissen, überhaupt fehlt. Dieser Reichtum bei Vögeln dürfte mit
der zentralen Flugsteuerung in Zusammenhang stehen, an der das bei Vögeln besonders stark entwickelte Kleinhirn neben den optischen Funktionsgebieten
beteiligt ist. Auf alle Fälle stellen wir fest, daß das cholinerg synaptische Übertragungssystem des Vogelhirns sich von demjenigen von Säugern topographisch

unterscheidet. Es wäre im Hinblick auf die hohe Entwicklung des Sehorgans bei Vögeln auch zu prüfen, ob dem Acetylcholinsystem im Bereich der Lobi optici eine besondere funktionelle Bedeutung zukommt.

Ein weiterer, möglicherweise klassenspezifischer Unterschied zwischen Vögeln und Säugern dürfte in der verschiedenen Verteilung der Acetylcholinesterase im Rückenmark vorliegen: während bei Vögeln (Huhn) die Ganglienzellen der hinteren sensiblen Rückenmarkswurzeln sehr reich an Acetylcholinesterase sind, findet sich bei Säugern die Hauptmenge in den vorderen (motorischen) und lateralen Partien des Rückenmarkes.

Am *Verdauungskanal* (isolierter Dünndarm der Ente) bewirkt Acetylcholin Tonussteigerung, die durch Atropin gehemmt wird. Ein cholinerger Mechanismus scheint vorzuliegen. Doch ist es auffallend, daß Adrenalin ebenfalls Tonussteigerung hervorrufen kann, was mit der bei Säugern gewöhnlich beobachteten Hemmwirkung des Adrenalins in Widerspruch steht. Weitere Feststellungen auf breiterer artlicher Basis und an verschiedenen Abschnitten des Verdauungskanals sind zur Abklärung dieser Verhältnisse notwendig.

Ontogenetische Beobachtungen sind in phylogenetischer Hinsicht insofern von Bedeutung, als bei Vögeln in früh-embryonaler Zeit Acetylcholinesterase in der Anlage des quergestreiften Muskels gefunden wird, bevor in anatomischer Hinsicht eine synaptische Funktion des Acetylcholins überhaupt in Frage kommt, d. h. bevor die Anlage des Nerven mit dem Muskel in Berührung tritt. Am embryonalen Hühnerherzen scheint eine nicht sehr hohe Empfindlichkeit auf Acetylcholin im Sinne negativ chrono- und inotroper Wirkung schon in frühen Entwicklungsstadien zu bestehen, in denen eine Einwanderung von Nerven ins Myokard noch nicht festzustellen ist.

7. Klasse Mammalia, Säugetiere (s. S. 735 und S. 861)

Die Säugetiere haben sich sehr frühzeitig von den Reptilien aus der Ordnung der Therapsida abgezweigt. Daß die Säugetiere sich aus therapsiden Reptilien entwickelten, die über Pelycosaurier von Captochinomorphen stammen, scheint heute allgemein anerkannt zu sein (OLSON, 1959) in der Auffassung, daß sich der Säugetiercharakter in verschiedenen Linien der Therapsiden unabhängig voneinander herausbildete. Die Säugetiere erscheinen als solche in der oberen Trias und bleiben ca. 100 Millionen Jahre eine nebensächliche Gruppe der Wirbeltiere, sind aber im Jura bereits in mehrere Stämme gespalten. Die *Panthotheria* der jurassischen Vorzeit sind unter den Theria *der* Stamm, an den sich die höheren Säugetiere anschließen. Das Tertiär wird zum eigentlichen Säugetierzeitalter. Anzahl jetzt lebender Säugetierarten ca. 3500. Sie haben ihren Höhepunkt im Pliocän und sind bis zur Gegenwart in der Verbreitung etwas abgesunken (Simpson).

Groß- und Kleinhirn sind besonders stark ausgebildet. Für den Atmungsapparat ist das Brust- und Bauchhöhle voneinander trennende Zwerchfell von besonderer Bedeutung geworden. Zum Unterschied von Reptilien und Vögeln wird der *linke* Arterienbogen zum arteriellen Aortenbogen, während der rechte verloren geht.

Die echten Mammalia (mit Ausnahme der eierlegenden Monotremata) sind lebend gebärend. Für Säugetiere charakteristisch ist das Haarkleid. Allgemeiner anatomischer Bau (Typus) von Säugetieren. S. auch NEEDHAM et al. (1932).

Klasse: Mammalia (Säugetiere)

(kombiniert und etwas vereinfacht nach GRASSÉ, 1955; SIMPSON, 1951; VILLEE-WALKER-SMITH, 1959). (Vgl. auch TENIUS u. HOFER, 1960.)

Unt. Kl. Prototheria, Eierlegende Säugetiere
    Ord. *Monotremata (Ornithorhynchus anatinus,* Schnabeltier, *Echidna aculeata,* Schnabeligel)

Unt. Kl. Didelphia   *Metatheria, Aplacentalia,* Lebendgebärende Säugetiere
Ord. *Marsupialia,* Beuteltiere (*Macropus bennetti,* Bennett-Känguruh, *Didelphis virginiana,* virginisches Opossum), s. Waring et al. (1966)

Unt. Kl. Eutheria: Placentartiere
Ord. *Insectivora*   (*Erinaceus europaeus,* Igel, *Talpa europaea,* Maulwurf, *Blarina brevicauda,* Spitzmaus)
Ord. *Chiroptera,*   Fledermäuse (*Pipistrellus pipistrellus,* Zwergfledermaus, *Nyctalus noctula* (= Vespertilio), Abendsegler
Ord. *Primates*
(*Macaca mulata* (= *Macacus rhesus*), Rhesusaffe, *Cercopithecus* sp., Meerkatze, *Pan troglodytes,* Schimpanse).
Homo sapiens.

Sup. Ordo: Carnivora: Fleischfresser
Ord. *Fissipedia,* landlebend
(*Canis familiaris,* Haushund, *Canis aureus,* Schakal, *Vulpes vulpes,* Fuchs, *Felis catus,* Katze, *Panthera leo,* Löwe, *Panthera tigris,* Tiger)
Ord. *Pinnipedia,* meerlebende Tiere
Phoca vitulina, Seehund
Ord. *Cetacea:* Delphine, Wale
(*Delphinapterus leucas,* Belugawal, Weißwal, *Delphinus delphis,* Delphin, *Balaenoptera physalus,* Finnwal)
Ord. *Proboscidea,* Elefanten
Elephas maximus, indischer Elefant, *Laxodonta africana,* afrikanischer Elefant
Ord. *Hyracoidea,*   Procavia (= Hyrax)capensis, Klippschliefer

Super-Ordo: Ungulata
Ord. *Artiodactyla,* Paarhufer
Unt. Ord.:   *Suiformes,* Nicht-Wiederkäuer,
Sus domesticus, Hausschwein,
Hippopotamus, Flußpferd

Unt. Ord.:   *Ruminantia,* Wiederkäuer
Lama lama, Lama, *Camelus bactrianus,* Kamel, *Giraffa camelopardalis,* Giraffe, *Bos taurus,* Hausrind, *Capra hircus,* Hausziege, *Ovis aries,* Haus-Schaf, *Cervus dama,* Damhirsch, *Cervus elaphus,* Rothirsch
Ord. *Perissodactyla:* Einhufer
Equus caballus, Pferd, *Equus asinus,* Esel, *Tapirus terrestris,* Tapir, *Rhinoceros unicornis,* Indisches Panzernashorn
Ord. *Lagomorpha*
Oryctolagus cuniculus, Kaninchen, *Lepus europaeus,* Feldhase
Ord. *Rodentia,* Nagetiere
Marmota marmota, Murmeltier, *Glis glis,* Siebenschläfer, *Cricetus cricetus,* Hamster, *Mesocricetus auratus,* Goldhamster, *Rattus rattus,* Hausratte, *Rattus norvegicus,* Wanderratte, *Mus musculus,* Hausmaus, *Cavia porcellus,* Meerschweinchen.

Im folgenden können infolge Fehlens pharmakologischer Daten nur die nachstehend genannten Ordnungen berücksichtigt werden: Primates, Carnivora (Fissipedia) Artiodactyla, Perissodactyla, Lagomorpha, Rodentia, sporadisch auch Chiroptera, Cetacea.

(1) Herz der Säugetiere

Das Säugerherz besitzt einen vom rechten Vorhof kaum abgesetzten Sinus venosus mit dem *myogenen* Schrittmacher, ein Reizleitungssystem mit dem Atrioventrikularknoten (Aschoff-Tawara), dem Keith-Flack'schen Knoten, dem His'schen Bündel und den Endausbreitungen in die Kammern (Purkinjefasern), zwei Vorhöfe, zwei Kammern und ein ausgebildetes Coronargefäßsystem. Extrakardial ist es mit parasympathischen und sympathischen Nerven versorgt, deren postganglionäre Fasern im Herzgewebe (Vorhof) liegen und im Gegensatz zum Schild-

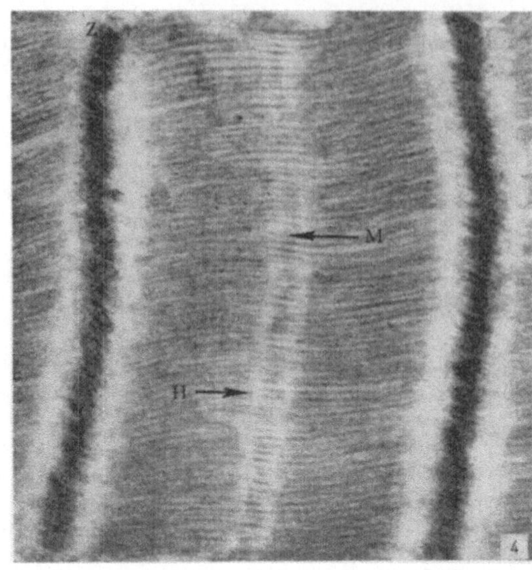

Abb. 204 Elektronenoptische Aufnahme des Herzmuskels (Kammer) vom Menschen. Die H-Bande überschneidet die A-Bande. Die H-Bande wird ihrerseits durch die dunklere M-Bande geteilt. Die H-Bande erscheint als schmale Zone der anisotropen Bande und ist weniger intensiv mit Os = $_2O_4$ gefärbt. Die M-Bande ist eine Zone von plötzlich erhöhter Elektronendichte des A-Filaments. Sie wird als Sitz spezifischer enzymatischer Aktivität betrachtet. Vergr. 1:48000. (Nach: R.J. BARNETT u. G.E. PALADE 1959. Aus: J.R. SMITH, T.H. BURFORD u. A.D. CHIQUOINE 1960)

krötenherzen nicht isoliert gereizt werden können. Der Herzmuskel ist quergestreift mit Glanzstreifen zwischen den einzelnen Muskelzellen. S. auch KARRER, H.E. (1961).

Die Auffassung vom cellulären, nicht syncythialen Bau des Herzmuskels der Säuger wird heute aufgrund elektronenoptischer Feststellungen allgemein vertreten (vgl. MOORE u. RUSKA, 1957; KISCH u. BARDET, 1951; KISCH, 1957; SJÖSTRAND u. ANDERSSON, 1954; YOKOYAMA et al., 1961). Die Glanzstreifen sind Zellgrenzmembranen, die durch einen Zwischenraum voneinander getrennt sind. S. auch SPERELAKIS (1969).

Die Feststellung der spiraligen Befestigung des endoplasmatischen Reticulums an der äußeren Kernmembran bestätigt frühere Beobachtungen über die helikoidale Struktur der Herzmuskelzelle. Plasmamembran und endoplasmatisches Reticulum werden als Träger von Membranpotentialen und als Erregungsleiter betrachtet. (MOORE u. RUSKA, 1957; SMITH, BURNFORD u. CHIQUOINE, 1960) (Abb. 204) fanden für den Herzmuskel (Kammer) des Menschen an Biopsiematerial entgegen H.E. HUXLEY (1953) elektronenoptisch eine Anordnung der Fibrillen ähnlich wie sie SJÖSTRAND, ANDERSSON-CEDERGREN (1957); SJÖSTRAND u. DEWEY (1958); SJÖSTRAND u. EBBA ANDERSSON (1954) am quergestreiften Skelettmuskel feststellten. Die Herzmuskulatur der Ventrikel ist nach elektronenoptischen Befunden (MEESEN, 1959) frei von Nervenfasern, was von andern Autoren bestritten wird. Der Herzmuskel ist viel reicher an Mitochondrien als der Skelettmuskel, was durch seine Dauertätigkeit erklärt wird.

Ob im Winterschlaf besondere Verhältnisse bei Winterschläfern bestehen, wurde durch POCHE (1959) am Siebenschläfer untersucht. Der Herzmuskel des Siebenschläfers zeigte grundsätzlich den gleichen submikroskopischen Aufbau wie das Myokard anderer Säuger. Während des Winterschlafes kommt es trotz stark herabgesetzter Stoffwechselintensität nicht zu einer zahlenmäßigen Verminderung der Mitochondrien. Doch war in diesem Zustand die Mitochondrienmatrix sehr kontrastreich, die Cristae waren dicht gepackt, unregelmäßig angeordnet, und die Mitochondriengranula vermehrt, umso mehr, je länger der Winterschlaf gedauert hatte. Offenbar sind diese Veränderungen Ausdruck einer Speicherung von Substrat und einer Zunahme von Fermenten in der Muskelzelle, wobei auch die Zahl cytoplasmatischer Granula zunahm. Als Folge der verlangsamten Stoffwechselaustauschvorgänge fanden sich vermehrte Einstülpungen und Invaginationen der Zelloberfläche, dafür weniger abgeschnürte Bläschen im Cytoplasam. Es wäre von Interesse festzustellen, ob der Acetylcholin-, Cholinacetylase- und Cholinesterasegehalt des Herzmuskels im lethargischen (inaktiven) Zustand eine entsprechende Abnahme erfährt, wie das für andere Hormone der Fall ist. Es ist kaum anzunehmen, daß Acetylcholin im Winterschlaf als „Aktivitätsbremse" des Herzens eingesetzt wird.

Auf den Herzstoffwechsel der Säuger kann hier nicht eingegangen werden. Daß Acetylcholin am Muskelstoffwechsel des Herzens aktiv beteiligt ist, dürfte allgemein anerkannt sein. (SZEKERES et al., 1958). Vgl. auch VON BUDDENBROCK (1967).

Hinsichtlich Cholinesterase sei auf BARNETT u. PALADE (1959) hingewiesen, welche unter dem Elektronenmikroskop nach Thiolessigsäure und $PbNO_3$-Vorbehandlung außerordentlich feine PbS-Partikel in der M-Bande des Herzmuskels feststellten, deren Entstehung auf die Anwesenheit einer Esterase, wahrscheinlich Acetylcholinesterase, hinweist. Solche Partikel wurden auch in den Mitochondrien und in cytoplasmatischen Granula aufgefunden. Die Pb-Partikel waren so fein, daß sie nur mit dem Elektronenmikroskop nachweisbar waren. Nach Vorbehandlung mit Cholinesterasehemmern traten sie nicht auf.

(2) Reizleitungssystem

beim Menschen nach STOTLER u. McMAHON (1947). Der Sinusknoten liegt als makroskopisch deutlich sichtbares blasses Gebilde dicht unter dem Endokard in einem Gebiet zwischen Sinusmuskulatur und der Crista terminalis. Er ist 2,5 cm lang, 0,5 cm breit und 2 mm dick. Vom Knoten strahlen Purkinjefasern nach der Vorhofsmuskulatur aus. Mit dem Atrioventrikularknoten war keine deutliche Verbindung festzustellen. Reichliche Nervenfaserbündel treten in den Sinusknoten ein, die teilweise von den an der epikardialen Seite des Knoten gelegenen Ganglienzellen ausgehen. Im einzelnen verlaufen die Nervenfasern spiralig um die spezifischen Muskelzellen herum. An der Arbeitsmuskulatur des Vorhofs konnten keine solchen Fasern festgestellt werden. Der Atrioventrikularknoten, der am unteren Teil des Septum atriorum subendokardial dicht am Sinus coronarius als blasses Gebilde zu sehen ist, mißt 2,2:1,0:0,3 cm. Die Muskelfasern gehen in einer Dicke von 2 mm in das Atrioventrikularbündel über. Der Atrioventrikularknoten ist wie der Sinusknoten sehr reichlich mit Nerven versorgt, die sich in feine Endnetze aufspalten. In der Nähe des Knotens liegen Ganglienzellen. Die vom Knoten ausgehenden Purkinjefasern werden eine Strecke weit von Nerven begleitet.

Unipolare, bipolare und multipolare, meist in Gruppen zusammenliegende Ganglienzellen wurden bei allen untersuchten Säugetierarten gefunden. Bei Cetaceen (Tümmler), Pinnipedia, (Walroß, *Phoca*) und Paarhufern sind sie am reichlichsten vorhanden. — Den multipolaren Zellen wird efferente (motorische), den uni- und bipolaren afferente (sensorische) Funktion zugeschrieben. Es konnten nur einfache Nervenendigungen nachgewiesen werden, die teils die Muskelfasern umhüllen, ohne in sie einzudringen, teils aber auch in der Adventitia der Coronargefäßäste enden. Gewisse nervöse Elemente der Gefäßwände (neben den sympathisch und parasympathisch motorischen) sind sensorisch und vermitteln die Übertragung der Herzschmerzen. Die Nervenfasern in unmittelbarer Nachbarschaft des Reizleitungssystems treten zwar laufend in das Myokard über; ihre Zahl scheint jedoch so gering zu sein, daß sie nicht als Impulsüberträger von Vorhof zu Kammer in Frage kommen. Außerdem sollen keine entsprechenden motorischen Endapparate im Myokard nachweisbar sein. Im Gegensatz zu GLOMSET (1950) halten DAVIES, FRANCIS u. KING (1952a) und DAVIES et al. (1956) an der klassischen Ansicht der *myogenen* Reizübertragung fest.

GLOMSET gelangte aufgrund histologischer Untersuchungen am Reizleitungssystem von Pferd, Hund, Rind, Schaf, Schwein und Rhesusaffe zu der Auffassung, daß 1. im Sulcus terminalis kein „Knoten" existiert, 2. in der rechten Vorhofwand kein Atrioventrikularknoten 3. im Oberteil des Septums kein muskuläres reizleitendes Bündel nachweisbar sei; 4. bei Mensch, Rhesusaffe und Hund besteht nach Glomset ein gratähnliches zartes Muskelbündel, das im atrioventrikulären Faserring unmittelbar hinter dem fibrösen Zentralkörper beginnt, auf der Höhe des interventrikulären Septums verläuft und subendokardial sich im rechten Ventrikel ausbreitet. Das Bündel verzweigt sich nicht zur Bildung eines linken Astes. Färberisch und strukturell ist es mit den benachbarten Faszikeln identisch; 5. bei Ungulaten soll ein abgegrenztes Bündel ausschließlich ventrikulär vorliegen, das dem His'schen Bündel beim Menschen entspricht und etwa zu gleichen Teilen aus Muskel - und Nervengewebe zusammengesetzt ist. Die muskulären Elemente bestehen aus Fasern, welche hinter dem fibrösen Zentralkörper entspringen. Bei Schaf und Rind sind sie zuerst zart und ineinander verflochten unter Bildung des Tawara Knotens. Sobald sie den nervösen Anteil erreichen, ändert sich ihre Form plötzlich in kurze, dicke, zweikernige Zylinder, die Purkinjezellen, welche in Nestern über Stamm, Verzweigungen und Netzwerk verteilt sind. Der nervöse Anteil besteht aus Fasern und wenigen Zellen. Die Fasern beginnen in den Ganglienzellen, welche auf der Höhe des Kammerseptums liegen und kleine Stämme zwischen den Reihen der Purkinjezellen bilden. Das Bündel verzweigt sich im untersten Abschnitt des Septum membranaceum unter Abgabe eines Astes in beide Ventrikel. Die Äste spalten sich in der Höhe des Papillarmuskels in ein subendokardiales und intramyokardiales Netzwerk auf. Beim Pferd existiert das Bündel nur in ganz rudimentärer Form; es besteht aus fibrösem Gewebe, in welchem wenige Reihen von verkümmerten Purkinjezellen eingebettet sind.

Alle untersuchten Säugerherzen verfügen über ein wohlentwickeltes Nervensystem; Nervenzellen begegnet man unter dem Vorhofperikard als vereinzelte Zellen oder als Ganglien. Ganglien sind sehr zahlreich im Sulcus terminalis und in der atrioventrikulären Grube. Die zugehörigen Nervenfasern sind zu Nervenstämmen zusammengefaßt, welche über die Vorhofmuskulatur wegziehen und den Coronararterien in die Ventrikel hinein folgen, wo sie ein subperikardiales und subendokardiales Netzwerk bilden, das auf der Muskulatur liegt und sich in sie hinein fortsetzt.

Wie vorsichtig man mit der Beurteilung des Reizleitungssystems bei Säugern sein muß, und seine Struktur nicht einfach mit den beim Menschen erhobenen Befunden identifizieren darf, geht nicht nur aus dem Vorausgehenden, sondern noch klarer aus den Feststellungen hervor, welche an Vertretern verschiedener Säugerordnungen und Familien erhoben worden sind. Es kann daraus der Schluß gezogen werden, daß wir hinsichtlich Acetylcholin, Acetylcholinesterasen und Cholinacetylase bei den verschiedenen Ordnungen, Familien und Gattungen von Säugern eine große Mannigfaltigkeit von Befunden zu erwarten haben, die uns bisher nur bei ganz wenigen Arten näher bekannt sind.

SCHIEBLER (1955) verdanken wir ausgedehnte histologische, histochemische und pharmakologische Untersuchungen am Atrioventrikularsystem bei einer Reihe von CARNIVORA (Hund, Katze), *Artiodactyla* (Rind, Kalb, Schwein, Ziege), *Rodentia* (Ratten, Meerschweinchen) und *Lagomorpha* (Kaninchen). Auffallenderweise konnte Acetylcholinesterase bei keiner der genannten Arten weder im spezifischen Gewebe noch in der Arbeitsmuskulatur nachgewiesen werden. Durch BORTOLAMI u. MARTINI (1958) wurden an 21 Herzen verschiedener Carnivoren (Familie der *Canidae, Ursidae, Procyonidae, Mustelidae* und *Viveridae*) Sinusknoten und Atrioventrikularbündel histologisch untersucht. Der Sinusknoten war gut entwickelt bei *Canis lupus*, Wolf, (Canidae) und *Helarctos malayanus*, Malayenbär (Ursidae). Bei *Potos Flavus, Nasua nasua*, Nasenbär und *Genetta genetta*, Ginsterkatze, war kein Sinusknoten auffindbar. Der Atrioventrikularknoten (Tawara) war bei allen untersuchten Herzen nachweisbar außer bei *Genetta genetta*; er ist besonders groß bei *Canis aureus*, Goldschakal, und *Potos flavus*, kleiner bei *Canis lupus, Nasua nasua, Gulo gulo*, Vielfraß, *Mustela furo*, nordafrikanischer Iltis, und *Helarctos malayanus*. Das His'sche Bündel und seine Schenkel waren bei allen Tieren vorhanden, aber von sehr verschiedener Gestalt. Purkinje'sche Zellen wurden an keinem Herzen festgestellt. BORTOLAMI (1958) untersuchte weiterhin die Atrioventrikularbündel bei einer Reihe von *Ruminantia* (Wiederkäuern) und *Tylopoda*, (Schwielensohler, Kamele), ausgehend vom Tawara-Knoten. Als Material dienten 49 Herzen von Paarhufern aus den Familien der *Tragulidae* (Zwergböckchen), *Cervidae* (Hirschen), *Bovidae* und *Camelidae*. Der Atrioventrikularknoten war bei allen Tieren vorhanden. Er besteht aus zwei Teilen bei *Tragulus kanchil* (Zwergböckchen), *Cervus elaphus* (Rothirsch), *Bubalus bubalus* (Hausbüffel), *Antilope cervicapra*, (Hirschziegenantilope), *Rupicapra rupicapra* (Gemse), *Capra ibex* (Ziege) u. a., aus nur einem (unteren) Teil bei *Oxyx algazel, Tragelaphus (Strepsiceros) strepsiceros* (große Kudu-Antilope), *Dama dama*, (Damhirsch), *Cervus uni-*

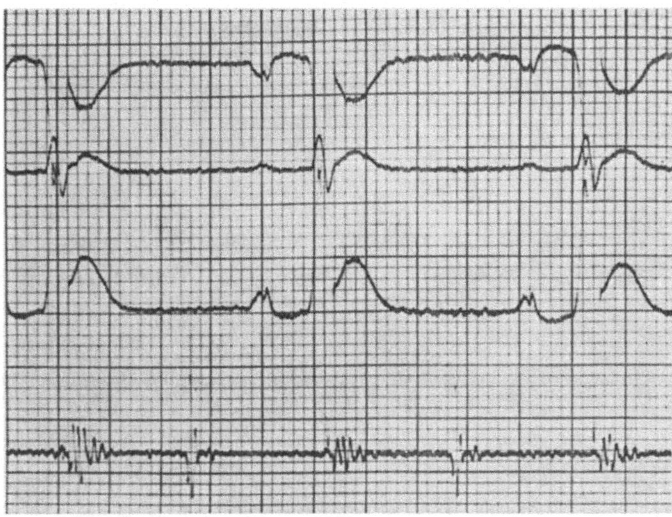

Abb. 205. Elektrokardiogramm eines erwachsenen Känguruhs *(Macropus benneti)*, ohne Narkose, sitzend. Von oben nach unten: Ableitungen I, II, III, Phonokardiogramm. Vollständiges Fehlen eines ST-Segmentes in allen drei Ableitungen. Der 2. Herzton fällt 0,10 sec nach Ende der T-Welle ein. Herzfrequenz 115/min. (Aus: J. GRAU-WILER 1961)

color (indischer Sambar-Hirsch), *Camelus bactrianus* (Zweihöckriges Kamel) u. a. Purkinje-Zellen bildeten bei fast allen Tieren die Grundelemente der Schenkel des His'schen Bündels und oft des gemeinsamen Traktes. Andere Purkinje-Zellen waren vom Atrioventrikularbündel unabhängig, bei denen eine sekundäre Abstammung von Myokardfasern eindeutig festgestellt wurde. Alle diese anatomischen Untersuchungen bilden eine wertvolle Grundlage für entsprechende physiologische (auch elektrokardiographische) Untersuchungen, die eine Abklärung des Acetylcholinverhältnisses und der Funktion des Acetylcholinsystems in einem tiersystematisch umfassenderen Bereich erlauben würden.

An einem Belugawal, *Beluga catodon* (Gray) *(Cetacea)* von $3^1/_2$ m Länge, 1100—1200 kg Gewicht und einem (postmortalen) Herzgewicht von 2722 g wurde durch KING et al. (1953), KING u. JENKS (1953) ein EKG mit Harpune aufgenommen. Herzfrequenz bei relativ geringer Muskeltätigkeit 12,5/min. Die Aufnahmen entsprachen etwa dem menschlichen EKG in Ableitung III. QRS betrug 0,09—0,12 sec, Q—T 0,36—0,4 sec. Bei stärkerer Bewegung stieg die Herzfrequenz bis 24. Beim Tauchen trat ein starker Vaguseffekt ein (nicht gemessen). Das Herz wurde post mortem auf Acetylcholin usw. nicht untersucht. Eine myogene Herzinnervation ist zweifellos vorhanden. Vgl. zur Anatomie des Belugawals und von *Delphinapterus leucas* (Pallas) WATSON u. YOUNG (1878, 1879) und WITHE u. KERR (1917) über das Herz des Spermwals, *Beluga spermaceti* mit einem Herzgewicht von 22 kg. Der Atrioventrikularknoten glich demjenigen von Ungulaten, speziell von Schaf, Kalb und Hirsch. Der A-V-Knoten erwies sich sehr reich an Nervenfasern und Ganglienzellen. Die Purkinjezellen der Verzweigungen waren kurz aber sehr dick. WHITE, KING u. JENKS jr (1938) verglichen Herzgröße und Herzfrequenz von Walen und Elefanten. Über Acetylcholin und Herzfunktion scheint bei Elefanten (Proboscidea) nichts bekannt zu sein. Durch KING et al. (1938) wurde das Herzgewicht des Elefanten durchschnittlich zu 0,39% (beim Menschen 0,5%) des Körpergewichts bestimmt. Das Körpergewicht der Elefanten betrug 4701, 5440 und 6491 kg, das Herzgewicht 22,7, 19,1 und 21,9 kg entsprechend 0,48, 0,35 und 0,34%. WHITE et al. (1953) bestimmten die normale Herzfrequenz (in Ruhe) zu 40

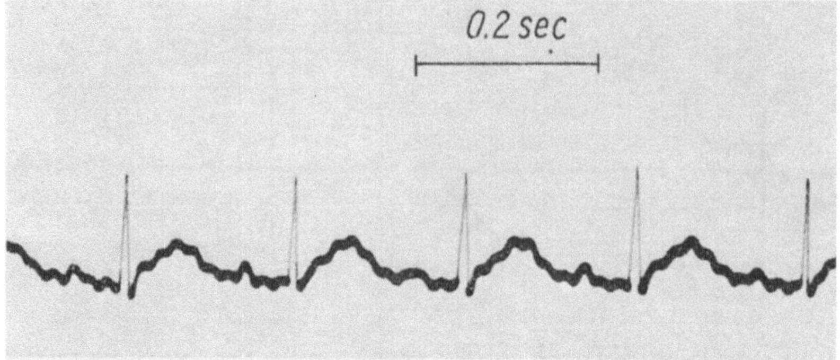

Abb. 206. Elektrokardiogramm eines neugeborenen Igels *(Erinaceus europaeus)*. Ableitung A. QT-Intervall absolut und relativ länger als beim erwachsenen Tier. ST-Segment angedeutet. (Vet. Physiol. Institut Zürich). (Aus: J. GRAUWILER 1965)

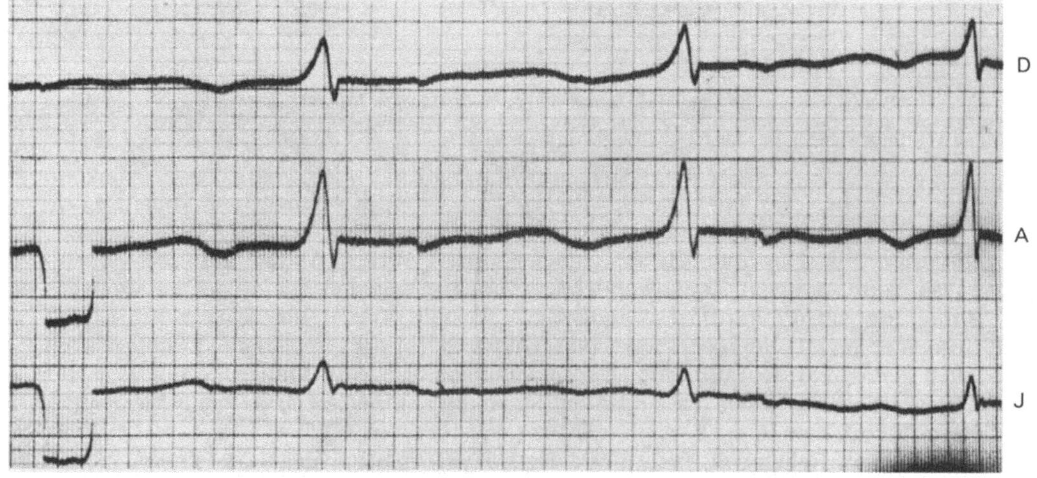

Abb. 207. Elektrokardiogramm eines 9jährigen weiblichen afrikanischen Elefanten *(Loxodonta africana)*. Ohne Narkose, stehend. Ableitungen D, A, J. U-Welle in Ableitung A. Herzfrequenz 37/min. (Eichung 1 mV). (Aus: J. GRAUWILER 1961)

(30—50). Das EKG zeigte eine niedrige P-Welle (Ableitung I) von im Mittel 0,16 sec, ein P-R-Intervall von im Mittel 0,36 sec, eine QRS-Dauer von im Mittel 0,16 sec und eine niedrige, späte T-Welle. Dauer der Systole Q—T im Mittel 0,65 sec. Die Werte wurden an 9 zahmen Zirkuselefanten gemessen. Das EKG des erwachsenen Känguruh *Macropus bennetti*, Bennetts Känguruh (Marsupialia), zeichnet sich durch das völlige Fehlen oder sehr stark verkürzte ST-Segment aus, wobei nach dem Phonokardiogramm der zweite Herzton, das Zeichen der Beendigung der hämodynamisch wirksamen Systole, erst deutlich nach dem Ende der T-Zacke nachfolgt (GRAUWILER u. SPÖRRI, 1960; SPÖRRI, 1956) (Abb. 205). Es besteht also eine starke Dissoziation zwischen der elektrischen und der mechanischen Systolendauer. Wie weit sich diese Eigenart der Herzfunktion, die beim jungen, noch im Beutel der Mutter lebenden Tier nicht besteht, auch im Verhalten dem Acetylcholin, Adrenalin usw. gegenüber auswirkt, wäre von Interesse festzustellen. Vgl. auch EKG eines jungen Igels, *Erinaceus europaeus* (Abb. 206). Elektrokardiogramm eines neunjährigen afrikanischen Elefanten *Loxodonta africana* nach GRAUWILER (1961) (Abb. 207). Über die Anatomie des Elefantenherzens s. KING, BURWELL u. WHITE (1938), KING u. JENKS (1953).

Über Herzfrequenz, Herzgewicht und Beziehung zur Herzfrequenz und über die Blutdruckgrößen bei Vertretern der verschiedenen Säugetierordnungen s. GRAUWILER (1965), SPÖRRI u. SIEGFRIED (1955); LOMBARD (1952) über das EKG kleiner Säuger.

Die Pharmakologie der isolierten Purkinjefaser als „Modell" des Reizleitungssystems ist noch relativ wenig ausgebaut, dies besonders im Hinblick auf den Vergleich von Vertretern verschiedener Säugertypen. Es wäre deshalb von Interesse, bei verschiedenen Säugerordnungen und Familien die Empfindlichkeit des isolierten Purkinjefadens auf Acetylcholin, Atropin, Physostigmin, Nicotin, Catecholamine, 5-Hydroxytryptamin usw. festzustellen.

(3) Elektrophysiologie des Reizleitungssystems und Acetylcholin

Das Membranpotential des Säugerherzmuskels, soweit es das Reizleitungssystem betrifft, ist so groß wie das Ruhepotential der Skelettmuskelfasern. Es ist aber, analog wie das Membranpotential glatter Muskeln, nie wirklich in Ruhe, sondern ständig in rhythmischer Oszillation. Ausgehend vom Potentialgipfel nimmt es langsam ab, bis bei einem Schwellenwertpotential ein Alles-oder-Nichts-Aktionsstrom ausgelöst wird. Diese spontane Depolarisation entspricht dem Schrittmacherpotential, das ausgesprochen myogener Natur ist (Sino-aurikulärer Knoten).

Untersuchungen am Herzmuskelpräparat des Kaninchens über den Mechanismus der automatischen rhythmischen Impulsbildung der Herzmuskelfaser durch DUDEL u. TRAUTWEIN (1958) mit intracellulärer Ableitung haben ergeben, daß Acetylcholin bei Einwirkung auf die Herzmuskelfaser Steilheit und Höhe der Depolarisation während der Diastole (Potentiale der Schrittmachergegend) verringert. WEST (1955) konnte zeigen, daß Acetylcholin im Kaninchenvorhof die Steilheit der diastolischen Depolarisation senkt und damit zu verspäteter Auslösung des Aktionspotentials, mit anderen Worten zur Frequenzverlangsamung führt. Dies würde über ein erhöhtes Ruhepotential und Verlängerung der Depolarisation bis zum Schwellenwert die Frequenzverlangsamung nach Acetylcholin erklären. TRAUTWEIN u. DUDEL (1958a) untersuchten am Warmblüterherzen die Wirkung des Acetylcholins auf die Aktionspotentiale der Vorhofmuskulatur des Hundes und der Sinusfasern des Kaninchens mit intracellulären Elektroden. Kleine Acetylcholindosen brachten den Schrittmacher zum Stillstand, wobei das Membranpotential der stillgelegten Faser kleiner war als das maximale diastolische Potential des vorausgehenden Schlages. Es wurde daraus der Schluß gezogen, daß die langsame diastolische Depolarisation ein positives Nachpotential auslöst, bedingt durch Herabsetzung der Kaliumpermeabilität, welche der Repolarisation des vorausgehenden Aktionspotentials folgt. Sehr kleine Acetylcholinmengen steigerten das Ruhepotential und gleichzeitig die Leitungsgeschwindigkeit. Unerregbare Präparate mit einem niedrigen Ruhepotential wurden durch Acetylcholin wieder erregbar. Acetylcholin ist an der Repolarisation des Herzens dadurch beteiligt, daß es die Kaliumleitfähigkeit erhöht.

Im weiteren haben TRAUTWEIN u. DUDEL (1958b) festgestellt, daß es im rechten Vorhof des Hundes zu spontaner Acetylcholinfreisetzung kommt, was durch folgende pharmakologische Versuche bewiesen erscheint. Atropin 10^{-6}M führte in 1—3 min zur Verlängerung des Aktionspotentials und zur Abnahme des Ruhepotentials. In Gegenwart von Physostigmin und DFP 10^{-3} bis 10^{-6}M war die Dauer des Aktionspotentials verkürzt, das Ruhepotential vergrößert und der Membranwiderstand herabgesetzt. Im Sinus war die langsame diastolische Depolarisation unterdrückt, und der Herzschlag hörte auf. Atropin 10^{-6}M hob die Wirkungen des Physostigmins und von DFP auf. Im Bereich des Vorhofs kommt nach diesen und weiteren Versuchen TRAUTWEINS für das *spontan freigesetzte* Acetylcholin nur eine Hemmwirkung in Frage. Ob diese Auffassung in jeder Beziehung den beobachtbaren Verhältnissen gerecht wird, scheint immerhin etwas fraglich. Wir können davon ausgehen, daß die im Herzen fortgeleiteten Impulse durch rhythmische Schwankungen (Wellen) im Ruhepotential, bekannt als Schrittmacherpotentiale, im Vorhofmuskel, d. h. in der Sinusgegend, entstehen (HUTTER u. TRAUTWEIN, 1956; MARSHALL u. VAUGHAN-WILLIAMS, 1956). Dies geschieht ohne Nerveneinfluß, indem der Vorgang allein durch Freisetzung von Acetylcholin eingeleitet zu werden scheint. Durch dieses wird das Membranruhepotential erhöht, was auf dem Wege größerer K-Permeabilität erreicht wird (HARRIS u. HUTTER, 1956). Der kritische Wert des Membranpotentials für die Weiterleitung eines Aktionsstromes liegt um 60 mV. Bei kleineren Werten geht der Na $\pm$ Eintritt zu langsam vor sich, um eine Depolarisation zu bewirken (WEIDMANN, 1955). Durch Acetylcholin wird das Potential wieder erhöht und gleichzeitig die Kontraktion ausgelöst. Die Hemmwirkung des Acetylcholins am normal sich kontrahierenden Vorhof kann durch die hyperpolarisierende (stabilisierende) Wirkung des Acetylcholins erklärt werden. Sie stellt aber nach dem Vorausgehenden nicht die einzige Möglichkeit der Beeinflussung der Herzaktion (des Schrittmacherpotentials) dar. Es gibt, wie BURN am isolierten Vorhof gezeigt hat, auch erregende Wirkungen des endogenen (muskeleigenen) Acetylcholins des Herzens.

Durch RAYNER u. WEATHERALL (1959) wurde am stillstehenden und am (künstlich) schlagenden Kaninchenvorhof der Einfluß des Acetylcholins auf den ^{42}K-In- und Efflux untersucht. Acetylcholin 4—30 μM beschleunigte im linken Vorhof den ^{42}K-In- und Efflux, besonders den letzteren. Carbaminoylcholin 1 μM wirkte ähnlich. Am rechten Aurikel war der ^{42}K-Efflux deutlich beschleunigt, der Influx wurde nicht stark verändert. Nach diesen Feststellungen wäre die rhythmische Erregungsbildung im Herzen so zu verstehen, daß immer durch das positive Nachpotential die neue Erregung ausgelöst wird. WILLIAMS (1959) wies auf die große Bedeutung des Calciums für die Herztätigkeit, geprüft am isolierten Kaninchenvorhof, hin. Durch Erhöhung des Ca-Gehaltes wurde die erste Phase der atrioventrikulären Leitung (Beginn der Depolarisation bis Beginn des negativen Nachpotentials) verkürzt und das eigentliche Nachpotential (= zweite Phase) verlängert. Unter Acetylcholin 1 μg/ml verkürzten sich beide Phasen. Weitere Untersuchungen pharmakologischer Art am Reizleitungssystem verschiedener Säuger könnten interessante vergleichende Resultate ergeben.

(4) Acetylcholin im Säugetierherzen

Der von O. LOEWI (1921, 1922) erstmals geleistete Nachweis, daß vagale Reizung des Vertebratenherzens mit Freisetzung von Acetylcholin verbunden ist, hat sich allgemein bestätigt (ROTHSCHUH, 1954a, c). Durch BURN (1956) und seine Schule wurde gezeigt, daß nur der Vorhof des Säugerherzens (Kaninchen) auf Vagusreiz Acetylcholin freisetzt, nicht die Herzkammer.

Die Vorhöfe enthalten nach ROTHSCHUH (1954b), ROTHSCHUH u. BERKEL (1955) mehr (gebundenes) Acetylcholin als die Kammern; zudem ist der rechte Vorhof oft acetylcholinreicher als der linke. So wurde im rechten Vorhof der Ratte 5,36 γ/g, im linken 2,07 γ/g Acetylcholin auf 1 g Frischgewicht des Gewebes gefunden. Im Ventrikel betrugen die Werte rechts 1,30 ($\pm$ 0,22) γ/g, links 0,73 ($\pm$ 0,148) γ/g.

In einer anderen Versuchsserie (Ratte) betrug der Durchschnittswert der Vorhöfe 2,54 γ/g, die Werte des rechten Ventrikels 1,13 γ/g, des linken Ventrikels 0,61 γ/g. Demgegenüber stiegen die Werte unter 1—2 mg/kg des als Anticholinesterase cholinerg wirkenden Mintacols (Paraoxons) s. c. auf 3,16 γ/g in den Vorhöfen, 1,58 γ/g im rechten und 0,75 γ/g im linken Ventrikel, wobei daran zu erinnern ist, daß Paraoxon bei der Ratte Herzfrequenz und Blutdruck steigert (DIRNHUBER u. CULLUMBINE, 1955).

In einer weiteren Serie von Rattenversuchen betrugen die Ausgangswerte 2,86 γ/g für die Vorhöfe, 1,23 γ/g für den rechten, 0,65 γ/g für den linken Ventrikel. Wiederum nach Esterasehemmung stiegen diejenigen der Vorhöfe auf 4,03 γ/g, des rechten Ventrikels auf 1,30 und des linken Ventrikels auf 0,70 γ/g Frischgewicht an.

Unter Äthernarkose (ROTHSCHUH, 1955) nahmen die Acetylcholinwerte des Rattenherzens in den Vorhöfen von durchschnittlich 3,14 γ/g auf 4,20 γ/g zu, während die Kammerwerte unverändert blieben. Ähnlich verhielten sich die Rattenherzen an Unterdrucktieren: Ausgangswerte der Vorhöfe 3,12 γ/g; nach Unterdruck 4,16 γ/g. Die Ventrikelwerte von 1,23 (rechts) und 0,62 (links) blieben unverändert. Vgl. auch VLK (1958).

Interessanterweise liegen die Verhältnisse beim Meerschweinchen (ROTHSCHUH, 1954b) quantitativ anders: die Ausgangswerte zeigten zwischen Vorhöfen und rechtem Ventrikel kaum einen Unterschied 0,73 γ/g in den Vorhöfen, 0,86 γ/g im rechten, dagegen nur 0,29 γ/g im linken Ventrikel. Unter Esterasehemmung stiegen nur die Vorhofswerte auf 1,13 γ/g an, während die Ventrikelwerte unverändert blieben. Beim Kaninchen wurden im rechten Vorhof 1,37 γ/g, im linken 0,78 γ/g Acetylcholin auf 1 g Frischgewicht des Gewebes gemessen. Die Vorhofmuskulatur von Warmblütern hat offenbar die Fähigkeit, ihren Acetylcholingehalt nach den funktionellen Bedürfnissen zu regulieren und ihn bei höherer Beanspruchung zu steigern. Dabei dürfte es sich ausschließlich um die vermehrte Freisetzung oder bei Einwirkung von Cholinesterasehemmern um verminderten Abbau des muskeleigenen Acetylcholins handeln. Die infolge Esteraseblockierung auftretenden neurologischen Befunde sprechen dagegen, daß es sich ausschließlich um eine Vermehrung des inaktiven Depot-Acetylcholins handeln kann, sondern dafür, daß erhöhte Freisetzung ins Spiel treten muß; denn nur das freigesetzte Acetylcholin wird reizphysiologisch relevant (vgl. auch SCHMIDT, 1958). Daß muskeleigenes Acetylcholin beim ständig vor sich gehenden Kontraktionsvorgang aktiviert wird, ist wohl selbstverständlich, da ohne Acetylcholin der elektrophysiologische Kontraktionsvorgang nicht vor sich gehen kann. Es handelt sich möglicherweise um denjenigen Acetylcholinanteil des Herzmuskels, dessen Funktion nach BURN (1954) nicht die des neurohumoralen Erregungsüberträgers ist, sondern der hormonartige Funktionen im Zusammenhang mit dem Herzstoffwechsel besitzt und für die Aufrechterhaltung der rhythmischen Tätigkeit des Herzens verantwortlich zu sein scheint (?). Nach BURGEN u. TERROUX (1953a, b) u. a. besteht die Acetylcholinwirkung am Herzen in einer Erhöhung der K-Permeabilität des Herzmuskelmembran. Bei Vagusreiz oder nach Acetylcholin tritt Verkürzung des Vorhofaktionspotentials ein, während der Wert des Ruhepotentials unverändert bleibt. Die Steilheit der diastolischen Depolarisation nimmt nach Acetylcholin oder Vagusreiz ab, was bei erhöhter K-Permeabilität zu erwarten ist. Isolierte Herzen geben unter Vagusreiz oder nach Acetylcholinapplikation vermehrt K$^+$ an die Perfusionsflüssigkeit ab. Daß vom isolierten Kaninchenherzen Acetylcholin gebildet werden kann, haben BRISCOE u. BURN (1954) gezeigt. Über die Möglichkeit eines myo-myalen elektrotonischen (Nexus)-Überganges eines Reizes am Säugetierherzen, also ohne Überträgerstoff s. SPERELAKIS (1969a, b), BARR (1969), DEWEY (1969), WALDVOGEL et al. (1964).

Die Hemmwirkung des Acetylcholins auf die Frequenz der Schrittmacherzellen konnte durch HARRIS u. HUTTER (1956) und durch TRAUTWEIN, KUFFLER u. EDWARDS (1956) auf die unter Acetylcholin zunehmende Kaliumpermeabilität zurückgeführt werden, wodurch das Ausmaß der diastolischen Depolarisation, welches für den Rhythmus verantwortlich ist, herabgesetzt wird.

(5) Reizleitungssystem und Acetylcholinesterase

Dem hohen Acetylcholingehalt des Säugerherzens entsprechend ist auch der Gehalt an Acetylcholinesterase in den Reizleitungsorganen besonders hoch. So konnte in Bestätigung früherer Versuche nachgewiesen werden, daß im Bereich des His'schen Bündels befindliche Zellelemente, welche mit den Muskelfasern in engem Kontakt stehen, eine besonders hohe Cholinesteraseaktivität aufweisen. Möglicherweise handelt es sich dabei um Endigungen cholinerger Nerven.

DUMONT (1954a, 1957), DUMONT u. DROUIN (1954) haben sich im Anschluß an GEREBTZOFF (1956c) mit der genaueren histochemischen Lokalisation der Acetylcholinesterase im Reizleitungssystem einiger Säugetiere (Kalb, Hund, Meerschweinchen, Kaninchen), vorzugsweise in der Gegend des Atrioventrikularknotens, befaßt. Die Aktivität der Acetylcholinesterase war im Atrioventrikularknoten viel intensiver als im benachbarten Myokard des Vorhofs oder der Kammer. Vorzugsweise fand sie sich in den atrioventrikulären Ganglienzellhaufen und Nervenbündeln, vor allem im Nervengewebe dort, wo dieses mit dem spezifischen nodalen Myokard in engem Kontakt steht: in der Höhe des atrio-ventrikulären Nervenbündels und seiner rechten und linken Abzweigungen umhüllen die Acetylcholinesterase enthaltenden Strukturen die Elemente des spezifischen Myokards wie mit einem geschlossenen Mantel. Um was für Strukturen mit dieser hohen Acetylcholinesteraseaktivität es sich handelt, ist nicht sicher. Man kann an Endigungen der cholinergen Innervation, an das „Äquivalent" des Terminalreticulums, an das distale nervöse Syncythium von JABONERO, oder an die „interstitiellen Zellen" von CAJAL denken. Vielleicht deutet der Ausdruck „cholinergisches Endnetz" die Situation am zutreffendsten (vgl. auch DUMONT u. DROUIN, 1954; GEREBTZOFF, 1956b; GEREBTZOFF u. VANDERMISSEN, 1956; MOHR, 1954; MOHR u. GEREBTZOFF, 1954; SCHIEBLER, 1955).

Mittels der von GEREBTZOFF modifizierten Technik von KOELLE u. FRIEDENWALD konnten ABRAHÁM u. ERDELYI (1959) eine hohe Acetylcholinesteraseaktivität im Sinusknoten sowie im Aschoff-Tawara-Knoten nachweisen. Das Sarkolemm enthielt viel Enzym, in geringerem Maße auch das Cytoplasma. In den Myofibrillen konnte keine Acetylcholinesterase festgestellt werden. Die Purkinje-Fasern des atrioventrikulären Bündels (von HIS) zeigten nur eine äußerst schwache Reaktion. Die Nervenzellen dagegen enthielten das Enzym in sehr hoher Konzentration im Cytoplasma. *Sus scrofa* und *Bos taurus* bzw. *bubalus* lieferten das aufschlußreichste Material.

Durch GIRARDIER, BAUMANN u. POSTERNAK (1960) wurde am Homogenat des Rattenherzens die Aktivität der Acetylcholinesterase, für den rechten Vorhof und den rechten Ventrikel getrennt bestimmt, wobei diejenige des Vorhofs immer größer war als die des Ventrikels. Sowohl vom Vorhof wie von der Kammer wurde auch Acetyl-β-methylcholin hydrolysiert, ebenso Butyrylcholin, was auf die Anwesenheit einer unspezifischen Cholinesterase hinweist. Die Aliesterasen waren an der Hydrolyse des Acetylcholins mit 10—12% beteiligt. Die negativ inotrope Wirkung des Acetylcholins auf den isolierten linken Rattenvorhof ist nach WALDVOGEL et al. (1964) durch eine verlangsamte Wiederherstellung der Contractilität des Herzmuskels bedingt. Diese scheint vom anwesenden Calcium stark abhängig zu sein. Nach Versuchen am isolierten Kaninchenvorhof konnte durch JENSEN (1958) bestätigt werden, daß die Vorhofaktion durch Acetylcholin 10^{-6} g/ml blockiert wird. Am langfristig etwa 24 Std isolierten Vorhof, der schon einige Stunden stillstand, führte Acetylcholin 10^{-7} bis 10^{-5} g/ml zum Wiedereintritt des Herzschlages. Nach Entfernung des Acetylcholins stand das Herz wieder still.

(6) Acetylcholinsynthese und Herzaktion

Daß die Kontraktion der Vorhöfe durch Acetylcholin gesteuert wird, zeigte die Abhängigkeit der Kontraktionen von der Cholinacetylaseproduktion: frisch schlagender Vorhof des Kaninchens (pulverisiert) synthetisierte 46 μg Acetylcholin/g/h, Pulver aus stillstehenden Vorhöfen nur 7 μg. Dagegen erzeugte der Vorhof nach Wiederherstellung seiner Tätigkeit 37 μg/h. Außerdem bewirkte Acetylcholinzusatz zum frischen Vorhofpulver Herabsetzung der Acetylcholinsynthese, Zusatz zu Pulver am stillgelegten Vorhof erhöhte sie (BÜLBRING u. BURN, 1949a, b). Wurden isolierte Vorhöfe während 20—30 Std im Locke-Bad belassen, nahmen die Kontraktionen immer mehr bis zum Stillstand ab. Nach Zusatz von Acetylcholin 10^{-7} bis 10^{-6} g/ml begannen die Vorhöfe wieder zu schlagen, was nach BURN zu beweisen scheint, daß die Tätigkeit der Vorhöfe von der lokalen Bildung von Acetylcholin abhängig ist. Die Kontraktion isolierter Vorhöfe hörte auf, wenn die Temperatur unter 20°C fiel; sie konnte aber durch Acetylcholin, durch welches das Membranpotential erhöht wird, wieder in Gang gebracht werden. Es erhebt sich hier die Frage, ob das Membranpotential normalerweise genügend hoch gehalten wird, um Impulse weiterzuleiten, welche von dem im Vorhof gebildeten Acetylcholin ausgelöst werden. Es wäre dann denkbar, daß *eine* Funktion der Cholinacetylase darin bestände, das Membranpotential aufrechtzuhalten (BURN u. MILTON, 1959; BURN, WILLIAMS u. WALKER, 1956a, b; BÜLBRING u. BURN, 1949a, b).

Wie BURN u. VANE (1949) gezeigt haben, löste Acetylcholin in kleinen Dosen am isolierten Kaninchenvorhof, der durch Paludrin stillgelegt worden war, neue Kontraktionen aus oder verstärkte die noch bestehenden. Erst sehr hohe Acetylcholinkonzentrationen hemmten die Vorhofskontraktionen, wobei der Hemmung eine Förderung folgen kann. Kleine Dosen führen demnach wie an Darm und Uterus zu Muskelkontraktionen, während große sie hemmen. Der nicht vorbehandelte Vorhof synthetisiert anscheinend gerade die zur rhythmischen Erregung optimale Acetylcholinkonzentration, während die durch Vagusreiz erhöhte Acetylcholinproduktion oder von außen zugeführtes Acetylcholin sie hemmen. Dementsprechend konnten BÜLBRING u. BURN (1949a) am isolierten Kaninchenvorhof feststellen, daß am frischen Vorhof Acetylcholin zu einer Abnahme der Kontraktionshöhe und der Frequenz führte; am spontan zum Stillstand gekommenen Vorhof dagegen bewirkte die gleiche Acetylcholindosis Wiedereintritt der Kontraktionen, während Auswaschen des Acetylcholins wieder zum Stillstand führte. Diese Verhältnisse könnten mit der je nach Zustand des Vorhofes wechselnden Synthesefähigkeit des Herzgewebes parallelisiert werden, was zu der Auffassung führen würde, daß von außen zugeführtes Acetylcholin bei höherer Synthesefähigkeit des Gewebes hemmend, bei niedriger Synthesefähigkeit erregend wirkt.

In ähnlichen Versuchen haben JOHNSON u. ROBERTSON (1957, 1958) mit Hilfe von intracellulären Mikroelektroden den Einfluß des Acetylcholins auf den isolierten Kaninchenvorhof festgestellt, nachdem dieser vorausgehend mit Chinidin behandelt worden war. 10 min nach der Chinidingabe waren die Vorhöfe nicht mehr erregbar. Durch Acetylcholinzusatz konnte die Erregbarkeit wieder hergestellt werden. Eine Veränderung des Membranpotentials wurde nicht gefunden. Nach erneuter Acetylcholingabe trat wieder eine spontane Reizbildung auf. Es wird angenommen, daß durch Chinidin die Na-Pumpe inaktiviert wird, während Acetylcholin eine Erhöhung der K-Permeabilität bewirkt. Eine direkte Wirkung des Acetylcholins auf den Na-Mechanismus scheint nicht ausgeschlossen. Vgl. auch JOHNSON (1956), JOHNSON u. Mc KINNON (1957) über die Wirkung von

Chinidin, Procainamid und Pyrilamin auf Membranruhe und Aktionspotential von Muskelfasern des Herzventrikels beim Meerschweinchen.

(7) Einige typische pharmakologische Wirkungen am isolierten Vorhof und Herzen verschiedener Säuger

Die Pharmakologie des isolierten Säugerherzens, die eine sehr große in Zeitschriften zerstreute Literatur umfaßt, kann hier nur an wenigen Beispielen illustriert werden. Durch WEBB u. HOLLANDER (1956) wurde am isolierten Rattenvorhof festgestellt, daß durch Acetylcholin 10^{-7} bis 10^{-6}M die Kontraktionsspannung herabgesetzt und gleichzeitig das mit Mikroelektroden gemessene celluläre Ruhepotential leicht erhöht, die Erregungsleitung herabgesetzt und vor allem die Dauer des Aktionspotentials bedeutend verkürzt wurde, was hauptsächlich auf eine ausgesprochene Beschleunigung der Repolarisationrate zurückgeführt wurde. Ähnlich war die Wirkung des (stabilen) Carbaminoylcholins (vgl. auch HOLLANDER u. WEBB, 1955). MC DOWALL (1944) zeigte an isolierten Herzen von Katzen, Kaninchen und Ratten, daß Atropin, durch welches die hemmende Acetylcholinwirkung auf das Herz unterdrückt wurde, die erregende Wirkung des Acetylcholins auf den Vorhof in Erscheinung treten läßt. Am isolierten, atropinisierten Vorhof wurde die fördernde Wirkung des Acetylcholins durch KOTTEGODA (1953), HOLTZ u. WESTERMANN (1955), HUKOVIC (1959), GREEF et al. (1959) bestätigt und gleichzeitig festgestellt, daß diese Wirkung des Atropins durch Ganglienblocker (Hexamethonium), Lokalanästhetica und Hemmstoffe des Noradrenalins (Reserpin) unterdrückt wurde, was durch KOPPANYI u. MC FARLANE (1964) für Reserpin nicht nur bestätigt, sondern der Nachweis geleistet wurde, daß durch Reserpin die Vorhofamplitude stark vermindert wird, während die Frequenz fast unverändert blieb. Noradrenalin und Dopamin vermochten am reserpinisierten Tier die depressive Wirkung des Atropins nicht aufzuheben, trotzdem Noradrenalin vom Vorhof aufgenommen wurde. Durch Tyramin und 1-Dimethyl-4-phenylpiperazin wurde die ursprüngliche Atropinwirkung wiederhergestellt: diese Stoffe bewirkten kräftigen Anstieg von Amplitude und Frequenz. Nach WEBB (1950), WEBB u. HOLLANDER (1956) hatte Acetylcholin am isolierten Kaninchenvorhof, wenn sich der Vorhof in einem Ca-reichen Medium befand, Steigerung der chronotropen und Herabsetzung der inotropen Wirkung zur Folge. Einen ganz ähnlichen Effekt hatte, wie TIBBS u. BERMAN (1960) feststellten, ein Na-armes Medium. Dabei war das Ausmaß der Steigerung der positiv inotropen Wirkung des Acetylcholins durch ein Na-armes Medium im Verhältnis zur Wirkung eines Ca-reichen Mediums durch die Proportion ($Ca^{++}: Na^{+2}$) gegeben. (NIEDERGERKE u. LÜTTGAU, 1957). (Vgl. auch HOFFMAN et al., 1945).

Die Acetylcholinesterase scheint bei der Herzaktion weder auf das Membranpotential noch auf den Ionenaustausch einen direkten Einfluß auszuüben: Physostigmin 10^{-6} bis 10^{-4}M ließ die elektrischen Vorgänge am Vorhof unbeeinflußt. Am isolierten Kaninchenvorhof hatte Physostigmin 10^{-8} bis 10^{-4}, wie BÜLBRING, BURN u. KOTTEGODA (1952), BURN u. KOTTEGODA (1953) gezeigt haben, eine Steigerung der Kontraktionshöhe zur Folge, während von 10^{-3} an die Amplitude abnahm. Physostigmin wirkte ausschließlich als Anticholinesterase; DFP wirkte ähnlich. Prostigmin führte selbst in der Konzentration von 10^{-3} nicht zum Vorhofstillstand; hingegen wurde die Frequenz erhöht (BÜLBRING, BURN u. KOOTEGODA, 1952; WEBB, 1950).

Durch BAUMANN, GIRARDIER u. POSTERNAK (1960) wurde am isolierten Herzen der Wistar-Ratte die Wirkung des Acetylcholins unter elektrischer Reizung geprüft. Am Vorhof konnten ausschließlich negativ inotrope Wirkungen festgestellt werden. Die Reaktion des Acetylcholins am isolierten Ventrikel war sehr schwach und bei niedriger Acetylcholinkonzentration positiv, bei hoher negativ inotrop. Diese Feststellung kann mit der funktionellen Verschiedenheit der Herzabschnitte in Beziehung gesetzt werden. Dabei ist daran zu erinnern, daß die Acetylcholinempfindlichkeit des Rattenherzens geringer ist, als die des Kaninchenherzens. BENFORADO (1958) stellte am Langendorff-Herzen (Kaninchen und Ratte) nach Excision der Vorhöfe und Zerstörung des atrioventrikulären Bündels einen stark verlangsamten ventrikulären Rhythmus fest, der durch Acetylcholin und Physostigmin noch weiter herabgesetzt wurde, während Atropin diese Wirkung verhinderte oder aufhob. Dies deutet auf einen cholinergischen Receptormechanismus an der Stelle des idioventrikulären Schrittmachers bei Säugetieren hin.

(8) Extrakardiale Herznerven

Die extrakardialen Herznerven haben nicht nur einen Einfluß auf die Frequenz, sondern auch auf Erregbarkeit, Leitungsgeschwindigkeit und Contractilität des Herzmuskels. Während der Einfluß des vagalen Reizes und von Acetylcholin auf Erregbarkeit und Leitungsgeschwindigkeit am Frosch- und Schildkrötenherzen eingehend experimentell geprüft wurde, ist das für das Säugerherz nicht im gleichen Ausmaß der Fall. Ähnliches gilt für den Einfluß des Sympathicus und von Catecholaminen. Darüber vgl. BROOKS, HOFFMAN, SUCKLING u. ORIAS (1955). Über das Auftreten von Acetylcholin im Herzvenenblut nach Vagusreizung s. FELDBERG u. KRAYER (1933).

Über die nahen Beziehungen zwischen Vagusreiz und Acetylcholinfreisetzung an den Enden postganglionärer Fasern, welche in das Myokard hauptsächlich der Vorhöfe eingebettet sind, ist man sich, wenn auch nicht in allen Einzelheiten, hinsichtlich der Beziehungen zwischen vagaler Innervation, Schrittmacher, Reizleitungssystem und Herzmuskel bei einer Reihe von Säugetieren im klaren.

Vagusdurchschneidung übt bei kleinen Säugetieren wie Maus, Ratte, keinen Einfluß auf die Herzfrequenz aus. Das hängt vielleicht damit zusammen, daß die zur Energieversorgung des Körpers notwendige optimale Herzfrequenz bei diesen Tieren (ähnlich wie bei kleinen Vögeln) schon die überhaupt maximal erreichbare ist. Nach BURN u. RAND (1958) können Vorhöfe von Kaninchenherzen, die wegen tiefer Temperatur zu schlagen aufgehört hatten, durch Vagusreiz wieder zum Schlagen gebracht werden. Der Effekt wurde durch Atropin blockiert. Bei Vorbehandlung der Kaninchen mit Reserpin, das den Noradrenalingehalt des Herzens stark senkt, war die Wirkung der Vagusreizung regelmäßiger; durch Physostigmin wurde sie gesteigert. Auch Muscarin erregte die bei tiefer Temperatur stillstehenden Vorhöfe. Diese muscarinähnliche Wirkung der Vagusreizung bei tiefer Temperatur, welche die nicht automatisch tätigen Fasern der Vorhöfe betrifft, findet vielleicht darin eine Erklärung, daß durch diese Vagusreize das Membranpotential des Vorhofes über diejenige Schwelle hinaus gesenkt wird, bei der es normalerweise durch die von den Automatiezentren ausgehenden Impulse depolarisiert wird. S. auch SMITH, O.A. et al. (1960).

Durch GRINNEL et al. (1942) wurde die Umstellung des Kreislaufes während des Tauchens an Seehunden (*Phoca vitulina*) untersucht. Beim Tauchen kam es zu einer extremen Bradykardie; die Frequenz fiel nach Untertauchen des Kopfes von etwa 140 auf 14 in 1—2 sec ab. Beim Wiederauftauchen war die normale Herzfrequenz in wenigen Sekunden wiederhergestellt. Gleichzeitig wurde im Interesse der Aufrechterhaltung der allgemeinen Zirkulation die Blutpassage im Bewegungsmuskel stark shuntartig herabgesetzt (SCHOLANDER et al., 1942). Dadurch und möglicherweise durch andere Shunt-Mechanismen wurde der Blutdruck auf der Höhe gehalten. (Vgl. auch IRVING et al , 1942a, b.) Wieweit der Vagus an der Auslösung der Bradykardie beteiligt ist, und ob vermehrte Acetylcholinfreisetzung im Herzen stattfindet, wurde nicht untersucht.

VAN CITTERS et al. (1965) stellten bei der Elephantenrobbe *Mirounga angustirostris* von ca. 500 kg Gewicht die Ruhefrequenz des Herzens mit 60, den Blutdurchfluß im großen Kreislauf (A. illiaca) mit 1600 ml/min, den Carotisdurchfluß mit 1200 ml/min fest. Acetylcholin 100 mg (20 μg/kg) intraarteriell hatte Gefäßerweiterung und Absinken des Blutdruckes von 150/100 auf 90/60 und leichte Tachykardie zur Folge. In 15 min war der Normzustand wiederhergestellt. Tauchversuche (146 Versuche von 30 sec bis 40 min Dauer) ergaben eine starke Bradykardie, nach 1 min Tauchen von etwa 50% (36/min); nach 2 min Tauchen sank die Herzfrequenz auf 30, nach 3 min auf 26, nach 5 min auf 22/min. Bei langem Tauchen bis 20—25 min sank die Pulszahl auf 10, bei 40 min Tauchen auf 4/min ab. Der arterielle Blutdruck wurde während dem Tauchen auf dem Ruhewert oder darüber aufrechterhalten, letzteres immer bei langem Tauchen, wo es zu peripheren Gefäßconstrictionen kommt. Beim Tauchen tritt ein starker vagaler Effekt in Funktion: durch 500 μg Atropin (1 μg/kg) intraarteriell, wurden bei zweimaligem Tauchen von 4 min Bradykardie und Gefäßconstriction aufgehoben. Nach Reizung des periventrikulären Feldes im vorderen Hypothalamus fiel die Herzfrequenz von 120 auf weniger als 12/min (s. auch SMITH et al., 1960; ELSNER, SCHOLANDER et al., 1964; ELSNER, GARREY u. SCHOLANDER, 1963; SCHOLANDER, 1961, 1962; IRVING, 1963; HARRISON u. TOMLINSON, 1960; MURDOUGH, SEARBURY u. MITCHELL, 1961).

(9) Venenherzen bei Chiroptera (Fledermäusen)

Wie MISLIN (1947, 1948a, b, 1949, 1951a, b, 1959) an den pulsierenden Flughautvenen von Fledermäusen feststellte, sind am Elektrovenogramm der isolierten Flughautvene bei diphasischem Aktionstrom in der Hauptsache zwei Wellen zu unterscheiden, eine kurze initiale Welle von etwa 0,3 sec vor Beginn der Systole, und eine sehr langgezogene Nachschwingung. Anstieg und Abfall des Aktionsstromes gehen mit Kontraktion und Dilatation der Vene parallel. Die Frequenz der Pulswellen liegt bei etwa 10—16/min, die Amplitude beträgt bei Frequenz 10 80 μV, bei Frequenz 16 120 μV (Abb. 208).

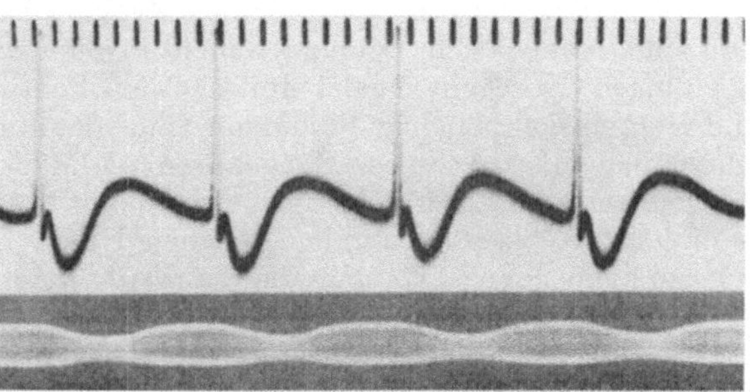

Abb. 208. Elektrovenogramm (oben) und Elektromyogramm (unten) der isolierten Flughautvene einer Fledermaus (Chiroptera). Elektrovenogramm: eine schnelle negative Initialzacke mit einer Amplitude von 80—100 mV geht der Systole um etwa $^1/_5$ sec voraus. Ihr folgt der Impuls (Positivität) der systolischen Erregung. Zeitmarke 1 sec. (Aus: H. MISLIN 1951)

Die Flughautvenen besitzen im Gegensatz zu den Flughautarterien keine Innervation. An ihrer Tätigkeit muß deshalb ein humoraler Faktor beteiligt sein. Durch Acetylcholin 10^{-7} und Adrenalin 10^{-8} wurde die Tätigkeit der pulsierenden Flughautvene leicht gesteigert. Histamin war wirkungslos (MISLIN, 1951). Nach MISLIN (1953) kommt als Regulator der „Venenherzen" von Chiroptera L-Arginin in Frage, das in Konzentrationen von 5—100 γ/ml an der isolierten Flughautvene regelmäßig Frequenzsteigerung, Tonuserhöhung und Amplitudenvertiefung bewirkte. Wir haben damit ein Beispiel für die herzspezifische Wirksamkeit (Übertragerfunktion?) einer Aminosäure vor uns.

(10) Das endoplasmatische Reticulum des quergestreiften Säugermuskels

Zahlreiche Arbeiten über das endoplasmatische Reticulum haben, wie PORTER u. PALADE (1957) hervorheben, gezeigt, daß im Cytoplasma aller bis jetzt untersuchten tierischen Zellen, ausgenommen in reifen Erythrocyten, ein fein verteiltes *Vakuolensystem* existiert. Das gilt auch für den quergestreiften Muskel, der ein

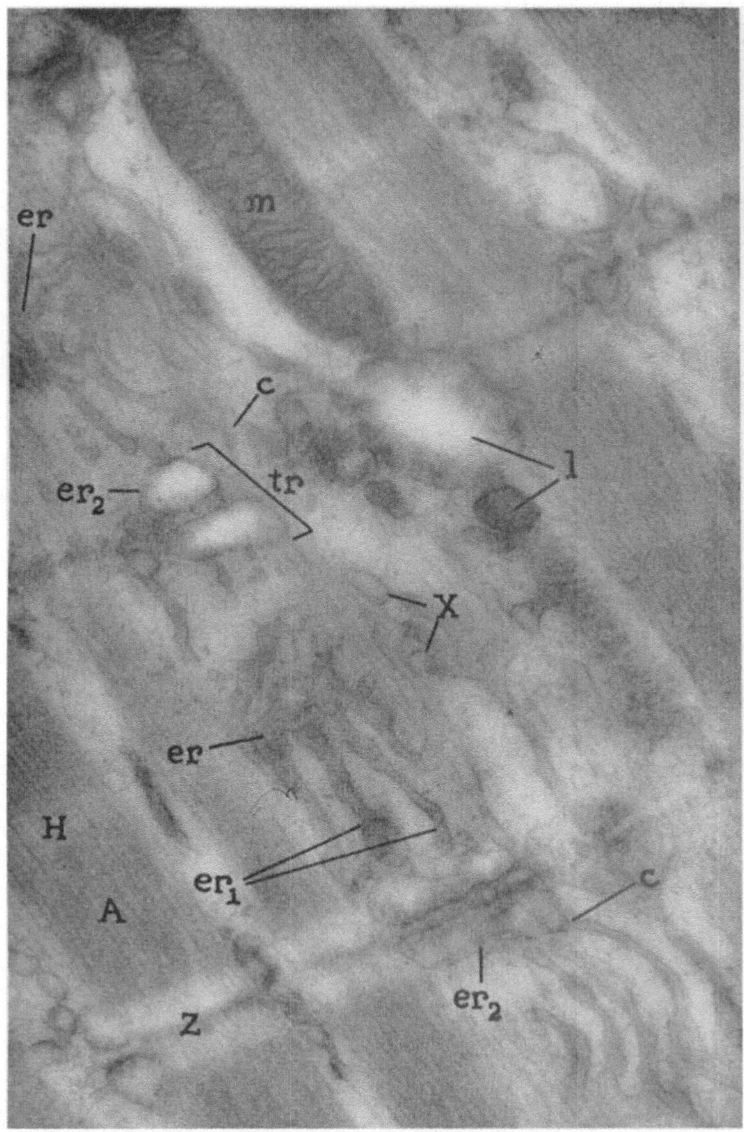

Abb. 209. Endoplasmatisches Reticulum im quergestreiften Muskel im Längsschnitt. Breites Sarkoplasmaband zwischen zwei Myofibrillen. Aus Caniculi (er_1) und blasenartigen Bildungen (er_2) bestehendes netzartiges Kanalsystem. Die längsverlaufenden Canaliculi stoßen bei c mit den querverlaufenden bläschenförmigen Bildungen zusammen, wodurch eigentliche Zisternen entstehen, die in der Höhe der Z-Banden (Z) liegen. m Mitochondrium, l Lipoideinschlüsse (einer zersprungen). Vergr. 1:48000. (Aus: K. R. PORTER u. G. E. PALADE 1957)

sarkoplasmatisches Reticulum besitzt. Dieses Vakuolensystem geht in der Höhe der H-Bande durch die ganze Faser durch und der Länge der Muskelfaser nach und wird oft in der Höhe der I- und Z-Banden unterbrochen. Wahrscheinlich hat das Reticulum eine Funktion bei der Muskelkontraktion (s. Abb. 209).

PORTER u. PALADE (1957) haben in eindeutiger Weise zeigen können, daß das Reticulum das Cytoplasma als zusammenhängendes netzartiges Vakuolensystem durchzieht. Abb. 209 zeigt die relativ breite Ausdehnung des Sarkoplasmas zwi-

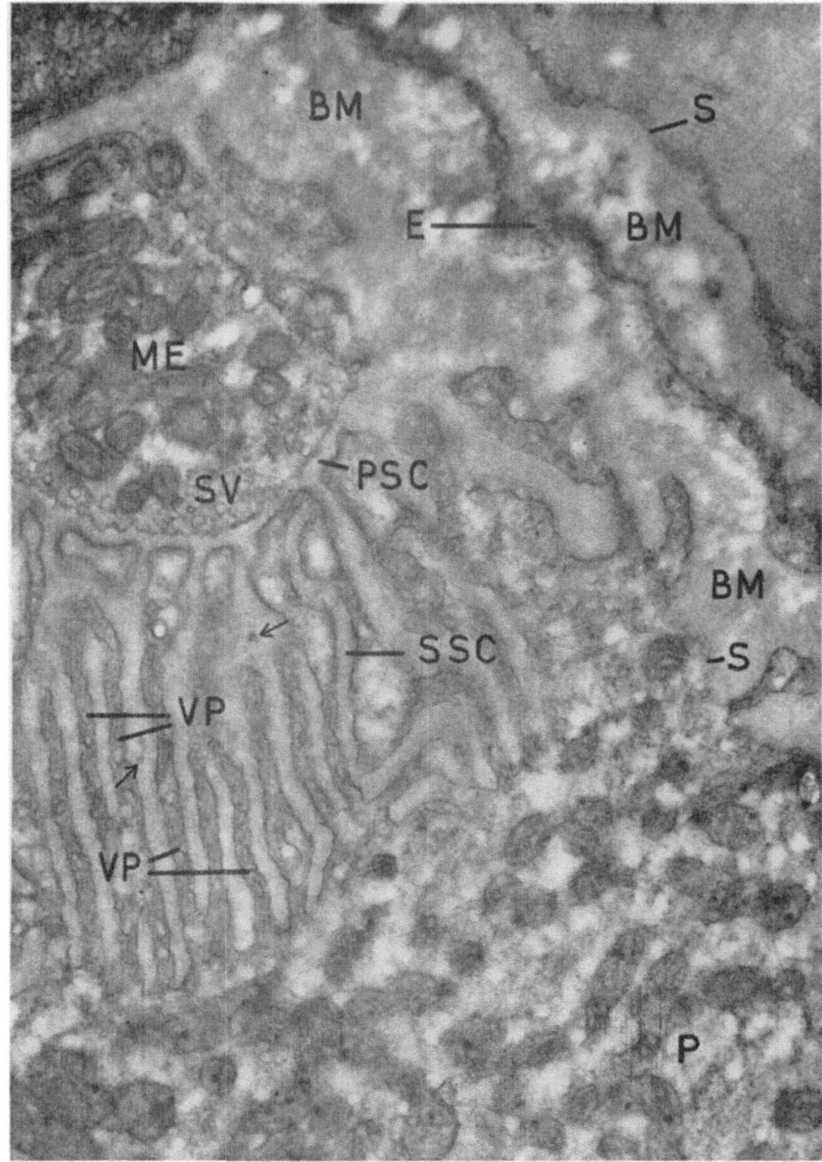

Abb. 210. Elektronenoptisches Bild der Nervenendplatte aus der quergestreiften Muskulatur des Menschen. *ME* motorische Nervenendigung mit synaptischen Bläschen (*SV*) und Mitochondrien. Die Bläschen sind am primären Synapsenspalt (*PSC*) besonders häufig. Dieser ist mit einem homogenen Inhalt gefüllt. Bei → Granula in einem sekundären Synapsenspalt (*SSC*). *VP* sarkoplasmatische Vakuolen in Lamellen zwischen den sekundären Spalten. *BM* Basalmembran; *S* Sarkolemm; *P* sarkoplasmatische (granulierte) Mitochondrien. Vergr. 1:44 000. (Aus: E. DE HARVEN u. CH. COËRS 1959)

schen zwei Myofibrillen, mit dem Netzwerk von Canaliculi (er₁) und Bläschen, welche das endoplasmatische Reticulum darstellen. Die canaliculi laufen in einer Art Cysterne (er) zusammen. Die längs der Muskelfaser verlaufenden canaliculi (er₁) stehen in direkter Verbindung mit den Bläschen (er₂). Das ganze endoplasmatische Reticulum bildet um die Muskelfaser ein geschlossenes Vakuolennetz. Dabei ist erkennbar, daß das sarkoplasmatische Reticulum eine segmentale Anordnung zeigt, welche in Länge und Verteilung mit den Sarkomeren (d. h. den Hauptbanden) der Muskelfaser zusammenfallen. An der I- und Z-Bande treffen die erweiterten Bläschen oder terminalen Cysternen eines Sarkomers mit dem Endbläschen des nächsten Sarkomers zusammen. Die gegenüberliegenden Seiten des Reticulums sind abgeflacht, wobei die Membranen (tr) verdickt erscheinen.

In welcher Weise das Vakuolensystem an der Muskelkontraktion beteiligt ist, scheint noch nicht klargelegt zu sein. Möglicherweise dient es dem Stofftransport (und der Synthese?) im Muskelstoffwechsel. Beziehungen dieser typischen Oberflächenstruktur zum Acetylcholin sind nicht bekannt (vgl. auch PALADE, 1955; ANDERSSON-CEDERGREN, 1959). Über Muskelstruktur s. HUXLEY, A.F. (1957), HUXLEY u. STÄMPFLI (1951), HUXLEY, H.E. (1953), HUXLEY u. HANSON (1951), SCHWARZACHER (1959).

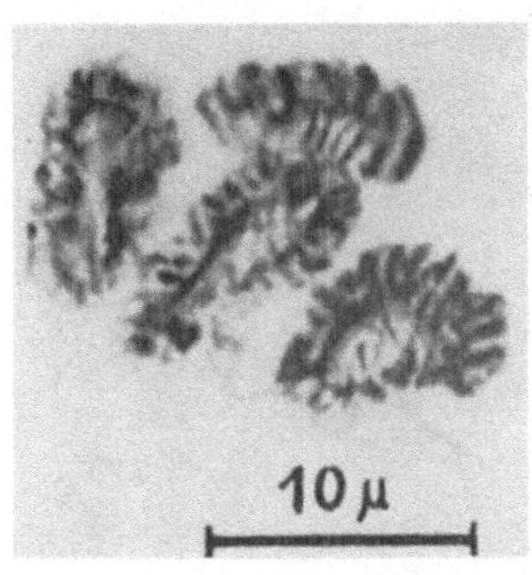

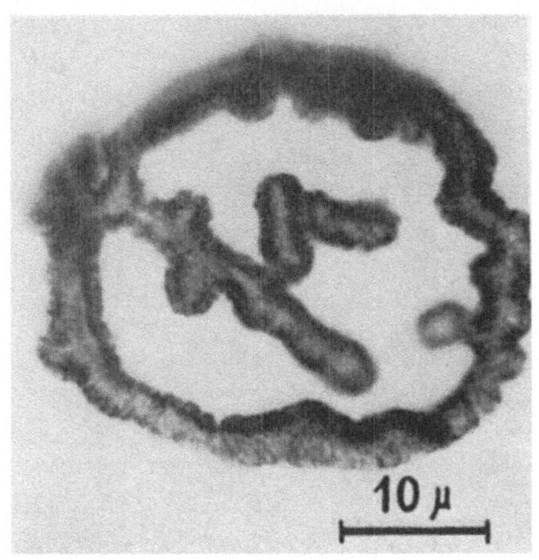

Abb. 212

Abb. 211

Abb. 211. Subneuralapparat beim Menschen. (Aus: CH. COËRS 1961)

Abb. 212. Subneuralapparat der myoneuralen Verbindung vom quergestreiften Muskel der Ratte. (Aus: CH. COËRS 1961)

(11) Die Endplatte der motorischen Nervenfaser

Die motorische Nervenfaser, die in der Endplatte endigt, ist fast vollständig von einer Myelinschicht umgeben, nur ein kurzes Stück der Verbindung mit der Muskelfaser ist myelinfrei. Das Axoplasma des Nerven verzweigt sich sehr vielfältig in der Endplatte und ist von einer terminalen Neuroglia (Teloglia) umgeben. Darunter liegt der subneurale Raum mit der Subneuralschicht. Diese Grenzschicht hat palisadenartigen Bau und kleidet das ganze vielfach gewundene System der Endplatte aus. Diese subneurale, rinnenförmig im Sarkoplasma eingelagerte Schicht enthält die histochemisch nachweisbare Acetylcholinesterase. Die palisadenartige Subneuralschicht bildet die Grenzschicht zwischen Subneuralraum und Sarkoplasma der Muskelfaser. Nach elektronenoptischer Feststellung (ROBERTSON, 1956) sind die Falten des synaptischen Membrankomplexes (Subneuralapparat) aus etwa 5 Schichten aufgebaut.

Einen Einblick in die Mannigfaltigkeit der Endplattenverhältnisse bei einigen Säugern bieten neben COUTEAUX (1947, 1958), die elektronenoptischen Aufnahmen von DE HARVEN u. COËRS (1959) (Abb. 210), COËRS (1961) (Abb. 211) (Koellefärbung) beim Menschen, bei der Ratte (Abb. 212), REGER (1958) und COUTEAUX (1947) (Abb. 213) bei der Maus. Die Region der Endplatte bildet an der Muskelfaser eine Protuberanz (DOYÈREscher Hügel) (DOYÈRE, 1840). Hier findet sich eine Ansammlung von Sarkoplasma („Sohlenplasma") mit mehreren Muskelkernen und Mitochondrien. An der Stelle der myoneuralen Verbindung trennen sich Komponenten der Muskelfaserscheide. Das Sarkoplasma bildet grubenför-

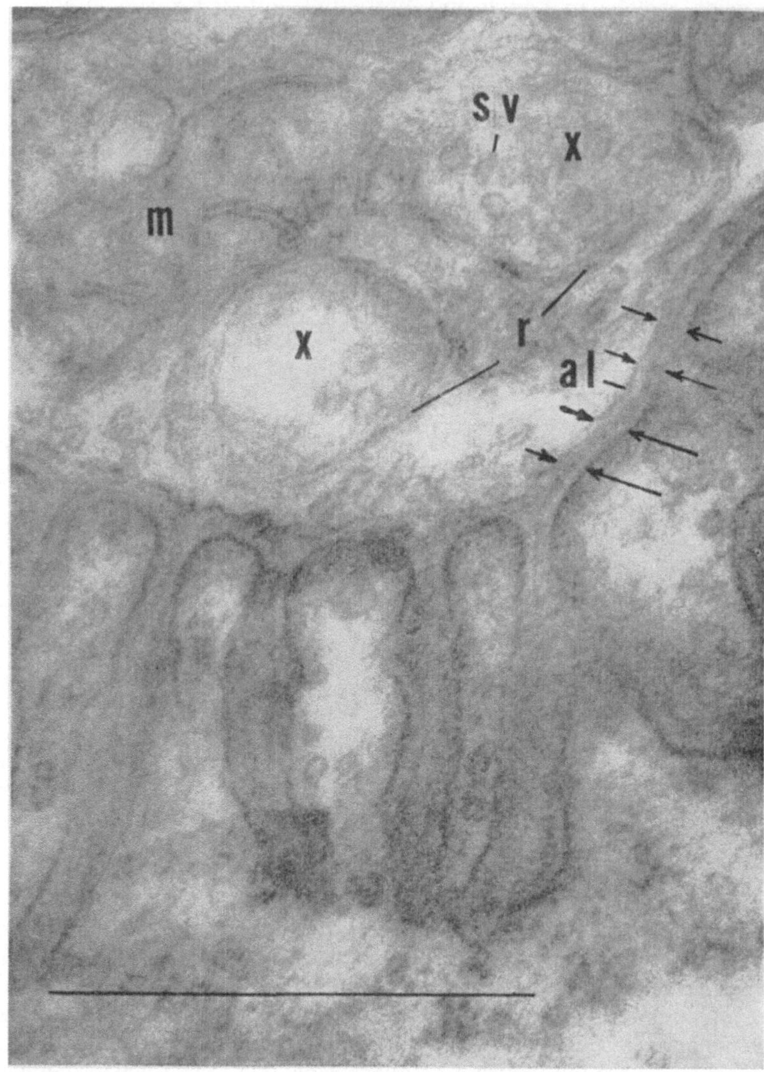

Abb. 213. Neuromuskuläre Synapse vom M. gastrocnemius der Maus. Bei → sind die fünf in verschiedener Stärke osmierten Schichten der subsynaptischen Membran zu erkennen. *m* Mitochondrien; *SV* synaptische Bläschen und Reticulum im Axonende; *x* Axone. Vergr. 1:160000. (Aus: J. REGER 1958)

mige Vertiefungen, in denen die Verzweigungen des Axons eingebettet sind. Das Endomysium überdeckt die gesamte Endplattenregion. Das sich verzweigende Axon ist epilemmal, liegt aber unter den bindegewebigen Fasern des Endomysiums. Von den grubenförmigen Vertiefungen des Sarkolemms reichen in regelmäßigen Abständen (0,2 μ voneinander) Ausstülpungen (0,5 μ lang, 800 Å weit) in das Sohlenplasma („Subneuraler Apparat" COUTEAUX (1947), KÜHNE (1887, 1862). Das Axolemm und diese Differenzierungszone des Sarkolemms bilden zusammen die myoneurale Synapse. Das Z der Muskelfasern dringt für eine unbestimmte Länge in das Sohlenplasma hinein. Die Muskelkerne im Sohlenplasma („Grundkerne", RANVIER, 1878) sind nahezu kugelförmig, oft mit einer gewundenen Oberfläche gegenüber der Zone der Axonverzweigung. Die Mitochondrien im Sohlenplasma entsprechen denen in den Muskelfasern. Sie sind kugelförmig, halbmondförmig oder stäbchenartig.

Die synaptischen Spalten stehen in enger Beziehung zu einem komplizierten Vakuolensystem, das seinerseits mit dem endoplasmatischen Reticulum nahen Kontakt besitzt. Nach PORTER (1956), PORTER u. PALADE (1957) und RUSKA (1958) könnte das endoplasmatische Reticulum die Funktion eines inneren Leitungssystems haben, in dem dann die sekundären synaptischen Spalten mit eingeschlossen wären. Vgl. auch NICKEL (1967) über die Ultrastruktur der Nervenendplatte.

Nach COËRS (1955) ist die morphologische Struktur der Nervenendplatte (subneuraler Apparat) für jede Säugerspezies außerordentlich konstant und nur variabel in der Größe. Die Verteilung der Nervenendplatten über den Muskel ist nach ADAMS u. MACKAY (1961) je nach Muskel verschieden; sie dürfte ebenfalls einen artspezifischen, taxonomisch relevanten Charakter besitzen. COLE (1955) untersuchte an einer größeren Zahl von Säugern verschiedener Ordnungen die Morphologie der Nervenendapparate der quergestreiften Muskulatur (Goldchloridmethode) und fand „terminaisons en plaque" bei CARNIVORA: *Felis domsticus* (Katze), *Rodentia: Mus norvegicus* (Ratte), *Mus musculus* (Maus), *Cricetus auratus* (Goldhamster), *Cavia porcellus* (Meerschweinchen), *Marsupialia: Dipodomys* spec. (Känguruhratten), *Lagomorpha: Oryctolagus cuniculus* (Kaninchen), *Primates: Macacus rhesus* (Rhesusaffe), *Homo sapiens* (Mensch). Doch müßten die Nervenendplatten mit spezifischeren Methoden (auch hinsichtlich Cholinesteraseverteilung) untersucht werden, welche eine feinere Differenzierung der Nervenendplatten erlauben. Vgl. auch ZAIMIS (1953), CASTRO (1951).

(12) Nervenendplatte und Acetylcholin

Durch die klassischen Arbeiten von H. H. DALE et al. (1936), BROWN et al. (1936) und BROWN (1937a, b) über die Freisetzung von Acetylcholin an der Nervenendplatte bei motorischem Nervenreiz sind unsere Kenntnisse über die Funktion des Acetylcholins in entscheidender Weise bereichert worden. Sobald ein Nervenimpuls in die Endplatte gelangt, wird durch vom Axon aus fortgepflanzte Strömchen in der Subneuralmembran Acetylcholin frei — nach anderer Auffassung dringt Acetylcholin durch die Membran durch —, das sich sofort mit den Receptoren der Subneuralschicht verbindet und diese depolarisiert. Es braucht dazu pro Nervenendplatte minimal etwa 10^{-6} Moleküle Acetylcholin, wie sich in Durchströmungsversuchen mit isolierten Nerv-Muskelpräparaten und durch direkte Mikroinjektionen in den Subneuralraum feststellen ließ (CASTILLO u. KATZ, 1955). Die Permeabilität der Palisadenschicht wird bei der Einwirkung von Acetylcholin wahrscheinlich durch strukturelle Veränderungen des Receptorproteins momentan vergrößert. Dadurch werden plötzlich durch weit geöffnete Poren Ionenwanderungen möglich, die einen Konzentrationsausgleich zwischen intra- und extracellulärem Raum anstreben. Durch diese Ionenverschiebungen wird das Ruhepotential innerhalb 0,2 msec. von —90 mV auf —45 mV vermindert, und es entsteht das monophasische, nicht fortgeleitete Endplattenpotential. Sobald dieses —45 mV übersteigt, greift die Depolarisationswelle auf die Muskelfaser über, die Erregung, der fortgeleitete Aktionsstrom, breitet sich wellenförmig auf der ganzen Länge derselben aus und es tritt Kontraktion ein. Die Erregungsübertragung vom Nerven auf die Muskelfaser hängt von der Größe der Depolarisation ab: Wenn das Endplattenpotential genügend groß ist, erfolgt eine Kontraktion, wenn es zu klein ist und den Schwellenwert nicht erreicht, bleibt diese aus. Auch im Ruhezustand ist an der Endplatte eine Spontanaktivität feststellbar. Die mit intracellulären Elektroden ableitbaren Mikropotentiale kommen wahrscheinlich

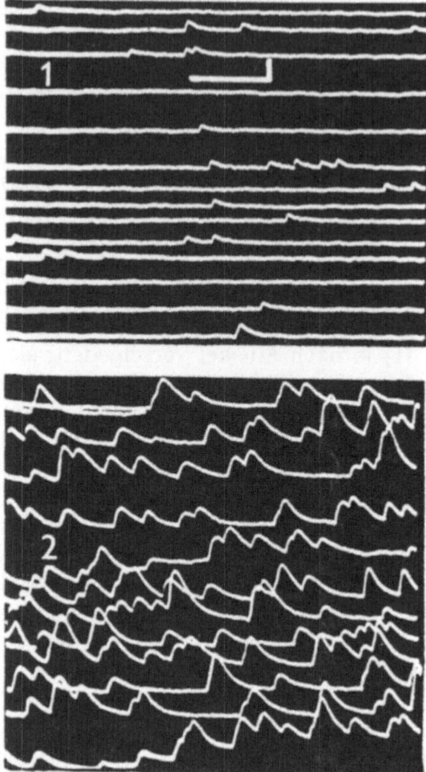

Abb. 214. Miniaturendplattenpotentiale vom quergestreiften Froschmuskel mit intracellulären Elektroden abgenommen. *1* in Normalringer; *2* nach Zusatz von Prostigmin 10⁻⁶, an der gleichen Endplatte abgenommen. Durch Prostigmin werden Amplitude und Dauer der Miniaturpotentiale vergrößert. (Aus: B. FATT u. B. KATZ 1953)

durch Freiwerden und Depolarisationswirkung einzelner Acetylcholinmoleküle oder vielleicht durch spontane Wärmebewegung im Membranprotein zustande (LILEY, 1956; FATT u. KATZ, 1951). Vgl. auch Verhältnisse beim Krebs DUDEL und KUFFLER (1954, 1960, 1961).

FATT u. KATZ (1953) entwickelten eine Theorie der spontanen curareempfindlichen Miniaturendplattenpotentiale. Diese werden als lokale Erregungen umschriebener Stellen der motorischen Endplatte gedeutet und auf spontane Freisetzung von Acetylcholin aus den motorischen Nervenendigungen zurückgeführt. Es wird besonders betont, daß bei Einwirkung eines „einzelnen Acetylcholinmoleküls" auf die Chemoreceptoren einer motorischen Endplatte kein Miniaturpotential entsteht, sondern mindestens 1000 Acetylcholin-Moleküle dafür nötig sind. Ursache der „spontanen" Acetylcholin-Freisetzung aus den Enden der motorischen Nervenfaser sollen thermische Schwingungen der für den Ionentransport verantwortlichen Trägermoleküle der Nervenmembran sein. Durch diese Schwingungen sollen die Trägermoleküle von Zeit zu Zeit in einen Zustand oder eine Position gelangen, in der sie einen Strom von Acetylcholin-Molekülen transportieren und freisetzen. Vgl. auch KATZ u. MILEDI (1963).

Depolarisation ist die Folge einer Massenwirkung der durch Acetylcholinfreisetzung ausgelösten Miniaturendplattenpotentiale (Abb. 214). Sie hat die Bedeutung einer Verstärkung und Ausbreitung der Nervenerregung auf die ganze Muskelfaser. Nach FATT u. KATZ (1951, 1952) verändert die Ankunft eines Nervenimpulses die Membran der Endplattenregion in der Weise, daß das während des Nerven-

reizes gemessene Potential um 20 mV kleiner ist, als das entfernt von der Endplatte gemessene Potential des Muskels. Im Moment der Ankunft eines Nervenimpulses an der Endplatte wird in der Nervenendigung Acetylcholin freigesetzt,
das sich sogleich mit Receptormolekülen der Muskelmembran in der Endplattenregion verbindet. Doch bevor das Acetylcholin durch die hier anwesende Cholinesterase völlig abgebaut ist, kommt es zu einer bedeutenden Erhöhung der Membranpermeabilität für Jonen, nicht nur für Na allein, wodurch augenblicklich ein
lokaler Kurzschluß entsteht. Der Na-influx hat einen wesentlichen Anteil an der
Entstehung des normalen Endplattenpotentials. Durch Herabsetzung der Calcium-
Konzentration in der Außenlösung wird das Endplattenpotential verkleinert,
ebenso durch Erhöhung der Kalium- oder der Magnesiumkonzentration (vgl.
NASTUK, 1959; LILEY, 1956; MARTIN u. PILAR, 1964; MARTIN, 1966). Vgl. auch
BURN (1958, 1959), BURN et al. (1959), COOMBS et al. (1955).

(13) Nervenendplatte, Acetylcholin und Acetylcholinesterase im quergestreiften Säugetiermuskel

Die Kenntnis der Lokalisation und Form der Nervenendplatte ist bei Vertebraten von früheren lichtmikroskopischen Feststellungen abgesehen (COUTEAUX,
COËRS u. a.) durch die Methode von Koelle und das Elektronenmikroskop in unge-
ahnter Weise gefördert worden. Gleichzeitig eröffnete die Koelle-Methode die
Möglichkeit der im wesentlichen subneuralen Lokalisation der Acetylcholinesterase, der keine befriedigende histochemische Methode zur Darstellung des Acetylcholins gegenübersteht. Doch weist die Lokalisation der Cholinesterase in einem
so aktiven Gebiet, wie es Nervenendplatten und Muskelspindeln sind, mit Sicherheit auf die funktionelle und spezifische Aktivität des Acetylcholins an diesen
Stellen hin. Unsere Kenntnisse von der Verbreitung der Acetylcholinesterase im
motorischen Nerven sind durch GIACOBINI u. HOLMSTEDT (1958, 1960) wesentlich
erweitert worden. Sie zeigten, daß die größeren Nervenfasern, welche mit den Muskelendplatten in Verbindung stehen, und die dünnen Fasern, welche die intrafusalen Endplatten innervieren, ausschließlich Acetylcholinesterase enthalten,
während in den Muskelendplatten selbst sowohl Acetylcholinesterase wie Butyrylcholinesterase nachweisbar waren. In den dicken afferenten Nervenfasern der
Muskelspindeln war hauptsächlich Acetylcholinesterase und sehr wenig Butyrylcholinesterase festzustellen. Geringe Mengen von Acetylcholin- und Butyrylcholinesterase wurden auch in den intra- und extrafusalen Muskelfasern gefunden,
dabei 3mal mehr in den intra- als in den extrafusalen.

SCHWARZACHER (1957a, b) und BENNET (1960) u. a. haben die Lokalisation der
Cholinesterase an sehr verschiedenartig angeordneten Nervenendplatten in motorischen Muskelendfasern von Säugerskelettmuskeln (nach KOELLE, z. T. modifiziert nach COUTEAUX u. TAXI) dargestellt. S. auch COËRS (1954).

KUFFLER (1943) zeigte am Präparat einer isolierten Nerven-Muskelfaser, daß
ein kleiner Tropfen Acetylcholin 10^{-6} auf die Nervenendplatte gebracht, eine plötzliche Depolarisation zur Folge hatte, wodurch ein entsprechender Aktionsstrom
ausgelöst wurde. Wie DEL CASTILLO u. KATZ (1955a) an isolierten Muskelfasern
feststellten, übt Acetylcholin nur dann eine depolarisierende Wirkung aus, wenn
dieses von außen an die Nervenendplatte herangebracht wird, nicht dagegen von
innen, wo Acetylcholin wirkungslos war. Offenbar hat nur die Außenseite der
Muskelfaser (Sarkolemm ?) in der Gegend der Nervenendplatte spezifische Receptoren, an denen Acetylcholin zur Wirkung gelangen kann. Die Übertragerwirkung
des Acetylcholins muß bei Beginn der Zunahme des Endplattenpotentials, d. h. in
1—2 msec vorüber sein. Mit dieser Geschwindigkeit erfolgt der Acetylcholinabbau
durch die Acetylcholinesterase, welche wie COUTEAUX (1955) zeigte, in hoher Kon-

zentration in der Nervenendplatte an der subneuralen Schicht vorhanden ist. Das freie Acetylcholin wird innerhalb einiger Millisekunden ($1,6.10^9$ Moleküle Acetylcholin pro Millisekunde) im Froschsartorius nach Nachmansohn (1960) durch die Cholinesterase der Palisadenschicht gespalten. Die Permeabilität der Verbindungsschicht sinkt wieder auf den Normalwert, und die Cholinacetylase stellt neues Acetylcholin aus den Spaltstücken bereit.

Die bei einem Nervenimpuls an einer Nervenendigung freigesetzte Acetylcholinmenge wird von verschiedenen Autoren auf $1,5.10^{-10}$ g geschätzt, unabhängig davon, ob es sich um eine Nervenendplatte oder eine Synapse handelt. Das entspricht einer Zahl von etwa 10^6 Acetylcholinmolekülen.

Waser (1960, 1962, 1965), Waser u. Lüthi (1957), Waser u. Reller (1965) stellte unter Verwendung von radioaktivem C-Curarin am Mäusezwerchfell fest, daß pro Nervenendplatte etwa 3.10^6 Curaremoleküle fixiert werden, was mit der bei einem Impuls freigesetzten Zahl Acetylcholinmoleküle (10^6) gut übereinstimmt, wobei angenommen wird, daß von *einem* Receptor *ein* Acetylcholin-, resp. *ein* Curarinmolekül fixiert wird. Die subneurale Nervenendplattenmembran („Couteauxschicht") hat durch ihre Faltung eine sehr große Oberfläche, auf der die Acetylcholinreceptoren als gleichmäßig verteilt betrachtet werden können. Diese Receptoren nehmen höchstens 1% der gesamten Oberfläche der subneuralen Membran ein und dementsprechend genügt die 1%ige Besetzung mit Acetylcholin zur Depolarisation resp. durch Curarin zur Blockierung. Wurde neben 14C-Curarin zur Blockierung des Acetylcholins gleichzeitig Prostigmin zur Blockierung der Cholinesterase injiziert, kam es innert 1 min zur Wiederherstellung des Endplattenpotentials, ohne daß eine wesentliche Abnahme der Endplatten-Radioaktivität erfolgte. Daraus darf geschlossen werden, daß die cholinergischen Receptoren und die Cholinesterase an verschiedenen Stellen des Receptors lokalisiert sind. Krnjević u. Miledi (1958) stellten am isolierten Rattenzwerchfell fest, daß durch $1,5.10^{-17}$ Mol Acetylcholin ein Aktionsstrom an der Nervenendplatte ausgelöst wird.

(14) Cholinesterase im quergestreiften Muskel

Nach Gerebtzoff (1955) findet sich Acetylcholinesterase im quergestreiften Muskel an vier Stellen: 1. an der neuromuskulären Verbindung der extrafusalen Fasern im subneuralen Apparat der Nervenendplatte; 2. an den kleinen neuromotorischen Platten, welche entlang den intrafusalen Fasern oder den neuromuskulären Spindeln von Kühne verteilt sind; 3. an den traubenförmigen Endplatten, welche sich in der Nähe der Nervenendplatte der extrafusalen Fasern befinden; 4. am Ende der Muskelfasern im Übergang auf die Sehnen (Gerebtzoff, 1954, Couteaux, 1953). Gerebtzoff konnte die Acetylcholinesterase im Bereich der Muskel-Sehneninsertion bei allen Klassen von Wirbeltieren (Cyclostomen, Knorpel- und Knochenfischen, Amphibien, Reptilien, Vögeln und Säugern [und beim Menschen]) nachweisen. Über Acetylcholinesterase an den Sehnen-Muskelapparaten bei Säugetieren und beim Menschen vgl. auch Gerebtzoff u. Ueten (1954), Gerebtzoff, Philippot, Dalmagne (1954), Schwarzacher (1957b, 1961).

Häggquist (1959) untersuchte die Frage, ob die beiden Arten von Cholinesterase, Butyrylcholinesterase und Acetylcholinesterase, mit den bekannten Typen efferenter Skelettmuskelinnervation in Beziehung gebracht werden können. Untersucht wurden M. buccinator, M. occipitalis, M. sphincer ani ext,. M. rectus bulbi temp. und M. obliquus sup. von Affen. Die Koellesche Thiocholinmethode in der Modifikation von Holmstedt (1957) ergab, daß an den Nervenendigungen der untersuchten Muskeln sowohl Acetylcholinesterase als Butyrylcholinesterase nachweisbar waren. Häggquist (1959) nimmt an, daß die feinen Motoneurone, welche die tonischen Muskelfasern versorgen und in „terminaisons en grappe" enden,

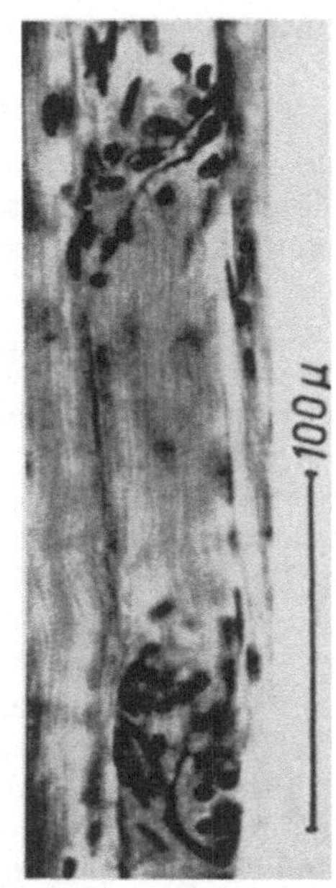

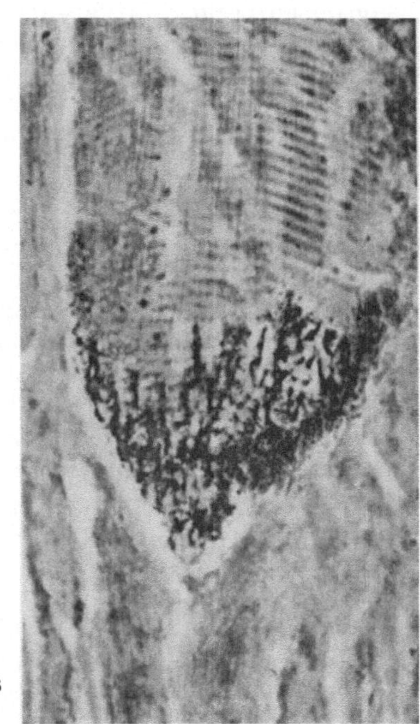

Abb. 215   Abb. 216

Abb. 215. Mehrfachinnervation einzelner Muskelfasern des M. vocalis des Menschen. Modifizierte Silberimprägnation nach BIELSCHOWSKY. Zwei Endplatten treten in Kontakt mit einer Muskelfaser. Abstand > 100 μ. (Aus: G. RUDOLPH 1960)

Abb. 216. Darstellung der Muskel-Sehnenverbindung einer einzelnen Muskelfaser vom M. opponens digiti minimi des Menschen. Acetylcholinesterasefärbung nach DFP 10^{-7}M. Phasenkontrast. Vergr. 1:720. (Aus: H. G. SCHWARZACHER 1961)

möglicherweise mit Butyrylcholin als Überträgerstoff zu tun haben, die phasischen (tetanischen) mit „terminaisons en plaque" versehenen dickeren Motoneurone mit dem viel reichlicher vorhandenen Acetylcholin. Es wäre deshalb möglich, daß die efferenten Nervenendigungen im Muskel entweder acetylcholinergisch oder butyrylcholinergisch sind. Dem ist vielleicht entgegenzuhalten, daß die „terminaisons en grappe", wie aus den Untersuchungen von COLE (1955) hervorgeht, bei vielen Vertebraten, auch bei manchen Säugern, gar nicht vorkommen. (Vgl. auch CoËRS, 1955). Die geringe Menge Butyrylcholin, die sich im Bereich der Nervenendplatten befindet, dürfte mit der Oberflächenmembran der Teloglia in Beziehung stehen, da nach SCHWARZACHER (1957a) Schwannsche Scheide und Teloglia Butyrylcholin enthalten (vgl. auch GIACOBINI u. HOLMSTEDT, 1960). Die Acetylcholinesteraseaktivität der Nervenendplatte ist mindestens 50mal größer als im umgebenen Muskel. Die exaktesten histochemischen Lokalisationen verdanken wir COUTEAUX (1958), und ANDERSSON-CEDERGREN (1959), ROBERTSON (1956b) die elektronenoptische Aufklärung der Struktur der Nervenendplatte. Die höchste Konzentration der Acetylcholinesterase fand sich in der Regel postsynaptisch an der Oberfläche und in den Faltungen des subneuralen Apparates. Die axonale Endung enthielt vergleichsweise bedeutend weniger. Vgl. auch BOZLER (1929).

Während bei vielen Säugern *eine* Nervenendplatte etwa in der Mitte der Muskelfaser nachweisbar ist, gibt es auch Säugermuskeln mit mehrfacher Innervation (vgl. FEINDEL et al., 1952; HUNT u. KUFFLER, 1954; RUDOLPH, 1960 (Abb. 215); ADAMS u. MACKAY, 1961). Es wäre tiersystematisch von Interesse, an einem größeren artlichen Material festzustellen, ob das Nervenendplattenmuster bei Säugetieren artspezifisch ist, was zumeist angenommen wird, oder ob auch weitere taxonomische (gruppenspezifische) Typen, z. B. bei bestimmten Familien der Rodentia in Frage kommen, dies nicht nur in morphologisch-struktureller Hinsicht, sondern auch im Hinblick auf die Verteilung der Cholinesterasen und des Acetylcholins.

(15) Muskelsehnenverbindungen, Acetylcholin und Cholinesterasen

Das von GOLGI (1903) entdeckte Sehnenorgan und die von COUTEAUX festge-stellten, von GEREBTZOFF bei einer Reihe von Vertebraten genauer untersuchten Muskelsehnenverbindungen enthalten nach SCHWARZACHER (1960a, b, 1961) (Abb. 216) ausschließlich Acetylcholinesterase. Bei Ratte und Katze beträgt der Acetyl-cholinesterasegehalt 20—30% desjenigen der entsprechenden Nervenendplatte. Die Cholinesterase ist in der Oberflächenmembran am Ende der Muskelfaser lokalisiert, wo bisher noch bei keinem Säugetier eine Innervation festgestellt werden konnte, wohl aber bei poikilothermen Vertebraten (MACKAY u. PETERS, 1961), zusammen mit Acetylcholinesterase. Handelt es sich bei Säugetieren um einen evolutiven Verlust? Möglicherweise steht beim Säuger die Acetylcholinesterase an der Mus-kel-Sehnenverbindung mit dem endoplasmatischen Reticulum in Verbindung (vgl. EDWARDS et al., 1956). Wie SCHWARZACHER zeigte, kommt es an der Muskel-sehnenverbindung durch Acetylcholin, auch nach Physostigmin oder Prostigmin, nicht zur Depolarisation. Acetylcholin und Prostigmin haben auffallenderweise nicht den geringsten Einfluß auf das Ruhepotential der Muskelsehnenverbindung, während an der Nervenendplatte der gleichen Muskelfaser sofort Depolarisation eintritt. (Vgl. auch SCHWARZACHER, 1960c). Welche Funktion die Acetylcholin-esterase an der Muskelsehnenverbindung bei Säugern und Vögeln besitzt, ist nicht bekannt.

(16) Acetylcholin und Muskelspindeln (Feed-back-System)

Die Muskelspindeln wurden schon 1851 durch A. H. HASSAL entdeckt. Der Name stammt von KÜHNE (1863). Den Nachweis, daß es sich um sensorische Organe handelt, erbrachte SHERRINGTON (1894, 1947). Die eingehende histologische Beschreibung verdanken wir RUFFINI (1897, 1898, 1899) und BARKER (1948). Das System der Rückkoppelung dient der Aufgabe, den Bewegungsvorgang durch Signale zu lenken, die von den bewegten Teilen zum dirigierenden (zentralnervösen) Mechanismus zurückgesandt werden. Wie SHERRINGTON schon 1894 gezeigt hatte, üben von den Nervenfasern, welche den Muskel versorgen, ein Viertel bis die Hälfte sensible und nicht motorische Funktionen aus. KUFFLER (1953) fand, daß von den efferenten Nerven der motorischen Wurzeln des Rückenmarks nur $^2/_3$ mit der Muskelkontraktion zu tun haben. Ein Drittel, unterscheidbar als feinere γ-Fasern, gehen zu den Receptorapparaten des Muskels, den Muskelspindeln, welche sensorische Elemente im Rückkoppelungs-System darstellen und ihre Empfindlichkeit (Ansprechbarkeit) nach den Bedingungen der Muskelbewegung jeweils ändern. Ein großer Teil der Nervenversorgung des Muskels betätigt sich in der zentralen Anpassung der Entladung der motorischen Nervenzelle. Diese an die aktuelle Situation sich anpassenden Nervenfasern der Muskelspindeln sind denjenigen Fasern vergleichbar, welche die Pupille öffnen und schließen, um mehr oder weniger Licht durchzulassen. Solche Rückkoppelungsmechanismen gelten demnach nicht nur für die Skelettmuskulatur, auch der glatte Muskel wird durch Signale gelenkt, die vom bewegten Teil selbst ausgehen. Vgl. auch ECCLES, ECCLES u. LUNDBERG (1958), MATTHEWS (1931, 1964).

An einzelnen Muskelspindeln aus dem M. gatrocnemius des Frosches bewirkten nach HENATSCH u. SCHULTE (1957, 1958b) Acetylcholin und Succinylcholin eine qualitativ gleichartige, minutenlange Steigerung der Spindelentladungen, die bei Acetylcholin stärker und kürzer war wie bei Succinylcholin. Die Aktivierung bestand teils in plötzlich vermehrten Dauerentladungen mit Frequenzsteigerungen bis zum 50fachen der Ausgangswerte, teils in rhythmischen Salvenausbrüchen in Intervallen von $^1/_4$ bis $^3/_4$ sec.

Nach Ausschaltung der extra- und intrafusalen neuromuskulären Übertragung durch hohe d-Tubocurarindosen waren mit Acetylcholin und Succinylcholin weiterhin vermehrte Dauerentladungen zu erzielen; dagegen verschwanden die rhythmischen Salven fast vollständig. Nach diesen Versuchen, bei denen sich die erregende Wirkung der beiden Stoffe als rasch erschöpfbar erwies, während Spontanaktivität und Dehnungsempfindlichkeit der Spindeln erhalten blieben, erscheint es unwahrscheinlich, daß bei Umwandlung der mechanischen Deformation (Dehnung usw.) in sensorische Receptorerregungen der Spindeln ein cholinergischer Überträger eine Rolle spielt (vgl. auch GRANIT, 1955; ECCLES et al., 1954; EYZAGUIRRE, 1957, 1961a, b; EYZAGUIRRE u. VIAL, 1956; GRAY, 1957; GRAY u. DIAMOND, 1957; SCHULTE u. HENATSCH, 1958; KUFFLER, 1953; MATTHEWS, 1931; ROBERTSON, 1957; BURCKHARDT, 1958). Das scheint in gewissem Gegensatz zu den Feststellungen von COËRS (1959) zu stehen, welcher feststellte, daß intrafusale Muskelfasern beim Menschen, nicht dagegen extrafusale Fasern, in ausgedehnter Weise, d. h. überall mit Ausnahme der Äquatorialzone, Acetylcholinesterase enthalten (vgl. COËRS u. DURAND, 1956; COËRS u. WOOLF, 1959). GEREBTZOFF (1955) wies bei fast allen Wirbeltierklassen eine Acetylcholinesteraseeinlagerung an den extra- und intrafusalen Nerven des quergestreiften Muskels nach, deren Aktivität derjenigen an den Nervenendplatten quantitativ etwa gleichkam.

In dieser Richtung sprechen auch die Versuche von GRANIT, SKOGLUND u. THESLEFF (1953), ELDRED, GRANIT u. MERTON (1953), GINZEL, KLUPP, STORMANN u. WERNER (1953), HENATSCH u. SCHULTE (1958a, b, c), FUJIMORI, TOKIZANE u. ELDRED (1959), BRUNE, SCHENK u. DAMMANN (1959), BRUNE, DAMMANN u. SCHENK (1960), GRANIT, POMPEIANO, WALTMAN (1959a, b).

Über die Ultrastruktur der Muskelspindeln orientieren MERRILEES (1960) (Abb. 217), BARKER und GIDUMAL (1961).

Die Muskelspindeln von Warm- und Kaltblütern werden durch Acetylcholin und depolarisierende Muskelrelaxantien wie Succinylcholin oder Dekamethonium angeregt. Diese chemisch ausgelösten Spindelerregungen wirken sich auf die spinale Aktivität im Sinne von Reflexhemmungen oder von Bahnungen aus. Durch BRUNE et al. (1959) wurde die Wirkung von Succinylcholin auf die monosynaptische Anregbarkeit spinaler Motoneurone am Menschen untersucht. Dosen, die nicht zur Lähmung führten, hatten eine 3—4 min anhaltende Hemmung der geprüften Reflexe zur Folge. Nach höheren Dosen kam es zu einer initialen (15—20 sec) Reflexbahnung, die in eine Hemmung überging. Kurzfristige motorische Spontanentladungen wurden gelegentlich beobachtet. Aus den Versuchen geht hervor, daß die am Menschen beobachteten spinalen Effekte auf die durch Succinylcholin aktivierten Muskelspindeln zurückzuführen sind. Die Wirkungsumkehr bei höheren Dosen könnte dadurch zustande kommen, daß durch höhere Konzentrationen die intrafusalen Muskelfasern erregt werden. (Vgl. auch HUNT, 1952; BRUNE, SCHENK u. VOSS, 1959.) BRINLING u. SMITH (1960) stellten fest, daß die durch Infusion von Succinylcholin herbeigeführte größere Entladungsfrequenz durch Vorbehandlung mit Physostigmin gesteigert wurde.

Die Verhältnisse dürften bei den Muskelspindeln von Säugern, vielleicht auch bei anderen Vertebraten, ähnlich liegen wie an den Muskelsehnenverbindungen: wir finden eine nicht unbeträchtliche Acetylcholinesteraseaktivität, ohne ihre Funktion zu kennen. Nach allem, was wir von den Muskelspindeln wissen, enthalten sie kein Acetylcholin, scheinen aber darauf empfindlich zu sein. Diese paradoxe Feststellung zeigt, wie vorsichtig wir in der Beurteilung von scheinbar

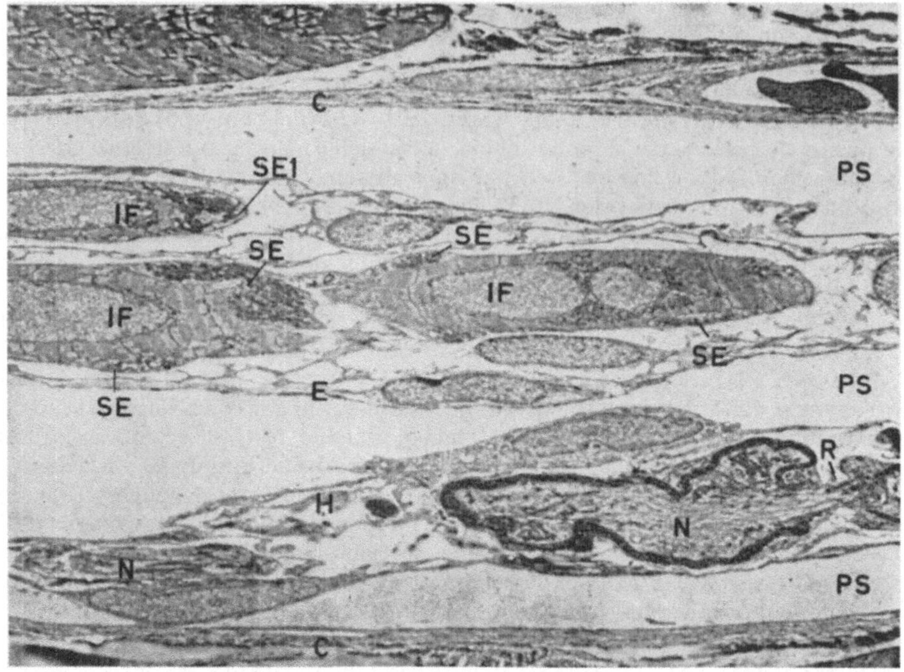

Abb. 217. Muskelspindeln im quergestreiften Rattenmuskel. Schrägschnitt durch drei intrafusale Fasern (*IF*) im erschlafften Zustand in einem gemeinsamen Endomysium. Markhaltige und marklose Nervenfasern (*N*) sind von einer dünnen Henleschicht (*H*) umhüllt. Der Schnitt der markhaltigen Faser geht durch einen Ranvierknoten (*R*). Endomysium und Henlehülle liegen in einer von der Kapsel (*C*) umschlossenen periaxialen Spalte (*PS*). In der linken oberen Ecke eine schmale extrafusale Muskelfaser. Sensorische Nervenendigungen (*SE*) (mit Mitochondrien) liegen den intrafusalen Fasern an. Vergr. 1:4000. (Aus: N.C.R. MERRILLEES 1960)

cholinergen Mechanismen sein müssen, selbst wenn, wie im Fall der Muskelspindeln, die Acetylcholinesterase eine strenge Lokalisierung aufweist, welche die Annahme eines cholinergen Mechanismus geradezu herausfordert. Ob es sich um eine in der Evolution der Säuger aufgetretene „Loslösung" vom Acetylcholinsystem handelt, ist eine Frage, die sich nur bei Verfolgung der Verhältnisse durch die Vertebratenreihe mit einiger Wahrscheinlichkeit beantworten ließe. Besonderem Interesse würde eine entsprechende Abklärung bei Marsupialia, Monotremata, Insectivora, Cetacea und Primaten begegnen (vgl. auch BURKHARDT, 1958).

(17) Succinylcholin am quergestreiften Muskel

Succinylcholin erzeugt bei Säugetieren eine kurzdauernde Muskelerschlaffung durch Depolarisation der motorischen Endplatten. Untersuchungen an einer Reihe von Haustieren (Säugern) ergaben nach HANSSON (1958) große Unterschiede in der Empfindlichkeit auf Succinylcholin. Die größte Empfindlichkeit zeigte das Rind, eine etwa 10mal geringere das Pferd, dazwischenliegend war die Empfindlichkeit des Hundes und Schweines. Nach WHITTAKER (1951) ist die unspezifische Plasmacholinesterase (Butyrylcholinesterase) beim Menschen die einzige Succinylcholin spaltende Esterase. Von den vier Säugern hatten nur Pferde und Schweine eine meßbare Plasmacholinesterase. Sie konnte bei allen vier Spezies weder in den Erythrocyten noch im Skelettmuskel nachgewiesen werden. Diese Verhältnisse machen es nicht wahrscheinlich, daß Succinylcholin durch Plasma-Butyrylcholinesterase hydrolysiert wird. Im Hundeplasma besteht relativ hohe Aktivität für Butyrylcholinesterase, während beim Schwein die Butyrylcholinesterase des Plasmas niedrig, die Succinylcholinhydrolyse immerhin meßbar ist.

Aus Versuchen *in vivo* geht hervor, daß Pferd und Schwein etwa dieselbe Toleranz für Succinylcholin besitzen; sie ist deutlich größer als für Hund und Rind. Pferd und Schwein haben die größere Toleranz für Succinylcholin; es sind die beiden Spezies mit feststellbarer (sehr niedriger) Succinylcholinesteraseaktivität. Es ist deshalb nicht wahrscheinlich, daß die Plasmaesterase eine entscheidende Rolle beim Abbau des Succinylcholins spielt.

Im ganzen gesehen, kann durch diese Versuche die Ansicht von FOLDES (1952), EVANS et al. (1952) und BOVET-NITTI (1957) nicht bestätigt werden, daß die Höhe des Plasmacholinesterasespiegels von entscheidender Bedeutung für die Inaktivierung des Succinylcholins sei. (Vgl. auch HANSSON, 1956, 1957a, b). In tiersystematischer Hinsicht ist darauf hinzuweisen, daß die vier Tierspezies vier verschiedenen Ordnungen angehören: Perissodactyla (Pferd), Ungulata (Ruminantia) (Rind), Ungulata (Suiformes) (Schwein), Carnivora (Hund). Es wäre von Interesse festzustellen, ob sich verschiedene Spezies der gleichen Gattung, Familie oder Ordnung untereinander ähnlich verhalten, oder ob die verschiedene Empfindlichkeit von Säugern auf Succinylcholin rein speziesbedingt ist.

(18) Glatter Muskel

Am Uterus bestehen insofern besondere Verhältnisse, als die Funktion des contractilen Systems durch Oestrogen reguliert wird (CSAPO, 1960). Der Uterus, besonders der schwangere, zeigt spontane Rhythmizität und ist empfindlich auf Streckung und Spannung, ferner auf Oxytocin, Acetylcholin, Adrenalin, Histamin. Ausgehend von der Annahme, daß die Polarisation des erregbaren Gewebes durch K/Na Gradienten an der Membran bedingt ist, ist CSAPO der Ansicht, daß pharmakologische Wirkungen am Myometrium, mit Einschluß des Oestrogen/Progesteron-Antagonismus durch diese elektrochemischen Gradienten vermittelt werden (vgl. WOODBURY u. MC INTYRE, 1954; MARK, 1956). Cholinacetylase wurde am Uterus durch HEBB u. RATKOVIĆ (1962) ausschließlich bei Mensch und Affe (Primates) nachgewiesen. Keine Aktivität war feststellbar beim Mungo (Ichneumon) (Carnivora), Lemur (Maki) (Primates), Pferd, (Perissodactyla), Kuh, Schaf, Ziege, Schwein (Ungulata), Kaninchen (Lagomorpha), Meerschweinchen, Hamster und Ratte (Rodentia). Dies könnte einen Hinweis dafür bilden, daß am Primaten-Uterus das hormonal steuernde Oxytocin-/Oestrogensystem teilweise durch das Acetylcholinsystem abgelöst worden ist, während es beim Fehlen von Cholinacetylase beim Maki (Lemuridae) noch nicht in Funktion getreten ist. In dieser Beziehung nimmt der Uterus unter den glattmuskeligen Organen eine Sonderstellung ein (vgl. SCHOFIELD, 1964; JUNG, 1964; MARSHALL, 1964).

(19) Der glatte Muskel als Angriffspunkt des Acetylcholins

Die Tonisierung des glatten Muskels durch Acetylcholin ist beim Wirbellosen und beim Wirbeltier, insbesondere beim Säugetier, wohlbekannt. Der in seiner Struktur sehr variable glatte Muskel ist vom quergestreiften dadurch unterschieden, daß er, ähnlich wie der Herzmuskel, keine Nervenendplatteninnervation zu besitzen scheint. Doch haben elektronenoptische Untersuchungen zu einer Strukturaufklärung geführt, durch welche der glatte Muskel wieder näher an den quergestreiften heranrückt.

Nach elektronenmikroskopischen Befunden am Säugetier (Harnblase der Maus) (vgl. RUSKA, 1958) ist jede glatte Muskelzelle von einer Doppelmembran umgeben. Das endoplasmatische Reticulum ist vor allem an der Zellperipherie und an den Kernenden gut zu sehen. Die von einer Cytoplasmaschicht umgebenen

Nervenfasern sind im Interstitium sehr reichlich. Die Axone oder Axonenden stehen auf der einen Seite mit den Oberflächen der Muskelzellen in Kontakt und sind auf der anderen Seite von einer cytoplasmatischen Schicht bedeckt, so daß im Ganzen eine Bildung vorliegt, welche gewissermaßen als Äquivalent einer neuromuskulären Verbindung wie beim quergestreiften Muskel betrachtet werden kann. Zur Ultrastruktur des glatten Muskels vgl. auch RHODIN (1962); STÖHR jr. (1954) über die Innervation der glatten Muskulatur, ferner RICHARDSON (1962), BURNSTOCK u. MERRILEES (1964).

Die *Pharmakologie* des glatten Muskels nimmt einen sehr weiten Raum ein, oft ohne daß die tonischen und erschlaffenden Wirkungen entsprechend aktiver Stoffe bisher zu einer eingehenderen Analyse ihres Wirkungsmechanismus geführt haben. (Vgl. aber TIEGS, 1925; MELTON, 1957; GREVEN, 1956; BURNSTOCK u. HOLMAN, 1958; BURNSTOCK u. STAUB, 1958; PROSSER, 1960).

Wir verdanken Edith BÜLBRING (1954, 1955, 1957, 1961, 1964), BÜLBRING u. BURNSTOCK (1960), BÜLBRING, BURNSTOCK u. HOLMAN (1958), AXELSSON u. BÜLBRING (1961) und BÜLBRING (1961) wertvollen Einblick in die Elektrophysiologie der glatten Muskulatur. Ihre Untersuchungen beziehen sich fast ausschließlich auf die *Taenia coli* des Meerschweinchens, d. h. auf ein Bündel parallel gerichteter glatter Muskelfasern des Dickdarms eines Säugers. Ähnlich eingehende Untersuchungen am glatten („klassischen" oder helikalen) Muskel von Invertebraten vgl. HOYLE (1957).

Charakteristisch für die Funktion des glatten Muskels sind die spontanen Schwankungen des Membranpotentials, die mit der ständigen Tätigkeit des glatten Muskels, d. h. mit dem andauernden Wechsel im Spannungszustand der Muskelfaser in Beziehung stehen und damit parallel gehen (vgl. auch HOLMAN, 1958). Die Schwankungen des Membranpotentials hängen mit Änderungen der Permeabilität der Muskelfasermembran für Na und K zusammen. Die Schwelle für das Auftreten einer fortgeleiteten Erregung, eines Aktionsstroms, bleibt nicht konstant; diese hängt von der Höhe der in der glatten Muskulatur nicht konstanten Membranpotentiale (Ruhepotentiale) ab: bei Abfall der Membranpotentiale kommt es zur Aktionsstromentladung, beim Anstieg setzt dieser aus. Erstaunlich rasch ist der Na-Austausch: in 5 min ist alles Na ausgetauscht. Die Na-Permeabilität ist im erregten Zustand etwa 100mal größer als die K-Permeabilität.

Was wir fast durch die ganze Tierreihe verfolgen können ist die Feststellung der muskelerregenden Wirkung des Acetylcholins am Darm, wobei wir streng genommen, nur bei Wirbeltieren berechtigt sind, von einer cholinerg erregenden Wirkung zu sprechen. Am glatten Muskel wirkt Acetylcholin teilweise als „lokales Hormon", da es anscheinend durch dieselben Muskelfasern freigesetzt wird, deren Tonus und Frequenz von ihm reguliert wird. Mit der Freisetzung gehen Änderungen in der Membranpermeabilität einher. Diesem Mechanismus *übergeordnet* ist die Wirkung des aus den postganglionären parasympathischen Fasern freigesetzten Acetylcholins.

In pharmakologischer (nicht elektrophysiologischer) Hinsicht sind unsere Erfahrungen viel reicher, die uns z. T. erlauben, von cholinergischer Wirkung zu sprechen, auch dort, wo wir den elektrophysiologischen Grundmechanismus nicht näher kennen.

Durch BURNSTOCK, HOLMAN u. PROSSER (1963) wurden die „Entladungsmuster" der Aktionsströme des glatten Muskels bei einer Reihe von kalt- und warmblütigen Vertebraten untersucht. Es geht daraus hervor, wie außerordentlich verschieden die Entladungstypen bei verschiedenen Tierarten, aber auch wie unterschiedlich der Typus der intracellulär gemessenen spontanen Aktionsströme bei verschiedenen glatten Muskeln derselben Tierspecies ist und wie weitgehend beispielsweise die Verhältnisse je nach Funktionszustand (z. B. am Uterus im nichtschwangeren und schwangeren Zustand usw.) variieren. SPERELAKIS u. PROSSER (1959) stellten fest, daß die Empfindlichkeit auf Acetylcholin von Muskel zu Muskel verschieden ist. So wiesen PROSSER u. SPERELAKIS (1956) und SPERELAKIS u. PROSSER (1959) an ganglienfreier Ringmuskulatur des Katzendarmes nach, daß diese selbst auf Acetylcholin 10^{-3} sehr wenig empfindlich ist, während die Längsmuskulatur, wie BORTOFF (1961) zeigte, über eine hohe Empfindlichkeit verfügt. Über die ganz andersartig bedingte Erregungswirkung des 5-Hydroxytryptamin am Darm s. S. 871. S. auch ROBERTSON (1960).

Solche Feststellungen sind für den tiersystematischen Vergleich außerordentlich wichtig, weil sie zeigen, daß eine einseitige Untersuchung bestimmter glatter Muskeln oder Muskelgruppen keine tiersystematischen Schlußfolgerungen zuläßt, sofern die Untersuchungen an verschiedenen Tierspecies sich nicht auf die gleichen Muskelgebiete beziehen. Wir haben im systematischen Teil fast ausschließlich auf die Verhältnisse am Magendarmkanal abgestellt, worüber Untersuchungen (vielleicht vom Irismuskel abgesehen) bei der relativ größten Zahl von Arten vorliegen.

Nach BOZLER (1948) unterscheidet man bei Wirbeltieren zwei Typen von glatter Muskulatur, solche, deren Tätigkeit vom Nervenreiz der sie innervierenden Nerven abhängig ist, wie die Irismuskeln, der Muskel der Nickhaut, der M. ciliaris, die Pilomotoren, und solche, die mehr oder weniger unabhängig von ihrer Innervation kontinuierliche rhythmische Tätigkeit zeigen, wie diejenigen des Magendarmkanals, des Ureters und des Uterus, deren Tätigkeit nach Denervierung weitergeht. Wir werden es fast ausschließlich mit *diesem* glatten Muskeltyp zu tun haben. Dabei ist festzustellen, daß zwischen glatten Muskeln von Vertebraten und Invertebraten strukturell und in funktioneller Hinsicht große Unterschiede bestehen.

Im allgemeinen kann gesagt werden, daß Acetylcholin die Erregbarkeit des glatten Muskels erhöht und in der Regel kontrahierend wirkt, dies sowohl durch Erhöhung der spontanen Rhythmik als durch Auslösung von Kontraktionen am nicht spontan tätigen Muskel. Diese Wirkungen gehen immer mit Depolarisation der Muskelmembran einher.

Erregbarkeit und mechanische Eigenschaften sind beim glatten Muskel ähnlich wie beim quergestreiften Muskel (EVANS et al., 1958). (Vgl. BÜLBRING, 1954; BÜLBRING u. HOOTON, 1954; BOZLER, 1948; WEINSTEIN u. RALPH, 1951; BURNSTOCK, HOLMAN u. PROSSER, 1963; BURNSTOCK, 1958; HOFMAN, 1958).

Die wichtigste Funktion der intramuskulären Nervenplexus des Darmes scheint in der Koordination verschiedener Darmabschnitte zu liegen. Die Funktion der parasympathischen und sympathischen Nerven dürfte in der antagonistischen Regulierung der Kontraktionsfrequenz der Muskelzellen bestehen. Acetylcholin und Adrenalin (Noradrenalin) werden nach Bedarf lokal freigesetzt, wobei diese Hormone wahrscheinlich direkt an der Oberflächenmembran der glatten Muskelzellen zur Wirkung gelangen (vgl. auch BÜLBRING, 1954; GILESPIE, 1964). BURNSTOCK et al. (1963, 1964) stellten an der spontan tätigen *Taenia coli* des Meerschweinchens fest, daß elektrische Reizung in Gegenwart von Atropin zu Erschlaffung führte, gefolgt von einer „rebound"-Kontraktion. Die Erschlaffung ist bedingt durch kleinere Frequenz der Aktionspotentiale oder durch völliges Aussetzen der spontanen Entladungen. Nach BURNSTOCK et al. bewirkte elektrische Reizung unter Atropin ausgesprochene Hyperpolarisation der Zellmembran des glatten Muskels (Hemmpotential). Nach Unterbruch der elektrischen Reizung kam es zu einer hochfrequenten Entladung der Aktionspotentiale, wodurch die „rebound"-Kontraktion ausgelöst wurde, die möglicherweise durch Freisetzung eines (unbekannten) hemmenden Überträgerstoffes bedingt wird. Weitere Versuche ergaben, daß die durch Reizung intramuraler Nerven (Auerbachscher Plexus) hervorgerufene Erschlaffung, im Gegensatz zu der durch Reizung von perivasculären sympathischen Nerven ausgelösten Erschlaffung durch Guanethidin nicht blockiert wurde. Ähnliche Hemmsysteme, die von den Auerbachschen Plexus ausgehen, konnten durch HOLMAN u. HUGHES (1965) an isolierten Segmenten des Dünn- und Dickdarmes von Ratte, Maus, Kaninchen und Meerschweinchen nachgewiesen werden.

Über die Wirkung von Acetylcholin, Carbaminoylcholin, Nikotin, Serotonin und Histamin am isolierten Dünndarm des Meerschweinchens vgl. PICK (1960), über Elektrolyte und glatte Muskelkontraktion EVANS u. SCHILD (1957), ROBERTSON (1960), BOHR (1964).

Nach SHELLEY (1955) hatten Physostigmin $2,7.10^{-8}$M und DFP 10^{-7}M als Grenzkonzentrationen Tonuserhöhung am isolierten Duodenum des Kaninchens und an isolierten Längsmuskelstreifen des Duodenums zur Folge. Die Wirkung war maximal bei Physostigmin $2,7.10^{-6}$M und DFP 10^{-5}M. In den verschiedenen Schichten der Darmwand waren sowohl Acetylcholinesterase wie Butyrylcholinesterase vorhanden mit dem Maximum der Aktivität in der Längsmuskulatur. Die Tonuszunahme der Längsmuskulatur erfolgte, wenn die Aktivität der Acetylcholinesterase um weniger als 20% gesenkt war.

(20) Faktor I und γ-Aminobuttersäure am glatten Muskel

Wie FLOREY u. MC LENNAN (1959) zeigten, werden durch Faktor I (hemmende Überträgersubstanz aus Säugetiergehirn) und γ-Aminobuttersäure (GABA) die durch Acetylcholin und Nicotin erzeugten Kontraktionen des Meerschweinchenileums gehemmt. Die Hemmung durch γ-Aminobuttersäure war keine vollkommene, während das mit Faktor I der Fall war. Durch Serotonin am Meerschweinchenileum ausgelöste Kontraktionen wurden durch geeignete Konzentrationen von GABA fast vollkommen gehemmt, durch Faktor I nicht beeinflußt. Wurden durch γ-Butyrobetain Kontraktionen am Meerschweinchenileum hervorgerufen, kam es durch GABA teilweise zur Hemmung, durch Faktor I wurden sie verstärkt. Aus den Untersuchungen geht hervor, daß die pharmakologische Wirkung von Faktor-I-haltigen Gehirnextrakten nicht allein durch ihren Gehalt an GABA erklärt werden kann, wobei aber GABA jener Wirkung oft sehr nahekommt. Vgl. auch CAMPBELL et al. (1963, 1964), CURTIS (1961b), ECCLES (1961a, b), KUFFLER u. EDWARDS (1958).

(21) Cilien und Acetylcholinsystem

HACH (1925) verdanken wir einen Überblick über Flimmerbewegungen im Organismus homoiothermer Tiere. Acetylcholin und Acetylcholinesterase fanden sich analog wie im Kiemenepithel von *Mytilius edulis* auch im cilientragenden Schleimhautepithel der Kaninchentrachea (KORDIK et al., 1952). Acetylcholin hatte auf diese Cilien in bestimmten Konzentrationen einen erregenden Einfluß, der durch Physostigmin verstärkt, durch Atropin und D-Tubocurarin gehemmt wurde, so daß mit einem *cholinergen Mechanismus* fast mit Sicherheit gerechnet werden kann. Im Schleimhautepithel konnten keine Ganglienzellen festgestellt werden, wohl aber feine Nervenfasern im submukösen Gewebe. Ob freiwerdendes Acetylcholin von diesen Nerven ausgeht, konnte nicht sichergestellt werden. Explantiertes, mit Cilien versehenes respiratorisches Epithel des Menschen zeigte nach Physostigmin eine viel größere Empfindlichkeit auf die durch Acetylcholin ausgelöste Aktivität der Cilien (GUNTHER u. ALLEN, 1959), so daß ein cholinerger Mechanismus wahrscheinlich ist. (Vgl. auch CORSSEN u. ALLEN, 1959.) Es wäre bei der fast durch das ganze Tiersystem gehenden Gegenwart von Cilien und ihrem annähernd gleichartigen Bau zu wünschen, daß an einer größeren Artenzahl untersucht würde, inwieweit die Cilienbewegung vom Acetylcholinsystem abhängig ist und ob nur von diesem oder auch von anderen lokalen Hormonen oder Überträger-stoffen (Noradrenalin, 5-Hydroxytryptamin u. a.).

(22) Spinales Nervensystem

Den *dorsalen Spinalwurzeln* fehlt bei Säugern eine Cholinacetylase. Acetyl-cholin kann deshalb bei der intercellulären Impulsübertragung monosynaptischer Reflexe keine Rolle spielen. Wenn Reizung der Hinterhornzellen durch Frei-setzung eines lokalen Hormons zustande kommt, kann nicht Acetylcholin in Frage kommen.

Der Acetylcholingehalt der ventralen Wurzeln ist nach FELDBERG u. MANN (1946) 5—300mal größer als der dorsalen Wurzeln, was durch WOLF-GRAM (1954) dahin bestätigt wurde, daß die dorsalen Wurzeln weniger als 5% der ventralen Wurzeln enthalten. Cholinacetylase fand sich ausschließlich in den ventralen Wurzeln. Dagegen war die Aktivität der Acetylcholinesterase in beiden Wurzeln gleich. Die Vorderhornzellen der weißen Ratte haben nach GIA-COBINI u. HOLMSTEDT (1958) hohen Acetylcholinesterasegehalt. Die Werte der Vorderhornzellen sind 10—12mal höher als in den Spinalganglienzellen. Bei Vögeln enthalten die Nervenzellen der dorsalen Rückenmarkswurzeln viel Acetylcholin-esterase (s. S. 549). S. auch WOLFGRAM (1954).

Der Unterschied zwischen den Acetylcholinesterasewerten von vorderen und hinteren Spinalwurzeln deutet darauf hin, daß bei der Impulsübertragung im motorischen und sensorischen Bereich verschiedene Mechanismen ins Spiel treten, denen ein verschiedener Biochemismus zu Grunde liegen muß. Im Gehirn haben wir eine ganze Anzahl von Neuronentypen, sowohl Erregungs- wie Hemmneuronen, von denen nur ein Typus mit dem „Acetylcholinsystem" verbunden ist. Man hat im Bereich der hinteren Spinalwurzeln nach einem anderen Überträgersystem ge-sucht, das UMRATH u. HELLAUER (1948) im „Erregungsstoff" gefunden zu haben glauben. Aber wir wissen vorläufig nicht, was das für ein Stoff ist (vgl. UMRATH, 1953a).

CURTIS u. RYALL (1964) haben am Lumbalmark der Spinalkatze gezeigt, daß es Renshawzellen mit nicotinischen und muscarinischen Receptoren gibt. An den muscarinischen Betz-Zellen hatte Nicotin bei elektrophoretischer Injektion nur schwach erregende Wirkung; Acetyl-β-methylcholin und DL-Muscarin waren so wirksam wie Acetylcholin. Dieses wurde durch Atropin in seiner Wirkung blockiert, nicht durch Dihydro-β-erythroidin. Im Gegensatz dazu zeigten Receptoren von Renshawzellen nicotinischen Charakter. Nicotin war stärker erregend wie Acetyl-cholin; Mecholyl und LD-Muscarin waren nur schwach wirksam. Acetylcholin wirkte hier im Gegensatz zu den Betz-Zellen, sehr rasch, seine Wirkung wurde durch Dihydro-β-erythroidin blockiert, nicht durch Atropin. S. auch CURTIS (1959, 1962), ECCLES u. MAGNI (1960), LLOYD (1961).

Die Verhältnisse am Nervensystem sind so vielgestaltig, daß wir uns vor schematischen Vorstellungen von der Funktion des Acetylcholinsystems und der entsprechenden Innervation hüten müssen. Man muß nach allem zugeben — und dies namentlich aufgrund von Erfahrungen bei Invertebraten — daß weder der bloße Nachweis von Acetylcholin noch von Acetylcholinesterase, selbst wenn beide Faktoren reichlich zugegen sind, mit Sicherheit auf ein cholinergisches System hindeuten oder es „beweisen". Vgl. auch BURGEN u. CHIPMAN (1951), CAUNA (1960, 1961), CAUNA et al. (1961).

(23) Acetylcholin im Zentralnervensystem von Vertebraten

Bei poikilothermen Vertebraten ist nach CORTEGGIANI (1938) der Acetyl-cholingehalt des Gehirns pro g Frischgewicht größer als bei Homoiothermen. Jüngere Abschnitte des Zentralnervensystems enthalten bei Homoiothermen weniger Acetylcholin als ältere, Kleinhirn und Großhirnrinde am wenigsten; höher ist der Gehalt in Hirnstamm und Medulla oblongata, noch höher in Rückenmark und vorderen Spinalnerven. Autonome Ganglien des Hirnstammes sollen den höchsten Gehalt aufweisen; nach WELSH u. HIDE (1944) sind es wahrscheinlich Neurone des Plexus myentericus. Die Auffassung von FELDBERG u. VOGT (1948), daß cholinergische mit nichtcholinergischen Neuronen im Zentralnervensystem abwechseln, ist nicht unwahrscheinlich (vgl. auch FELDBERG, HARRIS u. LIN, 1951; WHITTAKER, 1959).

Der Acetylcholingehalt ist im Zentralnervensystem geringer als im peripheren Nervensystem und ungleich verteilt, dies sowohl topographisch als hinsichtlich Hirnsubstanz, indem die graue Substanz mehr Acetylcholin enthält als die weiße. Es gibt große, funktionell sehr verschiedenartige Gebiete, welche sich durch relativ hohen Acetylcholinesterasegehalt auszeichnen.

Hirngebiete mit hohem Cholinacetylasegehalt zeigen geringen Gehalt an P-Substanz und umgekehrt (ZETLER u. SCHLOSSER, 1955). Substanz P, die als gefäßerweiternder Stoff (EULER u. GADDUM, 1951) im Darm und Gehirn aufgefunden wurde, könnte an nichtcholinergischen Neuronen Überträgerstoff sein. Doch sind die Verhältnisse hinsichtlich synaptischer Funktion der P-Substanz nicht völlig geklärt. Dasselbe gilt auch für gewisse aktive Aminosäuren, die als mögliche Überträgerstoffe im Zentralnervensystem in jüngster Zeit eine größere Rolle spielen. Vgl. KETY u. ELKES (1961). Über die Morphologie erregender und hemmender Synapsen s. auch UCHIZONO (1968), LARRAMENDI (1970), LARRAMENDI et al. (1967), GRAY (1969).

(24) Die Verteilung von Acetylcholin, Acetylcholinesterase und Cholinacetylase im Zentralnervensystem von Säugetieren

Die genauesten Werte über die Verteilung der Acetylcholinesterase verdanken wir den Untersuchungen von KOELLE (1954) am *Rattenhirn*. Nicht so genau orientiert sind wir über die topographische Verteilung des Acetylcholins und nur ungenügend über die Lokalisation der Cholinacetylase bei der Ratte. Daß bei der Bestimmung der Acetylcholinesterase je nach Individium, Alter und Stamm unterschiedliche Werte bei ein- und derselben Tierart erhalten werden können, haben BENNET et al. (1959), am Rattenhirn (ausschließlich männliche Tiere) gezeigt. So ergab der eine Stamm signifikant höhere subcorticale und corticale Fermentaktivität als der andere. Bei beiden Stämmen nahm der Fermentgehalt des Gehirns bis zum 100. Lebenstag zu, um dann langsam wieder abzusinken. — Innerhalb der Stämme liegen auch signifikante interindividuelle Aktivitätsunterschiede vor. Es ist klar, daß solche Unterschiede bei pharmakologischen Reihenprüfungen zu berücksichtigen sind.

Während bei Invertebraten keine entsprechenden Untersuchungen vorzuliegen scheinen, ist im Zentralnervensystem bei einigen Säugetieren und beim Menschen, eine quantitativ etwas verschiedene topographische Verteilung des Acetylcholins festgestellt worden. Am *Hund* (vgl. BURGEN u. CHIPMAN, 1951) zeigte sich, daß verschiedene Gehirnabschnitte wesentliche Unterschiede in der Acetylcholinbildungsfähigkeit besitzen. Besonders hohe Werte ergaben Thalamus, Hypothalamus und Nucleus caudatus; außerordentlich niedrig waren sie in N. opticus und in der Kleinhirnhemisphäre.

Entgegen HOLTZ u. SCHÜMANN (1954) konnte im normalen Rinderhirn durch HENSCHLER (1956b) kein n-Butyrylcholin nachgewiesen werden, dagegen eine andere, noch nicht identifizierte Substanz. Wohl aber gelang es Henschler, aus Rinderhirnen $4\gamma\%$ n-Butyrylcholin neben $150\ \gamma\%$ Acetylcholin nach Vorbehandlung mit Physostigmin zu gewinnen. Es konnte durch HENSCHLER (1956a) nicht mit Sicherheit festgestellt werden, ob n-Butyrylcholin eine körpereigene Substanz ist, oder ob es sich um eine postmortale Bildung handelt. Nach BERENSON u. POSSLEY (1957, 1959) enthält die weiße Substanz des Zentralnervensystems von Mensch (Primaten), Pferd (Perissodactyla), Schwein (Artiodactyla) und 5 Wiederkäuern (Ruminan-

Tabelle 11. *Acetylcholinhydrolyse im Gehirn einiger Säugetiere und beim Menschen*

	Q AChE			
	Hund (Carnivora)	Ochse (Ungulata)	Kaninchen (Lagomorpha)	Mensch (Primates)
Gehirnrinde.	20—50	20—30	60—80	12
Weiße Substanz . . . . (Großhirn)	3	2—3	—	—
Nucleus caudatus . . .	500—600	400	350	300
Nucleus lentiformis . .	—	680	—	460
Cerebellum	120—150	20—40	90—100	80
Thalamus opticus . . .	60	50	120	30
Pons	70—80	—	130	60
Corpus quadrigem.. . . anterior	140	100—120	250	60
Corpus quadrigem.. . . posterior	50	40	130	30
Retina	150	140—200	—	—

Nach: D. NACHMANSOHN (1959).

tia) eine Butyrylcholinesterase, die sich bei Wiederkäuern von derjenigen des Menschen unterscheidet, da sie Butyrylcholin, nicht aber Benzylcholin hydrolysiert. Durch Physostigmin wurde diese Esterase völlig gehemmt.

Durch NACHMANSOHN (1959), BENNET et al. (1958) u. a. wurde die topographische Verteilung der Acetylcholinesteraseaktivität des Zentralnervensystems bei verschiedenen Säugern bestimmt, durch GEREBTZOFF, GRIETEN u. DEJARDIN (1959) die genauere cytologische Lokalisation des Enzyms (vgl. auch ABRAHAMS, KOELLE u. SMART, 1957; SNELL, 1961).

Daß die Cholinesteraseaktivität bei Säugetieren je nach Spezies absolut und im Hinblick auf die topographische Verteilung verschiedene Werte aufweist, zeigt Tabelle von NACHMANSOHN (1959) bei Kaninchen, Hund, Ochse und Mensch (Tab. 11).

In subcellulären Fraktionen des Rattengehirns fanden HOLMSTEDT u. TOSCHI (1959) in der Mikrosomen- und Mitochondrienfraktion höhere Werte an Acetylcholinesterase als in der überstehenden Lösung, während in dieser die Butyrylcholinesterase stärker angereichert war als in den Granularfraktionen (vgl. auch DE ROBERTIS et al., 1962; DE ROBERTIS, 1961, 1967).

Die Cholinesterasen verschiedener Säugerarten sind selbst bei nahe verwandten Tieren nicht völlig identisch. TABACHNIK u. GRELIS (1958) stellten an der Butyrylcholinesterase von Ratten- und Maushirn fest, daß zwar beide Butyrylcholin hydrolysieren, aber daß nur die Acetylcholinesterase des Maushirns (im Homogenat) die Hydrolyse von Dihydromurexin (Imidazolpropionylcholin) katalysierte, wobei dieses Enzym sowohl durch Lysergsäurediäthylamid wie durch sein Bromderivat (BOL) stark gehemmt wurde. FRIEDE u. FLEMING (1964) haben bei einer Reihe von Vogel- und Säugerarten den Acetylcholinesterasegehalt in Putamen, Kleinhirnkernen und Kleinhirnrinde bestimmt. Putamen oder Nucleus caudatus zeigten, verglichen mit anderen Gehirnkernen, fast immer den höchsten Acetylcholinesterasegehalt; in Kleinhirnkernen (Nucleus dentatus, nucleus fastigii) war der Gehalt, besonders im Verhältnis zur Kleinhirnrinde, gering und zeigte von Spezies zu Spezies keine nennenswerten Unterschiede. Die weiße Substanz des Kleinhirns wies eine schwache Reaktion (hauptsächlich der Axonen) auf. Beträchtliche Unterschiede im Acetylcholinesterasegehalt ergaben sich in der Kleinhirnrinde der 12 untersuchten Spezies, bei großer Konstanz der Werte für Individuen ein und derselben Art. Dabei ergaben sich 5 verschiedene Verteilungsmuster:

1. Hohe Acetylcholinesteraseaktivität in der Molekularschicht erwies sich als typisch für die drei untersuchten Vogelarten: Taube, Kanarienvogel und Sittich.

Die Aktivität in der Granularschicht (Körnerschicht) war schwach und kaum ausgeprägter als in der weißen Substanz.

2. Hohe Aktivität zeigte die Körnerschicht der Katze, während die molekulare Schicht kaum höhere Aktivität erkennen ließ als die weiße Substanz.

3. Fehlende Enzymaktivität in beiden Schichten ergab sich beim Eichhörnchenaffen *Cebus cebus*; die beiden Schichten waren heller als die weiße Substanz. Vergleichsweise wies auch der Goldhamster *Mesocricetus auratus* eine sehr geringe, aber doch wahrnehmbare Reaktion auf; die Körnerschicht zeigte, etwas mehr Aktivität als die Molekularschicht.

4. Hohe Aktivität in beiden Rindenschichten war beim Eichhörnchen *Sciurus ruber* und beim Meerschweinchen *Cavia porcellus* feststellbar, im Gegensatz zum Nucleus dentatus mit geringer Aktivität.

5. Schwache Aktivität zeigte die Molekularschicht von Ratte, Maus, Kaninchen, Kuh. Große Differenzen in der Intensität der Acetylcholinesterasereaktion wies je nach Lokalisation im Kleinhirn die Körnerschicht auf.

Die spezies-gebundenen Unterschiede in der Acetylcholinesteraseaktivität der beiden hauptsächlichsten cerebellaren Rindenschichten erlauben die Annahme, daß je nach Spezies für den Synapsenvorgang in der Rinde acetylcholinabhängige oder unabhängige Wege gewählt werden können. Bemerkenswert ist die Einheitlichkeit des Aktivitätsmusters bei den drei untersuchten Vogelarten im Hinblick auf die hohe Aktivität der Molekularschicht, die auch bei dem (beinahe fliegenden) Eichhörnchen nachgewiesen wurde. Es wäre von Interesse festzustellen, ob bei Laufvögeln und Schwimmvögeln andere Verhältnisse der Enzymaktivität vorliegen. Jedenfalls ist den Untersuchungen von FRIEDE u. FLEMING zu entnehmen, daß hier stammesgeschichtlich relevante Verhältnisse vorliegen können, die in einem weiteren Artenbereich untersucht zu werden verdienen und auch auf andere Funktionsgebiete des Zentralnervensystems ausgedehnt werden sollten. (Vgl. auch DE ROBERTIS, 1961; DE ROBERTIS et al., 1962; CAVANAGH u. HOLLAND, 1961a, b; ARÏENS KAPPERS, HUBER u. CROSBY, 1964.) Es scheint schon jetzt fast sichergestellt, daß wir hinsichtlich Acetylcholinesteraseaktivität der Kleinhirnrindenschichten als Ausdruck einer cholinergen synaptischen Übertragung einen für manche Vögel charakteristischen Typus von den verschiedenen Säugertypen unterscheiden können. Daß bei Säugetieren innerhalb der gleichen Ordnung oder Familie die Verhältnisse artlich auseinandergehen, könnte mit dem größeren artlichen Individuationstrend der Säuger in Beziehung gebracht werden, der auch in anderer Weise aufzeigbar ist. Wie sich das Kleinhirn von Reptilien in dieser Hinsicht verhält, wäre eine phylogenetisch interessierende Untersuchung wert. Es wäre nicht ohne Interesse, solche artlich fixierten Unterschiede in der Cholinesteraseaktivität des Zentralnervensystems in einem weiteren Umfang festzustellen, da sich daraus vielleicht neue artliche Merkmale und tiersystematische Verwandtschaftsbeziehungen ergeben könnten, wie das BLASCHKO (1962) für Plasmaoxydasen bei einer größeren Reihe von Säugern (Ungulaten und Carnivoren) gezeigt hat (vgl. S. 753). S. auch ECCLES, MASSO, SZENTÁGOTHAI (1967).

Über die Empfindlichkeit von Renshawzellen, Neuronen des Thalamus und des Cortex und anderer zentraler Receptoren auf eine größere Reihe von Cholinomimetica im Vergleich mit der Empfindlichkeit peripherer Receptoren, wo die Empfindlichkeitsmaxima (geprüft an Ileum, Rectus abdominis und autonomen Ganglia) oft völlig anders liegen, vgl. CURTIS et al. (1965). Es geht aus den Untersuchungen beispielsweise hervor, daß Zellen des Cortex auf Acetyl-β-methylcholin viel empfindlicher sind als solche des Thalamus und Renshawzellen, während für Carbamoylcholin das Gegenteil zutrifft. Auf Tetraäthylammonium und Nicotin waren nur die Renshawzellen hochempfindlich, auf DL-Muscarin und DL-Muscaron nur der Cortex. Die Empfindlichkeit auf die genannten Stoffe war an den als hochempfindlich bezeichneten Stellen größer als für Acetylcholin.

(25) Cholinacetylase im Zentralnervensystem

Durch ZETLER u. SCHLOSSER (1955) sind wir über die topographische Verteilung der Cholinacetylase im *Hundegehirn* orientiert. Sie folgt ziemlich genau der Verteilung des Acetylcholins (Tab. 12). Dasselbe stellten HEBB u. SMALLMAN (1956) und SMALLMAN (1958) am fraktionierten Homogenat des *Kaninchengehirns* fest, wobei sie 52—69% der Cholinacetylase in der Mitochondrienfraktion fanden; der Rest war zum größten Teil in der überstehenden Flüssigkeit enthalten. Ein bemerkenswerter Unterschied lag darin, daß die Cholinacetylase der Mitochondrienfraktion inaktiv war (Speicherform?) und durch Äther aktiviert werden konnte, während diejenige der überstehenden Flüssigkeit voll aktiv war. Auch nach Ätherbehandlung haftet die Cholinacetylase der Mitochondrienfraktion fest an den Granula. Über die subcelluläre Lokalisation der Acetyltransferase s. TUCEK (1966a, b).

Möglicherweise befinden sich, wie HEBB u. WHITTAKER (1958) annehmen, etwa 50% des an Granula gebundenen Acetylcholins und der ebenso verteilten Cholinacetylase in den gleichen subcellulären Granula, unter der Voraussetzung, daß Acetylcholin sich in gebundener Form und Cholinacetylase in inaktivem Zustand befinden. Dabei dürften sie durch Membranen voneinander getrennt sein. Sehr wahrscheinlich handelt es sich dabei nicht um Mitochondrien, sondern um Granula anderer Art, welche die Mitochondrienfraktion begleiten.

HEBB u. SILVER (1956) haben die Cholinacetylaseverteilung im Zentralnervensystem bei einer Reihe von Säugern und beim Menschen untersucht, aus denen hervorgeht, daß die höchste Aktivität sich im Nucleus caudatus findet, aber auch in verschiedenen Regionen der Hirnrinde hohe Werte aufweist. Früheren Untersuchern gegenüber gelangen HEBB u. SILVER zu viel höheren Werten, was auf frühere technische Mängel zurückzuführen sein dürfte. Bestätigt werden die sehr kleinen Cholinacetylasewerte in den dorsalen Wurzeln und Spinalganglien gegenüber den sehr hohen der vorderen Spinalwurzeln. Die Nn optici erwiesen sich bei verschiedenen Säugern und beim Menschen als praktisch frei von Cholinacetylase (Tab. 12). Dieser Verteilung der Cholinacetylase entspricht auch annähernd die Acetylcholinsynthese in den verschiedenen Abschnitten des Zentralnervensystems (vgl. FELDBERG u. VOGT, 1948).

Am Homogenat des *Rattenhirns* wurde durch BELLAMY (1959) festgestellt, daß die Mitochondrienfraktion etwa 70% des (gebundenen) Acetylcholins des Gesamthomogenats, entsprechend 18 γ/g Trockengewicht, enthielt. Unterschiedliche Aktivität einer Cholinacetylase wurde in allen Fraktionen, außer in der überstehenden Lösung gefunden; maximal war sie in der Mikrosomen- und Mitochondrienfraktion. Vgl. auch FELDBERG u. MANN (1946).

Die Zahl der Säuger, deren Gehirn auf die Verteilung des Acetylcholinsystems untersucht wurde, ist klein und bei Wildtieren kaum je in Angriff genommen worden. Als besonders interessantes Forschungsobjekt sei auf das außerordentlich hoch organisierte Gehirn eines Delphins *Tursiopsis truncatus* (großer Tümmler) hingewiesen (Abb. 218), von dem Angaben über Acetylcholin und seine Verteilung völlig zu fehlen scheinen. Vgl. auch JACOBS u. JENSEN (1964).

(26) Cholinerge Pharmakologie des Zentralnervensystems

Grundlegende Untersuchungen verdanken wir ECCLES et al. (1956) und CURTIS (1961). Die Änderung der Membranpermeabilität, welche dem in den präsynaptischen Endigungen ankommenden Impuls innert 0,3—0,5 msec folgt, ist an einen chemischen Prozeß gebunden, indem ein chemischer Stoff, der in vielen Fällen

Tabelle 12. *Cholinacetylaseaktivität in µg ACh/g/Std im Gehirn einiger Säuger und des Menschen*

Species	Gehirnrindenfelder				Ammonshorn
	17	4	28	51	
Meerschweinchen ... (Rodentia)	4000[a]	4000[a]		3750[b]	5000
Kaninchen ..... (Lagomorpha)	4000—5200[a]	3750—4800[a]	3500	4500	4125
Hund .... (Carnivora)	1250—1400 (1300)	3000	3800	3750	2600—4200
Katze .... (Carnivora)	800—950	1350	2100	4500	3400
Schaf .... (Ungulata)	1000—1350	1500—1700	1600	5200	2800—2900
Schwein ...... (Ungulata)	520—950	720—1125	1800	2450—2600	—
Mensch ...... (Primates)	100—140[a] (100)	(290)	(580)	—	(675—1050)

[a] Mit Einschluß von etwas Rindengewebe von benachbarten Rindenfeldern.
[b] Rindenfeld 28 zusammen mit 51. — Zahlen in Klammern stammen von Geweben, die 24—50 Std nach Todeseintritt extrahiert wurden.

Nach: C. O. HEBB and A. SILVER (1956).

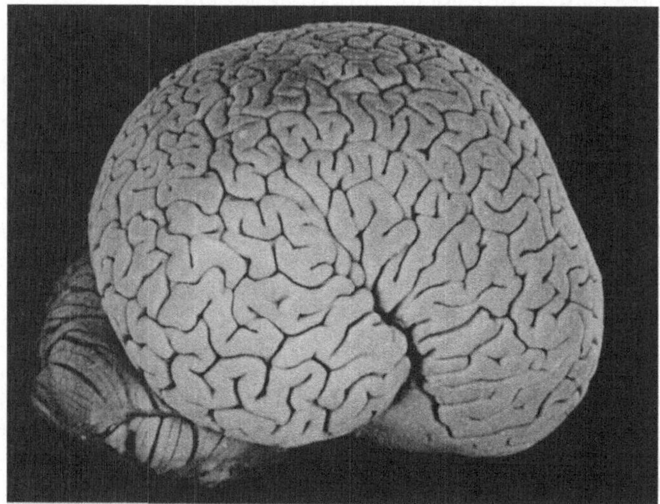

Abb. 218. Gehirn von *Tursiops truncatus*, großer Tümler (Delphin). Besonders auffallend ist der Furchenreichtum des Palliums, das Fehlen der Bulbi und der Tractus olfactorii, der stark ausgeprägte Temporallappen und das zum großen Teil vom Großhirn überdeckte Kleinhirn (Sammlung G. PILLERI 1966)

Acetylcholin ist, durch den subsynaptischen Spalt diffundiert und mit Receptoren der subsynaptischen Region, d. h. mit der postsynaptischen, als Receptormembran bezeichneten Membran in Beziehung tritt. Eine möglicherweise von ihr verschiedene elektrisch erregbare Membran ist in erster Linie an dem bei Erregung eintretenden Ionenaustausch beteiligt. Zu dieser Auffassung ist man hauptsächlich durch CURTIS u. PHILLIS (1960) gelangt, welche zeigen konnten, daß durch Procain die Erregbarkeit der elektrischen Membran spinaler Motoneurone unterdrückt wird, ohne daß die erregende oder hemmende Funktion der Synapse blockiert wurde. Vgl. auch CURTIS, RYALL u. WATKINS (1965).

Die Annahme erscheint berechtigt, daß es außerdem Modulatoren oder regulierende Substanzen der Erregbarkeit von Neuronen gibt, die im Intercellularspalt freigesetzt werden, und Aminosäurecharakter besitzen.

Was für die neuralen Überträgerstoffe Acetylcholin, Noradrenalin und 5-Hydroxytryptamin Geltung besitzt, daß die Blut-Hirnschranke sie nicht oder nur in sehr bescheidenem Umfang durchläßt, gilt auch für bestimmte Wirkstoffe, wie Prostigmin und D-Tubocurarin. Hingegen können gefäßaktive Stoffe indirekt auf das Nervensystem zurückwirken und dadurch eine spezifische neuronale Wirkung vortäuschen.

Im Zentralnervensystem synaptisch aktive Stoffe wie Acetylcholin werden entweder zur Depolarisation erregender oder zur Hyperpolarisation hemmender Neurone führen. Die Wirkung des Acetylcholins auf einzelne Säugetierneurone wurde mit Hilfe intracellulärer Elektroden an Nervenzellen des Rückenmarks und des Hirnstammes (der *Katze*) geprüft. Durch iontophoretische Acetylcholinzufuhr ließ sich beispielsweise zeigen, daß Acetylcholin einen Überträgerstoff für hemmende Renshawzellen darstellt, wobei der direkte Beweis einer präsynaptischen Lokalisation des Acetylcholins hier wie überhaupt im Zentralnervensystem noch aussteht. Die Wirkung mit Acetylcholin verwandter Cholinester wie Propionylcholin, Urocanylcholin, Acetyl-β-methylcholin, Carbaminoylcholin, Succinylcholin, Crotonylcholin, $\beta\beta$-Dimethylacrylcholin, n-Butyrylcholin, welche den Renshaw-Zellen iontophoretisch zugeführt wurden, war dieselbe. Wie RENSHAW (1941, 1946) erstmals gezeigt hatte, haben Impulse, die von Motoneuronen ausgehen, wiederholte Entladungen von längerer Dauer an einer bestimmten Gruppe von Interneuronen im ventromedialen Bereich des Vorderhirns zur Folge, die in der Folge als Renshaw-Zellen bezeichnet wurden. Ihre (hemmende) Aktivierung erfolgt nicht direkt über die motorischen Axone, sondern über Kollaterale derselben (ECCLES, FATT u. KOKETSU, 1954). Die Hemmwirkung der Renshawzellen geht unter Freisetzung von Acetylcholin vor sich. KRNJEVIĆ u. PHILLIS (1961, 1963a) zeigten an *Kaninchen, Katzen* und *Affen*, daß etwa 15% der einzeln untersuchten Nervenzellen der Gehirnrinde durch Acetylcholin erregt wurden. Am häufigsten sind sie in primären sensorischen Feldern, kommen aber fast in allen Rindenfeldern vor, besonders reichlich in etwa 0,8—1,3 mm Tiefe. Viele dieser acetylcholinempfindlichen Zellen können durch afferente Erregung vom Thalamus und vom Corpus callosum aus oder durch Reizung der medialen Thalamuskerne erregt werden, ohne daß eine spezifische Verbindung zu diesen Hirnteilen zu bestehen scheint. In der *Regio pericruciata* wurden zahlreiche Betzzellen durch Acetylcholin erregt. Im allgemeinen scheint es sich bei den acetylcholinempfindlichen Zellen hauptsächlich um tiefe Pyramidenzellen zu handeln. Das in der Rinde freigesetzte Acetylcholin dürfte cholinergen Nerven subcorticalen Ursprungs entstammen. Doch kann die cholinoceptive Innervation der acetylcholinempfindlichen Rindenzellen nur bescheidenen Umfang besitzen, wie dies aus Feststellungen von KRNJEVIĆ u. SILVER (1963) hervorgeht.

ANDERSEN u. CURTIS (1964a) zeigten, daß elektrophoretisch zugeführtes Acetylcholin fast alle Neurone im basalen Thalamus der Katze erregte. Bei Renshawzellen setzte die Erregung langsam ein, war aber von langer Dauer. Von Aminosäuren erwiesen sich die N-Methylasparaginsäure in erregendem Sinn wirksamer als die DL-Homocystein- und die Glutaminsäure. Vgl. auch KRNJEVIĆ u. PHILLIS (1963b) über die erregende Wirkung von L- und D-Glutaminsäure auf Neuronen der Hirnrinde von Säugern. Außer Acetylcholin hatten auf Neurone der basalen Thalamusgebiete der Katze, wie ANDERSEN u. CURTIS (1964b) zeigten, bei elektrophoretischer Zufuhr auch Carbaminoycholin, Acetyl-β-methylcholin, DL-Muscarin und Nicotin erregende Wirkung. Durch Physostigmin und Prostigmin wurde die

Wirkung des Acetylcholins gesteigert, beide Stoffe wirkten auch als solche erregend. Durch Dihydro-β-erythroidin und durch Atropin wurde die Wirkung des Acetylcholins blockiert. Die Versuche sprechen dafür, daß Acetylcholin im Thalamus als synaptischer Überträger in Frage kommt, was dadurch an Wahrscheinlichkeit gewinnt, daß im Thalamus außer Acetylcholin auch Cholinacetylase und Acetylcholinesterase nachgewiesen wurden. Durch 5-Hydroxytryptamin wurde die Erregbarkeit der Thalamusneurone herabgesetzt.

Nicotin in Dosen von 0,2 μg hatte bei intraarterieller Injektion an Renshawzellen dauernde Entladungen zur Folge. Durch Acetylcholinesterase-Antagonisten wie Physostigmin, Prostigmin, DFP, wurde die synaptische Erregung der Renshawzellen verlängert. Physostigmin und Prostigmin waren nur dann als Anticholinesterasen wirksam, wenn diese Stoffe direkt in die Nähe der Renshawzellen injiziert wurden; bei intraarterieller Injektion besteht für viele Stoffe eine Blut-Hirnbarriere (vgl. auch LONGO, NACHMANSOHN u. BOVET, 1960; LONGO, MARTIN u. UNNA, 1960; LONGO, 1962).

Eine Reihe von cholinergischen Blockierungsstoffen hemmte die synaptische, durch Acetylcholin ausgelöste Reaktion der Renshawzellen. Den bisher stärksten Hemmstoff stellt das Dihydro-β-erythroidin dar. Durch Dihydro-β-erythroidin und β-Erythroidin wurde die Empfindlichkeit der Renshawzellen auf Nicotin und Acetylcholin sehr stark herabgesetzt (ECCLES, ROSAMOND ECCLES u. FATT, 1956). Auch Atropin und Procain wirkten hemmend auf Renshawzellen, aber nicht so spezifisch wie Dihydro-β-erythroidin. Das spricht für einen cholinergen Mechanismus. Vgl. auch CURTIS u. ECCLES (1958a). Prostigmin, Edrophonium (Tensilon), Tubocurarin und Decamethonium waren bei i.v. und intraarterieller Injektion auf Renshawzellen fast unwirksam; ihre Wirkung war bei zellnaher Injektion bedeutend stärker, da gewisse Diffusionsbarrieren in Wegfall kommen (CURTIS u. ECCLES, 1958b).

Das Beispiel der cholinergen Funktion der Renshawzellen konnte durch andere erregende oder hemmende synaptische Prozesse des Zentralnervensystems erweitert werden, wie z. B. die von FELDBERG, GRAY u. PERRY (1953) durch intraarterielle Injektion von Acetylcholin in die obere Halsmarkregion der Katze gezeigt haben. Vgl. auch FELDBERG u. SHERWOOD (1954), MAC INTOSH u. OBORIN (1953) die Hirnrinde betreffend, und MARAZZI (1953) im Hinblick auf erregende transcallose zur Hirnrinde ziehende Fasern.

An der Formatio reticularis des Mesencephalons der Medulla der decerebrierten Katze konnten BRADLEY u. MOLLICA (1958) durch intraarterielle Injektion (Carotiden) unter Ausschaltung des Carotissinus durch 1—5 μg Adrenalin und 0,2— 1,0 μg Acetylcholin Wirkungen auslösen, welche einem Bahnungs-, beziehungsweise Hemmungseffekt oder einem gemischten Effekt entsprachen. Die Versuche machen es wahrscheinlich, daß in der Formatio reticularis cholinerge und adrenerge Mechanismen bestehen, die mit zentralen Sympathicus- und Vaguskernen in Beziehung stehen. KRNJEVIĆ u. PHILLIS (1962) untersuchten an der *Katze* die Wirkung des Acetylcholins bei direkter Mikroinjektion in einzelne Nervenzellen des Gehirns. 200 Zellen reagierten auf Acetylcholin mit gesteigerter Erregung oder Übergang aus der Ruhephase in die Aktivitätsphase (Aktionsstrommessung). Von den 1367 Nervenzellen, die in verschiedenen Gehirnregionen untersucht wurden, reagierten alle auf *L-Glutamat* mit Erregung; diese Wirkung und auch jede spontane Erregung wurde durch γ-Aminobuttersäure blockiert. Auf Acetylcholin empfindliche Zellen wurden, wenn auch in geringerem Maße, durch Carbaminoylcholin, Propionylcholin, Succinylcholin erregt, nicht durch Butyrylcholin. Prostigmin und Edrophonium verstärkten die Wirkung des Acetylcholins, während D-

Tubocurarin keine Blockierung bewirkte. Nicotin wirkte erregend; Atropin und Scopolamin hatten eine nicht spezifische depressive Wirkung an fast allen untersuchten Neuronen. Nur Gallamin (Flaxedil) hatte spezifische Blockierungswirkung gegen Acetylcholin.

Weitere Untersuchungen befassen sich mit der lokalisatorisch-funktionellen Analyse des Acetylcholins und des Cholinesterasenachweises in bestimmten, funktionell ausgezeichneten Hirngebieten. Durch STEINER u. PIERI (1969) wurde bei Ratten und Katzen mikro-elektrophoretisch (10—20 nA = nano Ampere) Acetylcholin 1—2 M bestimmten Zellen im Hirnstamm: im Deiterskern, Hippocampus, Corpus geniculatum laterale, Hypothalamus zugeführt, was Steigerung der elektrischen Aktivität der betr. Zellen bewirkte, die durch Physostigmin (0,5 M) verstärkt wurde. L-Glutaminsäure erregte, bei minimaler Latenz, praktisch alle geprüften Neurone, sowohl inaktive wie spontan aktive Zellen. Durch γ-Aminobuttersäure (1 M) wurden sowohl spontan aktive, als auch durch L-Glutaminsäure aktivierte Zellen gehemmt, während Dopamin bestimmte hypothalamische Neurone (20%) und Neurone im Nucleus cuneatus und gracilis blockierte.

An der Katze wurden nach STEINER (1968) durch mikroelektrophoretische Applikation von Acetylcholin in Neurone des ventralen Hippocampus und des Corpus geniculatum laterale 60% der untersuchten Neurone aktiviert, wodurch die Reizantwort dieser Hirngebiete auf visuelle Reize verstärkt wurde.

Im subfornicalen Organ (Ganglion Psalterii Spiegel), das nach AKERT, POTTER u. ANDERSON (1961) am Verbindungspunkt zwischen Lamina terminalis und Tela chorioidea des 3. Ventrikels liegt, haben AKERT u. STEINER (1970) relativ hohen Gehalt von Acetyl- und Butyrylcholinesterase festgestellt, die durch DFP 5.10^{-5} M blockiert wurden. Im Subfornicalorgan von Albinoratten fanden sie $0{,}17.10^{-13}$ g/g Gehirnsubstanz Acetylcholin. Mikroelektrophoretische intrazelluläre Acetylcholinapplikation führte zu gesteigerter elektrischer Aktivität der betreffenden Zellen. Dies deutet auf vorwiegend cholinergische Überträgermechanismen im Subfornicalorgan von Säugern (Ratte, Katze) im Gegensatz zu entsprechenden adrenergischen Mechanismen in der Area postrema. Vgl. auch STEINER, RUF, AKERT (1969).

Als hemmender postsynaptischer Überträgerstoff kommt nach WERMAN u. APRISON (1969) auch *Glycin* in Frage. Sie stellten Glycin (die einfachste ω-Aminosäure) in größerer Konzentration in verschiedenen Gebieten des Lumbalmarkes der Katze fest. Glycin, nicht GABA soll in den präsynaptischen Hemmneuronen der Medulla und des Rückenmarks konzentriert sein. Auch β-Alanin und δ-Aminovaleriansäure können neben GABA an der synaptischen Übertragung beteiligt sein. Glycin wurde an Renshawzellen als Hemmstoff festgestellt. Nach CURTIS (1969) soll Glycin der hemmende Überträger strychninempfindlicher Motoneuronen sein.

DE ROBERTIS (1965) hat den subcellulären Ort von Überträgerstoffen und entsprechenden Enzymen in Nervenzellen des Zentralnervensystems zu bestimmen versucht und damit eine weitere Differenzierungsmöglichkeit eingeleitet.

Es dürfte trotz großer Fortschritte auf dem Gebiet cholinerger Pharmakologie des Zentralnervensystems von Säugern verfrüht sein, die Frage zu erörtern, ob es sich bei Unterschieden im cholinergen Verhalten synaptisch erregender oder hemmender Funktionsgebiete, die bei einer Reihe von Säugern untersucht wurden, um artspezifische Unterschiede handelt, oder ob ihnen eine weitergehende taxonomische Bedeutung zugemessen werden darf. Über die Pharmakologie zentraler Synapsen s. auch MARAZZI (1957), CURTIS (1963), DE ROBERTIS (1964), SALMOIRAGHI et al. (1965), VOTAVA (1967).

38*

(27) Die Wirkung von Anticholinesterasen vom Alkylphosphattypus beim Säugetier

Die allgemeine Giftigkeit der Alkylphosphate beruht beim Wirbeltier und speziell bei Säugetier und Mensch im wesentlichen auf ihrer Hemmwirkung auf Cholinesterasen, wodurch es zu einer Acetylcholinanhäufung im Bereich der parasympathischen Endapparate, parasympathischen und sympathischen intermediären Synapsen, sowie an den neuromuskulären Übertragungsstellen der glatten Muskulatur kommt. Vor allem treten schwere Funktionsstörungen (z. B. Atemlähmung) im Bereich des in basalen Kerngebieten besonders reichlich Acetylcholin und Cholinesterase enthaltenden Zentralnervensystems auf. S. O'BRIEN (1960).

Anticholinesterasen vom Alkylphosphattypus wurden an einer Reihe von Säugetieren: *Maus, Ratte* (Rodentia), *Kaninchen* (Lagomorpha), *Rind, Schwein* (Ungulata), *Hund, Katze* (Carnivora), *Affe* und *Mensch* (Primaten) im Hinblick auf toxische Reaktionen geprüft. Wieweit aus den Vergiftungserscheinungen Rückschlüsse artspezifischer oder taxonomischer Relevanz gezogen werden können, steht völlig offen, da eine genauere Prüfung nach dieser Richtung überhaupt aussteht. Geschlechtsspezifische Unterschiede wurden an *Ratten* beobachtet. Du Bois (1963) zeigte, daß die LD_{50} für männliche Ratten bei i.p. Zufuhr von Parathion 7 mg/kg, für weibliche Tiere 4 mg/kg betrug; bei peroraler Zufuhr, bei der Parathion gut resorbiert wird, bei männlichen Ratten 15 mg/kg, bei weiblichen 6 mg/kg. Durch entsprechende Hormonbehandlung (Diäthylstilboerstrol bei ♂, Testosteron bei ♀) wurde der Geschlechtsunterschied in der Toxizität des Parathions fast ausgeglichen. Ähnliche geschlechtsbedingte Unterschiede stellten HODGE et al. (1954) an der Ratte hinsichtlich EPN (O-Aethyl-O-(4-nitrophenyl)-phenylphosphonothioat) fest: die orale LD_{50}-Dosis betrug bei der ♂ Ratte 42 mg/kg, bei der ♀ 14 mg/kg; bei i.p. Zufuhr betrug sie für ♂ Ratten 64 mg/kg, für ♀ 24 mg/kg. Analoge Werte erhielten FRAWLEY et al. (1952). In entsprechenden Versuchen von Du Bois (1963) zeigten männliche und weibliche Mäuse gleiche LD_{50}-Werte (45,5 mg/kg) und ebenso Meerschweinchen (79 mg/kg).

Daß Parathion, Schradan u. a. Alkylphosphate erst durch Umwandlung im Stoffwechsel des Organismus ihre volle Wirksamkeit erhalten, ist bekannt. Für Parathion s. das S. 388 darüber Gesagte (vgl. auch ALDRIGE u. BARNES, 1952; MURPHY u. Du BOIS, 1958; KOELLE u. STEINER, 1956).

GARDINER u. KILLEY (1952) stellten an *Kaninchen* die toxische Wirkung von Bis(dimthylamino)-phosphoniumanhydrid (Schradan) fest, welche unter den Zeichen der Acetylcholinvergiftung zum Tode führte. Unter Verwendung von radioaktivem Schradan konnte gezeigt werden, daß *in vivo* Schradan in eine aktivere Anticholinesterase umgewandelt wird, während die Anticholinesterase-Wirkung von Schradan *in vitro* (Blutcholinesterase) sehr bescheiden war. Inkubation von Schradan mit Ratten- oder Kaninchenleberschnitten *in vitro* führte zu ähnlicher Steigerung der Acetylcholinaktivität. (Vgl. auch HOLMSTEDT, KROOK u. ROONEY, 1957; HOLMSTEDT, 1959; HODGE et al., 1954).

Die krampferregende Wirkung phosphorylierter Anticholinesterasen dürfte hauptsächlich durch Blockierung der Acetylcholinesterase im Zentralnervensystem bedingt sein. Ähnliches ist von anderen Anticholinesterasen zu erwarten. Nach Physostigmin i. v. kam es nicht zur Krampfbildung, sondern nur zur zentralen Desynchronisation; doch konnten Krämpfe durch Physostigmininjektion in die Carotis ausgelöst werden, wie das ROTHBALLER (1961) gezeigt hat. Prostigmin und wahrscheinlich auch andere quaternäre Anticholinesterasen kommen am Zentralnervensystem wegen Penetrationsschwierigkeiten durch die Bluthirnschranke nicht zur Wirkung. Durch Alkylphosphate und Physostigmin hervorgerufene Krampfwirkungen und Desynchronisationen wurden durch Atropin und Scopolamin aufgehoben. Der Wirkung der genannten Anticholinesterasen gleicht diejenige des Nicotins (1—2 mg/kg i. v. beim Kaninchen) sowohl hinsichtlich Desynchronisation als auch der Krampfwirkung weitgehend. Ob sich Anticholinesterasen aus der Gruppe der Alkylphosphate für tiersystematische Differenzierungen bei Säugern eignen, müßte genauer geprüft werden. Anders ist dies bei Anticholinesterasen vom Physostigmintypus, die wohl fast im ganzen Tierreich (von Porifera und Cölenteraten abgesehen) als wichtige Teststoffe im Bereich cholinerger Reaktionen in Frage kommen. Dasselbe gilt auch für pharmakologische Antagonisten von Anticholinesterasen wie z. B. Atropin, Ganglienblocker u. a. (WILLS, 1963). Über die Wirkung von Anticholinesterasen auf das Zentralnervensystem vgl. auch MACHNE u. UNNA (1963), über ihre Toxizität DU BOIS (1963), DAVIES (1963); GROB (1963). Sehr ausgesprochene Speziesunterschiede in der Empfindlichkeit und in den neuro-toxischen Symptomen haben sich bei einer Reihe von Säugern und Vögeln im Hinblick auf bestimmte Alkylphosphat-Anticholinesterasen ergeben. Am besten bekannt sind sie, worauf schon SMITH et al. (1932) hingewiesen haben, für Triorthokresylphosphat: während bei Huhn, Katze und Mensch typische Spätlähmungen auftraten, ist die Albinoratte selbst für hohe Dosen praktisch unempfindlich. Bei Kaninchen und Meerschweinchen kam es zu allgemeiner Erregung des Zentralnervensystems, gefolgt von zentraler Atemlähmung, ohne daß die typischen Spätlähmungen auftraten; am Affen wurde eine nur kurzfristige, teilweise Lähmung der unteren, auch der oberen Extremitäten festgestellt. Kalb und Hund zeigten ähnliche Symptome wie der Mensch.

Alkylphosphat-Anticholinesterasen wurden bei Säugetieren artsystematisch noch wenig untersucht. Vgl. DAVIES u. RUMENS (1960). Versuche an nicht narkotisierten *Hunden* und *Meerschweinchen* hauptsächlich durch Inhalation von Sarin 10 mg/m^3 führten zu Lungenemphysen und zu Hyperämie und ödemartiger Schwellung im Unterhautzellgewebe, in Verdauungstrakt, Leber, Milz, Niere, Meningen und Gehirn. Blutdruckabfall und erhöhte Gefäßpermeabilität sind für den Todeseintritt neben der Bronchialconstriction, der Lähmung der Atem- und Kreislaufzentren von Bedeutung. Hinzu kommt der neuromuskuläre Block unter früher Beteiligung der Atemmuskulatur (Zwerchfell, Intercostalmuskeln). Wie AUGUSTINSSON u. HEIMBÜRGER (1954a, b) feststellten, wird im Plasma von Säugern und des Menschen ein Ferment gebildet, das als Tabunase bezeichnet, Tabun (Dimethylamino-äthoxyphosphoryl-cyanid) zu hydrolysieren vermag, wobei sich Kaninchenplasma als am wirksamsten erwies. Unter den Geweben zeigten Nebenniere, Niere und Leber die höchste Aktivität.

(28) Neurohypophyse, hypothalamische Regulationen, Acetylcholin und Cholinesterase

Zahlreiche embryologische Untersuchungen haben ergeben, daß die Neurohypophyse der Säugetiere durch eine Proliferation des Saccus infundibuli des Hypothalamus entsteht. Morphologie und Histologie der beiden Hauptteile, der Eminentia mediana und des Processus infundibuli, zeigen eine progressive Entwicklung von den eierlegenden Monotremen bis zu den Primaten. Die funktionelle Bedeutung dieser Entwicklung liegt in der bedeutenden Zunahme der Kontaktfläche zwischen den Nervenendigungen der Eminentia mediana und des Processus infundibuli einerseits und den Blutgefäßen andererseits: die neurosekretorische, Gomori-positive Substanz aus dem Processus infundibuli kann in den Blutgefäßen nachgewiesen werden; ein ähnliches Kolloid aus der Eminentia mediana scheint Gomori-negativ zu sein. Das spricht für die neurosekretorische Bedeutung der Nuclei tuberis, deren Nervenfasern die äußere Schicht der Eminentia mediana bilden, was für die Deutung der Beziehungen zwischen Hypothalamus und Pars distalis des Hypophysenvorderlappens über die Portalgefäße von Wichtigkeit ist.

PEPLER u. PEARSE (1957) haben auf histochemischem Weg bei der Ratte wahrscheinlich gemacht, daß sowohl die Hormone des Hypophysenvorder- wie des Hinterlappens durch cholinergische Vermittlung gewisser hypothalamischer Neurone in Freiheit gesetzt werden können. Vgl. RODECK (1960) über das neurosekretorische hypothalamisch-neurohypophysäre System der *weißen Maus*.

Wie ABRAHAMS u. PICKFORD (1956), ABRAHAMS et al. (1957) am *Hund* gezeigt haben, weisen die Neurone der Nuclei supraopticus, paraventricularis und suprachiasmaticus, von denen neurosekretorische Fasern der Neurohypophyse ausgehen, eine (mäßige) Acetylcholinesterasefärbung auf. Weitere Untersuchungen von KOELLE u. GEESEY (1961) u. a. führten zu dem Resultat, daß Acetylcholinesterase in der ganzen Länge des hypothalamisch-neurohypophysären Trakts nachweisbar ist. Demgegenüber zeigte die Adenohypophyse der *Katze* keine Acetylcholinesterasefärbung. Wahrscheinlich wird durch Impulse, welche durch den hypothalamisch-neurohypophysären Trakt verlaufen, zuerst Acetylcholin in Freiheit gesetzt und durch dieses werden die spezifischen Hormone des Hypothalamus mobilisiert. Vgl. HELLER (1964), ARVY (1964).

Ein Vergleich der cholinergen Funktionsvermittlung im Bereich hypophysär-hypothalamischer Funktionsgebiete an Vertretern verschiedener Säugerordnungen wäre tiersystematisch von Interesse, dies auch im Vergleich mit cholinergen Funktionsvermittlern im Corpora cardiaca-Corpora allata-System, speziell bei Insekten.

(29) Substanz P im Zentralnervensystem von Säugetieren als möglicher Überträgerstoff

Der aus der grauen Substanz des Gehirns extrahierbare, den glatten Muskel kontrahierende Stoff scheint mit dem P-Stoff des Darmes (papierchromatographisch) identisch zu sein. Im Gehirn sind am reichsten: die Substantia nigra (Mensch), Hypothalamus, Ala cinerea, Area postrema, basale Ganglien, Großhirnschenkel und die graue Substanz des Rückenmarks. Sehr wenig enthalten: Corpus callosum, Hirnrinde, Kleinhirn und weiße Substanz des Rückenmarks. Im allgemeinen ist die graue Substanz reicher als die weiße (KOPERA u. LAZARINI, 1953). Viel P-Substanz weisen auch die Columna posterior des Rückenmarks, die Nuclei gracilis und cuneatus auf. Den höchsten Gehalt im peripheren Nervensystem haben die dorsalen Wurzeln. Alle diese an P-Stoff relativ reichen Strukturen enthalten kein oder nur wenig Acetylcholin und Cholinacetylase. Den geringsten Gehalt an P-Stoff zeigen rein motorische Nerven (Phrenicus, Hypoglossus). Nach ZETLER u. OHNESORGE (1957) wechselt der Gehalt an Substanz-P je nach dem Funktionszustand des Zentralnervensystems.

Es wird angenommen, daß P-Stoff im Zentralnervensystem als nicht cholinerger Überträgerstoff des ersten sensiblen Neurons wirkt (LEMBECK, 1953). P-Stoff und „sensibler Erregungsstoff" sollen nach UMRATH (1953a) nahe miteinander verwandt sein; die schon genannte Wirkung des P-Stoffes am denervierten Kaninchenohr soll sich nach Umrath von der Wirkung der „sensiblen Erregungssubstanz" unterscheiden lassen.

Den P-Stoff-Gehalt der Gehirnsubstanz haben ZETLER u. SCHLOSSER (1954) in 22 verschiedenen Abschnitten von 10 menschlichen Gehirnen bestimmt. Die Gehirne stammten von Menschen im Alter von 22—82 Jahren und wurden 14—22 Std nach dem Tod verarbeitet. Die Ergebnisse der Untersuchungen sprechen für eine spezifische Funktion der Substanz P in denjenigen zentralen Synapsengebieten, für die FELDBERG u. VOGT (1948) im Rahmen ihrer Hypothese von der

„alternierenden Übertragung" einen vorwiegend nicht cholinergen Überträger-Mechanismus gefordert haben. (Vgl. auch ZETLER, 1960). Genaue hirntopographische Bestimmungen der P-Substanz bei Rind und Katze finden wir bei KOPERA u. LAZARINI (1953), bei PERNOW (1953b) beim Hund. Der P-Stoff ist nicht auf Säugetiere beschränkt; er konnte im Gehirn aller untersuchten Vertebraten (z. B. bei Fischen und Reptilien durch OESTLUND u. VON EULER (1957), VON EULER u. OESTLUND (1958) nachgewiesen werden (vgl. auch CORREALE, 1959). Die Verteilung im Zentralnervensystem des Haifisches war dieselbe wie bei Säugetieren (U.S. VON EULER, 1961). Aus den vielseitigen Beobachtungen scheint hervorzugehen, daß der Gehalt an P-Substanz in den phylogenetisch älteren, zellreichen Hirngebieten am größten ist.

Wie GRABNER, LEMBECK u. NEUHOLD (1959) feststellten, sind in Vorder- und Stammhirn verschiedener Vertebraten sehr unterschiedliche Werte von Substanz-P, wobei die Vergleichswerte des Gehaltes an Substanz P von Vorderhirn/Stammhirn nicht allzu stark variieren: die Stammhirnwerte waren bei allen untersuchten Vertebraten eindeutig höher.

Über die pharmakologischen Eigenschaften der P-Substanz s. PERNOW (1953a, b, 1955, 1960).

Am Zentralnervensystem der Maus kam es nach 500—3000 E/kg zur Hemmung der spontanen Bewegungen und zur allgemeinen Beruhigung. Sehr hohe Dosen von 8000—16000 E/kg führten zur Verstärkung der Barbituratwirkung und zur Aufhebung der Krampfwirkung von Strychnin, Picrotoxin, nicht gegen Kardiazol- und Nicotinkrämpfe (vgl. ZETLER, 1959). Nach Zetler scheint die Konzentration der P-Substanz im Gehirn vom Funktionszustand des Gehirns (Narkose, Erregung) abhängig zu sein. Möglicherweise handelt es sich um zwei verschiedene Polypeptide oder Zustände derselben. Weitaus am stärksten war die Hemmwirkung des P-Stoffes gegen den Strychninkrampf. Möglicherweise hat P-Stoff die Eigenschaften eines hemmenden Überträgerstoffes, der mit Strychnin um die Receptoren an bestimmten Synapsen konkurriert. Ähnlich ist die Wirkung gegen Krämpfe des Tetanustoxins. Von Strychnin und Tetanustoxin ist bekannt, daß sie die zentrale synaptische Hemmung unterdrücken. Doch ist die Frage zentraler Wirkungen des P-Stoffes nicht völlig geklärt, da Gefäßwirkungen interferieren können, die schon mit 1000mal kleineren Dosen ausgelöst werden.

LEMBECK (1953) nimmt an, der in den dorsalen Wurzeln und in den seitlichen Säulen des Rückenmarks so reichlich vorhandene P-Stoff könne beim Fehlen von Acetylcholin und Cholinacetylase oder bei dem sehr geringen Gehalt dieser Stoffe in diesen Gebieten des Rückenmarks als humoraler Überträger in Frage kommen, der bei Nervenreiz durch das erste sensible Neuron in Freiheit gesetzt werde. Durch Lysergsäurediäthylamid wurde die Wirkung der Substanz P an dorsalen Wurzeln des Rückenmarks (Katze) verstärkt (KRIVOY, 1961; KOPERA u. LAZARINI, 1953). Zetler betrachtet den P-Stoff als hemmenden Überträger. Alle diese Auffassungen haben vorläufig mehr oder weniger hypothetischen Charakter. Vgl. auch STERN (1963) über Substanz P als sensorischen Überträgerstoff.

H. LECHNER u. F. LEMBECK (1958) untersuchten am Kaninchen im EEG der Hirnrinde und des Hippocampus die Wirkung von 30—100 E P-Substanz nach Injektion in die A. carotis. Die Rindenaktivität zeigte Abnahme der Amplitude und Zunahme der Frequenz, am stärksten 1—2 min nach Injektion. Am Hippocampus war eine Zunahme in der Frequenz und Synchronisation des vorgängig unregelmäßigen Grundmusters zu erkennen. Beides deutet auf einen Einfluß der P-Substanz auf Aktivierungssysteme und bestätigt einigermaßen die Auffassung von der Funktion der Substanz P als Überträgerstoff im ersten sensiblen Neuron. I. v. verabreichte Substanz P soll bei Vertebraten, nicht beim Menschen, sedativ wirken (vgl. STERN et al., 1957; ZETLER, 1959), z. B. auch beim Kampffisch, *Betta splendens* (STERN u. HUCOVIC, 1956). AMIN et al. (1954) stellten Substanz P besonders reichlich in den Hirnabschnitten fest, welche Noradrenalin (Adrenalin) und Serotonin enthalten.

LEMBECK u. HOLASEK (1960) fanden im Hirnhomogenat die Mitochondrienfraktion am reichsten an Substanz P, INOUYE, SHINAGAWA u. KATAOKA (1962) die synaptischen Bläschen (Synaptosomen). Vgl. RYALL (1964), WHITTAKER (1961, 1964).

Bei Lokalisation der Substanz P (oder eines Gemisches der Substanz P mit zentralnervös aktiveren polypeptidartigen Stoffen) in den phylogenetisch älteren Kerngebieten des Zentralnervensystems wäre es tiersystematisch von Interesse, festzustellen, ob Substanz P im Zentralnervensystem von Invertebraten, z. B. Octopoden, Crustaceen und Insekten nachweisbar ist, oder ob mit Substanz P durch die Vertebraten (AMPHIOXUS ?) ein neuer biochemischer Weg zur Funktionsregelung im Zentralnervensystem (und im Darmkanal) beschritten wurde.

Alle daraufhin untersuchten *periphern Nerven* und *Ganglien* enthielten ebenfalls Substanz P. Durch intraarterielle Injektion von 10—30 E Substanz P wurde nach BELESLIN et al. (1960a, b) die Wirkung submaximaler Reizung des präganglionären sympathischen Nerven auf die Reaktion der Nickhautmembran der Katze verstärkt, während 30—100 E sie abschwächten. Die Reizwirkung von Acetylcholin auf das Ganglion cervicale superius, resp. die Wirkung auf die Nickhautmembran wurde durch P-Stoff ebenfalls gesteigert, ebenso die Wirkung von Adrenalin, Noradrenalin und Tyramin. Die physiologischen Funktionen des P-Stoffes im peripheren Nervensystem sind nicht völlig klargelegt. S. auch VON ERLER (1961).

Wurden die angeführten Untersuchungen mit Rohextrakten von P-Stoff verschiedener Aktivität erzielt (VON EULER, 1942), so ergab sich eine etwas andere Situation, nachdem es gelungen war, einen hohen Reinheitsgrad zu erzielen (HAEFELI u. HÜRLIMANN, 1962). Das hochgereinigte basische Polypeptid erwies sich als die aktivste Substanz mit erregender Wirkung auf die glatte Muskulatur. Am atropinisierten Kaninchen war ihre blutdrucksenkende Wirkung stärker als die von Acetylcholin. Hingegen war die Wirkung der hochgereinigten Präparate am Zentralnervensystem viel weniger ausgesprochen als mit den Rohextrakten, so daß die Wirkung der Substanz P als Überträgerstoff im sensiblen System eher fragwürdig erscheint. In eine neue Phase ist die Frage des P-Stoffes durch die Isolierung von reiner Substanz P aus Pferdedarm (FRANZ et al., 1961, Rinderdarm (VOGLER et al., 1962; HAEFELI u. HÜRLIMANN, 1962) und Rinderhirn (ZUBER u. JAQUES, 1960) getreten, welche zu drei reinen Peptiden mit nahezu identischen Eigenschaften führte. Sie enthalten qualitativ die gleichen Aminosäuren; sie besitzen, von dem Präparat aus Rinderdarm abgesehen, etwa die gleiche biologische Aktivität von ca. 120000—140000 E/mg Peptid, brachten sowohl das isolierte Meerschweinchen-Illeum als auch das Hühner-Caecum zur Kontraktion und senkten den Blutdruck des atropinisierten Kaninchens (STÜRMER, 1963; FRANZ, BOISSONAS u. STÜRMER, 1961a, b). Dabei fehlten diesen Substanzen nahezu vollständig die zentralen Wirkungen P- Substanz-haltiger Rohextrakte, so daß sich die Frage nach der Natur zentralnervös wirksamer P-Substanz-Komponenten stellt, die für die Beurteilung des P-Stoffes als zentralnervösem Überträger von erheblicher Bedeutung ist, wobei es sich offensichtlich nur um kleinmolekulare Stoffe von hoher biologischer Aktivität handeln kann.[1]

(30) γ-Aminobuttersäure und verwandte Stoffe im Zentralnervensystem von Säugetieren und ihre mögliche Funktion als synaptische Überträger

Die γ-Aminobuttersäure ist nach der Glutaminsäure die Aminosäure, welche im Zentralnervensystem am stärksten vertreten ist. GABA ist im Zentralnervensystem aller daraufhin untersuchter Vertebraten nachgewiesen worden. Bei poikilothermen Vertebraten wurde GABA nur im Zentralnervensystem, sonst in keinem andern Gewebe festgestellt (ROBERTS, 1960, 1961). Die Funktion von GABA ist nicht völlig geklärt. Ihre Bildung aus L-Glutaminsäure geht mit Hilfe

---

[1] Reine P-Substanz = Allegopregnam 3β, 17a20a-Triol

der Glutaminsäuredecarboxylase und GABA-a-ketoglutarat-Transaminase in Gegenwart von Pyridoxalphosphat vor sich.

Wie an *Kröte, Huhn, Maus* und *Kaninchen* gezeigt werden konnte, nimmt der Gehalt des Gehirns an GABA während der Entwicklung ständig zu. Am 4tägigen Hühnerembryo ist GABA noch kaum feststellbar (vgl. ROBERTS et al., 1951, 1958). Mit zunehmender Entwicklung des Embryos steigt der GABA-Gehalt auch im Bereich des optischen Tectums an, das den höchsten GABA-Gehalt aufweist, um am 15. Inkubationstag sein Maximum zu erreichen. Es wäre wünschbar, daß solche Untersuchungen auch bei andern Vogel- und Säugerspezies durchgeführt werden, da sich daraus bei der hohen funktionellen Bedeutung des optischen Tectums für die Vögel vielleicht klassenspezifische Unterschiede in der Verteilung von GABA im Zentralnervensystem von Vögeln und Säugern ergeben könnten.

Versuche von Elliott und GELDER (1958) an Rattenhirnschnitten und Homogenaten zeigten, daß γ-Aminobuttersäure weder im Schnitt, noch vom Homogenat in nennenswertem Umfang abgebaut wird. Dagegen wurde GABA im Hirngewebe deutlich gespeichert und aus der umgebenden Flüssigkeit aufgenommen. Für die Aufnahme von GABA durch Hirngewebe war die Anwesenheit von Glucose und Sauerstoff notwendig. Der Speicherungsvorgang stellt somit einen aktiven Prozeß dar. Hirnschnitte vermögen aus Glutaminsäure GABA zu bilden. Aus der Tatsache, daß Hirngewebe offensichtlich nicht in der Lage ist GABA schnell abzubauen, wurde geschlossen, daß GABA nicht in einem Ausmaß wie etwa Acetylcholin als Überträgersubstanz in Frage kommt. JASPER, GONZALES u. ELLIOT (1958), IWAMA u. JASPER (1957), IWAMA u. YAMAMOTO (1959).

Aus Versuchen von TAKAHASHI et al. (1959 a, b) geht hervor, daß es nach intravenöser Injektion von 1,0—50,0 mg/kg GABA an narkotisierten Kaninchen zu einer Beeinflussung der autonomen Reflexe (Blutdrucksenkung, anfangs Atemstillstand, dann Hyperventilation) und zu einer Erleichterung des Beugungsreflexes von Skelettmuskeln (M. tibialis ant.) kommt. Diese Erscheinung traten auch nach intracisternaler Injektion von 1,0—3,0 mg/kg GABA auf. Als Angriffspunkt von GABA wurde der Hirnstamm angenommen.

LEVIN et al. (1961) zeigten an Extrakten aus den Gehirnen von *Rind, Katze* und *Ratte*, daß die nachgewiesenen Mengen γ-Aminobuttersäure in allen Fällen genügen würden, um die durch Faktor I von FLOREY und McLENNAN am Streckreceptorneuron von Krebsen ausgelöste Hemmung der spontanen Entladungen hervorzurufen. Gewisse Abweichungen in der Wirkung von Factor I von der Wirkung von GABA könnten durch die der γ-Aminobuttersäure ähnliche Hemmwirkung von Glutamat (bei niedrigem pH) bedingt sein. Über Aminosäuren als Überträgersubstanzen s. auch FLOREY (1964).

CURTIS, PHILLIS u. WATKINS (1959, 1961) stellten an spinalen Neuronen im unteren Lumbal- und oberen Sacralmark der *Katze* fest, daß nach iontophoretischer Zufuhr von γ-Aminobuttersäure und β-Alanin die Spitzenpotentiale motorischer Neurone der Zellen des dorsalen Hornes und von Renshawzellen, und die postsynaptischen Potentiale mit Erregungs- und mit Hemmungsfunktion gedämpft wurden. An präsynaptischen Fibrillen war keine Wirkung nachweisbar. Als Erklärung wurde eine unspezifisch dämpfende Wirkung auf die Oberfläche der Neuronenmembranen angenommen. Vgl. auch HONOUR u. McLENNAN (1960).

Durch OHARA et al. (1959) wurde im Gehirnhomogenat von Säugetieren (*Mäusen, Kaninchen, Rind*) und von *Menschen* neben γ-Aminobuttersäure auch β-Hydroxy-γ-Aminobuttersäure nachgewiesen.

Der hohe Gehalt an γ-Aminobuttersäure im Zentralnervensystem von Wirbeltieren ließ erwarten, daß ihm eine besondere Funktion zukommt. Sie wurde in einer ausgesprochenen Hemmwirkung gefunden und eine Zeitlang mit dem Hemmstoff von FLOREY (Faktor 1) identifiziert. Doch liegen die Verhältnisse nicht so einfach. Daß γ-Aminobuttersäure am Zentralnervensystem von Wirbeltieren gewisse Hemmwirkungen auslöst, ist aufgrund von Versuchen mit Krampfgiften

u. a. sehr wahrscheinlich (vgl. ROBERTS, 1960, 1961; BAXTER u. ROBERTS, 1960).
Da die Kenntnis des Biochemismus der im Zentralnervensystem von Wirbeltieren
in verschiedener Verteilung vorhandenen γ-Aminobuttersäure nicht abgeschlossen
ist, trotzdem man über die beim Auf- und Abbau der Säure ins Spiel tretenden
Fermente schon ziemlich genau orientiert ist (vgl. ALBERS, KOVAL, McKHANN u.
RICS, 1961), muß auch die elektrophysiologische und pharmakologische Seite des
Problems vorläufig mit Reserve behandelt werden (vgl. UDENFRIEND, PISANO u.
WILSON, 1961; PURPURA et al., 1957).

. Nach GULATI u. STANTON (1960) schützt γ-Aminobuttersäure *Mäuse* nur bei
intracerebraler Injektion gegen den durch Kardiazol oder minimalen Elektroschock ausgelösten Klonus. In gleicher Weise wurde die Reizschwelle gegen
krampferzeugende Dosen von Coffein, Strychnin und gegen Elektroschock erhöht
(vgl. auch KUFFLER u. EDWARDS, 1958; ELLIOT u. JASPER, 1959; McLENNAN,
1961). Unbestreitbar dürften deshalb gewisse durch γ-Aminobuttersäure auslösbare cerebrale Hemmwirkungen sein. Wie PUPURA et al. (1957) zeigten, hat
γ-Aminobuttersäure extracerebral appliziert, keine elektrophysiologisch feststellbaren Wirkungen auf das Gehirn. Dagegen ist nach Aufhebung der
Blut-Hirnschranke seine synaptische Wirkung ähnlich wie bei topischer
Applikation im Gehirn. In Regionen mit erhöhter Permeabilität der Bluthirnschranke hemmt oder vermindert γ-Aminobuttersäure, i. v. zugeführt, die Frequenz spontaner paroxysmaler Entladungen (ASANO et al., 1960). Nach MARAZZI
et al. (1958) hat γ-Aminobuttersäure Hemmwirkungen an gewissen Synapsen,
ähnlich Serotonin, aber schwächer und an anderen Receptoren. Cerebrale Hemmwirkungen des Serotonins werden durch Chlorpromazin blockiert, durch γ-Amino-
buttersäure bedingte nicht. RECH u. DOMINO (1960) stellten an der isolierten Hirnrinde des *Hundes* fest, daß durch Strychnin, D-Tubocurarin, Kardiazol oder Picrotoxin ausgelöste negative, von der Oberfläche des Gehirns abgeleitete Aktionsströme durch lokale Applikation von γ-Aminobuttersäure oder β-Hydroxy-
γ-aminobuttersäure „umgekehrt" werden. HAYASHI (1958) nimmt nach Versuchen
an Hunden an, daß γ-Aminobuttersäure durch Hirngewebe unter bestimmten Voraussetzungen in einen erregenden Überträgerstoff umgewandelt werden kann, der
eine methylierte Substanz darstellt, die mit γ-Aminobuttersäure verwandt ist. Als
eigentlichen Hemmstoff betrachtet HAYASHI die von ihm nachgewiesene β-Hydroxy-
γ-Aminobuttersäure. Vgl. auch PURPURA et al. (1958, 1959) über die Beziehungen
zwischen der Struktur von Aminosäuren und Derivaten und ihrer Wirkung auf
zentrale Synapsen. Vgl. auch CURTIS u. WATKINS (1960 a, b).

Über die genaue Lokalisation der γ-Aminobuttersäure im Zentralnervensystem
von Vertebraten sind wir nur teilweise orientiert. Nach ITO (1969) kommen beispielsweise in Cerebellum und Medulla von Säugetieren 2 Typen von Hemmneuronen vor: die cerebellaren Purkinjezellen und vestibulare Kerne. Als hemmender
Überträgerstoff, der von den Axonen der Purkinjezellen freigesetzt wird, kommt
GABA in Frage. Es wäre von Interesse festzustellen, ob das Kleinhirn der Vögel
mit seinen ausgedehnten motorischen Kontrollfunktionen im Hinblick auf Hemmneurone ähnlich organisiert ist, wie das Kleinhirn von Säugern, bei dessen Funktion Hemmneurone eine so große Rolle spielen.

Von allen Aminosäuren, die in zahlreichen Geweben vorkommen, ist es ausschließlich die γ-Aminobuttersäure, welche bei Vertebraten (Teleostiern, Amphibien, Reptilien, Vögeln und Säugetieren) einzig in Gehirn, Rückenmark und Netz-
haut der Augen vorkommt (ROBERTS, 1964). Bei Cyclostomen (*Eptatretus stoutii*)
enthält das Gehirn den hohen Gehalt an GABA von 26 mg/100 g Frischgewicht
(BAXTER u. ROBERTS, 1959). Bei Chondrichthyes scheint der Gehirngehalt an
GABA nicht bekannt zu sein; ebensowenig bei Hemichordaten (Eichelwürmern),

Tunicaten, Acrania (Amphioxus). Bei Amphioxus wurde im Gesamtextrakt des Tieres keine GABA festgestellt. Daß auf GABA auch Invertebraten empfindlich sind, geht beispielsweise aus Versuchen von KERKUT, SHAPIRA u. WALKER (1965) an *Periplaneta americana* hervor.

Als hemmende Überträgerstoffe kommen außer GABA *β-Alanin*, und vor allem *Glycin* in Frage (CURTIS, 1969; WERMAN u. APRISON, 1969).

IRREVERE et al. (1957) und IRREVERE u. EVANS (1959) haben aus Kalbshirn γ-Guanidinbuttersäure isoliert. Über N-Acetylasparaginsäure im Gehirn von *Kaninchen* und *Maus* s. JACOBSON (1959), über diese und N-Acetyl-aspartyl-glutaminsäure CURATOLO et al. (1965). Vgl. auch OKAMURA et al. (1959), TSUKADA et al. (1964), FRONTALI (1964), AUDITORE u. HENRICKSON (1964) über verschiedene andere cerebrale Aminosäuren.

(31) Glutaminsäure

Vgl. CURTIS u. WATKINS (1960 b), CURTIS (1960). STEINER u. RUF (1966) haben am Rattenhirn festgestellt, daß durch Mikroelektrophorese an einzelne Neurone herangebrachte L-Glutaminsäure diese in typischer Weise erregte. Durch i. v. Injektion von Thiosemicarbazid (einem Hemmstoff für Vitamin-B_6 abhängige Enzyme, z. B. Glutaminsäuredecarboxylase) wurde die erregende Wirkung verstärkt. STEINER u. MEYER (1966) wiesen an den Nuclei cuneatus und gracilis der dorsalen Säule im Rückenmark der *Katze*, welche die primär afferenten, von der Körperoberfläche herkommenden Fasern oder solche von Verbindungsreceptoren enthalten, nach, daß bei mikroelektrophoretischer Applikation hoher Konzentrationen von Acetylcholin (1—2M) nur ganz wenige Neurone zum Teil mit Hemmung reagierten. Demgegenüber aktivierte Na-L-Glutamat (1M) 50% der Neurone, während Dopamin (1—2M) die Mehrzahl der durch periphere Reizung beeinflußbaren Neurone hemmte.

Glutaminsäure tritt damit als möglicherweise fördernder synaptischer Überträgerstoff im Zentralnervensystem in den Vordergrund.

CURTIS u. WATKINS (1960a, b) haben schon früher nachgewiesen, daß bestimmte Aminosäuren, iontophoretisch auf die äußere Oberfläche spinaler Neurone gebracht, in den Nervenzellen entweder Erregung oder Hemmung auslösen. Die am stärksten erregend wirkenden Aminosäuren waren Glutaminsäure, β-Aminoglutarsäure, Asparaginsäure, die am stärksten dämpfenden β-Alanin, γ-Aminobuttersäure und Taurin. Vgl. auch APRISON et al. (1965), APRISON u. WERMAN (1965), GRAHAM et al. (1968), RIZZOLI (1968).

Die antagonistische Wirkung der genannten und vieler andern, von CURTIS untersuchten Aminosäuren beruht auf Unterschieden chemisch-struktureller Art: Aminosäuren mit erregender Wirkung besitzen zwei saure und eine basische Gruppe, hemmend wirkende eine saure und eine basische Gruppe. Die optimale Distanz zwischen der Aminogruppe und einer sauren Gruppe der erregenden Aminosäuren beträgt 2—3 C-Atome. Die andere saure Gruppe steht für optimale Wirkung in α-Stellung zur basischen Gruppe, diese in Primärstellung. Bei hemmend wirkenden Aminosäuren wird das Wirkungsoptimum ebenfalls erreicht, wenn zwischen basischer und saurer Gruppe 2—3 C-Atome liegen. Die erregende Wirkung der sauren Aminosäuren ist die direkte Folge einer Membrandepolarisation. Die hemmend wirkenden, basischen Aminosäuren verändern das Membranpotential nicht: durch sie wird sowohl das erregende postsynaptische Potential (EPSP) wie das hemmende postsynaptische Potential (IPSP) herabgesetzt.

Alle diese Aminosäuren, welche bestimmte cholinoceptive Nervenzellen erregen oder hemmen, beeinflussen auch nicht-cholinoceptive Neurone in ähnlicher Weise. Die Wirkung von erregenden Aminosäuren wird durch hemmende Aminosäuren antagonistisch beeinflußt, was dafür spricht, daß beide Arten ihren Angriffspunkt am morphologisch gleichen oder ähnlichen Receptor besitzen. Der Nachweis durch CURTIS u. WATKINS (1960a, b, 1961), daß γ-Aminobuttersäure auf präsynaptische Fasern keinen Einfluß ausübt, spricht dafür, daß GABA nur auf die somadentritische Region des Neurons einwirkt. Das bedeutet, daß die synaptische Membran als Angiffspunkt in Frage kommt, da die synaptischen Knoten auf diese Region beschränkt sind. Daraus folgt, daß auch erregende Aminosäuren nur an Receptormembranen wirken. Über Glutamat bei Krebsen s. FLOREY u. WOODCOCK (1968).

(32) Faktor I von Florey als Hemmstoff

FLOREY (1953), FLOREY u. McLENNAN (1955), ELLIOT u. FLOREY (1956), ELLIOT u. JASPER (1959) haben über einen als Factor I benannten Stoff des Säugergehirns berichtet, dessen Eigenschaften dem zu entsprechen scheinen, was von einem chemischen Überträgerstoff an Neuronen mit Hemmwirkung zu erwarten ist. Glaubte man zuerst, es mit γ-Aminobuttersäure zu tun zu haben, so kommt nach Versuchen an *Astacus* (Dehnungsreceptoren) und am acetylcholinbehandelten Oesophagus des Seeigels *Strongylocentrotus* auch β-Guanidinopropionsäure oder γ-Guanidinobuttersäure in Frage. (McLENNAN, 1959). Gewisse Befunde sprechen dafür, daß der Hemmstoff von FLOREY mit γ-Aminobuttersäure nahe verwandt, vielleicht sogar mit ihm identisch ist. Für letztere, noch unbestätigte Annahme spricht die Tatsache, daß unter bestimmten Voraussetzungen γ-Aminobuttersäure die gleichen Wirkungen auslöst wie der Hemmstoff I.

Es ist anzunehmen, daß noch weitere einfach gebaute Stoffe mit Erregungs- oder Hemmwirkung auf den cerebralen Synapsenprozeß gefunden werden, möglicherweise auch solche, die als Antagonisten von Noradrenalin oder 5-Hydroxytryptamin in Frage kommen. Damit eröffnet sich uns ein heute noch unübersehbares Gebiet biochemischer Interferenz. Vorläufig steht der Hemmstoff von FLOREY (1961) im Vordergrund des Interesses (s. auch FLOREY, 1954).

(33) Verteilung von Faktor I im Gehirn von Säugetieren

Faktor I findet sich nach FLOREY u. Mc LENNAN (1955), FLOREY u. FLOREY (1958) am frisch herausgenommenen Rinderhirn hauptsächlich in der grauen Substanz der extrapyramidalen Kerngebiete. Hoher Gehalt an Faktor I war auch im Pedunculus cerebellaris superior, Tractus opticus und Crus cerebri feststellbar, während die weiße Substanz nur wenig Faktor I enthielt. Wenn Faktor I einen Überträgerstoff darstellt, ist er an der Funktion von Neuronen beteiligt, welche eine direkte Hemmwirkung auf andere Neuronen ausüben.

(34) Hormonale Erregungsstoffe des sensiblen Nervensystems

Den Verhältnissen an motorischen Nerven mit Acetylcholin als Überträgerstoff entsprechend wird vermutet, daß sensible und sensorische Nerven eine Aktionssubstanz besitzen, die bei sensibler oder sensorischer Reizung im sensiblen Endapparat oder im primären oder sekundären sensorischen Neuron von der Nervenzelle als Überträgersubstanz abgegeben wird. Sind auch die bisherigen durch HELLAUER u. UMRATH (1948), UMRATH (1953a, b) beschriebenen Befunde nicht voll überzeugend, so scheint es sensible Erregungsstoffe zu geben, deren Natur zwar nicht völlig bekannt ist, die mit Acetylcholin funktionell eine gewisse Verwandschaft zeigen und durch ein Ferment abgebaut werden, das auf Physostigmin und andere Anticholinesterasen unempfindlich ist (UMRATH u. HELLAUER, 1948; UMRATH, 1956).

UMRATH betrachtet neuerdings die beiden in sensiblen Nerven von Wirbeltieren nachweisbaren Stoffe, das Dorsin in den dorsalen Rückenmarkswurzeln, Opticin im Nervus opticus und Nervus statoacusticus, als erregende sensible Überträgerstoffe, von denen anzunehmen ist, daß sie auch im Gehirn vorkommen. Freies Dorsin soll durch das aus dorsalen Wurzeln stammende Ferment Dorsinase, freies Opticin durch Opticinase aus N. opticus in ähnlicher Zeit abgebaut werden wie Acetylcholin durch Acetylcholinesterase.

Gebundenes Dorsin der Wirbeltiere wird nach UMRATH u. KLEMENCIC (1963) und nach UMRATH (1953 b) durch das Pease genannte, den zerriebenen dorsalen Wurzeln entstammende Ferment gespalten, gebundenes Opticin ebenfalls durch Dorsinase rasch gespalten, worauf das freie Opticin erst durch Opticinase angegriffen werden kann.

Durch Krampfgifte soll bei Wirbeltieren in erster Linie die Dorsinase gehemmt werden. Die Hemmung der Dorsinase *in vitro* geschieht durch ähnliche Konzentrationen, die *in vivo* Krämpfe auslösen.

(35) Acetylcholin und Verdauungskanal

(a) Acetylcholin und Darmmuskulatur

Die Muskulatur des Ileums bei der Katze baut sich nach SPERELAKIS u. PROSSER (1959) aus Ringstreifen von etwa 1,2 mm Breite auf, bestehend aus Faszikeln von etwa 0,1 mm, die durch Bindegewebe von einander getrennt sind. Sie stellen eine contractile Einheit dar. Solche ganglienfreie Ringstreifen wurden isoliert und ihr Mechanogramm und Elektromyogramm aufgenommen. Intracelluläre Potentiale wurden mit Mikroelektroden abgenommen. Die Ringstreifen zeigten neben einer zirkulären Leitung peristaltikartige Wellen nach der Längsachse mit etwa 0,7 cm/sec Geschwindigkeit, die von einem topographisch nicht festgelegten „Schrittmacher“-Gebiet ausgehen und sich im allgemeinen nicht weiter als 10 mm auf benachbarte Ringe ausbreiten. Solche Wellen können auch nur an einzelnen Teilen des Rings auftreten. Nach Acetylcholin 10^{-3} g/ml traten nur vorübergehend langsame elektrische Wellen auf. Diese Unempfindlichkeit bestand auch gegen Nicotin und Atropin. Ruhepotentiale schwankten zwischen 20 und 60 mV (im Mittel 40 mV). Bariumchlorid oder elektrische Reize verursachten Aktionsströme von bis 110% der Ruhepotentiale; die Aktionsströme schwankten zwischen 4 und 35 mV (im Mittel 22 mV). Die Mehrzahl der Aktionsströme zeigte nur teilweise Depolarisation, wenige eine Rückkehr auf Null, ganz wenige ein Überschießen. Die Höhe der steil ansteigenden, monophasischen Aktionsströme war ungefähr derjenigen des Ruhepotentials proportional.

Diese Versuche sind mit denjenigen zu vergleichen, welche EVANS u. SCHILD (1953) an plexusfreien zirkulären Muskeln des Katzenjejunums durchgeführt haben. Nach diesen Versuchen erregte Nicotin plexusfreie Muskelringe, während Physostigmin 4.10^{-6} wirkungslos war. Durch Acetylcholin wurden sowohl innervierte als ganglienfreie Präparate erregt.

(b) Acetylcholin und Magen-Darmfunktion

Haben wir bei Vertebraten, insbesondere bei Fischen, Abweichungen vom Schema angetroffen, daß der Darmkanal cholinergisch erregend, adrenergisch hemmend innerviert ist, so ist bei Säugetieren dieses Schema nachweisbar und dürfte — soweit wir darüber orientiert sind — mehr oder weniger allgemeine Bedeutung besitzen. Das bezieht sich sowohl auf motorische wie sekretorische Funktionen des Verdauungskanals. Dementsprechend haben wir zu erwarten, daß im Bereich der unter parasympathischen und sympathischem Einfluß stehenden autonomen Plexus des Magens und Darmes bei entsprechender Reizung Acetylcholin, beziehungsweise Noradrenalin freigesetzt wird. Die Verhältnisse hinsichtlich Cholinesterasen liegen aber recht kompliziert und stimmen nicht bei allen untersuchten Säugern untereinander überein.

Bei Nagetieren (*Meerschweinchen, Ratte*) ergab die durch GEREBTZOFF u. BERTRAND (1958) versuchte Lokalisierung der Acetylcholin- und Butyrylcholin-

esterase im Oesophagus keine Reaktion im Epithel, eine positive auf Butyrylcholinesterase in den Nervenfaserhüllen und in den Zellen und Fasern der Auerbachschen und Meissnerschen Plexus. Die Muscularis mucosae enthielt immer bedeutende Mengen von Cholinesterasen. Im Magen war beim *Meerschweinchen* die
Butyrylcholinesterase reichlich in den Hauptzellen, die Nervenplexus waren deutlich positiv auf Butyrylcholinesterase. Dagegen zeigten die Mucosazellen bei der
Ratte keine Cholinesteraseaktivität. Im Dünndarm der Ratte war in den Mucosazellen Butyrylcholinesterase nachweisbar. Die Lieberkühnschen Krypten und der
Mucus der kelchförmigen Zellen (Becherzellen) zeigten keine Aktivität, ebenso die
Brunnerschen Drüsen. Beim *Meerschweinchen* bestanden Unterschiede zwischen
Duodenum und Jejunum-Ileum: das Duodenum enthielt sehr viel Butyrylcholinesterase in der Schleimhaut (Villi und Lieberkühnsche Drüsen), wenn auch nur in
den kelchförmigen Zellen. Der Schleim war ebenfalls enzymreich, und das Enzym
trat als Ausscheidungsprodukt ins Darmlumen aus. Im Jejunum und Ileum fehlte
jede Enzymaktivität. Der Dickdarm ließ ausschließlich in den wenig zahlreichen
Drüsen von LIEBERKÜHN etwas Butyrylcholinesterase erkennen. Der Butyrylcholinesterase scheint im Bereich des Magendarmkanals eine größere Bedeutung
zuzukommen als in anderen Organgebieten. Bei Säugetieren hängt nach KOELLE
u. FRIEDENWALD (1950) die Bewegung des Darmkanals zu einem großen Teil mit
der Butyrylcholinesterase zusammen, wobei in den lokalen Plexus gleichzeitig
Acetylcholinesterase nachweisbar war. Nach YOUMANS (1952), der die nervöse
Regulation der gastrointestinalen Motilität bei Säugern eingehend untersuchte,
wird Acetylcholin von den lokalen parasympathischen Nerven gebildet; vagale
Reizung führte nur zu geringer weiterer Steigerung der Acetylcholinproduktion,
die an sich im Darm viel reichlicher war als im Magen. Physostigmin wirkte am
denervierten Darmsegment *in situ* in gleicher Weise erregend wie am innervierten
Darmstück. Die hemmende Wirkung des Atropins war am denervierten Darm
stärker als am innervierten. Das isolierte Darmstück ist fähig, Acetylcholin zu
bilden, solange die lokalen Neurone (Plexus) funktionsfähig bleiben. Die Darmwand enthält nach YOUMANS beträchtliche Mengen Acetylcholinesterase. Lokale
Neurone der Darmwand, welche mit der Darmmotilität zu tun haben, sind befähigt, Acetylcholin freizusetzen; sie sind *cholinerg*. Ihre Tätigkeit ist unabhängig
von der vagalen Innervation, soweit dies die normale Peristaltik betrifft. (Vgl.
auch YOUMANS et al., 1939; GOFFART u. BACQ, 1939; GOFFART, 1939; BACQ u.
GOFFART, 1941; WELSH u. HYDE, 1944; FELDBERG u. LIN, 1950; YOUMANS et al.,
1943, 1944). S. auch EMMELIN (1960). Über GABA s. TSUJIOKA (1958).

Wie WELSH u. HYDE (1944) zeigten, ist der Auerbachsche Plexus von *Kaninchen* und *Meerschweinchen* sehr reich an Acetylcholin. Im Dünndarm des Kaninchen fand sich 3.3—4,0 μg/g Acetylcholin, im Meerschweinchendünndarm 4,0—
8,6 μg/g. Extrakte des Längsmuskels mit Serosa und anhängendem Auerbach-
schem Plexus ergaben für das Kaninchen 10—16 μ/g, für das Meerschweinchen
16—20 μg/g Acetylcholin. Den auf den Auerbachschen Plexus allein bezogenen
Wert erhält man durch Multiplikation mit 40, was beim Kaninchen einen Wert
von 400—640 μg/g, beim Meerschweinchen von 800 μg ergibt. In autonomen,
außerhalb des Verdauungskanals gelegenen Ganglien von Säugern wurden als
höchste Werte 36,8—44 μg/g (*Katze*) gefunden. Der Plexus myenterius des Kaninchens und Meerschweinchens scheint das acetylcholinreichste Nervengewebe zu
sein, das bei Säugern jemals gefunden wurde. Es wird sich zeigen, ob bei direkter
Messung sich ähnlich hohe Werte ergeben werden.

Bei i. v. Applikation in hoher Dosis führte Acetylcholin zu erhöhtem Muskeltonus, größerer Kontraktionsamplitude der Magendarmmuskulatur und Verstärkung von Peristaltik und Sekretion im Bereich des Magens und Darmkanals.

Im oberen Abschnitt des Jejunums ausgewachsener *Albinoratten* wurde durch
DONHOFFER (1959) histochemisch Acetylcholinesterase vorwiegend an der Oberfläche der Ganglienzellen und in den Endgeflechten sowohl innerhalb der Ganglien,
als auch besonders an ihrer Peripherie festgestellt. Butyrylcholinesterase fand sich
in größeren Mengen in plasmatischen Granula einzelner Nervenzellen, vorwiegend
im Auerbachschen Plexus. Der Nachweis der Acetylcholinesterase im Bereich der
Ganglienzellen und Endgeflechte sowie der Nachweis von Acetylcholin und seiner
Freisetzung im Bereich nervöser Organe des Verdauungskanals machen es sehr
wahrscheinlich, daß an der Steuerung der Darmbewegung- und sekretion das
Acetylcholinsystem entscheidend beteiligt ist. Welche Funktion der Butyryl-
cholinesterase zukommt, scheint nicht klargestellt zu sein. Für einen cholinergen
Mechanismus spricht die Steigerung der Peristaltik durch Physostigmin und
Prostigmin, die primär darmerregende, sekundär darmstillegende Wirkung des
Nicotins, die Blockierung der Acetylcholinwirkung durch Atropin und andere
Parasympatholytica, die stillegende Wirkung durch Curarestoffe. Tetramethyl-
ammoniumion führte beim *Menschen* zur Stillegung der Magendarmmotilität und
-sekretion durch Blockade der lokalen Neuroeffektoren, so daß ein Reizeffekt an
den postganglionären cholinergischen Neuronen nicht mehr zustande kam.
TIDBALL (1959a, b) zeigte, daß die an isolierten, spontan sich kontrahierenden
Darmstücken von *Kaninchen* ständig freigesetzte Menge Acetylcholin zum aktu-
ellen Muskeltonus des betreffenden Darmstückes direkt proportional ist, wobei
Acetylcholinmengen zwischen 0,0011 und 0,0031 μg/ml, geprüft am isolierten
Meerschweinchen-Ileum, freigesetzt wurden.

Für eine vergleichende Darstellung bei Vertretern verschiedener Säugerordnungen hinsichtlich Acetylcholinfunktion im Bereich des Verdauungskanals ist das
artliche Material zu spärlich zur Beurteilung der Frage, ob artspezifische oder
taxonomische Unterschiede im cholinergen Verhalten vorliegen. Bei Säugetieren
ist der Vergleich besonders schwierig, weil die Einrichtungen des Verdauungskanals eine große Variationsbreite besitzen (Pflanzenfresser, Fleischfresser, Wiederkäuer, Nagetiere usw.), was zu Unterschieden in Anordnung, Verteilung und
Funktion des Acetylcholinsystems und damit zu einer größeren Streuung führen
muß als bei anderen Vertebratenklassen. Man hat den Eindruck, daß die artspezifische Aufspaltung im Biochemismus bei Säugern (jedenfalls bei einer Reihe
von Säugerordnungen) größer ist als bei anderen Tiergruppen, was möglicherweise
einen phylogenetischen (evolutiven) Hintergrund besitzt. Über 5-Hydroxytryp-
tamin als Hormon des Verdauungskanals bei Säugern s. S. 871.

(36) P-Stoff und Verdauungskanal

Am empfindlichsten auf den P-Stoff sind isoliertes Meerschweinchenileum,
Kaninchenjejunum und das rectale Coecum des Huhns (CLEUGH et al., 1961);
letzteres reagierte noch auf 0,01—0,05 μg/ml mit Kontraktion. I. v. Applikation
erhöhte Tonus und Bewegung des Dünndarms. Die Wirkung wurde weder durch
Atropin, noch durch Antihistaminica, noch durch Ganglienblocker gehemmt. Sie
ist wahrscheinlich eine direkt muskuläre (HOLTON u. HOLTON, 1952).

P-Stoff findet sich bei Säugern und beim Menschen im ganzen Darmkanal, sehr
wenig im Magen, weitaus am meisten in Duodenum und Jejunum, relativ viel im
Rectum. Unter den Säugern zeigte nach bisherigen Untersuchungen der *Affe* den
höchsten, das *Schwein* den niedersten Dünndarmgehalt (ELIASSON et al., 1956).

Wie BELESLIN u. VARAGIC (1960b) zeigten, wurde durch 3—10 E P-Stoff das
isolierte Meerschweinchenileum für die Wirkung des Nicotins sensibilisiert; hohe
Dosen hatten Abschwächung der Nicotinwirkung zur Folge. P-Stoff zu 3—10 E

steigerte die Acetylcholinwirkung; dieser Effekt des P-Stoffes wird durch Hexamethonium unterdrückt. Vgl. GADDUM (1955, 1960).

(37) Milz

Besondere Verhältnisse liegen bei *Wiederkäuern* (*Ruminantia*) hinsichtlich der Milz vor, die ein taxonomisches Interesse beanspruchen. Vgl. dazu die Beobachtungen BLASCHKOS über die Plasmaoxydase bei einer Reihe von Säugerordnungen S. 753. In der Ochsenmilz wurde durch BANISTER, WHITTAKER u. WIJESUNDERA (1953) neben Acetylcholin und Propionylcholin ein dritter Cholinester nachgewiesen. Bei Wiederkäuern bestehen auch in anderer Hinsicht besondere Verhältnisse; beispielsweise zeigte das Plasma von Wiederkäuern nur sehr geringe Cholinesteraseaktivität; ihr Charakter war von Art zu Art verschieden. Eine typische Butyrylcholinesterase konnte nicht nachgewiesen werden. Die beim Schwein (Ungulata-non-ruminantia) nachgewiesene Butyrylcholinesterase unterschied sich in ihrer Aktivität von allen anderen (AUGUSTINSSON u. OLSSON, 1959).

(38) Verteilung der Cholinesterasen in verschiedenen Organen

ORD u. THOMPSON (1950) untersuchten die Verteilung der Cholinesterasen in verschiedenen Geweben der *Ratte* unter Feststellung ihrer Aktivitäten gegenüber Acetylcholin, Benzoylcholin und Acetyl-β-methylcholin.

Benzoylcholin und Acetyl-β-methylcholin wurden etwa gleich rasch hydrolysiert durch Magen, Leber, Lunge und Submaxillardrüse, während die Hydrolyse von Benzoylcholin durch Herzaurikel und -ventrikel, Darmmuskulatur und -mucosa, Hardersche Drüse und Haut rascher vor sich ging als von Acetyl-β-methylcholin. Auf Acetylcholin als Substrat waren Speicheldrüsen, Lunge, Herzventrikel und Hardersche Drüse viel empfindlicher als Gehirn und Skelettmuskel.

(39) Butyrylcholinesterasen des Serums bei Vertretern
verschiedener Säugerordnungen

Die Variationsbreite der Butyrylcholinesterasen ist nach MYERS (1952, 1953) in qualitativer und quantitativer Hinsicht groß. Die Bestimmung der Butyrylcholinesterasen im Serum einiger Säuger ergab folgende Werte:

Hund (Carnivora)	$4{,}6.10^{-8}$ M
Ratte ♀ (Rodentia)	$1{,}7.10^{-8}$ M
Maus ♀ (Rodentia)	$5{,}8.10^{-8}$ M
Pferd (Arthiodactyla)	$8{,}8.10^{-8}$ M
Mensch (Primates)	$7{,}9.10^{-8}$ M

Nach MYERS bilden die Butyrylcholinesterasen verschiedener Tierspezies eine Gruppe nahe miteinander verwandter Fermente.

LSD hemmte nach THOMPSON et al. (1955) die Butyrylcholinesterase des menschlichen Serums und Gehirns ziemlich kräftig, während die Acetylcholinesterase des Menschenhirns nur sehr wenig selbst durch LSD-Konzentrationen gehemmt wurde, welche eine vollständige Blockierung der Butyrylcholinesterase bewirkte. Die Butyrylcholinesterase des Gehirns von *Affe, Huhn, Kaninchen, Meerschweinchen* und *Ratte* erwies sich auf die LSD-Hemmung viel weniger empfindlich als beim *Menschen*.

(40) Ontogenese und Acetylcholin

Durch GOMEZ (1958) wurde gezeigt, daß aus Rattenembryonen (*Long-Evans-Ratten*) von 11—15 Tagen Vagus- und Sympathicusäste zum Herzen präparierbar waren. Bei 14 mm Embryonen fanden sich in der rechten Vorhofwand und nahe dem Eintritt des linken Sinushorns unter dem Epikard intrakardiale Ganglien, zu denen präganglionäre Vagusfasern traten. Die Innervation des Sinusknotens durch Vagusfasern ließ sich bei 15 Tage alten Embryonen nachweisen, die des Atrio-Ventrikularknotens vom 16. Tage an. Bei 17 Tage alten Embryonen waren intrakardiale Ganglien konstant im Sinus coronarius und in der Nähe des herznahen Abschnittes der V. cava superior, inkonstant in der Vorhof- und Ventrikelwand feststellbar. Vom 18. Tag an war der Sinusknoten durch postganglionäre Fasern reichlich versorgt, der Atrio-Ventrikularknoten vom 19. Tag an von zahlreichen Nervenfasern, meist in Form dicker Bündel, umgeben, die im Myokard endeten. Diese Feststellungen können mit den Acetylcholin- und Adrenalinversuchen am embryonalen Rattenherzen durch HALL weitgehend, wenn auch nicht vollständig, in Einklang gebracht werden. Offenbar sind bei der Ratte vom 11. Embryonaltag an Vagus- und Sympathicusäste zum Herzen feststellbar, womit nicht gesagt ist, daß sie mit dem Reizleitungssystem oder mit dem Herzmuskel in direkte Beziehung getreten sind.

In den Versuchen von HALL (1954, 1957) wurden embryonale isolierte Rattenherzen vom $10^1/_2$—$14^1/_2$ Tag-Stadium der Wirkung von Acetylcholin 2,5—100 mg/l unterworfen. Bei $10^1/_2$ Tage alten Herzen hatte Acetylcholin keine Wirkung, während Herzen vom $11^1/_2$—$14^1/_2$ Tag mit vorübergehenden Herzstillstand oder Verlangsamung der Schlagfrequenz reagierten. Dabei war die Frequenzverlangsamung bei $11^1/_2$—$14^1/_2$ Tage alten Herzen mit zunehmendem Alter stärker ausgeprägt (Abnahme der Herzfrequenz bei 20 Embryonen auf 50%, Stillstand von 9 Embryonen). Vom $11^1/_2$-Tag-Herzen an waren Stücke aus der Atrioventrikulargegend und aus dem Ventrikel gleichermaßen auf Acetylcholin empfindlich. Die Versuche zeigen, daß Herzen sowohl vor der Innervation ($11^1/_2$—$13^1/_2$-Tage-Herzen) wie unmittelbar nach der Innervation ($14^1/_2$ Tage alt) auf Acetylcholin in charakteristischer Weise ansprechen. Dasselbe war auch dem Adrenalin gegenüber der Fall, indem schon vor der Innervation (von $10^1/_2$—$11^1/_2$ Tage an) 1,25—50 mg/l Adrenalin herzbeschleunigend wirkten.

Nach HALL (1959) stimmen heute, entgegen der früheren Ansicht „fast alle" darin überein, daß die Blockierungseffekte des Atropins dem Acetylcholin gegenüber nicht an den Nervenendigungen, sondern direkt am Muskel, das heißt an der Effectorzelle, ihren Angriffspunkt haben, eine Auffassung, die in dieser Verallgemeinerung noch geprüft werden müßte. Die Grundlage für die Auffassung HALLS bilden Versuche am (präneuralen) embryonalen Herzen, eine Grundlage, die deshalb nicht in jeder Beziehung sicher ist, weil es selbst mit modernen histologischen Techniken außerordentlich schwierig ist, den genauen Zeitpunkt zu bestimmen, in welchem die Vereinigung zwischen vagalen und sympathischen Endigungen und dem Herzmuskel stattfindet. Elektronenoptische Beobachtungen könnten hier einen Schritt weiter führen. Am isolierten embryonalen Rattenherzen wirkte Atropin nach HALL *vor* der Innervation des Herzens weder positiv chronotrop noch positiv inotrop. Aber schon durch sehr kleine Atropin-Konzentrationen (0,15 mg/l) wurde die Wirkung hoher Acetylcholinkonzentrationen (40 mg/l) blockiert, was HALL zu der Schlußfolgerung veranlaßte, daß Atropin direkt am embryonalen Herzmuskel angreife. Daraus so weitreichende Schlußfolgerungen zu ziehen, erscheint schon deshalb nicht zulässig, weil geradezu riesige Acetylcholinmengen verwendet wurden. Außerdem enthält nach BURN (1956) auch der erwachsene Herzmuskel Acetylcholin, wobei die Funktion dieses durch Atropin ebenfalls blockierbaren Acetylcholins eine andere zu sein scheint und mit der vagalen Innervation nichts zu tun hat.

An über 50 Herzen foetaler und ausgewachsener *Schafe* wurde durch MUIR (1955) die ontogenetische Entwicklung des HIS'schen Atrioventrikular-Bündels und seiner Aufzweigung untersucht. Als erster Abschnitt des Reizleitungsgewebes erschien bei 7-mm-Stadien der gemeinsame Stamm des Atrioventrikular-Bündels, während der Atrioventrikularknoten (Aschoff-Tawara) erstmals an 11-mm-Stadien zu erkennen war. Seine Fasern bildeten während der ganzen Entwicklung sowohl mit der Muskulatur des Vorhofs als auch mit dem Atrioventrikular-Bündel einen kontinuierlichen Zusammenhang. Der linke Schenkel des letzteren war früher als der rechte zu erkennen. Das subendokardiale Netz trat bei 70-mm-Stadien auf; die intramyokardialen Fasern wurden bei 100-mm-Stadien erkennbar. Die Purkinjefasern folgten bis zu ihrer späteren Differenzierung der normalen Myokardentwicklung. Zwischen den Endstrecken der differenzierten Fasern des Reizleitungsgewebes und dem normalen Myokard bestanden während der ganzen Entwicklung Verschmelzungen. (Vgl. auch Gomez, 1958). Die Beziehungen zwischen Ausbildung des spezifischen Gewebes, normalem Myokard und Acetylcholinfunktion wurden am embryonalen Schafherzen nicht näher untersucht. Hingegen stellte Nachmansohn (1938, 1940) den Verlauf der embryonalen Acetylcholinesteraseaktivität beim Schaf fest.

Garrey u. Townsend (1948) untersuchten an einem isolierten menschlichen foetalen Sinus-Vorhofpräparat die Wirkung von Acetylcholin, wobei die typische Hemmwirkung eintrat, ein Versuch, den Hawkins bestätigte. Hawkins stellte (1960) an der menschlichen foetalen Trachea und am Bronchus analoge Wirkungen von Acetylcholin, Adrenalin und Histamin fest wie an der erwachsenen Meerschweinchentrachea (Castillo u. de Beer, 1947) und am Bronchus des erwachsenen Menschen (Hawkins u. Schild, 1951; Rosa u. Mc Dowall, 1951), wobei die constrictorischen Wirkungen des Acetylcholins und Histamins an den foetalen Organen bei den gleichen Konzentrationen eintraten, wie an den erwachsenen. Schon Sollman u. Gilbert (1937) hatten auf mikroskopischem Wege festgestellt, daß menschliche foetale Bronchi auf Acetylcholin und Atropin gleichartig reagieren wie solche von erwachsenen Tieren, speziell von Hunden und Katzen. Zu gleichen Resultaten gelangte auch Hawkins bei Versuchen mit Atropin nach Acetylcholin und Mepyramin nach Histamin an menschlichen foetalen Bronchi und von Erwachsenen.

Analoge Beobachtungen wie bei Erwachsenen wurden auch an foetalen menschlichen Magen- und Ileumstreifen gemacht: Acetylcholin und Histamin bewirkten an den foetalen Organen Kontraktion, Adrenalin Erschlaffung in den gleichen Konzentrationen wie am isolierten Magenstreifen des Erwachsenen.

Diamond u. Miledi (1959) untersuchten iontophoretisch mit intracellulären Elektroden die Acetylcholinempfindlichkeit einzelner Muskelfasern am Rattenzwerchfell an 19—20 Tage alten Föten und an jungen bis 14tägigen Ratten. An den embryonalen Ratten und unmittelbar nach der Geburt war die ganze Oberfläche der Muskelfasern auf Acetylcholin empfindlich. In späteren Stadien ging die Acetylcholinempfindlichkeit von den Sehnenansätzen immer mehr gegen die Endplatte zurück, bis 14 Tage nach der Geburt nur noch die Endplatte empfindlich war.

(41) Ontogenese und Cholinesterasen

Der postnatale Verlauf der Aktivität der Cholinesterasen und ihrer Verteilung im Zentralnervensystem wurden bei der *Ratte* am genauesten untersucht. Bei der Geburt war der Gehalt an Acetylcholin- und Butyrylcholinesterase im Rückenmark größer als im Gehirn. In der postnatalen Periode kehrte sich dieses Verhältnis um. (Bayliss u. Todrick, 1953; Elkes u. Todrick, 1955; Metzler u. Humm, 1951; Risley u. Davies, 1953). Weiteres bei Karczmar (1963a), der eine exaktere Korrelation zwischen Acetylcholinesteraseaktivität des Zentralnervensystems und dem funktionellen Entwicklungszustand desselben bei einer Reihe von Säugern (Ratte, Meerschweinchen, Kaninchen, Katze, Schaf) nicht feststellen konnte.

Im embryonalen quergestreiften Muskel trat Acetylcholinesterase bei einigen Säugern in der Embryogenese auf, bevor es zu einem Kontakt zwischen Muskelzelle und Nerv gekommen war. Doch blieb der Gehalt, wie KUPFER u. KOELLE (1951) zeigten, auch dann noch niedrig, nachdem dieser Kontakt erfolgt war. Ein Teil der Acetylcholinesterase wurde nicht von nervösen Elementen gebildet.

Am menschlichen 6-Monatefoetus wurde an der motorischen Endplatte des quergestreiften Muskels eine Cholinesterase nachgewiesen, durch welche sowohl Acetylcholin wie Butyrylcholin hydrolysiert wurden. Vermutlich handelt es sich um zwei Cholinesterasen. Es bestand bereits Empfindlichkeit auf Physostigmin. Acetylcholinesterase war schon beim menschlichen 4-Monatefoetus an der musculotendinösen Verbindung festzustellen.

Über die Verteilung der Cholinesterasen im embryonalen Säugerherz, wie sie GOMORI (1948) am erwachsenen Tier bestimmt hatte, scheint nichts näheres bekannt zu sein. Was das erste Auftreten von Cholinesterase im Herzen betrifft, wurde bei der Ratte gezeigt, daß die Ontogenese von Cholinesterasen mit der Embryogenese der Herzinnervation nicht prallel läuft, sondern dieser voraus und etwa mit dem Beginn der Herzcontractilität zusammenfällt. Mit dem Eintritt der vagalen Innervation des Herzens scheint das Auftreten der Cholinesterasen direkt nichts zu tun zu haben.

(42) Cholinacetylase

Die menschliche Placenta enthält in verschiedenen Entwicklungsstadien unterschiedliche Mengen Acetylcholin und Cholinacetylase (BULL, HEBB u. RATKOVIC, 1961).

Zusammenfassungen

1. Vorkommen, Funktion und Wirkung des Acetylcholins bei Säugetieren

Die Zahl der Säugetiere, von denen wir Genaueres über das Acetylcholinsystem wissen, ist beschränkt und betrifft nur einige wenige Arten der Carnivoren (Hund, Katze), der Perissodactylen (Pferd), der Artiodactylen (Rind, Schaf, Ziege, Schwein), der Rodentia (Maus, Ratte, Meerschweinchen, Hamster), der Lagomorpha (Kaninchen), der Primaten (Affe, Mensch).

Das *Herz* hat einen myogenen Antrieb; lokales Acetylcholin wirkt am Vorhof regulatorisch, auf die Kammer negativ inotrop und negativ chronotrop bis zum Stillstand. Die extrakardialen Nerven haben ihre postganglionären Fasern im Herzen selbst; Vagusreizung führt über Acetylcholinfreisetzung zu Frequenzabnahme und Stillstand, Acceleransreiz zu Beschleunigung und positiv inotroper Wirkung unter Noradrenalinfreisetzung.

Die Vorhöfe enthalten bei manchen Säugern (Ratte, Kaninchen) mehr Acetylcholin als die Kammern, dabei der rechte Vorhof mehr als der linke. Ähnlich ist auch die Verteilung der Acetylcholinesteraseaktivität bei der Ratte. Anders beim Meerschweinchen, wo beide Vorhöfe etwa gleichviel Acetylcholin enthalten und kaum ebensoviel wie die rechte Kammer. Die artlichen Unterschiede im Acetylcholingehalt machen sich bei Säugern allgemein stärker bemerkbar wie bei anderen Vertebraten. Es ist, wie wenn bei den Säugern die *artliche* Differenzierung im Biochemismus am meisten fortgeschritten wäre. Doch mag das teilweise auch damit begründet sein, daß wir von einigen Säugern genauere Angaben besitzen als von anderen Vertebraten. Evolutionistisch gedacht könnte man sich auch vorstellen, daß die evolutive Tendenz (z. B. mehr Acetylcholin im rechten als im linken Vorhof und mehr als in den Kammern, was zweifellos mit der Steuerung des Herzens vom rechten Vorhof aus zusammenhängt) erst bei relativ wenigen Säugern erreicht ist (z. B. bei der Ratte), während bei anderen mit sehr ähnlicher Herzanatomie und -physiologie dieses Ziel noch nicht erlangt wurde (beim Meerschweinchen).

Bei Säugern ist die Acetylcholinesteraseaktivität des Sinusknotens und des Reizleitungssystems, verglichen mit dem Vorhof- und Ventrikelmuskel, hoch, was vor allem für die atrioventrikulären Ganglienzellhaufen und Nervenbündel nachgewiesen wurde, die mit dem spezifischen nodalen Myokard in Kontakt stehen. Purkinjefasern dagegen zeigten nur geringe Aktivität. Die Myofibrillen sind frei von Acetylcholinesterase. Das scheint für Säugetiere charakteristisch zu sein, denn diese Verhältnisse wurden sowohl bei Vertretern der Carnivoren (Hund), der Artiodactylen (Kalb, Rind, Schwein), der Rodentia (Meerschweinchen) und der Lagomorpha (Kaninchen) festgestellt.

Der *quergestreifte Skelettmuskel* von Säugern ist strukturell, biochemisch und im Hinblick auf die Funktion des Acetylcholins an der Nervenendplatte vielseitig anatomisch, elektrophysiologisch, histochemisch und pharmakologisch untersucht worden. Acetylcholinesterase findet sich im Skelettmuskel der Säuger: 1. an der neuromuskulären Verbindung der extrafusalen Fasern im subneuralen Apparat der Nervenendplatte; 2. an den kleinen neuromotorischen Platten, welche entlang den intrafusalen Fasern oder den neuromuskulären Spindeln von KÜHNE verteilt sind; 3. an den „terminaisons en grappe", welche sich in der Nähe der Nervenendplatte der extrafusalen Fasern befinden; 4. am Ende der Muskelfasern im Übergang auf die Sehnen. Die Nervenendplatte ist bei den Säugern artlich sehr mannigfaltig entwickelt. Doch ist die Zahl der bei verschiedenen Spezies untersuchten Verhältnisse zu klein, um daraus familien- oder anderweitige taxonomische Schlußfolgerungen ziehen zu können.

Das Acetylcholinsystem ist an der Nervenendplatte vollständig nachgewiesen, der quergestreifte Säugermuskel wird positiv cholinerg gesteuert. Der Sehnenmuskelansatz ist reich an Acetylcholinesterase; ihre Funktion ist unbekannt. Es findet sich weder eine Nervenversorgung, noch Acetylcholin am Sehnenmuskelansatz.

An der *glatten Muskulatur* spielt Acetylcholin eine nicht vollständig aufgeklärte Rolle bei der Kontraktion. Im ganzen wirkt Acetylcholin tonussteigernd und kontraktionsfördernd. Das gilt auch für den Uterus. Hier liegen insofern tiersystematisch interessante Verhältnisse vor, als Cholinacetylase nur bei Primaten, und zwar nur bei anthropoiden Primaten, d. h. bei manchen Affen und beim Menschen nachweisbar ist, nicht beim Lemur (*Lemur macaca L*), einem Vertreter der Primaten-Unterordnung der Lemuriden. Diese haben noch einen Uterus bicornis und verfügen nicht über eine scheibenförmige Placenta, wie die Anthropoiden, die Placenta ist diffus verteilt. Es wäre tiersystematisch interessant festzustellen, ob bei Vertretern der dritten Unterordnung der Primaten, bei den Tarsiden (z. B. beim Koboldmaki, *Tarsius spectrum*, welche eine scheibenförmige Placenta besitzen, Cholinacetylase nachweisbar ist. Im weiteren konnte weder bei Perissodactylen (Pferd), noch bei Artiodactylen (Rind, Schaf, Ziege, Schwein), Rodentia (Ratte, Hamster, Meerschweinchen) und Lagomorpha (Kaninchen) Cholinacetylase im Uterus nachgewiesen werden.

Zentralnervensystem. Den dorsalen Spinalwurzeln fehlt bei Säugern allgemein (soweit bekannt) die Cholinacetylase, fast oder ganz; das gilt auch für den Menschen. Manches spricht dafür, daß hier andere Stoffe als „Erregungssubstanzen" in Frage kommen (HELLAUER u. UMRATH), die unter dem Einfluß anderer Fermente gebildet und abgebaut werden (Dorsinase, Opticinase).

Hinsichtlich Acetylcholingehalt des Zentralnervensystems der Säuger kann die Auffassung vertreten werden, daß jüngere Abschnitte desselben, vor allem Großhirnrinde und Kleinhirn, weniger Acetylcholin enthalten, als ältere. Jedenfalls ist der Gehalt in Hirnstamm und Medulla oblongata eindeutig höher und noch höher in Rückenmark und vorderen Spinalnerven. Den höchsten Gehalt weisen autonome Ganglien des Hirnstammes auf.

Eine evolutionistische Deutung dieser Verhältnisse könnte durch die Feststellung gestützt werden, daß poikilotherme Vertebraten höhere Gehirnwerte (Durchschnittswerte) aufweisen, als homoiotherme. Die Acetylcholinesteraseaktivität des Gehirns ist nach Befunden bei einigen Säugerspezies topographisch sehr verschieden verteilt und geht mit der Verteilung des Acetylcholins nicht immer parallel, wohl aber die Verteilung des Acetylcholins mit der Cholinacetylase. Die Acetylcholinesterasewerte liegen bei Primaten (Mensch) im allgemeinen niedriger als bei Carnivora (Hund), Ungulata (Ochse) und Lagomorpha (Kaninchen); das gilt auch für die meisten topographischen Einzelwerte und hinsichtlich des geringen Gehalts der Großhirnrinde im Vergleich zu dem sehr acetylcholinreichen Nucleus caudatus des Hirnstammes. Die Vergleichsmöglichkeiten sind insofern beschränkt, als bei manchen Acetylcholinesterasen speziesspezifische Eigenschaften nachweisbar sind. Andererseits könnten sich aus der artlich sehr verschiedenen Cholinesteraseaktivität nicht nur neue artliche, sondern vielleicht auch neue Familienmerkmale usw. ergeben. Die Cholinacetylaseaktivität in der Großhirnrinde einiger Säuger weist große Unterschiede auf. Sie ist bei Primaten (Mensch) weitaus am kleinsten, verglichen mit Carnivoren (Katze, Hund), Ungulaten (Schwein, Schaf), Rodentia (Meerschweinchen) und Lagomorpha (Kaninchen). Der Aktivitätsunterschied zwischen Mensch und Kaninchen liegt im Verhältnis 1:40—50.

Man könnte evolutionistisch gedacht, von der Vorstellung ausgehen, daß das außerordentlich differenzierte Primatengroßhirn zur Bewältigung der Riesenaufgabe der Signalübermittlung teilweise einen neuen, möglicherweise rein elektrophysiologischen Weg eingeschlagen hat, unter Verzicht auf einen chemischen Vermittler oder Aktivator, vielleicht weil das Acetylcholinsystem zu „langsam" ist, während bei Säugern anderer Ordnungen dieses System auch hinsichtlich Großhirnrindenfunktionen ausreicht.

Mit dem Menschenhirn an Differenzierung vergleichbar ist die Ausbildung der Großhirnrinde bei Walen und Delphinen. Es wäre nicht uninteressant, die entsprechenden Acetylcholinwerte des Gehirns in ihrer topographischen Verteilung bei diesen Säugern vergleichend festzustellen.

Im *Verdauungskanal* hat Acetylcholin bei allen bisher untersuchten Säugern die Aufgabe der Erregungsübertragung sowohl auf motorische wie auf sekretorische Erfolgsorgane, wobei die Vermittlung der Impulse über die autonomen Plexus geht. Über die Funktion des 5-Hydroxytryptamins im Bereich des Magendarmkanals von Säugern s. S. 871.

2. Acetylcholin und Cholinesterasen bei Deuterostomiern (Hemichordata, Chordata und Vertebrata)

Stamm Hemichordata: Über Acetylcholin und Cholinesterasen ist bei *Pterobranchia* (Flügelkiemern), nichts bekannt. Bei *Enteropneusta* (Eichelwürmern) besteht eine ausgesprochene Empfindlichkeit der Proboscismuskulatur auf Acetylcholin (10^{-5} g/ml). Über Vorkommen von Acetylcholin ist nichts bekannt, dagegen wurden Butyryl- und Acetylcholinesterase (diese von geringer Aktivität) nachgewiesen (*Balaneglossus* sp.).

Stamm Echinodermata, Stachelhäuter: Das *Herz* von Stachelhäutern ist auf Acetylcholin außerordentlich empfindlich (10^{-14} g/ml); die Wirkung wird durch Physostigmin deutlich verstärkt. Ein *myogenes negativ cholinerges Herz* ist sehr wahrscheinlich. Der *Bewegungsmuskel* (glatt mit quergestreiften Fasern) enthält Acetylcholin und reichlich Acetylcholinesterase, die dem Acetyl-β-methylcholin gegenüber größere Empfindlichkeit zeigt als dem Acetylcholin. Atropin wirkte bei einigen Arten (*Stichopus* sp., *Asterias glacialis*), Curare bei *Thyone* hemmend. Damit nähert sich die Funktionsweise der Innervation des Bewegungsmuskels von Echinodermen dem Vertebratentypus. Dasselbe gilt für die Motorik des *Verdauungskanals* im Hinblick auf die fördernde Wirkung des Acetylcholins, das im Darm einiger Stachelhäuter ziemlich reichlich nachgewiesen wurde. Das rudimentäre *Zentralnervensystem* scheint auf Acetylcholin empfindlich zu sein. Für die Annahme einer synaptischen Funktion fehlen vorläufig die Voraussetzungen.

Stamm Prochordata, Unt.stamm Urochordata, Klasse Tunicata, Manteltiere: Wir wissen zur Zeit nicht, ob das *Herz* von Tunicaten Acetylcholin und Cholinesterasen zu bilden vermag. Nach Versuchen an *Perophora viridis* müßte das Herz aus pharmakologischen Gründen als *neurogen* und als *positiv cholinerg* bezeichnet werden. Als allgemeines Phänomen wäre dies für eine Klasse der Deuterostomier auffallend. Würde sich der Befund bei anderen Tunicaten bestätigen (es könnten auch je nach Art verschiedene Herztypen vorliegen), würde dies den Schluß zulassen, daß Manteltiere zu den übrigen Chordaten und den Vertebraten in einem loseren systematischen Verhältnis stehen würden. Im *glatten Muskel* wurde Acetylcholin und Acetylcholinesterase nachgewiesen. Das *Zentralnervensystem* von Tunicaten ist reich an Acetylcholin. Seine topographische Verteilung ist nicht bekannt. Ob ihm synaptische Funktionen an Erregungs- und Hemmneuronen zukommen, wissen wir nicht. Vorläufig sind entsprechende Untersuchungen an einzelnen Neuronen wegen ihrer Kleinheit kaum durchführbar. Es ist nicht bekannt, ob Acetylcholin am *Darmkanal* eine fördernde Funktion besitzt. Die starken Rückbildungserscheinungen erschweren bei Tunicaten den Überblick.

Unt. Stamm Cephalochordata (Amphioxus-Branchiostoma): Ein *Herz* fehlt, ein größerer Teil der Gefäße ist contractil; ihre Empfindlichkeit auf Acetylcholin kennt man nicht. Ob Acetylcholin als neuromuskulärer Überträgerstoff an der *quergestreiften Bewegungsmuskulatur* wirkt, ist nicht bekannt. Die zuführenden Nerven enthalten Acetylcholinesterase. Vorkommen, Wirkung und physiologische Funktion des Acetylcholins im *Zentralnervensystem* von Cephalochordaten scheinen unbekannt zu sein. Die *Darmmotorik* scheint ausschließlich auf dem Wege der Cilienbewegung des Darmepithels zu erfolgen. Über Acetylcholinempfindlichkeit der Cilien ist nichts bekannt.

Stamm Vertebrata, Wirbeltiere

Klasse Agnatha, Ord. Cyclostomata, Rundmäuler, Myxinidae und *Petromyzonidae* weichen in manchen Funktionen so weit voneinander ab, daß sie eine getrennte Beurteilung erfordern. *Myxinidae:* Myxiniden haben ein nichtinnerviertes Herz, was neuerdings durch HIRSCH et al. (1964) durch den Nachweis von Neuronen im Herzmuskel bei *einem* Vertreter der Myxiniden, *Eptatretus stoutii*, widerlegt worden ist. Doch verhält sich das Herz von *Myxine glutinosa* auf elektrischen Reiz, Verabreichung von Überträgerstoffen und anderen pharmakologisch aktiven Stoffen, welche die Herztätigkeit zu beeinflussen vermögen, völlig negativ. AUGUSTINSSON et al. (1956) und JENSEN (1961) sind jedenfalls der Auffassung, daß sich das Myxinidenherz wie ein nicht innerviertes Herz verhält. Für die Regulation der Herztätigkeit kommt entweder ein unbekannter Stoff in Frage oder ein auf Druck oder Streckung empfindlicher Schrittmacher.

Der Acetylcholingehalt und die Acetylcholinesteraseaktivität des Herzens von *Myxine glutinosa* sind sehr niedrig. Das nervenfreie (myogene) Herz von *Myxine* reagiert überhaupt nicht auf Acetylcholin, auch nicht auf Pilocarpin. Durch Atropin wird die Herzaktion verstärkt. Dabei ist das Herz trotz seines hohen Adrenalin- und Noradrenalingehaltes auf Catecholamine unempfindlich und spricht auf 5-Hydroxytryptamin sehr wenig an. Es wäre zu erwarten, daß ein nervenfreies Herz auf Überträgerstoffe im Sinne einer hormonalen Steuerung anspricht. Dies scheint im Hinblick auf bekannte Überträgersubstanzen nicht der Fall zu sein. Die Myxiniden haben offenbar einen uns unbekannten Weg der Herzregulation eingeschlagen (sofern nicht die rein mechanische Empfindlichkeit des Herzens für die Funktion maßgebend ist), der bei Vertebraten (auch bei Petromyzoniden) nicht weiter verfolgt wurde.

Auf das mit Nerven versehene Herz von *Eptatretus* (*Polistotrema*) *stoutii* hatte Acetylcholin 10^{-6} bis 10^{-2} g/ml keine Wirkung. Dieses Herz sezerniert eine Eptatetrin genannte Substanz, welche herzbeschleunigend wirkt und vielleicht den physiologischen Aktivator des Herzens darstellt.

Im *Zentralnervensystsm* von *Myxine glutinosa* findet sich Acetylcholinesterase, ob auch Acetylcholin, ist nicht festgestellt, hingegen P-Substanz. Der *quergestreifte Bewegungsmuskel* von Myxine ist in seinem raschen, phasischen Anteil auf Acetylcholin im Sinne der Kontraktionsförderung empfindlich und wird durch D-Tubocurarin blockiert. Es bestehen damit Anhaltspunkte für einen *cholinerg* aktivierten Muskel. Die Muskelfasern besitzen an beiden Enden eine Art Nervenendplatte. Der langsame Tonusmuskel scheint auf Acetylcholin nicht empfindlich zu sein. Der gesamte Muskel verfügt über eine hohe Acetylcholinesteraseaktivität. Am *Darm* ist der Vagus der fördernde Nerv und hat, wie die Gallenblase, cholinergen Charakter. Adrenalin wirkt erschlaffend, womit der Darm dem Vertebratenschema der Darmfunktionen folgt. Doch fehlt der Nachweis des Acetylcholins usw.

Petromyzonidae. Bei Lampreten (*Lampetra (Petromyzon) fluviatilis* u. a.) ist das *Herz* innerviert und besitzt in Vorhof und Kammer Ganglien, die teilweise mit dem Vagus in Verbindung stehen, teilweise einem sympathischen Nervennetz angehören. Acetylcholin 10^{-9} g/ml bewirkte starke Frequenzsteigerung, höhere Konzentrationen auch Tonussteigerung, gefolgt von Verlangsamung. D-Tubocurarin machte das Herz unempfindlich auf Acetylcholin. Die Acetylcholinesteraseaktivität des Herzens ist sehr hoch. Das Herz von Petromyzoniden verhält sich ähnlich wie ein *neurogenes Herz* und bildet einen Sonderfall, wie er sich in der aufsteigenden Wirbeltierreihe anscheinend nicht wiederholt hat. Auf Catecholamine ist die (positive) Ansprechbarkeit des Herzens sehr schwach, im Gegensatz zu den neurogenen Herzen von Crustaceen. Der *quergestreifte Muskel* von Petromyzoniden enthält histochemisch relativ reichlich Acetylcholinesterase. Eine cholinerge myoneurale Reaktion ist wahrscheinlich, aber nicht sichergestellt, es fehlt u. a. der Acetylcholinnachweis. Der Acetylcholingehalt des *Zentralnervensystems* ist bescheiden. Über Acetylcholinesterase scheint nichts bekannt zu sein. Am *Verdauungskanal* zeigt das Rectum (Ringmuskulatur) auf Acetylcholin 10^{-4} g/ml Kontraktion, die durch 5.10^{-6} g/ml 5-Hydroxytryptamin weit übertroffen wird. Eine vagale Innervation des Verdauungskanals ist eindeutig vorhanden.

Klasse Chondrichthyes, Knorpelfische. Das *Herz* besitzt eine vagale Innervation, ob auch eine sympathische, ist unsicher. Acetylcholin, Pilocarpin und Physostigmin wirken wie Vagusreiz mit Verlangsamung bis Herzstillstand; die Wirkung wird durch Atropin aufgehoben. Eine *cholinerg hemmende* Innervation, wie sie für das *myogene* Vertebratenherz charakteristisch ist, scheint eindeutig vorzuliegen. Doch ist der Acetylcholingehalt des Herzens von Knorpelfischen unbekannt, die

Aktivität der Acetylcholinesterase nachgewiesen. Im quergestreiften *Bewegungsmuskel* ist Acetylcholinesterase sehr reichlich vorhanden; der Muskel scheint aber auf Acetylcholin unempfindlich zu sein, eine Feststellung, die völlig aus dem Rahmen fällt, verglichen mit Knochenfischen und höheren Vertebraten. Dabei sind Strukturen im Sinne einer Nervenendplatte vorhanden. Das steht im Widerspruch zu den Verhältnissen am *elektrischen Organ*, das auf Acetylcholin sehr empfindlich ist und dessen zu seiner Bestätigung bedarf. Das *Zentralnervensystem* verfügt über Acetylcholinesterase. Über den Acetylcholingehalt sind wir nicht orientiert, so daß über eine synaptische Überträgerfunktion nichts ausgesagt werden kann. P-Stoff wurde im Gehirn nachgewiesen. Acetylcholin 5.10^{-7} bis 10^{-6} g/ml führte am *Magendarmkanal* zu starker motorischer Anregung. Atropin hob diese Wirkung nicht auf, so daß von einer cholinergen Wirkung nicht ohne weiteres gesprochen werden kann. Am Rectum dagegen kam es mit Acetylcholin 10^{-6} g/ml zu ausgesprochener Beschleunigung der Spontankontraktionen, die durch Atropin 10^{-6} g/ml unterdrückt wurde. Die Verhältnisse scheinen bei Knorpelfischen kompliziert zu sein (ähnlich bei Teleostiern, Amphibien und Säugetieren) und sind nicht völlig geklärt.

    Klasse Osteichthyes, Knochenfische. Super Ord. Teleostei. Der Acetylcholingehalt des *Herzens* von Knochenfischen ist nicht genauer bekannt. Bei *Petromyzoniden Elasmobranchiern* und *Teleostiern* existiert eine vagale Herzinnervation, während eine sympathische zu fehlen scheint, wie schon STANNIUS (1849) an mehr als 100 Fischarten gezeigt hatte. Der Vagus reguliert durch die wechselnde Intensität seines Einflusses die Herztätigkeit. Der Vagustonus ist schon in Ruhe beträchtlich hoch. Die Verhältnisse variieren von Art zu Art sehr stark. Der Vagustonus kann reflektorisch (z. B. durch Berühren des Fisches) weiter gesteigert werden, so daß Bradykardie eintritt. Acetylcholinesterase ist reichlich vorhanden. Das Herz verfügt nur über eine vagale Innervation, eine sympathische ist nicht bekannt. Adrenalin führt (peripher) zu Blutdrucksteigerung. Acetylcholin hat Blutdruckabfall und Verlangsamung des Herzschlages zur Folge. Nach Atropin wirkt Acetylcholin herzbeschleunigend. Physostigmin verstärkt die Hemmwirkung des Acetylcholins, ebenso Prostigmin. Ein cholinerg hemmender Herzmechanismus ist wahrscheinlich, aber nicht sicher bewiesen.

    Der mit Nervenendplatte verschiedener Gestalt versehene *quergestreifte Muskel* ist *cholinerg*. Acetylcholin wirkt als Überträgerstoff. An den Muskelsehnenverbindungen findet sich Acetylcholinesterase, kein Acetylcholin. Im *elektrischen Organ* elektrischer Knochenfische sind Acetylcholingehalt und Aktivität der Acetylcholinesterase entsprechend der Ausbildung des elektrischen Organs hoch. Die cholinerge Innervation des Muskels ist durch die Wirkung von Acetylcholin, Prostigmin und Curare sichergestellt. Der Acetylcholingehalt des *Teleostiergehirns* ist nicht sicher bekannt, die Acetylcholinesteraseaktivität nicht unbeträchtlich. Ob das Acetylcholinsystem im Gehirn von Knochenfischen synaptische Funktionen besitzt, was wahrscheinlich ist, scheint nicht untersucht worden zu sein. *Der Verdauungsapparat* ist mit autonomen Plexus und einer parasympathischen und sympathischen Innervation ausgestattet. Acetylcholin erhöht Tonus und Amplitude der Pendelbewegungen in allen Darmabschnitten und bewirkt Kontraktion der Ringmuskulatur. Atropin hebt die tonische Wirkung von Acetylcholin und Pilocarpin auf. Adrenalin senkt den Tonus der Längsmuskulatur und hebt die Pendelbewegungen in Darm und Rectum auf, kontrahiert aber die Ringmuskulatur des Magens (Synergismus mit Acetylcholin). Funktionell ist bei Fischen parasympathisches und sympathisches System im Bereich des Verdauungskanals oft schwer zu unterscheiden. Wahrscheinlich sind die autonomen Nerven gemischt. Elektrische Reizung des Splanchnicus löst oft erhöhte Darmperistaltik aus. Auf 5-Hydroxytryptamin erwies sich die Darmmuskulatur bei einigen Arten 2—5mal empfindlicher als auf Acetylcholin; bei anderen Arten war es umgekehrt. P-Substanz ist im Darm von Knochenfischen nachweisbar; sie bewirkt starke Darmkontraktion. Die *Chromatophoren* besitzen eine doppelte, sowohl sympathische wie parasympathische Steuerung, wobei adrenerge Stoffe zur Kontraktion, cholinerge zur Expansion der Chromatophoren führen. Dabei greifen auch Neurohormone (Intermedin, MSH) in den Prozeß in verschiedenem Ausmaß ein. Bei manchen Arten (Makropoden) besteht ausschließlich nervöse Steuerung. Acetylcholin 10^{-7} g/ml bewirkte an isolierten Schuppen von *Macropodus opercularis* Expansion der Melanophoren, die durch Atropin 10^{-9} g/ml fast völlig unterdrückt wurde.

Klasse Amphibia, Lurche Ord. Urodela, Schwanzlurche. Der *Herz*muskel ist quergestreift, ein Reizleitungssystem fehlt. Bei *Amphibien* ist das Herz sowohl sympathisch wie parasympathisch innerviert, wobei die Vaguserregbarkeit Frühling und Sommeranfang sehr gering ist und über den Sommer an Empfindlichkeit zunimmt. Dementsprechend wächst auch die bradykarde Wirkung des Acetylcholins. Sympathicuserregung und Adrenalin führen bei *Anuren* (bei Urodelen wissen wir es nicht) zu Herzbeschleunigung und erhöhter Kontraktionsleistung. Acetylcholinesterase wurde nachgewiesen. Ob Acetylcholin, wie bei Anuren, herzhemmend wirkt, was sehr wahrscheinlich ist, wurde bei Urodelen anscheinend nicht geprüft. Über Acetylcholin und Acetylcholinesterase im *quergestreiften Skelettmuskel* scheint bei Urodelen nichts bekannt zu sein. Eine Nervenendplatte ist vorhanden, ein cholinerger Kontraktionsmechanismus ist wahrscheinlich, bedarf aber der objektiven Prüfung. Über Gehalt und Funktion des Acetylcholins im *Zentralnervensystem* von Urodelen sind wir nicht näher orientiert. Am *Verdauungskanal* wirkt Acetylcholin auf zirkuläre und longitudinale Muskelfasern des Magens tonuserhöhend und peristaltikerregend, aber auch tonussenkend und hemmend (*Necturus*). Atropin verhindert die Wirkung des Acetylcholins oder hebt sie auf. Doch sind die Verhältnisse nicht einfach: an zirkulären Darmstreifen bewirkt Adrenalin Tonuserhöhung, an Längsstreifen Erschlaffung. Die *Melanophoren* werden in frühembryonalen Stadien vor Einsetzen der Hypophysenfunktion *cholinergisch* durch lokale Einwirkung von Acetylcholin gesteuert, in späteren Stadien zentral durch Eingreifen der Neurosekrete der Hypophyse (Intermedin, MSH).

Ord. Anura (Batrachia) Froschlurche. Das *Herz* von Anuren verfügt (erstmals) über eine parasympathisch hemmende und eine sympathisch fördernde Innervation. Acetylcholin (und Adrenalin, nicht Noradrenalin, oder nur in Spuren) ist in allen Herzabschnitten in unterschiedlicher Menge (mit dem Maximum im rechten Vorhof) nachweisbar, ebenso Acetylcholinesterase. Die negativ chronotrope und negativ inotrope Wirkung des Acetylcholins am isolierten Froschherzen ist bis zur Verdünnung von 10^{-14} g/ml feststellbar. Das *myogene* Anurenherz ist *negativ cholinergisch* wie das Herz von Reptilien, Vögeln und Säugern. Die Lymphherzen des Frosches sind auf Acetylcholin im Sinne der Hemmung schwach empfindlich: Acetylcholin 10^{-2} g/ml führt zum Stillstand. Der *quergestreifte Muskel* des Frosches ist in seinem raschen und seinem langsamen Anteil auf Acetylcholin im Sinne der Kontraktionsauslösung empfindlich. Acetylcholinesterase findet sich fast ausschließlich in den Nervenendplatten. Wie bei Reptilien, Vögeln und Säugetieren bildet bei Anuren Acetylcholin am quergestreiften Muskel den cholinergen Übertragerstoff. Physostigmin hat beim Frosch keine kontraktionssteigernde Wirkung, weil die Empfindlichkeit der Acetylcholinesterase auf Physostigmin viel geringer ist als beim Säugetier. Auf Nicotin ist der M. rectus abdominis (Kontraktion) sehr empfindlich. Ähnlich auf Acetylcholin (= nicotinische Wirkung des Acetylcholins, Muscarins usw.). An Streckreceptoren führt Acetylcholin zu erhöhter Entladungsfrequenz. Im *Zentralnervensystem* ist Acetylcholin an topographisch verschiedenen Orten festgestellt. Die Acetylcholinesterase des Froschhirns ist auf Physostigmin viel weniger empfindlich als diejenige des Säugerhirns. Die synaptische Erregungsübertragung des Acetylcholins scheint bei Amphibien (Anuren) sicherzustehen. P-Stoff und γ-Aminobuttersäure sind im Froschhirn nachgewiesen. *Verdauungskanal:* Am Magen bewirken Acetylcholin und Pilocarpin Tonuserhöhung und Spontankontraktionen; Atropin hebt beide Wirkungen auf. Physostigmin verstärkt die Wirkung des Acetylcholins. Adrenalin hat in der Regel auf Tonus und Kontraktion des Magens hemmenden Einfluß. Acetylcholin, Muscarin und Physostigmin bewirken im Bereich des Darmes, auch Pilocarpin mit Ausnahme des Ileums, Kontraktion der Darmmuskulatur, Adrenalin Erschlaffung. Der Darm von *Rana pipiens* wird schon durch Acetylcholin 10^{-8} g/ml kontrahiert. Der Darm von Anuren verfügt über *cholinerg fördernde Innervationen,* die aber nicht (oder nicht immer) den ganzen Verdauungskanal betreffen. Die Cilienbewegung im Froschoesophagus wird *cholinerg* gesteuert: Acetylcholin und Physostigmin beschleunigen sie, Atropin und D-Tubocurarin hemmen sie. *Melanophoren:* Der den Farbwechsel beherrschende Faktor ist bei den meisten Arten die Adenohypophyse. Doch kommt eine teilweise Steuerung der Chromatophoren auf dem Nervenweg in Frage, an dem (bei Kaulquappen) Acetylcholin beteiligt zu sein scheint.

Klasse Reptilia, Kriechtiere. Bei *Reptilien* verhalten sich parasympathische und sympathische Herzinnervation schon sehr ähnlich wie bei Säugetieren. Über die Acetylcholinempfindlichkeit des *Herzens* ist nur bei Schildkröten bekannt, daß der (nervenfreie) Ventrikel auf Acetylcholin nicht anspricht, der rechte Vorhof (schwach) negativ inotrop und deutlich negativ chronotrop reagiert, Wirkungen, die durch Atropin unterdrückt werden. Das Herz von Kriechtieren, das unter dem hemmenden Einfluß des Vagus steht, dürfte dem *hemmend cholinergischen, myogenen* Typus angehören. Im nodalen Gewebe des Schildkrötenherzens wurde Acetylcholinesterase nachgewiesen. Acetylcholin erweitert die Coronargefäße der Schildkröte, während sie bei Mammalia durch Acetylcholin verengt, durch Adrenalin erweitert werden (Funktionswandel).

Quergestreifter Muskel: Die Nervenendplatten sind an den Muskelfasern endständig (wie bei Fischen) oder äquatorial (wie bei Vögeln und Säugern). Über Acetylcholin als Überträgerstoff sind wir nicht orientiert. Acetylcholinesterase wurde in den Nervenendplatten nachgewiesen. Eine positiv cholinergische Innervation ist wahrscheinlich, bedarf aber der experimentellen Bestätigung. Im *Zentralnervensystem* sind wir über Vorkommen und Funktion des Acetylcholins nicht orientiert. Substanz P wurde im Gehirn nachgewiesen. *Verdauungskanal:* Die Annahme ist berechtigt, aber experimentell nicht gesichert, daß der Verdauungskanal von Reptilien oder bestimmte Abschnitte davon, positiv cholinergisch innerviert sind. Cholinesterasen wurden im Darmkanal von Krokodilen nachgewiesen.

Klasse Aves, Vögel.

Herz: Vagus und Sympathicus (Accelerans) sind gut ausgebildet. Sympathicusreiz und Catecholamine führen zu Tachykardie und Blutdrucksteigerung.

Bei *Vögeln* kommt es nach bilateraler Vagotomie zu ausgesprochener Blutdruckerhöhung, die nicht allein durch die auftretende Tachykardie bedingt ist, sondern auch durch die Aufhebung eines vagalen afferenten Depressoreffektes. Doch liegen die Verhältnisse, wie JOHANSEN u. REITE (1964) zeigten, komplizierter, indem Durchschneidung des rechten Vagus zu Blutdruckabfall, des linken Vagus zu Blutdrucksteigerung führt. Über Vorkommen und Wirkung von Acetylcholin,

Acetylcholinesterase und Cholinacetylase sind wir bei Vögeln mangelhaft orientiert. In Vorhof und Kammer wurde eine relativ hohe Acetylcholinesteraseaktivität festgestellt. Das Taubenherz ist auf Acetylcholin im Sinne der Hemmung von Frequenz und Förderleistung sehr empfindlich (auch auf Vagusreiz). Am isolierten Hühnerherzen mit sehr geringer Vagusempfindlichkeit wirken hohe Acetylcholindosen positiv inotrop. Wahrscheinlich ist das myogene Herz von Vögeln (jedenfalls bei schnellen Fliegern) cholinergisch hemmend innerviert. Die Pharmakologie des Vogelherzens ist weitgehend unbekannt. Am *quergestreiften Muskel* wurde Acetylcholinesterase an der Nervenendplatte (subneuraler Apparat) und an der Muskel-Sehnengrenze festgestellt. Über Acetylcholin ist nichts näheres bekannt. Aus Analogiegründen darf angenommen werden, daß der quergestreifte Vogelmuskel, ähnlich wie der Säugermuskel, *positiv cholinerg* gesteuert wird. Physostigmin scheint die Wirkung des Acetylcholins zu verstärken, Curarestoffe bewirken Lähmung. Im *Zentralnervensystem* haben wir es mit einer sehr hohen Aktivität der Acetylcholinesterase, besonders im Kleinhirn, zu tun. Der Nachweis von Acetylcholin und Cholinacetylase (Taubenhirn) machen die Beteiligung des Acetylcholinsystems an der synaptischen Erregungsübertragung sehr wahrscheinlich. Die hinteren (sensiblen) Ganglienzellen der Rückenmarkwurzeln von Vögeln (Huhn) sind, im Gegensatz zu den Verhältnissen bei Säugern, sehr reich an Acetylcholinesterase. Am *Verdauungskanal* bewirkt Acetylcholin Tonussteigerung der Dünndarmmuskulatur (Ente), die durch Atropin gehemmt wird, was für einen positiv cholinergen Mechanismus spricht. Adrenalin führt aber ebenfalls zu erhöhtem Tonus. Die Verhältnisse sind wenig geklärt.

Klasse Mammalia, Säugetiere

Herz: Herzvagus und -sympathicus sind gut ausgebildet. Die vagale Herzinnervation hat im Gegensatz zu den Verhältnissen bei Vögeln am Herzen ausschließlich inhibitorische Funktionen, entsprechend der Wirkung des Acetylcholins. Sympathicusreiz ist mit Herzaktivierung verbunden, analog wie die Wirkung der Catecholamine Noradrenalin und Adrenalin. Die Vorhöfe enthalten bei manchen Säugern mehr Acetylcholin (Ratte, Kaninchen) als die Kammern, der rechte Vorhof mehr als der linke. Die Verteilung der Acetylcholinesteraseaktivität ist ähnlich (Ratte). Im Sinusknoten und im Reizleitungssystem ist die Acetylcholinesteraseaktivität besonders hoch; sie ist gering in den Purkinjefasern, die Myofibrillen sind frei davon. Das *myogene* Herz der Säuger ist *hemmend cholinergisch* eingestellt, Acetylcholin wirkt negativ chrono- und inotrop. Vagusreiz führt über Acetylcholinfreisetzung zu Frequenz- und Amplitudenabnahme bis zum Stillstand. Im Vorhof scheint endogenes Acetylcholin regulierend (auch erregend) zu wirken, je nach Leistungsbedarf.

Quergestreifter Muskel: Acetylcholinesterase findet sich: 1. im subneuralen Apparat der Nervenendplatte; 2. an den traubenförmigen Endapparaten in der Nähe der Nervenendplatte der extrafusalen Fasern; 3. an den kleinen neuromotorischen Platten, welche entlang den intrafusalen Fasern oder den neuromuskulären Spindeln von KÜHNE verteilt sind; 4. am Übergang der Muskelfasern auf die Sehnen. Das Acetylcholinsystem ist an der Nervenendplatte vollständig nachgewiesen, der quergestreifte Säugermuskel wird *positiv cholinerg* gesteuert. Der Sehnenmuskelansatz ist reich an Acetylcholinesterase. Ihre Funktion ist unbekannt. Es findet sich weder eine Nervenversorgung noch Acetylcholin an dieser Stelle des Muskels. Am *glatten Muskel* wirkt Acetylcholin im ganzen tonussteigernd und kontraktionsfördernd. Doch sind die Verhältnisse nicht völlig geklärt. *Zentralnervensystem:* Acetylcholin, Acetylcholinesterase und Cholinacetylase sind fast in allen Teilen, auch des peripheren Nervensystems, nachgewiesen worden. Acetylcholin wirkt als *positiv cholinerger Überträgerstoff*. Fast oder ganz frei von Acetylcholin sind die dorsalen Spinalwurzeln. Sie enthalten die nicht voll identifizierten Erregungsstoffe Dorsin, Opticin und die diese Stoffe abbauenden Fermente Dorsinase, Opticinase. Jüngere Abschnitte des Zentralnervensystem der Säuger, vor allem Großhirnrinde und Kleinhirn, enthalten weniger Acetylcholin als ältere (Stammhirn-Ganglien, Rückenmark, vordere Spinalnerven). Die Verteilung des Acetylcholins geht mit derjenigen der Cholinacetylase parallel, die Acetylcholinesteraseaktivität nicht überall. Im *Verdauungskanal* hat Acetylcholin bei allen bisher untersuchten Säugern die Funktion der *positiv cholinergen* Erregungsübertragung auf motorische und sekretorische Erfolgsorgane über die autonomen Plexus. Die erregende Wirkung des 5-Hydroxytryptamins wird über einen Schleimhautreflex des Darmkanals ausgelöst.

3. Empfindlichkeit von Muskelsystemen auf Acetylcholin bei Protostomia (Invertebrata) und Deuterostomia (Vertebrata) unter phylogenetischen Gesichtspunkten

MAGAZANIK et al. (1965) stellten bei einigen Invertebraten fest, daß die Spezifität in der Empfindlichkeit des Muskelsystems im Bereich des Bewegungsmuskels auf Stoffe, welche es, wie normalerweise Acetylcholin, zur Kontraktion bringen, geringer ist als bei poikilothermen Vertebraten und noch geringer als bei homoiothermen Wirbeltieren. Dies wird unter den *Protostomia* an einigen Invertebraten, dem Gastropoden *Rapana bezoar* (Radularetractor), dem Lamellibranchier *Mytilus edulis* (vorderer Byssusretractor), dem Sipunculiden *Phascolosoma margaritacea* (M. retractor strombii), dem Polychaeten *Nereis diversicolor* (Rückenmuskel) unter den Hirudinea am Blutegel, *Hirudo medicinalis* (Rückenmuskel) gezeigt. Als Beispiele von *Deuterostomia* wurden gewählt: unter den Echinodermen die Holothurie *Cucumaria frondosa* (Protractormuskel); unter den *poikilothermen Vertebraten:* Cyclostomen: *Petromyzon fluviatilis* (M. retractor linguae), den Amphibien: *Rana temporaria* (M. rectus abdominis), den *homoiothermen Vertebraten:* Aves: Taube und Huhn (M. gastrocnemius) Mammalia: Ratte: (Zwerchfell), Katze: (M. gastrocnemius). Haben wir es bei den genannten Beispielen von Invertebraten mit glatter Muskulatur zu tun, auch bei der Holothurie *Cucumaria frondosa*, so handelt es sich bei den Wirbeltieren ausschließlich um Beispiele von quergestreifter Muskulatur. Nun ist natürlich von vielen Beispielen bekannt, daß auch bei Wirbeltieren hinsichtlich glatter Muskulatur die Ansprechbarkeit auf Cholinomimetica und Cholinolytica einen weiteren Bereich besitzt als der quergestreifte Muskel. Die Querstreifung bildet in vieler Hinsicht eine evolutive Spezialisation, welche mit der größeren Schnelligkeit des Kontraktions- und Detraktionsvorganges in Beziehung steht. Eine evolutionistische Betrachtung wäre aber nur erlaubt, wenn wir homologe Organe vergleichen, d. h. glatten Muskel mit glattem Muskel. Wollten wir den quergestreiften Muskel in den Vergleich einbeziehen, müßten wir quergestreiften Crustaceen- und Insektenmuskel mit quergestreiftem Wirbeltiermuskel vergleichen. Dann kämen wir zu der interessanten Feststellung: der quergestreifte Crustaceen- und Insektenmuskel ist auf Acetylcholin fast oder ganz unempfindlich, der quergestreifte Wirbeltiermuskel je nach Stellung im Tiersystem und je nach Spezies verschieden, aber im allgemeinen auf Acetylcholin hochempfindlich. Die Spezialisation des quergestreiften Muskels ist bei Insekten vielleicht insofern am weitesten getrieben, auch wenn er, elektronenoptisch beurteilt, einfacher gebaut ist als der Säugermuskel, als er des Acetylcholins als Überträger nicht bedarf. Wollte man dies evolutionistisch deuten, könnte man hypothetisch annehmen, daß der Verzicht auf Acetylcholin bei der ungeheuren Geschwindigkeit der Bewegungen

des Flugmuskels nötig war, um diese Geschwindigkeit zu ermöglichen; das heißt,
der Acetylcholinprozeß wäre wahrscheinlich zu langsam dafür. Es spricht aber
manches dafür, daß am Insektenmuskel ein noch unbekannter Übertragerstoff
wirksam ist. Im übrigen stellen die Untersuchungen von MAGAZANIK et al. einen
interessanten Versuch dar, evolutionistische Gesichtspunkte im Bereich biochemisch-pharmakologischer Vorgänge zur Diskussion zu stellen.

4. Hirnentwicklung und Cholinacetylase bei Vertebraten

Vergleichende Untersuchungen über Hirnentwicklung und Cholinacetylase bei
Vertebraten verdanken wir C. HEBB u. RATKOVIĆ (1964). Während die Stabilität
der Cholinacetylase des Zentralnervensystems von Vögeln und Säugetieren dank
fester cellulärer Bindung groß ist, ist das bei Angehörigen anderer Wirbeltierklassen nicht immer der Fall. Bei Elasmobranchiern (Chondrichthyes), deren Gehirn nur wenig Acetylcholin und keine Cholinacetylase zu enthalten schien, konnte
durch sorgfältige Präparation im Gehirn des Hundshais, *Scyllium canicula*, eine
hohe Cholinacetylaseaktivität festgestellt werden. Im weiteren wurde die Cholinacetylaseaktivität in verschiedenen Hirnregionen (Lobus und tractus opticus,
Telencephalon, Diencephalon, Mesencephalon, Medulla obl. mit Pons und Corpus
restiforme, Cerebellum) bei Vertretern der sechs großen Vertebratenklassen bestimmt. Bei allen Klassen war die Aktivität der Cholinacetylase in den meisten
Hirnpartien sehr gering. Am höchsten war sie bei Chondrichthyes, Teleostei und
Amphibia im Nachhirn (Medulla usw.); sie nahm bei diesen Klassen von hinten
nach vorn (Telencephalon) ständig ab. Für Säuger ist die gewaltige Entwicklung
des Telencephalons mit hoher Cholinesteraseaktivität und entsprechend hoher
Zahl cholinerger Neurone charakteristisch. Reptilia und Aves liegen irgendwie
zwischen Amphibien und Säugern. Beim Menschen ist die Acetylaseaktivität, im
Gegensatz zu Säugetieren, eher bescheiden, besonders im Neocortex, am größten in den basalen Ganglien, in den andern Partien des Telencephalons 3—6
mal größer als im Neocortex. Cholinerge Neurone können als primitiv, d. h. als
evolutionsmäßig alt betrachtet werden. Die Tatsache, daß in den tiefen Schichten
des menschlichen Cortex cholinoceptive Neurone sind, die durch Atropin blockiert
werden (KRNJEVIĆ u. PHILLIS, 1961), was zu vermehrter Acetylcholinfreisetzung
im Cortex führt, kann bedeuten, daß cholinerg-cholinoceptive Synapsen für die
Aufrechterhaltung und Stabilisierung der corticalen Aktivität eine Bedeutung
besitzen (HEBB). Jedenfalls kommt Acetylcholin als corticaler Übertragerstoff bei
Säugetieren in Frage. KRNJEVIĆ u. PHILLIS haben durch iontophoretische Injektion
von Acetylcholin in die Nähe von Ganglienzellen des Katzencortex festgestellt, daß
von 1367 so behandelten Zellen an verschiedenen Stellen der Hirnrinde 200 mit
Erregung (Frequenzsteigerung) der spontanen erregenden Impulse reagierten.

Auf L-Glutamat sprachen alle untersuchten Neurone im Sinne der Erregung an.
Diese Wirkung sowohl als die spontane Tätigkeit der Zellen wurde durch iontophoretische Injektion von γ-Aminobuttersäure blockiert.

Zusammenfassend kann gesagt werden, daß cholinergische Neurone wahrscheinlich in allen Entwicklungsstadien der Vertebratenevolution im Zentralnervensystem zugegen sind, daß aber ihre topographisch-funktionelle Verteilung
eine tiefgreifende Wandlung durchmacht, die im Zusammenhang mit der fortschreitenden Cerebralisation genauer zu verfolgen von hohem, auch stammesgeschichtlichen Interesse wäre.

5. Succinylcholin bei Vertebraten

Succinylcholin erzeugt bei Säugetieren durch Depolarisierung der motorischen
Nervenendplatten eine kurzdauernde Muskelerschlaffung. Untersuchung einer

Reihe von Vertebraten ergab zum Teil andere Wirkungen; ob die untersuchten Arten für die betreffende Vertebratenklasse charakteristisch sind und die Wirkungen als Klassenmerkmale betrachtet werden dürfen, müßten weitere Feststellungen an einer größeren Artenzahl ergeben. Ein Überblick über die Versuche von O'STEEN u. MASSARO (1961) zeigt die bisherigen Resultate. Bei allen Tieren wurde eine 0,1 mg/ml enthaltende Lösung i. p. injiziert. Die minimale immobilisierende Dosis betrug beim gefleckten Wassermolch *Diemyctilus viridescens* (Urodela) 9,00 mg/kg. Dabei zeigten die Molche eine spastische Paralyse des ganzen Körpers für etwa 2 Std. Bei *Rana pipiens L.*, dem Leopardfrosch, (Anura) betrug die minimale immobilisierende Dosis 1,50 mg/kg. Die Wirkung bestand in einer spastischen Paralyse der Vordergliedmaßen bei schlaffer Lähmung der Hintergliedmaßen für $1^1/_2$—3 Std. Bei *Anolis carolinensis*, dem amerikanischen Chamaeleon (Reptilia, Lacertidae) trat mit 0,75 mg/kg nicht Lähmung, sondern Rigidität des gesamten Körpers mit Hypertension der Vorder- und Hyperflexion der Hintergliedmaßen für die Dauer von bis zu 8 Std ein. Bei 1—2 Wochen alten Kücken, *Gallus domesticus*, (Aves) bewirkte 0,38 mg/kg Succinylcholin Streckstarre der Beine und Zehen und Opisthotonus. Die Erholung erfolgte erst nach 24—120 min. Bei der Maus, *Mus musculus* (Mammalia) kam es mit 1,5 mg/kg zur schlaffen Lähmung, die höchstens 10 min anhielt. Die Versuche haben zu dem interessanten Ergebnis geführt, daß in der aufsteigenden Vertebratenreihe einzig beim Vertreter der Säugetiere die experimentell beim Säuger und klinisch beim Menschen wohlbekannte Lähmungswirkung des Succinylcholins eintrat, während die Vertreter aller anderen Vertebratenklassen mit Erregungssymptomen verschiedener Art und Dauer reagierten. Die Reaktionsweise der poikilothermen Vertebraten wurde durch Erhöhung der Umgebungstemperatur nicht verändert. Ob es sich bei diesen Tierklassen um eine zum Dauerspasmus führende besondere Empfindlichkeit der Tonusmuskeln auf Succinylcholin im Sinne der Erregung handelt, oder ob es sich um echt tetanische Erscheinungen der phasischen Muskeln handelt, müßte im einzelnen geprüft werden. Es wäre auch denkbar, daß der Abbau des Succinylcholins bei Poikilothermen längere Zeit beansprucht als bei warmblütigen Tieren und daß Abbauprodukte mit tonischer Wirkung auftreten. Möglicherweise sind die Unterschiede in der Wirkung beim Vergleich mit Mammalia auf Verschiedenheiten in der Organisationshöhe zurückzuführen, wie wir das beispielsweise für das Zentralnervensystem vom Morphium kennen, das bei Poikilothermen Krämpfe, bei Säugern Reflexübererregbarkeit macht und beim Menschen zentralmotorisch beruhigend bis lähmend wirkt. Auf alle Fälle sind diese Versuche mit Succinylcholin tiersystematisch von hohem Interesse und sollten auf breiterer artlicher Grundlage überprüft werden.

6. γ-Aminobuttersäure bei Invertebraten und Vertebraten

Protostomia: Invertebrata

Die neurale Aktivität der γ-Aminobuttersäure beginnt mindestens bei Mollusken: Auf einzelne Nervenzellen *in situ* des Abdominalganglions von *Aplysia depilans* (Opisthobranchia) wirkte GABA hemmend. γ-Aminobuttersäure wurde im Hirnextrakt von *Helix aspersa* (Gastropoda) nachgewiesen; sie bewirkte Frequenzbeschleunigung der Aktionspotentiale einzelner Nervenzellen des Gehirns. Bei *Octopus vulgaris* und *Sepia officinalis* (Cephalopoda) fanden sich in Ganglion opticum, Retina und Linse, sowie im Gehirn 3 mg γ-Aminobuttersäure/100 g Frischgewicht.

Am Bewegungsmuskel (Hautmuskelschlauch) des Sandwurms, *Arenicola marina* (Annelida, Polychaeta) hatte γ-Aminobuttersäure keine Hemmwirkung.

GABA fand sich im Nervensystem von Skorpionen (Chelicerata, Scorpiones). Bei Krebsen (Mandibulata, Crustacea) hatte GABA starke Erregungswirkung auf Hemmsynapsen. In Hemmnerven von decapoden Krebsen fand sich keine γ-Aminobuttersäure, dagegen die Hemmsubstanz I von FLOREY.

Auf den Bewegungsmuskel von Onychophora hatte GABA keine Wirkung (Florey). An dem Chilopoden *Pachymerinus millepunctatus* wurde die erregende Glutamatwirkung am (quergestreiften) Rückenmuskel durch γ-Aminobuttersäure gehemmt.

Deuterostomia: Vertebrata

Fische: Teleostei, Knochenfische: Im Katzenfisch, *Parasilurus asotus* fanden sich 18,8 mg GABA/100 g Frischgewicht.

Amphibia: Anura: Bei *Rana nigromaculata* wurden 28,2 mg/100 g. Im Gehirn von *Rana esculenta* und *Rana catesbiana* (verschiedene Entwicklungsstadien) wurde GABA nachgewiesen,

Reptilia: Chelonia: bei der Schildkröte *Geoclemys revesii* im Gehirn 17,9 mg/100 g.

Aves: Galliformes: bei der Henne, *Gallus domesticus* 28,0 mg/100 g.

Im Gehirn von *Mammalia* wurde bei *Marsupialia:* beim Opossum, *Didelchys* sp., *Carnivora:* beim Hund *Rodentia:* bei der Maus, *Mus musculus* 26,6 mg/100 g GABA nachgewiesen. (OKAMURA et al., 1959), ROBERTS et al. (1958). Die Angaben sind lückenhaft, deuten aber auf bestimmte Funktionen (an Hemmsynapsen u.a.) der γ-Aminobuttersäure hin. Vgl. auch KERKUT, SHAPIRA u. WALKER (1965).

Während GABA bei Poikilothermen und Homoiothermen etwa in gleicher Menge im Gehirn nachgewiesen wurde, bestehen bei andern aktiven Aminosäuren große Unterschiede. Glutaminsäure fand sich bei Poikilothermen im Gehirn in viel geringerer Menge (ca. 50%) wie bei Homoiothermen, Asparaginsäure etwa 4—8 mal weniger bei Poikilothermen (nach OKAMURA et al., 1959).

Literatur

AAKHUS, T., JOHANSEN, K.: Angiocardiography of the duck during submersion asphyxia. Acta physiol. scand. **63**, 10—17 (1964).

ABOU-DONIA, M.B., MENZEL, D.B.: Fish brain cholinesterase: its inhibition by carbamates and automatic assay. Comp. Biochem. Physiol. **21**, 99—108 (1967).

ABRAHÁM, A., ERDÉLYI, L.: Localization of acetylcholin-esterase in the cardiac conducting system of Ungulata. Acta morph. Acad. Sci. hung. **8**, 403—414 (1959).

— HORVATH, I.: Über die mikroskopische Innervation des Herzens von Süßwasser-Knochenfischen. Z. mikr.-anat. Forsch. **65**, 1—20 (1959).

— STAMMER, A.: Die mikroskopische Innervation des Vogelherzens. Acta Biol. (Szeged) N.S. **3**, 247—273 (1957).

ABRAHAMS, V.C., KOELLE, G.B., SMART, P.: Histochemical demonstration of cholineesterases in the hypothalamus of the dog. J. Physiol. (Lond.) **139**, 137—144 (1957).

— PICKFORD, M.: The effect of anticholinesterases injected into the supraoptic nuclei of the chloralosed dogs on the release of the oxytocic factor of the posterior pituitary. J. Physiol. (Lond.) **133**, 330—333 (1956).

ADAMS, D., MACKAY, B.: The distribution of motor end-plates in mammalian muscle. Bibl. anat. (Basel) **2**, 153—154 (1961).

AKERT, K., POTTER, H.D., ANDERSON, J.W.: The subfornical organ in mammals. I. Comparative and topographical anatomy. J. comp. Neurol. **116**, 1—14 (1961).

— STEINER, F.A.: The ganglion Psalterii (Spiegel). A brief review of anatomical and physiological aspects of the subfornical organ in mammals. Current Research in Neurosciences. Ed. by H.T. WYCOS. Top. Probl. Psychiat. Neurol. **10**, 1—14 (1970).

ALBERS, R.W., KOVAL, G., McKHANN, G., RIDES, D.: Quantitative studies of *in vivo* γ-aminobutyrate metabolism. In: S.S. KETY and J.ELKES: Regional neurochemistry, pp. 330—347. Oxford: Pergamon Press 1961.

ALDRIGE, W., BARNES, J.M.: Some problems in assessing the toxicity of the "organophosphorus" insecticides towards mammals. Nature (Lond.) **169**, 345—347 (1952).

ALTAMIRANO, M.: Electrical properties of the innervated membrane of the electroplax of electric eel. J. cell. comp. Physiol. **46**, 249—277 (1955a).
— Effect of acetylcholine in the electroplax of electric eel. Biochim. biophys. Acta (Amst.) **20**, 323—336 (1955b).
— COATES, C.W.: Effect of potassium on electroplax of *Electrophorus electricus*. J. cell. comp. Physiol. **49**, 69—101 (1957).
— — GRUNDFEST, H.: Mechanisms of direct and neural excitability in electroplaques of electric eel. J. gen. Physiol. **38**, 319—360 (1955a).
— — — NACHMANSOHN, D.: Mechanisms of bioelectric activity in electric tissue. I. The response to indirect and direct stimulation of electroplaques of *Electrophorus electricus*. J. gen. Physiol. **37**, 91—110 (1953).
— — — — Electric activity in electric tissues. III. Modifications of electric activity by acetylcholine and related compounds. Biochim. biophys. Acta (Amst.) **16**, 449—463 (1955b).
AMBACHE, N., SAWAYA, P.: Use of *Holothuria grisea* for acetylcholine assays of electric-organ extracts from *Narcine brasiliensis* (Oelfers). Physiol. comp. ('s-Grav.) **3**, 53—66 (1953).
AMIN, A.H., CRAWFORD, T.B.B., GADDUM, J.H.: The distribution of substance P and 5-hydroxytryptamine in the central nervous system of the dog. J. Physiol. (Lond.) **126**, 596—618 (1954).
ANDERSEN, H.T.: Depression of metabolism in the duck during experimental diving. Acta physiol. scand. **46**, 234—239 (1959a).
— A note on the composition of alveolar air in the diving duck. Acta physiol. scand. **46**, 240—243 (1959b).
— Physiological adjustments to prolonged diving in the American alligator *Alligator mississipiensis*. Acta physiol. scand. **53**, 23—45 (1961).
— Stresses imposed on diving vertebrates during prolonged under-water exposure. In: G.M. HUGHES (Editor): Homoeostasis and feedback mechanisms. Sympos. No. 18, Soc. exp. Biol., pp. 109—127. London: Cambridge University Press 1964.
ANDERSEN, P., CURTIS, D.R.: The excitation of thalamic neurones by acetylcholine. Acta physiol. scand. **61**, 85—99 (1964a).
— — The pharmacology of the synaptic and acetylcholine-induced excitation of ventrobasal thalamic neurones. Acta physiol. scand. **61**, 100—120 (1964b).
— JANSEN, J., jr., LØNING, Y.: Myotonal musculature of the hagfish (*Myxine glutinosa*) investigated with intracellular electrodes. (In Preparation) (nach FÄNGE: Pharmacol. Rev. **14**, 281—316 (1962)).
ANDERSON, J.M.: Structure and function in the pyloric caeca of *Asterias forbesi*. Biol. Bull. **105**, 47—61 (1953).
— Studies on the cardiac stomach of the starfish *Asterias forbesii*. Biol. Bull. **107**, 157—173 (1954).
— Studies on the cardiac stomach of a starfish *Patiria miniata* (Brandt). Biol. Bull. **117**, 185—201 (1959).
ANDERSSON-CEDERGREN, E.: Ultrastructure of motor end-plate and sarcoplasmatic components of mouse skeletal muscle fiber. J. Ultrastruct. Res., Suppl. **1**, 1—191 (1959).
Archaeopterix and evolution, Editorial. Nature (Lond.) **439**—440 (1954).
ARIENS-KAPPERS, C.U., HUBER, G.L., CROSBY, E.C.: The comparative anatomy of the nervous system of vertebrates including man. New York: Hafner 1964.
APRISON, M.H., GRAHAM, L.T., jr., LIVENGOOD, D., WERMAN, R.: Distribution of glutamic acid in the cat spinal cord and roots. Fed. Proc. **24**, (2), 462 (1965).
— WERMAN, R.: The distribution of glycine in cat spinal cord and roots. Life Sciences **4**, 2075—2083 (1965).
ARMSTRONG, P.B.: Functional reactions in the embryonic heart accompanying the ingrowth and development of the vagus innervation. J. exp. Zool. **58**, 43—67 (1931).
— The role of the nerves in the action of acetylcholine on the embryonic heart. J. Physiol. (Lond.) **84**, 20—32 (1935).
— Choline esterase in the amphibian sphincter pupillae. J. cell. comp. Physiol. **20**, 47—53 (1942).
— Specifity of cholinesterase in the contraction of the sphincter pupillae of the turtle. J. cell. comp. Physiol. **28**, 477—487 (1946).
ARTEMOV, N.M.: The content of cholinesterase and acetylcholine in developing eggs of amphibians. Bull. Acad. Sci. URSS, Ser. Biol. 272—276 (1941); nach A.G. KARCZMAR bei KOELLE, Handbuch Pharmakologie, Ergänzungswerk, Bd. 15, 1963.
ARVY, LUCIE: Contribution à l'histoenzymologie comparée de l'hypophyse. In: D. RICHTER (Editor): Comparative neurochemistry, pp. 313—322. Oxford: Pergamon Press 1964.
— BONICHON, A.: Contribution à l'histoenzymologie de *Crocodilus niloticus* Lautenti. Z. Zellforsch. **48**, 519—535 (1958).

Asano, M., Noro, T., Kuriaki, K.: Inhibitory actions of γ-aminobutyric choline. Nature (Lond.) **185**, 848—849 (1960).

Ashuran, R., Garrey, W.E.: Excitability of the turtle auricle during vagus stimulation. Amer. J. Physiol. **98**, 109—120 (1931).

Auditore, J.V., Hendrickson, H.: Investigation of unidentified pharmacologically active substances in the human central nervous system. Int. J. Neuropharmacol. **3**, 1—7 (1964).

Augustinsson, K.B.: Choline esterases in some marine invertebrates. Acta physiol. scand. **11**, 141—150 (1946).

— Cholinesterases; study in comperative enzymology. Acta physiol. scand. Suppl. **52**, 1—182 (1948).

— Substrate concentration and specifity of choline ester-splitting enzymes. Arch. Biochem. **23**, 111—126 (1949).

— Fänge, R.: Innervation and acetylcholine splitting activity of the air-bladder of fishes. Acta physiol. scand. **22**, 224—230 (1951).

— — Johnels, A., Oestlund, E.: Histological, physiological and biochemical studies on the heart of two cyclostomes, hagfish (*Myxine*) and lamprey (*Lampetra*). J. Physiol. (Lond.) **131**, 257—276 (1956).

— Grahn, M.: Stability of *Cobra venom* acetylcholinesterase and the stabilizing effect of various metallic ions. Arkiv Kemi **4**, 277—283 (1952).

— Gustafson, T.: Cholinesterase in developing sea-urchin eggs. J. cell. comp. Physiol. **34**, 311—321 (1948).

— Heimbürger, G.: Enzymatic hydrolysis of organophosphorus compounds. I. Occurrence of enzymes hydrolysing dimethyl-amido-ethoxy-phosphorylcyanic (Tabun). Acta chem. scand. **8**, 753—761 (1954 a).

— — Enzymatic hydrolysis of organophosphorus compounds. II. Analysis of reaction products in experiments with Tabun and some properties of blood plasma tabunase. Acta chem. scand. **8**, 762—767 (1954 b).

— Johnels, A.G.: The acetylcholine system of the electric organ of *Malapterurus electricus*. J. Physiol. (Lond.) **140**, 498—500 (1958).

— Olsson, B.: Esterases in the milk and blood plasma of swine. I. Substrate specifity and electrophoresis studies. Biochem. J. **71**, 477—484 (1959).

Axelson, J., Bülbring, E.: Metabolic factors affecting the electrical activity of intestine smooth muscle. J. Physiol. (Lond.) **156**, 344—356 (1961).

Bacq, Z.M.: Observations physiologiques sur le coeur, les muscles et le système nerveux d'une ascidie (*Ciona intestinalis*). Arch. int. Physiol. **40**, 357—373 (1935 a).

— Recherches sur la physiologie et la pharmacologie du système nerveux autonome. XVII. Les esters de la choline dans les extraits de tissues des invertébrés. Arch. int. Physiol. **42**, 24—46 (1935 b).

— Recherches sur la physiologie et la pharmacologie du système nerveux autonome. XIX. La choline-estérase chez les invertébrés. L'insensibilité des crustacés à l'acétylcholine. Arch. int. Physiol. **42**, 47—60 (1935 c).

— Nouvelles observations sur l'acetylcholine et la choline estérase chez les invertébrés. Arch. int. Physiol. **44**, 174—181 (1937).

— Un test marin pour l'acétylcholine. Arch. int. Physiol. **49**, 20—24 (1939 a).

— Action de l'ésérine chez les holothuries et les ascidies. Présences de nerfs cholinergiques chez les holothuriens. Arch. int. Physiol. **49**, 25—32 (1939 b).

— Réactions du muscle strié d'amphibiens et de l'intestin du mammifère au DEP (Diisopropylfluorophosphate). Arch. int. Physiol. **56**, 398—407 (1949).

— Goffart, M.: L'acétylcholine libre et combinée du tractus digestif. Schweiz. med. Wschr. **71**, 310—314 (1941).

Banister, J., Whittaker, V.P., Wijesundera, S.: The occurrence of homologues of acetylcholine in ox spleen. J. Physiol. (Lond.) **121**, 55—71 (1953).

Baradi, A.F., Bourne, G.H.: Histochemical localization of cholinesterase in gustatory and olfactory epithelia. J. Histochem. Cytochem. **7**, 2—7 (1959).

Barets, A.: Différences dans le mode d'innervation des divers portions du muscle latéral et leurs rapports avec la structure musculaire chez le poisson-chat. Arch. Anat. micr. Morph. exp. **41**, 305—331 (1952).

— Fessard, A., Le Touzé, S.: Etude électrophysiologique d'un type particulier de jonction neuromusculaire: Le système moteur rapide des Téléostéens. J. Physiol. (Paris) **48**, 381—383 (1956).

— Le Touzé, S.: Identification dans le muscle latéral d'un téléostéen (*Tinca tinca*) de deux systèmes moteurs. C.R. Acad. Sci. (Paris) **242**, 1230—1233 (1956).

Barker, D.: The innervation of the muscle-spindle. Quart. J. micr. Sci. **89**, 143—186 (1948).

— Gidumal, J.L.: The morphology of intrafusal muscle fibres in the cat. J. Physiol. (Lond.) **157**, 513—528 (1961).

Barnett, R.J., Palade, G.E.: Enzymatic activity in the M band. J. biophys. biochem. Cytol. **6**, 163—170 (1959).

Barr, L.: Electrical transmission between the cells of vertebrate cardiac muscle. In: F.V. Mc Cann (Editor): Comparative physiology of the heart-current trends. Basel: Birkhäuser 1969.

Barrington, E.J.W.: Gastric digestion in the lower vertebrates. Biol. Rev. **17**, 1—27 (1942).

— Digestive enzymes. Advanc. comp. Physiol. Biochem. **1**, 1—65 (1962).

— The biology of Hemichordata and Protochordata. Edinburgh and London: Oliver and Boyd 1965.

— Barron, N.: On the organic binding of iodine in the tunic of *Ciona intestinalis* L. J. Marine Biol. Ass. U. K. **39**, 513—523 (1960).

Bartholomew, G.A., Lasiewski, R.C.: Heating and Cooling rates, heart rate and simulated diving in the Galapagos marine iguana. Comp. Biochem. Physiol. **16**, 573—582 (1965).

Baud, C.A., Glyman, B., Dayer, L., Baumann, J.A., Posternak, J.: Activité cholinestérasique et innervation du coeur de la tortue. Helv. physiol. pharmacol. Acta **15**, C 10—C 12 (1957).

Baumann, F., Girardier, L., Posternak, J.M.: Effets inotropes de l'acétylcholine sur le myocarde. Helv. physiol. pharmacol. Acta **18**, 509—522 (1960).

Baxter, C.F., Roberts, E.: Elevation of γ-Aminobutyric acid in rat brain with hydroxylamine. Proc. Soc. exp. Biol. (N.Y.) **101**, 811—815 (1959).

— — Demonstration of thiosemicarbazide induced convulsions in rats with elevated brain levels of γ-aminobutyric acid. Proc. Soc. exp. Biol. (N.Y.) **104**, 426—427 (1960).

Bayliss, B.J., Todrick, A.: The development of the cholinesterase in the brain and spinal cord of the young rat. Biochem. J. **54**, XXIX (1953).

Becht, G.: Studies on insect muscles. Bijdragen tot de dierkunde **29**, 5—40 (1959).

Becker, Ruth: Über die Vaguswirkung beim Schlangenherzen. Z. vergl. Physiol. **16**, 515—528 (1932).

Beleslin, D., Radmanovic, B., Varagic, V.: The effect of substance P on the superior cervical ganglion of the cat. Brit. J. Pharmacol. **15**, 10—13 (1960a).

— Varagic, V.: The effect of substance P on the response of the isolated guinea-pig ileum to acetylcholine, nicotine, histamine and 5. hydroxytryptamine. Arch. int. Pharmacodyn. **126**, 321—327 (1960b).

Belkin, D.A.: Diving bradycardia in the iguana. Physiologist **6**, 137 (1963).

— Variations in heart rate during voluntary diving in the turtle *Pseudoemys concinna*. Copeia **1964**, 321—330.

Bell, C., Burnstock, G.: Cholinesterases in the bladder of the toad (*Bufo marinus*). Biochem. Pharmacol. **14**, 79—89 (1964).

Bellairs, R.: The development of the nervous system in chick embryos, studied by electron microscopy. J. Embryol. exp. Morph. **7**, 94—115 (1959).

Bellamy, D.: The distribution of bound acetylcholine and choline acetylase in rat and pigeon brain. Biochem. J. **72**, 165—168 (1959).

Benforado, J.M.: A depressant effect of acetylcholine on the idioventricular pacemaker of the isolated perfused rabbit heart. Brit. J. Pharmacol. **13**, 415—418 (1958).

Bennett, E.L., Krech, D., Rosenzweig, M.R., Karlsson, H., Dye, N., Ohlander, A.: Cholinesterase and lactic dehydrogenase activity in the rat brain. J. Neurochem. **3**, 153—160 (1958).

Bennett, H.S.: The structure of striated muscle. In: G.H. Bourne: Structure and function of muscle. Vol. I. Structure. p. 155. New York: Academic Press 1960.

Bennett, M.V.L.: Modes of operation of electric organs. Ann. N.Y. Acad. Sci. **94**, 458—509 (1961).

— Crain, S.M., Grundfest, H.: Electrophysiology of supramedullary neurons in *Spheroides maculatus*. I—III. J. gen. Physiol. **43**, 159—188, 189—220, 221—250 (1959).

— Grundfest, H.: Electrophysiology of electric organ in *Gymnotus carapo*. J. gen. Physiol. **42**, 1067—1104 (1959).

Berde, B., Cerletti, A.: Über den Melanophoreneffekt von D-Lysergsäurediäthylamid und verwandte Verbindungen. Helv. physiol. pharmacol. Acta **14**, 325—333 (1956).

Berkson, H.: Physiological adjustments to prolonged diving in the pacific green turtle (*Chelonia mydas agassizii*). Comp. Biochem. Physiol. **18**, 101—119 (1966).

— Physiological adjustments to deep diving in the pacific green turtle (*Chelonia mydas agassizii*). Comp. Biochem. Physiol. **21**, 507—524 (1967).

Bernheim, F.: Action of drugs on the isolated intestine of certain teleost fish. J. Pharmacol. **50**, 216—222 (1934).

Bernson, J., Possley, L.: Cholinesterases in human and ruminant nervous tissue. Proc. Soc. exp. Biol. (N.Y) **95**, 672—674 (1957).

— — Butyrylcholinesterase in human and ruminant nervous tissue. Neurology (Minneap.) **8**, Suppl. 1, 94—95 (1958); ref. Ber. wiss. Biol. **131**, 235 (1959).

BERNSTEIN, J.: Untersuchungen zur Thermodynamik der bioelektrischen Ströme. Pflügers Arch. ges. Physiol. **92**, 521—562 (1902).

BIELIG, W.: Untersuchungen über die Herztätigkeit der Fische. II. Z. vergl. Physiol. **15**, 488—533 (1931).

BING, H.J., SKOUBY, A.P.: Sensitization of cold receptors by substances with acetylcholine effect. Acta physiol. scand. **21**, 286—302 (1950).

BIRKS, R., HUXLEY, H.E., KATZ, B.: The fine structure of the neuromuscular junction of the frog. J. Physiol. (Lond.) **150**, 134—144 (1960).

BLACK, J.W., STEPHENSON, J.S.: Pharmacology of a new adrenergic beta-receptor blocking compound. Lancet **7251**, 311—314 (1962).

BLACKFORD, L.M.: The heart and electrocardiogram of an alligator. Circulation **14**, 1114—1116 (1956).

BLASCHKO, H.: Über die Wirkungsweise der Herznerven bei den Fischen. II. Z. vergl. Physiol. **10**, 357—366 (1929).

— The amino oxydases of mammalian blood plasma. Advanc. comp. Physiol. Biochem. **1**, 67—116 (1962).

BLUME, W.: Studien zur vergleichenden Pharmakologie des Zentralnervensystems. II. Untersuchungen an Fischen. Naunyn-Schmiedebergs Arch. exp. Path. Pharmak. **149**, 186—210 (1930).

BOEKE, J.: The autonomic (enteric) nervous system of *Amphioxus lanceolatus*. Quart. J. micr. Sci. **77**, 623—658 (1935a).

— Innervationsstudien. VII. Der sympathische Darmplexus (Plexus entericus) von *Amphioxus lanceolatus* und die Bedeutung der interstitiellen Zellen und der Synapsen für den sympathischen Grundplexus. Z. mikr.-anat. Forsch. **38**, 554—593 (1935b).

BOELL, E.J., GREENFIELD, P., SHEN, S.C.: Localization of cholinesterase in the optic lobes of the frog (*Rana pipiens*). J. exp. Zool. **129**, 415—452 (1955).

— SHEN, S.C.: Functional differentiation in embryonic development. I. Cholinesterase activity of induced neural-structures in *Amblystoma punctatum*. J. exp. Zool. **97**, 21—41 (1944).

— — Development of cholinesterase in the central nervous system of *Amblystoma punctatum*. J. exp. Zool. **113**, 583—600 (1950).

BOHR, D.F.: Electrolytes and smooth muscle contraction. Pharmacol. Rev. **16**, 85—111 (1964).

BOLT, R.E., EWER, D.W.: Studies on the myoneural physiology of Echinodermata. IV—V. The lantern retractor muscle of *Parechinus*: Responses to stimulation by light (IV) and to drugs (V). J. exp. Biol. **40**, 713—726, 727—733 (1963a, b).

BONE, QU.: Nervous control of cilia in *Amphioxus* (*Branchiostoma*). Nature (Lond.) **181**, 193—194 (1958).

— Observations upon the nervous systems of pelagic tunicates. Quart. J. micr. Sci. **100**, 167—181 (1959).

— The central nervous system in larval acraniates. Quart. J. micr. Sci. **100**, 509—527 (1959); ref.: Ber. wiss. Biol. **147**, 111 (1960c).

— The origin of the chordates. J. Linn. Soc. London **44**, 252—269 (1960a).

— The central nervous system in *Amphioxus*. J. comp. Neurol. **115**, 27—64 (1960b).

— The organization of the atrial nervous system of amphioxus (*Branchiostoma lanceolatum* (Pallas). Phil. Trans. B **243**, 241—269 (1961).

— WHITEAR, M.: A note on the innervation of the pericardium in *Ciona*. Pubbl. staz. zool. (Napoli) **30**, 337—341 (1958).

BONICHON, A.: Localisation de l'acétylcholinestérase dans les muscles striés au cours du développement chez l'embryon de poulet. Ann. Histochim. **2**, 301—309 (1957).

— L'acétylcholinéstérase dans la cellule et la fibre nerveuse au cours du développement. Bibl. anat. (Basel) **2**, 62—72 (1961).

BORGHGRAFF, R., CARMELIET, E.: Etude électrophysiologique du myocarde d'amphibies en absence de potassium et sous l'influence de l'acétylcholine. C. R. Soc. Biol. (Paris) **151**, 1779—1781 (1958).

BORTOFF, A.: Slow potential variations of small intestine. Amer. J. Physiol. **201**, 203—208 (1961).

BORTOLAMI, R.: Osservazioni sulle connessioni atrio-ventriculari nel cuore di alcuni *Ruminanti e Tilopodi*. Arch. ital. Anat. Embriol. **63**, 233—287 (1958).

— MARTINI, E.: L'intracardio in Carnivori. Arch. ital. Anat. Embriol. **63**, 97—122 (1958).

BOURNE, G.H. (Editor): The structure and function of muscle. Vol. I. Structure. New York: Academic Press 1960.

BOURA, A.L.A., GREEN, A.F.: The actions of bretylium: adrenergic neurone blocking and other effects. Brit. J. Pharmacol. **14**, 536—548 (1959).

BOVET-NITTI, F.: Sur la nature de l'estérase contenue dans le venin de Cobra. Experientia (Basel) **3**, 283—286 (1947).

Bovet-Nitti, F.: Les curares à brèves durée d'action. Intern. Symposium on Curare and Curare-like agents. Rio de Janeiro 1957.

Boyd, H., Burnstock, G., Campbell, G., Jowett, A., O'Shea, J., Wood, M.: The cholinergic blocking action of adrenergic blocking agents in the pharmacological analysis of autonomic innervation. Brit. J. Pharmacol. 20, 418—435 (1963).

Bozler, E.: Weitere Untersuchungen zur Frage des Tonussubstrates. Z. vergl. Physiol. 8, 371—390 (1929).

— Conduction, automaticity and tonus of visceral muscles. Experientia (Basel) 4, 213—218 (1948).

Bradley, P.B., Mollica, A.: The effect of adrenaline and acetylcholine on single unit activity in the reticular formation of the decerebrate cat. Arch. ital. Biol. 96, 168—186 (1958).

Brady, A.J., Dubkin, Ch.: Coronary circulation in the turtle ventricle. Comp. Biochem. Physiol. 13, 119—128 (1964).

Brandt, W.: Das Darmnervensystem von Myxine glutinosa. Z. Anat. Entwickl.-Gesch. 65, 284—292 (1922).

Braun-Menendez, E., Foglia, V.G.: Biologie et pharmacologie des coeurs lymphatiques des Batraciens. Arch. int. Pharmacodyn. 64, 273—307 (1940).

Brecht, K.: Über die Wirkung des Acetylcholins auf die Froschlunge, ihre Beeinflussung und ihre theoretische Grundlagen. Pflügers Arch. ges. Physiol. 246, 649—659 (1943).

Brinley, F.J.: The action of acetylcholine and eserine on spontaneous muscular movement in fish embryos. J. Pharmacol. exp. Ther. 112, 257—260 (1954).

Brinling, J.C., Smith, C.M.: A charachterization of the stimulation of mammalian muscle spindles by succinylcholine. J. Pharm. Pharmacol. 129, 56—60 (1960).

Briscoe, S., Burn, J.H.: The formation of an acetylcholine-like substance by the isolated rabbit heart. J. Physiol. (Lond.) 126, 181—190 (1954).

Brock, L.G., Eccles, Rosamunde: The membrane potentials during rest and activity of the ray electroplate. J. Physiol. (Lond.) 142, 251—274 (1958).

Brodal, A., Fänge, R. (Editor): The biology of Myxine. Oslo: Scandinavian University Books 1964).

Brooks, Ch. McC., Hoffman, B.F., Suckling, E.E., Orias, O: Excitability of the heart. New York and London: Grune and Stratton 1955.

Brown, F.A., jr.: Chromatophores and color change. In: C.L. Prosser (Editor): Comparative animal physiology, pp. 677. Philadelphia: W.B. Saunders 1952.

Brown, G.L.: Action potentials of normal mammalian muscle. Effects of acetylcholine and eserine. J. Physiol. (Lond.) 89, 220—237 (1937a).

— Transmission at nerve endings by acetylcholine. Physiol. Rev. 17, 485—513 (1937b).

— Dale, H.H., Feldberg, W.: Reactions of the normal mammalian muscle to acetylcholine and eserine. J. Physiol. (Lond.) 87 394—424 (1936).

— Harvey A.M.: Neuro-muscular conduction in the fowl. J. Physiol. (Lond.) 93, 285—300 (1938a).

— — Reactions of avian muscle to acetylcholine and eserine. J. Physiol. (Lond.) 94, 101—117 (1938b).

Brown, M.E.: The physiology of fishes. Vol. I. Metabolism. Vol. II. Behaviour. New York: Academic Press 1956/1957.

Brücke, E.T., Umrath, K.: Über die Aktionsströme des Lymphherzens und seiner Nerven. Pflügers Arch. ges. Physiol. 224, 631—639 (1936).

— — Der Lymphherzschlag bei Ausschaltung sensibler Impulse. Arch. exp. Pathol. Pharmakol. 172, 245—248 (1933).

Brücke, F., Werner, G.: Quantitative Versuche über die Acetylcholininduktion des Kaltblüterherzens. Wien. Z. inn. Med. 28, 198—202 (1947); Ber. wiss. Biol. 68, 88—89 (1950).

Brune, H.F., Dammann, R., Schenk, E.: Chemische Aktivierung der Muskelspindeln beim Menschen. Die Bedeutung der Spindelmechanik für die spinalen Effekte. Pflügers Arch. ges. Physiol. 271, 397—404 (1960).

— Schenk, E., Dammann, R.: Der Einfluß chemisch aktivierter Muskelspindeln auf die monosynaptische Anregbarkeit spinaler Motoneurone des Menschen. Pflügers Arch. ges. Physiol. 269, 555—569 (1959).

— — Voss, H.: Der Einfluß chemisch aktivierter Muskelspindeln auf die monosynaptische Anregbarkeit spinaler Motoneurone des Menschen. Pflügers Arch. ges. Physiol. 269, 555—569 (1959).

Buchanan, F.: The frequency of the heart-beat and the form of the electrocardiogram in birds. J. Physiol. (Lond.) 38, 62—66 (Proc.) (1909).

Buchanan, J.G.: The gross and minute anatomy of the heart of the lizard Leiolopisma Grande (Gray). Trans. Proc. Royal Soc. New Zealand 84, 103—120 (1956).

BUDDENBROCK, W. VON: Die Physiologie der Chromatophoren. In: W. VON BUDDENBROCK: Vergleichende Physiologie. Band 5: Physiologie der Erfolgsorgane, pp. 232—311. Basel: Birkhäuser 1961.
— Vergleichende Physiologie, Bd. 6. Blut und Herz. Basel: Birkhäuser 1967.
BÜLBRING, EDITH: Membrane potentials of smooth muscle fibres of the *taenia coli* of the guinea-pig. J. Physiol. (Lond.) **125**, 302—315 (1954).
— Correlation between membran potential, spike discharge and tension in smooth muscle. J. Physiol. (Lond.) **128**, 200—221 (1955).
— Changes in configuration of spontaneously discharged spike potentials from smooth muscle of the guinea-pig's *taenia coli*. The effect of electrotonic currents and of adrenaline, acetylcholine and histamine. J. Physiol. (Lond.) **135**, 412—425 (1957).
— Die Physiologie des glatten Muskels. Pflügers Arch. ges. Physiol. **273**, 1—17 (1961).
— Pharmacology of smooth muscle. Oxford: Pergamon Press 1964.
— BURN, J.H.: Action of acetylcholine in rabbit auricles in relation to acetylcholine synthesis. J. Physiol. (Lond.) **108**, 508—524 (1949a).
— — Action of acetylcholine on rabbit's auricles in relation to acetylcholine synthesis. Nature (Lond.) **163**, 172—173 (1949b).
— — KOTTEGODA, S.R.: The action of eserine on isolated rabbit's auricles. J. Physiol. (Lond.) **118**, 31 P—32 P (1952).
— BURNSTOCK, G.: Membrane potential changes associated with tachyphylaxis and potentiation of the response to stimulating drugs in smooth muscle. Brit. J. Pharmacol. **15**, 611—624 (1960).
— — HOLMAN, M.E.: Excitation and conduction in smooth muscle. J. Physiol. (Lond.) **140**, 52 P (1958).
— — — Excitation and conduction in the smooth muscle of the isolated *Taenia coli* of the guinea pig. J. Physiol. (Lond.) **142**, 420—437 (1958).
— HOOTON, I.N.: Membrane potentials of smooth muscle fibres in the rabbit's sphincter pupillae. J. Physiol. (Lond.) **125**, 292—301 (1954).
— HEBB, CATHERINE O., MORRIS, D.: Synthesis of acetylcholine in the electric organ of *Torpedo*. Comp. Biochem. Physiol. **28**, 11—28 (1969).
BULL, G., HEBB, C., RATKOVIC, D.: Choline acetylase in the human placenta at different stages of development. Nature (Lond.) **190**, 1202 (1961).
BULLOCK, TH. H.: The functional organization of the nervous system of *Enteropneusta*. Biol. Bull. **79**, 91—113 (1940).
— The giant nerve fiber system in *Balanoglossids*. J. comp. Neurol. **80**, 355—367 (1944).
— The anatomical organization of the nervous system of *Enteropneusta*. Quart. J. micr. Sci. **86**, 55—111 (1945).
— HORRIDGE, G.A.: Structure and function in the nervous system of invertebrates. Vol. II, pp. 1519—1558. San Francisco: W.H. Freeman & Co. 1965.
— NACHMANSOHN, D.: Choline esterase in primitive nervous systems. J. cell. comp. Physiol. **20**, 239—242 (1942).
BURCKHARDT, D.: Die Sinnesorgane des Skeletmuskels und die nervöse Steuerung der Muskeltätigkeit. Eregbn. Biol. **20**, 27—66 (1958).
BURDON-JONES, C.: *Stereobalanus*, a genus new to the old world. Nature (Lond.) **186**, 491—492 (1960).
BURGEN, A.S.V., CHIPMAN, L.M.: Cholinesterase and succinic dehydrogenese in the central nervous system of the dog. J. Physiol. (Lond.) **114**, 296—305 (1951).
— TERROUX, K.G.: The membrane resting and action potentials of the cat auricle. J. Physiol. (Lond.) **119**, 139—152 (1953a).
— — On the negativ inotropic effect in the cat's auricle. J. Physiol. (Lond.) **120**, 449—464 (1953b).
BURGER, J.W., BRADLEY, S.E.: The general form of the circulation in the dogfish, *Squalus acanthias*. J. cell. comp. Physiol. **37**, 389—402 (1951).
BURGERS, A.C.: Investigation into the action of certain hormones and other substances on the melanophores of the south african clawed toad, *Xenopus laevis*. Diss. Utrecht 1956.
BURKE, W.: Spontaneous potentials in slow muscle fibres of the frog. J. Physiol. (Lond.) **135**, 511—521 (1957).
BURN, J.H.: VIII. Local hormones. Acetylcholine as a local hormone for ciliary movement and the heart. Pharmacol. Rev. **6**, 107—112 (1954).
— Functions of autonomic transmitters. Baltimore: Williams and Wilkins 1956.
— DAY, M.: The action of tubocurarine and acetylcholine on ciliary movement. J. Physiol. (Lond.) **141**, 520—526 (1958).
— KOTTEGODA, S.R.: Action of eserine on the auricles of the rabbit heart. J. Physiol. (Lond.) **121**, 360—373 (1953).

Burn, J.H., Leach, E.H., Rand, M.J., Thompson, J.W.: Peripheral effects of nicotine and acetylcholine resembling those of sympathetic stimulation. J. Physiol. (Lond.) 148, 332—352 (1959).
— Milton, A.S.: Choline acetylase activity in the atria and its possible relation to the maintenance of the membrane potential. Brit. J. Pharmacol. 14, 493—496 (1959).
— Rand, M.J.: Excitatory action of the vagus in the isolated atria in relation to adrenaline. J. Physiol. (Lond.) 142, 173—186 (1958).
— — Sympathetic postganglionic mechanism. Nature (Lond.) 184, 163—165 (1959).
— — Sympathetic postganglionic cholinergic fibres. Brit. J. Pharmacol. 15, 56—66 (1960).
— Vane, J.R.: The relation between the motor and inhibitor actions of acetylcholine. J. Physiol. (Lond.) 108, 104—115 (1949).
— Vaugham Williams, E.M., Walker, J.M.: The effects of acetylcholine in the heart-lung preparation including the production of auricular fibrillation. J. Physiol. (Lond.) 128, 277—293 (1956a).
— — — The formation of acetylcholine in the heart; its effect on the systemic output and its importance for auricular fibrillation caused by acetylcholine. J. Physiol. (Lond.) 131, 317—328 (1956b).
Burns, D., Frank, G.B., Salmoiraghi, G.: The mechanism of after-discharges caused by veratrine in frogs skeletal muscle. Brit. J. Pharmacol. 10, 363—370 (1955).
Burnstock, G.: Reversible inactivation of nervous activity in a fish gut. J. Physiol. (Lond.) 141, 35—45 (1958a).
— The effect of drugs on spontaneous motility and on response to stimulation of the extrinsic nerves of the gut of a teleostean fish. Brit. J. Pharmacol. 13, 216—226 (1958b).
— The effects of acetylcholine on membrane, spike frequency, conduction velocity and excitability in the *taenia coli* of the guinea-pig. J. Physiol. (Lond.) 143, 165—182 (1958).
— The innervation of the gut of the brown trout (*Salmo trutta*). Quart. J. micr. Sci. 100, 199—220 (1959).
— Campbell, G., Bennet, M., Holman, M.E.: The transmission of inhibition from autonomic nerves to the smooth muscle of the guinea-pig *taenia coli*. Nature (Lond.) 200, 581—582 (1963).
— — — — Innervation of the guinea-pig taenia coli: are there intrinsic inhibitory nerves which are distinct from sympathetic nerves? Int. J. Neuropharmacol. 3, 163—166 (1964).
— Holman, M.E., Prosser, C.L.: Electrophysiology of smooth muscle. Physiol. Rev. 43, 482—527 (1963).
— Merrillees, N.C.R.: Structural and experimental studies on autonomic nerve endings in smooth muscle. In: Edith Bülbring: Pharmacology of smooth muscle, pp. 1—17. Oxford: Pergamon Press 1964.
— Staub, R.W.: A method for studying the effects of ions and drugs on the resting and acting potentials in smooth muscle with external electrodes. J. Physiol. (Lond.) 140, 156—167 (1958).
— Wood, M.: Innervation of the urinary bladder of the sleepy lizard (*Trachysaurus rugosus*). II. Physiology and pharmacology. Comp. Biochem. Physiol. 20, 675—690 (1967).
— — O'Shea, J.: Studies on the comparative physiology of the vertebrate autonomic nervous system. Aust. J. Sci. 24, 192 (1961).
Buy, H.G. du: Separation of the conducting and contractile elements in the retractor muscle of *Thyone briareus*. Biol. Bull. 71, 408—409 (1936a).
— The physiology of an invertebrate smooth muscle (retractor of *Thyone briareus*). Amer. J. Physiol. 116, 22—23 (1936b).
Campbell, G., Burnstock, G., Wood, M.: A method for distinguishing adrenergic and cholinergic excitatory innervation of smooth muscle. Quart. J. exp. Physiol. 49, 268—276 (1964).
Carlisle, D.B., Knowles, Sir Francis: Endocrine control in Crustaceans. Cambridge monograph exp. biol. No. 10. Cambridge: University Press 1959.
Carlson, A.J.: Contributions to the physiology of the heart of the California hagfish (*Bdellostoma dombeyei*). Z. allg. Physiol. 4, 259—299 (1904).
— The presence of cardio-regulative nerves in the lampreys. Amer. J. Physiol. 16, 230—232 (1906).
Castillo, J. del, Katz, B.: On the localization of acetylcholine receptors. J. Physiol. (Lond.) 128, 157—181 (1955a).
— — Production of membrane potential changes in the frog's heart by inhibitory nerve impulses. Nature (Lond.) 175, 1035 (1955b).
— Sanchez, V.: The electrical activity of the amphibian lymph heart. J. cell. comp. Physiol. 57, 29—45 (1961).
Castillo, J.C., de Beer, E.J.: The tracheal chain. J. Pharmacol. exp. Ther. 90, 104—109 (1947).

Castro, F. de: Aspects anatomiques de la transmission synaptique ganglionnaire chez les Mammifères. Rapport I. Arch. int. Physiol. **59**, 479—513 (1951).

Cauna, N.: The distribution of cholinesterase in the cutaneous receptor organs especially touch corpuscles of the human finger. J. Histichem. **8**, 367—375 (1960).

— Cholinesterase activity in cutaneous receptors of man and of some quadrupeds. Bibl. anat. (Basel) **2**, 128, 138 (1961).

— Naik, N.T., Leaming, D.B., Alberti, P.: The distribution of cholinesterases in the autonomic ganglia of man and some mammals. A preliminary report. Bibl. anat. (Basel) **2**, 90—96 (1961).

Cavanagh, J.B.: The toxic effects of triorthokresylphosphate on the nervous system. An experimental study in hens. J. Neurol. Neurosurg. Psychiat. **17**, 163—172 (1954).

— Holland, P.: Cholinesterase in the chicken nervous system. Nature (Lond.) **190**, 735—736 (1961a).

— — Localization of cholinesterases in chicken nervous system and the problem of the selective neurotoxicity of organophosphorus compounds. Brit. J. Pharmacol. **16**, 218—230 (1961b).

Chagas, C., Albe-Fessard, D.: Action de divers curarisants sur l'organe électrique de l'*Electrophorus électricus*. Acta. physiol. Lat.-amer. **4**, 50—60 (1954).

— Bovet, D., Sollero, L.: Curarisation musculaire et curarisation électrique chez le poisson *Electrophorus electricus* L. C.R. Acad. Sci. (Paris) **236**, 1997—1999 (1953).

— Carvalho, A.P.: Bioelectrogenesis. A comparative survey of its mechanisms with particular emphasis on electric fishes. Amsterdam: Elsevier Publ. Co. 1961.

— Sollero, L., Miranda, M.: On the utilization of acetylcholine during the electric discharge of *Narcine brasiliensis* (Olfers). Anas Acad. Brasil. Cienc. **25**, 319—325 (1953).

Chapman, C.B., Jensen, D., Wildenthal, K.: On the circulatory control mechanisms in the pacific hagfish. Circulat. Res. **12**, P 1, 427—440 (1963).

Chen, P.S.: Über den Nukleinsäure- und Proteinstoffwechsel der Frühentwicklung bei Seeigeln. Viertelj. Schr. Naturf. Ges. Zürich **104**, 248 (1959).

Chin, Y.-Ch.: Does acetylcholine play a part in the mechanism of melanophor expansion? Proc. Soc. exp. Biol. (N.Y.) **40**, 454—455 (1939).

Chiuini, F., Aisa, E.: Qualche osservazione sperimentale sull'eletrocardiogramma dei pesci. Atti Accad. naz. Lincei, Ser. 8, **27**, 416—419 (1959).

Citterio, P., Maldacea, L., Ranzi, S.: On the presence of actin and myosin in the electric organ of the Torpedo. Pubbl. staz. zool. (Napoli) **29**, 434—438 (1957).

Citters, R.L. von, Franklin, D.L., Smith, O.A., jr., Watson, N.W., Elsner, R.W.: Cardiovascular adaptations do diving in the northern elephant seal *Mirounga angustirostris*. Comp. Biochem. Physiol. **16**, 267—276 (1965).

Clark, A.J.: Comparative physiology of the heart. Cambridge: University Press 1927.

— Eggleton, M.G., Eggleton, P., Gaddie, R., Stewart, C.P.: The metabolism of the frog's heart. Edinburgh and London: Oliver and Boyd 1938.

Cleugh, J., Gaddum, J.H., Holton, P., Leach, E.: Assay of substance P on the fowl rectal coecum. Brit. J. Pharmacol. **17**, 144—158 (1961).

Clos, F., Serfaty, A., Mlle Cathala: Activités cholinestérasiques chez les poissons doulcaquicoles. Bull. Soc. Hist. Nat. Toulouse **92**, 205—217 (1957).

Cobb, J.L.S.: The innervation of the ampulla of the tube foot in the starfish *Astropecten irregularis*. Proc. roy. Soc. B **168**, 91—99 (1967a).

— The structure and function of certain neuromuscular systems in echinoderms. Ph. D. Thesis, Univ. of St. Andrews (1967b).

— The fine structure of the pedicillariae of *Echinus esculentus* (L.). I. The innervation of the muscles. J. roy. micr. Soc. **88**, 211—222 (1968a).

— The fine structure of the pedicillariae of *Echinus esculentus* (L.). II. The sensory system. J. roy. micr. Soc. **88**, 223—233 (1968b).

— Observations on the electrical activity within the retractor muscles of the lantern of *Echinus esculentus* using extracellular recording electrodes. Comp. Biochem. Physiol. **24**, 311—315 (1968c).

— Laverack, M.S.: Neuromuscular system in echinoderms. Symp. Zool. Soz. (Lond.) **20**, 25—51 (1967).

Coërs, C.: La localisation histochimique de la cholinésterase dans les fuseaux neuromusculaires. Bull. Classe Sci. Acad. roy. belg. **40**, 1000—1002 (1954).

— Les variations structurelles normales et pathologiques de la jonction neuromusculaire. Acta neurol. belg. **55**, 741—866 (1955).

— Application de la méthode de Koelle à l'étude histologique de la jonction neuromusculaire normale et pathologique. Bibl. anat. (Basel) **2**, 139—152 (1961).

— Durand, J.: Donnés morphologiques nouvelles sur l'innervation des fuseaux neuromusculaires. Arch. biol. (Paris) **67**, 685—715 (1956).

Coërs, C., Woolf, A.Z.: The innervation of muscle: biopsy-study. Springfield/Ill.: Ch. C. Thomas 1959.

Cole, F.J.: A monograph on the general morphology of the myxinoid fishes, based on a study of *Myxine*. V. The anatomy of the gut and its appendages. Trans. roy. Soc. Edinb. **49**, 293—344 (1913).

Cole, W.V.: Motor endings in the striated muscle of vertebrates. J. comp. Neurol. **102**, 671—715 (1955).

Connell, J.J., Howgate, P.F.: Studies on the proteins of fish skeletal muscle. Biochem. J. **71**, 83—86 (1959).

Coombs, J.S., Eccles, J.C., Fatt, P.: The specific ionic conductances and the ionic movements across the motoneuronal membrane that produce the inhibitory post synaptic potential. J. Physiol. (Lond.) **130**, 326—373 (1955).

Cooper, S.: Muscle spindles and other muscle receptors. In: G.H. Bourne: Structure and function of muscle, Vol. 1, pp. 381—420. New York: Academic Press 1960.

Correale, P.: Ricerche comparative sulla presenza e distribuzione della sostanza P nel sistema nervoso centrale dei vertebrati. Arch. int. Pharmacodyn. **119**, 435—442 (1959).

Corssen, G., Allen, C.R.: Acetylcholine: its significance in controlling ciliary activity of human respiratory epithelium in vitro. J. appl. Physiol. **14**, 901—904 (1959).

Corteggiani, E.: Contribution à l'étude de l'acétylcholine libre et dissimulée sous forme d'un complexe dans le cerveau. Thèse Paris 1938.

Costa, E., Murtas, L.: Attività colinesterasica di materiali biologici di varia origine ed effeto di alcuni differenti inhibitory (eucupina, caffeina, stricnina). Arch. int. Pharmacodyn. **94**, 446—452 (1953).

Cott, H.B.: Adaptive coloration in animals. London: Methumen & Co. 1957.

Coulson, R.A., Hernandez, T.: Amino acid metabolism in the alligator. Fed. Proc. Symp. **24**, 927—940 (1965).

Couteaux, R.: La névroglie terminale au niveau de la synapse myo-neurale. C.R. Soc. Biol. (Paris) **139**, 641—643 (1945).

— Contribution à l'étude de la synapse myoneurale. Thèse Paris 1947. Rev. canad. Biol. **6**, 563—711 (1947).

— Sur l'origine de l'appareil nerveux terminal des organes électriques. C.R. Ass. Anat. **37**, 80—84 (1950).

— Particularités histochimiques des zones d'insertion, du muscle strié. C.R. Soc. Biol. (Paris) **147**, 1974—1976 (1953).

— Localization of cholinesterase at neuromuscular junction. Int. Rev. Cytol. **4**, 335—376 (1955).

— Morphological and cytochemical observations on the post-synaptic membrane at motor end-plates and ganglionic synapses. Exp. Cell. Res. Suppl. **5**, 294—322 (1958).

— Spécialisation de la membrane sarcoplasmatique au niveau de la jonction musculo-tendineuse. C.R. Acad. Sci. (Paris) **249**, 964—966 (1959).

— Remarques sur la distribution des activités cholinestérasiques dans des muscles striés de l'Hippocampe. Bibl. anat. (Basel) **2**, 207—219 (1961).

— Laurent, P.: Etude au microscope électronique du coeur de l'anguille: Observations sur la structure du tissu musculaire de l'oreillette et son innervation. C.R. Acad. Sci. (Paris) **245**, 2097—2100 (1957).

— Szabo, T.: Siège de la jonction nerf-électroplaque dans les organes électriques à électroplaques pédiculées. C.R. Acad. Sci. (Paris) **248**, 457—460 (1959).

— Taxi, J.: Recherches histochimiques sur la distribution des activités cholinestérasiques au niveau de la synapse myoneurale. Arch. Anat. micr. Morph. exp. **41**, 352—392 (1952).

Couvreur, E., Duculty, J.: L'innervation cardiaque chez les crocodiliens. Arch. int. Physiol. **24**, 104 (1924).

Cowey, C.B., Daisley, K.W., Parry, G.: Study of amino acids, free or as components of protein and of some B Vitamins in the tissues of the Atlantic Salmon, *Salmo salar*, during spawning migration. Comp. Biochem. Physiol. **7**, 29—38 (1962).

Crema, A., Scognamiglio, W., Bovet, D.: Action of some pachycurares and leptocurares no the neuromuscular transmission in the chicken. Arch. int. Pharmacodyn. **122**, 152—167 (1959).

Csapo, A.: Molecular structure and function of smooth muscle. In: G.H. Bourne: Structure and function of muscle, Vol. I, pp. 229—264. New York: Academic Press 1960.

Csillik, B.: Cholinesterase active myoneural structures of alpha and gamma efferent fibres. In: H.G. Schwarzacher (Editor): Histochemistry of cholinesterase. Bibl. Anat. **2**, pp. 161—173. Basel: S. Karger 1961.

Cullis, W.C., Lucas, C.L.T.: Action of acetylcholine on the neural chick heart. J. Physiol. (Lond.) **86**, 53 P—55 P (1936).

Curatolo, A., d'Arcangelo, P., Lino, A., Brancati, A.: Distribution of N-acetylaspartic and N-acetyl-aspartyl-glutamic acid in nervous tissue. J. Neurochem. **12**, 339—342 (1965).

Curtis, D.R.: Pharmacological investigations upon inhibition of spinal motoneurones. J. Physiol. (Lond.) 145, 173—192 (1959).
— The effects of drugs and amino acids upon neurons. In: Kety and Elkes: Regional neurochemistry, pp. 403—421. Oxford: Pergamon Press 1961a.
— The identification of mammalian inhibitory transmitters. In: E. Florey (Editor): Nervous inhibition. Oxford: Pergamon Press 1961b.
— The depression of spinal inhibition by electrophoretically administered strychnine. Int. J. Neuropharmacol. 1, 239—250 (1962).
— The pharmacology of central and peripheral inhibition. Pharmacol. Rev. 15, 333—364 (1963).
— Amino-acid transmitters in the mammalian central nervous system. 4th Internat. Congress on Pharmacology, Abstracts, pp. 7/8. Basel 1969.
— Eccles, R.M.: The excitation of Renshaw cells by pharmacological agents applied electrophoretically. J. Physiol. (Lond.) 141, 435—445 (1958a).
— — The effect of diffusional barriers upon the pharmacology of cells within the central nervous system. J. Physiol. (Lond.) 141, 446—463 (1958b).
— Phillis, J.W.: The action of procaine and atropine on spinal neurones. J. Physiol. (Lond.) 153, 17—34 (1960).
— — Watkins, J.C.: The depression of spinal neurones by γ-aminobutyric acid and β-alanine. J. Physiol. (Lond.) 146, 185—203 (1959).
— — — The chemical excitation of spinal neurones by certain acidic amino acids. J. Physiol. (Lond.) 150, 656—682 (1960b).
— — — Actions of amino acids on the isolated hemisected spinal cord of the toad. Brit. J. Pharmacol. 16, 262—283 (1961).
— Ryall, R.W.: Nicotinic and muscarinic receptors of Renshaw cells. Nature (Lond.) 203, 652—653 (1964).
— — Watkins, J.C.: Cholinergic transmission in the mammalian central nervous system. In: G.B. Koelle, W.W. Douglas and A. Carlsson: Pharmacology of cholinergic and adrenergic transmission. Oxford: Pergamon Press 1965.
— Watkins, J.C.: The excitation and depression of spinal neurones by structurally related aminoacids. J. Neurochem. 6, 117—141 (1960a).
— — Investigation upon the possible synaptic transmitter function of γ-aminobutyric acid and naturally occuring amino acids. In: E. Roberts (Editor): Inhibition in the nervous system and aminobutyric acid, pp. 424—444. Oxford: Pergamon Press 1965.
Dahlstedt, E., von Euler, U.S., Lishajko, F., Oestlund, E.: Observations on the distribution and action of substance P in marine animals. Acta physiol. scand. 47, 124—130 (1959).
Dale, H.H., Feldberg, W., Vogt, M.: Release of acetylcholine at voluntary motor nerve endings. J. Physiol. (Lond.) 86, 353—380 (1936).
Dallemagne, M.J., Gerebtzoff, M.A., Philippot, E.: Activité acétylcholinestérasique à la jonction myoneurale dans les muscles lents et rapides des mammifères et des oiseaux. Arch. int. Physiol. 62, 278—280 (1954).
Davies, F., Francis, E.T.B.: The conducting system of the vertebrate heart. Biol. Rev. 21, 173—198 (1946).
— Rumens, M.J.: The relationships between the chemical structure and neurotoxicity of alkyl organophosphorus compounds. Brit. J. Pharmacol. 15, 271—278 (1960).
Davies, D.R.: Neurotoxicity of organophosphorus compounds. In: G.B. Koelle: Choliestrases and anticholinesterase agents. Handbuch der experimentellen Pharmakologie, Ergänzungswerk, Bd. 15, pp. 860—882. Berlin-Göttingen-Heidelberg: Springer 1963.
— — King, T.S.: Electrocardiogram of the crocodilian heart. Nature (Lond.) 167, 146 (1951).
— — — Neurological studies of the cardiac ventricles of mammals. J. Anat. (Lond.) 86, 130—143 (1952a).
— — — The conducting (connecting) system of the crocodilian heart. J. Anat. (Lond.) 86, 130—143 (1952b).
— — Wood, D.R., Johnson, E.J.: The atrioventricular pathway for conduction of the impulse for cardiac contraction in the dog. Trans. roy. Soc. Edinb. 63, 71—84 (1956).
Decortis, A.: La transmission neuromusculaire dans les coeurs lymphatiques postérieurs de la grenouille. Arch. int. Physiol. 66, 47—81 (1953).
Dewey, M.M.: The structure and function of the intercalated disc in vertebrate cardiac muscle. In: Comparative physiology of the heart: current trends, pp. 10—28. Ed. by F.V. McCann. Basel: Birkhäuser 1969.
Diamond, J., Miledi, R.: The sensitivity of foetal and newborn rat muscle to acetylcholine. J. Physiol. (Lond.) 149, 50 P (1959).
Dirnhuber, P., Cullumbine, H.: The effect of anticholinesterase agents on the rat's blood pressure. Brit. J. Pharmacol. 10, 12—15 (1955).

DOBREFF, M.: Experimentelle Studien über vergleichende Physiologie der Verdauung. I. Magenverdauung der Haifische nebst einer Bemerkung über die Hungerausdauer derselben. Pflügers Arch. ges. Physiol. **217**, 221—234 (1927).

DODT, E., HEERD, E.: Mode of action of pineal nerve fibres in frogs. J. Neurophysiol. **25**, 405—429 (1962).

DOGIEL, A.S.: Das periphere Nervensystem des Amphioxus. Anat. Hefte **66**, 143—211 (1902).

DONHOFFER, A.: Feinere Lokalisation verschiedener Cholinesterasen der nervösen Darmgeflechte. Acta morph. Acad. Sci. hung. **8**, 375—379 (1959).

Dow, R.S.: Evolution and anatomy of cerebellum. Biol. Rev. **17**, 179—220 (1942).

DOYÈRE: Ann. Sci. Nat. **14**, 346 (1840). Aus: J.C. HINSEY: Innervation of skeletal muscle. Physiol. Rev. **14**, 514—585 (1934).

DREYER, N.B.: The action of autonomic drugs on elasmobranch and teleost involuntary muscle. Arch. int. Pharmacodyn. **78**, 63—66 (1949).

DU BOIS, K.P.: Toxicological evaluation of the anticholinesterase agents. In: G.B. KOELLE: Cholinesterases and anticholinesterase agents. Handbuch exp. Pharmakologie, Ergänzungswerk, Bd. 15, pp. 833—859. Berlin-Göttingen-Heidelberg: Springer 1963.

DUDEL, J., KUFFLER, S.W.: The quantal nature of transmission and spontaneous miniature potentials at the crayfish neuromuscular junction. J. Physiol. (Lond.) **124**, 560—573 (1954).

— — A second mechanism of inhibition at the crayfish neuromuscular junction. Nature (Lond.) **187**, 247—248 (1960).

— — Presynaptic inhibition at the crayfish neuromuscular junction. J. Physiol. (Lond.) **155**, 543—562 (1961).

— TRAUTWEIN, W.: Der Mechanismus der automatischen rhythmischen Impulsbildung der Herzmuskelfaser. Pflügers Arch. ges. Physiol. **267**, 553—556 (1958).

DUFOUR, J.J., HUNZIKER, N., POSTERNAK, J.: Effets inotropes et chronotropes de l'acétylcholine et de l'adrénaline sur le coeur de la Tortue. J. Physiol. (Paris) **48**, 521—524 (1956).

— POSTERNAK, J.M.: Effets chronotropes de l'acétylcholine sur le coeur de l'embryon du poulet. Helv. physiol. pharmacol. Acta **18**, 563—580 (1960).

DUMONT, L.: L'innervation cholinergique du tissue nodal. C.R. Acad. Sci. (Paris) **238**, 274—276 (1954a).

— Localisation histochimique d'acétylcholinestérase dans les régions nodales du coeur de mammifère. Ann. Histochim. **2**, 19—26 (1957).

— DROUIN, M.: Localisation histochimique d'acétylcholinestérase dans le muscle cardiaque. C.R. Acad. Sci. (Paris) **238**, 274—277 (1954).

DURANTE, M.: Cholinesterase in the development of *Ciona intestinalis* (Ascidia). Experientia (Basel) **12**, 307—308 (1956).

— Cholinesterase in the anterior and posterior hemiembryos of *Ciona intestinalis*. Acta Embryol. Morph. exp. (Palermo) **1**, 131—133 (1957).

— Action of cholinesterase inhibitors on ascidian embryos. Acta Embryol. Morph. exp. (Palermo) **1**, 273—279 (1958).

— Sulla localisazione histochimica della acetlicolinesterasi lungo lo sviluppo di alcune ascidie in appendicolarie. Acta Embryol. Morph. exp. (Palermo) **2**, 234—243 (1959).

EBARA, A.: Physiological studies on the heart of an ascidian *Polycitor mutabilis* Oka. IV. Change of heart beats affected by inhibition of respiration or ligation of the body. Zool. Mag. (Tokyo) **61**, 159 (1952) (Zit. nach KRIJGSMAN).

— Physiological studies of the heart of an ascidian *Polycitor mutabilis* Oka. V. Action of acetylcholine. Zool. Mag. (Tokyo) **62**, 36—40 (1953a) (Zit. nach KRIJGSMAN).

— Physiological studies of the heart of an ascidian *Polycitor mutabilis* Oka. VI. The action of adrenaline. Zool. Mag. (Tokyo) **62**, 41—43 (1953b) (Zit. nach KRIJGSMAN).

— Physiological studies of the heart of an ascidian *Polycitor mutabilis* Oka. VII. Action of nicotine. Zool. Mag. (Tokyo) **62**, 163—165 (1953c) (Zit. nach KRIJGSMAN).

— Physiological studies on the heart of an ascidian *Polycitor mutabilis* Oka. VIII. The action of atropine. Zool. Mag. (Tokyo) **64**, 11—14 (1955) (Zit. nach KRIJGSMAN).

— The electrocardiogram of the compound ascidian *Perophora orientalis* Aernbäck. Sciences Rep. Tokyo Kyoiku Daig B 8, 126—137 (1957) (Nach BULLOCK u. HORRIDGE II).

ECCLES, J.C.: Inhibitory pathways to motoneurons. In: E. FLOREY (Editor): Nervous Inhibition, pp. 47—69. Oxford: Pergamon Press 1961a.

— The synaptic mechanism for postsynaptic inhibition. In: E. FLOREY (Editor): Nervous Inhibition, pp. 70—86. Oxford: Pergamon Press 1961b.

— — LUNDBERG, A.: The action potentials of the alpha motoneurones supplying fast and slow muscles. J. Physiol. (Lond.) **142**, 275—291 (1958).

— — MAGNI, F.: Presynaptic inhibition in the spinal cord. J. Physiol. (Lond.) **154**, 28 P (1960).

— FATT, P., KOKETSU, K.: Cholinergic and inhibitory synapses in a pathway from motoraxon collaterals to motoneurones. J. Physiol. (Lond.) **126**, 524—562 (1954).

Eccles, J.C., Fatt, P., Landgren, S.: The central pathway for the direct inhibitory action of impulses in the largest afferent nerve fibres to muscle. J. Neurophysiol. **19**, 75—98 (1956).
— Rosamond, M., Fatt, P.: Pharmacological investigations on a central synapse operated by acetylcholine. J. Physiol. (Lond.) **131**, 154—169 (1956).
— Masso, I., Szentágothai, J.: The cerebellum as a neuronal machine. Berlin-Heidelberg-New York: Springer 1967.
Eckert, R.C.: Feedback in the crayfish stretch receptor system. Anat. Rec. **137**, 351—352 (1960).
Editorial: Archaeopteryx and evolution. Nature (Lond.) **174**, 439—440 (1954).
Edwards, G.A., Ruska, H., Santos, P. de S., Vallejo-Freire, A.: Comparative cytophysiology of striated muscle with special reference to the role of the endoplasmatic reticulum. J. biophys. biochem. Cytol. Suppl. **2**, 143—156 (1956).
Egghart, E., Umrath, K.: Über die Wirkung von Krampfgiften bei den verschiedenen Tiergruppen. Z. vergl. Physiol. **39**, 133—162 (1956).
Ehrenpreis, S.: Interaction of curare and related substances with acetylcholine receptor-like protein. Science **129**, 1613—1614 (1959).
Eldred, E., Granit, R., Merton, P.A.: Supraspinal control of the muscle spindles and its significance. J. Physiol. (Lond.) **122**, 498—523 (1953).
Eliassen, E.: Cardiovascular responses to submersion asphyxia in avian divers. Årb. Univ. Bergen Med. Ser. **2**, 1—100 (1960).
Eliasson, R., Lie, L., Pernow, B.: A comparative study of substance P from intestine and brain. Brit. J. Pharmacol. **11**, 137—140 (1956).
Elkes, J., Todrick, A.: In: H. Waelsch (Editor): Biochemistry of the developing nervous system, pp. 309—314. New York: Academic Press 1955.
Elliott, K.A.C., Florey, E.: Factor I-inhibitory factor from brain. Assay conditions in brain. Stimulating and antagonizing substances. J. Neurochem. **1**, 181—191 (1956).
— Gelder, N.M.: Occlusion and metabolism of γ-aminobutyric acid by brain tissue. J. Neurochem. **3**, 38—40 (1958).
— Jasper, H.H.: Gamma-aminobutyric acid. Physiol. Rev. **39**, 383—406 (1959).
Elsner, R.W., Garrey, W.F., Scholander, P.F.: Selective ischaemia in diving man. Amer. Heart J. **65**, 571—572 (1963).
— Scholander, P.F., Craig, A.B., Dimond, E.G., Irving, L., Pilson, M., Johansen, K., Bradstreet, E.: E venous blood oxygen reservoir in the diving elephant seal. Physiologist **7**, 124 (1964).
Emmelin, N.: Is there a leakage of acetylcholin from postganglionic parasympathetic nerve endings. Nature (Lond.) **185**, 297—298 (1960).
Engelhart, E.: Über humorale Übertragbarkeit der Herznervenwirkung. 13. Die Vagusstoffverteilung auf Vorhof und Kammer bei Frosch und Säuger. Pflügers Arch. ges. Physiol. **225**, 721—727 (1930).
Epstein, D.: The response of the excised batrachian alimentary canal to autonomic drugs. 1. *Xenopus laevis* (the South African clawed troad) pilocarpine, physostigmine, adrenaline. J. Pharm. Pharmacol. **43**, 653—675 (1931).
Euler, U.S. von: Herstellung und Eigenschaften von Substanz P. Acta physiol. scand. **4**, 373—375 (1942).
— Internat. Symposium on substance P. Sarajewo 1961. 1. Sci. Soc. of Bosnia and Herzegowina, Yougoslavia.
— Chaves, N., Teodosio, N.: Effect of acetylcholine, noradrenaline, adrenaline and histamine on isolated organs of *Aplysia* and *Holothuria*. Acta physiol. Lat.-amer. **2**, 101—106 (1952).
— Fänge, R.: Catecholamines in nerves and organs of *Myxine glutinosa, Squalus acanthias and Gadus callarias*. J. gen. comp. Endocrin. **1**, 191—194 (1961).
— Gaddum, J.H.: An unidentified depressor substance in certain tissue extracts. J. Physiol. (Lond.) **72**, 74—87 (1951).
— Oestlund, E.: Effects of certain biologically occurring substances on the isolated intestine of fish. Acta physiol. scand. **38**, 364—372 (1956).
— — Occurrence of substance P in the central nervous system of fish. In: Zweites Internat. Symposium über Neurosekretion, Lund 1957, pp. 68—70. Berlin-Göttingen-Heidelberg: Springer 1958.
Evans, D.H.L., Schild, H.O.: The reaction of plexus-free circular muscle of cat jejunum to drugs. J. Physiol. (Lond.) **119**, 376—399 (1953).
— — Reactions of the isolated amnion of the chick suspended in isotonic KCl, to acetylcholine and to electrical stimulation. J. Physiol. (Lond.) **136**, 36 P—37 P (1957).
— — Thesleff, S.: Effects of drugs on depolarized plain muscle. J. Physiol. (Lond.) **143**, 474—485 (1958).

EVANS, F.T., GRAY, P.W.S., LEHMAN, H., SILK, E.: Sensitivity to succinylcholine in relation to serum-cholinesterase. Lancet 1952 I, 1229.

EYZAGUIRRE, C.: Functional organization of neuromuscular spindle in toad. J. Neurophysiol. 20, 521—541 (1957).

— The electrical activity of mammalian intrafusal fibres. J. Physiol. (Lond.) 150, 169—185 (1960a).

— The motor regulation of mammalian spindle discharges. J. Physiol. (Lond.) 150, 186—200 (1960b).

— VIAL, J.D.: Electrical activity of the intrafusal muscle fibres. Nature (Lond.) 178, 317—318 (1956).

FÄNGE, R.: The mechanism of gas transport in the euphysoclist swimmbladder. Acta physiol. scand. 30, Suppl. 110, 1—133 (1933).

— Effect of drugs on the intestine of a vertebrate without sympathetic nervous system (*Myxine glutinosa*). Arkiv Zool. 40 A, no. 11, 1—9 (1948).

— Pharmacology of poikilothermic vertebrates and invertebrates. Pharmacol. Rev. 14, 281—316 (1962).

— JOHNELS, A.G.: An autonomic nerve plexus control of the gall bladder in *Myxine*. Acta Zool. (Stockh.) 39, 1—7 (1958).

FARMANFARMAIAN, F.: Respiratory physiology of echinoderms. In: Physiology of *Echinodermata*. Ed. by R.A. BOOLOOTIAN. New York: John Wiley 1966.

— The controversial echinoid heart and hemal system-function effectiveness in repiratory exchange. Comp. Biochem. Physiol. 24, 855—863 (1968).

FATT, P., KATZ, B.: An analysis of the end-plate potential recorded with an intracellular electrode. J. Physiol. (Lond.) 115, 320—370 (1951).

— — Spontaneous subthreshold activity at motor nerve endings. J. Physiol. (Lond.) 117, 109—128 (1952).

— — Chemo-receptor activity at the motor end-plate. Acta physiol. scand. 29, 117—125 (1953).

FAWCETT, D.W., SELBY, C.C.: Observations on the fine structure of the turtle atrium. J. biophys. biochem. Cytol. 4, 63—72 (1958).

FEDELE, M.: Sulla organizzazione e le caratteristiche funzionali dell'attività nervosa dei Tunicati. I. Richerche sul sistema nervoso periferico degli Ascidiacea. Atti Accadd.Nacl. Lincei 32, 98—102 (1923 a).

— Sulla organizzazione e le caratteristiche funzionali dell'attività nervosa dei Tunicati. II. Attività reflesse ed effettori autonomi negli Ascidiacea. Atti Accad. Nacl. Lincei, 32, 184—188 (1923 b).

— Ancora sulla organizzazione e le caracteristiche funzionali dell'attività nervosa dei Tunicati. III. Il sistema nervoso viscerale. Atti Accad. Nacl. Lincei (6) 6, 532—537 (1927).

FEDER, H.M., LASKER, R.: Partial purification of a substance from starfish tube feet which elicits escape responses in Gastropod molluscs. Life Sciences 3, 1047—1051 (1964).

FEINDEL, W., HINSHAW, J.R., WEDDEL, G.: The pattern of motor innervation in mammalian striated muscle. J. Anat. (Lond.) 86, 35—48 (1952).

FELDBERG, W.: Central and sensory transmission. Pharmacol. Rev. 6, 85—93 (1954).

— ALBE-FESSARD: The cholinergic nature of the nerves to the electric organ of the *Torpedo* (*Torpedo marmorata*). J. Physiol. (Lond.) 101, 200—216 (1942).

— GRAY, J.A.B., PERRY, W.L.M.: Effects of close arterial injections of acetylcholine on the activity of the cervical spinal cord of the cat. J. Physiol. (Lond.) 119, 428—438 (1953).

— HARRIS, G.W., LIN, R.C.Y.: Observations of the presence of cholinergic and non-cholinergic neurones in the central nervous system. J. Physiol. (Lond.) 112, 400—404 (1951).

— KRAYER, O.: Das Auftreten eines acetylcholinartigen Stoffes im Herzvenenblut von Warmblütern bei Reizung der Nervi vagi. Naunyn-Schmiedebergs Arch. exp. Path. Pharmak. 172, 170—193 (1933).

— LIN, R.C.Y.: Synthesis of acetylcholine in the wall of the digestive tract. J. Physiol. (Lond.) 111, 96—118 (1950).

— MANN, T.: Properties and distribution of the enzyme system which synthesizes acetylcholine in nervous tissue. J. Physiol. (Lond.) 104, 411—425 (1946).

— SHERWOOD, S.L.: Injections of drugs into the lateral ventricle of the cat. J. Physiol. (Lond.) 123, 148—167 (1954).

— VOGT, M.: Acetylcholine synthesis in different regions of the central nervous system. J. Physiol. (Lond.) 107, 372—381 (1948).

FELL, H.B.: The phylogeny of sea-stars. Phil. Trans. B 246, 381—435 (1963).

FENTON, J.C.B.: The nature of paralysis in chicken following organophosphorous poisoning. J. Path. Bact. 69, 181—189 (1955).

FERRARI, W.: Insensitivity of chicken cholinesterase to specific inhibitors of true and pseudoenzyme. Nature (Lond.) 180, 144—145 (1957).

Fessard, A.: Some basic aspects of the activity of electric plates. Ann. N.Y. Acad. Sci. 47, 501—514 (1946).
— Les organes électriques. In: Grassé: XIII₂ Agnathes et Poissons. pp. 1142—1238. Paris: Masson & Cie. 1962.
— Modifications de l'activité des organes électriques par des courants d'origine extérieure. Arch. Sci. physiol. 5, 45—73 (1951a).
— Données sur les caractères de la commande centrale de la décharge chez la torpille et chez la raie. Arch. Sci. physiol. 5, 197—205 (1951 b).
— Chagas, C.: Action d'une substance curarisante sur la décharge électrique de l'*Electrophorus electricus* L. C. R. Soc. Biol. (Paris) 145, 248—251 (1951 a).
— — Couceiro, A., Fessard, A.: Characteristics of responses from electrogenic tissue in *Electrophorus electricus.* J. Neurophysiol. 14, 243—252 (1951 b).
— — Martins-Ferreira, H.: Sur l'existence d'un système directement excitable dans l'organe électrique de l'*Electrophorus electricus* L. C. R. Acad. Sci. (Paris) 232, 1015—1017 (1951).
— Szabo, Th.: Localisation du centre réflexe de la décharge électrique chez la Raie. C. R. Soc. Biol. (Paris) 149, 459—462 (1955).
Fingerman, M.: The control of chromatophores. Oxford: Pergamon Press 1963.
— Chromatophores. Physiol. Rev. 45, 296—339 (1965).
Fingl, E., Woodbury, A., Hecht, H.H.: Effects of innervation and drugs upon direct membrane potentials of embryonic chick myocardium. J. Pharm. Pharmacol. 104, 103—114 (1952).
Fischer, E.: Zur Physiologie der Formveränderung des Seesternes *Palmipes membranaceus.* Z. vergl. Physiol. 5, 577—597 (1927).
Fleming, W.R., Scheffel, K.G., Linton, J.Q.: Studies on the gill cholinesterase activity of several cyprinodontid fishes. Comp. Biochem. Physiol. 6, 205—213 (1962).
Florey, E.: Vorkommen und Funktion sensibler Erregungssubstanzen und sie abbauender Fermente im Tierreich. Z. vergl. Physiol. 33, 327—377 (1951a).
— Reizphysiologische Untersuchungen an der Ascidie *Ciona intestinalis* L. Biol. Zbl. 70, 523—530 (1951 b)
— Über einen nervösen Hemmungsfaktor im Gehirn und Rückenmark. Naturwissenschaften 40, 295—296 (1953).
— An inhibitory and an excitatory factor of mammalian central nervous system, and their action on a single sensory neuron. Arch. int. Physiol. 62, 33—53 (1954).
— Nervous inhibition. Oxford: Pergamon Press 1961.
— Acetylcholine in invertebrate nervous system. Canad. J. Biochem. 41, 2619—2626 (1963a).
— Acetylcholine and cholinesterase in Tunicates. Comp. Biochem. Physiol. 8, 327—330 (1963 b).
— Amino acids as transmitter substances. In: E. Bajusz and G. Jasmin (Editors): Major problems in neuroendocrinology, pp. 17—41. Basel-New York: S. Karger 1964.
— The clam heart bioassay for acetylcholine. Comp. Biochem. Physiol. 20, 365—377 (1967a).
— Cholinergic neurons in Tunicates: as appraisal of the evidence. Comp. Biochem. Physiol. 22, 617—627 (1967 b).
— Florey, E.: Studies in the distribution of factor I in mammalian brain. J. Physiol. (Lond.) 144, 220—228 (1958).
— McLennan, H.: The release of an inhibitory substance from mammalian brain, and its effect on peripheral synaptic transmission. J. Physiol. (Lond.) 129, 384—392 (1955).
— — The effects of factor I and of gamma-aminobutyric acid on smooth muscle preparations. J. Physiol. (Lond.) 145, 66—76 (1959).
— Woodcock, B.: Presynaptic excitatory action of glutamate applied to crab nerve-muscle preparations. Comp. Biochem. Physiol. 26, 651—661 (1968).
Flückiger, E.: Die Melanocyten stimulierenden Hormone der Adenohypophyse. Arch. exp. Path. Pharmak. 245, 168—183 (1963).
Foglia, V.G.: Rôle vital des coeurs lymphatiques du crapaud. C. R. Soc. Biol. (Paris) 133, 153—155 (1940).
— Activity of toad lymph hearts. Proc. Soc. exp. Biol. (N.Y.) 41, 57—59 (1941).
— Braun-Menendez, E.: Inscription de l'activité des coeurs lymphatiques. C. R. Soc. Biol. (Paris) 133, 328—330 (1940a).
— — Influences thermiques, endocrines et pharmacologiques sur les coeurs lymphatiques. C. R. Soc. Biol. (Paris) 133, 331—332 (1940b).
— Gerschman, R.: Troubles humoraux et circulatoires consécutifs à la déstruction des coeurs lymphatiques. C.R. Soc. Biol. (Paris) 133, 155—157 (1940).
Forsdahl, K.A.: Mechanism of pigment granule movement in melanophores of the lizard *Anolis carolinensis.* Nytt. Mag. Zool. 8, 37—44 (1959) (nach Fänge 1962).

Fox, D.L.: Animal biochromes. Cambridge: University Press 1953.
Foxon, G.E.H.: Problems of the double circulation in vertebrates. Biol. Rev. **30**, 196—228 (1955).
— Cardiac physiology of a urodele amphibian. Comp. Biochem. Physiol. **13**, 47—52 (1964).
Frank, G.B., Erickson, B.: Increased sensitivity of an endplate region to its chemical mediator following denervation of another end-plate region of the same cell. Canad. Biochem. **37**, 1239—1246 (1959).
Franz, J., Boissonas, R.A., Stürmer, E.: Isolierung von Substanz P aus Pferdedarm und ihre biologische und chemische Abgrenzung gegenüber Bradykinin. Helv. chim. Acta **44**, 881—883 (1961a).
— — — Pharmacological properties of substance P isolated in a apparently pure state. Sci. Soc. j Bosnia and Herzegowina Yougoslavia Proceed. I. Dpt. Med. Sci. **99**—101 (1961b).
Frawley, J.P., Hagan, E.C., Fitzhugh: A comparative pharmacological and toxicological study of organic phosphate-anticholinesterase compounds. J. Pharmacol. exp. Ther. **105**, 156—165 (1952).
Frédéricq, H.: La nature cholinergique des fibres postganglionnaires du pneumogastrique cardiaque de la tortue. Arch. int. Physiol. **43**, 212—218 (1936).
— Bacq, Z.M.: Dissociation par l'atropine des actions inotropes et chronotropes de l'acétylcholine sur l'oreillette droite de la tortue. C.R. Soc. Biol. (Paris) **116**, 647—650 (1934).
Frey, E.: Giftwirkungen an dem quergestreiften Schleiendarm. Naunyn-Schmiedebergs Arch. exp. Path. Pharmak. **138**, 228—239 (1928).
Friede, R.L., Fleming, La Dona M.: A comparison of cholinesterase in the cerebellum of several species. J. Neurochem. **11**, 1—7 (1964).
Friedman, M.H.: A study of the innervation of the stomach of *Necturus* by means of drugs. Trans. roy. Soc. Can., Sect. V **29**, 175—185 (1935).
— Gastric secretion in *Necturus*. J. cell. comp. Physiol. **20**, 379—384 (1942).
Fries, E.F.B.: Pituitary and nervous control of pigmentary effectors, especially xanthophores in killifish (*Fundulus*). Physiol. Zool. **16**, 199—212 (1943).
Frontali, N.: Brain glutamic acid decarbo-oxylase and synthesis of γ-aminobutyric acid in vertebrate and invertebrate species. In: D. Richter: (Editor): Comparative Neurochemistry, pp. 185—192. Oxford: Pergamon Press 1964.
— Toschi, G.: Subcellular fractions from the electric tissue of *Torpedo*, morphological aspect and cholinesterase content. Exp. Cell. Res. **15**, 446—450 (1958).
Fujii, M.: Pharmakologische Untersuchungen an embryonalen Hühnerherzen verschiedener Entwicklungsstufen. I. Folia pharmacol. jap. **4**, 309—330 (1927).
Fujimori, B., Tokizane, T., Eldred, E.: Effect upon monosynaptic reflexes of decamethonium and succinylcholine. I. Peripheral mechanisms. J. Neurophysiol. **22**, 165—176 (1959).
Gaddum, J.H.: Polypeptides which stimulate plain muscle. Edinburgh and London 1955.
— Effect of substance P on smooth muscle. In: M. Schachter: Polypeptides which affect smooth muscles and blood vessels, pp. 171—178. London: Pergamon Press 1960.
— Szerb, J.C.: Assay of substance P on goldfish intestine in a microbath. Brit. J. Pharmacol. **17**, 451—463 (1961).
Gainer, H.: Multiple innervation of fish skeletal muscle. In: G.A. Kerkut (Editor): Experiments in physiology and pharmacology, Vol. 2, pp. 191—208. London and New York: Academic Press 1968.
— Klancher, J.E.: Neuromuscular junctions in fast contracting fish muscle. Comp. Biochem. Physiol. **15**, 159—165 (1965).
Gans, C., Parsons, Th.: Photographic atlas of shark anatomy. The gross morphology of *Squalus acanthias*. New York: Academic Press 1964.
Gardiner, J.E., Killey, B.A.: Biochemistry of organic phosphorus insecticides. 1. The mammalian metabolism of bis (dimethyl-amino)phosphorusanhydride. (Schradan). Biochem. J. **51**, 78—85 (1952).
Garrey, W.E.: Rhythmicity in the turtle's heart and comparison of action of the two vagus nerves. Amer. J. Physiol. **28**, 330—351 (1911).
— Action of acetylcholine on cultures of chick heart. Amer. J. Physiol. **119**, 314 (1937).
— Chastain, L.L.: Acetylcholine action of the turtle heart. Amer. J. Physiol. **119**, 314—315 (1937).
— Townsend, S.E.: Neural responses and reactions of the heart of a human embryo. Amer. J. Physiol. **152**, 219—224 (1948).
Garstang, W.: The morphology of the tunicate and its bearings on the phylogeny of the Chordata. Quart. J. micr. Sci. **72**, 50—187 (1928).
Gay, W.S., Simon, S.E.: Metabolic control in holothuroidean muscle. Comp. Biochem. Physiol. **11**, 183—192 (1964).
Gelfan, S.: Muscle. Ann. Rev. Physiol. **20**, 67—96 (1958).

GEREBTZOFF, M.A.: Recherches histochimiques sur les acétylcholines et cholines estérases. I. Introduction et technique. Acta anat. (Basel) **19**, 366—379 (1953).
— Appareil cholinestérasique à l'insertion tendineuse des fibres musculaires striées. C. R. Soc. Biol. (Paris) **148**, 632—634 (1954).
— Les quatres localisations de l'acétylcholinestérase dans les muscles striés des mammifères et des oiseaux. C. R. Soc. Biol. (Paris) **149**, 823—826 (1955).
— Contribution à la morphologie comparée des appareils cholinestérasiques myo-neural et musculo-tendineux des vertébrés. Ann. Histochim. **1**, 26—29 (1956a).
— Contribution à la morphologie comparée des appareils cholinestérasiques myo-neural et musculo-tendineux des vertébrés. Ann. Histochim. **1**, 145—159 (1956b).
— Recherches sur l'innervation cholinergique comparée du coeur de mammifère et de tortue. Ann. Histochim. **1**, 166—175 (1956c).
— L'appareil cholinestérasique musculotendineux: structure, développement, effet de la dénervation et de ténotomie. Acta physiol. pharmacol. neerl. **6**, 419—427 (1957).
— BERTRAND, J.: Gradients d'activité cholinestérasique dans la muqueuse du tube digestif. Ann. Histochim. **2**, 149—162 (1957); ref. Ber. wiss. Biol. **124**, 28 (1958).
— GRIETEN, J., DEJARDIN, M.: Recherches sur la chémo-architectonique du système nerveux. 3. L'acétylcholinestérase dans le système nerveux central des mammifères. Acta neurol. belg. **59**, (1959).
— PHILIPPOT, E., DALLEMAGNE, M.J.: Recherches histochimiques sur les acétylcholine- et cholinesterases. II. Activité enzymatique dans les muscles lents et rapides des mammifères et des oiseaux. Acta anat. (Basel) **20**, 234—257 (1954).
— UETEN, L.: Présence d'appareils cholinestérasiques musculo-tendineux chez divers mammifères, notamment chez l'homme, et leur persistance après dénervation. C. R. Soc. Biol. (Paris) **148**, 1896—1898 (1954).
— VANDERSMISSEN, L.: Etude de la relation spatiale entre acétylcholinestérase et récepteur de l'acétylcholine. Ann. Histochim. **1**, 221—229 (1956).
GIACOBINI, E., HOLMSTEDT, B.: Cholinesterase content of certain regions of the spinal cord as judged by histochemical and cartesian diver technique. Acta physiol. scand. **42**, 12—27 (1958).
— — Cholinesterase in muscles: a histochemical and microgasometric study. Acta pharmacol. (Kbh.) **17**, 94—105 (1960).
GILLESPIE, J.S.: Cholinergic junction potentials in intestinal smooth muscle. In: E. BÜLBRING: Pharmacology of smooth muscle, pp. 81—86. Oxford: Pergamon Press 1964.
GILSON, A.S., jr.: Determination of refractory periods in the turtle heart. Amer. J. Physiol. **112**, 610—619 (1935).
— The increased accomodation to electric currents produced by vagal inhibition of the turtle atrium. Amer. J. Physiol. **127**, 333—337 (1939).
GINSBORG, B.L., MACKAY, B.: A histochemical demonstration of two types of motor innervation in avian skeletal muscle. Bibl. anat. (Basel) **2**, 174—181 (1961).
GINZEL, K.H., KLUPP, H., STORMANN, H., WERNER, G.: Hemmung des Patellarsehnenreflexes durch zentral und peripher wirkende Stoffe. Naunyn-Schmiedebergs Arch. exp. Path. Pharmak. **218**, 308—312 (1953).
GIRARDIER, L., BAUMANN, F., POSTERNAK, J.M.: Recherches sur les cholinestérases cardiaques. Helv. physiol. pharmacol. Acta **18**, 467—481 (1960).
GITTER, A.: Untersuchungen über die Herztätigkeit der Fische. Z. vergl. Physiol. **18**, 654—666 (1932/1933).
GLOMSET, D.J.: Morphologic observations on the cardiac conduction system in mammals. (XVIII. Internat. physiolog. Congress Copenhagen 1950, Abstracts of Communications, pp. 220—221).
GOFFART, M.: Acétylcholine tissulaire du tube digestif chez le chien. Influence de l'énervation. Arch. int. Physiol. **49**, 153—178 (1939).
— BACQ, Z.M.: L'acétylcholine libre du sang veneux du tube digestif chez le chien. Arch. int. Physiol. **49**, 179—188 (1939).
GOLGI, C.: Su i nervi dei tendini dell'uomo e di altri vertebrati e di un nuovo organo nervoso terminale muscolo-tendineo. Opera omnia U. Hoepli, Milano, Sec. Edizione **1**, 171—198 (1903).
GOMEZ, H.: The development of the innervation of the heart in the rat embryo. Anat. Rec. **130**, 53—71 (1958).
GOMORI, G.: Histochemical demonstration of sites of choline esterase activity. Proc. Soc. exp. Biol. (N. Y.) **68**, 354—358 (1948).
GOODMAN, D.C., HOREL, J.A., FREEMAN, F.R.: Functional localization in the cerebellum of the bird and its bearing on the evolution of cerebellum function. J. comp. Physiol. **124**, 45—53 (1964).
GORBMAN, A.: Comparative Endocrinology. New York: Wiley and Sons 1959.

GRABNER, R., LEMBECK, F., NEUHOLD, K.: Substanz P im Gehirn verschiedener Species. Naunyn-Schmiedebergs Arch. exp. Path. Pharmak. **236**, 331—334 (1959).
GRAHAM, J.D.P.: A note on the action of atropine in the bird. J. Physiol. (Lond.) **93**, 56 P—58 P (1938).
GRAHAM, L.T., jr., SHANK, R.P., WERMAN, R., APRISON, M.H.: Distribution of glutamic acid, aspartic acid, aminobutyric acid and glycine in six areas of cat spinal cord before and after transsection. Brain Res. (1968).
GRANIT, R.: Receptors and sensory perception. New Haven: Yale University Press 1955.
— POMPEIANO, O., WALTMAN, B.: Fast supraspinal control of mammalian muscle spindles: extra and intrafusal coactivation. J. Physiol. (Lond.) **147**, 385—398 (1959a).
— — — The early discharge of mammalian muscle spindles at onset contraction. J. Physiol. (Lond.) **147**, 399—418 (1959b).
— SKOGLUND, St., THESLEFF, St.: Activation of muscle spindles by succinylcholine and decamethonium. The effects of curare. Acta physiol. scand. **28**, 134—151 (1953).
GRASSÉ, P.P.: Traité de Zoologie. Tome XII. Mammifères. Paris: Masson & Cie. 1954.
— Traité de Zoologie, Anatomie, systématique, Biologie. Tome XVII. Paris: Masson & Cie. 1955.
— Traité de Zoologie. Anatomie, Systématique, Biologie. Tome XIII. Agnathes et Poissons. Paris: Masson & Cie. 1958.
GRAUWILER, J.: Beobachtungen am Elektrokardiogramm von nicht-domestizierten Säugetieren. Schweiz. Arch. Tierheilk. **103**, 397—417 (1961).
— Herz- und Kreislauf der Säugetiere. Vergleichend-funktionelle Daten. Experientia, Supplementum **10**. Basel und Stuttgart: Birkhäuser Verlag 1965.
— SPÖRRI, H.: Fehlen der ST-Strecke im Elektrokardiogramm von verschiedenen Säugerarten. Helv. physiol. pharmacol. Acta **18**, C 77—C 78 (1960).
GRAY, E.G.: Control of the melanophores of the minnow (*Phoxinus phoxinus* L.). J. exp. Biol. **33**, 448—459 (1956).
— The spindle and the extrafusal innervation of frog muscle. Proc. roy. Soc. B **146**, 418—430 (1957).
— The structure of fast and slow muscle fibres in the frog. J. Anat. (Lond.) **92**, 359—362 (1958).
GRAY, J.A.B., DIAMOND, J.: Pharmacological properties of sensory receptors and their relation to those of the autonomic nervous system. Brit. med. Bull. **13**, 185—188 (1957).
GREEF, K., BENFEY, B.G., BOCKELMAN, A.: Anaphylaktische Reaktionen am isolierten Herzvorhofpräparat des Meerschweinchens und ihre Beeinflussung durch Antihistaminica, BOL, Dihydroergotamin und Reserpin. Arch. exp. Path. Pharmak. **236**, 421—434 (1959).
GREENE, C.W.: Notes on the physiology of the circulatory system of the California hagfish *Polistotrema stouti*. Amer. J. Physiol. **6**, 12 (1902a).
— Contribution to the physiology of the California hagfish *Polistotrema stouti*. II. The absence of regulative nerves for the systemic heart. Amer. J. Physiol. **6**, 318—324 (1902b).
GREVEN, K.: Über die Erregungsleitung am Meerschweinchendünndarm nach Untersuchungen mit Differentialelektroden. Z. Biol. **108**, 412—430 (1956).
GRINNELL, S.W., IRVING, L.; SCHOLANDER, P.F.: Experiments on the relation between blood flow and heart rate in the diving seal. J. cell. comp. Physiol. **19**, 341—350 (1942).
GROB, D.: Anticholinesterase intoxication in man and its treatment. In: G.B. KOELLE: Cholinesterases and anticholinesterase agents, pp. 989—1027. Ergänzungswerk, Bd. 15, Handbuch exp. Pharmakologie. Berlin-Göttingen-Heidelberg: Springer 1963.
GRODZINSKI, Z.: Über das Blutgefäßsystem von *Myxine glutinosa* L. Bull. Acad. pol. Sci., Série B 123—155 (1928).
— Contractions of the isolated heart of the European glass eel, *Anguilla anguilla* L. Bull. Acad. pol. Sci., Cl. 2, **2**, 19—22 (1954); ref.: Ber. wiss. Biol. **93**, 95 (1955).
GRUNDFEST, H.: The mechanism of discharge of the electrical organs in relation to general and comparative electro-physiology. Progr. Biophys. **7**, 1—85 (1957).
— KAO, C.Y., MONROY, A., TAYLOR, A.: Existence of a „resting potential" in the egg of the starfish *Asterias forbesii*. Biol. Bull. **109**, 346 (1955).
GULATI, O.D., STANTON, H.C.: Some effects on the central nervous system of gamma-amino-N-butyric acid (GABA) and certain related amine acids administered systematically and intracerebrally to mice. J. Pharmacol. exp. Ther. **129**, 178—185 (1960).
GUNN, MARGRET: A study of the enteric plexuses in some amphibians. Quart. J. micr. Sci. **92**, 55—77 (1951).
GUNTHER, C., ALLEN, C.R.: Acetylcholine; its significance in controlling ciliary activity of human respiratory epithelium in vitro. J. appl. Physiol. **14**, 901—904 (1959).
GYÉVAI, A.T.: Herzstudien. I. Histologie und Histochemie des Herzens von erwachsenen *Triturus cristatus*. Acta biol. Acad. Sci. hung. **8**, 333—341 (1958a).
— Herzstudien. II. Untersuchungen von überlebenden Herzabschnitten des *Triturus cristatus*. Acta biol. Acad. Sci. hung. **8**, 343—346 (1958b).

HACH, I. W.: Zur Frage über die Flimmerbewegung im Organismus homoiothermer Tiere. Z. ges. exp. Med. **46**, 558—565 (1925).

HAEFELI, W., HÜRLIMANN, A.: Substance P, a highly active naturally occuring polypeptide. Experientia (Basel) **18**, 297—303 (1962).

HÄGGQUIST, G.: Über das Vorkommen verschiedener Esterasen in unterschiedlichen Nervenendigungen der Skelettmuskulatur. Z. Zellforsch. **50**, 588—597 (1959).

HAGIWARA, S., KUSANO, K., NEGISHI, K.: Physiological properties of electric receptors of some gymnotids. J. Neurophysiol. **25**, 430—449 (1962)a.

— — — Physiological properties of electro receptors of some gymnotids. J. gen. Physiol. **45**, 600 A (1962b).

HALL, E. K.: Effects of acetylcholine and of epinephrine on the embryonic rat heart. Anat. Rec. **118**, 305—306 (Abstract No. 128) (1954).

— Acetylcholine and epinephrine effects on the embryonic rat heart. J. cell. comp. Physiol. **49**, 187—200 (1957).

— Atropine effects on the embryonic rat heart. J. cell. comp. Physiol. **53**, 31—40 (1959).

HALPERN, M. H., MAY, M. M.: Phylogenetic study of the extracardiac arteries to the heart. Amer. J. Anat. **102**, 469—480 (1958).

HANSSON, C.-H.: Electrometric estimation of the cholinesterase activity in common domestic animals. Acta pharmacol. (Kbh.) **12**, 142—153 (1956).

— Blood and muscle cholinesterase activity in domestic animals. Acta pharmacol. (Kbh.) **13**, 142—154 (1957a).

— Blood cholinesterase activity in relation to tolerance for succinylcholine. Acta pharmacol. (Kbh.) **14**, 6—12 (1957b).

— Studies on succinylcholine as a muscle-relaxing agent in veterinary medicine. Lund. 1958.

HARDER, W., SCHIEF, A., UHLEMANN, H.: Zur Funktion des elektrischen Organs von *Guathonemus petersii* (Gthr. 1862) (*Mormyriforms*, Teleostei). Z. vergl. Physiol. **48**, 302—331 (1964).

HARRIS, E. J., HUTTER, O. P.: The action of acetylcholine on the movements of potassium ions in the sinus venosus of the heart. J. Physiol. (Lond.) **133**, 58 P—59 P (1956).

— WHITING, H. P.: Structure and function in the locomotory system of the dogfish embryo. The myogenic stage of movement. J. exp. Biol. **31**, 501—524 (1959).

HARRISON, R. J., TOMLINSON, J. D. W.: Normal and experimental diving in the common seal (*Phoca vitulina*). Extr. Mam. **24**, 386—399 (1960).

HARVEN, E. de, COËRS, CH.: Electron microscope study of the human neuromuscular junction. J. biophys. biochem. Cytol. **6**, 7—10 (1959).

HASSELBACH, W.: Die Nukleosidtriphosphatase-Aktivität von L-Myosin und Aktomyosin in Abhängigkeit von den ionalen Bedingungen. Biochim. biophys. Acta (Amst.) **25**, 365—375 (1957a).

— Die Bindung von Adenosindiphosphat von anorganischem Phosphat und von Erdalkalien an die Strukturproteine des Muskels. Biochim. biophys. Acta (Amst.) **25**, 562—574 (1957b).

HAWKINS, D. F.: Responses of isolated human foetal tissues to drugs. Arch. int. Pharmacodyn. **126**, 89—95 (1960).

— SCHILD, H. O.: The action of drugs on isolated human bronchial chains. Brit. J. Pharmacol. **6**, 682—690 (1951).

HAWKINS, R. D., MENDEL, B.: True cholinesterases with pronounced resistance to eserine. J. cell. comp. Physiol. **27**, 69—85 (1946).

HAYASHI, T.: Inhibition and excitation due to γ-amino-butyric acid in the central nervous system. Nature (Lond.) 1076—1077 (1958).

HAYWOOD, C. A., MOON, H. P.: The mechanics of the blood vascular system of *Ascidiella adspersa*. J. exp. Biol. **27**, 14—28 (1950).

— — Reversal of the heart-beat in Tunicates. Nature (Lond.) **172**, 40—41 (1953).

HAZELHOFF, E. H., EVENHUIS, H. H.: Importance of the countrecurrent principle for oxygen uptake in fishes. Nature (Lond.) **169**, 77 (1952).

HEALY, E. G.: Über den Farbwechsel der Elritze. Z. vergl. Physiol. **27**, 545—586 (1940).

— The colour change of the minnow (*Phoxinus laevis*) AG. J. exp. Biol. **31**, 473—490 (1954).

— The nervous system. In: The physiology of fishes, Vol. 2, pp. 1—119. Ed. by M. E. BROWN. New York: Academic Press 1957.

HEBB, CATHERINE O.: IV. Acetylcholine and cholinesterases. Acetylcholine metabolism of nervous tissues. Pharmacol. Rev. **6**, 39—43 (1954).

— Cholinacetylase in mammalians and avian sensory systems. Quart. J. exp. Physiol. **40**, 176—186 (1955).

— Cholinergic neurones in vertebrates. Nature (Lond.) **192**, 527—529 (1961).

— Formation, storage and liberation of acetylcholine. In: G. B. KOELLE: Cholinesterases and anticholinesterase agents. Handbuch exp. Pharmakologie, Ergänzungswerk, Bd. 15, pp. 55—88. Berlin-Göttingen-Heidelberg: Springer 1963.

HEBB, CATHERINE O., MORRIS, D., SMITU, M.W.: Cholin acetyltransferase activity in the brain of goldfish acclimated to different temperatures. Comp. Biochem. Physiol. **28**, 29—36 (1969).
— RATKOVIĆ, D.: Choline acetylase in the placenta of man and other species. J. Physiol. (Lond.) **163**, 307—313 (1962).
— — Cholinacetylase in the evolution of the brain in vertebrates. In: D. RICHTER (Editor): Comparative neurochemistry, pp. 347—354. Oxford: Pergamon Press 1964.
— SILVER, A.: Cholinacetylase in the central nervous system of man and some other mammals. J. Physiol. (Lond.) **134**, 718—728 (1956).
— SMALLMAN, B.N.: Intracellular distribution of choline acetylase. J. Physiol. (Lond.) **134**, 385—392 (1956).
— WHITTAKER, V.W.: Intracellular distribution of acetylcholine and cholinacetylase. J. Physiol. (Lond.) **142**, 187—196 (1958).
HECHT, S.: The physiology of *Ascidia atra* Lesueur. III. The blood system. Amer. J. Physiol. **45**, 157—187 (1918).
HELLAUER, H.F., UMRATH, K.: Die cholinerge Natur von Sinneszellen. Pflügers Arch. ges. Physiol. **250**, 704—705 (1948).
HELLER, H.: Class and species differences in the distribution of hypothalamoneurohypophyseal peptides. In: D. RICHTER (Editor): Comparative neurochemistry, pp. 303—312. Oxford: Pergamon Press 1964.
HENATSCH, H.-D., SCHULTE, F.J.: Zur Aktivierung des intrafusalen Apparates von Kaltblüter-Muskelspindeln. Pflügers Arch. ges. Physiol. **266**, 89 (1957).
— — Wirkungen chemisch erregter Muskelspindeln auf einzelne Extensor-Motoneurone der Katze. Pflügers Arch. ges. Physiol. **267**, 279—294 (1958a).
— — Wirkungsmechanismus von Acetylcholin und Succinylcholin auf die Muskelspindeln des Frosches. Pflügers Arch. ges. Physiol. **267**, 440—456 (1958b).
— — Reflexerregung und Eigenhemmung tonischer und phasischer Alpha-Motoneurone während chemischer Dauerregung der Muskelspindeln. Pflügers Arch. ges. Physiol. **268**, 134—147 (1958c).
HENSCHLER, D.: Zur Identifizierung von Cholinestern in biologischem Material. Naunyn-Schmiedebergs Arch. exp. Path. Pharmak. **228**, 201—202 (1956a).
— Zur Frage des Vorkommens von Butyrylcholin im Rindergehirn. Hoppe-Seylers Z. physiol. Chem. **305**, 97—104 (1956b).
HERBERT, J.D., COULSON, R.A., HERNANDEZ: Free amino acids in the caiman and the rat. Comp. Biochem. Physiol. **17**, 583—589 (1966).
HESS, A.: Structural differences of fast and slow extrafusal muscle fibres and their nerve endings in chicken. J. Physiol. (Lond.) **157**, 221—231 (1961).
HIATT, E.P., GARREY, W.E.: Drug actions on the spontaneously beating turtle ventricle indicating lack of innervation. Amer. J. Physiol. **138**, 758—762 (1942/1943).
HIRSCH, E.F.: The innervation of the human heart. V. A comparative study of the intrinsic innervation of the heart in vertebrates. Expl. mol. Pathol. **2**, 384—401 (1963).
— JELLINCK, M., COOPER, T.: Innervation of the systemic heart of the California hagfish. Circulat. Res. **14**, 212—217 (1964).
HOBSON, E.S.: Observations on diving in the Galapagos marine iguana, *Amblyrhynchus cristatus* (Bell.). Copeia **1965**, 249—250.
HODGE, H.C. MAYNARD, E.A., HURWITZ, L., DISTEFANO, V., DOWNS, W.L., JONES, C.K., BLANCHET, H.J.: Studies of the toxicity and of the enzyme kinetics of ethyl-p-nitrophenyl thionobenzene phosphonate (EPN). J. Pharm. Pharmacol. **112**, 29—39 (1954).
HODGKIN, A.L., HOROWICZ, P.: Movements of Na and K in single muscle fibres. J. Physiol. (Lond.) **145**, 405—432 (1959).
HOFFMAN, B.F., SUCKLING, E.E.: Cardiac cellular potentials: effect of vagal stimulation and acetylcholine. Amer. J. Physiol. **173**, 312—320 (1953).
HOFFMAN, F., HOFFMAN, ELENA J., MIDDLETON, S., TALESNIK, J.: The stimulating effect of acetylcholine on the mammalian heart and the liberating of an epinephrine-like substance by the isolated heart. Amer. J. Physiol. **144**, 189—198 (1945).
HOFFMANN, P.: Über die doppelte Innervation der Krebsmuskeln. Zugleich ein Beitrag zur Kenntnis nervöser Hemmungen. Z. Biol. **63**, 411—442 (1914).
HOGBEN, L., SLOME, D.: The pigmentary effector system. VIII. The dual receptive mechanism of the amphibian background response. Proc. roy. Soc. B **120**, 158—173 (1936).
HOL, R., JOHANSEN, K.: A cineradiographic study of the central circulation in the hagfish, *Myxine glutinosa* L. J. exp. Biol. **37**, 469—473 (1960).
HOLLANDER, P.B., WEBB, J.L.: Cellular membrane potentials and contractibility of normal rat atrium and the effects of temperature, tension and stimulus frequency. Circulat. Res. **3**, 604—612 (1955).

HOLLENBERG, N.K., UVNÄS, B.: The role of the cardiovascular response in the resistance to asphyxia of avian divers. Acta physiol. scand. 58, 150—161 (1963).

HOLMAN, M.E.: Membrane potentials recorded with high-resistance microelectrodes; and the effects of changes in ionic environment on the electrical and mechanical activity of the smooth muscle of the *taenia coli* of the guinea-pig. J. Physiol. (Lond.) 141, 464—488 (1958).

— HUGHES, J.R.: Inhibition of intestinal smooth muscle. Aust. J. exp. Biol. med. Sci. 43, 277—290 (1965).

HOLMES, W.: The adrenal homologues in the lungfish *Protopterus*. Proc. roy. Soc. B 137, 549—562 (1950).

HOLMSTEDT, B.: A modification of the thiocholine method for the determination of cholinesterase. I. Biochemical evaluation of selective inhibitors. Acta physiol. scand. 40, 322—330 (1957).

— Pharmacology of organophosphorus cholinesterase inhibitors. Pharmacol. Rev. 11, 567—688 (1959).

— KROOK, L., ROONEY, J.R.: The pathology of experimental cholinesterase-inhibitor poisoning. Acta pharmacol. (Kbh.) 13, 337—344 (1957).

— TOSCHI, G.: Enzymic properties of cholinesterases in subcellular fractions from rat brain. Acta physiol. scand. 47, 280—283 (1959).

HOLTON, F.A., HOLTON, P.: The vasodilator activity of spinal roots. J. Physiol. (Lond.) 118, 310—327 (1952).

HOLTZ, P., SCHÜMANN, H.J.: Butyrylcholin in Gehirnextrakten. Naturwissenschaften 41, 306 (1954).

— WESTERMANN, E.: Versuche mit Acetyl-Propionyl- und Butyrylcholin am isolierten Herzvorhofpräparat. Arch. exp. Pathol. Pharmakol. 225, 421—427 (1955).

HONOUR, A.J., McLENNAN, H.: The effect of gamma-amino-butyric acid and other compounds on structures of the mammalian nervous system which are inhibited by Factor I. J. Physiol. (Lond.) 150, 306—318 (1960).

HOROWITZ, S.B.: The energy requirements of melanin granule aggregation and dispersion in the melanophores of *Anolis carolinensis*. J. cell. comp. Physiol. 51, 341—357 (1958).

HOSEIN, E.A., McLENNAN, H.: Pharmacological actions of gamma-butyrobetaine. Nature (Lond.) 183, 328—329 (1959).

HOTOVY, R.: Beiträge zur Physiologie und Toxikologie der Lymphherzen bei Amphibien. Pflügers Arch. ges. Physiol. 272, 180—198 (1939).

HOYLE, G.: The response mechanism in ascidians. J. Marine Biol. Ass. U. K. 31, 287—305 (1952).

— Comparative physiology of the nervous control of muscular contraction. Cambridge: University Press, England, 1957.

HUBER, F.: Vergleichende Physiologie der Nervensysteme von Evertebraten. Fortschr. Zoologie 15, 165—213 (1962).

HUGGEL, H.: Temperaturabhängigkeit und Herzfrequenz des embryonalen Herzschlauches bei der Forelle (Salmo irid.). Rev. Suisse Zool. 59, 242—247 (1952).

— Experimentelle Untersuchungen über die Automatie, Temperaturabhängigkeit und Arbeit des embryonalen Fischherzens, unter besonderer Berücksichtigung der Salmoniden und *Scylliorhiniden*. Z. vergl. Physiol. 42, 63—102 (1959).

— WILBRANDT, W.: Methodik und Resultate direkter mechanischer Registrierung am isolierten embryonalen Forellenherzen (*Salmo trutta* L.). Helv. physiol. pharmacol. Acta 12, C 21—C 24 (1954).

HUGHES, G.M., SHELTON, G.: Respiratory mechanisms and their nervous control in fish. Advanc. comp. Physiol. Biochem. 1, 275—364 (1962).

— WIERSMA, C.A.G.: The co-ordination of swimmeret movements in the crayfish, *Procambarus clarkii* (Girard). J. exp. Biol. 37, 657—670 (1960).

HUKOVIC, S.: Isolated rabbit atria with sympathetic nerve supply. Brit. J. Pharmacol. 14, 372—376 (1959).

HUNT, C.C.: Drug effects on mammalian muscle spindels. Fed. Proc. 11, 75 (1952).

— KUFFLER, S.W.: Motor innervation of skeletal muscle: multiple innervation of individual muscle fibres and motor unit function. J. Physiol. (Lond.) 126, 293—303 (1954).

HUNTER, G.W.: The structure of the heart of *Molgula manhattensis* (Verill). Anat. Anz. 21, 241—246 (1902).

— Notes on the heart action of *Molgula manhattensis*. Amer. J. Physiol. 10, 1—27 (1903).

HUTTER, O.F., TRAUTWEIN, W.: Effects of vagal stimulation on the sinus venosus of the grog's heart. Nature (Lond.) 176, 512—513 (1955).

— — Vagal and sympathetic effects on the pacemaker fibres in the sinus venosus of the heart. J. gen. Physiol. 39, 715—733 (1956).

HUXLEY, A. F.: Muscle structure and theories of contraction. Progr. Biophys. 7, 255—318 (1957).

644 Literatur

HUXLEY, A.F., PEACHY: Local activation of slow fibres from striated muscle of the frog. J. Physiol. (Lond.) 151, 43 P (1960).
— STÄMPFLI, R.: Direct determination of membrane resting potential and action potential in single myelinated nerve fibres. J. Physiol. (Lond.) 112, 476—495 (1951).
HUXLEY, H.E.: Electron microscope studies of the organisation of the filaments in striated muscle. Biochem. Biophys. Acta 12, 387—394 (1953).
— HANSON, J.: Direct determination of membrane resting potential and action potential in single myelinated nerve fibres. J. Physiol. (Lond.) 112, 476—495 (1951).
HYMAN, L. HENRIETTE: The invertebrates, Vol. 4. Echinodermata, the coelomate Bilateria. New York and London: McGraw Hill 1955.
INOUYE, A., KATAOKA, K., SHINAGAWA, J.: 5-hydroxytryptamine in the subcellular particles of rabbit brain. Nature (Lond.) 194, 286—287 (1962).
IRREVERRE, F., EVANS, R.L.: Isolation of γ-guanidinobutyric acid from calf brain. J. biol. Chem. 234, 1438—1440 (1959).
— — HAYDEN, A.R., SILVER, R.: Occurrence of gamma-guanidinobutyric acid. Nature (Lond.) 180, 704—705 (1957).
IRVING, L.: Ciliary current in starfish. J. exp. Zool. 41, 115—124 (1924).
— Bradycardia in human divers. J. appl. Physiol. 18, 489—491 (1963).
— SCHOLANDER, P.F., GRINNELL, S.W.: Significance of the heart rate to the diving ability of seals. J. cell. comp. Physiol. 18, 283—297 (1942a).
— — — The regulation of arterial blood pressure in the seal during diving. Amer. J. Physiol. 135, 337 (1942b).
IRYE, T., DILLE, J.M.: Responses of isolated radial longitudinal muscle of Stichopus californicus to drugs. Pharm. Arch. 11, 93—96 (1940).
ITO, M.: Cerebellar and medullary inhibition. Fourth Int. Congress on Pharmacology, Basel 1969, Abstracts p. 27.
IWAMA, K., JASPER, H.H.: The action of gamma aminobutyric acid upon cortical electrical activity in the cat. J. Physiol. (Lond.) 138, 365—380 (1957).
— YAMAMOTO, CH.: Locus of the action of gamma-aminobutyric acid in the suppression of muscular movements in cats. Tohoku J. exp. Med. 70, 271—280 (1959).
JACOBS, M.S., JENSEN, A.V.: Gross aspects of the brain and a fiber analysis of cranial nerves in the grate whale. J. cell. comp. Physiol. 124, 55—71 (1964).
JACOBSON, K.B.: Studies on the role of N-acetylaspartic acid in mammalian brain. J. gen. Physiol. 43, 323—333 (1959).
JANSSENS, P.A.: The metabolism of the activating lungfish. Comp. Biochem. Physiol. 11, 105—117 (1964).
JARRET, A.S.: The effect of acetylcholine on touch receptors in frog's skin. J. Physiol. (Lond.) 133, 243—254 (1956).
JASPER, H., GONZALEZ, S., ELLIOTT, K.A.C.: Action of γ-aminobutyric acid (GABA) and strychnine upon evoked electrical responses of cerebral cortex. Fed. Prob. 17, 79 (1958).
JENSEN, D.: Some observations on cardiac automatism in certain animals. J. gen. Physiol. 42, 289—302 (1958).
— Cardioregulation in an aneural heart. Comp. Biochem. Physiol. 2, 181—201 (1961).
— Eptatretin: a potent cardioactive agent from the branchial heart of the pacific hagfish, Eptatretus stoutii. Comp. Biochem. Physiol. 10, 129—151 (1963).
JOHANSEN, K.: Circulation in the three-chambered snake heart. Circulation 7, 828—832 (1959a).
— Heart activity during experimental diving of snakes. Amer. J. Physiol. 197, 604—606 (1959b).
— Circulation in the hagfish Myxine glutinosa. Biol. Bull. 118, 289—295 (1960).
— Cardiac output and pulsatile aortic flow in the teleost Gadus morhua. Comp. Biochem. Physiol. 7, 169—174 (1962).
— Cardiovascular dynamics in the amphibian Amphiuma tridactylum Cuvier. Norvegian Monograph on Medical Science Scand. Univ. Books, Copenhagen, Stockholm, Göteborg 1963. (Auch: Acta physiol. scand. 60, Suppl. 270, 1963).
— Regional distribution of circulating blood during submersion asphyxia in the duck. Acta physiol. scand. 62, 1—9 (1964).
— AAKHUS, T.: Central cardiovascular responses to submersion asphyxia in the duck. Amer. J. Physiol. 205, 1167—1171 (1963).
— FÄNGE, R., JOHANESSEN, M.W.: Relations between blood, sinus fluid and lymph in Myxine glutinosa. Comp. Biochem. Physiol. 7, 23—28 (1962).
— HOL, R.: A cineradiographic study of the snake heart. Circulat. Res. 8, 253—259 (1960).
— KROG, J.: Peripheral circulatory response in submersion asphyxia in the duck. Acta physiol. scand. 46, 194—200 (1959).
— REITE, OLA B.: Cardiovascular responses to vagal stimulation and cardioaccelerator nerve blockade in birds. Comp. Biochem. Physiol. 12, 479—487 (1964).

JOHNELS, A.G.: On the peripheral autonomic nervous system of the trunk region of *Lampetra planeri*. Acta Zool. (Stockh.) **37**, 251—286 (1956).
— On the dorsal ganglion cells of the spinal cord in Lampreys. Acta Zool. (Stockh.) **39**, 201—216 (1958).
— OESTLUND, E.: Anatomical and physiological studies on the enteron of *Lampetra fluviatilis*. Acta Zool. (Stockh.) **39**, 9—12 (1958).
JOHNSON, E.A.: The effects of quinidine, procaine amide and pyrilamine on the membrane resting and action potential of guinea pig ventricular muscle fibres. J. Pharmacol. exp. Ther. **117**, 237—244 (1956).
— MCKINNON, M.G.: The differential effect of quinidine and pyrilamine on the myocardial action potential at various rates of stimulation. J. Pharmacol. exp. Ther. **120**, 406—468 (1957).
— ROBERTSON, P.A.: Effect of acetylcholine and quinidine on atrial cellular potentials. Nature **180**, 1483—1484 (1957).
— — The stimulatory action of acetylcholine on isolated rabbit atria. Brit. J. Pharmacol. **13**, 304—307 (1958).
JONES, D.R.: Factors affecting the recovery from diving bradycardia in the frog. J. exp. Biol. **44**, 397—411 (1966).
— Oxygen consumption and heart rate of several species of anuran amphibia during submergence. Comp. Biochem. Physiol. **20**, 691—710 (1967).
— SHELTON, G.: Factors influencing submergence and the heart rate in the frog. J. exp. Biol. **41**, 417—431 (1964).
JONES, MARION, FEATHERSTONE, R.M., BONTING, S.L.: The effect of acetylcholine on the cholinesterases of chick embryo intestine cultured in vitro. J. Pharmacol. exp. Ther. **116**, 114—118 (1956).
JUHÁSZ-NAGY, A., SZENTIVANGYI, M., SZABÓ, M., VÁMOSI, B.: Coronary circulation of the tortoise heart. Acta physiol. Acad. Sci. hung. **23**, 33—48 (1963).
JULLIEN, A., RIPPLINGER, J.: Le rameau cardiaque du pneumogastrique des poissons est formé d'au moins deux nerfs: un nerf chronotrope (verlangsamend), cholinergique, et un nerf tonotrope (tonusvermindernd) non cholinergique. C. R. Acad. Sci. (Paris) **230**, 867—868 (1950).
— — Physiologie du coeur des poissons et de son innervation extrinsèque. Ann. Sci. Univ. Besançon, Zool. Physiol. Sér. 2, H **9**, 35—92 (1957).
JUNG, H.: Die Wirkung der Ovarial- und der Placentar-Hormone. In: EDITH BÜLBRING (Editor): Pharmacology of smooth muscle, pp. 113—126. Oxford: Pergamon Press 1964.
KAPLAN, H.M., SCHWARTZ, C.: Electrocardiography in turtles. Life Sciences **2**, 637—645 (1963).
KARCZMAR, A.G.: Ontogenesis of cholinesterases. In: G.B. KOELLE: Cholinesterases and anticholinesterase agents. Handbuch exp. Pharmakologie, Ergänzungswerk, Bd. 15, pp. 127—186. Berlin-Göttingen-Heidelberg: Springer 1963a.
— Ontogenetic effects. In: G.B. KOELLE: Cholinesterases and anticholinesterase agents. Handbuch exp. Pharmakologie, Ergänzungswerk, Bd. 15, pp. 799—832. Berlin-Göttingen-Heidelberg: Springer 1963b.
— KOPPANYI, T.: Action of central nervous system depressants at different growth periods of salamander larvae II. Anat. Rec. **101**, 713 (1948).
— — Central effects of diisopropyl-fluorophosphonate (DFP) in urodele larvae. Arch. exp. Pathol. Pharmakol. **219**, 263—272 (1953).
KARRER, H.E.: An electron microscope study of the aorta in young and aging mice. J. Ultrastruct. Res. **5**, 1—27 (1961).
KATZ, B., MILEDI, R.: A study of spontaneous miniature potentials in spinal motoneurones. J. Physiol. (Lond.) **168**, 389—422 (1963).
KAWAGUTI, S., IKEMOTO, N.: Electron microscopy of the heart muscle from the sea suirt, *Ciona intestinalis*. Biol. J. Okayama Univ. **4**, 93—101 (1958).
KEATINGE, W.R.: The effects of increased filling pressure on rhythmicity and atrioventricular conduction in isolated hearts. J. Physiol. (Lond.) **149**, 193—208 (1959).
KERKUT, G.A.: The retraction and protraction of the tube feet of the starfish (*Asterias rubens* L.) Behavior **8**, 112—129 (1955).
— SHAPIRA, WALKER, R.J.: The effect of acetylcholine, glutamic acid and GABA on the contraction of the perfused cockroach leg. Comp. Biochem. Physiol. **16**, 37—48 (1965).
KETY, S.S., ELKES, J.: Regional neurochemistry. The regional chemistry, physiology and pharmacology of the nervous system. Oxford: Pergamon Press 1961.
KEYNES, R.D.: The generation of electricity in fishes. Endeavour **15**, 215—222 (1956).
— MARTIUS-FERREIRA, H.: Membrane potentials in electroplates of the electric eel. J. Physiol. (Lond.) **119**, 315—351 (1953).

KEYS, A., BATEMAN, J.B.: Branchial responses to adrenaline and to pitressin in the eel. Biol. Bull. **63**, 327—336 (1932).

KHALIL, F., MALEK, S.R.A.: Studies on the nervous control of the heart of *Uromastyx aegyptiaca* (Forskal). Physiol. comp. ('s-Grav.) **2**, 386—390 (1952).

KING, R.L., BURWELL, C.S., WHITE, P.D.: Some notes on the anatomy of the elephant's heart. Amer. Heart J. **16**, 734—743 (1938).

— JENKS, J.L. jr.: The relation of heart size to the time intervals of the heart beat, with particular reference to the elephant and the whale. New Engl. J. Med. **248**, 69—70 (1953).

— — WHITE, P.D.: The electrocardiogram of a Beluga whale. Circulation **8**, 387—392 (1953).

KIRALLY, J.K., PHILLIS, J.W.: The action of some drugs on the dorsal root potentials of the isolated toad spinal cord. Brit. J. Pharmacol. **17**, 224—231 (1961).

KIRBY, S., BURNSTOCK, G.: Pharmacological studies of the cardiovascular system in the anesthetized sleepy lizard (*Tiliqua rugosa*) and toad *Bufo marinus*. Comp. Biochem. Physiol. **28**, 321—331 (1969).

KIRCHNER, L.B.: The effect of atropine and the curares on the active transport of sodium by the skin of *Rana esculenta*. J. cell. comp. Physiol. **45**, 89—102 (1955).

KISCH, B.: Electrographic investigations of the heart of fish. Exp. Med. Surg. **6**, 31—62 (1948).

— Reflex cardiac inhibition in the ganoid *Acipenser sturio*. Amer. J. Physiol. **160**, 552—555 (1950).

— Der ultramikroskopische Bau von Herz und Kapillaren. Eine elektronen-mikroskopische Untersuchung und ihre Auswertung für die Physiologie. Darmstadt: D. Steinkopff 1957.

— BARDET, J.M.: Electron microscopic histology of the heart. New York: Brooklyn Medical Press 1951.

KLEINHOLZ, L.H.: Color changes in echinoderms. Pubbl. Staz. zool. (Napoli) **17**, 53—57 (1938).

— The distribution of intermedian first appearance of the hormone in the early ontogeny of *Rana pipiens*. Biol. Bull. **79**, 432—438 (1940).

KLOOT, W.G. VAN DER: The effect of enzyme inhibitors on the resting potential and on the ion distribution of the sartorius muscle of the frog. J. gen. Physiol. **41**, 879—900 (1958).

KNIGHT-JONES, E.W.: On the nervous system of *Saccoglossus cambrensis* (Enteropneusta). Phil. Trans. B **236**, 315—354 (1952).

KOBLICK, D.C.: Choline acetylase and choline esters in frog skin. Fed. Proc. **20**, 139 (1961).

KOCH, H.J.: Cholinesterase and active transport of sodium chloride through the isolated gills of the crab *Eriocheir sinensis* M.Edw. In: Recent developments in cell physiology. New York: Academic Press 1954.

KOELLE, G.B.: Cholinesterases and anticholinesterase agents. In: Handbuch exp. Pharmakologie, Ergänzungswerk, Bd. 15. Berlin-Göttingen-Heidelberg: Springer 1963.

— FRIEDENWALD, J.S.: The effect of inhibition of specific and nonspecific cholinesterase on the motility of the isolated ileum. J. Pharm. Pharmacol. **100**, 180—191 (1950).

— GEESEY, C.N.: Localization of acetylcholinesterase in the neurohypophysis and its functional implications. Proc. Soc. exp. Biol. (N.Y.) **106**, 625—628 (1961).

— STEINER, E.C.: The cerebral distributions of a tertiary and a quaternary anticholinesterase agent following intravenous and intraventricular injections. J. Pharmacol. exp. Ther. **118**, 420—434 (1956).

KOPERA, H., LAZZARINI, W.: Zur Frage der zentralen Übertragung afferenter Impulse. IV. Die Verteilung der Substanz P im Zentralnervensystem. Naunyn-Schmiedebergs Arch. exp. Path. Pharmak. **219**, 214—222 (1953).

KOPPANYI, T., MAC FARLANE, M.D.: The effect of atropine on responses of normal and reserpinized rabbit atria to acetylcholine. Life Sciences **3**, 1135—1143 (1964).

KORDIK, G., BÜLBRING, E., BURN, J.H.: Ciliary movement and acetylcholine. Brit. J. Pharmacol. **7**, 67—79 (1952).

KOTTEGODA, S.R.: Stimulation of isolated rabbit auricles by substances which stimulate ganglia. Brit. J. Pharmacol. **8**, 83—86 (1953).

KRAHL, M.E.: Metabolic activities and cleavage of eggs of the sea urchin *Arbacia punctulata*, a review 1932—1949. Biol. Bull. **98**, 176—217 (1950).

KRESPI, V., SLEATOR, W.W., jr.: A study of the ontogeny of action potentials in chick embryo hearts. Life Sciences **5**, 1441—1446 (1966).

KRIEBEL, M.E.: Studies on the cardiovascular physiology of the Tunicate *Ciona intestinalis*. Thesis Univ. Wash., Seattle 1964.

— Spread of excitation and injected current in the Tunicate myocardium. In: F.V. McCANN: Comparative physiology of the heart: current trends, pp. 111—134. Basel: Birkhäuser 1969.

KRIJGSMAN, B.J.: Contractile and pacemaker mechanisms of the heart of Tunicates. Biol. Rev. **31**, 288—312 (1956).

— DIVARIS, G.A.: Contractile and pacemaker mechanisms of the heart of molluscs. Biol. Rev. **30**, 1—39 (1956).

Krijgsman, B.J., Divaris, G.A.: Some features of the physiology of the tunicate heart. In: Recent advances in invertebrate physiology, pp. 277—286. Ed. by B.T. Scheer. University of Oregon Publications. E. Oregon 1957.

Krivoy, W.A.: Potentiation of substance P by lysergic acid diethylamide in vivo. Brit. J. Pharmacol. 16, 253—256 (1961).

Krnjević, K.: Cholinergic transmission in fish muscle. Nature (Lond.) 191, 1403—1404 (1961).

— Sensitivity of cortical neurones to acetylcholine. Experientia (Basel) 17, 469 (1962).

— Miledi, R.: Acetylcholine in mammalian neuromuscular transmission. Nature (Lond.) 182, 805—806 (1958).

— Phillis, J.W.: Sensitivity of cortical neurones to acetylcholine. Experientia (Basel) 17, 469 (1961).

— — Jontophoretic study of neurones in the mammalian cerebral cortex. J. Physiol. (Lond.) 165, 274—304 (1963a).

— — Acetylcholine sensitive cells in the cerebral cortex. J. Physiol. (Lond.) 166, 296—327 (1963b).

— Silver, A.: Cholinesterase staining in the cerebral cortex. J. Physiol. (Lond.) 165, 3—4 P (1963).

Krüger, P.: Die Innervation der tetanischen und tonischen Fasern der quergestreiften Skeletmuskulatur der Wirbeltiere. Anat. Anz. 97, 169—175 (1949).

— Die Grundlagen des Tetanus und Tonus der quergestreiften Skeletmuskelfasern der Wirbeltiere. Experientia (Basel) 6, 75—80 (1950).

— Tetanus und Tonus der quergestreiften Skeletmuskeln der Wirbeltiere und des Menschen. Akad. Verlagsges. Geest u. Portig K.-G. 1952.

— Die Innervation phasisch bzw. tonisch-reagierender Muskeln von Säugetieren und des Menschen. Acta anat. (Basel) 40, 186—210 (1960).

— Duspiva, F., Fürlinger, F.: Tetanus und Tonus des Skeletmuskels des Frosches, eine histologische, reizphysiologische und chemische Untersuchung. Pflügers Arch. ges. Physiol. 231, 750—786 (1933).

— Günther, P.G.: Innervation und pharmakologisches Verhalten des M. gastrocnemicus und M. pectoralis maior der Vögel. Acta anat. (Basel) 33, 325—338 (1958).

Kuffler, S.W.: Specific excitability of the endplate region in normal and denervated muscle. J. Neurophysiol. 6, 99—110 (1943).

— The two skeletal nerve-muscle systems in frog. Naunyn-Schmiedebergs Arch. exp. Path. Pharmak. 220, 116—135 (1953).

— Edwards, C.: Mechanism of gamma aminobutyric acid (GABA) action and its relation to synaptic inhibition. J. Neurophysiol. 21, 589—610 (1958).

— Laporte, Y., Ransmeier, R.E.: The function of the frog's small-nerve motor system. J. Neurophysiol. 10, 395—408 (1947).

— Vaughan Williams, E.M.: Small nerve junction potentials. The distribution of small motor nerves to frog skeletal muscle, and the membrane caracteristics of the fibres they innervate. J. Physiol. (Lond.) 121, 289—317 (1953a).

— — Properties of the "slow" skeletal muscle fibres of the frog. J. Physiol. (Lond.) 121, 318—340 (1953b).

Kuhn, E.: Geschichte der Wirbeltiere. Zürich: E. Rüegg & Co. 1951.

— Wege der Reptiliensystematik. Mitt. Paläont. Institut Univ. Zürich. Paläont. Z. 37, 61—87 (1963).

Kühne, W.: Über die peripherischen Endorgane der motorischen Nerven. Leipzig: Engelmann 1862.

— Die Muskelspindeln. Virchows Arch. path. Anat. 28, 528—538 (1863).

— Neue Untersuchungen über die motorische Nervenendigung. Z. Biol. 23, 1—148 (1887).

Kupelwieser, E.: Beitrag zur Physiologie des venösen Vorherzens (Sinus und Hohlvenen) der Ringelnatter. Pflügers Arch. ges. Physiol. 182, 50—73 (1920).

Kupfer, C., Koelle, G.B.: A histochemical study of cholinesterase during the formation of the motor endplate of the albino rat. J. exp. Zool. 116, 397—415 (1951).

Labat, R., Raynaud, P., Serfaty, A.: Reactions cardiaques et variations de masse sanguine chez les Téléostéens. Comp. Biochem. Physiol. 4, 75—80 (1961).

— Serfaty, A.: Modifications électrocardiographiques de la carpe (Cyprinus carpio L.) au cours des changements de salinité. Hydrobiologia 16, sous presse (1961).

Lahille, F.: Contributions à l'étude anatomique et taxonomique des Tuniciers. Toulouse 1890.

Lallier, R.: Recherches sur le problème de la détermination chez les échinodermes. Experientia (Basel) 8, 271 (1952).

— Analyse expérimentale de la différentiation embryonnaire chez les échinodermes. Experientia (Basel) 14, 309—315 (1958).

LAZZARINI, A.A., BELLEVILLE, J.W.: Method for study of electrocardiogram of early chick embryo within the shell. Proc. Soc. exp. Biol. (N. Y.) **93**, 27—30 (1956).

LECHNER, H., LEMBECK, F.: Einfluß der Substanz P auf die elektrische Aktivität des Gehirns. Naunyn-Schmiedebergs Arch. exp. Path. Pharmak. **234**, 419—425 (1958).

LEIVESTAD, H.: The effect of prolonged submersion on the metabolism and the heart rate in the toad. Årb. Univ. Bergen Med. Ser. **5**, 1—15 (1960).

LEMBECK, F.: Zur Frage der zentralen Übertragung afferenter Impulse. III. Das Vorkommen und die Bedeutung der Substanz P in den dorsalen Wurzeln des Rückenmarks. Naunyn-Schmiedebergs Arch. exp. Path. Pharmak. **219**, 197—213 (1953).

— HOLASEK, A.: Die intrazelluläre Lokalisation der Substanz P. Naunyn-Schmiedebergs Arch. exp. Path. Pharmak. **238**, 542—545 (1960).

LEVIN, E., LOVELL, R.A., ELLIOTT, K.A.: The relation of gamma-aminobutyric acid to factor I in brain extracts. J. Neurochem. **7**, 147—154 (1961).

LEWIS, P.R., HUGHES, A.F.W.: Patterns of myo-neural junctions and cholinesterase activity in the muscles of tadpoles of *Xenopus laevis*. Quart. J. micr. Sci. **101**, 55—67 (1960).

LILEY, A.W.: The quantal components of the mammalian endplate potentials. J. Physiol. (Lond.) **133**, 571—587 (1956).

LINDAHL, P.E.: Physiologische Probleme der Entwicklung und Formbildung des Seeigelkeimes. Naturwissenschaften **29**, 673—685 (1941).

LINDEMANN, V.F.: The cholinesterase and acetylcholine content of the chick retina, with special reference to functional activity as indicated by the pupillary constrictor reflex. Amer. J. Physiol. **148**, 40—44 (1947).

LISSÁK, K., MARTIN, J.: Beiträge zum Wirkungsmechanismus des Atropins. Arch. exp. Pathol. Pharmakol. **196**, 558—565 (1940).

LISSMANN, H.W.: On the function and evolution of electric organs in fish. J. exp. Biol. **35**, 156—191 (1958).

— MACHIN, K.E.: The mechanism of object location in *Gymnarchus niloticus* and similar fish. J. exp. Biol. **35**, 451—486 (1958).

LLOYD, D.P.C.: A study of some twentieth century thoughts on inhibition in the spinal cord. In: E. FLOREY: Nervous Inhibition, pp. 13—31. Oxford: Pergamon Press 1961.

LOEWI, O.: Über humorale Übertragbarkeit der Herznervenwirkung. Pflügers Arch. ges. Physiol. **189**, 239—242 (1921).

— Über den Vagusstoff. Naunyn-Schmiedebergs Arch. exp. Path. Pharmak. **193**, 201—220 (1922).

LOMBARD, E.A.: Electrocardiograms of small mammals. Amer. J. Physiol. **171**, 189—193 (1952).

LONGO, V.G.: Electroencephalographic atlas for pharmacological research. Effect of drugs on the electrical activity of the rabbit brain. Amsterdam: Elsevier 1962.

— MARTIN, W.R., UNNA, K.R.: A pharmacological study on the Renshaw cell. J. Pharm. Pharmacol. **129**, 61—68 (1960).

— NACHMANSOHN, D., BOVET, D.: Aspects électroencéphalographiques de l'antogonisme entre l'iodeméthylate de 2-pyridine aldoxime (PAM) et le méthylfluorophosphate d'isopropyle (Sarin). Arch. int. Pharmacodyn. **123**, 282—290 (1960).

LORENZ, M., JUNG, P.: Über die Cholinesterase des Froschherzens. VI. Mitteilung. Zum Wirkungsmechanismus cholinergischer Stoffe. Naunyn-Schmiedebergs Arch. exp. Path. Pharmak. **207**, 372—379 (1949).

LUFT, J.H.: The fine structure of the electric organ of the electric eel and Torpedo ray. J. biophys. biochem. Cytol. Suppl. **2**, 279—321 (1956).

— The histology and cytology of the electric organ of the electric eel (*Electrophorus electricus* L.). J. Morph. **100**, 113—139 (1957).

LUNDIN, S.J.: Occurrence and localization of acetylcholinesterase (AcChE) in *Lebistes reticulatus* and *Carrassius auratus*. Acta physiol. scand. **42**, Suppl. **145**, 102 (1957).

— On the location of cholinesterase in fishes. Experientia (Basel) **14**, 131—132 (1958).

— Acetylcholinesterase in goldfish muscles. Studies on some substrates and inhibitors. Biochem. J. **72**, 210—214 (1959).

LUTZ, B.R.: Responses and regulation of visceral muscle of elasmobranchs. Biol. Bull. **61**, 93—100 (1931).

MACHIN, K.E., LISSMAN, H.W.: The mode of operation of the electric receptors in *Gymnarchus niloticus*. J. exp. Biol. **37**, 801—811 (1960).

MACHNE, X., FADIGA, E., BROOKHART, J.M.: Antidromic and synaptic activation of frog motor neurones. J. Neurophysiol. **22**, 483—503 (1959).

— UNNA, K.R.W.: Actions at the central nervous system. In: G.B. KOELLE: Cholinesterases and anticholinesterase agents. Handbuch exp. Pharmakologie, Ergänzungswerk, Bd. 15, pp. 679—700. Berlin-Göttingen-Heidelberg: Springer 1963.

MacIntosh, F.C., Oborin P.E.: Release of acetylcholine from intact cerebral cortex. XIX. Internat. Physiol. Congr. Montreal, Abstracts 1953.

Mackay, B., Muir, A.R., Peters, A.: Observations on the terminal innervation of segmental muscle fibres in amphibia. Acta anat. (Basel) **40**, 1—12 (1960).

— Peters, A.: Terminal innervation of segmental muscle fibres. "Histochemistry and cholinesterase" (Symposium Basel 1960). Bibl. anat. (Basel) **2**, 182—193 (1961).

Magazanik, L.G., Fruentov, N.K., Roshkova, E.K., Rybolovlev, R.S., Mikhel'son, M. Ya.: On the evolution of choline receptive sites of locomotor muscle. In: G.B. Koelle, W.W. Douglas and A. Carlsson: Pharmacology of cholinergic and adrenergic transmission, pp. 113—270. Oxford: Pergamon Press 1965.

Mangold, E.: Studien zur Physiologie des Nervensystems von Echinodermen. II. Über das Nervensystem der Seesterne und über den Tonus. Pflügers Arch. ges. Physiol. **123**, 1—39 (1908).

Marazzi, A.S.: Some indications of cerebral humoral mechanisms. Science **118**, 367—370 (1953).

— The effects of certain drugs on cerebral synapses. Ann. N. Y. Acad. Sci. **66**, 496—507 (1957).

— Hart, E.R., Rodriguez, J.M.: Action of blood-borne gamma-aminobutyric acid in central synapses. Science (N. Y.) **127**, 284—285 (1958).

Marceau, F.: Lieu de terminaison des fibres du pneumogastriques dans le coeur des Batraciens (Grenouille, Crapaud). C. R. Soc. Biol. (Paris) **140**, 286 (1946).

Mark, J.S.T.: An electron microscope study of uterine smooth muscle. Anat. Rec. **125**, 473—493 (1956).

Markman, B.: On the peripheral nervous system of ascidians. Acta Zool. (Stockh.) **39**, 13—18 (1958).

Marnay, A., Nachmansohn, D.: Cholinesterase in frog and lizard muscle. J. Physiol. (Lond.) **92**, 37—47 (1958).

Marshall, J.M.: The action of oxytocin on uterine smooth muscle. In: E. Bülbring (Editor): Pharmacology of smooth muscle, pp. 143—153. Oxford: Pergamon Press 1964.

— Vaugham Williams, E.M.: Pacemaker potentials. The excitation of isolates rabbit auricles by acetylcholine at low temperatures. J. Physiol. (Lond.) **131**, 186—199 (1956).

Martin, A.R.: Quantal nature of synaptic transmission. Physiol. Rev. **46**, 51—66 (1966).

— Pilar, G.: Quantal components of the synaptic potential in the ciliary ganglion of the chick. J. Physiol. (Lond.) **175**, 1—16 (1964).

Mathur, P.N.: The anatomy of the reptilian heart. I. *Varanus monitor* (Linné). Proc. Indian Acad. Sci. B **20**, 1—29 (1944).

Matthews, B.H.C.: The response of a muscle spindle during active contraction of a muscle. J. Physiol. (Lond.) **72**, 153—174 (1931).

Matthews, P.B.C.: Muscle spindles and their motor control. Physiol. Rev. **44**, 219—288 (1964).

Matthewson, R., Mauro, A., Amatnick, E., Grundfest, H.: Morphology of main and accessory electric organs of *Narcine brasiliensis* (Olfers) and some correlations with their electrophysiological properties. Biol. Bull. **115**, 126—135 (1958).

Mazel, P., Holland, W.C.: Acetylcholine metabolism in the various chambres of the frog and turtle heart. J. Pharmacol. exp. Ther. **122**, 50 A (1958a).

— — Acetylcholine and electrolyte metabolism in the various chambers of the frog and turtle heart. Circulat. Res. **6**, 684—688 (1958b).

McCarty, L.P., Lee, W.C., Shideman, F.E.: Measurement of the inotropic effects of drugs on the innervated and noninnervated embryonic chick heart. J. Pharm. Pharmacol. **129**, 315—321 (1960).

McCurdy, H.: Some effect of sunlight on the starfish. Science **38**, 98—100 (1931).

McDowall, R.J.S.: The stimulating action of acetylcholine on the heart. J. Physiol. (Lond.) **103**, 33 P (1944).

McLean, J.R., Bell, C., Burnstock, G.: Histochemical and pharmacological studies of the innervation of the urinary bladder of the frog (*Rana temporaria*). Comp. Biochem. Physiol. **21**, 383—392 (1967).

McLennan, H.: The identification of one active component from brain extracts, containing Factor I. J. Physiol. (Lond.) **146**, 358—368 (1959).

— Inhibitory transmitters, a review. In: E. Florey: Nervous inhibition, pp. 350—368. Oxford: Pergamon Press 1961.

Meesen, H.: In: Struktur und Stoffwechsel des Herzmuskels. 1. Symposium an der Medizinischen Universitätsklinik Münster/Westf. 26./27. Sept. 1958. Hrsg. von W.H. Hauss und H. Losse. Stuttgart: Georg Thieme 1959.

Melton, C.E.: Electrical activity in the uterus of the rat. Endocrinology **58**, 139—149 (1957).

Merrillees, N.C.R.: The fine structure of muscle spindles in the muscles of the rat. J. biophys. biochem. Cytol. **7**, 725—742 (1960).

METZLER, C.J., HUMM, D.G.: The determination of cholinesterase activity in whole brains of developing rats. Science **113**, 382—383 (1951).

MEYER, H.J., LUCKEN, B.: Die inotrope Vaguswirkung auf den Karpfenvorhof bei verschiedener Treibfrequenz. Pflügers Arch. ges. Physiol. **268**, 24—26 (1958).

MILLAR, B.H.: Reversal of the heart-beat in tunicates. Nature (Lond.) **170**, 851—852 (1952).

— Ciona. Memoirs on typical british marine plants and animals. Ed. by J. S. COLEMAN. No. 35, Liverpool Marine Biol. Committee, Liverpool University 1953.

MILLOT, N.: Colour change in the echinoid *Diadema antillarum* Philippi. Nature (Lond.) **170**, 325 (1953a).

— Light emission and light perception in species of *Diadema*. Nature (Lond.) **171**, 973—974 (1953b).

— Sensitivity to light and the reactions to changes in light intensity in the echinoid *Diadema antillarum* Philippi. Phil. Trans. B **238**, 187—220 (1954).

MILLOT, N., ANTHONY, J.: Anatomie de *Latimeria chalumnae*. Tome I: Squélette, muscles et formation de soutien. Centre National de la Recherche Scientifique, Paris 1958.

— YOSHIDA, M.: The shadow reaction of *Diadema antillarum* Philippi. I. The spine response and its relation to the stimulus. J. exp. Biol. **37**, 363—375 (1960).

MILOCHIN, A.A.: Über synaptische Verbindungen im Darmplexus der Cyclostomen. Z. mikr.-anat. Forsch. **66**, 45—52 (1959).

MILTON, A.S.: The action of tubocurarine on ciliary movements. Brit. J. Pharmacol. **14**, 323—326 (1959).

MISLIN, H.: Temperatur- und Druckabhängigkeit der isolierten, autonom tätigen Flughautvene (Chiroptera). Helv. Physiol. pharmacol. Acta **5**, C 18—C 19 (1947).

— Die elektrotonischen Erscheinungen an der isolierten Flughautvene. Helv. physiol. pharmacol. Acta **6**, C 31 (1948a).

— Das Elektrovenogramm (Evg) der isolierten Flughautvene (Chiroptera). Experientia (Basel) **4**, 28 (1948b).

— Über die Beteiligung des Sauerstoffes bei der Tätigkeit der isolierten, aktiv pulsierenden Flughautvene (Microchiroptera). Helv. physiol. pharmacol. Acta **7**, C 15—C 16 (1949).

— Der Einfluß von Serumfaktor und Herzmuskelextrakt (Recosen) auf die Tätigkeit des „Venenherzens" (Chiroptera). Experientia (Basel) **7**, 385—387 (1951a).

— Zur Analyse des Elektrovenogramms (Evg) der isolierten Flughautvene (Chiroptera). Helv. physiol. pharmacol. Acta **9**, C 74—C 76 (1951b).

— L-Arginin als Bewegungsregulator des „Venenherzens". Experientia (Basel) **9**, 425—426 (1953).

— Zum Problem der Selbstregulation des „Venenherzens" (Chiroptera). Helv. physiol. pharmacol. Acta **17**, C 27—C 31 (1959).

— Über eine spontane Extrasystolie im Schrittmachersystem des Tunikatenherzens (*Ciona intestinalis* L.). Experientia (Basel) **20**, 227—228 (1964).

— KRAUSE, R.: Die Schrittmachereigenschaften des Herzschlauchs von *Ciona intestinalis* L. und ihre Beziehungen zur Reversion des Herzschlages. Rev. Suisse Zool. **71**, 610—626 (1964).

MITCHELL, J.F., PHILLIS, J.W.: Cholinergic transmission in the frog spinal cord. Brit. J. Pharmacol. **19**, 534—543 (1962).

MOHR, E.: Localisation histochimique des cholinestérases du coeur. C. R. Soc. Biol. (Paris) **148**, 632—634 (1954).

— GEREBTZOFF, M.A.: Recherches histochimiques sur les acétylcholine et choline estérases. 3. Localisation dans le coeur de mammifère. Acta anat. (Basel) **22**, 143—151 (1954).

MOORE, A.R.: The action of strychnine and nicotine on the neuromuscular mechanism of *Asterias*. J. gen. Physiol. **2**, 201—206 (1920).

— Injury recovery and function in an aganglionic central nervous system. J. comp. physiol. psychol. **28**, (1939).

MOORE, D.H., RUSKA, H.: Electron microscope study of mammalian cardiac muscle cells. J. biophys. biochem. Cytol. **3**, 261—268 (1957).

MORI, M.: Atrioventricular connecting system of crocodile heart. Kiushu Mem. Med. Sci. **5**, 199—205 (1955). Ref.: Ber. wiss. Biol. **100**, 287 (1956).

MORRIS, D., BULL, G., HEBB, CATHERINE O.: Acetylcholine in the electric organe of *Torpedo*. Nature (Lond.) **207**, 1295 (1965).

MORRISON, J.F., GRIFFITH, D.E., ENNOR, A.H.: Biochemical evolution: Position of the Tunicates. Nature (Lond.) **178**, 359 (1956). Ref.: Ber. wiss. Biol. **109**, 57 (1957).

MOTT, J.C.: Some factors affecting the blood circulation in the common eel (*Anguilla anguilla*). J. Physiol. (Lond.) **114**, 387—398 (1951).

— The cardiovascular system. In: The physiology of fishes. Ed. by M.E. BROWN. Vol. 1, 81—108 (1957). New York: Academic Press 1957.

Muir, A.R.: The development of the ventricular part of the conducting tissue in the heart of the sheep. J. Anat. (Lond.) 88, 381—391 (1955).

Müller, E., Liljestrand, G.: Anatomische und experimentelle Untersuchungen über das autonome Nervensystem der Elasmobranchier nebst Bemerkungen über die Darmnerven bei den Amphibien und Säugetieren. Arch. Anat. Physiol. Anat. Abtlg. 1918, 137—172.

Murdangh, H.V., jr., Jackson, J.E.: Heart rate and blood lactic acid concentration during experimental diving of water snakes. Amer. J. Physiol. 202, 1163—1165 (1962).

Murdough, H.V., jr., Sealbury, J.C., Mitchell, W.L.: Electrocardiogram of the diving seal. Circulat. Res. 9, 358—361 (1961).

Murphy, S.D., DuBois, K.P.: The influence of various factors on the enzymatic conversion of organic thiophosphates to anticholinesterase agents. J. Pharm. Pharmacol. 124, 194—202 (1958).

Murray, R.W.: The response of the ampullae of Lorenzini of elasmobranches to mechanical stimulation. J. exp. Biol. 37, 417—424 (1960).

Myers, D.K.: Studies on cholinesterase. 7. Determination of the molar concentration of pseudocholinesterase in serum. Biochem. J. 51, 303—311 (1952).

— Studies on cholinesterase. 9. Species variation in the specifity pattern of the pseudocholinesterases. Biochem. J. 55, 67—79 (1953).

Nachmansohn, D.: Cholinésterase dans les tissus embryonnaires. C. R. Soc. Biol. (Paris) 127, 670—673 (1938).

— Cholinesterase in brain and spinal cord of sheep embryos. J. Neurophysiol. 3, 396—402 (1940).

— Role of acetylcholine in neuromuscular transmission. Bull. Johns Hopk. Hosp. 83, 463—493 (1948).

— Chemical and molecular basis of nerve activity. New York: Academic Press 1959.

— Molecular biology. Elementary processes of nerve conduction and muscle contraction. New York: Academic Press. 1960.

— Coates, C.W., Cox, R.T.: Electric potential and activity of choline esterase in the electric organ of Electrophorus electricus (Linnaeus). J. gen. Physiol. 25, 75—88 (1941).

— — Rothenberg, M.A.: Studies on cholinesterase. II. Enzyme activity and voltage of the action potential in electric tissue. J. biol. Chem. 163, 39—48 (1946).

Nastuk, W.L.: Some ionic factors that influence the action of acetylcholine at the muscle end-plate membrane. Ann. N. Y. Acad. Sci. 81, 317—327 (1959).

— Alving, B.O.: Further study of 3-hydroxyphenyldimethylammonium (edrophonium) and its closely related analogues with respect to activity at the neuromuscular junction. Biochem. Pharmacol. 1, 307—322 (1958).

Needham, J., Needham, D.M., Baldwin, E., Yudkin, W.H.: A comparative study of the phosphagens with some remarks on the origin of vertebrates. Proc. roy. Soc. B 110, 260—294 (1932).

Nelemans, F.A.: Liberation of sympathin and acetylcholin by faradic stimulation of the frog's heart. Acta physiol. pharmacol. neerl. 2, 51—62 (1951).

Nickel, Elvira: Die Ultrastruktur der motorischen Endplatte. Bull. schweiz. Akad. med. Wiss. 22, 433—442 (1967).

Nicol, J.A. C.: Autonomic nervous systems in lower chordates. Biol. Rev. 27, 1—49 (1952).

Niedergerke, R., Lüttgan, H.C.: Calcium and the contraction of the heart. Nature (Lond.) 179, 1066—1067 (1957).

Numanoi, H.: Studies on the fertilization substance. V. Distribution of acetylcholine esterase in egg particles of the sea urchin Hemicentrotus pulcherrismus. Sci. Papers Coll. Gen. Educ. Univ. Tokyo 5, 37—41 (1955a).

— Studies on the fettilization substance. VI. Formation of acetylcholinelike substance in echinoderm eggs during fertilization. Sci. Papers Coll. Gen. Educ. Univ. Tokyo 5, 43—54 (1955b).

O'Brien, R.D.: Toxic phosphorus esters. Chemistry, metabolism and biological effects. New York: Academic Press 1960.

Oestlund, E., Euler, U.S. von: Occurence of substance P in the central nervous system of fish. Second Int. Sympos. Neurosecretion. Berlin-Göttingen-Heidelberg: Springer 1957.

— Fänge, R.: Vasodilation by adrenaline and noradrenaline, and the effect of some other substances on perfused fish gills. Comp. Biochem. Physiol. 5, 307—309 (1962).

Oets, J.: Electrocardiograms of fishes. Physiol. comp. ('s-Grav.) 2, 181—186 (1950).

Ohara, K., Sano, I., Koizumi, H., Nishinuma, K.: Free β-hydroxy-γ-aminobutyric acid in brain. Science 129, 1225—1226 (1959).

Okamura, N., Otsuki, S., Ayoma, T.: Studies on the free amino acids and related compounds in the brain of fish, amphibia, reptile, aves and mammal. J. Biochem. (Tokyo) 46, 207—212 (1959).

Olson, E.C.: The evolution of mammalian characters. Evolution 13, 344—353 (1959).

OLSON, M.: The histology of the retractor muscle of *Thyone briareus*, Lesueur. Biol. Bull. **74**, 342—347 (1938).

OLSSON, R.: General review of the endocrinology of the Protochordata and Myxinoidea. In: M. R. N. PRASARD (Editor): Progress in comparative Endocrinology. New York and London: Academic Press 1969.

OORDT, G. J. van, BURGERS, A. C. J.: Studies on pigment migrations in the melanophores of *Xenopus laevis*. Arch. néerl. Zool. **13**, Suppl. **1**, 290—300 (1958).

OPPELT, W. W., PATLAK, C. S., ZUBROD, C. G., RALL, D. P.: Ventricular fluid production rates and turnover in Elasmobranchii. Comp. Biochem. Physiol. **12**, 171—177 (1964).

ORD, M. G., THOMPSON, R. H. S.: The distribution of cholinesterase types in mammalian tissues. Biochem. J. **46**, 346—352 (1950).

O'STEEN, W. K., MASSARO, E. J.: A comparative study of the effects of succinylcholine on vertebrates. Tex. Rep. Biol. Med. **18**, 260—270 (1960). Ref.: Ber. wiss. Biol. **156**, 73—74 (1961).

OTORII, T.: Pharmacology of the heart of *Entosphemus japonicus*. Acta med. biol. Jap. **1**, 51—60 (1953).

PALADE, G. E.: Studies on the endoplasmic reticulum. II. Simple dispositions in cells in situ. J. biophys. biochem. Cytol. **1**, 567—582 (1955); ref.: Ber. wiss. Biol. **108**, 27 (1957).

PARDINI, I.: Prime osservazioni intorno all'azione dell'acetilcolina sulla pigmentazione cutanea dei girini di *Rana esculenta*. Arch. Fisiol. **48**, 211—214 (1949).

PARKER, G. H.: Animal colour changes and their neurohumours. A survey of investigations 1910—1943. Cambridge: University Press 1948.

— SCATTERTY, L. E.: The number of neurohumors in the control of frog melanophores. J. cell. comp. Physiol. **9**, 297—314 (1937).

PARSONS, T. S.: Nasal anatomy and the phylogeny of reptiles. Evolution **13**, 175—187 (1959).

PATON, D. N.: On the extrinsic nerves of the heart of the bird. J. Physiol. (Lond.) **45**, 106—114 (1912).

PATTEN, B. M.: Initiation and early changes in the character of the heart beat in vertebrate embryos. Physiol. Rev. **29**, 31—47 (1949).

— KRAMER, T. C.: The initiation of contraction in the embryonic chick heart. Amer. J. Anat. **53**, 349—375 (1953).

PATTERSON, T. L.: The influence of the vagi on the motility of the empty stomach in *Necturus*. Amer. J. Physiol. **84**, 631—640 (1928).

PAULESU, F.: Sulla differenziazione dell'attività colinesterasica di materiali biologici di origine diversa. III. Un nuovo tipo di colinesterasi resistente al CT 3318 et all'eucupina. Arch. int. Pharmacodyn. **105**, 366—380 (1956).

— VARGIU, L.: Sulla differenziazione dell'attività colinesterasica di materiali biologici di origine diversa. II. Effetto inhibitorio svolto dal diiodometilato del bis-(piperidino-metil-cumanaril-5) chetone (CT 3318). Arch. int. Pharmacodyn. **104**, 11—18 (1955).

PELIKAN, W. W., SMITH, S. M., UNNA, K. R.: Mode of action of antagonists to curare. II. Anti-curare action of hydroxyphenyltrialkylammonium compounds in avian muscle. J. Pharm. Pharmacol. **111**, 30—42 (1954).

PEPLER, W. J., PEARSE, A. G. E.: The histochemistry of the esterases of rat brain, with special reference to those of the hypothalamic nuclei. J. Neurochem. **1**, 193—202 (1957).

PERNOW, P.: Studies on substance P. Purification, occurence and biological actions. Acta physiol. scand. **29**, Suppl. **105**, 1—90 (1953a).

— Distribution of substance P in the central and peripheral nervous system. Nature (Lond.) **171**, 746 (1953b).

— The distribution and properties of substance P. In: J. H. GADDUM: Polypeptides which stimulate plain muscle, pp. 28—38. Edinburgh: E. S. Livingstone 1955.

— Effect of substance P on smooth muscle. In: M. SCHACHTER: Polypeptides which affect smooth muscles and blood vessels, pp. 171—178. London: Pergamon Press 1960.

PERRY, W. L. M.: Acetylcholine release in the cat's superior cervical ganglion. J. Physiol. (Lond.) **119**, 439—454 (1953).

— TALESNIK, J.: The role of acetylcholine in synaptic transmission at parasympathetic ganglia. J. Physiol. (Lond.) **119**, 455—469 (1953).

PETERS, A., MACKAY, B.: The structure and innervation of the myotomes of the Lamprey. J. Anat. (Lond.) **95**, 575—585 (1961).

PETERS, J. J., VONDERAHE, A. R., PALMISANO, P. A.: The influence of pentylenetetrazole, strychnine and curare on the electrical activity of the brain and cord of the salamander. J. Pharmacol. exp. Ther. **114**, 225—230 (1955).

— — POWERS, T. H.: Comparative effects of some convulsant drugs on the behavior and electrical activity of the nervous and muscular system of the salamander. J. Pharmacol. exp. Ther. **123**, 28—34 (1958).

PHILLIS, J.W., TEBĒCIS, A.K.: The effects of topically applied cholinomimetic drugs on the isolated spinal cord of the toad. Comp. Biochem. Physiol. **23**, 541—552 (1967).

PICK, E.P.: Spezifische Erregung oder Hemmung des isolierten Meerschweinchen-Dünndarmes durch Nikotin, Serotonin, Histamin, Doryl und Acetylcholin. Arch. int. Pharmacodyn. **126**, 374—379 (1960).

PIERCE, M.E.: The activity of the melanophores of an amphibian, *Rana clamitans*, with special reference to the effect of injection of adrenaline in relation to body weight. J. exp. Zool. **89**, 283—295 (1942).

PLATTNER, F., HOU, CH. L.: Zur Frage des Angriffspunktes vegetativer Gifte. Versuche am Embryonalherzen und am Flimmerepithel. Pflügers Arch. ges. Physiol. **228**, 281—294 (1931).

POCHE, R.: Elektronenmikroskopische Untersuchungen zur Morphologie des Herzmuskels vom Siebenschläfer während des aktiven und des lethargischen Zustandes. Z. Zellforsch. **50**, 332—360 (1959).

POPLE, W., EWER, D.W.: Studies on the myoneural physiology of Echinodermata. I. The pharyngeal retractor muscle of *Cucumaria*. J. exp. Biol. **31**, 114—126 (1954).

— — Studies on the myoneural physiology of Echinodermata. II. Circumoral conduction in *Cucumaria*. J. exp. Biol. **32**, 59—69 (1955).

PORTER, K.R.: The myo-tendon junction in the larval forms of *Amblystoma punctatum*. Anat. Rec. **118**, 342 (1954).

— The sarcoplasmic reticulum in muscle cells of *amblystoma larvae*. J. biophys. biochem. Cytol. **2**, Suppl. 163—169 (1956).

— PALADE, G.E.: Studies on the endoplasmatic reticulum. III. Its form and distribution in striated muscle cells. J. biophys. biochem. Cytol. **3 I**, 269—300 (1957).

PREYER, J.: Über das Verhalten des Herzens von *Testudo graeca* L. gegenüber künstlichen Reizen. Z. vergl. Physiol. **15**, 568—589 (1931).

PROSSER, C.L.: Comparative physiology of activation of muscles with particular attention to smooth muscles. In: G.H. BOURNE (Editor): The structure and function of muscle, Vol. 2, pp. 287—434. New York: Academic Press 1960.

— BROWN, F.A., jr.: Comparative animal physiology. 2nd Ed. Philadelphia: W.B. Saunders Co. 1961.

— JUDSON, CH. L.: Pharmacology of haemal vessels of *Stichopus californicus*. Biol. Bull. **102**, 249—251 (1952).

— NYSTRÖM, R.A., NAGAI, T.: Electrical and mechanical activity in intestinal muscles of several invertebrate animals. Comp. Biochem. Physiol. **14**, 53—70 (1965).

— SPERELAKIS, N.: Transmission in ganglion-free circular muscle from the cat intestine. Amer. J. Physiol. **187**, 536—545 (1956).

PURPURA, D.P., GIRADO, M., GRUNDFEST, H.: Selective blockade of excitatory synapses in the cat brain by gamma-aminobutyric acid. Science (N. Y.) **125**, 1200—1201 (1957).

— — SMITH, T.G., CALLAN, D.A., GRUNDFEST, H.: Structure activity relations of aminoacids and derivatives on central synapses. J. Neurochem. **3**, 238—243 (1959).

— — — GOMEZ, J.A.: Synaptic effects of systemic γ-amino-butyric acid in cortical regions of increased vascular permeability. Proc. Soc. exp. Biol. (N. Y.) **97**, 348—353 (1958).

RAYNER, B., WEATHERALL, M.: Acetylcholine and potassium movements in rabbit auricles. J. Physiol. (Lond.) **146**, 392—409 (1959).

RECH, R.H., DOMINO, E.F.: Effects of gamma-aminobutyric acid on chemically and electrically-evoked activity in the isolated cerebral cortex of the dog. J. Pharmacol. exp. Ther. **130**, 59—67 (1960).

REGER, J.F.: Electron microscopy of the motor endplate in rat intercostal muscle. Anat. Rec. **122**, 1—15 (1955).

— The fine structure of neuromuscular synapses of gastrocnemii from mouse and frog. Anat. Rec. **130**, 7—24 (1958).

REID, M.A.: Automaticity in transplanted anuran lymph hearts. J. exp. Zool. **76**, 47—65 (1937).

REIDINGER, L.: Über den morphologischen und physiologischen Farbwechsel der Elritze. Z. vergl. Physiol. **34**, 394—406 (1952).

— UMRATH, K.: Die parasympathikolytische und die parasympathikomimetische Wirkung des Atropins auf die Chromatophoren. Z. vergl. Physiol. **34**, 473—478 (1952).

REMANE, A.: Die Geschichte der Tiere. In: Evolution der Organismen. Hrsg. von G. HEBERER, pp. 340—422, 2. Aufl. Stuttgart: Gustav Fischer 1959.

RENSHAW, B.: Influence of discharge of motoneurons upon excitation of neighbouring motoneurons. J. Neurophysiol. **4**, 167—183 (1941).

— Central effects of centripetal impulses in axons of spinal ventral roots. J. Neurophysiol. **9**, 191—204 (1946).

RHODIN, J.M.: Fine structure of vascular walls in mammals with special reference to the smooth muscle component. In: Symposium on vascular smooth muscle. Physiol. Rev. (Lond.) **42**, Suppl. **5**, 48—81 (1962).

RICHARDSON, K.C.: The fine structure of autonomic nerve endings in smooth muscle of the rat vas deferens. J. Anat. (Lond.) **96**, 427—442 (1962).

RIESSER, O.: Fortgesetzte vergleichend pharmakologische und physiologische Untersuchungen an den Muskeln von Meerestieren. Naunyn-Schmiedebergs Arch. exp. Path. Pharmak. **134**, 1—16 (1928).

— Fortgesetzte pharmakologische Untersuchungen an den Muskeln wirbelloser Meerestiere. Naunyn-Schmiedebergs Arch. exp. Path. Pharmak. **172**, 194—212 (1933).

RIPPLINGER, J.: Présantation d'un nouveau procédé d'isolement du coeur de poisson permettant le maintien pendant plusieurs jours de l'automatisme cardiaque. Ann. Sci. Univ. Besançon, Zool. Physiol. **8**, H. 2, 37—38 (1953).

RISLEY, J. E., DAVIES, D. R.: The variation with age of the hydrolysis of choline esters by rat tissues. Biochem. J. **54**, 30 (1953).

ROBB, J.S.: Specialized (conducting) tissue in the turtle heart. Amer. J. Physiol. **172**, 7—13 (1953).

ROBERTIS, E. DE: Morphological bases of synaptic processes and neurosecretion. In: S.S. KETY and J. ELKES: Regional neurochemistry, pp. 248—258. New York: Pergamon Press 1961.

— Electron microscope and chemical study of binding sites of brain biogenic amines. In: H.E. HIMWICH and W.H. HIMWICH (Editors): Progress in brain research, Vol. 8, pp. 118—136. Amsterdam: Elsevier Publ. Co. 1964.

— Subcellular localization of the transmitter substances and related enzymes in the CNS. Proc. Int. Union Physiol. Sci. 4/XXIII. Int. Congress Tokyo 1965, Lectures and Symposia Excerpta Medica Foundation, Amsterdam 1965.

— Ultrastructure and cytochemistry of the synaptic region. Science **156**, 907—914 (1967).

— PELLEGRINO DE IRALDI, A., RODRIGUEZ DE LORES ARNAIZ, G., SALGANICOFF, L.: Cholinergic and non-cholinergic nerve endings in rat brain. I. Isolation and subcellular distribution of acetylcholine and acetylcholinesterases. J. Neurochem. **9**, 23—35 (1962).

ROBERTS, E.: Inhibition in the nervous system and Gamma-aminobutyric acid. Oxford: Pergamon Press 1960.

— Metabolism of γ-aminobutyric acid in various areas of brain. In: S.S. KETY and J. ELKES: Regional neurochemistry, pp. 324—339. Oxford: Pergamon Press 1961.

— Comparative aspects of the distribution of ninhydrin-reactive constituents in nervous tissue. In: Comparative Neurochemistry, pp. 167—178. Ed. by D. RICHTER. Oxford: Pergamon Press 1964.

— HARMAN, P.J., FRANKEL, S.: γ-aminobutyric acid content and glutamic acid decarboxylase activity in developing mouse brain. Proc. Soc. exp. Biol. (N.Y.) **78**, 799—803 (1951).

— LOWE, J.P., GUTH, L., JELLINEK, P.: Distribution of γ-aminobutyric acid and other aminoacids in nervous tissue of various species. J. exp. Zool. **138**, 313—328 (1958).

ROBERTSON, J.D.: Some features of the ultrastructure of reptilian skeletal muscle. J. biophys. biochem. Cytol. **2**, 369—380 (1956a).

— The ultrastructure of a reptilian myoneuronal junction. J. biophys. biochem. Cytol. **2**, 381—394 (1956b).

— Preliminary observations on the ultrastructure of a frog muscle spindle. In: F.S. SJÖSTRAND and J. RHODIN: Electron microscopy, pp. 197—200. Uppsala: Almquist and Wiksells 1957.

ROBERTSON, O.H.: Factors influencing the state of dispersion of the dermal melanophores in rainbow trout. Physiol. Zool. **24**, 309—323 (1951).

RODDIE, I.C.: The transmembrane potential changes associated with smooth muscle activity in turtle arteries and veins. J. Physiol. (Lond.) **163**, 138—150 (1962).

RODECK, H.: Das neurosekretorische hypothalamo-neurohypophysäre System der weißen Maus. Z. ges. exp. Med. **138**, 78—82 (1960).

ROSA, L.M., MCDOWALL, R.J.S.: The action of the local hormones on the isolated human bronchus. Acta allerg. (Kbh.) **4**, 293—304 (1951).

ROSENBERG, H.: Die elektrischen Organe. In: Handbuch der normalen und pathologischen Physiologie. 8/2, 876—925 (1928).

ROTHBALLER, A.B.: Effects of intracarotid and intravertebral amobarbital and physostigmine in conscious intact cats. In: S.S. KETY and J. ELKES: Regional neurochemistry, pp. 442—454. Oxford: Pergamon Press 1961.

ROTHSCHUH, K.E.: Über die Wirkung von Acetylcholin auf die Grenzflächenladung und den Aktionsstrom des ruhenden, bzw. schlagenden Froschherzens. Pflügers Arch. ges. Physiol. **255**, 367—378 (1952).

— Das herzmuskeleigene Acetylcholin. I. Freisetzung und Bestimmungsmethodik. Pflügers Arch. ges. Physiol. **258**, 406—414 (1954a).

ROTHSCHUH, K.E.: Das herzmuskeleigene Acetylcholin. II. Der normale Acetylcholingehalt der Vorhofs- und Kammermuskulatur beim Frosch und bei der Ratte. Pflügers Arch. ges. Physiol. **258**, 481—488 (1954b).
— Vorkommen und Funktionen des Acetylcholins im Herzen. Der gegenwärtige Stand der Frage. Klin. Wschr. **32**, 1—7 (1954c).
— Das herzmuskeleigene Acetylcholin. III. Der Einfluß von Äthernarkose, O_2-Mangel und Hemmung der Acetylcholinesterase auf den Acetylcholingehalt des Herzens. Pflügers Arch. ges. Physiol. **260**, 374—384 (1955).
— BAMMER, H.: Über positiv dromotrope Wirkungen von Acetylcholin am Froschherzstreifen. Z. ges. exp. Med. **119**, 327—337 (1952).
— BERKEL, H.A.: Das herzmuskeleigene Acetylcholin. IV. Der Acetylcholingehalt des Ratten- und Meerschweinchenherzens unter dem Einfluß der Vagusreizung. Pflügers Arch. ges. Physiol. **261**, 24—31 (1955).
RUDOLPH, G.: Multiple Innervation von Muskelfasern in M. vocalis des Menschen. Experientia (Basel) **16**, 551—553 (1960).
RUFFINI, A.: Observations on sensory nerve-endings in voluntary muscle. Brain **20**, 368—374 (1897).
— On the minute anatomy of the neuromuscular spindles of the cat, and on their physiological significance. J. Physiol. (Lond.) **23**, 190—208 (1898/1899).
RUNNSTRÖM, J.: Die Analyse der primären Differenzierungsvorgänge im Seeigelkeim. Verh. dtsch. Zool. Ges. Tübingen 1954. Zool. Anz. Suppl. **18**, 32—68 (1955).
RUSKA, H.: The morphology of muscle fibres and muscle cells with different properties of conduction of excitation. Exp. Cell. Res. Suppl. 5, 560—567 (1958).
RYALL, R.W.: The subcellular distributions of acetylcholine, substance P, 5-hydroxytryptamine, γ-aminobutyric acid and glutamic acid in brain homogenates. J. Neurochem. **11**, 131—145 (1964).
SALMOIRAGHI, G.C., COSTA, E., BLOOM, F.E.: Pharmacology of central synapses. Ann. Rev. Pharmacol. **5**, 213—234 (1965).
SANGVICHIEN, S.: Experimental reversal of the heart beat in chick embryos. Anat. Rec. **112**, 529—538 (1952).
SANO, T., ONO, M., SHIMAMOTO, T.: Intrinsic deflection, local excitation and transmembrane action potentials. Circulat. Res. **4**, 444—449 (1956).
SAWAYA, P.: Sensibilidade de musculo longitudinal radial de *Holothuria* à acetilcolina (efeito acetilcolina). Cienc. e Cult. **3**, 41—42 (1951).
SAWYER, C.H.: Cholinesterase and the behavior problem in *Amblystoma*. I. The relationship between the development of the enzyme and early mobility. II. The effect of inhibiting the cholinesterase. J. exp. Zool. **92**, 1—27 (1943a).
— Cholinesterase and the behavior problem in *Ablystoma*. III. The distribution of cholinesterase in nerve and muscle throughout development. IV. Cholinesterase in nerveless muscle. J. exp. Zool. **94**, 1—31 (1943b).
— Nature of the early somatic movements in *Fundulus heteroclitus*. J. cell. comp. Physiol. **24**, 71—84 (1944).
— Cholinergic stimulation of the release of melanophore hormone by the hypothesis in salamander larvae. J. exp. Zool. **106**, 145—180 (1947).
— Further experiments of cholinesterase and reflex activity in *Amblystoma larvae*. J. exp. Zool. **129**, 561—578 (1956).
SCAIFE, J.F.: Stability of cholinesterase of the electric eel. Nature (Lond.) **183**, 541—542 (1959).
SCHAEFFER, B.: Latimeria and the history of coelacanth fishes. Trans. N. Y. Acad. Sci. **15**, 170—178 (1953).
SCHIEBLER, T.H.: Herzstudie. II. Histologische, histochemische und experimentelle Untersuchungen am Atrioventrikularsystem von Huf- und Nagetieren. Z. Zellforsch. **43**, 243—306 (1955).
SCHMIDT, R.F.: Über die Acetylcholin-Empfindlichkeit verschiedener Herzabschnitte. Naunyn-Schmiedebergs Arch. exp. Path. Pharmak. **233**, 531—540 (1958).
SCHNEIDER, G.: Untersuchungen über Tonusschwankungen des Schildkrötenherzens. Z. vergl. Physiol. **16**, 471—488 (1932).
SCHNITZLEIN, H.N., ROWE, L.C., HOFFMAN, H.H.: The myelinated component of the vagus nerves in man. Anat. Rec. **131**, 649—667 (1958).
SCHOFFENIELS, E.: Electrical activity of isolated single electroplax of electric eel as affected by temperature. Science **127**, 1117—1118 (1958).
— Ion movments studied with single isolated electroplax. Ann. N. Y. Acad. Sci. **81**, 285—306 (1959).
SCHOFIELD, B.M.: Hormonal control of myometrial contractions. In: E. BÜLBRING: Pharmacology of smooth muscle, pp. 105—111. Oxford: Pergamon Press 1964.

Scholander, P.F.: Physiological adaptation to diving in animals and man. Harvey Lect. **57**, 93—110 (1961/1962).
— Irving, L., Grinnell, S.W.: Aerobibic and anaeroc changes in seal muscles during diving. J. biol. Chem. **142**, 431—440 (1942).
Schüller, J.: Über physiologische und pharmakologische Versuche am Rectum des Frosches. Naunyn-Schmiedebergs Arch. exp. Path. Pharmak. **90**, 196—241 (1921).
Schulte, F.J., Henatsch, H.-D.: Zur Koppelung der intrafusalen und extrafusalen motorischen Innervation beim Frosch. Pflügers Arch. ges. Physiol. **266**, 292—307 (1958).
Schulze, W.: Zur Ultrastructur des Herzschlauches von *Ciona intestinalis* L. Experientia (Basel) **20**, 265—266 (1964).
Schwarzacher, H.G.: Zur Lage der motorischen Endplatten in den Skeletmuskeln. Acta anat. (Basel) **30**, 758—774 (1957a).
— Der histochemisch nachweisbare Cholinesterasegehalt in Muskelplatten nach Durchschneidung des motorischen Nerven. Acta anat. (Basel) **31**, 507—521 (1957b).
— Über die Länge und Anordnung der Muskelfasern in menschlichen Skeletmuskeln. Acta anat. (Basel) **37**, 217—231 (1959).
— Untersuchungen über den Cholinesterasegehalt der Skeletmuskel-Sehnenverbindung. Arch. int. Pharmacodyn. **128**, 330—342 (1960a).
— Untersuchungen über die Skeletmuskel-Sehnenverbindung. I. Elektronenmikroskopische und lichtmikroskopische Untersuchungen über den Feinbau der Muskelfaser-Sehnenverbindung. Acta anat. (Basel) **40**, 59—86 (1960b).
— Untersuchungen über die Skeletmuskel-Sehnenverbindung. II. Histochemische Lokalisation der Acetylcholinesterase und Untersuchungen über ihre mögliche Funktion an der Muskelfaser-Sehnenverbindung. Acta anat. (Basel) **42**, 318—332 (1960c).
— Acetylcholinesterase in mammalian myotendinous junction. Histochemistry of cholinesterase. Symposium Basel 1960. Bibl. anat. (Basel) **2**, 220—227 (1961).
Scudder, Ch.L., Akers, Th.K., Karczmar, A.G.: Effects of drugs on the tunicate electrocardiogram. Comp. Biochem. Physiol. **9**, 307—312 (1963).
— — — Effects of cholinergic drugs on tunicate smooth muscle. Comp. Biochem. Physiol. **17**, 559—567 (1966).
— Karczmar, A.G.: Histochemical studies of cholinesterases in *Ciona intestinalis*. Comp. Biochem. Physiol. **17**, 553—558 (1966).
Serfaty, A., Labat, R.: Accidents cardiaques et variations brusques de salinités chez les poissons Téléostéens marins. Hydrobiologia **15**, 293—308 (1960a).
— — Le facteur pression et la réaction cardiaque chez les poissons téléostéens. Hydrobiologia **16**, 357—363 (1960b).
Shelley, H.: A correlation between cholinesterase inhibition and increase in muscle tone in rabbit duodenum. Brit. J. Pharmacol. **10**, 26—35 (1955).
Shelton, G., Jones, D.R.: Central blood pressure and heart output in surfaced and submerged frogs. J. exp. Biol. **42**, 339—357 (1965).
Shen, S.C., Greenfield, P., Boell, E.J.: The distribution of cholinesterase in the frog brain. J. comp. Neurol. **102**, 717—743 (1955).
— — — Localization of acetylcholinesterase in chick retina during histogenesis. J. comp. Neurol. **106**, 433—462 (1956).
Sherrington, Sir Ch.: The integrative action of the nervous system. Cambridge: University Press 1947.
— On the anatomical constitution of nerves of skeletal muscles; with remarks on reccurrent fibres in the ventral spinal nerve-root. J. Physiol. (Lond.) **17**, 211—258 (1894).
Shimada, K., Kobayashi, S.: Neural control of pulmonary smooth muscle in the toad. Acta med. biol. (Niigata) **13**, 297—303 (1966).
Simpson, G.G.: L'évolution et sa signification (Traduit de l'Anglais). Paris: Payot 1951.
Singh, I., Singh, S.I., Malhotra, C.L., Sarma, T.J.: Release of 5-hydroxytryptamine on stimulation of nerves to frog's stomach muscle and its significance. Arch. int. Pharmacodyn. **134**, 131—147 (1961).
Sjöstrand, F.S., Andersson, Ebba: Electron microscopy of the intercalated discs of cardiac muscle tissue. Experientia (Basel) **10**, 369—370 (1954).
— — Dewey, M.M.: The ultrastructure of the intercalated discs of frog, mouse and guineapig cardiac muscle. J. Ultrastruc. Res. **1**, 271—287 (1958).
Skou, J. Chr.: Localanesthetics. VII. Local anesthetic potency and inhibition of acetylcholinesterase. Acta pharmacol. (Kbh.) **12**, 109—114 (1956a).
— Local anesthetics. VIII. Local anesthetic potency and inhibition of acetylcholinesterase in erythrocytes. Acta pharmacol. (Kbh.) **12**, 115—125 (1956b).
Skramlik, E. von: Über den Kreislauf bei den Manteltieren. Z. vergl. Physiol. **9**, 553—563 (1929).

SKRAMLIK, E. VON: Observations sur le battement du coeur chez les ascidies. Bull. inst. océanog. Nr. 548, 1—22 (1930).
— Untersuchungen über die Herztätigkeit der Fische. II. Z. vergl. Physiol. **14**, 675—681 (1931a).
— Untersuchungen über die Herztätigkeit der Fische. III. Z. vergl. Physiol. **15**, 514—533 (1931b).
— Über das führende Zentrum im Herzen von *Testudo graeca* L. Z. vergl. Physiol. **15**, 534—555 (1931c).
— Über die Wirkungsweise der Herznerven bei den Fischen. Z. vergl. Physiol. **16**, 275—289 (1932a).
— Über die Wirkung der Vagi auf das Herz von *Testudo graeca* L. Z. vergl. Physiol. **16**, 489—509 (1932b).
— Über die führende Stelle im Reptilienherzen. Z. vergl. Physiol. **16**, 510—514 (1932c).
— Über die Herztätigkeit bei den Manteltieren. Pflügers Arch. ges. Physiol. **233**, 98—100 (1933).
— Über den Kreislauf bei den niedersten Chordaten. Ergebn. Biol. **15**, 166—308 (1938).
— Vergleichende Untersuchungen über die Giftigkeit des Nicotins. Z. vergl. Physiol. **31**, 149—226 (1948).
SMALLMAN, B.N.: The choline acetylase activity of rabbit brain. J. Neurochem. **2**, 119—127 (1958).
— WOLFE, L.S.: The effects of salt on the estimation of cholinesterase activity. Enzymologia **17**, 133—144 (1954).
SMITH, C.M.: The effect of tubocurarine, atropine and acetylcholine on muscle spindles of the frog. Arch. int. Pharmacodyn. **127**, 369—378 (1960).
SMITH, J.E.: On the nervous system of the star-fish *Marthasterias glacialis* L. Phil. Trans. B **227**, 111—173 (1937).
— The motor nervous system of the star-fish *Astropecten irregularis* (Pennant) with special reference to the innervation of the tube feet an ampullae. Phil. Trans. B **234**, 521—558 (1949).
— The motor nervous system of the star-fish *Astropecten irregularis* (Pennant) with special reference to the innervation of the tube feet and ampullae. Phil. Trans. B **234**, 521—558 (1950).
SMITH, J.R., BURFORD, T.H., CHIQUOINE, A.D.: Electron microscopic observations of the ventricular heart muscle of man obtained by surgical biopsy during thoracotomy. Exp. Cell. Res. **20**, 228—231 (1960).
SMITH, M.I., ENGEL, E.W., STOHLMAN, H.F.: Further studies on the pharmacology of certain phenol esters with special reference to the relation of chemical constitution and physiologic action. Nat. Inst. Hlth Bull. **160**, 1 (1932).
SMITH, O.A., JABBUR, S.J., RUSHMER, R.F., LASHER, E.P.: Role of hypothalamic structures in cardiac control. Physiol. Rev. **40**, 136—141 (1960).
SNELL, R.S.: The histochemical localization of cholinesterase in the central nervous system. Bibl. anat. (Basel) **2**, 55—58 (1961).
SOBOTKA, H., FRIESS, S.L., CHANLEY, J.D.: Physiological effects of holothurin, a saponin of animal origin. In: Comparative Neurochemistry, pp. 471—478. Ed. by D. RICHTER. Oxford: Pergamon Press 1964.
SOLLMAN, T.: The effects of a series of poisons on adult and embryonic Funduli. Amer. J. Physiol. **16**, 1—46 (1906).
— GILBERT, A.J.: Microscopic observations of bronchiolar reactions. J. Pharmacol. exp. Ther. **61**, 272—285 (1937).
SPERELAKIS, N.: Excitation and transmission in cardiac tissues. In: F.V. McCANN: Comparative physiology of the heart: current trends. Basel: Birkhäuser 1969a.
— Lack of electrical coupling between contigous myocardial cells in vertebrate hearts. In: F.V. McCANN (Editor): Comparative physiology of the heart: current trends, pp. 135—165. Basel: Birkhäuser 1969b.
— PROSSER, C.L.: Mechanical and electrical activity in intestinal smooth muscle. Amer. J. Physiol. **196**, 850—856 (1959).
SPÖRRI, H.: Starke Dissoziation zwischen dem Ende der elektrischen und mechanischen Systolendauer bei Känguruhs. Cardiologia (Basel) **28**, 278—284 (1956).
— SIEGFRIED, J.P.: Über die Systolen- und Diastolendauer bei Haus- und Wildtieren und ihre Beziehungen zur körperlichen Leistungsfähigkeit. Helv. physiol. pharmacol. Acta **13**, C 32—C 33 (1955).
STÄMPFLI, R.: Untersuchungen an der einzelnen lebenden Nervenfaser des Frosches. 1. Die Präparation der einzelnen Nervenfaser. Helv. physiol. parmacol. Acta **4**, 411—415 (1946a).
— Untersuchungen an der einzelnen, lebenden Nervenfaser des Frosches. 2. Das am Ranvierschen Schnürring entstehende Aktionspotential. Helv. physiol. pharmacol. Acta **4**, 417—422 (1946b).

STÄMPFLI, R.: Is the resting potential of Ranvier node a potassium potential? Ann. N. Y. Acad. Sci. **81**, 265—284 (1959).

STANNIUS, H.F.: Das periferische Nervensystem der Fische, anatomisch und physiologisch untersucht. Rostock 1849.

STEEN, J.B., KRUYSSE, A.: The respiratory function of the teleostean gills. Comp. Biochem. Physiol. **12**, 127—142 (1964).

STEGGERDA, F.R., ESSEX, H.E.: Circulation and blood pressure in the great vessels and heart of the turtle (*Chelydra serpentina*). Amer. J. Physiol. **190**, 320—326 (1957).

STEINACH, E., WIENER, H.: Motorische Funktionen hinterer Spinalnervenwurzeln. Pflügers Arch. ges. Physiol. **60**, 593—622 (1895).

STEINER, F.A.: Influence of microelectrophorically applied acethylcholine on the responsiveness of hippocampal and lateral geniculate neurones. Pflügers Arch. **303**, 173—180 (1968).

— MEYER, M.: Actions of L-glutamate, acetylcholine and dopamine on single neurones in the nuclei cuneatus and gracilis of the cat. Experientia (Basel) **22**, 58—59 (1966).

— PIERI, L.: Comparative microelectrophoretic studies of invertebrate and vertebrate neurones. Aus: K. AKERT u. P.G. WASER (Editors): Progress in Brain Research, Vol. 31, Mechanisms of synaptic transmission. Amsterdam: Elsevier 1969.

— RUF, K.: Excitatory effects of L-glutamic acid upon single unit activity in rat brain and their modification by thiosemicarbazide and pyridoxal-5'-phosphate. Helv. physiol. pharmacol. Acta **24**, 181—192 (1966).

— — AKERT, K.: Steroid-sensitive neurones in rat brain: anatomical localization and responses to neurohumours and ACTH. Brain Res. **12**, 74—85 (1969).

STEINER, H.: Der „Archaeopterix“-Schwanz der Vogelembryonen. Vjschr. naturforsch. Ges. **83**, 279—300 (1938).

— Befunde am dritten Exemplar des Urvogels „Archaeopterix“. Vjschr. naturforsch. Ges. **107**, 197—210 (1962).

STERN, P.: Substance P as a sensory transmitter and its other central effects. Ann. N. Y. Acad. Sci. **104**, 403—415 (1963).

— DOBRIC, V., KOCIC-MITROVIC, D.: Synergetische Wirkungen von Substanz P. und Mephenesin. Arch. int. Pharmacodyn. **112**, 102—107 (1957).

— HUCOVIC, S.: Substanz P und Tetanustoxin. Naturwissenschaften **43**, 538 (1956).

STÖHR, P., jr.: Bemerkungen über die Innervation der glatten Muskulatur. Gaz. méd. portug. **7**, 225—230 (1954).

STOPPANI, A.O.M.: Pharmacology of colour regulation in Amphibia and the importance of endocrine glands. J. Pharmacol. exp. Ther. **76**, 118—125 (1942).

— PIERONI, P.F., MURRAY, A.J.: The role of peripheral nervous system in colour changes of *Bufo arenarum* Hensel. J. exp. Biol. **31**, 631—638 (1954).

STOTLER, A., MCMAHON, R.A.: The innervation and structure of the conductive system of human heart. J. comp. Neurol. **87**, 57—83 (1947).

STOTT, F.C.: The food canal of the sea-urchin *Echinus esculentus* L. and its function. Proc. Zool. Soc. (Lond.) **125**, 63—86 (1955).

STÜBEL, H.: Beiträge zur Kenntnis der Physiologie des Blutkreislaufes bei verschiedenen Vogelarten. Pflügers Arch. ges. Physiol. **135**, 249—365 (1910).

STÜRMER, E.: Die Isolierung von reiner Substanz P. Naunyn-Schmiedebergs Arch. exp. Path. Pharmak. **245**, 276—277 (1963).

SUDAK, F.N.: Intrapericardial and intracardiac pressures and the events of the cardiac cycle in *Mustelus canis* (Mitchill). Comp. Biochem. Physiol. **14**, 689—705 (1965a).

— Some factors contributing to the developent of subatmospheric pressure in the heart chambers and percardial cavity of *Mustelus canis* (Mitchill). Comp. Biochem. Physiol. **15**, 199—215 (1965b).

SUMBAL, J.J.: The action of pituitary extracts, acetyl-choline and histamine upon the coronary arteries of the tortoise. Heart **11**, 285—297 (1924).

SZABO, TH.: Quelques précisions sur le noyau de commande centrale de la décharge électrique chez la Raie (Raja clavata). J. Physiol. (Paris) **47**, 283—285 (1955).

— Un noyau particulier dans la formation réticulée bulbaire de certains poissons électriques (Mormyridés). Arch. Anat. micr. Morph. exp. **46**, 81—91 (1957).

— Structure intime de l'organe électrique de trois mormyrides. Z. Zellforsch. **49**, 33—45 (1958).

— The activity of cutaneous sensory organs in *Gymnarchus niloticus*. Life Sciences **1**, 285—286 (1962).

SZEKERES, L., BANHIDY, J., MOLNAR, M.: Die Wirkung des Acetylcholins auf den Stoffwechsel des normalen und des hypoxischen Herzmuskels. Arzneimittel-Forsch. **8**, 358—360 (1958).

SZENTÁGOTHAI, J., DONHOFFER, A., RAJKOVITS, K.: Die Lokalisation der Cholinesterase in der interneuronalen Synapse. Acta histochem. (Jena) **1**, 272—281 (1955).

Szepsenwol, J., Bron, A.: L'origine et la nature de l'innervation primitive du coeur chez les embryons d'oiseaux (canard et poulet). Rev. Suisse Zool. 43, 1—23 (1936).

Tabachnick, I.I.A., Grelis, M.E.: Inhibition of cholinesterase hydrolysis of dihydromurexine by lysergic acid diethylamide and its 2-bromoderivative: a selective relationship. Nature (Lond.) 182, 935 (1958).

Takahashi, H., Nagashima, A., Koshino, C., Takahashi, H.: Effects of γ-aminobutyric acid (GABA), γ-aminobutyric choline (GABA-Ch) and their related substances on the cortical activity. Jap. J. Physiol. 9, 257—265 (1959a).

— Yamasaki, T., Matsuzaki, H., Murai, T.: Pharmacological action of GABA on the brain stem activities. Jap. J. Physiol. 9, 257—265 (1959b).

Takeuchi, A.: Neuromuscular transmission of fish skeletal muscles investigated with microelectrodes. J. cell. comp. Physiol. 54, 211—220 (1959).

Tasaki, I., Mizutani, K.: Comparative studies on the activities of the muscle evoked by two kinds of motor nerve fibres. Jap. J. med. Sci. 10, 237—244 (1944) (nach Gerebtzoff, 1956).

Taxi, J.: La distribution des cholinesterases dans divers ganglion du système nerveux autonome des vertébrés. Bibl. anat. (Basel) 2, 73—89 (1961).

Tebecis, A.K., Phillis, J.W.: The pharmacology of the isolated toad spinal cord. In: G.A. Kerkut (Editor): Experiments in physiology and biochemistry, Vol. 2, pp. 361—395. London and New York: Academic Press 1968.

— — The use of convulsants in studying possible functions of amino acids in the toad spinal cord. Comp. Biochem. Physiol. 28, 1303—1315 (1969).

Ten Cate, J.: Contribution à la question de la fonction du système nerveux de Ciona intestinalis. Arch. néerl. Physiol. 13, 391—401 (1928).

Tenius, E., Hofer, H.: Stammesgeschichte der Säugetiere. Berlin-Göttingen-Heidelberg: Springer 1960.

Thoai, N.V., Robin, J. di Jeso, F., Pradel, L.A., Kassab, R.: Problème des doubles phosphagènes chez les Polychètes. Comp. Biochem. Physiol. 11, 387—392 (1964).

Thompson, R.H.S., Tickner, A., Webster, G.R.: The action of lysergic acid diethylamide on mammalian cholinesterases. Brit. J. Pharmacol. 10, 61—65 (1955).

Tibbs, J.: Acetylcholinesterase in flagellated systems. Biochem. biophys. Acta (Amst.) 41, 115—122 (1960).

Tibbs, W.J., Berman, D.A.: The inotropic and chronotropic actions of acetylcholine on rabbit atria suspended in sodium deficient media. J. Pharm. Pharmacol. 128, 349—351 (1960).

Tidball, M.E.: Relationship between acetylcholine and tonus in isolated rabbit intestine. Amer. J. Physiol. 197, 561—564 (1959a).

— Effect of epinephrine on relation of acetylcholine to intestinal tonus. Amer. J. Physiol. 197, 1327—1329 (1959b).

Tiegs, O.W.: The nerve net of plain muscle, and its relation to automatic rhythmic movements. Aust. J. exp. Biol. med. Sci. 2, 157—166 (1925).

Tisna-Amidjaja, D.A.: Wachstumsbeeinflussung durch Acetylcholin, Histamin, Alloxan, Nadisan, Aristamid, Nicotinsäureamid und p-Aminobenzoesäure beim Hühnerembryo. Wilhelm Roux' Arch. Entwickl.-Mech. Org. 150, 655—688 (1958).

Toman, J.E.P., Woodbury, J.W., Woodbury, L.A.: Mechanism of nerve conduction block produced by anticholinesterases. J. Neurophysiol. 10, 429—441 (1947).

Trautwein, W., Dudel, J.: Zum Mechanismus der Membranwirkung des Acetylcholins an der Herzmuskelfaser. Pflügers Arch. ges. Physiol. 266, 324—334 (1958a).

— — Hemmende und „erregende" Wirkungen des Acetylcholins am Warmblüterherzen. Zur Frage der spontanen Erregungsbildung. Pflügers Arch. ges. Physiol. 266, 653—664 (1958b).

— Kuffler, S.W., Edwards, C.: Changes in membrane characteristics of heart muscle during inhibition. J. gen. Physiol. 40, 135—145 (1956).

Tretjakoff, D.: Das periphere Nervensystem des Flußneunauges. Z. wiss. Zool. 129, 359—452 (1927).

Tsujioka, T., Fukuya, M.: The effect of ω-amino acids on the spinal reflex of perfused frog. Abst. IXX. The Kinki District Meeting of Jap. Physiol. Soc. 1959 (zit. nach: A. Inouye, M. Fukuya, K. Tsuchiya and T. Tsujioka: Studies on the effects of γ-aminobutyric acid on the isolated guinea-pig ileum). Jap. J. Physiol. 10, 167—182 (1958).

Tsukada, Y., Uemura, K., Hirano, S., Nagata, Y.: Distribution of amino acids in the brain in different species. In.: D. Richter (Editor): Comparative neurochemistry, pp. 179—183. Oxford: Pergamon Press 1964.

Tyler, A., Monroy, A., Kao, C.Y., Grundfest, H.: Electrical potential changes upon fertilization of the starfish egg. Biol. Bull. 109, 352—353 (1955).

Udenfriend, S., Pisano, J.J., Wilson, J.D.: The presence of a peptide in brain containing γ-aminobutyric acid and histidine. In: S.S. Kety and J. Elkes: Regional neurochemistry, pp. 348—350. Oxford: Pergamon Press 1961.

UMRATH, K.: Der fermentative Abbau der Erregungssubstanz der sensiblen Nerven, seine pH-Abhängigkeit und seine Hemmung durch zentral erregende Stoffe. Arch. exp. Pathol. Pharmakol. **219**, 148—155 (1953a).
— Über die fermentative Verwandlung von Substanz P aus sensiblen Neuronen in die Erregungssubstanz der sensiblen Nerven. Pflügers Arch. ges. Physiol. **258**, 230—242 (1953b).
— Die Substanz P aus cholinergen Neuronen als mutmaßlicher Bestandteil des Proacetylcholins. Pflügers Arch. ges. Physiol. **262**, 368—376 (1956).
— Über den physiologischen und den morphologischen Farbwechsel des Bitterlings, *Rhodeus amarus*. Z. vergl. Physiol. **40**, 321—328 (1957).
— HELLAUER, H.F.: Das Vorkommen von sensibler Substanz und von Aktionssubstanzen abbauenden Fermenten. Pflügers Arch. ges. Physiol. **250**, 737—746 (1948).
— KLEMENCIC, E.: Nervöse Überträgersubstanzen und ihr fermentativer Abbau. Z. vergl. Physiol. **46**, 395—429 (1963).
— WALCHER, H.: Farbwechselversuche an *Makropodus opercularis* und ein Vergleich der Geschwindigkeit der Farbänderung bei Makropoden und Elritzen. Z. vergl. Physiol. **33**, 129—141 (1951).
UNGAR, G.: Perfusion de l'estomac des Sélaciens; étude pharmacodynamique de la sécrétion gastrique. C. R. Soc. Biol. (Paris) **119**, 172—173 (1935).
UNGER, H.: Neurohormone bei Seesternen. Symp. Biol. Hung. **1**, 203—207 (1960).
— Experimentelle und histologische Untersuchungen über Wirkfaktoren aus dem Nervensystem von *Asterias (Marthasterias) glacialis* (Asteriodea; Echinodermata). Zool. Jb. **69**, 481—536 (1962).
VEERDONK, F.C.G., HUISMANS, J.W. VAN DER, ADLINK, A.D.F.: A melanocyte-stimulating substance in the skin secretion of *Xenopus laevis*. Z. vergl. Physiol. **44**, 323—330 (1961).
VILLEE, CL.A., WALKER, W.F., jr., SMITH, F.E.: General Zoology. Philadelphia and London: W.B. Saunders 1959.
VLK, J.: Über den Acetylcholingehalt im rechten und linken Herzvorhof bei Kaninchen und Ratten. Arch. exp. Pathol. Pharmakol. **235**, 19—22 (1958).
VOSS, H.E.: Das die Melanophoren stimulierende Pigmenthormon (MSH) der Hypophyse (Intermedin, Hormon B). In: Fermente, Hormone, Vitamine II. Stuttgart: Georg Thieme 1960.
VOTAVA, Z.: Pharmacology of the central cholinergic synapses. Ann. Rev. Pharmacol. **7**, 223—240 (1967).
WALDVOGEL, F., BAUMANN, F., POSTERNAK, J.M.: Effets de l'acétylcholine sur la restitution de la contractibilité du coeur du rat. Influence du calcium, du sodium et du potassium. Helv. physiol. pharmacol. Acta **22**, 304—318 (1964).
WARING, H.: The coordination of vertebrate melanophore responses. Biol. Rev. **17**, 120—150 (1942).
— MOIR, R.J., TYNDALE-BISCOE, C.H.: Comparative physiology of Marsupials. In: O. LOWENSTEIN (Editor): Comparative Physiology and Biochemistry, Vol. 2. New York and London: Academic Press 1966.
WASER, P.G.: Curarisierung der Tonusmuskulatur des Frosches. Helv. physiol. pharmacol. Acta **12**, C 37—C 40 (1954).
— The cholinergic receptor. J. Pharm. Pharmacol. **12**, 577—594 (1960).
WATERMAN, A.J.: The action of certain drugs in the intact of the compound ascidian *Perophora viridis*. Biol. Bull. **77**, 337 (1939).
— Response of the heart of the compound ascidian *Perophora viridis*, to pilocarpine, atropine and nicotine. Biol. Bull. **79**, 377—378 (1940).
— The action of drugs on the compound ascidian *Perophora viridis* as indicated by the activity of the intact heart. Physiol. Zool. **15**, 61—74 (1942).
— Further study of the action of drugs on the heart of the compound ascidian *Perophora viridis*. Physiol. Zool. **16**, 388—405 (1943).
WATSON, M., YOUNG, A.H.: The anatomy of the northern beluga (*Beluga catodon* Gray, *Delphinapterus leucas*, Pallas), compared with other whales. Trans. roy. Soc. Edinb. **30**, 393 (1878/1879).
WEBB, J.L.: The action of acetylcholine on the rabbit auricle. Brit. J. Pharmacol. **5**, 335—375 (1950).
— HOLLANDER, PH. B.: The action of acetylcholine and epinephrine on the cellular membrane potentials and contractibility of atrium. Circulat. Res. **4**, 332—336 (1956).
WEBER, H.H.: The biochemistry of muscle. Ann. Rev. Biochem. **26**, 667—698 (1957).
WEDD, A.M., BLAIR, H.A.: The action of acetylcholine and epinephrine on the turtle ventricle. Amer. J. Physiol. **145**, 147—150 (1945/1946).
WEIDMANN, S.: The effect of the rapid availability of the sodiumcarying system. J. Physiol. (Lond.) **127**, 213—224 (1955).

WEIDMANN, S.: Ionenströme, Aktionspotential und Kontraktion des Herzmuskels. Cardiologia (Basel) **31**, 186—194 (1957).
WEIGHT, F.F., SALMOIRAGHI, G.C.: Responses of spinal cord interneurones to acetylcholine, norepinephrine and serotonin administered by micro-electrophoresis. J. Pharm. Pharmacol. **153**, 420—427 (1966).
WEINSTEIN, H.J., RALPH, P.H.: Myofilaments from smooth muscle. Proc. Soc. exp. Biol. (N. Y.) **78**, 614—615 (1951).
WELSH, C.J.H.: Marine invertebrates useful in the bioassay of acetylcholine and 5-hydroxytryptamine. Nature (Lond.) **173**, 955—956 (1954).
— HYDE, J.E.: Acetylcholine content of the myenteric plexus and resistance to anoxia. Proc. Soc. exp. Biol. (N.Y.) **55**, 256—277 (1944).
WELSH, J.H.: Neurohumors and neurosecretion. In: Physiology of *Echinodermata*. Ed. by R.A. BOOLOOTIAN. New York: Interscience 1966.
WERMAN, R., APRISON, M.H.: The current status of the glycine story. Abstracts 4th Int. Congress on Pharmacol., Basel 1969, p. 28.
WEST, T.C.: Auricular cellular potentials: ultramicroelectrode recording of drug effects on nodal and extranodal regions. Fed. Proc. **14**, 393—394 (1955).
— FALK, G., CERVONI, P.: Drug alteration of transmembrane potentials in atrial pace-maker cells. J. Pharm. Pharmacol. **117**, 245—252 (1956).
WESTOLL, T.S.: The origin of tetrapods. Biol. Rev. **18**, 78—98 (1943).
WHITCOMB, E.R., FRIESS, S.L., MOORE, J.W.: Action of certain anticholinesterases on the spike potential of the desheathed sciatic nerve of the bullfrog. J. cell. comp. Physiol. **52**, 275—299 (1958).
WHITE, F.N.: Circulation in the reptilian heart (*Caiman sclerops*). Anat. Rec. **125**, 417—431 (1956).
— Circulation in the reptilian heart (*Squamata*). Anat. Rec. **135**, 129—134 (1959).
WHITE, P.D., KERR, W.J.: The heart of a sperm whale with special reference to the A—V conduction system. Heart **6**, 207 (1917).
WHITTAKER, V.P.: Idrolisi della succinilcolina da colinesterase: utilizzazione simultanca della cromatografia su carte e della tecnica di Warburg. Experientia (Basel) **7**, 217—218 (1951).
— The isolation and characterization of acetylcholine-containing particles from brain. Biochem. J. **72**, 694—706 (1959).
— The binding of neurohormones by subcellular particles of brain tissue. In: S.S. KETY and J. ELKES: Regional neurochemistry, pp. 259—262. Oxford: Pergamon Press 1961.
— Investigation on the storage sites of biogenic amines in the central nervous system. In: H.E. HIMWICH and W.H. HIMWICH (Editors): Progress in brain research, Vol. 8, pp. 91—117. Amsterdam: Elsevier Publ. Co. 1964.
WILBER, C.G.: The electrocardiogram of the alligator. Biol. Bull. **109**, 342 (1955).
— The physiology of the heart in marine fish. Biol. Bull. **111**, 316 (1956).
— Some physiological characteristics of the fish heart. Biol. Bull. **113**, 359 (1957).
— Cardiac responses of *Alligator mississippiensis* to diving. Comp. Biochem. Physiol. **1**, 164—166 (1960).
WILLIAMS, E.M.V.: The effect of changes in extracellular potassium concentration on the intracellular potentials of isolated rabbit atria. J. Physiol. (Lond.) **146**, 411—427 (1959).
WILLS, J.H.: Pharmacological antagonists of the anticholinesterase agents. In: G.B. KOELLE: Cholinesterases and anticholinesterase agents. Handbuch exp. Pharmakologie, Ergänzungswerk, Bd. 15, pp. 883—920. Berlin-Göttingen-Heidelberg: Springer 1963.
WIMMERS, J.: Über die jahreszeitlich bedingten Änderungen der Empfindlichkeit der Froschlunge gegenüber Acetylcholin. Pflügers Arch. ges. Physiol. **245**, 189—197 (1941).
WOLFE, L.S., SMALLMAN, B.N.: The properties of cholinesterase from insects. J. cell. comp. Physiol. **48**, 215—236 (1956).
WOLFGRAM, F.J.: Relative amounts of choline acetylase and cholinesterases in dorsal and ventral roots of cattle. Amer. J. Physiol. **176**, 505—507 (1954).
WOOD, M.J., BURNSTOCK, G.: Innervation of the lungs of the toad (*Bufo marinus*). I. Physiology and pharmacology. Comp. Biochem. Physiol. **22**, 755—766 (1967).
WOODBURY, J.W., MCINTYRE, D.M.: Electrical activity of single muscle cells pregnant uteri studied with intracellular ultramicroelectrodes. Amer. J. Physiol. **177**, 355—360 (1954).
WRIGHT, M.R., LERNER, A.B.: On the movement of pigment granules in frog melanocytes. Endocrinology **66**, 599—609 (1960).
WRIGHT, P.A.: Physiological responses of frog melanophores in vitro. Physiol. Zool. **28**, 204—218 (1955).
WYMAN, L., LUTZ, B.R.: The action of adrenaline and certain drugs on the isolated holothurian cloaca. J. exp. Zool. **57**, 441—453 (1930).
YOKOYAMA, H.O., JENNINGS, R.B., WARTMAN, W.B.: Intercalated disks of dog myocardium. Exp. Cell. Res. **23**, 29—44 (1961).

YOSHIDA, M., MILLOT, N.: Light sensitive nerve in an echinoid. Experientia (Basel) 15, 13—14 (1959).
YOUMANS, W.B.: Neural regulation of gastric and intestinal motility. Amer. J. Med. 13, 209—226 (1952).
— AUMANN, K.W., HANEY, H.F., WYNIA, F.: Relation of the various groups of the adrenaline molecule to its intestine-inhibiting function in unanesthetized dogs. Amer. J. Physiol. 126, 237—246 (1939).
— KARSTENS, A.J., AUMANN, K.W.: Relation of the extrinsic nerves of the intestine to the inhibitory action of atropine and scopolamine on intestinal motility. J. Pharm. Pharmacol. 77, 266—273 (1943).
— — GRISWOLD, H.F., jr.: Action of anticholinesterases on the motility of the extrinsically denervated intestine in situ. J. Pharm. Pharmacol. 80, 205—208 (1944).
YOUNG, J.Z.: The innervation and reactions to drugs of the viscera of teleostean fish. Proc. roy. Soc. B. 120, 303—318 (1936).
YOUNGSTROM, K.A.: On the relationship between cholinesterase and the development of behavior in amphibia. J. Neurophysiol. 1, 357—363 (1938).
ZACKS, S.I.: Esterases in the early chick embryo. Anat. Rec. 118, 509—537 (1954).
ZAIMIS, E.J.: Motor end-plate differences as a determining factor in the mode of action of neuromuscular blocking agents. J. Physiol. (Lond.) 122, 238—251 (1953).
ZELLER, E.A.: Über das Vorkommen und die Natur der Cholinesterase der Schlangengifte. Experientia (Basel) 3, 375—376 (1947).
— Enzymes of snake venoms and their biological significance. Advanc. Enzymol. 8, 459—495 (1948a).
— Über einen neuen Cholinesterase-Typ. Helv. physiol. pharmacol. Acta 6, C 36—C 37 (1948b).
ZETLER, G.: Versuche zur antikonvulsiven Wirksamkeit des Polypeptids Substanz P. Naunyn-Schmiedeberg's Arch. exp. Path. Pharmak. 237, 11—16 (1959).
— Pharmacological actions of substance P on the central nervous system. In: M. SCHACHTER: Polypeptides which affect smooth muscles and blood vessels, pp. 179—191. London: Pergamon Press 1960.
— OHNESORGE, G.: Die Substanz P-Konzentration im Gehirn bei verschiedenen Funktionszuständen des Zentralnervensystems. Naunyn-Schmiedeberg's Arch. exp. Path. Pharmak. 231, 199—210 (1957).
— SCHLOSSER, L.: Substanz P im Gehirn des Menschen. Naturwissenschaften 41, 46 (1954).
— — Über die Verteilung von Substanz P und Cholinacetylase im Gehirn. Naunyn-Schmiedebergs Arch. exp. Path. Pharmak. 224, 159—175 (1955).
ZIMMERMAN, S.B., DALTON, H.C.: Physiological responses of amphibian melanophores. Physiol. Zool. 34, 21—33 (1961).
ZINGONI, U.: Apparechio di perfusione per cuore embrionale di pollo. Arch. Fisiol. 56, 221—225 (1956a).
— L'effetto dell'acetilcolina e dell'adrenalina sull'inotropismo, sul cronotropismo e sul tono del cuore di embrione di pollo privo di elementi nervosi. Arch. Fisiol. 56, 226—236 (1956b).
ZUBER, H., JAQUES, R.: Isolierung von Bradykinin aus Rinderplasma nach Einwirkung von Schlangengift (Bothrops jararaca). Helv. chim. Acta 43, 1128—1130 (1960).

Noradrenalin- und Adrenalinkreis (Dopamin)

Vorkommen von Catecholaminen, hauptsächlich von Adrenalin, Noradrenalin und Dopamin im Tierreich [1]

Catecholamine finden sich schon bei Protozoen und Invertebraten. Während bei den Vertebraten die Funktionen des Noradrenalins und Adrenalins einigermaßen klargelegt sind, ist das bei Invertebraten weitgehend nicht der Fall. Das ist deshalb verständlich, weil bei Invertebraten von einem sympathischen Innervationssystem, wie es die Vertebraten von den poikilothermen bis zu den homoiothermen Wirbeltieren in steigender Vollkommenheit besitzen, nicht die Rede sein kann. Zwischen dem, was bei Invertebraten (zu Unrecht) als „sympathisches System" bezeichnet wird, und dem sympathischen System der Vertebraten besteht keine Homologie. Es ist deshalb verständlich, daß die Interpretation von Catecholaminwirkungen bei Invertebraten schon rein terminologisch mit Schwierigkeiten verknüpft ist.

Die Verbreitung von Catecholaminen dürfte bei Invertebraten (mit charakteristischen Ausnahmen) ziemlich allgemein sein. Nur fehlt uns häufig der *Nachweis* von Catecholaminen gerade dort, wo Catecholamine als Überträgerstoffe zu erwarten sind. BACQ (1947) konnte Adrenalin weder in Spongien (Porifera) noch in Coelenteraten nachweisen. Sichergestellt ist der Nachweis von Catecholaminen (Noradrenalin, Adrenalin und Dopamin) bei einer Reihe von Protostomia: *Aschhelminthes, Gastropoden, Lamellibranchiaten, Cephalopoden, Anneliden, Insekten.*

Nach FLOREY (1961) gibt es bei Invertebraten (Protostomia) vorläufig keinen strikten Beweis für adrenergische Synapsen. In positiver Richtung sprechen aber eindeutig die Feststellungen von TAUC (1956), TAUC u. GERSCHENFELD (1960) an der Schnecke *Aplysia depilans* u.a. Arten (S. 669) und von KERKUT u. WALKER (1961) an der Lungenschnecke *Helix aspersa* (S. 671).

An einer Reihe von Invertebraten wurde festgestellt, daß Adrenalin und Noradrenalin *typische*, mit den bei Vertebraten vergleichbare Wirkungen entfalten. Beispielsweise wird das Herz von Cephalopoden durch Adrenalin und Noradrenalin beschleunigt, ebenso das Herz von Crustaceen (FLOREY u. FLOREY, 1954) und von Insekten (FLOREY, 1961). Dagegen hatte Adrenalin auf das Herz der Gastropoden *Helix sp.*, *Aplysia sp.* und des Lamellibranchiaten *Anodonta sp.* keinen nachweisbaren Einfluß, wohl aber Dopamin.

Da unsere Kenntnisse über Verbreitung, Funktion und Wirkung der Catecholamine im Tierreich weitaus beschränkter sind als über Acetylcholin, sind Schlußfolgerungen über tiersystematische Zusammenhänge, die aus Verbreitung, Funktion und Wirkung der Catecholamine gezogen werden können, mit größerer Unsicherheit behaftet. Vgl. auch VON EULER (1956), *Ciba Symposium* (1961), KOELLE et al. (1965).

---

[1] In diesem und in den folgenden Abschnitten werden, um Wiederholungen nach Möglichkeit zu vermeiden, die im Abschnitt über Acetylcholin gegebenen anatomisch-physiologischen Einführungen nur soweit ergänzt, als nach den speziellen Bedürfnissen des Abschnittes (z. B. sympathisches System und Nebennierenmark) im Abschnitt über die Catecholamine notwendig erscheint.

A. Protozoa

Aus *Paramecium caudatum* ließ sich nach BAYER u. WENSE (1936) ein Extrakt gewinnen, der am isolierten Froschherzen und am isolierten Kaninchendarm ähnlich wie Adrenalin oder Noradrenalin wirkte. Durch Oxydation wurde der Wirkstoff zerstört. Der alkalische Paramäcienextrakt zeigte dieselbe grüne Fluorescenz wie Adrenalin. Die Wirksamkeit des Extraktes am Froschherzen entsprach einer Adrenalinlösung von 1:50 Millionen. Die Versuche lassen nicht erkennen, ob es sich um Adrenalin oder Noradrenalin handelte.

SCRAVIN (1959) stellte an *Paramecium caudatum* fest, daß durch Adrenalin in nicht toxischen Konzentrationen, wenn es in osmotisch inaktiven äquilibrierten Salzlösungen gelöst war, eine beschleunigende Wirkung auf die Pulsationen der Vakuolen ausübte. Die Empfindlichkeit von *Paramecium caudatum* auf Adrenalin konnte auch dadurch belegt werden, daß das Pantoffeltierchen auf Adrenalin bis zu Verdünnungen von 10^{-17} g/ml chemotaktisch negativ reagierte. Für die Spezifität der Wirkung spricht, daß Dihydroergotamin die negativ chemotaktische Reaktion aufhob (KUSCHINSKY, 1949).

Wir begegnen hier wie beim Acetylcholin (s. S. 22) der Tatsache, daß das beim Wirbeltier hochaktive Adrenalin schon von einem einzelligen Mikroorganismus, der selbständig (nicht parasitisch) lebt, synthetisiert wird, ein Stoff, der beim Wirbeltier hochspezifische Funktionen erlangt hat und in besonderen Organen, im Interrenalorgan oder im Nebennierenmark oder in besonderen (chromaffinen) Zellen inner- und außerhalb des Nervensystems gebildet wird.

Versuche zum Nachweis von Catecholaminen bei dem zur Familie der Gymnodinidae gehörenden Flagellaten *Noctiluca miliaris* haben, nach OESTLUND (1954), zu dem Resultat geführt, daß eine Substanz, die papierchromatographisch Catecholamineigenschaften besitzt und Catechol-4 benannt wurde, im Gesamtextrakt des Einzellers in minimalen Mengen nachweisbar war. In Adrenalinäquivalenten ausgedrückt und am rectalen Hühnercoecum oder am Katzenblutdruck geprüft, wurde die Menge auf 0,4 μg/g bestimmt. Die Substanz übte an diesen Präparaten eine dem Adrenalin entsprechende minimale depressive Wirkung auf den glatten Muskel aus. JANAKIDEVI, DEWEY und KIDDER (1966) fanden in den parasitischen Flagellaten *Crithidia fasciata* (Ganztier) 0,1—0,2 μg/g Frischgewicht Noradrenalin, kein Adrenalin, und *Tetrahymena pyriformis* 0,25—0,35 μg/g Noradrenalin und 0,13—0,15 μg/g Adrenalin. Diese Feststellungen sind umso bemerkenswerter, als wir bisher keine Flagellaten kennen, bei denen Acetylcholin oder ein acetylcholinähnlicher Stoff gefunden werden konnte. Von phylogenetischer Bedeutung ist dieser Befund im Hinblick darauf, daß von den Flagellaten die metazoischen Tiere und Pflanzen ihren Ausgangspunkt genommen haben.

Über die Pharmakologie von Invertebraten s. vor allem BACQ (1933, 1934, 1947), CRESCITELLI u. GEISSMAN (1962), FÄNGE (1962,) FLOREY (1961, 1962, 1963, 1964, 1965), PROSSER u. BROWN jr. (1961).

B. Metazoa

Parazoa

Stamm Porifera Spongia (Schwämme)

Adrenalin oder Noradrenalin konnten bei tierischen Schwämmen bisher nicht nachgewiesen werden (BACQ, 1947). Wir haben denselben negativen Befund auch hinsichtlich Acetylcholin festgestellt. Die Zahl der daraufhin untersuchten Arten ist allerdings klein. Da die bisherigen Untersuchungen an Spongien über das Vorkommen eines Nervensystems nichts Sicheres ergeben haben (s. S. 44), erscheint es naheliegend, vorläufig anzunehmen, daß von tierischen Schwämmen weder Acetylcholin noch Catecholamine gebildet werden. Zur weiteren Abklärung, auch im Hinblick auf das Vorhandensein nervöser Elemente, wären Untersuchungen an einem artlich größeren Material erwünscht. Der Hinweis, daß auch nervenfreies Gewebe (chromaffine Zellen) Adrenalin zu bilden vermögen, läßt sein Vorkommen auch bei völlig nervenfreien Organismen als möglich erscheinen. Vgl. auch FLORKIN u. SCHEER (1968).

Eumetazoa

I. Radiata

1. Stamm Cnidaria (Coelenterata)

Hohltiere verfügen über eine Art zentrales Nervensystem und ein oder mehrere periphere Nervennetze (s. S. 48).

LENTZ u. WOOD (1964) haben an *Hydra littoralis* festgestellt, daß Adrenalin und Noradrenalin in Ganglienzellen, wenigen Neuriten und in granulären Anhäufungen an der Basis der Cnidoblasten dieses Süßwasserpolypen lokalisiert sind. Die genannten Stoffe fanden sich in allen Körperregionen, am stärksten konzentriert im Hypostoma, wo sich die meisten neuralen Elemente finden. In den Seeanemonen *Sagartia luciae* und *Metridium senile* war Adrenalin in Ganglien- und sensorischen Zellen und in Neuriten nachweisbar, von denen einige in Nematocysten endeten, vor allem in solchen der Tentakel. Noradrenalin zeigte eine ähnliche Verteilung, wobei die Ganglienzellen der Epidermis eine relativ hohe Konzentration aufwiesen. Im Nervensystem dieser Coelenteraten waren auch neurosekretorische Elemente nachweisbar.

DAHL et al. (1963) wiesen mit der Fluoreszenzmethode von FALK an *Metridium senile* und *Tealia felina* eine für primäre Catecholamine (Adrenalin, Noradrenalin, Dopamin) charakteristische Fluorescenz ausschließlich im Tentakelapparat der beiden Aktinien nach, wobei nicht nur der Nervenzellkörper, sondern auch die Fortsätze und varikösen Endigungen eine charakteristische Fluorescenz, diejenige des Dopamins, zeigten. Es soll sich um ein im Tentakelapparat ausgebildetes sensorisches oder sensomotorisches adrenergisches (dopaminergisches) System handeln. Am Muskel war Dopamin nach Ross ganz unwirksam.

Bei *Hydractinia echinata* war eine dem Dopamin entsprechende Fluorescenz nicht nachweisbar.

Bei *Alcyonium digitatum*, der Seeanemone *Metridium dianthus* und der Qualle *Rhizostoma pulmo* erwies sich nach OESTLUND (1954) der Gesamtextrakt aus diesen Tieren, entsprechend 5-100 g Frischgewicht, am Katzenblutdruck als inaktiv oder als blutdrucksenkend, wobei dieser Effekt auch nach Atropin, Antihistaminica oder Cocain unverändert blieb. Interessanterweise folgte der Blutdrucksenkung (Katze) bei den 3 untersuchten Cnidarien eine Blutdrucksteigerung, die bei *Metridium* am stärksten ausfiel und einem Adrenalinäquivalent von 2 mμg/g entsprach.

Ob es sich bei diesen Stoffen um Catecholamine handelt, wobei Adrenalin und Noradrenalin nicht in Frage kommen, scheint nicht völlig sichergestellt zu sein. Hinsichtlich Acetylcholin und Cholinesterasen wurde auf den fast negativen Nachweis bereits auf S. 61 hingewiesen. Von größerer Bedeutung scheint die Feststellung, daß weder Acetylcholin noch Adrenalin einen Einfluß auf die doch ziemlich differenzierte Nerventätigkeit von Cnidarien auszuüben scheinen, dieser

Stoffe also zu ihrer Funktion nicht bedürfen. Immerhin ist bemerkenswert, daß Adrenalin und Noradrenalin 10^{-6} bis 10^{-5} an den abgeschnittenen (kleinen) Tentakeln von *Metridium senile* ausgesprochen beschleunigend auf die Cilienbewegung wirken. (Ten CATE et al., 1955). Vergleichend sei festgestellt, daß Noradrenalin an den Kiemenplatten der Muschel *Mytilus edulis* keine beschleunigende Wirkung auf die Cilienbewegung hat, wohl aber Acetylcholin (vgl. S. 161).

Auf den Kohlehydratstoffwechsel von Cnidarien scheint Adrenalin keinen Einfluß auszuüben (MEDVEDEVA, 1935; BACQ, 1947).

Wie aus den folgenden Feststellungen hervorgeht, besteht bei manchen Seeanemonen eine gewisse Empfindlichkeit auf Adrenalin (nicht auf Noradrenalin). Es erscheint deshalb nicht ausgeschlossen, daß von manchen Coelenteraten catecholaminartige Stoffe produziert werden.

Entgegen früheren Versuchen von Ross am Ganztier von *Calliactis parasitica* und *Metridium senile* führte nach Ross (1960a) Adrenalin 10^{-6} (Grenzkonzentration) zur Kontraktion der isolierten Säulenstücke, mit lang anhaltender Tonusverstärkung, und zur Verstärkung der langsamen Bewegungen. Mit Adrenalin 10^{-4} war die Wirkung noch viel ausgesprochener. Auffallenderweise hatte Noradrenalin 10^{-5} bis 10^{-4} keine Wirkung. Die Versuche sprechen nicht zwingend dafür, daß Adrenalin physiologischerweise bei Seeanemonen (Coelenteraten) eine Rolle spielt. Den einzigen Hinweis auf eine mögliche physiologische Funktion bildet die Feststellung einer von Ross Catechol-4 genannten Substanz, die er aus *Metridium senile* extrahieren konnte. Tyramin 10^{-4} hatte am isolierten marginalen Sphinctermuskel von *Calliactis parasitica* nach Ross (1960b) eine bedeutende Verstärkung der elektrischen Reizwirkung bei Applikation von 2 und mehr Reizen auf die rasche Reizantwort zur Folge, nicht aber auf die langsame, die durch Tyramin sogar abgeschwächt wurden.

Während Adrenalin bei *Calliactis parsitica* in früheren Versuchen (Ross, 1945) am *Ganztier* wirkungslos war und auch am isolierten marginalen Sphinctermuskel keinen Einfluß auf die durch elektrischen Reiz ausgelöste gebahnte rasche Reaktion oder auf die spontane rasche Reaktion ausübte, bewirkte Adrenalin in erneuten Versuchen in Konzentrationen von 10^{-4} bis 10^{-5} unmittelbar nach dem Adrenalinzusatz das Auftreten langsamer Kontraktionen mit fortschreitender Tonuszunahme, wie sie nach Tyramin nicht eintrat. Noradrenalin 10^{-4}, Dopamin 10^{-4}, Ergotoxin 10^{-4}, Cocain 10^{-4} blieben ohne Wirkung.

Bei *Metridium senile* liegen ähnliche, aber nicht ganz identische Verhältnisse vor. Der marginale Sphinctermuskel reagierte erst auf den 4. bis 5. elektrischen Reizschlag mit Kontraktion. Dabei war die ,,rasche'' Kontraktion eher langsam, aber doch schneller als die ,,langsame''. Bahnung fand statt. Die Einzelreize dürfen nicht mehr wie 3 sec auseinanderliegen, sonst erfolgt keine Kontraktion. Die Tonusvermehrung tritt langsam ein. Langsame Kontraktionen können durch entsprechende Reize ebenfalls ausgelöst werden. Hinsichtlich Adrenalin waren die Wirkungen analog wie bei *Calliactis*.

Es ist den Versuchen zu entnehmen, daß die Wirkung des Adrenalins bei *Calliactis* und *Metridium* auf ganz anderen biochemisch-elektrophysiologischen Grundlagen basiert, als bei Vertebraten, was sich auch aus dem Fehlen der Wirksamkeit von Noradrenalin, Ergotoxin, Cocain usw. mit Notwendigkeit ergibt. Wir stehen hier einer anders gearteten Empfindlichkeit des Muskels oder der Muskelinnervation von Coelenteraten gegenüber, die, wenn sie sich bei einer größeren Artenzahl bestätigte, vielleicht als Stammesmerkmal betrachtet werden dürfte, da wir diesem Verhalten dem Adrenalin gegenüber, im Zusammenhang mit dem völligen Fehlen der Wirksamkeit des Noradrenalins, des Acetylcholins und der sehr schwachen Wirkung des 5-Hydroxytryptamins, bei keinem anderen Tierstamm begegnen. Ob beim Stamm der Rippenquallen (Ctenophoren) ähnliche Verhältnisse vorliegen, wäre aus tiersystematischen Gründen wertvoll zu erfahren.

Tyramin 10^{-4} verstärkte die rasche Reizantwort auf elektrischem Reiz, nicht die langsame. Auf spontane Bewegungen hatte es keinen Einfluß. Ähnlich wirkte Ca-Überschuß.

2. Stamm Ctenophora, Rippenquallen

Über Adrenalin und andere Catecholamine scheint bei Rippenquallen nichts bekannt zu sein. Dasselbe gilt für Acetylcholin. Auch die Empfindlichkeit der Cilienbewegung an den Cilienleisten auf diese Stoffe und auf Serotonin ist unbekannt.

Zusammenfassung über Coelenterate (Cnidaria), Hohltiere

Bei Hohltieren ist weder Noradrenalin noch Adrenalin nachweisbar, wohl aber ein als Catechol-4 bezeichneter, nicht voll identifizierter Stoff, der am glatten Muskel tonuserhöhend wirkt. Ob dieser Stoff für Coelenteraten charakteristisch ist, könnte nur aufgrund von Nachweisbestätigungen an einem größeren Artenmaterial angenommen werden. Eine gewisse Empfindlichkeit auf Adrenalin besteht. Adrenalin bewirkt Kontraktion und Tonuserhöhung am glatten Muskel, Noradrenalin und Dopamin nicht; Tyramin verstärkt die elektrische Reizempfindlichkeit. Wir haben es mit ganz anders gearteten Empfindlichkeiten des glatten Muskels zu tun als bei Vertebraten. Dopamin wurde bei Seeanemonen nachgewiesen.

II. Bilateralia

Acoelomata

Über Vorkommen von Adrenalin, Noradrenalin und Dopamin ist bei Acoelomata nichts bekannt.

1. Stamm Plathelminthes, Plattwürmer

a) Klasse Turbellaria, Strudelwürmer

GRUBER u. EWER (1962) haben bei der polykladen Turbellarie *Planocera gilchristi* festgestellt, daß Adrenalin 5.10^{-6} und Noradrenalin 5.10^{-5} (Grenzkonzentrationen) den Tonus von Muskelpräparaten erhöhten. Durch Adrenalin 10^{-5} wurde auch die Frequenz der Kontraktionen gesteigert; ebenso durch Noradrenalin 10^{-4}. Die Wirksamkeit der beiden Catecholamine könnte vermuten lassen, dies speziell beim wirksameren Adrenalin, daß eine physiologische Funktion in Frage kommt, was aber wenigstens den Nachweis von Adrenalin und Monaminoxydase voraussetzen würde. Zum Unterschied von den Feststellungen von Ross an einigen Coelenteraten besteht bei *Planocera* eine fast ebenso große Empfindlichkeit gegen Noradrenalin wie gegen Adrenalin. (Über Acetylcholin vgl. S. 66).

b) Klasse Trematodes, Saugwürmer

An *Fasciola hepatica* wurde durch MANSOUR (1959) festgestellt, daß weder Adrenalin noch Noradrenalin irgendwelchen Einfluß auf den Kohlehydratstoffwechsel des Leberegels ausübt, wohl aber 5-Hydroxytryptamin (s. S. 785).

c) Klasse Cestodes, Bandwürmer

Daß bei Cestoden eine gewisse Empfindlichkeit auf Phenylalkylamine und auf Adrenalin besteht, haben DUGUID u. HEATHCOTE (1950) an dem Endoparasiten des Lamms, *Moniezia expansa*, gezeigt. Adrenalin 10^{-4} setzte Tonus und Amplitude der (glatten) Bewegungsmuskulatur herab, während Tyramin 10^{-4} leichte Tonuserhöhung bewirkte und Ephedrin 10^{-5} zu Muskelerregung führte. Das Beispiel ist wertvoll, weil es zeigt, daß bei endoparasitisch lebenden Plattwürmern eine Empfindlichkeit auf Adrenalin (Noradrenalin wurde nicht geprüft) und auf Tyramin besteht. Eine Prüfung auf Noradrenalinempfindlichkeit hätte besonderes Interesse, da Tyramin und Ephedrin bei Vertebraten (Säugern) zu den indirekt adrenergen Stoffen gehören, welche ihre adrenerge Wirkung (bei Vertebraten z.B. Blutdrucksteigerung) durch Freisetzung von Noradrenalin bewirken (BURN u. RAND, 1958c). Doch ist damit keineswegs gesagt, daß die Tyraminwirkung bei Plathelminthen auf diesem Wege zustandekommt.

Am Katzenbandwurm, *Taenia taeniaeformis* stellten PAASONEN u. VARTIAINEN (1958) fest, daß der glatte Bewegungsmuskel dieses Bandwurms, untersucht an einige Proglottiden umfassenden Stücken, auf Isopropylnoradrenalin 5 μg/ml weder am intakten, noch am denervierten Tier reagierte.

Die ausschließlich parasitische Lebensweise vieler Plattwürmer, vor allem der Trematoden und Cestoden, mag im Zusammenhang mit der Rückbildung des Nervensystems dazu beigetragen haben, daß in Trematoden und Cestoden bisher weder Acetylcholin noch Catecholamine nachgewiesen wurden. Doch sind diese Feststellungen an ganz wenigen Arten gemacht worden.

Eucoelomata

2. Stamm Tentaculata (Molluscoidea)

Bei *Bryozoa* (Moostierchen), *Brachiopoda* (Armfüßern) und *Phoronidea* (Hufeisenwürmern), alle festsitzend, ist über Catecholamine nichts bekannt. Bei dieser heterogenen Gruppe, deren Stellung im Tiersystem ungenügend fixiert ist, wären Feststellungen über Catecholamine besonders erwünscht.

Zusammenfassung über Bilateralia

Unsere Kenntnisse über Catecholamine bei den sog. niederen Würmern sind äußerst spärlich. Eine gewisse Empfindlichkeit der glatten Muskulatur auf Adrenalin und Noradrenalin scheint bei (acoelen) Plathelminthen zu bestehen, soweit vereinzelte Befunde bei Turbellarien und Cestoden vorliegen. Die genannten Catecholamine wurden aber noch nie bei acoelomen Würmern nachgewiesen. Vom Stamm der Nemertinen wissen wir nichts. Wir können deshalb nicht sagen, ob der Nachweis von Adrenalin und Noradrenalin erst bei pseudocoelomen Aschhelminthen beginnt, wo ein minimaler Nachweis der beiden Catecholamine (bei *Priapulus caudatus*) gelungen ist. Diese Feststellung sollte zu weiteren Untersuchungen bei verwandten Arten ermutigen.

Stamm Mollusca, Weichtiere (vgl. S. 89, 788)

Klasse Gastropoda, Schnecken (vgl. S. 99, 788)

a) Prosobranchia (s. S. 100, 788)

In der Schnecke *Buccinum undatum* konnten 0,005 μg/g Adrenalin und 0,005 μg/g Noradrenalin gesamthaft nachgewiesen werden (von EULER, 1953).

α) Herz

Bei *Buscyon canaliculatum* wurde die Herzamplitude durch Adrenalin 10^{-5}M und Noradrenalin 10^{-5}M um 50% vergrößert. Wurden beide Catecholamine dieser Konzentration auf einmal gegeben, betrug die Amplitudenvergrößerung 100%

(Fänge u. Oestlund, 1954). Nach Hill (1958) wirkten Adrenalin und Noradrenalin, besonders aber 5-Hydroxytryptamin (s. S. 788) auf das Herz von *Buscyon canaliculatum* positiv tonotrop. (Vgl. Hykes, 1930.) Herzhemmende extrakardiale Fasern wurden bei den Prosobranchiern *Haliotis* spec. und *Natica* spec. nachgewiesen.

β) Zentralnervensystem

Dopamin scheint in dem Gangliensystem von Gastropoden eine viel größere Rolle zu spielen als Noradrenalin und Adrenalin, von denen wir bei Schnecken recht wenig wissen (Cardot, 1963). Vielleicht entspricht *Dopamin* als möglicher hemmender Überträgerstoff der von den Schnecken (und anderen Mollusken, insbesondere von Muscheln) biochemisch erreichten phylogenetischen Entwicklungsstufe(?) Durch Sweeney (1963) wurde der Dopamingehalt der Ganglien bei einigen Schnecken wie folgt bestimmt: *Buscyon canaliculatum* 6—22 (14) µg/g Frischgewicht, *Melongena corona* 51—82 (63), *Lunatia heros* 12—38 (27) µg/g. Die Werte sind hoch und erlauben, an Dopamin als Überträgerstoff zu denken. S. auch Sweeney (1965, 1968).

γ) Glatter Muskel

Über Vorkommen und Wirkung von Catecholaminen am glatten Muskel prosobrancher Schnecken scheint nichts bekannt zu sein. Das betrifft auch die Darmmuskulatur. (Fänge u. Mattisson, 1958.)

b) Opisthobranchia (s. S. 107)

α) Herz

Herzbeschleunigende extrakardiale Nerven wurden bei der marinen Schnecke *Aplysia limacina* nachgewiesen. Das Aplysiaherz reagierte auf Adrenalin mit Frequenzsteigerung, weshalb man von adrenergen Nerven gesprochen hat (Frédéricq, 1939, 1947). Herzhemmende Fasern waren bei *Aplysia limacina* und *Aplysia dactylomela* nicht feststellbar. Nach von Euler et al. (1952) ist das Herz der genannten Aplysien auf Adrenalin und Noradrenalin unempfindlich. Bei *Aplysia* spec. führte Reizung der Pleuroviszeralnerven zu Herzbeschleunigung und höherem Herztonus, eine Wirkung, die auffallenderweise durch Coffein unterdrückt wurde (Oestlund, 1954). Herzhemmende extrakardiale Fasern waren bei den Tectibranchiern *Bulla* spec. und *Pleurobranchea* spec. und dem Nudibranchier *Archidoris* spec. nachweisbar. Das Herz des Nudibranchiers *Triopha* spec. erhält über das Pleuralganglion sowohl hemmende wie fördernde Fasern.

β) Zentralnervensystem

Über Vorkommen und Wirkung von Adrenalin und Noradrenalin im Zentralnervensystem von opisthobranchen Schnecken ist wenig bekannt. Noradrenalin bis 10^{-6} wirkte nach Gerschenfeld u. Tauc (1961) auf einzelne Neurone des Abdominalganglions von *Aplysia depilans,* und an Ganglienzellen anderer Schnecken im Gegensatz zum Acetylcholin auf D-Neuronen, welche ausschließlich durch erregende Synapsen beeinflußt werden, hyperpolarisierend und hemmend, auf H-Zellen, welche sowohl durch depolarisierende erregende, als durch hyperpolarisierende hemmende Synapsen beeinflußbar sind, aktivierend (s. S. 113). Adrenalin hatte dieselbe Wirkung, aber fünfmal schwächer. Von größerer Bedeutung als Noradrenalin und Adrenalin dürfte bei Mollusken Dopamin als hemmender Überträgerstoff im Zentralnervensystem sein.

γ) Glatter Muskel

Über Vorkommen und Wirkung von Catecholaminen am glatten Muskel opisthobrancher Schnecken scheint nichts bekannt zu sein. Dasselbe gilt auch für die Darmmuskulatur, an der eine Hemmwirkung durch Catecholamine zu erwarten wäre.

c) Pulmonata, Lungenschnecken (s. S. 114, 789).

α) Herz

Herzhemmende extrakardiale Fasern wurden bei dem Pulmonaten *Ariolimax* spec. nachgewiesen; das Herz von *Helix pomatia* erhält über das Pleuralganglion sowohl hemmende wie fördernde Fasern. Durch Adrenalin wurde das Herz der Weinbergschnecke, *Helix pomatia*, bis zum Stillstand gehemmt. Nach PROSSER (1952) ist die Verteilung der herzhemmenden und herzerregenden Fasern bei Mollusken sehr unterschiedlich.

JAEGER (1962) stellte am isolierten Herzventrikel der pulmonaten Schnecke *Strophocheilos oblongus* fest, daß das Herz auf niedere Konzentrationen Adrenalin nicht reagierte. Dagegen führte Adrenalin 10^{-4} in 30 sec zu systolischem Stillstand, der durch Auswaschen reversibel war. Auch auf Noradrenalin in niedrigen Konzentrationen war das Herz unempfindlich. Von 10^{-5} an kam es nach 30 sec zum systolischen Stillstand, der weniger ausgesprochen war wie bei Adrenalin und leicht auswaschbar. BOL hatte keinen Einfluß auf die Adrenalin- und Noradrenalinwirkung.

SZ.-RÓZSA u. ZS.-NAGY (1967) stellten am isolierten Herzen von *Limnaea stagnalis*, das eine erregende und eine hemmende Innervation besitzt, fest, daß die erregende Innervation durch Adrenalin 10^{-9}M (Grenzkonz.), Noradrenalin 10^{-9}M, Dopamin 10^{-10}M, aber auch durch 5-Hydroxytryptamin 10^{-10}M und Glutamin 10^{-8}M im Sinne positiv inotroper und chronotroper Wirkung aktiviert wird.

Aus Homogenaten des Limnaea-Herzens konnten außerdem 4 herzaktive Faktoren isoliert werden, ein hemmender und drei erregende. Das Herz enthält neurosekretorische Nervenzellen, die Catecholamine enthalten (Fluorescenzmethode). Durch Erregung extrakardialer Nerven konnte der Catecholamingehalt dieser Neurone vollständig entleert werden. Aufgabe der neurosekretorischen Zellen ist möglicherweise die Produktion herzaktiver Stoffe, vielleicht analog dem Pericardialorgan von Crustaceen. Der Nachweis von Catecholaminen ist durch grüne Fluorescenz (FALCK u. OWMAN, 1965) gesichert.

Die Herzaktion scheint durch einen komplizierten Prozeß in Gang gesetzt zu werden: 1. Freisetzung von „hormonalen Erregungsstoffen" bei Nervenreiz; 2. dadurch wird Freisetzung von Catecholaminen induziert, die in den Nervenzellen des Herzens akkumuliert (gebildet?) werden. 3. Aktivierung des im Herzmuskel gebildeten 5-Hydroxytryptamins (Vergleich mit *Helix pomatia* s. RÓZSA u. GRAUL, 1964; RÓZSA u. PERENYI, 1966; RÓZSA (1969) an *Limnaea stagnalis*, BAIN (1929).

β) Zentralnervensystem

Nach DAHL (1963) enthalten Nervenzellen und Nervenfasern von *Helix pomatia* ein Catecholamin, wahrscheinlich Dopamin, in beträchtlicher Menge, neben 5-Hydroxytryptamin. CARDOT (1963) fand in den zentralen Ganglien von *Helix pomatia* 2—4 μg/g Dopamin, während dieser Stoff im Herzen nicht nachweisbar war. Nach Inkubation mit Iproniazid unter Stickstoff stieg der Wert in den Ganglien auf 320—350 μg/g, im Herzgewebe auf 210—225 μg/g. Inkubation ohne Iproniazid unter Luftzufuhr ließ an den Ganglien den (gleichen) Wert von 338

μg/g, im Herzgewebe von 220 μg/g feststellen. Aus den Versuchen geht indirekt hervor, daß Nerven- und Herzgewebe Dopa durch eine Dekarboxylase in Dopamin umzuwandeln vermögen. Es ist anscheinend das erste Mal, daß in der aufsteigenden Tierreihe" Dopadekarboxylase bei Invertebraten nachgewiesen wurde. Es wäre sehr wertvoll, wenn wir auch bei anderen Invertebraten über das Vorkommen von Dopadekarboxylase und Dopamin orientiert würden. Es handelt sich um grundlegende Feststellungen von taxonomischer Bedeutung.

Über die Funktion des *Dopamins* im Zentralnervensystem von Mollusken sind wir durch GERSCHENFELD (1964) orientiert. Er fand in den Ganglien der argentinischen Landschnecke *Cryptomphallus aspera* (Pulmonata) typische H- und D-Zellen und außerdem Dlnh-Neuronen (inhibitorische D-Zellen, die sich im kaudalen Teil des Visceralganglions fanden). Diese wurden durch Acetylcholin 10^{-6} depolarisiert und erregt. Demgegenüber hatte Dopamin 10^{-9} (Grenzkonzentration auf Dlnh-Zellen) eine stark hemmende Wirkung, so daß Dopamin als hemmender Überträgerstoff in Frage kommt.

Am isolierten, auf dem Fußmuskel ruhenden Zentralnervensystem von *Helix pomatia* wirkte nach Sz.-RÓZSA (1964) Noradrenalin in allen Konzentrationen von 10^{-11} bis 10^{-3}M auf die bioelektrische Aktivität, gemessen am Pleuralganglion, hemmend. Eine ähnliche, aber schwächere und langsamere Wirkung hatte Adrenalin 10^{-5}M, während Tyramin 10^{-6} bis 10^{-5} die elektrische Aktivität des Ganglions um ca. 50% erhöhte.

Wichtige Aufschlüsse über Vorkommen und Wirkung von Catecholaminen im Zentralnervensystem von Mollusken haben die Untersuchungen von KERKUT u. WALKER (1961) gebracht. Noradrenalin hatte am isolierten Gehirn von *Helix aspersa*, dessen Parietal- und Visceralganglion mit intrazellulären Mikroelektroden versehen waren, in der Regel Hemmung der Nervenaktivität (Aktionspotentiale) und nur vereinzelt Beschleunigung, beides mit einer Latenz von ca. 1 sec, zur Folge. Die Grenzkonzentration für beide Wirkungen betrug 10^{-9} g/ml Noradrenalin. Auf das Ruhepotential hatte Noradrenalin keinen Einfluß. Adrenalin bewirkte an den meisten Nervenzellen eine Frequenzsteigerung der Aktionspotentiale; nur wenige Nervenzellen reagierten mit Hemmung. Der Schwellenwert für beide Wirkungen lag bei 10^{-7} g/ml. Bei höherer Konzentration wurde das Ruhepotential nicht bis auf null depolarisiert.

Dopamin (3-Hydroxytyramin) führte am Aktionspotential der Zellen fast ausschließlich zur Hemmung. Der Schwellenwert betrug für Hemmung 10^{-11}, für Beschleunigung 10^{-10} g/ml Dopamin, gewöhnlich aber 10^{-9} für Hemmung und 10^{-7} für Beschleunigung der Frequenz. Mit der Frequenzhemmung des Aktionspotentials ging eine plötzliche Steigerung des Ruhepotentials unter Hyperpolarisation der Nervenmembran einher; nach Rückkehr zur Norm ging auch die Frequenz des Aktionspotentials zur Norm zurück. Wahrscheinlich kommt *Dopamin* in diesem Schneckenhirn als hemmender Überträger vor.

DL-Diphenylalanin hatte an spontan tätigen Neuronen Abnahme ihrer Aktivität zur Folge (Schwellenwert 10^{-8} g/ml), mit Tendenz zur Hyperpolarisation des Ruhepotentials. Die Latenz bis zum Wirkungseintritt betrug 5—10 sec.

KERKUT u. WALKER konnten im gesamten Schneckengewebe weder Noradrenalin noch Adrenalin nachweisen, so daß es unwahrscheinlich ist, daß diese Catecholamine bei Gastropoden allgemein vorkommen, oder nur in sehr geringen Mengen, wie sie durch VON EULER bei *Buccinum undatum* (Noradrenalin und Adrenalin) festgestellt wurden. Eine Überträgerfunktion des Noradrenalins erscheint bei Gastropoden (und Lamellibranchiern) sehr wenig wahrscheinlich.

KERKUT et al. (1967) stellten am Zentralnervensystem von *Helix aspersa* mit fluorescenzoptischer Methodik weiterhin fest, daß Nervenzellen an der Verbindungsstelle der visceralen mit den rechten Parietalganglien eine grüne Färbung mit gelben Feldern aufwiesen. Nach Injektion von L-Dopa war die Fluorescenz dieser Zellen ausgesprochen grün. Injektion von 5-Hydroxytryptophan hatte deutlich gelbe Fluorescenz zur Folge. Wurde *vor* L-Dopa Dopadekarboxylase zugeführt, wurde das Auftreten der grünen Fluorescenz unterdrückt. Dies spricht dafür, daß die Ganglienzellen an der Verbindungsstelle zwischen visceralen und rechten Parietalganglien Dopamin und 5-Hydroxytryptamin enthalten. Diese Feststellungen ergänzen diejenigen von KERKUT et al. (1966), wonach *Dopamin* das einzige Catecholamin der circumoesophagalen Ganglienmasse bildet. Vgl. auch SEDDEN et al. (1967).

WALKER et al. (1968) untersuchten ferner an der isolierten suboesophagalen Ganglienmasse von *Helix aspersa* die Empfindlichkeit einzelner lokalisatorisch bekannter Neurone des visceralen und des rechten parietalen Ganglions auf Dopamin. Als minimal wirksam erwiesen sich injizierte Mengen von 0,01—0,1 μg Dopamin. Dopamin bewirkte Hyperpolarisation unter Hemmung der spontanen Aktivität der betreffenden Zellen. Ergotoxin 10 μg/ml, dem Bad zugesetzt, hob die Wirkung von Dopamin 10 μg/ml (Bad) auf. Ähnlich wirkten Ergometrin, Ergotamin, Dibenzylin, Regitin und Yohimbin. Ouabain, Atropin und Methysergid hatten gegen Dopamin keine antagonistische Wirkung. — Der Dopamin-Receptor von *Helix*-Neuronen gleicht nach WALKER et al. dem adrenergen Receptor von Vertebraten.

γ) Glatter Muskel

JAEGER (1963) stellte am isolierten Penisretraktor der Schnecke *Strophocheilos oblongus* fest, daß der Muskel durch Adrenalin 10^{-7} (Grenzkonzentration) kontrahiert wurde, wobei die Kontraktion von schwachen regelmäßigen Pulsationen begleitet war. Noradrenalin 10^{-6} (Grenzkonzentration) führte ebenfalls zur Kontraktion, ohne daß Pulsationen auftraten. Am isolierten Penis-Komplex von *Limnaea stagnalis* hatte Adrenalin (Grenzkonzentration etwa 5.10^{-7}) rasche tonische Kontraktion zur Folge, wobei die normale Amplitude der spontanen rhythmischen Tätigkeit kaum verkleinert wurde (DUNCAN, 1964).

δ) Blutzucker

Unter Adrenalineinwirkung wurde der Blutzucker bei *Helix pomatia* erhöht (SUOMALAINEN 1939).

Klasse Lamellibranchiata (Bivalvia), Muscheln (s. S. 139, 800)

In der Muschel *Mytilus edulis* waren 0,005 μg/g Adrenalin und 0,005 μg/g Noradrenalin nachweisbar (von EULER, 1953). Über die Verteilung der Catecholamine (Herz, Nervensystem, Bewegungsmuskel, Darm usw.) sind wir bei Muscheln wenig orientiert.

α) Herz

Die herzbeschleunigenden extrakardialen Nerven scheinen bei manchen Mollusken adrenergische Eigenschaften zu besitzen, wie das für einige Süßwasser- und eine Anzahl mariner Muscheln, unter diesen für *Ostrea* spec., *Pecten* spec., *Anomia* spec. und *Mercenaria (Venus) mercenaria* (WELSH, 1953) nachgewiesen oder wahrscheinlich gemacht wurde. (HYKES, 1930; FRÉDÉRICQ, 1947.) Das Herz von *Mercenaria (Venus) mercenaria* ist wie WELSH (1953) zeigte, auf Adrenalin und Noradrenalin verhältnismäßig wenig empfindlich. Adrenalin und Noradrenalin 10^{-4} bis 10^{-5}M führten am isolierten Ventrikel zu Beschleunigung, verstärkter Kontraktion und systolischem Stillstand (Abb. 219). Bedeutend stärker fördernd wirkte 5-Hydroxytryptamin; die Grenzkonzentration lag bei 10^{-10}M, so daß Serotonin als physiologischer Aktivator des Venusherzens in erster Linie in Frage kommt. Ergotoxin 10^{-7} bis 10^{-6} hatte starke Erhöhung der Amplitude zur Folge. Die größere Empfindlichkeit des Ergotoxins (Ergonovins) (Abb. 220) im Vergleich mit den Catecholaminen ist möglicherweise dadurch bedingt, daß das

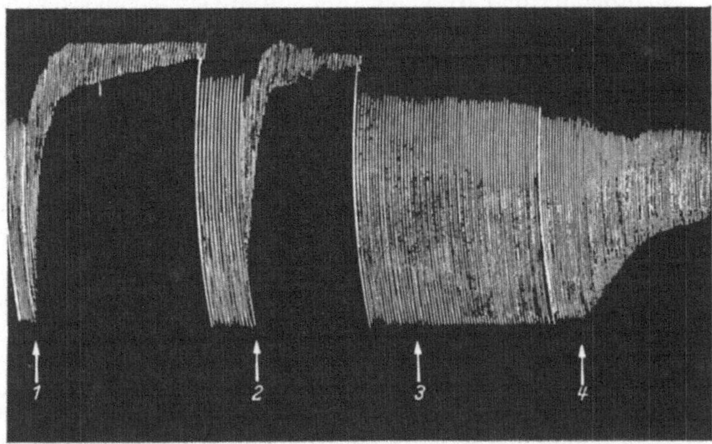

Abb. 219. Systolische Wirkung des Noradrenalins auf das isolierte Herz von *Mercenaria* (*Venus*) *Mercenaria:* *1 u. 2* je 10^{-4} M Noradrenalin; *3* 10^{-5} M Noradrenalin; *4* 5.10^{-5} M Noradrenalin. (Aus: J. H. WELSH 1953)

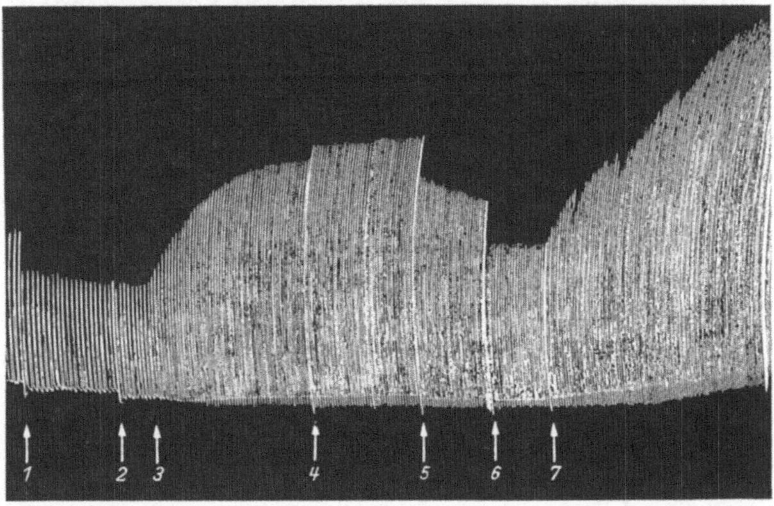

Abb. 220. Erregende Wirkung von Ergonovin auf das isolierte Herz von *Mercenaria* (*Venus*) *mercenaria*. *1* Meerwasser bei pH 9; *2* Meerwasser bei pH 7; *3* 5.10^{-7}Ergonovinmaleat; *4* 10 min Stillstand der Trommel; *5* 15 min Auswaschen bei pH 9; *6* 30 min Auswaschen bei pH 9, Wechsel auf Meerwasser von pH 7; *7* 5.10^{-7}M Ergonovinmaleat. (Aus: J. H. WELSH 1953)

Secalealkaloid Indolstruktur besitzt. GREENBERG (1960) bestätigte die herzerregende Wirkung der Catecholamine am isolierten Herzen von *Mercenaria (Venus) mercenaria*. Tyramin, Phenyläthylamin, Ephedrin und basische n-Phenylalkylamine hatten keine entsprechende Wirkung. Nach Versuchen von CHONG u. PHILLIS (1965) und PHILLIS (1966a) am isolierten Herzen von *Tapes waltlingi* (Veneridae) wirkte das in Ganglien von Lamellibranchiern vorkommende Dopamin 5.10^{-7}M erregend, 5.10^{-6}M hemmend oder erregend. Mit Noradrenalin 10^{-5}M, also erst in 100 mal stärkerer Konzentration, kam es zur Erregung, mit höheren Konzentrationen zu Hemmung, gefolgt von Erregung. Adrenalin führte mit etwas schwächeren Konzentrationen als Noradrenalin zur Erregung. Diese beiden Catecholamine kommen in Mollusken in bedeutend geringerer Menge vor als Dopamin. Dibenzylin, Phentolamin und Nethalid, drei starke Ganglienblocker, hatten auf keines der genannten Catecholamine eine Hemmwirkung.

Es scheint für manche Lamellibranchier charakteristisch zu sein, daß das Herz durch Adrenalin erregt wird, wobei hohe Konzentrationen zu Stillstand in Systole führten. Demgegenüber zeigte FÄNGE (1955) an *Anodonta cygnea*, JULLIEN et al. (1959) an *Ostrea* spec., daß Adrenalin negativ inotrop wirkte. Bei *Cardium edule* (GADDUM u. PAASONEN, 1955) stand das Herz nach hohen Konzentrationen von Catecholaminen in Diastole still. Bei den Muscheln *Mya* spec., *Anodonta* spec. und *Mercenaria (Venus) mercenaria* führte Reizung des Visceralganglions zur Herzhemmung, während die pallioviszeralen Verbindungen das Herz beschleunigten. Wieweit der Herzmuskel von Muscheln selbst auf Catecholamine anspricht, scheint außer am Venusherzen, wo Adrenalin erregend wirkte, (viel stärker aber 5-Hydroxytryptamin; s. S. 801) nicht genauer bekannt zu sein.

Nach FÄNGE u. OESTLUND (1954) hatten sowohl Adrenalin wie Noradrenalin 10^{-5}M am Herzen von *Anodonta* spec. eine Amplitudenvergrößerung von 50%, bei gleichzeitiger Applikation von je 10^{-5}M Adrenalin und Noradrenalin von 100%. Die Wirkungen von Adrenalin und Noradrenalin auf das Herz von Lamellibranchiaten scheinen je nach Tierart ähnlich verschieden zu sein, wie das, hauptsächlich von GREENBERG (1960), für das Acetylcholin gezeigt worden ist. Eine systematischere Bearbeitung dieser Frage könnte interessante taxonomische Resultate erbringen.

β) Nervensystem

Über Catecholamine im Nervensystem von Lamellibranchiaten scheint wenig bekannt zu sein. Nervenzellen und Nervenfasern der Muschel *Anodonta piscinalis* enthalten nach DAHL et al. (1962) ein Catecholamin, wahrscheinlich *Dopamin*, in beträchtlicher Menge, neben 5-Hydroxytryptamin. Beide Stoffe kommen als

Tabelle 13

Lamellibranchiaten	Dopamingehalt in Ganglien μg/g Frischgewicht	Mittel
Mercenaria mercenaria	137—405	261
Modiolus modiolus	35—118	85
Ensis directus	31—49	37
Mya arenaria	—	96
Mytilus edulis	—	35
Aequipecten irradians	66—88	74
Spisula solidissima	—	26

Aus: D. SWEENEY: Dopamine, its occurence in molluscan ganglia. Science **159**, 1051 (1963).

synaptische Neurohormone in Frage. SWEENEY (1963) bestimmte den Dopamingehalt der Ganglien einiger Lamellibranchiaten (Tabelle 13). Die Werte liegen auffallend weit auseinander; sie dürften teilweise artspezifischer Natur sein (?). SWEENEY (1969) hat weiterhin gezeigt, daß Ganglien von *Mercenaria mercenaria*

Dopamin von DOPA zu synthetisieren vermögen. Die Ganglien enthalten bedeutend mehr Dopamin als die übrigen ebenfalls zur Synthese befähigten Gewebe.

COTTRELL (1967) fand in Ganglien von *Spisula solida* 40—50 $\mu g/g$ Dopamin und 5,0—6,0 $\mu g/g$ Frischgewicht Noradrenalin (unter Anrechnung der Präparationsverluste = ca. 80—100 $\mu g/g$ Dopamin und 10—12 $\mu g/g$ Noradrenalin). Durch Reserpin wurden 40—50% Dopamin bei 15° während 5 Tagen entleert. Die Ganglien von *Spisula* enthielten auch hohe 5-Hydroxytryptaminwerte (durchschnittlich 58 $\mu g/g$ Frischgewicht).

Dopamin liegt, wie COTTRELL (1966) am homogenisierten Ganglienmaterial von *Mercenaria mercenaria* feststellte, etwa zu 70% in Partikeln gebunden vor, was im Zusammenhang mit dem Dopamin enthaltenden Neuronen von *Anodonta* (DAHL, 1963) und der hohen Wirksamkeit des Dopamins auf Neurone von Gastropoden (KERKUT u. WALKER, 1961. WALKER et al. (1968) und von GERSCHENFELD 1964) im Hinblick auf eine Überträgerfunktion des Dopamins von hohem Interesse ist.

SWEENEY (1968) stellte an der Süßwassermuschel *Sphaerium sulcatum* (L) auf fluorometrischem Wege fest, daß in den Zellen der Visceralganglien ausschließlich Monamine des Catecholamintyps Dopamin und Noradrenalin, in den Zellen der Pedalganglien nur 5-Hydroxytryptamin vorkomme, beide Typen im Cerebralganglion. Als Überträgerstoffe stehen Dopamin (hemmend) und 5-Hydroxytryptamin (erregend) im Vordergrund.

SALÁNKI (1963) zeigte an *Anodonta cygnea*, daß Adrenalin, Noradrenalin und Tyramin je 100—500 $\mu g/ml$ dem Cerebralganglion zugeführt, Erschlaffung des hinteren Adductormuskels und anschließend rhythmische Kontraktionen desselben zur Folge hatte. Im ganzen waren 10mal höhere Konzentrationen notwendig, um den gleichen Effekt wie mit Serotonin (s. S. 807) zu erreichen.

Zusammenfassend kann festgestellt werden, daß bei Gastropoden und Lamellibranchiaten weder Adrenalin noch Noradrenalin als fördernde Überträger in Frage zu kommen scheinen. Auf die Bedeutung von *Dopamin* als wahrscheinlich hemmender Überträger ist besonders hinzuweisen. (Vgl. auch SWEENEY, 1965). Möglicherweise fehlt vielen Mollusken die Fähigkeit zur Adrenalin- und Noradrenalinsynthese, oder sie ist nur sporadisch entwickelt. Vielleicht sind diese Mollusken auf der Dopaminstufe stehen geblieben. Im Vordergrund steht als fördernder Überträger 5-Hydroxytryptamin dem Dopamin gegenüber, (s.S. 808), wobei aber durch Serotonin auch Hemmwirkungen ausgelöst werden können. KERKUT, HORN, WALKER (1969) stellten fest, daß bei *Helix aspersa* durch Dopamin als Überträgerstoff eine langdauernde synaptische Hemmung eintritt. Nach CURTIS und KERKUT (1969) enthalten die Cerebralganglien von *Helix aspersa* bei elektronenoptischer Bestimmung im Schnitt $4000/\mu^2$ Bläschen (Schnitt einer Nervenzelle), die durch Reserpin zu 67—39% entleert werden. Die dichten Bläschen enthalten sehr wahrscheinlich Dopamin und 5-Hydroxytryptamin.

γ) Glatter Muskel

Die Frage ist nicht abgeklärt, ob die *Darmmuskulatur* der Weichtiere durch Catecholamine stillgelegt wird. Eine solche Wirkung ist bei Crustaceen (Cladoceren) eindeutig nachweisbar (s. S. 275). Dopamin 10^{-9} bis 10^{-6}M hatte auf das spontan in rhythmischer Bewegung befindliche Rectum der Muschel *Tapes waltlingi* eine Hemmwirkung auf Amplitude und Frequenz (CHONG u. PHILLIS, 1965; PHILLIS, 1966 b). Konzentrationen von 10^{-5}M an wirkten oft tonussteigernd. Noradrenalin wirkte ähnlich, aber schwächer als Dopamin. Hohe Konzentrationen bewirkten ebenfalls Tonussteigerung. Adrenalin 10^{-8}M führte am stillstehenden Präparat zu phasischen Kontraktionen. Hohe Konzentrationen hatten ebenfalls Tonuserhöhung zur Folge.

Nach Twarog (1959) wurden am vorderen *Byssusretraktor* von *Mytilus edulis* durch Adrenalin und Noradrenalin anhaltende Kontraktionen ausgelöst, ohne daß die initiale, durch Acetylcholin ausgelöste Depolarisation und Kontraktionswirkung herabgesetzt wurde. Doch bewirkten Adrenalin und Noradrenalin bei erstmaliger Applikation nicht selten Depolarisation und Kontraktion, bei wiederholter Verabreichung Erschlaffung. Adrenalin und andere Catecholamine konnten als Aktivierungsstoffe ausgeschlossen werden. Adrenalin 10^{-7}M führte oft zur Erschlaffung. Noradrenalin hatte dieselbe Wirkung, aber schwächer. Der Muskel verhält sich ähnlich wie der Radulamuskel von Gastropoden, der durch Adrenalin erschlafft wird (Hill, 1958).

Cilien

Auf die Cilienbewegung an den Kiemenplatten von *Mytilus edulis* hatte Noradrenalin keinen Einfluß.

δ) Ontogenese

Wie Lábos et al. (1964) zeigten, bewirkten Noradrenalin und Tyramin an Glochidien (frühen ontogenetischen Stadien von *Anodonta cygnea*) maximale Beschleunigung der Kontraktionen des Adductormuskels der 250—400 μ großen Embryonen in der Konzentration von 1 μg/ml auf etwa 100/min. Für Adrenalin war das die einzig wirksame Konzentration. Solche darüber und darunter hatten keine Wirkung. Höhere Konzentrationen von Noradrenalin und Tyramin wirkten schwächer; 10 μg/ml waren wirkungslos (vgl. Wirkung von 5-Hydroxytryptamin S. 810).

Klasse Cephalopoda, Tintenfische (vgl. S. 168, 812)
Unterklasse Tetrabranchiata, Ord. Nautiloidea

Über Catecholamine scheint bei tetrabranchen Cephalopoden (mit 4 Kiemen), d.h. bei den Nautiliden (*Nautilus pompilius* u.a.) nichts bekannt zu sein.

Unterklasse Dibranchiata (mit zwei Kiemen)
Ord. Sepioidea (Decapoda) und *Ord. Octopoda.*

α) Herz (Hauptherz und Kiemenherzen)

Cephalopoden verfügen über eine herzhemmende und eine herzbeschleunigende Innervation. Von Euler (1953) fand kleine Mengen Noradrenalin (0,04 μg/g) in den beiden Kiemenherzen von *Octopus vulgaris*, in den Kiemen selbst 0,015—0,02 μg/g.

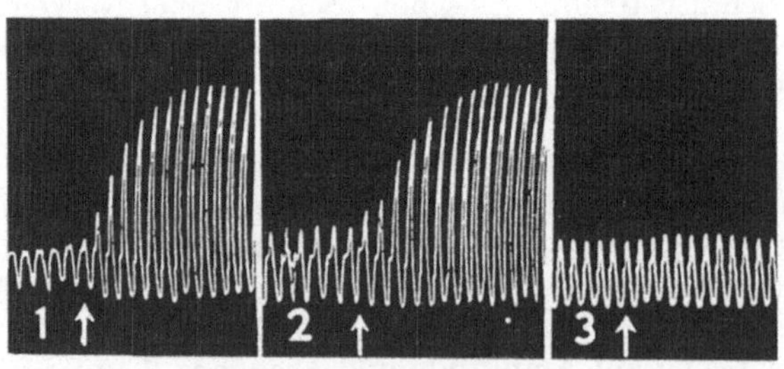

Abb. 221. Wirkung von Catecholaminen auf das isolierte Hauptherz von *Octopus vulgaris*. *1* Adrenalin 10^{-8}; *2* Noradrenalin 10^{-8}; *3* Dopamin 4.10^{-8}. (Aus: E. Oestlund 1954)

Am überlebenden isolierten Tintenfischherz (Hauptherz) hatten Noradrenalin und Adrenalin 10^{-8} eine herzbeschleunigende und amplitudenvergrößernde Wirkung (Oestlund, 1954), (Abb. 221). Das Cephalopodenherz spricht schon auf sehr kleine Adrenalinkonzentrationen von 10^{-7} bis 10^{-9} g/ml im Sinne der Frequenz- und Leistungssteigerung an, wie schon BACQ (1933, 1934) am *isolierten* (medianen) Ventrikel (Hauptherz) des Kalmar, *Loligo pealii*, KRUTA (1936) am Hauptherz von *Sepia officinalis* hinsichtlich Adrenalin feststellte, was OESTLUND (1954) an *Octopus vulgaris* bestätigte. Dopamin 4.10^{-8} war wirkungslos, Tyramin hatte ähnliche, aber schwächere Wirkung wie Adrenalin (Grenzkonzentration 10^{-7} bis 10^{-6}). Auch Ergotamin 10^{-5} (Grenzkonzentration 10^{-8}) führte zu Frequenz- und langdauernder Tonussteigerung. Nach Ergotamin hatte Adrenalin keine oder eine stark abgeschwächte Wirkung. Am isolierten Hauptherzen von *Eledone civrosa* wirkten Adrenalin und Noradrenalin etwa in gleichen Konzentrationen (Grenzwert 10^{-10}) stark positiv inotrop aber nur schwach positiv chronotrop. Das *isolierte* Tintenfischherz verhält sich den Catecholaminen gegenüber ähnlich wie das Vertebratenherz.

Daß die Verhältnisse nicht bei allen Oktopoden gleich liegen, scheint aus Versuchen an 15—30 kg schweren, *intakten*, nicht narkotosierten *Octopus dofleini* durch JOHANSEN u. HUSTON (1962) hervorzugehen, welche nach *hohen* Dosen Adrenalin und Noradrenalin herabgesetzte Herztätigkeit und Blutdrucksenkung feststellten. Möglicherweise ist die negativ inotrope Wirkung dosisbedingt. Die Catecholamine zu 100 μg in ein efferentes Branchialgefäß injiziert, führten, ge-

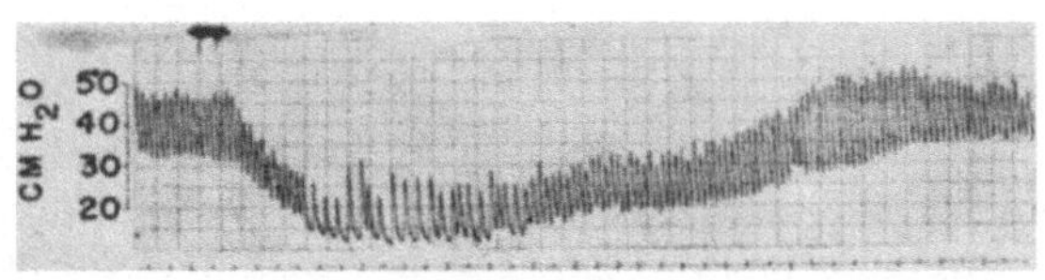

Abb. 222. Blutdruckmessung an der Aorta cephalica von *Octopus dofleini:* nach Injektion von 100 μg Adrenalin in das abführende Kiemengefäß erfolgt starker Blutdruckabfall von 40 auf 20 mm Hg und Frequenzabnahme. Zeitmarken 20 sec. (Aus: K. JOHANSEN u. M.J. HUSTON 1962)

messen an der Aorta cephalica, zu plötzlichem starkem Blutdruckabfall von 40 mm H_2O auf 20 mm H_2O, was auf Abnahme des peripheren Widerstandes zurückgeführt wurde (Abb. 222). Diese Wirkung wurde von einem Frequenzabfall, z.B. von 10 auf 5 min gefolgt, wobei die Kontraktionskraft des Hauptherzens, vor allem das Schlagvolumen gesteigert waren, was mit einem Anstieg der diastolischen Füllung zusammenhängt. Höhere Dosen, z.B. 300 μg Noradrenalin unterdrückten die vermehrte diastolische Füllung vollständig. Die Versuche zeigen, wie wichtig es ist, nicht nur am isolierten Herzen zu experimentieren, wie das bei Invertebraten meistens der Fall ist, wenn die physiologische Wirkung kreislaufaktiver Stoffe bestimmt werden soll.

Durch Dihydroergotamin wurde die Wirkung der Catecholamine unterdrückt. Tyramin 100 μg führte entgegen den Feststellungen von BACQ (1933) und von FÄNGE u. OESTLUND (1954) am *isolierten* Cephalopodenherzen (Körperherz) zur Bradykardie.

Es wäre tiersystematisch von hohem Interesse, die Frage, abzuklären, ob Noradrenalin neben 5-Hydroxytryptamin (s. S. 812) am Herzen der kreislaufmäßig hochentwickelten Cephalopoden Überträgerfunktion besitzt. — In Kiemenherzen von *Octopus vulgaris* wurde Noradrenalin nachgewiesen. S. auch HARTMANN (1960).

β) Zentralnervensystem

Über Gehalt, Verteilung und Wirkung von Catecholaminen sind wir bei Tintenfischen nur wenig orientiert. COTTRELL (1967) fand im Gehirn von *Eledone cirrhosa* 8—13 μg/g Dopamin und 2,0—5,0 μg/g Frischgewicht Noradrenalin,

Werte, die wegen Präparationsschwierigkeiten auf das Doppelte erhöht werden müßten. Die Werte weisen darauf hin, daß Dopamin als (hemmender) Überträgerstoff im Gehirn von Cephalopoden in Frage kommt. Weniger sicher ist das beim Noradrenalin, während es für Acetylcholin und 5-Hydroxytryptamin anzunehmen ist.

γ) Magendarmkanal und glatte Muskulatur

Am isolierten Magen von *Loligo pealii* wirkten Adrenalin 10^{-6} und Ergotamin 10^{-6} tonuserhöhend und amplitudenvergrößernd. Das isolierte Rectum reagierte auf Adrenalin und Ergotamin mit erhöhtem Tonus und gelegentlich mit größerer Amplitude und rascherer Peristaltik. Am Penis-Muskel und an der Muskulatur des Ovidukts hatten Adrenalin, Ergotamin und Acetylcholin Tonussteigerung zur Folge, wobei letztere durch Atropin aufgehoben wurde (BACQ, 1934).

Die Wirkungen des Adrenalins im Bereich des Magendarmkanals sind auffallend. Ob die erregende Wirkung von Catecholaminen an der Magendarmmuskulatur für Cephalopoden typisch und damit tiersystematisch relevant ist, müßte an einer größeren Artenzahl näher geprüft werden. Bei Gastropoden und Lamellibranchiaten sind die Erfahrungen mit Catecholaminen sehr widersprüchlich.

Adrenalin 10^{-7} g/ml (Grenzkonzentration), Tyramin und Histamin 10^{-8} g/ml vergrößerten nach UNGAR (1936) die Amplitude der Magenkontraktionen. Tyramin führte gleichzeitig zur Tonuserhöhung.

δ) Hintere Speicheldrüsen von Octopoden

In den hinteren Speicheldrüsen von *Octopus vulgaris* konnte von EULER (1953) 1,0—3,0 μg/g Noradrenalin nachweisen. Der in den hinteren Speicheldrüsen von *Octopus vulgaris* durch ERSPAMER (1952b) entdeckte, Octopamin benannte adrenalinähnlich wirkende Stoff wurde als L-p-Hydroxy-phenyl-äthanolamin (p-Hydroxynorsynephrin), ein zweiter zunächst als Hydroxyoctopamin benannter Stoff als L-Noradrenalin identifiziert. In pharmakologischer Hinsicht entspricht die Wirkung des Octopamins auf den Blutdruck und an der Nickhaut der Spinalkatze derjenigen von Norsynephrin (Nor-Sympatol). Ähnlich wie das bei manchen anderen Cephalopoden, z. B. *Eledone moschata, Sepia officinalis, Loligo pealii* nach ERSPAMER (1952b) in den hinteren Speicheldrüsen gebildete p-Hydroxynorsynephrin dürfte auch dieser Stoff zum Töten kleiner Beutetiere dienen, indem durch ihn kleinere Crustaceen gelähmt werden.

ε) Monaminoxydase bei Cephalopoden

BLASCHKO (1940, 1941), BLASCHKO u. HIMMS (1954) untersuchten an den Cephalopoden *Sepia officinalis* und *Loligo forbesii* den Monaminoxydasegehalt verschiedener Organe. Hohe Aktivität fand sich in Leber, hinteren Speicheldrüsen, Kiemen, Pankreas, Magen, Caecum, Keimdrüsen, ferner in allen Teilen des Nervensystems (BLASCHKO u. HAWKINS, 1952). Substrate für die Monaminoxydase fanden sich im Tyramin, das ERSPAMER (1952b) in den hinteren Speicheldrüsen von *Octopus macropus* und *Octopus vulgaris*, nicht von *Eledone moschata* feststellte; bei allen drei wurde Octopamin nachgewiesen; ferner bei *Octopus vulgaris* und *Eledone moschata* 5-Hydroxytryptamin (vgl. auch HENZE, 1913).

ζ) Aminosäureoxydasen

BLASCHKO u. HAWKINS (1952) haben D-Aminosäureoxydase in der Leber von *Sepia officinalis* und *Octopus vulgaris* nachgewiesen. Sie besitzt eine ähnliche Spezifität wie das Ferment der Wirbeltiere. Die Feststellung einer Aminosäureoxydase bei Cephalopoden ist im Hinblick auf die biologische Bedeutung vieler Aminosäuren von großem Interesse. Von Spezies zu Spezies bestehen anscheinend große Unterschiede in der Fermentaktivität verschiedenen Aminosäuren gegenüber. So werden Monoamino-monocarbonsäuren durch Schaf- und Mollusken-Enzym leicht, basische Aminosäuren nur schwer angegriffen. Serin, Prolin, Methionin und Phenylalanin werden vom Säugetier- und vom Mollusken-Enzym leicht oxydiert, D-Glutaminsäure durch das Octopus-Enzym, nicht aber durch das Schaf-Enzym angegriffen. Es bestehen Unterschiede bei den D-Aminosäureoxydasen aus verschiedenen Molluskenlebern bezüglich der relativen Geschwindigkeit der Oxydation in der homologen Aminosäurereihe: $CH_3 \ (CH_2)_n \ CH.NH_2. \ COOH$. Von der Serie Alanin (n=o), a-Amino-n-buttersäure (n=1), Norvalin (n=2), Norleucin (n=3) und 2-Amino-n-octansäure (n=5) werden durch *Octopus*-Enzym alle Glieder oxydiert. Das Maximum der Oxydationsgeschwindigkeit lag bei a-Amino-n-buttersäure. Durch das *Sepia*ferment wurden nur Norvalin und Norleucin angegriffen; durch *Helix*-Ferment wurden alle Aminosäuren abgebaut, am raschesten Norvalin; durch *Mytilus*-Ferment wurden Norvalin und Norleucin leicht oxydiert, die übrigen nur sehr langsam. Die Oxydationsgeschwindigkeit nimmt jeweils mit zunehmender Kettenlänge zuerst zu, dann wieder ab, was durch die geringere Löslichkeit der höheren Glieder der Serie bedingt ist. Doch ist bemerkenswert, daß das Spezifitätsmuster bei den genannten Mollusken verschieden ist. Struktur und Funktion der Molluskenlebern unterscheiden sich grundsätzlich von der Säugetierleber (BLASCHKO).

Zusammenfassung über Mollusca, Weichtiere

a) Gastropoden (Schnecken) und Lamellibranchiata (Muscheln)

Im Gesamtorganismus konnten bei Schnecken und Muscheln nur sehr geringe Mengen Adrenalin und Noradrenalin nachgewiesen werden. Über die Verteilung der Catecholamine im Organismus ist wenig bekannt.

Herz. Extrakardiale Beschleunigungsnerven haben teilweise adrenerge Eigenschaften, was sowohl für Schnecken wie für Muscheln gilt. Die Empfindlichkeit der Herzen auf Adrenalin und Noradrenalin ist sehr verschieden. Vorläufig kann man einige Typen unterscheiden, die sich nicht taxonomisch ordnen lassen. 1. Schnecken und Muschelherzen von relativ hoher Catecholaminempfindlichkeit im Sinne positiv adrenerger Wirkung (*Buscyon canaliculatum, Aplysia limacina, Limnaea stagnalis, Ostrea* spec., *Anomia* spec.) u.a.; 2. Schnecken und Muscheln mit relativ geringer kardialer Empfindlichkeit auf Catecholamine (*Strophocheilos oblongus, Mercenaria [Venus] mercenaria*); 3. Mollusken deren Herz auf Adrenalin mit Hemmung reagiert *Helix pomatia* (Stillstand), *Cardium edule, Anodonta cygnea, Ostrea* spec. (negativ inotrop); 4. Mollusken, deren Herz auf Catecholamine unempfindlich ist (*Aplysia limacina* [?]). Auf *Dopamin* (5.10^{-7}) erwies sich das Herz der Muschel *Tapes waltlingi* 100mal empfindlicher im Sinne der Erregung als auf Noradrenalin.

Es wäre verfrüht, nach diesen an wenigen Schnecken- und Muschelarten gewonnenen Resultaten nach taxonomisch-bedingten Unterschieden im Verhalten des Schnecken- und Muschelherzens auf Catecholamine zu fahnden. Dazu erforderte es einer nicht unbeträchtlich größeren Artenzahl und der strikten Einhaltung übereinstimmender experimenteller Bedingungen. Ein als Vergleichsbasis unerläßliches Erfordernis für taxonomische Vergleiche steht noch fast völlig aus: die lokalisierte Feststellung von Catecholaminen, der Nachweis ihrer physiologischen Aktivität, sowie der Nachweis der die Catecholamine auf- und abbauender Fermente des Molluskenherzens.

Nervensystem. In Nervenzellen und Nervenfasern des Zentralnervensystems (Ganglien) wurde bei Schnecken reichlich *Dopamin* nachgewiesen, kein Noradrenalin und Adrenalin; nur im Einzelfall (*Buccinum undatum*) sehr wenig Noradrenalin (auch γ-Aminobuttersäure). Noradrenalin wirkte auf Aktionspotentiale im Gehirn meist hemmend, Adrenalin hemmend oder erregend. Die Empfindlichkeit auf Dopamin war 100fach größer als auf Noradrenalin und Adrenalin, so daß beim fast vollständigen Fehlen von Noradrenalin und Adrenalin *Dopamin* (neben dem erregenden 5-Hydroxytryptamin, s. S. 792) als Überträgerstoff in erster Linie an Hemmneuronen in Frage kommt. Wir hätten es bei weiterer Bestätigung der Dopaminwirkung an einer größeren Artenzahl eventuell mit einem Klassen- oder Stammesmerkmal der Mollusken, möglicherweise nur bei Schnecken und Muscheln, zu tun, das sich soweit bekannt, bei keinem anderen Tierstamm wiederholt hat. Es wäre in diesem Fall dem Dopamin in der Evolution eine größere Bedeutung beizumessen, als bisher angenommen wurde. Vielleicht sind Mollusken in der Synthese über Dopamin kaum hinausgekommen und befinden sich evolutionsmäßig auf dem Wege zur Adrenalisierung und Noradrenalisierung? Vielleicht deutet darauf die Feststellung hin, daß bei den kreislaufmäßig hochentwickelten Cephalopoden Adrenalin und Noradrenalin am isolierten Hauptherzen positiv ino- und chronotrop wirken, während Dopamin keine Wirkung ausübt.

Glatter Muskel. Eine vielleicht stammesmäßige Eigentümlichkeit der Mollusken (mit Einschluß der Cephalopoden) könnte (bei Bestätigung an einer größeren Artenzahl) darin gesehen werden, daß die glatte Muskulatur, auch die Magen-Darmmuskulatur bei einzelnen Schnecken und Muscheln und bei *Loligo pealii* auf Adrenalin und Noradrenalin mit Tonuserhöhung und Amplitudenvergrößerung reagiert, paradoxerweise auch auf Ergotamin, was mit den Verhältnissen bei anderen Tierstämmen, besonders was den Verdauungskanal betrifft, in einem gewissen Widerspruch steht. Eine systematische Aufklärung über den allfälligen Noradrenalin- und Adrenalingehalt des Magendarmkanals von Mollusken könnte hier weiterführen.

Dem steht gegenüber, daß Dopamin (10^{-9}) auf das spontan in rhythmischer Bewegung befindliche Rectum der Muschel *Tapes waltlingi* eine Hemmwirkung auf Amplitude und Frequenz ausübte. Dieser Befund stimmt mit demjenigen bei Anneliden, und Arthropoden insofern überein, als das Rectum durch Adrenalin und Noradrenalin (analog wie bei Vertebraten) gehemmt wird (vom Dopamin ist die Wirkung bei Vertebraten anscheinend nicht bekannt.)

Am Penisretraktor einiger pulmonater Schnecken (*Strophocheilos oblongus* und *Limnaea stagnalis*) bewirkte Adrenalin (10^{-7}) tonische Kontraktion. Am vorderen Byssusretraktor von *Mytilus edulis* wurden durch Adrenalin und Noradrenalin anhaltende Kontraktionen ausgelöst, was in beiden Fällen auf eine positiv adrenerge Funktion am glatten Muskel hinweist.

b) Cephalopoden, Tintenfische

Über Vorkommen, Wirkung und physiologische Funktion von Catecholaminen sind wir bei den tetrabranchiaten Nautiliden (*Nautilus pompilius u.a.*) nicht orientiert.

Herz. Bei dibranchiaten Cephalopoden ist über den allfälligen Catecholamingehalt des Hauptherzens nichts bekannt. Im Kiemenherzen von *Octopus vulgaris* wurde wenig Noradrenalin festgestellt. Eine herzhemmende und herzbeschleunigende Innervation ist bei Cephalopoden nachgewiesen. Die Hauptherzen von Cephalopoden sind, soweit die Verhältnisse am isolierten Herzen untersucht wurden, eindeutig positiv adrenerg. Noradrenalin und Adrenalin wirken positiv chronotrop und positiv inotrop, also ähnlich wie am Vertebratenherzen. Dopamin war am isolierten Herzen von *Octopus vulgaris* wirkungslos. Anders am intakten Tier (*Octopus dofleini*): hier wirkten Noradrenalin und Adrenalin im wesentlichen negativ chrono- und inotrop (starker Blutdruckabfall). Weitere Prüfung am Ganztier an einer Reihe anderer Arten sollte darüber Klarheit bringen, ob es sich um einen Einzelfall handelt und ob die Empfindlichkeit auf Catecholamine am isolierten Herzen eine andere ist als am Ganztier. Durch Dihydroergotamin wurde am Ganztier die Wirkung der Catecholamine unterdrückt. Tyramin führte am Ganztier, entgegen positiv chronotropen Befunden am isolierten Herzen, zu Bradykardie.

Nervensystem. Über Vorkommen und Wirkung von Catecholaminen an dem hoch entwickelten Zentralnervensystem von Cephalopoden sind wir nicht orientiert, womit auch die Frage offen bleibt, ob Catecholamine (möglicherweise Dopamin wie bei Gastropoden und Lamellibranchiern) an Neuronen des Zentralnervensystems als Überträgerstoffe in Frage kommen. Monaminoxydase wurde in allen Teilen des Nervensystems festgestellt, wobei als Substrate hauptsächlich Dopamin und Octopamin in Frage kommen.

In der „aufsteigenden Tierreihe" kommt dem Acetylcholin als Überträgerstoff wohl über große Evolutionsperioden, d.h. über längere Zeiten eine größere Bedeutung zu als dem Adrenalin und Noradrenalin. In phylogenetischer Hinsicht ist von Interesse festzustellen, daß Adrenalin (oder Noradrenalin) bei den Metazoen erst relativ spät, vergleichsweise mit dem Acetylcholin, in Erscheinung tritt. Allerdings sind unsere Kenntnisse darüber noch sehr lückenhaft. Dem Dopamin scheint bei Mollusca (mindestens bei Schnecken und Muscheln) als zentralnervöser Hemmstoff eine bedeutende Rolle zuzukommen.

Von einer bestimmten phylogenetischen Entwicklungsphase an sind, vielleicht von den Coelenteraten, sicher von den Mollusken an, die zur Catecholamin- (Dopamin) synthese notwendigen Enzymsysteme vorhanden. Daß dies schon bei einer Reihe von Protozoen (*Paramecium*, *Tetrahymena*, *Noctiluca*) der Fall ist, ist phylogenetisch bedeutsam, auch wenn wir über ihre funktionelle Bedeutung fast nichts wissen. Die volle Bedeutung erhält Adrenalin eigentlich erst von dem evolutiven Zeitpunkt an, in welchem es in einem besonderen Organ gebildet wird. Das ist erst bei Wirbeltieren von den Amphibien an der Fall, auch wenn von den Cyclostomen an spezielle Zellen bekannt sind, in welchen Adrenalin gebildet wird. Anders das Noradrenalin, dem wir schon bei Arthropoden eine adrenerge Überträgerwirkung an interneuronalen Synapsen zuzumessen vielleicht berechtigt sind.

Man könnte zu der Auffassung gelangen, der Verfolgung des Acetylcholins, Adrenalins usw. durch das „aufsteigende Tierreich" könne in tiersystematischer und phylogenetischer Hinsicht keine allzu große Bedeutung beigemessen werden. Dies wäre wohl so, wenn die betreffenden Stoffe, sei es bei großen Tierstämmen, sei es im kleineren Rahmen von Gattungen, Familien, Ordnungen und Klassen, nicht einem *Funktionswandel* unterworfen wären, der infolge der kleinen, daraufhin untersuchten Artenzahl oft nur unvollständig oder zu wenig belegt in Erscheinung tritt, aber trotzdem zu einem wichtigen taxonomischen Merkmal werden könnte, so daß sich tiersystematische, vielleicht auch phylogenetische Gesichtspunkte dadurch geradezu aufdrängen, daß *die funktionelle Bedeutung* dieser Stoffe zu einem Stammesmerkmal usw. wird.

Auf die Verhältnisse bei Weichtieren zurückkommend stellen wir fest, daß wir bei einer Reihe von Vertretern eine doppelte, sowohl „cholinergische", wie „adrenergische" extracardiale Innervation postulieren können, analog wie wir sie bei myogenen Herzen der Vertebraten von den Amphibien an dann wirklich finden. Von einer Homologisierung der Verhältnisse sehen wir ab, da die extracardialen Nerven von Mollusken keineswegs alle physiologisch-pharmakologischen Kriterien erfüllen, welche wir bei Vertebraten voraussetzen.

Die Frage der Wirksamkeit von Catecholaminen als neuronale Erregungsüberträger bei Mollusken wird durch den Nachweis von Monaminoxydase gestützt. Was für Abbauprodukte von Catecholaminen bei Mollusken in Frage kommen, ob z. B. 3-Methoxy-4-hydroxy-mandelsäure gebildet wird, scheint (bei Invertebraten überhaupt) bisher nicht untersucht worden zu sein.

Articulata, Gliedertiere

1. Stamm Annelida, Ringelwürmer (vgl. GASKELL (1920) und S. 222 u. 818)

a) Klasse Polychaeta (Borstenwürmer)

Am Herzen von *Arenicola marina* ist nach WENSE (1939) eine schwach positiv inotrope Adrenalinwirkung feststellbar. Auf das Herz von *Nereis* spec. hatte Adrenalin keinen Einfluß.

b) Klasse Clitellata (Gürtelwürmer)

α) Ord. Oligochaeta mit den Lumbricidae (Ringelwürmer)

Der Gesamtgehalt von Catecholaminen beträgt bei *Lumbricus terrestris* nach von EULER (1961b) 0,003 μg/g Adrenalin und 0,015 μg/g Noradrenalin; bei *Eumenia crassa* <0,005 μg/g Adrenalin und Noradrenalin. Nach OESTLUND (1954) enthalten chromaffine Zellen des *Nervensystems* (Ganglienkette) von Anneliden

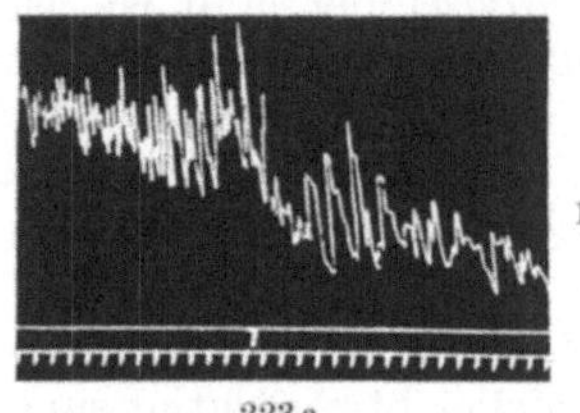

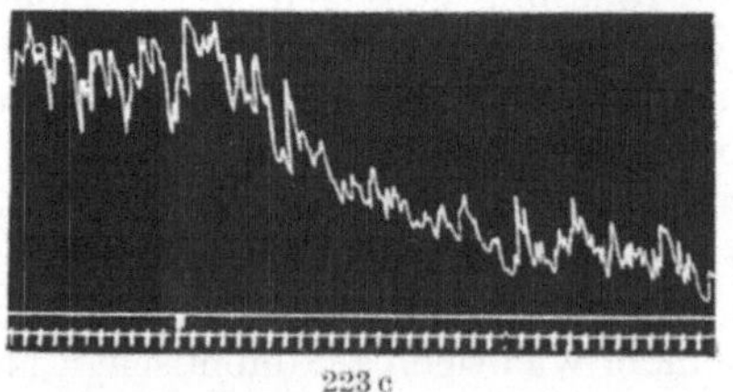

Abb. 223. Verdauungskanal von *Lumbricus terrestris* (Regenwurm) *in situ*. Injektion von 0,02 ml eines Sympathomimeticum in eines der Herzen. Am Oesophagus bewirken *1* Adrenalin 10^{-6}, *2* Ephedrin 5.10^{-3}, *3* Tyramin $1,3.10^{-4}$ Tonusabnahme der Muskulatur. (Nach: N. MILLOT 1942)

(*Lumbricus terrestris*) Adrenalin, die Ganglienketten des Nervenstranges selbst auch Noradrenalin, wobei der Adrenalingehalt mit 81% der Catecholamine (1,4 μg/g) bedeutend größer ist als derjenige an Noradrenalin (0,32 μg/g Frischgewicht). Nach RUDE (1969) enthält der Bauchnervenstrang von *Lumbricus terrestris* hauptsächlich Dopamin (3 μg/g) und 1,5 μg/g Noradrenalin (Frischgewicht). Über Monamine in Neuronen des Nervenstranges vgl. RUDE (1966), MYHRBERG (1967), bei *Octolasium complanatum* s. BIANCHI (1967). Am denervierten *Bewegungsmuskel* von Anneliden war Adrenalin wirkungslos, während hohe Adrenalinkonzentrationen den innervierten Muskel erregten.

Bei Lumbriciden soll Adrenalin Hyperglykämie auslösen; doch handelt es sich um eine unspezifische Wirkung. Monaminoxydase konnte bei Lumbriciden durch BLASCHKO u. HIMMS (1953) nachgewiesen werden.

Die Adrenalinwirkung auf das *Herz* von *Lumbricus terrestris* ist sehr ausgesprochen: 10^{-8} (Schwellenwert) hatte an den Nebenherzen und am pulsierenden Dorsalgefäß beschleunigende Wirkung. Bei nur geringer Erhöhung der Adrenalinkonzentration auf 10^{-7} bis 10^{-6} blieben das Dorsalgefäß und die „Nebenherzen" in Systole stehen.

Darmkanal. Adrenalin (Abb. 223a) wirkte am Darmkanal des Regenwurmes in bestimmten Konzentrationen antagonistisch zu Acetylcholin, d.h. hemmend. Ähnlich wirkte nach MILLOT (1943b) (Abb. 223b) Ephedrin 5.10^{-3} und Tyramin (Abb. 223c) $1,3.10^{-4}$ g/ml. Adrenalin-Injektion von 0,02 ml 10^{-6} senkte Tonus und Rhythmus des gesamten Darmkanals vom Pharynx an abwärts. Der Darm von Oligochaeten verhält sich dem Adrenalin und dem Acetylcholin gegenüber wie der Darmkanal von Deuterostomiern. Durch Ergotoxin wurde die Adrenalinwirkung aufgehoben. Die Verhältnisse sind mit denjenigen bei Vertebraten als analog (homolog ?) zu betrachten.

β) Ord. Hirudinea, Egel

Man kennt seit langem chromaffine Zellen im Bauchnervenstrang von *Hirudo officinalis*, wo Adrenalin (eventuell Noradrenalin) biologisch, physikalisch (Fluorescenz) und chemisch nachgewiesen wurde (WENSE, 1939). Die pulsierenden Gefäße von *Hirudo medicinalis*, welche sowohl mit Beschleunigungs- wie mit Hemmnerven versehen sind, reagierten nach PANTIN (1935) auf Adrenalin mit Beschleunigung.

c) Klasse Sipunculoidea, Sternwürmer

Phascolosoma lanzarotae besitzt an seinen Nephridialschläuchen inkretorische Organe, die in vieler Beziehung der Nebennierenrinde von Wirbeltieren entsprechen. Diese Internephridialorgane sind lebenswichtig. Sie sind, wie Versuche an *Phascolosoma japonicum* gezeigt haben, in ihrer Funktion von neurohumoralen Substanzen des Zentralnervensystems abhängig, was den Verhältnissen bei Vertebraten grundsätzlich entspricht. Über Catecholamine wissen wir bei Sipunculiden nichts.

Zusammenfassung über Anneliden

Die wenigen Kenntnisse, die wir über Catecholamine bei Anneliden (Oligochaeta und Hirudinea) besitzen, weisen erstmals in der „aufsteigenden Tierreihe" auf die Beziehungen zwischen chromaffinen Zellen und Bildung von Catecholaminen hin, wie wir sie von den Anneliden an dann häufiger antreffen werden. Es besteht kein Zweifel, daß die chromaffinen Zellen (des Nervenstranges) und anderer Gewebe als Bildungsstätten von Catecholaminen, vor allem von Adrenalin, dort in Frage kommen, wo Adrenalin nachgewiesen werden konnte. Die chromaffinen Zellen dürften funktionell dem Nebennierenmark von Vertebraten entsprechen. Noradrenalin wird schon bei *Lumbricus* in Nervenzellen gebildet. Monaminoxydase wurde bei Lumbriciden festgestellt.

Bei Anneliden sind wir über Vorkommen und Funktion von Catecholaminen wenig orientiert. An einem Chaetopoden *Nereis* spec. hatte Adrenalin auf das Herz keinen Einfluß; am Herzen des Polychaeten *Arenicola marina* wirkte Adrenalin positiv inotrop. Bei Clitellaten wurde in chromaffinen Zellen des Nervenstranges von Oligochaeten (Lumbriciden) Adrenalin, im Nervensystem selbst Noradrenalin, im Nervenstrang von Hirudinea Adrenalin nachgewiesen. Ob Catecholamine (Noradrenalin) im Zentralnervensystem von Clitellaten eine synaptische Funktion besitzen, wissen wir nicht. Die Empfindlichkeit des Herzens und der pulsierenden Gefäße auf Adrenalin ist bei Lumbriciden im Sinne der Beschleunigung bemerkenswert hoch (Grenzkonzentration 10^{-8}); auch Herz und pulsierende Gefäße von Hirudinea reagieren mit Frequenzsteigerung. Dagegen sind wir bei Clitellaten über die Empfindlichkeit des Herzens auf Noradrenalin nicht orientiert. Vergleichsweise sei festgestellt, daß das Herz von Lumbriciden durch Acetylcholin ebenfalls beschleunigt wird, ein für Articulaten typisches Verhalten, wie es dem *neurogenen* Herzen entspricht. Bei Hirudinea sind die Herzverhältnisse nicht eindeutig klargelegt.

Am Darm von Lumbriciden steht der „cholinerg" erregenden eine „adrenerg" hemmende, dem Typus bei Vertebraten entsprechende Darminnervation gegenüber.

2. Stamm: Oncopoda

a) Klasse: Onychophora (vgl. S. 244, 820)

Das *Herz* von Onychophoren wurde auf Vorkommen und Wirkung von Catecholaminen nicht geprüft. Am *glatten Rückenmuskel* von *Peripatopsis mosleyi* war nach EWER u. VAN DEN BERG (1954) Adrenalin 10^{-4} unwirksam, während Acetylcholin 3.10^{-6} zur langsamen Kontraktion führte. Im *Nervensystem* von *Opoperipatus* steht der Nachweis von Catecholaminen aus.

Es wäre tiersystematisch wertvoll, wenn bei den Übergangs- oder Reliktformen der Onychophoren die Verhältnisse hinsichtlich Vorkommen und Wirkung von Catecholaminen (speziell von Noradrenalin, eventuell Dopamin) weiter abgeklärt würden.

b) Klasse Tardigrada, Bärtierchen (Paraarthropoda) (s. S. 247, 820)

Ein Zentralganglion besteht. Die glatten Muskelfasern sind mit einer Art Nervenendplatte (Dojère'schem Hügel) ausgestattet. Adrenalin 10^{-4} führte nach EGGHARDT u. UMRATH (1956) an dem Bärtierchen *Macrobiotus hufelandi* (Sigmund Schultz) zu Bewegungssteigerung und Einkrümmung des Körpers (Tonussteigerung).

3. Stamm Arthropoda, Gliederfüßler (s. S. 248, 820)

Unterstamm Chelicerata

a) Klasse: Merostomata (Xiphosura): Ord. Limulidae (vgl. S. 257, 820)

Bei *Limulus* (Pfeilschwanz) wurde das *Herz* durch Adrenalin in hohen Konzentrationen (10^{-3} bis 10^{-5}) beschleunigt. Es erhält vom Zentralnervensystem regulatorische Nerven, welche zum extrakardialen Schrittmacher und zum Herzmuskel ziehen. Reizung des Cerebralganglions führte zur Herzhemmung. Die Schrittmacherzellen des Herzens von *Limulus* sind cholinergisch, vergleichbar präganglionären *sympathischen* Neuronen: durch Acetylcholin werden sie in Erregung versetzt. Die motorischen Neuronen des Herzens sind adrenergisch und vergleichbar mit postganglionären sympathischen Neuronen: sie erregen den Herzmuskel durch Freisetzung von Adrenalin oder Noradrenalin an der myoneuralen Verbindung des Herzmuskels. Doch bleibt diese Auffassung, so gut sie elektrophysiologisch begründet erscheint, hypothetisch, solange Noradrenalin oder Adrenalin nicht im Herzen eines Limuliden nachgewiesen wird, was auch für den fehlenden Nachweis von Acetylcholin gilt. Sichergestellt sind die für ein *neurogenes Herz* typische positive Empfindlichkeit auf Adrenalin und Acetylcholin.

Über Vorkommen und Wirkung von Adrenalin und Noradrenalin am *Zentralnervensystem* ist nichts bekannt. Wir wissen nicht, ob Catecholamine im Nervensystem von Limuliden eine synaptische Funktion besitzen. Wir sind auch über Vorkommen und Wirkung von Catecholaminen im *Darmkanal* nicht orientiert, wo eine Hemmwirkung (vergleichsweise mit andern Cheliceraten) wahrscheinlich ist. Die weitere Aufklärung dieser Verhältnisse hätte bei den alten Reliktformen der Merostomata tiersystematisch und phylogenetisch bedeutendes Interesse.

Unterstamm Arachnomorpha, Spinnentiere

b) Klasse Arachnida

α) Ord. Scorpionidae, Scorpiones, Skorpione (vgl. S. 263 und S. 821)

Über die Wirkung des Adrenalins auf das Herz von Skorpionen sind wir einzig durch die Versuche von Kanungo (1957) an dem Skorpion *Palamneus bengalensis* orientiert, der feststellte, daß das Herz durch Adrenalin 10^{-5} beschleunigt wird. Zusammen mit der herzhemmenden Wirkung des Acetylcholins (s. S. 264) läßt dies einen *myogenen* Schrittmacher des Herzens vermuten. Doch widerspricht dies der Tatsache, daß das Herz von *Palamnaeus* von einer Ganglienkette (ähnlich wie bei *Limulus*) begleitet wird. Mit einem myogenen Schrittmacher würden die Skorpione, falls sich dies an einer größeren Artenzahl bestätigen ließe, fast vollständig aus der Reihe der übrigen Arthropoden fallen. Wir hätten es mit einem Funktionswandel im Hinblick auf die kardiale Funktion des Acetylcholins und des Adrenalins zu tun, der tiersystematisch und phylogenetisch von hohem Interesse wäre. Dies umsomehr, als es sich bei Skorpionen um eine sehr alte, morphologisch sehr stabile Gruppe handelt, so daß statt von einem Funktionswandel vielleicht eher von einem Funktionsrelikt zu sprechen wäre. Vorläufig fehlen Adrenalin- und Acetylcholinnachweis bei Skorpionen im Hinblick auf Herz, Zentralnervensystem, Bewegungsmuskulatur und Darmkanal.

β) Ord. Acarini, Milben (vgl. S. 267 und S. 822)

Über Adrenalin und Noradrenalin ist bei Milben ebensowenig bekannt wie über Acetylcholin.

γ) Ord. Araneae, Spinnen (Weberspinnen) (s. S. 267 und S. 822)

Außer dem einfach gebauten zentralen *Nervensystem*, das in einen Nervenstrang ausläuft, befindet sich im Cephalothorax ein sog. sympathisches System, mit kleinen, vom Zentralnervensystem unabhängigen Ganglien und Nerven, an dem auch das stomatogastrische System beteiligt ist. Über die Wirkung des Adrenalins auf das Spinnenherz sind wir nicht orientiert. Es scheint auch nicht bekannt zu sein, ob das Nervensystem der Spinnen Noradrenalin enthält, und ob es auf Adrenalin und Noradrenalin empfindlich ist. Wir wissen nicht, ob und wie der *quergestreifte Bewegungsmuskel* und der glatte (oder quergestreifte?) *Darmmuskel* auf Adrenalin oder Noradrenalin reagieren. Wie hinsichtlich Acetylcholin, sind unsere Kenntnisse über Catecholamine bei Spinnen sehr spärlich. Die bei Spinnen

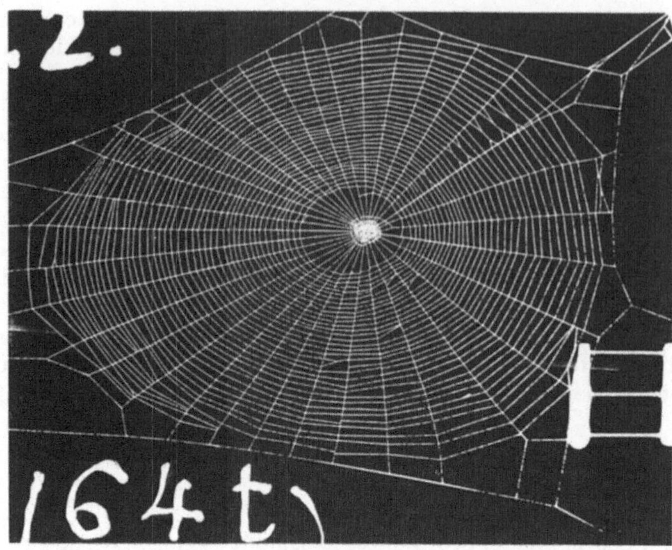

Abb. 224. Kontrollspinnennetz, am Morgen gebaut, vor Verabreichung von Iproniazid und Imipramin. (Aus: P. N. WITT, L. BRETTSCHNEIDER u. A. P. BORIS 1961)

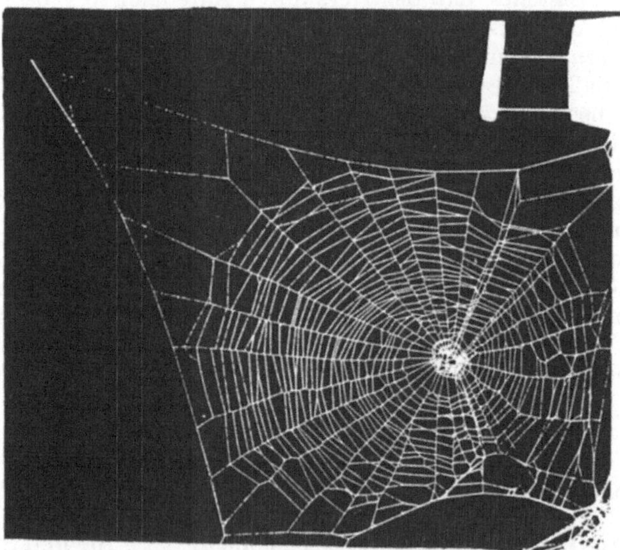

Abb. 225. Netz von der gleichen Spinne wie auf Abb. 224 gebaut, nachdem sie 12 Std vor der Netzbildungszeit 600 mg/kg D-Amphetamin erhalten hatte. Besonders auffallend sind die Kleinheit des Netzes, die unregelmäßige Spirale und die Ungleichheit der Winkel zwischen den Radien. (Aus: P. N. WITT, L. BRETTSCHNEIDER u. A. P. BORIS 1961)

nachgewiesene Monaminoxydase wird durch Iproniazid gehemmt. (WITT, 1956a). Nach Versuchen von WITT, BRETTSCHNEIDER, BORIS (1961) an der Spinne *Zilla-x-notata* verstärkte Iproniazid die erregende Wirkung des dem Pervitin chemisch und in der Wirkung nahestehenden D-Amphetamins (D-Benzedrins), indem durch Iproniazid der durch Monaminoxydase eingeleitete Abbau des Amphetamins blockiert oder verzögert wurde. Die mit den Netzspinnen *Araneus diadematus*

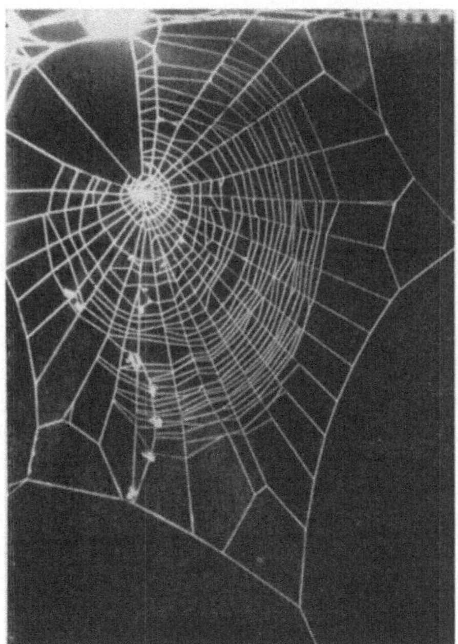

Abb. 226. Netz der Spinne *Zilla-x-notata* nach Pervitin. Das Netz ist ganz unregelmäßig, hastig gebaut. (Aus: P. N. WITT 1956)

(Clerck), *Araneus sericatus* (Clerck) und *Neoscona vertebrata* (McCook) durchgeführten Versuche von WITT zeigen die tiefgreifenden Veränderungen, welche durch das psychisch alterierende D-Amphetamin im *Netzbau* entstehen. Die „Flüchtigkeit" in der Herstellung des Netzes ist ein charakteristisches Zeichen der Wirkung dieses Stoffes, welche durch das den Amphetaminabbau hemmende Iproniazid noch verstärkt wurde (s. Abb. 224, 225), (s. auch WITT, 1949, 1954, 1956). D-Amphetamin führte zu einer Verkleinerung des Netzes mit unregelmäßiger Spirale und Ungleichheit der Winkel zwischen den Radien. Wurde der Spinne Iproniazid 3,5 Tage vor der Verabreichung von D-Amphetamin gegeben, resultierte neben der Kleinheit des Netzes eine vollständige Unregelmäßigkeit aller Parameter. Amphetamin beeinflußte den Netzbau und die Aggressivität der Spinne während 8—14 Tagen.

Das „Psychopharmakon" Pervitin, ebenfalls ein Phenylalkylamin, führte nach WITT (1949) zu einer Zunahme der Netzhäufigkeit und zu einer Abnahme der Netzgröße (Abb. 226). Dabei wurde das Netz unregelmäßig, (hastig) gebaut; wir finden eine vermehrte Zahl übergroßer Sektoren, verminderte Winkelregelmäßigkeit usw.; ein Mangel an Präzision ist unverkennbar, „Flüchtigkeitsfehler" in der Netzbildung sind häufig. Es kommt also bei der Spinne, wenn man den gewagten Vergleich ziehen will, zu ganz ähnlichen Erscheinungen, wie beim ideenflüchtig machenden Pervitingebrauch oder -mißbrauch des Menschen.

Über Vorkommen von Adrenalin oder andern Catecholaminen scheint bei Spinnen nichts bekannt zu sein. Mit Adrenochrom (10^{-3} = ca. 4 γ Substanz) per os ließen sich für Adrenochromwirkung charakteristische Netzveränderungen mit der Spinne *Zilla-x-notata* erzielen (WITT, 1954). (Vgl. auch WITT u. HEIMANN, 1954 über Largactilwirkung an der Spinne *Zilla-x-notata* und die dadurch bedingte starke Verzögerung des Netzbaues, ohne qualitative Änderung desselben.)

Unterstamm Mandibulata

c) Klasse Crustacea, Krebstiere (s. S. 271 u. 828)

Unterklasse Entomostraca (s. S. 274, 828)

α) Ord. Phyllopoda, Blattfüßer (s. S. 274 und S. 828)

Das *Herz* von *Artemia salina* scheint auf Adrenalin unempfindlich zu sein.

β) Ord. Branchiopoda, Kiemenfüßer (s. S. 274)

Unterord. Cladocera, Wasserflöhe (s. S. 275 und S. 828)

(a) Herz

Als erster hatte HYKES (1926) an *Daphnia magna* (Straus) und *Daphnia pulex* (De Geer) festgestellt, daß Adrenalin die Herztätigkeit beschleunigte, was durch SUOMALEINEN (1939) an *Daphnia pulex*, durch BAYLOR (1942) und durch SOLLMAN u. WEBB (1941) an *Daphnia magna* bestätigt wurde. BEKKER u. KRJIGSMAN (1951) fanden bei *Daphnia pulex* und *Daphnia magna* je nach Konzentration Beschleunigung oder Verlangsamung: Adrenalin 2.10^{-6} verlangsamte, 2.10^{-5} beschleunigte die Herztätigkeit. In genauer Weise hat FLÜCKIGER (1951, 1952a, b) (Abb. 227) diese Verhältnisse an Weibchen gleichen Alters, die allgemein empfindlicher sind als die Männchen, von *Daphnia magna* und *Daphnia pulex* untersucht. Alle Sym-

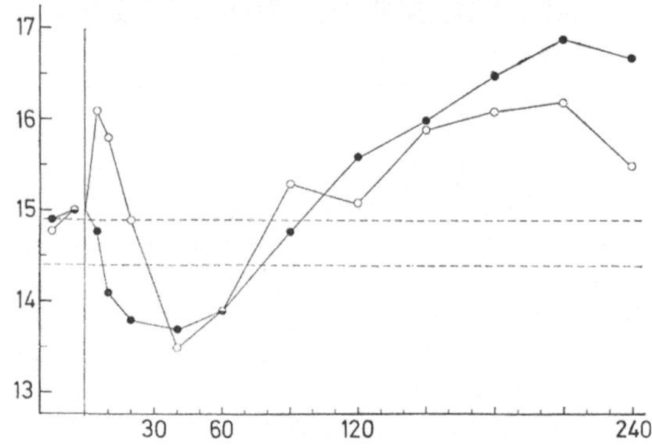

Abb. 227. Wirkung von Sympathomimetica auf das Herz von *Daphnia magna*. o —— o —— o Noradrenalin 7,1 µg/ml; •——•——• 71 µg/ml µ-Sympatol; je 4 Tiere. Abszisse: Zeit in Minuten nach Eingabe der Versuchslösung; Ordinate: Zeit in Sekunden für 100 Herzschläge. (Aus: E. FLÜCKINGER 1952)

pathomimetica führten, meist nach kurzfristiger Verlangsamung, zu einer Beschleunigung der Herzfrequenz. Das betrifft sowohl L- wie D-Adrenalin als auch L-Noradrenalin. *Daphina magna* reagierte auf L-Adrenalin unter besonderen Verhältnissen (Verpilzung der Kulturen) mit Frequenzverlangsamung. Die kleinsten wirksamen Konzentrationen lagen für L-Adrenalin ca. bei 10^{-5}M, für die ebenfalls wirksamen Sympathomimetica Sympatol und Ephedrin bei 10^{-6}M. Das Sympatholyticum Dihydroergotamin zeigte am Daphnienherzen keine Wirkung.

VIEHOFER u. COHEN (1938) konnten nach D-Amphetamin (D-Phenylisopropylamin), p-Oxyphenyl-isopropylamin und p-Oxyphenylisopropyl-methylamin am Herz von *Daphnia magna* nur depressorische Wirkungen feststellen. In andern Versuchen an *Daphnia magna* wurde die Herzfrequenz durch Acetylcholin 10^{-9} bis 10^{-8} gehemmt, durch Adrenalin 10^{-4} unter gleichzeitiger Tonuserhöhung beschleunigt. Wir begegnen bei diesen Arthropoden einem Herztypus, der scheinbar oder wirklich *myogenen* Charakter besitzt. Die Verhältnisse sind bei *Daphnia* nicht eindeutig klargelegt (vgl. das S. 277 darüber Gesagte).

(b) Quergestreifter Muskel

Die Ruderantennen von *Daphnia magna* und *Daphnia pulex*, welche sich durch starke Bänder aus quergestreifter Muskulatur auszeichnen, reagierten auf L-Adrenalin 10^{-4} mit erhöhtem Muskeltonus und vergrößerter Schlagfrequenz. Sekundär auftretendes Zittern deutete ebenfalls auf Tonussteigerung. Nach Dihydroergotamin trat starker Abfall des Muskeltonus ein. Im Gegensatz dazu wurden die Thorakalfüße durch Sympathomimetica nicht beeinflußt (FLÜCKIGER).

(c) Darm

Adrenalin 10^{-7} bis 10^{-6}M führte an *Daphnia* zur Stillegung der Darmbewegung im hintern und mittleren Drittel des Darmrohrs, bei Adrenalin 10^{-6}M gleichzeitig zu krampfartigen Einschnürungen. Nach weiteren Untersuchungen von FLÜCKIGER wurde die Darmmotilität an *Daphnia magna* durch L-Adrenalin, D-Adrenalin, L-Noradrenalin, Sympatol und Ephedrin mit zunehmender Dosis in steigendem Maße infolge Tonuserhöhung der Darmmuskulatur gehemmt. Die Ringmuskulatur geriet auf Injektion von 0,3 μg L-Adrenalin in spastische Kontraktionen, die bis zu 12 Std anhielten. Der vordere Darmabschnitt blieb von diesen Stoffen völlig unbeeinflußt. Die Grenzkonzentrationen der Sympathomimetica lagen zwischen 10^{-6} und 10^{-7}M. Dihydroergotamin hatte auf die Darmtätigkeit keinen Einfluß. Der Darm von Cladoceren verhält sich dem Adrenalin gegenüber hinsichtlich tonischer Stillegung nicht unähnlich dem Darm von Arthropoden im allgemeinen. Die Stillegung des Darmes durch Catecholamine bei Vertebraten (Säugern) besitzt im allgemeinen nicht tonischen Charakter, sondern führt zu Peristaltikhemmung und Erschlaffung.

An *Daphnia magna* wurde durch FLÜCKIGER (1953) die Einwirkung von L-Adrenalin, D-Adrenalin und L-Noradrenalin auf den O_2-Verbrauch (Warburgmethode) untersucht und bei Konzentrationen zwischen 5 und 300 μg/ml ein dem log der Konzentration linear parallelgehender Anstieg des O_2-Verbrauchs festgestellt. Der Anstieg des O_2-Verbrauchs begann bei L- und D-Adrenalin mit der Konzentration 5 μg/ml, bei Noradrenalin bei 15 μg/ml. Oberhalb 300 μg/ml wurden die Werte unregelmäßig. Sympatol und l-Ephedrin zeigten nur geringe Steigerung des O_2-Stoffwechsels. Dihydroergotamin hatte keinen Einfluß auf die O_2-Werte. Carbaminoyl-cholinchlorid (Doryl) bewirkte nach O'CONNOR (1950) an *Daphnia pulex* ebenfalls eine starke Steigerung des O_2-Stoffwechsels. FLÜCKIGER (1952b) zeigte dasselbe an *Daphnia magna* mit der Grenzkonzentration bei 1,5—2,0 μg/ml Doryl. Zwischen Konzentration und Wirkung bestand auch hier eine lineare Beziehung.

(d) Zentralnervensystsm

Über Vorkommen und Wirkung von Catecholaminen am Zentralnervensystem ist bei Cladoceren ebenso wenig bekannt wie bei Entomostraken im allgemeinen.

γ) Ord. Anostraca (Schalenlose) (s. S. 279, 828)

An *Eubranchippus serratus* wäre mit Adrenalin und Noradrenalin zu prüfen, ob Catecholamine am Herz von Anostraken unwirksam sind, oder ob die Unempfindlichkeit des Herzens nur eine scheinbare und durch Permeierungsschwierigkeiten bedingt ist.

δ) Ord. Ostracoda, Muschelkrebse (s. S. 279, 828)

Über Vorkommen und Wirkung von Catecholaminen ist bei Muschelkrebsen ebensowenig bekannt wie über Acetylcholin.

ε) Ord. Copepoda, Ruderfüßler (s. S. 279, 828)

Während das Herz von *Diaptomus*-Arten auf Acetylcholin wie bei höheren Krebsen mit Beschleunigung reagierte, ist über Vorkommen und Funktion von Catecholaminen bei Copepoden nichts bekannt.

ζ) Ord. Cirripedia, Rankenfüßer (s. S. 280, 828)

Weder bei *Balanidae* noch bei *Lepatidae* (*Lepas anatifera*, sog. Entenmuschel) ist etwas über Catecholamine bekannt.

Unsere Kenntnisse über Catecholamine sind bei den Entomostraken, mit Ausnahme einiger Daphnien, äußerst dürftig. Es wäre von Interesse festzustellen, ob die dem anscheinend myogenen Herztypus folgenden Daphnien unter den Entomostraken mehr oder weniger allein stehen oder ob die Vertreter anderer Ordnungen sich in dieser Beziehung ähnlich verhalten wie Cladoceren. In tiersystematischer und phylogenetischer Hinsicht könnten sich interessante Abgrenzungen ergeben.

Unterkl. Malacostraca (s. S. 281 u. 829)
α) Peracarida, Ord. Amphipoda, Flohkrebse (s. S. 283)

Während Acetylcholin auf das Herz einiger Amphipoden beschleunigend wirkte, darin mit den decapoden Krebsen vergleichbar, wissen wir über Adrenalin, Noradrenalin und Monaminoxydase bei den Flohkrebsen nichts.

Ord. Isopoda, Asseln (s. S. 283, 829)

An einigen Asseln konnte festgestellt werden, daß Acetylcholin herzbeschleunigend wirkte. An *Asellus aquaticus* hatte Adrenalin auf das Herz anscheinend keine Wirkung.

β) Hoplocarida, Ord. Stomatopoda, Heuschreckenkrebse (s. S. 284, 829)

Über Adrenalin, Noradrenalin und Monaminoxydase sind wir bei den Stomatopoden ebensowenig orientiert wie über Acetylcholin.

γ) Eucarida, Ord. Decapoda, Zehnfüßer (s. S. 285, 829)

Der Catecholamingehalt decapoder Krebse scheint sehr gering zu sein. Jedenfalls fand von EULER (1961a) in der Strandkrabbe *Carcinus maenas* einen Gesamtcatecholamingehalt von $<0,005$ μg/g Adrenalin und $<0,005$ μg/g Noradrenalin. Als Bildungsorgan kommt neben zerstreuten chromaffinen Zellen bei tropischen Krebsen auch die Parotisdrüse in Frage.

(a) Herz

Die Herzen decapoder Krebse erhalten vom Zentralnervensystem (vom suboesophagalen Ganglion) regulatorische Nerven, welche zum Schrittmacher und Herzmuskel ziehen. Das Herz von *Callinectes* spec. verfügt, wie viele Decapoden, über zwei Paare Beschleunigungs- und ein Paar Hemmungsnerven. Reizung des Cerebralganglions führte bei Krebsen und Krabben zur Herzhemmung. Bei manchen Decapoden gehen herzhemmende und herzbeschleunigende Nerven vom Suboesophagalganglion aus.

Adrenalin 10^{-5} hatte an *Cancer irroratus* sehr kräftige Erhöhung von Amplitude und Frequenz zur Folge, letztere anders wie bei Acetylcholin: sie war mit Adrenalin von ganz kurzer Dauer. Adrenalin 10^{-6} bewirkte starke Frequenzzunahme, jedoch keine Vergrößerung der Amplitude.

Schon BAIN (1929) konnte zeigen, daß durch Adrenalin der Herzschlag der Krebse *Maia squinado, Cancer pagurus* und *Carcinus maenas* bis zu Verdünnungen von 10^{-8} beschleunigt und der Herztonus erhöht wurde (Abb. 228). Diese Wirkung war durch Atropin nicht aufhebbar. Deshalb kann nach FLOREY eine indirekte Wirkung des Adrenalins über cholinerge Nerven nicht in Frage kommen, so daß angenommen werden muß, daß Adrenalin direkt am Herzen (Herzmuskel?) angreift.

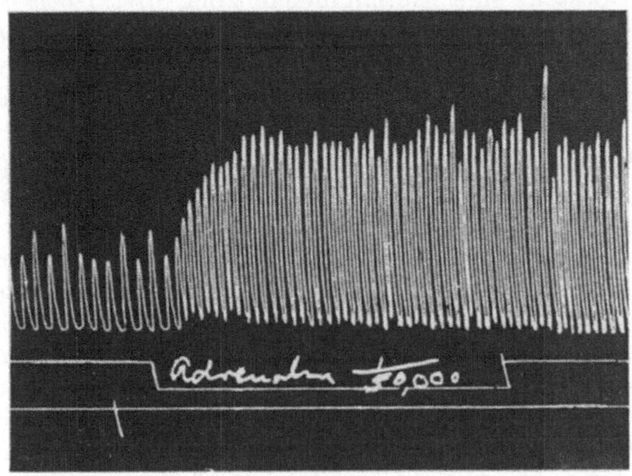

Abb. 228. Wirkung von Adrenalin auf das isolierte Krebsherz. Adrenalin 5.10^{-4} (Signal) führt zu starker Amplitudenerhöhung und Frequenzsteigerung. pH 7,5, Temp. 18,5° C. (Aus: W. A. BAIN 1928)

WELSH (1939) wies an *Palinurus argus* nach, daß Adrenalin ein Anwachsen der Frequenz und Amplitude, aber keine Tonusveränderung bewirkte. Demgegenüber hatte Acetylcholin Zunahme von Frequenz, Amplitude und Tonuserhöhung bis zu tetanischer Kontraktion zur Folge. Das adrenerge herzmuskelnahe Überträgersystem ist (nach KRJIGSMAN, 1952) dem cholinergen nachgeschaltet (vgl. S. 291), wobei Adrenalin und Noradrenalin in Konzentrationen von 10^{-6} bis 10^{-7} ähnlich beschleunigend auf das Krebsherz wirkten wie Acetylcholin. Die Angriffspunkte sind zweifellos verschieden, aber wir können sie bei Decapoden nicht, (wie bei *Limulus*) voneinander trennen (s. KRIJGSMAN, 1952).

Nach FLOREY (1961, 1963) ist damit nicht sicher bewiesen, daß Acetylcholin bei decapoden Krebsen *physiologischerweise* herzbeschleunigend wirkt. Nach seinen Feststellungen enthalten die herzbeschleunigenden Fasern und das Herzganglion von *Homarus americanus* und *Pacifastacus leniusculus* nur sehr wenig Acetylcholin. Ähnliches dürfte vorläufig für die Catecholamine gelten, über deren Vorkommen im Crustaceenherzen fast nichts bekannt ist (OESTLUND). Möglicherweise geben die Nerven der Perikardialorgane einen adrenalinähnlichen frequenzhemmenden und die Amplitude vergrößernden Stoff ab (s. S. 286).

Zur Zeit steht einzig fest, daß in relativ kleinen Konzentrationen zugeführtes Adrenalin und Acetylcholin auf das Herz von decapoden Crustaceen synergistisch beschleunigend wirken. Wenn wir uns (vorläufig) die Auffassung von KRIJGSMAN zu eigen machen, kann die synergistische Wirkung von Acetylcholin und Adrenalin am Herzen decapoder Crustaceen dahin interpretiert werden, daß eine synaptische Erregungsübertragung auf den Schrittmacher primär durch Acetylcholin erfolgt, die Übertragung vom Schrittmacher auf den Herzmuskel durch Adrenalin (Noradrenalin?). Die Verhältnisse wären analog zu verstehen wie bei sympathischen intermediären Ganglien, wo das Erfolgsorgan vom Ganglion aus (präganglionär) durch Acetylcholin, von den sympathischen Endapparaten aus (postganglionär)

44*

durch Noradrenalin (Adrenalin) erregt wird. Acetylcholin würde am Crustaceenherzen die Freisetzung des Noradrenalins bewirken, was allerdings nicht sichergestellt ist.

(b) Bewegungsmuskel

Die motorische Innervation des quergestreiften Bewegungsmuskels der Decapoden scheint auf Adrenalin ebensowenig empfindlich zu sein, wie auf Acetylcholin. Hingegen besteht eine Empfindlichkeit der *Streckreceptoren* auf *Dopamin*
(3-Hydroxytyramin). Wie McLennan u. Hagen (1963) an decapoden Krebsen
zeigten, hat 3-Hydroxytyramin auf die Entladung der langsam adaptierenden
Streckreceptorneuronen von *Pacifastacus leniusculus* und *Procambarus clarkii*
einen typischen Hemmeffekt, nicht bei *Oronectes propinquus* und *Procambarus
blandingi*. Die Hemmwirkung des Dopamins auf die Streckreceptorneurone war
bei *Pacifastacus leniusculus* 41,1, bei *Procambarus clarkii* 86,3 mal so intensiv wie
mit γ-Aminobuttersäure, ein Befund, den Florey an *Pacifastacus* nicht bestätigen
konnte. γ-Aminobuttersäure, Imidazolessigsäure und Homotaurin wirkten bei
allen 4 Spezies auf die genannten Neuronen etwa im gleichen Ausmaß hemmend.
Die Unterschiede in der Empfindlichkeit verschiedener Krebsspezies auf 3-Hydro-
xytyramin erklären, warum Elliot u. Florey (1956) an *Oronectes virilis* Unempfindlichkeit auf Catecholamine feststellten, während Mc Geer et al. (1961) bei
anderen Spezies eine typische Blockierungswirkung fanden. Möglicherweise hat
nach McLennan u. Hagen 3-Hydroxytyramin bei denjenigen Arten keine
Hemmwirkung, bei denen bestimmte Receptorfelder an den Hemmneuronen
fehlen, welche bei den auf 3-Hydroxytyramin empfindlichen Arten vorhanden
sind. Die Versuche zeigen, wie weitgehend spezies-spezifische Unterschiede in der
Empfindlichkeit auf Stoffe vorliegen können, die als physiologische Hemmsub-
stanzen in Frage kommen.

(c) Zentralnervensystem

Cottrell (1967) stellte in Ganglien von *Carcinus maenas* 0,5—1,0 μg/g
Dopamin und <0,5 μg/g Frischgewicht Noradrenalin fest, Werte, die wegen
Präparationsschwierigkeiten auf das 3fache zu erhöhen wären. In den Ganglien
von *Hyas araneus* fand er <0,5 μg/g Dopamin und <0,5 μg/g Noradrenalin.
McLennan u. Hagen (1963) stellten fest, daß durch *Dopamin* bestimmte Inter-
neurone im mittleren Kern von Cajal erregt wurden, andere nicht. McLennan u.
Hagen nehmen an, daß es sich um Hemmneurone handelt, welche Hemmung von
Motoneuronen bewirken. Die Erregung dieser Hemmneurone konnte durch
Di-Chlor-isopropylnoradrenalin gehemmt, durch Strychnin (wie bei Vertebraten?)
blockiert werden (s. auch McLennan, 1961).

Nach Kleinholz et al. (1950) rief Adrenalin zu 1—100 γ intracerebral injiziert,
bei *Astacus trowbridgii* Hyperglykämie hervor, die nach Entfernung der Sinusdrüsen ausblieb. Analoge Adrenalininjektionen bewirkten bei *Callinectes sapidus*
ausgesprochene Hyperglykämie sowohl bei normalen Individuen wie bei solchen
mit denervierten und entfernten Sinusdrüsen oder bei augenstiellosen Tieren, was
dafür spricht, daß bei *Callinectes* noch andere Gewebe existieren, welche ein hyper-
glykämisierendes Hormon enthalten (vgl. auch Medvedeva, 1947).

(d) Darmkanal

Am isolierten Enddarm von *Cambarus clarkii* (Girard) steigerten Adrenalin und
Noradrenalin bis zur Verdünnung von 10^{-7} die Spontanaktivität der Därme; mitunter bewirkten die Catecholamine periodenweise Hemmung. Es ist möglich, daß
an ihrer Stelle physiologischerweise eine andere adrenalinähnliche Substanz wirksam ist.

(e) Melanophoren

Die Sinusdrüse im Augenstiel von decapoden Crustaceen (Garneelen) bildet Intermedin. Wahrscheinlich ist dieser Stoff für die Ballung der dunklen Chromatophoren verantwortlich. Adrenalin und Noradrenalin führten zur Expansion der Melanophoren bei *Crangon vulgaris*. Die weißen Chromatophoren kontrahierten sich nur auf Adrenalin. Acetylcholin (und Arecolin) führten zur Verdunklung der Garneelen (*Crangon*) indem sie, wahrscheinlich auf nervösem Weg, die Adrenalinproduktion anregen (FLOREY, 1952).

Der physiologische Farbwechsel wird bei Malacostraken (decapoden Krebsen) durch Neurohormone gesteuert, eventuell zusammen mit Adrenalin oder Noradrenalin. Die Hauptquelle der Farbwechselhormone sind die Sinusdrüse und die Tritocerebralkommissur (GERSCH, 1964).

(f) Monaminoxydase

Hinsichtlich Vorkommen und Substratspezifität verhält sich die Monaminoxydase der Decapoden wie die der Säugetiere, dies auch gegen Tryptamin und Serotonin (BLASCHKO u. HIMMS, 1954).

Zusammenfassung über Arthropoda *U. Stamm Chelicerata*

Das Herz von *Limulus* spec. wird durch Adrenalin in hoher Konzentration (10^{-5} bis 10^{-3}) in ähnlicher Weise beschleunigt wie das Herz decapoder Krebse. Acetylcholin bewirkt Frequenzzunahme in 1000fach geringerer Konzentration. Ein *neurogenes* Herz ist bei *Limulus* sicher nachgewiesen und bei Cheliceraten (und Insekten) sehr wahrscheinlich. Der strenge Beweis ist allerdings nicht geleistet, solange der Adrenalin-/Noradrenalin- und der Acetylcholinnachweis im Herzen von Krebsen (und Insekten) fehlt. Bei Skorpionen und Cladoceren (*Daphnia*) (und manchen Insekten) kommt ein *myogenes* Herz in Frage. Bei einem Skorpion (*Palamnaeus bengalensis*) wurde festgestellt, daß Adrenalin das Herz erregt und Acetylcholin es hemmt, womit der strikte Beweis für ein myogenes Herz noch nicht erbracht ist. Von den weiteren Arachnidenordnungen der *Acarini* (Milben), wissen wir über Catecholamine und Acetylcholin überhaupt nichts, bei *Araneae* (Spinnen) spricht das EKG für ein *neurogenes* Herz. Bei Entomostraken ist das Herz von Cladoceren (*Daphnia* spec.) auf Adrenalin im Sinne der Beschleunigung empfindlich, während Acetylcholin hemmt. Die Myogenität des Schrittmachers ist noch immer zweifelhaft. Am quergestreiften Bewegungsmuskel bewirkt Adrenalin bei *Daphnia* Tonuserhöhung, am Darm Stillegung unter Tonussteigerung. Von *Anostraca* und *Ostracoda* (Muschelkrebsen) wissen wir über Catecholamine und Acetylcholin nichts. Wie bei *Copepoden* das auf Acetylcholin mit Beschleunigung reagierende Herz auf Catecholamine antwortet, ist nicht bekannt. Bei *Cirripedien* wissen wir über Catecholamine und Acetylcholin nichts. Die Verhältnisse bei Malakostraken kennen wir nur bei decapoden Krebsen. Bei *Amphipoden* (Flohkrebsen) ist über Catecholamine nichts bekannt; Acetylcholin führte am Herzen zu Beschleunigung. Überall, wo wir das feststellen, kann ein neurogener Schrittmacher wenigstens vermutet werden. Am Herzen von *Isopoden* (Asseln) hatte Adrenalin keine Wirkung, Acetylcholin führte zur Beschleunigung. Über *Stomatopoden* (Heuschreckenkrebse) sind wir hinsichtlich Catecholamine und Acetylcholin nicht orientiert. An *Decapoden* bewirken Adrenalin und Noradrenalin (Grenzkonzentration für Adrenalin 10^{-8}) am Herzen Vergrößerung der Amplitude und erhöhte Frequenz. Acetylcholin bewirkte dasselbe in Verbindung mit Tonuserhöhung. Daß bei decapoden Krebsen ein *cholinerg neurogenes Herz* vorliegt, ist kaum zu bezweifeln, bedarf aber der Bestätigung durch den kardialen Catecholamin- und Acetylcholinnachweis. Der *quergestreifte Bewegungsmuskel* ist bei Decapoden auf Catecholamine und Acetylcholin ebenso unempfindlich wie bei Insekten. Über Vorkommen und Wirkung von Catecholaminen im Zentralnervensystem decapoder Krebse und allenfalls über eine synaptische Funktion des Noradrenalins an cerebralen Interneuronen scheint nichts bekannt zu sein. Am *Darmkanal* decapoder Krebse (End- und Mitteldarm) wirken Catecholamine erregend; der Darm ist aber im gleichen Sinn auf Acetylcholin viel empfindlicher (Grenzkonzentration 10^{-11}), wobei Atropin die Wirkung des Acetylcholins aufhebt, Physostigmin sie verstärkt, so daß von einer cholinerg fördernden Innervation mit großer Wahrscheinlichkeit gesprochen werden kann.

Unt. Stamm: Tracheata (s. S. 319, 836)

Superklasse Myriapoda, Tausendfüßler (s. S. 319, 836)

Adrenalin 10^{-5} führte am Herz des Diplopoden (Tausendfüßlers) *Cingalobulus bugnioni* zu Frequenzvermehrung. Möglicherweise handelt es sich um ein myogenes Herz (RAJULU, 1967).

Superklasse Insecta, Hexapoda, Insekten (s. S. 321, 836)

Insekten verfügen (WIGGLESWORTH, 1953) über ein „kaudalsympathisches" System, welches die Sexualorgane und die hinteren Darmsegmente versorgt und vom terminalen Bauchganglion ausgeht. Mitteldarm, Herz und Malpighische Gefäße zeigen nach Abtrennung vom Zentralnervensystem kontinuierliche Bewegungen. Die Steuerung dieser Bewegungen wird peripheren autonomen Ganglienzellen zugeschrieben; dieses autonome periphere Nervensystem wird als „sympathisches" bezeichnet.

Noradrenalin und Adrenalin wurden bei einer Reihe von Insekten nachgewiesen. So stellte OESTLUND (1953) an der Honigbiene, *Apis mellifica* (Arbeiterin) in der unreifen Puppe einen Catecholamingehalt von 0,05 μg/g Noradrenalin, ebensoviel Adrenalin und 2—4 μg/g 3-Hydroxytyramin (Dopamin), in der Larve 0,3 μg/g Noradrenalin, 0,005 μg/g Adrenalin (2%) und 2—4 μg/g 3-Hydroxytyramin, in der erwachsenen Biene 0,75 μg/g Noradrenalin, 0,050 μg/g Adrenalin (6%) und 5—10 μg/g 3-Hydroxytyramin fest. In der Larve des Mehlwurms *Tenebrio molitor* fand WENSE (1939) neben Dopamin auch Adrenalin. Die Larve enthält nach OESTLUND (1953), 2,2 μg/g Noradrenalin und nur 0,0061 μg/g Adrenalin (3%), außerdem aber den viel höheren Wert von 10—15 μg/g 3-Hydroxytyramin (Dopamin). GREGERMAN (1952), GREGERMAN u. WALD (1952) stellten die Anwesenheit von 3,4-Dihydroxyphenolessigsäure und 3,4-Dihydroxyphenolmilchsäure fest. CAMERON (1953) wies ein drittes aber nicht identifizierbares o-Diphenol bei Insekten nach, dem er Adrenalinfunktion im Insektenkörper zuschrieb. Im ausgewachsenen Insekt (Imago) von *Tenebrio molitor* waren nach OESTLUND 0,1 μg/g Noradrenalin und 0,15 μg/g Adrenalin feststellbar. Höher als der Noradrenalingehalt war immer der Gehalt an *Dopamin* mit 10—15 μg/g. Der relativ hohe Noradrenalingehalt deutet darauf hin, daß dieser Stoff als nervöser Überträgerstoff im Gehirn, vielleicht auch im Darmkanal, eine Rolle spielt. Doch wissen wir darüber nichts Sicheres. Es wäre denkbar, daß Dopamin nicht nur als Noradrenalinvorstufe in Frage kommt, sondern daß ihm selbständige Überträgerfunktionen zukommen, wie sie bei Mollusken sehr wahrscheinlich sind.

OESTLUND (1953) gelang es an Extrakten aus verschiedenen Insekten, bei *Forficula auricularis, Ohrwurm* (Imago) (*Dermaptera*), bei *Vanessa urticae*, kleiner Fuchs (Raupen) (*Lepidoptera*), beim Mehlwurm *Tenebrio molitor* (*Coleoptera*), bei der Hausfliege *Musca domestica* und ihrer Larve (*Diptera*), bei Larve, Puppe, Arbeiterinnen und Drohnen von *Apis mellifica*, Honigbiene (*Hymenoptera*) sympathomimetische Wirkungen am Katzenblutdruck und am rectalen Hühnercoecum nachzuweisen, welche mit der Wirkung bestimmter Noradrenalin/Adrenalinmischungen übereinstimmten. Neben den beiden Catecholaminen konnte immer auch Dopamin in den Extrakten nachgewiesen werden. Von EULER (1961b) fand in Larven des Kohlweißlings, *Pieris brassicae* (Lepidoptera) 0,33 μg Noradrenalin und 0,005 μg Adrenalin. Außerdem war bei *Coleoptera* und *Hymenoptera* ein Stoff feststellbar, der dem beim Mehlwurm nachgewiesenen Catechol-4 entsprach. Bei allen untersuchten Insekten betrug der Adrenalingehalt nur wenige Prozente des Noradrenalingehaltes, d.h. zwischen 1 und 14%, nur bei den unreifen Puppen der Honigbiene 52%, was darauf hinweist, daß bei der weiteren Entwicklung der größte Teil des Adrenalins in Noradrenalin umgewandelt wird, da bei reifen Puppen nur noch 11% Adrenalin bei absolut auf das 5fache vermehrtem Noradrenalingehalt vorhanden war. Dieser Befund ist im Hinblick auf die Catecholaminsynthese bemerkenswert.

Beim Mehlwurm konnte weiterhin festgestellt werden, daß die vordere Hälfte (Kopf und 4 erste Segmente) nur wenig Noradrenalin, 0,011—0,050 μg/g Frischgewebe enthielt, dafür 0,15—0,18 μg/g Adrenalin, umgekehrt die letzten 8 Segmente entsprechend der hinteren Hälfte 0,93—0,94 μg/g Noradrenalin und nur 0,093—0,094 μg/g Adrenalin. Der Dopamingehalt betrug in der vorderen Hälfte 1—4 μg/g, in der hinteren 10—15 μg/g. Der hohe Dopamingehalt bei Insekten weist darauf hin, daß dieser Stoff möglicherweise selbständige (Hemm-)Funktionen besitzt und nicht als Vorläufer bei der Noradrenalin- und Adrenalinsynthese betrachtet werden darf.

(a) Herz (vgl. S. 325, 837)

Wie die neurogenen Herzen von Decapoden beschleunigt Adrenalin die *neurogenen* Herzen von Insekten. Nach KRIJGSMAN (1952) steht der normale neurogene Rhythmus des Insektenherzens, das durch Adrenalin erregt, durch Ergotamin blockiert wird, unter dem Einfluß einer Aktionssubstanz mit adrenergen Eigenschaften. Außerdem wird dort, wo keine extrakardiale Innervation im Sinne eines N.accelerans vorhanden ist, der Herzrhythmus cholinerg über Acetylcholin beschleunigend beeinflußt.

Die Verhältnisse liegen aber nicht bei allen Insekten gleich. JONES (1956), der die Wirkung von Acetylcholin (vgl. S. 327) und Adrenalin an *Anopheles quadrimaculatus* (Diptera) untersuchte, stellte fest, daß weder durch Acetyl-β-methylcholin 10^{-4} bis 10^{-6}, noch durch Adrenalin 10^{-4} bis 10^{-8} eine signifikante Steigerung der Herzfrequenz ausgelöst wurde, was Veranlassung bot, bei *Anopheles* von einem *myogenen* Herzen zu sprechen und zwar von einem myogenen, *nicht innervierten* Herztypus, wie er auch bei andern Insekten vorkommt.

Bei einer Reihe von Insekten führte Erhöhung des Calciumgehaltes zu Herzverlangsamung und Stillstand in Diastole, während Herabsetzung des Calciums herzbeschleunigend wirkte. Calciummangel führte zum Stillstand in Systole. Während bei Wirbeltieren Erhöhung des Calciumgehaltes zu Herzbeschleunigung und Stillstand in Systole führt, tritt am Insektenherzen das Umgekehrte ein. Die Wirkungen von Acetylcholin und Noradrenalin einerseits, Kationen andererseits auf das Insektenherz der verschiedenen Entwicklungsformen: Larve (Raupe), Puppe, Imago sind noch wenig geklärt; noch weniger die Einwirkung pharmakologisch aktiver Stoffe wie Physostigmin, Atropin, Nicotin, Veratrin, Curare, Muscarin usw., abgesehen von Insektiziden (vgl. S. 328). Wenn sich auch gewisse Unterschiede in der Wirkung von Acetylcholin, Nicotin usw. auf das Herz bei verschiedenen Insektenspezies herausgebildet haben (s. S. 329), so fehlt ein Überblick über die Wirkung pharmakologischer Teststoffe bei Vertretern verschiedener Insektenordnungen noch fast völlig.

(b) Bewegungsmuskel

Adrenalin wirkte auf den Bewegungsapparat von Insekten lähmend. Zu dieser Wirkung gibt es wohl kaum Analogien, weder bei Cephalopoden, noch bei Vertebraten, anscheinend nicht einmal bei den verwandten Crustaceen, was in stammesgeschichtlicher Hinsicht bemerkenswert ist. BARTON-BROWNE et al. (1961) stellten an *Periplaneta americana* fest, daß Adrenalininjektion zu vorübergehender Lähmung führte, während das mit Noradrenalin nicht der Fall war.

Durch Adrenalin und Noradrenalin 10^{-4} g/ml und durch andere am Wirbeltier sympathisch fördernd wirkende Stoffe wurden in motorischen Ganglien ablaufende automatische Erregungsvorgänge beim Gelbrandkäfer (*Dyticus mariginalis*) (KRUPP et al., 1952) reversibel gelähmt, was auf vegetative Nerven, die von den Bauchganglien ausgehen, hinweist. Im ganzen ergeben sich aus den experimentellen Befunden keine Anhaltspunkte für die Beteiligung von Überträgerstoffen von der Art des Adrenalins (und Acetylcholins) am neuromuskulären Erregungsvorgang. Eine Verallgemeinerung dieser Feststellung ist allerdings nicht statthaft, solange wir nur von den Verhältnissen an wenigen Insektenarten Kenntnis haben. Wie beim Acetylcholin (s. S. 329) besteht beim Adrenalin und anderen Catecholaminen die Möglichkeit, daß verschiedene Insektenspezies auf Catecholamine qualitativ verschieden reagieren.

(c) Zentralnervensystem

Während wir über den Acetylcholingehalt des Zentralnervensystems von Insekten ziemlich vielseitig orientiert sind, haben wir über Gehalt und Funktion von Catecholaminen im Insektenhirn nur wenige Angaben, aus denen hervorgeht, daß das Zentralnervensystem von Insekten eine relativ hohe Empfindlichkeit auf *Dopamin* besitzt, so daß dieser Stoff, den OESTLUND (1954) zu 5—10 μg/g in Insekten nachweisen konnte, im Nervensystem von Insekten als erregender Überträger in Frage kommt. Vgl. KERKUT et al. (1969) Adrenalin, Acetylcholin und GABA iontophoretisch zugeführt.

Picrotoxin und Kardiazol wirkten am Zentralnervensystem von Insekten erregend, Strychnin lähmend. Dieses Verhalten den genannten Krampfgiften gegenüber scheint für Insekten charakteristisch zu sein. FLOREY zeigte, daß Arten, die den Deuterostomiern mit Einschluß der Wirbeltiere angehören, sowohl auf Picrotoxin wie auf Strychnin mit Krampferregung ansprechen, während verschiedene Stämme der Protostomier, darunter auch Vertreter von Insekten, auf Pikrotoxin mit Krämpfen und auf Strychnin mit Lähmung reagieren. Neurophysiologisch wurde dieses Verhalten bei Insekten bisher nicht abgeklärt.

(d) Corpus cardiacum und Catecholamine (s. Abb. S. 353)

Bei Insekten bilden die paarig angeordneten Corpora cardiaca nicht nur Speicherorgane für Neurosekrete des Gehirns, sondern sie haben zusätzlich die Produktion eigener Sekrete übernommen (GERSCH, 1964). Bei manchen Insekten scheinen in den Corpora cardiaca Stoffe gebildet und an die Zirkulation abgegeben zu werden, welche als vom Adrenalin abweichende Orthodiphenole betrachtet werden, denen bei Insekten möglicherweise die noch wenig geklärte Funktion des Adrenalins zukommt. Nach Untersuchungen von CAMERON (1953) bewirkte der wässerige Extrakt aus den Corpora cardiaca von Insekten bei *Periplaneta americana* eine Steigerung der Herzfrequenz um etwa 50% und eine Vergrößerung der Amplitude. In der gleichen Konzentration wie bei der Herzwirkung rief dieser Extrakt verdoppelte Geschwindigkeit der Enddarm-Peristaltik, bei höherer Konzentration an *Periplaneta americana* und an *Locusta migratoria* eine weitere

Steigerung derselben hervor. Der Extrakt beschleunigte die Bewegung der Malpighischen Gefäße ebenfalls. Die Peristaltik des Vorderdarmes dagegen wurde gehemmt.

Der Extrakt erwies sich als hitzebeständig. Das Corpus cardiacum selbst gab in Lisons chromaffinem Test auf Orthodiphenole eine positive Reaktion. Aus *Tenebrio molitor* (Ganztier) und *Periplaneta americana* hergestellte Extrakte ergaben nach CAMERON, und abweichend von GREGERMAN u. WALD, papierchromatographisch ein aktives, aber dem Adrenalin nicht entsprechendes o-Diphenol, woraus CAMERON den Schluß zog, daß Insekten nicht Adrenalin, sondern ein anderes Orthodiphenol bilden, das Adrenalinfunktion besitzt. Wie die unveränderte Aktivität des 5 und 17 Tage nach Nervendurchschneidung gewonnenen Extraktes zeigte, scheint das aktive Material in den Corpora cardiaca selbst gebildet zu werden und nicht aus neurosekretorischen Zellen des Gehirns zu stammen. BARTON-BROWNE et al. (1961a) stellten an Extrakten aus den Corpora cardiaca von *Periplaneta americana* fest, daß sie eine adrenalinähnliche Wirkung ausüben, und daß es sich dabei entgegen CAMERON, um Adrenalin handelt. Wie BARTON-BROWNE et al. (1961 b) zeigten, hemmten Extrakte der Corpora cardiaca von *Periplaneta americana* die Uterus- und Colonkontraktionen der Ratte. Die Wirkungsweise der Extrakte liegt derjenigen des Adrenalins näher als von Noradrenalin. Corpora cardiaca-Extrakte der Riesenschabe *Macropanesthia rhinocerus* hatten keine feststellbare Aktivität. Bei *Periplaneta* entsprach die Wirkung an Uterus und Darm 0,005 und 0,05 μg, der Extrakt von 10 Paaren Corpora cardiaca 0,01 μg Adrenalin. Nach bisherigen Untersuchungen an Vertretern verschiedener Ordnungen (*Locusta, Periplaneta, Tenebrio*) wäre es denkbar, daß es sich um eine bei Insekten verbreitete hormonal-stoffliche Einrichtung handelt, welche eine neue Funktion des Corpus cardiacum aufdecken würde. In einem weiteren Sinn wäre zu prüfen, ob auch bei Crustaceen, wo wir hinsichtlich Corpus cardiacum mit den Insekten homologe Verhältnisse haben, ähnliche Stoffe gebildet werden. Die Beobachtung, daß Extrakte der *Corpora cardiaca* mancher Insekten adrenalinähnlich wirken, ist insofern von Bedeutung, als das Corpus cardiacum (der Pharyngealkörper) mit dem hypobranchialen Ganglion von Deuterostomiern und dadurch mit dem „sympathischen" System von Vertebraten in Beziehung steht. Weitere Untersuchungen könnten zu interessanten Abklärungen über „sympathische" Funktionen (neben anderen) des Corpus cardiacum führen.

Beim Maikäfer *Melolontha vulgaris*, wurden durch KIRCHNER (1960, 1962) Extrakte aus neurosekretorischen Zellen des Ober- und Unterschlundganglions, der Corpora cardiaca, der Corpora allata und des Bauchmarkes auf ihre hormonale Wirksamkeit untersucht. Unter dem Einfluß der Extraktfiltrate wurden isolierte und stillgelegte Darmpräparate von *Corethra* und *Periplaneta americana* in rhythmische Bewegung versetzt; die Frequenz rhythmischer Darmkontraktionen wurde bei *Periplaneta* an isolierten Darmpräparaten erhöht. Im weiteren wurde durch die Extraktfiltrate auch die Schlagfrequenz der Herzpräparate von *Corethra* und *Periplaneta americana* vergrößert und das zum Stillstand gebrachte Herz von *Periplaneta* wieder zum Schlagen gebracht. Nach KIRCHNER handelt es sich bei den Wirkkomponenten der Extrakte um O-Dioxyphenylderivate, wobei es sich weder um L-Noradrenalin, L-Adrenalin, 3,4-Dioxyphenylalanin, 3-Hydroxytryptamin noch 5-Hydroxytryptamin handeln kann. Der Stoff besitzt in 1-Stellung eine äthylaminartige Seitenkette, dürfte mit Adrenochrom verwandt sein und wie dieses durch zyklische Oxydation unter Bildung eines Indolringes zum entsprechenden Aminochrom umgewandelt werden. Diese Feststellungen sind insofern von allgemeinerem Interesse, als die Annahme berechtigt erscheint, daß solche Stoffe aus dem Kreis der o-Dioxyphenylderivate auch in neurosekretori-

schen Zellen anderer Insekten gebildet werden. Wahrscheinlich kann der tiersystematische Kreis noch weiter gezogen werden, wobei vor allem in neurosekretorischen Zellen von Crustaceen vorkommende herz- und darmaktive Stoffe in
Betracht kommen. (Vgl. CAMERON, 1953; L'HÉLIAS, 1956; GERSCH, 1958; GERSCH
u. UNGER, 1957; GERSCH u. DEUSE, 1957; GERSCH, UNGER u. FISCHER, 1957;
UNGER, 1957; HACKMAN et al., 1948). S. auch BARTON-BROWNE et al. (1961).

Nach Versuchen von TAMANO u. KURIAKI (1961) an Raupen und Puppen des
Seidenspinners, *Bombyx mori* L., erwies sich Adrenalin bei Injektion in das 5.
Abdominalsegment von 0,005—0,01 ml als sehr wenig wirksam. Nach 3,5 mg/g
Adrenalin war eine Wirkung an der Larve (Raupe) kaum feststellbar, überhaupt
keine bei Injektion in Cocon, Puppe oder Imago. Für Ephedrin wurde die DL_{50}
mit 2,7 mg/g, für D-Amphetamin mit 1,2 mg/g (Larve) angegeben. Die sehr geringe
Wirksamkeit des Adrenalins spricht dafür, daß andere O-Diphenole allenfalls als
Erregungsüberträger in Frage kommen.

(e) „Sympathisches System" bei Insekten

Das viscerale oder „sympathische" Nervensystem von Insekten wird meist als aus drei
Abteilungen bestehend beschrieben: *1. Stomatogastrisches System*. Es besteht aus einem
(medianen) frontalen Ganglion, das durch bilaterale Konnektive mit der Vorderseite des
Gehirns in Verbindung steht und von welchem aus ein medianer Nerv nach rückwärts zwischen
Gehirn und Oesophagus zieht, und in einem paarigen oder einfachen stomachalen Ganglion am
hinteren Ende des Oesophagus endigt. Gelegentlich findet sich in seinem Verlauf ein hypocere-
brales Ganglion „hinter" dem Gehirn. Das stomatogastrische System enthält sowohl motorische wie sensorische Nerven, wobei die motorischen in sog. Doyèreschen Hügeln enden, die
sensorischen Fasern in bipolaren oder multipolaren an der Oberfläche der Muskeln liegenden
Nervenzellen und Herz- und Darmbewegung steuern. *2. Unpaare ventrale Nerven*, welche von
suboesophagalen und segmentalen Ganglien entspringen und von denen ein Paar transversale
Nerven ausgehen, welche die Tracheen versorgen, werden meist in das sympathische System
mit einbezogen. Diese Nerven sind gut entwickelt bei *Aeschna* (Imago) und bei manchen
Raupen. Aber oft fehlen sie (wie bei *Dytiscus*), wo die Tracheen durch die lateralen Abdominalnerven versorgt werden. *3. Das caudale sympathische System*, welches die Sexualorgane und
die hinteren Segmente des Darmes versorgt; es besteht aus Nerven, welche aus dem (gemischten) terminalen Ganglion des Abdomens hervorgehen.

Mitteldarm, Herz und Malpighische Gefäße zeigten nach Abtrennung vom
Zentralnervensystem kontinuierliche Bewegung. Die Steuerung dieser Bewegungen wird auf periphere Ganglienzellen zurückgeführt. Diesem autonomen peripheren System sollte eigentlich der Name *sympathisches System* gegeben werden
(Wigglesworth). Funktionelle Beziehungen dieses „sympathischen" Nervensystems zu Noradrenalin, Adrenalin, Acetylcholin oder 5-Hydroxytryptamin sind
wohl noch nie genauer untersucht worden. Es würde zur Klärung der Verhältnisse
wesentlich beitragen, wenn festgestellt würde, ob und in welchen Abschnitten des
„sympathischen" Systems Catecholamine oder andere Stoffe, die als Überträger in
Frage kommen, nachweisbar sind, ob sie auf solche Stoffe empfindlich sind und ob
sie bei elektrischer Reizung solche abgeben.

(f) Leuchtorgan von Insekten

Wie schon KASTLE u. MCDERMOTT (1910) gezeigt hatten, führt Injektion von
Adrenalin bei Feuerfliegen (Photinusarten) zum Glühen des Leuchtorgans. Weiteres
darüber ist in dem Buch von NEWTON HARVEY (1952) zu erfahren. Katherine
SMALLEY (1965) stellte an der Feuerfliege *Photinus pyralis* fest, daß die Wirkung
von D-Amphetamin etwas anders verläuft als mit Adrenalin, was (nach BURN u.
RAND) dadurch bedingt sein könnte, daß die Amphetaminwirkung über Noradrenalinfreisetzung an „sympathischen" Nervenendigungen zustandekommt. In den
Versuchen SMALLEYS lag die Grenzkonzentration für Adrenalin und Noradrenalin
bei $10^{-4}M$, für D-Amphetamin bei 5.10^{-4}. Während die Injektion von 0,02 ml

Noradrenalin und Adrenalin in die Gegend des Lichtorgans mit vollem Erfolg wiederholt werden konnte und öfters zum stundenlangen Dauerleuchten führte, war dies bei D-Amphetamin nicht der Fall, indem nur die erste Injektion von 0,02 ml zum Leuchten führte, alle zusätzlichen nicht mehr. 48 Std nach Denervierung des hinteren Leuchtorgans führte Noradrenalin an diesem zum Leuchten, D-Amphetamin nicht. Möglicherweise wirkt Noradrenalin direkt auf das Leuchtorgan, D-Amphetamin über „sympathische" Endigungen. Reserpin 2 μg 36 Std vorausinjiziert, hob die Amphetaminwirkung auf das Leuchtorgan auf, nicht die Wirkung von Noradrenalin.

Acetylcholin scheint nach CASE u. BUCK (1963) an der Steuerung des Leuchtorgans ebenfalls beteiligt zu sein. Nach Versuchen SMALLEYS hatte Physostigmin 10^{-3}M schwache, mehrfache unkoordinierte Szintillationen am Leuchtorgan zur Folge. Nach Abtrennung des letzten Abdominalganglions kam die Physostigminwirkung am hinteren Leuchtorgan nicht mehr zustande, wohl aber am vorderen. Möglicherweise wirkt Physostigmin über das Abdominalganglion. Nach diesen Versuchen ist es unwahrscheinlich, daß Acetylcholin (CASE u. BUCK) von Nervenendigungen des Leuchtorgans freigesetzt wird. Dagegen konnte gezeigt werden (SMALLEY), daß wahrscheinlich Noradrenalin (Adrenalin) dort freigesetzt wird, wie SMITH (1963) an *Photuris pensylvanica*, DE GEER u. KENNEDY (unveröffentlicht) an *Photinus pyralis* feststellten, und daß möglicherweise ein Catecholamin den fördernden Überträgerstoff (vielleicht über Glykogenmobilisation) darstellt. (Vgl. auch HANSON jr., 1962; MCELROY u. HASTINGS, 1955).

(g) Verdauungskanal

Über die Funktion des Adrenalins oder eines anderen Catecholamins im Bereich des Verdauungskanals von Insekten ist nur wenig bekannt. Im Hinblick auf die systematische Stellung der Insekten an einer Spitze der Protostomier wären Aufschlüsse — auch im Hinblick auf die teilweise bekannten Verhältnisse bei Crustaceen (Decapoden) — und in tiersystematischer Hinsicht überhaupt erwünscht. Erregende Wirkungen des Acetylcholins im Bereich des Darmkanals von Insekten lassen eine Hemmwirkung durch Catecholamine vermuten. Doch liegen die Verhältnisse komplizierter als es primär den Anschein hat (vgl. über Verdauungssystem bei Wirbellosen S. 42).

Gegen *Dopamin* war der isolierte Hinterdarm (Ileum, Colon, Rectum) von *Locusta migratoria*, wie FREEMAN (1966) zeigte, in Konzentrationen <1 μg/ml im Sinne der Auslösung von Kontraktionen empfindlich. Tyramin hatte in Konzentrationen von 10 μg/ml ähnliche Wirkung. Gegen Noradrenalin und Adrenalin 0,5—50 μg/ml war der Darm unempfindlich. Am isolierten Vorderdarm in Ruhe hatte Dopamin keine Wirkung. Am spontan tätigen Darm führten 2 μg/ml zur Abnahme von Amplitude und Frequenz der Kontraktionen, während 4 μg/ml kleine Kontraktionen von längerer Dauer bewirkten. Noradrenalin und Adrenalin waren am ruhenden Vorderdarm wirkungslos. Am spontan rhythmisch tätigen Darm hatten beide Catecholamine (2 μg/ml) Steigerung der Amplitude und der Frequenz zur Folge.

Der isolierte Hinterdarm von *Periplaneta americana* erwies sich auf Noradrenalin und Adrenalin (auch auf Acetylcholin) 0,1—50 μg/ml als völlig unempfindlich.

Wie BARTON BROWNE et al. (1961 b) zeigten, wird der isolierte Rattenuterus durch Blut und Extrakte aus dem Darm von *Periplaneta americana* kräftig angeregt. Der anregende Faktor kann weder Acetylcholin noch 5-Hydroxytryptamin, Histamin oder P-Stoff sein. Er ist hitzelabil und nicht dialysierbar. Catecholamine kommen deshalb nicht in Frage.

Wenn wir bei vielen Wirbellosen Acetylcholin als fördernden Stoff für die Darmmotorik angetroffen haben, so steht einer Homologisierung mit den Verhältnissen bei Wirbeltieren im Sinne einer „parasympathischen" und entsprechend einer „sympathischen" Innervation des Darmkanals, bei deren Erregung Adrenalin oder ein adrenalinähnlicher Stoff als Überträgerstoff wirkt, entgegen, daß in morphologischer Hinsicht (glatter Muskel und Nervenverhältnisse) die

Unterschiede gegenüber den Verhältnissen bei Wirbeltieren so groß sind, daß es unseren heutigen Kenntnissen entsprechend richtiger sein dürfte, nicht von Homologien zu sprechen, sondern Analogien oder Parallelentwicklungen anzunehmen.

(h) Monaminoxydase

Über Monaminoxydasen scheint bei Insekten nicht viel bekannt zu sein. Für die Beantwortung der Frage, ob Catecholamine (und 5-Hydroxytryptamin) bei Insekten als Überträgerstoffe eine Rolle spielen, wäre der Nachweis von Monaminoxydasen (und von Decarboxylasen) von entscheidender Bedeutung. CHAUDHARY u. SRIVASTAVA (1967) wiesen bei *Tribolium confusum* (Coleoptera) Monaminoxydase nach.

Zusammenfassung über Insekten

Noradrenalin, Adrenalin und *Dopamin*, dabei dieses in 10—100 fach höherer Konzentration als die beiden andern Catecholamine, wurden in zahlreichen Insekten, außerdem noch andere Catecholamine und Diphenole, meist nur am Ganztier, nachgewiesen.

Herz. An *neurogenen* Insektenherzen wirkt Adrenalin beschleunigend, manchmal auch verlangsamend; Acetylcholin hat ebenfalls vielfach frequenzsteigernde Wirkung. Ein *myogener* Herztypus kommt bei manchen Insekten (*Diptera*) in Frage; Adrenalin scheint hier wirkungslos zu sein. Möglicherweise handelt es sich um myogene, nicht innervierte Herzen (Diptera). Nach den bisherigen artmäßig nicht sehr zahlreichen Versuchen muß vorläufig angenommen werden, daß der neurogene Herztypus bei Insekten überwiegt. Die Verhältnisse dürften mit den bei Crustaceen mehrheitlich festgestellten homolog sein, woraus sich ein allgemeiner Arthropodentypus vegetativer Herzempfindlichkeit ergibt, der durch den Annelidentypus noch erweitert wird. Um diese Verhältnisse in einem größeren Artenbereich und mit größerer Sicherheit zur Abklärung zu bringen, bedürfte es eines erheblichen experimentellen Aufwandes im Bereich verschiedener Insektenordnungen.

„Sympathisches System". Über die Beteiligung von Catecholaminen an der Funktion des „sympathischen Systems" von Insekten sind wir nicht orientiert; es stellt sich hier eine Aufgabe von tiersystematischem Interesse. Vorläufig ist der Ausdruck „sympathisches System" als konventioneller Ausdruck zu betrachten, solange wir nicht im positiven Sinn darüber orientiert sind, daß dieses „System" mit Produktion, Freisetzung und Wirkung von Catecholaminen (im Sinne von Überträgerstoffen ?) etwas zu tun hat.

Nervensystem. Versuche von GAHERY u. BOISTEL (1965) haben an *Periplaneta americana* ergeben, daß eine relativ hohe Empfindlichkeit des Nervensystems auf 3-Hydroxytyramin (*Dopamin*) besteht, was wahrscheinlich auch für andere Insekten Geltung besitzt. Wurde 3-Hydroxytyramin 5.10^{-5} dem 6. Abdominalganglion zugeführt, kam es eindeutig zur langfristigen Erregung, die längs dem Bauchnervenstrang weitergeleitet wurde. Anderseits scheint 3-Hydroxytyramin auf die Synapse zwischen Cercalnerven und den Riesenfasern des Nervenstranges keine Wirkung auszuüben. Es stellt sich jedenfalls die Frage einer Überträgerfunktion von 3-Hydroxytyramin im Nervensystem von Insekten, nachdem OESTLUND (1954) diesen Stoff zu 5—10 μg/g in Insekten nachweisen konnte, d.h. 10—20 mal mehr als Noradrenalin.

Über die Beteiligung von Überträgerstoffen an der motorischen Funktion des *quergestreiften Bewegungsmuskels* von Insekten, ist betr. *L-Glutaminsäure* neuerdings einiges bekannt geworden. Sichergestellt dürfte sein, daß weder Acetylcholin noch Catecholamine in Frage kommen. Erregende Wirkungen durch

Physostigmin und Nicotin, lähmende durch Adrenalin, sind nicht auf die myo-neurale Verbindung zu beziehen, sondern auf höhere motorische Zentren (Abdo-minal- und Visceralganglien).

Ob Catecholamine am *Verdauungskanal* von Insekten eine spezifische (Über-träger-)Funktion besitzen, was nach Feststellungen bei Anneliden und Crustaceen als wahrscheinlich anzunehmen ist, bildet eine noch wenig geklärte Frage. Nach bisherigen Erfahrungen an wenigen Insekten kann es sich weder um Adrenalin, noch um Noradrenalin handeln, jedenfalls nicht am Hinterdarm, wohl aber um *Dopamin.*

Wirkung von Catecholaminen bei Annelida und Arthropoda (Articulata) auf das Herz

Bei Anneliden und Arthropoden treffen wir hinsichtlich Vorkommen, Funktion und Wirkung von Catecholaminen zum Teil vergleichbare Verhältnisse an. Was das Herz betrifft, sind Anneliden (*Lumbricus terrestris*) auf Adrenalin (10^{-8}) im Sinne der Frequenzbeschleunigung des Herzens sehr empfindlich. Bei Crustaceen (*Astacus, Carcinus, Maja, Panulirus und Homarus* spec.) wird durch Adrenalin die Herzfrequenz erst in relativ hohen Konzentrationen von 10^{-3} bis 10^{-5} erhöht. Das Insektenherz wird durch Adrenalin beschleunigt, sofern wir es mit einem neurogenen Herzen zu tun haben. Bei manchen Arten wird das Herz gelegentlich in seiner Funktion gehemmt und verlangsamt.

Dem Vorausgehenden ist zu entnehmen, daß bei Anneliden Adrenalin als er-regender Überträgerstoff am Herzen, nach Versuchen an *Lumbricus terrestris*, in Frage kommen könnte. Dasselbe kann nach unseren heutigen Kenntnissen weder vom Crustaceen- noch vom Insektenherz gesagt werden.

Deuterostomia (s. S. 422, 842)

1. Stamm Hemichordata (s. S. 423, 842)

Weder bei *Pterobranchia* noch bei *Enteropneusta* (*Balanoglossus*) ist etwas über Vorkommen oder Wirksamkeit von Catecholaminen, insbesondere von Adrenalin, Noradrenalin oder Dopamin bekannt. Vgl. BARRINGTON (1965).

2. Stamm Echinodermata, Stachelhäuter (s. S. 425, 842)

α) Pulsierende Gefäße

Auf pulsierende intestinale Blutgefäße der Holothurie (Seewalze) *Stichopus moebii* (Semper) wirkte Adrenalin 10^{-5} frequenzbeschleunigend. Atropin 5.10^{-3} und 10^{-4} stellte die Pulsationen still oder verlangsamte sie. Durch Adrenalin wurde die Pulsation wiederhergestellt.

β) Glatter Muskel

WYMAN u. LUTZ (1930) stellten an der ausgeschnittenen Kloake der Holothurie (Seewalze) *Cucumaria frondosa* fest, daß Adrenalin 10^{-5} fortschreitend den Muskel-tonus, die Kontraktionsamplitude und ihre Frequenz bis zum völligen Stillstand herabsetzte. An der Holothurie *Stichopus moebii* hatte Adrenalin 5.10^{-4} den gleichen Effekt. Nach vorausgehender Applikation von Cocain 5.10^{-3}, das an sich unwirksam war, ebenso nach Ergotoxin $6,5.10^{-3}$ bewirkte Adrenalin an der iso-lierten Kloake von *Cucumaria* und von *Stichopus* eine Umkehr der typisch hemmenden Adrenalinwirkung im Sinne einer Tonussteigerung (nicht immer). Dasselbe war nach an sich unwirksamen Atropinkonzentrationen der Fall.

Nach VON EULER et al. (1952) hatten Noradrenalin und Adrenalin von 3 μg/ml an Erschlaffung der Wasserlunge einer Seewalze, *Holothuria* spec. zur Folge.

In verschiedenen Stachelhäutern konnte VON EULER (1953) zunächst weder Adrenalin noch Noradrenalin nachweisen, wohl aber *Monaminoxydase* bei dem Seestern *Asterias rubeus* und dem Seeigel *Echinus esculentus*, was vielleicht auf die Gegenwart von 5-Hydroxytryptamin oder einem ähnlichen, durch Monaminoxydase abgebauten Stoff hinweist (vgl. S. 842).

Bei der Seegurke *Mesothuria intestinalis*, dem Seeigel *Echinus esculentus* und dem Schlangenstern *Ophiura albida* scheinen catecholaminartige Stoffe in minimaler Menge von unterschiedlicher Wirkung vorzukommen. Der Gesamtextrakt aus *Mesothuria intestinalis* hatte auf den Katzenblutdruck stark depressive Wirkung ohne sekundären Anstieg. Der Extrakt von *Echinus esculentus* führte primär zu schwacher Senkung, nachträglich zu etwas stärkerer Steigerung des Blutdrucks, während durch den Extrakt von *Ophiura albida* der Blutdruck überhaupt nicht verändert wurde. Adrenalin 10^{-6}M setzte am Laternenretractormuskel von *Parechinus angulosus* (Mortensen), wie BOLTT u. EWER (1963) zeigten, den Tonus des Muskels herab, die spontane Aktivität wurde unterdrückt, und auf Lichtreiz erfolgte keine Antwort mehr. Auf DL-Noradrenalin war der Muskel viel empfindlicher: schon 10^{-9}M hatte entsprechende Hemmwirkung.

Am Seestern *Asterias forbesi* wurde durch Adrenalin der Magenmund durch Kontraktion der Ringmuskulatur geschlossen. An der Holothurie *Thyone briareus* hatte Adrenalin auf den glatten Muskel hemmende, Acetylcholin tonuserhöhende Wirkung, was dem Verhalten bei Wirbeltieren entsprechen würde.

Am Schlangenstern *Ophiotrix fragilis* führten *hohe* Adrenalinkonzentrationen von 10^{-3} bis 5.10^{-3} zu Bewegungssteigerung und nach längerer Einwirkung zur Autotomie der Arme. Ähnliche Wirkung zeigten auch die Phenylalkylamine Ephedrin (5.10^{-4}) und Pervitin (10^{-5}). Da beides schwache Aminoxydasehemmer sind, könnte eine Verstärkung der endogenen Adrenalinwirkung in Frage kommen, vorausgesetzt, daß Adrenalin oder ein adrenalinähnlicher Stoff an der Funktion des glatten Muskels beteiligt ist. VON EULER (1961c) stellte bei *Mesothuria intestinalis* am Ganztier einen Catecholamingehalt von $<0,005$ μg/g Adrenalin und ebensoviel Noradrenalin, am Seeigel *Echinus esculentus* 0,005 und $<0,01$ μg/g fest.

γ) Nervensystem

Durch COBB (1929) wurden bei dem Seestern *Patiriella calcar* und der Seewalze *Heliocidaris erythrogamma* weder in den die Skelett oder die Eingeweidemuskeln versorgenden, noch in sensiblen Axonen Monamine (fluorometrisch) gefunden. Dagegen zeigte die äußere Schicht der Radialnerven des Seesterns Monamin-Fluoreszenz. Vgl. auch COBB (1967a, b, 1968). COTTRELL (1967) konnte in den Radialnerven von *Asterias rubeus* 3,0—9,0 μg/g Dopamin und 0,5—2,0 μg/g Noradrenalin und von *Echinus esculentus* 2,5—7,0 μg/g Dopamin und 1,5—3,5 μg/g Frischgewicht Noradrenalin nachweisen, von denen durch Reserpin 50—70% Dopamin und 20—50% Noradrenalin entleert wurden. Wegen Präparationsverlusten sollten überall etwa die doppelten Werte eingesetzt werden. WELSH (1966) fand 40 μg/g Frischgewicht Monamine in Radialnerven von Seewalzen und 100 μg/g in Radialnerven von Seesternen. Diese Befunde machen es wahrscheinlich, daß bei Echinodermen, entgegen früheren Befunden, Dopamin, vielleicht auch Noradrenalin, Überträgerfunktionen in bestimmten Funktionsgebieten des Nervensystems ausüben.

Zusammenfassung über Echinodermata

Catecholamine konnten bei Stachelhäutern nur in sehr geringer Menge (am Ganztier) nachgewiesen werden. Hingegen gelang es COBB, COTTRELL und WELSH, Dopamin und Noradrenalin in Radialnerven von Seesternen und Seewalzen in Mengen nachzuweisen, welche die Annahme, daß diesen Neurohormonen Überträgerfunktionen zukommen, begründet erscheinen lassen. Hohe Empfindlichkeit des glatten Muskels im Sinne der Hemmung durch Noradrenalin 10^{-9} spricht für einen spezifischen Receptor. Glattmuskelige Organe reagierten an den wenigen untersuchten Holothurien-Arten: *Curcuma frondosa, Stichopus moebii, Thyone briareus* auf Adrenalin und Noradrenalin mit ausgesprochener Hemmung, ähnlich wie wir es bei Vertebraten beobachten. Auf pulsierende Blutgefäße wirkte Adrenalin (bei *Stichopus moebii*) in Analogie zur Herzwirkung bei Vertebraten, beschleunigend, Acetylcholin hemmend, so daß ein *myogenes* „Herz" in Frage kommt. Damit liegen bei Echinodermen bescheidene Andeutungen dafür vor, daß diese Deuterostomier sich Catecholaminen gegenüber ähnlich verhalten wie Chordaten.

3. Stamm Chordata
Unter-Stamm Urochordata
Klasse Tunicata, Manteltiere (s. S. 437, 843)

Bei Tunicaten wurde Adrenalin und Noradrenalin, keine Monaminoxydase (und kein Acetylcholin) bisher nachgewiesen. VON EULER (1961 c) fand bei *Ciona intestinalis* (Ganztier) $<0,003$ µg/g Adrenalin und $<0,005$ µg/g Noradrenalin. Damit ist die Anwesenheit von Catecholaminen bei Tunicaten sichergestellt, was in stammesgeschichtlicher Hinsicht eine gewisse Bedeutung besitzt.

Herz. Es besteht bei Manteltieren eine Empfindlichkeit des quergestreiften Muskelfasern enthaltenden Herzens auf Catecholamine, wobei Adrenalin in niedrigen Konzentrationen Beschleunigung der abvisceralen Pulsationen bewirkte, während höhere Konzentrationen zum Stillstand führten. Adrenalin hatte bei *Perophora viridis* zur Folge, daß das Herz stundenlang in *einer* Richtung schlug, während normalerweise der Richtungswechsel nach wenigen Minuten eintritt.

Vorläufig fehlen uns Anhaltspunkte experimenteller Art, welche etwas über die Empfindlichkeit des *Nervensystems* und der *quergestreiften Bewegungsmuskulatur* der Tunicaten auf Adrenalin, Noradrenalin oder Dopamin aussagen würden. Durch Adrenalin und Noradrenalin wurde die Kontraktion des glatten (Siphon-) Muskels von *Ciona intestinalis* verstärkt (AKERS 1969).

Unter-Stamm Cephalochordata (s. S. 448, 844)
Klasse: Acrania

Von *Branchiostoma (Amphioxus) lanceolatum*, dem Lanzettfisch, wissen wir heute, daß Adrenalin und Noradrenalin in seinem Organismus gebildet werden, dagegen nicht, ob der Lanzettfisch auf diese Catecholamine in spezifischer Weise empfindlich ist. In *Branchiostoma lanceolatum* fand VON EULER (1961a) im ganzen Tier 0,005 µg/g Adrenalin und 0,16 µg/g Noradrenalin. Das Verhältnis 1 Adrenalin zu 32 Noradrenalin läßt vermuten, daß Noradrenalin als neuraler Überträgerstoff in Frage kommt. Lanzettfische verfügen anscheinend über ein gut entwickeltes „sympathisches" System; ein parasympathisches scheint zu fehlen. Doch existieren weder ein Grenzstrang noch periphere sympathische Ganglien. Auch ist die Identifizierung des atrialen (visceralen) vegetativen Systemes der Lanzettfischchen mit dem sympathischen der Vertebraten zweifelhaft (vgl. BOEKE, 1935a, b). Aufschluß könnte der Nachweis von Noradrenalin im atrialen Nervensystem geben, was tiersystematisch im Hinblick auf die Entwicklung der Vertebraten von Interesse wäre. Elektronenoptische Befunde müßten erkennen lassen, ob in den Nervenendigungen (noradrenalinhaltige) Granularstrukturen nachweisbar sind, welche sich mit denjenigen sympathischer Wirbeltiernerven homologisieren ließen. Es ist aber hinsichtlich Morphologie der Tiere davon auszugehen, daß es sich bei den Cephalochordata in keiner Weise um Wirbeltiere, sondern um Wirbellose handelt (Barrington, 1965). Umso interessanter wäre der Nachweis von Homologien im biochemischen Bestand (Acetylcholin, Noradrenalin), der die Verwandtschaft zwischen Cephalochordata und Vertebrata bestätigen könnte. Embryologisch kommen sich Amphioxus und Cyclostomen in den Ammocoeteslarven am nächsten. Zu den Tunicaten besteht embyologisch eine überraschend nahe Verwandtschaft.

Unt. Stamm Vertebrata, Wirbeltiere (s. S. 452, 845)
(S. auch Burnstock, 1969)
Die Nebenniere in der Reihe der Wirbeltiere

Die Nebenniere der Wirbeltiere (West, 1955) besteht aus zwei ihrer Herkunft und physiologischen Bedeutung nach verschiedenen Teilen: dem Interrenalsystem (Rinde) und dem Suprarenalsystem (Mark, chromaffines Gewebe), die bei kaltblütigen Wirbeltieren, insbesondere bei Fischen, räumlich getrennt sind.

Bei *Elasmobranchiern (Chondrichthyes)* besteht das Interrenalorgan aus einem unpaaren oder paarigen Körper in der Region der hinteren Niere. Das Suprarenalsystem setzt sich aus zahlreichen kleinen Körperchen zusammen, die paarig und segmental angeordnet, in der Nähe der Hauptäste der Aorta liegen.

Anders bei *Knochenfischen* (Teleostei): hier ist das Interrenalorgan aus einem kaudalen im Gebiet der hinteren Cardinalvene gelegenen, der Niere anliegenden und einem kranialen, in der Nähe der Kopfniere gelegenen Teil zusammengesetzt. Die Suprarenalorgane sind mit dem Interrenalgewebe innig verflochten. *Amphibia*: *Urodelen* weisen ähnliche Verhältnisse auf. Bei *Triton vulgaris* liegen die Interrenalkörper im kaudalen Abschnitt dem medialen Rand der Urniere auf. Die chromaffinen Zellen treten im kaudalen Abschnitt in kleinen Gruppen in engere räumliche Beziehung zu den Interrenalkörpern, bleiben aber meist durch Blut- oder Lymphräume von ihnen getrennt. Im kranialen Abschnitt sind dagegen beide Zellarten zu einem gemeinsamen Verbande vermischt.

Bei *Anuren* sind beide Organe äußerlich nicht mehr zu trennen, sie liegen als goldgelbe Stränge ventral der Niere auf.

Noch enger ist die Verbindung bei *Amniota:* bei manchen *Reptilien* und bei *Vögeln* sind die interrenalen Hauptstränge mit den suprarenalen Zwischensträngen völlig verflochten.

Bei *Säugetieren* bildet die Interenalsubstanz die Rinde, die Suprarenalsubstanz das Mark der als Organ einheitlichen Nebenniere. (Vgl. auch von Buddenbrock, 1950).

Gruppe Agnatha (Kieferlose)
Klasse: Cyclostomata, Rundmäuler (s. S. 455, 845)

Bei vielen kaltblütigen Wirbeltieren ist das Nebennierenmark nicht als solches ausgebildet; dafür sind *chromaffine Zellen* im Organismus verteilt anzutreffen (Oestlund, 1954). Bei *Lampetra (Petromyzon) fluviatilis*, dem Flußneunauge, findet man sie hauptsächlich in der Nähe der großen Herzarterien und -venen und entlang den aus den dorsalen Wurzeln des Rückenmarkes austretenden Nerven. Extrakte der entsprechenden Gewebe haben adrenalinähnliche Wirkung, so daß mit einer dem Nebennierenmark ähnlichen Funktion gerechnet werden kann. An

Petromyzon fluviatilis konnte VON EULER (1953) zeigen, daß Extrakte aus chromaffinen Zellen der Gegend des Sinus venosus des Herzens an der Katze eine dem Adrenalin entsprechende Blutdrucksteigerung bewirkten.

α) Herz

„Chromaffine Zellen" sind nach JOHNELS u. PALMGREN (1960) bei *Lampetra* spec. und bei *Myxine glutinosa* über die Innenfläche der Herzmuskelbündel so verteilt, daß sie ein kontinuierliches Zellsystem bilden, das mehr oder weniger gleichmäßig über die Innenfläche von Vorhof und Kammer ausgebreitet ist. Nach BLOOM et al. (1961) enthalten Herzen von Cyclostomen ein primitives sympathisches System, das in der Organisation zwischen chromaffinen Zellen und echt adrenergen Neuronen steht. Das Herz von *Myxine glutinosa* verfügt über keinerlei extrakardiale Innervation, enthält aber eine große Menge chromaffiner catecholaminhaltiger Zellen, welche durch faserähnliche Fortsätze intercellulär untereinander verbunden sind. Die Funktion dieser Zellen ist unbekannt; das Herz von *Myxine* ist auf Catecholamine, sei es Adrenalin, Noradrenalin, Dopamin oder Tyramin völlig unempfindlich.

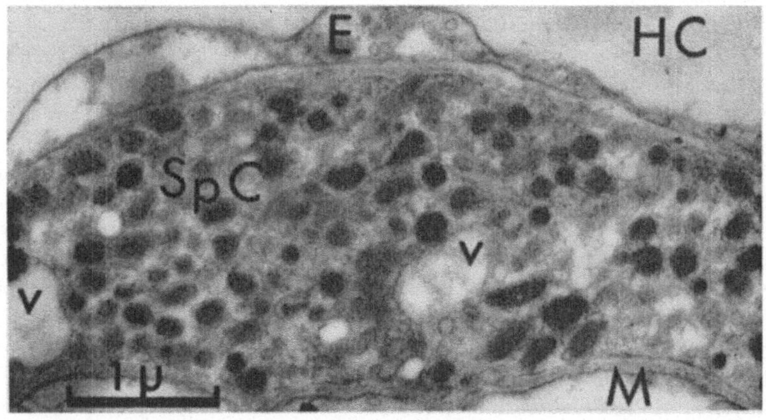

Abb. 229. Spezifische granulierte Zelle (*Sp.C*) im Vorhof von *Petromyzon* sp. Die Zelle ist gegen die Herzhöhle (*HC*) durch einen dünnen cytoplasmatischen Rand einer Endothelzelle (*E*) abgegrenzt. Nach innen ist die granulierte Zelle durch eine Doppelmembran von der anliegenden Herzmuskelzelle (*M*) getrennt. Die dunkeln, auffallend großen Granula enthalten Catecholamine. Neben den Granula sind Vakuolen (*V*) erkennbar. Eine Verwandtschaft mit chromaffinen Zellen dürfte naheliegen. Vergr. 1:22000. (Aus: G. BLOOM, E. OESTLUND, U.S. VON EULER, F. LISHAJKO, M. RITZÉN u. J. ADAMS-RAY 1961)

Eine gewisse Erklärung dafür bietet die Feststellung, daß das Herz von *Myxine glutinosa* nervenfrei und deshalb auch auf Acetylcholin, völlig unempfindlich ist. Auch bei der Myxiniden-Gattung *Bdellostoma* (= *Eptatretus*) fehlen herzregulierende Nerven (vgl. S. 457). Anders bei den *Petromyzonidae Lampetra* (*Petromyzon*) *fluviatilis* (Flußneunauge) *Lampetra* (*Petromyzon*) *planeri* (Bachneunauge) und *Lampetra* (*Petromyzon*) *marinus* (Meerneunauge), bei denen das Herz innerviert ist.

Der Catecholamingehalt des Herzens mancher Cyclostomen, übertrifft denjenigen von Elasmobranchiern und Teleostiern um das 20—100fache, denjenigen von Säugetieren um das 4—5fache und mehr. Die Frage, ob die Catecholamine dem chromaffinen Gewebe entstammen, ist durch die Untersuchungen von BLOOM et al. (1961) morphologisch völlig geklärt (Abb. 229). Vgl. auch OESTLUND et al. (1960).

Elektronenoptisch konnte gezeigt werden, daß die Herzen von *Myxine* und von *Petromyzon fluviatilis* zahlreiche Zellen mit dichten osmophilen, runden Granula von ca. 0,15 μ Durchmesser enthalten. Bei *Myxine* sind die von einer membranartigen Struktur umgebenen Granula im Vorhof teils in Muskelzellen in geringer Zahl, teils in besonderen Zellen gehäuft vorhanden. Sie wurden sowohl in Vorhof und Kammer des Hauptherzens in charakteristischer Verteilung als auch im Pfortadervenenherzen festgestellt. Dasselbe ist bei *Petromyzon* der Fall. Die Granula gleichen den im Nebennierenmark der Ratte gefundenen. Nach VON EULER dürfte es sich um Zellen handeln, welche dem chromaffinen System angehören. Inkubation isolierter Granula aus den Herzen von *Myxine* und *Petromyzon* mit Reserpin führte bei höherer Dosierung zu einer deutlich verstärkten Freisetzung, bei niedriger Konzentration zu einer Hemmung des Austrittes der Catecholamine. Bei s.c. Reserpinverabreichung am Ganztier sank der Catecholamingehalt des Herzens bei beiden Tieren sehr merklich, d.h. auf einen Bruchteil des Normalgehaltes ab (vgl. auch BLOOM, OESTLUND et al., 1960, 1961), RYBACK et al. (1962).

Ähnliche Granula enthaltende Zellen wurden durch JENSEN (1963) auch im Herzen eines anderen Cyclostomen, des californischen „Bohrers", *Eptatretus stoutii* (*Myxinidae*), gefunden: doch konnte die Natur des in ihnen enthaltenen herzbeschleunigenden Stoffes nicht mit Sicherheit identifiziert werden.

Bei *Myxine glutinosa* enthält der Vorhof nach OESTLUND et al. (1960) 11 bis 15 μg/g Adrenalin und 40—54 μg/g Noradrenalin. Umgekehrt war in der Kammer der Adrenalingehalt mit 40—49 μg/g bedeutend höher als für Noradrenalin mit 5,4—6,4 μg/g. Im Portalherz von *Myxine* wurden durch OESTLUND et al. (1960) neben sehr wenig Adrenalin (0,3—0,45 μg/g) bedeutende Mengen von Noradrenalin (44—59 μg/g) gefunden. Die biologische Bedeutung der Catecholamine und ihrer Verteilung bleibt vorläufig ein Rätsel. Eine ähnliche Verteilung ist bei dem Elasmobranchier *Squalus acanthias* nachweisbar, dessen isoliertes Herz jedoch auf Noradrenalin 10^{-8} mit Hemmung reagierte, während Catecholamine bei *Myxine* wirkungslos waren.

Durch HIRSCH et al. (1964) wurde bei *Eptatretus stoutii* ein hoher Catecholamingehalt des Herzens von 81,6 bis 164 μg/g Frischgewicht bestätigt. Über 99% war Adrenalin. Die Menge Catecholamine dieses Cyclostomen (Myxinidae) übertrifft diejenige des Kaninchen- und Hundeherzens etwa um das 50fache.

Ähnlich wie bei *Myxine* liegen hinsichtlich Catecholamingehalt des Herzens die Verhältnisse bei *Petromyzonidae*, z.B. bei *Lampetra planeri*. Adrenalin, Noradrenalin, Catechol-4 und zwei nicht identifizierte Catecholamine konnten im Vorhof von *Lamperta* nachgewiesen werden; in der Herzkammer Adrenalin, Catechol-4 und die beiden noch nicht sicher bekannten Catecholamine, wahrscheinlich 3,4-Dihydroxyphenylessigsäure und 3,4-Dihydroxyphenylmilchsäure, dagegen fast kein Noradrenalin. Der Catecholamingehalt war im Vorhof auffallend hoch: 19 μg/g Noradrenalin und 41,2 μg/g Adrenalin, gegen 0,8 μg/g Noradrenalin und 12,2 μg/g Adrenalin in der Herzkammer (AUGUSTINSSON et al., 1956).

Nach OESTLUND et al. (1960) ist der Adrenalingehalt des Vorhofes von *Petromyzon fluviatilis*, in gewissem Gegensatz zu den Verhältnissen bei *Myxine glutinosa* sehr hoch, zwischen 118—140 μg/g, derjenige des Noradrenalins beträgt nur 3,4 bis 7,9 μg/g. Im Ventrikel war der Adrenalinwert ähnlich wie bei Myxine, 25—40 μg/g, der Noradrenalingehalt null. (Hohen Adrenalingehalt bei minimalem Noradrenalinwert zeigt auch der Ventrikel von *Rana temporaria* und *Rana esculenta*.) Dopamin und Dihydroxyphenylessigsäure waren bei *Myxine* und *Petromyzon* (s. u.) nur in sehr geringer Menge feststellbar.

In anderer Hinsicht auffallend ist der Befund von OTORII (1953), daß das isolierte Herz des Petromyzoniden *Entosphenus japonicus* auf Adrenalin 3.10^{-5}M die Frequenz verlangsamte und die Contractilität (Amplitude) etwas erhöhte. Acetylcholin 3.10^{-11} bis 3.10^{-10}M führte zu Frequenzsteigerung.

Bei den Cyclostomen haben wir es mit verschiedenen Herztypen zu tun. Das Herz von Petromyzoniden, anders wie das nervenlose Myxinidenherz, verfügt über nervöse Elemente, auch Ganglienzellen. Dem entspricht, daß am isolierten Herzen von *Lampetra* spec. Noradrenalin 10^{-5} und Adrenalin 10^{-5} schwach positiv inotrop und chronotrop wirkten. Diese Wirkung steht aber in keinem Verhältnis zu der etwa 10 000 mal höheren Empfindlichkeit des Lampretenherzens auf Acetylcholin, das noch in Konzentrationen von 10^{-9} stark positiv chronotrop wirkte. Bei *Petromyzoniden* haben wir es mit Herzen zu tun, denen vielleicht ein neurogener Charakter zugeschrieben werden muß (vgl. S. 464). Ihnen stehen die Myxiniden mit dem nervenlosen Herzen als besondere Gruppe gegenüber.

Über die Funktion des Adrenalins oder adrenalinähnlicher, in chromaffinen Zellen des Herzens gebildeter Stoffe ist bei Cyclostomen nichts bekannt. Man kann sich fragen, ob das Herz bei Cyclostomen neben der noch wenig entwickelten „Nebenniere" als Catecholaminvorratsträger funktioniert und vielleicht deshalb auf Catecholamine unempfindlich ist. Ob eine Catecholaminabgabe aus dem Herzen unter besonderen physiologischen Bedingungen (Blutdrucksenkung) stattfindet, darüber sind wir vorläufig nicht orientiert. Es ist nicht ausgeschlossen, daß das Herz von *Myxine* auf Catecholamine nicht absolut unempfindlich ist. Die Aktivität des Herzens kann durch Dihydroergotamin 10^{-5} und Reserpin $2,5.10^{-6}$ herabgesetzt werden. Auf solche sehr langsam und schwach schlagende Herzen hatte Noradrenalin 10^{-6} eine stark anregende Wirkung (BLOOM, OESTLUND et al., 1961; FÄNGE u. OESTLUND, 1954).

Bei Cyclostomen, sowohl Myxiniden wie Petromyzoniden, haben wir es mit Herztypen besonderer Art zu tun, die sich in der Evolution der Wirbeltiere nicht mehr wiederholt haben. Die lebenden Cyclostomen besitzen Reliktcharakter und gehen wahrscheinlich auf paläontologisch sehr alte Formen, die Ostracodermen des Silur oder Devon, zurück.

Welchen Herztypus, den nervenfreien von Myxiniden oder den innervierten von Petromyzoniden, wir tiersystematisch betrachtet, als funktionell höheren anzusprechen haben, könnte sich nur im Zusammenhang mit allgemeinen, vergleichend-morphologischen und physiologischen Gesichtspunkten ergeben. Gewöhnlich gelten die halbparasitischen, in die Leibeshöhle von Fischen eindringenden marinen Arten *Myxine glutinosa* und *Bdellostoma* u.a. als niedrigere, die *Petromyzoniden (Lampreten)* als höhere Formen. Cyclostomen sind fossil nicht bekannt; die Ostracodermen nur als Fossilien.

β) Zentralnervensystem

Der Catecholamingehalt des Gehirns ist bei *Myxine glutinosa* nach VON EULER u. FÄNGE (1961) außerordentlich klein und beträgt für Adrenalin und Noradrenalin $<0,02$ μg/g. Über die Wirkung von Catecholaminen auf das Zentralnervensystem von Cyclostomen scheint nichts bekannt zu sein.

γ) Autonomes Nervensystem

Nicht unbeträchtlich ist der Catecholamingehalt im Vagus, der für Adrenalin mit 0,84, für Noradrenalin mit 2,4 μg/g angegeben wurde. Weiteres über das autonome Nervensystem von Cyclostomen s. S. 465.

δ) Quergestreifter Muskel

Der Skelettmuskel ist nach VON EULER u. FÄNGE fast frei von Catecholaminen. Es wurden 0,06 μg/g Noradrenalin und <0,02 μg/g Adrenalin bei *Myxine glutinosa* festgestellt. Über die Funktion dieser Catecholamine am Muskel scheint nichts bekannt zu sein.

ε) Niere

Niere und Pronephros enthalten kein Adrenalin, dafür hohe Noradrenalinwerte von 16 μg/g in der Niere und 6,3 μg/g im Pronephros.

ζ) Darmkanal

Adrenalin wirkte am Darm von *Myxine glutinosa* in Konzentrationen von 1—10 μg/ml tonusherabsetzend und rhythmusverlangsamend, was in Übereinstimmung mit der Wirkung von Catecholaminen am Darm von Echinodermen und Vertebraten steht (FÄNGE, 1948; VON EULER u. OESTLUND, 1957).

η) Ontogenese

Bemerkenswert ist nach STERBA (1955), daß die chromaffinen Zellen ihre volle Tätigkeit der Catecholaminbildung erst zu Beginn der Metamorphose entfalten. Die Interrenalzellen stehen in funktioneller Beziehung zur Metamorphose: mit dem Beginn derselben nimmt das Interrenalsystem stark an Volumen zu. Es hat den Anschein, als ob das vom chromaffinen System der Cyclostomen produzierte Adrenalin die Funktion eines Wachstumshormons übernommen habe, eine Annahme, die mit der stoffwechselsteigernden Wirkung des Adrenalins begründet werden könnte.

Zusammenfassung über Cyclostomen

Herz. Hinsichtlich Catecholaminen bestehen bei Cyclostomen sehr eigenartige, biologisch weitgehend ungeklärte Verhältnisse. Das betrifft in erster Linie den Reichtum des Herzens (bei Myxiniden und Petromyzoniden) an chromaffinen Zellen und Catecholaminen. Anders als am Herzen von Säugern wo eine zum Teil lokale hormonale (muskuläre) Wirkung des Adrenalins im Vorhof des Herzens angenommen wird (BURN), haben wir bei Cyclostomen den einzigartigen Fall, daß das anscheinend nervenfreie, mit chromaffinen Zellen und Catecholaminen ausgestattete Herz von *Myxiniden* auf Catecholamine unempfindlich ist. Bei dem *Petromyzoniden Entosphenus japonicus* wurde die Herzfrequenz durch Adrenalin (3.10^{-5}) verlangsamt, durch Acetylcholin (3.10^{-11}) erhöht, ein Verhalten, das weder demjenigen eines myogenen noch eines neurogenen Herzens entspricht und einen Herztypus darstellt, der in der Evolution der Vertebraten anscheinend nicht wiederholt wurde. Wieder anders verhält sich das an Catecholaminen sehr reiche Herz des Petromyzoniden *Lampetra planeri*, das über nervöse Elemente, auch Ganglienzellen, verfügt und auf Noradrenalin und Adrenalin 10^{-5} mit schwacher Frequenzsteigerung, auf Acetylcholin 10^{-5} stark positiv chronotrop reagierte, was dem Verhalten eines neurogenen Herzens entsprechen könnte, ein Herztypus, der sich bei Wirbeltieren ebenfalls nicht wiederholt hat.

Das *Zentralnervensystem* von Cyclostomen (*Myxine*) scheint arm an Catecholaminen zu sein. Es wäre erwünscht, daß bei Myxiniden und Petromyzoniden die Verhältnisse näher aufgeklärt würden, die vielleicht zu erkennen erlaubten, ob Catecholamine im Gehirn von Cyclostomen als Überträgerstoffe in Frage kommen, was tiersystematisch und phylogenetisch großes Interesse beansprucht.

Am *Verdauungskanal* von *Myxine glutinosa* wirkte Adrenalin, ähnlich wie am Darm von Echinodermen und Vertebraten, tonusherabsetzend und frequenzverlangsamend.

Gruppe: Gnathostomata, Superklasse, Pisces, Fische
(s. S. 467)
a) Klasse: Chondrychthyes, Knorpelfische (s. S. 471, 846)
Unt. Klasse: Elasmobranchii, Ord. Selachii
α) Suprarenalorgane

Die *Suprarenalorgane* der *Elasmobranchier*, die von sympathischem Gangliengewebe aus gebildet werden, sind paarig und segmental angeordnet und liegen dem medialen Rand der Nieren und dem Wolffschen Gang entlang. Sie sind reich an chromaffinen Zellen und werden mit dem Nebennierenmark der Säugetiere homologisiert. Sie sind ganz unabhängig von den Interrenalkörpern und der rudimentären Nebennierenrinde (WEST, 1955; STERBA, 1955). Die Interrenalorgane, untersucht beim Hundshai *Scylliorhinus canicula* und bei einem Rochen, gelten als homolog mit der Nebennierenrinde der Säuger. Durch TURCHINI (1956) wurde an den Suprarenalorganen von *Scylliorhinus (= Scyllium) canicula* und *Scylliorhinus stellaris* histochemisch festgestellt, daß neben chromaffinen, PAS-positiven Zellen, ein zweiter lipoidreicher, nicht chromaffiner Zelltyp vorkommt, wobei nur die chromaffinen Zellen zur Adrenalin- oder Noradrenalinbildung befähigt sind.

Extrakte der Nebennierenkörper von Elasmobranchiern haben gleiche vasoconstrictorische Wirkung wie Nebennierenextrakte warmblütiger Wirbeltiere. Beim Hundshai, *Scylliorhinus canicula*, wo Nebennierenrindengewebe und chromaffines Gewebe völlig voneinander getrennt sind, soll letzteres ausschließlich Noradrenalin enthalten (COUPLAND, 1953), was mit den Befunden von PICCINELLI (1958) nicht übereinstimmt. Er zeigte an *Scylliorhinus canicula*, daß i. p. Reserpininjektion (5—10 mg/kg) in der Nebenniere zu einem totalen Verlust des Noradrenalins und zu einer Freisetzung von 40—90% des Adrenalingehaltes führte. Extrakte von Interrenalorganen hatten keine blutdrucksteigernde Wirkung. Im chromaffinen Gewebe verschiedener *Elasmobranchier* konnten beträchtliche Mengen Adrenalin und Noradrenalin nachgewiesen werden mit einem relativen Adrenalingehalt von 20—34% der Gesamtcatecholamine. Im Interrenalorgan, wahrscheinlich mit Einschluß von chromaffinem Gewebe, wurde durch OESTLUND (1954) bei *Squalus acanthias* 47 und 57 μg/g Noradrenalin und 6—10 μg Adrenalin/g Frischgewicht, bei *Raia batis* 100 μg/g Noradrenalin und 95 μg/g Adrenalin festgestellt.

An Organen, welche Catecholamine produzieren, fehlt es bei Fischen nicht, was namentlich von EULER (1953) nachgewiesen hat: Herz, Leber und Milz enthalten etwa $^1/_{10}$—$^1/_{50}$ an Noradrenalin der entsprechenden Organe bei Säugetieren. Demgegenüber ist der relative Adrenalingehalt verhältnismäßig viel höher wie beim Säugetier (40—60% der Gesamtcatecholamine).

β) Sympathisches System

An verschieden großen Exemplaren von *Scyllium canicula, Mustelus laevis, Galeus canis, Sphyrna zigaena* und *Charcharias glaucus* ergaben Untersuchungen von SHEPERD, WEST u. ERSPAMER (1953) im Sympathicus das Vorhandensein zahlreicher Ganglienzellen mit zwei oder mehr Kernen und chromaffinen Körpern. Diese Mehrkernigkeit war unter normalen physiologischen Verhältnissen in allen Altersstufen nachweisbar; sie hängt vielleicht mit der (hormonalen) Funktion der Zellen zusammen (Tab. 14).

Beim Hundshai wurden große Mengen Adrenalin und Noradrenalin in den sympathischen Ganglien gefunden, welche die Dorsalgefäße als lange Kette begleiten und zum größten Teil aus chromaffinen Zellen bestehen. Die Bestimmung ergab 2,8 mg/g Frischgewicht Adrenalin und 6,8 mg/g Noradrenalin, was mengenmäßig dem Catecholamingehalt des Nebennierenmarkes von Säugetieren ungefähr entspricht, nicht aber der bei Säugern üblichen Verteilung, da bei diesen das Adrenalin stark überwiegt. Von EULER u. FÄNGE (1961) fanden übereinstimmend

Tabelle 14. *Catecholamine in chromaffinen Zellen verschiedener Elasmobranchier*

Species	Catecholamine total in mg/g	% Nor-adrenalin
Squalus acanthias	3,30	73
Mustelus canis	3,20	69
Scylliorhinus canicula	3,35	66
Scylliorhinus stellaris	2,75	67
Torpedo marmorata	0,75	73

Nach: D.M. SHEPHERD, G.B. WEST and V. ERSPAMER: Chromaffin bodies of various species of dogfish. Nature (Lond.) **172**, 509 (1953).

in den chromaffinen Zellgruppen der sympathischen Ganglienkette bei *Squalus acanthias* 3,1 mg/g Adrenalin und 6,7 mg/g Noradrenalin. Bei einer Reihe von Haifischen wurden durch GIROLAMO (1950) chromaffine Körper vergleichend-anatomisch untersucht.

γ) Herz

Das Herz von *Squalus acanthias* enthält nach OESTLUND (1954) zwischen 0,022 und 0,11 μg/g Noradrenalin und 0,021 bis 0,43 μg/g Adrenalin. VON EULER u. FÄNGE (1961) bestimmten ebenfalls bei *Squalus acanthias* den Noradrenalingehalt des Herzvorhofes auf 0,78 μg/g, denjenigen des Adrenalins auf 0,02 μg/g, den Noradrenalingehalt der Herzkammer auf 0,09 μg/g, den Adrenalingehalt auf $<$0,02 μg/g, während für das ganze Herz für Noradrenalin 0,095 μg/g, für Adrenalin 0,03 μg/g angegeben werden. Das Herz von *Raja batis* weist nach OESTLUND (1954) 0,087 μg/g Noradrenalin und 0,025 μg Adrenalin/g Frischgewicht auf.

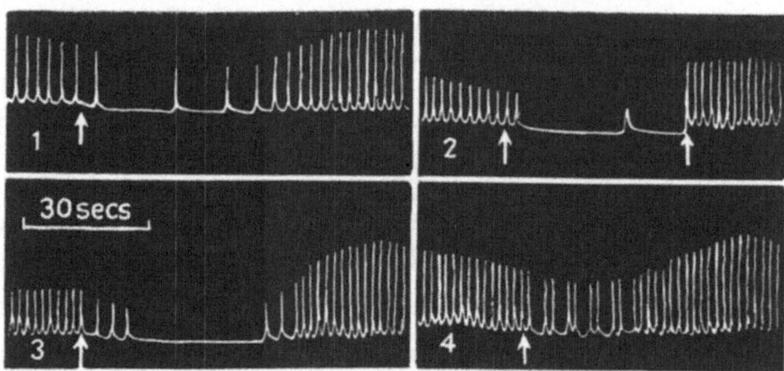

Abb. 230. Isoliertes Herz von *Squalus acanthias*. *1* Noradrenalin 10^{-8} wirkt zuerst hemmend, dann amplitudenvergrößernd. *2* Acetylcholin 5.10^{-8} bewirkt reversiblen Stillstand. *3* Adrenalin 5.10^{-9} hat primär Stillstand zur Folge; nachher anschließend starke Vergrößerung der Amplitude. *4* Bei Adrenalin 5.10^{-9} kommt es nicht mehr zum Stillstand, aber zu starker Verlangsamung und anschließend zur Erhöhung der Amplitude. (Aus: E. OESTLUND 1954)

Am isolierten Herzen von *Squalus acanthias* hatten sowohl Adrenalin wie Noradrenalin positiv inotrope und chronotrope Wirkung. Der Adrenalingrenzwert lag bei 10^{-9}, von Noradrenalin bei etwa 10^{-7}. In manchen Versuchen wirkten Adrenalin und Noradrenalin herzhemmend, analog wie Acetylcholin; die Wirkung konnte durch Atropin aufgehoben werden (Abb. 230). Diese Wirkung dürfte der negativ chronotropen Wirkung des Noradrenalins am Säugerherz entsprechen, die ebenfalls durch Atropin aufgehoben wird. Das isolierte Herz von *Raja* zeigte auf Adrenalin (Grenzwert 10^{-8}) und auf Noradrenalin (Grenzwert 10^{-7}) positiv inotrope und chronotrope Wirkung. Eine initiale Hemmwirkung war auch hier durch Atropin aufhebbar. S. auch CANNON u. BURNSTOCK (1969). Am isolierten Herzen von *Scyllium canicula* hatte Adrenalin 10^{-7} auffallenderweise nur geringen positiv inotropen und chronotropen Effekt. Kombination mit Hormonen der Interrenal- und chromophilen Drüsen (getrennte Nebennierenrinden- und Nebennierenmarkdrüsen) steigerte die Herzwirksamkeit des Adrenalins (RABBENO, 1950). Das Herz des Hundshais ist, wie RABBENO (1951) weiterhin zeigte, auf Adrenalin bedeutend weniger empfindlich als das Frosch- oder Säugetierherz. (Vgl. auch LUTZ, 1930, über die Wirkung des Adrenalins auf den Vorhof von Elasmobranchiern.) Die typische Reaktion am isolierten Sinus-Aurikelpräparat der Elasmobranchier *Raia erinacea*, *Raia diaphanes*, *Raia scabrata* und *Squalus acanthias* auf Adrenalin 5.10^{-4} bis $2{,}5.10^{-4}$ war eine vorübergehende Verlangsamung bis zum Stillstand und Amplitudenverkleinerung des Vorhofes mit nachfolgender Erholung, wobei die Amplitude oft eine starke Erhöhung gegenüber dem Ausgangswert zeigte. Die Hemmwirkung dürfte über einen nicht näher bekannten parasympathischen Effekt gehen (LUTZ, 1930). Am isolierten Haifischherzen (Hundshai) konnte gelegentlich ebenfalls nach Adrenalinapplikation primär eine acetylcholinähnliche, depressive Wirkung beobachtet werden, analog wie am isolierten Krötenherzen (MACDONALD, 1925). Diese acetylcholinartige Wirkung von Adrenalin am isolierten Herzen von *Scyllium canicula* kann sehr ausgesprochen sein, so daß schon Adrenalin 10^{-8} und Noradrenalin 10^{-8} einen vorübergehenden Herzstillstand bewirkten, der durch Atropin 10^{-5} aufgehoben wurde.

Die Elasmobranchier haben eine sympathische Innervation des Herzens, über welche eine positiv chronotrope und positiv inotrope Wirkung der Catecholamine zustandekommt. Bei einigen Knorpelfischen kam es auf Adrenalin und Noradrenalin primär zum vorübergehenden Herzstillstand, was darauf hindeutet, daß der eigentlichen Herzwirkung der Catecholamine ein vagaler inhibitorischer Reflex vorausgeht, wie das nach Noradrenalin beim Säugerherzen ebenfalls beobachtet wird. LUTZ u. WYMAN (1932a, b) haben an *Squalus acanthias* nach Adrenalin einen kardioinhibitorischen Reflex als Folge der Blutdrucksteigerung festgestellt, wie er beim Säugetier als Carotissinusreflex (Bainbridgereflex) bekannt ist.

Nach Versuchen von OESTLUND u. FÄNGE (1962) an *Squalus acanthias* scheinen die Kiemengefäße auf Catecholamine (und Acetylcholin) unempfindlich zu sein.

δ) Milz

Bei *Squalus acanthias* enthält die Milz nach OESTLUND (1954) 0,085—0,032 μg/g Noradrenalin und 0,0022 μg Adrenalin/g Frischgewicht; nach VON EULER u. FÄNGE (1961) lauten die Werte beim Noradrenalin auf 0,096 μg/g und beim Adrenalin auf 0,025 μg/g. Bei *Raia batis* betrug der Milzgehalt 0,42 μg/g Noradrenalin und 0,35 μg/g Adrenalin.

ε) Niere

Für Noradrenalin wurde an *Squalus acanthias* durch VON EULER u. FÄNGE ein Wert von 19 μg/g, für Adrenalin von 1,9 μg/g bestimmt.

ζ) Quergestreifter Muskel

Über Noradrenalin und Adrenalin im Körpermuskel von Knorpelfischen scheint nichts bekannt zu sein.

η) Zentralnervensystem

Im Zentralnervensystem von *Squalus acanthias* konnte VON EULER (1953, 1956) 0,37 μg/g Noradrenalin und 0,11 μg/g Adrenalin nachweisen. Das sind Gesamtwerte, welche an eine synaptische Funktion des Noradrenalins denken lassen, während das Adrenalin der vasoconstrictorischen Innervation des Gehirns entstammen dürfte.

Nach VON EULER (1961 b) finden sich ziemlich große Mengen von Catecholaminen im Gehirn von Elasmobranchiern, dies besonders im Vergleich zu Cyclostomen (Myxine). Die durch VON EULER (1961 b) im Gehirn von *Squalus acanthias* festgestellte Noradrenalinverteilung entspricht in vielen Beziehungen nicht derjenigen bei Säugern. Der Hypothalamus enthält mit 0,44 $\mu g/g$ Noradrenalin weniger als das Telencephalon mit 0,49 $\mu g/g$. Doch sind Vergleiche schwierig, da die topographischen Abgrenzungen nicht die gleichen sind wie bei Säugern (vgl. S. 750). Im ganzen ist die im Verhältnis zu höheren Vertebraten viel gleichmäßigere Verteilung der Catecholamine im Gehirn von *Squalus acanthias* (Tab. 15) auffallend, was aber nicht dagegen spricht, daß Catecholaminen im Gehirn von Elasmobranchiern bestimmte synaptische Funktionen zukommen — vielleicht sogar in höherem Maße als bei Säugern — während bei Cyclostomen (Myxine) mit

Tabelle 15. *Adrenalin und Noradrenalin im Gehirn von Squalus acanthias in $\mu g/g$*

	Adrenalin	Noradrenalin	Adrenalin %
Telencephalon	0,12	0,49	20
Lobi opticu	0,20	0,31	39
Diencephalon	0,31	0,55	36
Hypothalamus	0,33	0,44	43
Hypophyse	0,41	1,5	22
Cerebellum	0,011	0,056	16
Medulla oblongata	0,13	0,25	34
Ganzes Gehirn (6 Tiere)	0,14	0,35	29
Ganzes Gehirn (2 Tiere)	0,072	0,39	16

Aus: U.S. VON EULER: Occurence and distribution of catecholamines in the fish brain. Acta physiol. scand. **52**, 62—64 (1961).

dem sehr spärlichen Noradrenalingehalt die humoralsynaptische Entwicklung des Gehirns nicht so weit fortgeschritten zu sein scheint, oder vielleicht andere, uns unbekannte Wege eingeschlagen hat. Über Dopamin scheint bei Knorpelfischen weder im Zentralnervensystem noch in anderen Organen etwas bekannt zu sein. Auffallend ist der geringe Noradrenalin- und Adrenalingehalt im Kleinhirn, der aber mit der minimalen Entwicklung dieses Organs bei Knorpelfischen in guter Übereinstimmung steht. S. auch GIROLAMO, DE (1950).

ι) Wirkung von Adrenalin auf den glatten Muskel

Im Darm von *Squalus acanthias* fanden VON EULER u. FÄNGE (1961) 0,33 $\mu g/g$ Noradrenalin und 0,03 $\mu g/g$ Adrenalin. Adrenalin hatte nach DREYER (1949) an *Prionace glauca, Squalus acanthias, Mustelus canis* und *Raia erinacea* auf Magen, Darm, Uterus und Mesenterialmuskel stark anregende Wirkung. Am Magenmuskel von *Raia erinacea* bewirkte Adrenalin 5.10^{-7} bis 5.10^{-6} maximale Kontraktion. Ephedrin und Benzedrin waren selbst in Konzentrationen von 2.10^{-2} wirkungslos. Dadurch werden die Versuche von LUTZ (1931) an Elasmobranchiern bestätigt, daß sowohl Vagus- als Sympathicusreiz die Magenmotorik anregt. NICHOLLS (1934) u. a. zeigten ebenfalls, daß Adrenalin am isolierten Magenstreifen erregend wirkte. Dagegen hatten nach NICHOLLS an Streifen aus dem Antrum von *Raja diaphanes* und *Raja erinacea* höhere Adrenalinkonzentrationen Hemmung zur Folge. Antrumstreifen von *Raja clavata* wurden bei allen Konzentrationen Adrenalin erregt. Daraus geht hervor, daß bei Knorpelfischen Adrenalin am Magenmuskel *vorwiegend* erregende Wirkung besitzt. Ergotoxin blockierte die erregende Adrenalinwirkung am Magen, nicht dagegen am Darm (vgl. NICHOLLS, 1934). Die „Sympatholytica" Ergotoxin und Ergonovin erwiesen sich als starke Erreger des glatten Elasmobranchiermuskels. Die erregende Wirkung des Adrenalins auf den glatten Muskel von Knorpelfischen ist an sich auffallend und steht in Widerspruch zur Wirkung der Catecholamine auf den Magendarmkanal höherer Wirbeltiere. Sollte es sich um ein allgemeines Merkmal der Knorpelfische handeln, wäre der Befund tiersystematisch bemerkenswert im Sinne eines Funktionswandels des Adrenalins. Jedenfalls haben wir bei Teleostei ganz andere Verhältnisse. Dieser Befund, zusammen mit einigen anderem, trennt die Chondrichthyes von den Teleostei weiterhin ab (vgl. S. 496).

b) Klasse: Osteichthyes
Superord. Teleostei; Knochenfische (s. S. 475, 847)

Das von KRAUTER (1958) an einer Reihe von Teleostiern histologisch untersuchte Nebennierengewebe ist mit dem lymphoiden Kopfnierengewebe zusammengelagert. Die Interrenalzellen sind stark acidophil, während sich die chromaffinen Zellen nur schwach anfärben lassen. Die chromaffinen Zellen liegen meist einzeln oder in kleinen Gruppen im Interrenalgewebe eingebettet. Untersucht wurden die Nebennieren von *Umbra Krameri, Carassius auratus, Apomotis cyanellus* und *Idus idus*. Beim Hecht (*Esox lucius* L.) fand VON EULER (1953) im dorsalen Sympathicus 38 μg/g Noradrenalin und 6,4 μg/g Adrenalin, im Gangliengewebe an der medialen Seite der Niere 3,0 μg/g Noradrenalin und 9,9 μg/g Adrenalin, in der Niere 9,2 μg/g Noradrenalin und 2,7 μg/g Adrenalin. VON EULER u. FÄNGE (1961) stellten bei *Gadus callarias* in der sympathischen Ganglienkette <0,02 μg/g Noradrenalin und 1,8 μg/g Adrenalin fest; in der Niere waren 0,02 μg/g Noradrenalin und 0,39 μg/g Adrenalin, in der Kopfniere (Pronephros) 0,02 μg/g Noradrenalin und 45 μg/g Adrenalin nachweisbar.

Der Vagus enthielt 0,17 μg/g Noradrenalin und 0,41 μg/g Adrenalin.

α) Herz

Nach VON EULER (1953) (Tab. 16), enthält das Herz des Salms (*Salmo salar*) wenn auch sehr geringe, so doch nachweisbare Mengen von Noradrenalin (0,029 μg/g) und Adrenalin (0,042 μg/g), was im Hinblick auf den Noradrenalingehalt fast nur mit der Annahme sympathischer Herzfasern, wie bei manchen Selachiern, in Einklang zu bringen ist, falls die Catecholamine nicht herznahen chromaffinen Zellen entstammen. Bei *Gadus callarias* konnte OESTLUND (1954) einen Herzgehalt von 0,15 μg/g Noradrenalin und 0,10 μg Adrenalin/g Frischgewicht nachweisen. VON EULER u. FÄNGE (1961) fanden fast kein Noradrenalin (< 0,02) und 0,17 μg/g Adrenalin. Nach GANNON u. BURNSTOCK (1969) finden sich Catecholamine enthaltende Nerven in Sinus venosus, Vorhof und Kammer, festgestellt bei *Salmo trutta* und *Salmo irideus*. Reizung des Vagus oder des Ductus Cuvieri bewirkten bei hoher Frequenz eine durch Atropin aufhebbare Herzhemmung, Reizung bei niedriger Pulsfrequenz führte zu Erregung. Wahrscheinlich enthält der Herzast des Vagus sowohl cholinerge Hemmfasern wie adrenerge Erregungsfasern.

An isolierten Herzen wirkten nach MACDONALD (1925) Adrenalin (Grenzkonzentration 10^{-7}) und Noradrenalin (Grenzkonzentration 5.10^{-5}) schwach positiv inotrop und positiv chronotrop. Adrenalin 10 μg/i.v. führte an *Anguilla (vulgaris =) anguilla* zu Blutdrucksteigerung. Nachher trat Tachyphylaxie für Adrenalin und Noradrenalin ein.

Nach KEYS u. BATEMAN (1932) bewirkten Adrenalin und Noradrenalin 10^{-6} an *Anguilla vulgaris* Erweiterung der Kiemengefäße. Auch am narkotisierten Aal kam es mit Adrenalin i.v. nach MOTT (1957) zu Blutdrucksteigerung.

Tabelle 16. *Adrenalin und Noradrenalin in verschiedenen Organen bei Teleostiern*

Species	Organ	Adrenalin μg/g	Noradrenalin μg/g	% Adrenalin
Salmo salar Salm	Herz	0,042	0,029	59
Esox lucius Hecht		0,041	0,060	41
Lucioperca lucioperca Zander . . .		0,013	0,12	10
Lucioperca lucioperca Zander . . .		0,034	<0,010	
Salmo salar	Leber	0,020	0,020	50
Esox lucius		0,035	0,027	56
Esox lucius		0,020	0,016	54
Lucioperca lucioperca		<0,01	0,019	
Lucioperca lucioperca		0,011	<0,01	
Salmo salar	Milz	0,042	0,029	59
Esox lucius		0,039	0,025	61
Esox lucius		0,039	0,030	57
Lucioperca lucioperca		0,032	0,045	41
Lucioperca lucioperca		0,014	<0,01	
Lucioperca lucioperca	Niere	2,7	9,2	23
Lucioperca lucioperca	Gangliengewebe auf Medialseite der Niere	9,9	3,0	77
Lucioperca lucioperca	Dorsaler Sympathicus	6,4	38	14

Nach: U.S. von EULER: Acta physiol. scand. **28**, 297—305 (p. 303) (1953).

Durch OESTLUND u. FÄNGE (1962) wurde an isolierten Kiemen der Teleostier *Anguilla anguilla, Gadus callarias, Zoarces viviparus* und an *Labrus berggylta* der Einfluß von Catecholaminen untersucht, wobei die Kiemen vom Truncus arteriosus aus perfundiert wurden. Adrenalin 0,3—10 μg in der Konzentration von 10^{-4} g/ml führte bei *Zoarces* zu Gefäßerweiterung; bei *Anguilla, Gadus* und *Labrus* hatten erst 50 μg ähnliche Erweiterung zur Folge. Noradrenalin 0,1—0,2 μg bewirkte bei *Zoarces* ebenfalls Gefäßerweiterung, bei den anderen Teleostiern erst 50—100 μg. Versuche von STEEN u. KRUYSSE (1964) an isolierten Filamenten des Kiemenapparates mit Adrenalin 10^{-5} μg/ml ergaben, daß unter Adrenalin das Blut ausschließlich durch die Gefäße der Lamellen fließt (Abb. 170/171 u. S. 478).

Auf Catecholamine reagieren die Kiemengefäße von Teleostiern offenbar ähnlich wie die Coronargefäße von Säugern, was insofern besonderes Interesse verdient, als embryologisch die Coronargefäße von Säugern dem gleichen Gefäßgebiet angehören, wie die Kiemenbogengefäße.

Nach RANDALL u. STEVENS (1967) führte an dem Salm *Oncorhynchus kisutch* i.v. Applikation von 2—7 μg Adrenalin zu Blutdrucksteigerung im Rückengefäß und erhöhter Herzfrequenz. Niedrige Adrenalinkonzentrationen bewirkten reflektorische Herzverlangsamung, welche durch intraperikardiale Atropininjektion unterdrückt wurde. Durch α-adrenergische Blockierung mit Phenoxybenzamin wurde die pressorische Wirkung des Adrenalins unterdrückt, was auf die Gegenwart von α-adrenergischen Receptoren in Blutgefäßen, Kiemen und in der Körperzirkulation hinweist. In Übereinstimmung mit OESTLUND u. FÄNGE (1962) hatte Adrenalin an den Kiemengefäßen Erweiterung zur Folge. Vgl. auch RANDALL (1966), FONTAINE et al. (1963), STEVENS u. RANDALL (1966).

β) Quergestreifter Muskel

Der quergestreifte Muskel von Teleostiern ist, wie bei Wirbeltieren im allgemeinen, positiv cholinerg innerviert. Durch Adrenalin wurde der quergestreifte Muskel von Knochenfischen gehemmt. Über Nervenendplatten von Teleostiern s. S. 482.

γ) Zentralnervensystem

VON EULER u. FÄNGE (1961) stellten im Gehirn von *Gadus callarias* 0,27 µg/g Noradrenalin und 0,03 µg/g Adrenalin fest. Über die Funktion des Noradrenalins resp. Adrenalins am Zentralnervensystem der Knochenfische sind wir nicht orientiert. Bei dem am *Gadus* nachgewiesenen Noradrenalingehalt, dessen Verteilung im Gehirn wir nicht kennen, liegt die Annahme nahe, daß Noradrenalin an der synaptischen Übertragung beteiligt ist. Über Reserpin und Lysergid am Zentralnervensystem von Knochenfischen vgl. S. 847.

δ) Die Wirkung von Adrenalin auf den glatten Muskel von Knochenfischen

Darmkanal. Bei *Perca fluviatilis, Salmo* spec., *Fundulus heteroclitus* wirkte Adrenalin hemmend auf die glatte Muskulatur, was mit dem Verhalten höherer Vertebraten in Übereinstimmung steht. Es wurde durch Adrenalin 10^{-6} auch über Förderung der glatten Muskeltätigkeit berichtet, die aber erst 3 Std nach der Adrenalinapplikation deutlich wurde und deshalb nicht sicher als Adrenalinwirkung gedeutet werden kann, auch wenn alle Reaktionen der Kaltblütler auf vegetative Reiz- und Lähmungsgifte viel langsamer verlaufen als bei Warmblütern. Einwandfrei ist die Feststellung, daß am isolierten Darmstück von Teleostiern die Spontantätigkeit der glatten Muskulatur durch Adrenalin gehemmt wird. VON EULER u. OESTLUND (1957) zeigten, daß Adrenalin am isolierten Darmstück von Teleostiern eine bedeutend stärker erschlaffende Wirkung als Noradrenalin besitzt. Während 1 µg/ml Noradrenalin beim Aal (*Anguilla vulgaris*) nach Acetylcholincontractur keine Wirkung zeigte, bewirkte Adrenalin 0,05 µg/ml ausgesprochene Erschlaffung. Erst mit 5 µg/ml Noradrenalin kam eine ähnlich hemmende Wirkung zustande. Damit unterscheidet sich dieser Teleostier in seiner Empfindlichkeit auf Noradrenalin und Adrenalin von einer Reihe von Knorpelfischen, bei denen der Tonus der Darmmuskulatur durch Catecholamine gesteigert wurde. BERNHEIM (1934) und BERNHEIM u. BLOCKSOM (1923) konnten an Darmstreifen des Teleostiers *Epinephelos* spec. zeigen, daß nach elektrischem Reiz, der zur Contractur führte, durch Adrenalin Erschlaffung eintrat. Wurde der Darmstreifen durch Acetylcholin zur Kontraktion gebracht, erhöhte Adrenalin den Tonus noch weiter. Dagegen kam es an dem auf mechanischem Weg zur Kontraktion gebrachten Darmstück mit Adrenalin zur Erschlaffung.

Nach NILSSON u. FÄNGE (1967) sind bei *Anguilla anguilla* im sekretorischen Anteil der Schwimmblase, die nach FÄNGE (1953) zweierlei Typen glatter Muskulatur besitzt und vom Vagus innerviert ist, wobei seine motorischen Fasern hauptsächlich adrenergisch sind, a- und β-Receptoren, geprüft durch adrenergische Blockierung, festzustellen. S. auch NILSSON u. FÄNGE (1969).

Oesophagus und Darmkanal reagierten auf Acetylcholin 10^{-5} g/ml mit Kontraktion, auf Adrenalin 10^{-6} g/ml mit Erschlaffung. Durch Isoprenalin 10^{-5} g/ml wurde das gastrische Coecum kontrahiert, was für die Anwesenheit von a-Receptoren spricht. Kontraktion bewirkten auch Acetylcholin 10^{-5}, Adrenalin 10^{-6}, Tyramin 10^{-5} g/ml. In Oesophagus, Darm (Vorderdarm) und Ductus pneumaticus (= resorbierender Anteil der Schwimmblase) konnten nur β-Receptoren festgestellt werden. Der sekretorische Teil der Schwimmblase reagierte mit langdauernden Kontraktionen auf Acetylcholin 10^{-6} bis 10^{-5}, Adrenalin 10^{-7} bis 10^{-6}, Noradrenalin 10^{-5}, Dopamin 10^{-5}, Tyramin 10^{-5} g/ml. Isoprenalin bewirkte Erschlaffung. Am Ductus pneumaticus wirkte Acetylcholin 10^{-5} kontrahierend, Adrenalin 10^{-6}, Noradrenalin 10^{-5}, Dopamin 10^{-5}, Tyramin 10^{-5} und Isoprenalin 10^{-5} g/ml erschlaffend. Entsprechend der adrenergisch-vagalen Innervation der Schwimmblase könnte die Wirkung des Acetylcholins durch eine nicotinähnliche

Wirkung auf adrenergische Neurone oder Nervenendigungen bedingt sein. Dagegen spricht, daß die Acetylcholinwirkung durch Phenoxybenzamin nicht beeinflußt wurde, so daß eine direkte Wirkung des Acetylcholins wahrscheinlicher ist.

Die Verhältnisse sind hinsichtlich cholinerger und adrenerger Ansprechbarkeit des Magendarmkanals und der Schwimmblase bei Teleostiern kompliziert, was mit den keineswegs einfachen vago-sympathischen Innervationsverhältnissen in Beziehung stehen dürfte.

ε) Milz, Leber, Nieren

Der Gehalt der Milz betrug bei *Gadus callarias* nach OESTLUND (1954) 0,023 μg/g und 0,040 μg/g Noradrenalin und 0,034 und 0,12 μg/g Adrenalin; nach VON EULER u. FÄNGE (1961) 0,06 μg/g Noradrenalin und 0,16 μg/g Adrenalin. Die Leber enthielt nach VON EULER (1958) beim Salm 0,020 μg/g Noradrenalin und 0,020 μg/g Adrenalin, bei *Perca fluviatilis* 0,019 μg/g Noradrenalin und 0,011 μg/g Adrenalin, die Niere 9,2 μg/g Noradrenalin und 2,7 μg/g Adrenalin.

ζ) Wirkung von Catecholaminen auf Melanophoren und andere Pigmente

Aus Versuchen an Melanophoren bei Knochenfischen geht hervor, daß ein Teil der Farbänderungen der Fische, die parallel mit Farbänderungen im Untergrund und in der Belichtung gehen, hauptsächlich über Adrenalin und adrenalinempfindliche Nerven gesteuert wird (vgl. UMRATH u. WALCHER, 1951). Nach GROVE (1969) kommt es bei Teleostiern durch Catecholamine im allgemeinen zur Abblassung der Haut (Tab. 1 bei GROVE). a-adrenerge Blockierungsstoffe (Phentolamin, Yohimbin, Piperoxan u.a.) bewirkten an weißadaptierten *Phoxinus phoxinus* immer Dunkelung, während dunkel-adaptierte Fische sich nicht veränderten. Die Innervation der Melanophoren geht über präganglionäre medulläre Fasern, eine sympathische cholinerge Synapse und ein postganglionäres adrenergisches Axon mit terminalem Catecholaminvorrat.

Adrenalin (Noradrenalin) führte an der Elritze *Phoxinus laevis* zur Ballung der Pigmente; die Gelbanpassung erfolgte bei der Elritze im physiologischen Farbwechsel durch Zusammenwirken von Adrenalin und Intermedin, wobei Intermedin die Xanthophoren expandierte, während Adrenalin gleichzeitig die Expansion der Melanophoren verhinderte. Auf den Expansionszustand der Xanthophoren hatte Adrenalin keinen Einfluß. Weiteres über die hormonale Steuerung der Chromatophoren bei Fischen s. S. 489.

Bei *Lebistes* und *Gadus* wirkte Noradrenalin sehr stark kontrahierend auf die Melanocyten. An isolierten Schuppen von *Lebistes* waren noch Konzentrationen von Noradrenalin 10^{-11} und 10^{-10} wirksam (FÄNGE u. OESTLUND, unpubliziert). Eine Konzentration der Melanophorengranula wurde auch durch Ephedrin und Thyreoideaextrakte bewirkt (PARKER, 1942, 1948; ROBERTSON, 1951).

Bei der Auslösung des Hochzeitskleides verschiedener Fische, so von *Rhodeus amarus* (Bitterling) nach WUNDER (1931), von *Macropodus opercularis* und *Phoxinus laevis* nach BRANTNER (1956) scheinen adrenocorticotropes Hormon (ACTH) und Intermedin die Hauptrolle zu spielen, die beide peripher, d.h. an den Chromatophoren selbst angreifen, ferner auch Adrenalin (eventuell über vermehrte ACTH-Ausschüttung) und Sexualhormone (vgl. auch UMRATH, 1959; GRAY, 1956 [Abb. 231], FRIES, 1943; WEISEL, 1950; KLEINHOLZ, 1935).

Durch Adrenalininjektion 10^{-3} wurden Bitterlinge zuerst hell, und erst nach $1^{1}/_{2}$—2 Std kam es (im Frühjahr) zur Ausbildung des Hochzeitskleides. Beim Bitterling konnte durch Injektion von 0,1 ml Atropin 10^{-3} bis 3.10^{-3} das Hochzeitskleid ebenfalls ausgelöst werden, d.h. durch hohe Konzentrationen, die sonst Melanophorenausbreitung bewirken würden.

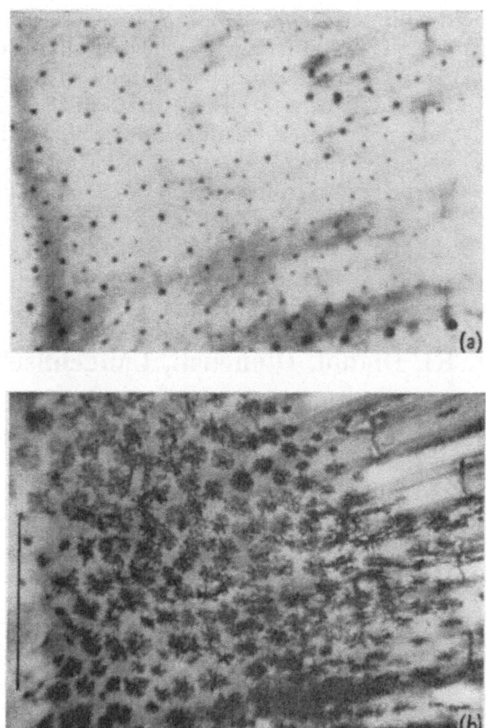

Abb. 231. Mikrophotographie eines Schnittes durch den mit Melanophoren besetzten Abschnitt des Schwanzes von *Phoxinus phoxinus*. a Melanophoren kontrahiert. b Ausbreitung der Melanophoren, 30 min nach Exposition des Fisches auf schwarzem Untergrund. (Aus: E. G. GRAY 1956)

Nach Sympathektomie wurden die Melanophoren, nach PARKER (1942), geprüft an der Elritze, *Phoxinus (laevis)* = *phoxinus* und an *Ameiurus nebulosus* auf Adrenalin empfindlicher. Melanophoren verhalten sich also nach sympathischer Denervierung ähnlich wie der *Dilatator pupillae* der Säuger (vgl. RÜEGG u. HESS, 1953; RÜEGG, 1955a, b). Wie bei vielen Fischen sind bei *Fundulus heteroclitus* die Chromatophoren doppelt innerviert (vgl. auch PARKER, 1948; Fox, 1953; GROVE, 1969), sowohl sympathisch wie parasympathisch. Infolgedessen reagieren sie nicht nur auf Adrenalin oder Cocain mit einer Pigmentballung, sondern auch auf Pilocarpin und Physostigmin mit Expansion der Melanophoren. (Vgl. VON FRISCH, 1910, 1911; PARKER u. LANSCHER, 1934; VON BUDDENBROCK, 1961; HEALY, 1954; HEALY u. ROSS, 1966; WILBER, 1960 (an *Fundulus heteroclitus*).

SCHELINE (1963) untersuchte an isolierten Schuppen des Teleostiers *Labrus ossifagus L.* die Wirkung von Catecholaminen und 5-Hydroxytryptamin auf die Chromatophoren. Durch Adrenalin 10^{-3} bis 10^{-5}M wurden die Chromatophoren kontrahiert; ebenso durch Noradrenalin 10^{-3} bis 5.10^{-6}M und durch 5-Hydroxytryptamin 10^{-3} bis 10^{-5}M; hier war die Ballung des Pigments bedeutend schwächer als bei den Catecholaminen. Tyramin 10^{-2} bis 10^{-5}M wirkte ähnlich rasch kontrahierend wie die Catecholamine. Melanophoren und Erythrophoren verhielten sich praktisch gleich. Nach Behandlung der Schuppen mit Phenoxybenzamin 10^{-4}M war die konzentrierende Kraft der Catecholamine und von Tyramin stark abgeschwächt, bei 5-Hydroxytryptamin aufgehoben. Wurden die Fische mit Reserpin vorbehandelt, war die Konzentration der Chromatophoren durch die Catecholamine eher etwas verstärkt, während es unter 5-Hydroxytryptamin und Tyramin nicht mehr zur Pigmentballung kam. Diese wurde beim Tyramin durch Vorbehandlung mit Catecholaminen wiederhergestellt. Die Versuche von Scheline an *Labrus ossifagus* sprechen, wie ähnliche Befunde an anderen Teleostiern, für eine adrenerge Innervation der Chromatophoren, die auf Catecholamine besonders empfindlich sind. Der a-adrenerge Hemmstoff Phenoxybenzamin, intrakardial injiziert, führte an dem Knochenfisch *Scophthalamus aquosus*, wie Scott et al. (1962) zeigten, zur Dunkelung, bedingt durch Chromatophorenexpansion. Der von Scott et al. nach Reserpin beobachtete Expansionseffekt auf die Chromatophoren wurde nicht als nervös (adrenerg) bedingter, sondern als lokal d.h. direkt auf die Chromatophoren wirkend, aufgefaßt (?) Das scheint daraus hervorzugehen, daß Catecholamine nach Reserpin normale Ballungswirkung zeigten (vgl. auch Turner u. Carl, 1955).

Unt. Kl. Dipnoi, Dipneusti, Lungenfische

An *Protopterus* (Holmes, 1950) konnte nachgewiesen werden, daß in der Umgebung der Niere, besonders in der Wand der Intercostalgefäße, sich chromaffine, sympathisch innervierte Zellen befinden, die mit dem Nebennierenmark homologisiert werden können. Catecholamine wurden nicht nachgewiesen. Über die Wirkung von Catecholaminen auf Lungenfische scheint nichts bekannt zu sein. Im Hinblick auf die tiersystematische Stellung dieser „Übergangsformen" wären umfassendere Untersuchungen von großem Interesse.

Zusammenfassung über Cyclostomen und Fische

Der Ausbau der chromaffinen Zellen im Bereich der großen Herzarterien und -venen und des Herzens selbst, sowie entlang den dorsalen Wurzeln des Rückenmarkes setzt bei *Cyclostomen* machtvoll ein, ohne daß es zur Bildung eines geschlossenen, mit der Nebenniere höherer Wirbeltiere homologen Organes gekommen ist. Der Catecholamingehalt der chromaffinen Zellen ist bedeutend, das Herz verschiedener Cyclostomen viel reicher an Catecholaminen als das Herz warmblütiger Tiere. Diesem Reichtum an chromaffinen Zellen und Catecholaminen des Herzens und seiner Umgebung entspricht keine nachweisbare Funktion: Herzen von Cyclostomen sind auf Catecholamine völlig oder fast ganz unempfindlich. Ist das bei den nervenfreien Herzen von *Myxine* verständlich, so zeigt auch das mit Ganglienzellen und Nerven versehene isolierte catecholaminreiche Herz von Petromyzoniden (*Lampetra*) nur eine auffallend schwache positiv chrono- und inotrope Wirkung auf Noradrenalin und Adrenalin.

Wir stehen bei *Myxiniden* und *Petromyzoniden* besonderen Herztypen gegenüber, die auf Acetylcholin im Sinne der Erregung ansprechen und auf Catecholamine ganz oder fast unempfindlich sind. Bei Teleostiern ist die Situation insofern äußerlich ähnlich, als das Herz von Knochenfischen völlig unter dem Einfluß des Vagus steht. Dabei wirken aber Noradrenalin und Adrenalin am Teleostierherz positiv inotrop und schwach positiv chronotrop. Nach von Euler u. Fänge bleibt die Frage offen, ob wir bei Cyclostomen mit adrenergen Nerven (analog wie bei Amphibien, Reptilien und warmblütigen Vertebraten) rechnen können. Für adrenerge Mechanismen sprechen diejenigen, welche durch catecholaminhaltige Zellen verschiedener Lokalisation vermittelt werden. Bisher war es nur bei Säugetieren möglich, durch postsynaptische Nervendurchschneidung ein Organ von seinem adrenergischen Überträgerstoff zu entleeren. Durchschneiden der zu chromaffinen Zellen führenden Nerven hatte nach von Euler bei Teleostiern keine Ausschwemmung ihres Catecholamingehaltes zur Folge. Die Annahme erscheint deshalb berechtigt, daß die Entwicklung echt adrenergischer, mit Überträgerstoffen ausgestatteter Nerven einen relativ späten Schritt in der Evolution des autonomen Nervensystems bei Vertebraten darstellt.

Bei *Knorpelfischen* (*Elasmobranchiern*) haben wir bereits paarig und segmental angeordnete *Suprarenalorgane*, die reich an chromaffinen Zellen und mit dem Nebennierenmark der Säuger homolog sind. Extrakte aus denselben wirken ähnlich blutdrucksteigernd wie Extrakte aus Nebennierenmark von Säugern. Sie enthalten Adrenalin und (beim Hundshai ausschließlich) Noradrenalin. Ein sympathisches Nervensystem mit Ganglienkette ist bei Knorpelfischen bereits ausgebildet; die Ganglien enthalten etwa ebensoviel Catecholamine wie das Nebennierenmark von Säugern.

Im *Herz* verschiedener Elasmobranchier sind Adrenalin und Noradrenalin nachgewiesen worden. Beide Catecholamine wirken am isolierten Herzen von *Squalus acanthias* positiv ino- und chronotrop, weniger deutlich bei *Scylliorhinus canicula*. Die Verhältnisse scheinen ähnlich zu liegen wie bei warmblütigen Wirbeltieren, auch hinsichtlich der hemmenden Wirkung des Acetylcholins, im Sinne eines *myogenen* Herzens.

Der *quergestreifte Muskel* ist bei Knorpelfischen trotz hohem Acetylcholinesterasegehalt auf Acetylcholin unempfindlich (*Scyllium*, *Torpedo*).

Der *Darmkanal*, in erster Linie der Magen, reagiert auf Catecholamine in kleineren Konzentrationen mit Erregung (Kontraktion), in größeren mit Hemmung. Durch Ergotoxin wurde die erregende Adrenalinwirkung am Magen blockiert, nicht dagegen am Darm. (Acetylcholin hat bei Elasmobranchiern am Darmkanal starke motorische Wirkung, die durch Atropin nicht aufgehoben werden konnte.)

Die im *Zentralnervensystem* festgestellten Noradrenalinwerte erlauben die Annahme einer möglichen synaptischen Überträgerfunktion. Über die Wirkung von Acetylcholin im Gehirn von Knorpelfischen scheint nichts bekannt zu sein. Die Verteilung beider Hormone im Zentralnervensystem ist vorläufig unbekannt. Über Vorkommen und Wirkung von Dopamin im Zentralnervensystem sind wir bei Knorpelfischen nicht orientiert.

Knochenfische. Während bei Knorpelfischen Suprarenal- und Interrenalorgan (dieses ist homolog der Nebennierenrinde bei Säugern) räumlich noch getrennt sind, haben wir es bei Knochenfischen mit einem Nebennierengewebe zu tun, bei welchem die chromaffinen Zellen einzeln oder in kleinen Gruppen in das Interrenalgewebe eingebettet sind. Das sympathische System ist weiter ausgebaut und reich an Catecholaminen.

Im Vagus sind, wie bei Knorpelfischen, neben Acetylcholin auch Catecholamine nachgewiesen.

Das *Herz* von Knochenfischen enthält Noradrenalin und Adrenalin. Catecholamine wirken, wenn auch nicht sehr kräftig, positiv chrono- und inotrop. Adrenalin bewirkt Blutdrucksteigerung, Acetylcholin wirkt blutdrucksenkend und negativ chronotrop. Erstmals bei Fischen ist die Gegenwirkung des Atropins bei Teleostiern deutlich: sie führt nach Acetylcholin zu Frequenzsteigerung. Ein *negativ cholinerges myogenes* Herz dürfte bei Knochenfischen sichergestellt sein.

Der *quergestreifte Bewegungsmuskel* ist positiv cholinerg innerviert. Über Nervenendplatten s. S. 482. Durch Adrenalin tritt motorische Hemmung ein.

Über die Funktion von Catecholaminen am elektrischen Organ von Knorpel- und Knochenfischen scheint nichts bekannt zu sein.

Das *Zentralnervensystem* (*Gadus callarias*) enthält genügend Noradrenalin, um möglicherweise als synaptischer Überträgerstoff zu wirken. Seine Verteilung im Gehirn ist unbekannt, ebenso diejenige des Acetylcholins.

Auf *glatte Muskulatur* wirkt Adrenalin, wie bei Säugern, hemmend. Am Darmkanal (isoliertes Darmstück) hat Adrenalin stärker erschlaffende Wirkung als Noradrenalin.

Melanophoren reagieren auf Adrenalin mit Ballung, die durch Ergotamin verhindert wird, auf Acetylcholin mit Ausbreitung, die durch Atropin blockiert wird. Die Gelbanpassung erfolgt im physiologischen Farbwechsel (*Phoxinus laevis*) durch Zusammenwirken von Adrenalin und Intermedin, der morphologische Farbwechsel der Xanthophoren durch Adrenalin. Weiteres über Melanophoren bei Teleostiern s. S. 489.

Die Anwesenheit von Noradrenalin im sympathischen Nervensystem und im Gehirn sowie die Empfindlichkeit des Herzens, Darmes und der Melanophoren bei Teleostiern auf Catecholamine lassen erkennen, daß wir bei Knochenfischen mit sympathisch-adrenergen Mechanismen zu rechnen haben. Vorläufig wissen wir aber nicht, ob postganglionäre sympathische Fasern terminales Noradrenalin enthalten, das unter dem Einfluß von terminalem Acetylcholin bei Erregung freigesetzt wird, wie das nach BURN u. RAND (1962) bei Säugern der Fall ist.

c) Klasse Amphibia, Lurche (s. S. 499, 852)

Die chromaffinen Zellen der Nebenniere der Amphibien liegen in Inseln, die über die Nierenoberfläche verteilt sind und gewöhnlich nicht in direkter Verbindung mit den corticalen Inseln stehen. (Vgl. auch TRIPLETT, 1958 über die Entwicklung der sympathischen Ganglien bei Amphibien).

α) Ord. Urodela, Schwanzlurche (s. S. 501, 852)

Über Vorkommen und Wirkung von Adrenalin und Noradrenalin ist bei Schwanzlurchen wenig bekannt. Im Hinblick auf die tiersystematische Stellung und ihre eventuelle Abstammung von den Crossopterygiern und Ichthyostegen wären eingehende Untersuchungen über Physiologie und Pharmakologie der Catecholamine bei Schwanzlurchen wertvoll — auch für den Vergleich zwischen Urodela und den besser bekannten Anura. Über den branchialen Sympathicus bei TRITURUS sp. s. SINGER (1942). LUTZ u. WYMAN (1932 b) stellten an *Necturus maculosus* durch Adrenalin eine Hemmung der Herzfrequenz fest, die sie auf einen kardioinhibitorischen Reflex analog dem Carotissinusreflex der Säugetieren zurückführten. Der Catecholamingehalt des *Herzens* von Urodelen scheint etwa zu 90% aus Noradrenalin zu bestehen, was zu den Verhältnissen bei Anuren völlig im Gegensatz steht. Bei Urodelen wurde im Gehirn fast ausschließlich Adrenalin gefunden (BRODIE et al., 1964).

Durch FRIEDMAN (1935 a) wurde die Innervation des *Magens* bei *Necturus maculosus* auf pharmakologischem Wege bestimmt. Zirkuläre Streifen von Kardia und Magenfundus reagierten auf Adrenalin 5.10^{-5} bis 10^{-9} mit Erhöhung des Tonus und Beschleunigung der Peristaltik von 8,5 auf 13 in 10 min. Höhere Konzentrationen wirkten auf Tonus und Frequenz, die auf 4 in 10 min absank, hemmend. Zirkuläre Pylorusstreifen erwiesen sich auf Adrenalin sehr empfindlich, so daß schon Adrenalin 10^{-9} kräftige Tonuserhöhung, Beschleunigung und Verstärkung der Kontraktionen bewirkte. Hohe Adrenalinkonzentrationen hatten ebenfalls Hemmung zur Folge.

Longitudinale Streifen von Kardia und Fundus, diese schon bei 10^{-9} bis 10^{-6}, reagierten auf Adrenalin ausschließlich mit Tonusabfall und herabgesetzter Peristaltik. Longitudinale Streifen der Pylorusgegend erwiesen sich sehr empfindlich auf Adrenalin, so daß schon in kleinsten Konzentrationen Tonusverlust und Peristaltikhemmung eintraten. Bei Verabreichung von Acetylcholin und Adrenalin rasch hintereinander (und umgekehrt) zeigte sich an longitudinalen Streifen der typische Wirkungsantagonismus. An zirkulären Streifen wirkte Acetylcholin nach hohen tonusherabsetzenden Adrenalinkonzentrationen tonussteigernd; nach kleinen Adrenalinkonzentrationen kam es zur Steigerung der tonischen Acetylcholinwirkung. Durch Ergotamin wurde an zirkulären Streifen die erregende Wirkung kleiner Adrenalinkonzentrationen aufgehoben.

Ontogenese. Versuche von KOLLER (1932, 1933) an explantierten nervenfreien embryonalen *Amblystoma*-Herzen mit Adrenalin ergaben bei Adrenalin 10^{-5} Zunahme der Schlagzahl von 38 auf 45/min, bei gleichzeitig starker Abnahme der Schlagkraft. Adrenalin 10^{-4} hatte Abnahme der Frequenz von 38 auf 15 zur Folge.

β) Ord. Anura (Batrachia), Froschlurche (s. S. 504, 853)

(a) Nebenniere

Durch INOUE u. AKIMOTO (1960) wurde allmonatlich bei je 4 Männchen und Weibchen der japanischen Kröte, *Bufo vulgaris japonica*, der Gehalt an Adrenalin und Noradrenalin in den Nebennieren bestimmt. Der Gehalt an beiden Catecholaminen war im Sommer am geringsten und veränderte sich von März bis Oktober nur wenig. Im Winter war der Gehalt besonders hoch; auch war im Winter der relative Noradrenalingehalt höher als in den anderen Jahreszeiten.

Bei *Rana* spec. stellte WEST (1955) in der Nebenniere 1,7 μg/g Noradrenalin (45%) und 2,0 μg/g Adrenalin, bei *Bufo arenarum* HOUSSAY u. RAPELA (1953) 1,2—2,4 μg/g Noradrenalin (35—58%) und 1,2—2,7 μg/g Adrenalin fest.

Nach BERTLER u. ROSENGREN (1959a) ist der Dopamingehalt bei Anuren (*Rana temporaria* und *Bufo vulgaris*) im Gehirn und in den übrigen Organen sehr klein. Dasselbe gilt auch für Noradrenalin, so daß — in gewissem Gegensatz zu Urodela und Säugern — *Adrenalin* bei Anuren in jeder Hinsicht im Vordergrund steht, so daß als synaptischer Überträger wohl nur Adrenalin in Frage kommt. Monaminoxydase wurde bei Anuren nachgewiesen (SMITH, 1960).

(b) Vorkommen und Wirkung von Catecholaminen im Herzen

FALCK et al. (1963) fanden bei *Rana temporaria* eine Fülle von adrenalinhaltigen Nervenfasern im Herzen, aber keine chromaffinen Zellen. Da das Froschherz fast ausschließlich Adrenalin, sehr wenig Noradrenalin und unbedeutende Mengen Dopamin und Serotonin enthält (LOEWI, 1936; VON EULER, 1947), dürfte es sich um adrenergische, Adrenalin als Überträgerstoff produzierende Nerven handeln. Da das Froschherz ein adrenergisches Ganglion besitzt, (das nicht als Schrittmacher fungiert) ist anzunehmen, daß adrenergische Nerven (teilweise) ihren Ursprung im Herzen selbst haben. Das Froschherz zeigt evolutiv einen Entwicklungszustand an, der zwischen demjenigen von Cyclostomen und Säugern liegt (VON EULER), weicht aber doch wesentlich vom Cyclostomenherzen schon durch das Fehlen von chromaffinen Zellen ab. LOEWI (1936) stellte erstmals die Anwesenheit von Adrenalin im Froschherz fest. OESTLUND (1954) wies im Herzen von *Rana temporaria* einen Noradrenalingehalt von 0,10—0,34 μg/g und einen Adrenalingehalt von 0,76—1,0 μg/g (75—91%) nach, während VON EULER u. LISHAJKO (unpubliziert) bei *Rana temporaria* im Herzventrikel 17 μg/g Adrenalin und 0,1 Noradrenalin, bei einem anderen Tier 5,3 μg/g Adrenalin und 0,1 μg/g Noradrenalin fanden. ANGELAKOS et al. (1956) bestimmten die Verteilung des Catecholamingehaltes im Herzen von Fröschen und Kröten. Es bestätigte sich das wiederholt festgestellte Überwiegen des Adrenalins im Herzen dieser Amphibien im Gegensatz zu den meisten Fischen, Reptilien und homoiothermen Vertebraten, für die das Überwiegen des Noradrenalins charakteristisch ist. (ANGELAKOS, 1965; ANGELAKOS et al., 1965). Die isolierte Bestimmung der Catecholamine in Sinus venosus, Vorhof und Kammer s. Tab. 17. Die Schwankungen im Catecholamingehalt und in der Verteilung bei Individuen der gleichen Art (*Rana pipiens*)

Tabelle 17. *Topographische Verteilung des Adrenalins,*
Noradrenalins und Dopamins im Herzen von Rana pipiens
in μg/g Frischgewicht

	Adrenalin	Noradrenalin	Dopamin
A. 19 Tiere			
Sinus venosus	2,49	0,09	—
Ganzes Herz	1,38	0,01	—
B. 20 Tiere			
Sinus venosus	4,31	0,10	1,86
Vorhof	1,21	0,11	0,02
Kammer	2,84	$<$0,01	$<$0,01
C. 20 Tiere			
Sinus venosus	1,60	0,05	1,15
Vorhof	2,00	$<$0,01	0,32
Kammer	2,69	$<$0,01	0,41

sind sehr beträchtlich. Auffallend ist die große Differenz des Adrenalingehaltes zwischen *Rana catesbiana* und den andern Anuren (Tab. 17a).

Das starke Überwiegen des Adrenalins betrifft bei Batrachiern nicht nur das Herz, sondern viele Organe: Gehirn, Milz, Leber und Harnblase. Die Bestimmung des Dopamingehaltes im Herzen von *Rana pipiens* ergab einen bedeutend höheren Gehalt in der Schrittmachergegend (Sinus venosus) als in den anderen Herzpartien. Ob eine besondere Empfindlichkeit von Sinusreceptoren auf Dopamin besteht, müßte geprüft werden. Von allgemeinem Interesse ist die von ANGELAKOS bestätigte Feststellung von FALCK, HÄGGENDAL u. OWMAN (1963), daß als Hauptsitz des Adrenalins die sympathischen Herznerven zu betrachten sind, und daß die Catecholamine nicht in besonderen (chromaffinen) Zellen des Herzens gebildet

Tabelle 17a. *Topographische Verteilung des Adrenalins (A) und Noradrenalins (NA)*
im Herzen einiger Anuren in μg/g Frischgewicht

Species	Zahl	Sinus venosus A	NA	Vorhof A	NA	Kammer A	NA	Herz total A	NA
Rana pipiens	19	2,49	0,09	—	—	—	—	1,38	0,01
Rana catesbiana	10	0,41	0,01	0,14	0,01	0,12	$<$0,01	0,12	$<$0,01
Bufo terrestris	12	3,58	0,13	2,14	0,04	2,08	$<$0,01	2,09	0,01
Bufo marinus	24	4,92	0,06	3,89	0,08	5,58	$<$0,01	5,43	0,03

Nach: E. T. ANGELAKOS, P. M. GLASSMAN, R. W. MILLARD and M. KING: Regional distribution and subcellular localization of catecholamines in the frog heart Comp. Biochem. Physiol. **15**, 313—324 (1965).

werden, wie das für Cyclostomen charakteristisch ist. Wie PATON (1969) zeigte, nehmen Ventrikelschnitte von *Rana pipiens* Noradrenalin in ähnlicher Weise auf wie das Säugerherz.

GROBECKER u. HOLTZ (1966) bestätigten an *Rana temporaria*, daß das Froschherz fast ausschließlich Adrenalin enthält, wobei sie im Mittel 1,48 μg/g, davon 1,76 μg/g im Ventrikel und 0,95 μg/g in der Vorhofmuskulatur fanden. Das Adrenalin war vorwiegend in der Partikelfraktion des Homogenates angereichert. Durch Behandlung der Frösche mit je 500 mg/kg a-Methyldopa während 3 Tagen wurde ein Teil des Adrenalin in a-Methyladrenalin umgewandelt neben a-Methylnoradrenalin und a-Methyldopamin.

Noradrenalin und Adrenalin wirkten am isolierten Froschherzen (*Rana temporaria, Rana esculenta*) in Konzentrationen von 10^{-6} bis 10^{-8} positiv ino- und chronotrop, wobei die Adrenalinwirkung diejenige des Noradrenalins um das 10—20fache übertraf (vgl. auch RABBENO, 1949). Adrenalin und Noradrenalin hatten am isolierten Froschherzen eine Vergrößerung des QRS-Komplexes und der Amplitude und Negativität der T-Welle zur Folge. Diese Veränderungen des EKG traten auf, bevor die positiv chronotrope Wirkung sich einstellte (BAKER u. BAKER, 1955).

Nach LUTZ (1933) führte Adrenalin 5.10^{-4} oder 0,8—2,0 μg/100 g Gewicht bei i.v. Injektion an *Bufo marinus* zu einer systolischen Blutdrucksteigerung von 21—155% und von 2—6 min Dauer bei einem Ausgangsblutdruck von durchschnittlich 64 mm Hg. Adrenalin 2.10^{-5} hatte ebenfalls blutdrucksteigernde Wirkung. Die minimal wirksame Dosis betrug 0,05 μg/100 g. Der Blutdruckanstieg war gewöhnlich mit einem (wohl reflektorisch über den Vagus bedingten) Frequenzabfall von 6—67% verbunden.

(c) Lunge, glatte Muskulatur

Wie WOOD u. BURNSTOCK (1967) an *Bufo marinus* zeigten, besitzt der die Lungenmuskulatur versorgende Vagosympathicus adrenergische, auf Catecholamine empfindliche Hemmnerven.

Noradrenalin bewirkte in kleinen Konzentrationen von 10^{-10} bis 10^{-7} g/ml Tonuserhöhung und schwache Kontraktion der glatten Lungenmuskulatur, während Konzentrationen von 10^{-7} bis 10^{-5} g/ml zur Erschlaffung führten. Adrenalin 10^{-8} bis 10^{-5} hatte Erschlaffung zur Folge. Tolazolin und andere β-adrenergische Blocker unterdrückten die hemmende Reizwirkung, aber auch die Wirkung des Acetylcholins. Bretylium 2.10^{-5} g/ml unterdrückte die hemmende elektrische Reizwirkung zu 80%. Vgl. auch McLEAN u. BURNSTOCK (1967), SHIMADA u. KOBAYASHI (1966), WIMMERS (1941).

McLEAN u. BURNSTOCK (1967) bestätigten auf fluorescenzoptischem Wege das Bestehen einer adrenergisch hemmenden Innervation der Lungenmuskulatur, wobei in den die Muskulatur versorgenden adrenergischen Nerven und in denjenigen der Blutgefäße überwiegend Adrenalin festgestellt wurde, wie es für den Catecholaminbestand von Anuren überhaupt charakteristisch ist.

(d) Wirkung der Catecholamine am quergestreiften Muskel

Wie bei Säugetieren wurde durch Adrenalin die neuromuskuläre Wirkung des Acetylcholins, auch diejenige des Physostigmins und Prostigmins, gesteigert. Auf welchem Weg diese Wirkung zustandekommt, ist nicht geklärt.

(e) Wirkung auf das Zentralnervensystem

Der Noradrenalingehalt im Zentralnervensystem von *Rana temporaria* und *Bufo vulgaris* ist auffallend klein. Möglicherweise wirkt das fast ausschließlich vorkommende Adrenalin im Zentralnervensystem von Anuren als synaptischer Überträger. Über die topographische Verteilung von Catecholaminen im Gehirn scheint nichts bekannt zu sein.

Wie SEGURA et al. (1967) an *Bufo arenarum* (Hensel) feststellten, besteht im Adrenalin- und Serotoningehalt des Gehirns ein jahreszeitlicher Wechsel mit dem höchsten Adrenalingehalt im Sommer und dem höchsten 5-Hydroxytryptamingehalt im Winter. Es dürfte dieser Wechsel mit den ergotropen und trophotropen Funktionen dieser beiden Neurohormone (nach HESS, 1948) in Beziehung stehen. Vgl. auch UUSPÄÄ (1963a, b).

(f) Wirkung des Adrenalins auf den glatten Muskel des Darmkanals

Am Darmkanal des Frosches hat Adrenalin eine typische Hemmwirkung, wie das von Anneliden an für die „aufsteigende Tierreihe", soweit wir darüber orientiert sind, vielfach Geltung besitzt, wobei aber bemerkenswerte Ausnahmen vorkommen (s. S. 518). Der Verdauungskanal der Frösche *Rana temporaria* und *Rana esculenta* verfügt im großen ganzen über eine adrenerg hemmende Innervation; eine Ausnahme besteht hinsichtlich des Magens: Splanchnicusreiz wirkte auf den Froschmagen erregend. Dasselbe ist bei Vagusreiz der Fall. Doch hängt die Vaguswirkung vom aktuellen Tonus ab (FRIEDMAN, 1935a, 1937), wie das auch bei Säugern beobachtet werden kann.

Nach SINGH et al. (1961) wird vom Magenmuskel des „Frosches" (?) ständig etwas Adrenalin und Noradrenalin freigesetzt. *Noradrenalin* 10^{-7} bis 10^{-5} setzte am isolierten Magenmuskel die auf Nervenreiz folgende Reizantwort herab.

An *Rana pipiens* und *Xenopus laevis* wurde die darmhemmende Wirkung des Adrenalins und ebenso am Rectum von *Bufo regularis* festgestellt. Das Rectum von *Bufo arenarum* war auf Adrenalin 30—200 mal empfindlicher als auf Noradrenalin (RAPELA, 1951). Wie EPSTEIN (1931) an isolierten Darmabschnitten von *Xenopus laevis* (Krallenfrosch) zeigte, hatte Adrenalin 10^{-8} bis 10^{-6}, selbst 5.10^{-8} am Dünn- und Dickdarm erschlaffende Wirkung. Auch im Oesophagus und am Magen kam es mit Adrenalin 10^{-7} (Grenzkonzentration) zur Erschlaffung. Die peristaltischen Wellen nahmen anfangs ab, später (in der Amplitude) zu. Die erschlaffende Wirkung des Adrenalins betrifft den ganzen Verdauungskanal des Krallenfrosches.

Über Catecholamine und ihre histochemische Lokalisation in der *Harnblase* von *Bufo marinus* s. MCLEAN u. BURNSTOCK (1966), MCLEAN et al. (1967).

(g) Adrenalin und Noradrenalin in Bauchorganen

Die *Milz* von *Rana esculenta* erwies sich nach OESTLUND (1954) reicher an Noradrenalin (0,52—0,75 μg/g) als an Adrenalin (0,21—0,38 μg/g), während VON EULER u. LISHAJKO (unveröffentlicht) bei *Rana temporaria* < 0,05 Noradrenalin und 0,98 μg/g Adrenalin fanden. Welche Funktion das Adrenalin in der Milz besitzt, und ob sie als Bildungsstätte für Adrenalin, analog wie bei Säugetieren für Noradrenalin, bei Fröschen die Milznerven in Frage kommen, wissen wir nicht.

Die Leber enthielt bei *Rana esculenta* 0,032—0,40 μg/g Noradrenalin und 0,038—0,048 μg/g Adrenalin (OESTLUND, 1954) VON EULER u. LISHAJKO fanden bei *Rana termporaria* 0,05 μg/g Noradrenalin und 0,34 μg/g Adrenalin.

FRIEDMAN (1935b) stellte an *Rana esculenta* fest, daß die Hauptmenge des Pepsins vom Oesophagus, nicht vom Magen sezerniert wird. Die Salzsäure produziert hauptsächlich der Pylorus. Der Vagus spielt bei der HCl-Produktion keine Rolle; hingegen verfügt die sympathische Innervation über sekretorische Fasern für die HCl-Bildung. Die Sekretion der oesophagalen Drüsen von *Rana esculenta*, welche Pepsin in großer Menge sezerniert, wurde durch Adrenalin angeregt, nicht durch Acetylcholin oder Pilocarpin. Ähnlich verhielten sich die Magendrüsen, welche Pepsin und HCl produzieren. Durch Histamin wurde die Pepsinsekretion der Oesophagusdrüsen angeregt, auch diejenige der HCl-produzierenden Magendrüsen.

In *Nieren* und *Nebennieren* zusammen konnten bei *Rana spec.* 244—270 μg Noradrenalin und 112—153 μg Adrenalin/kg Körpergewicht nachgewiesen werden (OESTLUND, 1954), im Nieren-Nebennierenpräparat von *Bufo vulgaris* 613 μg Noradrenalin und 83 μg Adrenalin/kg, ein auffallender Befund, der für Niere und Nebenniere getrennt untersucht werden sollte.

(h) Melanophoren und Farbwechsel

Der Plexus ischiadicus, der beim Frosch durch Spinalnerven und sympathische Wurzeln gebildet wird, enthält motorische Pigmentfasern, deren Reizung zur Ballung des Pigmentes führt. Exstirpation des Grenzstranges im Bereich des zweiten bis vierten Ganglions führte zur Ausbreitung der Melanophoren auf der operierten Seite. Unabhängig davon steht der Farbwechsel von Amphibien unter dem Einfluß der Hypophyse (Intermedin = MSH).

Am Laubfrosch, *Hyla arborea*, haben MÜSSBICHLER u. UMRATH (1950) festgestellt, daß die veränderliche Farbe des Tiers durch ein Zusammenspiel von Intermedin und Adrenalin zustandekommt. Bei Überwiegen des Adrenalins werden die Frösche hell, überwiegt das Intermedin, werden sie dunkelgrün. Dunkelfärbung erfolgte aber auch durch ACTH in Dosen von 0,01 μg, während bei Intermedin 30 μg notwendig sind (SULMAN, 1952a, b).

Von BUDDENBROCK (1961) zeigte, daß durch Ergotamin am intakten Tier die pigmentballende Wirkung des Adrenalins aufgehoben wird, und daß Adrenalin an denervierten Hautstücken wieder pigmentballend wirkt.

DIERST u. RALPH (1962) zeigten, daß durch elektrische Reizung der Hypophyse bei *Rana pipiens* eine Ausbreitung der Melanophoren resp. des Melanins der Haut ausgelöst wurde. Nach Aufhören des elektrischen Reizes trat bei den auf weißem Grund gehaltenen Fröschen Melaninkonzentration (Hellfärbung) ein. Ähnlich wirkte Läsion im ventro-medianen Hypothalamus. Aus den Versuchen wurde geschlossen, daß neurosekretorische Elemente des Hypothalamus, welche normalerweise eine Hemmung der MSH (Intermedin)-Sekretion bewirken, durch den elektrischen Reiz blockiert werden (s. auch DAWSON, 1953; SCHARRER u. SCHARRER, 1954; HOGBEN u. SLOME, 1936).

An *Xenopus laevis* wurde durch GRAHAM (1959, 1961) unter definierten Lichtverhältnissen auf schwarzem oder weißem Untergrund die Wirkung von Adrenalin, Noradrenalin und Isopropylnoradrenalin auf das Verhalten des Melanophorenindex geprüft. Alle drei Amine zu $1{,}25.10^{-6}$M in den Rückenlymphsack injiziert, hatten positive Wirkung auf den Melanophorenindex; die relative Wirkungsstärke auf weißem Untergrund war für Isopropylnoradrenalin $>$ Noradrenalin $>$ Adrenalin; bei schwarzem Untergrund umgekehrt, unabhängig davon, ob die Tiere hell- oder dunkeladaptiert waren. Durch 0,22 γ Melanophorenhormon B wurde bei lichtadaptierten Tieren (weißer Untergrund) der Melanophorenindex in ähnlicher Weise gesteigert wie durch Catecholamine.

BURGERS, BOSCHMAN u. VAN DE KAMER (1953) stellten fest, daß sich *Xenopus laevis* in seinen Reaktionen auf Adrenalininjektion von allen anderen Amphibien unterscheidet: helladaptierte Tiere wurden dunkel, dunkel adaptierte Tiere wurden hell. Diese Ergebnisse wurden von KETTERER u. REMILTON (1954) bestätigt. Da hypophysektomierte Tiere ebenfalls auf Reize hin dunkel wurden („excitement darkning"), kommt eine Hypophysenwirkung hierfür nicht in Betracht. Mit dem „excitement darkning" ging eine heftige Hautsekretion einher. Dieses Sekret enthielt eine sympathomimetische Substanz. An isolierten Hautstücken wurde die pigmentausbreitende Wirkung von Adrenalin, Hautsekretextrakt, Intermedin und Schwangerenharn festgestellt (BURGERS, 1956; BURGERS u. VAN OORDT, 1956; VAN OORDT u. BURGERS, 1959).

Während andere Anuren auf Erregungsreiz mit Bleichung reagieren, bewirkte Erregung bei *Xenopus laevis* und bei *Polypedates reinwardtii* (Siedliecki) Ausbreitung der Melanophoren, sog. Erregungsdunkelung. Die frühere Annahme, daß die Dunkelung durch vermehrte Intermedinausschüttung bedingt sei, mußte aufgegeben werden, da sie auch am hypophysektomierten Tier auftrat, Erregungsdunkelung ist immer mit starker Hautsekretion verbunden. Es wird vermutet, daß 2 OH-Gruppen in 3,4-Stellung am Phenylkern der geprüften Substanzen für die Reaktion verantwortlich sind. BURGERS, LEEMREIS, DOWINCZAK u. VAN OORDT (1958) fanden, daß LSD bei dunkel adaptierten *Xenopus laevis* nach Zugabe zum Aquarienwasser oder Injektion in den dorsalen Lymphsack eine Konzentration der Pigmentgranula in den Melanophoren verursachte. LSD wirkt offenbar zentral auf Bildung oder Abgabe von Intermedin oder auf beides.

Die Melanophoren werden bei Anuren wohl hauptsächlich durch Hypophysenhormone (Intermedin, MSH) ausgebreitet, ebenso durch Coffein. Kontraktion der Melanophoren bewirkten bei *Rana pipiens* außer Adrenalin und Noradrenalin, Melatonin, 5-Hydroxytryptamin, Trijodthyronin. Die ballende Wirkung von Adrenalin, Noradrenalin und 5-Hydroxytryptamin wurde durch Ergotamin aufgehoben. Durch Acetylcholin wurde die durch MSH ausgelöste Dispersion rückgängig gemacht (LERNER u. CASE, 1959; LERNER, 1960; WRIGHT u. LERNER, 1960). Bei *Bufo* und beim *Axolotl* (*Amblystoma*) — bei diesem Urodelen in Gewebekulturen — erwies sich Adrenalin im Sinne der Melanophorenkonzentration stärker wirksam als Noradrenalin (STOPPANI, 1942; STOPPANI et al., 1954; ZIMMERMAN u. DALTON, 1961). Beim Frosch dagegen war Noradrenalin in der Wirkung stärker (vgl. LERNER et al., 1954). Auffallenderweise führen bei *Xenopus* die Catecholamine zur Pigmentausbreitung. Wurden Tiere lange auf weißem Grund gehalten, hatte Isopropylnoradrenalin einen viel stärkeren Schwärzungseffekt (Ausbreitung) als Noradrenalin und Adrenalin. LSD führte zur Pigmentkonzentration, sehr wahrscheinlich auf zentralem Weg (vgl. BURGERS, 1956; GRAHAM, 1961). Nach BURGERS (1960, 1961, 1963) kommen verschiedene MSH-Hormone mit unterschiedlicher Länge der Aminosäureketten dieser Polypeptide (MSH α ,MSH β, MSH) in Frage. Er konnte dies nicht nur bei Säugern (Pferd, Reh) feststellen, sondern auch bei poikilothermen Vertebraten, z.B. Knochenfischen (*Gadus morhua*), Amphibien (*Rana catesbiana*) und Reptilien (*Anolis carolinensis*). Vgl. auch LEE, LERNER u. BUETTNER-JANUSCH (1963) über Speziesunterschiede der Melanocyten stimulierenden Hormone. Auch RILEY u. FORTNER (1963), KLIPPEL u. KÖNIG (1956).

GROBECKER u. HOLTZ (1966) zeigten, daß es durch Dopa-Applikation in der Froschhaut zu starker Aufhellung kommt, während mit α-Methyldopa behandelte Tiere tiefdunkel wurden. Unter Dopa wurden die Melanophoren kontrahiert, durch α-Methyldopa ausgebreitet, wobei Dopamin und Adrenalin die Wirkung von α-Methyldopa aufhoben. Nach α-Methyldopa enthielt die Haut neben Adrenalin auch α-Methyldopamin und α-Methyladrenalin. Wieweit und ob α-Methyldopa in den normalen Expansionsvorgang der Melanophoren eingreift, ist vorläufig nicht klar. Ferner ist darauf hinzuweisen, daß es auch unter 5-Hydroxytryptophan zur Melanophorenexpansion kommt. Über Farbwechselhormone vgl. auch FLÜCKIGER (1962), über Melanocyten stimulierende Hormone ebenfalls FLÜCKIGER (1963), BAGNARA (1958, 1961).

(i) Chromatophoren bei Kaulquappen

Durch Adrenalin 10^{-10} bis 10^{-6} kam es an Kaulquappen von *Rana esculenta* zu einer starken Ausbreitung der Melanophoren (Dunkeltiere). Bei Kaulquappen von *Rana agilis* bewirkte Adrenalin 10^{-4} bis 10^{-12} eine Verminderung der Anzahl Farbzellen (morphologischer Farbwechsel).

Kaulquappen von *Rana esculenta*, die nach MEDVEDEVA (1935) in Adrenalin-Konzentrationen von 10^{-6} bis 10^{-2} gehalten wurden, zeigten eine auffallend starke Pigmentierung der Haut, während solche in Acetylcholinkonzentrationen von 10^{-5} bis 10^{-8} eine deutliche Depigmentierung aufwiesen. Die histologische Untersuchung bestätigte den äußeren Eindruck hinsichtlich der Verteilung des Pigments, der Zahl der Chromatophoren und ihres Kontraktionszustandes. Das steht in gewissem Gegensatz zu früheren Untersuchern, was möglicherweise durch die verschiedene Konzentration der angewandten Wirkstoffe bedingt ist.

Melanophoren. Nach KULEMANN (1962) reagierten embryonale Melanophoren aus Neuralwülsten von *Xenopus laevis* in Gewebekulturen auf Melanophorenhormon, ACTH und Adrenalin 5.10^{-3} im Sinne der Pigmentausbreitung.

(k) Catecholamine im Hautsekret und in Speicheldrüsen von Kröten

Aus der Parotisdrüse tropischer Kröten z. B. von *Bufo agua* wurden durch ABEL u. MACHT (1912) Adrenalin und ein zweites Produkt kristallisiert gewonnen. Weiterhin konnte durch LUTZ (1933) die Bildung großer Adrenalinmengen (kein Noradrenalin oder nur in Spuren) vor allem im Haut- und Parotissekret der chinesischen Kröte *Bufo bufo gargaricans* festgestellt werden, ohne daß ein chromaffines Gewebe nachweisbar war. *Bufo agua* sondert aus Hautdrüsen ein Sekret ab, das 5% seines Trockengewichtes an Adrenalin aufweist. Das getrocknete Sekret der Speicheldrüse von *Bufo arenarum* enthält 2,5—3% Adrenalin. Die biologische Bedeutung dieser enormen Adrenalinhäufung im Haut- und Speicheldrüsensekret liegt nach LUTZ darin, daß Adrenalin auf kleine Beuteltiere als tötendes Gift wirken kann (vgl. auch HENDERSON et al., 1960).

Nach *sympathischer Denervierung* (die Drüse ist durch postganglionäre sympathische Nerven innerviert) sank der Adrenalingehalt der Drüse merklich ab.

An der Kröte *Bufo agua* wurde durch FISCHER u. LECOMTE (1950a) im Parotissekret neben Adrenalin auch 2—5% Noradrenalin (bezogen auf L-Adrenalin) nachgewiesen. (Vgl. auch FISCHER u. LECOMTE, 1950b; LASAGNA, 1951; LEE u. CHEN, 1951; GREGERMAN, 1952.) MICHL u. KAISER über Amphibiengifte (1962/63), KISS u. MICHL (1962/63).

Aus kommerziellem chinesischen Krötengift, das sehr reich an L-Adrenalin ist, konnte Noradrenalin in der Ausbeute von etwa 2—4% als Bitartrat (bezogen auf den L-Adrenalingehalt) gewonnen werden.

Das Hautgift von *Bufo marinus* führte nach LUTZ (1933) in Dosen von 1,60 bis 4 μg an dieser selbst zu einem der Giftmenge ungefähr proportionalen Blutdruckanstieg, oft verbunden mit einer (reflektorischen) Verlangsamung der Herzfrequenz.

Zusammenfassung über Amphibien

Über die Verhältnisse bei *Urodelen* sind wir nur sehr spärlich informiert. Wir wissen nicht einmal, in welcher Weise das in jedem Abschnitt autorhythmisch tätige, fast ausschließlich Noradrenalin enthaltende *myogene Herz* von Schwanzlurchen durch Catecholamine (und Acetylcholin) beeinflußt wird. Da ein nebennierenartiges Organ zur Ausbildung gelangt ist, scheint die Annahme berechtigt, daß Adrenalin (oder Noradrenalin) den Kreislauf peripher und über das Herz tonisch beeinflußt. Der sympathische Grenzstrang ist bei Amphibien gut ausgebildet. Über die möglicherweise synaptische Funktion des im Zentralnervensystem fast ausschließlich vorkommenden Adrenalins sind wir bei Urodelen nicht näher orientiert.

Am *Magendarmkanal* von Schwanzlurchen (*Necturus maculosus*) hat Adrenalin schon in Konzentrationen von 10^{-9} auffallenderweise Tonuserhöhung und Peristaltikanregung zur Folge, mit Ausnahme des Magens, an dessen longitudinalen Muskeln Adrenalin Tonus und Peristaltik herabsetzt. Die Verhältnisse erinnern an die bei Knochenfischen angetroffenen (s. S. 485).

Für *Anuren* (*Rana*) ist das starke Überwiegen des Adrenalins in Herz, Gehirn und anderen Organen gegenüber dem Noradrenalin charakteristisch. In dieser Beziehung stehen die Anuren vereinzelt da, so daß sie sich nicht nur von Urodelen darin scharf unterscheiden, sondern von andern Vertebraten überhaupt. Das starke Überwiegen des Adrenalins bei Anuren darf als taxonomisches Merkmal dieser Ordnung betrachtet werden.

Das *Herz* ist im Sinne positiv ino- und chronotroper Wirkung auf Adrenalin viel empfindlicher als auf Noradrenalin. Das *myogene* Herz von Anuren ist negativ cholinerg und positiv adrenerg, entsprechend demjenigen von Reptilien und Homoiothermen.

Der *quergestreifte Muskel* ist bei Amphibien (wie bei Teleostiern) positiv cholinergisch innerviert, wobei Adrenalin die Wirkung des Acetylcholins unterstützt. Das dominierende Adrenalin dürfte als synaptischer Überträger im *Zentralnervensystem* von Anuren in Frage kommen.

Der *Verdauungskanal* reagiert (bei *Rana*) auf Catecholamine mit Erschlaffung, mit Ausnahme des Magens. Bei *Xenopus laevis* wirkt Adrenalin (10^{-8}) im ganzen Bereich des Verdauungskanals erschlaffend. Das Verhalten des Verdauungskanals bei Anuren sympathischen und parasympathischen Einwirkungen gegenüber entspricht weitgehend demjenigen bei Homoiothermen. Nach den bisherigen artlich wenig ausgedehnten Untersuchungen bestehen zwischen Urodelen und Anuren auffallende Unterschiede in der Wirkung von Catecholaminen auf den Magendarmkanal. Ob es sich um tiersystematisch relevante Unterschiede handelt, wäre an einem breiteren Artenmaterial zu prüfen.

Die *Melanophoren* (Melanocyten) des Frosches reagieren in der Regel auf Reizung des (sympathischen) Plexus ischiadicus mit Ballung der Pigmente, so daß eine Beeinflussung durch Adrenalin- oder Noradrenalinfreisetzung physiologischerweise anzunehmen ist. Sowohl bei erwachsenen Anuren, festgestellt bei *Xenopus laevis* und bei Kaulquappen (*Rana*), hatten Catecholamine melanophorenausbreitende Wirkung. Doch wird der Farbwechsel vorwiegend von der Adenohypophyse (Intermedin, MSH) aus gesteuert. Für viele Kröten ist der hohe Catecholamingehalt (hauptsächlich Adrenalin) von Speicheldrüsen und Haut charakteristisch.

d) Klasse Reptilia, Kriechtiere (s. S. 522, 857)

Die Nebennieren von Reptilien und Vögeln setzen sich aus untereinander vermischten medullären und corticalen Zellen, im allgemeinen ohne irgendwelche klare Abgrenzung, zusammen, wie dies bei den Säugetieren durch die Trennung in Rinde und Mark der Fall ist. (WEST, 1955). Vagus und Sympathicus sind bei Reptilien voll entwickelt und stehen unter dem hormonalen Einfluß von Acetylcholin resp. Noradrenalin.

α) Ord. Squamata Unt. Ord. Sauria, Echsen

WRIGHT u. CHESTER-JONES (1955) stellten an *Lacerta viridis* fest, daß die chromaffinen Zellen der Nebenniere in zwei Gruppen angeordnet sind; die eine umgibt die Nebennierenrinde, die andere bildet Inseln und Zungen mit den Rindenzellen. Nach der Methode von HILLARP u. HÖCKFELT färbt sich die äußere Schicht schwarz, was dem Noradrenalin entspricht, während die Inseln und Zungen sich braun färbten, was für Adrenalin charakteristisch zu sein scheint (vgl. auch VON EULER, 1958).

(a) Herz

Wie DE LA LANDE et al. (1962) an der Eidechse *Tiliqua rugosa* zeigten, verhält sich das isolierte Herz im Hinblick auf adrenergische Einwirkungen sehr ähnlich wie das Säugerherz. Es scheint, daß im cellulären Mechanismus der Vorratshaltung und Abgabe von Überträgerstoffen zwischen Reptil und Säugetier trotz der großen evolutionistischen Umgestaltung des Organismus kein merklicher Unterschied besteht. ANTON u. SAYRE (1962) stellten an den Vertretern von drei Reptilienordnungen: Schildkröte, Schlange und Alligator fest, daß die Herzen derselben einen hohen Noradrenalingehalt im Vergleich zu einem niedrigen Adrenalingehalt aufweisen, was für Amniota charakteristisch sein dürfte.

COOPER et al. (1965) bestimmten auf fluorometrischem und biologischem Wege am isolierten Aurikel von *Tiliqua rugosa* den Catecholamingehalt, der im

Mittel von 35 Tieren 2,54 μg/g Noradrenalin und 0,34 μg/g Adrenalin betrug. Es ist anzunehmen, daß im Eidechsenherzen Noradrenalin den (sympathischen) Überträgerstoff bildet. Durch Reserpin 20 mg/kg i. p. wurde der Catecholamingehalt um im Mittel 73% ± 18% herabgesetzt. Dieses Verhalten entspricht dem bei Säugetieren festgestellten. Der Absolutgehalt an Noradrenalin mit bis 2,9 μg/g ist bei dieser Echse bedeutend höher als der bei einigen Schildkröten, Schlangen und beim Alligator im Herzen festgestellte. An der gleichen Echse hatte Injektion von Adrenalin oder Noradrenalin durch die Abdominalvene Tachykardie und Zunahme des arteriellen und venösen Blutdruckes zur Folge. Isoprenalin bewirkte vermehrte Herzfrequenz und Blutdruckabnahme. Die Blockierung durch a- und β-Blocker war in der Regel unspezifisch (sowohl a- wie β-Blockierung). Nur Piperoxan 1,5 mg/kg war typischer a-Blocker, Dichlorisopropylnoradrenalin 1,5 mg/kg β-Blocker) (KIRBY u. BURNSTOCK, 1969). Der Unterschied den Anuren gegenüber ist völlig eindeutig: bei diesen (*Rana temporaria* und *esculenta*, *Bufo bufo* u. a.) überwiegt das Adrenalin um ein Vielfaches und dürfte als sympathischer Überträger wohl einzig in Frage kommen. Zwischen Sauria und Anura besteht in dieser Hinsicht ein scharfer, wahrscheinlich klassenspezifischer Unterschied. Wir können von einem *Funktionswandel* insofern sprechen, als die Überträgerfunktion des Adrenalins der Anuren bei Reptilien auf das Noradrenalin übergeht. Damit ist der Weg gefunden, der dann für die (recenten) Vögel und Säugetiere der entscheidende wurde.

Von Interesse wäre die Feststellung, ob am Herzen von *Lacerta agilis*, analog wie Vagusreiz auf die Kammer stärker depressiv wirkt wie auf den Vorhof, auch Acceleransreiz (Noradrenalin) sich an der Kammer stärker im Sinne positiv inotroper und chronotroper Wirkung bemerkbar macht wie am Vorhof.

(b) Zentralnervensystem

Über Vorkommen und Wirkung von Catecholaminen auf das Zentralnervensystem scheint nichts bekannt zu sein.

(c) Darmkanal (glatter Muskel)

Über die Wirkung von Catecholaminen auf den Magendarmkanal von Lacertiden sind wir nicht orientiert. Ob der Darm in seiner motorischen Funktion durch Catecholamine gehemmt wird, wäre im Hinblick auf die hemmende Wirkung bei Säugern aus tiersystematischen Gründen wertvoll zu wissen.

Mit der Fluorescenztechnik von FALCK (1962) haben McLEAN u. BURNSTOCK (1967) die Verteilung von Catecholaminen in der *Harnblase* der Echse *Trachysaurus (= Tiliqua) rugosus* bestimmt und dabei feine variköse Nervenfasern mit gelbgrünen Fluorescenz festgestellt, welche die Muskelbündel innervieren und Noradrenalin enthalten. Kleine Arterien, nicht aber Venen zeigten sich von einem adrenergischen Grundplexus fluorescierender Nerven umgeben, welche ebenfalls Noradrenalin enthalten. Die intramuralen Ganglienzellen fluorescierten nicht, wohl aber präganglionäre Faserenden. Neben cholinergischen Nerven enthält die Harnblase der Echse adrenergische. Es handelt sich sehr wahrscheinlich um eine adrenergisch hemmende Innervation. (BURNSTOCK u. WOOD, 1967). Peripher hemmende Innervation der Harnblase findet sich erst von den Reptilien an; adrenergische Fasern kommen von den Amphibien an vor (BURNSTOCK). Vgl. auch BOYD et al. (1963), BELL u. BURNSTOCK (1964), BURNSTOCK u. WOOD (1967), BURNSTOCK, WOOD u. O'SHEA (1961), CAMPBELL, BURNSTOCK u. WOOD (1964).

(d) Melanophoren und Adrenalin

Bei der Eidechse *Anolis carolinensis* stellte HOROWITZ (1958) fest, daß isolierte Hautstücke auf Hypophysenhormone mit Pigmentausbreitung reagierten, während Adrenalin, Tyramin und 5-Hydroxytryptamin Konzentrierung bewirkten. Bei *Anolis* wird der Pigmentwechsel hormonal (hypophysär) gesteuert (FORSDAHL, 1959), beim Chamäleon auf nervösem Weg (PARKER, 1938, 1948). HOGBEN u. MIRVISH (1928) waren am südafrikanischen Chamäleon (*Chamaeleo pumilus*,

Lophosaura pumila) seinerzeit der Auffassung, die zur Blässe führende Chromatophorenkontraktion sei zentralnervös gesteuert. Auch wenn durch intraperitoneale Injektion von 1,0 ccm Adrenalin HCl in verhältnismäßig hoher Dosis (5.10^{-4}, 10^{-5}, 5.10^{-5}) eine mehr oder weniger vollständige Abblassung der Haut erzielt wurde, sei nicht anzunehmen, daß Adrenalin physiologischerweise bei der Chromatophorenkontraktion eine Rolle spiele. Doch dürfte diese Ansicht durch die umfassenden Untersuchungen von PARKER überholt sein. Histamin 1 mg intraperitoneal hatte nach HOGBEN u. MIRVISH diesselbe Wirkung wie Adrenalin. Atropin 1 ccm 1% führte zur Melanophorenausbreitung (Schwärzung). E. BRÜCKE hatte schon 1852 gezeigt, daß die Chromatophoren des Chamäleons vom sympathischen Nervensystem innerviert werden (nach VON BUDDENBROCK, 1961).

An der Hornkröte genannten Echse *Phrynosoma* spec. ist nach REDFIELD (1918) die Chromatophorenkontraktion durch Adrenalinfreisetzung bedingt. Chromatophoren expandierende Nerven haben nach PARKER die Reptilien nach bisherigen Erfahrungen nicht. Doch unterstehen bestimmte Echsen der pigmentexpandierenden Wirkung von Hypophysenhormonen, wie das an *Anolis iodurus*, *Hemidactylus* spec. und an *Phrynosoma* spec. festgestellt wurde. (PARKER, 1938). Ein solcher Einfluß fehlt beim Chamäleon vollständig; wir haben es anscheinend mit einer rein nervösen (neurohormonalen) Beeinflussung der Chromatophoren zu tun.

Unt. Ord. Serpentes, Schlangen

Vorkommen und Wirkung von Noradrenalin und Adrenalin scheinen bei Schlangen nicht bekannt zu sein. Wir wissen z.B. nicht, ob bei Schlangen (und anderen Reptilien) Reizung des Herzsympathicus zu vermehrter Noradrenalinfreisetzung führt.

β) Ord. Chelonia, Schildkröten

Das Herz mancher Schildkröten (*Chrysemys sp.*) ist auf Adrenalin im Sinne der Frequenzsteigerung empfindlich. CHURNEY (1952) stellte am Vorhofmuskel einer Schildkröte fest, daß in situ abgeleitete monophasische Aktionsströme durch Adrenalin nicht verstärkt wurden, dagegen wurden durch vagalen Reiz Amplitude und Dauer des Aktionspotentials verkleinert. Dieser Effekt wurde durch Adrenalin gehemmt, ebenso der negativ inotrope Effekt des Vagusreizes. Die Adrenalinwirkung greift wahrscheinlich direkt am Muskel an.

Nach SISTER DIMON (1959) sind verschiedene Vorhofregionen der Schildkröte *Chrysemis sp.* auf Catecholamine (und Nicotin) im Sinne positiv chronotroper und inotroper Wirkung empfindlich. ANTON u. SAYRE (1964) wiesen am Schildkrötenherz 0,43 Noradrenalin, 0,09 Adrenalin und 0,11 μg/g Dopamin nach.

Nach DUFOUR, HUNZIKER u. POSTERNAK (1956) hatte Adrenalin auf den isolierten Ventrikel von *Emys orbicularis* und *Testudo graeca* nur einen minimalen oder überhaupt keinen positiv inotropen Effekt, während die Vorhöfe auf Adrenalin 10^{-6} bis 10^{-5} g/ml mit Verdopplung der Amplituden reagierten. Der positive Effekt auf die Frequenz war an Ventrikel und Aurikel außerordentlich variabel. Die geringe Aktion des Ventrikels dürfte mit seiner minimalen oder fehlenden (?) Innervation in Beziehung stehen.

Die Wirkung von Adrenalin auf das Coronargefäß ist deshalb von hohem Interesse, weil sie derjenigen am Säugetier keineswegs entspricht. Das Schildkrötenherz (*Testudo graeca*) ist durch ein (einziges) Coronargefäß von der Aorta aus versorgt, das sich in zwei Äste teilt. Der Blutdurchfluß ist während der Systole am größten und nimmt während der Diastole fortschreitend ab, ohne daß er unterbrochen wird. Wie DRURY u. SMITH (1924) zeigten, bewirkte Adrenalin 10^{-4} bis 10^{-5} an Verzweigungen der Coronararterie des in situ bleibenden Herzens Constriction von 45—90 min Dauer. Die durch Adrenalin konstringierten Arterien konnten am künstlich schlagenden Herzen *in situ* durch 2—4 min dauernden Vagusreiz sowohl vom linken wie vom rechten Vagus aus erweitert werden. Vorausgehende Applikation von 0,1 mg Atropin i.v. verhinderte die durch Vagusreiz ausgelöste Gefäßerweiterung. Diese Feststellungen wurden durch DRURY u. SUMBAL (1924) am isolierten Schildkrötenherzen (*Testudo graeca*) bestätigt und es konnte weiterhin gezeigt werden, daß Vagusreiz nicht nur die durch Adrenalin verengten Coronarien erweitert, sondern auch daß die normale Reizung des Sympathicus jedesmal zur Coronarconstriction führte. Nach Atropin blieb der erweiternde Effekt auf die Coronargefäße aus, während der constrictorische sympathische Effekt bei Sympathicusreiz unverändert bestehen blieb. Der N. coronarius scheint danach sowohl parasympathische wie sympathische Fasern zu enthalten. Nach ANTON u. SAYRE (1964) enthält das Gehirn von Schildkröten (?) 0,44 μg/g Noradrenalin, 0,12 μg/g Adrenalin und 0,57 μg/g Dopamin.

Über Vorkommen und Wirkung von Catecholaminen auf den *glatten Muskel* (Verdauungskanal) sind wir bei Schildkröten nicht orientiert.

(a) Melanophoren

Ein bisher einziges bekanntes Beispiel von Farbwechsel bei *Chelonia* bietet der an *Chelodina longicollis* durch WOOLLEY (1957) erhobene Befund, indem Melanophorenhormon (Intermedin) zur Ausbreitung der Melanophoren des (langen) Halses der Schildkröte führte. Adrenalin bewirkte keine Melanophorenkontraktion. Der negative Adrenalinbefund spricht für eine vorwiegend hormonale Melanophorenregulation und gegen eine direkt nervöse.

Die Chelonia bilden seit dem Perm eine von den übrigen Reptilien getrennte Ordnung. Die Familie der Chelyidae ist seit dem Miocän nachweisbar.

γ) Ord. Crocodilia

Über Vorkommen und Wirkung von Noradrenalin und Adrenalin bei Krokodilen scheint nichts bekannt zu sein.

Injektion von Pituitrin förderte bei einem jungen *Alligator* sp. mit kontrahierten Melanophoren ihre Ausbreitung, Adrenalin bei Tieren mit ausgebreiteten Melanophoren die Ballung.

Zusammenfassung über Reptilia

Unsere Kenntnisse über Vorkommen und Wirkung von Catecholaminen sind bei Reptilien äußerst lückenhaft. Sie zu ergänzen, wäre im Hinblick auf den stammesgeschichtlichen Zusammenhang zwischen Reptilien, Vögeln und Säugern äußerst erwünscht. Vagus und Sympathicus sind bei Reptilien voll entwickelt und stehen unter dem Einfluß von Acetylcholin resp. Noradrenalin. Das *Herz* von Squamiden enthält vorwiegend Noradrenalin, wenig Adrenalin. Es reagiert auf Catecholamine wie Acceleransreiz positiv chrono- und inotrop. Über Vorkommen und Wirkung von Catecholaminen auf den *quergestreiften Körpermuskel* und *glatten Muskel* (Darmkanal) und auf das *Zentralnervensystem* scheint bei Squamata (Echsen und Schlangen) und bei Crocodilia nichts bekannt zu sein. Bei *Schildkröten* ist die positiv chrono- und inotrope Wirkung von Adrenalin und Noradrenalin auf das Herz gut bekannt. Überraschend ist die Feststellung einer constrictorischen Adrenalinwirkung auf die Coronarverzweigungen bei einer Schildkröte, der eine erweiternde Wirkung des Acetylcholins gegenübersteht. Die Verhältnisse sind umgekehrt wie bei Säugern, so daß bei Säugern ein echter Funktionswandel hinsichtlich Adrenalin- und Acetylcholinfunktion an den Kranzgefäßen vorliegt. Möglicherweise beschränkt sich das Verhalten der Coronargefäße dem Adrenalin und Acetylcholin gegenüber bei Reptilien auf die „alte" Ordnung der Chelonia (Anapsida). Über synaptische Funktionen von Noradrenalin am Zentralnervensystem sind wir bei keinem Reptil orientiert. Im Bereich des Verdauungskanals können wir eine adrenergisch hemmende, cholinergisch erregende Innervation mehr nur vermuten.

Am *Chromatophorensystem* von Echsen ist die sympathische Innervation der Chromatophoren schon lange bekannt und durch die pigmentballende Wirkung (Abblassung) des Adrenalins dokumentiert. Eine pigmentausbreitende nervöse Regulation ist bei Reptilien nicht bekannt (PARKER). Eine hypophysär-hormonale Steuerung, die dem Chamäleon zu fehlen scheint, sorgt für Pigmentausbreitung. Bei einer Reihe von Reptilien geht die Steuerung der Melanophoren rein auf hormonalem Weg über die Adenohypophyse, bei anderen ausschließlich über das Nervensystem (WARING).

e) Klasse: Aves, Vögel (s. S. 541, 860)

α) Nebenniere

Die Nebenniere der Vögel ist nicht scharf in Rinde und Mark getrennt (WEST, 1955). Man unterscheidet Stränge von Nebennierenrinde mesodermalen Ursprungs, zwischen die Nester oder Inseln von Nebennierenmark eingelagert sind, und medulläre Stränge, welche ontogenetisch gleichen Ursprungs sind wie das sympathische Nervensystem. Die Nebenniere der Vögel nimmt eine Zwischenstellung zwischen der Trennung des Interrenal- und Suprarenalorgans der Selachier oder der äußeren Aneinanderfügung bei Amphibien und der völligen, aber gut abgegrenzten Verschmelzung bei Mammalia ein. Die „Rinde" hat bei Vögeln etwas doppelt so viel Volumen wie das „Mark". Am Huhn, dessen Nebennierenmark an Catecholaminen besonders reich ist, mit einem Noradrenalingehalt von durchschnittlich 30—40%, bezogen auf den Gesamtcatecholamingehalt, stellte SCHÜMANN (1957/1958) gesonderte Granula der Markzellen für Adrenalin und Noradrenalin fest. Unter dem Einfluß von Reserpin oder Insulin nahm nicht nur der Catecholamingehalt, sondern parallel dazu auch der Gehalt an ATP sehr stark ab. Vgl. auch WEST (1950), VENZKE (1953).

β) Sympathisches System

Der Sympathicus bildet eine Ganglienkette beidseitig der Wirbelsäule, welche kranial mit Kopfnerven in Beziehung steht und das (sympathische) Ganglion cervicale superius bildet. Die visceralen Abschnitte enthalten Ganglien, von denen eines in der Nähe des Ovars mit dem Ganglion coeliacum der Säuger homolog zu sein scheint.

Am Homogenat aus Nebennierenmark des Huhnes konnte durch BLASCHKO et al. (1957) durch fraktionierte Zentrifugation festgestellt werden, daß die chromaffinen Granula sich in eine obere, nur Noradrenalin enthaltende, und eine untere, vorwiegend Adrenalin enthaltende Schicht aufteilen lassen. Dies steht in Übereinstimmung mit histochemischen Feststellungen, wonach Noradrenalin und Adrenalin in verschiedenen Zellen des chromaffinen Systems gespeichert werden (HILLARP u. HÖKFELT, 1953; ERÄNKÖ, 1955). (Vgl. auch VENZKE, 1953 über die Morphogenese der Nebenniere beim Hühnerembryo.)

Beim Huhn konnten SHEPHERD u. WEST (1951) in der Nebenniere 6,0—8,1 μg/g Noradrenalin (60—80%) und 2,0—4,0 μg/g Adrenalin, WEST (1951) bei der Taube 1,65 μg/g Noradrenalin (55%) und 1,35 μg/g Adrenalin nachweisen.

γ) Herz

Im Herzen des Huhns fand VON EULER (1963) 0,24 μg/g Noradrenalin, im Herzen der Elster, *Pica Pica* L. 0,6—1,1 μg/g, ANTON u. SAYRE (1964) im Herz der Taube 0,09 μg/g Dopamin, 0,74 μg/g Noradrenalin, 0,03 μg/g Adrenalin. Das Herz der Taube reagierte, wie das Säugetierherz, auf Adrenalin mit Beschleunigung. Versuche von BLACK u. STEPHENSON (1962) bestätigten die Ansicht, daß bei

Vögeln in Ruhe die sympathische Innervation auf das Herz einen viel größeren Einfluß ausübt als die parasympathische. Nach Applikation von 4 mg des adrenergischen β-Receptorblockers Alderlin i.v. sank die Herzfrequenz beispielsweise von 450 auf 150/min ab.

δ) Quergestreifter Muskel

Vorkommen und Wirkung von Catecholaminen am quergestreiften Skelettmuskel scheinen nicht bekannt zu sein.

ε) Zentralnervensystem

Der Gehalt des Zentralnervensystems an Noradrenalin und Adrenalin, die physiologische (synaptische) Bedeutung und die Wirkung von Catecholaminen auf cerebrale Funktionen wurden bei Vögeln noch wenig untersucht.

Nach BRODIE, BOGDANSKI u. BONOMI (1964) enthält das Gehirn der Taube 0,38 μg/g, das Gehirn des Huhns 0,60 μg/g Noradrenalin. Über Lokalisation von Catecholaminen (und 5-Hydroxytryptamin) im oberen Hirnstamm der Taube s. FUXE u. LJUNGGREN (1965). Wie PSCHEIDT u. HIMWICH (1963) zeigten, enthält das Kleinhirn des Huhns 0,62 μg/g Noradrenalin, bedeutend mehr als das Kleinhirn von Säugern (Hund 0,18, Kaninchen 0,09, Ratte 0,08, Meerschweinchen 0,26 μg/g, Mensch 0,02 μg/g, und von Fischen 0,01 μg/g). Bei der Funktion des Kleinhirns für Flugkoordination und Gleichgewicht hat dieser Befund beim Huhn wahrscheinlich mehr als nur zufällige Bedeutung und kommt bei näherer Kenntnis bei andern Vögeln vielleicht einem Klassenmerkmal gleich. Das Corpus striatum ist bei Vögeln entsprechend der Wichtigkeit der extrapyramidalen Innervation sehr groß.

ζ) Darm

Nach VON EULER konnte im Magenmuskel des Huhns 0,063 μg Noradrenalin nachgewiesen werden, im Dünndarm 0,19 μg/g, in der Leber 0,095 μg/g, in der Milz 0,56 μg/g.

Über die Wirkung von Catecholaminen am Verdauungskanal der Vögel scheint nichts bekannt zu sein. Die Annahme, daß Catecholamine auf Tonus und Peristaltik des Magendarmkanals hemmend wirken, dürfte per analogiam mit Säugern kaum fehlgehen. Die Leber der Elster (*Pica pica*) enthält nach VON EULER (1963) 0,1—0,29 μg/g, die Milz 2,2 μg/g Noradrenalin.

Bei Huhn und Elster betrug der Adrenalingehalt der Organe 5—20% der Summe der beiden Catecholamine. Es kann kein Zweifel darüber bestehen, daß auch bei Vögeln Noradrenalin den oder den hauptsächlichsten adrenergen Überträgerstoff darstellt (VON EULER, 1963).

Wenn auch anzunehmen ist, daß Wirkung und Funktion von Catecholaminen bei Vögeln ähnlich sind wie bei Säugetieren, ist das fast völlige Fehlen von Informationen über Catecholamine bei Vögeln bedauerlich und bildet tiersystematisch eine große Lücke. Über *Monaminoxydase* bei Vögeln s. ZELLER et al. (1939).

η) Adrenalin und Ontogenese

Am embryonalen Hühnerherzen hatte nach ZINGONI (1956a, b) Adrenalindurchströmung auf Frequenz und Amplitude des Herzens eines 68—70-Stunden-Embryo, an welchem die Nerven das Herz noch nicht erreicht haben, eine ähnliche, positiv chronotrope und inotrope Wirkung wie am Herzen des erwachsenen Tieres. Isolierte embryonale Hühnerherzen vom 4. und vom 8. Tag reagierten nach McCARTY et al. (1960) in gleicher Weise auf Adrenalin mit erhöhter Amplitude, wobei das noch nicht innervierte und das innervierte Herz auf die gleiche

Grenzkonzentration von 10^{-10} g/ml ansprach. Nicotin 2.10^{-5} g/ml hatte nach LEE, McCARTY, ZODROW u. SHIDEMAN (1960) auf das nichtinnervierte Herz des 4 Tage alten Embryos stark positiv inotropen Einfluß. Interessant ist die Feststellung einer primär positiv, sekundär negativ chronotropen Wirkung, wie sie auch am erwachsenen Säugerherz eintritt. Höhere Nicotinkonzentrationen hatten Frequenzverlangsamung zur Folge. Nach Innervation des embryonalen Herzens war die Wirkung des Nicotins praktisch dieselbe. Ähnliche Wirkungen wie mit Nicotin wurden durch Tetramethylammoniumjodid 10^{-4} g/ml und durch Acetylcholin 10^{-4} g/ml, letzteres auffallenderweise auch am atropinisierten embryonalen Herzen, erzielt. Dichlorisopropylnoradrenalin, durch welches die Adrenalinwirkung auf das Herz des 4-Tage-Embryos unterdrückt wurde, hob auch die positive Wirkung des Nicotins am Herzen auf. Reserpin hemmte die positiv inotrope Nicotinwirkung auf das Herz des 5-Tage-Embryos bedeutend; am 15-Tage-Embryo wurde der Adrenalingehalt des Herzens durch Reserpin stark herabgesetzt.

Aus den Versuchen scheint hervorzugehen, daß die positiv inotrope und chronotrope Wirkung des Nicotins und Tetramethylammoniumjodids nicht von der Ausbildung sympathischer Nervenfasern im Herzen abhängig ist. Die Wirkung des Nicotins usw. dürfte dadurch zustandekommen, daß durch diese Stoffe aus bestimmten Strukturen des Herzens Noradrenalin oder Adrenalin freigesetzt werden. S. auch BOURNE (1965).

LEE et al. (1960) fanden am 4 tägigen embryonalen Hühnchen vor Innervation des Herzens, daß am atropinisierten Herzen durch Acetylcholin und Nicotin eine Vergrößerung der Amplitude auftrat. Die Herzen enthielten offenbar bereits Catecholamine, die durch Ausschaltung des Acetylcholins und Nicotins funktionell freigesetzt wurden. Durch Reserpin wurde der Catecholamingehalt in diesen noch nervenfreien Herzen herabgesetzt, also bevor Catecholamine als Überträgerstoffe funktionieren können.

Über den Umsatz von Monaminen im Hühnchen während der embryonalen Entwicklung s. BOURNE (1965), über die Morphogenese der Nebenniere im Hühnchen s. VENZKE (1953).

Zusammenfassung über die Verhältnisse bei Vögeln

Die Nebenniere von Vögeln ist nicht scharf in Rinde und Mark getrennt. Sie enthält Noradrenalin und Adrenalin in getrennten Granula (BLASCHKO). Im *Herzen* ist Noradrenalin nachweisbar. Noradrenalin und Adrenalin wirken positiv chrono- und inotrop, was schon am nicht innervierten und innervierten Hühnerembryo nachweisbar ist. Eine Prüfung an einer größeren Artenzahl könnte darüber aufklären, ob arten- oder gattungsweise usw. verschiedene Empfindlichkeit des Herzens auf Catecholamine besteht, wobei die Herzbeanspruchung (gute Flieger, Lauf- oder Schwimmvögel) eine Rolle spielen könnte.

Am nicht innervierten Herzen des 4-Tage-Embryos des Huhns hatten Noradrenalin und Adrenalin eine positiv inotrope und chronotrope Wirkung, Acetylcholin eine negativ inotrope und negativ chronotrope, die durch Physostigmin bis zum Stillstand gesteigert und durch Atropin aufgehoben wurde. Die Wirkung von Catecholaminen und Acetylcholin war am sicher innervierten embryonalen Hühnerherzen annähernd die gleiche.

Die Wirkung von Catecholaminen auf die Funktion des quergestreiften Muskels ist bei Vögeln nicht bekannt.

Im Zentralnervensystem von Vögeln ist Noradrenalin gesamthaft und im Kleinhirn nachgewiesen. Der Noradrenalingehalt des Vogelkleinhirns, verglichen mit demjenigen von Säugern, liegt beträchtlich höher (hohe Beanspruchung durch Flug, Bewegungskoordination usw.). Möglicherweise liegt darin ein klassenbedingter Unterschied den Säugern gegenüber, der dadurch ergänzt wird, daß bei Vögeln das Kleinhirn an Acetylcholinesterase sehr reich ist, bei Säugern arm oder fast fehlend.

Im *Verdauungskanal* wurde Noradrenalin nachgewiesen; die Funktion von Catecholaminen im Bereich der muskulären Magendarmtätigkeit, vermutlich eine Hemmwirkung, vielleicht auch tonische Wirkungen, wurde nicht näher geprüft. Am überlebenden Dünndarm der Ente (Jejunum) hatte Adrenalin Tonussteigerung zur Folge, was mit gewissen Feststellungen am Reptiliendarm in Übereinstimmung steht. Weitere Feststellungen über die Empfindlichkeit verschiedener Abschnitte des Verdauungskanals auf Catecholamine unter Berücksichtigung der vegetativen Innervationsverhältnisse könnten an einem größeren Artenmaterial zur Abklärung beitragen. Die sympathisch innervierte Milz erwies sich, ähnlich wie bei Säugern, als noradrenalinreich.

f) Klasse Mammalia, Säugetiere (s. S. 556, 861)

(1) Nebenniere

Die Säugetiere verfügen über ein geschlossenes, hormonproduzierendes Organ, das in seinem Markteil zur Biosynthese von Catecholaminen, hauptsächlich Adrenalin und Noradrenalin in artlich verschiedenem Mengenverhältnis befähigt ist.

Nach SUOMALAINEN u. UUSPÄÄ (1958) enthält das Nebennierenmark des Igels, *Erinaceus europaeus* L. (Insectivora) im Juli 40% Noradrenalin der Gesamtcatecholamine. Dieses Verhältnis ändert sich im September durch Abnahme des relativen Noradrenalingehaltes auf etwa 15%. Die Tiere waren noch homoiotherm. Im November, nach Eintritt der Winterschlafhypothermie, nahm der absolute Adrenalingehalt bedeutend zu (von 199 μg/g Nebenniere im frühen Sommer auf 526 μg/g im frühen Winter, während der Noradrenalingehalt von 121 μg/g auf 61 μg/g (10,4%) absank. Im tiefen Winterschlaf (Dezember/Januar) wurden 585 μg/g Adrenalin und 32 μg/g Noradrenalin (5,2%) gemessen. Im frühen Frühling war der Adrenalingehalt mit 713 μg/g am höchsten. Gleichzeitig hatte aber auch der Noradrenalingehalt bedeutend, auf 137 μg/g (19,2%) zugenommen, schon bevor die Tiere aus dem Winterschlaf erwachten. Kälte als Stress hatte im Winterschlaf eine bedeutende Steigerung der Tätigkeit der Nebennierenrinde zur Folge. Da Adrenalin die ACTH-Produktion steigert, darf angenommen werden, daß die unter dem Kältestress auftretende vermehrte Tätigkeit der Nebennierenrinde indirekt durch die im Winterschlaf stark gesteigerte Adrenalinproduktion bedingt ist. Die gesamte Regulation der Nebennierentätigkeit in den verschiedenen Aktivitätsphasen des Igels dürfte durch bestimmte hypothalamische Zentren gesteuert werden.

Bei Ratten (*Rodentia*) wurden durch MONTAGU (1956) Schwankungen im Adrenalin-/Noradrenalingehalt in verschiedenen Geweben festgestellt, die nicht mit dem Nebennierenmark zusammenhängen und auch nichts mit jahreszeitlichen oder Temperaturschwankungen usw. zu tun haben. Untersuchungen von STRÖMBLAD u. NICKERSON (1961) haben gezeigt (Ratte), daß *nicht* Adrenalin oder Noradrenalin produzierende Gewebe Catecholamine aus dem Blut anzureichern vermögen. Große Akkumulierungsfähigkeit haben sympathische Nervenendigungen, die ein Mehrfaches ihres normalen Catecholamingehaltes aufzunehmen vermögen.

Außer der Nebenniere sind *postganglionäre sympathische Nerven* zur Catecholaminbildung, hauptsächlich von Noradrenalin (und sehr wenig Adrenalin) befähigt. Noradrenalin kommt als humoraler Erregungsüberträger von sympathischen Nervenendigungen auf das Erfolgsorgan, in erster Linie den glatten Muskel und exokrindrüsige Organe in Frage, wobei die Noradrenalinfreisetzung oft unter cholinergem Einfluß (Acetylcholin) steht. S. auch COUPLAND et al. (1950).

Alle Säugetiere verfügen, soweit bekannt, über ein ausgebautes sympathisches und parasympathisches Nervensystem. Aber nur bei einigen wenigen Arten, hauptsächlich bei einigen Nagetieren, Carnivoren und Wiederkäuern, und dann beim Menschen, teilweise auch bei Affen, haben wir ein mehr oder weniger vollständiges Bild von der Wirkung der Catecholamine, insbesondere von Noradrenalin und Adrenalin, auf sympathische Nervenendapparate. Noch ziemlich lückenhaft ist unsere Einsicht über Verteilung und Bedeutung der Catecholamine

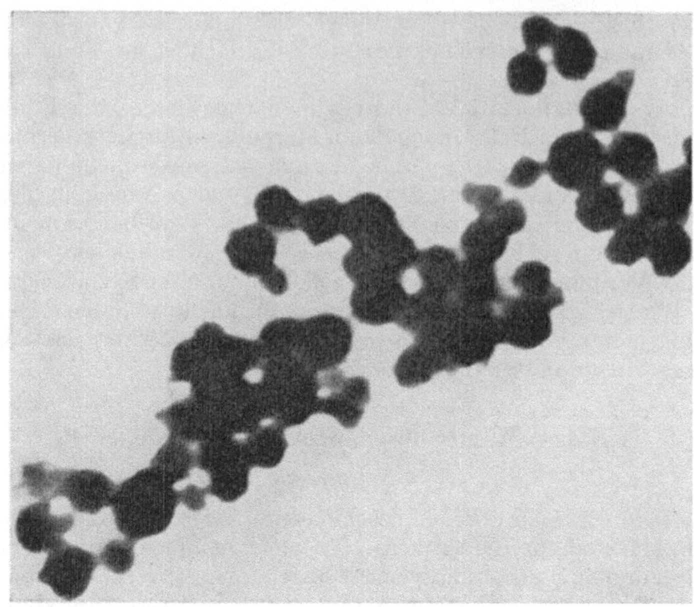

Abb. 232. Isolierte Granularfraktion aus Zellen des Nebennierenmarkes der Kuh, welche die Catecholamine
enthält. Vergr. 1:27 750 ($^2/_3$). (Aus: N.-A. HILLARP, S. LAGERSTEDT u. B. NILSON 1953)

im Zentralnervensystem. Auch über die Art ihres Eingreifens an der glatten und
quergestreiften Muskulatur und am Herzen sind wir nicht ausreichend orientiert.
Maßgebende Kenntnisse verdanken wir BÜLBRING (1954, 1961).

Am klarsten liegen die Verhältnisse hinsichtlich Vorkommen und Wirkung der
Catecholamine, allerdings in bescheidener artlicher Auswahl, am Säugerherzen.
Nachdem LOEWI (1937) mit der Entdeckung am Froschherzen, daß das tätige,
noch mehr das künstliche erregte Herz Adrenalin freisetzt, vorausgegangen war,
wurde derselbe Vorgang auch an einigen Säugetieren festgestellt. Etwas später
(1942, 1946) wurde das Noradrenalin als sympathischer Überträgerstoff durch
HOLTZ u. KRONEBERG (1947) und VON EULER (1947) entdeckt.

Über das Verhältnis Adrenalin/Noradrenalin in der Nebenniere einer Reihe von
Säugern orientieren die Tabellen VON EULERS (1956). Vgl. auch HOLTZ u. SCHÜ-
MANN (1950) über artspezifische Unterschiede im Noradrenalingehalt des Nebennierenmarks bei einigen Säugern. Durch WRIGHT et al. (1957) wurde an einer
Reihe von *Prototheria (Monotremata)*, und zwar bei *5 Ornithorhynchus* und *4 Tachy-
glosuss*-Arten die Histologie der Nebenniere untersucht. Die stärkere Ausbildung
des Nebennierenmarks am caudalen Pol des Organs war für beide Gattungen festzustellen. In der Rinde waren bei *Ornithorhynchus* drei Arten von Zellgruppen zu
unterscheiden, während bei *Tachyglossus* die Rinde, ähnlich wie bei Reptilien,
keinen deutlich gegliederten Aufbau zeigte. Weiteres über den Aufbau der Nebenniere bei Säugern vgl. BOURNE (1964). Adrenalin- und Noradrenalinwerte sind bei
Monotremen nicht bekannt.

(2) Nucleotide im Nebennierenmark

Untersuchungen von HILLARP (1959b), HILLARP, LAGERSTEDT u. NILSON (1953) am
Nebennierenmark der Kuh (Abb. 232) führten zu der Feststellung, daß das in den Granula
befindliche Adrenalin sich in einem nicht diffusiblen gebundenen Zustand befindet, in Kombination mit Adeninphosphaten und wahrscheinlich mit intragranularen Proteinen. Der Bin-
dungszustand ist labil, und schon durch die Ruptur der Granulamembran wird die Bindung

aufgehoben. (Vgl. auch CARLSSON u. HILLARP, 1956a, b; FALCK, HILLARP, HÖGBERG u. NIL-SON, 1955; HILLARP, 1958a; HILLARP u. HÖKFELDT, 1953, 1955). Wie im Nebennierenmark der Kuh konnten HILLARP u. THIEME (1959) bei Vögeln (Huhn, Gans) und bei Katzen und Ziegen in den Catecholamine enthaltenden Granula keine Purin- und Pyrimidinbasen nachweisen. Bei allen untersuchten Tieren überwog die Adenosintriphosphorsäure gegenüber den Mono- und Di-Adenosinphosphaten (vgl. auch HILLARP, 1958b; BLASCHKO et al., 1957; CARLSSON u. HILLARP, 1958; HILLARP, JÖNSSON u. THIEME, 1959; CARLSSON, HILLARP u. HÖKFELDT, 1957; HILLARP, LAGERSTETD u. NILSON, 1953; HILLARP u. NILSON, 1954; HILLARP, HÖKFELDT u. NILSON, 1954), BÄNDER (1954), BLASCHKO u. WELSH (1953).

Ein tiersystematischer Vergleich der Catecholaminwerte der Nebenniere ist dadurch stark beeinträchtigt, daß wir bei den meisten untersuchten Säugern nur die Werte der ganzen Nebenniere kennen, bei wenigen die für den Vergleich maßgebenden des Nebennierenmarkes. Der Vergleich ist um so problematischer, als das Gewichtsverhältnis Nebennierenrinde:Nebennierenmark von Art zu Art und selbst von Individuum zu Individuum stark variiert. Immerhin ist die Annahme berechtigt, daß die Produktion von Catecholaminen im großen ganzen auf die chromaffinen Zellen des Nebennierenmarkes beschränkt ist und sich nicht (wesentlich) auf die Nebennierenrinde ausdehnt. Unsicherheitsfaktoren ergeben sich aus den bei VON EULER wiedergegebenen Zahlen auch aus der verschiedenen Bestimmungsmethodik, die im Laufe der Jahre eine wesentliche Verfeinerung erfahren hat. Außerdem ist der Catecholamingehalt der Nebenniere sehr stark vom aktuellen nervös-psychischen Zustand des Tieres, von der Tötungsart, von der Leichtigkeit, mit welcher bestimmte Tierarten auf Reize mit Ausschüttung von Catecholaminen reagieren, von Alter, Geschlecht, Ernährungszustand, Außentemperatur, der vorausgehenden Beanspruchung durch Bewegung usw. abhängig, so daß der Versuch einer gattungs-, familien- oder ordnungsspezifischen Gruppierung vorläufig mit vielen Unsicherheiten behaftet ist. Auf einige trotz dieser Vorbehalte in bestimmten Ordnungen sich abzeichnende Unterschiede sei im folgenden kurz hingewiesen (nach VON EULER, 1956).

Werte in μg/g Frischgewicht

Ord. Carnivora

Unt. Ord. Fissipedia	Adrenalin	Noradrenalin	% Noradrenalin
Felis leo	0,240	0,290	55
Felis domstica	0,622	0,462	42,2
Canis	0,864	0,546	35,6
Fuchs	1,100	0,320	23
Mittel	0,709	0,404	36,4

Charakteristisch für Fissipedia ist der hohe Adrenalingehalt, der ebenfalls hohe Noradrenalingehalt und die relative Abnahme des prozentualen Noradrenalingehaltes (55—23%) bei steigendem absolutem Adrenalingehalt.

Ord. Perissodactyla	Adrenalin	Noradrenalin	%
Equus caballus	0,670	0,170	20
Zebra	1,700	0,230	13

Die prozentualen Noradrenalinwerte liegen bei Pferd und Zebra tiefer als bei den Fissipedien. Doch ist die Zahl der Bestimmungen zu klein, um daraus Schlußfolgerungen zu ziehen.

Ord. Artiodactyla

Bei Artiodactylen haben wir allgemein hohen Adrenalin- und relativ hohen Noradrenalingehalt, wobei letzterer bei den verschiedenen untersuchten Arten zwischen 23 und 49% schwankt.

Ord. Rodentia

Die Werte für Adrenalin liegen bei verschiedenen Arten ziemlich weit auseinander (0,240 und 1,10); die Noradrenalinwerte sind relativ niedrig (zwischen 0,068 und 0,16 μg/g und liegen prozentual zwischen 10 und 24%).

Ord. Lagomorpha

Bei Lagomorpha liegt der Adrenalingehalt zwischen 0,310 und 0,369, während Noradrenalin sehr kleine Werte zwischen 0,012 und 0,041, prozentual 2,83—12% aufweist.

Ord. Cetacea

Hier liegt ein vielleicht ordnungsspezifischer Fall vor, bei dem die sehr hohen Noradrenalinwerte (1,300—3,400) beim Wal die an sich auch hohen Adrenalinwerte (0,600—1,000) mit 57—83% übertreffen.

Ord. Primates

Bei Primaten haben wir es, soweit untersucht, mit mittleren Adrenalinwerten (0,27—0,95) und relativ kleinen Noradrenalinwerten (0,063—0,120) zu tun, in % der Adrenalinwerte mit 13,5—20% Noradrenalin.

Trotz aller Vorbehalte erscheint es nicht ausgeschlossen, daß bei Säugern taxonomisch relevante Unterschiede in den Catecholaminwerten der Nebenniere zutagetreten werden, wenn genügend Vergleichsmaterial bei einer beträchtlich größeren Säugerzahl vorliegt.

Wie SHEPHERD u. WEST (1953) feststellten, wurde im Nebennierenmark von Ungulaten (Schaf, Ochse und Kuh) 3-Hydroxytyramin (*Dopamin*) nachgewiesen, nicht dagegen beim Schwein, den Carnivoren Hund und Katze, dem Kaninchen (Lagomorpha) und dem Menschen (Primaten). S. auch BLASCHKO u. WELSH (1953), COUPLAND u. HOLMES (1950), HILLARP et al. (1958c), KLEINSCHMIDT (1961), OKA et al. (1966).

(3) Beeinflussung des Catecholamingehaltes der Nebenniere

Reserpin führte zur Verarmung des Nebennierenmarkes an Catecholaminen, wie KRONEBERG u. SCHÜMANN (1957, 1958) gezeigt haben, woran ein peripherer und ein zentraler Mechanismus beteiligt sind. Beim *Kaninchen* steht der zentrale Mechanismus im Vordergrund; nach Durchschneidung des Splanchnicus war die Reserpinwirkung deutlich abgeschwächt und nach Durchtrennung des Rückenmarkes in Höhe C_6 aufgehoben. An der *Ratte* überwiegt der periphere Mechanismus: weder Durchschneidung des Rückenmarkes noch des Splanchnicus beeinflußten den Reserpineffekt. (Vgl. auch HÖKFELT u. McLEAN, 1950.)

Interessanterweise bestehen auch hinsichtlich Wirkung des Monaminoxydasehemmers Isopropylisonicotinsäurehydrazid (Iproniazid) artspezifische Unterschiede. Nach HOLTZ, BALZER u. WESTERMANN (1957) wurde das Nebennierenmark der *Ratte* vor der unter Reserpin sonst eintretenden Verarmung an Catecholaminen durch Iproniazid fast vollständig geschützt, während Iproniazid am *Kaninchen* zwar den nach hohen Reserpindosen eintretenden, fast vollständigen Adrenalinverlust herabsetzte, nach kleinen Reserpindosen aber unbeeinflußt ließ. (Vgl. GARDIER et al., 1960.) Nach *hohen* Reserpindosen kam es bei Ratte und Kaninchen zu einer extremen Verarmung des Nebennierenmarkes an Catecholaminen und zu einem im Nebennierenvenenblut leicht nachweisbaren Anstieg der Adrenalinsekretion. Da Splanchnicusdurchschneidung ihn aufhob, mußte er zentral bedingt sein. (KRONEBERG u. SCHÜMANN, 1957, 1958).

BERTLER, HILLARP u. ROSENGREN (1961) haben am Kaninchen gezeigt, daß möglicherweise die Hauptwirkung des Reserpins darin besteht, die im Nebennierenmark neugebildeten Monamine (Noradrenalin, Adrenalin, Dopamin, 5-Hydroxytryptamin) am Eintritt in die Vorratsgranula zu verhindern, ein unter normalen Verhältnissen sehr rasch vor sich gehender Prozeß (s. auch BERTLER, HILLARP u. ROSENGREN, 1960a, b; BERTLER, ROSENGREN u. ROSENGREN, 1960).

(4) Vorkommen von Catecholaminen im peripheren sympathischen System von Säugern

Sympathische Ganglien und postganglionäre sympathische Nerven enthalten eine früher „Sympathin" genannte Mischung von Noradrenalin und Adrenalin mit starkem Überwiegen des Noradrenalins, während Adrenalin nur etwa zu 3% am Gesamtgehalt beteiligt ist. Bei Splanchnicusreizung wird fast ausschließlich Noradrenalin, manchmal auch 1—2% Adrenalin (bezogen auf Noradrenalin) freigesetzt. Ähnlich wie KOELLE (1963) stellten HOLMSTEDT u. SJÖQUIST (1959) in der Verteilung der Acetylcholinesterase in Ganglienzellen der Katze verschiedener sympathischer Ganglien große quantitative Unterschiede fest. Wie KOELLE fanden sie mit der (modifizierten) Thiocholinmethode eine Gruppe I mit stark gefärbten Zellen vorwiegend im Ganglion stellatum (7%); Gruppe I und II 14,9%;

Ganglion cervicale superius I und II 21,3%; Ganglion mesent. sup. I und II 6,8% und Ganglion coeliacum I und II 4,8%. Gruppe III entsprach den ungefärbten Zellen. Über Aufnahme von Noradrenalin durch Gewebe s. DENGLER et al. (1961), NADOR (1960). NICKERSON (1949, 1965, 1967), NORBERG u. HAMBERGER (1964).

(5) Intermediäre sympathische Ganglien

Wir verdanken vor allem WRETE (1943, 1951) und SKOOG (1947) unsere Kenntnis von der Verteilung der intermediären Ganglien im Organismus, ergänzt durch die Feststellungen von BOYD (1957), BOYD u. MONRO (1949) u. a. Die größte Zahl befindet sich im Cervical- und obersten Thorakalgebiet einerseits, im untersten Thorakal- und Lumbargebiet andererseits. Die meisten sind in der Nähe der Rami communicantes und zwar fast immer im Bereich der Rami communicantes grisei. Außerdem sind intermediäre Ganglien in der Gegend der vorderen Wurzeln der Spinalnerven in deren cervicalem und lumbarem Anteil. Autonome Ganglien sind wohl ausnahmslos cholinergisch. Über ihre Funktion vgl. PERRY (1957), ECCLES (1957) u. a. Die marklosen postsynaptischen Fasern der sympathischen Innervation setzen auf prä-synaptisch-cholinergen Reiz an ihren Endigungen Noradrenalin und vielleicht Spuren von Adrenalin frei. Wie wir heute annehmen, sind auch postsynaptische sympathische Nervenfasern insofern *cholinerg*, als der Freisetzung des Noradrenalins an den postsynaptischen Endigungen die Freisetzung von Acetylcholin vorausgeht, die ihrerseits für die Noradrenalinfreisetzung verantwortlich ist. S. BURN (1960b), HAMBERGER u. NORBERG (1963), HAMBERGER u. SJÖQUIST (1963, 1965), RAND u. CHANG (1960), ROBERTIS, DE (1958), SCHAEPDRIVER, DE (1963), SJÖQUIST (1962), THOENEN et al. (1966), VOLLE u. KOELLE (1961).

MUSCHOLL u. VOGT (1957a, b, 1958) haben am Kaninchen gezeigt, daß nach 1 mg Reserpin/kg etwa 80% des in sympathischen Synapsen auf der postsynaptischen Seite, d. h. in der Nervenzelle vorhandenen Noradrenalins ausgeschwemmt wird. In diesem Fall ist bei prä-ganglionärer elektrischer Reizung die postsynaptische Reaktion gestört.

(6) Dopamin und chromaffine Zellen

BERTLER, FALCK et al. (1959) stellten in Organen von *Ruminantia* (Kuh, Schaf, Ziege) relativ hohen Dopamingehalt und die Anwesenheit besonderer chromaffiner Zellen fest, die als Vorratszellen für Dopamin sehr wahrscheinlich in Frage kommen. Die chromaffinen Zellen zeigen eine bestimmte Verteilung; so sind sie in der Lunge im interlobaren Gewebe und in den Wandungen der Blutgefäße selten, ziemlich häufig in den dünneren Konnektiven der Gewebssepten, etwas häufiger in der Hilusgegend. Am regelmäßigsten waren sie in der visceralen Pleura, besonders bei der Kuh, verteilt. In gleicher Verteilung fand sich auch Dopamin. Ähnlich in der Leber, in welcher fast die gesamten chromaffinen Zellen in dünner Schicht im inneren Teil der Kapsel verteilt waren und ebenso Dopamin. Bei Schaf und Ziege war die Verteilung etwa gleich, chromaffine Zellen aber weniger zahlreich. Weiter fanden sich chromaffine Zellen als Vorratsorte für Dopamin im Darm, speziell in Mucosa und Submucosa des Duodenums, wobei die Dopamin führenden chromaffinen Zellen von den enterochromaffinen, 5-Hydroxytryptamin führenden Zellen eindeutig zu unterscheiden waren. Auch die ziemlich reichlich Dopamin enthaltenden Milznerven der Kuh (2,5 μg/g) waren mit besondern chromaffinen Zellen durchsetzt. Der Noradrenalingehalt der genannten Organe und Gewebe war 10—100 mal kleiner als ihr Dopamingehalt. Noch kleiner war der Gehalt an DOPA. Der Dopamingehalt kommt hier für die chromaffine Reaktion wohl allein in Frage. (FALCK, HILLARP u. TORP, 1959a, b). Wieweit Dopamin hier als Überträgerstoff an Stelle von Noradrenalin in Frage kommt, scheint nicht abgeklärt zu sein.

(7) Vorkommen von Noradrenalin und Adrenalin im Herzen von Mammalia

HÖKFELDT (1951) stellte folgende Noradrenalinwerte in μg/g Frischgewicht fest (bei *Monotremata, Marsupialia, Chiroptera,* und einigen anderen Ordnungen scheinen entsprechende Werte nicht bekannt zu sein): *Carnivora:* Hund 0,2,

Tabelle 18. *Die Konzentration von Noradrenalin und Adrenalin in den einzelnen Abschnitten des Herzens von Ratte, Meerschweinchen, Kaninchen und Katze*

	Noradre-nalin µg/g	Mittelwerte Adrenalin µg/g	% Adre-nalin
Katze			
Rechter Vorhof	1,24	0,048	3,7
Linker Vorhof	0,61	0,031	4,4
Vorhofseptum	0,81	—	—
Rechte Kammer	1,15	0,035	3.0
Linke Kammer	0,88	0,029	3,4
Kaninchen			
Rechter Vorhof	3,03	0,05	1,7
Linker Vorhof	1,51	0,02	1,6
Vorhofseptum	1,62	0,06	3,0
Rechte Kammer	1,98	0,03	1,9
Linke Kammer	1,52	0,02	1,0
Kammerseptum	1,59	—	—
Herzspitze	1,82	0,03	2,0
Meerschweinchen			
Rechter Vorhof	4,11	0,23	4,8
Linker Vorhof	2,73	0,14	4,3
Rechte Kammer	1,57	0,09	4,8
Linke Kammer	1,30	0,06	3,9
Ratte			
Rechter Vorhof	1,49	—	—
Linker Vorhof	1,14	—	—
Rechte Kammer	0,70	—	—
Linke Kammer	0,40	—	—

Aus: E. Muscholl: Die Konzentration von Noradrenalin und Adrenalin in den einzelnen Abschnitten des Herzens. Arch. exp. Path. Pharmak. **237**, 350—364 (1959) (Tabelle etwas vereinfacht).

Katze 0,5—1,0; *Rodentia:* Ratte 0,65, Meerschweinchen 0,5; *Lagomorpha:* Kaninchen 0,5; *Ungulata:* Kuh 0,48, Schaf 0,80, Schwein 0,3—0,50 µg/g.

Im Herzmuskelextrakt von Mammalia, festgestellt an Meerschweinchen, Kaninchen, Schwein, Rind und am Menschen lassen sich sowohl Adrenalin wie Noradrenalin nachweisen, wobei die Hauptmenge Noradrenalin ist (Holtz, Kroneberg u. Schümann, 1951). Die Verteilung von Noradrenalin und Adrenalin im Herzen einiger Säugetiere wurde durch Muscholl (1958, 1959) genauer untersucht (vgl. Tab. 18). Wenn bei Frosch, Ratte, Meerschweinchen, Kaninchen der Acetylcholingehalt der Vorhöfe gegenüber der Kammer größer und außerdem der Gehalt der rechten Kammer größer ist als der linken (s. S. 564), so konnten hinsichtlich Verteilung der Catecholamine bei Ratte, Meerschweinchen, Kaninchen und Katze, nicht aber beim Hund solche Unterschiede durch Muscholl (1958) bestätigt werden, ebenso durch Shore et al. (1958), Campos u. Shideman (1962).

Bei Katze und Kaninchen erwies sich der Vorhofgehalt an Adrenalin und Noradrenalin eindeutig höher als der Catecholamingehalt der Kammern. Außerdem war ein höherer Noradrenalingehalt im rechten Vorhof und in der Kammer gegenüber der linken Herzhälfte feststellbar, während der Adrenalingehalt keinen signifikanten Unterschied zeigte. Der Adrenalingehalt des Rattenventrikel betrug durchschnittlich 4% des Noradrenalingehaltes. Die im rechten Herzen bei Katze und Kaninchen gefundenen höheren Noradrenalinkonzentrationen dürften wie die entsprechenden Acetylcholinkonzentrationen mit einer stärkeren vegetativen Innervation des rechten Herzens in Zusammenhang stehen (vgl. auch Raab u. Gigee, 1953). Der Noradrenalingehalt des Herzens verschiedener Säugetiere wurde (nach einigen Autoren) mit nur 0,3—1,0 µg/g Herzgewebe angegeben. Spektrofluorometische Bestimmungen ergaben aber beträchtlich höhere Werte von 2,0 $\mu g/g$ und mehr (BERTLER, CARLSSON u. ROSENGREN, 1956): in den Vorhöfen wurden im Mittel 2,7 $\mu g/g$, in den Kammern um 1,5 $\mu g/g$ Noradrenalin festgestellt. Das Endokard ist wahrscheinlich, die Klappen sind sicher noradrenalinfrei. Das Verhältnis des Catecholamingehaltes zwischen Vorhof und Ventrikel betrug im Durchschnitt 1,8:1. Die hohe Noradrenalinkonzentration im rechten Vorhof deutet auf die Anwesenheit adrenerger Fasern hin. Accleransreizung ließ erkennen, daß Noradrenalin von sympathischen Nerven aus freigesetzt wird und daß das *ganze* Herz sympathische Innervation besitzt.

Die Konzentration von Noradrenalin, Adrenalin und Dopamin wurde durch ANGELAKOS (1965) in 18 verschiedenen Abschnitten des Hundeherzens bestimmt. Der Noradrenalingehalt war im rechten Vorhof mit durchschnittlich 1,95 $\mu g/g$ höher als im linken mit 1,55 $\mu g/g$ und dreimal höher als im rechten und linken Ventrikel mit je 0,56 $\mu g/g$. Ähnlich war die Verteilung von Dopamin. Als außerordentlich gering (Größenordnung 0,01—0,03 $\mu g/g$) erwies sich der Adrenalingehalt, wie das für das Säugerherz (auch für das Teleostier-, Reptilien- und Vogelherz) charakteristisch ist. S. EULER, U.S., VON u. HELLER (1963), EULER (1961c), FURCHGOTT (1959, 1964, 1967), HUCOVIĆ (1959), IVERSEN (1963), KOPIN (1963), MICHAELSON et al. (1964), OTAUKA (1958).

Die Umsatzgröße des Noradrenalins in den Herzen von intakten Mäusen, Ratten und Meerschweinchen wurden durch MONTANARI et al. (1963) unter Verwendung von tritiierten Noradrenalin bestimmt.

WEGMANN u. KAKO (1961) zeigten am Hundeherzen (Homogenat), daß ein Teil der Catecholamine an Partikel (Granula) gebunden ist. Mehr wie 95% von *injiziertem* Noradrenalin wurden in der überstehenden, zell- und partikelfreien Lösung des Homogenats gefunden.

Aus Versuchen von KATO, ITO u. SAKAKIBARA (1958) an der Ratte geht hervor, daß der N. cardiacus des Sympathicus sowohl cholinergische (hemmende) wie adrenergische (beschleunigende) Fasern enthält, wobei die cholinergischen Fasern eine niedrigere elektrische Reizschwelle besaßen als die adrenergischen. Eine Unterscheidung der beiden Faserarten konnte mit Hilfe von Ergotoxin getroffen werden. Durch KATO, ITO u. OMI (1958) wurde festgestellt, daß der Herzvagus der Ratte sowohl hemmende cholinerge wie erregende adrenerge Fasern enthält. Dabei haben die adrenergen Fasern einen niedrigeren Schwellenwert für elektrische Reizung. Der durch schwache elektrische Reize ausgelöste Beschleunigungseffekt war durch Erregung adrenerger Vagusfasern, nicht durch Freisetzung kleiner Acetylcholinkonzentrationen bedingt. Durch Atropin konnten die adrenergischen von den cholinergischen Nerven unterschieden werden.

Analog hatte am isolierten, atropinisierten Katzenherzen Erregung des cervicalen Vagus positiv ino- und chronotrope Wirkung an beiden Vorhöfen und Ventrikeln. Durch Nicotin 1—2 mg/l wurde diese Wirkung unterdrückt. Gleichzeitig mit der Vagusreizung wurde im Herzen ein adrenalinähnlicher Stoff freigesetzt (geprüft am rectalen Coecum des Huhns). Diese adrenerge Wirkung des Vagusreizes wurde mit adrenergischen Ganglien, die mit dem Vagus in Beziehung stehen, erklärt (MIDDLETON, MIDDLETON u. TOKA, 1949).

(8) Wirkung von Adrenalin und Noradrenalin auf das Herz

Adrenalin wirkte bei allen daraufhin geprüften Säugerarten auf das Herz positiv inotrop und positiv chronotrop. Die Wirkung des Noradrenalins unterscheidet sich nicht unwesentlich von derjenigen des Adrenalins, insofern es am ganzen Tier unter Noradrenalin primär zu einer (reaktiven) Frequenzverlangsamung kommt, was nicht nur beim Menschen häufig ist.

Es besteht kein Zweifel darüber, daß beim Säugetier, wie das beispielsweise bei der Katze durch LEE u. SHIDEMAN (1959) festgestellt wurde, die freien Catecholamine des Myokards einen bedeutenden Einfluß auf Contractilität und Tonusleistung des Herzens ausüben: nach bilateraler Sympathektomie oder nach Verabreichung von Reserpin nahm die Konzentration der Catecholamine im Myokard beträchtlich ab, die Contractilität des Papillarmuskels war geringer. Weitere Versuche haben ergeben, daß die *direkt* muskulär erregende Wirkung des Tetramethylammoniums und des Nicotins vom Catecholamingehalt des Myokards abhängig ist. Nach Reserpin kam es durch Entleerung des cardialen Catecholamingehaltes selbst nach Atropin, das heißt nach Ausschaltung des Herzvagus, zur Bradykardie. Bei Katzen, die Reserpin 0,05—5,0 mg/kg i.v. erhielten, wurden im Verlaufe von 18—20 Std die Catecholamine des Herzens zu ca. 90% ausgeschwemmt. Die Contractilität des Papillarmuskels zeigte unter diesen Verhältnissen einen Abfall auf die Hälfte. Ähnliche Werte wurden nach doppelter Sympathektomie (ohne Reserpin) erhalten, welche im Verlaufe von 15—26 Tagen zu einer Abnahme der myokardialen Catecholamine um 80% führte.

Aus solchen und ähnlichen Versuchen geht hervor, daß Catecholamine für die normale Contractilität des Säugerherzens von großer Bedeutung sind. Sie gehören zu den hormonalen Faktoren, welche nicht nur an der sympathischen Innervation des Herzens in kleinen Mengen in Freiheit gesetzt werden und als Überträgerstoffe auf den Schrittmacher einwirken, sondern auch die Tonusleistung des Herzmuskels positiv beeinflussen und auf diesem Weg Frequenz und Amplitude des Herzens regulierend zu beeinflussen vermögen. S. auch CAMPOS u. SHIDEMAN (1962), TRAUTWEIN (1960).

McDOWALL (1947) stellte am isolierten Kaninchen- und Katzenherzen fest, daß durch vorausgehende Acetylcholinapplikation die positiv chronotrope und inotrope Wirkung einer nachfolgenden Adrenalinverabreichung bedeutend verstärkt wurde. Diese synergistische Wirkung beim myogenen Herzen erinnert in gewisser Hinsicht an die positiv cholinerg/adrenerge Reaktionsbereitschaft des neurogenen Herzens, beispielsweise bei Crustaceen. Es ist, wie wenn am Säugerherzen ein Rest dieser Doppelempfindlichkeit (bei Invertebraten mit deutlicher Trennung der Angriffspunkte der beiden Hormone) zurückgeblieben wäre. Vielleicht ist der Sachverhalt eher dahin zu interpretieren, daß bei Säugern das vorausgehende Acetylcholin die Bereitschaft unter sympathischem Einfluß stehender Reaktionsträger (Nervenendapparat oder Muskel ?) zur Freisetzung von Noradrenalin (und Adrenalin) erhöht.

Durch Reserpinvorbehandlung wurde die Noradrenalinaufnahme durch das Herz vollkommen blockiert, was MUSCHOLL (1960) auf die durch das Reserpin herabgesetzte Speicherungsfähigkeit des Gewebes für Catecholamine zurückführte. WAUD u. KRAYER (1960) zeigten, daß am reserpinvorbehandelten Hund das isolierte Herz (Herz-Lungenpräparat) bei einer Reserpindosis, die genügend groß war, um den größten Teil der Catecholamine auszuschwemmen, nicht mehr in der Lage war, Noradrenalin oder Adrenalin aufzunehmen. Über adrenergische Receptoren s. FURCHGOTT (1959, 1964, 1967).

(9) Tyramin und Herzwirkung

Für die positiv chrono- und inotrope Wirkung des Tyramins am Säugerherzen und auf den Blutdruck ist die Anwesenheit von Noradrenalin erforderlich (MUSCHOLL), 1960, 1965). Umgekehrt begünstigen Tyramin, Ephedrin und andere Phenylalkylamine, nicht dagegen Dopamin, nach SCHÜMANN (1960, 1962), VON EULER u. LISHAJKO (1960a), die Freisetzung von gebundenem Noradrenalin aus den Granula, woraus sich eine verstärkte Noradrenalinwirkung ergibt. Nach Reserpinvorbehandlung war Tyramin unwirksam, was für alle sog. Neurosympathomimetica gilt. Neurosympathomimetica sind keine Brenzcatecholamine, sondern sie leiten sich vom β-Phenyläthylamin (Ephedrin) oder vom β-(p-Oxyphenyl)äthylamin ab (keine OH-Gruppe in der Seitenkette). Wie KUSCHINSKY et al. (1960) zeigten, rief Tyramin an Vorhöfen reserpinvorbehandelter Ratten trotz Anwesenheit von Dopamin und Isopropylnoradrenalin weder eine positiv inotrope noch positiv chronotrope Wirkung hervor. Noradrenalin (ohne Reserpin) verstärkte die durch Tyramin 10^{-6} g/ml gesteigerte Kontraktionskraft am Herzstreifenpräparat von Ratten. Umgekehrt erfuhr die durch Noradrenalin vergrößerte Kontraktionsamplitude durch Tyramin eine weitere Steigerung. Durch a-Methylopa trat bei einer Reihe von Säugetieren eine langanhaltende Entleerung von Noradrenalin in Herz und Hirn ein. MUSCHOLL u. MAITRE (1963) zeigten am Kaninchen, daß die Entleerung des Herzens von Noradrenalin von einer bedeutenden Fixation von a-Methylnoradrenalin begleitet wurde. Unter sympathischem Reiz setzten diese Herzen neben Noradrenalin auch a-Methylnoradrenalin frei. Der Noradrenalingehalt der isolierten Kaninchenvorhöfe blieb nach Perfusion mit Tyramin 100 μg/ml während 30 min unverändert. In dieser Zeit sank die positiv inotrope Wirkung des Tyramins auf 75% des

Ausgangswertes. Diese Versuche von ANGELAKIS u. TORCHIANA (1963) sprechen dafür, daß wenn unter Tyraminwirkung der Noradrenalingehalt unverändert bleibt, in dieser Zeit Noradrenalin synthetisiert wird. Vgl. auch CHANG, FEARN (1969), BURN (1960a), CROUT et al. (1961, 1962).

(10) Hilfsherzen bei Säugern

Bei fast allen Wirbeltiergruppen sind neben dem Herzen als Hauptmotor für die Blutbewegung in verschiedenen Gefäßgebieten Hilfsherzen zur Ausbildung gelangt. Es handelt sich dabei um rhythmische Spontankontraktionen (aktiven Gefäßpuls) von Venen und Arterien (Mislin).

Sichergestellt sind Hilfsherzen als Portalherz bei Cyclostomen (CARLSON, 1904), als „peripheres Herz" der Flughautvenen bei Chiroptera (MISLIN, 1959), als „Leberherz" der Vena portae bei Vögeln und Rodentia (ATTARDI, 1955a; BOOZ, 1959; MISLIN, 1963), als „Gefäßperistaltik" (Arterien und Venen) bei Vögeln und Säugern (ATTARDI, 1955b).

Die Vena portae funktioniert, wie ATTARDI, BOOZ u. MISLIN bei Rodentia gezeigt haben, als Hilfsherz, wodurch die Propulsion des Blutes durch das Capillarbett der Leber so reguliert wird, daß eine gleichmäßige Durchblutung der verschiedenen Leberlappen garantiert ist (MISLIN). Nach den Untersuchungen von

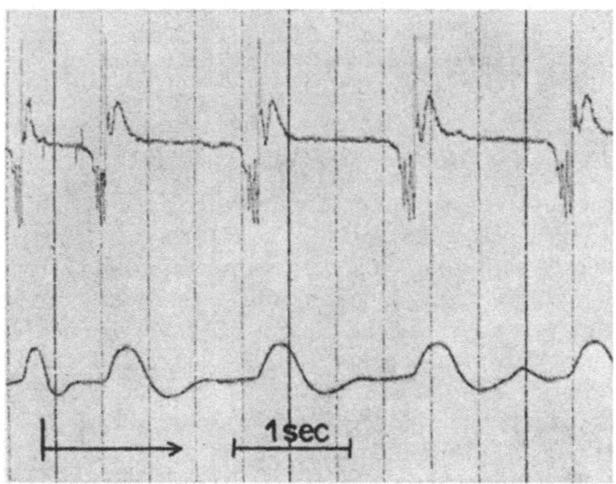

Abb. 233. Elektrovenogramm (oben) und Elektromyogramm (unten) von der Portalvene der Maus (*Mus musculus* f. alba). Am diphasischen Aktionsstrombild des Elektrovenogramms läßt sich ein Komplex schnell ablaufender Initialwellen (2—4) und eine in die Länge gezogene Nachwelle unterscheiden. (Aus: H. MISLIN 1963)

BOOZ (1959) an der isolierten Rattenpfortader und von MISLIN (1963) an der Pfortader der weißen Maus findet sich in der Adventitia ein komplexes Netz längslaufender und zirkulär angeordneter Muskelelemente mit spiraliger Richtung, analog dem „syncytialen" Aufbau der Herzmuskulatur. Das Elektrovenogramm zeigt einen Komplex schnell ablaufender Initialwellen und eine in die Länge gezogene Nachwelle (Abb. 233).

Es besteht hohe Empfindlichkeit auf Noradrenalin und Adrenalin: Noradrenalin 10^{-9} und Adrenalin 10^{-8} haben eine positiv chronotrope Wirkung auf die autorhythmische Tätigkeit der Portalvene. Da der Portalvene eine Vagusinnervation *fehlt*, eine sympathische vorhanden ist, kann nur eine (nor)-adrenerge Innervation in Frage kommen, so daß nach den Versuchen von MISLIN Noradrenalin als Überträgerstoff funktionieren dürfte. Da das Portalherz der Maus auch auf Ergotamin 10^{-5} und auf Curare 10^{-7} positiv chrono- und inotrop wirkt, ist eine Einordnung in das Schema cholinerg/adrenerg nicht durchführbar.

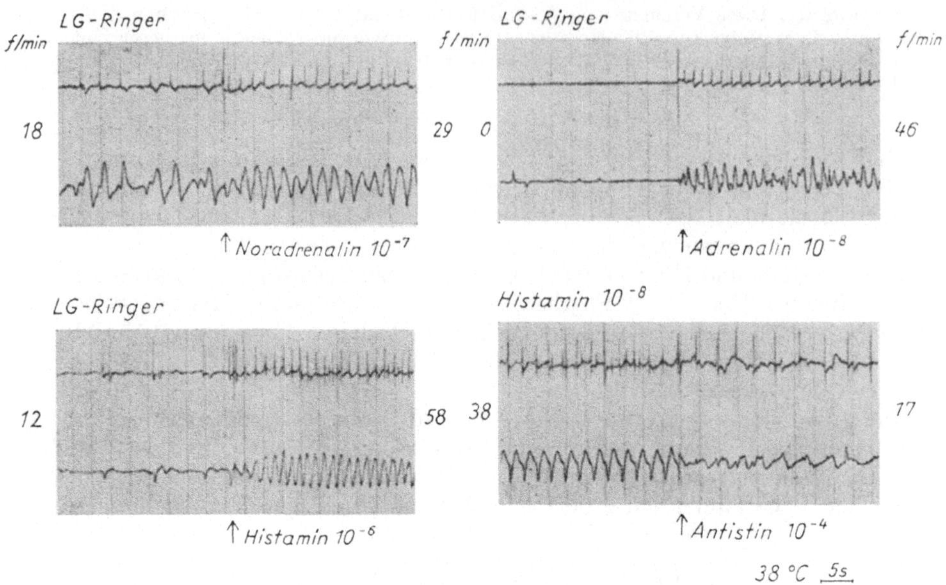

Abb. 234. Beeinflussung des Elektrolymphangiogramms (oben) und des Angiomyogramms der Mesenterialgefäße (unten) von *Cavia porcellus* (Meerschweinchen) durch Noradrenalin, Adrenalin, Histamin und Antistin. (Aus: H. MISLIN, 1963)

(11) Contractile Lymphgefäße

Mit der Contractilität bestimmter Elemente der Lymphgefäße bei *Rodentia* haben sich MISLIN (1961 a, b, 1963), MISLIN u. RATHENOW (1961, 1962) eingehend befaßt. MISLIN zeigte, daß das einzelne Klappensegment (Lymphangion) am (isolierten) Lymphgefäßpräparat ein autonom-pulsierendes Leistungselement darstellt, wobei die aktiven rhythmischen Kontraktionen benachbarter Lymphangione meist koordiniert in metachroner Reihenfolge verlaufen. Daraus resultiert der eigentliche Förderungsmechanismus für die Lymphe. Neben einer myogenen (mechanischen) Koordination, welche im wesentlichen auf dem Dehnungsreiz des sich füllenden Lymphgefäßabschnittes beruht, ist auch eine nervöse vorhanden, wobei es nach Sympathicusreiz zur Kontraktionsanregung kommt. Die erregende, positiv inotrope Wirkung von Noradrenalin und Adrenalin und ihre Hemmung durch Ergotamin sprechen für eine positiv adrenerge Innervation mesenterialer Lymphgefäße (vgl. MISLIN, 1963; HORSTMANN, 1959).

In tiersystematischer Hinsicht ist die Feststellung von FLOREY (1961), der die mesenterialen Lymphgefäße von Säugern physiologisch-vergleichend untersuchte, von Interesse, daß er aktive Kontraktionen der Lymphgefäße nur bei den Rodentia Ratte und Meerschweinchen fand, nicht dagegen bei den Rodentia Maus und Eichhörnchen, ebensowenig bei Igel (Insectivora), Kaninchen (Lagomorpha), Hund und Katze (Carnivora), Schwein (Artiodactyla) und Mensch (Primates), obwohl die Lymphgefäße aller Arten contractil sind. Bei der Katze fand er nur nach Sympathicusreiz oder Adrenalin aktive Kontraktion. HAEFELI u. GROSS (1952) erhielten an mesenterialen Lymphgefäßen der Ratte nach lokaler Applikation von Adrenalin 10^{-6} mehrfache Beschleunigung der Rhythmik; Acetylcholin 10^{-6} führte zu Gefäßerweiterung und Hemmung des Rhythmus.

Am isolierten Lymphangion des Meerschweinchens stellten MISLIN u. RATHENOW (1961, 1962) nach Noradrenalin 10^{-7} (Abb. 234) und Adrenalin 10^{-8} vorwiegend erhöhten Gefäßtonus und Vergrößerung der Amplitude fest, während

Histamin 10^{-6} positiv chronotrop wirkte. Ergotamin 10^{-5} zeigte nach Adrenalin negativ chronotrope und negativ inotrope Wirkung.

Eine adrenerg positive Innervation mesenterialer Lymphgefäße scheint (auch durch den positiven Sympathicusreiz) sichergestellt. Das Vorhandensein cholinerger Strukturen ist nach diesen Befunden eher unwahrscheinlich. Das starke Ansprechen auf Histamin 10^{-6} und die Unterdrückung des Effektes durch Antistin 10^{-4} weisen auf die hohe Histaminempfindlichkeit des Meerschweinchens hin.

(12) Vorkommen von Catecholaminen im quergestreiften Muskel

Von Euler (1956) fand im Skelettmuskel der Kuh nur sehr wenig, nämlich 0,04 μg/g Noradrenalin, beim Schaf 0,03—0,07 μg/g, bei der Katze 0,03 μg/g, Leduc (1961) bei der Ratte 0,05 μg/g. Wir haben es bei Vertretern verschiedener Ordnungen, der *Artiodactyla* (Kuh, Schaf), der *Carnivora* (Katze) und der *Rodentia* (Ratte) größenordnungsmäßig mit gleichen Werten Noradrenalin zu tun, was auf eine spezifische Funktion im Muskelvorgang hinweist. Ob es sich um aus Muskelgefäßen freigesetztes Noradrenalin handelt, erscheint eher fraglich. Allen, Barcroft u. Edholm (1946) und Duncanson et al. (1949) haben darauf hingewiesen, daß Muskelgefäße auf i.v. zugeführtes Noradrenalin in der Regel mit Gefäßdilatation reagieren. Bekannt, aber in ihrer Entstehung nicht geklärt, ist die den Muskeltonus erhöhende Wirkung von Catecholaminen nach arteriennaher Injektion in den Muskel. Dabei ist die tonussteigernde Wirkung des Adrenalins nicht unerheblich größer als diejenige des Noradrenalins. Wie Bowman u. Zaimis (1958) an der Katze zeigten, verstärkten Adrenalin, Noradrenalin, Isopropylnoradrenalin und Splanchnicusreizung die direkt oder indirekt ausgelösten Kontraktionen am M. tibialis anterior, während sie diejenigen des M. soleus abschwächten. Vgl. auch Goffart (1952, 1954), Goffart u. Ritchie (1952), Brown et al. (1947), *Ciba Foundation Symposium* (1961).

(13) Wirkung von Adrenalin und Noradrenalin auf den glatten Muskel von Säugetieren

Manche glatten Muskeln sind auffallend reich an Noradrenalin. So enthält der Ciliarkörper der Kuh 0,40 μg/g Noradrenalin (Dunér et al., 1954), der Skelettmuskel der Kuh nur 0,04 μg/g (von Euler, 1956). Beide Catecholamine wirken am glatten Säugermuskel qualitativ gleich, wobei je nach Art des glatten Muskels große quantitative Unterschiede bestehen. Beispielsweise beträgt das Wirkungsverhältnis Adrenalin/Noradrenalin am rectalen Hühnercoecum, das unter der Wirkung beider Catecholamine erschlafft, je nach Jahreszeit 5—100, d.h. eine bestimmte Menge Noradrenalin hat eine Wirksamkeit, die 5—100 mal geringer ist, als die der gleichen Menge Adrenalin; diese jahreszeitlichen Unterschiede sind auf hormonale Einflüsse zurückzuführen (vgl. von Euler, 1956). Die Wirkungsart von Adrenalin und Noradrenalin ist oft konzentrationsabhängig: hohe Dosen führten an terminalen Ileumstücken des foetalen und des erwachsenen Meerschweinchens zur Kontraktion, kleine Dosen zur Erschlaffung. Diese Wirkungen am glatten Muskel erfolgen wahrscheinlich nervenunabhängig. Beide Catecholamine sind am natürlicherweise nervenfreien Muskel, z.B. an den Placentargefäßen, wirksam.

Der Schwellenwert des Noradrenalins für kontrahierende und für erschlaffende Wirkung am glatten Muskel liegt in der Regel zwischen 10^{-7} und 10^{-9}; Gefäße zeigen oft eine viel größere Empfindlichkeit. Am rectalen Hühnercoecum liegt er für Adrenalin bei etwa 10^{-10}. Am Rattenuterus wirkt Adrenalin erschlaffend, Noradrenalin kontrahierend. Die denervierte Nickhautmembran der Katze wird sowohl durch Adrenalin wie durch Noradrenalin kontrahiert.

Aufschluß über die Funktion des Adrenalins und Noradrenalins am glatten Muskel haben vor allem die Untersuchungen von Bülbring (1954, 1957, 1961), Bülbring, Burnstock u. Holman (1958) an der *Taenia coli* des Meerschweinchens gebracht. Doch sind die Verhältnisse nicht völlig geklärt. So weiß man nicht, weshalb Adrenalin oder ein sympathischer Nervenreiz manche glatte Muskeln erregt und andere hemmt. Bekannt ist, daß die Wirkung des Adrenalins oft biphasisch ist und daß sie sich umkehren läßt. Dies bedeutet, nach Bülbring, daß im gleichen Effektororgan die Reaktion auf denselben Überträgerstoff sich aus einer Erregung in eine Hemmung verwandeln kann und umgekehrt, so daß dem Adrenalin eine Doppelwirkung zugeschrieben werden muß, deren Art vom Zustand der glatten Muskelzelle abhängig ist. Möglicherweise hängt diese Doppelwirkung des Adrenalins, nach Axelsson, Bueding u. Bülbring (1961) und Axelsson u. Bülbring (1961) damit zusammen, daß die eine Wirkung direkt auf die Muskelzellmembran geht und dadurch zu ihrer Depolarisation führt, die andere auf den Stoffwechsel, die wahrscheinlich in einer Aktivierung der Phosphorylase besteht, durch welche der Glykogenabbau in der Muskelzelle beschleunigt wird. Die dadurch bereitgestellte Energie kann in zwei Bahnen geleitet werden: entweder kann sie für die Kontraktion beansprucht werden, oder sie kann den energieabhängigen Vorgängen an der Zellmembran, in erster Linie dem aktiven Ionentransport, zugeführt werden, wodurch es zur Stabilisierung der Membran, zur Herabsetzung der Erregbarkeit und zur Hyperpolarisation kommt (vgl. dazu Florey, 1965).

Nach Burnstock (1958) macht Adrenalin (10^{-7} g/ml) die *Taenia coli* des Meerschweinchens unerregbar und erhöht das Membranpotential um 4—12 mV.

Nach Bueding u. Bülbring (1964) ist die Aufhebung des Muskeltonus durch Adrenalin die direkte Folge der Aufhebung der raschen Aktionspotentiale (spike discharges). Der unter Adrenalin eintretende Block ist nicht Folge der Hyperpolarisation, sondern geht ihr gewöhnlich voraus. Die Wirkung von 10^{-8} g/ml Adrenalin war der von 10^{-7} g/ml bei gleichzeitig erhöhter Kaliumkonzentration ähnlich.

(14) Wirkung des sympathischen Nervenreizes und der Catecholamine am Darm

Die Verhältnisse sind keineswegs so eindeutig wie bei Reizung der parasympathischen Innervation oder nach Acetylcholin. Selbst bei Warmblütern ist der Antagonismus zwischen Vagus und Sympathicus hinsichtlich Magendarmfunktionen (und auch in anderer Hinsicht) nicht immer voll ausgesprochen. So fanden Bernheim u. Blocksom (1923), daß am Meerschweinchenileum Adrenalin nach vorausgehender Pilocarpin- oder Physostigminkontraktion diese noch verstärkte, wobei sie gelegentlich von Erschlaffung gefolgt war. Daß bei Säugetieren Stoffe, die normalerweise am Magendarmkanal positiv oder negativ cholinergische oder adrenergische Wirkungen entfalten, auch gegensätzlich wirken können, ist eine physiologisch und pathophysiologisch bekannte Erscheinung, wobei häufig kleine Dosen von Acetylcholin, Atropin, Adrenalin usw. invers zu den größeren wirken.

In vitro Versuche von Garry u. Gillespie (1955) am innervierten distalen Colonabschnitt des Kaninchens ergaben bei elektrischer Reizung des sympathischen Nerven langsam eintretende Hemmung der Peristaltik, die über längere Zeit, auch nach beendigtem Reiz, anhielt. Die Hemmungswirkung war besonders intensiv bei hoher Reizfrequenz von 50—100 Impulsen/sec (vgl. auch Garry, 1957). Dies entspricht dem Normverhalten des Magendarmkanals.

Weniger eindeutig liegen nach den Versuchen von Munro (1952, 1953) die Verhältnisse im Dünndarm. Sowohl Adrenalin als auch Acetylcholin bewirkten beim

Meerschweinchen Kontraktion des Ileums in der Nähe des ileocolischen Sphincters. Durch Atropin wurde die Kontraktionswirkung des Acetylcholins aufgehoben, nicht diejenige des Adrenalins; umgekehrt durch Ergotoxin der Spasmus des Adrenalins, nicht derjenige des Acetylcholins (vgl. auch NEWMAN u. THIENES, 1933).

Bei der Ratte ist nach KLINGMAN et al. (1964) der Noradrenalin- und Serotoningehalt des Verdauungskanals im Duodenum und im proximalen Jejunum am höchsten und sinkt im distalen Teil sukzessive ab. Im Antrum pylori ist der Noradrenalingehalt niedriger als in Duodenum, der Serotoningehalt etwa gleich wie in diesem. Monaminoxydase und Dopadecarboxylase fanden sich in den Dünndarmabschnitten in unterschiedlicher Menge, aber nicht parallel zum Amingehalt.

Die meisten Versuche am isolierten Magen- oder Darmstück sind insofern unbefriedigend, als sie über die Reaktionen am intakten Tier nicht viel aussagen können. Von Interesse sind die Untersuchungen von VAN ESFELD (1928) an Ganglienplexus-haltigen und plexusfreien Abschnitten der Ringmuskulatur des Katzendarmes. Die Ringmuskulatur des Darmes der Katze enthält eine geringe Zahl verstreuter Ganglienzellen vom Typus des Auerbachschen Plexus. Es gelang, ganglienzellfreie Stücke zu präparieren, welche gleiche spontane rhythmische Bewegungen zeigten wie die innervierten. Es besteht außerdem ein ausgedehntes, den Muskel durchziehendes nervöses Syncythicum, dessen Funktion nicht sichersteht. Man darf deshalb bei den ganglienfreien Stücken nicht ohne weiteres auf Myogenität der Darmbewegungen schließen. Adrenalin wirkte an plexushaltigen Präparaten immer hemmend, wobei die elektrische und mechanische Erregbarkeit des Muskels erhalten blieb. Auf plexusfreie Stücke hatte Adrenalin keine Wirkung. Nicotin führte an plexushaltigen Präparaten zur Erregung, an plexusfreien nicht. Auf Histamin waren plexushaltige Präparate im Sinne der Erregung stark empfindlich, plexusfreie reagierten nur sporadisch und erst in 100—500 mal höherer Konzentration. Die größere Empfindlichkeit plexushaltiger Präparate ist zweifellos durch den Auerbachschen Plexus bedingt. Im Gegensatz zu plexushaltigen Präparaten wurde der Rhythmus plexusfreier Präparate durch Zusatz der genannten Wirkstoffe niemals beschleunigt — ein Hinweis darauf, daß die Regulierung der rhythmischen Bewegungen der Muskulatur eine Funktion des Auerbachschen Plexus ist.

Es ist bis heute nicht abgeklärt, ob der den Darm versorgende Vagus nur parasympathische, der Splanchnicus ausschließlich sympathische Fasern enthält. Trotz der sehr weitgehenden pharmakologischen Differenzierung im Bereich des autonomen Nervensystems der Säuger bleiben noch viele Fragen offen. Das bezieht sich auch auf die nur an wenigen Säugetieren festgestellten artlichen Unterschiede im Verhalten des autonomen Systems den Catecholaminen gegenüber.

(15) Wirkung von Catecholaminen am Uterus

HERMANSEN (1961) untersuchte die Wirkung von Catecholaminen am isolierten Meerschweinchenuterus. Am Uterus unreifer Tiere hatte Adrenalin zuerst erschlaffende und später kontrahierende, also wie am Darmmuskel, eine biphasische Wirkung. Noradrenalin dagegen bewirkte regelmäßig Kontraktion, Isopropylnoradrenalin Erschlaffung. Wurde der isolierte Uterus mit Oestrogenen vorbehandelt, führten sowohl Adrenalin wie Noradrenalin zur Kontraktion, Isopropylnoradrenalin zur Erschlaffung. Die Oestrogene verstärkten die constrictorische Adrenalinwirkung und kehrten die erschlaffende in Kontraktion um. Dieser Wechsel in der Art der Adrenalinwirkung zeigte keine Beziehung zum Na^+- und K^+-Gehalt des Uterus, der auch bei wiederholter Applikation von Catecholaminen konstant blieb. Die Richtung der muskulären Adrenalinwirkung konnte mit dem Wechsel des glykogenolytischen Effektes des Adrenalins nicht parallelisiert werden. Isopropylnoradrenalin hatte eine so stark fördernde Wirkung auf die Phosphorylaseaktivität, daß sie durch Adrenalin nicht mehr gesteigert werden konnte. Der muskulär erregende Effekt des Adrenalins wurde unter diesen Bedingungen zum vorherrschenden. Wie weit artspezifische Unterschiede in der Reaktion des Uterus auf Catecholamine bestehen, scheint nicht systematisch untersucht worden zu sein.

(16) Cilienbewegung

Adrenalin 5.10⁻⁵ g/ml hatte an den trachealen Cilien des Kaninchens, im Gegensatz zum Acetylcholin (s. S. 586) nur geringe anregende Wirkung auf die Cilienbewegung; Noradrenalin war wirkungslos (BURN, 1956). Eine adrenerge Steuerung der Cilienbewegung ist danach wenig wahrscheinlich.

(17) Vorkommen von Noradrenalin in verschiedenen Organen

Durch VON EULER (1956) wurde Noradrenalin in verschiedener Menge in fast allen Organen festgestellt, wobei die gefundene Menge mit ihrer adrenergischen Innervation in Beziehung steht.

Am reichsten an Noradrenalin ist die Milz, gefolgt vom Herzen und von der Leber. Der Noradrenalingehalt der Milz wurde durch VON EULER beim Pferd auf 3,0 μg/g, bei der Kuh auf 1,5—3,50 μg/g, durch BACQ u. FISCHER (1947) auf 4,70 μg/g, beim Schaf auf 1,6—3,30, beim Hund auf 0,4—1,0, bei der Katze auf 0,8—1,40, beim Kaninchen auf 0,3—0,5, beim Meerschweinchen auf 1,5, bei der Ratte auf 0,40 μg/g (VON EULER u. HÖKFELDT, 1953) bestimmt. Aus diesen Bestimmungen geht hervor, daß die Werte bei Ungulaten am höchsten liegen, bei Carnivoren bedeutend tiefer, während bei Rodentia die Werte artlich weit auseinandergehen. S. auch BOYD (1961/62), BRANDON u. BOYD (1961), BRANDON u. RAND (1961), BROWN et al. (1957).

Der Nervenstamm des N. Splenicus des Ochsen enthält etwa 15 μg/g Noradrenalin. Noradrenalin ist nicht nur in den Axonen enthalten, sondern auch im Soma der Ganglienzellen.

VON EULER u. LISHAJKO (1957, 1960b) konnten feststellen, daß durch Reserpin 0,125—0,625 M das in besonderen (Vorrats-)Granula befindliche Noradrenalin, die aus Milznerven durch differentielle Zentrifugation isoliert worden waren, zu etwa 50% aus denselben herausgeholt wurde. Diese Feststellung bestätigt die Auffassung, daß Reserpin den Noradrenalinverlust durch direkte Entleerung der Überträgervorräte vollzieht. Über die Funktion des in der Milz festgestellten Noradrenalins ist man sich nicht im klaren. S. auch FERRY (1963), LEADERS u. DAVRIT (1965).

(18) Dopamin

Innere Organe, wie Herz, Lunge, Leber, Niere sind, soweit bekannt, bei Nicht-Wiederkäuern arm an Dopamin. Rinder- und Schaflunge enthalten 11 bzw. 4 μg/g Dopamin Frischgewicht (BERTLER u. ROSENGREN, 1959a). BERTLER, FALCK et al. (1959) stellten bei verschiedenen Wiederkäuern (Kuh, Schaf, Ziege) fest, daß der Dopamingehalt der Gewebe (hauptsächlich in Lunge, Leber und Dünndarm) mit der Zahl *spezieller* chromaffiner Zellen variiert, wobei zwischen der Verteilung des Dopamins und diesen Zellen in den Organen eine enge Beziehung besteht. Einzig Dopamin — nicht aber andere Catecholamine oder 5-Hydroxytryptamin — war in genügender Konzentration vorhanden, um eine entsprechende chromaffine Reaktion auszulösen. Das spricht dafür, daß Dopamin in diesen speziellen chromaffinen Zellen vorrätig gehalten wird. Bei anderen Gruppen von Säugetieren fanden sich diese chromaffinen Zellen nicht. Leberkapsel und viscerale Pleura haben bei der Kuh den höchsten Dopamingehalt. S. auch AARON u. SAYRE (1964).

(19) Vorkommen und Wirkung von Catecholaminen im Zentralnervensystem

Im Gehirn und Rückenmark ist der Noradrenalingehalt im ganzen klein, in einzelnen Gehirnabschnitten aber nicht unbedeutend. So fand VOGT (1954b) im Hypothalamus des Hundes und in andern Partien des Hirnstamms 1 μg/g Noradrenalin, dazu 15 % (in % des Noradrenalins) Adrenalin. VON EULER konnte für den Affen ähnliche Zahlen bestätigen. Das Corpus striatum enthält bei Mensch und Säugetieren fast ausschließlich Dopamin, kein Noradrenalin. Die Noradrenalin- und Adrenalinbildung im Zentralnervensystem geht unabhängig von der Biosynthese der Catecholamine in der Nebenniere vor sich. Über die Verteilung im Gehirn des Hundes s. VOGT (1957). BERTLER u. ROSENGREN (1959a, b, c) untersuchten die Gehirne von *Ratten, Meerschweinchen, Kaninchen, Katzen, Hunden, Schweinen, Schafen* und *Kühen* auf ihren Gehalt an Noradrenalin und Dopamin mit der geringfügig modifizierten Methode von BERTLER, CARLSSON u. ROSENGREN (1959). Beide Amine fanden sich in etwa gleichen Mengen in den Gehirnen vor und zwar zu 0,16—0,60 μ/g, Noradrenalin, hauptsächlich im Gehirnstamm, Dopamin besonders im Corpus striatum, in anderen Abschnitten nur in geringer Konzentration. Die Dopa-Decarboxylaseaktivität war besonders hoch in den Hirnregionen, die reich an Noradrenalin und Dopamin waren (vgl. BERTLER u. ROSENGREN, 1959d; HOLTZ u. WESTERMANN, 1956, 1957; BRADLEY u. MOLLICA 1958).

LANGEMANN u. ACKERMANN (1961) und ACKERMANN u. LANGEMANN (1960) stellten am menschlichen Gehirn die *Decarboxylaseaktivität* in verschiedenen Hirnabschnitten fest und fanden für Dopa die höchste Aktivität im Nucleus caudatus (manometrisch gemessen) mit 1,7—1,9 μmol CO_2 pro mMol Gewebestickstoff/Std, sehr viel weniger in Rinde mit 0,8, Thalamus 0,3—0,6, Hypothalamus 0,1—0,5, Striatum 0,3, Cerebellum 0,1—0,5, Medulla oblongata 0,5. Die Werte sind bedeutend geringer als die von Ratten- und Meerschweinchengehirn erhaltenen, was auf artspezifische Unterschiede hinweist, und auch für andere Organe, z.B. die Niere bei Meerschweinchen (sehr hohe Werte), Ratte und Katze bekannt ist (vgl. auch WERLE u. AURES, 1959). Über die Verteilung der Glutaminsäuredekarboxylaseaktivität im menschlichen Gehirn vgl. MÜLLER (1962). Die höchsten Werte fanden sich in der grauen Substanz und zwar in *Pallidum, N. niger, N. dentatus, Gyrus prae-* und *postcentralis* und im *Caput nuclei caudati*. Diese Stellen mit hoher Aktivität stehen mit dem System der extrapyramidalen Motorik in Beziehung (vgl. auch Dopa-decarboxylase im Katzenhirn: KUNTZMAN et al., 1960).

Nach BERTLER u. ROSENGREN (1959a, b, c) ist der Dopamingehalt im Gehirn verschiedener Säugerarten relativ hoch: Rattenhirn 0,6 μ/g, Kaninchen 0,3 μ/g, Hund 0,19 μ/g. Das *Corpus striatum* enthielt mit 6,5 μ/g mehr als 80% des Gesamtdopamins des Hundegehirns.

Dopamin zeigt nach BERTLER (1961b) eine auffallende Verteilung im Bereich der extrapyramidalen Systeme (basale Ganglien, *Substantia nigra*); ihr entspricht etwa die von MÜLLER festgestellte Verteilung der Glutaminsäuredecarboxylaseaktivität. Nach BERTLER u. ROSENGREN ist Dopamin nicht nur Zwischenprodukt der Adrenalin- und Noradrenalinsynthese, sondern scheint im Bereich extrapyramidal-motorischer Funktionen von Basalganglien als Überträgerstoff in Frage zu kommen. Einen Hinweis dafür bietet die Wirkung des Reserpins, welches zur Verarmung des Gehirns an Dopamin führte, was parkinsonähnliche Symptome auslöste.

Die Werte für Catecholamine im menschlichen Gehirn und ihre Verteilung wurden durch BERTLER (1961a) bestimmt. M. VOGT (1954b) hatte gezeigt, daß die Hirnregionen, welche die di- und mesencephale und die bulbäre Repräsentation der sympathischen Aktivität vertreten, reich an Noradrenalin und Adrenalin sind, während Dopamin eine völlig andere Verteilung aufwies (BERTLER u. ROSENGREN, 1959a). Im menschlichen Gehirn wurden nach BERTLER (1961a) im vorderen und mittleren Teil des Hypothalamus relativ hohe Noradrenalinwerte festgestellt, geringere im Mesencephalon und im Boden des vierten Ventrikels. Doch ist damit nicht gesagt, daß Noradrenalin nur in den sympathischen Funktionsgebieten eine Rolle spielt, sondern möglicherweise auch außerhalb davon als synaptischer

Überträgerstoff funktioniert. CARLSSON et al. (1961, 1962) konnten fluorescenz-optisch zeigen, daß im vorderen Hypothalamus, im besonderen in der präoptischen Gegend im Bereich der *Nuclei supraoptici* und *paraventriculares* feine Nerven-fasern (nicht aber Glia- und Nervenzellen) eine intensive gelbgrüne Fluorescenz aufweisen, welche auf die Anwesenheit von Noradrenalin zurückgeführt wird. Es dürfte sich um feine synaptische Endigungen handeln. Noradrenalin ist damit als Überträgerstoff auch morphologisch nachgewiesen. Noradrenalin zeigte nach CARLSSON, FALCK u. HILLARP (1962) im Hypothalamus eine Anreicherung in feinen, varikösen Fasern, die in der Regio praeoptica und in den *Nuclei supra-optici* und *paraventriculares* sowie den *Nuclei periventriculares* im vorderen Hypo-thalamus besonders intensiv war. Es spricht vieles dafür, daß es sich um Axon-endigungen adrenergischer Neurone mit synaptischen Kontakten handelt. In der Zone der Eminentia mediana fand sich in hoher Konzentration ein Catecholamin angereichert, wahrscheinlich *Dopamin*. Die nahe Beziehung zum portalen System der Hypophyse macht eine durch Dopamin als Überträgerstoff gesteuerte Regu-lation der Hypophysenfunktionen wahrscheinlich. Umschriebene Stellen mit Ein-schluß der den vorderen Hypothalamus und die präoptische Region umgebenden Amygdala zeigen eine Fluorescenz, die auf Noradrenalin und Dopamin hinweist. Im Nucleus caudatus sprechen der Charakter der Fluorescenz und pharma-kologische Daten eindeutig für Dopamin.

Für den Durchtritt des Adrenalins (und Noradrenalins) auf dem Gefäßweg besteht nach WEIL-MALHERBE, WHITBY u. AXELROD (1961a, b) eine Blut-/Hirnschranke, wobei Hypotha-lamus und Hypophyse imstande sind, geringe Mengen von Adrenalin und Noradrenalin auf-zunehmen. Es ist deshalb möglich, daß Adrenalin und Noradrenalinwirkungen bei *peripherer* Applikation sowohl via Hypothalamus als rein peripher ausgelöst werden. Adrenalin und Noradrenalin des Gehirns können an Ort und Stelle aus permeablen Vorstufen gebildet werden.

Bei den in sympathischen Hirnzentren in relativ hohen Konzentrationen vor-kommenden Noradrenalin und Dopamin dürfte es sich um interneuronale Über-trägerstoffe handeln. Zur Zeit scheint ein strikter Beweis dafür zu fehlen, daß das im Hypothalamus befindliche Noradrenalin ganz oder vorwiegend in den Neu-ronen lokalisiert ist, oder ob die Glia, wo Noradrenalin auch nachgewiesen wurde, einen wesentlichen Anteil davon in Anspruch nimmt. Vgl. auch RUF u. DREIFUSS (1970).

(20) Intracelluläre Verteilung von Catecholaminen im Gehirn von Säugetieren

Die intracelluläre Verteilung von Adrenalin, Noradrenalin und 3-Hydroxy-tyramin (Dopamin) im Homogenat aus dem Hirnstamm des *Kaninchens* ergab nach VON EULER (1954) und WEIL-MALHERBE u. BONE (1957), daß die Catechol-amine sich etwa je zu 50% zwischen Partikelfraktion (große Granularfraktion) und überstehender Flüssigkeit verteilen. Um den enzymatischen Abbau der Cate-cholamine stillzulegen, wurde den Tieren 1 Std vor der Tötung 100 mg/kg Iproniacid intraperitoneal injiziert. Die Catecholamine finden sich sehr wahr-scheinlich in besonderen Granularstrukturen, wie das für die Catecholamine der Nebenniere bereits sichergestellt ist (vgl. S. 736).

SNYDER et al. (1965) stellten am *Rattenhirn* nach differentieller Homogeni-sierung fest, daß nach intracerebraler Zufuhr von Catecholaminen (Noradrenalin, Adrenalin und Dopamin) sich ein hoher Gehalt derselben in den Synaptosomen (isolierten Nervenendigungen) fand. Octopamin war darin in höherer Konzen-tration enthalten als Tyramin.

Wie WEIL-MALHERBE, POSNER, BOWLES (1961) am Gehirnhomogenat des *Kaninchens* feststellten, nimmt nach Reserpininjektion die Konzentration des Noradrenalins und Dopamins nach fraktionierter Zentrifugation in der Lösung rascher ab als in der Granularfraktion. Injektion von Dopa (L-3,4-Dihydroxyphenylalanin) hatte andererseits keine merkliche Zunahme des Noradrenalins zur Folge, wohl aber eine auffallende Zunahme von Dopamin in der flüssigen und in der Granularfraktion. Vgl. auch DAHLSTRÖM u. FUXE (1964, 1965) über Monaminneurone im Zentralnervensystem, LICHTENSTEIGER u. LANGEMANN (1965), PELLEGRINO et al. (1965), ROTHBALLER (1956).

Nach BERTLER (1961 b) wird Dopamin durch Reserpin in größerem Ausmaß und rascher aus dem Gehirn (*Kaninchen*) entleert als Noradrenalin: während der Dopamingehalt schon nach 15 min auf 50% absank, war das beim Noradrenalin erst nach 45 min der Fall. Am *Schaf* zeigte sich, daß Dopamin in den peripheren Geweben 13 Std nach Reserpin nur geringfügig absank, während in diesem Zeitpunkt im Gehirn nur noch unbedeutende Mengen nachweisbar waren. Die Annahme scheint berechtigt zu sein, daß wenn das Verschwinden der Catecholamine aus den Geweben vom Umsatz (turnover) derselben abhängig ist, die Wirkung des Reserpins auf einer Hemmung des aktiven Transports der Catecholamine an den Ort ihrer Vorratshaltung (Granula) beruhen muß. S. auch ZELLER (1962).

Durch intraperitoneale Injektion verschiedener Monaminoxydasehemmer (Iproniazid u. a.) wurde (nach WEIL-MALHERBE) der Noradrenalingehalt des Gehirns von *Ratten* gesteigert. Demgegenüber wurde durch intraperitoneale Injektion von Pyrogallol, wie CROUT et al. (1961) zeigten, einem Stoff der die Catechol-O-methyltransferase hemmt, der Noradrenalingehalt nicht erhöht, was am Herzen ebenfalls festgestellt werden konnte. Ähnlich hatte in den Versuchen von WEIL-MALHERBE, POSNER u. BOWLES (1961) Pyrogallol auf den Catecholamingehalt des *Kaninchen*gehirns keinen Einfluß. Die Versuche lassen die Annahme zu, daß die oxydative Desaminierung durch die Monaminoxydase bei der *Ratte* für den Catecholaminabbau im Gehirn eine größere Rolle spielt, als der Abbau über die O-Methyltransferase. Dagegen dürften bei der hohen Aktivität an O-Methyltransferase der Leber die im Blut zirkulierenden Catecholamine hauptsächlich auf diesem Wege abgebaut werden. Aus den Versuchen von WEIL-MALHERBE et al. geht hervor, daß bei gleichzeitiger Monaminoxydase-Hemmung und Blockierung der O-Methyltransferase durch Pyrogallol, Dopa eine Erhöhung des Noradrenalingehaltes im *Kaninchen*gehirn erzeugte, welche bedeutend größer war, als wenn nur die Monaminoxydase gehemmt wurde.

Noradrenalin übt über die *Formatio reticularis* im Gehirn eine Weckwirkung aus, die mit anderen sympathikotonen Wirkungen der Catecholamine parallel geht und auch im Elektroencephalogramm bemerkbar ist. Ganz kleine Dosen haben dämpfende Wirkung.

Mit Ausnahme der *Area postrema*, welche kein eigentliches Nervengewebe darstellt, enthalten die Hirnregionen des Hypothalamus, bestimmte Partien des Mittelhirns und der Boden des vierten Ventrikels, welche an der zentralen Repräsentation sympathischer Funktionen hauptsächlich beteiligt sind, die höchsten Catecholaminwerte, wobei Noradrenalin quantitativ im Vordergrund steht. Intravenös oder in die Carotis injiziertes Adrenalin machte bei Säugetieren ausgesprochene zentrale Erregung, spastische Zustände und Krämpfe. MINZ u. DOMINO (1953) stellten an der Katze fest, daß Noradrenalin und Adrenalin 1—10 $\mu g/kg$ elektrisch ausgelöste Krampfanfälle steigerten. Durch dieselben Catecholamine konnten am hinteren Hypothalamus Aktionsströme ausgelöst werden (PORTER, 1952). Es besteht kein Zweifel, daß Noradrenalin in sympathischen Regionen des Gehirns bei Säugetieren (bei Vögeln ist dies nur zu vermuten) die Bedeutung eines Überträgerstoffes (neben Dopamin) besitzt. McLENNAN (1962) zeigte an der Katze, daß 3-Hydroxytyramin bei direkter Applikation auf das freigelegte Rückenmark eine reflexhemmende Wirkung ausübte, was wahrscheinlich durch gesteigerte Erregbarkeit bestimmter Interneurone der retikulospinalen Leitungsbahnen bedingt ist.

Entgegen früheren Untersuchungen von anderer Seite stellten FUXE u. OWMAN (1965) an der *Area postrema* von *Ratte, Meerschweinchen, Kaninchen, Katze, Hund* und *Affe* fest, daß sie nur von wenig Nervenfasern durchzogen wird und dementsprechend der Catecholamingehalt sehr gering ist. In früheren Versuchen wurde wahrscheinlich nicht beachtet, daß die Nervenendigungen des anstoßenden Hirngewebes an Catecholaminen und 5-Hydroxytryptamin sehr reich sind, wobei diese Monamine mitbestimmt wurden.

Die *Epiphyse* ist sehr reich an sympathischen Nerven, deren afferente Fasern hauptsächlich vom Ganglion cervicale superius kommen. Dem entspricht ein reicher Noradrenalin- und Dopamingehalt (GIARMAN u. DAY, 1958) neben Serotonin und Histamin. Nach Dezentralisation sank der Noradrenalingehalt der Rattenepiphyse auf 44,5% und verschwand nach bilateraler Gangliektomie des Cervicalganglions fast vollständig, während der (extraneurale ?) Dopamingehalt sich nach Dezentralisation oder Gangliektomie kaum veränderte. Noradrenalin ist sehr wahrscheinlich in den granulierten Bläschen der sympathischen Nerven der Epiphyse enthalten. Nach Gangliektomie verschwinden die Bläschen fast vollständig (PELLEGRINO DE IRALDI u. ZIEHER, 1966).

(21) Wirkung von Reserpin auf das Zentralnervensystem von Säugetieren

Die ausgesprochene zentral sedative Wirkung des Reserpins schon in der 1 mg Dosis parenteral hatte nach EARL (1956) beim *Pferd* von ca. 500 kg eine Herabsetzung der Erregbarkeit zur Folge. Bei Pferden mit niedrigem Sympathicustonus führten 5 mg parenteral zu deutlicher Beruhigung aber gleichzeitig zu heftiger Kolik infolge Acetylcholinfreisetzung im Darmkanal. Über Sedationsversuche am Pferd berichtete ausführlich GRAUWILER (1958) unter Blutdruck- und EKG-Kontrolle. 50 mg i. v. bei einem sehr angriffigen *Stier* von gegen 1000 kg Gewicht hatten fortschreitende Depression zur Folge, welcher der Stier am 5. Tag erlag. Ein sehr aggressives *Rind* wurde mit 7—7,5 mg Reserpin parenteral behandelt, was zur Sedation ohne Nebenwirkung führte. Bei Überregbarkeit von *Hunden* waren 0,25 mg p. os oder i. v. sedativ wirksam, begleitet von Durchfall und Miose (KARMIN, 1955). *Wildkaninchen*, die in Gefangenschaft normalerweise an Thyreotoxikose eingingen, ließen sich nach Reserpin gut gefangen halten. Die langsam, oft erst nach Stunden und Tagen einsetzende sedative Wirkung des Reserpins wird allgemein auf die Ausschwemmung von Noradrenalin und 5-Hydroxytryptamin aus dem Zentralnervensystem zurückgeführt. Die Ausschwemmung aus peripheren Organen (Herz, Verdauungsorgane) kann ein starkes Überwiegen des Vagustonus mit Herabsetzung der Pulsfrequenz, Blutdruckabfall, Koliken und Durchfällen zur Folge haben. Vgl. auch HORRISBERGER u. GRANDJEAN, 1958 über psychopharmakologische Versuche mit Reserpin an der *Ratte*. Auf das Gebiet der Psychopharmakologie kann hier nicht näher eingegangen werden. MALHOTRA u. PUNDLIK (1959) haben darauf hingewiesen, daß am *Hund* nach 0,5 mg/kg Reserpin der Gehalt an freiem Acetylcholin in Frontal- und Temporallappen, Hypothalamus, Kleinhirn und Rückenmark, nicht dagegen im Hippocampus, anstieg, wobei der Hypothalamus die größte Zunahme zeigte.

(22) Ontogenese der Catecholamine im Nebennierenmark

An den Nebennieren von *Embryonen* von *Katze, Kaninchen, Meerschweinchen, Hund* und *Mensch* wurde festgestellt, daß sie fast ausschließlich Noradrenalin und nur sehr wenig Adrenalin enthalten. Weder Dihydroxyphenylalanin noch 3-Hydroxytyramin konnte in den Nebennierenextrakten auf chromatographischem Wege nachgewiesen werden. Nach M. SILVER (1960) stieg der Prozentsatz an Adrenalin im Nebennierenmark des Kalbes vom 3 Std bis 220 Tage alten Tier von 51 auf

75%, gegen 77% beim erwachsenen Tier. Während der Adrenalingehalt vom 10. Lebenstag an scharf anstieg, blieb der Noradrenalingehalt in der Beobachtungsperiode immer gleich. Durch intraarterielle Acetylcholininjektion wurde die Noradrenalinfreisetzung stärker gesteigert als durch Splanchnicusreizung. Vgl. auch WITSCHI (1951).

Herz und Kreislauf

Der Foetale Kreislauf erwies sich bei einigen Säugetieren (*Meerschweinchen, Kaninchen*) auf Adrenalin und Noradrenalin wenig empfindlich, so daß erst 20fach höhere Dosen als beim erwachsenen Tier zum Blutdruckanstieg führten (DORNHORST u. YOUNG, 1952).

(23) Plasmaoxydase

Einen interessanten Beitrag zur tiersystematischen Beurteilung biochemischer Phänomene hat BLASCHKO durch Verfolgung der Plasmaoxydasen bei einer größeren Reihe von Vertretern verschiedener Säugerordnungen geliefert. Auch wenn Plasmaoxydasen nicht in den Bereich von Oxydasen fallen, welche mit dem Abbau von Catecholaminen zu tun haben, wie die Monaminoxydasen, ist die Analyse der Verhältnisse so interessant, daß sie hier kurz zusammengefaßt werden soll. Vielleicht wird man einmal bei Monaminoxydasen ebenfalls dazu gelangen, tiersystematisch relevante Unterschiede ihrer Aktivität bei verschiedenen Vertebraten- und Invertebratenstämmen festzustellen. Bei vergleichender Betrachtung der Verhältnisse bekommt man allerdings den Eindruck, daß die Übereinstimmung in Gehalt und Funktion von Catecholaminen bei Vertretern der gleichen Gattung, Familie oder Ordnung nicht immer überzeugend ist, was für Säugetiere ganz besonders Geltung besitzt, bei denen der evolutive Trend sich im Hinblick auf artliche Unterschiede stärker auszuprägen scheint, als bei andern Vertebratenklassen. Die artlichen Differenzen von Vertretern ein und derselben Ordnung können so groß sein, daß sie den Rahmen der ordnungsspezifischen Einheitlichkeit zu sprengen drohen. Teilweise hängt das mit unserer mangelhaften Kenntnis der Verhältnisse bei der überwiegenden Zahl von Säugerordnungen zusammen. Es könnte aber auch so sein, daß bei den Säugern (oder einem Teil derselben) die „artliche Freiheit" so groß geworden ist, daß es in der Richtung der Evolution liegt, die Bindungen an taxonomische Verhältnisse zu lockern und der *Art* den Weg zu weiterer stammesgeschichtlicher Entwicklung freizugeben. In morphologischer Hinsicht ist das Prinzip fortschreitender Individuation, ausgedrückt durch die artlich ausgeprägte Gestalt, wohl in keinem andern Revier des Tierreichs so weit fortgeschritten, wie bei den Säugern.

(24) Plasmaoxydasen und Phylogenese bei einigen Vertretern der Mammalia

BLASCHKO (1962) hat die interessante Beobachtung gemacht und systematisch verfolgt, daß gewisse stammesgeschichtliche Beziehungen zwischen der Bildung von Plasmaoxydasen und der Zugehörigkeit der betr. Säuger zu bestimmten Ordnungen bestehen. Nach BLASCHKO können unter den Mammalia hinsichtlich Plasma-Aminoxydasen 3 Gruppen unterschieden werden: a) solche mit Sperminoxydase-Aktivität, b) solche mit Benzylaminoxydase-Aktivität, c) solche ohne nachweisbare Plasmaaminoxydase-Aktivität. Wie BLASCHKO u. HAWES (1959), BLASCHKO, FRIEDMAN, HAWES u. NILSSON (1959) angenommen haben, ist die Sperminoxydase bei Widerkäuern als Modifikation der Benzylaminoxydase der nicht wiederkäuenden Ungulaten aufgetreten. Wenn es sich um einen evolutiven Vorgang handelt, ist zunächst darauf hinzuweisen, daß ein mit Sperminoxydase verwandtes Enzym schon in Mikroorganismen vorkommt. Möglicherweise war ein solches ursprünglich bei allen Säugern verbreitet, hat aber nur bei einigen Gruppen überlebt (BLASCHKO) (vgl. auch BLASCHKO u. BONNEY, 1962). Plasmaoxydasen oxydieren weder Catecholamine, noch 5-Hydroxytryptamin, d. h. sie oxydieren keine N-methylierten sekundären Amine, welche ausschließlich durch intracelluläre Monaminoxydasen (oder Histaminasen) oxydativ abgebaut werden (BLASCHKO, RICHTER u. SCHLOSSMANN, 1937). Eine der auffallendsten Feststellungen ist, daß ein Teil der Plasmaoxydasen Spermin und Spermidin zu oxydieren vermögen, während die intracellulären Aminoxydasen sie nicht oder kaum angreifen.

$$NH_2—CH_2—CH_2—CH_2—NH—CH_2—CH_2—CH_2—CH_2—NH—CH_2—CH_2—CH_2—NH_2$$
$$\text{SPERMIN}$$

$$NH_2—CH_2—CH_2—CH_2—NH—CH_2—CH_2—CH_2—CH_2—NH_2$$
$$\text{SPERMIDIN}$$

Sperminoxydasen haben offenbar die Funktion, den Sperminüberschuß bei Pflanzenfressern: *Ruminantia, Tylopoda, Hippopotamus* und *Hyracoidea* zu beseitigen. Auffallend ist, daß andere Herbivoren keine Sperminoxydase besitzen.

Polyamine vom Spermintypus kommen in Mikroorganismen vor, so Spermidin in *Escherichia coli* (TABOR et al., 1961), so daß bei Ruminantia das Vorkommen von bakteriellem Spermin und anderer Polyamine im Rumen der Wiederkäuer die Entstehung von Sperminoxydase bedingt haben kann. *Hyracoidea* (Klipschliefer) und *Artiodactyla suiformes* (*Hippopotamus*) haben als Pflanzenfresser einen mit den Wiederkäuern ähnlich komplizierten Verdauungstrakt mit besonderen Einrichtungen für die Vergärung der Cellulose. Alle bisher untersuchten Vertreter dieser Tiergruppe haben solche Einrichtungen und verfügen über Sperminoxydase in ihrem Plasma. Andere Artiodactyla der Familie der Suiformes bilden die im Tierreich weit verbreitete Benzylaminoxydase. Aber alle untersuchten Artiodactyla verfügen über das eine oder das andere Ferment.

Die Superordnung der *Paenungulata* enthält Vertreter der *Hyracoidea* mit Sperminoxydase und andere mit Benzylaminoxydase.

Ferungulata (Einteilung nach SIMPSON, 1945).

Sperminoxydase scheint bei allen Wiederkäuern vorzukommen. Wiederkäuer sind im Eocän d. h. seit über 30 Millionen Jahren, nachweisbar. Der Wechsel von Benzylaminoxydase auf Sperminoxydase könnte im Eocän stattgefunden haben. Sperminoxydase kommt nicht nur in Ruminantia, sondern auch in Tylopoda vor. Möglicherweise ist das Auftreten dieses Enzyms bei beiden Unterordnungen der Artiodactyla durch die gleiche genetische Änderung bedingt. Sperminoxydase ist auch bei dem in der Magenanlage mit den Ruminantia sehr ähnlichen *Hippopotamus amphibius* vorhanden. Es erscheint nicht ausgeschlossen, daß Sperminoxydase schon vor den Ruminantia, Tylopoda und *Hippopotamus* aufgetreten ist, wodurch der gemeinsame Stamm der *Artiodactyla* (Paarhufer) aufgespalten würde. Das würde das Fehlen der Sperminoxydase beim Schwein und seinen nächsten Verwandten erklären. Wenn bei den Artiodactylen ein gemeinsamer Ursprung der Sperminoxydase angenommen werden kann, gilt das nicht für die Sperminoxydase von *Hyracoidea*, geprüft bei *Dendrohyrax dorsalis*, da die Hyracoidea mit den Artiodactyla nicht eng verwandt sind. Sie gehören in die Superordnung der *Paenungulata*, zusammen mit den *Sirenia* (Seekühen) und *Proboscoidea* (Elefanten). Eine enge Verwandtschaft zwischen Hyracoidea und Proboscoidea ist serologisch gestützt bei *Elephas elephas* und *Heterohyrax syriacus prittwitzi* (BRAUER).

Alle untersuchten Huftiere verfügen über eine Sperminoxydase oder eine Benzylaminoxydase.

Man nimmt neuerdings an, daß die Carnivoren mit den Ungulaten näher verwandt sind. SIMPSON faßt mehrere Superordnungen der Ungulaten und Carnivoren in einer „Kohorte" der *Ferungulata* zusammen. Bei den Carnivoren können 2 Gruppen unterschieden werden, eine mit Benzylaminoxydase- und eine ohne Plasmaoxydaseaktivität. Dabei spielt die nähere Verwandtschaft keine Rolle. So wurde beispielsweise im Katzenplasma keine Plasmaoxydase gefunden, dagegen im Plasma des Tigers. Möglicherweise ist bei den Carnivoren die Plasmaoxydase „im Aussterben"; ähnlich bei den Hunden, bei denen sie teilweise vorhanden ist, teilweise fehlt. In der Kohorte der Ferungulata kommen die oben erwähnten Plasmaoxydasen vor; teilweise fehlen sie bei Carnivoren.

Lagomorpha

Beim Kaninchen war keine Plasmaoxydaseaktivität nachweisbar. Da nach WOOD (1957) die Hasen, Kaninchen usw. mit den Nagern nicht so nahe verwandt sind, wie man früher glaubte, rücken sie näher an die Ungulaten heran (vgl. MOODY et al., 1949), nach welchen serologisch keine größere Ähnlichkeit zwischen *Lagomorpha* und *Rodentia* besteht, als zwischen *Lagomorpha Primaten* und anderen Säugerordnungen.

Benzylaminoxydase wurde bei den zur Familie der *Cercopithecidae*, genauer der Unterfamilie der *Cercopithecinae* gehörenden Affen *Papio papio* (Pavian), *Papio anubis* und *Cercocebus chrysogaster* festgestellt. Das Auftreten des Enzyms bei diesen nahe untereinander verwandten Affen muß unabhängig von anderen Säugern erfolgt sein. Auffallend ist, daß bei den der gleichen Unterfamilie angehörenden *Arten Macaca* und *Cercopithecus ethiops* keine Plasmaoxydase gefunden wurde.

Zusammenfassung über Catecholamine (und Acetylcholin) bei Säugetieren

Nebennierenmark und sympathisches System. Säugetiere verfügen über eine als einheitliches Organ ausgebildete Nebenniere, deren chromaffines Mark von der Rinde deutlich getrennt ist. Das sympathische System ist voll entwickelt und als doppelter Grenzstrang ausgebildet, der mit den sympathischen Funktionsgebieten des Gehirns und des Rückenmarks (Formatio reticularis u. a.) in Verbindung steht. Das sympathische System steht unter dem Einfluß des als sympathischer Überträger funktionierenden Noradrenalins, das auch den postganglionären Mechanismus der Erregungsübertragung auf das Erfolgsorgan beherrscht. Dementsprechend finden wir im gesamten sympathischen System an bestimmten Stellen in speziellen Granula reservemäßig angereichert Noradrenalin (neben sehr wenig Adrenalin). Von diesem im zentralen und peripheren sympathischen Nervensystem gebildeten Noradrenalin unabhängig (das periphere Adrenalin dürfte vorwiegend lokalen chromaffinen Zellen entstammen) geht die Adrenalin- und Noradrenalinproduktion des Nebennierenmarkes vor sich.

Die Nebenniere wird bei allen Säugern, soweit Untersuchungen vorliegen, durch Reserpin und andere zentral aktive Rauwolfiaalkaloide von ihrem Catecholamingehalt in artlich verschiedener Weise peripher und zentral entleert. Der Abbau der Catecholamine wird durch den Monaminoxydasehemmer Iproniazid gehemmt.

Die intermediären Ganglien sind cholinerg; sympathische Ganglienzellen enthalten sehr unterschiedliche Mengen Acetylcholinesterase. Noradrenalin (und wenig Adrenalin) finden sich auch in sympathischen Ganglien, vor allem aber im Bereich der Endigungen des postsynaptischen Neurons, neben Acetylcholin. *Dopamin* ist in Organen von *Ruminantia* so reichlich vertreten, daß der Anhäufung, die an spezifische Dopaminfunktionen denken läßt, taxonomische Bedeutung zugemessen werden darf, vorausgesetzt, daß sich der Dopaminreichtum bei einer größeren Zahl von Wiederkäuerarten bestätigt.

Herz. In den myogenen Herzen von Säugern wurde durchschnittlich 0,3— 2,0 μg/g Noradrenalin festgestellt, meist sehr viel weniger Adrenalin. Das Herz von Säugern reagiert auf Adrenalin und Noradrenalin einheitlich im Sinne der Frequenzbeschleunigung und der Amplitudenvergrößerung. Primär kann durch Noradrenalin (wie beim Menschen) eine vagal bedingte Bradykardie eintreten. Durch Reserpin wird das Herz von Catecholaminen weitgehend entleert. Noradrenalin ist, analog wie Acetylcholin, in den Vorhöfen stärker als in den Kammern, im rechten Herzen meist stärker als im linken vertreten, wobei sich interessante artliche Unterschiede ergeben haben. Die extrakardialen sympathischen Nerven haben ihre postganglionären Faserendigungen im Herzen selbst.

Die *Hilfsherzen* von Säugern (Portalvenenherzen usw.) weisen hohe Empfindlichkeit auf Adrenalin resp. Noradrenalin auf im Sinne positiv inotroper und chronotroper Wirkung. Die Wirkung dürfte eine direkt muskuläre sein, da auch Atropin und Ergotamin dieselben positiven Wirkungen entfalten.

An contractilen Lymphgefäßen bewirken Noradrenalin und Adrenalin eine Frequenzsteigerung, Ergotamin wirkt hemmend, so daß eine adrenerge Wirkung in Frage kommt. An den nervenlosen Flughautvenen von Fledermäusen (Chiroptera) haben Catecholamine (und Acetylcholin) eine Steigerung ihrer Funktion zur Folge; ihr chemischer Hauptregulator ist aber wahrscheinlich L-Arginin, durch welches Frequenz, Amplitude und Tonus erhöht werden (Mislin).

Quergestreifter Muskel. Im Skelettmuskel sind kleine Mengen Noradrenalin und Adrenalin nachweisbar. Durch Adrenalin stärker als durch Noradrenalin kann in nicht genau abgeklärter Weise der Muskeltonus gesteigert werden.

Glatter Muskel. Am glatten Muskel haben Adrenalin und Noradrenalin dosisabhängig Erregung oder Hemmung zur Folge. Ergotamin bewirkt (z. B. an Gefäßen) nicht nur Hemmung, sondern auch Umkehr der Adrenalinwirkung. Die Aufhebung des Muskeltonus durch Adrenalin ist nach BUEDING u. BÜLBRING die direkte Folge der Aufhebung der raschen Aktionspotentiale (spike discharges). Der unter Adrenalin eintretende Block ist nicht Folge der Hyperpolarisation, sondern geht ihr voraus. Über den Unterschied zwischen adrenergischer und cholinergischer erregender Innervation des glatten Muskels s. CAMPBELL et al. (1964).

Magendarmkanal. Die intramuskulären Nervenplexus des Magendarmkanals haben über sympathische und parasympathische Innervationen des Muskels regulatorische Funktionen unter Freisetzung von Noradrenalin/Adrenalin in hemmendem, Acetylcholin in erregendem Sinn.

Das Schema der sympathisch hemmenden, parasympathisch fördernden Innervation des Verdauungskanals ist bei Säugern nicht in jeder Beziehung maßgebend. Am Meerschweinchenileum bewirken sowohl Adrenalin wie Acetylcholin Kontraktion. Auch wenn wir im allgemeinen annehmen, daß der Magendarmkanal durch den Sympathicus in Bezug auf Motilität und Sekretion hemmend innerviert ist, hängt doch sehr viel von der lokalen Regulation der autonomen Plexus und der dadurch bedingten Reaktionslage ab, inwieweit Catecholamine bei ihrer parenteralen Zufuhr hemmend auf Darmfunktionen wirken. Wohlbekannt ist auch, daß kleine Mengen Noradrenalin oder Adrenalin am Darmkanal erregend wirken können.

Der *Uterus* nimmt oft eine Sonderstellung ein. Im allgemeinen bewirken Noradrenalin und Adrenalin Tonussteigerung, Isopropylnoradrenalin Erschlaffung.

Die *Milz* ist bei Säugern sehr reich an Noradrenalin, was mit ihrer sympathischen Innervation in Beziehung steht. Die Funktion des Noradrenalins der Milz ist unbekannt.

Cilienbewegung. Adrenalin hat nur geringen, Noradrenalin überhaupt keinen beschleunigenden Effekt auf die Cilienbewegung der Trachealschleimhaut des Kaninchens (über Acetylcholin s. S. 586).

Zentralnervensystem. Neben Noradrenalin ist in viel geringerer Menge Adrenalin im Zentralnervensystem. Dopamin (und Dopadecarboxylase) scheint auf Gebiete beschränkt zu sein, welche motorische Funktionen betreffen (höchster Gehalt im Corpus striatum). Noradrenalin ist im wesentlichen auf diejenigen Gehirnabschnitte beschränkt, von denen sympathische Aktivierungen oder Hemmungen ausgehen. Reserpin setzt den Catecholamingehalt des Gehirns wesentlich herab (denjenigen an 5-Hydroxytryptamin rascher). Umgekehrt erhöht Iproniazid den Noradrenalingehalt. Wir haben eindeutige Beweise dafür, daß bei Säugern Noradrenalin als synaptischer Überträgerstoff im Bereich sympathischer Funktionsgebiete des Zentralnervensystems wirkt. Dafür spricht auch die bei einigen Säugern und beim Menschen genauer festgestellte Verteilung des Noradrenalins (Hypothalamus, Teile des Mittelhirns, Boden des vierten Ventrikels). Außerdem ist Dopamin als Überträger an bestimmten Hirnfunktionen beteiligt.

Artungleiche Verhältnisse in der (mehr oder weniger differenziert festgestellten) Verteilung des Noradrenalins sind bisher nicht aufgefallen; die Unterschiede sind meist nur quantitativer Natur.

Catecholamine in Gehirn, Herz und Darmkanal von Vertebraten

Bei *Cyclostomen (Myxine, Petromyzon)* enthält das Herz sehr hohe Mengen Adrenalin und wenig Noradrenalin. Im Gehirn von Cyclostomen ist nur sehr wenig Adrenalin und Noradrenalin nachweisbar. *Knorpelfische (Chondrichthyes)* verfügen über Noradrenalin und Adrenalin in Herz und Zentralnervensystem. Im Herzen von *Knochenfischen (Teleostei)* wurde wenig Adrenalin und Noradrenalin, im Gehirn bedeutend mehr Noradrenalin als Adrenalin gefunden (vgl. auch PSCHEIDT et al., 1964). Bei einem Teleostier (*Carassius auratus*) war in Magen und Dünndarm nur Adrenalin nachweisbar. Auffallend ist (nach BRODIE et al., 1964), daß bei Amphibien, sowohl bei *Urodelen (Desmognathus* sp., *Amblystoma tigrinum, Necturus maculosus)* als bei *Anuren (Rana pipiens, Rana cinerea, Bufo americanus, Bufo marinus)* im Gehirn fast ausschließlich Adrenalin nachweisbar ist, was mit den Verhältnissen bei allen anderen Wirbeltierklassen, wo das Gehirn fast ebenso ausschließlich Noradrenalin und nur wenig Adrenalin enthält, in Widerspruch steht (vgl. BRODIE u. BOGDANSKI, 1964). Die Feststellung hat taxonomische Bedeutung.

Im Hinblick auf das Herz liegen die Verhältnisse bei (den genannten) Urodelen und Anuren verschieden: das Herz von Urodelen enthält wie bei andern Vertebraten hauptsächlich Noradrenalin, das Herz von Anuren fast oder ausschließlich Adrenalin. Im Magen von Urodelen fand sich nur Noradrenalin, bei Anuren etwa gleichviel Adrenalin und Noradrenalin, im Dünndarm von Urodelen nur Noradrenalin.

Die auffallenden Unterschiede im Catecholamingehalt bei Urodelen und Anuren, vor allem aber die Prädominanz des Adrenalins bei *Anuren*, stellt phylogenetische Probleme besonderer Art, die als Bestätigung dafür angesehen werden dürfen, daß Urodelen und Anuren im Laufe der Evolution verschiedene Wege gegangen sind. Von den Reptilien an ist bei Vertebraten in Magen und Dünndarm ausschließlich Noradrenalin zu finden (betrifft Nachweis bei einer Eidechse und bei Ratte und Kaninchen).

Catecholamine und ihre Funktion am Wirbeltierherzen

1. *Cyclostomen (Rundmäuler)*. Trotz Reichtum des Herzens an chromaffinen, Noradrenalin und Adrenalin reichlich produzierenden Zellen ist die Funktion der Catecholamine bis heute unbekannt. Bei *Myxine glutinosa* (Myxinidae) ist der Vorhof reicher an Noradrenalin, die Kammer reicher an Adrenalin, bei *Petromyzon (Lampetra) fluviatilis* (Petromyzonidae) ist das Verhältnis umgekehrt. Das Herz von *Myxine* ist auf Catecholamine gänzlich unempfindlich, eine Tatsache, die mit der (mindestens funktionellen) Nervenfreiheit des Herzens in Beziehung stehen dürfte. Hier kann nicht von einem Funktionswandel, sondern von einem *Funktionsmangel* im Hinblick auf Catecholamine gesprochen werden. Bei manchen Cyclostomen z.B. bei dem Petromyzoniden *Entosphenus iaponicus* mit innerviertem Herzen reagiert das Herz auf Catecholamine mit Frequenzhemmung und Erhöhung der Amplitude, was einen besonderen Herztypus voraussetzt (Funktionswandel?).

2. *Chondrichthyes, Knorpelfische*. Bei Elasmobranchiern (*Squalus acanthias*) ist das Herz reich an Adrenalin und Noradrenalin. Der Vorhof enthält bei *Squalus acanthias* überwiegend Noradrenalin, die Kammer überwiegend Adrenalin. Es ist nicht klargelegt, aber wahrscheinlich, daß Adrenalin aus chromaffinen Zellen, Noradrenalin aus Nerven stammt. Das Herz reagiert auf Noradrenalin 10^{-7} und Adrenalin 10^{-9} (Grenzwerte) nach primärer Hemmung mit erhöhter Frequenz und Amplitude. Voraussichtlich handelt es sich um einen vagalen Reflex, wie er beim Menschen nach Noradrenalin (nicht nach Adrenalin) im Sinne primär bradykarder Wirkung nachweisbar ist. Dies würde die (umstrittene) vagale Innervation des Herzens von Knorpelfischen stützen.

Wir begegnen hier erstmals bei Vertebraten (zu denen die Cyclostomen nicht gehören) dem Typus positiv adrenerger myogener Herzfunktion, die wir durch die ganze Vertebratenreihe (soweit die Verhältnisse bekannt sind) verfolgen können.

3. *Teleostei (Knochenfische)*. Das Herz von Knochenfischen enthält ungleich (bis 1000mal) weniger Noradrenalin und Adrenalin als das Herz von Knorpelfischen. Dabei ist die Empfindlichkeit auf Catecholamine relativ klein. Grenzkonzentrationen von Adrenalin 10^{-7} und Noradrenalin 5.10^{-5} wirken nur schwach positiv chronotrop und inotrop. Das Herz der Knochenfische scheint dem *myogenen* Typus zu folgen. Eine sympathische Innervation des Myokards ist nachgewiesen.

4. *Amphibia (Lurche)*. Bei *Urodelen* (Schwanzlurchen) enthält das Herz fast ausschließlich Noradrenalin. Bei *Anuren* (Fröschen und Kröten) besitzt der an

adrenalinhaltigen Nervenfasern reiche, von einem Nervennetzwerk durchzogene Froschventrikel fast ausschließlich Adrenalin; chromaffine Zellen fehlen. Er reagiert auf Catecholamine im Sinne positiv inotroper und chronotroper Wirkung. Adrenalin (nicht Noradrenalin) dürfte bei Anuren den fördernden Überträgerstoff bilden. Wir haben es bei Amphibien mit *myogenen* Herzen zu tun.

5. *Reptilia (Kriechtiere)*. Am *myogenen* Schildkrötenherzen wirken Adrenalin und Noradrenalin positiv chronotrop und inotrop. Die Coronargefäße sind bei Schildkröten auf Adrenalin im Sinne der Constriction, auf Acetylcholin im Sinne der Erweiterung empfindlich. Ein *Funktionswandel* tritt bei den Homoiothermen (bekannt ist es bei Säugern) insofern ein, als bei diesen Adrenalin und Noradrenalin die Coronarien erweitern, Acetylcholin sie verengen. Bei Squamata (Echsen und Schlangen) und bei Krokodilen ist über Vorkommen und Wirkung von Catecholaminen auf das Herz anscheinend nichts bekannt.

6. *Aves (Vögel)*. Das Noradrenalin enthaltende *myogene* Herz von Vögeln reagiert auf Noradrenalin und Adrenalin positiv chrono- und inotrop. Wir dürfen ähnliche Verhältnisse annehmen, wie beim Säugetier, sie sind aber im einzelnen nicht genauer bekannt. Die hohe Schlagzahl spricht für ein Überwiegen des sympathischen Tonus, auch im Ruhezustand der Tiere.

7. *Mammalia (Säugetiere)*. Im Herzen von Säugetieren wurde Noradrenalin festgestellt, meist viel weniger Adrenalin. Beide Catecholamine wirken am *myogenen* Säugerherzen positiv chrono- und inotrop. Primär kann mit Noradrenalin eine vagal bedingte Bradykardie eintreten. Die Acceleransnerven haben ihre postganglionären Fasern im Herzen selbst. (Vgl. auch GOVYRIN u. LEONTIEVA, 1965).

Herzaktiver Stoff im Blutplasma von Vertebraten

NAYLER u. McCULLOCH (1960 a, b), CURTAIN u. NAYLER (1963), NAYLER et al. (1965), LOWE u. NAYLER (1965) stellten im Blutplasma des Menschen eine Substanz vom Molekulargewicht 4000—10000 fest, welche am isolierten Herzmuskel positiv inotrop wirkte. Systematische Untersuchungen von NAYLER, PRICE u. LOWE (1965) zeigten, daß es sich um eine bei allen Vertebratenklassen vorkommende Substanz vom gleichen Molekulargewicht handeln muß, die an der isolierten Herzkammer von *Bufo marinus* eine inotrope Wirkung hatte. Der Nachweis wurde mit dem Plasmaeluat geleistet von Cyclostomen aus der Gruppe der Lampreten (*Mordacia sp.*), von Teleostiern (Regenbogenforelle, *Salmo Gairdneri*, Goldfisch, *Carassius auratus*, Schleie, *Tinca tinca*), von Amphibien (*Bufo marinus*), von Reptilien bei der Echse *Tiliqua scinoides*, der Schildkröte *Chelodina longicollis*, von Vögeln (beim Huhn *Gallus domesticus*), von Säugern: unter den Carnivoren beim Haushund, *Canis familiaris*, bei Ungulata, beim Schaf, *Ovis aries*, Rodentia bei *Rattus norvegicus* und Meerschweinchen *Cavia porcellus*, bei Lagomorpha beim Kaninchen, *Oryctologus cuniculus*; von Primaten bei den Affen *Macaca irus* und *Macaca mulatta*. Für die Prüfung wurden jeweils 0,1 ml des betreffenden Eluates der Ringerlösung des Krötenherzens zugesetzt, das durch elektrische Reize 6/min bei konstanter Frequenz gehalten wurde. Die positiv inotrope Wirkung wurde durch den adrenergischen β-Blocker Pronethanol (Alderlin) hemmend beeinflußt. Diese Wirkung war nur zu 25—30% auf den relativ niedermolekularen Faktor des Blutplasmas des Menschen und der genannten Vertebraten zurückzuführen. Eine spätere, positiv inotrope Wirkung zeigte ein im Menschen- und Vertebratenplasmaeluat ebenfalls nachgewiesener hochmolekularer Faktor mit einem Mol.-Gew. von > 60000, der mit dem herzaktiven Globulinfaktor von HAJDU u. LEONARD (1958) möglicherweise identisch ist. Die inotrope Wirkung des Eluates von 1 ml Plasma entsprach etwa derjenigen von 0,5 μg Adrenalin. Bei beiden Faktoren dürfte es sich um Stoffe handeln, denen keine speziesspezifische Konstitution zukommt. Ihre allgemeine Verbreitung im Vertebratenreich darf postuliert werden. Von Interesse wäre der Nachweis, daß dieser Faktor auch am Invertebratenherzen wirksam ist, wie das seinerzeit für das „Herzhormon" von HABERLANDT nachgewiesen wurde.

Literatur

AARON, H.A., SAYRE, D.F.: The distribution of dopamine and dopa in various animals and a method for their determination in diverse biological material. J. Pharmacol. exp. Ther. **145**, 326—336 (1964).

ABEL, J.J., MACHT, D.I.: Two cristalline pharmacological agents obtained from the tropical toad. *Bufo agua*. J. Pharmacol. exp. Ther. **3**, 319—377 (1912).

ACKERMANN, H., LANGEMANN, H.: Aminosäurendecarboxylase im menschlichen Gehirn. Helv. physiol. pharmacol. Acta **18**, C 5—C 6 (1960).

AKERS, T.K.: Effects of epinephrine, norepinephrine and some blocking agents on tunicate smooth muscle. Comp. Biochem. Physiol. **29**, 813—819 (1969).

ALLEN, W.J., BARCROFT, H., EDHOLM, O.G.: Action of adrenaline on blood vessels in human skeletal muscle. J. Physiol. (Lond.) **105**, 255—267 (1946).

ANGELAKOS, E.T.: Regional distribution of catecholamines in the dog heart. Circulat. Res. **16 I**, 39—44 (1965).

— FUXE, K., TORCHIANA, M.L.: Chemical and histochemical evaluation of the distribution of catecholamines in the rabbit and guinea-pig hearts. Acta physiol. scand. **59**, 184—192 (1963).

— GLASSMAN, P.M., MILLARD, R.W., KING, M.: Regional distribution and subcellular localization of catecholamines in the frog hearts. Comp. Biochem. Physiol. **15**, 313—324 (1956).

— TORCHIANA, M.L.: Positiv inotropic responses and catecholamine content of isolated rabbit atria exposed to tyramine. Acta physiol. scand. **59**, 161—168 (1963).

ANTON, A.H., SAYRE, D.F.: A study of the factors affecting the aluminium oxyde-trihydroxindole procedure for the analysis of catecholamines. J. Pharmacol. exp. Ther. **138**, 360 (1962).

ATTARDI, G.: Spontaneous peristaltic contractibility in arteries and veins of adult birds and mammals (Rodentia), cultivated in vitro. Demonstration in vivo of a peristaltic activity in the portal vein of Rodents. C. R. Ass. Anat. (Paris) 1955a.

— Demonstration in vivo and in vitro of peristaltic contraction of the portal vein in adult mammals (Rodents). Nature (Lond.) **176**, 76/77 (1955b).

AUGUSTINSSON, K.B., FÄNGE, R., JOHNELS, A., OESTLUND, R.: Histological, physiological and biochemical studies on the heart of two cyclostomes, hagfish (*Myxine*) and lamprey (*Lampetra*). J. Physiol. (Lond.) **131**, 257—276 (1956).

AXELSSON, J., BUEDING, E., BÜLBRING, E.: The inhibitory action of adrenaline on intestinal smooth muscle in relation to its action on phosphorylase activity. J. Physiol. (Lond.) **156**, 357—374 (1961).

— BÜLBRING, E.: Metabolic factors affecting the electrical activity of intestinal smooth muscle. J. Physiol. (Lond.) **156**, 344—356 (1961).

BACQ, Z.M.: Action de l'adrénaline, de l'ergotamine et de la tyramine sur le ventricule médian isolé de *Loligo pealii*. C. R. Soc. Biol. (Paris) **114**, 1358—1360 (1933).

— Recherches sur la physiologie du système nerveux autonome. V. Réactions du ventricule médian, des chromatophores et des divers organes isolés d'un mollusque céphalopode (*Loligo pealii*) à l'adrénaline, l'acétylcholine, l'ergotamine, l'atropine et aux ions K, Ca et Mg. Arch. int. Physiol. **38**, 138—159 (1934).

— L'acétylcholine et l'adrénaline chez les invertébrés. Biol. Rev. **22**, 73—91 (1947).

— FISCHER, P.: Nature de la substance sympathicomimétique extraite des nerfs ou des tissus des mammifères. Arch. int. Physiol. **55**, 73—91 (1947).

BAIN, W.A.: The action of adrenaline and of certain drugs upon the isolated crustacean heart. Quart. J. exp. Physiol. **19**, 297—308 (1929).

BAKER, W.W., BAKER, J.M.: The effects of epinephrine, norepinephrine and acetylcholine on the electrogram of the isolated frog heart. J. Pharmacol. exp. Ther. **113**, 132—139 (1955).

BARRINGTON, E.J.W.: The biology of Hemichordata and Protochordata. Edinburgh and London: Oliver and Boyd 1965.

BARTON-BROWNE, L., DODSON, L.F., HODGSON, E.S., KIRALY, J.K.: Adrenergic properties of the cockroach corpus cardiacum. Gen. comp. Endocr. **1**, 232—236 (1961a).

— HODGSON, E.S., KIRALY, J.K.: Stimulation of uterine contraction by extracts of the cockroach *Periplaneta*. Science **134**, 669—670 (1961b).

BAYER, G., WENSE, TH.: Über den Nachweis von Hormonen in einzelligen Tieren. II. Adrenalin (Sympathin) in *Paramaecium*. Pflügers Arch. ges. Physiol. **237**, 651—654 (1936).

BAYLOR, E. R.: Cardiac pharmacology of the cladoceran, *Daphnia*. Biol. Bull. **83**, 165—172 (1942).

BEAUVALLET, M., LE BRETON, E., SALLE, M.: Sur l'existence dans le splanchnique de fibres adrénalino- et nor-adrénalinosecrétrices distinctes. C. R. Acad. Sci. (Paris) **232**, 1243—1245 (1951).

BEKKER, J. M., KRIJGSMAN, B. J.: Physiological investigations into the heart function of *Daphnia*. J. Physiol. (Lond.) **115**, 249—257 (1951).

BELL, C., BURNSTOCK, G.: Cholinesterases in the bladder of the toad (*Bufo marinus*). Biochem. Pharmacol. **14**, 79—89 (1964).

BERNHEIM, F.: Action of drugs on the isolated intestine of certain teleost fish. J. Pharmacol. exp. Ther. **50**, 216—222 (1934).

— BLOCKSOM, B. H.: Action of epinephrine on the intestine following stimulation of parasympathetic drugs. Amer. J. Physiol. **100**, 313—316 (1923).

BERTLER, A.: Effect of reserpine on the storage of catecholamines in brain and other tissues. Acta physiol. scand. **51**, 75—83 (1961a).

— Occurrence and localization of catecholamines in the human brain. Acta physiol. scand. **51**, 97—107 (1961b).

— Occurrence and distribution of catecholamines in brain. Acta physiol. scand. **47**, 350—361 (1959c).

— CARLSSON, A., ROSENGREN, E.: Release by reserpine of catecholamines from rabbit's hearts. Naturwissenschaften **43**, 521 (1956).

— — — Fluorometric method for differential estimation of the 3-0-methylated derivatives of adrenaline and noradrenaline. Clin. chim. Acta **4**, 456—457 (1959).

— FALCK, B., HILLARP, N.-A., ROSENGREN, E., TORP: A.: Dopamine and chromaffin cells. Acta physiol. scand. **47**, 251—258 (1959).

— HILLARP, N.-A., ROSENGREN, E.: Storage of new-formed catecholamines in the adrenal medulla. Experientia (Basel) **16**, 419—420 (1960a).

— — — Some observations on the synthesis and storage of catecholamines in the adrenaline cells of the suprarenal medulla. Acta physiol. scand. **50**, 124—131 (1960b).

— — — Effect of reserpine on the storage of new-formed catecholamines in the adrenal medulla. Acta physiol. scand. **52**, 44—48 (1961).

— ROSENGREN, A.-M., ROSENGREN, E.: In vivo uptake of dopamine and 5-hydroxytryptamine by adrenal medullary granules. Experientia (Basel), **16**, 418—419 (1960).

— ROSENGREN, E.: Occurrence and distribution of dopamine in brain and other tissues. Experientia (Basel) **15**, 10—11 (1959a).

— — On the distribution in brain of monamines and of enzymes responsible for their formation. Experientia (Basel) **15**, 382—384 (1959b).

— — Brain catecholamine content after sectioning the adrenergic nerves to the brain vessels. Acta physiol. scand. **47**, 362—364 (1959d).

BIANCHI, S.: The amine secreting neurones in the central nervous system of the earthworm *Octolasium complanatum* and their possible neurosecretory role. Gen. comp. Endocr. **9**, 343—348 (1967).

BLACK, J. W., STEPHENSON, J. S.: Pharmacology of a new adrenergic betareceptor blocking compound. Lancet **7251**, 311—314 (1962).

BLASCHKO, H.: L'amine-oxydase chez *Sepia officinalis*. C. R. Soc. Biol. (Paris) **133**, 220—221 (1940).

— Amine oxydase in *Sepia officinalis*. J. Physiol. (Lond.) **99**, 364—369 (1941).

— Metabolism and storage of biogenic amines. Experientia (Basel) **13**, 9—12 (1957).

— The development of current concepts of catecholamine formation. Symposium on catecholamines. Pharmacol. Rev. **11**, 307—316 (1959).

— The amine oxydases of mammalian blood plasma. Advanc. comp. Physiol. Biochem. **1**, 67—116 (1962).

— BONNEY, R.: Spermine oxydase and benzylamine oxydase. Distribution development and substrate specifity. Proc. roy. Soc. B **156**, 268—279 (1962).

— FRIEDMAN, P. J., HAWES, R., NILSSON, K.: The amine oxydases of mammalian plasma. J. Physiol. (Lond.) **145**, 384—440 (1959).

— HAWES, R.: Observations on spermine oxydase of mammalian plasma. J. Physiol. (Lond.) **145**, 124—131 (1959).

— HAWKINS, J.: Amine oxydase in cephalopods. J. Physiol. (Lond.) **118**, 88 (1952).

— HIMMS, J. M.: Amine in the earthworm. J. Physiol. (Lond.) **120**, 445—448 (1953).

— — Enzymic oxydation of amines in decapods. J. exp. Biol. **31**, 1—7 (1954).

— RICHTER, D., SCHLOSSMANN, H.: The oxydation of adrenaline and other amines. Biochem. J. **31**, 2187—2196 (1937).

— WELCH, A. D.: Localization of adrenaline in the cytoplasmatic particles of the bovine adrenal medulla. Naunyn-Schmiedeberg's Arch. exp. Path. Pharmak. **219**, 17—22 (1953).

BLOOM, E.B., OESTLUND, E., ADAMS-RAY, J., RITZÉN, M., SIGMANC, A., NORDENSTAM, H., LISHAJKO, F., VON EULER, U.S.: Storage and release of catecholamines and the occurrence of a specific submicroscopic granulation in hearts of cyclostomes. Nature (Lond.) **188**, 324—325 (1960).

BLOOM, G., OESTLUND, E., VON EULER, U.S., LISKAJKO, F., RITZEN, M., ADAM-RAY, J.: Studies on catecholamine-containing granules of specific cells in cyclostome hearts. Acta physiol. scand. **53**, Suppl. **185**, 1—34 (1961).

BOEKE, J.: The autonomic (enteric) nervous system of *Amphioxus lanceolatus*. Quart. J. micr. Sci. **77**, 623—658 (1935).

— Die periphere Endausbreitung des sympathischen Systems. Nova Acta Leopoldina N. F. **2**, 209—257 (1935a).

— Innervationsstudien. VII. Der sympathische Darmplexus (Plexus entericus) von *Amphioxus lanceolatus* und die Bedeutung der interstitiellen Zellen und der Synapsen für den sympathischen Grundplexus. Z. mikr.-anat. Forsch. **38**, 544—560 (1935b).

BOLTT, R.E., EWER, D.W.: Studies on the myoneural physiology of Echinodermata. V. The lantern retractor muscle of *Parechinus*: Response to drugs. J. exp. Biol. **40**, 727—73 (1963).

BOOZ, K.H.: Experimentelle und morphologische Beobachtungen an der Vena portae der weißen Maus. Ann. Univ. sarav. Med. 116—154 (1959).

BOWMAN, W.V., ZAIMIS, E.: The effects of adrenaline, noradrenaline and isoprenaline on skelatal muscle contractions in the cat. J. Physiol. (Lond.) **144**, 92—107 (1958).

BOYD, A.M.: Intermediate sympathetic ganglia. Brit. med. Bull. **13**, 207—212 (1957).

BOYD, H., BURNSTOCK, G., ČAMPBELL, G., JOWETT, A., O'SHEA, J., WOOD, M.: The cholinergic blocking action of adrenergic blocking agents in the pharmacological analysis of autonomic innervation. Brit. J. Pharmacol. **20**, 418—435 (1963).

BOYD, J.D., MONRO, P.A.G.: Partial retention of autonomic function after paravertebral sympathectomy (intermediate lumbar sympathetic ganglia as the probable explanation). Lancet **257**, 892—895 (1949).

BRANTNER, G.: Die Unabhängigkeit des morphologischen Farbwechsels vom physiologischen Farbwechsel bei der Entstehung des Hochzeitskleides des männlichen Bitterlings. Z. vergl. Physiol. **38**, 324—333 (1956).

BRODIE, B.B., BOGDANSKI, D.F.: Biogenic amines and drug action in the nervous system of various vertebrate classes. Progr. Brain Res. **8**, 234—242 (1964).

— — BONOMI, L.: Formation, storage and metabolism of serotonin (5-hydroxytryptamin) and catecholamines in lower vertebrates. In: D. RICHTER (Editor): Comparative Neurochemistry, pp. 367—377. Oxford: Pergamon Press 1964.

BUDDENBROCK, W. VON: Vergleichende Physiologie, Bd. IV, S. 126—127. Hormone. Basel: Birkhäuser-Verlag 1950.

— Die Physiologie der Chromatophoren. In: W. VON BUDDENBROCK: Vergleichende Physiologie, Bd. **5**, Physiologie der Erfolgsorgane, S. 232—311. Basel: Birkhäuser-Verlag 1961.

BUEDING, E., BÜLBRING, EDITH: The inhibitory action of adrenaline. Biochemical and biophysical observations. In: EDITH BÜLBRING (Editor): Pharmacology of smooth muscle, pp. 37—56. Oxford: Pergamon Press 1964.

BÜLBRING, E.: Membrane potentials of smooth muscle fibres of the *taenia coli* of the guinea-pig. J. Physiol. (Lond.) **125**, 302—315 (1954).

— Changes in configuration of spontaneously discharged spike potentials from smooth muscle of the guinea-pig's *taenia coli*. The effect of electronic currents and of adrenaline, acetylcholine and histamine. J. Physiol. (Lond.) **135**, 412—425 (1957).

— Die Physiologie des glatten Muskels. Pflügers Arch. ges. Physiol. **273**, 1—17 (1961).

— BURNSTOCK, G., HOLMAN, M.E.: Excitation and conduction in the smooth muscle of the isolated *taenia coli* of the guinea-pig. J. Physiol. (Lond.) **142**, 420—437 (1958).

BURGERS, A.C.J., BOSCHMAN, TH. A.C., VAN KAMER, J.C.: Excitement darkening and the effect of adrenaline on the melanophores of *Xenopus laevis*. Acta endocr. (Kbh.) **14**, 72—82 (1953).

— LEEMREIS, W., DOMINEZAK, T., VAN OORDT, G.J.: Inhibition of the secretion of intermedine by D-lysergic acid diethylamide (LSD 25) in the toad *Xenopus laevis*. Acta endocr. (Kbh.) **29**, 191 (1958).

— VAN OORDT, G.J.: The effect of the skin secretion of *Xenopus laevis* on its dermal melanophores. Acta endocr. (Kbh.) **23**, 265—273 (1956).

BURGERS, A.C.H.: Investigation into the action of certain hormones and other substances on the melanophores of the south african clawed toad, *Xenopus laevis*. Diss. Utrecht 1956 (V. W. van der Wiel & Co. Arnhem).

— Electrophoretic behavior of pituitary melanocyte-stimulating activities of vertebrate origin. 1st Int. Congr. Endocrin. Copenhagen, Abstract 329—330 (1960).

— Occurrence of three electrophoretic components with melanocyte-stimulating activity in extracts of single pituitary glands from ungulates. Endocrinology **68**, 698—703 (1961).

Burgers, A.C.H.: Melanophore-stimulating hormones in vertebrates. Ann. N. Y. Acad. Sci. **100**, 669—677 (1963).

Burn, J.H.: Function of autonomic transmitters. Baltimore: Williams & Wilkins Co. 1956.

— Rand, M.J.: The depressor action of dopamine and adrenaline. Brit. J. Pharmacol. **13**, 471—479 (1958).

— — A new interpretation of the adrenergic fibre. In: Advances in pharmacology, Vol. 1, pp. 1—30. Ed. by S. Garattani and P. A. Shore. New York: Academic Press 1962.

— — Acetylcholine in adrenergic transmission. Ann. Rev. Pharmacol. **5**, 163—182 (1965).

Burnstock, G.: The action of adrenaline on excitability and membrane potential in the *taenia coli* of the guinea-pig and the effect of DNP on this action and on the action of acetylcholine. J. Physiol. (Lond.) **143**, 183—194 (1958).

— Wood, G.: Innervation of the urinary bladder of the sleepy lizard (*Trachysaurus rugosus*). II. Physiology and pharmacology. Comp. Biochem. Physiol. **20**, 675—690 (1967).

— Wood, M., O'Shea, J.: Studies on the comparative physiology of the vertebrate autonomic nervous system. Aust. J. Sci. **24**, 192 (1961).

Cameron, M.L.: Secretion of an orthodiphenol in the corpus cardiacum of the insect. Nature (Lond.) **172**, 349—350 (1953).

Campbell, G., Burnstock, G., Wood, M.: A method for disdinguishing between adrenergic and cholinergic excitatory innervation of smooth muscle. Quart. J. exp. Physiol. **49**, 268—276 (1964).

Campos, H.A., Shideman, F.E.: Subcellular distribution of catecholamines in the dog heart. Effects of reserpin and norepinephrine administrations. Int. J. Neuropharmacol. **1**, 13—22 (1962).

Cannon, J., Burnstock, G.: Excitatory adrenergic innervation of the fish heart. Comp. Biochem. Physiol. **29**, 765—773 (1969).

Cardot, J.: Sur la présence de dopamine dans le système nerveux et ses relations avec la décarboxylation de la dioxyphénylalamine chez le mollusque *Helix pomatia*. C.R. Acad. Sci. (Paris) **257**, 1364—1366 (1963).

Carlsson, A., Falck, B., Hillarp, N.-A., Thieme, G., Torp, A.: A new histochemical method for vizualization of tissue catechol. amines. Med. exp. (Basel) **4**, 123—125 (1961).

— — — Torp, A.: Histochemical localization at the cellular level of hypothalamic noradrenaline. Acta physiol. scand. **54**, 385—386 (1962).

— Hillarp, N.-A.: Release of adenosine triphosphate along with adrenaline and noradrenaline following stimulation of the adrenal medulla. Acta physiol. scand. **37**, 235—239 (1956a).

— — Release of adrenaline from the adrenal medulla of rabbits produced by reserpine. Kgl. Fysiograf. Sällskap. i. Lund **26**, Nr. 8, 90—91 (1956b) (zit. nach Callingham).

— — On the state of the catecholamines of the adrenal medullary granules. Acta physiol. scand. **44**, 163—169 (1958).

— — Hökfelt, B.: The concomitant release of adenosintriphosphate and catecholamines from the adrenal medulla. J. biol. Chem. **227**, 243—252 (1957).

Carlsson, A.J.: Contributions to the physiology of the heart of the California hagfish (*Bdellostoma dombergi*). Z. allg. Physiol. **4**, 259—288 (1904).

Case, J., Buck, J.: Control of flashing in fireflies. II. Role of central nervous system. Biol. Bull. Woods Hole **125**, 234—250 (1963).

Chang, P., Fearn, H.J.: Depletion of catecholamines from the rat heart by phenoxybenzamine, tyramine and reserpine. Aust. J. exp. Biol. med. Sci. **47**, 319—323 (1969).

Chong, G.C., Phillis, J.W.: Pharmacological studies on the heart of *Tapes waltlingi*, a mollusc of the family veneridae. Brit. J. Pharmacol. **25**, 481—496 (1965).

Churney, L.: Effect of epinephrine on monophasic action potential of auricular muscle. Amer. J. Physiol. **171**, 516—521 (1952).

Cobb, J.L.S.: The distribution of monamines in the nervous system of echinoderms. Comp. Biochem. Physiol. **28**, 967—971 (1969).

CIBA Foundation Symposium on adrenergic mechanisms. Boston Mass.: Little, Brown Co. 1961.

Cooper, C.J., De la Lande, I.S., Tyler, M.J.: The catecholamines in lizard heart. Aust. J. exp. Biol. med. Sci. **44**, 205—210 (1965).

Cottrell, G.A.: Separation and properties of subcellular particles associated with 5-hydroxytryptamine, with acetylcholine and with an unidentified cardioexcitatory substance from *Mercenaria* nervous tissue. Comp. Biochem. Physiol. **17**, 891—907 (1966).

— Occurrence of dopamine and noradrenaline in the nervous tissue of some invertebrate animals. Brit. J. Pharmacol. **29**, 63—69 (1967).

Crescitelli, F., Geissman, T.A.: Invertebrate pharmacology: selected topics. Ann. Rev. Pharmacol. **2**, 143—192 (1962).

Crout, H.R., Creveling, C.R., Udenfriend, B.: Norepinephrine metabolism in rat brain and heart. J. Pharmacol. exp. Ther. **132**, 269—277 (1961).

CROUT, H.R., MUSKUS, A.J., TRENDELENBURG, U.: Effect of tyramine on isolated guinea-pig atria in relation to the adrenaline stores. Brit. J. Pharmacol. **18**, 600—612 (1962).

COUPLAND, R.E.: On the morphology and adrenaline-noradrenaline content of chromaffin tissue. J. Endocr. **9**, 194—203 (1953).

— HOLMES, R.L.: The distribution of cholinesterase in the adrenal glands of the rat, cat and rabbit. J. Physiol. (Lond.) **141**, 97—106 (1950).

CURTAIN, C.C., NAYLER, W.G.: The isolation from human blood plasma of a substance having position inotropic action on the isolated toad heart. Biochem. J. **89**, 69—75 (1963).

CURTIS, D.J., KERKUT, G.A.: The effect of reserpine on the vesicle content of *Helix aspersa* cerebral ganglia. J. comp. Biochem. Physiol. **30**, 835—840 (1969).

DAHL, E.: Cellular localization of monamines in mollusc nervous system. Proc. XVI. Int. Congr. Zool., Vol. **2**, 105 (1963).

— FALCK, B., LINQUIST, M., VON MECKLENBURG, C.: Monamines in mollusc neurons. Kemyl. Fysiograf. Sällskap. i. Lund Förhandl. **32**, 89—92 (1962).

— — VON MECKLENBURG, E., MYRHBERG, H.: An adrenergic nervous system in anemones. Quart. J. micr. Sci. **104**, 531—534 (1963).

DAHLSTRÖM, A., FUXE, K.: Evidence for the existence of monamine neurones in the central nervous system. Acta physiol. scand. **64**, Suppl. 247 (1965).

DALY, J.W., AXELROD, J., WITKOP, B.: Dynamic aspects of enzymatic O-methylation and -demetylation of catechols *in vitro* and in *vivo*. J. biol. Chem. **235**, 1155—1159 (1960).

DAWSON, A.B.: Evidence for the termination of neurosecretory fibers within the pars intermedia of the hypophysis of the frog *Rana pipiens*. Anat. Rec. **115**, 63—70 (1953).

DE LA LANDE, I.S., TYLER, M.J., PRIDMORE, B.R.: Pharmacology of the heart of *Tiliqua (Trachysaurus) rugosa* (the sleepy lizard). Aust. J. exp. Biol. med. Sci. **40**, 129—137 (1962).

DIERST, K.E., RALPH, C.L.: Effect of hypothalamic stimulation on melanophores in the frog. Gen. comp. Endocr. **2**, 347—353 (1962).

DIMON, SISTER M.TH.: Response to phenethylamines and nicotine, and histology of the turtle atria. Amer. J. Physiol. **197**, 747—751 (1959).

DORNHORST, A.C., YOUNG, I.M.: The action of adrenaline and noradrenaline on the placental and foetal circulations in the rabbit and guinea-pig. J. Physiol. (Lond.) **118**, 282—288 (1952).

DREYER, N.B.: The action of autonomic drugs on elasmobranch and teleost involuntary muscle. Arch. int. Pharmacodyn. **78**, 63—66 (1949).

DRURY, A.N., SMITH, F.M.: Observations relating to the nerve supply of the coronary artery of the tortoise. Part. I. Direct observations of the artery. Heart **11**, 71—79 (1924).

— SUMBAL, J.J.: Observations relating to the nerve supply, of the coronary arteries of the tortoise. Part. II. Perfusion of the artery. Heart **11**, 267—284 (1924).

DUFOUR, J.J., HUNZIKER, N., POSTERNAK, J.M.: Effets inotropes et chronotropes de l'acétylcholine et de l'adrénaline sur le coeur de la tortue. J. Physiol. (Paris) **48**, 521—524 (1956).

DUGUID, A.M.E., HEATHCOTE, R. ST. A.: The action of drugs in vitro on *Cestodes*. II. Nonanthelminthic drugs. Arch. int. Pharmacodyn. **84**, 159—175 (1950).

DUNCAN, C.J.: Rhythmic activity in an isolated penis preparation from the freshwater snail, *Limnaea stagnalis*. Z. vergl. Physiol. **48**, 295—301 (1964).

DUNCANSON, D., STEWART, T., EDHOLM, O.G.: Effect of l-arterenol on the peripheral circulation in man. Fed. Proc. **8**, 37 (1949).

DUNÉR, H., VON EULER, U.S., PERNOW, B.: Catecholamines and substance P. in the mammalian eye. Acta physiol. scand. **31**, 113—118 (1954).

EARL, A.E.: Reserpine (Serpasil) in veterinary practice. J. Amer. vet. med. Ass. **127**, 227—233 (1956).

ECCLES, J.C.: The physiology of nerve cells. London: Oxford University Press 1957.

EGGHART, ELISABETH, UMRATH, K.: Über die Wirkung von Krampfgiften bei den verschiedenen Tiergruppen. Z. vergl. Physiol. **39**, 133—162 (1956).

ELLIOT, K.A.C., FLOREY, E.: Factor I, inhibitory factor from brain. Assay, conditions in brain. Stimulating and antagonizing substances. J. Neurochem. **1**, 181—191 (1956).

EPSTEIN, D.: The responses of the excised batrachian alimentary canal to autonomic drugs. I. *Xenopus laevis* (the south African clawed toad) pilocarpine, physostigmine, adrenaline. J. Pharmacol. exp. Ther. **43**, 653—675 (1931).

ERÄNKÖ, O.: Distribution of adrenaline and noradrenaline in the adrenal medulla. Nature (Lond.) **175**, 88—89 (1955).

ERSPAMER, V.: Wirksame Stoffe der hintern Speicheldrüsen der Octopoden und der Hypobronchialdrüse der Purpurschnecken. Arzneimittel-Forsch. **2**, 253 (1952b).

ESFELD, L.W. VON: Verhalten von plexushaltigen und plexusfreien Darmmuskelpräparaten. Arch. exp. Pathol. Pharmakol. **134**, 347—386 (1928).

EULER, U.S., VON: A specific sympathomimetic ergone in adrenergic nerve fibres (sympathin) and its relations to adrenaline and noradrenaline. Acta physiol. scand. **12**, 73—97 (1947).

EULER, U.S., VON: Presence of catechol amines in visceral organs of fish and invertebrates. Acta physiol. scand. **28**, 296—305 (1953).
— III. Épinephrine and norepinephrine. Adrenaline and noradrenaline. Distribution and action. Pharmacol. Rev. **6**, 15—22 (1954).
— Noradrenaline. S. 382. Springfield/Ill.: Ch. C. Thomas 1956.
— Distribution and metabolism of catechol hormones in tissues and axones. Recent Progr. Hormone Res. **15**, 483—512 (1958).
— Occurrence of catecholamines in *Acrania* and in invertebrates. Nature (Lond.) **190**, 170—171 (1961a).
— Occurrence and distribution of catecholamines in the fish brain. Acta physiol. scand. **52**, 62—64 (1961b).
— Noradrenaline. The Harvey Lectures, Series **95**, 43—65 (1961c).
— Adrenergic neurohormones. In: U.S. VON EULER and H. HELLER: Comparative endocrinology, Vol. 2, pp. 209—238. New York: Academic Press 1963.
— CHAVES, N., TEODOSIO, N.: Effect of acetylcholine, noradrenaline, adrenaline and histamine on isolated organs of *Aplysia* and *Holothuria*. Acta physiol. lat.-amer. **2**, 101—106 (1952).
— — Noradrenaline. The Harvey Lectures, Series **55**, 43—65 (1961c).
— FÄNGE, R.: Catecholamines in nerves and organs of *Myxine glutinosa, Squalus acanthias* and *Gadus callarias*. Gen. comp. Endocr. **1**, 191—194 (1961).
— HÖKFELT, B.: Colorimetric and biological estimation of adrenaline and noradrenaline in suprarenals of guinea-pig. Brit. J. Pharmacol. **8**, 66—68 (1953).
— LISHAJKO, F.: Effect of reserpine on release of noradrenaline from transmitter granules in adrenergic nerves. Science **132**, 351—352 (1960b).
— — Effect of reserpine on the release of catecholamines from isolated nerve and chromaffin cell granules. Acta physiol. scand. **52**, 137—145 (1961).
— — Improved technique for the fluorimetric estimation of catecholamines. Acta physiol. scand. **51**, 348—355 (1961).
— OESTLUND, E.: Effects of certain biologically occurring substances in the isolated intestine of fish. Acta physiol. scand. **38**, 364—372 (1957).
EWER, D.W., VAN DEN BERG, R.: A note on the pharmacology of the musculature of *Peripatopsis*. J. exp. Biol. **31**, 497—500 (1954).
FALCK, B.: Observations on the possibilities of the cellular localization of monamines by a fluorescence method. Acta physiol. scand. **56**, Suppl. 197, 1—25 (1962).
— Cellular localisation of monamines. In: H.E. HIMWICH and W.H. HIMWICH (Editors): Progress in brain research, Vol. 8, pp. 28—44. Amsterdam: Elsevier Publ. Co. 1964.
— HÄGGENDAL, J., OWMAN, CH.: The localization of adrenaline in adrenergic nerves in the frog. Quart. J. exp. Physiol. **48**, 253—257 (1963).
— HILLARP, N.A., HÖGBERG, B.: Content and intracellular distribution of adenosine triphosphate in cow adrenal medulla. Acta physiol. scand. **36**, 360—376 (1956).
— OWMAN, C.: A detailed methodological description of the fluorescence method for the cellular demonstration of biogenic monamines. Acta Univ. 1 und II, 1—23 (1965).
— — TORP, A.: A new type of chromaffin cells, probably storing dopamine. Nature (Lond.) **183**, 267—268 (1959a).
— — — Some observations on the histology and histochemistry of the chromaffin cells probably storing dopamine. J. Histochem. Cytochem. **7**, 323—328 (1959b).
FÄNGE, R.: The mechanism of gas transport in the eupysoclist swimmbladder. Acta physiol. scand. **30**, Suppl. **110**, 1—133 (1933).
— Effect of drugs on the intestine of a vertebrate without sympathetic nervous system. Ark. Zool. (Stockh.) **40**, A 1—9 (1948).
— Use of the isolated heart of a freshwater mussel (*Anodonta cygnea*) for biological estimation of 5-hydroxytryptamine. Experientia (Basel) **11**, 156—157 (1955).
— Pharmacology of poikilothermic vertebrates and invertebrates. Pharmacol. Rev. **14**, 281—316 (1962).
— MATTISSON, A.: Studies on the physiology of the radula-muscle of *Buccinum undatum*. Acta Zool. (Stockh.) **58**, 53—64 (1958).
— OESTLUND, E.: The effects of adrenaline, noradrenaline, tyramine and other drugs on the isolated heart from marine vertebrates and a cephalopod (*Eledone cirrosa*). Acta Zool. (Stockh.) **35**, 1—17 u. 289—305 (1954).
FERRY, C.B.: The postganglionic fibres of the vas deferens of the guinea-pig. J. Physiol. (Lond.) **169**, 72 P (1963).
— Cholinergic link hypothesis in adrenergic neuroeffector transmission. Physiol. Rev. **46**, 420—456 (1966).
FISCHER, P., LECOMTE, J.: Artérénol et adrénaline dans la glande parotoide des crapauds tropicaux. Arch. int. Pharmacodyn. **81**, 387—389 (1950a).

FISCHER, P., LECOMTE, J.: Nature des corps sympathomimétiques dans les glandes parotoides normales et énervées des crapauds tropicaux. Arch. int. Physiol. **57**, 277—285 (1950b).
FLOREY, E.: Untersuchungen über die Natur der Farbwechselhormone der Crustaceen. Biol. Zbl. **71**, 499—511 (1952).
— Comparative physiology: transmitter substances. Ann. Rev. Physiol. **23**, 501—528 (1961).
— Comparative neurochemistry: inorganic ions, amino acids and possible transmitter substances of invertebrates. In: ELLIOTT, PAGE and QUASTEL: Neurochemistry. 2nd Ed. Springfield/Ill.: Charles C. Thomas 1962.
— Acetylcholine in invertebrate nervous systems. Canad. J. Biochem. **41**, 2619—2626 (1963).
— Amino-acids as transmitter substances. In: E. BAJUSZ and G. JASMIN: Major problems in neuroendocrinology, pp. 17—41. Basel/New York: S. Karger 1964.
— Comparative pharmacology: neurotropic and myotropic compounds. Ann. Rev. Pharmacol. **5**, 357—382 (1965).
— FLOREY, E.: Über die mögliche Bedeutung des Enteramins (5-Oxytryptamin) als nervöser Aktionssubstanz bei Cephalopoden und dekapoden Crustaceen. Z. Naturforsch. **9b**, 58—68 (1954).
FLÜCKIGER, E.: Die Wirkung von l-Adrenalin an *Daphnia magna*. Kgl. Fysiograf. Sällskap. i. Lund **21**, Nr. 6, 1—6 (1951).
— Beiträge zur Verwendung von *Daphnia* als pharmakologisches Testobjekt. Diss. ETH Zürich 1952a.
— Über die Wirkung von Sympathomimetica und Dihydroergotamin bei Daphnien. I. Wirkung auf Muskelfunktionen. Acta physiol. scand. **27**, 206—216 (1952b).
— Die Wirkung der Sympathomimetica und Dihydroergotamin auf Dahpnien. II. Wirkung auf Stoffwechsel. Acta physiol. scand. **30**, 33—44 (1953).
— Zur Biologie der Farbwechselhormone. Verh. Naturforsch. Ges. Basel **73**, 194—203 (1962).
— Die Melanocyten stimulierenden Hormone der Adenohypophyse. Arch. exp. Pathol. Pharmakol. **245**, 168—184 (1963).
FONTAINE, M.M. DE, MAZEAUD, M., MAZEAUD, F.: L'adrénalinémie du *Salmo salar* L. à quelques étapes de son cycle vital et de ses migrations. C. R. Acad. Sci. (Paris) **256**, 4562—4565 (1963).
FORSDAHL, K.A.: Mechanism of pigment granule movement in melanophores of the lizard *Anolis carolinensis*. Nytt. Mag. Zool. 8, 37—44 (1959) (nach FÄNGE 1962).
FOURNEAU, E., BOVET, D.: Recherches sur l'action sympatholytique de nouveaux dérivés du dioxane. C. R. Soc. Biol. (Paris) **113**, 388—389 (1933).
FOX, D.L.: Animal biochromes. Cambridge: University Press 1953.
FREDERICQ, H.: Action des nerfs du coeur d'*Aplysia limacina:* analyse au moyen de la caféine. Arch. int. Physiol. **49**, 299—314 (1939).
— Les nerfs cardio-régulateurs des invertébrés et la théorie des médiateurs chimiques. Biol. Rev. **22**, 297—314 (1947).
FREEMAN, M.A.: The effect of drugs on the alimentary canal of the african migratory locust *Locusta migratoria*. Comp. Biochem. Physiol. **17**, 755—764 (1966).
FRIEDMAN, M.H.F.: The nervous control of gastric secretion in the frog (*Rana esculenta*). J. cell. comp. Physiol. **5**, 83—95 (1935a).
— A study of the innervation of the stomach of *Necturus* by means of drugs. Trans. roy. Soc. Can., Sect. V **29**, 175—185 (1935b).
— Oesophogeal and gastric secretion in the frog. J. cell. comp. Physiol. **10**, 37—50 (1937).
FRIES, E.F.B.: Pituitary and nervous control of pigmentary effectors, especially xanthophores in killifish (*Fundulus*). Physiol. Zool. **16**, 199—212 (1943).
FRISCH, K. VON: Über die Beziehungen der Pigmentzellen in der Fischhaut zum sympathischen Nervensystem. Festschrift R. Hertwig **3** (1910) (nach BUDDENBROCK, Bd. **5**).
FURCHGOTT, R.F.: The receptors of epinephrine and norepinephrine (adrenergic receptors). Symposium on catecholamines. Pharmacol. Rev. **11**, 429—441 (1959).
— Receptor mechanisms. Ann. Rev. Pharmacol. **4**, 21—50 (1964).
— The pharmacological differentiation of adrenergic receptors. Ann. N.Y. Acad. Sci. **139**, 553—570 (1967).
— Beiträge zur Physiologie der Pigmentzellen in der Fischhaut. Pflügers Arch. ges. Physiol. **138**, 319—387 (1911).
FUXE, K.: Cellular localization of monamines in the median eminence and the infundibular stem of some mammals. Z. Zellforsch. **61**, 710—724 (1964).
— LJUNGGREN, L.: Cellular localization of monamines in the upper brain stem of pigeons. J. comp. Physiol. **125**, 355—381 (1965).
— OWMAN, CHR.: Cellular localization of monamines in the arca postrama of certain mammals. J. comp. Neurol. **125**, 337—353 (1965).
GADDUM, J.H., PAASONEN, M.K.: The use of some molluscan hearts for the estimation of 5-hydroxytryptamine. Brit. J. Pharmacol. **10**, 474—483 (1955).

GAHERY, Y., BOISTEL, J.: Study of some pharmacological substances which modify the electrical activity of the sixth. abdominal ganglion of the cockroach *Periplaneta americana*. In: TREHERNE and BEAMENT: The physiology of the insect central nervous system, pp. 73—78. London and New York: Academic Press 1965.

GARDIER, R.W., ABREU, B.E., RICHARDS, A.B., HERRLICH, H.C.: Specific blockade of the adrenal medulla. J. Pharmacol. exp. Ther. **130**, 340—345 (1960).

GARRY, R.C.: Innervation of abdominal viscera. Brit. med. Bull. **13**, 202—206 (1957).

— GILLESPIE, J.S.: The responses of the musculature of the colon of the rabbit to stimulation, *in vitro*, of the parasympathetic and of the sympathetic outflows. J. Physiol. (Lond.) **128**, 557—576 (1955).

GASKELL, J.F.: Adrenalin in annelids. A contribution to the comparative study of the origin of the sympathetic and the adrenalin-secreting systems and of the vascular muscles which the regulate. J. gen. Physiol. **2**, 73—85 (1920).

GERSCH, M.: Neurohormonale Beeinflussung der Herztätigkeit bei der Larve von *Corethra*. J. Insect. Physiol. **2**, 281—297 (1958).

— Vergleichende Endokrinologie der wirbellosen Tiere, S. 285 u. 79 ff. Leipzig: Akad. Verlagsges. Geest und Portig 1964.

— DEUSE, R.: Die Wirkung von Neurohormonen aus Insekten auf das Froschherz. Biol. Zbl. **76**, 436—442 (1957).

— UNGER, H.: Nachweis von Neurohormonen aus dem Nervensystem von *Dixippus morosus* mit Hilfe papierchromatographischer Trennung. Naturwissenschaften **44**, 117 (1957).

— — FISCHER, F.: Die Isolierung eines Neurohormons aus dem Nervensystem von *Periplaneta americana* L. und einige biologische Testverfahren. Wiss. Z. Fr.-Schiller-Univ. Jena, Math.-nat. Reihe **6**, 125—129 (1957).

GERSCHENFELD, H.M.: A non-cholinergic synaptic inhibition in the central nervous system of molluscs. Nature (Lond.) **203**, 415—416 (1964).

— TAUC, L.: Pharmacological specifities of neurones in an elementary central nervous system. Nature (Lond.) **189**, 924—925 (1961).

GIARMAN, N.J., DAY, M.: Presence of biogenic amines in the bovine pineal body. Biochem. Pharmacol. **1**, 235 (1958).

GIROLAMO, A. DE: Sulla morfologia comparata del sistema nervoso sympatico. Ricerche nei selaci. Arch. ital. Anat. Embriol. **54**, 367—386 (1950).

GOFFART, M.: Recherches relatives à l'action de l'adrénaline sur le muscle strié de mammifère. Arch. int. Physiol. **60**, 318—418 (1952).

— The action of L-noradrenaline and adrenochrome on unfatigued mammalian muscle. Pharmacol. Rev. **6**, 33—34 (1954).

— RITCHIE, J.M.: The effect of adrenaline on the contraction of mammalian skeletal muscle. J. Physiol. (Lond.) **116**, 357—371 (1952).

GOVYRIN, V.A., LEONTIEVA, G.R.: Distribution of catecholamines in the myocardium of vertebrates. J. evolutionary Biochem. Physiol. (Leningrad) **1**, 38—44 (1965) (Abstract in English).

GRAHAM, J.D.P.: Antagonism by 2-hyloalkylamine compounds on some actions of adrenaline, noradrenaline and isoprenaline on *Xenopus laevis*. Arch. int. Pharmacodyn. **118**, 317—326 (1959).

— The response to catecholamines of the melanophores of *Xenopus laevis* L. J. Physiol. (Lond.) **158**, 5 P—6 P (1961).

GRAUWILER, J.: Reserpinwirkungen beim Pferd. Diss. Vet. Med. Zürich 1958.

GRAY, E.G.: Control of the melanophores of the minnow (*Phoxinus phoxinus*) (L.) J. exp. Biol. **33**, 448—459 (1956).

GREENBERG, M.J.: The response of the Venus heart to catechol amines and high concentrations of 5-hydroxytryptamines. Brit. J. Pharmacol. **15**, 365—374 (1960).

GREGERMAN, R.I.: Adrenaline and hydroxytyramine in the parotid gland venom of the toad, *Bufo marinus*. J. gen. Physiol. **35**, 483—487 (1952).

— WALD, G.: The alleged occurrence of adrenaline in the mealworm. J. gen. Physiol. **35**, 489—493 (1952).

GROBECKER, H., HOLTZ, P.: Über die Brenzkatechinamine im Froschherzen und in der Froschhaut vor und nach Verabfolgung von a-Methyldopa. Experientia (Basel) **22**, 42—43 (1966).

GROVE, D.J.: The effects of adrenergic drugs on melanophores of the minnow, *Phoxinus phoxinus* (L). Comp. Biochem. Physiol. **28**, 37—54 (1969).

GRUBER, S.A., EWER, D.W.: Observations on the myo-neural physiology of the polyclad *Planocera gilchristi*. J. exp. Biol. **39**, 459—477 (1962).

HACKMANN, R.H., PRYOR, M.G.M., TODD, A.R.: The occurrence of phenolic substances in arthropods. Biochem. J. **43**, 474—477 (1948).

HAEFELI, H., GROSS, F.: Bewegungsstudien an Lymphgefäßen im Mesenterium der Ratte. Helv. physiol. pharmacol. Acta **10**, C 6 (1952).

HAJDU, S., LEONHARD, E.: A serumprotein system affecting contractibility of the frog heart present in increased amounts in patients with essential hypertension. Circulat. Res. **6**, 740—750 (1958).

HAMA, T., OBIKA, M.: On the nature of some fluorescent substances of pterintipe in the adult skin of toad, *Bufo vulgaris formosus*. Experientia (Basel) **5**, 182—187 (1958).

HAMBERGER, B., NORBERG, K.-A.: Monamines in sympathetic ganglia, studied with fluorescence microscopy. Experientia (Basel) **19**, 580—581 (1963).

— SJÖQUIST, F.: Cellular localization of monamines in sympathetic ganglia of the cat. A preliminary report. Life Sci. **2**, 659—661 (1963).

— — Correlated studies of monamines and acetylcholinesterase in sympathetic ganglia, illustrating the distribution of adrenergic and cholinergic neurones. In: G.B. KOELLE, W.W. DOUGLAS, A. CARLSSON: Pharmacology of cholinergic and adrenergic transmission, pp. 41—54. Oxford: Pergamon Press 1965.

HANSON, F.E., jr.: Observations of the gross innervation of the firefly light organ. J. Insect. Physiol. **8**, 105—112 (1962).

HARTMAN, W.J., CLARK, W.G., CYR, S.D., JORDEN, A.L., LEIBOLD, R.A.: Pharmacologically active amines and their biogenesis in the *Octopus*. Ann. N.Y. Acad. Sci. **90**, 637—666 (1960).

HARVEY, E.N.: Bioluminiscence. New York: Academic Press 1952.

HEALEY, E.G.: The colour change of the minnow *Phoxinus laevis* AG. J. exp. Biol. **31**, 473—490 (1954).

HEALY, E.G., ROSS, D.M.: The effects of drugs on the background response of the minnow, *Phoxinus phoxinus* L. Comp. Biochem. Physiol. **19**, 545—580 (1966).

HENDERSON, F.G., WELLES, J.S., CHEN, K.K.: Parotoid secretions of *Bufo blombergi* and *B. peltocephalus*. Proc. Soc. exp. Biol. (N. Y.) **104**, 176—178 (1960).

HENZE, M.: p-Oxyphenyläthylamin, das Speicheldrüsengift der Cephalopoden. Z. physiol. Chem. **87**, 51—58 (1913).

HERMANN, H., JOURDAN, F., BONNET, V.: Action sympatholytique et adrenalinoinverse du 2-benzyl-imidazoline. C. R. Soc. Biol. (Paris) **135**, 1653—1655 (1941).

HERMANSEN, K.: The effect of adrenaline, noradrenaline and isoprenaline on the guinea-pig uterus. Brit. J. Pharmacol. **16**, 116—128 (1961).

HESS, W.R.: Die funktionelle Organisation des vegetativen Nervensystems. Basel: BENNO SCHWABE 1948.

HILL, R.B.: The effects of certain neurohormones and of other drugs on the ventricle and radula protractor of *Buscyon canaliculatum* and on the ventricle of *Strombus gigas*. Biol. Bull. Woods. Hole **115**, 471—482 (1958).

HILLARP, N.-A.: Enzymic systems involving adenosin phosphates in the adrenaline and noradrenaline containing granules of the adrenal medulla. Acta physiol. scand. **42**, 144—165 (1958a).

— Adenosinphosphates and inorganic phosphate in the adrenaline and noradrenaline containing granules of the adrenal medulla. Acta physiol. scand. **42**, 321—332 (1958b).

— Isolation and some biochemical properties of the catecholamine granules in the cow adrenal medulla. Acta physiol. scand. **43**, 82—96 (1958c).

— Further observations on the state of the catechol amines stored in the adrenal medullary granules. Acta physiol. scand. **47**, 271—279 (1959b).

— HÖGBERG, B., NILSON, B.: Adenosin-triphosphate in the adrenal medulla of the cow. Nature (Lond.) **176**, 1032—1033 (1955).

— HÖKFELT, B.: Evidence of adrenaline and noradrenaline in separate adrenal medullary cells. Acta physiol. scand. **30**, 55—68 (1953).

— — Histochemical demonstration of noradrenaline and adrenaline in the adrenal medulla. J. Histochem. Cytochem. **3**, 1—5 (1955).

— — NILSON, B.: The cytology of the adrenal medullary cells with special reference to the storage and secretion of the sympathomimetic amines. Acta. anat. (Basel) **21**, 155—167 (1954).

— JÖNSSON, B., THIEME, G.: Adenosinphosphates in the rat adrenal medulla. I. Adrenal medulla in minimal secretory activity. Acta physiol. scand. **47**, 310—319 (1959).

— LAGERSTEDT, ST., NILSON, B.: The isolation of granular fraction from the suprarenal medulla, containing the sympathomimetic catecholamines. Acta physiol. scand. **29**, 251—263 (1953).

— NILSON, B.: The structure of the adrenaline and noradrenaline containing granules in the adrenal medullary cells with reference to the storage and release of the sympathomimetic amines. Acta physiol. scand. **31**, Suppl. **113**, 79—107 (1954).

— THIEME, G.: Nucleotides in the catechol amine granules of the adrenal medulla. Acta physiol. scand. **45**, 328—338 (1959).

768 Literatur

HIRSCH, E. F., JELLINEK, M., COOPER, T.: Innervation of the systemic heart of the california hagfish. Circulat. Res. **14**, 212—217 (1964).
HOGBEN, L. T., MIRVISH, L.: The pigmentary effector system. V. The nervous control of excitement pallor in reptiles. Brit. J. exp. Biol. **5**, 295—308 (1928).
— SLOME, D.: The pigmentary effector system. VIII. The dual receptive mechanism of the amphibian background response. Proc. roy. Soc. B **120**, 158—173 (1936).
HÖKFELT, B.: Noradrenaline and adrenaline in mammalian tissue. Distribution under normal and pathological conditions with special reference to the endocrine system. Acta physiol. scand. **25**, Suppl. 92, 1—134 (1951).
— McLEAN, J. M.: The adrenaline and noradrenaline content of the suprarenal glands of the rabbit under normal conditions and after various forms of stimulation. Acta physiol. scand. **21**, 258—270 (1950).
HOLMES, W.: The adrenal homologues in the lungfish *Protopterus*. Proc. roy. Soc. B **137**, 549—562 (1950).
HOLMSTEDT, B.: A modifications of the thiocholine method for the determination of cholinesterase. Acta physiol. scand. **40**, 322—337 (1957).
— SJÖQUIST, F.: Distribution of acetylcholinesterase in the ganglion cells of various sympathetic ganglia. Acta physiol. scand. **47**, 284—296 (1959).
HOLTZ, P., BALZER, H., WESTERMANN, E.: Die Beeinflussung der Reserpinwirkung auf das Nebennierenmark durch Hemmung der Mono-aminoxydase. Naunyn-Schmiedeberg's Arch. exp. Path. Pharmak. **231**, 361—372 (1957).
— CREDNER, K., KRONEBERG, G.: Über das sympathicomimetische pressorische Prinzip des Harns („Urosympathin"). Arch. exp. Pathol. Pharmakol. **204**, 228—243 (1947).
— HEISE, R., KRONEBERG, G.: Über die sympathikomimetische Wirksamkeit von Herzmuskelextrakten. Arch. exp. Pathol. Pharmakol. **212**, 551—567 (1951).
— KRONEBERG, G.: Biologische Adrenalinsynthese. Klin. Wschr. **1948**, 605.
— SCHÜMANN, H. J.: Artspezifische Unterschiede im Arterenolgehalt des Nebennierenmarks. Arch. int. Pharmacodyn. **83**, 417—430 (1950).
— — Über die sympatikomimetische Wirksamkeit von Herzmuskelextrakten. Naunyn-Schmiedeberg's Arch. exp. Path. Pharmak. **212**, 551—567 (1951).
— WESTERMANN, E.: Über die Dopadecarboxylase und Histidindecarboxylase des Nervengewebes. Arch. exp. Pathol. Pharmakol. **227**, 538—546 (1956).
— — Hemmung der Glutaminsäuredecarboxylase des Gehirns durch Brenzkatechinderivate. Arch. exp. Pathol. Pharmakol. **231**, 311—332 (1957).
HOROWITZ, S. B.: The energy requirements of melanin granule aggregation and dispersion in the melanophores of *Anolis carolinensis*. J. cell. comp. Physiol. **51**, 341—357 (1958).
HORRISBERGER, B., GRANDJEAN, E.: Über die Wirkung von Reserpin und von Isopropyl-Isonicotinsäurehydrazid (Marsilid) auf eine konditionierte Fluchtreaktion der Ratte. Helv. physiol. pharmacol. Acta **16**, 146—151 (1958).
HORSTMANN, E.: Beobachtungen zur Motorik der Lymphgefäße. Pflügers Arch. ges. Physiol. **269**, 511—519 (1959).
HOUSSAY, B. A., RAPELA, C. E.: Adrenal secretion of adrenaline and noradrenaline. Arch. exp. Pathol. Pharmakol. **219**, 156—159 (1953).
HUCOVIĆ, S.: Isolated rabbit atria with sympathetic nerve supply. Brit. J. Pharmacol. **14**, 372—276 (1959).
HUTCHEON, D. E.: Ventricular arrhythmias and automacity following norepinephrine. Proc. Soc. exp. Biol. (N. Y.) **93**, 592—594 (1956).
HYKES, O. V.: Mouvements du coeur chez les daphnies sous l'influence de quelques substances endocrines. C.R. Soc. Biol. (Paris) **95**, 58—60 (1926).
— L'adrénaline et le coeur des mollusques. C. R. Soc. Biol. (Paris) **103**, 360—363 (1930).
INOUE, M., AKIMOTO, H.: Seasonal variation in the noradrenaline and adrenaline contents of the toads adrenal. Kumamoto med. J. **12**, 7—11 (1960).
JAEGER, C. P.: Physiology of the Mollusca. II. Action of serotonin and other amines on the heart of *Strophocheilos oblongus*. Comp. Biochem. Physiol. **6**, 243—245 (1962).
— Physiology of mollusca. IV. Action of serotonin on the penis retractor muscle of *Strophocheilos oblongus*. Comp. Biochem. Physiol. **8**, 131—136 (1963).
JENSEN, D.: Eptatretin, a potent cardioactive agent from the branchial heart of the pacific hagfish *Eptatretus storetis*. Comp. Biochem. Physiol. **10**, 129—151 (1963).
JOHANSEN, K., HUSTON, M. J.: Effects of some drugs on the circulatory system of the intact, non-anesthetized cephalopod, *Octopus dofleini*. Comp. Biochem. Physiol. **5**, 177—184 (1962).
JOHNELS, A. G., PALMGREN, A.: "Chromaffin" cells in the heart of *Myxine glutinosa*. Acta Zool. (Stockh.) **41**, 313—314 (1960).
JONES, J. C.: Effects of drugs on Anopheles heart rates. J. exp. Zool. **133**, 573—588 (1956).

Jullien, A., Cardot, J., Ripplinger, J., Joly, M.: Revue générale sur la régulation cardiaque chez les invertébrés. Hypothèses recentes. Ann. Sci. Univ. Besançon (2) Zoll. Physiol. fasc. 12, 67—82 (1959).

Jversen, L.L.: The uptake of adrenaline by the isolated perfused rat heart. Brit. J. Pharmacol. 21, 59—75 (1963).

Kanungo, M.S.: Cardiac physiology of the scorpion Palamnaeus bengalensis C. Koch. Biol. Bull. 113, 135—140 (1957).

Karmin, L.R.: Serpasil in canine practice, a preliminary report. N. Amer. Vet. 36, 346—348 (1955).

Kastle, J.H., McDermott, F.A.: Some observations on the production of light by the firefly. Amer. J. Physiol. 27, 122—151 (1910).

Kato, G., Ito, S., Omi, I.: Fibre analysis of cardiac vagus nerve. Jap. J. Physiol. 8, 67—75 (1958).

— Ito, Sh., Sakakibara, R.: Fibre analysis of the cardiac sympathetic nerve. Jap. J. Physiol. 8, 76—82 (1958).

Kerkut, G.A., Horn, N., Walker, R.: Long-lasting synaptic inhibition and its transmitter in the snail Helix aspersa. Comp. Biochem. Physiol. 30, 1061—1074 (1969).

— Sedden, C.B., Walker, R.J.: The effect of DOPA, a-methyl DOPA and reserpine on the dopamine content of the brain of the snail, Helix aspersa. Comp. Biochem. Physiol. 18, 921—930 (1966).

— — — Uptake of DOPA and 5-hydroxytryptophan by monamine-forming neurones in the brain of Helix aspersa. Comp. Biochem. Physiol. 23, 159—162 (1967).

— Walker, R.J.: The effects of drugs on the neurones of the snail Helix aspersa. Comp. Biochem. Physiol. 3, 143—160 (1961).

Ketterer, B., Remilton, Elisabeth: Studies on the pituitary melanophoreexpanding hormone with reference to its identity with ACTH. I. The critical assay of the melanophore expanding hormone. J. Endocr. 11, 7—13 (1954).

Keys, A., Bateman, J.B.: Branchial responses to adrenaline and to pitressin in the eel. Biol. Bull. 63, 327—336 (1932).

Kirby, S., Burnstock, G.: Pharmacological studies of the cardiovascular system in the anestetized sleepy lizard (Tiliqua rugosa) and toad (Bufo marinus). Comp. Biochem. Physiol. 28, 321—331 (1969).

Kirchner, E.: Untersuchungen über neurohormonale Faktoren bei Melolontha vulgaris. Zool. Jb. Abt. allg. Zool. 69, 43—62 (1960/1962).

Kiss, G., Michl, H.: Über das Giftsekret der Gelbbauchunke, Bombina variegata. Toxicon 1, 33—39 (1962/63).

Kleinholz, L.H.: The melanophor-dispersing principle in the hypophysis of Fundulus heteroclitus. Biol. Bull. Woods Hole 69, 379—390 (1935).

— Havel, V.J., Reichart, R.: Studies on the regulation of bloodsugar concentration in crustaceans. II. Experimental hyperglycemia and the regulatory mechanisms. Biol. Bull. 99, 454—468 (1950).

Kleinschmidt, A., Schümann, H.J.: Strukturuntersuchungen über die Adrenalin und Noradrenalin speichernden Granula des Nebennierenmarks. Naunyn-Schmiedeberg's Arch. exp. Path. Pharmak. 241, 260—272 (1961).

Klingman, Gerda I., Kardaman, Susan, Haber, Judith: Amine levels, monamine oxydase and dopa-decarboxylase activities in the gastro-intestinal tract of the rat. Life Sciences 3, 1355—1360 (1964).

Klippel, R., König, J.: Zur mikroskopischen Methode des Chromatophoren-Tests. Arzneimittel-Forsch. 6, 489—495 (1956).

Koelle, G.B.: Cholinesterases and anticholinesterase agents. Handbuch exp. Pharmakologie, Bd. 15. Berlin-Göttingen-Heidelberg: Springer 1963.

Köhler, V.: Die Erythrophoren expandierende Wirkung unphysiologischer Konzentrationen von Adrenalin bei der Elritze. Endokrinologie 30, 42—45 (1953).

Koller, G.: Versuche an nervenfreien embryonalen Amphibienherzen. Z. vergl. Physiol. 18, 186—203 (1932/1933).

Kopin, I.J., Gordon, E.K.: Origin of norepinephrine in the heart. Nature (Lond.) 1289 (1963).

Krauter, D.: Experimentelle Untersuchungen über das Interrenalorgan von Knochenfischen. Wilhelm Roux' Arch. Entwickl.-Mech. Org. 150, 607—637 (1958).

Krijgsman, B.J.: Contractile and pacemaker mechanisms of the heart of arthropods. Biol. Rev. 27, 320—346 (1952).

Kroneberg, G., Schümann, H.J.: Die Wirkung des Reserpins auf den Hormongehalt des Nebennierenmarks. Arch. exp. Pathol. Pharmakol. 231, 349—360 (1957).

— — Adrenalinsekretion und Adrenalinverarmung der Kaninchennebennieren nach Reserpin. Arch. exp. Pathol. Pharmakol. 234, 133—146 (1958).

KRUPP, H., LENDLE, L., STAPENHORST, K.: Pharmakologische Wirkungen am isolierten Ganglien-Muskelpräparat des Gelbrandkäfers. (Zur vergleichenden Pharmakologie des Nerv-Muskelsystems). Arch. exp. Pathol. Pharmakol. **215**, 443—459 (1952).

KRUTA, U.: Action des poisons du système nerveux autonome sur le coeur isolé de la seiche. J. Physiol. (Paris) **34**, 65—76 (1936).

KULEMAN, HELGA: Untersuchungen der Pigmentbewegungen in embryolanlen Melanophoren von *Xenopus laevis* in Gewebekulturen. Zool. Jb. Physiol. **69**, 169—192 (1962).

KUNTZMAN, R., SHORE, P.A., BOGDANSKI, D., BRODIE, B.B.: Microanalytical procedures for fluorometric assay of brain dopa-5 HTP decarboxylase, norepinephrine and serotonin, and a detailed mapping of decarboxylase activity in brain. J. Neurochem. **6**, 226—232 (1960).

KUSCHINSKY, G.: Chemotaktische Wirkungen von Pharmaka des vegetativen Systems auf Paramäcien. Arch. exp. Pathol. Pharmakol. **208**, 182—183 (1949).

— LINDMAR, R., LÜLLMANN, H., MUSCHOLL, E.: Der Einfluß von Reserpin auf die Wirkung der „Neuro-Sympathomimetica". Arch. exp. Pathol. Pharmakol. **240**, 242—252 (1960).

LABOS, E., SALÁNKI, J., RÓZSA, KATALIN: Effect of serotonin and other bioactive agents on the rhythmic activity in the glochidia of a fresh-water (*Anodonta cygnea* L.). Comp. Biochem. Physiol. **11**, 171—172 (1964).

LANGEMANN, H., ACKERMANN, H.: Über die Aktivität der Aminosäuren-Decarboxylasen im Gehirn des Menschen. Helv. physiol. pharmacol. Acta **19**, 399—406 (1961).

LASAGNA, L.: Detection of norepinephrine in the parotid gland secretion of *Bufo agua*. Proc. Soc. exp. Biol. (N. Y.) **78**, 876—878 (1951).

LEADERS, F.E., DAYRIT, C.: The cholinergic component in the sympathetic innervation to the spleen. J. Pharmacol. exp. Ther. **147**, 145—152 (1965).

LEDUC, J.: Catecholamine production and release in exposure and acclimation to cold. Acta physiol. scand. **53**, Suppl. **183**, 1—101 (1961).

LEE, H.M., CHEN, K.K.: The occurrence of norepinephrine in the chinese toad venom. J. Pharmacol. exp. Ther. **102**, 286—290 (1951).

LEE, T.H., LERNER, A.B., BUETTNER-JANUSCH, VINA: Species differences and structural requirements for melanocyte-stimulating activity of melanocyte-stimulating hormones. Ann. N. Y. Acad. Sci. **100**, 658—668 (1963.)

LEE, W.C., MCCARTY, L.P., ZODROW, W.W., SHIDEMAN, F.E.: The cardiostimulant action of certain ganglionic stimulants on the embryonic chick heart. J. Pharmacol. exp. Ther. **130**, 30—36 (1960).

— SHIDEMAN, F.E.: Role of myocardial catecholamines in cardiac contractibility. Science **129**, 967—968 (1959).

— SHIN, Y.H., SHIDEMAN, F.E.: Cardiac activities of several monamine oxydase inhibitors. J. Pharmacol. exp. Ther. **133**, 180—185 (1961).

LENTZ, T.L., WOOD, J.G.: Amines in the nervous system of coelenterates. J. Histochem. Cytochem. **12**, 37 (1964).

LERNER, A.B.: Hormonal control of pigmentations. Ann. Rev. Med. **11**, 187—194 (1960).

— CASE, J.D.: Pigment cell regulatory factors. J. invest. Derm. **32**, 211—221 (1959).

— SHIZUME, K., BUNDING, I.: The mechanism of endocrine control of melanin pigmentation. J. clin. Endocr. **14**, 1463—1490 (1954).

L'HÉLIAS, C.: Identification de facteurs hormonaux dans le cerveau et le complexe rétrocérébral du phasme *Carausius morosus*. Ann. Sci. nat. Zool. Biol. Animale **18**, 275—281 (1956).

LICHTENSTEIGER, W., LANGEMANN, H.: Aufnahme exogener Catecholamine in monaminhaltige Neurone. Helv. physiol. pharmacol. Acta **23**, C31—C33 (1965).

LOEWI, O.: Quantitative und qualitative Untersuchungen über den Sympathicusstoff. Pflügers Arch. ges. Physiol. **237**, 504—514 (1936).

— Über den Adrenalingehalt des Säugerherzens. Arch. int. Pharmacodyn. **57**, 139—140 (1937).

LOVENBERG, W., WEISSBACH, H., UDENFRIEND, S.: The effect of thyroxine on isolated dehydrogenases. Aromatic L-amino acid decarboxylase. J. biol. Chem. **237**, 89—93 (1962).

LOWE, T.E., NAYLER, W.G.: Cardioactive plasma substances. Amer. J. Heart 69, 1—3 (1965).

LUTZ, B.R.: The effect of adrenaline on the auricle of elasmobranch fishes. Amer. J. Physiol. **94**, 135—139 (1930).

— The innervation of the stomach and rectum and the action of adrenaline in elasmobranch fishes. Biol. Bull. **61**, 93—100 (1931).

— The effect of adrenaline chloride and toad venom on the blood pressure and heart rate of the tropical toad, *Bufo marinus*. Biol. Bull. **64**, 299—303 (1933).

— WYMAN, L.C.: Reflex cardiac inhibition of branchio-vascular origin in the elasmobranch, *Squalus acanthias*. Biol. Bull. **62**, 10—16 (1932a).

— — The evolution of a carotid sinus reflex and the origin of vagal tone. Science **75**, 590—591 (1932b).

MACDONALD, A.D.: Action of adrenaline on the perfused fish heart. Quart. J. exp. Physiol. **15**, 69—80 (1925).

MALHOTRA, C.L., PUNDLIK, P.G.: The effect of reserpine on the acetylcholine content of different areas of the central nervous system of the dog. Brit. J. Pharmacol. **14**, 46—47 (1959).

MANSOUR, T.E.: Actions of seretonin and epinephrine on intact and broken cell preparations from the liver fluke, *Fasciola hepatica*. Pharmacol. Rev. **11**, 465—466 (1959).

McCARTY, L.P., LEE, W.C., SHIDEMAN, F.E.: Measurement of the inotropic effects of drugs on the innervated and non-innervated embryonic chick heart. J. Pharmacol. exp. Ther. **129**, 315—321 (1960).

McDOVALL, R.J.S.: The potentiating action of acetylcholine on that of adrenaline. J. Physiol. (Lond.) **106**, 1—7 (1947).

McELROY, W.D., HASTINGS, J.W.: Biochemistry of firefly luminiscence. In: The luminiscence of biological systems, pp. 161—198. Ed. by F.H. JOHNSON. Amer. Ass. Adv. Sci. Washington 1955.

McGEER, E.G., McGEER, P.L., McLENNAN, H.: The inhibitory action of 3-hydroxytyramine, γ-aminobutyric acid (GABA) and of some other compounds towards the crayfish stretch receptor neuron. J. Neurochem. **8**, 36—49 (1961).

McLEAN, J.R., BURNSTOCK, G.: Histochemical localization of catecholamines in the urinary bladder of the toad (*Bufo marinus*). J. Histochem. Cytochem. **14**, 538—548 (1966).

— BELL, C., BURNSTOCK, G.: Histochemical and pharmacological studies of the innervation of the urinary bladder of the frog (*Rana temporaria*). Comp. Biochem. Physiol. **21**, 383—392 (1967).

— BURNSTOCK, G.: Innervation of the urinary bladder of the sleepy lizard (*Trachysaurus rugosus*). I. Fluorescent histochemical localization of catecholamines. Comp. Biochem. Physiol. **20**, 667—673 (1967a).

— — Innervation of the lungs of the toad (*Bufo marinus*). I. Fluorescent histochemistry of catecholamines. Comp. Biochem. Physiol. **22**, 767—773 (1967b).

McLENNAN, H.: The effect of some catecholamines upon a monosynaptic reflex pathway in the spinal cord. J. Physiol. (Lond.) **158**, 411—425 (1961).

— On the action of 3-hydroxytyramine and dichloroisopropylnoradrenaline on spinal reflexes. Experientia (Basel) **18**, 278—279 (1962).

— HAGEN, B.A.: On the response of the stretch receptor neurones of crayfish to 3-hydroxytyramine and other compounds. Comp. Biochem. Physiol. **8**, 219—222 (1963).

MEDVEDEVA, N.B.: Le problème de la réaction spécifique des animaux invertébrés à l'action des increts de vertébrés. III. Hyperclycémie adrénalinique et son mécanisme chez crustacea. J. Méd. Acad. Sci. URSS Ukraine **4**, 677 (1935) (zit. nach Z.M. BACQ, 1947).

MEIER, R., MEYER, R.T.: Über den peripheren Angriffspunkt des Priscols am Gefäßsystem. Schweiz. med. Wschr. **71**, 1206—1207 (1941).

MICHAELSON, I.A., RICHARDSON, K.C., SNYDER, S.N., TITUS, E.O.: The separation of catecholamine storage vesicles from rat heart. Life Sci. **3**, 371—378 (1964).

MICHL, H., KAISER, E.: Chemie und Biochemie der Amphibiengifte. Toxicon **1**, 175—228 (1962/63).

MIDDLETON, S., MIDDLETON, H.H., TOKA, J.: Adrenergic mechanism of vagal cardiostimulation. Amer. J. Physiol. **158**, 31—37 (1949).

MILLOTT, N.: The visceral nervous system of the earthworm. II. Evidence of chemical transmission and the action of sympathomimetic and parasympathomimetic drugs on the tone of the alimentary canal. Proc. roy. Soc. B 362—373 (1943b).

MINZ, B., DOMINO, E.F.: Effects of epinephrine and norepinephrine on electrically induced seizures. J. Pharmacol. exp. Ther. **107**, 204—218 (1953).

MISLIN, H.: Zum Problem der Selbstregulation des Venenherzens (Chiroptera). Helv. physiol. pharmacol. Acta **17**, C 27—C 31 (1959).

— Zur Funktionsanalyse der Lymphgefäßmotorik (*Cavia porcellus* L.). Rev. Suisse Zool. **68**, 228—238 (1961a).

— Experimenteller Nachweis der autochthonen Automatie der Lymphgefäße. Experientia (Basel) **17**, 29—30 (1961b).

— Zur Funktionsanalyse des Hilfsherzens (Vena portae) der weißen Maus (*Mus musculus* f. *alba*). Rev. Suisse Zool. **71**, 317—331 (1963)).

— RATHENOW, D.: Beeinflussung der Spontanrhythmik der isolierten mesenterialen Lymphgefäße (Lymphangion) durch diverse Pharmaka (*Cavia porcellus* L.) Helv. physiol. pharmacol. Acta **19**, C 87—C 90 (1961).

— — Experimentelle Untersuchungen über die Bewegungskoordination der Lymphangione (*Cavia porcellus* L.) Rev. Suisse Zool. **69**, 334—344 (1962).

MONTAGU, KATHERINE A.: Seasonal variations of noradrenaline and adrenaline concentrations in rat tissues. Nature (Lond.) **178**, 417—418 (1956).

MONTANARI, R., COSTA, R., BEAVEN, M.A., BRODIE, B.B.: Turnover rates of norepinephrine in hearts of intact mice, rats and guinea-pigs using tritiated norepinephrine. Life Sciences **2**, 232—240 (1963).

MOODY, P.A., COCHRAN, V.A., DRUGG, H.: Serological evidence on lagomorph relationships. Evolution **3**, 25—33 (1949).

MOTT, J.C.: The cardiovascular system. In: M.E. BROWN: The physiology of fishes, Vol. I, pp. 81—108. New York: Academic Press 1957.

MÜLLER, J.C., SCHLITTLER, E., BEIN, H.J.: Reserpin, der sedative Wirkstoff aus *Rauwolfia serpentina* Benth. *Experientia* (Basel) **8**, 338 (1952).

MÜLLER, P.: Über die Verteilung der Glutaminsäuredecarboxylase im menschlichen Gehirn. Diss. Med. Univ. Zürich 1962.

MUNRO, A.F.: Potentiations and reversal of the adrenaline motor response in the guinea-pig ileum by autonomic drugs. J. Physiol. (Lond.) **118**, 171—181 (1952).

— Effect of autonomic drugs on the responses of isolated preparations from the guinea-pig intestine to electrical stimulation. J. Physiol. (Lond.) **120**, 41—51 (1953).

MUSCHOLL, E.: Die Verteilung von Noradrenalin und Adrenalin im Herzen der Katze, des Kaninchens und der Ratte. Experientia (Basel) **14**, 344 (1958).

— Die Konzentration von Noradrenalin und Adrenalin in den einzelnen Abschnitten des Herzens. Arch. exp. Pathol. Pharmakol. **237**, 350—364 (1959).

— Die Hemmung der Noradrenalinaufnahme des Herzens durch Reserpin und die Wirkung von Tyramin. Arch. exp. Pathol. Pharmakol. **240**, 234—241 (1960).

— Drugs interfering with the storage and release of adrenergic transmitters. In: G.B. KOELLE, W.W. DOUGLAS and A. CARLSSON: Pharmacology of cholinergic and adrenergic transmission, pp. 291—301. Oxford: Pergamon Press 1965.

— MAÎTRE, L.: Release by sympathetic stimulation of a-methylnoradrenaline in the heart after administration of a-methyldopa. Experientia (Basel) **19**, 658—659 (1963).

— VOGT, M.: The action of reserpine on sympathetic ganglia. J. Physiol. (Lond.) **136**, 7 P (1957a).

— — The concentration of adrenaline in the plasma of rabbits treated with reserpine. Brit. J. Pharmacol. **12**, 532—535 (1957b).

— — The action of reserpine on the peripheral sympathetic system. J. Physiol. (Lond.) **141**, 132—155 (1958).

MÜSSBICHLER, A., UMRATH, K.: Über den Farbwechsel von *Hyla arborea*. Z. vergl. Physiol. **32**, 311—318 (1950).

MYHRBERG, H.E.: Monaminergic mechanisms in the nervous system of *Lumbricus terrestris*.

NADOR, K.: Ganglienblocker. Fortschr. Arzneimittelforsch. **2**, 297—416 (1960).

NAYLER, W.G., McCULLOCH, W.M.: The action of anions on cardiac muscle. Aust. J. exp. Biol. med. Sci. **38**, 117—126 (1960a).

— — The positive inotropic action of plasma. Aust. J. exp. Biol. med. Sci. **38**, 127—134 (1960b).

— PRICE, J.M., LOWE, T.E.: The presence of a substance with positive inotropic activity in blood plasma of a variety of animals. Comp. Biochem. Physiol. **15**, 503—507 (1965).

NEWMAN, M., THIENES, C.H.: On the sympathetic innervation of guinea-pig intestine. Amer. J. Physiol. **104**, 113—116 (1933).

NICHOLLS, J.V.V.: The effect of temperature variations and of certain drugs upon the gastric motility of elasmobranch fishes. Contrib. Can. Biol. and Fisheries (N. Y.) **7**, 433—442 (1933).

— Reaction of the smooth muscle of the gastrointestinal tract of the skate to stimulation of autonomic nerves in isolated nerve-muscle preparations. J. Physiol. (Lond.) **83**, 56—67 (1934).

NICKERSON, M.: Pharmacology of adrenergic blockade. Pharmacol. Rev. **1**, 27—101 (1949).

— Drugs inhibiting adrenergic nerves and structures innervated by them. In: GOODMAN and GILMAN: The pharmacological basis of therapeutics. Third Ed., pp. 546—577. New York, Comp. 1965.

— New developments in adrenergic blocking drugs. Ann. N.Y. Acad. Sci. **139**, 571—579 (1967).

NILSSON, S., FÄNGE, R.: Adrenergic receptors in the swimmbladder and gut of a teleost (*Anguilla anguilla*). Comp. Biochem. Physiol. **23**, 661—664 (1967).

— — Adrenergic and cholinergic vagal effects on the stomach of a teleost (Gadus morhua). Comp. Biochem. Physiol. **30**, 691—694 (1969).

NORBERG, K.-A., HAMBERGER, B.: The sympathetic adrenergic neuron. Some characteristics revealed by histochemical studies on the intra-neuronal distribution of the transmitter. Acta physiol. scand. **63**, Suppl. 238 (1964).

O'CONNOR, R.J.: Effect of d-tubocurarin chloride and carbaminoylcholine on the respiration of *Daphnia*. Nature (Lond.) **166**, 441 (1950).

OESTLUND, E.: Adrenaline, noradrenaline and hydroxytyramine in extracts from insects. Nature (Lond.) **172**, 1042—1043 (1953).
— The distribution of catechol amines in lower animals and their effect on the heart. Acta physiol. scand. **31**, Suppl. 112, 1—67 (1954).
— FÄNGE, R.: Vasodilation by adrenaline and noradrenaline, and the effect of some other substances on perfused fish gills. Comp. Biochem. Physiol. **5**, 307—309 (1962).
— BLOOM, B., ADAMS-RAY, J., RITZÉN, M., SIEGMANE, A., NORDENSTAM, H., LISHAJKO, F., VON EULER, U.S.: Storage and release of catecholamines, and the occurence of a specific submicroscopic grannulation in hearts of cyclostomes. Nature (Lond.) **188**, 324—325 (1960).
OKA, M., OHUCHI, T., YOSHIDA, H., IMAIZUMI, R.: Selective release of noradrenaline and adrenaline from isolated medullary granules. Life Sci. **5**, 433—438 (1966).
OORDT, G.J. VAN, BURGERS, A.C.J.: Studies on pigment migrations in the melanophores of *Xenopus laevis*. Arch. néerl. Zool. Suppl. **1**, 13, 290—300 (1959).
OTORII, T.: Pharmacology of the heart of *Entosphenus japonicus*. Acta med. biol. Jap. **1**, 51—59 (1953).
OTSUKA, M.: Die Wirkung von Adrenalin auf Purkinjefasern von Säugetierherzen. Pflügers Arch. ges. Physiol. **266**, 512—517 (1958).
PAASONEN, M.K., VARTIAINEN, A.: Pharmacological studies on the body wall musculature of cat tape-worm (*Taenia taeniaeformis*). Acta pharmacol. (Kbh.) **15**, 29—36 (1958).
PANTIN, C.F.A.: Responses of the leech to acetylcholine. Nature (Lond.) **135**, 875 (1935).
PARKER, G.H.: The colour changes in lizards, particulary in *Phrynosoma*. J. exp. Biol. **15**, 48—73 (1938).
— Sensitization of melanophores by nerve cutting. Proc. nat. Acad. Sci. (Wash.) **28**, 164—170 (1942).
— Animal colour changes and their neurohumours. A survey of investigations 1910—1943. Cambridge: Cambridge University Press 1948.
— What parts of the melanophores system on *Fundulus* are acted upon by adrenaline? J. cell. comp. Physiol. **5**, 310—318 (1934).
— ZICHER, L.M.: Noradrenaline and dopamine content of normal decentralized and denervated pineal gland of the rat. Life Sciences **5**, 149—154 (1966).
PATON, D.M.: Uptake of noradrenaline by ventricular slices of *Rana pipiens*. Comp. Biochem. Physiol. **28**, 477—481 (1969).
PELLEGRINO DE IRALDI, A., ZIEHER, L.M.: Noradrenaline and dopamine content of normal decentralized and denervates pineal gland of the rat. Life Sci. **5**, 149—154 (1966).
— GORGINA RODRIGUEZ DE LORES ARNAIZ, ZIEHER, L.M.: Synaptic vesicles from the rat hypothalamus. Life Sci. **4**, 194—201 (1965).
PERRY, W.L.M.: Transmission in autonomic ganglia. Brit. med. Bull. **13**, 220—226 (1957).
PHILLIS, J.W.: Innervation and control of a molluscan heart. Comp. Biochem. Physiol. **17**, 719—739 (1966a).
— Regulation of rectal movements in *Tapes waltlingi*. Comp. Biochem. Physiol. **17**, 909—928 (1966b).
PICCINELLI, D.: Azione della reserpina su alcune localizazioni di indolalchilamine e fenilalchilamine in vertebrati. Arch. int. Pharmacodyn. **117**, 452—458 (1958).
PLETSCHER, A.K., GEY, F., KUNZ, E.: Accumulation of exogenous monamines in brain *in vivo* and its alteration by drugs. In: H.E. HIMWICH and W.H. HIMWICH (Editors): Progress in brain research, Vol. 8, pp. 45—52. Amsterdam: Elsevier Publ. Co. 1964.
PORTER, R.W.: Alterations in electrical activity of the hypothalamus induced by stress stimuli. Amer. J. Physiol. **169**, 629—637 (1952).
PROSSER, C.L.: Comparative animal physiology. Philadelphia: W.B. SAUNDERS Co. 1952.
— BROWN, F.A., jr.: Comparative animal physiology. 2nd Ed. Philadelphia: W.B. Saunders Co. 1961.
PSCHEIDT, G.R., HIMWICH, H.E.: Chicken brain amines, with special reference to cerebellar norepinephrine. Life Sciences **2**, 524—526 (1963).
— MORPURGO, CLARA, HIMWICH, H.E.: Studies on norepinephrine and 5-hydroxytryptamine in various species. In: D. RICHTER: Comparative Neurochemistry, pp. 401—412. Ed. by D. RICHTER. Oxford: Pergamon Press 1964.
RAAB, W., GIGEL, W.: Die Katecholamine des Herzens. Arch. exp. Pathol. Pharmakol. **219**, 248—262 (1953).
RABBENO, A.: Correlazioni fra interrenale e cromaffine. Nota I. Azione associata contemporanea dell'adrenalina e dell' endocorticalina sul cuore isolato di rana. Arch. int. Pharmacodyn. **80**, 209—235 (1949).
— The combined action of epinephrine with the hormones of adrenal cortex on the isolated heart of *Scyllium canicula*. XVIII. Intern. physiolog. Congr. Copenhagen 1950, Abstr. of Communications, pp. 401.

RAND, M.J., CHANG, V.: New evidence for a cholinergic process in sympathetic transmission. Nature (Lond.) **188**, 858—859 (1960).

RANDALL, D.J., DON STEVENS, E.: The role of adrenergic receptors in cardiovascular changes associated with exercise in salmon. Comp. Biochem. Physiol. **21**, 415—424 (1967).

RAPELA, C.E.: Sensibilidad del recto del sapo y de la rata para la adrenalina y noradrenalina. Rev. Soc. argent. Biol. **27**, 260—262 (1951).

REDFIELD, A.C.: The physiology of the melanophores of the horned toad *Phrynosoma*. J. exp. Zool. **26**, 275—323 (1918).

RILEY, V., FORTNER, J.G. (Editors): The pigment cell. Molecular, biological and clinical aspects. Ann. N.Y. Acad. Sci. **100**, 497—1124 (1963).

ROBERTIS, E. DE: Submicroscopic morphology and function of the synapse. Exp. Cell. Res. **5**, Suppl. 347—369 (1958).

— PELLEGRINO DE IRALDI, A.: A plurivascular component in adrenergic nerve endings. Anat. Rec. **139**, 299 (1961).

ROBERTSON, O.H.: Factors influencing the state of dispersion of the dermal melanophores in rainbow trout. Physiol. Zool. **24**, 309—323 (1951).

ROSS, D.M.: Facilitation in sea anemones. I. The action of drugs. J. exp. Biol. **22**, 21—31 (1945).

— The effects of ions and drugs on neuromuscular preparations of sea anemones. I. On preparations of the column of *Calliactis* and *Metridium*. J. exp. Biol. **37**, 732—752 (1960a).

— The effects of ions and drugs on neuromuscular preparations of *Calliactis* and *Metridium* II. J. exp. Biol. **37**, 753—774 (1960b).

ROTHBALLER, A.B.: Studies on the adrenaline-sensitive component of the reicular activating system. Electroenceph. clin. Neurophysiol. **8**, 603—621 (1956).

RÓZSA, S.K.: Comparative physiological data on mediation of the central nervous system in molluscs. Acta physiol. Acta Sci. hung. XXV, 191—197 (1964).

— Theory of stepwise excitation in gastropods hearts. In: F.V. MCCANN (Editor): Comparative physiology of the heart current trends, pp. 69—77. Basel: Birkhäuser Verlag 1969.

— GRAUL, C.: Is serotonin responsible for the stimulative effect of the extracardial nerve in *Helix pomatia*? Ann. Biol. Tihany **31**, 85—96 (1964).

— Zs.-NAGY, I.: Physiological and histochemical evidence for neuroendocrine regulation of heart activity in the snail *Limnaea stagnalis* L. Comp. Biochem. Physiol. **23**, 373—382 (1967).

— PERÉNYI, L.: Chemical identification of the excitatory substance released in *Helix* heart during stimulation of the extracardial nerve. Comp. Biochem. Physiol. **19**, 105—113 (1966).

RUDE, SONIA: Catecholamines in the ventral nerve cord of *Lumbricus terrestris*. Com. Biochem. Physiol. **28**, 747—752 (1969).

— Monamin containing neurones in the nerve cord and body wall of *Lumbricus terrestris*. J. comp. Neurol. **128**, 397—412 (1966).

RÜEGG, J.C.: Untersuchungen am normalen und am chronisch denervierten isolierten Irisdilatator mit der Methode der Umströmung. Helv. physiol. pharmacol. Acta **13**,309—318 (1955a).

— Wirkungsverstärkung von Adrenalin und Noradrenalin durch Acetylcholin am isolierten Irisdilatator des Kaninchens. Experientia (Basel) **11**, 447 (1955b).

— HESS, W.R.: Die Wirkung von Adrenalin, Noradrenalin und Acetylcholin auf die isolierten Irismuskeln. Helv. physiol. pharmacol. Acta **11**, 216—230 (1953).

RYBAK, B., HOFFMEISTER, H., RUSKA, H.: Etudes sur la physiologie ultrastructurale de l'oreillette du coeur branchnial de *Myxine glutinosa*. Life Sciences **4**, 109—114 (1962).

SALÁNKI, J.: The effect of serotonin and catecholamines on the nervous control of periodic activity in fresh-water mussel (*Anodonta cygnea*). Comp. Biochem. Physiol. **8**, 163—171 (1963).

SCHAEPDRYVER, A.F. DE: Pharmacologie de la transmission sympatique périférique. Actualités pharmacologiques 15e Série, pp. 225—256. Paris: Masson & Cie. 1963.

SCHARRER, E., SCHARRER, B.: Hormones produced by neurosecretory cells. In: H.E. HIMWICH and W.H. HIMWICH (Editors): Recent progress in hormone research, Vol. 10, pp. 183—240. New York: Academic Press 1954.

SCHELINE, R.R.: Adrenergic mechanisms in fish: chromatophore pigment concentration in the cuckoo wrasse, *Labrus ossifagus* L. Comp. Biochem. Physiol. **9**, 215—227 (1963).

SCHÜMANN, H.J.: Über die Speicherung von Adrenalin und Noradrenalin in den chromaffinen Granula des Nebennierenmarks und den Einfluß des Reserpins und Insulins. Arch. exp. Pathol. Pharmakol. **232**, 284—285 (1957/1958).

— Über die Freisetzung von Brenzcatechinaminen durch Tyramin. Arch. exp. Pathol. Pharmakol. **238**, 41—43 (1960).

Schümann, H.J.: Speicherung und Freisetzung der Brenzkatechinamine. In: H. Nowakowski (Editor): Gewebs- und Neurohormone. Symposium München, 1961. Berlin-Göttingen-Heidelberg: Springer 1962.

Scott, G.T., Clark, R.L., Hickman, J.C.: Mechanism of chromatophor control in the common sand flounder Scophthalamus aquosus. Biol. Bull. 123, 486—511 (1962).

Scravin, L.N.: Die Veränderung der Tätigkeit der kontraktilen Vacuole von Paramaecium caudatum in Abhängigkeit von den Umweltsbedingungen. Vestn. Leningrad Univ. No. 3, Ser. Biol. H¹, 77—95, mit engl. Zusammenfassung (russisch). Ref. Ber. wiss. Biol. 128, 165 (1959).

Sedden, C.B., Walker, R.J., Kerkut, G.A.: The localization of dopamine and 5-hydroxytryptamine in neurones of Helix aspersa. Symp. zool. Soc. Lond.: The Molluscs. Ed. by V. Fretter 1967.

Segura, E.T., Biscardi, A.M., Apelbaum, J.: Seasonal variations of brain epinephrine, norepinephrine and 5-Hydroxytryptamine associated with changes in the egg of the toad, Bufo arenarum Hensel. Comp. Biochem. Physiol. 22, 843—850 (1967).

Shepherd, D.M., West, G.B.: Noradrenaline and the suprarenal medulla. Brit. J. Pharmacol. 6, 665—674 (1951).

— — Hydroxytyramine and the adrenal medulla. J. Physiol. (Lond.) 120, 15—19 (1953).

— — Erspamer, V.: Chromaffin bodies of various species of dogfish. Nature (Lond.) 172, 509 (1953).

Shimada, K., Kobayashi, S.: Neural control of pulmonary smooth muscle in the toad. Acta med. biol. (Niigata) 13, 297—303 (1966).

Shore, P.A., Cohn, V.H., jr., Highman, B., Maling, H.M.: Distribution of norepinephrine in the heart. Nature (Lond.) 181, 848—849 (1958).

Silver, M.: The output of adrenaline and noradrenaline from the adrenal medulla of the calf. J. Physiol. (Lond.) 152, 14—29 (1960).

Simpson, G.G.: The principles of classification and a classification of mammals. Bull. Amer. Mus. Nat. Hist. New York 85, 1—350 (1945).

Singer, M.: The sympathetics of the brachial region of the urodele, Triturus. J. comp. Neurol. 76, 119—144 (1942).

Singh, I., Singh, S.I., Malhotra, C.L., Sarma, T.J.: Release of 5-hydroxytryptamine on stimulation of nerves to frog's stomach muscle and its significance. Arch. int. Pharmacodyn. 134, 131—147 (1961).

Sjöquist, F.: Pharmacological analysis of acetylcholinesterase-rich ganglion cells in the lumbo-sacral sympathetic system of the cat. Acta physiol. scand. (1962).

Skoog, T.: Ganglia in the communicating rami of the cervical sympathetic trunk. Lancet 253, 457—460 (1947).

Smalley, Katherine N.: Adrenergic transmission in the light organ of the firefly Photinus pyralis. Comp. Biochem. Physiol. 16, 467—477 (1965).

Smith, C.L.: Stability of amphibian monaminoxydase and the inhibitory action of semicarbazide. Comp. Biochem. Physiol. 1, 305—318 (1960).

Smith, D.: The organization and innervation of the luminiscent organ in a firefly Photuris pennsylvanica (Celeoptera), J. cell. Biol. 16, 323—359 (1963).

Snyder, S.H., Glowinski, J., Axelrod, J.: The storage of epinephrine and some of its derivatives in brain synaptosomes. Life Sciences 4, 797—807 (1965).

Sollman, T., Webb, W.: Pharmacological responses of Daphnia magna. J. Pharmacol. exp. Ther. 71, 261—267 (1941).

Steen, J.B., Kruysse, A.: The respiratory function of the teleostean gills. Comp. Biochem. Physiol. 12, 127—142 (1964).

Sterba, G.: Das Adrenal- und Interrenalsystem im Lebenslauf von Petromyzon planeri Bloch. I. Morphologie und Histologie einschließlich Histogenese. Zool. Anz. 155, 151—168 (1955).

Stevens, E. Don, Randall, D.J.: Changes in blood pressure, heart rate and breathing rate during moderate swimming activity in rainbow trout. J. exp. Biol. 46, 329 (1967).

Stoppani, A.O.M.: Pharmacology of colour regulation in Amphibia and the importance of endocrine glands. J. Pharmacol. exp. Ther. 76, 118—125 (1942).

— Pieroni, P.F., Murray, A.: Non-identity of intermedin and adrenocorticotrophic hormone. Nature (Lond.) 172, 547—548 (1953).

— — — The role of peripheral nervous system in colour changes in Bufo arenarum Hensel. J. exp. Biol. 31, 631—638 (1954).

Strömblad, B.C.R., Nickerson, M.: Accumulation of epinephrine and norepinephrine by some rat tissues. J. Pharmacol. exp. Ther. 134, 154—159 (1961).

Sulman, F.G.: The effect of ACTH on the frog chromatophores. Acta Endocrinol. 10, 320—332 (1952a).

— Chromatophorotropic effect of adrenocorticotropic hormone. Nature (Lond.) 169, 588—589 (1952b).

SUOMALAINEN, P.: The effect of adrenaline on the blood sugar content in *Helix pomatia* L. Ann. Zool. Soc. Zool.-Botan. Fennicae Vanamo **7**, 1—3 (1939).

— UUSPÄÄ, V.: Adrenaline/Noradrenaline ratio in the adrenal glands of the hedgehob during summer activity and hybernation. Nature (Lond.) **182**, 1500—1501 (1958).

SWEENEY, C.D.: The synthesis of dopamine from dopa in the ganglia of *Mercenaria mercenaria* (Mollusca, Pelecypoda). Comp. Biochem. Physiol. **30**, 903—907 (1969).

— Dopamine, its occurrence in molluscan ganglia. Science **159**, 1051 (1963).

— Histochemical and pharmacological indications that dopamine may be a neurohumor in molluscs. Amer. Zool. **5**, Abstract 204 (1965).

— The anatomical distribution of monamines in a fresh-water bivalve mollusc, *Sphaerium sulcatum* (L.). Comp. Biochem. Physiol. **25**, 601—613 (1968).

TABOR, H., TABOR, C.W., ROSENTHAL, S.M.: The biochemistry of polyamines: spermine and spermidine. Ann. Rev. Biochem. **30**, 579—604 (1961).

TAMANO, N., KURIAKI, K.: Applicability of the silkworm for pharmacological studies on the drug acting on the nervous system, antimitotics and insecticides. Arch. int. Pharmacodyn. **132**, 49—59 (1961).

TAUC, L.: Potentiels postsynaptiques inhibiteurs obtenus dans les cellules nerveuses du ganglion abdominal de l'aplysie. C. R. Acad. Sci. (Paris) **242**, 676—678 (1956).

— GERSCHENFELD, H.M.: L'acétylcholine comme transmetteur possible de l'inhibition synaptique chez l'Aplysie. C. R. Acad. Sci. (Paris) **251**, 3076—3078 (1960).

TEN CATE, J., COOMANS, H.E., WALOP, J.N.: L'influence de quelques substances pharmacologiques sue les mouvements des cils vibratiles des tentacules de *Metridium senile* (L.). Arch. néerl. Zool. **11**, 14—21 (1955).

THOENEN, H., TRANZER, J.P., HÜRLIMANN, A., HAEFELY, W.: Untersuchungen zur Frage eines cholinergischen Gliedes in der postganglionären sympathischen Transmission. Helv. physiol. pharmacol. Acta **24**, 229—246 (1966).

TRAUTWEIN, W., SCHMIDT, R.F.: Zur Membranwirkung des Adrenalins an der Herzmuskelfaser. Pflügers Arch. ges. Physiol. **271**, 715—726 (1960).

TRIPLETT, E.L.: The development of the sympathetic ganglia, sheath cells, and meninges in amphibia. J. exp. Zool. **138**, 283—308 (1958).

TURCHINI, J.: Recherches histochimiques sur les corps suprarénaux des sélaciens. Ann. Histochim. **1**, 78—80 (1956).

TURNER, W.J., CARL, A.: Effect of reserpine on the melanophores of fish. Science **121**, 877—878 (1955).

TWAROG, B.: The pharmacology of a molluscan smooth muscle. Brit. J. Pharmacol. **14**, 404—407 (1959).

UMRATH, K.: Über den Einfluß der adrenocorticotropen Hormone auf die Färbung und über die Auslösbarkeit des Hochzeitskleides bei einigen Fischen. Z. vergl. Physiol. **42**, 181—191 (1959).

— WALCHER, H.: Farbwechselversuche an *Macropodus opercularis* und ein Vergleich der Geschwindigkeit der Farbänderung bei Macropoden und Elsitzen. Z. vergl. Physiol. **33**, 129—141 (1951).

UNGER, H.: Untersuchungen zu neurohormonalen Steuerungen der Herztätigkeit bei Schaben (*Periplaneta orientalis*, *Periplaneta americana*, *Phyllodromia germanica*). Biol. Zbl. **76**, 204—225 (1957).

— GERSCH, M., FISCHER, F.: Die Isolierung eines Neurohormons aus dem Nervensystem von *Periplaneta americana* und einige biologische Testverfahren. Wiss. Z. Friedr. Schiller Univ. Jena Abt. Math. Nat. **6** (1957).

UUSPÄÄ, V.J.: The catecholamine content of the brain and heart of the hedgehog (*Erinaceus europaeus*) during hibernation and in active state. Ann. Med. exp. Fenn. **41**, 340—348 (1963a).

— The 5-hydroxytryptamine content of the brain and some other organs of the hedgehog (*Erinaceus europaeus*) during activity and hibernation. Experientia (Basel) **19**, 156 (1963b).

VANE, J.R., WOLSTENHOLME, G.E.W., O'CONNOR, M.: Adrenergic mechanisms. Ciba Foundation Symposium. London: J.A. Churchill Ltd. 1960.

VENZKE, W.G.: The morphogenesis of the adrenal glands of chicken embryo. Amer. J. vet. Res. **14**, 219—229 (1953).

VIEHOFER, A., COHEN, J.: The comparative physiological action of benzedrine (amphetamine) and derivatives on *Daphnia magna*. Amer. J. Pharm. **110**, 526—532 (1938).

VOGT, MARTHE: Norepinephrine and epinephrine in the central nervous system. Pharmacol. Rev. **6**, 31—32 (1954a).

— The concentration of sympathin in different parts of the central nervous system under normal conditions and after the administration of drugs. J. Physiol. (Lond.) **123**, 451—481 (1954b).

VOGT, MARTHE: Sympathomimetic amines in the central nervous system. Normal distribution and changes produced by drugs. Brit. med. Bull. **13**, 166—171 (1957).

VOLLE, R.L., KOELLE, G.B.: The physiological role of acetylcholinesterase (ACHE) in sympathetic ganglia. J. Pharmacol. exp. Ther. **133**, 223—240 (1961).

WALKER, R.J., WOODRUFF, G.N., GLAIZNER, B., SEDDEN, C.B., KERKUT, G.A.: The pharmacology of *Helix* dopamine receptor of specific neurones in the snail, *Helix aspersa*. Comp. Biochem. Physiol. **24**, 455—469 (1968).

WAUD, D.R., KRAYER, O.: The rate-increasing effect of epinephrine and norepinephrine and its modification by experimental time in the isolated heart of normal and reserpine-pretreated dogs. J. Pharmacol. exp. Ther. **128**, 352—357 (1960).

WEGMANN, A., KAKO, K.: Particle-bound and free catecholamines in dog hearts and the uptake of injected norepinephrine. Nature (Lond.) **192**, 978 (1961).

WEIL-MALHERBE, H., BONE, A.D.: Blood platlets as carriers of adrenaline and noradrenaline. Nature (Lond.) **174**, 557—558 (1954).

— — Intracellular distribution of catecholamines in the brain. Nature (Lond.) **180**, 1050—1051 (1957).

— POSNER, H.S., BOWLES, G.R.: Changes in the concentration and intracellular distribution of brain catecholamines: the effects of reserpine, β-phenylisopropylhydrazine, pyrogallol and 3,4-dihydroxyphenylalanine, alone and in combination. J. Pharmacol. exp. Ther. **132**, 278—286 (1961).

— WHITBY, L.G., AXELROD, J.: The blood-brain barrier for catecholamines. In: S.S. KETY and J. ELKES: Regional Neurochemistry, pp. 284—292. Oxford: Pergamon Press. 1961a.

— — — The uptake of circulating (^{3}H) norepinephorine by the pituitary gland and various areas of brain. J. Neurochem. **8**, 55—64 (1961b).

WEISEL, G.F.: The comparative effects of teleost and beef pituitary on chromatophores of cold-blooded vertebrates. Biol. Bull. Woods Hole **99**, 487—496 (1950).

WELSH, J.H.: Chemical mediations in crustaceans. II. The action of acetylcholine and adrenaline on the isolated heart of *Palinurus argus*. Physiol. Zoll. **12**, 231—237 (1939).

— Excitation of the heart of *Venus mercenaria*. Arch. exp. Pathol. Pharmakol. **219**, 23—29 (1953).

WENSE, TH.: Über den Nachweis von Adrenalin in Würmern und Insekten. Pflügers Arch. ges. Physiol. **241**, 284—288 (1939).

WERLE, E., AURES, D.: Über die Reinigung und Spezifität der Dopa Dekarboxylase. Hoppe-Seylers Z. physiol. Chem. **316**, 45—60 (1959).

WEST, B.: Noradrenaline and the adrenal glands of the domestic fowl. J. Pharm. Pharmacol. **2**, 732—733 (1950).

WEST, G.B.: The nature of avian and amphibian sympathin. J. Pharm. Pharmacol. **3**, 400—408 (1951).

— The comparative pharmacology of the suprarenal medulla. Quart. Rev. Biol. **30**, 116—137 (1955).

WIGGLESWORTH, V.B.: The principles of insect physiology. London: Methmen & Co. 1953.

WILBER, C.G.: Pharmacological studies on the melanophores in *Fundulus heteroclitus*. Progr. Fish Culturist **22**, 34—37 (1960).

WIMMERS, J.: Über die jahreszeitlich bedingten Änderungen der Empfindlichkeit der Froschlunge gegenüber Acetylcholin. Pflügers Arch. ges. Physiol. **245**, 189—197 (1941).

WITSCHI, E.: Embryogenesis of the adrenal and the reproductive glands. Recent Progr. Hormone Res. **6**, 1—27 (1951).

WITT, P.N.: Verschiedene Wirkung von Pervitin und Coffein auf den Netzbau der Spinne. Helv. physiol. pharmacol. Acta **7**, C 65—C 66 (1949).

— Ein biologischer Nachweis von Adrenochrom und seine mögliche Anwendung. Helv. physiol. parmacol. Acta **12**, 327—337 (1954).

— BRETTSCHNEIDER, L., BORIS, A.P.: Sensitivity to D-amphetamine in spiders after iproniazid and imipramine. J. Pharmacol. exp. Ther. **132**, 183—192 (1961).

— HEIMANN, H.: Prüfung der Wirkung einer einmaligen Gabe von Largactil am Menschen mit dem Durchstrecktest von Meili und an der Spinne beim Netzbauverhalten. Helv. physiol. pharmacol. Acta **12**, C 98—C 99 (1954).

WOOD, A.E.: What, if anything is a rabbit? Evolution **11**, 417—425 (1957).

WOOD, M.J., BURNSTOCK, G.: Innervation of the lungs of the toad (*Bufo marinus*). I.-Physiology and pharmacology. Comp. Biochem. Physiol. **22**, 755—766 (1967).

WOOLLEY, P.: Colour change in a Chelonian. Nature (Lond.) **179**, 1255—1256 (1957).

WRETE, M. Die intermediären vegetativen Ganglien der Lumbalregion beim Menschen. Z. mikr.-anat. Forsch. **53**, 122—141 (1943).

— Ganglia of rami communicates in man and mammals particularly monkey. Acta anat. (Basel) **13**, 329—336 (1951).

Wright, A., Chester-Jones, I.: Chromaffine tissue in the lizard adrenal gland. Nature (Lond.) **175**, 1001—1002 (1955).
— — Phillips, J.G.: The histology of the adrenal gland of the *Prototheria*. J. Endocr. **15**, 100—107 (1957).
Wright, R.M., Lerner, A.B.: On the movement of pigment granules in frog melanocytes. Endocrinology **66**, 599—609 (1960).
Wunder, W.: Experimentelle Erzeugung des Hochzeitskleides beim Bitterling (*Rhodeus amarus*) durch Einspritzung von Hormonen. Z. vergl. Physiol. **13**, 696—708 (1931).
Wyman, L., Lutz, B.R.: The action of adrenaline and certain drugs on the isolated holothurian cloaca. J. exp. Zool. **57**, 441—453 (1930).
Zeller, E.A.: Monaminoxydase. In: J. de Ajuriaguerra (Editeur): Monamines et système nerveux central, pp. 31—37. Paris: Masson & Cie. 1962.
— Birkhäuser, H., Mislin, H., Wenk, M.: Über das Vorkommen der Diaminoxydase bei Mensch, Säugetier und Vogel. Mit einem Anhang über das Vorkommen der Cholinesterase beim Vogel. 5. Mitteilung über den enzymatischen Abbau von Polyaminen. Helv. chim. Acta **22**, 1381—1395 (1939).
Zimmermann, S.B., Dalton, H.C.: Physiological responses of amphibian melanophores. Physiol. Zool. **34**, 21—33 (1961).
Zingoni, U.: Apparecchio di perfusione per cuore embrionale di pollo. Arch. Fisiol. **56**, 221—225 (1956a).
— L'effetto dell'acetilcolina e dell'adrenalina sull'inotropismo, sul cronotropismo e sul tono del cuore di embrioni di pollo privo di elementi nervosi. Arch. Fisiol. **56**, 226—236 (1956b).

5-Hydroxytryptaminkreis

I. Verbreitung des 5-Hydroxytryptamins im Tierreich

Von welcher Organisationshöhe an der tierische Organismus über 5-Hydroxytryptamin verfügt, wissen wir nicht. Ist die Fähigkeit zur Tryptophanbildung wohl so alt wie der tierische Organismus selbst, so haben wir bei Protozoen, speziell bei Flagellaten und Ciliaten bisher keine Anhaltspunkte für den Aufbau von 5-Hydroxytryptamin. Doch ist es im weiteren Verlauf der tierischen Entwicklung bei den beiden Überträgerstoffen Acetylcholin und Noradrenalin, welche bei vielen Invertebraten und Vertebraten — und schon bei Protozoen — spezifische aktivierende oder hemmende (regulierende) Funktionen im Tierkörper ausüben, nicht geblieben. Vielleicht ist vom „Anfang" der tierischen Organisation an 5-Hydroxytryptamin gebildet worden. Jedenfalls können wir von den Coelenteraten an im 5-Hydroxytryptamin einen hormonartigen Stoff erkennen, der durch das Tierreich bis zum Säugetier und dem Menschen zu verfolgen ist und zum Teil ähnliche Überträgerfunktionen zu besitzen scheint wie Acetylcholin oder Noradrenalin.

Es kann heute kein Zweifel darüber bestehen, daß 5-Hydroxytryptamin bei Wirbellosen und Wirbeltieren stark verbreitet ist, zum Teil ohne daß wir seine funktionelle Bedeutung näher kennen. ERSPAMER (1954a), PAGE (1954), ERSPAMER (1954c), CORRELL et al. (1952), LANGEMANN (1955), GARATTINI u. VALZELLI (1965), ERSPAMER (1961, 1963, 1966a, b).

Über die allgemeine Verbreitung des 5-Hydroxytryptamins bei Invertebraten und Vertebraten geben die Tabellen bei ERSPAMER (1954d, 1961) COLLIER (1957), WELSH u. MOORHEAD (1960), GARATTANI u. VALZELLI (1965) einen beinahe vollständigen Überblick. (Vgl. auch WELSH, 1954a, 1957).

II. Enterochromaffines Zellsystem

Das enterochromaffine Zellsystem ist nicht auf die Schleimhaut des Magendarmkanals beschränkt, sondern umfaßt auch Gallengänge und Pankreas von Vertebraten, die argentaffinen Zellen der Prostata und Urethra von Säugern, den Eileiter von Eidechsen, die Harnblase des Frosches und den oberen Teil des Atmungstrakts von Amphibien, den Thymus von Reptilien und Vögeln, die chromaffinen Zellen der Hautdrüsen von Amphibien, der hinteren Speicheldrüsen von Octopoden und den Hypobrachialkörper von *Murex trunculus* und anderer Prosobranchier, die chromaffinen Zellen der Nematocysten und Stechapparate einiger Coelenteraten, die argentaffinen Zellen im Gewebe des Coelenterons von *Calliactis parasitica*, die argentaffinen Zellen der Giftdrüsen von Skorpionen und der Mastzellen von Ratte und Maus (ERSPAMER, 1966). S. auch GOMORI (1954), VIALLI (1966b).

III. 5-Hydroxytriptaminderivate

Bei manchen Wirbellosen, so bei Seeanemonen (Cnidaria), scheint Tryptamin, bei einer Reihe von Mollusken 5-Hydroxytryptophan eine serotoninähnliche Wirkung auszuüben. Manche Mollusken und decapode Crustaceen haben eine ganze Reihe von einfachen mit 5-Hydroxytryptamin verwandten Indolderivaten entwickelt, deren funktionelle Bedeutung noch keineswegs klargelegt ist.

A. Stamm Protozoa (s. S. 22, 664)

In dem der Klasse der Rhizopoden (Sarcodina) angehörenden Protozoon *Pelomyxa carolinensis* (Pallas), einer Riesenmöbe, fanden WELSH u. MOORHEAD (1960) fluorometrisch gemessen 0,02 μg/g Frischgewicht 5-Hydroxytryptamin. Ob die minimale, nahe der Feststellungsgrenze liegende Menge 5-Hydroxytryptamin, die bei *Pelomyxa* gefunden wurde, als Beweis dafür angesehen werden darf, daß der Nachweis von Serotonin bei Protozoen gelungen ist, muß vorläufig dahingestellt bleiben. Bei den lokomotorisch trägen Amöben wäre der Nachweis nicht ohne weiteres zu erwarten unter der Voraussetzung, daß 5-Hydroxytryptamin, wie bei Invertebraten und Vertebraten, etwas mit Bewegungsvorgängen (auch mit Cilienbewegung) zu tun hätte. Acetylcholin und Acetylcholinesterase wurde nur bei rasch beweglichen Protozoen, nicht bei Amöben gefunden.

In phylogenetischer Hinsicht wäre die Feststellung von großem Interesse, ob bei Protozoen, speziell bei tierischen Flagellaten, die zur Tryptophanbildung befähigt und in ihrem Stoffwechsel davon abhängig sind, die Bildung von 5-Hydroxytryptamin vorkommt. Es scheint bisher nicht geprüft worden zu sein, ob 5-Hydroxytryptamin an Flagellaten oder Ciliaten eine als spezifische zu bezeichnende Wirkung (auf die Flagellen- oder Cilienbewegung) ausübt.

B. Metazoa

Parazoa

Stamm: Porifera (Spongia), Schwämme (s. S. 43, 664)

Bei Schwämmen wurde bis vor kurzem kein 5-Hydroxytryptamin oder eine ihm nahestehende Substanz gefunden. Von den etwa 5000 Arten wurden aber nur ganz wenige daraufhin untersucht. Da in tierischen Schwämmen Acetylcholin nicht enthalten zu sein scheint, wären weitere Untersuchungen im Hinblick auf ihren Serotoningehalt und ihre Empfindlichkeit auf diesen Stoff aus tiersystematischen und phylogenetischen Gründen erwünscht.

In *Halichondria panicea* (Pallas), einer Spongie aus der Klasse der Desmospongiae, konnte durch WELSH u. MOORHEAD (1960) 5-Hydroxytryptamin (0,03 μg/g Frischgewicht) fluorometrisch nachgewiesen werden. Wenn Porifera ein „Nebengeleise" darstellen, das evolutionsmäßig nicht weitergeführt hat, wäre es denkbar, daß dieser Tierstamm nicht oder kaum zur Synthese des 5-Hydroxytryptamin gelangte — vielleicht deshalb, weil die Bewegungsansprüche der tierischen Schwämme von der Cilienbewegung abgesehen, minimale sind. Auch ist daran zu erinnern, daß nervöse Strukturen selbst primitiver Art bei Spongien bisher nicht mit Sicherheit nachgewiesen werden konnten.

Eumetazoa

I. Radiata

1. Stamm: Cnidaria (Coelenterata), Nesseltiere

Unter den Hydrozoen fanden WELSH (1961) und WELSH u. MOORHEAD (1960) bei *Hydra oligactis* (Pallas) den relativ hohen 5-Hydroxytryptamingehalt von 1,5 μg/g Frischgewicht, unter den Anthozoen bei *Sagartia luciae* (Verril) 1,3 μg/g, bei *Metridium senile* bedeutend weniger (0,04—0,05 μg/g), jeweils bei Verarbeitung der ganzen Tiere. Im Bereich der Tentakel und des nematocystenreichen Gewebes waren die Serotoninwerte bei *Metridium* viel höher: 0,24—0,47 μg/g in den Tentakeln, 0,6—1,30 μg/g in den Acontia. WELSH fand 5-Hydroxytryptamin in großer Menge im Coelenteron von *Calliactis parasitica*, d.h. bis 600 μg/g Trockengewicht. Bei andern Nesseltieren (*Condylactis gigantea*, *Physalia physalis* u.a.) wurde 5-Hydroxytryptamin in den Nematocysten festgestellt. (WELSH, 1960) (s. Abb. S. 51. Ob Serotonin am Mechanismus der Nematocysten beteiligt ist, scheint nicht sicher zu stehen, ist aber nach den Befunden von WELSH u. MOORHEAD (1960) möglich. Daß Serotonin auch im Nesselapparat einiger anderer Coelenteraten nachgewiesen wurde — WELSH (1957) fand diesen Stoff im Nesselapparat der Seeanemone *Metridium dianthus* und in einer *Physalia*-Art — macht seine funktionelle Bedeutung im Bereich dieser Abwehrapparate wahrscheinlich (s. aber S. 53).

Durch MATHIAS et al. (1957) wurde bei *Calliactis parasitica* 5-Hydroxytryptamin in den Tentakeln, in der Säule und in den Strukturen des Coelenteron (Mesenterien, Filamente des Magens, Gonaden, Acontia) festgestellt. VIALLI u. CASATI (1958) wiesen bei diesem Coelenteraten im Coelenteron chromaffine Zellen nach. Die Werte im Coelenteron waren mit 500—600 μg/5-Hydroxytryptamin/g gefriertrockenes Gewebe weitaus die höchsten, sie stehen in Übereinstimmung mit denjenigen von WELSH u. MOORHEAD. Mittlere Werte (15—36 μg/g) enthielt die Säule, die niedrigsten die an Nematocyten reichen Tentakel (7—12 μg/g).

Im weiteren wurden durch MATHIAS et al. (1960) die Gewebe der Coelenteraten *Calliactis parasitica*, *Actinia equina*, *Anemonia sulcata*, *Metridium senile* und *Physalia* spec. auf Vorhandensein und Verteilung von Serotonin untersucht. 5-Hydroxytryptamin wurde auffallenderweise in größerer Konzentration nur in den Weichteilen des Gastralraumes von *Calliactis parasitica* gefunden. In den Tentakeln und Acontien dieses Tieres und in den Geweben der anderen untersuchten Arten war es im Gegensatz zu den früheren Feststellungen nur in Spuren vorhanden oder wie bei *Anemonia sulcata*, *Actinia equina* und *Physalia* sp. überhaupt nicht nachweisbar (MATHIAS et al., 1958). Danach scheint 5-Hydroxytryptamin nicht an die Nesselkapseln gebunden zu sein.

Histamin wurde in größeren Mengen in den Tentakeln von *Actinia equina* und *Anemonia sulcata* festgestellt; bei *Actinia equina* war auch das stark toxische Tetramethylammonium sicher nachweisbar. Das eigentliche Gift dieser beiden Anemonen scheint jedoch eine nicht dialysierbare eiweißartige Substanz zu sein, die im ganzen Körper, besonders aber in den Tentakeln, lokalisiert ist. Die Giftigkeit des Extraktes dieser Tiere dürfte, im Gegensatz zu dem kleine Partikel fressenden *Metridium* und der symbiontisch lebenden *Calliactis*, mit der räuberischen Lebensweise der Actinia zusammenhängen. Homarin wurde in den Extrakten aller untersuchten Arten gefunden. Eine Identität des Juckreiz erregenden Thalassins mit einer der aufgefundenen Substanzen konnte nicht nachgewiesen werden. (MATHIAS et al., 1960.) (Über Thalassin vgl. S. 53 und COURVILLE et al., 1958.)

PHILLIPS (1956) fand in den Nematocysten von *Metridium senile* 18 Aminosäuren, darunter Tryptophan, einen mit 5-Hydroxytryptophan ähnlichen Stoff, einen zweiten mit Bufotenin ähnlichen, aber kein 5-Hydroxytryptamin. Hingegen wurde 5-Hydroxytryptamin in Tentakelextrakten von *Metridium senile* nachgewiesen. Das eigentliche Nematocystengift scheint nach PHILLIPS ein Mucoprotein zu sein und mit Indolderivaten in Verbindung zu stehen, welche die Aufnahme des Giftes im Beutetier, wahrscheinlich durch Hyperämisierung, erleichtern und möglicherweise eine Schmerzreaktion auslösen. Nach PHILLIPS u. ABBOT (1957) kommt 5-Hydroxytryptamin im Nematocystentoxin nicht vor.

Bei *Metridium senile* ist nach WELSH (1960) eine gewisse Wahrscheinlichkeit gegeben, dies aufgrund von neueren Untersuchungen am nematocystenreichen Gewebe der Tentakel und der Acontia (stachelähnlichen Gebilden), daß die Nematocysten 5-Hydroxytryptamin neben dem eigentlichen, wahrscheinlich mucoproteinartigen Giftstoff enthalten. Die Schmerzreaktion (Nesselung) ist mindestens teilweise auf 5-Hydroxytryptamin (vielleicht teilweise auch auf Histamin?) zurückzuführen.

In den Nematocysten von *Hydra littoralis* wiesen KLINE u. WEISSBACH (1965) 5-Hydroxytryptamin oder (und) N-Methylverbindungen desselben fluorometrisch nach, ohne zu einer vollen Identifikation zu gelangen. Möglicherweise ist 5-Hydroxytryptamin ein Bestandteil des Nematocystengiftes. WOOD u. LENTZ (1964) nehmen aber wahrscheinlich zu recht an, daß 5-Hydroxytryptamin bei *Hydra littoralis* aus dem Nervensystem stammt und daß die Nematocysten frei davon sind. Im Homogenat von *Hydra littoralis* war eine 5-Hydroxytryptophandecarboxylase von ziemlicher Aktivität nachweisbar. WOOD u. LENTZ (1964) fanden im Nervensystem von *Hydra littoralis* Adrenalin, Noradrenalin und 5-Hydroxytryptamin in Ganglien, sensorischen Zellen und ihren Neuriten. Granuläre Anhäufungen in der Nähe der Cnidoblasten waren ebenfalls fluorometrisch aktiv, während die Nematocysten selbst keine Reaktion gaben. Die drei Amine waren in allen Abschnitten von *Hydra* anzutreffen; den höchsten Gehalt zeigte die Hypostomgegend, die auch den Hauptanteil neuraler Elemente besitzt, so daß diesen Aminen möglicherweise Überträgerfunktion zukommt. 5-Hydroxytryptamin fand sich hauptsächlich in Tentakelzellen, Peristome und Pharynx der untersuchten Seeanemonen, auch in den Nematocysten.

Außer den drei Aminen konnte durch LENTZ u. BARNETT (1962) im Nervensystem von Seeanemonen Acetylcholinesterase nachgewiesen werden, was auf cholinerge neurale Mechanismen hinweisen könnte, sie aber keineswegs schon sicherstellt. 5-Hydroxytryptamin dürfte als Überträgerstoff bei Coelenteraten eher im Vordergrund stehen. Nach LENTZ u. BARNETT wurde die Aktivität der Nematocysten bei Seeanemonen durch Acetylcholin verstärkt, aber auch durch Adrenalin, Noradrenalin und 5-Hydroxytryptamin, ebenso die Regeneration der Nematocysten beschleunigt, während Reserpin die Regeneration bedeutend hemmte.

Die Feststellungen hinsichtlich 5-Hydroxytryptamin in Tentakeln und Nematocysten von Nesseltieren sind, wenn man die Resultate von WELSH, WELSH u. MOORHEAD mit denjenigen von MATHIAS u. von PHILLIPS und ABBOT, KLINE u. WEISSBACH, WOOD u. LENTZ und LENTZ u. BARNETT miteinander konfrontiert, nicht eindeutig geklärt. Daß das Nervensystem am Serotoningehalt beteiligt ist, dürfte überzeugend sein. Der hohe 5-Hydroxytryptamingehalt des Coelenteron und der Nachweis enterochromaffiner Zellen deutet auf einen Parallelismus im hohen Serotoningehalt der Ausscheidungsorgane (Darmkanal) bei andern Invertebraten und des Darmes bei Vertebraten hin (vgl. auch WELSH, 1961).

An einer Reihe von Seeanemonen wurde an der Schließmuskulatur von *Calliactis parasitica* und *Metridium senile* die Wirkung von Tryptamin und 5-Hydroxytryptamin durch Ross (1957) geprüft, wobei sich ergab, daß *Tryptamin* hinsichtlich Kontraktion der glatten Muskulatur viel wirksamer war als 5-Hydroxytryptamin. (Abb. 235). Vielleicht hat Tryptamin bei Coelenteraten eine größere (synaptische?) Bedeutung als Serotonin. Doch ist über den Tryptaminnachweis bei Nesseltieren nichts näheres bekannt. Nach weiteren Versuchen von Ross (1957, 1960a) am Nervenmuskelpräparat (Säulenring) von *Metridium senile* und *Calliactis parasitica* hatte Tryptamin 5.10^{-5} bis 10^{-4} Kontraktion und erhöhten Tonus zur Folge; auch wurde die spontane und die Reizaktivität erhöht, während 5-Hydroxytryptamin 10^{-5} bis $2,5.10^{-4}$ nur sehr bescheidene anregende Wirkung hatte. Es ist das umso auffallender, als *Calliactis parasitica* in dem das Coelenteron umgebenden Gewebe reichlich 5-Hydroxytryptamin enthält. Wie Ross (1960b) am isolierten marginalen Sphinctermuskel von *Calliactis parasitica* zeigte, be-

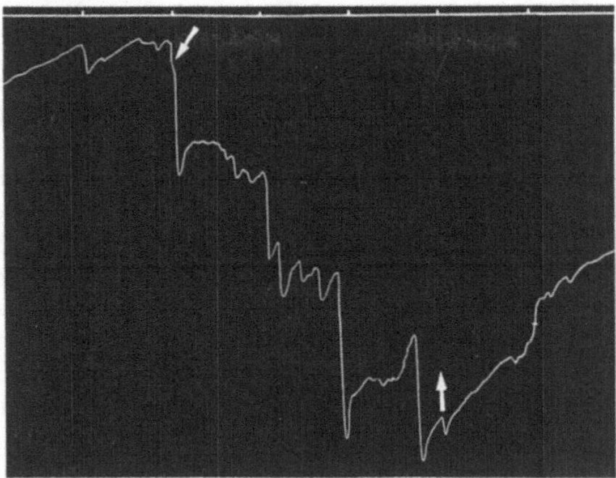

Abb. 235. Kontraktionsverstärkende und tonuserhöhende Wirkung von Tryptamin 10^{-4} auf den Ringmuskel von *Metridium senile* während 31 min. ↙ Beginn und ↑ Ende der Einwirkung. Zeitsignal: 10 min. (Aus: D.M. Ross 1957)

wirkte Tryptamin 10^{-4} sowohl eine Verstärkung und Beschleunigung der (spontanen) raschen Sphincterkontraktionen als auch entsprechender einzelner elektrischer Reize. Die Wirkung war aber nie so ausgesprochen wie mit Tyramin oder Adrenalin (vgl. S. 666). 5-Hydroxytryptamin 10^{-4} blieb ohne Wirkung. Dagegen war die Wirkung von 5-Methoxytryptamin 10^{-4} ähnlich wie mit Tryptamin. LSD und Reserpin hatten keine Wirkung. Auf Tryptamin 10^{-5} bis 10^{-4} reagierte auch der marginale Sphinctermuskel von *Metridium senile* mit Kontraktionen und Tonuserhöhung; 5-Hydroxytryptamin 10^{-5} und 10^{-4} war wirkungslos. Das alles spricht trotz Anwesenheit von 5-Hydroxytryptamin mit einer gewissen Wahrscheinlichkeit für Tryptamin als erregender Überträgerstoff, auch wenn die zum Erfolg führenden Konzentrationen was bei Invertebraten relativ häufig der Fall ist, relativ hoch sind. Der Nachweis von Tryptamin steht bei Coelenteraten aber noch aus! Vgl. auch WERLE u. MENNICKEN (1937).

Zusammenfassung über Coelenterata

5-Hydroxytryptamin konnte bei einer Reihe von Coelenteraten nachgewiesen werden, bei anderen fiel der Nachweis negativ aus. Die Werte liegen zum Teil beträchtlich hoch, so daß vermutet wurde, Serotonin spiele in den Nematocysten, d.h. beim Nesslungsprozeß eine Rolle: das eigentliche Nesselgift (Thalassin usw.) könnte bei seiner Permeierung durch die Oberfläche des Beutetieres durch Serotonin (und Histamin) unterstützt werden. Doch sind die Befunde hinsichtlich Serotonin in den Nematocysten mindestens widersprüchlich, eher negativ.

Welche Funktion 5-Hydroxytryptamin im Coelenteron besitzt, ist nicht näher bekannt. Der Nachweis von enterochromaffinen Zellen im Entoderm von *Calliactis parasitica* spricht für eine enterale Funktion des Serotonins. Neben Serotonin kommt gelegentlich auch Bufotenin oder ein bufoteninähnlicher Stoff im Coelenteron vor.

Als möglicher Überträgerstoff erweist sich — geprüft bei *Metridium senile* und *Calliactis parasitica* — das *Tryptamin*, auf welches sich der neuro-muskuläre Apparat dieser Coelenteraten viel empfindlicher erwies, als auf das bei ihnen eindeutig nachgewiesene 5-Hydroxytryptamin.

Es wäre tiersystematisch von Interesse festzustellen, ob sich Vertreter verschiedener Coelenteraten-Ordnungen hinsichtlich 5-Hydroxytryptamin und Tryptamin verschieden verhalten und ob Vertreter von Ordnungen oder Familien, bei welchen weder 5-Hydroxytryptamin noch Tryptamin oder Bufotenin nachweisbar ist, andere Wirkstoffe enthalten, welche als neurohumorale Überträgersubstanzen in Frage kommen. Die Prüfung der Frage wäre auch von stammesgeschichtlichem Interesse, ob es Coelenteraten gibt, bei denen weder ein bekannter Überträgerstoff (Acetylcholin, Noradrenalin, 5-Hydroxytryptamin), noch ein mit ihnen verwandter Stoff vorkommt, der die Funktion eines Überträgerstoffes ausüben könnte. In jeder Hinsicht negative Befunde müßten zu der Auffassung führen, daß neuromuskuläre Vorgänge sich abspielen können, die lediglich auf den Ionenaustausch angewiesen wären, was elektrophysiologisch denkbar ist (sog. elektrotonische Reizübertragung) wie sie bei andern Invertebraten nachgewiesen wurde. Nach ERSPAMER (1966) entstammt das bei einigen Coelenteraten in den Nematocysten und Stechzellen nachgewiesene 5-Hydroxytryptamin chromaffinen Zellen, dasjenige anderer Coelenteraten argentaffinen Zellen der Gewebe des Coelenterons, womit gleichzeitig angedeutet ist, daß wir es bei Coelenteraten mit einem enterochromaffinen Zellsystem (im weiteren Sinn) zu tun haben (VIALLI u. CASATI, 1958).

Während bei Coelenteraten weder Acetylcholin noch Adrenalin oder Noradrenalin nachgewiesen wurden oder nur in Spuren und Acetylcholin völlig wirkungslos war, konnte an Säulenstücken einiger Hohltiere festgestellt werden (Ross), daß Adrenalin (aber nicht Noradrenalin) von 10^{-6} an die langsamen Bewegungen der glatten Muskulatur verstärkte und ihren Tonus erhöhte. Eine physiologische Bedeutung ist diesem Befund wohl nicht zuzumessen (s. S. 666).

2. Stamm: Ctenophora, Rippenquallen

Über Vorkommen und Wirkung von 5-Hydroxytryptamin ist bei Rippenquallen ebenso wenig bekannt wie über Acetylcholin und Catecholamine.

II. Bilateralia

Acoelomata

1. Stamm Plathelminthes, Plattwürmer (s. S. 66, 667)

5-Hydroxytryptamin konnte vereinzelt bei Plattwürmern nachgewiesen werden. Doch sind bisher nur sehr wenige Arten daraufhin untersucht worden.

a) Klasse Turbellaria, Strudelwürmer (s. S. 66, 667)

Unter den *Turbellaria* wurden (WELSH u. MOORHEAD, 1960) bei den Planarien *Dugesia tigrina* (Girard) und *Dugesia dorotocephala* (Woodworth) sehr beträchtliche 5-Hydroxytryptaminmengen festgestellt: bei *Dugesia tigrina* im ganzen Tier 2,0 µg/g; im vorderen, das Zentralnervensystem (Ganglien und ihre Verbindungen) enthaltenden Teil 2,5—3,3; im mittleren Drittel 1,3—1,6, im hinteren Drittel 1,7—3,6 µg/g. Bei *Dugesia dorotocephala* betrugen die Werte am Ganztier 1,5—3,4 µg/g, im vorderen Drittel (Kopf) 1,4—1,8, im mittleren 1,4—1,6, im hinteren Drittel 3,4—4,3 µg/g Frischgewicht.

Während bei *Dugesia tigrina* der im vorderen Drittel erhaltene Wert auf einen relativ hohen Serotoningehalt im Zentralnervensystem hinweist, ist es bei dieser Planarie und bei *Dugesia dorotocephala* der hintere Drittel, der den höchsten Anteil an Serotonin zeigt. Das kann wohl kaum anders interpretiert werden (auch WELSH u. MOORHEAD), daß an diesem auffallend hohen Serotoningehalt die Ausscheidungsorgane (Darmkanal) wesentlich beteiligt sind. Es dürfte sich nicht um Serotonin handeln, das durch den Darm (unverändert) zur Ausscheidung gelangt — bei Vertebraten (Säugern) wird kein unverändertes Serotonin durch die

Faeces ausgeschieden — sondern um Serotonin, das durch die Darmschleimhaut gebildet wird. In stammesgeschichtlicher Hinsicht hätte die Bestätigung dieser Annahme große Bedeutung insofern als damit gerechnet werden könnte, daß schon bei Plathelminthen enterochromaffine Zellen vorhanden sind. Anreicherung im Zentralnervensystem und Bildung in der Darmschleimhaut bei Plathelminthen erwecken gleichermaßen tiersystematisches und phylogenetisches Interesse.

5-Hydroxytryptamin 10^{-4} hatte nach GRUBER u. EWER (1962) bei der polykladen Turbellarie *Planocera gilchristi* geringe Tonussteigerung im Muskelschlauch zur Folge. Mit Tryptamin 10^{-3} war die aktivitätssteigernde und tonuserhöhende Wirkung stärker als bei allen Konzentrationen von 5-Hydroxytryptamin. LSD 10^{-5} wirkte ebenfalls tonuserhöhend.

b) Klasse Trematodes, Saugwürmer (s. S. 70, 667)

Bei dem Fadenwurm *Pneumonoecis similiplexus* (Stafford) konnte durch WELSH u. MOORHEAD (1960) $< 0,19$ $\mu g/g$ Frischgewicht 5-Hydroxytryptamin im Ganztier nachgewiesen werden. Nach Versuchen am Leberegel *Fasciola hepatica* (MANSOUR, LAGO u. HAWKINS, 1957; MANSOUR, 1957; MANSOUR u. LAGO, 1958) geht hervor, daß durch 5-Hydroxytryptamin die Muskelkontraktionen dieses Trematoden kräftig angeregt werden. Dasselbe konnte auch an isolierten Muskelstreifen des glatten Bewegungsmuskels festgestellt werden, an denen rhythmische Bewegungen ausgelöst wurden, die wahrscheinlich durch periphere Receptoren vermittelt worden sind. Die Annahme ist deshalb naheliegend, daß 5-Hydroxytryptamin, vielleicht auch ein nahe verwandter Stoff, als neuraler Überträger für periphere Receptoren von *Fasciola* funktioniert. Adrenalin, Noradrenalin und Histamin waren in dieser Beziehung wirkungslos. Nach diesen Feststellungen erscheint es nicht ausgeschlossen, daß 5-Hydroxytryptamin auch bei anderen Arten der ausnahmslos parasitierenden Saugwürmer vorkommt. Möglicherweise wird bei den Darmparasiten das 5-Hydroxytryptamin (oder eine Vorstufe) vom Wirt (Säugetier) geliefert, in dessen Darmschleimhaut durch die enterochromaffinen Zellen 5-Hydroxytryptamin ständig produziert wird.

Serotonin und andere Indolalkylamine führten nach MANSOUR (1959) an *Fasciola hepatica* in niederen Konzentrationen zu vermehrter Glucoseverwertung, erhöhtem Glykogenabbau und zu größerer Milchsäureproduktion. Auch war unter Serotonin die Phosphorylaseaktivität erhöht. Möglicherweise hat Serotonin bei gewissen Invertebraten eine ähnliche Bedeutung bei der Glykogenolyse und Glykolyse wie Adrenalin bei Vertebraten (ähnlich BUEDING, 1961).

α) Die Wirkung von Lysergid bei Fasciola hepatica

Man könnte annehmen, daß Lysergid (LSD) auch bei Invertebraten und niederen Vertebraten als Serotoninantagonist wirksam wäre. Nach Versuchen an *Fasciola hepatica* (MANSOUR, 1957) ist das nicht der Fall, indem Lysergid auf die Muskeltätigkeit in gleicher Weise, aber auf molarer Basis viel stärker muskelerregend wirkte, wie 5-Hydroxytryptamin (vgl. S. 796 *Helix*).

Durch Brom-Lysergsäurediäthylmid (BOL) dagegen, sowie durch Harmin und Yohimbin, d.h. durch Serotoninantagonisten, welche den Indolring besitzen, wurde die Bewegungsfähigkeit der *Fasciola* herabgesetzt. Vielleicht kommt die Hemmwirkung dieser Stoffe durch Anlagerung an „Serotoninreceptoren" zustande, wodurch die Wirkung des als Überträgerstoff endogen in Freiheit gesetzten Serotonins blockiert würde. Doch liegt darüber keine experimentelle Bestätigung vor.

c) Klasse Cestodes, Bandwürmer (s. S. 72, 667)

Bei den ausnahmslos parasitierenden Bandwürmern scheint über Vorkommen von 5-Hydroxytryptamin nichts bekannt zu sein. PAASONEN u. VARTIAINEN (1958) stellten an isolierten, mehrere Proglottiden umfassenden Stücken des Katzenbandwurms *Taenia taeniaeformis* durch 5-Hydroxytryptamin 5 μg/ml eine erregende Wirkung auf die Muskelperistaltik fest, was auf eine hohe Empfindlichkeit der glatten Muskulatur (ihrer Innervation ?) auf Serotonin hinweist.

Zusammenfassung

Versuchen wir, die Verhältnisse bei Plathelminthen hinsichtlich 5-Hydroxytryptamin mit unseren ebenfalls sehr lückenhaften Kenntnissen über Acetylcholin und Catecholamine in Beziehung zu setzen, so ergibt sich etwa folgendes Bild.

Bei *Turbellarien* finden wir hohe Acetylcholinesterasewerte, kein Acetylcholin und keine Acetylcholinempfindlichkeit. Sind die untersuchten Arten (*Planocera*) typisch, kommt Acetylcholin als Überträgerstoff bei Turbellarien nicht in Frage. Fehlt bei Turbellarien der Nachweis, ob sie Acetylcholin und Noradrenalin bilden, so ist in funktioneller Hinsicht festgestellt, daß Catecholamine (Dopamin ?) Tonus und Kontraktionsfrequenz der glatten Bewegungsmuskulatur erhöhen. Ob Catecholamine als Überträgerstoffe am Muskel in Frage kommen, bleibt vorläufig eine offene Frage.

Bei *Trematoden* (bis jetzt nur bei *Schistosoma mansoni*) ist das Acetylcholinsystem voll entwickelt, seine physiologische Funktion unbekannt. Durch 5-Hydroxytryptamin wird der glatte Muskel bei Trematoden erregt. *Cestoden* bilden Acetylcholinesterase. Acetylcholin, das Muskelerschlaffung bewirkt, ist nicht nachgewiesen. Auch Adrenalin setzt den Muskeltonus herab. Die bisherigen Feststellungen bei Plathelminthen erlauben nur zu sagen, daß der Möglichkeit nach, Überträgerstoffe bei myoneuralen Vorgängen eine Rolle spielen können, daß bei Trematoden das Acetylcholinsystem nachgewiesen ist, und daß bei Turbellarien 5-Hydroxytryptamin im Zentralnervensystem und im Darmkanal (sehr wahrscheinlich) gebildet wird und Überträgerfunktionen ausüben könnte. Eine weitere Voraussetzung dafür, daß 5-Hydroxytryptamin als neuraler Aktivierungsstoff in Frage käme, wäre der Nachweis von Monaminoxydase.

2. Stamm Nemertini, Schnurwürmer (s. S. 75)

Bei *Lineus ruber* (O.F. Müller) war nach WELSH u. MOORHEAD (1960) der die Ganglien enthaltende Kopfteil mit 0,43 μg/g etwas reicher an Serotonin, wie der Schwanzteil mit 0,30 μg/g, während der Mittelteil nur 0,18 μg/g enthielt. Einduetig auf das Zentralnervensystem weisen die Verhältnisse bei dem viel größeren *Cerebratulus lacteus* (Leidy) hin, wo der Kopfteil mit 2,9 μg/g etwa 10mal mehr Serotonin wie der Mittelteil (0,3 μg/g), und der Schwanzteil nur 0,08 μg/g Frischgewicht enthielt. Es erscheint tiersystematisch und phylogenetisch von Bedeutung, daß wir schon bei Turbellarien und Nemertinen mit der Beteiligung des 5-Hydroxytryptamins an den Funktionen des Zentralnervensystems rechnen können.

Pseudocoelomata

3. Stamm Nemathelminthes, Rundwürmer (s. S. 79)

Bei Nemathelminthen scheint über Vorkommen und Wirkung des 5-Hydroxytryptamins nichts bekannt zu sein.

Eucoelomata

4. Stamm Aschelminthes (s. S. 80)

Die in den Aschelminthen zusammengefaßten Klassen der *Rotatoria* (Rädertierchen), *Nematodes* (Fadenwürmer) und *Nematomorpha* wurden auf Vorkommen und Wirkung von 5-Hydroxytryptamin anscheinend bisher nicht untersucht.

5. Stamm Tentaculata (s. S. 84, 668)

Bei den verschiedenen Klassen der Tentaculata, den mikroskopisch kleinen *Bryozoa* (Moostierchen), den muschelähnlich aussehenden *Brachiopoda* und den *Phoronida* sind wir über 5-Hydroxytryptamin nicht orientiert.

Zusammenfassung

Über die Verhältnisse bei *Nemertini*, *Nemathelminthes*, *Aschelminthes*, *Nematodes*, *Tentaculata*, *Branchiopoda* und *Phoronida* können wir uns hinsichtlich 5-Hydroxytryptamin vorläufig kein Bild machen.

Eine große Lücke besteht hinsichtlich Bandwürmern (Cestodes), pseudocoelomen Nemathelminthen, Aschelminthen und Tentaculata, von denen jede Kenntnis über Vorkommen und Wirkung von 5-Hydroxytryptamin fehlt.

Vorkommen und Wirkung von 5-Hydroxytryptamin
bei Porifera, Coelenterata, acoelomen und pseudocoelomen Bilateralia

5-Hydroxytryptamin konnte bei *Porifera* (untersucht wurde eine Art!) bisher nicht festgestellt werden. Weitere Untersuchungen an einer größeren Artenzahl sollten uns darüber Aufschluß geben, ob die wahrscheinlich nervenlosen Schwämme 5-Hydroxytryptamin bilden.

Bei Nesseltieren (*Cnidaria*) ist der Serotoninnachweis bei einer Hydrozoenart und bei einer Reihe von Anthozoen (Seeanemonen) positiv. Der größte Gehalt wurde im Coelenteron festgestellt. Es ist nicht wahrscheinlich, daß das 5-Hydroxytryptamin etwas mit den Nematocysten zu tun hat und mit dem protein- oder mucoproteinartigen Nematocystengift ausgestoßen wird. Serotonin kommt im Nervensystem von Nesseltieren vor, so daß eine Überträgerfunktion nicht unwahrscheinlich ist. Der glatte Muskel von Anthozoen ist auf *Tryptamin* empfindlicher als auf 5-Hydroxytryptamin.

Unter den (acoelomen) Plattwürmern (*Plathelminthes*), den vielleicht ältesten Bilateralia, ist 5-Hydroxytryptamin sowohl bei Strudelwürmern (Turbellarien), als auch bei Saugwürmern (Trematoden) im Zentralnervensystem (indirekt) nachgewiesen worden, ebenso bei Schnurwürmern (*Nemertini*). Die Feststellung, daß schon bei den in der Tierordnung „untersten" Stämmen der bilateral symmetrisch gebauten Tiere 5-Hydroxytryptamin an den Funktionen des Zentralnervensystems teilzunehmen scheint, ist tiersystematisch und phylogenetisch von Bedeutung. Durch Nachweis einer Monaminoxydase und von Aminosäuredecarboxylase im Nervensystem dieser Tiere könnte diese Annahme weiter gestützt werden. — Daß der Darm von Plathelminthen 5-Hydroxytryptamin enthält, ist für Turbellarien einigermaßen sichergestellt. Damit taucht die Frage von enterochromaffinen Zellen in der Darmschleimhaut dieser Tiere auf, die noch zu untersuchen ist. Bei Trematoden konnte die Empfindlichkeit der glatten Bewegungsmuskulatur auf Serotonin im Sinne der Erregung am Leberegel (*Fasciola hepatica*) festgestellt werden.

50*

Protostomia

Stamm Mollusca, Weichtiere (s. S. 89, 668)

a) Klasse Amphineura, Urmollusken

Bei *Chiton tuberculatus*, dessen Nervensystem aus einem circumoesophagalen Nervenring und zwei ganglienlosen Nervensträngen besteht, fanden WELSH u. MOORHEAD (1960) im Nervengewebe die hohen Werte von 17,5 und 10,0 μg 5-Hydroxytryptamin/g Frischgewicht. Die Empfindlichkeit von *Chiton* auf Serotonin wurde anscheinend nicht geprüft.

BURNSTOCK et al. (1967) stellten an *Poneroplax albida* (Amphineura) eine hohe Serotoninempfindlichkeit des Darmkanals fest, indem an isolierten Stücken des Hinterdarmes und Rectums 5-Hydroxytryptamin 10^{-12} bis 10^{-6} g/ml erregend wirkten, 10^{-11} bis 10^{-6} g/ml hemmend, so daß die Muskelmembran der glatten Darmmuskulatur sowohl über erregende wie hemmende Receptoren verfügen muß. Es läßt sich vorläufig nicht mit Bestimmtheit sagen, ob 5-Hydroxytryptamin am Darm von *Poneroplax* als Überträgerstoff in Frage kommt.

b) Klasse Gastropoda, Schnecken (s. S. 99, 668)

α) Ord. Prosobranchia

WELSH (1954a, 1959) fand in den Speicheldrüsen von *Buccinum undatum* in großer Menge eine mit 5-Hydroxytryptamin ähnliche Substanz, die sich später tatsächlich als Serotonin erwies. Bei den marinen Schnecken *Buccinum undatum*, *Melongena corona* (Gmelin) und *Buscyon canaliculatum* enthalten die um den Oesophagus konzentrierten Ganglien, fluorometrisch gemessen, 7,7—9,7 μg/g Frischgewicht Serotonin, die Nervenstränge 2—2,5 μg/g, die Kiemen 0,23, das Herz 0,36 μg/g, die Niere von *Buccinum undatum* 2,0 μg/g; die Niere von *Melongena corona* 0,63—0,96 μg/g (WELSH u. MOORHEAD, 1960). VIALLI (1965b) verdanken wir den Nachweis enterochromaffiner Zellen in der Hypobranchialdrüse der mit den Muriciden (*Murex*) nahe verwandten *Nucella* (*Purpura*) *lapillus*.

Bei *Polynices heros* (Say) betrug der Wert für Ganglien und Nerven zusammen 2,6 μg/g, bei *Buscyon perversum* (K) 3,7 μg/g. Bedeutend höher, nämlich 8,5 μg/g war der entsprechende Wert bei *Fasciolaria tulipa* (L.); in den Nieren fand sich 1,0—1,7 μg/g. Bei *Buccinum undatum* konnte 5-Hydroxytryptamin im gesamten Ganglienapparat nachgewiesen werden mit Ausnahme der Visceralganglien, was darauf hinweist, daß hier vielleicht andere Überträgerstoffe in Frage kommen.

Bei den genannten Schnecken konnten die höchsten Serotoninwerte im Ganglienring gemessen werden, etwas niedrigere in den ganglienlosen Nervensträngen, woraus hervorgeht, daß die „graue Substanz" wie bei Vertebraten, an 5-Hydroxytryptamin reicher ist als die „weiße". Über die Wirkung des 5-Hydroxytryptamins am Zentralnervensystem von prosobranchen Schnecken sind wir nicht orientiert. Eine Beteiligung des Serotonins an der Funktion interneuronaler Synapsen darf als wahrscheinlich angenommen werden.

MIROLLI (1968) zeigte an der Schnecke *Buscyon canaliculatum*, die mit Reserpin vorbehandelt wurde, daß bei Inkubation der isolierten Ganglienmasse mit C^{14}-5-Hydroxytryptophan die Aktivität der 5-Hydroxytryptamindecarboxylase den Kontrollen gegenüber um etwa 50% absank. (Vgl. auch MIROLLI, 1964, 1965, 1966, 1968; MIROLLI u. WELSH, 1964.)

Die viel kleineren Herzwerte entsprechen etwa den Verhältnissen bei Vertebraten. WELSH fand 5-Hydroxytryptamin im Herzganglion von *Buscyon canaliculatum*. Die Empfindlichkeit des Herzens auf 5-Hydroxytryptamin im Sinne der Erregung ist bei manchen Gastropoden besonders groß, viel größer als bei Vertebraten.

Nach GADDUM u. PAASONEN (1955) reagierte das Herz von *Buccinum undatum* auf 5-Hydroxytryptamin mit verstärkter Kontraktion schon von 1 μg/l an, bei höheren Konzentrationen auch mit Frequenzsteigerung. An den Herzen von *Cyprina* sp. und *Buccinum* sp. konnte WELSH (1956) zeigen, daß 5-Hydroxytryptamin Frequenz und Amplitude des Herzschlages vermehrte (Schwellenwert bei 10^{-10}), eine Wirkung, die durch Lysergid (D-Lysergsäurediäthylamid) gehemmt wurde (WELSH u. McCoY, 1957). Acetylcholin 10^{-10} bis 10^{-9} wirkte auf den Herzschlag in typischer Weise verlangsamend, Mytolon 10^{-6} antagonistisch dazu. 5-Hydroxytryptamin hatte nach HILL (1958) bei *Buscyon canaliculatum* adrenalinähnliche Wirkung; die positiv tonotrope Wirkung begann schon bei 10^{-9}M, die Empfindlichkeit war ähnlich groß wie beim Acetylcholin, bei diesem aber im Sinne der Hemmung. Auf Tryptamin erwies sich der isolierte Herzventrikel von Buscyon 1000mal weniger empfindlich wie auf Serotonin. Für *Strombus gigas* lag der Schwellenwert für die tonotrope Herzwirkung des Serotonins schon bei 10^{-10}M. Gramin (Dimethylaminomethylindol) erwies sich als ausgesprochener Serotoninantagonist: durch Gramin 5.10^{-5}M wurde die Wirkung von 5-Hydroxytryptamin 10^{-7}M am isolierten Ventrikel von *Strombus gigas* vollständig unterdrückt.

Der *quergestreifte Radula-Muskel* zeigte sich hochempfindlich auf Serotonin: FÄNGE u. MATTISON (1954) zeigten an *Buccinum undatum*, daß 5-Hydroxytryptamin 10^{-9} bis 10^{-8} den Radula-Muskel nach vorausgehender Acetylcholinkontraktion zur Erschlaffung und zu rhythmischen Bewegungen brachte. Diesselbe Wirkung hatten auch Tryptamin und LSD.

In den *Hypobranchialdrüsen* der Purpurschnecken *Murex trunculus* und *Murex brandaris* und bei *Tritonalia erinacea* konnte reichlich (80—290 μg/g) 5-Hydroxytryptamin neben anderen Indolderivaten, wie dem Purpurfarbstoff, nachgewiesen werden (ERSPAMER, 1947; ERSPAMER u. DORDONI, 1947; während WELSH u. MOORHEAD (1960) im Extrakt der Hypobranchialdrüse der zur gleichen Familie der Muriciden gehörenden *Thais lapillus* kein 5-Hydroxytryptamin feststellen konnten. Doch fand sich in Leber und Niere von *Thais* spec. 0,44 μg/g Serotonin. Nach ERSPAMER entstammt das bei Purpurschnecken in den Hypobranchialdrüsen festgestellte Serotonin chromaffinen Zellen, womit auch bei Prosobranchiaten ein enterochromaffines Zellsystem (im weiteren Sinn) nachgewiesen ist.

β) Ord. Opisthobranchia

Bei *Aplysia depilans* konnte 5-Hydroxytryptamin im perioesophagalen Ganglion nachgewiesen werden (HILL, 1958). GERSCHENFELD u. TAUC (1961) zeigten am Abdominalganglion von *Aplysia depilans* und an Ganglienzellen anderer Schnekken, daß 5-Hydroxytryptamin alle H- und D-Zellen der Ganglien erregte, die D-Zellen zehnmal stärker als die H-Zellen (s. S. 113). Serotonin kommt nach diesen Versuchen als synaptischer Überträger im Nervensystem von Opisthobranchiern in Frage (vgl. S. 112).

γ) Ord. Pulmonata, Lungenschnecken

Bei *Planorbis planorbis* (L.) fanden WELSH u. MOORHEAD (1960) insgesamt (ohne Schale) 0,09 μg/g 5-Hydroxytryptamin.

Das *Herz* von *Helix aspersa* wurde durch 5-Hydroxytryptamin 1 μg/l angeregt. LSD, Ergometrin und Hydergin vergrößerten die Amplitude. Eine Hemmwirkung gegen Serotonin war nicht erkennbar. Weder mit Adrenalin 1 mg/l noch mit Histamin 1 mg/l war eine Wirkung feststellbar.

Das Herz von *Helix pomatia* sprach auf 5-Hydroxytryptamin in der Konzentration von 1 μg/l im Sinne der Herzförderung, auf Acetylcholin von 10—100 μg/l im hemmenden Sinn an.

Das Herz eingedeckelter Winterschnecken von *Helix aspersa* reagierte nach
KERKUT u. LAVERACK (1960) auf 5-Hydroxytryptamin noch in Verdünnungen von
10^{-12} mg/l mit Amplitudenvergrößerung (Abb. 236). Herzen agiler Schnecken
waren weniger empfindlich (10^{-5} mg/l als Grenzkonzentration). Nach COTTRELL u.
OSBORNE (1969) enthält das Herz von *Helix pomatia* an der aurikuloventrikulären
Verbindung ein dichtes Nervennetz mit elektronendichter Granula, was auf eine
neurosekretorische Funktion dieser Axone hinweist, die kein 5-Hydroxytrypt-
amin enthalten. Der Vorhof enthält 0,29 μg/g Serotonin, der Ventrikel 0,15 μg/g
ausschließlich in nervösen Elementen. Der Herzmuskel scheint frei von Serotonin
zu sein. Noradrenalin und Dopamin des Herzens hatten keinen Einfluß auf die
Serotoninwirkung. Ob 5-Hydroxytryptamin die im Herzen von *Spisula solida*
nachgewiesene Adenylcyclase aktiviert, wird zur Zeit diskutiert.

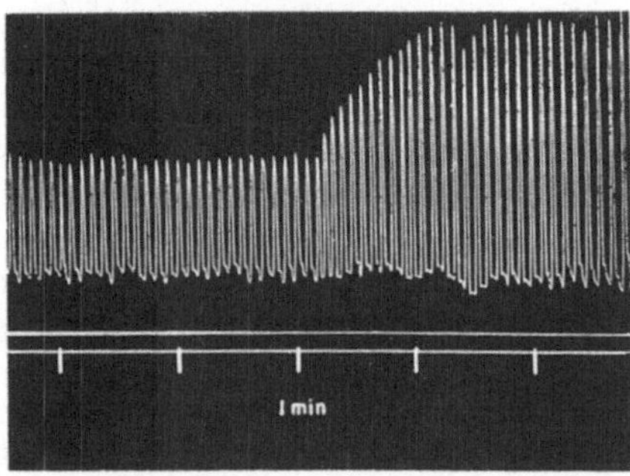

Abb. 236. 5-Hydroxytryptamin bewirkte in der Grenzkonzentration 10^{-12} g/l am isolierten Herzen von *Helix aspersa* in der Winterruhe eine bedeutende Amplitudenvergrößerung. (Aus: G. A. KERKUT u. M. S. LAVERACK 1960)

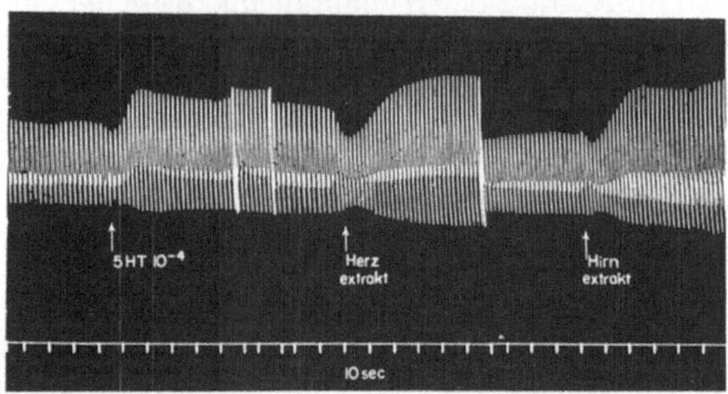

Abb. 237. Wirkung von 5-Hydroxytryptamin, Herz- und Hirnextrakt der Schnecke *Helix aspersa* auf das isolierte Herz eines Sommerfrosches. Alle drei Einwirkungen führen zur Amplitudenvergrößerung des Herzens. (Aus: G. A. KERKUT u. M. S. LAVERACK 1960)

LSD 10^{-5} mg/l hatte ähnliche Wirkung wie 5-Hydroxytryptamin jedoch von
viel längerer Dauer. Wie schon WELSH (1957) an Herzen von *Mercenaria mercenaria*
gezeigt hatte, blockierte vorausgehende LSD-Applikation die Serotoninwirkung,
was auch bei *Helix aspersa* der Fall war.

Gewebsextrakte der Schnecke aus Gehirn (Ganglien), Mantel Herz und anderen
Geweben führte zu ähnlicher Erhöhung der Amplitude wie mit schwachen Serotoninkonzentrationen und zu leichter Frequenzsteigerung (Abb. 237). Die Wirkung
der Organextrakte dagegen wurde durch LSD nicht blockiert, woraus hervorzugehen scheint, daß der herzwirksame Stoff des Ganglienextrakts usw. nicht
5-Hydroxytryptamin sein kann. Um was für einen herzaktiven Stoff es sich bei den
Organextrakten von *Helix aspersa* handelt, konnte durch KERKUT u. LAVERACK
nicht festgestellt werden. Nach sorgfältiger Prüfung kamen sie zum Schluß, daß es

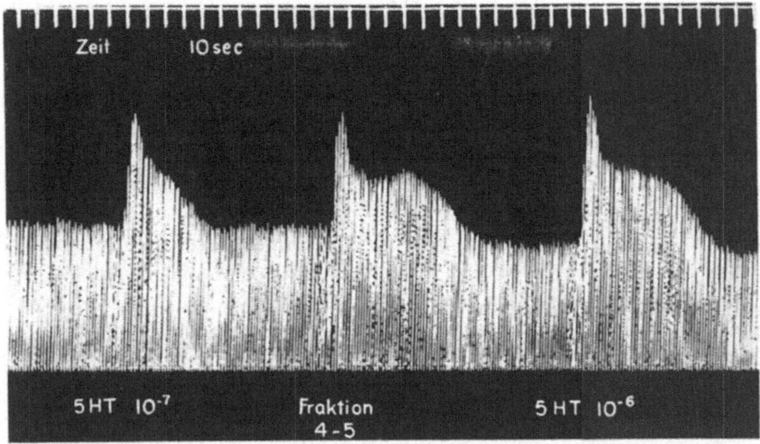

Abb. 238. Pharmakologische Bestimmung von 5-Hydroxytryptamin aus Hirnextrakten von *Helix aspersa*. (Aus: G. A. KERKUT u. G. A. COTTRELL 1963)

sich nicht um 5-Hydroxytryptamin und sicher nicht um ein Catecholamine handeln kann. Dies steht in gewissem Gegensatz zu den Resultaten von MENG (1958, 1960), der die in Organextrakten von *Helix pomatia* aufgefundene herzerregende Substanz chromatographisch mit 5-Hydroxytryptamin, und eine herzhemmende mit Acetylcholin identifizierte. Auch nach KERKUT u. LAVERACK handelt es sich bei dem von ihnen festgestellten herzhemmenden Stoff um einen Indolkörper. MENG (1958) stellte an *Helix pomatia* fest, daß Gehirn, Mantel und Herz 5-Hydroxytryptamin enthalten, ohne ihre Menge zu bestimmen. KERKUT u. LAVERAK (1960) konnten in *Helix aspersa* auf chemischem Weg kein 5-Hydroxytryptamin nachweisen, woraus sie den Schluß zogen, die eventuell vorhandene Menge müsse sehr gering sein. CARDOT u. RIPPLINGER (1961) waren zunächst nicht in der Lage, im Nervensystem von *Helix pomatia* 5-Hydroxytryptamin aufzufinden, fanden es aber später (1963). KERKUT u. COTTRELL (1963) gelang es dann, in *Helix aspersa* 5-Hydroxytryptamin papierchromatographisch und pharmakologisch zu identifizieren und den Gehalt des Herzens auf 3 μg/g, des Gehirns auf 0,5—4 μg/g und des Mantels auf 1 μg/g Frischgewicht zu bestimmen. Das Herz von *Helix aspersa* erwies sich als empfindlich auf 5-Hydroxytryptamin, so daß noch 5.10^{-7} g/ml eine starke Amplitudenvergrößerung am isolierten Herzen (Ventrikel, Vorhof und ein Stück Aorta) auslöste. Die Wirkung wurde in typischer Weise durch Serotoninantagonisten (BOL u. a.) gehemmt (Abb. 238).

An den isolierten Herzventrikeln von *Helix aspersa, Helix pomatia* und *Helix luconum* bewirkt normalerweise 1 ng/ml 5-Hydroxytryptamin erhöhte Frequenz und Amplitude. Zeitweise reagiert das Helixherz aber noch auf 0,01 ng/ml (KERKUT u. COTTRELL, 1963).

Bei *Limnaea stagnalis* scheint der Erregungsprozeß des Herzens dadurch besonders kompliziert zu verlaufen, als daran sowohl neuroendokrine Herzhormone, Catecholamine und das im Herzmuskel gebildete 5-Hydroxytryptamin beteiligt sind, wobei letzteres am isolierten Herzen schon zu 10^{-10}M positiv inotrope und chronotrope Wirkung zeigte, die durch Vorbehandlung mit BOL blockiert wurde, während GABA unwirksam blieb. Erregende Herzwirkung hatte neben den Catecholaminen auch L-Glutaminsäure 10^{-8}M (Grenzkonzentration) (s. S.-RÓZSA u. Zs.-NAGY, 1967). Nach NISBET u. PLUMMER (1969) hatte an *Archachatina marginata* (Pulmonata) 5-Hydroxytryptamin 10^{-6}M positiv ino- und chronotrope

Wirkung, die durch Acetylcholin 10^{-6}M aufgehoben wurde (Stillstand). Dopamin 10^{-4}M führte zu langsam eintretender Hemmung. Vieles spricht bei der Armut der Kammer an Nervenversorgung für ihre Streckempfindlichkeit, was gleichzeitig Autonomie der Kammer dem nervenreichen Vorhof gegenüber bedeutet (s. auch S. 118). Die fördernde Aktivität des Herzens ist wahrscheinlich bedingt durch eine quantitativ ausgewogene Freisetzung von Acetylcholin (in kleiner, erregend wirkender Konzentration) und von 5-Hydroxytryptamin. Hohe Acetylcholinkonzentrationen führen zu Stillstand des Herzens.

Nach JAEGER (1962) hatte am isolierten Herzventrikel der Schnecke *Strophocheilos oblongus* 5-*Hydroxytryptamin* 10^{-9} bis 10^{-7} eine positiv inotrope und chronotrope Wirkung. Konzentrationen von 10^{-6} und höher wirkten ebenfalls inotrop; aber gleichzeitig kam es vorübergehend zu systolischem (auswaschbarem) Stillstand. Serotonin 10^{-7} hatte Vergrößerung der Amplitude um 40—93% zur Folge.

Die Wirkung von *Tryptamin* war bei etwas höheren Konzentrationen (10^{-7} als Schwellenwert) derjenigen des Serotonins ähnlich. Auch *Bufotenin* wirkte sehr ähnlich dem Serotonin (Grenzkonzentration 10^{-8}). LSD hatte positiv inotrope Wirkung (Grenzkonzentration 10^{-8}). Seine Wirkung war nie voll auswaschbar. BOL 10^{-6} bis 10^{-5} wirkte negativ inotrop und negativ chronotrop. BOL bildet vorläufig den einzigen Serotoninantagonisten für dieses Herz, ebenso für Tryptamin und Bufotenin (vgl. ABRAMSON, JARVIK et al., 1955).

Die Versuche zeigen, daß das Herz von *Strophocheilos oblongus* durch Acetylcholin (s. S. 122) und durch 5-Hydroxytryptamin in erregendem Sinn beeinflußt wird. Bei *Helix pomatia* liegen die Verhältnisse nach MENG (1958) und bei *Helix aspersa* nach KERKUT u. LAVERACK (1960) im Hinblick auf Stoffe, die als humorale Überträger in Frage kommen, anders. Das *Strophocheilos*-Herz gehört zu den bis jetzt bei Mollusken selten beobachteten Herztypen, welche sowohl auf Acetylcholin als auf 5-Hydroxytryptamin im Sinne der Erregung reagieren (Jaeger).

CARDOT (1963) stellte an Homogenaten aus Nervensystem und Herz von *Helix punctata* fest, daß durch Nervengewebe 5-Hydroxytryptophan *in vitro* zu 5-Hydroxytryptamin decarboxyliert wurde. Herzgewebe (möglicherweise nur die Herznerven) zeigten eine geringe Decarboxylaseaktivität. Durch Zusatz des Monaminoxydasehemmers Iproniazid (Marsilid) wurde die Menge gebildeten 5-Hydroxytryptamins nur wenig erhöht. Der 5-Hydroxytryptamingehalt und damit wahrscheinlich auch die Serotoninbildung geht bei *Helix* sp. im Sommer rascher vor sich als im Winter: die Werte betragen für das Nervengewebe im Sommer 20— 25 μg/g, im Winter 18—25 μg/g, für das Herzgewebe im Sommer 8,5 μg/g, im Winter 4—5 μg/g 5-Hydroxytryptamin.

(a) Zentralnervensystem

CARDOT u. RIPPLINGER (1963) gelang es nach negativen Vorversuchen 5-Hydroxytryptamin in den Ganglien von *Helix pomatia* von höchstens 1 μg/g Frischgewicht nachzuweisen. Durch Nervengewebe von *Helix pomatia* wurde 5-Hydroxytryptophan *in vitro* decarboxyliert. Im Nervengewebe kommt auch Tryptamin vor. Im Zentralnervensystem (Ganglion cerebrale) konnte 5-Hydroxytryptamin bei *Helix pomatia* und *Haliotis tuberculosa* nachgewiesen werden. Im Gehirnextrakt von *Helix aspersa* sind nach KERKUT u. COTTRELL (1963) noch andere Stoffe, welche die Herzfrequenz erhöhten, den Pharynxretractor kontrahierten und die Aktivität bestimmter Neurone steigerten. Die Stoffe können weder 5-Hydroxytryptamin noch Acetylcholin sein. Im Gehirn wurde außerdem ein Ferment gefunden, das 5-Hydroxytryptophan decarboxylierte, in der Niere ein Enzym, welches Serotonin in 5-Hydroxyindolessigsäure resp. 5-Hydroxyindolaldehyd umwandelte, also wahrscheinlich eine Monaminoxydase. Aus dem isolierten

Gehirn diffundierte 5-Hydroxytryptamin aus; diese Diffusion wurde durch elektrische Reizung des Gehirns verstärkt. Es darf angenommen werden, daß 5-Hydroxytryptamin als erregender Überträgerstoff an Gehirn und Herz von Gastropoden in Frage kommt.

Nach Rózsa (1964a, b) erhöhte 5-Hydroxytryptamin 10^{-10} bis 10^{-4}M die bioelektrische Aktivität des isolierten, auf dem Fußmuskel ruhenden Zentralnervensystems von *Helix pomatia*; die Frequenz des Ruhepotentials, gemessen am Pleuralganglion, wurde vergrößert, die Amplitude blieb unverändert. Tryptophan 10^{-5}M wirkte ebenfalls erregend, ebenso 5-Hydroxytryptophan 10^{-9}M (Grenzwerte), während Tryptamin 10^{-5}M die Frequenz etwas verminderte. Hemmung der im Gehirn der Schnecke nachweisbaren Monaminoxydase durch Iproniazid 10^{-7} erhöhte die bioelektrische Aktivität. 5-Hydroxytryptamin darf im Schneckenhirn als erregend wirkender humoraler Überträger an interneuronalen Synapsen betrachtet werden. Vielleicht ist dies bei Mollusken allgemein der Fall.

Von hohem Interesse für die Beurteilung des 5-Hydroxytryptamins als synaptischer Überträgerstoff im Zentralnervensystem sind die an einem Pulmonaten durchgeführten Untersuchungen von GERSCHENFELD u. STEFANI (1965), GERSCHENFELD u. TAUC (1961), auch im Hinblick auf die Verhältnisse an Vertebraten. 5-Hydroxytryptamin wurde durch GERSCHENFELD und STEFANI einzelnen monopolaren zentralen Neuronen der argentinischen Landschnecke *Cryptomphallus aspersa* von der somatischen synapsenfreien Oberflächenmembran aus auf iontophoretischen Wege injiziert und die bioelektrische Aktivität mit in das Neuron eingeführten Elektroden gemessen. Nur eine begrenzte Zahl Nervenzellen des Ganglions reagierte auf Serotonin im Sinne der Depolarisation und Erregung. Bei wiederholter Applikation kam es zu einer Empfindlichkeitsabnahme (Tachphylaxie). Der Erregung folgte eine langdauernde Hemmung und Hyperpolarisation. Die so reagierenden Neurone besitzen in ihrer Membran spezifische 5-Hydroxytryptaminreceptoren. Durch LSD und BOL und durch Morphin wurden diese Neurone (reversibel) blockiert, ebenso durch Atropin und Chlorpromazin. Wenn sich 5-Hydroxytryptamin als echter synaptischer Überträger erweist, muß erwartet werden, daß er die Leitung (conductance) der Zellmembran verändert, was auch der Fall war: die Membranleitung wurde durch Serotonin auf das Doppelte gesteigert. Diese Wirkung ist spezifisch, da Serotonin die Membrankonstanten anderer Zelltypen desselben Ganglions nicht änderte. Der hohe 5-Hydroxytryptamingehalt in Schneckenganglien, auch für *Cryptomphallus aspersa* festgestellt, und die Gegenwart von auf- und abbauenden Fermenten, die spezifischen Wirkungen auf die Membranleitung von Zellen mit Hemmung von langer Dauer (CILDA-Zellen) und der Nachweis spezifischer Serotoninreceptoren entsprechen den Kriterien, die erlauben, einen Stoff als synaptischen Überträger zu bezeichnen. Dies alles spricht für die Anwesenheit von Serotoninreceptoren an der postsynaptischen Membran von CILDA-Neuronen und damit dafür, daß Serotonin den natürlichen erregenden Überträger von CILDA-Neuronen darstellt.

5-Hydroxytryptamin hatte nach KERKUT u. WALKER (1961) am isolierten Gehirn von *Helix aspersa*, dessen Parietal- und Visceralganglien mit Mikroelektroden versehen waren, welche die Messung der Ruhe- und Aktionsströme einzelner Neurone erlaubten, sowohl Hemmung als Beschleunigung der spontanen Aktivität des Ruhepotentials zur Folge, wobei die Art der Wirkung, in der Regel Beschleunigung, von der Art des Neurons und der Serotoninkonzentration abhing. Der Schwellenwert für Beschleunigung lag bei 10^{-9} g/ml, für Hemmung bei 10^{-8} g/ml. Der Effekt trat jeweils 5.10 sec nach Applikation des Serotonins ein. KERKUT u. WALKER konnten im Schneckenhirn entweder kein 5-Hydroxytryptamin nachweisen oder höchstens in der Konzentration von 0,5 μg/g.

KOSHTOYANTS u. KATALIN (1961) haben an den Pedal- und Cerebralganglien von *Helix pomatia* die Wirkung von Serotonin, Noradrenalin, Adrenalin und Chlorpromazin untersucht. Alle Stoffe führten zu einer Steigerung der elektrischen Aktivität der Ganglien: Serotonin steigerte die spontane elektrische Aktivität des Pedalganglions und bewirkte einen „azendierenden" Erregungseffekt am Cerebralganglion. Demgegenüber hatten Noradrenalin, Adrenalin und Chlorpromazin einen aufsteigenden „Hemmeffekt" unter gleichzeitiger Herabsetzung der elektrischen Aktivität des Pedalganglions.

Schnecken, untersucht durch ABRAMSON u. JARVICK (1955) an *Ampullaria cuprina*, waren etwa so empfindlich auf LSD wie der siamesische Kampffisch *Betta splendens*, ABRAMSON (1959). In Wasser mit einem LSD-Zusatz von 0,01, 0,1 und 1,0 γ/ml öffnete die Schnecke den Deckel und entfaltete sich vollständig, wobei der Fuß der Schnecke in starke und langfristige undulierende Bewegung geriet, was ihr die Haftung an irgend einer Oberfläche verunmöglichte. Das Verhalten der Tiere war in auffälliger Weise geändert.

BOL-148 etwas über 1 γ/ml bewirkte in der Regel Verschluß des Operculums und völlige Unbeweglichkeit. Höhere Konzentrationen führten zu einem ähnlichen Zustand wie durch LSD. Durch Serotonin wurden die durch LSD ausgelösten kräftigen wellenförmigen Bewegungen des Fußes unter gleichzeitigem Deckelschluß für kurze Zeit völlig unterdrückt, doch machte sich nach wenigen Minuten die LSD-Wirkung fast unvermindert wieder bemerkbar (vgl. auch ABRAMSON, JARVIK et al., 1955). Diese hohe LSD-Empfindlichkeit bei Schnecken ist bemerkenswert. Sie macht wahrscheinlich, daß das im Cerebralganglion von Schnecken nachgewiesene Serotonin eine synaptische Funktion besitzt. MIROLLI u. WELSH (1964) stellten an einer Reihe von Schnecken die Wirkungen von *Reserpin* und *LSD* fest (Abb. 239). Untersucht wurden folgende Schneckenarten: Klasse der Amphineura, Ordnung Polyplacophora: *Cryptochiton stelleri* (Middendorf), *Katharina tunicata* (Wood), *Mopalia muscosa* (Gould); Klasse der Gastropoda, Ordnung Archeogastropoda die Arten *Diodora aspera* (Eschscholtz), *Acmea scutum* (Eschscholtz); Ordnung Mesogastropoda die Arten *Viviparus japonicus* (V. Martens), *Crepidula fornicata* L. *Polinices heros* (Say), Ordnung Neogastropoda die Art *Melongena corona* (Gmelin); Ordnung Nudibranchia die Arten Archidoris monereyensis (Cooper), *Hermissenda crassicornis* (Eschscholtz); Ordnung Anaspidea die Art *Phyllaplysia zostericola* (McCauley); Ordnung Cephalaspidea die Art *Gastropteron* sp.; Ordnung Gymnosomata die Art *Clione* sp.; Ordnung Basommatophora (Süßwasserlungenschnecken) die Arten *Ovatella sp.*, *Syphonaria sp.*, *Ferrisia isabellae* (Basch), *Laevapex fuscus* (Adams), *Lymnaea* sp.; Ordnung Stylommatophora (Landlungenschnecken) die Art *Onchidella borealis* (Dall); außerdem unter den Lamellibranchia der Ordnung Heterodonta *Clinocardium nuttalli* (Conrad). Die Wirkungen des Reserpins waren je nach Spezies nach 2—4 Tagen bemerkbar und dauerten bis zu 30 Tagen. Erholung trat nur vereinzelt ein. Die Wirkung von LSD war nach 1—2 Tagen bemerkbar, wobei alle Tiere nach 2—3 Tagen sich erholten. Reserpin wurde je nach Tiergewicht und Spezies zwischen 0,025 und 62,50 μg/g injiziert. Die Grenzdosen standen in keinem bestimmten Verhältnis zur Organisationshöhe des Zentralnervensystems der Tiere. Um allfällige taxonomische Beziehungen zwischen Wirksamkeit und Organisationshöhe zu finden, müßte eine größere Artenzahl untersucht werden. Die Wirkung von Reserpin war in hohem Maße temperaturabhängig, diejenige von LSD nicht. Bei LSD lagen die injizierten Mengen zwischen 0,50 und 12,50 μg/g. Reserpin führte bei den genannten Gastropoden zu einer eigenartigen Tonuserhöhung im Fuß und im Mantelrand, so daß die Schnecken schließlich auf den Rücken der Schale fielen und in dieser Position tagelang verharrten. Durch Druckerhöhung im Bereich der Vis-

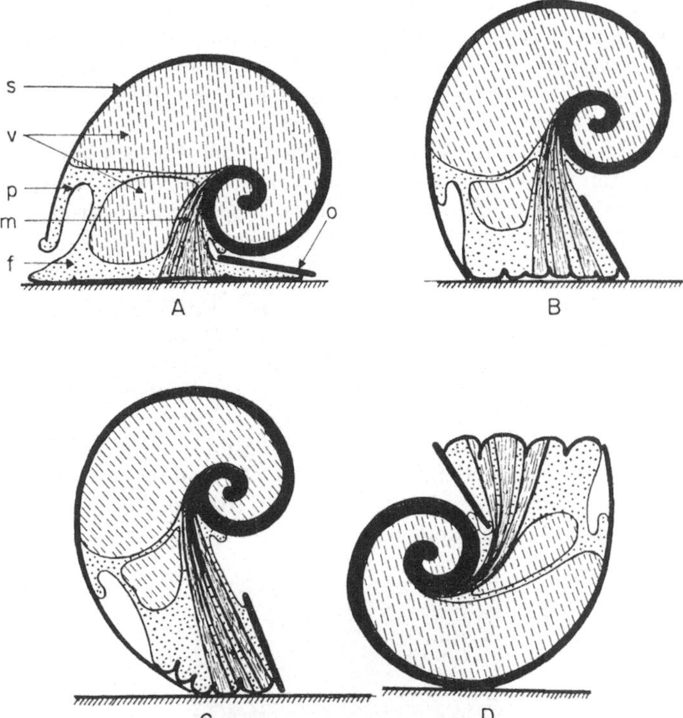

Abb. 239. Die an einem Gastropoden durch Reserpin ausgelöste, aktive Drehung des Tieres, bis es „auf dem Rücken" stilliegt. *A* Vor Reserpin; *B* und *C* Zwischenstadien; *D* Endstellung. *f* Fuß; *m* Säulenmuskel; *O* Operculum; *p* Mantel (Pallium); *s* Schale; *v* Viscerale Masse und Visceralhöhle. (Aus: M. MIROLLI u. J. H. WELSH 1964)

ceralhöhle wurde der Fuß immer mehr herausgepreßt, bis die Rotation des Tieres auf den Schalenrücken erfolgte. Bei den schalenlosen Nudibranchiern *Archidoris montereyensis* (Cooper) und *Hermissenda crassicornis* (Eschscholtz) und der Anaspidea *Phyllaplysia zostericola* (McCauley) trat nach Reserpin die Neigung zur Seitenlage auf. Bei Cephalapsiden und Gymnosomata war die Bewegungsfähigkeit vollständig aufgehoben.

Reserpin führte an den Ganglien der Gastropoden *Polinices heros* (Say), *Crepidula fornicata* (L.) *Melongena corona* (Gmelin) und *Viviparus japonicus* (V. Martens) zu einer starken Abnahme des 5-Hydroxytryptamingehaltes von normal 10,6—1,2 μg/g auf 6,1—0,4 μg/g, was einer Abnahme auf 43,5—67,5% entspricht; diese Wirkung scheint bei den untersuchten Invertebraten grundsätzlich dieselbe zu sein wie bei Vertebraten. Durch LSD kam es zu wellenförmigen Bewegungen der Fußsohle und zur Schwellung des Fußes. Bei Nudibranchiern bestand ebenfalls Tendenz zu Seiten- und Rückenlage. An der Fußsohle traten andauernde Wellenbewegungen auf. Bei Cephalapsiden und Gymnosomata war die Bewegungsfähigkeit nicht aufgehoben, aber reduziert.

Die Wirkung des Reserpins beruhte allgemein darauf, daß es zur tonischen Kontraktion der glatten Muskelschichten der peripheren Lacunen kam, wodurch der hämostatische Druck in Fuß, Kopf und Mantel absank, während er in der Visceralhöhle anstieg. Gleichzeitig hob Reserpin den Tonus der Schalenmuskulatur auf (vgl. auch RÓZSA, 1964a, b).

LSD hatte gegensätzliche Wirkung, das heißt es brachte die Muskulatur des Hämoskeletts zur Erschlaffung, hatte aber keine sichtbare Wirkung auf die

Schalenmuskeln. Die Änderungen in der Körperhaltung der Tiere gingen bei Reserpin mit der Reduktion des 5-Hydroxytryptamins in den zentralen Ganglien parallel. Daraus darf geschlossen werden, daß der Tonus des Muskelnetzwerks des Hämoskeletts und der glatten Muskulatur der Schale durch enteraminergische Synapsen gesteuert wird.

Serotonin bildet nach dem Vorausgehenden einen fördernden Überträgerstoff an Molluskenherzen (Gastropoden) und einen positiven Regulator des Blutdrucks. Reserpin führte wie bei Vertebraten zur Entleerung von 5-Hydroxytryptamin am zentralen Nervensystem.

(b) Glatter Muskel

Nach KERKUT u. LEAKE (1966) wurde durch 5-Hydroxytryptamin die Dekontraktion am Pharynxretractormuskel von *Helix aspersa*, der vom Zentralnervensystem aus rhythmisch erregt wird, beschleunigt. (Abb. 240).

Wie JAEGER (1963) zeigte, reagierte der isolierte Penisretractor der Schnecke *Strophocheilos oblongus* auf Serotonin mit Kontraktion und rhythmischen Bewegungen, dies in Konzentrationen von 10^{-8} g/ml und höher, während niedrige Konzentrationen den Penisretractor noch weiter erschlafften. Ähnlich wirkte Tryptamin kontrahierend, aber erst von 10^{-6} g/ml an. Die Wirkung von Bufotenin 10^{-7} g/ml (Grenzkonzentration) glich derjenigen des Serotonins;

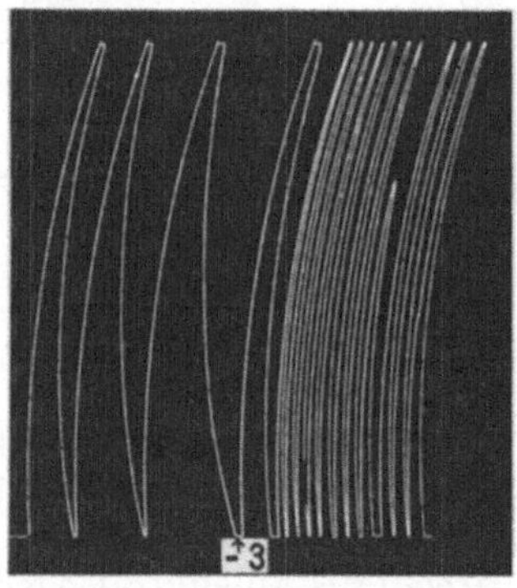

Abb. 240. Beschleunigung der Dekontraktion am Pharynxretractormuskel von *Helix aspersa* durch 5-Hydroxytryptamin. (Aus: G. A. KERKUT u. L. D. LEAKE 1966)

Bufotenin war aber sehr schwer auswaschbar, ähnlich wie LSD, das ebenfalls kontrahierend wirkte (praktisch irreversibel, wie am Venusherz) (WELSH u. McCOY, 1957). Wir stehen der Tatsache gegenüber, daß sowohl Acetylcholin (s. S. 134) als auch Serotonin den Penisretractor zur Kontraktion bringen. Auf ähnliche Phänomene am glatten Muskel von Invertebraten hat TWAROG (1954, 1960a, b) hingewiesen. Diese Doppelwirkung besteht auch für das Herz von *Strophocheilos oblongus*. DUNCAN (1964) stellte am rhythmisch tätigen Penisretractor von *Lymnaea stagnalis* fest, daß der Muskel durch 5-Hydroxytryptamin 10^{-7}M (Grenzkonzentration) erschlafft wurde, gefolgt von Amplitudenvergrößerung und größerer Regelmäßigkeit der Kontraktionen, ebenso durch 5-Hydroxytryptophan 10^{-5}M. Adrenalin und Acetylcholin führten zu rascher Contractur mit überlagerten, in der Amplitude stark verkleinerten rhythmischen Kontraktionen, die durch LSD 10^{-5}M unterdrückt wurden. Nach LSD kam die Relaxationswirkung des 5-Hydroxytryptamins nicht mehr zustande. Durch γ-Aminobuttersäure 10^{-4}M (Grenzkonzentration 10^{-6}M) kam es zu rascher Tonussteigerung unter Reduktion der Amplitude der rhythmischen Kontraktionen. Ähnliche Resultate wurden an *Helix aspersa* (Müller) durch GODDARD

(1962) erhoben, aber mit dem Unterschied, daß die rhythmische Aktivität des Penis nur bei intaktem Zentralnervensystem und der Verbindung mit den Penisnerven erfolgte, während bei *Lymnaea stagnalis* die Aktivität des Penis vom zentralen Nervensystem unabhängig zu sein scheint. (vgl. auch HOLM, 1946). Auf Acetylcholin $3,5.10^{-5}$M kam es an *Helix* nicht zur Contractur. Die Wirkungen der genannten Stoffe auf den Penisretractor sind bei verschiedenen Pulmonaten keineswegs identisch. Besonders auffallend ist das Fehlen der Acetylcholinwirkung bei *Helix*. Bei *Strophocheilos* steht der erregenden 5-Hydroxytryptaminwirkung eine erschlaffende bei *Lymnaea* gegenüber.

GRYGLEWSKI u. SUPINIEWSKI (1963) zeigten, daß der isolierte Magen von *Helix pomatia* auf 5-Hydroxytryptamin außerordentlich empfindlich ist: die Grenzkonzentration, mit der noch Kontraktionen ausgelöst werden konnten, lag bei 5.10^{-14} bis 10^{-13} g/ml 5-Hydroxytryptamin. Die ebenfalls positive Empfindlichkeit für Acetylcholin lag bei 10^{-9} bis 10^{-8} g/ml (Grenzkonzentration). Für die hemmende (?) Wirkung von Noradrenalin lag die Grenzkonzentration bei 10^{-7} g/ml, für Adrenalin bei 10^{-6} g/ml, für Histamin bei 10^{-6} bis 10^{-5} g/ml. Sehr empfindlich erwies sich das Präparat auf LSD (10^{-11} g/ml) und Ergomertin (10^{-8} g/ml). Durch LSD 10^{-8} bis 10^{-7} wurde die Kontraktionswirkung von 5-Hydroxytryptamin stark abgeschwächt. Atropin hatte auf die Empfindlichkeit des Magens gegen 5-Hydroxytryptamin und Lysergsäurediäthylamid keinen Einfluß, während die Wirkung des Acetylcholins völlig aufgehoben wurde. Der isolierte Schneckenmagen erweist sich damit als das auf 5-Hydroxytryptamin empfindlichste Invertebratenorgan und scheint für die biologische Serotoninbestimmung geeignet zu sein.

(c) Schneckengifte

Viele, namentlich marine Schnecken enthalten starke Gifte. Besonders ausgezeichnet ist die Familie der *Conidae*. Während nach WHYTE u. ENDEAN (1962/1963) das Gift von *Conus textile* an Ratten, Mäusen und isoliertem Gewebe keine Wirkung hatte, erwies sich das Gift von *Conus geographus* als starkes Muskellähmungsgift, sofern es der hinteren Hälfte des Giftausführungsganges entstammte. Durch dieses Gift wurde die lähmende Wirkung von D-Tubocurarin verstärkt. Physostigmin hatte keine Wirkung. Es ist deshalb fraglich, ob das Gift an der neuromuskulären Endplatte angreift, vielleicht am Muskel selbst. An kleinen Säugetieren kam es zu ausgesprochener (peripherer) Atemlähmung. Über Gifte von Conidae s. auch ENDEAN u. RUDIN (1962/1963), WYSNER u. SAUNDERS (1962/1963).

(d) Ontogenese

Versuche an Embryonen aus der Ordnung der *Nudibranchiaten* (Super Ord. Opisthobranchia): *Dendronotus frondosus, Coryphella rufibranchialis, Acanthodoris pilosa, Aeolidia papillosa, Onchidoris muricata, Cadlina laevis* und *Cuthona* sp. (*concinna*?) von KOSHTOYANTS et al. (1961) mit 5-Hydroxytryptamin im Stadium der Veligerlarve, welches nur bei *Cadlina laevis* fehlt, ergaben hohe Empfindlichkeit der prototrochalen und velaren Cilien im Sinne ihrer Beschleunigung. Die Serotoninempfindlichkeit begann im Stadium der Trochophoralarve. Diese bewegte sich stoßweise unter dem Einfluß der prototrochalen Cilien. 5-Hydroxytryptamin 10^{-12} bis 10^{-6} g/ml führte zu rotierender Bewegung der Embryonen (Abb. 241). Die weitere Entwicklung zur Veligerlarve brachte eine Steigerung der Serotoninempfindlichkeit mit dem Maximum im schalenlosen Veligerstadium aber bei noch gut entwickelten Velarlappen. 10^{-16} bis 10^{-10} g/ml Serotonin bewirkten eine starke Zunahme der normalerweise vorhandenen Drehbewegungen. Bei 10^{-9} bis 10^{-5} g/ml war die Drehbewegung mit ausgesprochenem Tremor verbunden.

Es ist von Interesse, daß die Innervation der Velum-Zellen gerade in *der* Entwicklungsphase einsetzt, in welcher die Empfindlichkeit für 5-Hydroxytryptamin ihr Maximum erreicht. (CARTER, 1926, 1928). Die Abnahme der Serotonin-

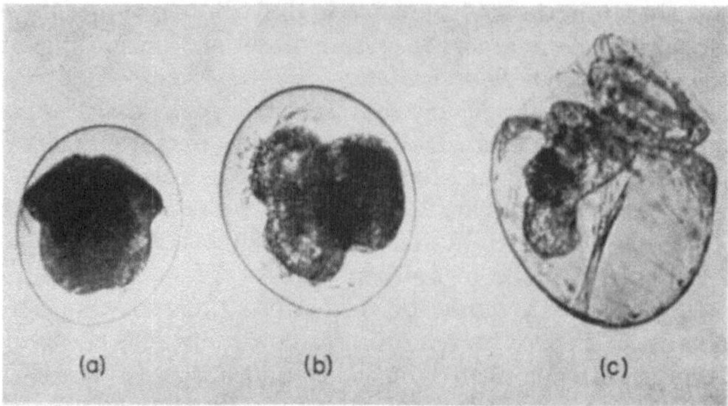

Abb. 241. Drei Stadien von Veligerlarven der nudibranchiaten Schnecke *Dendronotus frondosus*, deren Cilien sich als außerordentlich empfindlich auf 5-Hydroxytryptamin (Grenzkonzentration 10^{-16} g/ml) erwiesen. *a* frühe Veligerlarve, *b* Veligerlarve (schalenlos), *c* Veligerlarve vor dem Ausschlüpfen. (Aus: KH.S. KOSHTOYANTS, G.A. BUZNIKOV u. B.N. MANUKHIN 1961)

empfindlichkeit in den späteren Phasen des Veliger-Stadiums kann, nach KOSHTOYANTS, durch zentral hemmende Einflüsse bedingt sein. Die Wirksamkeit des 5-Hydroxytryptamins hört in der embryonalen Entwicklung mit dem Verlust des Velums auf. In erwachsenen Nudibranchiern stellt Serotonin, wie bei anderen Gastropoden einen neuralen Erregungs- oder Hemmstoff dar. Die Empfindlichkeit der zur Untersuchung gelangten Nudibranchier auf 5-Hydroxytryptamin war artlich verschieden groß; die größte Empfindlichkeit zeigte *Coryphella rufibranchialis*. Isolierte cilientragende Veligerzellen waren auf Serotonin teilweise noch empfindlicher. An Fußfragmenten der Veligerlarve von *Cuthona sp.*, welche ein Cilienepithel tragen, hatte 5-Hydroxytryptamin auffallenderweise keine Wirkung, wohl aber an Embryonen der velumlosen *Cadlina laevis*, die ein cilientragendes Fußepithel besitzt.

Bemerkenswert ist, daß weder Acetylcholin noch Adrenalin und Noradrenalin 10^{-4} g/ml (und weniger) auf die Cilienbewegung einen Einfluß hatten. Durch LSD 2,5 10^{-5}, eine relativ hohe Konzentration, wurde an *Cuthona* sp. die Cilienbewegung abgeschwächt bis aufgehoben, während der Velumretractor unbeeinflußt blieb. Durch Serotonin konnte die LSD-Wirkung verhindert oder aufgehoben werden; dasselbe war auch an isolierten Velumzellen mit kleinsten Serotoninkonzentrationen der Fall. Durch LSD wurde in frühen und mittleren Veligerstadien bei *Dendronotus frondosus* und *Acanthodoris pilosa*, ähnlich wie mit Serotonin, eine Steigerung der Cilienbewegung beobachtet, der keine Hemmphase vorausging. Dieses gleichsinnige Verhalten Serotonin und LSD gegenüber ist das bei Lamellibranchiaten übliche. Bei der hohen Serotoninempfindlichkeit der Veligerlarven können sie zum 5-Hydroxytryptaminnachweis verwendet werden. Leider wurde der physiologische Serotoningehalt im Velum der untersuchten Nudibranchier nicht festgestellt. Die Beobachtungen KOSHTOYANTS an den Veligerlarven von Nudibranchiern haben tiersystematisches Interesse dadurch, daß die spontane Rhytmizität der untersuchten Cilienapparate sich mit Acetylcholin nicht verbunden zeigte. Cholinesterasen waren in Velumzellen der untersuchten Nudibranchier nicht nachweisbar.

Die Cilien des Velums von *Prosobranchiern* — untersucht wurde der Embryo von *Lacuna divaricata* — reagierten auf Serotonin mit Beschleunigung des Cilienschlages. Die Versuche von KOSHTOYANTS bilden bei wirbellosen Metazoen tiersystematisch einen der wenigen Nachweise, daß Serotonin auf Cilien einen erregenden Einfluß ausübt. Vorläufig fehlt noch fast jede Bestätigung, ob 5-Hydroxytryptamin bei den so äußerst zahlreichen cilientragenden Larvenformen von Invertebraten neben oder an Stelle von Acetylcholin eine erregende Wirkung auf die Cilienbewegung besitzt (vgl. dazu unter Lamellibranchiata S. 161).

Zusammenfassung über Gastropoden

Herz. Die Empfindlichkeit vieler Schnecken (bekannt ist es von Prosobranchiern und Gastropoden) auf 5-Hydroxytryptamin im Sinne der positiv inotropen und chronotropen Wirkung ist sehr groß, größer als auf Adrenalin (Noradrenalin wurde kaum je geprüft), während Acetylcholin (wie bei Vertebraten) negativ ino- und chronotrope Wirkung zeigt. Die hohe Serotonin-Empfindlichkeit gilt nicht für alle Schneckenherzen; manche Herzen sind wenig bis unempfindlich. Durch LSD wird die Serotoninwirkung am Herzen blockiert. Gewebsextrakte von Schnecken wirken positiv ino- und chronotrop, wobei es sich wahrscheinlich um die Wirkung von 5-Hydroxytryptamin handelt (MENG). Tryptamin und Bufotenin wirken an Pulmonaten ähnlich wie Serotonin.

Bisher einen Sonderfall bildet das Herz von *Strophocheilos oblongus*, an welchem sowohl 5-Hydroxytryptamin als auch Acetylcholin positiv ino- und chronotrop wirken.

Der *quergestreifte* Radulamuskel des Prosobranchiers *Buccinum undatum* erwies sich im Sinne der Erschlaffung auf Serotonin hochempfindlich, während Acetylcholin ihn erregte.

Nervensystem. Von den *Amphineuren* (Uromollusken) an ist im Nervensystem, dann besonders bei *Prosobranchia, Opisthobranchia* und *Pulmonata* 5-Hydroxytryptamin mehr oder weniger reichlich, in den Ganglien reichlicher als in den Nervensträngen, nachweisbar. Bei Prosobranchia scheint 5-Hydroxytryptamin im Visceralganglion zu fehlen, so daß hier vielleicht andere Überträgerstoffe in Frage kommen. Zugeführtes 5-Hydroxytryptamin wirkt erregend, so daß Serotonin als interneuraler (synaptischer) Erregungsstoff im Zentralnervensystem in Frage kommt. Einzelne Gehirnneurone reagieren auf 5-Hydroxytryptamin je nach Lokalisation erregend oder hemmend (festgestellt an *Helix aspersa*). Durch Serotonin wurde die elektrische Aktivität bestimmter Ganglien in erregendem Sinn gesteigert, durch Noradrenalin und Adrenalin in hemmendem Sinn (*Helix pomatia*). LSD wirkte dem 5-Hydroxytryptamin durch Blockierung entgegen. Die hohe LSD-Empfindlichkeit des Gehirnganglions bei Pulmonaten macht es wahrscheinlich, daß dem 5-Hydroxytryptamin im Zentralnervensystem von Schnecken eine synaptische Funktion zukommt. Serotonin wurde im Zentralnervensystem von Schnecken (*Helix pomatia*) nachgewiesen.

Glatter Muskel. Am Pharyngealretractor von *Helix aspersa* beschleunigte Serotonin die Dekontraktion. 5-Hydroxytryptamin wirkte auf den isolierten Penisretractor von *Strophocheilos oblongus*, ähnlich wie Acetylcholin, erregend. Tryptamin und Bufotenin haben ebenfalls serotoninähnliche Wirkung. Weiteres über die Wirkung von 5-Hydroxytryptamin auf den glatten Bewegungsmuskel (z.B. den Fußmuskel) scheint nicht bekannt zu sein; die Wirkung des Reserpins auf den Bewegungsmuskel spricht dafür, daß er über 5-Hydroxytryptamin verfügt.

Vom *Verdauungskanal* ist bekannt, daß der isolierte Magen auf 5-Hydroxytryptamin hochempfindlich ist im Sinne der Kontraktion. Ob diese Wirkung über die sensible Innervation der Magenschleimhaut geht und ob ein enterochromaffines System bei Gastropoden vorhanden ist, wissen wir nicht. Auf Acetylcholin reagiert der Magen, ähnlich wie der Verdauungskanal von Säugern, mit Kontraktion, die durch Atropin gehemmt wird. Über chromaffine Zellen, die 5-Hydroxytryptamin produzieren, wissen wir nur von den Hypobranchialdrüsen von Prosobranchiaten.

Der Überblick läßt erkennen, daß 5-Hydroxytryptamin bei Gastropoden an wesentlichen Funktionen beteiligt ist. Es sind teilweise dieselben Funktionsgebiete, die bei Vertebraten ebenfalls durch 5-Hydroxytryptamin beeinflußt werden. Weitere Forschungen werden erst zeigen können, nach welcher Richtung Unterschiede in der Wirksamkeit des 5-Hydroxytryptamin zwischen Gastropoden (Mollusken) und Vertebraten bestehen, die wir als stammes- oder klassenspezifisch betrachten könnten.

Der hohe 5-Hydroxytryptamingehalt mancher Molluskengifte ist vielleicht dadurch bedingt, daß Serotonin den Biß schmerzhafter macht und den (glatten) Muskel des Beutetiers lähmt. Bei carnivoren Gastropoden (z. B. *Murex*) konnte 5-Hydroxytryptamin in den Hypobranchialdrüsen sehr reichlich nachgewiesen werden, so daß beim Biß der glatte Muskel der aus Mollusken bestehenden Beute erschlafft und dadurch die Tiere wehrlos macht.

5-Hydroxytryptamin kommt bei Gastropoden neben Acetylcholin als Überträgerstoff an Herz und Zentralnervensystem in erster Linie in Frage, wobei Acetylcholin am Schneckenherzen hemmende Wirkung besitzt. Eine Ausnahme wurde an *Strophocheilos oblongus* festgestellt, wo Acetylcholin herzerregend wirkt. Das Herz von Prosobranchiern ist auf Acetylcholin in hemmendem Sinn sehr empfindlich; bei Opisthobranchiern (*Aplysia*) wurde das Herz auf Acetylcholin nicht geprüft, bei Pulmonaten (*Helix pomatia*) wurde Acetylcholin im Herzen nachgewiesen und als hemmender Überträgerstoff erkannt.

Am Zentralnervensystem wurde bei Prosobranchiern im gesamten Gangliensystem Serotonin gefunden mit Ausnahme der Visceralganglien.

c) Klasse Lamellibranchiata, Bivalvia, Pelecypoda, Muscheln (s. S. 139, 672)

α) Herz

In den beiden Vorhöfen der Venusmuschel *Mercenaria (= Venus) mercenaria* fanden WELSH u. MOORHEAD (1960) 0,20 μg/g, in der Kammer 0,50 μg/g Serotonin. Am Herzen dieser Molluske wirkte 5-Hydroxytryptamin (Grenzkonzentration 10^{-10}) erregend (WELSH, 1953); eine gleichsinnige aber schwächere Wirkung hatte Adrenalin. Die Annahme liegt nahe, daß 5-Hydroxytryptamin bei manchen Muscheln am Herzen die Rolle eines positiven Überträgerstoffes ausübt. WELSH zeigte, daß die bipolaren Ganglien des Herzens von *Venus mercenaria* reich an 5-Hydroxytryptamin und Acetylcholin sind, und daß Serotonin das Venusherz erregt, Acetylcholin es hemmt. Die hohe Empfindlichkeit des Venusherzens auf 5-Hydroxytryptamin ermöglicht seine Verwendung als biologischen Test zur Serotoninbestimmung (McINTIRE, WILLIAMS u. HUMOLLER, 1960).

Nach WELSH u. McCOY (1957) sind die Hemmungsnerven des Herzens der Venusmuschel, wie die der meisten daraufhin untersuchten Mollusken, auf Acetylcholin im Sinne der Erregung empfindlich, während 5-Hydroxytryptamin positiv ino- und chronotrop wirkte. Eigenartig ist die Wirkung von Lysergid: 10^{-6} Serotonin und 10^{-6} Lysergid führten in weniger als 10 min zu einer fast maximalen Vergrößerung der Amplitude. Während durch Auswaschen die Serotoninwirkung rasch aufgehoben wurde, war nach vielstündigen Waschen die Lysergiderregung des Herzens noch deutlich. Selbst 10^{-16} Lysergid bewirkte nach 3 Std noch fast maximale Herzerregung (vgl. auch SHAW u. WOLLEY, 1954). Demgegenüber wirkte 2-Brom-lysergidsäurediäthylamid (BOL) am Venusherzen als typischer Serotoninantagonist herzhemmend. Durch Vorbehandlung mit Brom-LSD 10^{-4} bis 10^{-6} M konnte die erregende Wirkung von LSD 10^{-5} bis 10^{-7}M vollständig blockiert werden (GINZEL et al., 1956). Brom LSD ist hier sowohl ein ausgesprochener Serotoninantagonist wie ein LSD-Antagonist, während LSD von

Welsh wegen seiner schweren Auswaschbarkeit und deshalb sehr langer Wirkungsdauer als irreversibles Serotonin-Analogon bezeichnet wurde, was Shaw u. Wolley (1956c) bestätigten. Nach Welsh gehört Serotonin zu den normalen neurohumoralen Erregungsstoffen des Venusherzens.

Bei der hohen Empfindlichkeit des Venusherzens auf 5-Hydroxytryptamin war es von Interesse, festzustellen, ob andere aktive Stoffe die Wirksamkeit von 5-Hydroxytryptamin am Venusherzen beeinflussen. Für folgende Stoffe war das nicht der Fall, wenn sie gleichzeitig oder 2 min vor 5-Hydroxytryptamin injiziert wurden: Amphetamin 10 μg/ml; Bulbocapnin 2 μg/ml; Chlorpromazin 1 μg/ml; Heparin 10 E/ml; Compound 48/80 50 μg/ml; Morphin 50 μg/ml; 5-Hydroxytryptophan 100 μg/ml; Iproniazid 10 μg/ml; Reserpin 10 μg/ml. Ergotoxin 10^{-7} bis 10^{-6}M bewirkte, wie Welsh (1953) zeigte, am isolierten Venusventrikel starke Erhöhung der Amplitude (Abb. S. 673).

Versuche von Wright, Moorhead u. Welsh (1962) am isolierten Herzen von *Mercenaria (= Venus) mercenaria* haben die hohe Empfindlichkeit auf Lysergsäurediäthylamid und die Irreversibilität seiner Wirkung bestätigt. Konzentrationen von 10^{-16}M LSD riefen im Velaufe von einigen Stunden eine maximale Zunahme der Amplitude und Frequenz bei 50% (von 80 isolierten Herzen) hervor. LSD erwies sich nach vieljähriger Beobachtung als stärkster Erregungsstoff für das Venusherz. Selbst LSD 10^{-17}M führte nach 1 Std zu Amplitudenvergrößerung. Bei hohen Konzentrationen, 10^{-6}M, kam es innert 10 min zu maximaler Amplitudenerhöhung. Die LSD-Wirkung bei 10^{-8}M glich nach Amplituden- und Frequenzsteigerung derjenigen von 5-Hydroxytryptamin 10^{-7}M. Der Unterschied lag in der raschen Reversibilität des Serotonins gegenüber der Irreversibilität von LSD.

Florey (1965) zieht aus der enormen Empfindlichkeit des Venusherzens auf LSD den Schluß, daß wenn pro Herzzelle nur wenige Moleküle LSD (oder Serotonin) zur Verfügung stehen, diese beiden Stoffe kaum in der Lage sind, auf Receptoren der postsynaptischen Zellmembran so einzuwirken, daß es zur Porenöffnung der Membran kommt, wie das für Überträgerstoffe in der Regel vorausgesetzt wird. Eine andere Erklärung für die enorme Empfindlichkeit des Venusherzens auf diese Stoffe als die einer Membranwirkung läßt sich aber kaum finden; man müßte denn an Resonanzwirkungen denken, die sich von Zelle zu Zelle bemerkbar machen.

Methysergid stellt unter den Lysergsäurederivaten den stärksten Serotoninantagonisten am Venusherzen dar. Nach Methysergid 10^{-6} war selbst nach 3 Std Auswaschen die Wirksamkeit von 5-Hydroxytryptamin 10^{-6}M noch nicht wiederhergestellt. Methysergid verhielt sich am Venusherzen auch als kräftiger Antagonist gegen LSD. Andere Lysergsäurederivate wirkten zum Teil LSD-ähnlich, aber schwächer erregend auf das Venusherz: bei Lysergsäureäthylamid lag die Grenzkonzentration bei 10^{-10} M; ebenso bei Dihydroergotamin, Ergotoxin und Ergometrin, mit teils fehlender, teils langsamer Reversibilität. Lysergsäure wirkte bei 10^{-6}M deutlich erregend mit rascher Reversibilität. BOL 10^{-4} hob die Amplitudenvergrößerung von 5-Hydroxytryptamin 10^{-7} bis 10^{-5}M auf. BOL wirkte gegen LSD schwächer antagonistisch wie Methysergid. Methysergid hatte keinen Einfluß auf die Wirkung des Acetylcholins, so daß dieses neben 5-Hydroxytryptamin bestimmt werden kann.

Da Secalealkaloide Indolstruktur besitzen und das Indolacetamid 10^{-4}M ebenfalls erregend auf das Venusherz wirkte, stellen diese Stoffe in gewissem Sinn Analoga des Indolderivates 5-Hydroxytryptamin dar. Loveland (1963) zeigte, daß durch Iproniazid die Tätigkeit der herzbeschleunigenden Nerven von *Mercenaria (Venus) mercenaria* angeregt, durch Methysergid (1 Methyl-D-Lysergsäurebutanolamid) gehemmt wird. Reserpin, während 2 Wochen appliziert, setzte den 5-HT-gehalt etwa auf die Hälfte herab.

5-Hydroxytryptamin darf als Überträgerstoff von herzbeschleunigenden Nerven bei Lamellibranchiaten betrachtet werden. Serotonin hatte nach LOVE-LAND (1963) selbst an mit Mytolon 10^{-5} mg/ml vorbehandelten Herzen herzerregende Wirkung. Dabei lag die Grenzkonzentration bei 10^{-9}; mit 10^{-6} bis 10^{-5} mg/ml erfolgte systolischer Herzstillstand. Iproniazid verstärkte die Serotoninwirkung leicht. Durch Vorbehandlung mit Mytolon 10^{-5} g/ml und gleichzeitig mit Methysergid (1-Methyl-D-Lysergsäurebutanolamid) 10^{-5} g/ml wurde die Wirkung elektrischer Reizung und von 5-Hydroxytryptamin unterdrückt. (Vgl. über Acetylcholin S. 140). BOL hatte abgeschwächt den gleichen Effekt wie Methysergid. Durch hohe Konzentrationen 5-Hydroxytryptamin von 5.10^{-4} g/ml konnte reversible Tachyphylaxie erzeugt werden, so daß das Herz weder auf kleinere Konzentration 5-Hydroxytryptamin noch auf Nervenreiz reagierte.

Die Versuche lassen die Annahme zu, daß das *Mercenaria*-Herz sowohl eine hemmende („cholinergische"), wie eine erregende („enteraminergische") Innervation besitzt, wobei die hemmende das Übergewicht zu haben scheint. Es spricht vieles dafür, daß 5-Hydroxytryptamin bei *Mercenaria* den erregenden Überträgerstoff darstellt. Doch wurde nie ein direkter Nachweis dieses Stoffes in der Perfusionsflüssigkeit nach elektrischer Reizung durchgeführt. Die Versuche zeigen, daß es möglich ist, die erregende und hemmende Herzinnervation auf pharmakologischem Wege zu trennen.

Nach diesen Versuchen wäre es von Interesse festzustellen, ob im Venusherzen und auch bei anderen Mollusken, welche auf 5-Hydroxytryptamin besonders empfindlich reagieren, Monaminoxydase nachweisbar ist. Eine Überträgerwirkung des 5-Hydroxytryptamins ist nur denkbar, wenn gleichzeitig auf- und abbauende Fermente, eine Decarboxylase und eine Monaminoxydase, zugegen und entsprechende Vorstufen des 5-Hydroxytryptamins (5-Hydroxytryptophan) nachweisbar sind. Decarboxylasen sind bei Mollusken festgestellt worden. Als Monaminoxydasedepot scheint bei Mollusken die Verdauungsdrüse („Leber") eine große Rolle zu spielen.

Dabei ist hervorzuheben, daß wir über die Wirkung des 5-Hydroxytryptamins an cerebralen Synapsen (postsynaptische Membran) und an herzbeschleunigenden Nerven bei Mollusken nicht durch Versuche an einzelnen Zellen oder an interneuronalen Synapsen orientiert sind, da die Zellen für intracelluläre Interventionen zu klein sind.

Tachyphylaxie kann durch den Aufbrauch des Receptorstoffes bedingt sein, mit welchem 5-Hydroxytryptamin normalerweise reagiert (FLOREY) (vgl. auch WELSH u. MOORHEAD, 1959). GADDUM u. PAASONEN (1955) untersuchten an einer größeren Zahl von Mollusken (Muscheln und Schnecken) die Herzwirksamkeit von 5-Hydroxytryptamin, wobei sie bei einigen Muschelarten eine ähnlich hohe Serotoninempfindlichkeit feststellten wie bei *Venus mercenaria*. Serotonin hatte an allen isolierten Molluskenherzen erregende Wirkung. Kleine Konzentrationen verstärkten die Kontraktionen, größere wirkten auf diese fördernd (amplitudenvergrößernd) und gleichzeitig frequenzsteigernd. Tryptamin hatte bei den Muscheln *Spisula solida, Cardium edule, Cyprina islandica*, und den Pulmonaten *Helix aspersa* und *Helix pomatia* dieselben Wirkungen wie Serotonin bei 100fach größerer Konzentration. Demgegenüber hatte Acetylcholin überall dort, wo es in kleineren Konzentrationen wirksam war, negativ inotrope und negativ chronotrope Wirkung. Auf das Herz der Muschel *Solen siliqua* wirkte Serotonin von 1 μg/l an fördernd auf das Herz. Ähnlich empfindlich reagierte das Herz von

Cyprina islandica (1 µg/l); Acetylcholin wirkte in gleicher Konzentration hemmend Adrenalin und Noradrenalin fördernd, aber erst von 1000 und 5000 µg/l an. LSD erhöhte von 0,1—100 µg/l Amplitude und Frequenz des Herzens. Bei der Muschel *Mya arenaria* lag die fördernd wirksame Grenzkonzentration von 5-Hydroxy-tryptamin teils zwischen 0,5 und 2 µg/l, teils 10—100 mal höher. Acetylcholin hemmte das Herz in Konzentrationen von etwa 0,1 µg/l an. Das Herz von *Cardium edule* reagierte auf 5-Hydroxytryptamin in Grenzkonzentrationen von 0,1—1,0 µg/l positiv ino- und chronotrop. Gleiche Konzentrationen Acetylcholin hatten den gegenteiligen Effekt; am Herz von *Spisula solida* hatte 5-Hydroxytryptamin 0,1—0,5 µg/l Vergrößerung der Amplitude zur Folge. LSD 1—10 µg/l vergrößerte Amplitude und Frequenz ebenfalls, auch Ergometrin, Hydergin und Dihydro-ergotamin. Das isolierte Herz von *Spisula solida* erwies sich zur Bestimmung von 5-Hydroxytryptamin ebenso geeignet wie der Rattenuterus. 5-Hydroxytrypt-amin hatte, nach CHONG u. PHILLIS (1965) und PHILLIS (1966b) am isolierten Her-zen von *Tapes waltlingi* (Veneridae) von 10^{-8}M an Amplitudenerhöhung und Fre-quenzvermehrung zur Folge, die bei 10^{-6}M besonders ausgesprochen war. Die Emp-findlichkeit des Tapesherzens auf Serotonin ist bedeutend kleiner als die des Venus-herzens. Tryptamin wirkte 13 mal, 6-Hydroxytryptamin 35 mal, 5-Methoxytrypt-amin 7 mal schwächer als Serotonin, während Bufotenin ebenso wirksam war wie jenes. Nach RÓZSA (1969) kommt es bei Gastropoden zu einer stufenweisen Erregung des Herzens. Durch elektrische Reizung extracardialer Nerven wird an *Limnaea stagnalis* (Pulmonata) ein Überträger präsynaptisch freigesetzt, welcher seinerseits Catecholamine (fluoreszenzoptisch festgestellt) aus Nervenzellen des Herzens mobilisiert. Diese Catecholamine erregen die postsynaptische Membran der Muskelfaser, wodurch 5-Hydroxytryptamin des Muskels (aus feinen Granula) freigesetzt wird.

Ergotamin, Ergotoxin, Methylergometrin und Lysergid (LSD) wirkten in Konzentrationen von 10^{-8} bis 10^{-7}M erregend auf das Tapesherz. Im ganzen war das Herzverhalten demjenigen von *Mercenaria mercenaria* sehr ähnlich, aber von geringerer Empfindlichkeit. Am Herzvorhof war die Serotoninwirkung gleich-sinnig wie am Ventrikel von *Tapes*, aber 20—30 mal schwächer.

Durch 5-Hydroxytryptamin wurde die Herztätigkeit der Teichmuschel *Anodonta cygnea*, in sehr kleiner Konzentration (10^{-9} g/ml) beschleunigt und ver-stärkt. Nach FÄNGE (1955) und MARCZYNSKI (1959) kann das Herz von *Anodonta Cygnea* zur 5-Hydroxytryptaminbestimmung verwendet werden.

Nach GREENBERG (1960a) haben hohe Konzentrationen 5-Hydroxytrypt-amin von 3.10^{-6}M an aufwärts, andere Wirkungen als niedrige. Bei hohen Kon-zentrationen stand die Zunahme des Muskeltonus des *Venus*herzens im Vorder-grund, ähnlich wie mit hohen Adrenalindosen, wo es zum systolischen Stillstand kommt. Die Wirkung war besonders charakteristisch an dem durch Bufotenin tachyphylaktisch gemachten Herzen. Es scheint eine noch nicht geklärte Be-ziehung (Receptoren?) zwischen den Wirkungen von 5-Hydroxytryptamin und Catecholaminen am Venusherzen zu bestehen. Doch hatte Serotonin am Venus-herzen immer eine höhere Aktivität als Catecholamine.

GREENBERG (1960b) untersuchte die Wirkung von Tryptaminanaloga am Herzen von *Venus mercenaria* in Beziehung zu ihrer Struktur. Tryptamin selbst fand er 10 mal schwächer fördernd wirksam als 5-Hydroxytryptamin; außerdem war die Erholung viel langsamer. Ähnlich war die Wirkung von Methyl- und Äthyltryptaminderivaten sehr langsam eintretend: auf N-Methyltryptamin 3.10^{-9}M reagierte das Herz erst nach 5 min, die Wirkung erreichte erst nach 30—40 min ihr Maximum und war irreversibel. Aus den Versuchen GREENBERGS geht hervor, daß die strukturelle Spezifität des 5-Hydroxytryptamins im Hin-

51*

blick auf die Wirkung am Venusherzen groß ist. Am isolierten Ventrikel von *Strombus gigas* wirkte 5-Hydroxytryptamin, sowohl am normalen wie am hypodynam gemachten, positiv inotrop unter Tonusanstieg in Konzentrationen von 10^{-9} bis 10^{-5}M. Die Wirkung des Acetylcholins 10^{-13} bis 10^{-8}M war negativ inotrop (HILL u. THIBAULT, 1968).

Wie verschieden empfindlich die Herzen verschiedener Muschelarten auf Serotonin sind, zeigte WELSH am Herzen von *Modiolus modiolus*, das sich sowohl auf Serotonin als auf Acetylcholin wenig empfindlich erwies: durch 5-Hydroxytryptamin 10^{-6} kam es zu keiner Erregung, durch Acetylcholin 10^{-6} zu keiner Hemmung. Die Empfindlichkeit auf Catecholamine zeigte bei Muscheln sehr große Unterschiede (s. S. 674).

Für die quantitative biologische Serotoninbestimmung am isolierten Herzen von *Mercenaria (Venus) mercenaria* werden beste Resultate erhalten mit Serotoninkonzentrationen zwischen 1 und 10—20 ng/ml; Optimum der Wirkung nach 20 sec (WELSH, 1957; GREENBERG, 1960a, b; McINTIRE et al., 1960.) Hinsichtlich Spezifität ist zu beachten, daß das Venusherz ca. 5—30mal empfindlicher auf Bufotenin und doppelt so empfindlich auf N-Methyl-5-Hydroxytryptamin als auf Serotonin ist. Das gilt nicht nur für das Venusherz, sondern auch für das *Helix*-Herz (BERTACCINI u. ZAMBONI (1961). Organextrakte von Invertebraten und Vertebraten, auch Liquor cerebrospinalis, können Substanzen enthalten, welche das Venusherz anregen oder für die Wirkung von 5-Hydroxytryptamin sensibilisieren (BOWERS jr., 1962).

β) Glatter und quergestreifter Muskel, Cilien

Bei *Mytilus edulis* wurde 5-Hydroxytryptamin im glatten *Byssusretractor* nachgewiesen (TWAROG, 1954, 1960a). Der vordere Byssusretractor von *Mytilus edulis* erwies sich auf Serotonin hochempfindlich im Sinne der Hemmung. Die Annahme, daß 5-Hydroxytryptamin am vorderen Byssusretractor von *Mytilus edulis* einen hemmenden Überträgerstoff darstellt, scheint berechtigt zu sein, besonders da Monaminoxydase im Homogenat dieses Muskels nachgewiesen werden konnte (BLASCHKO u. HOPE, 1957a); ebenso im Homogenat der Verdauungsdrüse (BLASCHKO u. HOPE, 1957b), nicht aber in den Kiemenplatten.

5-Hydroxytryptamin bewirkte nach TWAROG (1960a) am vorderen glatten Byssusretractor von *Mytilus edulis* in Konzentrationen von 10^{-9} bis 10^{-3}M Erschlaffung. Selbst 10^{-9}M hatte nach vorausgehender tonischer Acetylcholinwirkung ausgesprochene Erschlaffung zur Folge. Sehr wahrscheinlich bildet Acetylcholin am vorderen Byssusretractor von *Mytilus edulis* den erregenden, 5-Hydroxytryptamin den hemmenden Überträgerstoff. 5-Hydroxytryptamin konnte im Byssusretractor etwa zu 1 μg/g Frischgewicht nachgewiesen werden. Wie HOYLE u. LOWY (1956) durch Reizversuche zeigten, kann der Muskel auf elektrischen Reiz sowohl phasisch wie tonisch reagieren. Durch 5-Hydroxytryptamin wurde der tonische Effekt sofort aufgehoben (Dekontraktion als Weichmacher), während der phasische praktisch unbeeinflußt blieb. Reizung der Hemmnerven bewirkte sofortige Aufhebung des Tonus, vielleicht ohne daß eine Intervention von 5-Hydroxytryptamin stattfand.

HOYLE u. LOWY (1956) lehnen ab, daß 5-Hydroxytryptamin der physiologische Wirkstoff bei der Entspannung des tonisch kontrahierten Byssusmuskels sein könne, da eine Behandlung der Miesmuschel mit 10^{-6} g 5-Hydroxytryptamin/ml Seewasser die Kontraktionsfähigkeit für mehrere Stunden (bis zu 40 Std) ausschaltete. HOLGATE u. CAMBRIDGE (1958) zeigten demgegenüber, daß bei wesentlich niedrigeren Konzentrationen $(5{,}0 \cdot 10^{-9}$ g/ml) 5-Hydroxytryptamin

Entspannung des Muskels auslöste, bei dieser Konzentration aber wesentlich kürzer wirkte, so daß der Muskel durch 1 μg/ml Acetylcholin sofort wieder in tonische Kontraktion versetzt werden konnte. Die phasische Reaktion konnte durch alle elektrischen Reizformen hervorgerufen werden. Die tonische Kontraktion erfolgte bevorzugt auf Reizung durch Gleichstrom. Serotonin vernichtete sehr schnell und auf sehr lange Zeit — selbst nach langem Auswaschen — die tonische Kontraktion, ohne die phasische Kontraktion irgendwie zu beeinflussen. Tonische und phasische Kontraktion wurden von Aktionsstromsalven begleitet, die ebenso wie die Kontraktion selbst die Zeit der Reizung weit überdauerten. Besonders während der tonischen Kontraktion hatten die Aktionsstromzacken in verschiedenen Muskelteilen verschiedene Frequenz. Ebenso wie durch Serotonin konnte die tonische Kontraktion und die unregelmäßige Aktivität durch Reizung von Hemmungs- und Erschlaffungsnerven mehr oder minder vollständig beseitigt werden (vgl. BULLARD, 1967). Es spricht vieles dafür, daß Serotonin bei der Aufhebung der tonischen Kontraktion des Byssusmuskels physiologischerweise eine Rolle spielt. Neue Untersuchungen von TWAROG (1966) haben zu folgenden, teilweise noch hypothetischen Ergebnissen geführt. Am ganglienfreien, isolierten Muskelbündel des (glatten) vorderen Byssusretractors von *Mytilus edulis* wird durch Acetylcholin der Tonus erhöht und nachfolgend der Muskel langsam wieder entspannt. In dieser Periode langsamer Entspannung ist der Muskel im catch-Zustand d.h. sehr resistent gegen Streckung. Durch 5-Hydroxytryptamin zwischen 10^{-8}M und 10^{-7}M wurde die Streckhemmung aufgehoben, die aktive Kontraktionsspannung dadurch nicht beeinflußt. Bei Serotoninkonzentrationen höher als 5.10^{-7} nahm die Erregbarkeit des Muskels sehr stark zu: es kam zu Serien von raschen (Spike)-Entladungen mit vergrößerter Amplitude. Die Wirkung von 5-Hydroxytryptamin dürfte nach TWAROG in Abhängigkeit von der Konzentration darauf beruhen, daß durch Serotonin das intracelluläre Niveau an freien Calciumionen herabgesetzt wird, wodurch die Erregbarkeit des Muskels erhöht wird. Der Catch-Mechanismus würde durch Verzögerung in der Bindung freier intracellulärer Calciumionen ausgelöst. Die Herabsetzung von intracellulären freien Calciumionen könnte das auffallende Paradox erklären, daß der Catch-Zustand (die Streckhemmung) entspannt und gleichzeitig die Erregbarkeit der Muskelmembran erhöht wird.

Durch RÜEGG (briefliche Mitteilung) wurde bestätigt, daß 10^{-8} Serotonin den Tonus am Mytilus-Muskel (Adductor) aufhebt. Der Muskel verliert seinen Ruhedehnungswiderstand, wobei aber eine durch Acetylcholin ausgelöste Kontraktion nicht verhindert wird. Adrenalin wirkte erst in sehr hohen Dosen im Sinne der Erschlaffung. Nach JOHNSON, KAHN u. SZENT-GYÖRGYI (1959) wirkt 5-Hydroxytryptamin am vorderen (doppelt innervierten) Byssusretractor von *Mytilus edulis* direkt auf den spannungsbildenden Mechanismus, d.h. auf das Paramyosin ein (s. S. 157).

Wie MOORE u. GOSSELIN (1961), MOORE, MILTON u. GOSSELIN (1961) an *Modiolus demissus* und *Mytilus edulis* zeigten, verstärkt 5-Hydroxytryptamin 10^{-4} bis 10^{-6} g/ml, nicht aber Acetylcholin oder Catecholamine, die endogene Atmung der herausgeschnittenen Kiemen. Dasselbe war nicht der Fall mit 5-Hydroxytryptophan, wohl aber nach Decarboxylierung desselben zu 5-Hydroxytryptamin. LSD 10^{-4} g/ml hatte eine ähnlich anregende Wirkung wie Serotonin, während 2-Bromlysergsäurediäthylamid 10^{-4} g/ml die Serotoninwirkung hemmte. Diese Wirkung dürfte irgendwie über die Kieneninnervation zustandekommen. Wir hätten damit eine Parallele zur atembeschleunigenden Wirkung (äußere Atmung) des 5-Hydroxytryptamins bei Säuger und Mensch, die wahrscheinlich über das Zentralnervensystem zustandekommt.

Möglicherweise hängt die Stoffwechselwirkung des Serotonins auch mit seiner cilienbeschleunigenden Wirkung, also mit der Beschleunigung der äußeren Atmung, zusammen (vgl. AIELLO, 1957, 1960; GOSSELIN, 1961; GOSSELIN u. ERNST, 1958; GOSSELIN u. O'HARA, 1961).

Die Kiemen enthalten bei *Mytilus edulis* einen Stoff, der sowohl auf das Herz wie auf die Cilienbewegung der Kiemen erregend wirkt und mit der Wirkung von 5-Hydroxytryptamin an diesen Geweben sehr ähnlich, vielleicht identisch ist.

Wurde bei *Mytilus* (AIELLO, 1957) eine Kieme herausgeschnitten, hörte die Cilienbewegung am lateralen Epithel der Kiemenfäden nach kurzer Zeit auf. Dasselbe trat nach Durchschneidung des Branchialnerven in situ bei seinem Austritt aus dem Visceralganglion ein. Durch einen Heißwasserextrakt aus dem Kiemengewebe wurden die ruhenden lateralen Cilien wieder aktiv und in Bewegung befindliche in ihrem Rhythmus beschleunigt. 5-Hydroxytryptamin 10^{-8} M und Veratrinsulfat 10^{-6} M hatten dieselbe erregende Wirkung. Sehr wahrscheinlich bildet 5-Hydroxytryptamin den Erregerstoff für die Cilienbewegung, der bei tonischer Entladung aus dem Branchialnerven freigesetzt wird. Aus den Versuchen von AIELLO (1960) geht hervor, daß die Bewegung der lateralen Kiemencilien von *Mytilus edulis* unter nervösem Einfluß steht. Wie AIELLO weiterhin zeigte, ist die Aktivität der Cilien nicht nur vom Branchialnerven abhängig, sondern in gewissem Ausmaß auch vom cerebrovisceralen Konnektiv. Diese Beobachtungen sind in zweifacher Hinsicht von grundsätzlicher Bedeutung: einmal dadurch, daß wir es — wie am Herzen — mit enteraminergischen Nerven zu tun haben und dann vor allem dadurch, daß die Cilienbewegungen an den Kiemen von *Mytilus* unter nervösem Einfluß stehen. Es wäre tiersystematisch von Interesse, wenn ähnliche Beobachtungen hinsichtlich nervösem Einfluß auf Cilien und ihrer Aktivierung oder Hemmung durch Acetylcholin, 5-Hydroxytryptamin oder Catecholamine bei einer größeren Zahl von Invertebraten gemacht würden. Die Cilien stellen ein derart universales Bewegungsorganell dar, das von den Protozoen bis zum Menschen verbreitet ist, daß es auch phylogenetisch von großer Bedeutung wäre festzustellen, von welcher Organisationshöhe an Cilien als unter nervösem Einfluß stehend zu betrachten wären und durch was für hormonale Einflüsse ihre Bewegung geregelt wird.

AIELLO (1960) stellte weiterhin an isolierten Kiemen von *Mytilus edulis* fest, daß durch 5-Hydroxytryptamin die Cilien in gleicher Weise beschleunigt werden, wie am intakten Organismus, und daß normalerweise genügend Serotonin zugegen ist, um die Cilienbewegung aufrecht zu erhalten, wobei aber immer nur ein Teil des vorhandenen Serotonins für die Cilienbewegung zur Verfügung steht (AIELLO, 1962, 1963). Tryptophan und 5-Hydroxytryptophan sind in der Kieme ebenfalls zugegen. Von außen zugeführtes 5-Hydroxytryptophan kann durch die Kieme in Serotonin umgewandelt werden (vgl. GOSSELIN, MOORE u. MILTON, 1962; GOSSELIN u. ERNST, 1958). BLASCHKO u. MILTON (1960) fanden in der Kieme ein Enzym, wahrscheinlich eine Diphenyloxydase, welche die Oxydation des Serotonins zu einem nicht identifizierten Pigment, vielleicht einem Chinonimin, vollzieht. Wie AIELLO (1965) zeigte, wird Serotonin durch das Enzym der Kieme von *Mytilus edulis* zu einem unlöslichen braunen Pigment oxydiert, wobei als Zwischenprodukte ein in 70% gesättigtem wässerigen Ammoniumsulfat lösliches gelbes Pigment und ein farbloses fluorescierendes Material auftreten. Als Enzym, durch welches Adrenalin in gleicher Weise abgebaut wird, kommt eine Polyphenoloxydase in Frage. S. auch NYSTROM (1963) (Darm).

GOSSELIN stellte an *Modiolus demissus*, *Mytilus edulis* und *Anodonta* sp. die stark beschleunigende Wirkung von 5-Hydroxytryptamin in Konzentrationen von

10^{-9} bis 10^{-6} auf die lateralen Cilien an den herausgeschnittenen Kiemen ebenfalls fest. Die Cilien der untersuchten Meeres- und Süßwassermuscheln sprachen in durchaus ähnlicher Weise an. Höhere Serotoninkonzentrationen hatten bei *Mytilus* (Sommertiere), nicht bei den anderen beiden Muscheln, Frequenzhemmung an den lateralen Kiemencilien zur Folge, so daß eine Steuerung der Frequenz der Cilienbewegung je nach der freigesetzten Serotoninkonzentration in Frage kommt. 5-Hydroxytryptamin stellt nicht den einzigen Aktionsstoff an den Kiemencilien dar; ihre Acetylempfindlichkeit ist ähnlich hoch (s. S. 161).

Durch BÜLBRING, BURN u. SHELLEY (1953) war gezeigt worden (s. S. 162), daß die Cilienbewegung an den Kiemenplatten von *Mytilus edulis* durch Acetylcholin erregt wird. Eine gewisse Bestätigung dafür, daß Acetylcholin einen Überträgerstoff an der Innervation der Kiemenplatten von *Mytilus edulis* darstellen kann, bildet der Cholinacetylasenachweis durch MILTON (1959). Es bleibt vorläufig unentschieden, ob Acetylcholin oder 5-Hydroxytryptamin den physiologischen Aktivator oder humoralen Regulator der Cilienbewegung am Kiemenepithel von Lamellibranchiern darstellt, oder ob beide Stoffe daran beteiligt sind. Die Empfindlichkeit der Cilien scheint bei *Mytilus* dem 5-Hydroxytryptamin gegenüber größer zu sein als dem Acetylcholin gegenüber (vgl. A.S. MILTON u. GOSSELIN, 1960).

Die Monaminoxydase ist nach BLASCHKO u. MILTON (1960) bei *Mytilus edulis* nicht das Oxydationsferment für 5-Hydroxytryptamin allein, sondern ein Enzym, das, wie entsprechende Versuche am Homogenat von Kiemenplatten von *Mytilus* ergaben, auch andere 5-Hydroxyindole (5-Hydroxytryptophan, Bufotenin) oxydiert. Dieses Ferment wurde durch Iproniazid nicht gehemmt. Mehr oder weniger allgemein dürfte die Ansicht vertreten werden, daß 5-Hydroxytryptamin als „Weichmacher" bei der Funktion der Schließmuskulatur bei Muscheln von Bedeutung ist.

γ) Zentralnervensystem

Das Zentralnervensystem von Lamellibranchiern zeichnet sich durch hohen 5-Hydroxytryptamingehalt aus, der viel höher ist als bei vielen Vertebraten, insbesondere als bei Säugern.

Bei *Mytilus edulis* fanden WELSH u. MOORHEAD in den Cerebropleural- und Pedalganglien 15 µg/g, in den Visceralganglien 10 µg/g Frischgewicht 5-Hydroxytryptamin; wahrscheinlich ist bei letzterem wegen ungenügender Isolierung des Nervengewebes der Wert zu klein. Besonders groß war der Gehalt der Visceralganglien von *Pecten magellanicus* (Gmelin) mit 36 µg/g. *Spisula (Mactra) solidissima* (Dillwyn) enthielt in den Ganglien durchschnittlich 11 µg/g, in den verbindenden Nervenaxonen nur 2,2 µg/g Serotonin, was auf die Konzentrierung des 5-Hydroxytryptamins in den Nervenzellen (Synapsen) („graue Substanz") hinweist. In den Cerebropleural-, Pedal- und Visceralganglien von *Venus mercenaria* betrug der fluorometrische Serotoningehalt 40 µg/g. Das ist einer der höchsten im Nervengewebe überhaupt gefundenen Werte. Vergleichsweise ist der 5-Hydroxytryptamingehalt anderer Gewebe von *Venus* viel kleiner (Kiemen 0,53 µg/g, Darm 0,60—0,66 µg/g, Verdauungsdrüse („Leber") 0,10 µg/g; bis 0,75 µg/g im Mantelrand, was auf peripheres Nervengewebe hinweist. Ähnlich hohe Ganglienwerte konnten bei anderen Muscheln festgestellt werden, so bei *Ensus directus* (Conrad) 30 µg/g, *Mya arenaria* (L.) 22 µg/g und *Arctia islandica* (L.) 20 µg/g Frischgewicht (WELSH u. MOORHEAD, 1960).

Welche funktionelle Bedeutung 5-Hydroxytryptamin im Zentralnervensystem besitzt, ist nicht sicher bekannt. Auch kennen wir die Verteilung des

Serotonins in den Ganglien nicht, was gewisse Anhaltspunkte auf die Funktion bestimmter Gebiete ermöglichen würde. Bei dem hohen 5-Hydroxytryptamingehalt der Ganglien, der denjenigen des Acetylcholins und von Catecholaminen weit übersteigt, erscheint es naheliegend anzunehmen, daß Serotonin an interneuronalen synaptischen Funktionen von Muscheln maßgebend beteiligt ist. Vorläufig wissen wir aber nicht, wie sich das Serotonin auf Nerven- und Gliazellen verteilt.

Über die subcelluläre Lokalisation des 5-Hydroxytryptamins im Zentralnervensystem von Lamellibranchiaten s. ZS-NAGY et al. (1965), COTTRELL u. MASER (1967) in Ganglien vom *Mercenaria mercenaria*.

SALÁNKI (1963) zeigte an der Süßwassermuschel *Anodonta cygnea*, daß Serotonin 100—10 μg/ml dem Cerebralganglion zugeführt, zur Erschlaffung des tonisch kontrahierten hinteren Adductormuskels führte, woran sich eine Periode rhythmischer Aktivität des Muskels von 5—2$^{1}/_{2}$ Std anschloß. Noch mit 1 μg/ml (Grenzkonzentration) konnte Erschlaffung des Adductors über das Cerebralganglion herbeigeführt werden. Nach WELSH (1958) ist in Nervenendigungen von *Mercenaria (Venus) mercenaria* 5-Hydroxytryptamin in Granula enthalten, die elektronenoptisch von einer Membran umgeben sind. Homogenate aus Ganglien von *Mercenaria* ergeben bei differentieller Zentrifugation ein Sediment, in welchem mehr als die Hälfte des Serotonins enthalten ist. Die Wahrscheinlichkeit ist gegeben, daß 5-Hydroxytryptamin bei Mollusken an der Übertragung von Nervenimpulsen (erregend oder hemmend?) beteiligt ist. *Tryptamin* hatte am Cerebralganglion in gleichen Konzentrationen den gleichen Effekt, ebenso L-Tryptophan und 5-Hydroxytryptophan.

Reserpin, 2,0 mg pro Ganztier, hatte Entleerung des 5-Hydroxytryptamingehaltes der Cerebro-pleural-Pedal- und Visceralganglien um etwa 50% (von 33,8 μg auf 17,2 μg 5-Hydroxytryptamin pro g Frischgewicht) zur Folge.

Reserpin 100—500 γ führte 2—3 min nach cerebraler Applikation am tonisch kontrahierten Muskel zur Erschlaffung und anschließend zu rascher rhythmischer Aktivität, beides bedingt durch cerebrale Freisetzung von Noradrenalin und Serotonin. Ähnliche Wirkung hatte Iproniazid sowohl in der Ruhephase (Relaxation) als in der Phase rhythmischer Aktivität, die dadurch auf einige Tage verlängert wurde.

Chlorpromazin 2—5 mg/ml den Cerebralganglien zugeführt, hatte Kontraktion des hinteren Adductormuskels zur Folge. Dieser Antagonismus zum Serotonin wurde auch durch BENDITT u. ROWLEY (1956) beobachtet. LSD führte schon in Konzentrationen von 1 μg/ml zur Erschlaffung des hinteren Adductors, die während Tagen anhielt und praktisch irreversibel war.

Es spricht vieles dafür, daß 5-Hydroxytryptamin physiologischerweise bei Muscheln die Rolle eines zentralen Überträgerstoffes besitzt, der sowohl auf Hemmneuronen (Erschlaffung) als auf Neuronen einwirkt, welche eine rhythmische Aktivität des Schließmuskels bedingen (vgl. KOSHTOYANTS u. SALÁNKI, 1958; KOSHTOYANTS, BUZNIKOV, MANUKHIN, LABOS et al., 1961; MARCZYNSKY, 1959).

DAHL, FALCK, LINDQUIST u. VON MECKLENBURG (1962)[1] stellten bei *Anodonta piscinalis* und bei *Helix pomatia* in den Cerebral- und Ventralganglien folgende Werte von 5-Hydroxytryptamin und Dopamin fest:

---

[1] Es ist darauf hinzuweisen, daß durch die Fluorescenzmessung 5-Hydroxytryptamin und Dimethyl-5-hydroxytryptamin (Bufotenin) und andere dem 5-Hydroxytryptamin strukturell sehr nahestehende Indolderivate nicht voneinander unterschieden werden können, wohl aber durch das Chromatogramm, das weder bei *Venus* noch bei *Buscyon* auf Bufotenin hinweist, so daß der Nachweis von 5-Hydroxytryptamin so gut wie gesichert ist.

Gewicht des Gewebes in mg	5-Hydroxytryptamin $\mu g/g$	Dopamin $\mu g/g$
Anodonta piscinalis		
Cerebralganglien 508	27,60	8,12
Visceralganglien 408	17,20	18,70
Helix pomatia (Pulmonata)		
Cerebralganglien 185	3,77	7,25

Nach Reserpin i. m. war bei *Anodonta piscinalis* und *Helix pomatia* die für Monamine charakteristische Fluorescenz im Nervengewebe erloschen. Diese Wirkung erforderte höhere Konzentrationen und längere Zeit bis zum Wirkungseintritt gegenüber Säugern, wie das für Invertebraten vielfach charakteristisch ist. Durch den Monaminoxydasehemmer Nialamid verstärkte sich an den gelben „Granula" der Cerebral- und Visceralganglien von *Anodonta piscinalis* die Fluorescenz. Die Granula erwiesen sich als Varicositäten der Gehirnnervenfasern. — Nach diesen und anderen Untersuchungen kommen *5-Hydroxytryptamin* und *Dopamin* bei Mollusken als synaptische Überträger in Frage. Zs-Nagy et al. (1965) untersuchten an isolierten Ganglien von *Anodonta piscinalis* und *Anodonta cygnea* die Verteilung des 5-Hydroxytryptamins auf Zellelemente. Den höchsten Serotoningehalt zeigten das endoplasmatische Reticulum, viel geringeren die dichten Bläschen (elektronenoptisch kontrolliert) und cytoplasmatische Mikrogranula. Diese drei Fraktionen aus Cerebralganglien von *Anodonta cygnea* verursachten am hinteren Adductormuskel eine langanhaltende Hemmung der tonischen Kontraktionen. Ein ganz ähnlicher Effekt wurde durch 5-Hydroxytryptamin erzielt. Möglicherweise übt das den höchsten Serotoningehalt aufweisende endoplasmatische Reticulum eine wichtige Funktion bei der zentralen Hemmung tonischer Kontraktionen aus, wodurch die Auslösung phasischer Kontraktionen erleichtert wird. Das endoplasmatische Reticulum darf als Träger (Bildner und Vorratshalter ?) des Serotoningehaltes betrachtet werden. Serotonin ist im Zentralnervensystem von Lamellibranchiaten synaptischer Überträgerstoff, wie das Gerschenfeld (1964) aufgrund seiner Feststellungen, daß bei Mollusken 5-Hydroxytryptamin vorwiegend in den Bläschen der Hirnzellen lokalisiert ist, annimmt.

Frontali, Williams u. Welsh (1967) isolierten aus den zentralen Ganglien von *Mercenaria mercenaria* 4 herzaktive Stoffe A,B,C,D von denen die 3 ersten Peptide und mit dem als Substanz X (Hill u. Welsh, 1966), Cottrell (1966) bezeichneten herzaktiven Material aus Ganglien von Mollusken identisch sein dürften. Die durch Frontali et al. isolierten Faktoren haben, am isolierten Herzen von *Mercenaria mercenaria* geprüft, teils acetylcholinähnliche, hemmende, vor allem serotoninähnliche erregende Wirkung. Acetylcholin und 5-Hydroxytryptamin wurden durch Mytelase, resp. Methysergid ausgeschaltet. Durch proteolytische Enzyme wurden die Faktoren A, B und C völlig inaktiviert, nicht der Faktor D. — Über die Funktion dieser Substanzen ist man sich nicht im klaren. In der Wirkung stehen sie derjenigen des Serotonins am nächsten. Welsh nimmt an, daß sie als stabilere Gebilde im Gegensatz zu den neuralen Überträgerstoffen eher auf langfristige Wirkungen berechnet sind. Vgl. auch Belamarich u. Terwilliger (1966).

δ) Verdauungskanal

Über den Serotoningehalt des Verdauungskanals sind wir wenig orientiert. Magenwerte sind von keiner Muschel bekannt, was nach den Feststellungen von Gryglewski u. Supiniewski (1963) an *Helix pomatia* (S. 797) zu erfahren Interesse hätte. Vom Darm haben wir bei *Mercenaria mercenaria* den Wert von 0,60—0,66 $\mu g/g$ und der Verdauungsdrüse („Leber") von 0,10 $\mu g/g$ Frischgewicht. Wie Greenberg u. Jegla (1963) an der Venusmuschel *Mercenaria mercenaria* zeigten, hatte 5-Hydroxytryptamin 3.10^{-8}M (= Grenzkonzentration) am isolierten Rectum erregende Wirkung. Konzentrationen *unter* 10^{-6}M führten oft rhythmische Kontraktionen herbei. Höhere Konzentrationen hemmten den Rhythmus unter starker Tonussteigerung. Dabei wurde das den Herzventrikel durchbohrende Rectumstück vom ventrikulären Gewebe völlig befreit untersucht. Das Rectum hat Längs- und zirkuläre Muskulatur. Hohe Serotonindosen führten leicht zur Tachyphylaxie. Methysergid (1-Methyl-D-Lysergsäurebutanolamid 10^{-5} bis 10^{-6}M verhinderte die Serotoninwirkung. Ähnlich, wenn auch schwächer, wirkte BOL; LSD 10^{-6}M hatte Hemmung unter Tonussteigerung zur Folge. Mytolon 10^{-5}M und Tubocurarinchlorid 5.10^{-5}M blockierten die Wirkung des 5-Hydroxytryptamins. Tryptamin 10^{-5}M steigerte den rectalen Tonus. Diese Wirkung und die Rhythmuswirkung des Tryptamins wurden durch Mytolon und Tubocurarin noch verstärkt. Auffallenderweise hatte auch Atropin 10^{-5}M auf die tonische Serotoninwirkung einen steigernden Effekt. Die Pharmakologie des Venusrectums ist nicht einfach: 5-Hydroxytryptamin hat eine anregende Wirkung auf die cholinerge Innervation des Rectums unter Freisetzung von Acetylcholin. Außerdem hat 5-Hydroxytryptamin eine direkte Wirkung auf die Muskelzelle durch Erhöhung des Tonus und Auslösung von rhythmischen Kontraktionen.

Wir wissen zur Zeit nicht, ob die Darmschleimhaut vom Lamellibranchiaten über enterochromaffine Zellen oder ein entsprechendes Gewebe verfügt.

Wie PHILLIS (1966b) an der Muschel *Tapes waltlingi* (Veneridae) feststellte, hatte 5-Hydroxytryptamin 10^{-8}M am isolierten Rectum erregende Wirkung, dies auch am stillstehenden Darmabschnitt. Bei höheren Konzentrationen kam es zur Tonussteigerung, oft gleichzeitig mit überlagerten phasischen Kontraktionen, die nicht unterdrückt wurden. Hohe Konzentrationen 5-Hydroxytryptamin führten leicht zur Tachyphylaxie. Bufotenin wirkte qualitativ und quantitativ ähnlich auf Rectum (und Herz) von *Tapes*. Durch Mytolon 10^{-5}M, Atropin 2.10^{-5}M, Hyoscin und D-Tubocurarin wurde die Wirkung des 5-Hydroxytryptamins antagonistisch beeinflußt, was auf eigenartige Beziehungen zwischen Serotonin und Acetylcholin hinweist. BOL 10^{-4}M hemmte die erregende Serotoninwirkung am Darm.

5-Hydroxytryptamin konnte durch PHILLIS im Rectum von *Tapes* nachgewiesen werden: in 4 Recta wurden gesamthaft 0,17 μg/g, in 6 weiteren Recta 0,58 μg/g Frischgewicht Serotonin gefunden. Bei *Anodonta cataracta* (Say) konnte durch WELSH u. MOORHEAD (1959) in der Niere 1,3 μg/g Serotonin nachgewiesen werden, also bedeutend weniger als bei einigen Gastropoden.

ε) Ontogenese

LABOS et al. (1964) untersuchten den Einfluß von Serotonin usw. auf die (parasitischen) Larven (*Glochidia*) der Süßwassermuschel *Anodonta cygnea* L. KOSHTOYANTS et al. (1961) hatten an Embryonen mariner Gastropoden schon gezeigt, daß der Cilienschlag durch niedere Konzentrationen Serotonin beschleunigt wird. Die 250—400 μ großen Glochidien, das heißt die frühen ontogenetischen Stadien von *Anodonta*, wurden aus den äußeren Kiemen von Anodonta gewonnen, wo sie sich bis zum freien Übergang ins Wasser entwickeln. Untersucht wurden die Kontraktionen der Larven, die unter dem Einfluß des Adductormuskels stehen und im Öffnen und Schließen der Muschellarven bestehen. Normalerweise lag die Kontraktionszahl unter 20/min. Eine ausgesprochene Steigerung der Kontraktionszahl wurde durch 100 μg/ml Serotonin erzielt, wobei die Wirkung (zum Beispiel 340 Kontraktionen/min) innert 10 min abklang. Eine Steigerung auf etwa 60 wurde schon mit 0,1 μg/ml erreicht. 5-Hydroxytryptophan hatte ähnliche Wirkung; sie fiel aber viel rascher ab und war nicht so intensiv. Tryptamin

0,01 μg/ml hatte eine Steigerung (zum Beispiel auf 60/min) zur Folge. Mit 100 μg/ml wurden Frequenzen bis zu 700/min von langer Dauer festgestellt, wobei es zum Schalenschluß kam. Die Wirkung des Tryptamins erwies sich als saisonabhängig. LSD 90 μg/ml hatte Beschleunigung der Kontraktionen und Schalenschluß zur Folge, ebenso Chlorpromazin. Im ganzen hatte 5-Hydroxytryptamin die stärkste Wirkung. Die Tryptaminwirkung war nicht so schnell bemerkbar wie diejenige des Serotonins, dauerte aber bedeutend länger und zeigte oft viel höhere Frequenz. Sie konnte durch Iproniazid verhindert werden. Der Adductormuskel der Glochidien wird als nervenlos beschrieben (HERBERS, 1914). Ob Tryptamin den physiologischen Rhythmus des Muskels der Muskelfaser reguliert, ist nach diesen Versuchen nicht sicher zu entscheiden. (Vgl. über die Wirkung des Adrenalins S. 676).

Zusammenfassung über Lamellibranchiata, Muscheln

Herz. Bei einer Reihe von Muscheln *Mercenaria (Venus) mercenaria, Spisula solida, Anodonta cygnea* wurde im *myogenen,* bei vielen Arten negativ cholinergen *Herzen* neben Acetylcholin 5-Hydroxytryptamin nachgewiesen. Bei den genannten Muscheln besteht eine so hohe Serotoninempfindlichkeit im erregenden Sinn, daß 5-Hydroxytryptamin als fördernder Überträgerstoff neben Acetylcholin als Hemmstoff in Frage kommt. LSD wirkte langfristig fördernd wie Serotonin, BOL als Serotoninantagonist hemmend. Hohe Serotoninkonzentrationen bewirkten (ähnlich wie Adrenalin bei Schnecken) Tonussteigerung des Herzmuskels (Venusherz). Nicht alle Herzen von Lamellibranchiaten sind auf 5-Hydroxytryptamin so hochempfindlich wie die genannten Muscheln. Geringe Empfindlichkeit zeigte das Herz von *Modiolus modiolus.* Möglicherweise kommen noch andere, vorläufig unbekannte Stoffe als Überträger am Muschelherz in Frage. Ob die verschiedene Empfindlichkeit auf 5-Hydroxytryptamin etwas mit der systematischen Stellung der Muscheln zu tun hat oder ob es sich um artliche Unterschiede handelt, ist aufgrund des vorliegenden Materials nicht zu entscheiden.

Glatter Muskel. 5-Hydroxytryptamin wirkte am vorderen Byssusretractor von *Mytilus edulis* am tonisierten Muskel erschlaffend, Acetylcholin kontraktionsfördernd. Serotonin hatte am tonisch kontrahierten Adductor (Schließmuskel) typische Weichmacherwirkung (Dekontraktion).

Durch Serotonin wurde die endogene Atmung verstärkt, möglicherweise auch durch Anregung der Cilienbewegung an den Kiemen, die sowohl durch Serotonin als auch durch Acetylcholin (je nach Konzentration) beschleunigt oder gehemmt wird.

Die Kiemenplatten sind nicht nervenlos, sondern vom Visceralnerven aus innerviert. Erregend auf Cilienbewegung (Mytilus) wirken neben 5-Hydroxytryptamin Acetylcholin und Adrenalin.

Zentralnervensystem. Der Serotoningehalt ist in den zentralen Ganglien auffallend hoch, noch höher in den Visceralganglien (*Mercenaria mercenaria* 40 μg/g Frischgewicht). Cerebral appliziertes Serotonin bewirkte Erschlaffung des Adductormuskels. Eine Überträgerfunktion des 5-Hydroxytryptamin im Zentralnervensystem ist ebenso wahrscheinlich wie bei Gastropoden. Am Zentralnervensystem setzt Acetylcholin die motorische Impulsübertragung herab, Serotonin fördert sie. Beide Hormone kommen als synaptische Überträger an hemmenden bzw. fördernden Synapsen in Frage. Doch sind diese Verhältnisse bei Muscheln weniger geklärt als bei Schnecken. Im Zentralnervensystem wurde auch Dopamin nachgewiesen.

Verdauungskanal. Über Vorkommen und Funktion von Serotonin im Verdauungskanal ist bei Muscheln wenig bekannt (über Serotoninwirkung am Magen von Schnecken s. S. 797). 5-Hydroxytryptamin wurde im Verdauungskanal nachgewiesen, auch eine erregende Wirkung auf das isolierte Rectum von *Mercenaria*, die mit derjenigen des Acetylcholins parallel geht. Ob die Schleimhaut enterochromaffine Zellen enthält, wissen wir nicht.

d) Klasse Cephalopoda, Kopffüßler (Tintenfische) (s. S. 168, 676)

α) Herz

Bei einigen Tintenfischen hat 5-Hydroxytryptamin beschleunigende und kontraktionsverstärkende Wirkung auf das Herz, so daß mit einer gewissen Wahrscheinlichkeit angenommen werden darf, daß Serotonin am Herzen als fördernder Reizüberträger wirkt (FLOREY u. FLOREY, 1953, 1954). Wie am myogenen Wirbeltierherz wirkt am Tintenfischherz Acetylcholin hemmend und Adrenalin fördernd. Demgegenüber haben am neurogenen Herzen decapoder Krebse nicht nur Acetylcholin und Serotonin, sondern auch Adrenalin erregende Wirkung. Es liegen Unterschiede grundsätzlicher Art in der Ansprechbarkeit von Receptoren auf die genannten Stoffe vor, welche Mollusca und Crustacea (soweit wir artmäßig darüber orientiert sind) voneinander unterscheiden. Die Unterschiede sind von stammesgeschichtlicher Relevanz.

An isolierten Hauptherzen von *Sepia officinalis* wurde der Herzschlag schon durch Serotonin 10^{-8} bis 10^{-9} beschleunigt. Höhere Konzentrationen führten gleichzeitig zur Tonuszunahme. Wie ERSPAMER u. GHIRETTI (1951) feststellten, wirkten Extrakte aus hinteren Speicheldrüsen von *Octopus* auf das Herz stärker erregend, als das reine 5-Hydroxytryptamin. BACQ, FISCHER u. GHIRETTI (1952)

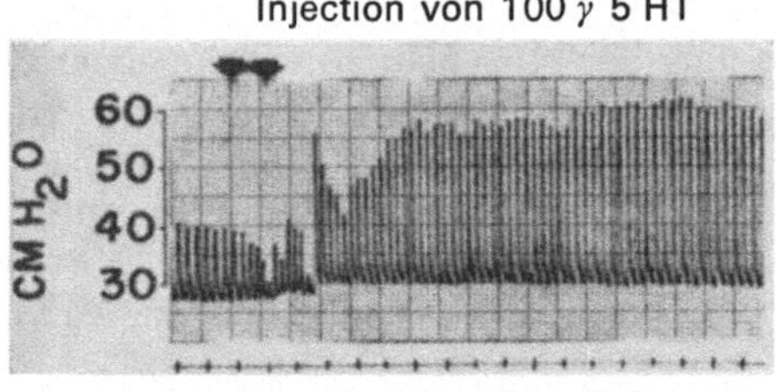

Abb. 242. Injektion von 100 μg 5-Hydroxytryptamin in das abführende Kiemengefäß von *Octopus dofleini* führt, gemessen an der Aorta cephalica, zu Blutdruckerhöhung von 40 auf 60 mm Hg. Zeitmarken: 20 sec. (Aus: K. JOHANSEN u. M.J. HUSTON 1962)

prüften am isolierten medianen Herzventrikel (Körperherz) von *Octopus vulgaris* die Wirkung von 5-Hydroxytryptamin und Tryptamin. Serotonin 4.10^{-8}M (Grenzkonzentration) hatte stark inotrope Wirkung im Sinne der Amplitudenvergrößerung, die mit Tryptamin 10^{-6} annähernd so intensiv war, aber langsameren Anstieg zeigte. 5-Hydroxytryptamin 100 μg i.v. hatte nach JOHANSEN u. HUSTON (1962) am intakten, nicht narkotisierten *Octopus dofleini* eine konstante erregende Wirkung auf Körperherz, Kiemenherzen und Ctenidien (Abb. 242). Die frequenzsteigernde Wirkung war gering; umso größer die blutdrucksteigernde, wobei im Verlauf von 2—3 min der Blutdruck auf dreifache Werte anstieg. Serotonin ist die einzige bis jetzt bekannte, als Überträgerstoff in Frage kommende Substanz, welche am *intakten* Cephalopoden auf Herzen und Gefäße eine erregende Wirkung ausübt. Schon BACQ et al. (1952) hatte an den hinteren Speicheldrüsen von *Octopus vulgaris*, die von der Arterie aus mit konstanten Druck perfundiert wurden, festgestellt, daß 5-Hydroxytryptamin 10^{-6}M eine starke Abnahme der Geschwindigkeit der Perfusion, bedingt durch arterielle Constriction, auslöste. Der Einfluß von p-Hydroxyphenyläthanolamin (Octopamin) war qualitativ gleich, aber viel geringer. Die Speichelabsonderung der hinteren Speicheldrüsen von *Octopus vulgaris* wurde durch 5-Hydroxytryptamin 10^{-6}M stark gesteigert.

Extrakte aus Cerebralganglien von Tintenfischen wirkten auf das Tintenfischherz ebenfalls erregend (BACQ et al., 1952), was FLOREY u. FLOREY (1953) mit Extrakten aus optischen, Stellar- und Cerebralganglien von *Sepia* als serotoninartige Wirkung bestätigen konnten. Eigenartigerweise wirkten auch Extrakte aus ventralen Wurzeln, Oberschlundganglien und Beinnerven von Krebsen (*Dromia, Palinurus, Eriphia, Calappa* und *Carcinus*) am Sepiaherz ganz ähnlich. Es spricht vieles dafür, daß 5-Hydroxytryptamin eine Aktionssubstanz herzfördernder Nerven sowohl bei Cephalopoden wie bei decapoden Krebsen darstellt (vgl. Abb. 243). Bei dem herzwirksamen Stoff aus Sepia- und Crustaceenextrakten kann es sich fast nur um Serotonin handeln. Die Extrakte aus Krebs- und Tintenfisch-Nervengewebe enthalten demnach eine Substanz, die sich wie Serotonin verhält: sie kontrahiert den isolierten, atropinisierten Rattenuterus und das isolierte,

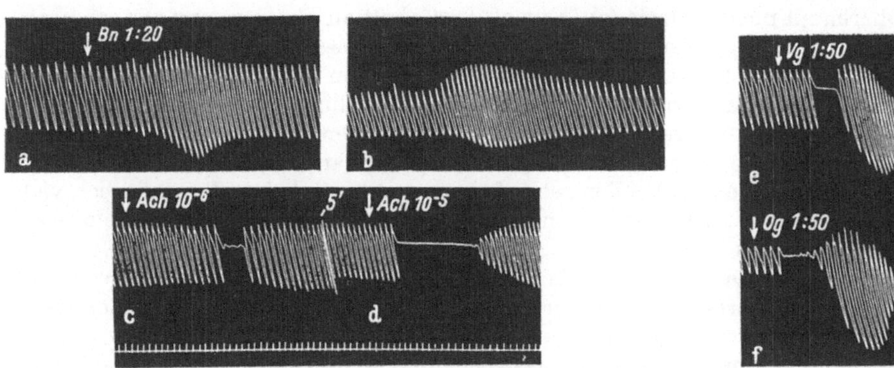

Abb. 243. *Sepia officinalis.* Wirkung von Acetylcholin (ACh), Serotonin (Ent) und Nervenextrakten (*Vg* Extrakt aus ventralen Ganglien von *Dromia, Bn* Extrakt aus Beinnerven von *Palinurus, Og* Extrakt aus optischen Ganglien von *Sepia*) auf die Tätigkeit isolierter Herzen. *a—d* und *e, f* stammen von je einem Herzen. Zeitmarken: 2 sec. (Aus: E. FLOREY u. ELISABETH FLOREY 1954)

atropinisierte Meerschweinchenileum (serotoninspezifische Testobjekte nach ERSPAMER). Sie ist dialysierbar acetonlöslich und gibt mit p-Nitrobenzoldiazoniumchlorid bei alkalischer Reaktion eine wermut-weinrote Farbreaktion (VIALLI u. ERSPAMER, 1938).

Die in dem extrahierten Nervenmaterial enthaltenen Mengen dieser Substanz (die biologische Auswertung ergab je nach Gewebe 20—82 μg Serotonin je Gramm Trockengewicht, was etwa 2—8 μg/g Frischgewicht entspricht) genügen, um die fördernde Wirkung auch verdünnter Extrakte (1:2000) auf das Tintenfisch- und Krebsherz auf ihren Serotoningehalt zurückzuführen. Die relative Wirksamkeit von synthetischem Serotonin und Extrakten war bei allen angewendeten Testen etwa die gleiche.

Nach diesen Feststellungen erscheint es sehr wahrscheinlich, daß 5-Hydroxytryptamin eine Übertragungssubstanz der fördernden Herznerven von Cephalopoden darstellt und mit einer der von den Perikardialorganen der decapoden Krebse (s. S. 833) produzierten Substanzen identisch ist, d.h. mit 5-Hydroxytryptamin.

β) 5-Hydroxytryptamin im Zentralnervensystem

WELSH u. MOORHEAD (1960) fanden in den Cerebral-, optischen und Stellarganglien bei *Octopus vulgaris* 3,2 μg/g in den Cerebralganglien allein 0,8 μg/g in den optischen Ganglien 2,3 und 1,0 μg/g Frischgewicht; bei *Octopus briareus* (Robson) in Cerebral-, optischen und Stellarganglien 1,6 μg/g, bei *Loligo pealii* in den Cerebralganglien 0,7 μg/g in den optischen Ganglien 1,15 μg/g. Der 5-Hydroxytryptamingehalt des Nervensystems der untersuchten Cephalopoden ist bedeutend kleiner als bei manchen Gastropoden und Lamellibranchiaten und nähert sich demjenigen von Vertebraten.

Wie WELSH (unpubliziert) und MIROLLI u. WELSH (1964) feststellten, wurde der 5-Hydroxytryptamingehalt der Ganglien durch Reserpin herabgesetzt, durch 5-Hydroxytryptophan erhöht, ein Verhalten, das demjenigen von Vertebraten (Säuger) völlig entspricht. Das bildet einen Hinweis darauf, daß Serotonin bei Cephalopoden an der synaptischen Übertragung im Zentralnervensystem beteiligt sein dürfte (FLOREY u. FLOREY, 1953, 1954). Eine Bestätigung dafür bilden Versuche von PICINELLI (1958) an *Octopus vulgaris* und *Eledone moschata*, aus denen hervorgeht, daß 5—10 mg Reserpin intraperitoneal das fast völlige Verschwinden (95—98%) des 5-Hydroxytryptamins aus dem Ganglion opticum zur Folge hatte, während der enorme Serotoningehalt der hinteren Speicheldrüsen sich überhaupt nicht änderte (auch nicht der Gehalt an Tyramin und Octopamin), was dadurch bedingt sein dürfte, daß die Speicheldrüsen Serotonin hauptsächlich in Speicherform enthalten. Daß 5-Hydroxytryptamin bei einer Reihe von Mollusken als Überträgerstoff wirkt, macht die Feststellung von WELSH u. MOORHEAD (1960) umso wahrscheinlicher, daß die Ganglien von *Mercenaria* (*Venus*) und *Buscyon* hohe Werte von 5-Hydroxytryptophandecarboxylase aufweisen.

Die Gehirnwerte sind bei den sehr aktiven und beweglichen Tintenfischen viel kleiner als bei den „bewegungslosen" oder nur wenig beweglichen Muscheln, was darauf hindeuten könnte, daß das „Hormonbedürfnis" des Zentralnervensystems mit zunehmender Organisationshöhe abnimmt. Doch muß auch darauf hingewiesen werden, daß mit fortschreitender Organisation die Zahl der am synaptischen Nervenprozeß beteiligten hormonartig wirkenden Stoffe eher zu-, die Menge des einzelnen Hormons abnimmt, wie dies bei Säugetier und Mensch der Fall zu sein scheint. Weitere Aufklärungen über gehirnaktive Stoffe bei Invertebraten würden wahrscheinlich tiersystematisch und phylogenetisch wertvolle Aufschlüsse bringen.

γ) Glatter und quergestreifter Bewegungsmuskel

Über Vorkommen und Wirkung von Serotonin im Bewegungsmuskel von Cephalopoden sind wir nicht näher orientiert. Es wäre im Hinblick auf die Hemmwirkung des Serotonins am Byssusretractor von Muscheln (*Mytilus edulis*) von Interesse festzustellen, ob 5-Hydroxytryptamin bei Cephalopoden eine hemmende (dekontrakierende) Wirkung, z.B. am Mantelmuskel besitzt. Am Schließermuskel von *Limulus* wirkt 5-Hydroxytryptamin nach PARNAS et al. (1968) hemmend.

δ) Darm

Enterochromaffine Zellen scheinen in der Darmschleimhaut nicht vorzukommen. Bei dem hohen Serotoningehalt der hinteren Speicheldrüsen müßte man annehmen, daß bei Octopoden, über die wir allein einigermaßen orientiert sind, Serotonin im Darmkanal ähnlich erregende Funktionen ausübt wie bei Muscheln, und eventuell über Schleimhautreceptoren ähnlich wie bei Vertebraten, reflektorisch zu diesem Effekt führt.

ε) Speicheldrüsen

Weitaus am serotoninreichsten sind die hinteren Speicheldrüsen verschiedener Cephalopoden, wo ERSPAMER (1948a), ERSPAMER u. BORETTI (1951a, b) bei *Octopus vulgaris* 426—512 μg/g 5-Hydroxytryptamin nachweisen konnten, während bei *Octopus macropus*, *Sepia officinalis* und *Loligo vulgaris* 5-Hydroxytryptamin in den hinteren Speicheldrüsen vollständig fehlte (bei *Octopus macropus* wies ER-SPAMER, 1966, 0,5 μg/g nach. Vgl. auch BACQ u. GHIRETTI, 1951, 1953). Bei *Octopus macropus* könnte die in den hinteren Speicheldrüsen nachgewiesene Monaminoxydase am Abbau von Catecholaminen mit beteiligt sein. Nach FLOREY fehlt 5-Hydroxytryptamin auch in den hinteren Speicheldrüsen von *Octopus defilipii*, ist nach CLARK (1960) bei *Octopus bimaculatus* „vorhanden". Bei *Eledone moschata* sind die hinteren Speicheldrüsen ebenso reich an Serotonin (280—750 μg) wie bei *Octopus vulgaris* (ERSPAMER, 1966).

Andere Octopoden, bei denen 5-Hydroxytryptamin in den hinteren Speicheldrüsen festgestellt wurde, sind von HARTMANN et al. (1960), insbesondere bei den mächtigen *Octopus appolyon* und bei *Octopus bimaculatus* nachgewiesen worden. Die hinteren Speicheldrüsen von *Octopus appolyon* und *Octopus bimaculatus* enthalten außerdem Octopamin, Dopamin, vielleicht auch Noradrenalin und Adrenalin und die Aminosäuren Tyrosin und Histidin; auch kommt ihnen eine bedeutende Aktivität an Aminosäuredecarboxylase zu. Reserpin hatte weder auf die Zahl der chromaffinen Zellen noch auf den 5-Hydroxytryptamingehalt der hinteren Speicheldrüsen von *Octopus vulgaris* einen Einfluß (ERSPAMER, 1961), was dafür spricht, daß das Serotonin der Speicheldrüsen größtenteils in einer inaktiven Vorratsform vorliegt und deshalb nicht (oder nur teilweise d. h. nur die aktive Form) ausgeschwemmt werden kann.

Die sehr hohen Werte von ERSPAMER für die hinteren Speicheldrüsen von *Octopus vulgaris* konnten von WELSH u. MOORHEAD nicht bestätigt werden; sie fanden 70 μg/g. Möglicherweise ist der verschiedene Füllungszustand der wahrscheinlich als Giftdrüsen funktionierenden Organe für diese Differenz verantwortlich. 5-Hydroxytryptamin kommt nach ERSPAMER (1948a) bei *Octopus vulgaris* und *Eledone moschata* in den hinteren Speicheldrüsen sowohl in aktiver wie in inaktiver Form vor. Die chromaffinen Zellen der hinteren Speicheldrüsen der beiden eben genannten Octopoden sind nach ERSPAMER durchaus vergleichbar mit den enterochromaffinen Zellen der Ascidien und Wirbeltiere, sowie mit den chromaffinen Bildungen der Hypobranchialkörper von *Murex trunculus* und *Murex brandaris*. Bei *Loligo pealii* (Lesueur) (vgl. auch FIORENTINI, 1964) stellten WELSH u. MOORHEAD (1960) in den mittleren Speicheldrüsen einen Serotoningehalt von nur 0,38 μg/g Frischgewicht fest. In den vorderen Speicheldrüsen fanden sie 2,4 μg/g und 0,48 μg/g, eine Differenz, die vielleicht auf den verschiedenen Funktionszustand dieser Drüsen hinweist. Bei *Octopus vulgaris* fehlte 5-Hydroxytryptamin in den vorderen Speicheldrüsen und in der Hämolymphe vollständig, ebenso fehlte es in Leber, Darm, Muskeln, Ovarien und Testiceln von *Eledone moschata*. (ERSPAMER u. BORETTI, 1951b). Der große Reichtum der „Leber" der Mollusken, speziell bei Cephalopoden, an Monaminoxydase, welcher denjenigen der Säugetiere übertrifft, ist auffallend und deutet auf einen ausgedehnten Monaminstoffwechsel hin. Vgl. auch HARTMANN et al. (1960) über Amine und ihre Biogenese bei Octopoden.

Im *Hypobranchialkörper* von *Eledone moschata* fand ERSPAMER den sehr hohen Wert von 760 μg/g 5-Hydroxytryptamin.

Welche funktionelle Bedeutung dem großen 5-Hydroxytryptamingehalt der hinteren Speicheldrüsen und des Hypobranchialkörpers mancher Cephalopoden zukommt, wissen wir nicht. Bei der herznahen Lage dieser beiden Organe ist vielleicht auch an eine „Vorratshaltung" in dem Sinn zu denken, daß das herzerregende Serotonin jederzeit in die Zirkulation geworfen werden kann.

Schon SERÉNI (1928, 1929, 1930) hatte gezeigt, daß durch die hinteren Speicheldrüsen von Cephalopoden *Tyramin* sezerniert wird, welches auf die Tonizität des

Nervensystems und über dieses auf den Tonus der Muskulatur und die Funktion der Chromatophoren einen bedeutenden Einfluß ausübt. Nach Entfernung der hinteren Speicheldrüsen wurde das Tier schlaff, blaß, bewegte sich wenig und ging im Verlauf von 10 Tagen zugrunde. Durch Tyramin und ähnliche Stoffe soll der normale Zustand wiederhergestellt werden. Es dürfte kaum zweifelhaft sein, daß an dem Zerfall des Organismus beim Fehlen der hinteren Speicheldrüse der Ausfall anderer aktiver Stoffe, wie 5-Hydroxytryptamin, Octopamin usw. beteiligt ist.

ζ) 5-Hydroxytryptamin und Melanophoren

Bei *Octopus vulgaris* wirkte Serotonin in der Haut, in welcher $< 0{,}04$ μg/g 5-Hydroxytryptamin nachgewiesen wurde, aufhellend, indem sich, ähnlich wie z.B. bei dem Teleostier *Lebistes reticulatus* (s. S. 848), die Melanophoren auf Serotonin zusammenziehen (Grenzwert der Konzentration 0,01 μg/ml) so daß Serotonin am Farbwechsel als aufhellender Wirkstoff beteiligt ist (vgl. KAHR, 1958, 1959), KAHR u. JORES (1958).

Denselben Effekt hatten auch LSD und Monaminoxydasehemmer. Die periphere Lenkung der Chormatophoren wird bei Cephalopoden (*Octopus*) durch Acetylcholin im Sinne der Ausbreitung, durch 5-Hydroxytryptamin im Sinne der Kontraktion der Melanophoren reguliert (vgl. ROSENBLUM u. ZWEIFACH, 1960).

Die durch 5-Hydroxytryptamin 10^{-9} bis 10^{-11} g/ml ausgelöste Melanophorenkontraktion wurde durch entsprechende Konzentrationen Acetylcholin aufgehoben. Adrenalin, Histamin und Melanophorenhormon (Intermedin, MSH) waren unwirksam. Es spricht vieles dafür, daß die Kontraktion der Farbzellen von *Octopus* im physiologischen Farbwechsel durch Acetylcholin und Serotonin gesteuert wird (KAHR, 1958, 1959). KAHR übersah aber die wohlbekannte doppelte Innervation der Muskelfasern, welche bei ihrer Kontraktion die Chromatophoren, an denen sie befestigt sind, in eine flache Scheibe verwandeln. Er nahm deshalb aktive Kontraktion und Expansion der Chromatophoren an (FLOREY, 1953, 1954, 1965). FLOREY fand, daß isolierte Hautstücke durch 5-Hydroxytryptamin gebleicht werden; elektrische Reizung der zu den Chromatophorenmuskeln ziehenden Nerven einer bestimmten Region führten zur gleichen Chromatophorenexpansion vor und nach 5-Hydroxytryptamin-Applikation. Die Wirkung von 5-Hydroxytryptamin auf die Chromatophoren-Muskeln war ähnlich wie am Byssusretractor von *Mytilus*. In beiden Fällen führte 5-Hydroxytryptamin zur Muskelrelaxation, verhinderte aber eine durch Acetylcholin ausgelöste Muskelkontraktion nicht. *Loligo pealii* besitzt rote, gelbe und vorwiegend braune Chromatophoren. Es besteht hier ebenfalls eine lokale neurohumorale Regulation (ROSENBLUM u. ZWEIFACH, 1960). Während 0,2 ml s. c. *2—20* μg/ml Acetylcholin zur Ausbreitung der Chromatophoren führte, bewirkten je 0,2 ml s. c. *2—2000/* μg/ml Serotonin, 200—2000 μg/ml Tryptamin, 2500—4500 μg/ml Tyramin, 100—2000 μg/ml LSD, 1000—2000 μg/ml Iproniazid Chromatophorenkontraktion. Adrenalin je 0,2 ml s. c. 100 μg/ml und Noradrenalin 100—200 μg/ml hatten keine Wirkung, auch nicht 5-Hydroxytryptophan. Auf 5-Hydroxytryptamin waren die Chromatophoren weitaus am empfindlichsten, so daß Serotonin als melanophorenkontrahierende Aktivierungssubstanz in erster Linie in Frage kommt. S. auch FLOREY (1965, 1966), CLONEY u. FLOREY (1968), GRAZIADEI (1966).

η) Monaminoxydase bei Cephalopoden

Ein hoher Monaminoxydasegehalt wurde in der Leber von *Eusepia officinalis* (= *Sepia officinalis*) durch BLASCHKO (1941), ebenso in der Leber von *Octopus vulgaris* durch BLASCHKO u. HAWKINS, 1952a, b) festgestellt. Andere Organe enthalten weniger Enzym. Als Substrat kommt Tyramin in Frage, das HENZE (1913)

in den hinteren Speicheldrüsen von *Octopus macropus* erstmals feststellte, was
ERSPAMER (1952) später auch für *Octopus vulgaris* bestätigte, und als weitere
Substrate das als Octopamin bezeichnete (-)-p-Hydroxyphenyläthanolamin und
5-Hydroxytryptamin fand, wobei letzteres von ihm auch bei *Eledone moschata* und
Octopus vulgaris in den hinteren Speicheldrüsen, nicht in anderen Geweben, nachgewiesen wurde. Bei *Sepia officinalis* und *Loligo forbesii* scheinen diese Amine
völlig zu fehlen. BLASCHKO konnte nicht nur Aminoxydase in zahlreichen Organen
von *Sepia officinalis* und *Loligo forbesii* feststellen, sondern auch den Nachweis
leisten, daß durch das Enzym Tyramin und verwandte Verbindungen, wie Octopamin, β-Phenyläthylamin, aliphatische Monamine, langkettige Diamine, Tryptamin und 5-Hydroxytryptamin oxydiert werden. *Loligo forbesii* enthält in der
Leber eine D-Aminosäureoxydase (BLASCHKO u. HIMMS, 1954). Die Substratspezifität der Cephalopodenaminoxydase gleicht nach BLASCHKO (1941) derjenigen bei Säugetieren; das betrifft auch ihre Verteilung im Organismus, die bei
beiden Tierklassen höchste Enzymaktivität im Bereich der Verdauungsorgane und
ihre Anhänger zeigt. Aminoxydase fand sich in allen untersuchten Teilen des
Nervensystems, was den Verhältnissen bei Säugetieren ebenfalls entspricht. Substrate für Aminoxydase dürften bei beiden Tierklassen hauptsächlich Catecholamine und 5-Hydroxytryptamin neben Tyramin, Dopamin usw. sein.

<h2 style="text-align:center">Zusammenfassung über Cephalopoden</h2>

Am *isolierten Körperherzen* von Cephalopoden wirkt 5-Hydroxytryptamin
positiv chrono- und inotrop; ebenso Tryptamin und Adrenalin, letzteres schwächer als Serotonin, so daß dieses als förderender Überträgerstoff neben Acetylcholin als Hemmstoff in erster Linie in Frage kommt. Nach Untersuchungen am
intakten Tier (Octopus dofleini) bildet 5-Hydroxytryptamin den einzigen herz- und
gefäßerregenden Überträgerstoff, der die Herzamplitude vergrößert und den Blutdruck steigert. Hohe Adrenalindosen bewirken Blutdruckabfall und Frequenzabnahme. Extrakte aus Ganglien von Cephalopoden und aus Ganglien und Nerven
von decapoden Krebsen sowie Extrakte aus den hinteren Speicheldrüsen von
Octopus vulgaris wirken sehr wahrscheinlich aufgrund ihres Serotoningehaltes
ebenfalls herzerregend.

Das *Zentralnervensystem* von Cephalopoden enthält relativ viel Serotonin; sein
Gehalt wird durch Reserpin herabgesetzt, durch 5-Hydroxytryptophan erhöht.
Serotonin ist sehr wahrscheinlich an der interneuronalen Synapsentätigkeit des
Gehirns als Überträgersubstanz beteiligt. Die nähere Verteilung des Serotonins im
Zentralnervensystem von Cephalopoden ist noch unbekannt. Der Serotonin-
gehalt ist (ähnlich wie bei Vertebraten) bedeutend geringer als bei Gastropoden
und Lamellibranchiern, was mit der fortgeschrittenen Organisationshöhe des
Cephalopodengehirnes in Beziehung gebracht werden kann.

Der *glatte (und quergestreifte)* Bewegungsmuskel scheint auf Serotonin nicht
empfindlich zu sein. Doch ist darüber wenig bekannt.

Im *Darm* konnten keine enterochromaffinen Zellen und kein 5-Hydroxytrypt-
amin nachgewiesen werden. Möglicherweise sind die Speicheldrüsen mit dem
hohen Serotoningehalt bei manchen Octopoden an der hormonalen Darmregu-
lation beteiligt. Ob im Verdauungskanal Acetylcholin den erregenden Überträgerstoff darstellt, ist nicht sicher nachgewiesen. Am Magen von *Octopus vulgaris*
wirkte Acetylcholin hemmend, am isolierten Rectum tonuserhöhend, wobei der
Tonus durch Atropin unterdrückt wurde. Adrenalin hatte am Magen Tonus- und
Peristaltikerhöhung zur Folge, am Rectum wurde der Tonus erhöht. Die Verhältnisse liegen wahrscheinlich ähnlich wie bei Gastropoden und Lamellibranchiaten.
Wenn man von der begründeten Auffassung ausgeht, die hinteren Speicheldrüsen

von Octopoden seien Giftdrüsen, ist es nicht sehr wahrscheinlich, daß sie auch auf die Regulation des Verdauungskanals einen Einfluß ausüben.

Melanophoren und andere Pigmentträger werden durch Serotonin kontrahiert (Aufhellung), durch Acetylcholin ausgebreitet. Die Pigmentträger werden bei Cephalopoden (aufgeklärt an *Octopus vulgaris*) neurohumoral durch Serotonin und Acetylcholin gesteuert. Die Wirkung dieser Hormone geht über die Muskelfasern, mit welchen die Melanocyten usw. in direkter Verbindung stehen (s. S. 185).

Die „Leber" ist sehr reich an Monaminoxydase; das Ferment ist auch im ganzen Nervensystem vorhanden. Seine Substratspezifität gleicht derjenigen bei Säugetieren. Ohne die bisherigen Feststellungen an Cephalopoden zu sehr zu verallgemeinern, kann gesagt werden, daß 5-Hydroxytryptamin bei manchen dibranchiaten Cephalopoden sehr wahrscheinlich (in Herz und Zentralnervensystem) einen fördernden Überträgerstoff darstellt.

Über 5-Hydroxytryptamin sind wir ausschließlich bei einer Reihe von Octopoden der Gattungen *Octopus, Sepia, Loligo, Eledone* aus der Ordnung der *Dibranchiata* (mit 2 Kiemen) orientiert. Es wäre tiersystematisch und phylogenetisch von Interesse, wenn auch Vertreter der *Tetrabranchiata*, welche paläontologisch eine große Rolle spielten und nur noch in der Gattung der Nautiliden (z.B. *Nautilus pompilius*) überleben, auf Vorkommen und Wirkung von 5-Hydroxytryptamin untersucht würden.

5-Hydroxytryptamingehalt im Zentralnervensystem bei Mollusken.

Wie Mirolli u. Welsh (1964) feststellten, variiert der 5-Hydroxytryptamingehalt des *Zentralnervensystems* von Mollusken je nach Zugehörigkeit zu einer bestimmten Klasse, aber auch je nach der taxonomischen Stellung derselben innerhalb ein- und derselben Klasse. Bei Pelecypoda (Muscheln) sind die Werte hoch und gehen bis 40 μg/g Frischgewicht; bei Cephalopoden betragen sie nur 1—2 μg/g; dazwischen liegen die Werte für Polyplacophora (Urmollusken) und für Gastropoda (Schnecken). Der Gehalt an 5-Hydroxytryptamin im ZNS dürfte mit der taxonomischen Stellung und der phylogenetischen Spezialisation der Mollusken in Beziehung stehen (Welsh u. Moorhead, 1960).

Es wäre von Interesse festzustellen, in welchem unterschiedlichen topographischen Ausmaß 5-Hydroxytryptamin bei Schnecken, Muscheln und Tintenfischen im Gehirn verbreitet ist, woraus sich in gewissem Ausmaß Rückschlüsse ziehen ließen, welche Gehirnfunktionen je nach Organisationshöhe des Gehirns unter dem Einfluß von 5-Hydroxytryptamin (als Überträger) stehen. Zu berücksichtigen wäre dabei, ob die Empfindlichkeit der einzelnen Neurone des Zentralnervensystems auf 5-Hydroxytryptamin in der Reihe der Schnecken, Muscheln und Tintenfische zunimmt, was die unterschiedlichen Gehirnwerte teilweise ebenfalls erklären könnte.

Articulata (s. S. 222, 682)

1. Stamm Annelida, Ringelwürmer (s. S. 222, 682)

a) Klasse Polychaeta, Borstenwürmer (s. S. 226)

Welsh u. Moorhead (1960) fanden im Nervengewebe des Strickleitersystems bei *Glycera dibranchiata* (Ehler) 4,6 μg/g Serotonin, ähnlich viel wie in der Kopfregion des Nemertinen *Cerebratulus lacteus*. Analoge Werte, nämlich 5,4 μg/g wurden bei *Amphitrite ornata* (Leidy) festgestellt, während bei *Arenicola marina* (L.) der Wert bei den schwer von anderem Gewebe zu befreienden Nerven 3,1 μg/g betrug. Die Wirkung von 5-Hydroxytryptamin scheint am Zentralnervensystem nicht geprüft worden zu sein. Eine interneuronale synaptische Funktion kann angenommen werden, bedarf aber der experimentellen Bestätigung.

Ob 5-Hydroxytryptamin am pulsierenden Dorsalgefäß und an den „Nebenherzen" eine spezifische Funktion besitzt, ist nicht bekannt. Über 5-Hydroxytryptamin im *Verdauungskanal* von Polychaeten wissen wir nichts.

b) Klasse Clitellata (s. S. 232, 682)

α) Ord. Oligochaeta Lumbricidae, Regenwürmer (s. S. 232, 682)

Ob das als „*Herz*" funktionierende Rückengefäß von Anneliden, speziell ob das Herz von *Lumbricus terrestris* mit seinem beinahe geschlossenen Kreislauf 5-Hydroxytryptamin enthält und ob eine erregende Wirkung des Serotonins wie bei Crustaceen in Frage kommt, wissen wir nicht.

Bei *Lumbricus terrestris* konnte durch WELSH u. MOORHEAD (1960) im Nervenstrang (Strickleitersystem) der beträchtliche Wert von 10 μg/g Serotonin erhoben werden. KERKUT, SEDDEN u. WALKER (1967) stellten an *Lumbricus terrestris* fest, daß die Ganglien (ausschließlich ihr Soma) des ventralen Nervenstranges die für 5-Hydroxytryptamin typische gelbe Fluorescenz aufwiesen neben einer zweiten, die auf ein primäres Catecholamin hinweist. Die Reaktion des Nervensystems von *Lumbricus* auf 5-Hydroxytryptamin scheint nicht bekannt zu sein. Doch ist als wahrscheinlich anzunehmen, daß 5-Hydroxytryptamin im Zentralnervensystem von Oligochaeten als synaptischer Überträgerstoff wirkt. In der Bauchganglienkette des Regenwurmes findet sich anscheinend ein Ferment, welches den sensiblen Erregungsstoff Opticin (Umrath) abbaut, nicht dagegen den sensiblen Erregungsstoff Dorsin. Ob der Darm 5-Hydroxytryptamin bildet und ob Serotonin über die Schleimhaut darmerregend wirkt, wissen wir nicht.

β) Hirudinea, Egel

Das *Herz* von Egeln wurde bisher auf Vorkommen und Wirkung von 5-Hydroxytryptamin nicht geprüft. Bei *Hirudo medicinalis (= officinalis)* wurde im abdominalen *Nervenstrang* ein Wert von 6,9 μg/g 5-Hydroxytryptamin erhalten (WELSH u. MOORHEAD, 1960), während ERSPAMER in der ventralen Ganglienkette nur 0,05 μg/g fand. (?) Die Werte sind niedriger als bei Gastropoden und Lamellibranchiaten. Wenn wir aber berücksichtigen, daß das Strickleitersystem der Nervenstränge nur zu etwa 50% aus Ganglien besteht, gelangen wir bei Anneliden zu einem mit den genannten Mollusken vergleichbaren Serotoningehalt der Ganglien. Nach KERKUT, SEDDEN u. WALKER (1967) zeigten die Ganglien des ventralen Nervenstranges von *Hirudo officinalis* nach der Fluorescenzmethode von FALCK u. OWMAN (1965) die für 5-Hydroxytryptamin charakteristische gelbe Fluorescenz, die auf das Soma der Ganglienzellen beschränkt war. Über die Funktion des Serotonins im Zentralnervensystem von Egeln sind wir nicht orientiert. Bei dem hohen Serotoningehalt der Ganglien scheint die Annahme berechtigt, daß Serotonin im Zentralnervensystem der Egel, ähnlich wie wir es für Sipunculiden, Polychaeten und Oligochaeten, sowie für Gastropoden und Lamellibranchiaten als wahrscheinlich annehmen und bei Vertebraten bestätigt finden, eine interneuronale Funktion ausübt.

5-Hydroxytryptamin hatte nach SCHAIN (1961) auf den *glatten Rückenmuskel* von *Hirudo medicinalis* in der Konzentration von 200 μg/ml aufgebracht, eine ausgesprochene Hemmwirkung, die auch nach Acetylcholin 3 μg/ml am eserinisierten Muskel deutlich war. Ähnlich wurden am eserinisierten Muskel durch Nicotin 400 μg/ml ausgelöste Kontraktionen durch 5-Hydroxytryptamin 400 μg/ml aufgehoben, während LSD 1 μg/ml die Acetylcholinkontraktion nicht blockierte.

Die Serotonin-Empfindlichkeit des isolierten Rückenmuskels von *Hirudo offi-cinalis* ist nach POLONI (1955) u. a. außerordentlich groß und die Hemmwirkung noch bei 5-Hydroxytryptamin 10^{-12} µg/ml erkennbar, so daß der Muskel zum biologischen Serotoninnachweis verwendet werden kann. Bei dieser hohen Emp-findlichkeit des Blutegelmuskels auf 5-Hydroxytryptamin ist anzunehmen, daß dieser Stoff auch physiologischerweise am Bewegungsmuskel des Blutegels eine hemmende Funktion ausübt und die Dekontraktion begünstigt (Weichmacher-wirkung). Wurde 5-Hydroxytryptamin 10 µg/ml isolierten Fasern des Rücken-muskels von *Hirudo medicinalis* appliziert (im Bad), hatte dies Abnahme der Amplitude erregender postsynaptischer Muskelpotentiale zur Folge. Danach kommt 5-Hydroxytryptamin am Blutegelmuskel als hemmender Überträgerstoff in Frage (WALKER, WOODRUFF u. KERKUT, 1968). (Vgl. auch WASHIZU, 1967.)

Über enterochromaffine Zellen im *Darmkanal* von Hirudineen und über Vor-kommen und Wirkung von Serotonin auf die Darmbewegung scheint weder bei Hirudinea noch bei Anneliden etwas bekannt zu sein.

c) Klasse Sipunculoidea, Sternwürmer (s. S. 241, 683)

Bei *Golfingia (Phascolosoma) gouldii* konnten WELSH u. MOORHEAD (1960) am Nervenstrang 1,8 µg/g, in Kopfganglien und Nervenstrang zusammen 4,7 µg/g Frischgewicht Serotonin nachweisen. Offenbar ist das 5-Hydroxytryptamin des Zentralnervensystems analog wie bei Mollusken und Vertebraten auf die graue Nervensubstanz (Ganglien) konzentriert.

Es erscheint nicht ausgeschlossen, daß 5-Hydroxytryptamin im Zentral-nervensystem von Sipunculiden interneuronale synaptische Überträgerfunktion besitzt. Wie Sipunculiden auf 5-Hydroxytryptamin reagieren, weiß man nicht, außer daß FÄNGE u. MATTISON (unpubliziert) am Retractormuskel von *Phascolo-soma* Erschlaffung durch Serotonin feststellten.

Über Vorkommen und Wirkung von 5-Hydroxytryptamin im Verdauungs-kanal scheint bei Sipunculiden nichts bekannt zu sein. Vergleichsweise kann ver-mutet werden, daß sich die Muskulatur des Verdauungskanals wie diejenige von Anneliden (*Lumbricus* sp.) d. h. positiv cholinerg verhält.

2. Stamm: Oncopoda (Paraarthropoda)

a) Klasse: Onychophora (s. S. 244, 684)

Über 5-Hydroxytryptamin ist bei Onychophoren nichts bekannt. Es wäre stammesgeschichtlich wertvoll, bei diesen „Relikttieren" etwas über Vorkommen und Wirkung von Serotonin zu erfahren.

b) Klasse: Tardigrada, Bärtierchen (s. S. 247, 684)

Serotonin führte an *Macrobiotus hufelandi* (Sigm. Schultz) zu stark verlang-samten Bewegungen und Streckung des Körpers. UMRATH (unveröffentlicht) fand am gleichen Bärtierchen lähmende Wirkung.

3. Stamm: Arthropoda, Gliedertiere (s. S. 248, 684)

Unterstamm: Chelicerata

a) Klasse: Merostomata Ord. Limulidae, Pfeilschwänze (s. S. 257, 684)

Durch WELSH u. MOORHEAD (1960) wurde im *Herzen* von *Limulus polyphemus* (Herzganglien) 0,09 µg/g 5-Hydroxytryptamin nachgewiesen. BURGEN u. KUFFLER (1957) konnten an den isolierten Herzganglien feststellen, daß die rhythmischen

Entladungen des Schrittmachers durch 5-Hydroxytryptamin 5.10^{-8} g/ml verlangsamt wurden und daß 2—3 fach höhere Konzentrationen Stillstand bewirkten. Diese Hemmwirkung von 5-Hydroxytryptamin wurde durch ähnliche Konzentrationen Bromlysergsäurediäthylamid (BOL) verhindert, wobei BOL allein die Aktivität des Herzganglions kaum beeinflußte. γ-Aminobuttersäure hatte eine ähnliche Wirkung wie Serotonin, aber 100 mal schwächer. Die Feststellung, daß das Herz von *Limulus* durch Serotonin in kleinster Konzentration gehemmt und zum Stillstand gebracht wird, ist stammesgeschichtlich von hohem Interesse. Hier treffen wir erstmals — bei Anneliden ist ein analoges Verhalten des Herzens zu vermuten — auf eine ausgesprochen herzhemmende Wirkung des Serotonins, während bei Plathelminthen und Mollusken 5-Hydroxytryptamin ausgesprochen herzerregend wirkt. ABBOTT et al. (1969) haben 5-Hydroxytryptamin im Herzen von *Limulus* sp. nachgewiesen. Im Gegensatz zu dekapoden Krebsen hat Serotonin am Limulusherzen nicht erregende, sondern hemmende Wirkung. Die Büschelentladungen (bursts) des Herzganglions sind in der Frequenz herabgesetzt. Durch Bol wurde die Wirkung von Serotonin und die erregende Wirkung der herzhemmenden Nerven blockiert. — Glutamat 10^{-7}M führte am entnervten Herzen von *Limulus* zu kurzdauernder Kontraktion; 10^{-5} erhöhte den Muskeltonus des Herzens. S. auch PAX u. SANBORN (1964, 1967a, b).

Nervensystem. Durch WELSH u. MOORHEAD wurden im Nervenstrang 0,10 und 0,20 μg/g und in den Beinnerven 0,15 und 0,24 μg/g 5-Hydroxytryptamin festgestellt. In Analogie zu anderen Cheliceraten dürften synaptische Überträgerfunktionen des 5-Hydroxytryptamins in Frage kommen.

Quergestreifter Bewegungsmuskel. Über Serotonin im Muskel ist nichts bekannt. Ob der Bewegungsablauf scheinbar oder wirklich ohne Vermittlung von Überträgerstoffen vor sich geht, wie es bei decapoden Krebsen und Insekten angenommen wird, bleibt auch bei *Limulus* eine offene Frage. Nach PARNAS et al. (1968) wirkt Serotonin am Schließermuskel des Krebsbeins hemmend.

Am *Darm* sind wir über 5-Hydroxytryptamin nicht orientiert. Von Interesse wäre die Feststellung enterochromaffiner Zellen und die Prüfung des Darmes auf Serotoninempfindlichkeit. Am meisten Serotonin (0,80 μg/g) wurde in den (excretorischen) Coxaldrüsen gefunden.

In tiersystematischer und phylogenetischer Hinsicht könnten weitere Feststellungen über Vorkommen und Wirkung von 5-Hydroxytryptamin bei diesen „alten" krebsähnlichen Tieren, die nur noch in wenigen Arten vorkommen, und mit den paläontologisch sehr alten und ausgestorbenen Trilobiten nahe verwandt sind, aufschlußreich sein.

Unterstamm: Arachnomorpha, Spinnentiere

b) Klasse: Arachnida

α) Ord. Scorpionidae, Scorpiones, Skorpione (vgl. S. 263, S. 685)

Über 5-Hydroxytryptamin im *Herzen* von Skorpionen ist nichts bekannt.

Im *Nervensystem* von Skorpionen fehlt der Nachweis von Serotonin, Acetylcholin und Catecholaminen, so daß wir uns über die funktionelle Bedeutung dieser Stoffe als eventuelle Überträgersubstanzen kein Bild machen können. Dasselbe gilt für den quergestreiften *Bewegungsmuskel* und den *Verdauungskanal.*

Sehr reich an 5-Hydroxytryptamin erwiesen sich die Stachelgifte einer Reihe von Skorpionarten; bei anderen Arten fehlte Serotonin im Stachelgift völlig. ADAM u. WEISS (1956, 1958, 1959) fanden im Stachelgift von *Buthus (= Leiurus)*

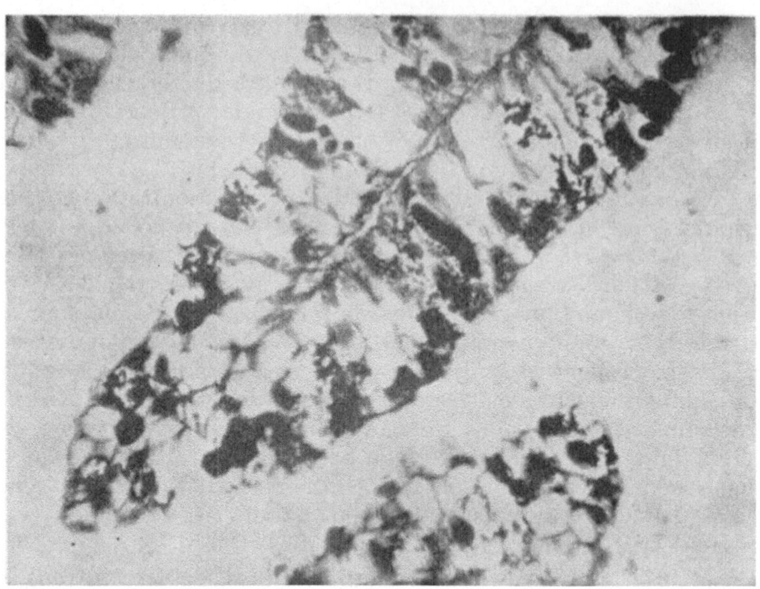

Abb. 244. 5-Hydroxytryptamin in der Stachelgiftdrüse des Skorpions *Buthus (Leiurus) quinquestriatus*. Argentaffine Reaktion des Drüsenepithels. Vergr. 1:200 ($^2/_3$). (Aus: K. R. ADAM u. C. WEISS 1958)

quinquestriatus einen 5-Hydroxytryptamingehalt von 2000—4000 μg/g Trockengewicht des Giftes (Abb. 244). Im Gegensatz dazu enthielt das Gift von *Buthotus minax* L. nur geringe Mengen, d. h. 30—40 μg/g Trockengewicht. 5-Hydroxytryptamin wurde auch im Giftapparat und im Gift von *Parbuthus hunteri* gefunden. Durch Serotonin wird der Schmerz des Skorpionstiches wie ADAM u. WEISS gezeigt haben, wesentlich gesteigert (vgl. auch ARMSTRONG et al., 1952; ARMSTRONG, 1957). Kleine Werte erhielten WELSH u. MOORHEAD (1960) bei einer nicht identifizierten Spezies von *Hadrurus*; sie fanden im getrockneten Stachelgift 138,0 und 50,0 μg/g Serotonin, während bei *Hadrurus arizonensis* (Ewing) und bei *Vejovis spinigerus* (Wood) Serotonin im Stachelgift nicht nachweisbar war. Nach WELSH u. BATTY (1963) fand sich bei *Tityus bahiensis* im Telson < 3 μg/g, bei *Centrurioides gracilis* im Telson < 1,2 μg/g Trockengewicht.

Das Gift von *Latrodectes tredecimguttatus* führte nach MARETIĆ (1962, 1963) am Menschen und an Versuchstieren zu Sinusbradykardie; im EKG zeigten sich hohe P_2 und P_3, Verlängerung des QT-Intervalls, Senkung des ST-Segmentes, niedere bis negative T-Zacke.

Chromaffine Zellen wurden von ERSPAMER im Giftapparat der meisten von ihm untersuchten Invertebraten festgestellt, welche ganz ähnliche histochemische Reaktionen zeigten, wie die enterochromaffinen Zellen in der Darmschleimhaut von Wirbeltieren. Dasselbe fanden ADAM u. WEISS (1958) im Epithel des Giftapparates von *Leiurus quinquestriatus*.

β) Ord. Acarini, Milben (vgl. S. 267, S. 685)

Über 5-Hydroxytryptamin sind wir bei Milben nicht orientiert.

γ) Ord. Araneae, Spinnen

Über Vorkommen und Wirkung von 5-Hydroxytryptamin scheint bei Spinnen nichts bekannt zu sein. Daß das Zentralnervensystem über 5-Hydroxytryptamin verfügt, kann aus den Versuchen über Netzbauveränderungen mit LSD und anderen psychotropen Stoffen geschlossen werden, ein direkter Beweis fehlt. Durch

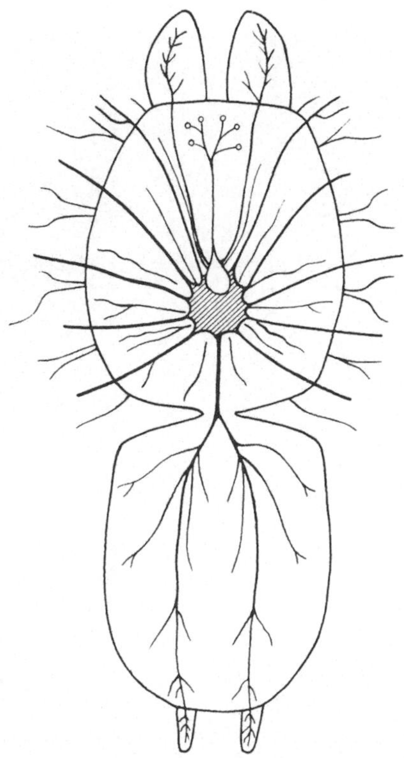

Abb. 245. Schematische Darstellung des Zentralnervensystems der Spinne nach SAVORY. (Aus P.N. WITT 1956)

bestimmte, das Zentralnervensystem und die psychische Reaktionsfähigkeit von Vertebraten und des Menschen in typischer Weise beeinflussende Stoffe, darunter der Serotoninantagonist LSD, lassen sich an der Spinne analoge Wirkungen auslösen.

(a) Wirkung von D-Lysergsäurediäthylamid (LSD) und anderen Erregungs- und Lähmungsgiften am Zentralnervensystem von Spinnen (Abb. 245)

Es besteht eine sehr eigenartige Beziehung pharmakologischer Art zwischen Spinne und Mensch: Am Menschen hat die Verabreichung von Lysergsäurediäthylamid (LSD) in der minimalen Menge von 0,0003 μg (also Bruchteilen eines Millionstel Grammes) pro 1 g Gehirngewebe ausgesprochene psychische Störungen zur Folge, die mindestens zum Teil darauf zurückzuführen sind, daß durch LSD 5-Hydroxytryptamin im Gehirn blockiert wird. Daß die cerebrale Wirkung des LSD bei der Spinne über eine Freisetzung oder eine Blockierung des Serotonins geht, ist wahrscheinlich, aber wie so vieles im Leben der Spinne, bis heute unbekannt geblieben.

Die Beziehungen zwischen der Wirkung des Lysergsäurediäthylamids und bestimmten, im Zentralnervensystem dadurch ausgelösten Funktionsänderungen sind im Zusammenhang mit der Wirkung einiger anderer zentralnervös angreifender Stoffe an der Spinne im Hinblick auf den Netzbau untersucht worden. Dabei kann vorläufig nur vermutet werden, daß auch die Spinne, wie andere Arthropoden, in ihrem Zentralnervensystem über Acetylcholin und 5-Hydroxytryptamin, eventuell auch über Noradrenalin, verfügt. Es kann davon ausgegangen werden, daß Lysergid auf das Zentralnervensystem der Spinne im Sinne eines Serotoninantagonisten wirkt.

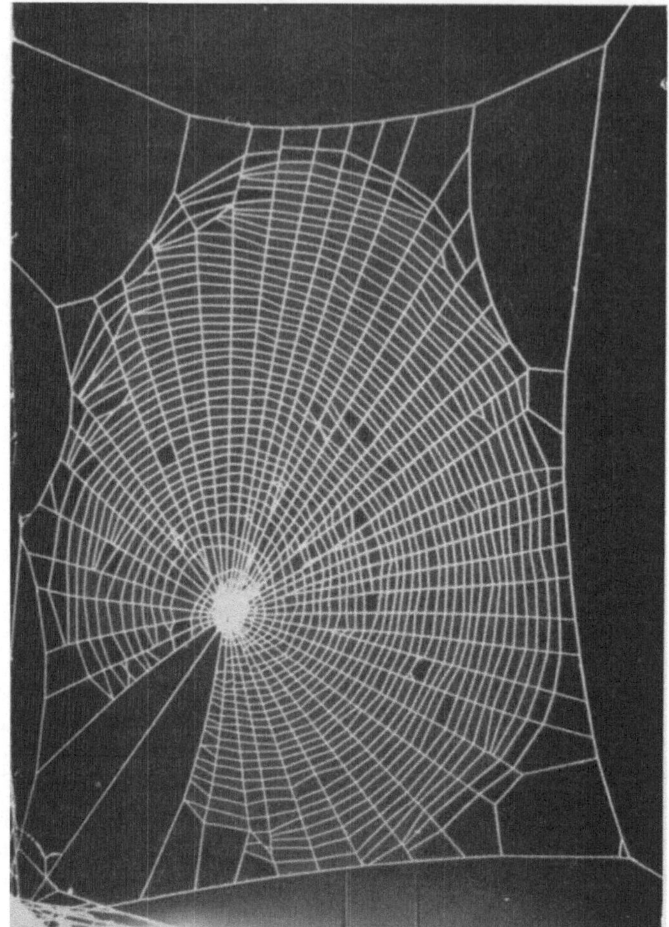

Abb. 246. Normales Netz der Spinne *Zilla-x-notata Cl.* (Aus: P.N. WITT 1956)

Die „psychische" Wirkung des D-Lysergsäurediäthylamids ließ sich nach den schönen Versuchen von PETERS u. WITT (1949), PETERS (1955), WITT (1951, 1956a, b, 1969) und PETERS, WITT u. WOLFF (1950) am Netzbau der Spinne nachweisen. Wurde der Spinne, in diesem Fall der Spezies *Zilla-x-notata* (Kreuzspinne), per os 0,1—0,3 γ LSD verabreicht (die Spinnen nehmen ihre Nahrung durch Saugen auf) PARRY (1954), NEMENZ (1955), kam es zur Verlängerung (Ovalisierung) des Netzes, und die Winkelregelmäßigkeit wurde vermindert, während bei noch kleineren Dosen (0,03—0,05 γ) die Winkelregelmäßigkeit und die Regelmäßigkeit des Klebfadens zunahm (Abb. 246, 247).

Die Fangfäden der Spinnen bestehen nach LEHMENSICK u. KULLMANN (1957) aus Trägerfäden mit einer Auflage von Klebstoff, der nach elektronenoptischer Untersuchung ebenfalls fädige Struktur besitzt und eine Art „Fangwolle" darstellt. Der Spinnapparat der Spinnen, der für die Produktion der für den Netzbau notwendigen Stoffe in den Spinndrüsen sorgt, ist oft sehr kompliziert gebaut. S. S. 270.

Der als Instinktbewegung erkannte Netzbau der Spinne ergibt sich sowohl aus den zentralnervösen Funktionen (PETERS, 1953) als aus der funktionell-anatomischen Analyse des Bewegungsapparates, wie er bei *Zygiella-x-notata* durch

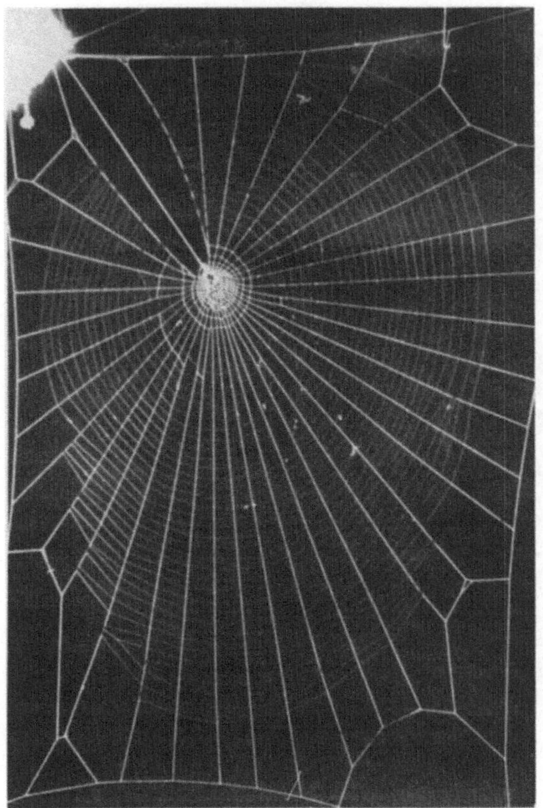

Abb. 247. Netz der Spinne *Zilla-x-notata* nach ca. 0,04 γ Lysergsäurediäthylamid. Das Netz ist verlängert (ovalisiert); die Winkelregelmäßigkeit und die Regelmäßigkeit des Klebfadens nimmt bei diesen kleinen Dosen zu
(Aus: P. N. WITT 1956)

FRANK (1957) besonders eingehend studiert wurde. (Vgl. auch WALCOTT u. VON
DER KLOOT, 1959.) Die Fortbewegung der Kreuzspinne *Aranea diadema* wurde
durch JACOBI-KLEEMANN (1953) beim Netzbau (nach Filmanalysen) untersucht.
Abgesehen vom typischen „Gang" der intakten Spinne ergaben sich Abweichungen im Netzbau nach Autotomie (Selbstamputation) eines Beines, wie sie ähnlich,
aber nicht in so typischer Weise, nach Verabreichung von Arzneistoffen an der
Spinne festgestellt wurden.

Die Spinne ist ein Tier, bei der sich alle Sinnesfähigkeiten auf einen äußerst
feinen Tastsinn konzentriert haben, während sie meist nur über ein mäßiges Sehvermögen verfügt. Das von ihr mit Klebefäden versehene Netz ist ihr ganz auf dem
Tastsinn aufgebautes Instrument, dessen leiseste Erschütterung über die Tastorgane ihrer Füße unmittelbar auf das Gehirn übertragen wird. Es ist deshalb verständlich, daß alle Wirkstoffe, welche den Zustand ihres Gehirns beeinflussen,
sich auf die Art des Netzbaus auswirken müssen (vgl. auch LIESENFELD, 1956).

Größere Dosen Coffein — wobei es sich um Mengen bis 100 μ/g handelt — hatten auf den
Netzbau der Spinne einen ähnlichen Effekt wie höhere Dosen LSD (Abb. 248), während Schlafmittel (Nembutal) Störungen im psychophysischen Verhalten der Spinne hervorriefen, die eine
andersartige „Abnormität" im Netzbau zur Folge hatten (Abb. 249 a, b).

Die Anlagestörungen der Klebspirale bilden wohl den feinsten (spezifischsten)
Test für eine in diesem Sinn wirksame Substanz. Bei der Anlage der Klebspirale
spielen mindestens 2 Gruppen von Orientierungsmechanismen eine Rolle: die

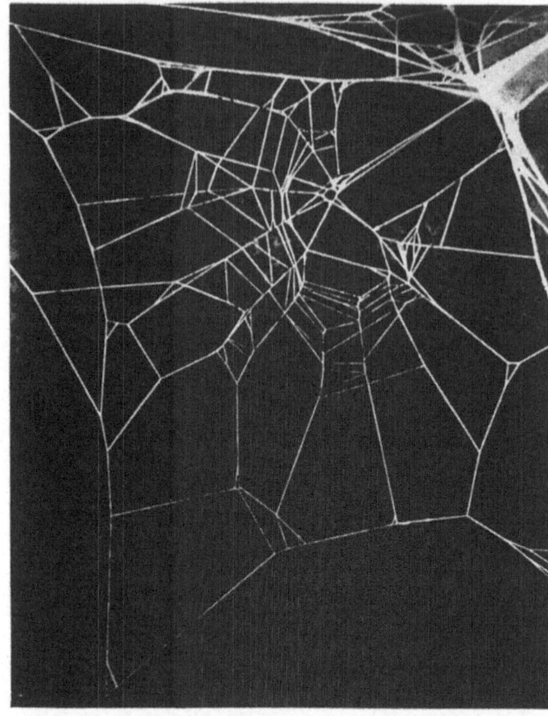

Abb. 248. Netz der Spinne *Zilla-x-notata* nach einer hohen Coffein-Dosis. (Aus: P. N. WITT 1956)

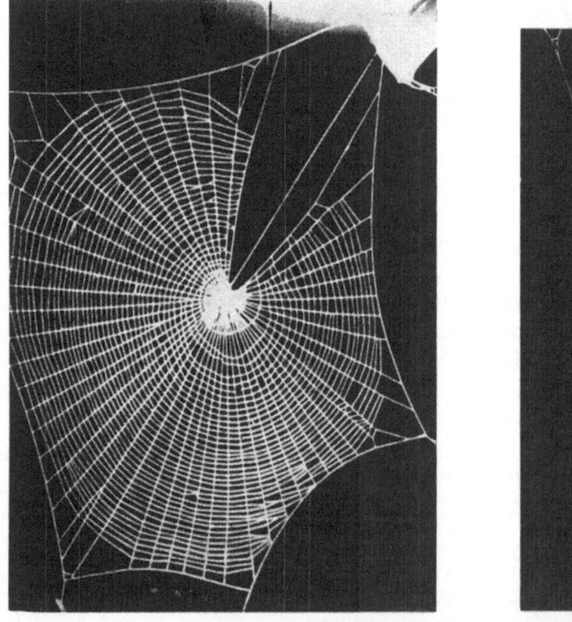

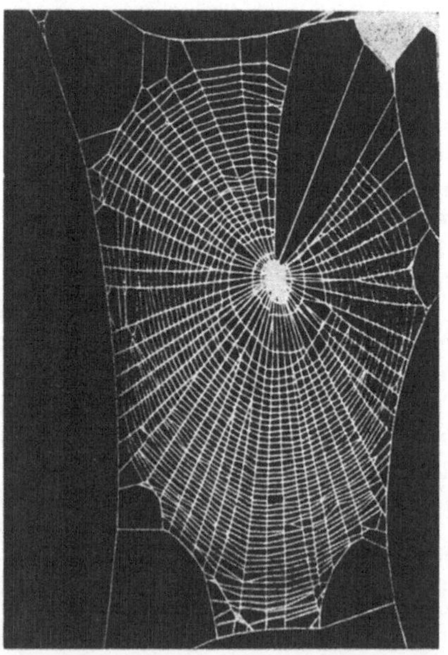

Abb. 249. Netz der gleichen Spinne *Zilla-x-notata* an zwei aufeinanderfolgenden Tagen, das Netz links normal, das Netz rechts nach Verabreichung des Schlafmittels Nembutal. Das Netz ist stark in die Länge gezogen, der Klebfaden unregelmäßig angelegt. (Aus: P. N. WITT 1956)

ständig wirkende Richtungskoordination nach dem kürzesten Weg und die vorübergehend auftretenden Steuerkomponenten. Wahrscheinlich sind aber noch mehr Mechanismen daran beteiligt, die durch Wirkstoffe einzeln störbar sind, so daß eine pharmakologische Funktionsanalyse dieser komplizierten Instinktbewegungen möglich erscheint.

Die Empfindlichkeit der Spinne, verglichen mit derjenigen des Menschen für die gleichen Stoffe, welche bei der Spinne typische Störungen im Netzbau, beim Menschen neurologisch faßbare Symptome auslösen, ist beim Vergleich aufgrund des Körpergewichtes bei der Spinne etwa 1000mal kleiner. Rechnet man das Körpergewicht der Spinne zu 60 mg, beträgt das Verhältnis Körpergewicht Mensch/Spinne 1:1 000 000 (WITT).

Ist auch jeder Vergleich in der Wirkung der genannten Stoffe bei Spinne und Mensch problematisch, so können doch gewisse Parallelen nicht außer acht gelassen werden. Sie sind sehr eindrücklich bei Largactil im Hinblick auf die zentral bedingte Abnahme der spontanen Leistungen (Apathie) und bei Coffein und Strychnin, wo in beiden Fällen eine gesteigerte Reflexerregbarkeit bewirkt wurde. Dabei ist nicht zu vergessen, daß wir die vorwiegend optisch erfaßte Umwelt des Menschen in die haptische Umwelt der optisch eher schlecht ausgerüsteten Spinne übersetzen müssen.

Die durch zentralnervös wirkende Stoffe ausgelösten Änderungen im Netzbau machen sich zum Teil als mangelnde oder abgeänderte Impulsexaktheit geltend. Nach SCOPOLAMIN wurde durch WOLFF u. HEMPEL (1951) eine herabgesetzte Zentrierung des Netzes gefunden. Wahrscheinlich ist das Orientierungsvermögen, vielleicht auch die zentrale Repräsentation der Motorik irgendwie gestört worden (vgl. auch EPELBAUM, 1956), über CO- und CO_2-Wirkung SCHWARZ (1956), über Äther und N_2O, SCHWARZ u. Witt (1955).

Strychnin erhöhte die reflektorische Empfindlichkeit. Bei sehr kleiner Dosierung resultierten äußerst exakt gebaute, oft fast kreisrunde Netze. Beim Menschen werden durch kleine Strychnindosen Seh- und Hörschärfe erhöht.

Es erscheint also möglich, mit neurotropen Stoffen den Netzbau der Spinne *Zilla-x-notata* in mehr oder weniger typischer, den Eigenschaften des betreffenden Stoffes am höheren Tier und am Menschen in entsprechender Weise zu beeinflussen, was neue Möglichkeiten bietet, die zentralnervöse Integration bei der Herstellung des Spinnennetzes, dieser komplizierten Instinkthandlung, genauer zu erforschen.

Ob die statistische Sicherung der mit den verschiedensten Stoffen gewonnenen Resultate soweit geht, daß eine Testung dieser Substanzen durch den Spinnennetztest möglich ist, erscheint trotz der schönen Resultate von WITT (1952) etwas zweifelhaft. Eine Überprüfung der Verhältnisse an der Spinne *Araneus foliatus* (Fourcroy) durch SCHMIDT u. PERSCHMANN (1958) lassen gewisse Zweifel an der „Testsicherheit" für verschiedene Stoffe als berechtigt erscheinen, was den Untersuchungen WITTS u. a. als „Verhaltensforschung" an der unter dem Einfluß verschiedener Gifte stehenden Spinne keinerlei Abbruch tut (vgl. auch WITT, 1955, 1956a).

An einem Material von 1283 Sektoren in 66 Kreuzspinnennetzen (Jungtiere und Erwachsene) wurde durch MAYER (1953) der Abstand a der beiden äußeren Klebfäden und die Länge b des äußersten Klebfadenstückes in diesem Sektor gemessen. Das Verhältnis a:b schwankte, wie bei *Zilla-x-notata*, um einen konstanten Mittelwert. Es ergaben sich keine Unterschiede zwischen den einzelnen Quadranten. Die von 2 benachbarten Radialfäden eingeschlossenen Winkel (gemessen durch den Quotienten b/Abstand des äußersten Klebfadens vom Netzzentrum c) dagegen waren sie in den unteren Quadranten klein, in den oberen groß, während die seitlichen dazwischen lagen. Im ganzen streute die Winkelgröße um einen angenähert konstanten Mittelwert. Bei *Aranea diadema* war a:b ungefähr wie b:c. MAYER sieht in diesen Größenbeziehungen eine weitere Stütze seiner Arbeitshypothese, daß der Aufbau des Spinnennetzes von zentral bevorzugten Proportionen beherrscht wird. Diese Arbeit bildet eine wertvolle Ergänzung zu der Forschung von WITT.

Über Beobachtungen am Netzbau der zu den Araneae, Araneidae gehörenden Spinne *Cyrtophora citricola* im Zusammenhang mit der Phylogenie der Radnetzspinnen vgl. KULLMANN (1958), BRAUN (1955). Offenbar haben das Alter der Spinne und die mehr horizontale oder mehr vertikale Lage des Netzes auf Ausbildung und Gestalt des Netzes einen Einfluß, wie das an den Netzen von *Aranca diadema* und *Zilla-x-notata* von MAYER (1953) festgestellt wurde. Junge Spinnen erstellen Netze, bei denen die Umgänge der Klebfäden fast kreisförmig, bei älteren mehr elliptisch sind. Durch Horizontallegung (Ausschaltung der Schwerkraft) wurden auch von älteren Spinnen kreisförmige Umgänge angelegt. Mit Bleigewicht beschwerte Spinnen bauten dagegen stark exzentrische Klebfädenumgänge.

Die Frage, ob die Spinnen über 5-Hydroxytryptamin oder ähnliche Stoffe in ihrem Körper verfügen, ist noch ungeklärt. Versuche mit 5-Hydroxytryptamin, an der Spinne *Zilla-x-notata* durch RIEDER (1958) haben zu keinem schlüssigen Resultat hinsichtlich Wirkung auf den Netzbau geführt. S. auch WITT (1969).

In phylogenetischer Hinsicht wäre es interessant zu prüfen, ob in jungtertiären Schichten, z. B. in der oberen Süßwassermolasse der Öninger Schichten, gewisse hormonartige Stoffe, z. B. 5-Hydroxytryptamin (Speicherformen) aus den tierischen Resten zu gewinnen wären. Die Öninger Fauna bei Stein am Rhein ist besonders reich an gut erhaltenen Insekten, besonders Käfern von subtropischen, namentlich südeuropäischen Typen. Wahrscheinlich sind auch Reste von Spinnen und Skorpionen überliefert.

(b) Spinnengifte

WELSH u. BATTY (1963) haben die Befunde betr. Spinnengifte stark erweitert. Bei *Phonneutria (Ctenus)fera*, Familie der Ctenidae der giftigsten aller brasilianischen Spinnen, fanden sie im Gift bis 2,6 mg 5-Hydroxytryptamin per Gramm Trockengewicht. Bei den Spinnen *Acanthoscuria atrox* und *Acanthoscuria sternalis* (Familie der *Therophosidae*) stellten sie im Trockengift 58,5 μg/g respektive 140 μg/g 5-Hydroxytryptamin fest.

Zusammenfassung über Spinnen

Bei Spinnen sind wir über Vorkommen und Wirkung von 5-Hydroxytryptamin nicht orientiert mit Ausnahme einiger Beobachtungen über den Einfluß psychotroper Stoffe (LSD u. a.) auf den Netzbau der Spinne. Monaminoxydase wurde im Spinnenkörper nachgewiesen, ebenso ihre Hemmung durch Iproniazid.

Aus Analogiegründen mit anderen Arthropoden kann damit gerechnet werden, daß der Spinnenkörper im Zentralnervensystem 5-Hydroxytryptamin bildet. Wie bei einem Skorpion, *Palamnaeus bengalenis*, vermutet, könnte auch bei manchen Spinnen ein myogenes Herz in Frage kommen. Wahrscheinlich ist 5-Hydroxytryptamin an Funktionen des Darmkanals beteiligt. Es wäre von Interesse festzustellen, ob im Spinnenkörper 5-Hydroxytryptamin, Monaminoxydasen und Decarboxylasen nachweisbar sind.

Unt. Stamm: Mandibulata

a) Klasse: Crustacea, Krebstiere (s. S. 271, 688)

1. Unt. Klasse: Entomostraca (s. S. 274, 688)

α) Ord. Phyllopoda, Blattfüßer (s. S. 274, 688)

Bei dem Phyllopoden *Artemia salina* konnte 5-Hydroxytryptamin im Ganztier zu 0,02 μg/g nachgewiesen werden.

β) Ord. Branchiopoda, Kiemenfüßer (s. S. 274)
Unt. Ord. Cladocera, Wasserflöhe (s. S. 275, 688)

Bei *Daphnia magna* (Strauß) konnten im Ganztier 0,10 μg/g Serotonin festgestellt werden. Es ist anzunehemn, daß das Nervensystem, vielleicht das Herz dieser Tiere und der Darm die Hauptträger des 5-Hydroxytryptamins darstellen. Doch wissen wir über seine Funktion vorläufig nichts.

γ) Ord. Anostraca (s. S. 279, 689)

Über Serotoninvorkommen und Wirkung bei Anostraca sind wir nicht orientiert.

2. Ord. b) *Ostracoda*, Muschelkrebse (vgl. S. 279, 689)

3. Ord. c) *Copepoda*, Ruderfüßler (s. S. 279, 690)

4. Ord. d) *Cirripedia*, Rankenfüßler (s. S. 280, 690)

Über die 3 Ordnungen ist hinsichtlich Vorkommen und Wirkung von 5-Hydroxytryptamin nichts bekannt.

2. Unt. Klasse: Malacostraca (s. S. 281, 690)

α) Ord. Peracarida Unt. Ord. Amphipoda (s. S. 283 und 690)
Unt. Ord. Isopoda (s. S. 283)

Über Vorkommen und Wirkung von 5-Hydroxytryptamin scheint bei Amphipoden und Isopoden nichts bekannt zu sein.

β) Ord. Hoplocarida (Stomatopoda) (s. S. 284 und S. 829)

Bei Stomatopoden (*Squilla* u. a.) sind die Serotoninverhältnisse bisher nicht näher untersucht worden, Über das Perikardialorgan von *Squilla mantis* vgl. S. 285.

γ) Ord. Eucarida Unt. Ord. Decapoda (s. S. 285 und S. 690)

Bei decapoden Krebsen sind die Verhältnisse hinsichtlich Vorkommen und Funktion des 5-Hydroxytryptamins hauptsächlich am Herzen, peripheren (sensomotorischen) Nervensystem, Zentralnervensystem und Darm untersucht worden. Sie haben durch die Feststellungen von ALEXANDROWICZ, MAYNARD u. FLOREY zu Resultaten geführt, die tiersystematisch und phylogenetisch von Bedeutung sind.

(a) Herzwirkung des 5-Hydroxytryptamins

Über den Gehalt des Herzens decapoder Krebse an 5-Hydroxytryptamin sind wir nicht orientiert, insofern das Herz selbst und die Herzganglien in Frage kommen. Dagegen wurde Serotonin im Perikardialorgan nachgewiesen. Auffallend ist bei decapoden Crustaceen, beispielsweise beim Taschenkrebs, *Carcinus maenas*, daß sowohl 5-Hydroxytryptamin, Acetylcholin und Adrenalin im Sinne der Herzanregung und -beschleunigung wirksam sind, dabei Serotonin stärker als jene. Die fördernde Wirkung des Acetylcholins auf frische Krebsherzen ist relativ gering; sie beginnt erst bei 10^{-5}. Die herzerregende, frequenz- und tonussteigernde Wirkung von 5-Hydroxytryptamin, 10^{-8} bis 10^{-9} am Krebsherzen (*Eriphia, Carcinus, Dromia*), übertrifft diejenige des Adrenalins (10^{-6} bis 10^{-7}) etwa um das 100fache. Serotonin und Adrenalin haben eine lang anhaltende Wirkung, wie das am Herzen von *Dromia, Calapa* und *Eriphia* festgestellt wurde. Wenn bei einer Reihe von *decapoden Krebsen* sowohl Serotonin wie Adrenalin — zweifellos mit verschiedenen Angriffspunkten — im Sinne der Herzerregung wirksam sind, könnte es aussehen, wie wenn bei decapoden Krebsen, evolutionistisch gedacht, eine gewisse Unsicherheit bestehen würde, welchen Stoff der Organismus als herzerregenden Überträger bevorzugen will. Es könnte sich aber auch um eine dreifache humorale Sicherung des Krebsherzens handeln. Wenn wir uns daran erinnern, daß das Herz decapoder Krebse unter dem Einfluß eines fördernden und zweier hemmender extrakardialer Nerven steht, die in den Neuronen des Herzganglions enden, könnte es sich so verhalten, daß Acetylcholin über einen cholinergen Ganglienapparat des Herzens fördernd, Adrenalin direkt an der Innervation des Herzmuskels im Sinne eines adrenergen Effectors frequenzsteigernd wirkt und 5-Hydroxytryptamin vom Perikardialorgan aus fördernd eingreift. FLOREY zeigte, daß sich die positiv inotrope und chronotrope Wirkung des 5-Hydroxytryptamins auf die Ganglienzellen des Herzens beschränkt und sich vor allem an den dendritischen Nervenendigungen im Herzmuskel auswirkt.

FLOREY wies ferner nach, daß Extrakte aus dem zweiten oberen Hemmnerven des Krebsherzens die Aktivität des Herzganglions stillegten. Doch wurden nach den elektrophysiologischen Untersuchungen von MAYNARD (1960, 1961) über Herzhemmung bei decapoden Krebsen diese Extrakte bisher nicht am isolierten

Herzganglion geprüft. Durch γ-Aminobuttersäure wurde nach MAYNARD (1958) am isolierten Herzganglion von *Homarus americanus* dieselbe Hemmwirkung wie bei Reizung der Hemmfasern des Herzens erzielt. Dabei wurde nicht nur die Häufigkeit der Entladungsbüschel (bursts), sondern auch die pro Entladung gebildete Impulszahl herabgesetzt, so daß γ-Aminobuttersäure als Hemmstoff in Frage kommen könnte.

ALEXANDROWICZ u. CARLISLE (1953) stellten fest, daß Perikardialextrakte verschiedener Arten von Decapoden und Stomatopoden am isolierten Herzen aller untersuchten Arten die Amplitude vergrößerten, daß aber der Einfluß auf die Frequenz je nach Tierart verschieden war, bald beschleunigend, bald verlangsamend.

(b) Herzregulation, Pericardialorgan und 5-Hydroxytryptamin

Durch frühere Untersuchungen war bekannt, daß Extrakte des Perikardialorgans von Decapoden einen stimulierenden Einfluß auf die Herztätigkeit der Krebse besitzen. MAYNARD u. WELSH (1959) untersuchten Extrakte des Perikardialorgans, des Zentralnervensystems und der peripheren Nerven von 4 Brachyuren- (Krabben-) arten (*Carcinus maenas, Cancer borealis, Cancer irroratus* und *Libinia emarginata*) auf ihre Herzwirksamkeit hin. Die Extrakte aus den Perikardialdrüsen, welche 1—10 μg/g Frischgewicht 5-Hydroxytryptamin enthielten, wurden am isolierten Herzen der 4 Krabbenarten und vergleichsweise auch am Herzen der Muschel *Venus mercenaria* geprüft. Die Extrakte zeigten am Herzen Erhöhung von Frequenz und Amplitude. Gegenüber der anregenden Wirkung von 5-Hydroxytryptamin wurden einige Unterschiede in der Wirkung des Perikardialextrakts auf Frequenz und Amplitude festgestellt. Daraus wurde der Schluß gezogen, daß der Wirkungsfaktor nicht allein mit 5-Hydroxytryptamin identisch sein konnte. Extrakte aus dem Zentralnervensystem und von Beinnerven zeigten entsprechende, aber geringere Wirkung als solche aus dem Perikardialorgan. Als Wirkungsfaktor des Perikardialorgans wurde zunächst ein Polypeptid angenommen.

Serotonin konnte als Sekret des Perikardialorgans durch CARLISLE (1956) bestätigt werden. Nach ALEXANDROVICZ u. CARLISLE (1953) bewirkten Extrakte aus dem Perikardialorgan von decapoden Crustaceen oder Stomatopoden Vergrößerung der Herzamplitude. Die Frequenz des Herzschlages wurde am isolierten Crustaceenherzen je nach Tierart bald beschleunigt, bald verlangsamt.

Die Wirkung von 5-Hydroxytryptamin schien dann doch identisch mit derjenigen des Extrakts. Papierchromatographisch konnte aber kein 5-Hydroxytryptamin nachgewiesen werden, wohl aber wurden zwei Stoffe gefunden, von denen einer, ein o-Oxyindolalkylamin, wahrscheinlich 5,6-Dihydroxytryptamin, mit 5-Hydroxytryptamin in der Wirkung sehr nahe verwandt war. Der zweite Stoff könnte ein Polypeptid sein (WELSH), so wie bei Vertebraten neben 5-Hydroxytryptamin die als Oktapeptid erkannte Substanz P vorkommt (OESTLUND u. EULER, 1957). Von den Perikardialorganen der Crustaceen scheinen noch andere, nicht identifizierte Indolderivate neben 5,6-Dihydroxytryptamin gebildet zu werden. Fluorescenzoptische Bestimmungen hinsichtlich Serotoningehalt im Perikardialorgan einiger decapoder Crustaceen von WELSH u. MOORHEAD (1959) ergaben bei *Cancer borealis* (Stimpson) Werte zwischen 2,6 und 4,0 μg/g, ähnlich bei *Carcinus maenas* 2,8 μg/g Frischgewicht.

Dazu ist zu bemerken, daß bei der fluorometrischen Bestimmung zwischen 5-Hydroxytryptamin und mit Serotonin sehr nahe verwandten Stoffen wie 5,6-Dihydroxytryptamin nicht unterschieden werden kann. Es muß also damit gerechnet werden, daß es sich bei diesen Bestimmungen nicht nur um Serotonin, sondern auch um Derivate desselben von ähnlicher Aktivität gehandelt hat, was neue Untersuchungen von Carlisle (1956, 1964) bestätigten. Danach beruhen 99% der Aktivität auf der Wirkung eines Orthodihydroxyindolalkylamins, das als 5,6-Dihydroxytryptamin identifiziert wurde. An zweiter Stelle steht das 5-Hydroxytryptamin, an dritter ein Polypeptid. An der Garnele *Leander serratus* konnte die Beschleunigung des Herzens auf einen einmaligen leichten Schock (Anschlag am Standgefäß) durch vorausgehende Injektion von 1 μg LSD oder BOL in 100 μl dest. Wasser verändert werden. Nach Reserpin 2,5 μg stieg die Herzfrequenz für eine Stunde um 50 und mehr %, sank dann aber für längere Zeit unter die Norm. Nach Injektion von 1 μg 5-Hydroxytryptamin wurde der Herzschlag der Garnele verdoppelt. Denselben Effekt hatte die Injektion von 10 μg 5,6- Dihydroxytryptamin.

An Krabben konnte durch Carlisle festgestellt werden, daß nach LSD der Indol- und Polypeptidgehalt der Perikardialorgane unverändert blieb; dagegen war 2 Std nach Reserpin zwar der Polypeptidgehalt unverändert, aber die Hydroxytryptamine verschwanden vollständig. Nach Injektion von LSD vermehrte das isolierte Herz seine Frequenz und blieb auf Hydroxytryptamine völlig unempfindlich. Es kann angenommen werden, daß Reserpin eine Entleerung der Perikardialorgane von Hydroxytryptaminen bewirkte ohne ihre Empfindlichkeit zu beeinträchtigen. Wurden Perikardialextrakte der Krabben *Cancer pagurus* und *Maia squinado* der Garnele *Leander serratus* injiziert, erfolgte Herzbeschleunigung während 20 min. Wurde der Extrakt vorgängig mit Chymotrypsin behandelt und erhitzt, reagierte das Herz identisch wie mit Hydroxytryptaminen. Wurden im Extrakt die Hydroxytryptamine durch Oxydation zerstört, kam es unter dem Einfluß der Polypeptide nur zu geringer Frequenzsteigerung, aber von längerer Dauer. Die Hormone des Perikardialorgans unterscheiden sich in ihrer natürlichen Funktion von den Hydroxytryptaminen wohl dadurch, daß 5,6-Dihydroxytryptamin rasch und kurz auf akuten Reiz reagiert, das oder die Polypeptide schwach und langsam auf wiederholten oder Dauerreiz.

Bei der Bestimmung der Herzfrequenz ist zu berücksichtigen, daß äußere Momente auf den Pulsschlag einen Einfluß ausüben: wenn 2 Krebse mit dem Kopf gegeneinander gestellt werden, nimmt nach Carlisle (1956) die Herzfrequenz um ca. 10% zu, ebenso wenn die Tiere irgend einem Schock ausgesetzt werden, z. B. bei Injektion von dest. Wasser, bei scharfer Beleuchtung, bei Berührung mit einer Nadel, oder bei Schattengebung mit der Hand. Die Innervation des Herzens ist bei vielen Crustaceen (z. B. Krabben) nur hemmend, bei den großen Decapoden, Langusten, Hummer usw. sowohl erregend wie hemmend. Die Herzregulation geschieht weitgehend auf hormonalem Wege über die Perikardialorgane als typische Neurohämalorgane, deren Nervenstränge direkt von dem von den Kiemen kommenden Blutstrom überflutet werden. Diese Nerven sind in einer fast spinnennetzartigen Bildung angeordnet (Abb. 250).

Nach den ausgedehnten Untersuchungen von Alexandrovicz u. Carlisle erscheint es sehr wahrscheinlich, daß das Perikardialorgan der Crustaceen das Hauptorgan für die Herzregulation darstellt.

In den Präparaten von Perikaridialorganen des Stomatopoden *Squilla mantis* konnten durch Carlisle (1964) 2 Typen von Granula hinsichtlich Gestalt und Dichte im Elektronenmikroskop unterschieden werden. Typ A war gekennzeichnet durch eine sphärische oder leicht ovoide Gestalt von 1500 Å Durchmesser. Das Innere schien sich aus eng gepackten, elektronenmikroskopisch dichten Partikeln zusammenzusetzen. Die Granula des Typs B enthielten hexagonal angeordnete stabförmige Komponenten. Vermutlich entstehen die Granula vom Typ B aus kleineren Elementen, die in den gleichen Fasern angetroffen wurden, in denen sich die Granula vom Typ B befanden. Ob diese Granula etwas mit der Vorratshaltung von Serotonin, 5,6-Dihydroxytryptamin oder eines aktiven Polipeptids zu tun haben, scheint noch nicht sicherzustehen.

Ist schon die elektrophysiologische Funktion des decapoden Crustaceenherzens, deren Aufklärung wir vor allem Bullock (1947) und Maynard (1960,

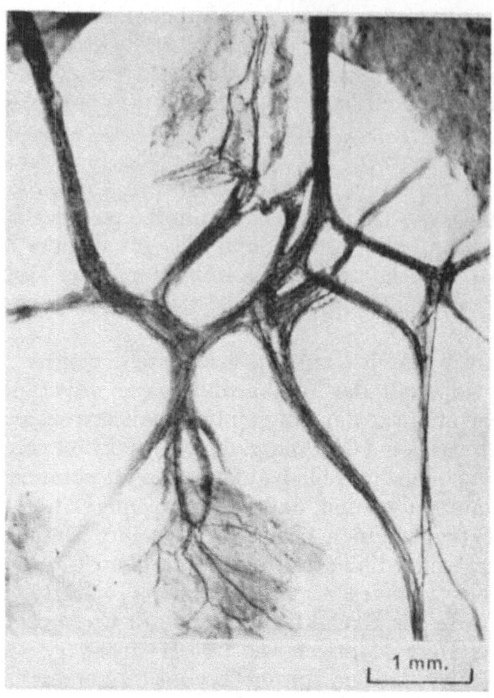

Abb. 250. Hintere Hälfte der Perikardialorgane von *Maia squinado*. (Aus: D.B. CARLISLE u. SIR FRANCIS KNOW-LES 1959)

1961) verdanken, sehr kompliziert (vgl. S. 291), so ist es die hormonale Steuerung des Krebsherzens nicht weniger, wobei das Perikardialorgan an dieser Steuerung wesentlichen Anteil hat.

Bei *Maia squinado*, der Spinnenkrabbe, bewirkten Perikardialextrakte zwar eine Vergrößerung der Amplitude, zugleich aber eine Abnahme der Frequenz. 5,6-Dihydroxytryptamin und 5-Hydroxytryptamin hatten nach ALEXANDRO-WICZ u. CARLISLE (1953) Herzstillstand zur Folge. Es scheint hier ein Sonderfall vorzuliegen, der hinsichtlich Serotoninwirkung bei decapoden Crustaceen vorläufig als Einzelfall zu betrachten ist. Das Herz von *Maia* erwies sich auf 5-Hydroxytryptamin weniger empfindlich als das der anderen untersuchten decapoden Krebse, auch weniger empfindlich gegen Adrenalin.

Es erscheint nicht ausgeschlossen, daß durch die feinen Nervenendigungen der Perikardialorgane auch eine adrenalinartige Substanz ins Blut abgegeben wird. Wahrscheinlich wird als zweites hemmendes Hormon neben dem bei *Maia* frequenzhemmenden Serotonin das 5,6-Dihydroxytryptamin im Perikardialorgan gebildet, welches stabilisierend auf den Herzschlag wirkt.

5-Hydroxytryptamin kommt bei decapoden Crustaceen vorwiegend als *herzerregendes Hormon* in Frage, vielleicht ist es das Erregunghormon des Krebsherzens schlechthin (ALEXANDROWICZ, 1952, 1953), während die Freisetzung von Acetylcholin und Adrenalin (Noradrenalin) wahrscheinlich auf die extrakardialen Nerven beschränkt ist. Gewissermaßen bestätigt wird diese Auffassung durch die Feststellung, daß nicht nur *Nervenextrakte von Crustaceen*, wie FLOREY u. FLOREY (1953, 1954) an Extrakten aus Cerebralganglien, ventralen Ganglien und Beinnerven decapoder Crustaceen, deren 5-Hydroxytryptamingehalt außer Frage steht, zeigten, sondern auch Extrakte aus optischen, Cerebral- und Stellarganglien von Cephalopoden an Herzen decapoder Krebse (und von Cephalopoden) Frequenz- und Tonuserhöhung bewirkten (Abb. 251).

Im weiteren hatten auch Darmextrakte von Crustaceen die gleiche herzerregende Wirkung wie die Nervenextrakte, wenn auch 10mal schwächer wie jene und ebenso Muskelextrakte, diese 50—100mal schwächer wirkend wie die Nervenextrakte.

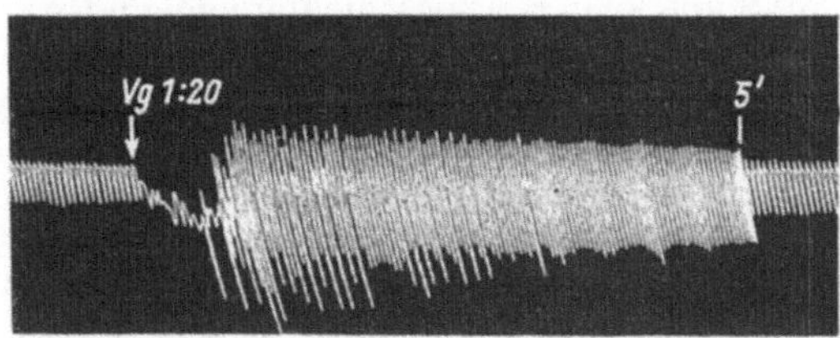

Abb. 251. *Eriphia spinifrons*. Wirkung von konzentrierten Extrakten aus ventralen Ganglien (*Vg*) von *Dromia* auf die Tätigkeit des Herzens. (Aus: E. FLOREY u. ELISABETH FLOREY 1954)

Die Wahrscheinlichkeit ist trotz einiger Widersprüche groß, daß 5-Hydroxytryptamin den wichtigsten fördernden Übertragungsstoff des Krebs- und (Cephalopoden)-herzens darstellt, der bei decapoden Crustaceen vom Perikardialorgan bereitgestellt wird, wobei an der Wirkung andere Tryptaminderivate wie 5,6-Dihydroxytryptamin beteiligt sein können. KERKUT u. PRICE (1963, 1964) stellten an Herzextrakten von *Carcinus maenas* fest, daß als Herzbeschleuniger neben 5-Hydroxytryptamin 5,6-Dihydroxytryptamin in Frage kommt. Der Stoff wirkte auch herzbeschleunigend bei *Helix aspersa*. Unter den Hemmstoffen ist vorläufig γ-Aminobuttersäure im Auge zu behalten, im weiteren aber der spezifischere Hemmstoff I von FLOREY (1954a). Nach ALEXANDROWICZ u. CARLISLE wirken Extrakte aus dem Perikardialorgan selten hemmend, nach MAYNARD u. WELSH meist fördernd. Die Funktion des Perikardialorgans als Regulator der Herztätigkeit scheint damit erwiesen. Wie CARLISLE (1956) feststellte, wirkte 5,6-Dihydroxytryptamin auf das Herz decapoder Krebse ähnlich wie 5-Hydroxytryptamin, außerdem auf extrakardiale Nerven im Sinne der Hemmung. Damit wären diese Indolkörper nicht nur als herzinterne hormonale Regulatoren zu betrachten, sondern sie hätten gleichzeitig die Funktion einer (regulativen) Wirkung auf extrakardiale (ganglionäre) Erregungsüberträger vielleicht auch auf Acetylcholin und Noradrenalin. Die Wirksamkeit von Acetylcholin und Noradrenalin scheint bedeutend schwächer zu sein als diejenige des 5-Hydroxytryptamins. Doch könnte dies auch dadurch bedingt sein, daß die am Decapodenherzen als Hemmstoffe wirkenden hormonalen Funktionsvermittler auf die Wirkung von Acetylcholin und Noradrenalin eine dämpfende Wirkung ausüben. Untersuchungen an *Libinia emarginata* von COOKE (1964) haben ergeben, daß am isolierten Perikardialorgan die in den Axonen neurosekretorischer Fasern nachweisbaren Zellen die Freisetzung von neurosekretorischem Material an den Nervenendigungen bewirken. Aus Versuchen von KERKUT u. PRICE (1964) geht hervor, daß Rohextrakte aus dem Herzen von *Carcinus maenas* das isolierte *Carcinus*-Herz beschleunigen, wobei Atropin keine Hemmung auslöste. Damit war die Wirkung von Acetylcholin noch nicht ausgeschlossen. Dagegen kam es zu einer teilweisen Hemmung der erregenden Wirkung des Herzextraktes durch Methysergid 5.10^{-5} g/ml, wobei die herzbeschleunigende Wirkung des Extrakts derjenigen von 0,2 μg 5-Hydroxytryptamin entsprach. BELAMARICH (1963) untersuchte die Perikardialorgane von *Cancer borealis* und *Cancer irroratus* und stellte zwei Peptide fest, eines davon mit herzbeschleunigender Wirkung. Die chromatographische Analyse führte KERKUT u. PRICE zu dem Resultat eines Indolderivates und zwar des 6-Hydroxytryptamins und eines Mucopeptids. 5-Hydroxytryptamin konnte im Extrakt nicht nachgewiesen werden. Das isolierte Krabbenherz erwies sich auf 6-Hydroxytryptamin 10mal empfindlicher als auf 5-Hydroxytryptamin; die Grenzkonzentration lag bei 5.10^{-10} g/ml.

Die Wirkung von 6-Hydroxytryptamin dürfte, wie diejenige des 5-Hydroxytryptamins nach FLOREY (unpubliziert) auf die Ganglienzellen des Herzens decapoder Crustaceen im Sinne der Herzbeschleunigung und des erhöhten Schlagvolumens beschränkt sein und hauptsächlich die im Herzmuskel verlaufenden dendritischen Endigungen betreffen (FLOREY, 1965). Demgegenüber erwies sich das perfundierte Herz von *Helix aspersa* auf 6-Hydroxytryptamin 100mal weniger empfindlich als auf 5-Hydroxytryptamin, was mit dem Befund von BERTACCINI u. ZAMBONI (1961) übereinstimmt, daß das isolierte Herz von *Helix luconum* auf 6-Hydroxytryptamin 47mal weniger empfindlich war als auf 5-Hydroxytryptamin. Das Krabbenherz enthält nach KERKUT u. PRICE etwa 1 μg 6-Hydroxytryptamin/g Frischgewicht. Die Mucopeptidfraktion führte zur Analyse von zwei Mucopeptiden, von denen das eine mit einer Aminosäuresequenz von 9 Aminosäuren und 4 Zuckern ebenfalls eine herzbeschleunigende Wirkung entfaltete, das andere, möglicherweise ein Vorläufer, nicht, was mit den Resultaten von BELAMARICH gut übereinstimmt.

(c) 5-Hydroxytryptamin und peripheres Nervensystem

5-Hydroxytryptamin konnte von FLOREY u. FLOREY (1953, 1954) in den Beinnerven decapoder Krebse nachgewiesen werden, so daß der Stoff als motorische Aktionssubstanz neben Acetylcholin in Frage kommt. Tatsächlich verursachen sowohl 5-Hydroxytryptamin wie Acetylcholin eine Kontraktion des Schließermuskels der Krebsschere, und beide Stoffe konnten in den Beinnerven decapoder Krebse festgestellt werden. FLOREY untersuchte den Mechanismus der Krebsschere genauer und konnte feststellen, daß sie von 2 Arten motorischer Neurone innerviert ist: von einer raschen, welche rasche Zuckung bewirkt und einer langsamen, welche langsame Kontraktion auslöst. Es lag nahe, die beiden Aktionsstoffe den beiden Kontraktionsarten zuzumessen, dem Acetylcholin die rasche, da Acetylcholininjektion an der Krebsschere eine blitzartige Zusammenziehung der Muskulatur bewirkt, und dem 5-Hydroxytryptamin die langsame, da es eine viel langsamere Kontraktion auslöst. Es scheint danach berechtigt zu sein, neben cholinergen Nerven auch von enteraminergen Nerven zu sprechen. Die Verhältnisse liegen aber nicht so einfach, wie es ursprünglich den Anschein hatte. Wie FLOREY (1954b) entgegen seiner früheren Auffassung feststellte, wirkte 5-Hydroxytryptamin an der Krebsschere von *Astacus fluviatilis* weder auf motorische Nervenstämme noch auf motorische Nervenendigungen erregend, noch rief es, direkt auf den Muskel gebracht, Kontraktionen hervor. Die durch Serotonin an der Krebsschere in früheren Versuchen ausgelösten Muskelaktionspotentiale werden sensomotorisch d.h. auf dem Weg über die Erregung von Sinneszellen in den Gelenkhäuten ausgelöst, wobei die Erregung der sensiblen Neurone auf motorische Axone übertragen wird. Die Auffassung war deshalb nicht mehr aufrecht zu erhalten, wie FLOREY früher annahm, daß Serotonin die Überträgersubstanz langsamer motorischer Neurone sei.

In der Gegend der Gelenkhaut zwischen Meropodit und Carpopodit, wo *Sinneszellen* nachgewiesen wurden, liegen die Umschaltstellen zwischen sensibler und motorischer Bahn. Isolierte Muskelsinneszellen aus der abdominalen Streckmuskulatur von *Astacus fluviatilis* wurden durch Serotonin (10^{-5} bis 10^{-6}) stark erregt (Florey). Die durch Serotonin verursachten Muskel-Aktionspotentiale sind mit denen, die bei elektrischer Reizung der „langsamen" motorischen Axone entstehen, identisch, so daß die Annahme berechtigt erscheint, daß diese Axone über die sensiblen Axone erregt werden. Ob 5-Hydroxytryptamin physiologischerweise die Impulsbildung in den Sinneszellen erregt, ist damit noch nicht sichergestellt, da sie auch durch Acetylcholin in hoher Verdünnung erregt werden und Cholinesterase enthalten (FLOREY, 1954b; WIERSMA, FURSHBAN u. FLOREY, 1953).

Am langsamen Öffnermuskel ist nach WIERSMA u. RIPLEY (1952) nur Serotonin wirksam, nicht aber Acetylcholin. Es darf aber nicht außer Acht gelassen werden, daß WIERSMA (1961) bei *Eupagurus bernhardus* ein Neuron fand, das sowohl eine rasche, als eine langsame Kontraktion bewirken kann und offenbar zweierlei Nervenendigungen besitzt.

(d) 5-Hydroxytryptamin und Zentralnervensystem

Durch FLOREY u. FLOREY (1953, 1954) wurde 5-Hydroxytryptamin in den Cerebralganglien und in den ventralen Ganglien decapoder Krebse (*Palinurus, Dromia, Eriphia, Calappa, Carcinus*) nachgewiesen. Wahrscheinlich ist Serotonin als synaptischer Überträgerstoff an Funktionen des Zentralnervensystems beteiligt, analog wie wir dies auch für Cephalopoden vermutet haben.

Durch WELSH u. MOORHEAD (1960) wurde das Gangliensystem einer größeren Zahl decapoder Krebse auf 5-Hydroxytryptamin untersucht, wobei auffallend kleine Werte gefunden wurden, so daß der Nachweis nicht überall sichersteht. Es wurden festgestellt: in den Nervensträngen von *Oronectes virilis* (Hagen) < 0,1 μg/g, von *Homarus americanus* (Milne-Edwards) < 0,02—0,03, von *Panulirus argus* (Latreille) 0,1, in den ventralen Ganglien von *Cancer irroratus* < 0,03 bis 0,07, in den Cerebralganglien 0,11 μg/g. Bei *Cancer borealis* (Stimpson) wurde in den Ventralganglien 0,02—0,08 und in den Cerebralganglien 0,08 μg/g, bei *Carcinus maenas* < 0,04 μg/g und bei *Gecarcinus lateralis* (Frem.) in den ventralen Ganglien < 0,15 μg/g Frischgewicht Serotonin nachgewiesen. Die Werte liegen allgemein viel tiefer als diejenigen der Perikardialorgane der betreffenden Tiere.

Es ist vorläufig nicht mit Sicherheit festzustellen, ob 5-Hydroxytryptamin bei decapoden Crustaceen als synaptischer Überträger im Zentralnervensystem in Frage kommt. Versuche mit LSD und mit Reserpin könnten darüber einigen Aufschluß geben; ebenso die Bestimmung des Monaminoxydasegehaltes des Zentralnervensystems und seine Blockierung durch Iproniazid. Verglichen mit Vertebraten und insbesondere mit Säugetieren ist nach den bisherigen Feststellungen der Serotoningehalt im Zentralnervensystem decapoder Krebse bedeutend niedriger. Von Interesse wären Daten über Vorkommen von γ-Aminobuttersäure im Zentralnervensystem. Im peripheren Nervensystem scheint γ-Aminobuttersäure völlig zu fehlen.

(e) 5-Hydroxytryptamin und Darmfunktion

Vorläufig wissen wir nur (durch FLOREY) von der Anwesenheit des 5-Hydroxytryptamins im Darmkanal decapoder Krebse. Ob der Stoff durch enterochromaffine Zellen gebildet wird und welche Funktion ihm zukommt, scheint nicht bekannt zu sein.

WELSH u. MOORHEAD (1960) stellten in den als Exkretionsorgan funktionierenden „grünen Drüsen" decapoder Krebse sicher meßbare Mengen von 5-Hydroxytryptamin fest, so bei *Cancer irroratus* (Say) 0,31 und 1,0 μg/g, bei *Cancer borealis* 0,72 μg/g, bei *Gecarcinus lateralis* 0,80 μg/g Serotonin.

Es wäre tiersystematisch von Interesse zu erfahren, ob 5-Hydroxytryptamin bei decapoden Krebsen am Darm die Funktion eines fördernden Überträgerstoffes besitzt, oder ob diese Funktion allein auf Acetylcholin beschränkt ist (vgl. S. 314).

(f) Melanophorenregulation (s. S. 317)

Serotonin bewirkte im Farbwechseltest von *Leander* sp. in Konzentrationen von 10^{-4} bis 10^{-7} g/ml durch Expansion der großen roten, der weißen und der kleinen roten Pigmentzellen Verdunklung der Körperoberfläche. Bei *Crangon* sp. erfolgte die Verdunklung durch Melanophorenexpansion. Serotoninkonzentrationen von 10^{-8} bis 10^{-10} g/ml bewirkten an *Leander* sp. infolge Kontraktion aller Erythrophoren und durch Dispersion des blauen Pigmentes Aufhellung und Blaufärbung. An *Crangon* sp. kam es mit diesen Konzentrationen zur Aufhellung durch Melanophorenballung.

Zusammenfassung über Malacostraca (decapode Krebse)

5-Hydroxytryptamin ist in *Herz* und Herzganglion bei decapoden Krebsen nicht nachweisbar, wohl aber im Perikardialorgan, von wo es regulierende Funktionen auf die Herztätigkeit, meist im fördernden Sinn, bei manchen Arten aber auch als Hemmstoff, ausübt. Die Wirkung von Serotonin und von Perikardialextrakten ist annähernd dieselbe. Serotonin wurde als Sekret des Perikardialorgans nachgewiesen, wobei neben 5-Hydroxytryptamin, manchmal sogar an erster Stelle 5,6-Dyhidroxytryptamin mit serotoninähnlicher Wirkung und außerdem ein teilweise unbekanntes Mucopolypeptid für die Wirkung des Perikardialextraktes verantwortlich sind.

Als physiologischer Hemmstoff, der über die Hemmnerven des Herzens in Funktion tritt, ist der Hemmstoff I von FLOREY zu betrachten. Sehr ähnlich wirkt die γ-Aminobuttersäure.

5-Hydroxytryptamin wirkt über die Sinneszellen der Gelenkhäute (Streckreceptoren) ähnlich wie Acetylcholin (s. S. 298) auf den *quergestreiften Krebsmuskel* (Krebsschere) indirekt erregend im Sinne der Auslösung langsamer Kontraktionen.

5-Hydroxytryptamin ist in *Cerebral-* und in *ventralen* Ganglien bei den decapoden Krebsen, meist in geringer Menge nachgewiesen worden. Wahrscheinlich hat Serotonin im *Zentralnervensystem* interneuronale synaptische Funktionen.

Im ganzen sind die Beziehungen zwischen 5-Hydroxytryptamin und Förderoder Hemmneuronen am Zentralnervensystem von Krebsen noch wenig geklärt.

Im *Darmkanal* von decapoden Krebsen ist 5-Hydroxytryptamin nachgewiesen; ob es in enterochromaffinen Zellen der Darmschleimhaut gebildet wird, scheint nicht bekannt zu sein. Auch wissen wir nichts über seine Funktion. Die gehirntopographische Verteilungsanalyse des Serotonins könnte zur Funktionsabklärung wesentlich beitragen.

Unt. Stamm Tracheata (Labiata) (s. S. 319, 694)

a) Superklasse Myriapoda, Tausendfüßler (s. S. 319, 694)

Bei Myriapoden scheint über Vorkommen und Wirkung von 5-Hydroxytryptamin nur bekannt zu sein, daß in den Cheliceren von *Scolopendra viridicornis* 8.7 μg/g Serotonin (Trockengewicht) gefunden wurde (WELSH u. BATTY, 1963) womit 5-Hydroxytryptamin bei Myriapoden grundsätzlich nachgewiesen ist.

b) Superklasse Insecta (Antennata), Insekten (s. S. 321, 694)

In der ganzen Larve von *Tenebrio molitor* (Mehlwurm) haben WELSH u. MOORHEAD (1960) 0,05 μg/g Frischgewicht 5-Hydroxytryptamin nachgewiesen. Wir sind über Serotonin bei Insekten, trotz sehr ausgedehnter pharmakologischer Literatur wenig orientiert. Ob das quergestreifte neurogene *Herz* von Insekten

5-Hydroxytryptamin bildet und ob es am Herzen funktionell von Bedeutung ist, scheint nicht bekannt zu sein. Von DAVEY (1963) wurde angenommen, daß bei *Periplaneta americana* eine Aminosäuredecarboxylase an der Erregung der Perikardzellen beteiligt ist. Der die Herzfrequenz erhöhende Faktor des *Corpus cardiacum* von *Periplaneta americana* aktiviert die Perikardzellen (nach CAMERON) zur Produktion einer zweiten herzerregenden Substanz, welche für die Herzerregung direkt verantwortlich ist. Der Corpus cardiacum-Faktor ist ein Peptid oder ein Protein: CAMERON (1953) hielt es für ein O-Diphenol. Die Perikardsubstanz selbst ist Tryptamin, Serotonin oder 5,6-Dihydroxytryptamin (DAVEY, 1961). Das *Zentralnervensystem* von Insekten ist je nach ihrer taxonomischen Stellung teils serotoninfrei, wie man es ursprünglich für alle Insekten annahm, teils zur Bildung des 5-Hydroxytryptamins befähigt. Im Hinblick auf die Evolution der Insekten wären entsprechende Untersuchungen auf Myriapoden, Chilopoden, Apterygoten („Urinsekten") und Aphaniptera auszudehnen. Über das Zentralnervensystem liegen nur einige wenige Angaben vor, die zeigen, daß bei einer Reihe von Insekten das Nervensystem über Serotonin verfügt. Doch sind wir über die Funktion des 5-Hydroxytryptamins im Zentralnervensystem nicht orientiert. WELSH u. MOORHEAD (1960) konnten in den Köpfen und in den ersten Thorakalsegmenten von *Blaberus gigantea* 0,05 μg/g, in Köpfen von *Apis mellifica* 0,07 und 0,16 μg/g Serotonin feststellen; bei *Sceliphron caementarium* (Drury) wurden sogar 0,47 μg/g (Kopf) nachgewiesen.

Durch GERSCH et al. (1960, 1961) wurde Serotonin im Eluat des Zentralnervensystems von *Periplaneta americana* L. (900 Exemplare) papierchromatographisch, ultraviolett-spektographisch und biologisch (am isolierten Herzen von *Helix pomatia*) identifiziert. Einzelne Hirnpartien: Oberschlundganglion, (Gehirn) Corpora cardiaca (Drüsen) und Bauchmark gaben mit denselben Methoden positive Resultate, während am Unterschlundganglion und an den Corpora allata die Versuche negativ verliefen. Diese Feststellungen verdienen besonderes Interesse, weil sie uns einige Anhaltspunkte, wenigstens im Großen über die Verteilung des Serotonins bei Insekten erkennen lassen. Es sind anscheinend Hirngebiete, bei denen im Hinblick auf die genannte Hormonproduktion, eine neurokrine Bildung, bei den Corpora cardiaca vielleicht auch eine neurohämale Art der Bildung und Verteilung in Frage kommt, während die Corpora allata, als eigentliche Hormondrüsen, mit 5-Hydroxytryptaminproduktion bei Insekten anscheinend nichts zu tun haben. Die im wesentlichen neurokrine Serotoninbildung entspricht der phylogenetisch ältesten Art der Hormonproduktion. COLHOUN (1963, 1964) wies bei *Periplaneta americana* im Gehirn, in den Corpora cardiaca (Drüsen) und im abdominalen Nervenstrang einen Stoff mit den Eigenschaften von 5-Hydroxytryptamin nach, mit den höchsten Werten in der Drüse, gefolgt vom Gehirn und vom ventralen Nervenstrang. Die Mengen (nicht bestimmt) waren sehr klein, verglichen mit denjenigen des Acetylcholins im Hirn und Bauchnervenstrang. Im Homogenat des Gehirns von *Periplaneta* konnte nach Applikation von 5-Hydroxytryptophan die Bildung von 5-Hydroxytryptamin festgestellt werden, wobei die Decarboxylierung etwas rascher, verlief als vergleichsweise am Maushirnhomogenat, diejenige im Material aus Bauchnervenstrang etwas langsamer. Es ist nach COLHOUN unwahrscheinlich, daß im Nervensystem von Insekten neben 5-Hydroxytryptamin auch 5,6-Dihydroxytryptamin gebildet wird.

Serotonin 10^{-3} bis 10^{-5} g/ml hemmte bei *Periplaneta americana* die Aktivität des freigelegten motorischen Cercalnerven, während kleine Serotoninkonzentrationen von 10^{-7} bis 10^{-9} g/ml zu einer Erhöhung der Frequenz der Aktionspotentiale führten. Analoge Resultate ergab Serotonin an den sensorischen Cercalnerven: Konzentrationen bis 10^{-5} g/ml wirkten hemmend; mit 10^{-7} bis 10^{-9} g/ml Serotonin kam es oft zu einem Frequenzanstieg in der Spontanaktivität, die nur von den Receptoren aus bestimmt sein konnte (GERSCH et al., 1960; GERSCH u. KOCH, 1960; GERSCH, FISCHER, UNGER u. KAPITZA, 1961, 1963). Glutaminsäuredecarboxylase wurde durch FRONTALI (1961) im Bienengehirn, ebenso γ-Aminobuttersäure festgestellt, durch PRICE (1961) auch bei *Musca domestica*. γ-Aminobuttersäure in hohen Konzentrationen hatte auf den isolierten Nervenstrang von *Periplaneta americana* keinen Einfluß (COLHOUN, 1963, 1964). VERESHCHAGIN et al. (1961) prüften β-Hydroxy-γ-aminobuttersäure am isolierten Nervenstrang von Lepidoptera (Schmetterlingen) und zwar an Raupen und Imago von *Dasychira pudibunda* und Imagos von *Gastropacha quercifolia*, ein Stoff, der am Zentralnervensystem von Vertebraten stärker hemmend wirkt als γ-Aminobuttersäure und der bei *Dasychira* (Raupe und Imago) die elektrische Aktivität des Nervenstranges hemmte, nicht bei *Gastropacha*. Die Wirkung wurde durch Picrotoxin aufgehoben.

Wie weit das *periphere Nervensystem* von Insekten Serotonin enthält, ist anscheinend nicht untersucht worden. Durch HILL u. USHERWOOD (1961) wurde an der Wanderheuschrecke *Schistocera gregaria* die Wirkung von 5-Hydroxytryptamin und Tryptamin auf die neuromuskuläre Übertragung am Springbein untersucht und bei der enorm hohen Konzentration von 10^{-2}M Sertonin eine Blockierungswirkung auf das Aktionspotential und auf die Spannung des *Extensor* und *Flexor tibialis* festgestellt. Tryptaminanaloga, wie 5,6-Dimethoxytryptamin hatten auf die Aktionspotentiale ebensowenig Einfluß wie die Serotoninantagonisten LSD und BOL. Bei der hohen Serotoninkonzentration von 10^{-2}M dürfte es sich um eine unspezifische Wirkung handeln. Da auch Acetylcholin und Catecholamine bei der neruomuskulären Erregungsübertragung auf den quergestreiften Bewegungsmuskel wirkungslos sind, infolgedessen keine Überträgerfunktion besitzen, ist es von Interesse, nach weiteren Überträgerstoffen zu fahnden, wobei Resultate vorläufiger Art in Aussicht stehen.

Darm. Daß manche Insekten 5-Hydroxytryptamin auch in anderen Organen zu produzieren vermögen, geht aus den hohen Serotoninwerten des isolierten Abdomens, auch bei Insekten ohne Giftstachel hervor, die wahrscheinlich zur Hauptsache auf den Darm zu beziehen sind. So fanden WELSH u. MOORHEAD bei *Sceliphron caementarium* im Abdomen 29,0 μg/g Frischgewicht, bei *Pollistes* spec. 34,4 μg/g, bei *Apis mellficia* 1,3 und 3,2 μg/g Serotonin.

Die Peristaltik am Vorderdarm der Larve von *Galleria melionella* wurde durch 5-Hydroxytryptamin und Adrenalin angeregt (BEARD, 1960). Der eventuelle Nachweis enterochromaffiner Zellen in der Darmschleimhaut steht noch aus. Die Wahrscheinlichkeit ist beträchtlich, daß der Insektendarm auf 5-Hydroxytryptamin im positiven Sinn empfindlich ist. Am isolierten Hinterdarm erwachsener *Locusta migratoria*, der aus Ileum, Colon und Rectum bestand, hatte nach FREEMAN (1966) 5-Hydroxytryptamin in Konzentrationen von 20, 40 und 80 μg/ml nach einer Latenz von durchschnittlich 1 min eine starke Steigerung (Amplitude) und mäßige Beschleunigung der rhythmischen Kontraktionen zur Folge (Abb. 252). Gegen Tryptamin 0,1—50 μg/ml war der Darm unempfindlich. Der isolierte Vorderdarm zeigte auf 5-Hydroxytryptamin ähnliche Empfindlichkeit wie der Hinterdarm. Durch BOL 40 ng/ml wurden die durch 5-Hydroxytryptamin 0,2 μg/ml am Vorder- und Hinterdarm ausgelösten Kontraktionen vollständig unterdrückt. Nachfolgende Applikation von 5-Hydroxytryptamin hatte keinen Effekt. Am isolierten Hinterdarm von *Periplaneta americana* bewirkte 5-Hydroxytryptamin < 1 μg/ml erhöhten Tonus; ebenso Tryptamin von 10 μg/ml an. Durch LSD wurde der Darm für die 5-Hydroxytryptaminwirkung völlig blockiert (Freeman). DAVEY (1964) stellte an *Periplaneta americana* fest, daß 5-Hydroxytryptamin und Tryptamin am isolierten Hinterdarm Kontraktionen auslösen.

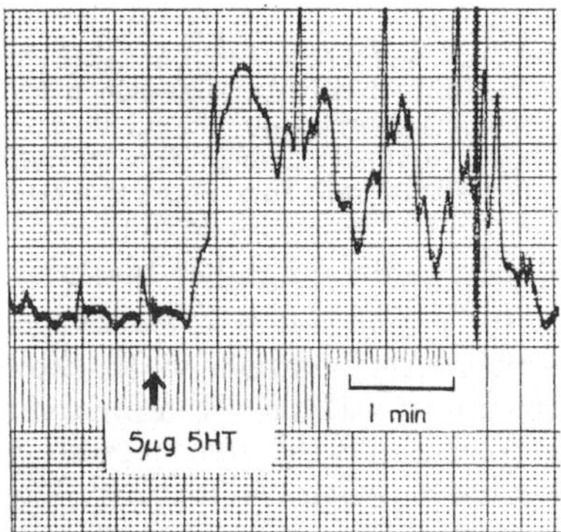

Abb. 252. Wirkung von 5 µg 5-Hydroxytryptamin auf den in rhythmischer Tätigkeit befindlichen isolierten Vorderdarm der Wanderheuschrecke *Locusta migratoria*. (Aus: M. A. FREEMAN 1966)

Insektengifte. Das Stachelgift der gemeinen Wespe, *Vespa vulgaris*, enthält nach JAQUES u. SCHACHTER (1954) neben dem eigentlichen Giftstoff und neben Histamin (16—20 mg/g) und einem den glatten Muskel langsam kontrahierenden Stoff (vielleicht Bradykinin) 320 µg/g Trockengift 5-Hydroxytryptamin. Wie BHOOLA, CALLE u. SCHACHTER (1961) zeigten, findet sich im Gift der Hornisse, *Vespa crabro*, 19 mg 5-Hydroxytryptamin/g Trockengewicht und Histamin, außerdem ein Kinin, das mit demjenigen des Wespengiftes nicht identisch ist, und Acetylcholin in hoher Konzentration. Das Kinin ist in der Wirkung sehr ähnlich mit demjenigen des Bradykinins. Serotonin wurde auch im Giftapparat der Wespe *Pollistes gallica* zu 0,7—0,8 µg/g Frischgewicht durch ERSPAMER nachgewiesen. WELSH u. MOORHEAD (1960) fanden im Gift von *Pollistes* sp. 34,4 µg/g Frischgewicht, im Stechapparat 1,0 µg/g Serotonin. Im Stechapparat von *Pollistes versicolor* fanden WELSH u. BATTY (1963) 712 µg/g Trockengewicht, ebenso im Stechapparat der Wespe *Synoeca surinama* 1370 µg/g, bei der Wespe *Polybia scutellaris* 0,8 µg/g im Abdomen von Larven, 103 µg/g im Abdomen erwachsener Tiere (Trockengewicht), im Giftapparat 1,0 µg/g. Bei *Apis mellifica* konnten WELSH u. MOORHEAD (1960) im Stachelgift neben dem eigentlichen Gift und neben Histamin ebenfalls Serotonin, im Giftapparat sogar 21,0 µg/g Frischgewicht nachweisen. In den Stechhaaren der Raupe des Schmetterlings *Antomeris (illustris?)* fanden sich nach WELSH u. BATTY (1963) 235 µg/g Trockengewicht Serotonin. Bei diesen Befunden dürften, ähnlich wie bei der hyperämisierenden und die Capillardurchlässigkeit erhöhenden Wirkung des Histamins, welche bei der Giftaufnahme von Bedeutung ist, auch beim 5-Hydroxytryptamin lokale Wirkungen, welche die Giftaufnahme erleichtern, außerdem Muskelerschlaffung und Schmerzauslösung im betroffenen Gewebe eine Rolle spielen. Im Stechapparat der Ameise *Odontomachus haematodes* waren nur Spuren von 5-Hydroxytryptamin nachweisbar (WELSH u. BATTY).

Wie landlebende Insekten auf die Injektion von 5-Hydroxytryptamin reagieren, oder wie wasserlebende Insekten und Insektenlarven auf äußere Serotoninzufuhr sich einstellen, scheint bisher nicht untersucht worden zu sein.

Monaminoxydase wurde bei *Periplaneta americana* durch BLASCHKO, COLHOUN u. FRONTALI (1961) nachgewiesen.

Indol-3-essigsäure bei Aphiden (Blattläusen)

Indolyl-3-essigsäure wurde, wie SCHÄLLER (1965) zeigte, im Speichel von gallenproduzierenden Aphiden (Blattläusen) z. B. in *Viteus (Phylloxera) vitifolii*, der Reblaus, *Aphis sambuci, Aphis pomi, Sappaphis mali, Eriosoma lanigerum* nachgewiesen und die Gallenbildung an den entsprechenden Pflanzen mit der Abgabe dieses pflanzlichen Wuchsstoffes, einem Indolderivat, beim Einstich in die Pflanze in Beziehung gebracht. Die Resultate sind nicht ganz schlüssig, da auch Aminosäuren (vgl. SCHÄLLER, 1963) u. a. bioaktive Stoffe beim Einstich ins Pflanzgewebe abgegeben werden. Immerhin bestand zwischen Indolyl-3-essig-säuregehalt des Speichels und Intensität der Wuchsdeformation ein nicht zu übersehender Parallelismus. Gleichzeitig ist aber hervorzuheben, daß der Gehalt des Speichels eines Insekts vom Indolessigsäuregehalt in der befallenen Pflanze abhängt und mit diesem jahreszeitlich ändert (vgl. auch ANERS, 1961).

Zusammenfassung über Insekten

Es ist nicht bekannt, ob das *quergestreifte Insektenherz* 5-Hydroxytryptamin enthält und zu bilden vermag. Am neurogenen Insektenherz wirksame Hemmstoffe sind zur Zeit nicht bekannt, während Hemmnerven festgestellt wurden. In den *Corpora cardiaca* von Insekten wird eine herzerregende Substanz gebildet, wahrscheinlich ein Orthodiphenol. Auch Gehirn- und Bauchmarkextrakte wirken herzerregend.

Am *quergestreiften Bewegungsmuskel* von Myriapoden (Chilopoden und Diplopoden) und von Insekten ist über Vorkommen und Wirkung von 5-Hydroxytryptamin nichts bekannt. Über die Empfindlichkeit der Streckreceptoren von Insekten auf 5-Hydroxytryptamin oder andere als Überträger in Frage kommende Stoffe scheint nichts bekannt zu sein.

Im *Zentralnervensystem* von Insekten ist 5-Hydroxytryptamin nachgewiesen worden; wahrscheinlich ist es an der Funktion interneuronaler Synapsen beteiligt. Durch γ-Aminobuttersäure wird die elektrische Aktivität von Ganglien gehemmt. Ob das auch mit dem Hemmstoff I von FLOREY der Fall ist, wissen wir nicht.

Darmkanal. Über Vorkommen von 5-Hydroxytryptamin und enterochromaffinen Zellen im Darmkanal von Insekten scheint nichts bekannt zu sein.

Zusammenfassung über Vorkommen, Funktion und Wirkung von 5-Hydroxytryptamin bei Articulaten

Sipunculoidea und Annelida

Über Vorkommen und Wirkung von 5-Hydroxytryptamin am *Herzen* von Sipunculiden und Anneliden sind wir nicht orientiert.

Sipunculiden (*Golfingia*) und Anneliden, insbesondere Vertreter der Oligochaeten (*Lumbricus terrestris* und der Hirudinea (*Hirudo officinalis*), verfügen in ihren *zentralen Ganglien* über einen so bedeutenden 5-Hydroxytryptamingehalt, daß eine funktionelle Beteiligung an den Leistungen des Zentralnervensystems als wahrscheinlich angenommen werden darf. Auf die *glatte Bewegungsmuskulatur* von Sipunculiden und Anneliden wirkt Serotonin erschlaffend, dies in Übereinstimmung mit Plathelminthen und Mollusken. Vorkommen und Wirkung von 5-Hydroxytryptamin im Verdauungskanal (enterochromaffines System ?) von Sipunculiden und Anneliden sind unbekannt.

Stamm Arthropoda

Unterstamm Chelicerata

In der Klasse der *Merostomata* ist an *Limulus polyphemus* (Pfeilschwanz) 5-Hydroxytryptamin im Herzen nachgewiesen. Es wirkt über die Herzganglien hemmend bis zum Stillstand. Erstmals in der Tierreihe (bei Anneliden wissen wir es nicht), tritt Serotonin als Hemmfaktor für das Herz auf, so daß man von einem *Funktionswandel* zu sprechen berechtigt ist. Serotonin findet sich auch im Nervenstrang und in Beinnerven von *Limulus*, in welcher Funktion ist nicht bekannt. Ob es im Bewegungsmuskel und im Verdauungskanal vorkommt, wissen wir nicht.

In den Klassen der *Arachnida* und *Scorpionidae* ist weder an Herz, noch an Zentralnervensystem, Bewegungsmuskel und Darm etwas über 5-Hydroxytryptamin bekannt.

In der Klasse der *Crustacea*, Unterklasse *Entomostraca*, wurde in der Ordnung der Phyllopoden bei einigen *Cladoceren (Daphnia magna* und *Artemia salina)* am Ganztier 5-Hydroxytryptamin nachgewiesen. In den Ordnungen der *Ostrakoden*, *Copepoden* und *Cirripedien* ist über Serotonin nichts bekannt.

In der Unterklasse der *Malacostraca* mit den Ordnungen der *Peracarida* und der *Hoplocarida* (Stomatopoda) wissen wir über 5-Hydroxytryptamin nichts.

Ord. Eucarida, Unt. Ord. Decapoda

Bei decapoden Krebsen wird das *Herz* sowohl durch 5-Hydroxytryptamin als durch Acetylcholin und Adrenalin (Noradrenalin) erregt, bei manchen Arten (*Maia squinado*) durch Serotonin gehemmt.

An der hormonalen Steuerung des Herzens ist das Perikardialorgan maßgebend beteiligt, wobei 5,6-Dihydroxytryptamin 5-Hydroxytryptamin und ein Polypeptid als neurohumorale Herzregulatoren eine Rolle spielen dürften.

Von extrakardialen Hemmnerven gebildete, ihrer Natur nach unbekannte Hemmstoffe sind nachgewiesen. γ-Aminobuttersäure wirkt hemmend auf das Herz.

Im *Zentralnervensystsm* einer Reihe decapoder Krebse ist Serotonin in kleiner Konzentration in Cerebral- und Ventralganglien und im Nervenstrang nachgewiesen. Ob es eine synaptische Funktion besitzt, ist wahrscheinlich, aber vorläufig nicht experimentell bestätigt.

Im *peripheren Nervensystem* decapoder Krebse ist 5-Hydroxytryptamin als fördernder Aktionsstoff festgestellt, findet sich aber nicht in den Motoneuronen, sondern in Sinneszellen der Gelenkhaut (Streckreceptoren), dem Ort der Erregungsübertragung vom sensiblen auf das motorische Neuron.

Über Gehalt und Funktion von 5-Hydroxytryptamin im *Verdauungskanal* decapoder Krebse scheint nichts bekannt zu sein. Wir wissen auch nicht, ob die Darmschleimhaut enterochromaffine Zellen enthält.

Klasse Insecta

Herz. Das quergestreifte neurogene Insektenherz wurde auf Vorkommen, Funktion und Wirkung von 5-Hydroxytryptamin bisher nicht geprüft. Acetylcholin hat erregende Wirkung; ebenso Adrenalin (Noradrenalin). Hemmstoffe sind zur Zeit nicht bekannt.

Im *Zentralnervensystem* einiger Insekten wurde 5-Hydroxytryptamin nachgewiesen. Beteiligung an der interneuronalen Synapsentätigkeit ist wahrscheinlich aber noch zu wenig belegt.

Über Serotonin im *peripheren Nervensystem* sind wir nicht orientiert. Daß 5-Hydroxytryptamin an der neuromuskulären Übertragung des quergestreiften Muskels beteiligt ist, nachdem feststeht, daß weder Acetylcholin noch Adrenalin oder Noradrenalin als Überträgerstoffe in Frage kommen, ist nach bisherigen negativen Befunden sehr unwahrscheinlich.

Darm. Serotonin scheint am Insektendarm anregend zu wirken, was vorläufig nur für den Darm der Larve von *Galleria melionella*, den Vorder- und Hinterdarm von *Locusta migratoria* und den Hinterdarm von *Periplaneta americana* nachgewiesen ist.

Giftstachel und *Giftapparat* einer Reihe von Insekten enthalten 5-Hydroxytryptamin.

Abschließend ist hervorzuheben, daß wir bei den am höchsten differenzierten Protostomiern, der großen Gruppe der *Articulaten* über die Herzwirkung des 5-Hydroxytryptamins sehr wenig wissen. Bei Sipunculiden und Anneliden ist darüber nichts bekannt. Im Stamm der Arthropoden mit *neurogenem* Herzen wissen wir nur bei *Limulus*, daß 5-Hydroxytryptamin am Herzen hemmend wirkt, während bei Spinnen und Skorpionen darüber nichts bekannt ist, ebensowenig bei Entomostraken unter den Crustaceen. Bei Decapoden Krebsen (Malacostraca) haben wir Anhaltspunkte dafür, daß Serotonin, das wahrscheinlich im Perikardialorgan gebildet wird, in vielen Fällen erregend, nur ausnahmsweise hemmend wirkt. Bei Insekten fehlt jegliche Kenntnis über eine Herzwirkung des 5-Hydroxytryptamins. Es klafft in dieser Beziehung eine Lücke, die von den Anneliden und Sipunculiden bis zu den Insekten geht und nur durch den einen Befund bei *Limulus* (Hemmung) und bei einigen decapoden Krebsen (Erregung) unterbrochen wird. Diese Lücke in einem stammesgeschichtlich so wichtigen, die überwiegende Mehrzahl aller auf der Erde lebenden metazoischen Tiere umfassenden Gebiet zu schließen, wäre tiersystematisch und phylogenetisch von hohem Interesse.

Es darf bemerkt werden, daß nur bei einem einzigen Invertebraten der Serotoninabbau festgestellt wurde, nämlich bei *Helix pomatia*, welche in der Niere ein Enzym (Monaminoxydase) enthält, durch welche Serotonin zu 5-Hydroxyindolessigsäure und 5-Hydroxyindolaldehyd abgebaut wird.

Deuterostomia (s. S. 422, 701)

1. Stamm Hemichordata (s. S. 423, 701)

Bei *Pterobranchia* und *Enteropneusta* (Eichelwürmer) sind wir über 5-Hydroxytryptamin nicht orientiert.

2. Stamm Echinodermata, Stachelhäuter (s. S. 425, 701)

WELSH u. MOORHEAD (1960) fanden beim Seestern *Asterias forbesi* (Desor) (Ganztier) 0,016 μg/g Frischgewicht, beim Seeigel *Strongylocentrotus drobachiensis* (O. F. MÜLLER) 0,01 μg/g und bei der Holothurie *Synapta inhaerens* (O. F. MÜLLER) 0,04 μg/g Frischgewicht Serotonin. Bei der Holothurie *Thyone briareus* (Lesueur) ergab die Region des Nervenrings 0,03—0,05 μg/g, also kaum mehr, als im gesamten Organismus, der von einem Nervennetz und den vom Nervenring ausgehenden Nervenverzweigungen durchsetzt ist. Die Gesamtwerte sind deshalb hauptsächlich auf das Nervensystem zu beziehen; dies spricht für eine synaptisch-interneuronale Funktion des Serotonins, was aber der experimentellen Bestätigung bedarf.

Monaminoxydase wurde in allen untersuchten Seeigeln und Seesternen gefunden, neben sehr wenig 5-Hydroxytryptamin. Daß 5-Hydroxytryptamin in sehr geringer Menge und Monaminoxydase — artlich allerdings in sehr bescheidener Auswahl, aber immerhin in drei von fünf Klassen — bei Echinodermen angetroffen wurde, könnte die systematische Annäherung der Echinodermen an die Chordaten stützen, wenn die funktionelle Bedeutung des 5-Hydroxytryptamins (als Hemmstoff) besser abgeklärt wäre. Monaminoxydase und 5-Hydroxytryptamin sind bei Protostomiern oft in viel reichlicherem Maß zu finden. Nach UNGER (1962) hat 5-Hydroxytryptamin an *Asterias glacialis* auf die Bewegungsfähigkeit hemmende Wirkung. Am Laternenretractor von *Parechinus angulosus* war Serotonin wirkungslos.

Zusammenfassung über Echinodermata

5-Hydroxytryptamin ist bei Echinodermen in geringer Menge (Ganztier) bei Seesternen, Seeigeln und Seegurken nachgewiesen; das Serotonin dürfte vorwiegend dem Nervensystem entstammen, ebenso die Monaminoxydase. Über Funktion und Wirkung des Serotonins ist bei Stachelhäutern eine *motorische Hemmwirkung (Asterias glacialis)* bekannt. Die Beziehungen zum Nervensystem sind funktionell nicht näher untersucht.

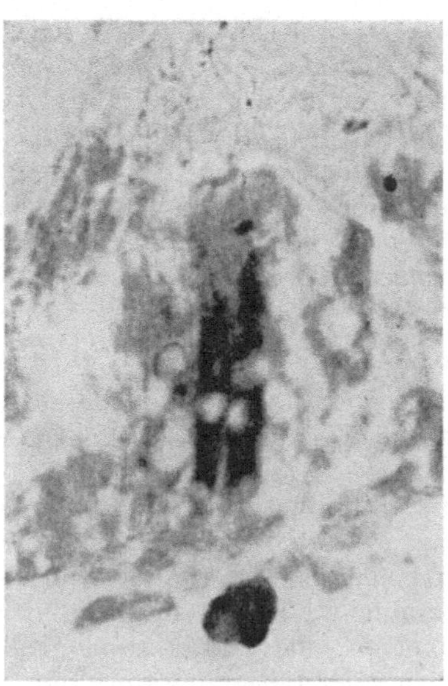

Abb. 253. Enterochromaffine Zellen von *Salpa maxima*. Färbung nach MASON-HAMPERL. Vergr. 1:1300. (Aus: G. GERZELI 1963)

5-Hydroxytryptamin war am Laternenretractor wirkungslos. γ-Aminobuttersäure wirkte auf den glatten Bewegungsmuskel hemmend.

Vorkommen, Funktion und Wirkung von 5-Hydroxytryptamin am *Zentralnervensystem* von Stachelhäutern sind unbekannt. Über Serotonin und seine Wirkung auf den *Darmkanal* sind wir nicht orientiert.

3. Stamm Chordata
Unt. Stamm Urochordata

a) Klasse Tunicata, Manteltiere (s. S. 437, 703)

Bei Tunicaten (Ciona) und bei allen daraufhin untersuchten Chordaten, mit Ausnahmen der Cyclostomen, ist ein enterochromaffines System oder sind enterochromaffine Zellen, welche 5-Hydroxytryptamin produzieren, im Bereich des Magendarmkanals nachweisbar. ERSPAMER, (1946, 1955a, 1966) konnte in Bestätigung der Befunde von LISON (1933) im „Magen" und in der oberen Hälfte des Darmes in den enterochromaffinen Zellen des Magendarmepithels bei den Ascidien *Ciona intestinalis* und *Thetium plicatum* 5-Hydroxytryptamin feststellen, ebenso GERZELI (1963). Dasselbe gelang auch an *Molgula manhattensis* (DE KAY) für den Darm mit < 0,17 µg/g, für die Niere mit < 0,43 µg/g und für die Nerven enthaltende Körperhülle mit < 0,11 µg/g, während für *Chelyosoma productura* im Ganztier 0,3 µg/g Serotonin nachgewiesen werden konnte (WELSH u. MOORHEAD, 1960).

Eine erregende Darmwirkung des 5-Hydroxytryptamins (über sensible Schleimhautreceptoren?) darf bei Ascidien als sichergestellt betrachtet werden. GERZELI (1963) fand in Bestätigung ähnlicher Befunde von LISON (1933) in der Oesophagusschleimhaut der (erwachsenen) Tunicaten: *Salpa maxima, Ciona intestinalis, Ascidia mentula, Ascidiella aspersa, Phallusia mammillata, Styela plicata, Microcosmus sulcatus* auf histochemischem Weg (Reaktion von Mason-Hamperl) typische enterochromaffine Zellen (Abb. 253). Im Embryonalstadium und in den Larven konnten enterochromaffine Zellen bei den Appendicularien: *Oikopleura dioica*, (Fol) und *Frittillaria perlucida* (Buch), den Thaliaceen: *Doliolum* spec.

(Quoy und Gaimard), *Salpa maxima* (Forskal), *Thalia democratica* (Forscal), den Ascidiaceen: *Clavelina lepadiformis* (Müller), *Distaplia bursata* (Della Valle), *Ciona intestinalis* (Fleming) *Ascidia mentula* (Müller), *Ascidiella aspersa* (Müller), *Phallusia mammillata* (Cuvier), *Botryllus schlosseri* (Pallas), *Botrylloides leachi* (Savigny), *Styela plicata* (Lesueur), *Polycarpa rustica* L., *Microcosmus sulcatus* (Coquebert) durch GERZELI (1964) im Oesophagus nicht nachgewiesen werden. Es scheinen enterochromaffine Zellen nur bei Arten vorzukommen, deren Entwicklung durch Embryogenese (Oozoide), nicht bei Entwicklung durch Blastogenese (Blastozoide) erfolgt.

Zusammenfassung über Tunicaten

5-Hydroxytryptamin ist bei Manteltieren festgestellt worden. Das bezieht sich ausschließlich auf (festsitzende) *Ascidien*. Bei Appendicularien und Salpen ist über Serotonin nichts bekannt.

Über die Wirkung von Serotonin auf das Tunicatenherz sind wir nicht orientiert. Die Frage der Funktionsweise des Herzens bei Tunicaten ist nicht schlüssig, solange der Nachweis über Fehlen oder Vorhandensein von 5-Hydroxytryptamin, Acetylcholin und Catecholamine im Tunicatenherzen nicht geleistet ist. Auch die Frage, ob am Tunicatenherzen eine extrakardiale Innervation besteht, kann nicht als abgeklärt gelten. In jeder Beziehung ungeklärt sind die Verhältnisse bei Salpen (Thaliacea) und Appendicularien.

Am *glatten Bewegungsmuskel* von *Ciona intestinalis* ist Serotonin wirkungslos. *Zentralnervensystem*. Über 5-Hydroxytryptamin im Nervensystem von Manteltieren ist nichts bekannt.

Vom *Verdauungskanal* von Tunicaten ist erwiesen, daß die Darmschleimhaut enterochromaffine Zellen enthält, in denen 5-Hydroxytryptamin gebildet wird. Ob die Funktion des Serotonins im Darmkanal von Manteltieren dieselbe ist, wie bei Vertebraten, müßte geprüft werden. Aus tiersystematischen Gründen wäre die weitere Aufklärung der Serotoninverhältnisse bei Manteltieren erwünscht.

Unt. Stamm Cephalochordata (s. S. 448, 703)

a) Klasse Acrania

Vorkommen und Wirkung von 5-Hydroxytryptamin am Herzen und am Zentralnervensystem von Acraniern sind unbekannt.

Bei *Branchiostoma (Amphioxus) lanceolatum* (Pallas) sind im Epithel der Darmschleimhaut des Mitteldarms und im Colon enterochromaffine Zellen und 5-Hydroxytryptamin nachgewiesen worden (VIALLI [unpubliziert] u. GERZELI, 1961). Chromaffine Zellen sind auch in den mit Cilien versehenen Epithelien des Ileo-Colonringes festgestellt. Im Hinblick auf die erregende Wirkung von 5-Hydroxytryptamin auf die Cilien der Kiemen von Lamellibranchiern wären analoge Untersuchungen (eventuell an Larvenformen) von Tunicaten und Acraniern über die Wirkung von Serotonin auf die Cilienbewegung wertvoll.

Es kann wohl kein Zweifel darüber bestehen, daß 5-Hydroxytryptamin bei *Branchiostoma* auf den glatten Muskel des Darmkanals erregend wirkt. Ob das indirekt, d.h. über sensible Schleimhautreceptoren erfolgt, müßte untersucht werden. Hinsichtlich enterochromaffinem System und 5-Hydroxytryptamin gelangen wir heute, mit Ausnahme der Cyclostomen, zu einer einheitlichen Beurteilung im Darmkanal von Chordaten, was vor wenigen Jahren noch nicht möglich war. Demgegenüber ist bisher weder bei Tunicaten noch bei *Branchiostoma* Monaminoxydase feststellbar, was immerhin auffallend ist. Eine genaue Analyse der Serotoninverhältnisse bei *Branchiostoma* wäre bei der stammesgeschichtlichen Stellung dieses Chordaten besonders erwünscht.

Zusammenfassung über Cephalochordata

Über Vorkommen, Wirkung und physiologische Funktion des 5-Hydroxytryptamins auf Herz, myoneurale Verbindung und Zentralnervensystem scheint bei Cephalochordaten nichts bekannt zu sein. 5-Hydroxytryptamin wurde im Darmkanal im Zusammenhang mit enterochromaffinen Zellen des cilientragenden Schleimhautepithels festgestellt. Ob bei Cephalochordaten für 5-Hydroxytryptamin eine Funktion als sensibler, die Peristaltik indirekt erregender Überträgerstoff in Analogie zu den Verhältnissen bei Vertebraten angenommen werden kann, bedarf des experimentellen Beweises.

Unt. Stamm Vertebrata, Wirbeltiere (s. S. 452, 704)

Gruppe Agnatha, Kieferlose

a) Klasse Cyclostomata (Rundmäuler) (s. S. 455, S. 704)

α) Ord. Myxinidae, Schleimaale

β) Ord. Petromyzonidae, Lampreten, Neunaugen

Dem Flußneunauge, *Petromyzon (= Lampetra) fluviatilis* scheint Serotonin zu fehlen; bei *Petromyzon (=Lampetra) planeri* und *Petromyzon marinus* stellte ERSPAMER (1954a) im Magendarmkanal 0,2 μg/g fest. Bei verschiedenen Cyclostomen konnte Monaminoxydase nachgewiesen werden, was bei dem reichen Vorkommen von Catecholaminen verständlich ist.

Im Herzen mariner Lampreten wurde 5-Hydroxytryptamin nachgewiesen. Auf das Herz von *Lampetra sp.* wirkte 5-Hydroxytryptamin 10^{-5} schwach positiv ino- und chronotrop. Es erscheint nicht ausgeschlossen, daß dem Serotonin bei manchen Cyclostomen eine funktionelle Bedeutung am Herzen zukommt. Das Zentralnervensystem wurde auf 5-Hydroxytryptamin bisher nicht untersucht. Der quergestreifte Bewegungsmuskel von *Myxine glutinosa* erwies sich unempfindlich auf Serotonin.

Cyclostomen haben sowohl chromaffine Zellen als Catecholamine (Herz) (ERSPAMER, 1946), keine enterochromaffinen aber argentophile, prä-enterochromaffine Zellen (s. UGGERI, 1938). Bei verschiedenen Meeres-Lampreten (Neunaugen), wie *Petromyzon planeri* und *Petromyzon marinus* konnte ERSPAMER 5-Hydroxytryptamin im Darm feststellen. Es bleibt zu prüfen, ob Serotonin bei Cyclostomen auf den glatten Darmmuskel physiologischerweise (über sensible Schleimhautreceptoren?) erregend wirkt.

Zusammenfassung über Cyclostoma

Manchen Cyclostomen (*Petromyzon fluviatilis*) scheint 5-Hydroxytryptamin zu fehlen, während Monaminoxydase bei anderen Cyclostomen nachgewiesen wurde.

Das *Herz mariner* Lampreten ist auf Serotonin im Sinne leicht positiv chrono- und inotroper Wirkung empfindlich. Der nachgewiesene Serotoningehalt des Herzens ist quantitativ nicht bekannt.

Ob das *Zentralnervensystem* von Cyclostomen 5-Hydroxytryptamin enthält, wurde bisher nicht untersucht.

Der *quergestreifte Bewegungsmuskel* von *Myxine glutinosa* erwies sich auf 5-Hydroxytryptamin als unempfindlich.

Der *Darmkanal* von *Myxine* enthält Serotonin; enterochromaffine Zellen konnten bisher nicht nachgewiesen werden. Ob 5-Hydroxytryptamin (über die sensible Innervation der Darmschleimhaut?) die Peristaltik anregt, wissen wir nicht sicher. Nach VON EULER u. OESTLUND (1957) war am isolierten Darmstück von *Myxine glutinosa* die erregende Wirkung von 0,5—1,0 μg/ml Serotonin gering.

An *Lampetra fluviatilis* erwies sich nur das Rectum auf 5-Hydroxytryptamin empfindlich im Sinne der Erregung; die Reaktion war deutlich stärker als die kontrahierende Wirkung des Acetylcholins auf die Ringmuskulatur des Rectums.

Unt. Stamm Gnathostomata (s. S. 467, 709)

Superklasse Pisces, Fische

b) Klasse: Chondrichthyes, Knorpelfische (s. S. 471, 709)
Unterklasse: Elasmobranchii

α) Ord. Selachii

Im Plasma verschiedener Haiarten, so beim Hundshai, *Scylliorhinus (= Scyllium) canicula*, und bei *Scylliorhinus stellaris*, konnte 5-Hydroxytryptamin nachgewiesen werden. Über die bei Elasmobranchiern sicher vorhandene Monaminoxydase scheint nichts bekannt zu sein. Vorkommen und Wirkung von 5-Hydroxytryptamin am *Herzen* von Knorpelfischen sind bisher nicht untersucht worden. WILBER u. SUDAK (1960) stellten die Wirkung von LSD auf den Kreislauf von Elasmobranchiern fest. LSD, das bei Säugern durch zentrale Vagusreizung Bradykardie und Blutdrucksenkung auslöst, hatte nach WILBER u. SUDAK an dem Elasmobranchier *Mustelus canis* bei Injektion in die ventrale Aorta Erhöhung des systolischen, diastolischen und mittleren Blutdrucks bei gleichzeitigem Sinken der Herzfrequenz zur Folge, letzteres bei der Dosis von 1,3 Mikromol/kg LSD um 40%, während der mittlere Blutdruck schon mit 0,56 Mikromol LSD um 81% zunahm.

Über den Serotoningehalt des *Zentralnervensystems* bei *Scylliorhinus canicula* (0,2 μg/g Frischgewicht) sind wir durch CORREALE (1956) orientiert, nicht aber über seine cerebrale Funktion und Wirkung.

Ob der *quergestreifte Bewegungsmuskel* von Elasmobranchiern Serotonin enthält und ob Serotonin mit der Funktion des Nervenendapparates etwas zu tun hat, ist nicht bekannt.

Im *Darm* von Knorpelfischen konnte 5-Hydroxytryptamin durch ERSPAMER (1954a—d) nachgewiesen werden, und zwar bei *Scylliorhinus canicula*, dem Hundshai, im Magen 0,6 μg/g, im Darmkanal 2,6 μg/g; bei *Scylliorhinus stellaris* im Magen 0,3 μg/g, im Darmkanal 2,3 μg/g; bei *Torpedo marmorata* im Magen 1,35 μg/g, im Darmkanal 2,5 μg/g. Enterochromaffine Zellen wurden neuerdings durch ERSPAMER (1966) festgestellt. Der erregende Einfluß des 5-Hydroxytryptamins auf die Darmmotilität ist nach VON EULER u. OESTLUND (1957) am isolierten Darmstück in Konzentrationen von 0,5—1,0 μg/ml bei *Squalus acanthias* und *Raja batis* gering. Trotzdem darf mit einer physiologisch anregenden Wirkung des Serotonins auf die Darmmotilität gerechnet werden (vgl. auch ERSPAMER, 1946).

Bei *Scylliorhinus canicula* hatten 10 mg/kg Reserpin intraperitoneal nach PICINELLI (1958) nur eine unbedeutende entleerende Wirkung auf den 5-Hydroxytryptamingehalt der Darmschleimhaut. Dagegen bewirkte Reserpin (gleiche Dosis) an den enterochromaffinen Körpern das vollständige Verschwinden des Noradrenalins und von 40—90% des Adrenalins.

Der Milzgehalt an 5-Hydroxytryptamin erwies sich bei *Scylliorhinus canicula* mit < 0,06 μg/g als klein; er tritt hier in der Tierreihe erstmals in Erscheinung. Ähnliche Verhältnisse wurden beim Zitterrochen, *Torpedo marmorata* (< 0,06 μg/g) durch ERSPAMER (1954a) festgestellt. Es dürfte sich um den Serotoningehalt enteraminergischer Milznerven handeln.

MANN (1960) fand im Sekret der Ausführungsgänge (Siphonen) der männlichen Geschlechtsorgane geschlechtsreifer Exemplare von *Squalus acanthias* den auffallend großen 5-Hydroxytryptamingehalt von 25—34 mg/g Sekret. Bei nicht geschlechtsreifen Tieren war der Serotoningehalt etwa 200 mal kleiner. Dieser Befund ist zu vergleichen mit dem Nachweis chromaffiner Zellen im Oviduct von Eidechsen und in der Prostata von Säugern mit entsprechendem 5-Hydroxytryptamingehalt.

Zusammenfassung über Knorpelfische

Im Plasma von Selachiern ist 5-Hydroxytryptamin nachgewiesen; über Vorkommen und Wirkung von Serotonin am *Herzen* sind wir nicht orientiert.

Im *Zentralnervensystem* wurde 5-Hydroxytryptamin (bei *Scylliorhinus canicula*) nachgewiesen; seine Funktion ist nicht bekannt.

Es ist nicht bekannt, ob der *quergestreifte Bewegungsmuskel* von Knorpelfischen 5-Hydroxytryptamin enthält.

Der *Darm* von Knorpelfischen enthält 5-Hydroxytryptamin, das in enterochromaffinen Zellen der Darmschleimhaut gebildet wird. Seine peristaltikerregende Wirkung (über sensible Schleimhautnerven?) ist festgestellt. Bei Knorpelfischen kann, erstmals in der aufsteigenden Tierreihe, in der *Milz* Serotonin nachgewiesen werden.

c) Klasse: Osteichthyes (Teleostomi)
Superord. Teleostei, Knochenfische (s. S. 475, S. 713)

Im Serum des Aals *Anguilla anguilla* JAQUES (1955) und im Plasma der Schleie, *Tinca vulgaris*, konnte 5-Hydroxytryptamin nachgewiesen werden. Über Vorkommen und Wirkung des Serotonins am Herzen von Knochenfischen scheint nichts bekannt zu sein.

Aus Versuchen von OESTLUND u. FÄNGE (1962) an isolierten, vom *Truncus arteriosus* aus perfundierten Kiemen von *Zoarces viviparus* und *Anguilla anguilla* geht hervor, daß durch 5-Hydroxytryptamin 0,1—50 μg an den Kiemengefäßen eine (irreversible) Kontraktion eintrat.

Im Zentralnervensystem von Teleostiern wurde 5-Hydroxytryptamin festgestellt: bei *Orthagoriscus mola* 0,2 μg/g, bei *Tynnus tynnus* ebenfalls 0,2 μg/g (CORREALE, 1956). Über seine Verteilung im Gehirn sind wir nicht orientiert.

Interessant ist in diesem Zusammenhang, daß das Psychopharmakon Lysergid (LSD) einen Antagonismus gegen das cerebrale Serotonin zu zeigen scheint, der etwas andersartigen Charakter besitzt wie bei Säugern und beim Menschen. Es betrifft dies in erster Linie den siamesischen Kampffisch *Betta splendens* (Abb. 254) (ABRAMSON u. EVANS, 1954; TROUT, 1957a, b), dessen Kampffreudigkeit durch LSD herabgesetzt wurde, während Serotonin die psychische Aktivität des Kampffisches steigerte. ABRAMSON (1959), EVANS, GERONIMUS, KORNETSKY u. ABRAMSON (1956); daß man von einem zentralnervösen biochemischen Antagonismus dieser Stoffe sprechen darf, ist anzunehmen, indem ABRAMSON et al. (1957) an *Betta splendens* feststellten, daß Gehirnextrakte die LSD-Wirkung hemmten, was auf eine Gegenwirkung von im Gehirn freigesetztem Serotonin hinweist. Versuche mit 2 μg/ml Serotonin im Aquariumwasser, dem nach 2 Std 2 μg/ml LSD zugesetzt wurden, ergaben keine Hemmwirkung des Serotonins auf die LSD-Wirkung.

Im weiteren haben ABRAMSON, WEISS u. BARONI (1958) an *Betta splendens* darauf hingewiesen, daß KCN 1 μg/ml und Natriumazid am siamesischen Kampffisch ähnlich wie D-Lysergsäurediäthylamid wirkten. Hydrazinsulfat war bis zu 10 μg/ml wirkungslos. Natriumazid hatte in der gleichen Dosis ähnliche Wirkung wie Lysergsäurediäthylamid. Aus diesen und ähnlichen Versuchen wurde der Schluß gezogen, daß die Wirkung von Lysergsäuredi äthylamid sowohl beim Fisch wie beim Menschen mit einer Störung bestimmter Oxydationsfermente verknüpft sei. Auch beim Menschen macht KCN in nichtletalen Dosen cerebrale Erscheinungen, die mit der Wirkung von Lysergsäurediäthylamid vergleichbar sind. Es fehlt der Nachweis,

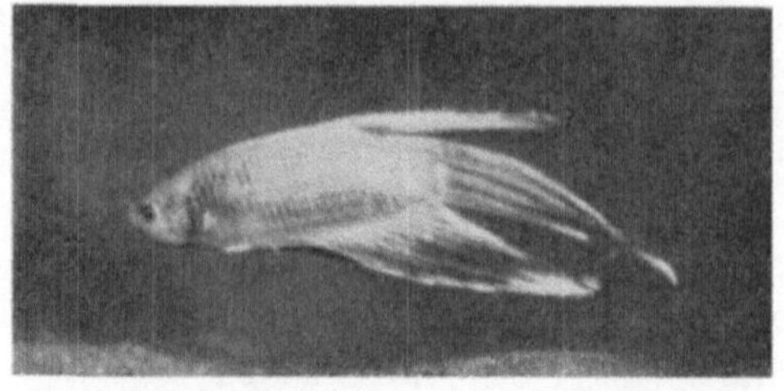

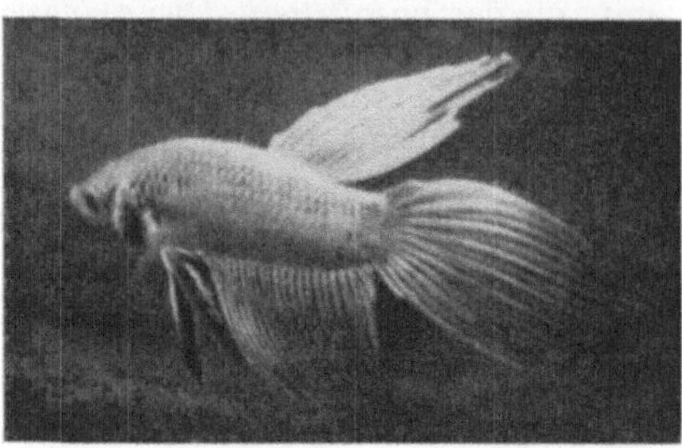

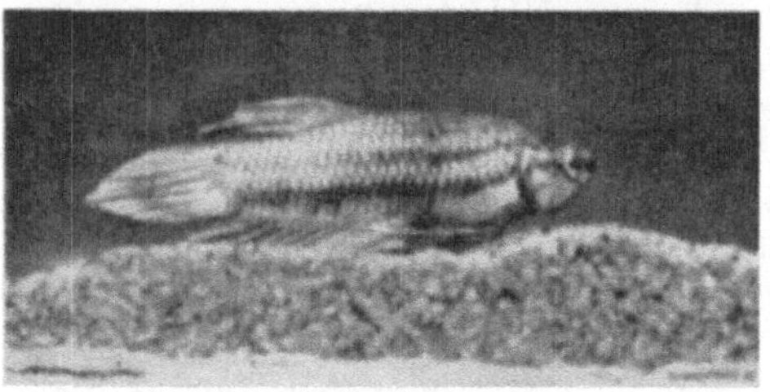

Abb. 254. Der Kampffisch, *Betta splendens*, *a* normalem Zustand, *b* in Kampfstellung, *c* auf der Flucht. (Aus: M. BENIUC 1933)

daß LSD, KCN und Hydrazide als Serotoninantagonisten eine Hemmwirkung auf die Monaminoxydase ausüben. „Psychopharmaka", die beim Menschen als „Tranquilizer" eine weitgehende Verbreitung gefunden haben, wie Reserpin und Miltown (Meprobamat), nach PUERTA (1959) auch Chlorpromazin, führten bei erwachsenen männlichen Kampffischen zur Einstellung aller Kampfhandlungen (WALASZEK u. ABOOD, 1956), ohne daß ihre sonstige Bewegungsfähigkeit gestört wurde (vgl. auch BENINC, 1932, 1933); LISSMANN, 1933. STERN u. HUKOVIC (1958) haben auf die hemmende Wirkung der Substanz P an kampflustigen *Betta splendens* hingewiesen.

Nach SAXENA, BHATTACHARYA u. MUKERJI (1962) war der Einfluß von LSD an dem Teleostier *Colisa lalia* viel ausgesprochener im Sinne der Hemmung der Kampfhaltung, als mit Mescalin. 5-Hydroxytryptamin hatte auf die LSD-Wirkung keinen Einfluß, in geringem Maße auf die Wirkung des Mescalins im Sinne der Normalisierung der psychischen Einstellung.

Von Interesse ist, daß auch mit den cerebral leicht sedativ wirkenden Antihistaminica behandelte Fische den Kampf mieden und einem Angreifer mit großer Vehemenz zu entfliehen versuchten.

Ähnliche Versuche mit Lysergid (LSD) an *Lebistes reticulatus*, der Elritze, führten zu einem eigenartig vibrierenden Zustand, der durch Vorbehandlung mit 5-Hydroxytryptamin eine außerordentliche zeitliche Verlängerung bis auf einige Wochen erfuhr. Offenbar kommt es bei *Lebistes* durch Lysergid zu einer Serotoninfreisetzung im Gehirn dieses Fisches, so daß durch weitere Serotoninzugabe der eigenartige Zustand verlängert wurde, während Reserpin den Normalzustand wiederherstellte (KELLER u. UMBREIT, 1956; BROWN, 1957).

Ob 5-Hydroxytryptamin im *quergestreiften Bewegungsmuskel* von Knochenfischen vorkommt und an der „Nervenendplatte" eine Wirkung ausübt, ist nicht bekannt.

Sowohl 5-Hydroxytryptamin als auch enterochromaffine Zellen, diese nach langem vergeblichem Suchen, sind durch ERSPAMER (unpubliziert) in der Schleimhaut des *Darmkanals* festgestellt worden. Der isolierte Darm von Teleostiern, durch VON EULER u. OESTLUND (1957) an *Pleuronectes platessa* und *Labrus berggylta* geprüft, war im Gegensatz zu Knorpelfischen auf 5-Hydroxytryptamin außerordentlich empfindlich und reagierte mit Peristaltiksteigerung schon auf 0,005 μg/ml. Hohe Serotoninempfindlichkeit (10^{-9} bis 5.10^{-9} g/ml) zeigte auch der Darm von *Gadus callarias*, Dorsch, *Salmo truta*, Forelle, und *Esox lucius*, Hecht. Nach diesen Feststellungen darf als sichergestellt gelten, daß 5-Hydroxytryptamin im Verdauungskanal der Knochenfische physiologischerweise eine erregende Funktion ausübt. Bei den nachfolgend genannten Teleostiern wurden im Magendarmkanal die Serotoninwerte (in μg Serotoninbase/g Frischgewicht) festgestellt. *Ameiurus catus, Anguilla anguilla, Tinca tinca* < 0,2—0,4 (?) ERSPAMER (1954), *Carassius auratus* im Magen 1,1, im Dünndarm 1,1; *Amia calva* (Holostei) im Magen (Mucosa) 1,6, im Dünndarm 1,2 (BOGDANSKI, BONOMI u. BRODIE, 1963); *Ameiurus nebulosus* Magen 0,15—0,36, Dünndarm 0,4—0,74 (WELSH, 1964). *Acipenser sturio* 0,38, *Acipenser naccarii* (Chondrostei) im Magen 0,3, im Darmkanal 0,34 μg/g ERSPAMER (1954a).

Der Serotoningehalt der Milz ist bei Teleostiern, soweit untersucht, sehr klein. Bei *Anguilla anguilla* (Aal) und *Tinca vulgaris* (Schleie), konnten < 0,05 μg/g Frischmilz festgestellt werden (ERSPAMER u. FAUSTINI, 1953), bei *Ameiurus nebulosus* < 0,12 μg/g Frischgewicht (WELSH, 1964).

Wirkung von 5-Hydroxytryptamin und D-Lysergsäurediäthylamid
(Lysergid) auf Chromatophoren

Wenn die Wirkung von 5-Hydroxytryptamin auf Chromatophoren von Teleostiern relativ bescheiden ist und je nach Situation zur Pigmentkontraktion oder -ausbreitung führen kann, hat 5-Methoxy-N-acetyltryptamin, das pineale Melatonin, eine kräftig kontrahierende Wirkung auf Melanophoren (s. S. 868).

CERLETTI u. BERDE (1955) haben an *Poecelia reticulata* (*Lebistes reticulatus*) festgestellt, daß D-Lysergsäurediäthylamid, zu 1—2 μg/ml dem Wasser zugesetzt, zu einer Dunkelfärbung des Fisches führte, die im Verlauf von 60—120 min, bei höheren Lysergid-Konzentrationen schon nach wenigen Minuten einsetzte. (Abb. 255, 256). Besonders die Chromatophoren der Rückenflossen breiteten sich sternförmig aus. L-Lysergsäurediäthylamid wirkte etwa 30 mal schwächer, D-L-Bromlysergsäurediäthylamid (alle als Tartrate) etwa 4 mal schwächer wie D-Lysergsäurediäthylamidtartrat. Durch hohe Dosen 5-Hydroxytryptamin (500—1000 μg/ml) vorgängig verabreicht, wurde die Wirkung von Lysergid auf die Chromatophoren unterdrückt.

Am weiblichen *Lebistes reticulatus* (Guppy fish) (BERDE u. CERLETTI, 1956, 1957), konnte die Pigmentausbreitung, welche nach Lysergsäurediäthylamid und Reserpin 0,025—0,25 μg/ml an den Melanophoren beobachtet wird, auch an der isolierten Flosse *in vitro* dargestellt werden. Die Wirkung beider Stoffe wurde durch 5-Hydroxytryptamin *in vitro* gehemmt. Die wirksamen Konzentrationen waren dieselben wie am ganzen Fisch. Daraus geht hervor, daß es sich bei beiden Stoffen um periphere Wirkungen handelt. Einige Lysergsäurediäthylamidderivate, darunter besonders D-Methyl-LSD, 2-Brom- und 2 Jod-Lysergsäurediäthylamid,

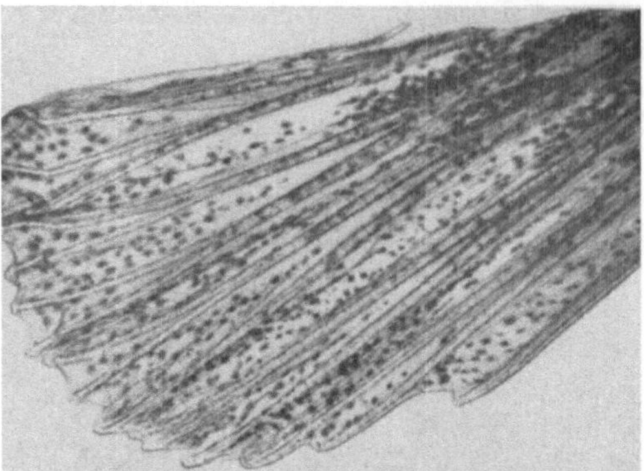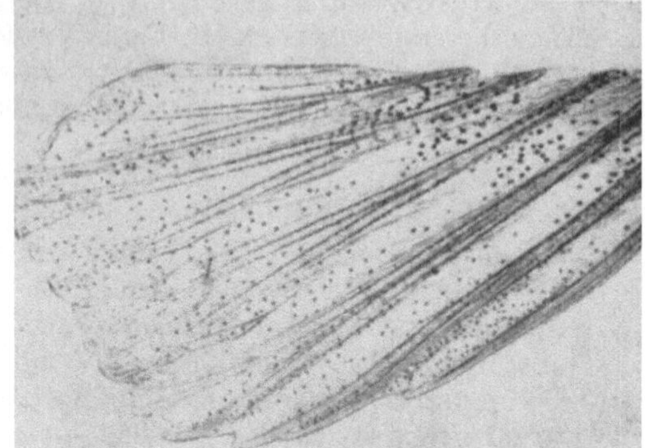

Abb. 255. Rückenflossen von *Lebistes reticulatus* ♀, fixiert in Bouinscher Lösung. A hell-adaptiertes Kontrolltier.
B 25 µg/ml LSD. Versuchsdauer 270 min. (Aus: A. CERLETTI u. B. BERDE 1955)

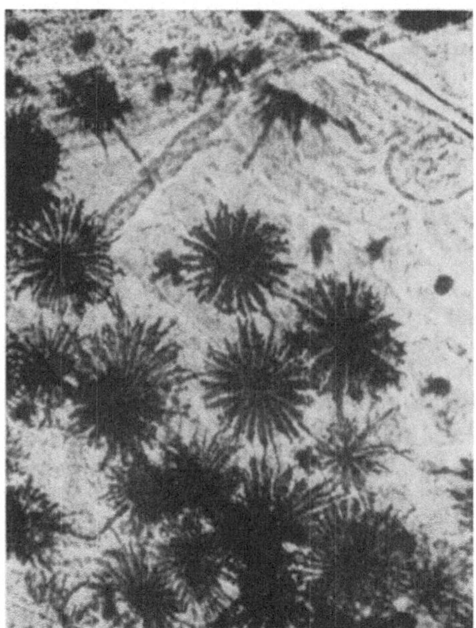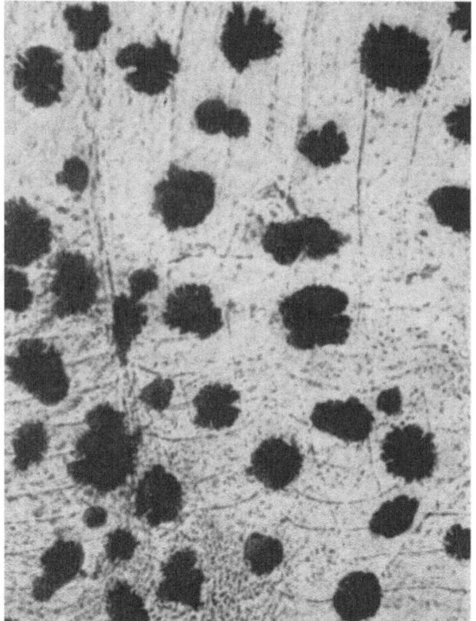

Abb. 256. Haut von *Lebistes reticulatus* ♀, fixiert in Bouin. A hell-adaptiertes Kontrolltier. B 25 µg/ml LSD. Versuchsdauer 270 min. (Aus: A. CERLETTI u. B. BERDE 1955)

zeigten noch stärkere melanophorenausbreitende Wirkung als LSD (BERDE u.
CERLETTI, 1957).

Einen neuen Weg, um die Melanophoren zur Ausbreitung zu bringen, stellt
nach TURNER u. CARL (1955) das Reserpin dar. Wurden Fische in verdünnte
Reserpinlösungen gebracht, so breiteten sich die Melanophoren und Lipophoren
aus, was an *Betta splendens*, *Brachydanio rerio* (Zebrafisch), *Aequidens portalegrensis*, *Trichogaster*-Arten, *Micropodus viridi auratus* (Paradiesfisch) und *Corydoras
leopardus* (Leopardfisch) gezeigt wurde. In einer Reserpinlösung von 12 µg % war
auch die sedative Reserpinwirkung deutlich. Junge, fast farblose *Betta splendens*
zeigten in dieser Lösung nach wenigen Stunden ihr typisches Farbenkleid. Ähnlich
auch bei *Brachydanio* u.a. Mit nur 0,4 µg % Reserpin behandelte Fische bleichten
auf Erregung nicht mehr aus wie sonst. Dagegen führte Adrenalin in hoher Kon-

zentration injiziert (0,05 ml Adrenalin 1:1000) in wenigen Minuten zur Aufhellung. Die Schnelligkeit, mit der Melanophoren bei *Aequidens portalegrensis* auf Erregung reagierten, deutet auf eine lokale Sekretion in der Nähe der Melanophoren hin. TURNER u. CARL (1955) nehmen an, daß die Reserpinwirkung auf die Melanophoren eine direkte ist, und nicht über das Nervensystem oder über Hormone (Intermedin) geht.

LSD hat nach BERDE u. CERLETTI (1956, 1957) auf Fischmelanophoren stark ausbreitende Wirkung, was am weiblichen Guppy (*Poecelia* oder *Lebistes reticulatus*, einem verbreiteten Aquariumfisch, festgestellt wurde. Durch 5-Hydroxytryptamin konnte diese Wirkung verhindert werden (vgl. auch CERLETTI u. BERDE, 1955) (Abb. S. 850).

Eine ähnliche „Steuerung" der Farbenadaptation durch LSD wurde durch WILBER (1958) an *Fundulus heteroclitus* festgestellt. Auf hellem oder dunklem Untergrund mit mindestens 25 γ Lysergid (LSD) injizierte, oder durch Zusatz von 2 mg/l Lysergid zum Aquariumwasser behandelte, hell-adaptierte Fische wurden dunkel. Der Grad der Melanophorenexpansion ging mit der Dosierung parallel. Aufgrund der Versuche wurde eine Hemmungswirkung des Lysergids auf bestimmte Hirnzentren angenommen (?). Auffallend ist, daß Reserpin und Lysergid, die am Zentralnervensystem antagonistische Wirkung (biochemisch und als „Psychopharmaka") besitzen, hinsichtlich Melanophorenausbreitung gleichsinnig wirkten. Zum ganzen Problem vgl. PARKER (1948).

α) Ord. Crossopterygii. Unt. Ord. Coelacanthini

Latimeria chalumnae bildet unter den Coelacanthiden, die hauptsächlich im Devon verbreitet waren, ein vor wenig Jahren lebend entdecktes „Fossil". VIALLI

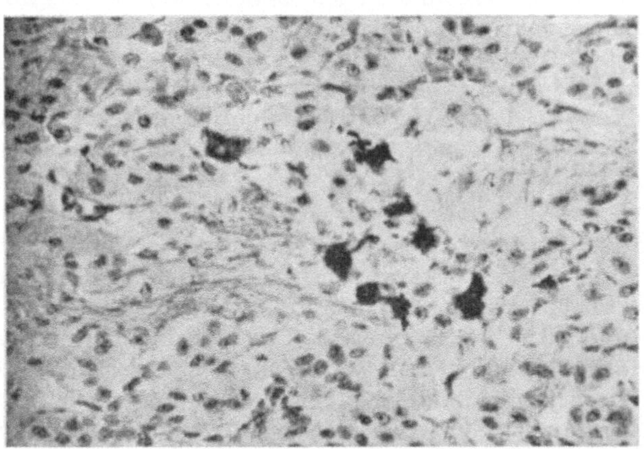

Abb. 257. Enterochromaffine Zellen in der Rectaldrüse von *Latimeria chalumnae*. Färbung nach MASON-HAMPERL. Querschnitt durch die Drüse. Vergr. 1:640. (Aus: M. VIALLI 1962/1963)

(1962, 1963) konnte im Darm von *Latimeria chalumnae* enterochromaffine Zellen nachweisen (Abb. 257).

Zusammenfassung über Knochenfische

5-Hydroxytryptamin findet sich im Blutplasma von Knochenfischen. Über seine Anwesenheit im *Herzen* und *quergestreiften Muskel* ist nichts bekannt. An den *Kiemengefäßen* bewirkt es Verengerung.

Im *Zentralnervensystem* von Teleostiern wurde 5-Hydroxytryptamin nachgewiesen. Seine Verteilung ist unbekannt. LSD wirkt wie am Säugetier als Serotoninantagonist. Am siamesischen Kampffisch, *Betta splendens*, hat Serotonin erregende, LSD dämpfende Wirkung auf die „psychische" Verfassung des Kampffisches. LSD kann aber auch Serotoninfreisetzung und damit Erregungssteigerung bewirken, während Reserpin durch Entleerung des cerebralen Serotonins dämpfend wirkt.

5-Hydroxytryptamin, das den enterochromaffinen Zellen der Schleimhaut des Verdauungskanals entstammt, wurde nachgewiesen. Der Darm von Teleostiern ist, im Gegensatz zu Knorpelfischen, auf Serotonin äußerst empfindlich, wobei der Darm mit Peristaltikerregung reagiert. Es dürfte dies der physiologischen Funktion des Serotonins (reflektorisch über sensible Nervenerregung?) entsprechen. Seine erregende Wirkung übertrifft diejenige des Acetylcholins um ein Vielfaches.

In der Milz befindet sich 5-Hydroxytryptamin neben Noradrenalin und Adrenalin.

Chromatophoren und 5-Hydroxytryptamin. 5-Hydroxytryptamin übt auf Chromatophoren einen Einfluß aus, der sowohl in Kontraktion als in Ausbreitung bestehen kann. Eindeutig kontrahierend wirkt das Melatonin der Epiphyse. Durch hohe Serotonindosen wird die durch LSD oder Reserpin bewirkte Pigmentausbreitung *in vivo* und *in vitro* gehemmt.

d) Klasse: Amphibia, Lurche (s. S. 499, 720)

α) Ord. Urodela, Schwanzlurche (s. S. 501, S. 720)

Über Vorkommen und Wirkung des 5-Hydroxytryptamins am *Herzen, Zentralnervensystem* und (quergestreiftem) *Bewegungsmuskel* (Nervenendapparate) von Schwanzlurchen scheint nichts bekannt zu sein. Daß die Schleimhaut des Urodelendarms enterochromaffine Zellen besitzt, welche 5-Hydroxytryptamin produzieren, dürfte nachgewiesen sein. Bei *Amblystoma tigrinum* fanden sich 1,1 µg/g Serotonin im Magen, 2,1 µg/g im Dünndarm, bei *Desmognathus fuscus* 3,0 µg/g im Magen, 1,5 µg/g, im Dünndarm bei *Necturus maculosus* im Magen 1,7 µg/g, im Dünndarm 1,5 µg/g (BRODIE, BOGDANSKI, BONOMI, 1964). Die Befunde sprechen für eine erregende Funktion des Serotonins im Darmkanal.

Im *Hautsekret* der Gattung *Salamandra* wurde 5-Hydroxytryptamin und Tryptamin nachgewiesen. Bei *Triton cristatus*, dem Kammolch, konnte nur Tryptamin festgestellt werden. Vgl. auch ERSPAMER u. VIALLI (1951) über Serotonin der Amphibienhaut. Was wir bisher von der Serotoninproduktion bei Schwanzlurchen wissen, ist, daß dieser Stoff im Abwehrsystem der Amphibien im allgemeinen — und dazu gehört in erster Linie die Haut — neben verwandten Stoffen (Bufotenin usw.) und neben den eigentlichen Giftstoffen (Adrenalin, herzaktive Glycoside bei Kröten, Alkaloide bei Salamandern) — eine gewisse Bedeutung besitzt. Über Salamander-Alkaloide s. SCHÖPF (1961), über Amphibiengifte: MICHL u. KAISER (1962). Möglicherweise sind enterochromaffine Zellen bei Amphibien nicht nur in der Schleimhaut des Darmkanals, sondern in der Schleimhautcharakter besitzenden Haut zu suchen.

VIALLI u. BOLOGNANI (1966a) und VIALLI u. BOLOGNANI-FANTIN (1966a) untersuchten bei einer Reihe von Urodelen und Anuren die Beziehungen zwischen dem „Hautgift", der Serotoninbildung und dem Vorhandensein von ATP in den granulären Hautdrüsen. Während BOLOGNANI u. BOLOGNANI-FANTIN (1963, 1965) bei *Salamandra maculosa,* und BOLOGNANI, BOLOGNANI-FANTIN u. BERTAZZONI (1964) bei *Salamandra atra* zunächst kein ATP fanden, wohl aber in den granulären Hautdrüsen von Anuren, gelang der ATP-Nachweis VIALLI u. BOLOGNANI (1966b) schließlich auch bei den genannten Salamandern. Bei den Anuren (Bufo *vulgaris* und *Bufo viridis* konnte der ATP-Nachweis im „Hautgift" der Kröten sichergestellt werden (VIALLI u. BOLOGNANI, 1963), nicht bei der Kröte *Bombinator pachypus* (VIALLI u. BOLOGNANI, 1966c). Von Interesse ist, daß ATP bei Arten vertreten ist, bei denen das „Hautgift" kein

5-Hydroxytryptamin enthält, wohl aber andere Hydroxyindolderivate, oder wo Hydroxyindolderivate überhaupt fehlen. Dem entspricht das Verhalten bei *Bombinator pachypus*, bei dem ATP im „Hautgift" fehlt und 5-Hydroxytryptamin sehr reichlich enthalten ist.

β) Ord. Anura, Froschlurche (s. S. 504, S. 721)

Bei *Rana esculenta* wurde Serotonin in gut meßbarer Menge im Serum (0,18 μg/ml) und in der Milz (0,08 μg/g) (PROSSER, 1961) nachgewiesen.

(a) Herz

Versuche von KERKUT u. LAVERACK (1960) am isolierten Froschherzen ergaben bei Winterfröschen mit 5-Hydroxytryptamin starke Hemmung bis Stillstand (Grenzkonzentration 10^{-7}) (Abb. 258). Am Herz des Sommerfrosches war Serotonin sehr wenig und umgekehrt wirksam: 10^{-4} (Grenzkonzentration) Serotonin führte zur Erhöhung der Amplitude und zu leichter Frequenzsteigerung.

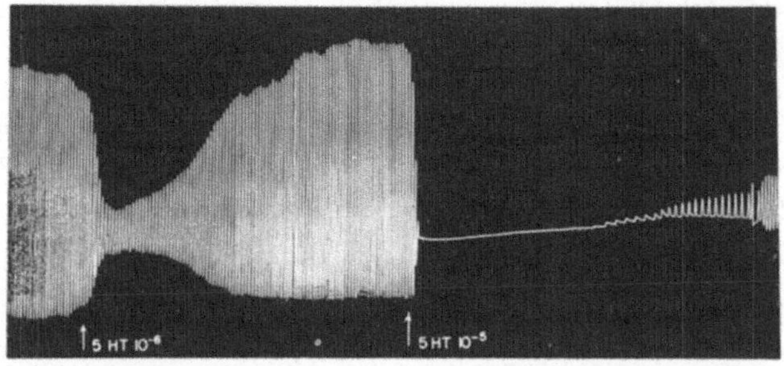

Abb. 258. Wirkung von 5-Hydroxytryptamin auf das isolierte Herz eines Winterfrosches. Die Wirkung ist ausgesprochen hemmend, durch Auswaschen reversibel. (Aus: G.A. KERKUT u. M.S. LAVERACK 1960)

Hirn- und Herzextrakt von *Helix aspersa* erhöhten ebenfalls die Amplitude. An Sommertieren war die Wirkung von Serotonin und Schneckenextrakten kaum voneinander unterscheidbar. Extrakte aus Perikardialdrüsen von *Carcinus maenas* wirkten am isolierten Froschherzen ganz ähnlich wie die Extrakte aus Schneckenorganen. Damit werden die Versuche von HABERLANDT (1930) bestätigt, welcher zeigte, daß Extrakte aus dem Fußmuskel von *Helix pomatia* das isolierte Froschherz noch in der Verdünnung von 10^{-17} erregten.

Ob der *quergestreifte Muskel* von Anuren Serotonin enthält, scheint nicht bekannt zu sein.

(b) Zentralnervensystem

Nach TEBÉCIS u. PHILLIS (1967) wirkte 5-Hydroxytryptamin am isolierten Rückenmark von *Bufo marinus*, geprüft an Lumbarsegment 8 und 9, ausgesprochen erregend, wobei LSD, Methysergid, Cocain, Phentolamin, Alderlin und 1-Benzyl-2-methyl-5-methoxy-N-N-dimethyltryptamin nicht als Antagonisten wirkten. Durch Iproniazid wurde die Serotoninwirkung verstärkt, indem schon 5-Hydroxytryptamin 10^{-7} g/ml an den dorsalen und ventralen Wurzeln eine kräftige Depolarisation auslöste. Nach TEBÉCIS u. PHILLIS darf 5-Hydroxytryptamin am Rückenmark der Kröte als Überträgerstoff betrachtet werden, was durch Feststellungen von ANGELUCCI (1956) und ANDÉN et al. (1964) gestützt wird, wonach bei entsprechender Reizung im Rückenmark des Frosches 5-Hydroxytryptamin freigesetzt wird. Vgl. auch DAVILA et al. (1965). Über Epiphye und Melatonin s. BAGNARA (1963), CHARLTON (1964, 1966).

(c) Magendarmkanal

MIRA u. FIORENTINI (1963) wiesen bei *Bufo viridis*, *Rana esculenta* und *Discoglossus pictus* typische enterochromaffine Zellen in der laryngotrachealen Oesophagusschleimhaut, VIALLI

u. CERIOTTI (1939a) im Blasenepithel, FIORENTINI (1959) im Magendarmkanal von *Rana esculanta* histochemisch nach. Der Magendarmkanal enthält bei Anuren unterschiedliche Mengen von Serotonin: bei *Rana pipiens* wurden im Magen in μg/g 3,5, im Dünndarm 4,8 gefunden; bei *Hyla cinerea* 3,6 und 4,8; bei *Hyla radiana* im Magendarmkanal 0,9, bei *Hyla faber* 0,6, bei *Pleurodema tucumana* 0,8, bei *Calyptocephallela gayi* 0,3, bei *Phyllomedusa sauvagi* 0,8, bei *Leptodactylus ocellatus* 1,4, *Leptodactylus chaquensis* 1,5, *Leptodactylus bufonius* 0,7, *Leptodactylus pentadactylus labyrinthicus* 1,4 und 4,9, *Leptodactylus laticeps* 1,7, *Bufo bufo bufo* im Magen 2,2, im Darmkanal 1,6, *Bufo americanus* im Magen 2,6, im Dünndarm 5,1, *Bufo marinus* im Magen 2,7, im Dünndarm 7,1, *Bufo arenarum* im Magendarmkanal 1,5, *Bufo spinulosus* 0,7, *Bufo granulosus maior* 2,0, *Odontophrynus americanus* 3,0, *Bombina variegata pachypus* im Magen 1,0, im Darmkanal 0,75, *Desmognatus fuscus* im Magen 3,0, im Dünndarm 5,0. (Quellenangaben bei ERSPAMER, 1966, S. 137).

SINGH et al. (1961) zeigten, daß der isolierte Magenmuskel von *Rana* spec. sowohl in Ruhe als bei elektrischem Reiz Serotonin freisetzte. Durch BOL wurde die Reaktion des Magenmuskels auf Nervenreiz herabgesetzt, durch 5-Hydroxytryptamin 10^{-5} die spontanen Kontraktionen des Magenmuskels und die Reaktion auf Nervenreiz gesteigert. Daß der Darm zur Bildung von Serotonin in enterochromaffinen Zellen befähigt ist, kann als sichergestellt gelten.

Wiederholte intraperitoneale Injektionen von Reserpin in hohen Dosen von 20 mg/kg führten bei *Bufo bufo bufo* zu einer mäßigen Entleerung des 5-Hydroxytryptamins von 30—70% aus der Darmschleimhaut; ähnliche Resultate wurden bei *Rana esculenta* erhalten (PICCINELLI, 1958).

(d) 5-Hydroxytryptamin und andere Indolderivate im Hautsekret von Anuren

Sehr reichlich ist 5-Hydroxytryptamin im Hautgift der Kröte *Bufo marinus*, neben anderen Hydroxyindolalkylaminen von geringerer Wirksamkeit enthalten (ERSPAMER u. VIALLI, 1952; UDENFRIEND, CLARK u. TITUS, 1952), ebenso bei *Bufo bufo bufo*, *Bufo americanus*, *Bufo mauretanicus* und bei einer Reihe anderer Bufo-Arten. Sehr reichlich fand es sich bei *Discoglossus pictus*, dem Scheibenzüngler (400 μg/g), *Bombina variegata (Bombinator Pachypus)*, der Gelbbauchunke (1000 μg/g), bei *Hyla arbororea*, unserem Laubfrosch, bei *Xenopus laevis*, dem Krallenfrosch (VIALLI, 1965c), bei *Leptodactylus ocellatus* VIALLI (1966a), in geringerer Menge auch bei einigen Froscharten der Gattung *Rana* (z.B. *Rana esculenta* und *Rana pipiens*) (ERSPAMER u. OTTOLENGHI, 1952a). Weitere Beispiele ausführlich bei ERSPAMER (1966), S. 154—156 und VIALLI (1955) betr. *Bufo kisoloensis*.

Nach Reserpin verschwand 5-Hydroxytryptamin aus den Drüsengranulationen der Haut von *Rana temporaria* und *Discoglossus pictus* (LIÉBECQ-HUTTER u. BAQC, 1958). Dabei erfolgte der Schwund sehr rasch, indem schon $^1/_2$—1 Std nach Verabreichung von 5—10 mg/kg Reserpin das Maximum des Verlustes erreicht wurde.

Serotoninhaltige Hautextrakte von *Discoglossus pictus* (ERSPAMER u. OTTOLENGHI, 1952a), wirkten deutlich diuresehemmend noch in einer Menge, die 1 mg frischen Gewebes/100 g Ratte entsprach. Bei höheren Dosen war die antidiuretische Wirkung sehr ausgeprägt und anscheinend noch eindrücklicher als mit Speicheldrüsenextrakten von *Octopus vulgaris*. Der Mechanismus der Serotonin-Antidiurese wird hauptsächlich in der Drosselung des afferenten Gefäßsystems des Glomerulus gesehen. 5-Hydroxytryptamin ist als spezifischer hormonaler Regulator der intrarenalen Vasomotorik zu betrachten (vgl. auch ERSPAMER, 1954c).

Außer 5-Hydroxytryptamin fand sich im Hautsekret mancher Kröten das mit Serotonin nahe verwandte Indolderivat Bufotenin, das mit dem Serotoninantagonisten Psilocin isomere 5-Hydroxydimethyltryptamin, dessen chemische Struktur WIELAND u. VOCKE (1930), WIELAND, HESSE u. MITTASCH (1931), WIELAND, KONZ u. MITTASCH (1934) am Bufotenin aus der Haut von *Bufo bufo bufo* aufklärten (vgl. auch ERSPAMER, 1954c und KAISER u. MICHEL, 1958). Im weiteren konnte in einer Reihe von Krötengiften, darunter auch bei *Bufo bufo*

bufo, das als 5-Methoxy-dimethyltryptamin identifizierte Bufotenidin nachgewiesen werden (BÜHLER, 1955; HANDOVSKY, 1920).

Das Bufothionin wurde aus dem Hautsekret der argentinischen Kröte *Bufo formosus* durch DEULOFEU u. MENDIVE (1938) und *Bufo arenarum* u. a. isoliert. Unter Schwefelsäureabspaltung entsteht daraus das Dehydrobufotenin genannte 5-Hydroxyindolyl-β-vinyldimethylamin, welches in zahlreichen Krötenarten als solches vorkommt, UDENFRIEND, TITUS, WEISSBACH, PETERSON (1956). Über Vorkommen im Hautsekret der Anuren vgl. CERLETTI (1960), ERSPAMER (1961, 1966).

Das im Hautsekret und in den Parotisdrüsen von Fröschen und Kröten gebildete 5-Hydroxytryptamin hat mit der Serotoninbildung in den enterochromaffinen Zellen des Darmes sehr wahrscheinlich nichts zu tun, und dürfte autochthoner Entstehung sein. Das geht nach VIALLI (1955) daraus hervor, daß enterochromaffine Zellen im sekretorischen Gewebe von Hautdrüsen von Amphibien nachgewiesen werden konnten.

Die Biosynthese dieser und anderer Indolalkylamine geht sehr wahrscheinlich vom Tryptophan aus (STOLL et al., 1955). Fermentsysteme, welche die Bildung von 5-Hydroxytryptamin aus Tryptophan bewirken (Decarboxylasen), sind in der gesamten belebten Natur weit verbreitet. Transmethylasen und Dehydrogenasen, welche die Umwandlung des 5-Hydroxytryptamins in Bufotenin und die anderen Basen katalysieren, konnten bisher nur in der Amphibienhaut (und in einigen Hutpilzen) aufgefunden werden. Über die Wirkung dieser Krötengifte vgl. K. K. CHEN (1955), JENSEN u. CHEN (1936). Die Haut von *Bufo viridis* enthält nach ERSPAMER (1958, 1959b) neben einer größeren Menge Bufotenin und geringen Mengen 5-Hydroxytryptamin und Bufotenidin (β- [5-hydroxyindolyl-(3)]-äthyl-trimethyl-ammonium) bemerkenswerte Mengen von Bufoviridin (Dihydrobufothionin.) Der Stoff kommt auch in der Haut von *Bufo calamita* vor. Die O-Konjugation von 5-Hydroxyindolen mit Schwefelsäure scheint nicht selten zu sein, wie der Nachweis von Bufothionin in der Haut von *Bufo formosus*, *Bufo arenarum* und *Acris crepitans* zeigte.

Das O-Sulfat von 5-Hydroxytryptamin wurde auch in Rattenleberhomogenaten, die mit Serotonin inkubiert waren, gefunden, ebenso in Rattenurin nach Serotoninaufnahme. Möglicherweise handelt es sich hier um einen Entgiftungsprozeß durch Phenolesterbildung. Durch ERSPAMER (1959a) wurde der in der Haut der Anuren *Leptodactylus occellatus* und *Leptodactylus pentadactylus* genannte Stoff als m-Hydroxyphenyläthyltrimethylammonium identifiziert. Seine biologische Bedeutung ist unbekannt.

(e) Bradykinin in der Froschhaut

Wie ANASTASI, ERSPAMER u. BERTACCINI (1965) zeigten, enthält die Froschhaut (*Rana temporaria*) neben kleinen Mengen 5-Hydroxytryptamin, N-Methyl-5-hydroxytryptamin und Bufotenin größere Mengen eines Nonapeptids, das von Plasma-Bradykinin nach Zusammensetzung und Sequenz der Aminosäuren nicht unterscheidbar ist. Es wurden bis 200—250 $\mu g/g$ Bradykinin nachgewiesen (Testung am Meerschweinchenileum s. Abb. 259). Wie die Indolalkylamine wird es von den Hautdrüsen gebildet und ist schon in der Haut der Kaulquappen nachweisbar. Die Verhältnisse liegen ähnlich bei *Rana esculenta*; bei *Rana latastei* und *Rana dalmatina* ist der Hautgehalt an Bradykinin verschwindend gering. Über die physiologische Bedeutung der cutanen Bradykininsekretion bei Amphibien ist vorläufig nichts bekannt. (Vgl. auch ERSPAMER, BERTACCINI u. CEI, 1962; ERSPAMER, ROSEGHINI u. CEI, 1964; ANASTASI, ERSPAMER u. CEI [im Druck]; HAMBERG et al., 1961).

Die Funktion des 5-Hydroxytryptamins und anderer Indolderivate im Hautgift von Urodelen und Anuren liegt wohl in der lokalen Unterstützung des oder der Hauptgifte der Haut. Ob Serotonin bei Insekten, die als Nahrung von Amphibien in Frage kommen, als Gift wirkt, scheint nicht bekannt zu sein. Möglicherweise ist 5-Hydroxytryptamin an der Regulation des Wasseraustausches der Haut beteiligt (ERSPAMER, 1954).

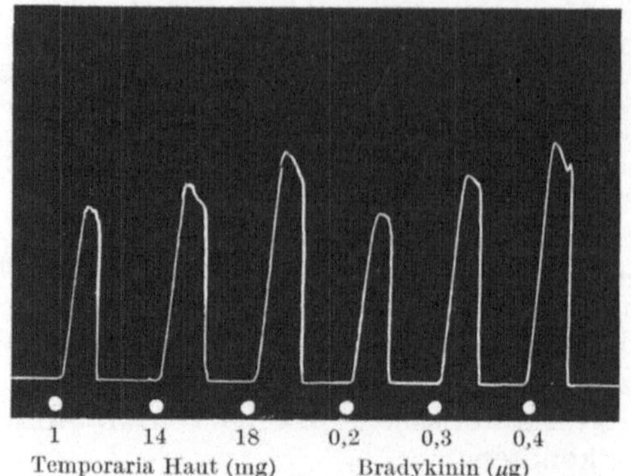

Abb. 259. Bradykinin in der Haut von *Rana temporaria*. Nachweis am Meerschweinchenileum: Atropin 10^{-7}, Mepyramin 10^{-7} + BOL 10^{-7} vorausgehend. Der Vergleich von rohem Methanolextrakt aus der Froschhaut mit Bradykinin gibt identische Resultate wobei 1 mg Froschhautextrakt 0,2 μg synthetischem Bradykinin entspricht. (Aus: A. ANASTASI, V. ERSPAMER u. G. BERTACCINI 1965)

(f) Melanophoren und 5-Hydroxytryptamin

Die isolierte Haut von *Rana pipiens* ist auf Melatonin im Sinne der Melano-phorenkontraktion außerordentlich empfindlich. Die mit Coffein usw. dunkel gefärbte Haut wurde durch 10^{-7} μg/ml Melatonin durch Melanophorenkontraktion aufgehellt. 5-Hydroxytryptamin war 10 Millionen mal, Tryptamin 1 Million mal weniger aktiv (LERNER, CASE et al., 1958). CHARLTON (1964) stellte an jungen er-wachsenen *Xenopus laevis* (Krallenfröschen) autoradiographisch fest, daß nach In-jektion von ^{14}C-5-Hydroxytryptamin und ^{14}C-5-Methylmethionin in den Lymph-sack injiziert, beide radioaktiven Stoffe in die Epiphyse des Frosches eindringen, wobei in schwarzer Umgebung gehaltene Frösche sowohl mehr ^{14}C-5-Hydroxy-tryptamin als auch ^{14}C-Methylmethionin in die Epiphyse aufnahmen als solche in weißer Umgebung. Daraus geht mit Wahrscheinlichkeit hervor, daß das Pineal-organ des Frosches, als morphologisch drüsiges (sezernierendes) Organ in der Lage ist, aus den Ausgangsprodukten 5-Hydroxytryptamin und 5-Methylthionin (analog wie die Epiphyse von Säugetieren, Melatonin zu bilden, welches in der Haut von Amphibien zur Melanocytenkontraktion (Abblassung) führt. (Vgl. auch CHARLTON, 1966; BURGERS, 1963; BAGNARA, 1963; LERNER et al., 1958; McCORD u. ALLEN, 1917).

DAVEY (1960, 1964) stellte an *Rana pipiens* fest, daß 5-Hydroxytryptamin eine leichte, aber deutliche Dunkelfärbung der Froschhaut bewirkte. Er ist des-halb der Auffassung, daß Intermedin nicht direkt im Sinne der Melanophorenaus-breitung wirkt, sondern daß es auf Zellelemente der Froschhaut einwirkt, deren Erregung die Freisetzung von gebundenen Indolalkylaminen, möglicherweise von Serotonin zur Folge hat. Dieses freie Serotonin würde dann die Ausbreitung der Melanophoren bewirken.

Zusammenfassung über Amphibien

1. Urodela, Schwanzlurche

Über 5-Hydroxytryptamin ist nur sein Vorkommen in der Haut (neben Trypt-amin) und im Darmkanal bekannt.

Ob 5-Hydroxytryptamin an der Melanophorenfunktion beteiligt ist, wissen wir bei Urodelen nicht.

2. Anura, Froschlurche

Herz. Serotonin ist bei Fröschen im Serum nachgewiesen. Am (*myogenen*) isolierten Froschherzen führte Serotonin bei Winterfröschen zu starker Hemmung bis Stillstand (Grenzkonzentration 10^{-7}), bei Sommerfröschen zu erhöhter Amplitude und leichter Frequenzsteigerung (Grenzkonzentration 10^{-4}).

Über die Wirkung des Serotonins auf die Froschlunge s. BRECHT u. JESCHKE (1940).

Quergestreifter Muskel. Wir wissen nicht, ob der quergestreifte Muskel von Anuren in seiner phasischen oder tonischen Tätigkeit vom 5-Hydroxytryptamin beeinflußt wird.

Cilienbewegung: Ob Serotonin an der Steuerung der Cilienbewegung des Oesophagus beteiligt ist, ist unbekannt.

Zentralnervensystem. Über den Serotoningehalt des Zentralnervensystems sind wir bei Anuren nicht orientiert. ANDÉN et al. (1964) stellten nach Rückenmarksreiz am Frosch erhöhte Freisetzung und Synthese von Serotonin im Nervensystem fest. P-Substanz und γ-Aminobuttersäure sind im Froschhirn nachgewiesen worden.

Magendarmkanal. 5-Hydroxytryptamin wird in der Schleimhaut des Magendarmkanals in enterochromaffinen Zellen gebildet (MIRA u. FIORENTINI). Durch Reserpin wird ein Teil des im Magendarmkanal befindlichen Serotonins entleert.

Die *Milz* von Fröschen enthält 5-Hydroxytryptamin, Noradrenalin und Adrenalin.

5-Hydroxytryptamin und andere Indolderivate finden sich oft sehr reichlich im Hautsekret von Anuren. Die Hautdrüsen können durch Reserpin zur Entleerung gebracht werden. Serotonin ist Begleiter der eigentlichen Hautgifte von Anuren. Neben Serotonin finden sich in den Hautgiften Bufotenin (5-Hydroxydimethyltryptamin), Bufothionin, Bufoviridin (Dihydrobufothionin) u.a. (Haut- und Parotissekrete von Kröten enthalten außerdem oft sehr beträchtliche Mengen Adrenalin neben sehr wenig Noradrenalin (s. S. 727).

Melanophoren. 5-Hydroxytryptamin hat auf Melanophoren leicht kontrahierende Wirkung, die bei Melatonin bedeutend stärker ausgeprägt ist. Die Hauptsteuerung des Farbwechsels geht über adenohypophysäre Hormone (Intermedin, MSH, vielleicht auch ACTH).

e) Klasse Reptilia, Kriechtiere (s. S. 522, 728)

Im Serum wurde Serotonin bei der Schildkröte *Testudo graeca* in Spuren, bei *Tropidonotus natrix*, der Ringelnatter, zu 0,41 μg/ml festgestellt. Über Vorkommen und Wirkung von 5-Hydroxytryptamin am *Reptilienherzen* sind wir nicht orientiert.

Im *Zentralnervensystem* von *Tropidonotus natrix* konnten 0,2 μg/g, bei einer Schildkröte 0,1 μg/g, bei einer Eidechse ebenfalls 0,1 μg/g nachgewiesen werden (CORREALE, 1956); ob Serotonin an den synaptischen Funktionen des Reptiliengehirns beteiligt ist, was wahrscheinlich ist, wissen wir nicht. WILHOFT u. QUAY (1965) haben an der Eidechse *Scleroporus occidentalis* die interessante Feststellung der Temperaturabhängigkeit des Serotoningehaltes im Gehirn der (poikilothermen) Eidechse gemacht. Eidechsen, die bei verschiedenen Außentemperaturen und solche, die im Innenraum bei 16° und 35°C gehalten wurden, zeigten im Gehirn bei höherer Temperatur nach 5 Tagen erhöhte Serotoninwerte, z.B. im Gesamthirn bei 16°C 2,41, bei 35°C 3,20 ($\male$ Tiere) und 3,15 resp. 3,95 ($\female$ Tiere) μg 5-Hydroxytryptamin-Base/g Frischgewicht; im Diencephalon und Mesencephalon bei 16°C 2,51 und bei 35°C 3,44 ($\male$) und 3,49 bei 16°C und 4,19 bei 35°C ($\female$); in Pons und Medulla 2,75 bei 16°C und 2,48 bei 35°C ($\male$) resp. 2,56 bei 16°C und 3,26 bei 35°C ($\female$) μg/g 5-Hydroxytryptamin-Base/g Frischgewicht. Tägliche Injektion von 2 mg/10 g 5-Hydroxytryptophan i.p. während 4 Tagen führte sowohl bei 16°C als bei 35°C zu einer Steigerung der Gehirnkonzentration von

Tabelle 19. 5-*Hydroxytryptamingehalt des Gesamthirns in* µg/g *bei*
Reptilien

Unterklasse Anapsida
  Ordnung *Chelonia* (Schildkröten)
Terrapene carolina   2,10
Gopherus berlandieri   2,95

Unterklasse Lepidosauria
  Ordnung *Squamata*
    Unterordnung Lacertilia (Eidechsen)
Sauromalus varius   1,70
Uta stansburiana   2,15
Xantusia vigilis   3,53
Gerrhonotus multicarinatus   3,39

    Unterordnung Ophidia (Schlangen)
Natrix sipedon   2,44
Thamnophis ordinatus   2,73

Unterklasse Archosauria
  Ordnung *Crocodilia*
Alligator mississipiensis   0,25

Aus: W. B. QUAY and D. C. WILHOFT: Comparative and regional differences in serotonin content of reptilian brains. J. Neurochem. **11**, 805—811 (1964).

5-Hydroxytryptophan, 5-Hydroxytryptamin und 5-Hydroxyindol-3-essigsäure.
Im Gesamthirn stieg der 5-Hydroxytryptamingehalt nach 4 Injektionstagen bei
$16°$C auf 27,72, bei $35°$C auf 36,50 µg/g an. Der 5-Hydroxytryptophangehalt erhöhte sich in der gleichen Zeit bei $16°$C auf 72,98, bei $35°$C auf 34,30 µg/g. Offenbar war die Aktivität der 5-Hydroxytryptophandecarboxylase bei $35°$C größer
als bei $16°$C. Wurde die Monaminoxydase gleichzeitig durch i.p. Injektion von
0,5 mg β-Phenylisopropylhydrazin (JB-516) HORITA (1958a, b) gehemmt, stieg der
Serotoninwert des Gehirns bei $16°$C auf 23,09, bei $35°$C auf 42,68 µg/g an. (Vgl.
auch TOH, 1960.) Diese Versuche sprechen für eine aktive Rolle des 5-Hydroxy-
tryptamins (Überträgerfunktion?) im Gehirn von Reptilien.

QUAY u. WILDHOFT (1964) haben den 5-Hydroxytryptamingehalt im Gesamthirn bei 16 Reptilien festgestellt, wobei sich Werte ergeben haben, die höher waren
als die in der Regel bei Vögeln und Säugetieren gefundenen, mit Ausnahme des
Vertreters der Crocodilia, *Alligator missisipiensis*, bei dem der Gesamthirnwert mit
0,25 µg/g demjenigen bei Säugetieren entsprach, und ebenso die ähnliche Verteilung in den verschiedenen Hirnabschnitten. Phylogenetisch ist diese Feststellung bei einem Archaeosaurier im Hinblick auf die Evolution von Therapsiden
zum Säugetier von hohem Interesse. Der größere Serotoninwert bei Reptilien
(Lacertiden, Landschildkröten und Schlangen) im Verhältnis zu den Säugern
wurde im wesentlichen auf die starke Zunahme der Gehirnmasse (Neopallium und
weiße Substanz) bei Säugern zurückgeführt. Es ist aber fraglich, ob es sich bei
Säugern nur um eine „Verdünnung" des Gehirnserotoningehaltes und nicht vielmehr um eine Umorganisation im Hinblick auf die Art und Empfindlichkeit der
Überträgersubstanzen handelt. Bei Säugern enthalten die basalen Ganglien,
Pallaeopallium (Cortex pyriformis) und Archipallium (Hippocampus) zwischen
0,5—1,5 µg/g (s. Tab. 19), das Neopallium $< 0,3$ µg/g und die weiße Substanz
0,02—0,13 µg/g. Wie bei Säugetieren fanden sich die kleinsten Serotoninwerte bei
Reptilien in den Bulbi olfactorii und im Cerebellum, die höchsten in der Glandula
pinealis (bei *Gerrhonotus multicarinatus* 41.00 µg/g), die nächsthohen Werte im
Hirnstamm, vor allem im Tegmentum des Mittelhirns (Tab. 19).

Quay (1967) machte an der Schildkröte *Pseudoemys scripta elegans* die Feststellung von allgemeinem Interesse, daß der 5-Hydroxytryptamingehalt des Zentralnervensystems einem 24-Stunden-Rhythmus in der Weise unterworfen ist, daß beim Eintritt der Dunkelheit der Serotoningehalt des Hirnstammes deutlich zunahm, während eine entsprechende Abnahme im Gehirn weniger ausgeprägt war.

Über den Einfluß von 5-Hydroxytryptamin auf den (quergestreiften) *Bewegungsmuskel* ist anscheinend nichts bekannt.

Erspamer (1961) stellte die Anwesenheit enterochromaffiner Zellen im *Magendarmkanal* bei einer Reihe von Reptilien fest. Enterochromaffine Zellen wurden im Oviduct einer Eidechse und im Thymus einiger anderer Reptilien durch Vialli u. Ceriotti (1939 b) im Urogenitaltrakt von *Lacerta muralis* nachgewiesen.

Nach Erspamer dürfte Serotonin die schon bei Teleostiern gefundene peristaltikanregende Wirkung (über den Schleimhautreiz) auch am Magendarmkanal von Reptilien ausüben.

In der Milz wurde Serotonin bei der Schildkröte *Testudo graeca* in Spuren nachgewiesen, bei der Ringelnatter *Tropidonotus natrix* zu 0,16 μg/g Frischgewicht.

Zarafonetis u. Kalas (1960) fanden im *Gift* einiger Schlangen kleine 5-Hydroxytryptaminmengen, so bei *Heloderma horridum*, der Krustenechse, 5,2 μg/ml, bei *Crotalus atrox* 0,32—0,78 μg/ml, bei *Crotalus adamanteus* 0,24 μg/ml, bei *Agkistrodon piscivorus* 0,84 μg/ml. Außerdem enthielten die Gifte Tryptamin, 5-Hydroxyindolacetaldehyd, Indolessigsäure. Sehr wahrscheinlich haben diese Indolderivate einen Einfluß auf die lokale Gewebsreaktion und die Schmerzreaktion an der Bißstelle. Im Gift einiger anderer Schlangen konnte Welsh (nicht publiziert) kein 5-Hydroxytryptamin nachweisen.

Unsere Kenntnisse über 5-Hydroxytryptamin bei Reptilien sind sehr spärlich. Bei der stammesgeschichtlich so wichtigen Klasse der Reptilien wären weitere Untersuchungen auf breiter artlicher Grundlage vor allem in phylogenetischer Hinsicht von großem Interesse.

Über Melanophoren erregende Hormone bei Vertebraten s. Burgers (1963).

Zusammenfassung über Reptilien

Im Serum von Reptilien ist 5-Hydroxytryptamin nachgewiesen. Über Vorkommen und Wirkung von Serotonin am *Herzen* von Reptilien wissen wir nichts.

Über Vorkommen und Wirkung von 5-Hydroxytryptamin am *quergestreiften Muskel* von Reptilien sind wir nicht orientiert. Im *Zentralnervensystem* von Reptilien findet sich 5-Hydroxytryptamin in ähnlicher Konzentration und Verteilung (Alligator), soweit ein Vergleich überhaupt möglich ist wie bei Säugern. Bei höherer Körpertemperatur (poikilotherme Tiere) nimmt der Serotoningehalt, der bei weiblichen Tieren höher ist als bei männlichen, zu.

Im *Verdauungskanal* einiger Reptilien sind enterochromaffine Zellen nachgewiesen, die für die Serotoninbildung in der Magendarmschleimhaut in Frage kommen. Die Serotoninwirkung im Darmkanal von Reptilien ist nicht bekannt. Eine peristaltikanregende Wirkung darf angenommen werden.

In der Milz ist 5-Hydroxytryptamin bei einigen Reptilien festgestellt.

Die Regulation der *Pigmentzellen* geschieht bei einer Reihe von Reptilien ausschließlich auf hormonalem Weg (*Anolis carolinensis*) über die Adenohypophyse (Intermedin, MSH), bei anderen ausschließlich über das Nervensystem (*Chamaeleo pumilus* u. a.). An der Echse *Anolis carolinensis* ist festgestellt worden, daß isolierte Hautstücke auf Hypophysenhormone mit Pigmentausbreitung reagieren, auf 5-Hydroxytryptamin, Adrenalin und Tyramin mit Konzentrierung.

In manchen *Schlangengiften* sind 5-Hydroxytryptamin und andere Indolderivate nachgewiesen worden.

Amniota

f) Klasse Aves, Vögel (s. S. 541, 732)

Bei einigen Vögeln wurde Serotonin im Serum nachgewiesen, so beim Huhn 2,8 µg/ml, Perlhuhn 3,7, Truthahn 0,1, bei der Ente 1,15, Taube 0,33, Seemöwe 0,7, beim Storch 0,03 µg/ml; (ERSPAMER, 1961, 1966); bei der Gans in den Blutplättchen 350 µg/g (BRACCO u. CURTI, 1954). Vgl. auch BRACCO u. GIULIANO (1956).

Über Vorkommen und Wirkung von 5-Hydroxytryptamin am *Vogelherzen* sind wir anscheinend nicht orientiert, auch nicht über sein Vorkommen im *quergestreiften Muskel*.

Im *Zentralnervensystem* fand CORREALE (1956) beim Huhn 0,2 µg/g, Truthahn 0,4 µg/g, bei der Taube 0,15 µg/g Frischgewicht Serotonin. Über die Verteilung im Zentralnervensystem sind einige Werte bekannt: beim Huhn wurden 1,13 µg/g im Ganzhirn festgestellt (UDENFRIEND et al., 1957a); in der Großhirnrinde 0,88 µg/g, im Mittelhirn 0,77, in Pons-Medulla 0,51, im Kleinhirn 0,16 (PSCHEIDT u. HIMWICH, 1963a; PSCHEIDT, 1964); bei der Taube im Gesamthirn 0,7 µg/g (BOGDANSKI et al., 1963), 0,78—1,24 im Telencephalon, 0,6—1,2 im Diencephalon + Lobi optici, 0,12—0,44 im Kleinhirn, 0,93—1,5 in Pons-Medulla (APRISON et al., 1962); beim Truthahn im Ganzhirn 0,4 µg/g (CORREALE, 1956). Ob 5-Hydroxytryptamin was nach Kenntnis der Verhältnisse bei Säugern sehr wahrscheinlich ist, bei Vögeln eine interneuronale synaptische Funktion besitzt, scheint objektiv nicht sichergestellt zu sein.

Bei einigen Vögeln (Huhn 4,1—5,0 µg/g, Taube 1,1 µg/g) wurden im *Magendarmkanal* 5-Hydroxytryptamin, durch ERSPAMER (1954c) auch enterochromaffine Zellen nachgewiesen, so daß die peristaltikerregende Wirkung des Serotonins bei Vögeln so gut wie sichersteht. Enterochromaffine Zellen treten nach MONESI (1960) beim Hühnerembryo zwischen dem 10. und 16. Tag im Darmkanal auf.

In der *Milz* wurde 5-Hydroxytryptamin bei Ente, Fasan, Taube, Seemöwe, Storch festgestellt (s. Tabelle bei ERSPAMER, 1954d). Enterochromaffine Zellen wurden durch ERSPAMER auch im Thymus von Vögeln nachgewiesen.

Im ganzen wissen wir über Vorkommen und Funktion des 5-Hydroxytryptamins bei Vögeln sehr wenig. Im Hinblick auf die große Zahl verschiedener Ordnungen und aus tiersystematischen Gründen wären artlich ausgedehnte Untersuchungen über Vorkommen, Funktion und Wirkung von 5-Hydroxytryptamin bei Vögeln erwünscht.

Zusammenfassung über Vögel

Im Serum von Vögeln ist 5-Hydroxytryptamin nachgewiesen. Über Vorkommen und Wirkung von Serotonin im *Herzen* von Vögeln sind wir nicht orientiert. Daß das Vogelherz Serotonin enthält, ist nach Befunden am Säugerherz sehr wahrscheinlich.

Über 5-Hydroxytryptamin im *quergestreiften Muskel* von Vögeln scheint nichts bekannt zu sein.

Im *Zentralnervensystem* ist bei einer Reihe von Vögeln der Nachweis von 5-Hydroxytryptamin erbracht. Die Verteilung im Gehirn wurde summarisch festgestellt. Mit einer synaptischen Funktion des Serotonins in bestimmten Bereichen des Zentralnervensystems darf in Analogie zu den Verhältnissen bei Säugetieren gerechnet werden.

Im *Verdauungskanal* von Vögeln sind nicht nur enterochromaffine Zellen (im Magen), sondern es ist auch 5-Hydroxytryptamin nachgewiesen. Eine peristaltikerregende Wirkung des Serotonins (über Schleimhautreceptoren?) darf als sehr wahrscheinlich angenommen werden.

In der *Milz* findet sich 5-Hydroxytryptamin und Noradrenalin.

Ontogenese. Über das Auftreten von 5-Hydroxytryptamin in Herz und Hirn im Verlauf der Embryogenese ist anscheinend nichts bekannt.

g) Klasse Mammalia, Säugetiere (s. S. 556, 735)

Bei allen untersuchten Säugetieren fand man 5-Hydroxytryptamin in den enterochromaffinen Zellen der Darmschleimhaut, in den Mastzellen, im Serum, in der Milz, im Zentralnervensystem, im Herzen und in anderen Organen. Geprüft wurde der Gehalt bei vielen Kleintieren (TWAROG u. PAGE, 1953): Maus, Ratte, Hamster, Kaninchen, Meerschweinchen, Igel, bei der Fledermaus, *Rhinolophus ferrum equinum* und bei Katze, Hund, Rind, Ziege, Schaf, Pferd, Esel, Affe und beim Menschen. Die Fledermaus wies mit 3,5 $\mu g/g$ neben der Katze mit 3,80 $\mu g/g$ im Serum, mit 18,90 $\mu g/g$ beim Kaninchen und 19,60 $\mu g/g$ in der Milz unter den Säugetieren die höchsten bekannten Werte auf. Weitere Serum- und Milzwerte sind Tab. 1 bei ERSPAMER (1954a, 1966) zu entnehmen.

Blutplättchen (Thrombocyten) kommen als Vorratsstellen (SHORE et al., 1958; TRANCER et al., 1966), Mastzellen als 5-Hydroxytryptaminbildner und Reservoire neben den enterochromaffinen Zellen der Darmschleimhaut in erster Linie in Frage. Die Serotoninbildung im Zentralnervensystem (aus 5-Hydroxytryptophan) dürfte autochthon sein.

Nach NAESS u. SCHANKE (1956) bewirkte *Reserpin* an Kaninchen eine fortschreitende Abnahme im Serumgehalt. Bei Aufhören der Reserpinzufuhr stieg der Wert langsam wieder auf die normale Höhe an. Wie GREEN et al. (1957) zeigten, fiel der Blut-5-Hydroxytryptamingehalt nach einer Woche Reserpinbehandlung beim Menschen auf ein nicht mehr feststellbares Niveau ab. 3 Wochen nach Absetzen des Reserpins hatte der Serotoninspiegel des Blutes den Ausgangswert noch nicht erreicht. Über Serumwerte vgl. auch RAPPORT, GREEN u. PAGE (1948a), REID (1952), über Thrombocytenwerte RAND u. REID (1951).

S. auch WHITLOCK (EDITOR) über Monaminoxydasehemmer (1959).

α) Einfluß des Serotonins auf Herz und Kreislauf bei Säugetieren

Die Wirkungen des Serotonins auf Herz und Gefäße sind dadurch kompliziert, daß sie einen phasischen Verlauf zeigen, der bis zu einem gewissen Grad dosisabhängig ist und sowohl tonische wie tonusvermindernde Komponenten besitzt. Auf Coronargefäße wirkt Serotonin, ähnlich wie die Catecholamine, erweiternd.

Am isolierten *Kaninchen*herzen zeigte Serotonin, zu 2 μg pro 10 mg Herzgewicht appliziert, nach JACOB u. POITE-BEVIERRE (1960) einen dreiphasischen Verlauf: *1.* eine negativ inotrope, negativ chronotrope und negativ dromotrope atropinempfindliche Wirkung. *2.* eine positiv inotrope und chronotrope Wirkung bei gekreuzter Tachyphylaxie mit Nicotin, welche durch Hexamethonium nicht aufgehoben wurde. *3.* eine negativ inotrope Wirkung, welche durch Atropin nicht beeinflußt wurde, und oft von einer Tonuszunahme begleitet war. In hohen Dosen (10 mg) machte Serotonin Rhythmusstörungen: Herzstillstand, atrioventrikulären Block, Vorhofflattern und -Flimmern, Störungen, die durch Atropin nicht beeinflußt wurden.

Die als Serotoninantagonist bekannte Verbindung 1-Benzyl-2,5-dimethylscrotonin wirkte nach kurzer Anregung am isolierten Kaninchenherzen negativ inotrop und chronotrop und löste Rhythmusstörungen aus. Die positiv inotropen und positiv chronotropen Serotoninwirkungen wurden durch Benzyl-dimethylserotonin antagonistisch beeinflußt. Außerdem wurden die durch Serotonin, Nicotin und Adrenalin ausgelösten Rhythmusstörungen durch diesen Stoff verstärkt. Hohe Acetylcholindosen verhinderten den Eintritt der Arrhythmie. Am *Menschen* hatte Serotonin bei i.v. Infusion teils gefäßerweiternde, teils constrictorische Wirkung, wobei es in der Regel zu einem vermehrten Blutdurchfluß kam. Die Herzfrequenz wurde eindeutig gesteigert (LE MESSURIER, SCHWARTZ u. WHELAN, 1959).

Eine ähnliche dreiphasische Wirkung wurde auch beim *Hund* in Pentobarbitalnarkose nach 0,06—0,12 mg Serotonin/kg i.v. und bei der Ratte beobachtet.

Die Wirkung des 5-Hydroxytryptamins war vom bestehenden Gefäßtonus abhängig; bei hohem Tonus trat Blutdrucksenkung, bei niederem Tonus Blutdrucksteigerung ein. Außerdem war der Gefäßeffekt von Dosis und Gefäßtopographie abhängig. Ähnlich wie Histamin dürfte auch 5-Hydroxytryptamin an der lokalen Regulation des Gefäßsystems beteiligt sein. S. auch WEIDMANN u. CERLETTI (1961).

An den Nierengefäßen (Hund, Ratte) führten schon sehr kleine Serotonindosen zu Gefäßconstriction und zwar in einer Größenordnung, die noch keine allgemeinen Blutdruckveränderungen machte und die geringer war als die stündlich spontan freigesetzte Serotoninmenge (ERSPAMER u. OTTOLENGHI, 1952b, 1953), LITTLE et al. (1961), HEDINGER u. LANGEMANN (1955).

Dementsprechend hat 5-Hydroxytryptamin schon in sehr kleinen Dosen (bei Ratten durch 4 γ 5-Hydroxytryptamin/kg s.c.) einen antidiuretischen Effekt, der durch Kontraktion der Vasa afferentia der Nierenglomeruli und durch Reduktion der glomerulären Filtration zustandekommen soll. Unterstützt wird diese Auffassung durch die Feststellung, daß unter sämtlichen Chordaten- und Vertebratenklassen nur jene keine enterochromaffinen Zellen und kein 5-Hydroxytryptamin zu besitzen scheinen, deren glomerulärer Apparat eine Rückbildung erfahren hat, wie dies für Cyclostomen angenommen wird. 5-Hydroxytryptamin scheint aber im Herzen mariner Cyclostomen nachgewiesen worden zu sein (s. S. 845).

J.H. PAGE (1952) zeigte, daß natürliches Serotonin, synthetisches 5- und 7-Hydroxytryptamin, 5-Hydroxytryptamincreatininkomplex und Tryptamin beim *Hund* nach primär depressorischer Wirkung eine blutdrucksteigernde Wirkung ausübten, wobei die primär depressive Wirkung einem vago-vagalen Bezold-Effekt entsprechen dürfte. Bei *Katzen* wirkte Serotonin ebenfalls primär depressorisch. Die pressorische Wirkung des Serotonins am Hund war 3mal größer als bei 7-Hydroxytryptamin und 20mal größer als bei Tryptamin.

Die primär blutdrucksenkende Wirkung bei Hunden und Katzen erwies sich als vagalen Ursprungs und war durch Vagusdurchschneidung oder Atropin zu unterdrücken. Resektion des Carotissinus erhöhte die blutdrucksteigernde Wirkung der Tryptaminderivate und des Tryptamins, ebenso partielle Blockade des autonomen Nervensystems durch Penta- und Hexamethoniumiodid oder Tetraäthylammoniumchlorid. Durch hohe Pitressindosen wurde die Blutdruckwirkung des 5-Hydroxytryptamin-creatininkomplexes völlig blockiert (vgl. auch SCHNEIDER u. YONKMAN, 1954 und die hinsichtlich Wirkung auf Kreislauf und Atmung an Hund, Katze und Kaninchen festgestellten Speziesdifferenzen). S. auch CERLETTI u. WEIDMANN (1962), SCHMID et al. (1956).

Nach ERSPAMER (1953) haben sympatholytisch wirkende Stoffe eine Antiserotoninwirkung: Dibenamin und Dihydroergotamin hemmten spezifisch die Nierenwirkung des Serotonins, d.h. die Wirkung auf die contractilen Strukturen des afferenten glomerulären Bettes.

Nach MAGALINI et al. (1956) bewirkten 0,3 γ/min 5-Hydroxytryptamincreatininsulfat i.v. beim Menschen einen vorübergehenden Anstieg des lokalen

Venendrucks. Höhere Dosen führten zu weiterer Steigerung desselben und zur Erhöhung des arteriellen Druckes. Dagegen war es selbst mit sehr hohen Dosen nicht möglich, eine allgemeine Erhöhung des Venendrucks zu erzielen. Intraarterielle Applikation von 5-Hydroxytryptamin bewirkte eine länger (30 min und mehr) dauernde Erhöhung des Venendrucks in den homolateralen Venen. Injektion von 5-Hydroxytryptamin in die A. brachialis des Menschen führte zur Constriction der Arterie, zur aktiven Dilatation des Capillarbettes unter Erhöhung der Capillarpermeabilität und zur venösen Constriction, Wirkungen, die mit Histamin außerordentlich große Ähnlichkeit besitzen. 5-Hydroxytryptamin scheint bei der Ratte am anaphylaktischen Prozeß teilzunehmen.

Lungenarterien sind besonders empfindlich auf Serotonin, empfindlicher als auf Catecholamine (s. auch DOUGLAS u. TOH, 1953). Empfindlich sind auch die Kaninchenohrgefäße, Placentargefäße und die afferenten glomerulären Gefäße der Rattenniere. Kaninchenohrgefäße werden noch durch weniger als 0,01 μg im Perfusionsversuch kontrahiert.

5-Hydroxytryptamin wird anscheinend rasch aus der Blutbahn entfernt, vielleicht durch Blutplättchen oder andere geformte Blutelemente, die im Capillargebiet zurückgehalten und später langsam eliminiert werden.

Die *Schilddrüse* von *Mammalia* enthält in verschiedenem Ausmaß, wie PAASONEN (1958) zeigte, 5-Hydroxytryptamin. Hohe Werte wurden, am isolierten Herzen von *Mercenaria (Venus) mercenaria* unter Zugabe von Benzochinoniumchlorid bestimmt, in der *Ratten-* und *Schaf*schilddrüse gefunden, sehr niedrige in der *Hunde*thyreoidea. Die Rattenschilddrüse enthielt außerdem eine nicht identifizierte, atropinresistente, uteruserregende Substanz. Möglicherweise entstammt das Schilddrüsenserotonin den Mastzellen. Im Durchschnitt wurden bei der Ratte 3,7 μg/g, beim Schaf 4,6 μg/g, beim Hund 0,025 μg/g, beim Kaninchen 0,19 μg/g Frischgewicht nachgewiesen.

β) Wirkung von 5-Hydroxytryptamin auf die Nervenendplatte des quergestreiften Muskels

Nach PHILIPPOT u. DALLEMAGNE (1956), SALA u. PERRIS (1958), hat 5-Hydroxytryptamin, ähnlich wie Catecholamine, was an *Katzen* und *Kaninchen* gezeigt wurde, eine nicht sehr ausgesprochene antagonistische Wirkung auf den durch D-Tubocurarin an der Nervenendplatte ausgelösten Block, nicht aber auf den durch Decamethonium bewirkten.

γ) 5-Hydroxytryptamin im Zentralnervensystem bei Säugetieren und Mensch

Auf eine Beteiligung des 5-Hydroxytryptamins an der Nervenerregung im Zentralnervensystem weist die Tatsache hin, daß Serotonin fast ausschließlich in der grauen Substanz nachweisbar ist, analog wie Noradrenalin, während in gewissem Gegensatz dazu Acetylcholin und Substanz P, sowohl in der grauen wie in der weißen Substanz des Gehirns vorkommen (s. auch BRODIE, 1957). 5-Hydroxytryptamin und Noradrenalin sind im Zentralnervensystem topographisch und quantitativ fast parallel verbreitet. Der Nucleus caudatus ist bedeutend reicher an 5-Hydroxytryptamin als an Noradrenalin.

Im ganzen gesehen, enthalten diejenigen Gehirnregionen, welche bestimmte Bereiche autonomer Aktivität vermitteln, wie Hypothalamus, Teile des Mittelhirns, der Boden des 4. Ventrikels usw., relativ hohe Konzentrationen an 5-Hydroxytryptamin, Noradrenalin und Substanz P. An allen 3 Stoffen ist der Hypothalamus am reichsten. Histamin, Acetylcholin und Vasopressin sind ebenfalls zugegen (vgl. auch ZETLER u. SCHLOSSER, 1954; CORREALE, 1956; M. VOGT, 1958).

Wir haben es im Zentralnervensystem mit einem komplizierten System von Stoffen hormonaler Natur zu tun, die an der Aktivität des Nervensystems irgendwie beteiligt sind. Über die feinere Verteilung von 5-Hydroxytryptamin, Noradrenalin und Substanz P im Zentralnervensystem des Hundes gibt Tab. 20 von Amin, Crawford u. Gaddum (1954) Aufschluß. Angaben in ng/g Frischgewebe (1 ng [Nanogramm] = 1 Millionstel Gramm). (Vgl. auch Tab. 20 [Hund] bei Erspamer, 1966; Bogdanski, Bonomi u. Brodie, 1963; Bogdanski u. Udenfriend, 1956 [Hund und Katze].)

Tab. 20. *Serotoningehalt im Gehirn von Hund und Katze* nach Bogdanski u. Udenfriend (1956) μg/g frisches Gewebe

	Hund	Katze
Rückenmark	0,55	0,55
Brücke	0,41	0,33
Kleinhirn	0,07	0,30
Mittelhirn	0,97	1,23
Thalamus	0,65	0,78
Hypothalamus	1,75	1,78
Riechkolben (b. Hund) . . .	0,38	—
Einzelne Gehirnwindungen . .	0,17	0,24
weiße Substanz	0,07	—
corticale graue Substanz . . .	0,34	—

Die Bestimmung der Aktivität der Monaminoxydase in verschiedenen Gehirnabschnitten ergab sehr unterschiedliche Werte mit den Maxima im Hypothalamus und im Rückenmark.

Aktivität der Monaminoxydase beim Hund in verschiedenen Gehirnabschnitten in γ/g homogenisiertes Gewebe/Std abgebautes 5-Hydroxytryptamin

	γ/g/Std
Rückenmark	1250
Brücke	882
Kleinhirn	970
Mittelhirn	903
Hypothalamus	3154
Thalamus	886
Rinde	884

Die cerebrale Funktion des 5-Hydroxytryptamins ist nicht völlig klar. Der Erfolg von zugeführtem oder durch Reserpin freigesetztem Serotonin ist in erster Linie eine Sedation bestimmter Funktionsgebiete. Es dürften diejenigen Gebiete sein, welche physiologischerweise Serotonin enthalten und in denen dieser Stoff an der interneuronalen Synapsentätigkeit, wohl vorwiegend an Hemmneuronen, beteiligt ist.

Einige andere Rauwolfiaalkaloide haben ebenfalls die Eigenschaft der Seroninentleerung, wie das für Raunescin (5 mg/kg) am Rattengehirn durch Paasonen u. Kärki (1959), Paasonen u. Giarman (1958) gezeigt wurde. Raunescin hatte auf den Noradrenalingehalt des Gehirns keinen Einfluß.

Serotonin hatte nach Bhargava u. Tangri (1959) am *Hund* bei intraventrikulärer Applikation Hypotonie, Hemmung des Pressoreffektes bei Verschluß der A. carotis zur Folge. Auch wurden bei elektrischer Reizung des zentralen Vagusstumpfes sowohl der pressorische wie der depressorische Effekt unterdrückt. Die

Wirkung des Reserpins beruht zum Teil darauf, daß durch diesen Stoff 5-Hydroxytryptamin im Zentralnervensystem aus der gebundenen in die freie Form übergeführt wird. Durch 1 mg Reserpin/kg wurden beim Kaninchen etwa 75% des Gehirn-Serotonins in 30 min in Freiheit gesetzt.

Die subcelluläre Verteilung des 5-Hydroxytryptamins im Zentralnervensystem wurde im Meerschweinchenhirn durch MICHAELSON u. WHITTAKER (1962a, b) untersucht. Serotonin fand sich bei differentieller Zentrifugation des Homogenats in einer Fraktion, die weder Myelin noch Mitochondrien enthielt, sondern hauptsächlich aus abgetrennten Nervenendigungen bestand. Die das Serotonin in den Vorratsstellen zurückhaltenden Bindungskräfte erwiesen sich als sehr labil im Verhältnis zu denjenigen, welche Acetylcholin an entsprechenden Stellen binden. Durch Iproniazid wurde das Niveau des Serotoningehaltes im Hirngewebe gehoben, ohne daß seine subcelluläre Verteilung sich veränderte. Im Vergleich mit Acetylcholin konnte festgestellt werden, daß dieses sich häufiger an den feineren abgetrennten Nervenendigungen fand, während 5-Hydroxytryptamin mehr mit breiteren, dichteren verbunden war. Es spricht aus lokalisatorischen Gründen viel dafür, daß 5-Hydroxytryptamin im Gehirn als Überträgerstoff funktioniert (vgl. dazu GERSCHENFELD u. STEFANI, 1965).

Bildung und Abbau des 5-Hydroxytryptamins haben BOGDANSKI, WEISSBACH u. UDENFRIEND (1958) an der Verteilung von Serotonin, 5-Hydroxytryptophandecarboxylase und Monaminoxydase im Gehirn von *Hund* und *Katze* verfolgt. Hohe Serotoninwerte wurden in Hirnstamm, Rhinencephalon und Neostriatum gefunden. Die Verteilung der 5-Hydroxytryptophandecarboxylase folgte derjenigen des Serotonins, mit Ausnahme des Cortex pyriformis und der Amygdala. Höchsten Decarboxylasegehalt zeigte der Nucleus caudatus (vgl. auch LANGEMANN u. ACKERMANN, 1961; MÜLLER, 1962). Die Monaminoxydase war durch das ganze Gehirn mit etwas höheren Werten im Hypothalamus, ziemlich gleichmäßig verteilt.

PAASONEN, MacLEAN u. GIARMAN (1957) untersuchten den 5-Hydroxytryptamingehalt des limbischen Systems beim Hund unter teilweisem Vergleich der am Normaltier erhaltenen Werte mit solchen nach Iproniazid, wobei sich erwartungsgemäß stark erhöhte Mittelwerte unter Iproniazid ergaben (Tabelle). Vergleichsweise Untersuchungen an *Kaninchen*, *Katze* und *Hund* über die 5-Hydroxytryptaminverteilung im Gehirn ergaben bei den 3 Tierarten teilweise fast identische Werte (Medulla), teilweise aber sehr große Unterschiede (z.B. im Cerebellum). Meist lagen die Werte von Katze und Hund viel näher beieinander oder waren identisch (Hypothalamus), während die des Kaninchens (Lagomorpha) stark von den Werten der Carnivoren abwichen (im Hypothalamus war z.B. ein $4^{1}/_{2}$mal kleinerer Wert als bei den beiden Carnivoren) (vgl. auch ERSPAMER, 1961 [Tabellen] und AMIN, GRAWFORD u. GADDUM, 1953, 1954) (Tabellen).

Einen Überblick über die 5-Hydroxytryptaminverteilung im menschlichen Gehirn gibt Tabelle von ERSPAMER (1961), aus der hervorgeht, daß die Verteilung in quantitativer Beziehung sehr ungleich ist (zwischen 0,01—0,04 Cortex frontalis) und 1,11—1,96 μg 5-Hydroxytryptaminbase/g Frischgewicht (Substantia nigra), und lokal größeren Schwankungen unterworfen ist. Bemerkenswert ist, daß in manchen Hirnbezirken die Gliazellen an 5-Hydroxytryptamin besonders reich sind. Beim Hund, wo die höchsten Serotoninwerte in der Area postrema gefunden wurden, handelt es sich um ein stark vascularisiertes aus Neuroglia bestehendes Gewebe, in das einige Nervenzellen eingelagert sind STACEY (1961).

Ähnliche Speziesunterschiede ergaben sich nach PLETSCHER, GÖSCHKE, GEY u. THÖLEN (1961) und nach GÖSCHKE (1961) auch in Bezug auf die Wirksamkeit von

Monaminoxydasehemmern am Gehirn und auf den 5-Hydroxytryptamingehalt der Blutplättchen beim Vergleich von *Wistar-Ratten, Meerschweinchen, Mäusen und Kaninchen*. Die Prüfung erfolgte mit den Monaminoxydasehemmern Iproniazid, Isocarboxacid, Privaloylbenzylhydrazin, Seryl-isopropylhydrazin, Tranylcypromin und Methylbenzylpropinylamin. PSCHEIDT et al. (1964), welche den Noradrenalin- und 5-Hydroxytryptamingehalt und ihre Verteilung im Gehirn bei einer Reihe von Säugern untersuchten, haben die Werte früherer Untersucher bestätigt. Alle untersuchten Hirnregionen mit dem Maximum in Mittelhirn/Hypothalamus, d.h. in phylogenetisch älteren Hirnstrukturen, enthielten mehr 5-Hydroxytryptamin als Noradrenalin. Das war auch bei den untersuchten Nagern: Ratte, Meerschweinchen und weißen Mäusen sowie bei Kaninchen (Lagomorpha) der Fall. Auch zeigten alle Rodentia und Lagomorpha nach Nialamid und einer Reihe anderer Monaminoxydasehemmer im Gehirn erhöhten Noradrenalin- und Serotoningehalt. Während bei *Nagern* und *Kaninchen* durch die vier angewandten Monaminoxydasehemmer eine Zunahme von Noradrenalin und 5-Hydroxytryptamin festgestellt werden konnte, war das bei Carnivoren (*Hund* und *Katze*) nicht der Fall, wohl aber bei Primaten (*Mensch* und *Affe*).

Bei der *Katze* kam es unter dem Einfluß der Monaminoxydasehemmer nur zum Serotoninanstieg, während Noradrenalin selbst auf Dosen, die für den Serotoninanstieg dreifach genügt hätten, keinen Anstieg zeigte. Beim *Hund* waren die Verhältnisse ähnlich, nur daß es hier mit *einem* Monaminoxydasehemmer, Nialamid, auch zum Noradrenalinanstieg kam.

Macacus-rhesus-Affen wurden durch PSCHEIDT u. HIMWICH (1963b) Reserpin und die Monaminoxydasehemmer Nialamid und Isocarboxazid verabreicht und die Serotonin- und Noradrenalinverteilung im Gehirn festgestellt. Das Verteilungsmuster war demjenigen anderer Säuger ähnlich. Das Primatenhirn dieser Affen folgte dem Typus von Nagern, nicht von Hund und Katze im Hinblick auf Monaminoxydasehemmer: sowohl mit Nialamid als mit Isocarboxazid kam es zu einem Anstieg von Serotonin und Noradrenalin. COSTA et al. (1960) stellten am Kaninchen fest, daß durch 5-Hydroxytryptophaninjektion in die Carotis infolge der intracerebralen Bildung von 5-Hydroxytryptamin im EEG eine biphasische Variation in der Synchronisation auftrat, was auf die vermehrte Serotoninbildung im Mesodiencephalon zurückgeführt wurde. Es handelt sich wahrscheinlich um eine direkte Serotoninwirkung auf die entsprechende Formatio reticularis.

Die Biosynthese des Serotonins im Zentralnervensystem des Kaninchens wurde durch BRODIE, SPECTOR, KUNTZMAN u. SHORE (1958) untersucht. Durch Hemmung der Monaminoxydase mit 3 mg/kg IB 516 (1-Phenyl-2-hydrazinopropan. HCl) i. v. stieg die fluorometrisch gemessene Serotoninkonzentration im Hirnstamm in 10 min um 35%, in 20 min um 60% an. Als Halbwertzeit für die Umsetzung der Serotoninvorstufen wurden 10—15 min errechnet. Nach Entleerung der Serotonindepots durch 2,5 mg/kg Reserpin stieg die Serotoninkonzentration im Hirnstamm rasch wieder an. Der fluorometrisch gemessene Noradrenalingehalt blieb in dieser Zeit unverändert (trotz Sistierung der Monaminoxydaseaktivität), war aber 24 Std später erhöht. Daß der Anstieg nicht parallel mit dem Serotonin vor sich ging, wurde darauf zurückgeführt, daß IB 516 durch Hemmung der Noradrenalinvorstufe Dihydroxyphenyläthylamin die Noradrenalinsynthese verzögerte. GEY u. PLETSCHER (1960a, b) stellten am Rattenhirn nach 5-Hydroxytryptophan eine post mortem Zunahme an 5-Hydroxytryptamin fest.

δ) **D-Lysergsäurediäthylamid am Zentralnervensystem**

D-Lysergsäurediäthylamid (Lysergid, LSD-25) führte beim Säugetier zu erregenden Wirkungen am Zentralnervensystem. Wurde *Mäusen* 5-Hydroxytryptamin injiziert, nachdem durch ein Barbiturat Schlaf erzeugt worden war, war die Schlafdauer verlängert. Durch Lysergid konnte die Schlafverlängerung verhindert werden; GADDUM u. VOGT (1956). 5-Hydroxytryptamin, einer *Katze* in einen

Seitenventrikel injiziert, bewirkte einen lethargischen Zustand, der durch höhere Dosen Lysergid aufgehoben wurde (SHORE, SILVER u. BRODIE, 1955).

Am *Menschen* gehört Lysergid zu den sog. Halluzinogenen, Stoffe, welche eigenartige mit Halluzinationen einhergehende Geistesstörungen auslösen, wobei Lysergid diese Wirkungen in minimalsten Dosen (0,5—1,0 μg/kg) hervorruft, Wirkungen, wie sie mit einem anderen Halluzinogen, etwa dem Meskalin, erst durch eine 10000fach höhere Dosis bewirkt werden. Wenn AXELROD (1956) darauf hinweist, daß LSD beim Menschen in der Menge von 0,0003 μg/g Gehirngewebe die typischen Wirkungen dieses Stoffes hervorruft, so zeichnet sich nach WELSH das Venusherz durch eine noch höhere Empfindlichkeit aus: es reagiert fast maximal auf Konzentrationen, die weit darunter liegen, d.h. auf 10 ml LSD 10^{-16}M, eine Lösung die nur noch 602000 Moleküle enthält.

Lysergid stellt am menschlichen Zentralnervensystem einen ausgesprochenen Serotoninantagonisten dar, während durch das einfach bromierte Brom-Lysergsäurediäthylamid (BOL) die psychischen Wirkungen des D-Lysergsäurediäthylamids vollständig unterdrückt werden. Als sehr wirksamen Serotoninantagonisten erwies sich, auch beim Menschen, das Deseril genannte Methyl-lysergsäure-butylamid. (Vgl. DOEPFNER, 1962).

Nach Versuchen von KMENT u. LEIBETSEDER (1958) bewirkten 2 γ Lysergid intraperitoneal an der *Ratte* gesteigerte Aktivität und Schreckhaftigkeit gegen akustische Reize. Diese Hyperaktivität schlug nach 20 min in völlige Inaktivität um.

Über Lysergidwirkung an größeren Säugetieren und am Menschen besteht eine große verhaltensphysiologische und psychopharmakologische Literatur, die hier nicht weiter berücksichtigt werden kann. Vgl. u.a. W.A. STOLL (1947).

5-Hydroxytryptamin, das cerebral schon in γ-Dosen hemmend wirksam ist (ähnlich wie Acetylcholin erregend), kommt am Zentralnervensystem von Säugetieren und beim Menschen als physiologischer synaptischer Hemmstoff in Frage, während Lysergid erregende Neurone aktiviert oder hemmende blockiert. Wesentliches zur Abklärung der Hemmungswirkung des Serotonins am Zentralnervensystem haben CURTIS u. DAVIS (1962) an einzelnen Neuronen beigetragen. Sie stellten an der Katze bei iontophoretischer Zufuhr von 5-Hydroxytryptamin zu einzelnen Neuronen des lateralen Corpus geniculatum eine Herabsetzung der orthodromen Erregung nach Reizung der Neuronen durch entsprechende Reizströme in optischen Nervenfasern fest. Ähnlich wirkten 4- und 7-Hydroxytryptamin und Ergometrin. Aus den Versuchen wurde der Schluß gezogen, daß diese depressiv wirkenden Stoffe entweder den Zugang des erregenden Überträgers zu subsynaptischen Receptoren blockieren oder die Freisetzung dieses Überträgers an optischen Nervenenden verhindern. An der Inaktivierung der Hydroxytryptamine, von denen 4-Hydroxytryptamin sich durch eine besonders lange Wirksamkeit auszeichnet, scheint eine Monaminoxydase nicht wesentlich beteiligt zu sein. LSD hatte relativ geringe depressive Wirkung auf die Aktivität einzelner Neurone, ebenso verschiedene Oxydasehemmer, wie Iproniazid u.a. (Vgl. BISHOP et al., 1958, 1959). Unter den Phenyläthylaminen wirkten Dopamin und Mescalin am stärksten hemmend, stärker als Noradrenalin und Adrenalin (vgl. auch S. 749). MARAZZI u. HART (1955), deren Auffassung, daß 5-Hydroxytryptamin einen neurohumoralen Hemmstoff im Noradrenalinbereich des Zentralnervensystems — entgegen BRODIE u. SHORE (1956, 1957) — darstelle, wird durch die eingehenden Untersuchungen von CURTIS u. DAVIS wesentlich gestützt.

Versuche mit 5-Hydroxytryptophan, das im Zentralnervensystem in 5-Hydroxytryptamin umgewandelt wird, führten teils zu hemmend-sedativen, teils zu Erregungswirkungen am Zentralnervensystem. Die Dosierung scheint dabei eine entscheidende Rolle zu spielen (vgl. auch GLÄSSER u. MANTEGAZZINI, 1960).

ANDÉN et al. (1964) zeigten am isolierten Rückenmark von Fröschen und Mäusen, daß bei elektrischer Reizung des Rückenmarks 5-Hydroxytryptamin freigesetzt und in erhöhtem Maß synthetisiert wird. Dies steht in Übereinstimmung mit den Feststellungen von CARLSSON, FALCK u. HILLARP (1962), CARLSSON, FALCK, FUXE u. HILLARP (1964), MAGNUSSON u. ROSENGREN (1963), CARLSSON, MAGNUSSON u. ROSENGREN (1963), daß 5-Hydroxytryptamin und Noradrenalin im Rückenmark als synaptische Überträger in abwärts führenden Bahnen dienen.

Nach UUSPÄÄ (1963) war der Serotoningehalt des Igelgehirns (*Erinaceus europaeus*) in der kalten Jahreszeit und besonders während des Winterschlafes stets höher als im Sommer. Die größte Zunahme betraf die Großhirnhemisphäre. Dies im Gegensatz zum Catecholamingehalt des Igelgehirns, dessen Noradrenalin, wie ebenfalls UUSPÄÄ zeigte, während des Winterschlafes eine Abnahme erfährt. Es dürften hier zwei hormonale Systeme einander gegenüberstehen, welche entgegengesetzte Überträgerfunktionen ausüben, durch deren verschiedene Aktivität verschiedene Allgemeinzustände (Winterschlaf, Sommeraktivität) aufrechterhalten werden. Dabei entspricht die Zunahme des Sedation bewirkenden Serotonins und die Abnahme der aktivierenden Catecholamine einer allgemeinen Aktivitätsherabsetzung.

ε) 5-Hydroxytryptamin und Zirbeldrüse (Glandula pinealis), Epiphyse

Einen auffallenden Befund stellt der außergewöhnlich hohe 5-Hydroxytryptamingehalt des Corpus pineale (Zirbeldrüse) bei Rhesusaffe und Mensch dar; GIARMAN u. DAY (1958), GIARMAN u. FREEDMAN (1960). Die Zirbeldrüse des *Menschen* enthielt 0,36—22,82 $\mu g/g$, diejenige des *Affen* 1,2—10,0 $\mu g/g$ Frischgewicht, das sind die höchsten im Zentralnervensystem irgend einer Art beobachteten 5-Hydroxytryptaminwerte. Beim *Stier* sind nach ERSPAMER (1966) 0,4 $\mu g/g$ nachgewiesen (s. auch SNYDER et al., 1964). IRALDI u. DE ROBERTIS (1961, 1963) nehmen aufgrund von Versuchen an weißen *Ratten* an, daß 5-Hydroxytryptamin sich zusammen mit anderen biogenen Aminen in den sekretorischen Fortsätzen der Pinealocyten und zwar in bestimmten elektronendichten Bläschen dieser Fortsätze befinde. Diese Bläschen verschwinden nach 5 mg/kg Reserpinverabreichung und erscheinen nach 6—8 Tagen wieder. Wie DE IRALDI u. DE LORES ARNAIZ (1964) zeigten, enthält die Zirbeldrüse der weißen *Ratte* 10—20 $\mu g/g$ Serotonin-Base, im Mittel 11,1 $\mu g/g$. Im Gehirn betrug der Serotoningehalt etwa 0,28 $\mu g/g$. Nach Denervierung der Zirbeldrüse sank die Serotoninbildung auf etwa $^1/_5$ des normalen Wertes ab. Das 5-Hydroxytryptamin der Epiphyse fand sich hauptsächlich im nervösen Anteil und in den Pinealocyten. Der hohe Serotoningehalt der Zirbeldrüse deutet auf eine cerebral-funktionelle Beziehung hin, wie sie für die Hypophyse schon lange sichersteht. Wahrscheinlich ist 5-Hydroxytryptamin Ausgangssubstanz des beim *Stier* zu 0,04—0,06 $\mu g/g$ in der Zirbeldrüse nachgewiesenen *Melatonins* (N-Acetyl-5-methoxytryptamin) (LERNER, CASE u. HEINZELMAN, 1959; LERNER, CASE u. TAKAHASHI, 1958), eines hormonartigen Stoffes, welcher die Melanocyten des Frosches aufhellt und Melanocyten-fördernde und adrenocorticotrope Hormone zu blockieren vermag (Abb. bei CERLETTI, 1963). Einen Hinweis darauf, daß sich das Melatonin in der Zirbeldrüse hauptsächlich im Nervengewebe befindet, haben fluoreszenzmikroskopische Untersuchungen an *Ratte, Maus, Meerschweinchen* und *Hund* ergeben, aus welchen hervorgeht, daß die für Indolalkylamine charakteristische Fluoreszenz vor allem das die Gefäße der Zirbeldrüse umgebende, aus Nervenfasern bestehende Netzwerk betrifft. Auch konnten LERNER, MORI u. WRIGHT (1959) Melatonin in peripheren Nerven nachweisen. QUAY (1963 a, b), SNYDER et al. (1964) stellten bei der Ratte einen Tagesrhythmus im Melatonin-, 5-Hydroxytryptamin- und 5-Hydroxyindolessigsäuregehalt der Epiphyse fest, der sich als belichtungsabhängig erwies. Als oxydatives Abbauprodukt des Melatonins wurde 5-Methoxyindolessigsäure nachgewiesen (LERNER u. TAKAHASHI, 1960).

WEISSBACH et al. (1960) haben gezeigt, daß Rattenleber und Epiphyse des *Rindes* ein Ferment enthalten, durch welches in Gegenwart eines Acetylcoenzym-A bildenden Systems 5-Hydroxytryptamin acetyliert und dadurch die Bildung des Melatonins der Epiphyse eingeleitet wird. AXELROD u. WEISSBACH (1960) fanden in der Zirbeldrüse von *Affe* und *Kuh* eine Hydroxindol-O-methyltransferase, durch welche eine Methylgruppe auf die OH-Gruppe des N-Acetyl-5-Hydroxy-tryptamins unter Bildung von Melatonin übertragen wird. Es ist damit sicher-gestellt, daß die N-acetylierung des Serotonins der Methylierung vorausgeht (vgl. auch CERLETTI, 1960). Nach Denervierung der Epiphyse kam es zu einem bis zu 150% gehenden Aktivitätsanstieg der 5-Hydroxytryptamindecarboxylase, wobei gleichzeitig nach 5-Hydroxytryptophanapplikation die Bildung von Serotonin eine starke Abnahme zeigte. Möglicherweise enthalten die Pinealnerven eine die Decarboxylase hemmende Substanz (DE IRALDI u. DE LORES ARNAIZ, 1964).

Hydroxindol-O-methyltransferase, durch welche N-Acetylserotonin in Mela-tonin (5-Methoxy-N-acetyltryptamin) umgewandelt wird, findet sich nicht nur im Pinealorgan der Säuger, sondern auch im Amphibiengehirn (BAKER, QUAY u. AXELROD, 1965) und in der Retina von poikilothermen Vertebraten und von Vögeln (QUAY, 1965b). BAKER et al. (1965) fanden sie auch im Gehirn und Auge von Larven von *Xenopus laevis*. Nach QUAY war die höchste Aktivität der Hydroxin-dol-O-methyltransferase immer im Pinealorgan, weniger in Gehirn und Retina. Den höchsten Enzymgehalt der Retina zeigten Fische (*Salmo gairdnerii irideus, Carassius auratus, Trichogaster trichopterus sumatranus, Gyrinocheilus aymonieri*), in abnehmender Aktivität Amphibien (*Rana pipiens, Bufo marinus, Necturus maculosus*), Reptile (*Cnemidophorus lemniscatus* [Echse], *Iguana iguana, Natrix vallida, Pseudoemys scripta*), Vögel (*Gallus domestica, Zenaidura macrura* [Taube], *Junco oreganus, Zonotrichia atricapilla, Melospiza melodia*). In der Retina der Ratte (Albino und braune Ratte) konnte kein Enzym nachgewiesen werden, bei *Macaca mullatta* nur Spuren.

ζ) Serotonin an sympathischen Ganglien

Versuche von JEQUIER (1965) am isolierten (sympathischen) Ganglion cervi-cale superius der Ratte haben ergeben, daß durch Acetylcholin 200—400 μg/ml, Carbachol 3,5 μg/ml und Cholin 200 μg/ml bei präganglionärer supramaximaler Reizung die synaptische Übertragung durch das Ganglion auf postganglionäre Fasern erleichtert, durch höhere Konzentrationen infolge Depolarisation er-schwert wird. Wurden die Ganglien während einigen Stunden in eine Serotonin-lösung von 120 μg/ml gebracht, war die Wirkung von Acetylcholin, Carbachol und Cholin stark abgeschwächt. Die Wirkung des endogenen, durch Physostigmin aktivierten Acetylcholins wurde nach einigen Stunden Serotoninwirkung auf das Ganglion ebenfalls abgeschwächt, woraus der Schluß gezogen wurde, daß Sero-tonin am synaptischen Prozeß beteiligt ist (?). Ahnlich wirkte auch 5-Hydroxy-tryptophan, das in Serotonin umgewandelt wurde. S. auch TRENDELENBURG (1957a, b).

η) Wirkung von 5-Hydroxytryptamin auf den glatten Muskel

5-Hydroxytryptamin wirkt fast auf die gesamte glatte Muskulatur, die Gefäß-muskulatur teilweise ausgenommen, *in vitro* und in *vivo* kontrahierend. Manche Muskelgewebe sind auf 5-Hydroxytryptamin und verwandte Indolalkylamine hochempfindlich, so besonders der schwangere Uterus, Kolon und Magen der Ratte, die für die biologische Serotoninbestimmung verwendet werden.

Beim *Menschen* bewirkte 5-Hydroxytryptamin i.v. eine starke Steigerung des intestinalen Tonus, was schon durch 0,4 mg, manchmal erst durch 1,5 mg hervorgerufen wurde, manchmal aber zu Tonusverlust führte. Die Wirkung trat innert 30 sec ein und war nach 3—4 min vorüber. Am ausgesprochensten war die tonische Wirkung am Duodenum und Jejunum, weniger ausgesprochen im Mitteldarm; sie fehlte in Ileum und Dickdarm. Die Wirkung war nach Monaminoxydasehemmern noch ausgesprochener, wurde durch Anticholinesterasen gehemmt und blieb nach Hexamethonium unverändert (CLIFTON et al., 1956; HENDRIX et al., 1957). Durch Atropin wurden die Wirkungen des Serotonins bei i.v. Injektion nicht gehemmt, wohl aber beim Menschen bei langsamer i.v. Serotonin*infusion* (vgl. HAVERBACK u. DAVIDSON, 1958).

Beim *Hund* führte i.v. Serotonininfusion von 4 μg/kg/min zu starker Peristaltiksteigerung mit ausgesprochener Tachyphylaxie. Atropin hatte hier (bei Infusion) ebensowenig eine Gegenwirkung wie Hexamethonium (HAVERBACK et al., 1957). Beim *Kaninchen* waren zur Erzielung einer tonischen Wirkung viel größere Dosen, z.B. 0,2 mg/kg 5-Hydroxytryptamin notwendig. Dabei war die Wirkung sehr kurz (weniger als 1 min), und rasch trat Tachyphylaxie ein. Die Wirkung des Serotonins wurde durch Atropin unterdrückt.

Wie schon auf S. 584 festgestellt wurde, konnte durch BÜLBRING u. LIN (1957, 1958) BÜLBRING u. CREMA (1958, 1959), BÜLBRING (1961), LANGEMANN u. KÄGI (1960), LEMBECK (1958) der Nachweis am *Meerschweinchen (Taenia coli)* geleistet werden, daß die peristaltische Wirkung des Serotonins hauptsächlich durch Sensibilisierung sensorischer Receptoren der Darmschleimhaut zustandekommt, welche auf Druck und Dehnung empfindlich sind. Daneben kommen auch chemosensible Receptoren als Angriffspunkt in Frage.

Bei der *Ratte* bewirkten 10 mg/kg 5-Hydroxytryptamin s.c. eine Steigerung der Peristaltik, an der *Maus* 25 μg/g (ERSPAMER, GLÄSSER u. MANTEGAZZINI, 1960). Am isolierten Magenfunduspräparat der Ratte ergab die Prüfung der im Homogenat vorhandenen Monaminoxydase, daß sie Tryptamin und 5-Hydroxytryptamin etwa im gleichen Ausmaß inaktivierte. Durch Monaminoxydasehemmer wurde zwar die Wirkung von Tryptamin und einer Reihe von Tryptaminanaloga am isolierten Fundusstreifen des Magens verstärkt, nicht aber diejenige von 5-Hydroxytryptamin und anderer Hydroxytryptaminverbindungen. Am isolierten Organ scheint die Monaminoxydase 5-Hydroxytryptamin nicht zu inaktivieren, wohl aber Tryptamin, 5-Methoxytryptamin und andere Derivate. Möglicherweise ist der Unterschied dadurch bedingt, daß Tryptamin in die Zelle eindringt, während 5-Hydroxytryptamin wegen der polaren OH-Gruppe dies vielleicht nicht vermag (VANE, 1959). Wie VANE (1957) zeigte, ist der Fundus des Rattenmagens auf 5-Hydroxytryptamin außerordentlich empfindlich. Am herausgeschnittenen Fundusstreifen bewirkte noch 1 ng, vereinzelt sogar 0,1 ng, 5-Hydroxytryptamin der 5 ccm betragenden Badelösung zugesetzt, ausgesprochene Kontraktionen (Abb. 260). Verglichen mit Acetylcholin, wo für dieselbe Wirkung 10 ng notwendig waren, und mit Histamin, wo die Wirkdosis 2—10 μg betrug, bildet die hohe Serotoninempfindlichkeit des Rattenmagens eine überraschende Feststellung, die zur Serotoninbestimmung verwendet werden kann. Die hohe Empfindlichkeit erinnert an die ebenso hohe Serotoninempfindlichkeit des Schneckenmagens, wie sie an *Helix pomatia* durch GRYGLEWSKI u. SUPNIEWSKI (1963) festgestellt wurde (s. S. 797). Durch Zugabe von Hyoscin (Scopolamin) 10^{-7} wurde in den Versuchen von VANE die Serotoninkontraktion nicht vermindert, wohl aber durch die als Antagonisten wirkenden Stoffe LSD und Bromlysergsäurediäthylamid.

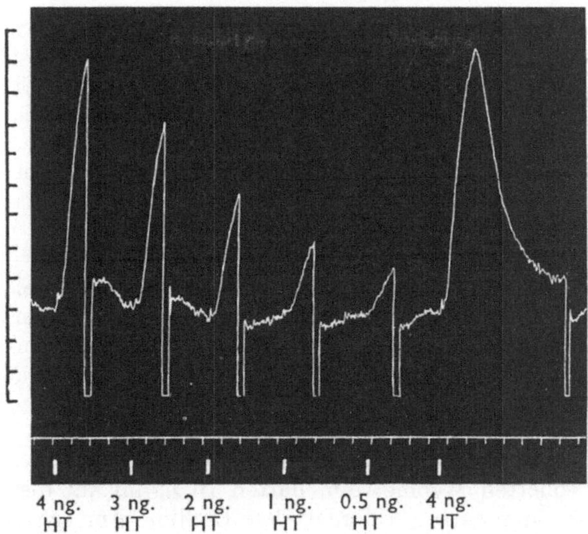

Abb. 260. Bestimmung des 5-Hydroxytryptamins am Fundusstreifen des Rattenmagens. Nachweis in Nanogramm (*ng*). HT = 5-Hydroxytryptamin. (Aus: J.R. VANE 1957)

LUDANY et al. (1959) wiesen auf die lokale Erhöhung des Muskeltonus der Zottenkörper des Darmes bei i.v., i.a. oder lokaler Applikation von 5-Hydroxytryptamin hin. Die Zottenbewegung wurde lebhafter, die Capillaren verengten sich. Zugleich wurde die Peristaltik der Muskulatur der Darmwand verstärkt. Rhythmische Zottenbewegung und Darmperistaltik nahmen nach 10—12 min wieder ab.

Nach HOBBIGER (1958) bildete γ-Aminobuttersäure am isolierten Meerschweinchenileum einen Antagonisten gegen 5-Hydroxytryptamin und Nicotin, was auf einen Angriffspunkt von GABA an den gleichen neuronalen Strukturen hinweist, die für die Übertragung der durch 5-Hydroxytryptamin und Nicotin ausgelösten Impulse verantwortlich sind. Am Rattenduodenum, Kaninchenileum, Rattenuterus, Meerschweinchenuterus und Rattenzwerchfell wirkte GABA nicht antagonistisch gegen 5-Hydroxytryptamin.

9) Enterochromaffine Zellen und 5-Hydroxytryptamin

Enterochromaffine Zellen wurden im Magendarmkanal bei einer ganzen Reihe von Säugern als Produktionsorte des enteralen 5-Hydroxytryptamins festgestellt, so daß wir mit einer allgemeinen Verbreitung derselben bei Mammalia rechnen dürfen. Das im Magendarmkanal produzierte 5-Hydroxytryptamin scheint unter normalen Bedingungen eine durchschnittliche Halblebensdauer von 4—12 Std zu haben. Mit wenigen Ausnahmen bildet das enterochromaffine Zellsystem neben dem Zentralnervensystem die wichtigste Produktionsstätte des 5-Hydroxytryptamins.

Daß Reserpin zu einer Entleerung der enterochromaffinen Zellen der Dünndarmschleimhaut führt, wurde am Homogenat der Schleimhaut des Hundes durch PRUSOFF (1961) u.a. gezeigt.

GHIRINGHELLI u. MIRA (1959) stellten histochemisch am Duodenum der Ratte nach 5 mg Reserpin i.p. die sukzesive Abnahme in der Färbung der enterochromaffinen Granula der Schleimhautzellen fest, wobei die quantitative histologische Verfolgung der enterochromaffinen Granula mit dem biochemisch geprüften Serotoninverlust der Zellen parallel ging.

ERSPAMER (1954d) hat die 5-Hydroxytryptaminwerte von Serum, Milz und Magendarmkanal bei einer Reihe von Säugetieren zusammengestellt, wobei sich die weitaus höchsten Werte im Magendarmkanal fanden. Sie betrugen bei einem Vertreter der *Insectivora*, *Erinaceus europaeus*, dem Igel, 244 μg/kg, bei einem Vertreter der *Chiroptera*, *Rhinolophus ferrum equinum*, einer Fledermaus, 77 μg/kg, Vertretern der *Carnivora*: beim Hund 141,6 μg/kg, bei der Katze 38,4 μg/kg, einigen Vertretern der *Rodentia*: Maus 285,6 μg/kg, Ratte 80,1 μg/kg, Meerschweinchen 142,2 μg/kg, einem Vertreter der *Lagomorpha*, dem Kaninchen 242,6 μg/kg Frischgewicht.

Es wäre nach diesen Zahlen verfrüht, mit taxonomisch relevanten Unterschieden im Serotoningehalt des Magendarmkanals einiger Säuger zu rechnen. Bei einer genaueren taxonomischen Analyse müßten natürlich alters- und zustandsbedingte Unterschiede (Verdauung, Stoffwechsel) berücksichtigt werden.

ι) Wirkung von 5-Hydroxytryptamin am Uterus

Beim *Menschen* ist die Empfindlichkeit des Uterus auf 5-Hydroxytryptamin sehr klein: am isolierten Myometrium hatten 10 μg/ml auf die Amplitude der Muskelkontraktion nur geringen fördernden Einfluß. Am schwangeren Uterus *in situ* war i.v. Serotonininfusion sehr wenig wirksam. Auch der *Ratten*uterus ist nicht sehr empfindlich; durch sehr hohe Dosen von 32—40 mg/kg wurde die Schwangerschaft unter Auftreten schwerer placentarer Blutungen unterdrückt. Ähnlich wirkten hohe Dosen bei *Maus* und *Kaninchen*; die Blutungen weisen auf die hohe Serotoninempfindlichkeit der Placentargefäße hin. Sehr empfindlich ist der Uterus beim *Hund*; 1 μg/kg Serotonin i.v. hatte Uteruskontraktionen, gefolgt von Stillegung bewirkt. Die erregende Wirkung von 5-Hydroxytryptamin auf den isolierten Rattenuterus, wie sie durch GADDUM (1953a), GADDUM u. HAMEED (1954) erstmals festgestellt wurde, wurde durch D-Lysergsäurediäthylamid schon in Konzentrationen von 0,5—1 μg/l unterdrückt.

Daß es in der Lysergsäuregruppe stärker antagonistisch wirkende Stoffe gibt wie LSD, geht aus Tab. 15 bei ERSPAMER (1961) hervor. Als besonders aktiv erwiesen sich am Rattenuterus 1-Methyl-D-lysergsäurediäthylamid und 1-Methyl-lysergsäure-butanolamid (Deseril). Vielleicht sind uns damit Teststoffe in die Hand gegeben, welche eine weitergehende artliche Differenzierung der Serotoninwirkung erlauben und vielleicht auch dort Unterschiede in der Serotoninempfindlichkeit erkennen lassen, wo LSD allein nicht zum Ziele führt. S. auch CERLETTI u. DOEPFNER (1958a,b) über Lysergsäurederivate als Serotoninantagonisten, ERSPAMER (1955b) über Granulin, GYERMEK (1961), SHAW u. WOOLLEY (1956a).

Dibenamin und Dihydroergotamin hemmten die anregende Wirkung von Serotonin und anderen Indolalkylaminen auf den Rattenoestrus-Uterus, auf das Rattenduodenum und die Harnblase des Hundes. In einer Reihe von 5-Hydroxytryptaminantagonisten erwies sich am isolierten Rattenuterus auch 3-(2-Aminopropyl)-5-benzyloxindol nach BARLOW u. KHAN (1959a, b) sehr stark wirksam, aber doch weniger als 5-Benzyloxygramin. Am Magenfundusstreifen der Ratte war 5-Benzyloxy-3-(dimethylaminoäthyl)indol antagonistisch aktiver als 5-Benzyloxygramin. Über Serotonin-Lysergsäureantagonismus an der Mäuseplacenta vgl. FLÜCKIGER u. SALZMANN (1961).

κ) 5-Hydroxytryptamin und Cilienbewegung

Nach KRÜGER u. SMITH (1959) hatte 5-Hydroxytryptamin i.v. Herabsetzung der Frequenz der Cilienbewegung an der Trachealschleimhaut von Meerschweinchen zur Folge. Durch Iproniazid wurde diese Wirkung verstärkt, während Reserpin, durch welches der Serotoningehalt der Trachealschleimhaut herabgesetzt wurde, auf die Cilienfrequenz erhöhend wirkte. Gleichzeitig kam es zur Kontraktion der glatten Trachealmuskulatur, zu Vasoconstriction und Atembeschleunigung.

Die Frage wäre zu prüfen und hätte tiersystematisches Interesse, ob die Cilienbewegung an der Trachealschleimhaut von Säugern, ähnlich wie das bei den Cilien der Kiemenplatten von *Mytilus edulis* der Fall zu sein scheint, von nervösen Einflüssen abhängig ist.

λ) Ontogenese

Über das Verhalten des 5-Hydroxytryptamins im foetalen Organismus ist wenig bekannt. PEPEN u. GIARMAN (1962) stellten an Ziegenfoeten von 145—150 Tagen fest, daß der Serotoningehalt des foetalen Blutes bedeutend höher war (3,35 μg/g) als derjenige des Muttertieres (1,99 μg/g). Besonders auffallend aber war der hohe Serotoningehalt des Neocortex beim Foetus (in Klammern die Werte des Muttertieres: Schläfenlappen 0,36 μg/g (0,10), Occipitallappen 0,29 μg/g (0,09). Die Werte waren auch höher als im Hippocampus mit 0,25 μg/g (0,15) und in den basalen Ganglien mit 0,27 μg/g (0,17). In den foetalen Lungen war der Gehalt mit 0,65 μg/g niedriger als beim Muttertier mit 1,56 μg/g. S. auch NACHMIAS (1960).

Zusammenfassung über 5-Hydroxytryptamin bei Mammalia

5-Hydroxytryptamin ist im Serum von Säugetieren in unterschiedlicher Menge, hauptsächlich in den Thrombocyten (als Vorratshaltung) vorhanden. In den Mastzellen findet neben Vorratshaltung Neubildung von Serotonin statt.

Herz. Die Hauptwirkung des 5-Hydroxytryptamins am Säugerherzen ist im wesentlichen eine inotrop und chronotrop hemmende; Serotonin bildet neben Acetylcholin einen zweiten (intrakardialen) Hemmstoff, dessen Wirkung durch Atropin teilweise antagonistisch beeinflußt wird. Die Wirkung des Serotonins am Säugerherz ist eine phasische (dreiphasische), wobei auch tonussteigernde Wirkungen in Frage kommen.

Die Wirkung auf die Gefäße ist ebenfalls phasisch, wobei es bald zur Blutdrucksteigerung, bald zur Senkung kommt. Dabei sind die Gefäßreaktionen je nach Gefäßtopographie sehr verschieden. Am empfindlichsten sind die afferenten Glomerulusgefäße der Niere, welche durch minimale Serotoninmengen zur Kontraktion gebracht werden und dadurch eine Diuresehemmung verursachen.

Zentralnervensystem. Es kann kein Zweifel darüber bestehen, daß 5-Hydroxytryptamin vorzugsweise an bestimmten Stellen der grauen Substanz des Zentralnervensystems im Konzert weiterer synaptischer Hormone: Acetylcholin, Noradrenalin, Substanz P, γ-Aminobuttersäure, dem Hemmstoff von FLOREY und noch nicht genauer bekannter Erregungs- oder Hemmstoffe vom Aminosäuretypus eine Rolle spielt, die im wesentlichen als aktivitätshemmende, sedative, bezeichnet werden kann. Besonders nahe, aber in der beidseitigen Funktion nicht völlig erkannte Beziehungen bestehen zwischen den hirntopographisch beinahe gleiche Verteilung zeigenden Hormonen Noradrenalin und 5-Hydroxytryptamin.

Durch Reserpin und ähnliche Stoffe wird Serotonin nicht nur im Gehirn, sondern an allen Bildungsstellen in Freiheit gesetzt. Unter den Serotoninantagonisten stehen LSD und einige Derivate, wie Deseril und bestimmte Graminderivate an erster Stelle.

Zu den natürlichen Aufbauprodukten des Serotonins im Zentralnervensystem gehört das 5-Hydroxytryptophan, zu den oxydativen Abbauenzymen die Monaminoxydase, welche auch am Abbau der Gehirncatecholamine beteiligt ist.

Quergestreifter Muskel. Aus wenigen Beobachtungen geht hervor, daß 5-Hydroxytryptamin auf die Neurophysiologie der Nervenendplatte des Skeletmuskels der Säuger einen geringen Einfluß ausübt.

Verdauungskanal. Entscheidend für die Beurteilung der funktionellen Bedeutung des 5-Hydroxytryptamins im Darmkanal ist die Feststellung, die wir vor allem ERSPAMER u. VIALLI verdanken, daß wir im Verdauungskanal von Säugetieren enterochromaffine Zellen der Magendarmschleimhaut als Hauptbildungsstätten des 5-Hydroxytryptamins (außerhalb des Zentralnervensystems) finden. Hinsichtlich darmerregender Wirkung des Serotonins hat sich aufgrund der Forschungen von BÜLBRING u. a. an der *Taenia coli* des Meerschweinchens ergeben, daß die peristaltikerregende Wirkung des Serotonins in erster Linie durch Erregung der Mechano- teils auch der Chemoreceptoren der Darmschleimhaut und nicht durch eine direkte Wirkung auf die glatte Muskulatur zustandekommt. Zur Erzielung einer tonischen Wirkung am Darm sind bei i.v. Infusion artlich sehr verschieden hohe Wirkdosen in Erscheinung getreten, die sich nicht in ein taxonomisches Schema einordnen lassen. Es könnte sein, daß bei manchen Säugern der evolutive Drang so groß ist, daß er die Schranken der Ordnungen zu sprengen droht, den ihre taxonomische Einordnung erforderte, so daß infolge dieses Evolutionsdruckes die artliche Differenzierung in gewisser Richtung die Ordnungsspezifität der betreffenden Organismen durchbricht.

Auf die Beeinflussung der Cilienbewegung an der Trachealschleimhaut durch die hemmende Wirkung des 5-Hydroxytryptamins ist besonders hinzuweisen; es liegen nur wenige Befunde vor, die dafür sprechen, daß die Cilien bei Säugern unter nervösem Einfluß stehen. Die Frage sollte in tiersystematischem Interesse an einem größeren artlichen Material abgeklärt werden.

Vergleich der Serumwerte von 5-Hydroxytryptamin bei Vertebraten

Die 5-Hydroxytryptaminwerte (Mittelwerte) in μg/ml in der Hämolymphe der Cephalopoden sind mit $< 0,04$ ähnlich niedrig wie bei Cyclostomen ($< 0,05$), Knorpelfischen (Elasmobranchier) mit $< 0,02$—0,04, Teleostiern mit $< 0,02$ bis 0,05. Bei Amphibien (Anuren) sind die Werte bei Kröten sehr klein ($<0,02$), beim Frosch (*Rana* spec.) größer (0,18) als alle bekannten vorausgehenden Werte. Es bahnt sich hier eine Entwicklung an, die sich bei Reptilien fortsetzt, wobei die Schildkröte einen sehr niederen Wert zeigt (0,01), die Ringelnatter (*Tropidonotus natrix*) mit 0,41 einen bedeutend höheren.

Große Unterschiede bestehen im Serumgehalt von Vögeln; sie liegen zwischen 0,03 (Storch), 0,11 (Truthahn), 2,75 (Henne) und 2,66 μg/ml beim Perlhuhn. Bei der Taube wurden 0,33, bei der Seemöwe 0,69 μg/ml festgestellt. Das weist mehr auf artspezifische, eventuell familienspezifische Werte hin. Dabei sind die individuellen Schwankungen sehr groß: bei der Henne liegen sie zwischen 2,26—3,65, bei der Taube zwischen 0,18—0,49 μg/ml. Bei Säugern sind die Serumwerte im allgemeinen hoch, um dann bei *Primaten* — bekannt sind die Werte bei *Homo sapiens* — auf kleine Werte zwischen 0,07 und 0,12 μg/ml abzufallen; bei Affen scheinen keine Werte bekannt zu sein. Versucht man in den verschiedenen Ordnungen eine Regel zu finden, ist das nur sehr bedingt möglich. Bei den *Insectivora*, den primitivsten Placentalia, von denen die Evolution der Placentatiere ausgegangen ist, findet man unter den Erinaceen bei *Erinaceus europaeus* L., dem Igel, den Wert von 1,84 μg/ml, bei einem Vertreter der *Chiroptera* (Fledermäuse) *Rhinolophus ferrum equinum* den Wert von 3,56 μg/ml. Auf artliche Unterschiede weisen unter den *Carnivora* die Werte für den Hund mit 0,21, für die Katze mit 3,80 hin. Größere artliche Unterschiede finden wir auch bei *Rodentia*, bei denen die Maus mit 1,48 den höchsten Wert aufweist, das Meerschweinchen mit 0,21 den niedrigsten. Dazwischen liegen die Werte für die Ratte mit 0,97, für den Hamster mit 0,37 μg/ml.

Auffallend hoch ist unter den *Lagomorpha* der Wert für das Kaninchen mit 3,53. *Perissodactyla* haben viel niedrigere Werte: Pferd und Esel 0,41; bei *Artiodactyla* stoßen wir auf große artliche Unterschiede: beim Schwein finden wir 0,26, beim Schaf 0,85, beim Rind 1,48 und bei der Ziege 2,18 μg/ml.

Artliche Differenzierung bildet ein Hauptmerkmal der Säuger. Bei ihnen ist gewissermaßen alles im Fluß, die evolutive Tendenz anscheinend kräftig. Auf der anderen Seite sind adaptive Kräfte ausgiebig entfaltet. Es wäre schwer, in irgend einer Ordnung die Norm zu finden (vielleicht bei Perissodactyla). Um nach Ordnungsregeln zu fahnden, müßte die Anzahl untersuchter Säuger bedeutend größer sein.

Über die *biologische Bedeutung* einer (negativen) Entwicklung im 5-Hydroxytryptaminbedarf in der Vertebratenreihe sind wir ganz im unklaren. Man könnte im Hinblick auf die Serotonin-Gehirnwerte vermuten, daß bei Cephalopoden, Primaten und Cetaceen oder allgemein bei fortschreitender Cerebralisation der Serotoninbedarf, wie vielleicht überhaupt der Bedarf an synaptisch aktiven Hormonen, mit steigender Organisationshöhe geringer wird. Vielleicht liegen die Verhältnisse aber eher so, daß phylogenetisch „alte" Hormone, wie Acetylcholin, vielleicht auch Adrenalin, Noradrenalin und 5-Hydroxytryptamin, durch „jüngere" Überträgerstoffe, wie γ-Aminobuttersäure, Glutaminsäure, Glycin (z.B. bei Insekten) in der Evolution der Tiere ersetzt werden. Möglicherweise kommt es auch in zunehmendem Maß zur Ausschaltung der Überträgerstoffe im System der interneuronalen Synapsen zugunsten rein elektrotonischer Synapsen. Sind auch solche Spekulationen verfrüht, so lange das uns zur Verfügung stehende Tiermaterial auf allen Stufen tierischer Organisation nicht eine beträchtliche Erweiterung erfahren hat, so darf trotz der offensichtlichen Lückenhaftigkeit unserer Erkenntnisse das Ziel des tiersystematischen Vergleichs als Arbeitshypothese nicht aus den Augen verloren werden.

Milzwerte des 5-Hydroxytryptamins bei Vertebraten

Die bei *Chondrichthyes* in der Vertebratenreihe bei *Scylliorhinus canicula, Scylliorhinus stellaris* und *Torpedo marmorata* durch ERSPAMER (1954d), ERSPAMER u. FAUSTINI (1953) nachgewiesenen Milzwerte von 0,06 μg/g Frischgewicht bleiben über Amphibien (*Rana esculenta* 0,08 μg/g) bis zu den *Reptilia* auf annähernd gleicher Höhe (Schildkröte 0,01, *Tropidonotus natrix* 0,16), um dann bei Homoithermen auf viel höhere Werte anzusteigen. Bei Vögeln sind Werte zwischen 4,10 (Ente) und 12,54 (Huhn) μg/g gefunden worden. Bei Mammalia sind die Werte ordnungsgemäß und artlich sehr verschieden hoch. Unter den Placentalia wurden bei einem Vertreter der *Insectivora, Erinaceus europaeus,* dem Igel, 1,80, bei einem Vertreter der *Chiroptera: Rhinolophus ferrum equinum,* einer Fledermaus, 18,90 μg/g gemessen. Sehr unterschiedliche Werte hatten unter den *Carnivora* Katze (8,40) und Hund (1,40), während bei *Rodentia* die Werte sich ziemlich gleichmäßig (Maus 1,80, Ratte 2,80, Meerschweinchen 1,06) verteilten und bei einem Vertreter der *Lagomorpha,* dem Kaninchen, ein sehr hoher Wert (19,60 μg/g) gemessen wurde. Bei Vertretern der *Perissodactyla* lagen die Werte für das Pferd bei 1,76, für den Esel bei 3,10. Die Vertreter der *Artiodactyla* wiesen unterschiedliche Werte zwischen 1,23 (Schwein), 3,80 (Schaf), 4,80 (Ziege) und 7,80 μg/g (Rind) auf. Über Werte bei *Primates* sind wir nicht orientiert.

Aufgrund der bisherigen Werte kann nur gesagt werden, daß Poikilotherme sehr niedrige Milzwerte zeigen, Homoiotherme bedeutend höhere, welche diejenigen von Poikilothermen um das mehr wie 300fache übersteigen können. Daß das mit der verschiedenen Stoffwechselintensität, mit dem viel rascheren Blutabbau bei Homoiothermen etwas zu tun hat, ist anzunehmen.

5-Hydroxytryptamin bei Deuterostomia

Bei *Hemichordata* ist über Vorkommen und Wirkung von 5-Hydroxytryptamin nichts bekannt. *Echinodermata* (Stachelhäuter) haben sehr geringen Serotoningehalt, der in der Hauptsache auf das Nervensystem zu beziehen ist. Bei allen untersuchten Arten, d.h. bei Vertretern aus 3 von 5 Klassen, wurde Monaaminoxydase nachgewiesen. Über die Funktion des 5-Hydroxytryptamins bei Echinodermata ist nichts bekannt.

Chordata, Chordatiere. Bei *Tunicata* (Manteltiere) ist bei Ascidien 5-Hydroxytryptamin und ein enterochromaffines System im Verdauungskanal festgestellt. Eine fördernde Funktion des Serotonins im Darmkanal ist damit wahrscheinlich. Über Nachweis von Serotonin im Herzen von Ascidien ist nichts bekannt. Ein positiver Befund in der Körperhülle deutet auf das Nervensystem hin. Ob der glatte oder quergestreifte Bewegungsmuskel Serotonin enthält, ist unbekannt. Über 5-Hydroxytryptamin bei Salpen liegen anscheinend keine Befunde vor.

Bei *Acrania* (Schädellose) wissen wir über 5-Hydroxytryptamin sehr wenig. Es fehlen Feststellungen über Vorkommen und Wirkung von Serotonin am Herz, Zentralnervensystem und quergestreifter Bewegungsmuskulatur. Im Darm von *Branchiostoma (Amphioxus) lanceolatum* konnten enterochromaffine Zellen und 5-Hydroxytryptamin nachgewiesen werden. Tiersystematisch von Interesse wäre es, den Einfluß von 5-Hydroxytryptamin auf die Cilien des Darmkanals von Acraniern festzustellen.

Gruppe: Agnatha, Kieferlose

Cyclostomata, Rundmäuler. Im Herzen von Cyclostomen konnte 5-Hydroxytryptamin nachgewiesen und seine positiv-ino- und chronotrope Wirkung festgestellt werden. Über Gehalt und Wirkung von Serotonin am Zentralnervensystem scheint nichts bekannt zu sein. Der quergestreifte Bewegungsmuskel wurde (bei *einer* Spezies) als unempfindlich auf 5-Hydroxytryptamin befunden. Im Darm konnten keine enterochromaffinen, wohl aber argentophile (präenterochromaffine) Zellen festgestellt werden. Wahrscheinlich wirkt Serotonin bei Cyclostomen am Darm physiologischerweise erregend.

Gruppe: Gnathostomata, Kiefermäuler

Pisces, Gnathostomi: Chondrichthyes, Knorpelfische. Über Vorkommen und Wirkung von 5-Hydroxytryptamin am Herzen von Knorpelfischen ist nichts bekannt. In Zentralnervensystem konnte nur sehr wenig 5-Hydroxytryptamin nachgewiesen werden; ob es physiologischerweise eine (synaptische) Funktion besitzt, weiß man nicht. Auch über den quergestreiften Bewegungsmuskel (Nervenendapparat) sind wir hinsichtlich Serotonin nicht orientiert.

Im Darm sind sowohl enterochromaffine Zellen als auch 5-Hydroxytryptamin nachgewiesen. Am Darm hat Serotonin erregende Wirkung. Wir dürfen annehmen, daß 5-Hydroxytryptamin am Darmkanal eine entsprechende physiologische Funktion besitzt.

Erstmals in der Tierreihe konnte Serotonin in der Milz von Knorpelfischen festgestellt werden.

Osteichthyes (Teleostomi)-Telostei, Knochenfische. Über Vorkommen und Wirkung von 5-Hydroxytryptamin am Herzen von Knochenfischen ist nichts bekannt. Serotonin wurde im Zentralnervensystem nachgewiesen. Der Serotoninantagonist LSD hatte am siamesischen Kampffisch, *Betta splendens* sedative, die Kampflust herabsetzende Wirkung. Ob der quergestreifte Bewegungsmuskel über Serotonin verfügt, ist nicht bekannt. Der Darmkanal enthält enterochromaffine Zellen und 5-Hydroxytryptamin und ist auf dieses im Sinne der Peristaltikerregung (10^{-9} 5-Hydroxytryptamin) außerordentlich empfindlich, womit seine physiologisch erregende Funktion am Verdauungskanal von Teleostiern so gut wie gesichert ist. Die Milz enthält sehr wenig Serotonin.

Auf Chromatophoren wirkten LSD und Reserpin im Sinne der Ausbreitung, die durch 5-Hydroxytryptamin verhindert wurde; die LSD-Wirkung war auch an isolierten Flossen wirksam, so daß für Serotonin eine periphere Hemmwirkung auf die Ausbreitung der Chromatophoren als physiologische Funktion angenommen werden kann.

Reptilia, Kriechtiere. Über Vorkommen und Wirkung des 5-Hydroxytryptamins ist an Herz, Zentralnervensystem und quergestreiftem Bewegungsmuskel nichts bekannt. Im Darm wurden sowohl chromaffine Zellen als auch 5-Hydroxytryptamin nachgewiesen, so daß mit einer peristaltikanregenden Funktion des Serotonins gerechnet werden kann. In der Milz wurden niedrige 5-Hydroxytryptaminwerte festgestellt.

Das Gift einiger Schlangen enthält 5-Hydroxytryptamin neben Tryptamin, 5-Hydroxyindolacetaldehyd und Indolessigsäure. Die Gefäß- und Schmerzwirkung des Schlangengiftes beim Biß dürfte zum Teil durch das Serotonin bedingt sein.

Unsere Kenntnisse über 5-Hydroxytryptamin bei Kriechtieren sind im ganzen spärlich, bei Echsen und Krokodilen fehlen sie ganz.

Aves, Vögel. Über Vorkommen und Wirkung des 5-Hydroxytryptamins am Herzen der Vögel scheint nichts bekannt zu sein. Im Zentralnervensystem wurde Serotonin nachgewiesen, ohne daß wir über seine Lokalisation und (synaptische) Funktion etwas wissen. Ob der quergestreifte Körpermuskel 5-Hydroxytryptamin enthält, wurde bisher nicht untersucht. Im Darm konnten enterochromaffine Zellen und Serotonin nachgewiesen werden; die peristaltikanregende Wirkung des Serotonins scheint durch diese Feststellung gesichert. In der Milz wurden hohe 5-Hydroxytryptaminwerte festgestellt. Unsere Kenntnisse über die Serotoninverhältnisse bei dieser großen, ordnungs- und artenreichen Klasse von Wirbeltieren sind äußerst lückenhaft und erlauben nur hinsichtlich Darmwirkung einen tiersystematischen Vergleich mit anderen Vertebraten.

Mammalia, Säugetiere. Bei Säugern wirkt 5-Hydroxytryptamin phasisch, d.h. sowohl herzhemmend wie tonisch. Phasischen Einfluß hat Serotonin auch auf Gefäße; es wirkt (dosisabhängig) sowohl kontrahierend als auch dilatierend. Am empfindlichsten reagieren die afferenten Glomerulusgefäße der Nieren im Sinne der Kontraktion. An der Steuerung des Nierenzuflusses ist 5-Hydroxytryptamin bei Säugern diuresehemmend beteiligt.

Am Zentralnervensystem wirkt Serotonin sedativ bis hemmend. Durch Reserpin kommt es zur Entleerung der Serotonindepots, vor allem des in der grauen Substanz basaler Kerne und des limbischen Systems befindlichen 5-Hydroxytryptamins. Die Bildung des Gehirnserotonins ist autochthon, von den chromaffinen Zellen des Darmes unabhängig.

Ein enterochromaffines System in der Magendarmschleimhaut als Bildungsstätte des enteral wirksamen 5-Hydroxytryptamins ist nachgewiesen und darf für Säugetiere im allgemeinen vorausgesetzt werden. Die peristaltikerregende Wirkung des Serotonins ist keine direkte, sondern geht über serotoninempfindliche mechanische und chemische Schleimhautreceptoren und von diesen über die autonomen Plexus auf die glatte Magendarmmuskulatur.

Die Cilien der Trachealschleimhaut werden durch Serotonin in ihrer Bewegung gebremst, ob über das Nervensystem, ist nicht ganz sichergestellt, aber wahrscheinlich.

Bei Vertebraten sind Serumwerte des 5-Hydroxytryptamins von den Cyclostomen an, Milzwerte von den Knorpelfischen an bekannt. Auch wenn wir vom

Serumgehalt keine besonderen Funktionen außer von den Thrombocyten als Vorratsstellen des Serotonins ableiten können, bietet es ein tiersystematisches Interesse, diese Werte durch die Reihe der Vertebraten zu verfolgen (vgl. ERSPAMER,
1954 d).

Über 5-Hydroxytryptamin im Zentralnervensystem von Vertebraten

orientieren die Tabellen von CORREALE (1956) und von WELSH (1964), aus
denen die Gesamtgehirnwerte und diejenigen der basalen Ganglien des Di- und
Mesencephalons hervorgehen. Es ergibt sich daraus, daß von den Knorpelfischen
bis zu den Säugern der Gesamtgehirngehalt nur wenig schwankt; er liegt bei den
meisten daraufhin untersuchten Vertebraten zwischen 0,1 und 0,3 $\mu g/g$ Frischgewicht (beim Truthahn 0,90 $\mu g/g$).

Aus der Tabelle von WELSH (1964) geht hervor, daß bei den untersuchten
Knochenfischen, Amphibien und Reptilien das Diencephalon (mit dem Hypothalamus) weitaus den größten Serotoningehalt aufweist, was mit entsprechenden
Feststellungen an Säugetieren (AMIN, CRAWFORD u. GADDUM, 1954) übereinstimmt. Der Lobus opitcus enthielt bei *Rana pipiens* etwa ebensoviel 5-Hydro-
xytryptamin wie das Diencephalon, beim *Alligator mississippiensis* weniger als
dieses. Bei allen untersuchten Vertretern der Wirbeltierklassen: Knochenfischen
(*Ameiurus nebulosus* und *Pomolabrus pseudoharengus*), Amphibien (*Necturus
maculosus, Rana catesbiana, Rana pipiens, Bufo marinus*), Reptilien (*Alligator
mississipiensis* und *Chelydra serpentina*), den Säugetieren (*Rattus norvegiens, Lepus
cuniculus* und *Bos taurus*) wurde 5-Hydroxytryptamin in Retina, Pigmentepithel
und Chorioidea festgestellt.

Bei Cyclostomen wurde 5-Hydroxytryptamin im Gehirn nicht bestimmt. Bei
Chondrichthyes erhielten BOGDANSKI, BONOMI u. BRODIE (1963) und BRODIE,
BOGDANSKI u. BONOMI (1964) im Gehirn ähnlich niedere Werte (*Scylliorhynus
canicula* 0,2 $\mu g/g$) wie WELSH, und ebenso bei *Osteichthyes* (Teleostei), z. B. bei
Carassius auratus (Goldfisch). Bei Amphibien, festgestellt bei den Urodelen
Desmognathus sp., *Amblystoma tigrinum, Necturus maculosus* und den Anuren
Rana pipiens, Rana cinerea, Bufo americanus, Bufo marinus und bei Reptilien
(gemessen an einer Eidechse), ist nach diesen Autoren der Serotoningehalt des
Gehirns viel höher wie bei Säugern. Das Verhältnis der im Zentralnervensystem oft
antagonistische Funktionen besitzenden Amine 5-Hydroxytryptamin/Catechol-
amine beträgt bei Amphibien, Reptilien und Vögeln 2:1 und mehr, bei Amphibien
bis 10:1, bei der Ratte 1:1.

Wie HORNYKIEVICZ (1964) an Sektionsmaterial des menschlichen Gehirns
zeigte, folgt die Verteilung des 5-Hydroxytryptamins ziemlich genau derjenigen
des Noradrenalins, aber ohne die starke Anhäufung im Hypothalamus zu zeigen,
wie sie für Noradrenalin charakteristisch ist. Dafür war der Serotoningehalt besonders hoch im Nucleus caudatus, Putamen, Globus pallidus und Thalamus. Die
höchsten Dopaminwerte und kleine Noradrenalinwerte fanden sich im Nucleus
caudatus und im Putamen, wenig auch in der Substantia nigra, was mit den Befunden von BERTLER u. ROSENGREN (1959) am Hund übereinstimmt. Das Corpus
striatum (mit Nucleus caudatus + Putamen) bildet das höchste Regulations-
zentrum des extrapyramidalen Systems.

Noradrenalin und 5-Hydroxytryptamin kommen vorwiegend in phylogenetisch älteren Hirnpartien vor (Hirnstamm), während Dopamin fast ausschließlich
in jüngeren Formationen, wie im Corpus striatum, beheimatet ist. Dopamin ist,
nach Erfahrungen an Invertebraten, vielleicht phylogenetisch „älter" als Noradrenalin. Vielleicht stellt Dopamin den „Vorläufer" des Noradrenalins in jün-

geren Gehirnregionen dar, die nicht bis zum Noradrenalin gelangt sind. Dopamin ist aber nicht Vorläufer des Noradrenalins im Zentralnervensystem, sondern hat, insbesondere im Corpus striatum, eine besondere funktionelle Bedeutung im Sinne der Beteiligung an der Regulation extrapyramidalmotorischer Funktionen. Durch Reserpin, welches zur Entleerung des Dopamins im Corpus striatum führt, wird motorische Hypoaktivität ausgelöst. Möglicherweise hängen motorische Parkinsonsyndrome mit Dopaminverlust zusammen, was durch Untersuchungen von BERNHEIMER u. HORNYKIEWICZ (1962) und erfolgreiche therapeutische Versuche von BIRKMAYER u. HORNYKIEWICZ (1962) durch Zufuhr von L-Dihydroxyphenylalanin bestätigt wurde. Wie CARLSSON et al. (1957) feststellten, konnte durch Zufuhr von DOPA Hyperaktivität ausgelöst werden.

5-Hydroxytryptamin im Magendarmkanal bei Invertebraten und Vertebraten

Wir verdanken die Werte ERSPAMER (1954a) und WELSH (1957). Aus den Werten ergeben sich einige taxonomische interessante Feststellungen. Die Magendarmwerte liegen mit $< 0,20$ μg/g (?) bei Cephalopoden (*Eledone moschata, Octopus vulgaris*) niedrig, steigen bei Ascidien (*Ciona inestinalis*) unbeträchtlich an, wobei der Magenwert mit 0,35 etwas höher liegt als der Darmwert und der Gesamtwert von *Tethium plicatum* 0,55 beträgt. Bei Cyclostomen (*Petromyzon planeri*) sind die Gesamtwerte niedrig ($< 0,20$ [?]). Auffallend und für die stammesgeschichtliche Sonderstellung der Knorpelfische charakteristisch sind im Vergleich mit Knochenfischen die relativ hohen Werte bei Elasmobranchiern (*Scylliorhinus canicula* (Magenwert 0,60, Darmwert 2,60) *Scylliorhinus stellaris* (Magenwert 0,30, Darmwert 2,30 μg/g, *Torpedo marmorata* (Magenwert 1,35, Darmwert 2,50). Demgegenüber liegen die Werte bei Teleostiern beträchtlich niedriger. Sie betragen für den Gesamtmagendarmkanal bei *Anguilla vulgaris* 0,30 (?), bei *Tinca vulgaris* $< 0,20$ (?), bei *Ameiurus catus* für den Magen bei 0,30 (?), den Darm $< 0,40$ (?) μg/g, bei *Ameiurus nebulosus* 0,15 und 0,36 μg/g für den Magen, 0,40, 0,46 und 0,74 μg/g für den Darm. Daß bei Amphibien (Anuren) und speziell bei Kröten mit ihrem hohen Serotonin-Bufoteningehalt in der Haut die Werte auch im Magendarmkanal relativ hoch liegen, ergibt sich aus Zahlen von *Bombinator pachypus* mit 1,0 im Magen und 0,75 μg/g im Darm und bei *Bufo* spez. mit 2,20 im Magen und 1,60 im Darm. Von den Reptilien an liegen die Werte bedeutend höher, sie betragen bei einer Schildkröte im Dünndarm allein 3,20 μg/g. Bei Vögeln sind die Werte noch etwas höher; sie liegen beim Truthahn für die obere Dünndarmhälfte bei 3,10, die untere Hälfte bei 4,10, beim Dickdarm bei 3,60 μg/g. Ähnlich bei der Henne: Obere Hälfte des Dünndarms 4,90, untere Hälfte 4,50, Dickdarm 4,10 μg/g. Anders bei der Taube, wo der Gesamtwert des Darmes 1,10 μg/g beträgt. Bei Säugetieren sind die Werte teilweise sehr hoch; so beim Igel (*Insectivora*) für den Magen bei 6,30, den Dünn- und Dickdarm bei 3,40 μg/g. Bei einem Vertreter der Chiroptera (Fledermäuse): *Rhinolophus ferrum equinum* zeigt der Dünndarm einen Wert von 1,60 μg/g. Sehr verschiedene Werte wurden bei *Rodentia* erhalten: bei der Maus im Magen 8,85, im Dünndarm 1,60, im Dickdarm 3,10 μg/g, bei der Ratte im Magen 1,40, im Dünndarm 1,20, im Dickdarm 3,90 μg/g; beim Meerschweinchen im Magen 1,40, in der oberen Hälfte des Dünndarms 5,00, in der unteren 3,40, im Dickdarm 0,70 μg/g. Ein Vertreter der *Lagomorpha* (Kaninchen) zeigte Werte im Magenfundus von 4,90, im Pylorus von 0,85, in der oberen Hälfte des Dünndarms 3,30, in der unteren 3,70, im Dickdarm 2,70 μg/g. Bei *Carnivora* gehen die Werte weit auseinander: bei der Katze ergab der Magen den Wert 0,45, der obere Dünndarm 0,88, der untere 0,53, der Dickdarm 1,19 μg/g; beim Hund betrugen die Werte: Magen 5,20, oberer Dünndarm 3,70, unterer Dünndarm 4,30, Dickdarm 2,80 μg/g.

Nach diesen Zahlen läßt sich sagen, daß in der Tierreihe hinsichtlich 5-Hydroxytryptaminwerte des Magendarmkanals ein „Gang" besteht, der von Invertebraten zu Vertebraten und in der Vertebratenreihe selbst fortschreitend zu höheren Werten führt, was mit der Entwicklung des chromaffinen Systems in Zusammenhang stehen dürfte. Die Werte liegen innerhalb der gleichen Vertebratenklasse auffallend nahe beieinander. Im Magendarmkanal von Fischen ist der Serotoningehalt beträchtlich kleiner als bei Amphibien, Reptilien und Säugetieren; die Empfindlichkeit des Darmes auf dieses Amin ist bei Teleostiern sehr groß.

Bei solchen Feststellungen ist zu berücksichtigen, daß der Serotoningehalt des Magendarmkanals je nach Füllungszustand und Verdauungsphase wohl sehr verschieden sein kann, was bei einer größeren Artenzahl genauer untersucht werden müßte.

Reserpin bei Deuterostomiern

Nach WELSH (1960) unterbrach die Holothurie *Melongena coronata* (Echinodermata) nach Verabreichung von 100 mg Reserpin ihre Freßtätigkeit für 14 Tage, was durch die Entleerung des Serotonins aus den enterochromaffinen Zellen des Magendarmkanals bedingt sein kann. Bei Cyclostomen und Knorpelfischen scheint über die Wirkung des Reserpins nichts bekannt zu sein. Von den Knochenfischen an weiß man, daß durch Reserpin bei allen Wirbeltierklassen Catecholamine und insbesondere 5-Hydroxytryptamin ausgeschwemmt werden (BRODIE et al., 1964). Bei Teleostiern, die in Wasser mit einem Reserpinzusatz von 4 μg/ml bei 23°C gehalten wurden, trat im Laufe von 12 Std ausgesprochene Sedation ein unter Entleerung der genannten Amine.

Das Adrenalin des Froschhirns (*Rana pipiens*) erwies sich dem Reserpin gegenüber als relativ widerstandsfähig.: 3 Std nach Injektion von Reserpin 100 mg/kg in den Lymphsack bei 23°C waren nur 15% Adrenalin ausgeschwemmt, bei 37°C 40%. Rascher entleert wurde 5-Hydroxytryptamin: 30% bei 23°C, 70% bei 37°C. Im Gegensatz dazu verlief die Adrenalinentleerung des Herzens nach Reserpin 10—25 mg/kg rascher: bei 23°C waren 60%, bei 37°C 100% Adrenalin ausgeschwemmt. Beim gleichen Frosch hatten Reserpindosen, die zu vollständiger Entleerung des Serotonins im Gehirn führten, keine sedative Wirkung, sofern die Tiere nicht mit einem Monaminoxydasehemmer vorbehandelt wurden. Unter Iproniazid kam es zu tiefer Sedation und zur Aufhebung der Haltungsreflexe, bedingt durch das freiwerdende und nicht abgebaute 5-Hydroxytryptamin. Reserpin wurde beim Frosch viel länger im Gewebe zurückgehalten als z.B. beim Kaninchen: 2 Std nach Reserpininjektion in den Lymphsack von 25 mg/kg waren im Gehirn noch 13 μg/g, im Herzen 20 μg/g nachweisbar; selbst nach 24 Std fanden sich im Gehirn noch 3,2 μg/g, was auf Fehlen abbauender Fermente in den Lebermikrosomen des Frosches zurückgeführt wurde, im Gegensatz zu den Lebermikrosomen von Säugetieren, wo durch eine Esterase Reserpin rasch hydrolysiert wird. Bei der Taube und beim Huhn hatte Reserpin 100 mg/kg ausgesprochene Beruhigung unter Verlust des Haltungstonus zur Folge. Es kam zur Entleerung der Catecholamine und des 5-Hydroxytryptamins in Gehirn und Herz.

Catecholamine und Serotonin bei Vertebraten

BOGDANSKI et al. (1963) haben unter Zugrundelegung der Auffassung von W.R. HESS (1949) über die Funktionsgebiete des Diencephalons eine Parallelisierung mit den Überträgerstoffen Noradrenalin (Adrenalin) und Serotonin bei den großen Wirbeltierklassen versucht. Danach würde Noradrenalin (Adrenalin) der sympathischen somatomotorischen Aktivität diencephaler Funktionen zugeordnet sein, Serotonin den regenerativen, erhaltenden Funktionsgebieten. In phylogenetischer Hinsicht ergeben sich interessante Unterschiede von Klasse zu Klasse im Gehirngehalt von Noradrenalin, Adrenalin und Serotonin und im Verhältnis zwischen Catecholaminen und Serotonin. Es bestätigt sich, daß bei Anuren (*Rana pipiens, Hyla cinerea, Bufo americanus, Bufo marinus*) Gehirn und alle untersuchten Organe bedeutend mehr Adrenalin als Noradrenalin enthalten. Daraus ergibt sich eine phylogenetische Sonderstellung der Anuren, die weder bei Teleostiern noch bei Reptilien einen „Anschluß" erlaubt. Die Serotoninwerte des Gehirns liegen bei Amphibien ähnlich hoch wie bei Reptilien. Bei Fischen (Teleostei) kommt analog wie bei Reptilien, Vögeln und Säugetieren als Überträgerstoff im Gehirn fast nur Noradrenalin und Dopamin, nicht Adrenalin, in Frage. Diese stammesgeschichtlich und tiersystematisch interessanten Verhältnisse sollten in einem möglichst weiten Tierbereich (mit Einschluß von Cyclostomen und Knorpelfischen) überprüft werden. Schon heute darf wohl gesagt werden, daß Adrenalin als Überträgerstoff in Zentralnervensystem und Herz von Anuren ein (singuläres) Klassenmerkmal darstellt. Vgl. auch BRODIE, BOGDANSKI u. BONOMI (1964).

Bedeutung von 5-Hydroxytryptamin im Tierreich

5-Hydroxytryptamin ist beinahe durch das gesamte Tierreich zu verfolgen. Es wäre nicht zu verwundern, wenn es bei der weiten Verbreitung von Indolderivaten im Tier- und Pflanzenreich durchgängig angetroffen würde. Eine universelle Verbreitung wäre denkbar, da als „Vorstufe" *Tryptophan* fast in allen lebenden Wesen vorkommt. Im weiteren haben wir es mit Tryptophanabkömmlingen, bei Invertebraten besonders mit Tryptamin, bei Amphibien mit Bufotenin, Bufotenidin usw. zu tun.

Es wurde darauf hingewiesen, daß Serotonin bei Wirbeltieren, speziell bei Fischen, Reptilien, Vögeln und Säugetieren und beim Menschen nicht nur in den sog. enterochromaffinen Zellen der Darmschleimhaut gebildet wird, was beim Hund 80% des gesamten im Organismus vorkommenden Serotonins betrifft, sondern auch in den als Speicher dienenden Blutplättchen und Mastzellen, in der Niere und in der Milz. Im Gehirn hat Serotonin eine ähnliche Verteilung wie Noradrenalin. Im Herzen und in vielen anderen Organen kommt 5-Hydroxytryptamin vor.

Die Vielgestaltigkeit der Wirkungen des 5-Hydroxytryptamins ist auffallend. Vergleichen wir sie mit den Überträgerhormonen Acetylcholin und Noradrenalin oder mit dem Histamin, erkennen wir beim Serotonin eine so große Mannigfaltigkeit der Angriffspunkte und Wirkungsweisen, daß dem 5-Hydroxytryptamin als Überträgerstoff eine große, noch keineswegs völlig geklärte Bedeutung zukommt.

Haben Acetylcholin und Noradrenalin eine gewisse Sonderstellung dadurch, daß sie dem vegetativen peripheren und zentralen Nervensystem weitgehend zugeordnet sind, darüber hinaus aber weitere Funktionsgebiete beeinflussen, so können wir bei Invertebraten und Vertebraten den Rahmen der Wirksamkeit des 5-Hydroxytryptamins zwar sehr weit ziehen, aber im großen ganzen ohne die Möglichkeit einer schematischen Zuordnung zu vegetativen Regulations- und Funktionsgebieten. Wir sprechen zwar von enteraminergischen Nerven (Milznerven), aber eine systematische Beziehung wie zwischen Acetylcholin und Parasympathicus, Noradrenalin und Sympathicus besteht nicht. Die hohe Empfindlichkeit mancher Funktionen auf Serotonin hat uns wiederholt veranlaßt (z. B. die hohe Herzempfindlichkeit von Mollusken), dem 5-Hydroxytryptamin vor dem Noradrenalin oder Adrenalin als Überträgerstoff den Vorzug zu geben. Doch besteht im Hinblick auf den gültigen Nachweis, daß es sich um einen Überträgerstoff handelt, noch eine gewisse Unsicherheit, was bei vielen Funktionsgebieten für

alle bisher mit größerer oder geringerer Sicherheit als Überträgerstoffe bezeichnete
Hormone gilt, sofern wir als Nachweis, daß es sich um Überträgerstoffe handelt,
die folgenden Kriterien anwenden:

1. Nachweis des Überträgers, qualitativ und quantitativ und der ihn auf- und
abbauenden Fermente, wenn möglich auch histochemisch an den Funktionsstellen,

2. Nachweis vermehrter Freisetzung bei spontaner Funktion und auf elektrischen oder pharmakologischen Reiz.

Je allgemeiner ein hochaktiver Stoff im Tier- und Pflanzenreich verbreitet vorkommt, um so höher dürfen wir seine biologische Bedeutung einschätzen, insbesondere, wenn wir sein Vorkommen in der Stammesentwicklung weit zurück-
verfolgen können, wie das für das 5-Hydroxytryptamin (vorläufig bis zu den
Coelenteraten) der Fall ist. Dies um so mehr, wenn erkennbar wird, daß Stoffe wie
Acetylcholin, Noradrenalin, 5-Hydroxytryptamin (und gewisse Analoga), sowie
Histamin, an den höchsten Funktionen des tierischen Lebens, an den Bewegungs-
und Empfindungsfunktionen, an der Funktion des Zentralnervensystems mit Einschluß der psychischen Funktionen teilnehmen und dadurch einen entscheidenden
Einfluß auf die integrative Tätigkeit des Organismus ausüben.

Eine stammesgeschichtlich und tiersystematisch wichtige Frage hinsichtlich
5-Hydroxytryptamin wäre in diesem Zusammenhang zu stellen: können wir bei
diesem Stoff von einem Funktionswandel im Verlaufe der Stammesgeschichte der
Tiere sprechen, wie dies bei Acetylcholin und Adrenalin der Fall ist? Vorläufig
fehlen uns zur Beurteilung dieser Frage wichtige Grundlagen im Hinblick auf die
physiologischen Funktionen des Serotonins. Wir besitzen einige Anhaltspunkte
dafür, daß 5-Hydroxytryptamin bei den Säugetieren auf die Ausscheidungs-
tätigkeit der Niere (über das Gefäßsystem) einen wesentlich hemmenden Einfluß
ausübt und mit dem in der Hypophyse gespeicherten Octapeptid Vasopressin
irgendwie in Konkurrenz tritt. Wie es in dieser Beziehung bei poikilothermen
Vertebraten und Invertebraten (Cephalopoden?) steht, ist unbekannt. Von einem
Funktionswandel im Hinblick auf die nur teilweise bekannte Funktion des
5-Hydroxytryptamins im Zentralnervensystem der Vertebraten zu sprechen, verglichen etwa mit dem im Zentralnervensystem von Invertebraten produzierten
Serotonin, wie bei gewissen Muscheln und Tintenfischen, verbietet uns vorläufig
die mangelnde Vergleichbarkeit in der Funktion zentraler Nervenbildungen dieser
Tiere mit den hochorganisierten Funktionen des Zentralnervensystems der Säuger.

Vielleicht gehen die fortschreitende Cerebralisation (nach PORTMANN u. a.) und
die gehirntopographisch lokalisierte Bildung von 5-Hydroxytryptamin im Zentralnervensystem irgendwie parallel; vielleicht trifft das Gegenteil zu: Abnahme des
zentralen Serotoninbedarfs bei fortschreitender Cerebralisation.

Konzentration, Verteilung, Funktion und Umsatz (turnover) des 5-Hydroxy-
tryptamins im Zentralnervensystem stellen bei Säugern wohl das Resultat einer
langen phylogenetischen Entwicklung dar, deren stammesgeschichtliche Vor- und
Zwischenstufen uns ein ungefähres Bild vom Verlauf geben könnten, den diese
Entwicklung, erdgeschichtlich betrachtet, genommen hat. Doch fehlen uns
naturgemäß alle paläontologischen Zeugnisse als Zwischenglieder. Auf indirektem
Weg könnten uns Untersuchungen am embryonalen Gehirn über Vorkommen und
Verteilung des 5-Hydroxytryptamins während der Ontogenese, auch phylo-
genetisch einen Schritt weiterführen. In analoger Weise wäre diese Frage für
Acetylcholin und Noradrenalin zu überprüfen.

Tierwelt und Überträgerstoffe

In den Acetylcholinkreis spielen Catecholamine (auch Dopamin, Tyramin) und
5-Hydroxytryptamin (auch Tryptamin, Bufotenin) hinein und modifizieren die

(vielleicht) ursprüngliche Alleinherrschaft des Acetylcholins als Übertragerstoff. Die qualitative Vermehrung der Übertragerstoffe und ihrer Abwandlungen kann mit vermehrter Arbeitsteilung, hauptsächlich mit der Vielgestaltigkeit der Funktionen des Nervensystems erklärt werden. Neue Hemmstoffe (Hemmstoff I von FLOREY) und Erregungsstoffe (Umrath) kommen hinzu, Aminosäuren (Glutaminsäure, Asparaginsäure, γ-Aminobuttersäure, β-Alanin, Glycin u.a.); P-Substanz und andere hochaktive Polypeptide treten ins Spiel, während ursprüngliche Übertragerstoffe wie Acetylcholin quantitativ im Laufe der Evolution eher zurücktreten, wobei Empfindlichkeitsunterschiede der Neurone verschiedener Tierstämme auf Übertragerstoffe zu berücksichtigen wären.

Wir wissen nicht, ob bestimmte große Tierstämme, wie Coelenteraten und Arthropoden mit synaptischem Aufbau des Nervensystems, das sich in der Tierreihe fast überall durchgesetzt hat, in ihrer synaptischen Tätigkeit teilweise ohne Übertragerstoffe auskommen (was weniger wahrscheinlich ist), oder ob uns diese unbekannt sind, oder ob elektrotonische Synapsen (Coelenteraten) in Frage kommen.

Die Tendenz zu Vereinfachungen in unseren Vorstellungen vom Geschehen enthebt uns nicht der zukünftigen Aufgabe, die neuronalen Verhältnisse und die Beteiligung von Übertragerstoffen, z.B. der Glutaminsäure und des Glycins und anderer „neuer" Übertragungsstoffe, unvoreingenommen zu verfolgen. Noch gibt uns die Organisation der Tierwelt große Rätsel auf. Die Fortschritte auf neurophysiologischem Gebiet sind gewaltig (z.B. McCANN, 1969 und AKERT u. WASER, 1969), aber wir verkennen nicht, daß unser Wissen um diese Dinge, wenn wir sie tiersystematisch und evolutionistisch zu betrachten versuchen, sehr bescheiden sind. Wir stehen einem erst teilweise eroberten Neuland mit viel weißen Stellen gegenüber, die uns zu neuer Forschung anregen.

Literatur

ABOTT, B.C., LANG, F., PARNAS, I., PARMELY, W., SONNENBLICK, E.: Physiological and pharmacological properties of *Limulus* heart. In: F.V. McCANN (Editor) Comparative physiology of the heart — current trends, pp. 232—243. Basel: Birkhäuser Verlag 1969.

ABRAMSON, H.A.: The effect of respiratory poisons and anoxia on Siamese fighting fish in relation to LSD-25 reaction. In: Neuropharmacology. Ed. by H.A. ABRAMSON, J. MACY, jr. Foundation New York 1959.

— EVANS, L.T.: Lysergic acid diethylamide (LSD-25): II. Psychological effects on the Siamese fighting fish. Science **120**, 990—991 (1954).

— JARVIK, M.E.: Lysergic acid diethylamide (LSD-25). IX. Effect on snails. J. Psychol. Neurol. (Lpz.) **40**, 337—340 (1955).

— — KAUFMAN, M.R., KORNECTSKY, C., LEVINE, A., WAGNER, M.: Lysergic acid diethylamide (LSD-25). I. Physiological and perceptual responses. J. Psychol. Neurol. (Lpz.) **39**, 3—60 (1955).

— SKLAROFSKY, B., BARON, M.O., GETTNER, H.H.: Blocking effect of brain extract on lysergic acid diethylamide reaction in Siamese fighting fish. Science **125**, 397—398 (1957).

— WEISS, B., BARON, M.O.: Comparison of effect of lysergic acid diethylamide with potassium cyanide and other respiratory inhibitors on the Siamese fighting fish. Nature (Lond.) **181**, 1136—1137 (1958).

ADAM, K.R., WEISS, C.: 5-Hydroxytryptamine in scorpion venom. Nature (Lond.) **178**, 421—422 (1956).

— — The occurrence of 5-hydroxytryptamine in scorpion venom. J. exp. Biol. **35**, 39—41 (1958).

— — Distribution of 5-hydroxytryptamine in scorpion venoms. Nature (Lond.) **183**, 1398 to 1399 (1959).

AJELLO, E.L.: Influence of the branchial nerve and of 5-hydroxytryptamine on the ciliary activity of *Mytilus* gill. Biol. Bull. **113**, 325 (1957).

— Factors affecting ciliary activity on the gill of the mussel. Physiol. Zool. **33**, 120—135 (1960).

AJELLO, E. L.: Identification of the cilioexcitatory substance present in the gill of the mussel *Mytilus edulis*. J. cell. comp. Physiol. **60**, 17—20 (1962).
— Relationship of 5-hydroxytryptamine to ciliary activity in the mussel gill. Fed. Proc. **22**, 625 (1963).
— The fate of serotonin in the cell of the mussel *Mytilus edulis*. Comp. Biochem. Physiol. **14**, 71—82 (1965).
ALEXANDROWICZ, J. S.: Nervous organs in the pericardial cavity of the decapod crustacea. J. Marine Biol. Ass. U. K. **31**, 563—580 (1952/1953).
— CARLISLE, D. B.: Some experiments on the function of the pericardial organs in crustacea. J. Marine Biol. Ass. U. K. **32**, 175—192 (1953).
AMIN, A. H., CRAWFORD, T. B. B., GADDUM, J. H.: The distribution of 5-hydroxytryptamine and substance P in the central nervous system. XIX. Int. Physiol. Congress, Montreal, p. 165 (Abstracts) 1953.
— — — The distribution of substance P and 5-hydroxytryptamine in the central nervous system of the dog. J. Physiol. Neurol. **126**, 596—618 (1954).
ANASTASI, A., ERSPAMER, V., BERTACCINI, G.: Occurrence of bradykinin in the skin of *Rana temporaria*. Comp. Biochem. Physiol. **14**, 43—52 (1965).
ANDÉN, N.-E., CARLSSON, A., HILLARP, N. A., MAGNUSSON, T.: 5-Hydroxytryptamine release by nerve stimulation of the spinal cord. Life Sciences **3**, 473—478 (1964).
ANERS, F.: Untersuchungen über das cecidogene Prinzip der Reblaus (*Viteus vitifolii* Shimer). III. Biochemische Untersuchungen über das galleninduzierende Agens. Biol. Zbl. **80**, 199—233 (1961).
ANGELUCCI, L.: Experiments with perfused frog's spinal cord. Brit. J. Pharmacol. **11**, 161—170 (1956).
APRISON, M. H., WOLF, M. A., POULOS, G. M. FOLKERTH, T. L.: Neurochemical correlates of behavior. III. Variation of serotonin content in several brain areas and peripheral tissues of the pigeon following 5-hydroxytryptophan administration. J. Neurochem. **9**, 575—584 (1962).
ARMSTRONG, D., DRY, R. L. M., KEELE, C. A., MARKHAM, J. W.: Pain-producing actions of tryptamine and 5-hydroxytryptamine. J. Physiol. (Lond.) **117**, 70—71 P (1952).
AXELROD, J.: Metabolism of lysergic acid diethylamide. Nature (Lond.) **178**, 143—144 (1956).
— WEISSBACH, H.: Enzymatic O-methylation of N-acetylserotonin to melatonin. Science **131**, 1312 (1960).
BACQ, Z. M., FISCHER, P., GHIRETTI, F.: Action de la 5-hydroxytryptamine chez les céphalopodes. Arch. int. Physiol. **60**, 165—171 (1952).
— GHIRETTI, F.: La sécrétion externe et interne des glandes salivaires postérieures des *Cephalopodes octopodes*. Arch. int. Physiol. **59**, 288—314 (1951).
— — Physiologie des glandes salivaires postérieures des céphalopodes octopodes isolées et perfusées *in vitro*. Pubbl. staz. Zool. (Napoli) **24**, 267—277 (1953).
BAGNARA, J. T.: The pineal and the body lightening reaction of larval amphibias. Gen. comp. Endocr. **3**, 86—100 (1963).
BAKER, P. C., QUAY, W. B., AXELROD, J.: Development of hydroxindole-O-methyl transferase activity in eye and brain of the amphibian, *Xenopus laevis*. Life Sciences **4**, 1981—1987 (1965).
BARLOW, R. B., KHAN, I.: Actions of some analogues of tryptamine on the isolated rat uterus and on the isolated rat fundus strip preparations. Brit. J. Pharmacol. **14**, 99—107 (1959a).
— — Actions of some analogues of 5-hydroxytryptamine on the isolated rat uterus and the rat fundus strip preparations. Brit. J. Pharmacol. **14**, 265—272 (1959b).
BEARD, R. L.: Electrographic recording of foregut activity in larvae of *Galleria melonella*. Ann. Amer. Soc. Entomol. **53**, 346—351 (1960).
BELAMARICH, F. A.: Biologically active peptides from the pericardial organs of the crab *Cancer borealis*. Biol. Bull. **124**, 9—16 (1963).
— TERWILLIGER, R. C.: Isolation and identification of cardiac-excitor hormone from the pericardial organs of *Cancer borealis*. Amer. Zool. **6**, 101—106 (1966).
BENDITT, E. P., ROWLEY, D. A.: Antagonism of 5-hydroxytryptamine by chlorpromazine. Science **123**, 24 (1956).
BENINC, M.: Bedeutungswechsel der Dinge in der Umwelt des Kampffisches *Betta splendens* Regan. Z. vergl. Physiol. **18**, 437—458 (1932/1933).
BERDE, B., CERLETTI, A.: Über den Melanophoreneffect von D-Lysergsäurediäthylamid und verwandten Verbindungen. Helv. physiol. pharmacol. Acta **14**, 325—333 (1956).
— — Über den Angriffspunkt von D-Lysergsäurediäthylamid und 5-Hydroxytryptamin im Melanophorentest. Z. ges. exp. Med. **129**, 149—153 (1957).
BERNHEIMER, H., HORNYKIEVICZ, O.: Das Verhalten einiger Enzyme im Gehirn normaler und Parkinsonkranker Menschen. Arch. exp. Pathol. Pharmacol. **243**, 295—296 (1962).
BERTACINI, G., ZAMBONI, P.: The relation potency of 5-hydroxytryptaminelike substances. Arch. int. Pharmacodyn. **83**, 138—156 (1961).

BERTLER, A., ROSENGREN, E.: Occurrence and distribution of dopanine in brain and other tissues. Experientia (Basel) 15, 10—11 (1959).
BHARGAVA, K.P., TANGRI, K.K.: The central vasomotor effects of 5-hydroxytryptamine. Brit. J. Pharmacol. 14, 411—414 (1959).
BHOOLA, K.D., CALLE, J.D., SCHACHTER, M.: Identification of acetylcholine, 5-hydroxytryptamine, histamine, and a new kinin in hornet venom (V. Crabro). J. Physiol. (Lond.) 159, 167—182 (1961).
BIRKMAYER, W., HORNYKIEVICZ, O.: Der L-Dioxyphenylalanin (= L DOPA) — Effekt beim Parkinson-Syndrom der Menschen: Zur Pathogenese und Behandlung der Parkinson-Akinese. Arch. Psychiat. Nervenkr. 203, 560—574 (1962).
BISHOP, P.O., BURKE, W., HAYHOW, W.R.: Lysergic acid diethylamide block of lateral geniculate synapses and relief by repetitive stimulation. Exp. Neurol. 1, 556—568 (1959).
— FIELD, G., HENNESSY, B.L., SMITH, J.R.: Action of D-lysergic acid diethylamide on lateral geniculate synapses. J. Neurophysiol. 21, 529—549 (1958).
BLASCHKO, H.: Amine oxydase in Sepia officinalis. J. Physiol. (Lond.) 99, 364—369 (1941).
— Amine oxydase and amine metabolism. Pharmacol. Rev. 4, 415—458 (1952).
— COLHOUN, E.H., FRONTALI, N.: Occurrence of amine oxydase in an insect, Periplaneta americana L. J. Physiol. (Lond.) 156, 28 P (1961).
— HAWKINS, J.: D-amino-acid oxydase in the molluscan liver. Biochem. J. 52, 306—310 (1952a).
— — Amino-oxydase in cephalopods. J. Physiol. (Lond.) 118, 88—93 (1952b).
— HIMMS, J.M.: Enzymic oxydation of amines in decapods. J. exp. Biol. 31, 1—7 (1954).
— HOPE, D.B.: Observations on the distribution of amine oxydase in invertebrates. Arch. Biochem. Biophys. 69, 10—15 (1957a).
— — The oxydation of L-amino-acids in the digestive gland of Mytilus edulis. J. Physiol. (Lond.) 129, 11 P—12 P (1957b).
— MILTON, A.S.: Oxydation of 5-hydroxytryptamine and related compounds by Mytilus gill plates. Brit. J. Pharmacol. 15, 42—46 (1960).
BOCK, K.D., DENGLER, H., KUHN, H.M., MATTHES, K.: Die Wirkung von 5-Hydroxytryptamin auf Blutdruck, Haut- und Muskeldurchblutung beim Menschen. Arch. exp. Pathol. Pharmakol. 230, 257—273 (1957).
BOGDANSKI, D.F., BONOMI, L., BRODIE, B.B.: Occurrence of serotonin and catecholamines in brain and peripheral organs of various vertebrate classes. Life Sciences 2, 80—84 (1963).
— UDENFRIEND, S.: Serotonin and monoamine oxydase in brain. (Amer. Soc. f. Pharmacology, Abstracts of Papers). J. Pharmacol. exp. Ther. 116, 7—8 (1956).
— WEISSBACH, H., UDENFRIEND, S.: Pharmacological studies with the serotonin precursor, 5-hydroxytryptophan. J. Pharmacol. exp. Ther. 122, 182—194 (1958).
BOLOGNANI, L., BOLOGNANI-FANTIN, A.M.: Contribution to the problem of composition of venom from Salamandra maculosa Ital. G. Biochim. 13, 278—285 (1963).
— — Ulteriori ricerche sulla composizione del veleno di Salamandra maculosa. G. Biochim. 14, 79—87 (1965).
— — BERTAZZONI, U.: Ricerche preliminari sul veleno cutaneo di Salamandra atra. Boll. Soc. ital. Biol. sper. 41, 255—257 (1964).
BOWERS, M.B., jr.: Stimulation and sensitization of isolated Venus heart by cerebrospinal fluid. Brit. J. Pharmacol. 19, 295—298 (1962).
BRACCO, M., CURTI, P.C.: The vasoconstrictor factor of platelets. Experientia (Basel) 10, 71—72 (1954).
— GIULIANO, V.: Identificazione della 5-OH-triptamina nei trombociti degli ucelli. Experientia (Basel) 12, 31—33 (1956).
BRAUN, R.: Bemerkungen zum Netzbau von Zygiella-x-notata (Cl). Naturwissenschaften 42, 470 (1955).
BRECHT, K., JESCHKE, D.: Über die Wirkung des Serotonins auf die Froschlunge. Naturwissenschaften 22, 351—352 (1940).
BRODIE, B.B., BOGDANSKI, D.F., BONOMI, L.: Formation, storage and metabolism of serotonin (5-hydroxytryptamin) and catecholamines in lower vertebrates. In: D. RICHTER (Editor): Comparative Neurochemistry, pp. 367—377. Oxford: Pergamon Press 1964.
— SHORE, P.A.: A concept for a role of serotonin and norepinephrine as chemical mediators in the brain. Ann. N. Y. Acad. Sci. 66, 631—642 (1956/1957).
— SPECTOR, S., KUNTZMAN, R.G., SHORE, P.A.: Rapid biosynthesis of brain serotonin before and after reserpine administration. Naturwissenschaften 45, 243—244 (1958).
BROWN, M.E.: The physiology of fishes. Vol. 2, Behavior. New York: Academic Press 1957.
BUEDING, E.: Comparative biochemistry of parasitic helminths. Comp. Biochem. Physiol. 4, 343—351 (1961).
BÜHLER, M.: Papierchromatographische Untersuchungen eines Extraktes aus Froschhaut. Arch. exp. Pathol. Pharmakol. 225, 126—127 (1955).

BÜLBRING, E.: The intrinsic nervous system of the intestine and local effects of 5-hydroxytryptamine. In KETY u. ELKES (Editors): Regional Neurochemistry 437.441, Oxford, Pergamon Press 1961.
— BURN, J.H., SHELLEY, H.J.: Acetylcholine and ciliary movement in the gill plates of *Mytilus edulis*. Proc. roy. Soc. B **141**, 445—466 (1953).
— CREMA, A.: Observations concerning the action of 5-hydroxytryptamine on the peristaltic reflex. Brit. J. Pharmacol. **13**, 444—457 (1958).
— — The realise of 5-hydroxytryptamine in relation to pressure exerted on the intestine mucosa. J. Physiol. (Lond.) **146**, 18—28 (1959).
— LIN, R.C.Y.: The action of 5-hydroxytryptamine (5-HT) on peristalsis. J. Physiol. (Lond.) **138**, 12 P (1957).
— — The effect of intraluminal application of 5-hydroxytryptamine and 5-hydroxytryptophan on peristalsis; the local production of 5-HT and its release in relation to intraluminal pressure and propulsive activity. J. Physiol. (Lond.) **140**, 381—407 (1958).
BULLARD, BELINDA: The nervous control of the anterior byssus retractor muscle of *Mytilus edulis*. Comp. Biochem. Physiol. **23**, 749—759 (1967).
BULLOCK, T.H.: Problems in invertebrate physiology. Physiol. Rev. **27**, 643—664 (1947).
BUMPUS, F.M., PAGE, I.H., BAILEY, H.: Serotonine and its methylated derivatives in human urine. J. biol. Chem. **212**, 111—116 (1955).
BURGEN, A.S.V., KUFFLER, S.W.: The inhibition of the cardiac ganglion of *Limulus polyphemus* by 5-hydroxytryptamine. Biol. Bull. **113**, 336 (1957).
BURGERS, A.C.J.: Melanophore stimulating hormones in vertebrates. In: The pigment cell, molecular, biological and clinical aspects. Ann. N.Y. Acad. Sci. **100**, 669—677 (1963).
BURNSTOCK, G., GREENBERG, M.J., KIRBY, S., WILLIS, A.G.: An electrophysiological and pharmacological study of visceral smooth muscle and its innervation in a mollusc, *Poneroplax albida*. Comp. Biochem. Physiol. **23**, 407—429 (1967).
CAMERON, M.L.: Secretion of an orthodiphenol in the corpus cardiacum of the insect. Nature (Lond.) **172**, 349—350 (1953).
CARDOT, J.: Décarboxylation *in vitro* du 5-hydroxytryptophane par le tissu nerveux du Mollusque Gastéropode *Helix pomatia*. C. R. Acad. Sci. (Paris) **256**, 1036—1037 (1963).
— RIPPLINGER, J.: Recherches sur la composition des aminoacides libres du système nerveux d'*Helix pomatia* C. R. Soc. Biol. (Paris) **155**, 1961—1963 (1961).
— — Recherches sur les amines indoliques cardio-actives présentes dans le tissu nerveux du mollusque *Helix pomatia*. J. Physiol. (Paris) **55**, 217—218 (1963).
CARLISLE, D.B.: An indole alkylamine regulating heart beat in Crustacea. Biochem. J. **63**, 32 P—33 P (1956).
— The neurohumoral control of heart rate in crustaceans. In: D. RICHTER (Editor): Comparative Neurochemistry, pp. 323—329. Oxford: Pergamon Press 1964.
CARLSSON, A., FALCK, B., FUXE, K., HILLARP, N.-A.: Cellular localization of monamines in the spinal cord. Acta physiol. scand. **60**, 112—119 (1964).
— — HILLARP, N.-A.: Cellular localization of monamines. Acta physiol. scand. **56**, (Suppl. 196), 1—27 (1962).
— MAGNUSSON, T.: 3,4-Dihydroxyphenylalanine and 5-hydroxytryptophan as reserpine antagonists. Nature (Lond.) **180**, 1200 (1957).
— — ROSENGREN, E.: 5-Hydroxytryptamine of the spinal cord normally and after transsection. Experientia (Basel) **19**, 359 (1963).
— SHORE, P.A., BRODIE, B.B.: Release of serotonin from blood platelets by reserpine *in vitro*. J. Pharmacol. exp. Ther. **120**, 334—339 (1957).
CARTER, C.S.: On the nervous control of the velar cilia of the nudibranch veliger. J. exp. Biol. **4**, 1—26 (1926).
— On the structure of the cells bearing the velar cilia in the nudibranch veliger. J. exp. Biol. **6**, 97—100 (1928).
CERLETTI, A.: Attivatori e antagonisti della serotonina. Atti del Symposium 23—28 Maggio 1960, Firenze, pp. 27—59.
— Die Bedeutung der Indole im Zentralnervensystem. Umschau **1963**, 56 (1963).
— BERDE, B.: Die Wirkung von D-Lysergsäurediäthylamid (LSD 25) und 5-Hydroxytryptamin auf die Chromatophoren von *Poecelia reticulata*. Experientia (Basel) **11**, 312—313 (1955).
— DOEPFNER, W.: Comparative study on the serotonin antagonism of amid derivatives of lysergic acid and of ergot alkaloids. J. Pharmacol. exp. Ther. **122**, 124—136 (1958a).
— — Spezifische Steigerung der serotonin-antagonistischen Wirkung von Lysergsäurederivaten durch Methylierung des Indolstickstoffes der Lysergsäure. Helv. physiol. pharmacol. Acta **16**, C 55—C 57 (1958b).
— WEIDMANN, H.: Untersuchungen zur Differenzierung des vasokonstriktorischen Effektes von Serotonin. Arch. int. Pharmacodyn. **139**, 177—186 (1962).

CHARLTON, H.M.: Uptake of labelled precursors of melatonin by the epiphysis of *Xenopus laevis*. Nature (Lond.) **204**, 1093—1094 (1964).
— The uptake of C^{14}-5-methyl-methionine by the epiphysis of *Xenopus laevis* (Daudin). Comp. Biochem. Physiol. **17**, 777—784 (1966).
CHEN, K.K.: Pressor alkaloids. In: R.F.H. MANSKE: The alcaloids. **5**, 229—241 (1955), New York: Academic Press 1955.
CHONG, G.C., PHILLIS, J.W.: Pharmacological studies on the heart of *Tapes waltlingi*: a mollusc of the family veneridae. Brit. J. Pharmacol. **25**, 481—496 (1965).
CLARK, W.G.: Amine content and biosynthesis in masto-cytomas and Octopus salivary glands. Fed. Proc. **19**, 9 (1960).
CLIFTON, J.A., ATKINSON, M., HENDRIX, T.R., INGELFINGER, F.J.: The effect of 5-hydroxytryptamine upon small intestinal motility in man. J. Lab. clin. Med. **48**, 796 (1956).
CLONEY, R.A., FLOREY, E.: Ultrastructure of cephalopod chromatophore organ. Z. Zellforsch. **89**, 250—280 (1968).
COLHOUN, E.H.: Synthesis of 5-hydroxytryptamine in the American cockroach. Experientia (Basel) **19**, 9—10 (1963).
— Aspects of biologically active substances in insects with particular reference to the cockroach *Periplaneta americana*. In: D. RICHTER (Editor): Comparative Neurochemistry, pp. 333—339. Oxford: Pergamon Press 1964.
COLLIER, H.O.J.: The occurrence of 5-hydroxytryptamine (HT) in nature. In: G.P. LEWIS: 5-Hydroxytryptamine. Proc. Symposium, April 1957, London, pp. 5—19.
COOKE, I.M.: Electrical activity and release of neurosecretory material in crab pericardial organs. Comp. Biochem. Physiol. **13**, 353—366 (1964).
CORREALE, P.: The occurrence and distribution of 5-hydroxytryptamine (enteramine) in the central nervous system of vertebrates. J. Neurochem. **1**, 22—31 (1956).
CORRELL, J.T., LYTH, L.F., LONG, S., VANDERPOEL, J.C.: Some physiological responses to 5-hydroxytryptamine creatinine sulfate. Amer. J. Physiol. **169**, 537—544 (1952).
COSTA, E., PSCHEIDT, G.R., VAN METTER, W.G., HIMWICH, H.H.: Brain concentrations of biogenic amines and EEG patterns of rabbits. J. Pharmacol. exp. Ther. **130**, 81—88 (1960).
COTTRELL, G.A.: Separation and properties of subcellular particles associated with 5-hydroxytryptamine, with acetylcholine and with an unidentified cardio-excitatory substance from *Mercenaria* nervous tissue. Comp. Biochem. Physiol. **17**, 891—907 (1966).
— MASER, M.: Subcellular localization of 5-hydroxytryptamine and substance X in molluscan ganglia. Comp. Biochem. Physiol. **20**, 901—906 (1967).
— OSBORNE, N.N.: Localisation and mode of action of cardioexcitatory agents in molluscan hearts. In: F.V. McCANN (Editor): Comparative heart physiology — current trends, pp. 220—231. Basel: Birkhäuser Verlag 1969.
COURVILLE, D.A., HALSTEAD, B.W., HESSEL, D.W.: Marine biotoxins: isolation and properties Chem. Rev. **58**, 235—248 (1958).
CURTIS, D.R., DAVIS, R.: Pharmacological studies upon neurones of the lateral geniculate nucleus of the cat. Brit. J. Pharmacol. **18**, 217—246 (1962).
DAHL, E., FALCK, B., LINQUIST, M., VON MECKLENBURG, C.: Monamines in mollusc neurones. Kungl. Fysiograf. Sällskap i. Lund Förhandl. **32**, 89—92 (1962).
DAVEY, K.G.: Intermedin and change of colour in frogs, a new hypothesis. Canad. J. Zool. **38**, 715—721 (1960).
— Substances controlling the rate of beating of the heart of *Periplaneta*. Nature (Lond.) **192**, 284 (1961).
— The possible involvement of an amino acid decarboxylase in the stimulation of the pericardial cells of *Periplaneta* by the corpus cardiacum. J. exp. Biol. **40**, 343—350 (1963).
— The control of visceral muscle in insects. Advanc. Insect Physiol. **2**. New York: Academic Press 1964.
DAVILA, D., RABADJIJA, M., PALAIĆ, D., SUPEK, Z.: Content and distribution of 5-Hydroxytryptamine in the central nervous system of the frog. J. Neurochem. **12**, 59—60 (1965).
DEULOFEU, V., MENDIVE, J.R.: Über das Gift einer argentinischen Kröte. Ann. Chem. **534**, 288—292 (1938).
DOEPFNER, W.: Biochemical observations on LSD-25 and deseril. Experientia (Basel) **18**, 256 (1962).
DOUGLAS, W.W., TOH, C.C.: The respiratory stimulant action 5-hydroxytryptamine (Serotonin) in the dog. J. Physiol. (Lond.) **120**, 311—318 (1953).
DUNCAN, C.J.: Rhythmic activity in an isolated penis preparation from the freshwater snail *Limnaea stagnalis*. Z. vergl. Physiol. **48**, 295—301 (1964).
ENDEAN, R., RUDIN, CLARE: Studies on the venoms of some *Conidae*. Toxicon **1**, 49—64 (1962/1963).

EPELBAUM, F.: Die Wirkung akuter und chronischer Kohlenoxyd- und Kohlendioxyd-Vergiftung auf die Spinne *Zilla-X-Notata* Cl. und ihren Netzbau. Arch. int. Pharmacodyn. **106**, 275—293 (1956).

ERSPAMER, V.: Presenza di enteramina o di una sostanza enteraminosimile negli estratti gastrointestinali e splenici dei pesci e negli estratti gastroenterici delle ascidie. Experientia (Basel) **2**, 369—371 (1946).

— Ricerche chimiche e farmacologiche sugli estratti di ghiandole ipobranchiale di *Murex trunculus, Murex brandaris* e *Tritonalia erinacea*. II. Reaxioni chimiche colorate degli estratti. Arch. int. Pharmacodyn. **74**, 113—150 (1947).

— Active substances in the posterior salivary glands of octopoda. I. Enteramin-like substances. Acta pharmacol. (Kbh.) **4**, 213—223 (1948a).

— Wirksame Stoffe der hinteren Speicheldrüsen der Octopoden und der Hypobranchialdrüse der Purpurschnecken. Arzneimittel-Forsch. **2**, 253 (1952).

— Pharmacological studies on enteramine (5-hydroxytryptamine). IX. Influence of sympathomimetic and sympatholytic drugs on the physiological and pharmacological actions of enteramine. Arch. int. Pharmacodyn. **93**, 293—316 (1953).

— Il sistema enterochromaffine e l'enteramina (5-idrossitriptamina). Rend. sci. Farmitalia **1**, 1—193 (1954a).

— Observations on the metabolism of endogenous 5-hydroxytryptamine (Enteramine) in rat. Experientia (Basel) **10**, 471—472 (1954b).

— Pharmacology of indolalkylamines. Pharmacol. Rev. **6**, 425—487 (1954c).

— Quantitative estimation of 5-hydroxytryptamine in gastrointestinal mucosa, spleen and blood of vertebrates, pp. 78—90. In: Ciba Foundation Symposium: Hypertension. London: Churchill 1954d.

— Influence of 5-hydroxytryptamine (Enteramine) on the regulation of water exchange through the skin of the frog. Acta pharmacol. (Kbh.) **10**, 1—6 (1954e).

— Le système entérochromaffine et la 5-hydroxytryptamine, entéramine sérotonine. Triangel (Basel) **11**, 129—138 (1955a).

— Gramine derivatives antagonistic to 5-hydroxytryptamine (enteramine). Science **121**, 369—370 (1955b).

— Isolation of bufoviridine from the skin of *Bufo viridis* and its identification as dihydrobufothionine. Biochem. Pharmacol. **1**, 270—275 (1958).

— Isolation of leptodactyline (m-hydroxyphenylethyltrimethylammonium) from extracts of *Leptodactylus* skin. Arch. Biochem. Biophys. **82**, 431—438 (1959a).

— Isolation of bufoviridine from the skin of *Bufo viridis* and the identification as dihydrobufothionine. Biochem. Pharmacol. **2**, 270—275 (1959b).

— Recent research in the field of 5-hydroxytryptamine and related indolalkylamines. Fortschr. Arzneimittelforsch. **3**, 151—367 (1961).

— 5-Hydroxytryptamine. In: U.S. VON EULER and H. HELLER: Comparative endocrinology, pp. 159—181. New York: Academic Press 1963.

— Bioassay of indolalkylamines. In: V. ERSPAMER (Editor): 5-Hydroxytryptamine and related indolalkylamines. Handbuch exp. Pharmakologie **19**, pp. 113—131. Berlin-Heidelberg-New York: Springer 1966.

— Occurrence of indolalkylamines in nature. In: V. ERSPAMER (Editor): 5-Hydroxytryptamine and related indolalkylamines. Handbuch exp. Pharmakologie **19**, pp. 132—181. Berlin-Heidelberg-New York: Springer 1966.

— BERTACINI, G., CEI, J.M.: Occurrence of bradinikine-like substances in the amphibian skin. Experientia (Basel) **18**, 563—564 (1962).

— — — Occurrence of an eledoisin-like polypeptide (physalaemin) in skin extracts of *Physalaemus fuscomaculatus*. Experientia (Basel) **18**, 562—563 (1962).

— BORETTI, G.: Identification and characterization, by paper chromatography, of enteramine, octopamine, tyramine, histamine and allied substances in extracts of posteria salivary glands of *Octopoda* and in other tissue extracts of vertebrates and invertebrates. Arch. int. Pharmacodyn. **88**, 296—332 (1951a).

— — Substances of a phenolic and indolic nature present in acetone extracts of the posterior salivary glands of Octopoda (*Octopus vulgaris, Octopus macropus* and *Eledone moschata*). Experientia (Basel) **7**, 271—273 (1951b).

— CORREALE, P.: Further observations on the action of 5-hydroxytryptamine (5-HT) on the urine flow and the excretion in the rat. Arch. int. Pharmacodyn. **101**, 99—112 (1955).

— — FIORE-DONATI, L.: Pharmacodynamic and biochemical responses to 5-hydroxytryptamine (enteramine) of rats treated chronically with the substance. Arch. int. Pharamcodyn. **106**, 122—140 (1956).

ERSPAMER, V., DORDONI, T.: Ricerche chimiche e farmacologische sugli estratti di ghiandola ipobranchiale di *Murex trunculus*, *Murex brandaris* e *Tritonalia erinacea*. III. Presenza nelli estratti di un nuovo derivato della colina o di una colina omologa: la murexina. Arch. int. Pharmacodyn. **74**, 263—285 (1947).
— FAUSTINI, F.: Über den 5-Hydroxytryptamin- (Enteramin-, Serotonin-) Gehalt des Serums und des Milzgewebes bei Wirbeltieren sowie der Hämolymphe bei Oktopoden. Naturwissenschaften **40**, 317—318 (1953).
— GHIRETTI, F.: The action of enteramine on the heart of molluscs. J. Physiol. (Lond.) **115**, 470—481 (1951).
— GLÄSSER, A., MANTEGAZZINI, P.: Pharmacological actions of 4-hydroxytryptamine and 4-hydroxytryptophan. Experientia (Basel) **16**, 505—506 (1960).
— OTTOLENGHI, A.: Antidiuretic action of small doses of enteramine extracts in the rat. II. Extracts of *Discoglossus pictus'* skin. Experientia (Basel) **8**, 152—153 (1952a).
— — Antidiuretic action of pure synthetic enteramine in hydrated rats. Experientia (Basel) **8**, 232—233 (1952b).
— — Pharmacological studies on enteramine. VIII. Action of enteramine on the diuresis and the renal circulation of the rat. Arch. int. Pharmacodyn. **93**, 293—316 (1953).
— ROSEGHINI, M., CEI, J.M.: Indol-imidazole, and phenylalkylamines in the skin of thirteen *Leptodactylus* species. Biochem. Pharmacol. **13**, 1083—1093 (1964).
— VIALLI, M.: Presence of enteramine in the skin of amphibia. Nature (Lond.) **167**, 1033 (1951).
— — Ricerche preliminari sulle indolalchilamine e sulle fenilalchilamine degli estratti di pelle di anfibio. Ricerca Sci. **22**, 1420—1425 (1952).
EULER, U.S. VON, OESTLUND, E.: Effects of certain biologically occurring substances on the isolated intestine of fish. Acta physiol. scand. **38**, 364—372 (1957).
EVANS, L.T., GERONIMUS, L.H., KORNETSKY, C., ABRAMSON, H.A.: Effect of ergot drugs on *Betta splendens*. Science **123**, 26 (1956).
FALCK, B., OWMAN, B.: Adetailed methodological description of the fluorescent method for the cellular demonstration of biogenic monamines. Acta Univ. Lund, Section II, No. 7, 1—23 (1965).
FÄNGE, R.: Use of the isolated heart of a freshwater mussel (*Anodonta cygnea* L.) for biological estimation of 5-hydroxytryptamine. Experientia (Basel) **11**, 156 (1955).
— MATTISSON, A.: Studies on the physiology of the radula-muscle of *Buccinum undatum*. Acta Zool. (Stockh.) **39**, 53—54 (1954).
FIORENTINI, A.: Sulla distribuzione delle cellule enterocromaffini nel tubo gastroenterico di *Rana esculenta*. Riv. Istochim. norm. pat. **5**, 544 (1959).
— Osservazioni istochimiche sulle ghiandole salivari posteriori di *Eledone moschata*. Ann. Histochim. **9**, 195—200 (1964).
— MIRA, E.: Presenza die cellule enterocromaffini nelle vie aere, di Anfibi anuri. Riv. Istichim. norm. path. **9**, 193—194 (1964).
FLOREY, E.: An inhibitory and an excitatory factor of mammalian central nervous system and their action on a single sensory neuron. Arch. int. Physiol. **62**, 33—53 (1954a).
— Über die Wirkung von 5-Oxytryptamin (Enteramin) in der Krebsschere. Z. Naturforsch. **9b**, 540—547 (1954b).
— Comparative pharmacology: neurotropic and myotropic compounds. Ann. Rev. Pharmacol. **5**, 357—382 (1965).
— Nervous control and spontaneous activity of the chromatophores of a cephalopod, *Loligo opalescens*. Comp. Biochem. Physiol. **18**, 305—324 (1966).
— FLOREY, E.: Über die Bedeutung von 5-Hydroxytryptamin als nervöser Aktionssubstanz bei Cephalopoden und dekapoden Crustaceen. Naturwissenschaften **40**, 413—414 (1953).
— — Über die mögliche Bedeutung von Enteramin (5-Hydroxytryptamin) als nervöser Aktionssubstanz bei Cephalopoden und dekapoden Crustaceen. Z. Naturforsch. **9 b**, 58—68 (1954).
FLÜCKIGER, E., SALZMANN, R.: Serotonin-Antagonismus an der Placenta. Experientia (Basel) **17**, 131 (1961).
FRANK, H.: Untersuchungen zur funktionellen Anatomie der lokomotorischen Extremitäten von *Zigiella-x-notata*, einer Radnetzspinne. Zool. Jb., Abt. Anat. **76**, 423—460 (1957).
FREEMAN, M.A.: The effect of drugs on the alimentary canal of the African migratory locust, *Locusta migratoria*. Comp. Biochem. Physiol. **17**, 755—764 (1966).
FRONTALI, N.: Activity of glutamic acid decarboxylase in insect nerve tissue. Nature (Lond.) **191**, 178—179 (1961).
GADDUM, J.H.: Tryptamine receptors. J. Physiol. (Lond.) **119**, 363—368 (1953a).
— HAMEED, K.A.: Drugs which antagonize 5-hydroxytryptamine. Brit. J. Pharmacol. **9**, 240—248 (1954).

GADDUM, J.H., PAASONEN, M.K.: The use of some molluscan hearts for the estimation of 5-hydroxytryptamine. Brit. J. Pharmacol. **10**, 474—483 (1955).
— VOGT, M.: Some central actions of 5-hydroxytryptamine and various antagonists. Brit. J. Pharmacol. **11**, 175—179 (1956).
GARATTANI, S., VALZELLI, L.: Serotonin. Amsterdam-London-New York: Elsevier Publ. Co. 1965.
GERSCH, M., FISCHER, F., UNGER, H., KAPITZA, W.: Vorkommen von Serotonin im Nervensystem von *Periplaneta americana* L. (Insecta). Z. Naturforsch. **16 b**, 351—352 (1961).
— — — — Identifizierung einiger Wirkstoffe aus dem Nervensystem der Crustaceen und der Insekten. Z. Naturforsch. **18 b**, 836—837 (1963).
— FISCHER, F., UNGER, H., KOCH, H.: Die Isolierung neurohormonaler Faktoren aus dem Nervensystem der Küchenschabe *Periplaneta americana*. Z. Naturforsch. **15**, 319—322 (1960).
— KOCH, H.: Die Isolierung neurohormonaler Faktoren aus dem Nervensystem der Küchenschabe *Periplaneta americana*. Z. Naturforsch. **15b**, 319—322 (1960).
GERSCHENFELD, M.H.: A non-cholinergic synaptic inhibition in the central nervous system of molluscs. Nature (Lond.) **203**, 415—416 (1964).
— STEFANI, E.: 5-Hydroxytryptamine receptors and synaptic transmission in molluscan neurones. Nature (Lond.) **205**, 1216—1218 (1965).
— TANC, L.: Pharmacological specifities of neurones in an elementary nervous system. Nature (Lond.) **189**, 924—925 (1961).
GERZELI, G.: Presence of enterochromaffin cells in the gut of *Amphioxus*. Nature (Lond.) **189**, 237—238 (1961).
— Le cellule enterocromaffini nei tunicati. Pubbl. staz. Zool. (Napoli) **33**, 117—124 (1963).
— The enterochromaffin cells in the oozoids and blastozoids of Tunicates. Folia histochem. cytochem. **2**, 225—231 (1964).
GEY, K.F., PLETSCHER, A.: Activity of monoamineoxydase in relation to the 5-hydroxytryptamine and norepinephrine content of the rat brain. J. Neurochem. **6**, 239—243 (1960a).
— — Post mortem increase of 5-hydroxytryptamine in rat brain after 5-hydroxytryptophan administration. Experientia (Basel) **16**, 372—373 (1960b).
GHIRINGHELLI, F., MIRA, E.: Azione della reserpina sulle cellule enterocromaffini del ratto e sua valutazione quali- e quantitativa. Arch. Biol. (Liège) **70**, 875—900 (1959).
GIARMAN, N.J., DAY, M.: Presence of biogenic amines in the bovine pineal body. Biochem. Pharmacol. **1**, 235 (1958).
— FREEDMAN, D.X., Serotonin content of the pineal glands of man and monkey. Nature (Lond.) **186**, 480—481 (1960).
— SCHANBERG, S.: The intracellular distribution of 5-hydroxytryptamine (HT, Serotonin) in the rat's brain. Biochem. Pharmacol. **1**, 301—306 (1958).
GILFOIL, T.M., HART, E.R., MORAZZI, A.S.: Cerebral synaptic inhibition by histamine. Fed. Proc. **19**, 262 (1960).
GINZEL, K.H., MAYER-GROSS, W.: Prevention of psychological effects of d-lysergic acid diethylamide (LSD-25) by its 2-brome derivative (BOL 148). Nature (Lond.) **178**, 210 (1956).
GLÄSSER, A., MANTEGAZZINI: The action of 5-hydroxy-DL-tryptophan and 5-hydroxy-tryptamine on the cortical electrical activity of the „midpontine-pretrigeminal preparation". Experientia (Basel) **16**, 213—214 (1960).
GODDARD, C.K.: Function of the penial apparatus of *Helix aspersa* Müller. Aust. J. exp. Biol. med. Sci. **15**, 218—232 (1962).
GOMORI, G.: Histochemistry of the enterochromaffin substance. J. Histochem. Cytochem. **2**, 50—53 (1954).
GÖSCHKE, H.: Spezies-Unterschiede bei der Wirkung von Monaminoxydasehemmern. Arch. int. Pharmacodyn. **133**, 245—253 (1961).
GOSSELIN, R.E.: The cilioecitatory activity of serotonin. J. cell. comp. Physiol. **58**, 17—25 (1961).
— ERNST, M.M.: Action of serotonin on the gill cilia of lamellibranchiates. Fall Meet Amer. Soc. Pharmacol. Ann. Arbor 1958, Abstr. p. 15.
— MOORE, K.E., MILTON, A.S.: Physiological control of molluscan gill cilia by 5-hydroxytryptamine. J. gen. Physiol. **46**, 277—296 (1962).
— O'HARA, G.: An unsuspected source of error in studies of particle transport by lamellibranch gill cilia. J. cell. comp. Physiol. **58**, 1—9 (1961).
GRAZADEI, P.: The ultrastructure of motor nerve endings in the muscle of cephalopods. J. Ultrastruct. Res. **15**, 1—13 (1966).
GREEN, J.P., PAASONEN, M.K., GIARMAN, N.J.: Blood 5-hydroxytryptamine (serotonin) levels after reserpine and electroshock therapy. Proc. Soc. exp. Biol. (N.Y.) **94**, 428—430 (1957).

GREENBERG, M.J.: The responses of the Venus heart to catecholamines and high concentration of 5-hydroxytryptamine. Brit. J. Pharmacol. 15, 365—374 (1960a).
— Structure-activity relationship of tryptamine analogues on the heart of *Venus mercenaria*. Brit. J. Pharmacol. 15, 375—388 (1960b).
— JEGLA, T.C.: The action of 5-hydroxytryptamine and acetylcholine on the rectum of the venus clam, *Mercenaria mercenaria*. Comp. Biochem. Physiol. 9, 275—290 (1963).
GRYGLEWSKI, R., SUPINIEWSKI, J.: Influence of 5-hydroxytryptamine and other biologically active substances on the movements of the isolated stomach of *Helix pomatia*. Bull. Acad. pol. Sci. Cl. VI, 11, 53—56 (1963).
GRUBER, S.A., EWER, D.W.: Observations on the myo-neural physiology of the polyclad *Planocera gilchristi*. J. exp. Biol. 39, 459—477 (1962).
GYERMEK, L.: 5-Hydroxytryptamine antagonists. Pharmacol. Rev. 13, 399—439 (1961).
HABERLANDT, L.: Über ein Hormon der Herzbewegung. 18 Versuche an Wirbellosen. Pflügers Arch. ges. Physiol. 225, 541—557 (1930).
HAMBERG, U., BUMPUS, F.M., PAGE, I.H.: Isolation and amino acid composition of bradykinin, released by venom of *Bothrops jararaca* from bovine plasma. Biochem. Biophys. Acta 52, 533—544 (1961).
HANDOVSKY, H.: Ein Alkaloid im Gifte von *Bufo vulgaris*. Arch. exp. Pathol. Pharmakol. 86, 138—158 (1920).
HARTMAN, W.J., CLARK, W.G., CYR, S.D., JORDON, A.L., LEIBOLD, R.A.: Pharmacologically active amines and their biogenesis in the *Octopus*. Ann. N. Y. Acad. Sci. 90, 637—666 (1960).
HAVERBACK, B.J., DAVIDSON, J.D.: Serotonin and the gastrointestinal tract. Gastroenterology 35, 570—578 (1958).
— HOGBEN, C.A.M., MORAN, N.C., TERRY, L.L.: Effect of serotonin (5-hydrocytryptamine) and related compounds on gastric secretion and intestinal motility in the dog. Gastroenterology 32, 1058—1065 (1957).
HEDINGER, CH., LANGEMANN, H.: Nierenschädigungen mit Rindennekrosen bei Ratten unter Behandlung 5-Oxytryptamin. Schweiz. med. Wschr. 85, 541—544 (1955).
HENDRIX, T.R., ATKINSON, M., CLIFTON, J.A. INGELFINGER, F.J.: The effect of 5-hydroxytryptamine on intestinal motor function in man. Amer. J. Med. 23, 886—893 (1957).
HENZE, M.: p-Oxyphenyläthylamin, das Speicheldrüsengift der Cephalopoden. Z. physiol. Chem. 87, 51 (1913).
HERBERS, K.: Entwicklungsgeschichte von *Anodonta cellensis*. Z. wiss. Zool. 108, 1—174 (1914).
HESS, W.R.: Das Zwischenhirn. Syndrome, Lokalisationen, Funktionen. Basel: Benno Schwabe u. Co. 1949.
HILL, R.B.: The effects of certain neurohumours and of other drugs on the ventricle and radula of *Strombus gigas*. Biol. Bull. 115, 471—482 (1958).
— THIBAULT, W.: The relation of neurohumors to a autorhythmicity of the isolates ventricle of *Strombus gigas* Gastropoda, Prosobrancia). Comp. Biochem. Physiol. 24, 19—30 (1968).
— USHERWOOD, P.R.N.: The action of 5-hydroxytryptamine and related compounds on neuromuscular transmission in the locust *Schizocera* gregaria. J. Physiol. (Lond.) 157, 393—401 (1961).
— WELSH, J.H.: Heart, circulation and blood cells. In: *Physiology of Mollusca*, Vol. 2, pp. 125—174. Ed. by K.M. WILBER and C.M. YONGE. New York: Academic Press 1966.
HOBBIGER, F.: Antagonism by γ-aminobutyric acid to the actions of 5-hydroxytryptamine and nicotine in isolated organs. J. Physiol. (Lond.) 144, 349—360 (1958).
HOLGATE, J.A., CAMBRIDGE, G.W.: Responses of the anterior retractor muscle of the byssus of *Mytilus edulis*. Nature (Lond.) 182, 34—35 (1958).
HOLM, L.W.: Histological and functional studies on the genital tract of *Limnaca stagnalis appressa* (Say). Trans. Amer. microsc. Soc. 65, 45—68 (1946).
HORITA, A.: Beta-phenylisopropylhydrazine, a monamine oxydase inhibitor. Fed. Proc. 17, 379 (1958a).
— Beta-phenylisopropylhydrazine, a potent and long acting monamine oxydase inhibitor. J. Pharmacol. exp. Ther. 122, 176—181 (1958b).
HORNYKIEWICZ, O.: The distribution and metabolism of catecholamines and 5-hydroxytryptamine in human brain. In: D. RICHTER (Editor): Comparative Neurochemistry, pp. 379—386. Oxford: Pergamon Press 1964.
HOYLE, G., LOWY, J.: The paradox of *Mytilus* muscle. A new interpretation. J. exp. Biol. 33, 295—310 (1956).
IRALDI, A.P. de, DE LORES ARNAIZ, G.R.: 5-Hydroxytryptophan-decarboxylase in normal and denervated pineal gland of rats. Life Sciences 3, 589—593 (1964).
— DE ROBERTIS, E.: Action of reserpine on the submicroscopic morphology of the pineal gland. Experientia (Basel) 17, 122—124 (1961).

IRALDI, A.P., DE ROBERTIS, E.: Action of reserpine, iproniazid and pyrogallol on nerve endings of the pineal gland. Int. J. Neuropharmacol. **2**, 231 (1963).

JACOB, J., POITE-BEVIERRE, M.: Actions de la sérotonine et de la benzyl-1 diméthyl-2,5 sérotonine sur le coeur isolé de lapin. Arch. int. Pharmacodyn. **127**, 11—26 (1960).

JACOBI-KLEEMANN, M.: Über die Lokomotion der Kreuzspinne *Aranea diadema* beim Netzbau (nach Filmanalysen). Z. vergl. Physiol. **34**, 606—654 (1953).

JAEGER, C.P.: Physiology of mollusca. II. Action of serotonin and other amines on the heart of *Strophocheilos oblongus*. Comp. Biochem. Physiol. **6**, 243—245 (1962).

— Physiology of mollusca. IV. Action of serotonin on the penis retractor muscle of *Strophocheilos oblongus*. Comp. Biochem. Physiol. **8**, 131—136 (1963).

JAQUES, R., SCHACHTER, M.: The presence of histamine, 5-hydroxytryptamine and a potent, slow-contracting substance in wasp venom. Brit. J. Pharmacol. **9**, 53—58 (1954).

JENSEN, H., CHEN, K.K.: The chemical identity of certain basic constituents present in the secretions of various species of toads. J. biol. Chem. **116**, 87—91 (1936).

JEQUIER, E.: Effet de la sérotonine sur la transmission synaptique dans le ganglion sympathique cervical isolé du rat. Helv. physiol. pharmacol. Acta **23**, 163—179 (1965).

JOHANSEN, K., HUSTON, M.J.: Effects of some drugs on the circulatory system of the intact non-anesthetized cephalopod *Octopus dofleini*. Comp. Biochem. Physiol. **5**, 177—184 (1962).

JOHNSON, W.H., KAHN, J.S., SZENT-GYÖRGYI, A.G.: Paramyosin and contraction of "catch muscles". Science **130**, 160—161 (1959).

KAHR, H.: Die Bedeutung des Serotonins für die Melanophorenreaktion des *Octopus vulgaris*. Naturwissenschaften **45**, 243 (1958).

— Zur endokrinen Steuerung der Melanophoren-Reaktion bei *Octopus vulgaris*. Z. vergl. Physiol. **41**, 435—448 (1959).

— JORES, A.: Neural and hormonal mechanisms of melanophoric activity with special response to serotonin. Acta endocr. (Kbh.) Suppl. **38**, 76—77 (1958).

KAISER, E., MICHEL, H.: Die Biochemie der tierischen Gifte, p. 130. Wien: F. Deuticke 1958.

KELLER, D.L., UMBREIT, W.W.: Chemically altered "permanent" behavior patterns in fish and their cure by reserpine. Science **124**, 407 (1956).

KERKUT, G.A., COTTRELL, G.A.: Acetylcholine and 5-hydroxytryptamine in the snail brain. Comp. Biochem. Physiol. **8**, 53—63 (1963).

— LAVERACK, M.S.: A cardio-accelerator present in tissue extracts of the snail *Helix aspersa*. Comp. Biochem. Physiol. **1**, 62—71 (1960).

— LEAKE, L.D.: The effect of drugs on the snail pharangeal retractor muscle. Comp. Biochem. Physiol. **17**, 623—633 (1966).

— PRICE, M.A.: 6 HT in crab heart. Life Sciences **2**, 129—130 (1963).

— — Chromatographic separation of cardiaccelerators (6 HT and a mucopolypeptide) from *Carcinus* heart. Comp. Biochem. Physiol. **11**, 45—52 (1964).

— SEDDEN, C.B., WALKER, R.J.: Cellular localization of monamines by fluorescence microscopy in *Hirudo medic nalis* and *Lumbricus terrestris*. Comp. Biochem. Physiol. **21**, 687—690 (1967).

— WALKER, R.J.: The effect of drugs on the neurones of the snail *Helix aspersa*. Comp. Biochem. Physiol. **3**, 143—160 (1961).

KEWITZ, H.: Isolierung und Kristallisation von 4-Aminobuttersäurecholinester, sowie von Spermidin und Putrescin aus Warmblütergehirn. Naturwissenschaften **46**, 495—496 (1959).

KLINE, E.S., WEISSBACH, H.: Hydroxylindoleamines in the nematocysts of *Hydra littoralis*. Life Sciences **4**, 63—67 (1965).

KMENT, A., LEIBETSEDER, J.: Verhaltensphysiologische Studien an Ratten nach Lysergsäurediäthylamid (LSD)-Verabreichung. Z. Vet. Med. **5**, 877—888 (1958).

KOELLA, W.P.: Zum Wirkungsmechanismus von Serotonin auf das Zentralnervensystem. Praxis **51**, No. 49. 6. Dez. 1962.

KOSHTOYANTS, K.S., BUZNIKOV, G.A., MANUKHIN, B.N.: The possible role of 5-hydroxytryptamine in the motor activity of embryos of some marine gastropods. Comp. Biochem. Physiol. **3**, 20—26 (1961).

— KATALIN, R.: Comparative pharmacological data on the effect of serotonin noradrenaline and chlorpromazine on mollusc *Helix pomatia* ganglia. Acta physiol. hung. **19**, 189—197 (1961) (Russisch-engl. Zusammenfassung).

— SALÁNKI, J.: On the physiological principles undergoing the periodical activity of *Anodonta*. Acta biol. hung. **8**, 361—366 (1958).

KRUEGER, A.B., SMITH, R.F.: The biological mechanism of air ion action. I. 5-Hydroxytryptamine as the endogenous mediator of positive air ion effects on the mammalian Trachea. J. gen. Physiol. **43**, 533—540 (1959).

KULLMANN, E.: Beobachtung des Netzbaues und Beiträge zur Biologie von *Cyrtophora citricola* Forskal (Araneae, Araneidae). (Zugleich ein Beitrag zur Phylogenie der Radnetzspinnen). Zool. Jb., Abt. System, Oekologie, Geogr. u. Biol. d. Tiere **86**, 181—216 (1958).

LABOS, E., SALÁNKI, J., RÓZSA, KATALIN S.: Effect of serotonin and other bioactive agents on the rhythmic activity in the glochidia of freshwater mussel (*Anodonta cygnea* L.). Comp. Biochem. Physiol. **11**, 161—172 (1964).

LANGEMANN, H.: Oxytryptamin (Serotonin) als neues Hormon, mit besonderer Berücksichtigung seiner Beziehung zum Syndrom des metastasierenden Karzinoids. Schweiz. med. Wschr. **85**, 957—963 (1955).

— ACKERMANN, H.: Über die Aktivität der Aminosäuren-Decarboxylasen im Gehirn des Menschen. Helv. physiol. pharmacol. Acta **19**, 399—406 (1961).

— KÄGI, U.: On the release of 5-hydroxytryptamine in the large intestine of the guinea-pig and of the rabbit. J. Physiol. (Lond.) **152**, 405—410 (1960).

LEHMENSICK, R., KULLMANN, E.: Über den Feinbau der Fäden einiger Spinnen. (Vergleich der Fäden cribellater und ecribellater Spinnen). Zool. Anz., Suppl. **20**, 123—129 (1957).

LEMBECK, F.: Die Beeinflussung der Darmmotilität durch 5-Hydroxytryptamin. Pflügers Arch. ges. Physiol. **265**, 567—574 (1958).

— Physiologie und Pharmakologie des Serotonins. In: H. NOVAKOWSKI (Editor): Gewebs- und Neurohormone, Physiologie des Melanophorenhormons. Berlin-Göttingen-Heidelberg: Springer 1962.

LE MESSURIER, D.H., SCHWARTZ, C.J., WHELAN, R.F.: Cardiovascular effects of intravenous infusions of 5-hydroxytryptamine in man. Brit. J. Pharmacol. **14**, 246—250 (1959).

LENTZ, TH. R., BARNETT, P.J.: Relationship of enzyme activity to nematocyst discharge in *Hydra*. Anat. Rec. **142**, 315 (1962a).

— — The effect of enzyme substrate and pharmacological agents on nematocyst discharges. J. exp. Zool. **149**, 33—38 (1962b).

LERNER, A.B., CASE, J.D., HEINZELMAN, R.V.: Structure of melatonin. J. Amer. chem. Soc. **81**, 6084—6085 (1959).

— — TAKAHASHI, T.H., LEE, T.H., MORI, W.: Isolation of melatonin in the pineal gland factor that ligtens melanocytes. J. Amer. chem. Soc. **80**, 2587 (1958).

— MORI, W., WRIGHT, M.R.: Melatonin in periphal nerves. Nature (Lond.) **183**, 1821 (1959).

— TAKAHASHI, Y.: Isolation of melatonin and 5-methoxindole-3-acetic acid from bovine pineal glands. J. biol. Chem. **235**, 1992—1997 (1960).

LIÉBECQ-HUTTER, S., BACQ, Z.M.: Disparition de la 5-hydroxytryptamine dans les granulations des glandes de la peau de *Discoglossus pictus* et de *Rana temporaria* après injection de réserpine. Experientia (Basel) **14**, 180—181 (1958).

LIESENFELD, F.J.: Untersuchungen am Netz und über den Erschütterungssinn von *Zigiella X-notata*, (Cl.) (Araneidae). Z. vergl. Physiol. **38**, 563—592 (1956).

LISON, L.: La cellule à polyphenols du tube digestif des ascidies, homologue de la cellule de Kultschinsky des vertébrés. C. R. Soc. Biol. (Paris) **112**, 1237—1239 (1933).

LISSMANN, H.-W.: Die Umwelt des Kampffisches (*Betta splendens* Regan). Z. vergl. Physiol. **18**, 65—111 (1933).

LITTLE, J.M., ANGELL, E.A., HUFFMAN, W., BROOKS, W.: The effect of 5-hydroxytryptamine (serotonin) on renal hemodynamics, water and electrolyte excretion. J. Pharmacol. exp. Ther. **131**, 44—48 (1961).

LOVELAND, R.E.: 5-Hydroxytryptamine, the probable mediator of excitation in the heart of *Mercenaria* (Venus) *mercenaria*. Comp. Biochem. Physiol. **9**, 95—104 (1963).

LUDANY, G., GÁTI, T., SZABÓ, ST., HIDEG, J.: 5-Hydroxytryptamin (Enteramin, Serotonin) und die Darmzottenbewegung. Arch. int. Pharmacodyn. **118**, 62—69 (1959).

MAGALINI, S.I., STEFANINI, M., SMITH, F.E.: Vasopressor effect of synthetic 5-hydroxytryptamine creatinine sulfate in man. Proc. Soc. exp. Biol. (N. Y.) **92**, 433—436 (1956).

MAGNUSSON, T., ROSENGREN, E.: Catecholamines of the spinal cord normally and after transsection. Experientia (Basel) **19**, 229—230 (1963).

MANN, T.: Serotonin (5-hydroxytryptamine) in the male reproductive tract of the spiny dog fish. Nature (Lond.) **188**, 941—942 (1960).

MANSOUR, T.E.: The effect of lysergic acid diethylamide, 5-hydroxytryptamine, and related compounds in the liver fluke, *Fasciola hepatica*. Brit. J. Pharmacol. **12**, 406—409 (1957).

— The effect of serotonin and related compounds on the carbohydrate metabolism of the liver fluke, *Fasciola hepatica*. J. Pharmacol. exp. Ther. **126**, 212—216 (1959).

— LAGO, A.D.: Biochemical effects of serotonin on *Fasciola hepatica*. J. Pharmacol. exp. Ther. **122**, 48A (1958).

— — HAWKINS, J.L.: Occurrence and possible role of serotonin in *Fasciola hepatica*. Fed. Proc. **16**, 319 (1957).

MARAZZI, A.S., HART, E.R.: Relationship of hallucinogens to adrenergic cerebral neurohumours. Science **121**, 365—367 (1955).

MARCZYNSKY, T.: The fresh water clam *Anodonta zygnea* L. as a test object for serotonin and related compounds. Bull. Acad. pol. Sci. **7**, 147—150 (1959).

MARETIĆ, Z.: Electrocardiographie changes in man and experimental animals provoked by the venom of *Latrodectes tredecimguttatus*. Toxicon **1**, 127—130 (1962/1963).

MATHIAS, A.P., ROSS, D.M., SCHACHTER, M.: Identification and distribution of 5-hydroxytryptamine in a sea anemone. Nature (Lond.) **180**, 658—659 (1957).

— — — Distribution of histamine, 5-hydroxytryptamine, tetramethylammonium, and other substances in coelenterates possessing nematocysts. J. Physiol. (Lond.) **142**, 56 P—57 P (1958).

— — — The distribution of 5-hydroxytryptamine, tetramethylammonium, homarine and other substances in sea anemones. J. Physiol. (Lond.) **151**, 296—311 (1960).

MAYER, G.: Untersuchungen über Herstellung und Struktur des Netzes von *Aranea diadema* und *Zilla x-notata* mit besonderer Berücksichtigung des Unterschiedes von Jugend- und Altersnetzen. Z. Tierpsychol. **9**, 337—362 (1953).

MAYNARD, D.M.: Action of drugs on lobster cardiac ganglion. Fed. Proc. **17**, 106 (1958).

— Circulation and heart function. In: T.H. WATERMAN: The physiology of crustacea, Vol. 1, pp. 161—226. New York-London: Academic Press 1960a.

— Cardiac inhibition in decapod crustacea. In: E. FLOREY (Editor): Nervous inhibition, pp. 144—178. Oxford: Pergamon Press 1961.

— WELSH, J.H.: Neurohormones of the pericardial organs of brachyuran Crustacea. J. Physiol. (Lond.) **149**, 215—227 (1959).

McCORD, C., ALLÉN, F.P.: Evidences associating pineal gland function with alterations in pigmentation. J. exp. Zool. **23**, 207—224 (1917).

McINTYRE, A.D., WILLIAMS, D.E., HUMOLLER, F.L.: Bioassay of 5-hydroxytryptamine on heart of *Venus mercenaria*. Fed. Proc. **19**, 283 (1960).

MENG, K.: 5-Hydroxytryptamin und Acetylcholin als Wirkungsantagonisten beim *Helix*-Herzen. Naturwissenschaften **45**, 470 (1958).

— Untersuchungen zur Steuerung der Herztätigkeit bei *Helix pomatia*. Zool. Jb., Abt. allg. Zool. u. Physiol. d. Tiere **68**, 539—566 (1960).

MICHAELSON, I.A., WHITTAKER, V.P.: The subcellular localization of the distribution of hydroxytryptamine in brain fractions. Biochem. Pharmacol. **11**, 505—506 (1962a).

— — The subcellular localization of 5-hydroxytryptamine in guinea-pig brain. Biochem. Pharmacol. **12**, 203—211 (1962b).

MICHL, H., KAISER, E.: Chemie und Biochemie der Amphibiengifte. Toxicon **1**, 175—228 (1962).

MILTON, A.S.: Choline acetylase in the gill plates of *Mytilus edulis*. Proc. roy. Soc. B **150**, 240—244 (1959).

— GOSSELIN, R.E.: Metabolism and cilio-accelerator action of 5-hydroxytryptophan (5-HTP) in gill plates of *Mytilus* and *Modiolus*. Fed. Proc. **19**, 126 (1960).

MIRA, E., FIORENTINI, A.: Presenza di cellule enterocromaffine nel sacco laringotracheale degli anfibi anuri e possibili rapporti istogenetici con i carcinoidi bronchiali. Boll. Mal. Orecch. **81**, 45—55 (1963).

MIROLLI, M.: The effects of reserpine on molluscs, pp. 1—73. Cambridge (Mass.): Thesis Harvard University 1964.

— Tritium: distribution in *Buscyon canaliculatum* (L.) injected with labelled reserpine. Science (N.Y.) **149**, 1503—1504 (1965).

— Advantages of n-heptanol in the extraction of 5-hydroxytryptamine (5-HT). Experientia (Basel) **22**, 788—790 (1966).

— Decarboxylation of 5-hydroxytryptophane in ganglia of *Buscyon canaliculatum* (L.), treated with reserpine. Comp. Biochem. Physiol. **24**, 847—854 (1968).

— WELSH, J.H.: The effects of reserpine and LSD on molluscs. In: D. RICHTER (Editor): Comparative Neurochemistry, pp. 433—443. Oxford: Pergamon Press 1964.

MONESI, V.: The appearance of enterochromaffin cells in the intestine of the chick embryo. Acta anat. (Basel) **41**, 97—114 (1960).

MOORE, K.E., GOSSELIN, R.E.: Effects of 5-hydroxytryptamine (5-HT) on glycolysis in lamellibranch gill. Pharmacologist **3**, 77 (1961).

— MILTON, A.S., GOSSELIN, R.E.: Effect of 5-hydroxytryptamine on the respiration of excised lamellibranch gill. Brit. J. Pharmacol. **17**, 278—285 (1961).

MÜLLER, P.: Über die Verteilung der Glutaminsäuredecarboxylase im menschlichen Gehirn. Med. Diss. Zürich 1962.

NACHMIAS, V.T.: Amine oxydase and 5-hydroxytryptamine in developing rat brain. J. Neurochem. **6**, 99—104 (1960).

NAESS, K., SCHANKE, S.: Effect of reserpine on 5-hydroxytryptamine (serotonin) in rabbit serum. Acta pharmacol. (Kbh.) **12**, 406—410 (1956).

NEMENZ, H.: Über den Wasserhaushalt einiger Spinnen mit besonderer Berücksichtigung der Transpiration. Oesterr. Zool. Z. **5**, 123—158 (1955).

NISBET, R. H., PLUMMER, J. M.: Functional correlates of fine structure in the heart of Achatinidae. In: F. V. McCANN (Editor): Comparative physiology of the heart — current trends, pp. 47—68. Basel: Birkhäuser Verlag 1969.

NYSTRÖM, R. A.: Spontaneous activity of *Spisula* intestine. Proc. XVI Int. Congr. Zool., Washington 1963.

OESTLUND, E., VON EULER, U. S.: Occurrence of substance P in the central nervous system of fish. 2nd Intern. Symposium on Neurosecretions. Berlin-Göttingen-Heidelberg: Springer 1957.

— FÄNGE, R.: Vasodilation by adrenaline, noradrenaline, and the effects of some other substances on perfused fish gills. Comp. Biochem. Physiol. **5**, 307—309 (1962).

PAASONEN, M. K.: 5-Hydroxytryptamine in mammalian thyreoid gland. Experientia (Basel) **14**, 95—96 (1958).

— GIARMAN, N. J.: Brain levels of 5-hydroxytryptamine after various agents. Arch. int. Pharmacodyn. **114**, 189—200 (1958).

— KÄRKI, N. T.: Increase of 5-hydroxytryptamine in the rat brain by raunescine. Brit. J. Pharmacol. **14**, 164—167 (1959).

— MacLEAN, P. D., GIARMAN, N. J.: 5-Hydroxytryptamine (serotonin, enteramine) content of structures of the limbic system. J. Neurochem. **1**, 326—333 (1957).

— VARTIAINEN, A.: Pharmacological studies on the body wall musculature of cat tape-worm (*Taenia taeniaeformis*) Acta pharmacol. (Kbh.) **15**, 29—36 (1958).

PAGE, I. H.: The vascular action of natural serotonin, 5- and 7- hydroxytryptamine and tryptamine. J. Pharmacol. exp. Ther. **105**, 58—73 (1952).

— Serotonin (5-hydroxytryptamine). Physiol. Rev. **34**, 563—588 (1954).

PARKER, G. H.: Animal colour changes and their neurohumours. A survey of investigations 1910—1943. Cambridge: University Press 1948.

PARNAS, I., ABBOTT, B. C., SHAPIRO, B., LANG, F.: Neuromuscular system of *Limulus* leg closer muscle. Comp. Biochem. Physiol. **26**, 467—478 (1968).

PARRY, D. A.: On the drinking of soil capillary water by spiders. J. exp. Biol. **31**, 218—227 (1954).

PAX, R. A., SANBORN, R. C.: Cardioregulation in *Limulus*. I. Physiology of inhibitor nerves. Biol. Bull. **126**, 133—141 (1964).

— — Cardioregulation in *Limulus*. II. Gammaaminobutyric acid ,antagonists and inhibitor nerves. Biol. Bull. **132**, 381—391 (1967a).

— — Cardioregulation in *Limulus*. III. Inhibition by 5-hydroxytryptamine and antagonism by bromlysergic acid diethylamide and picrotoxin. Biol. Bull. **132**, 392—403 (1967b).

PEPEN, G., GIARMAN, N. J.: Serotonin in the developing mammal. J. gen. Physiol. **45**, 575—583 (1962).

PETERS, H. M.: Zentralnervöse Steuerung bei Araneiden. Untersuchungen am Spinnennetz. Experientia (Basel) **9**, 183—185 (1953).

— Über den Spinnapparat von *Nephila madagascariensis* (Radnetzspinnen, Fam. *Argiopidae*). Z. Naturforsch. **10 b**, 395—404 (1955).

— WITT, P. N.: Die Wirkung von Substanzen auf den Netzbau der Spinnen. Experientia (Basel) **5**, 161—162 (1949).

— — WOLFF, D.: Die Beeinflussung des Netzbaues der Spinnen durch neurotrope Substanzen. Z. vergl. Physiol. **32**, 29—45 (1950).

PHILIPPOT, E., DALLEMAGNE, M. J.: L'action anti-curare de la 5-hydroxytryptamine. Arch. int. Pharmacodyn. **105**, 426—428 (1956).

PHILLIPS, J. H.: Isolation of active nematocysts of *Metridium senile* an their chemical composition. Nature (Lond.) **178**, 932 (1956).

— ABBOT, D. P.: Isolation and assay of the nematocyst toxin of *Metridium senile fimbriatum*. Biol. Bull. **113**, 296—301 (1957).

PHILLIS, J. W.: Regulation of rectal movements in *Tapes waltlingi*. Comp. Biochem. Physiol. **17**, 909—928 (1966b).

PICINELLI, D.: Azione della reserpina su alcune localizazioni di indolalchilamine e fenilalchilamine in vertebrati inferiori e molluschi. Arch. int. Pharmacodyn. **117**, 452—459 (1958).

PLETSCHER, A., GÖSCHKE, H., GEY, K. F., THÖLEN, H.: Species differences in the action of monaminoxydase inhibitors. Med. exp. (Basel) **4**, 113 (1961).

POLONI, A.: Il musculo dorsale di sanguisuga quale test biologico per l'evidenziamento dell' attività serotoninica nei liquidi organici. Cervello **31**, 472—476 (1955).

PRICE, G. M.: Some aspects of amino acid metabolism in the adult housefly *Musca domestica*. Biochem. J. **80**, 420—428 (1961).

PROSSER, C. L., BROWN, JR., F. A.: Comparative animal physiology. 2nd ed. Philadelphia: W. B. Saunders Co. 1901.

PRUSOFF, W. H.: Effect of reserpine on the 5-hydroxytryptamine and adenosinetriphosphate of the dog intestinal mucosa. Brit. J. Pharmacol. **17**, 87—91 (1961).

Pscheidt, G.R.: Serotonin and norepinephrine in chicken brain: distribution normal level and effect of reserpine and monamine oxydase. Fed. Proc. **23**, 305 (1964).
— Himwich, H.E.: Chicken brain amines, with special reference to cerebellar norepinephrine. Life Sciences **7**, 524—526 (1963a).
— — Reserpine monamine oxydase inhibitors and distribution of biogenic amines in monkey brain. Biochem. Pharmacol. **12**, 65—71 (1963b).
Puerta, G.C.: The effects of tranquillizing drugs on tropical fish. Arch. int. Pharmacodyn. **121**, 404—414 (1959).
Quay, W.B.: Cytologic and metabolic parameters of pineal inhibition by continous light in the rat (*Rattus norvegicus*). Z. Zellforsch. **60**, 479—490 (1963a).
— Circadian rhythm in rat pineal serotonin and its modifications by estrons cycle and photoperiod. Gen. comp. Endocr. **3**, 473—479 (1963b).
— Retinal and pineal hydroxindole-O-methyltransferase activity in vertebrates. Life Sciences **4**, 983—991 (1965b).
— Twenty-four-hour rhythms. in cerebral and brainstem contents of 5-hydroxytryptamine in a turtle, *Pseudoemys scripta elegans*. Comp. Biochem. Physiol. **20**, 217—221 (1967).
— Wilhoft, D.C.: Comparative and regional differences in serotonin content of reptilian brains. J. Neurochem. **11**, 805—811 (1964).
Rand, M., Reid, G.: Source of "Serotonin" in serum. Nature (Lond.) **168**, 385 (1951).
Rapport, M.M., Green, A.A., Page, I.H.: Partial purification of the vasoconstrictor in beef serum. J. biol. Chem. **174**, 735—741 (1948a.)
Reid, G.: Circulatory effects of 5-Hydroxytryptamine. J. Physiol. (Lond.) **118**, 435—453 (1952).
Rosenblum, W., Zweifach, B.W.: Action of biogenic amines, amine oxydase inhibitors and other agents on chromatophores of squid (*Loligo pealii*). Proc. Soc. exp. Biol. (N.Y.) **100**, 448—454 (1960).
Ross, D.M.: The action of tryptamine and 5-hydroxytryptamine on muscles of sea anemones. Experientia (Basel) **13**, 192—194 (1957).
— The effects of ions and drugs on neuromuscular preparations of sea anemones. I. On preparations of the column of *Calliactis* and *Metridium*. J. exp. Biol. **37**, 732—752 (1960a).
— The effects of ions and drugs on neuromuscular preparations. II. On sphincter preparations of *Calliactis* and *Metridium*. J. exp. Biol. **37**, 753—774 (1960b).
Rothlin, R., Cerletti, A., Konzett, H., Schalch, W.R., Taeschler, M.: Zentrale vegetative LSD-Effekte. Experientia (Basel) **12**, 154—155 (1956).
Rózsa, K.S.: Comparative physiological data on mediation of the central nervous system in molluscs. Acta physiol. Acad. Sci. hung. XXV, 191—197 (1964a).
— The action mechanism of reserpine in the nervous system of invertebrates. Ann. Biol. Tihany (Hungara) **31**, 77—83 (1964b).
— Theory of stepwise excitation in gastropod hearts. In: F.V. McCann (Editor): Comparative physiology of the heart — current trends, pp. 69—77. Basel: Birkhäuser Verlag 1969.
— Zs.-Nagy, I.: Physiological and histochemical evidence for neuroendocrine regulation of heart activity in the snail *Limnaea stagnalis* L. Comp. Biochem. Physiol. **23**, 373—382 (1967).
Salánki, J.: The effect of serotonin and catecholamines on the nervous control of periodic activity in fresh-water mussel (*Anodonta cygnea*). Comp. Biochem. Physiol. **8**, 163—171 (1963).
Saxena, A., Bhattacharya, B.K., Mukerji, B.: Behavioural studies in fish with mescaline, LSD and thiopropazate and their interactions with serotonin and DOPA. Arch. int. Pharmacodyn. **140**, 327—335 (1962).
Schain, R.J.: Effects of 5-hydroxytryptamine on the dorsal muscle of the leech (*Hirudo medicinalis*). Brit. J. Pharmacol. **16**, 257—261 (1961).
Schäller, G.: Papierchromatographische Analyse der Aminosäuren und Amide des Speichels und Honigbaues von 10 Aphidenarten mit unterschiedlicher Pflanzenpathogenität. Zool. Jb. Physiol. **70**, 399—406 (1963).
— Untersuchungen über den β-Indolylessigsäuregehalt des Speichels von Aphidenarten mit unterschiedlicher Phytopathogenität. Zool. Jb. Physiol. **71**, 385—392 (1965).
Schmid, E., Waltz, H., Freund, G.: Zur Kreislauf- und Atmungswirkung von Serotonin (5-Hydroxytryptamin) am wachen Hund. Naunyn-Schmiedeberg's Arch. exp. Path. Pharmak. **228**, 307—313 (1956).
Schmidt, B., Perschmann, Ch.: Über die Eignung der Spinne *Araneus foliatus* Fourcroy zur Durchführung von Routineuntersuchungen neurotroper Substanzen. Z. vergl. Physiol. **41**, 364—372 (1958).
Schneider, J.A., Yonkman, F.F.: Species differences in the respiratory and cardiovascular response to serotonin (5-hydroxytryptamine). J. Pharmacol. exp. Ther. **111**, 84—98 (1954).

Schöpf, Cl.: Die Konstitution der Salamander-Alkaloide. Experientia (Basel) **17**, 285—328 (1961).

Schwarz, R.: Versuche über die Beeinflussung des Netzbaues der Spinne Zilla-X-Notata Cl durch Stickoxydul und Äther. Arch. int. Pharmacodyn. **104**, 339—364 (1956).

— Witt, P.N.: Darstellung eines pränarkotischen Stadiums bei Wirbellosen mit Hilfe des Netzbaues der Spinne Zilla-X-Notata. Helv. physiol. pharmacol. Acta **13**, C 30—C 32 (1955).

Séréni, E.: Sui cromatofori dei cefalopodi. I. Azioni di alcuni veleni *in vivo*. Z. vergl. Physiol. **8**, 488—600 (1928).

— Correlazioni umorali nei cephalopodi. Amer. J. Physiol. **90**, 512 (1929).

— Sui cromatofori dei cefalopodi. III. Azioni di alcuni veleni *in vitro*. Z. vergl. Physiol. **12**, 329—503 (1930).

Shaw, E., Woolley, D.W.: Pharmacological properties of some antimetabolites of serotonin having unusually high activity on isolated tissues. J. Pharmacol. exp. Ther. **111**, 43—53 (1954).

— — Benzyldimethylbufotenin, a powerful antimetabolite of serotonin. Proc. Soc. exp. Biol. (N.Y.) **93**, 217—220 (1956a).

— — Some serotonin-like activities of lysergic acid diethylamide. Science **124**, 121—122 (1956b).

Shore, P.A., Gillespie, L., jr., Spector, S., Prockop, D.: Increase in blood serotonin levels induced by iproniazid in man and rabbits. Naturwissenschaften **45**, 340—341 (1958).

— Silver, S.L., Brodie, B.B.: Interaction of serotonin and lysergic acid diethylamide (LSD) in the central nervous system. Experientia (Basel) **11**, 272—273 (1955).

Singh, I., Singh, S.I., Malhotra, C.L., Sarma, T.J.: Release of 5-hydroxytryptamine on stimulation of nerves to frog's stomach muscle and its significance. Arch. int. Pharmacodyn. **134**, 131—147 (1961).

Snyder, S.H., Zweig, M., Axelrod, J.: Control of the circadian rhythm in serotonin content of the rat pineal gland. Life Sciences **3**, 1175—1179 (1964).

Stacey, R.S.: Uptake of 5-hydroxytryptamine by platelets. Brit. J. Pharmacol. **16**, 284—295 (1961).

Stern, P., Hukovic, S.: Über die inhibitorische Wirkung der Substanz P an kampflustigen Fischen, *Betta splendens*. Naturwissenschaften **45**, 626 (1958).

Stoll, A., Troxler, F., Peyer, J., Hofman, A.: Eine neue Synthese von Bufotenin und verwandten Oxy-tryptaminen. Helv. chim. Acta **38**, 1452—1472 (1955).

Stoll, W.A.: Lysergsäure-diathylamid, ein Phantastikum aus der Mutterkorngruppe. Schweiz. Arch. Neurol. Psychiat. **60**, 279—323 (1947).

Tebecis, A.K., Phillis, J.W.: The effects of topically applied biogenic monamines on the isolated toad spinal cord. Comp. Biochem. Physiol. **23**, 553—563 (1967).

Toh, C.C.: Effects of temperature on the 5-hydroxytryptamine (serotonin) content of tissues. J. Physiol. (Lond.) **151**, 410—415 (1960).

Trancer, J.P., Pletscher, A. Prada: Speicherung von 5-Hydroxytryptamin in submikroskopischen Organellen der Blutplättchen. Helv. physiol. pharmacol. Acta **24**, C 108—C 110 (1966).

Trendelenburg, U.: The 5-hydroxytryptamine receptors of the Cat's superior cervical ganglion. In: G.P. Lewis (Editor): 5-Hydroxytryptamine, pp. 136—139 (1957a).

— The action of histamine, pilocarpine and 5-hydroxytryptamine on transmission through the superior cervical ganglion. J. Physiol. (Lond.) **135**, 66—72 (1957b.)

Trout, D.L.: A method of estimating drug effects on central excitability of the siamese fighting fish. Arch. int. Pharmacodyn. **111**, 334—341 (1957a).

— Interaction of serotonin and lysergic acid diethylamid in the siamese fighting fish. J. Pharmacol. exp. Ther. **121**, 130—135 (1957b).

Twarog, B.M.: Responses of a molluscan smooth muscle to acetylcholine and 5-hydroxytryptamine. J. cell. comp. Physiol. **44**, 141—163 (1954).

— Effects of acetylcholine and 5-hydroxytryptamine in the contraction of a molluscan smooth muscle. J. Physiol. (Lond.) **152**, 236—242 (1960a).

— Catch and the mecanism of action of 5-hydroxytryptamine on molluscan muscle: a speculation. Life Sciences **5**, 1201—1213 (1966).

— Page, J.H.: Serotonin content of some mammalian tissues and urine and a method for its determination. Amer. J. Physiol. **175**, 157—161 (1953).

Udenfriend, S., Clark, C.T., Titus, E.: The presence of 5-hydroxytryptamine in the venom of *Bufo marinus*. Experientia (Basel) **8**, 379—380 (1952).

— Titus, E., Weissbach, H., Peterson, R.E.: Biogenesis and metabolism of 5-hydroxindole compounds. J. biol. Chem. **219**, 335—344 (1956).

— — Bogdanski, D.F.: Biochemical findings relating to the action of serotonin. Ann. N. Y. Acad. Sci. **66**, 602—608 (1957a).

UGGERI, B.: Ricerche sulle cellule enterocromaffini e sulle cellule argentofile dei pesci. Z. Zellforsch. **28**, 648—673 (1938).

UMRATH, K.: Der fermentative Abbau der Erregungssubstanz der sensiblen Nerven, seine pH-Abhängigkeit und seine Hemmung durch zentral erregende Stoffe. Naunyn-Schmiedeberg's Arch. exp. Path. Pharmak. **219**, 148—155 (1953a).

UNGER, H.: Experimentelle und histologische Untersuchungen über Wirkfaktoren aus dem Nervensystem von *Asterias (Marthasterias) glacialis* (Asteroidea, Echinodermata). Zool. Jb. **69**, 481—536 (1962).

UNSPÄÄ, V.J.: The 5-hydroxytryptamine content of the brain and some other organs of the hedghog *Erinaceus europaeus* during activity and in hibernation. Experientia (Basel) **19**, 156—158 (1963).

VANE, J.R.: The relative activities of some tryptamine analogues on the isolated rat stomach strip preparation. Brit. J. Pharmacol. **14**, 87—98 (1959).

VERESHCHAGIN, S.M., SYTINSKI, I.A., TYSHCHENKO, V.P.: Effect of Beta-oxygamma-aminobutyric acid on the bioelectrical activity of the ganglia of an isolated neural chain of Lepidoptera. Dokl. Akad. Nauk. SSSR **138**, 722—724 (1961).

VIALLI, M.: Contributo alla conoscenza delle ghiandole cutanee e dello strato cribroso di *Bufo kisoloensis*. Rend. Ist. Lombardo Sci. Lettere **88**, 19, Serie 3: Classe di scienze matematiche e naturali, pp. 243—249 (1955).

— Presenza di cellule enterocromaffini in *Latimeria chalumnae*. Monit. zool. ital. **70—71**, 313—319 (1962/1963).

— Contributi alla conoscenza istochimica del sistema cellulare enterocromaffine. II. Le cellule cromaffini di *Nucella (Purpura) lapillus*. Rend. Ist. Lombardo-Accad. Sci. Lettere B **99**, 101—110 (1965b).

— Contributi alla conoscenza istochimica del sistema cellulare enterocromaffine. V. Le ghiandole granulose cutanee di *Xenopus laevis*. Boll. Zool. **32**, 497—508 (1965c).

— Contributi alla conoscenza istochimica del sistema cellulare enterocromaffine. IV. Le ghiandole granulose cutanee di *Leptodactylus ocellatus*. Acta histochem. **23**, 163—170 (1966a).

— Histology of the enterochromaffin cell system. In: V. ERSPAMER: 5-Hydroxytryptamine and relates indolalkylamines. Handb. exp. Pharmakol. **19**, 1—65. Berlin-Heidelberg-New York: Springer 1966b.

— BOLOGNANI-FANTIN, A.M.: Primi tentationi di dimostrazione dell'ATP nelle ghiandole granulose cutanee di anfibi. Riv. Istochem. norm. pat. **12**, (1966a). Atti VI Congr. Nat. Isto-Chim. Cagliari 1965.

— BOLOGNANI, L.: Prime osservazioni sulla presenza di ATP nel veleno di rospo. Biochimica e Biologica Sperimentale **2**, 309—312 (1963).

— — Presence of ATP in the skin venom of amphibia. Nature (Lond.) **211**, 1324 (1966a).

— — Sulla presenza di ATP nel veleno cutaneo degli anfibi. Arch. Sci. Biol. (Bologna) **50**, 80—100 (1966b).

— — Osservazioni sulla presenza di ATP nel "veleno" di *Bombinator pachypus*. La ricerca scientifica **36**, 380—387 (1966c).

— CASATI, C.: La localizzazione istochimica della enteramina in *Calliactis parasitica*. Rend. Ist. Lombardo Sci. Lettere Sci. biol. e med. B **92**, 329—335 (1958).

— CERIOTTI, G.: Sulla presenza di cellule enterocromaffini nell'epitelio vesicale di *Rana esculenta* Monit. zool. ital. **51**, 29—36 (1939a).

— — Sulla presenza di cellule enterocromaffini nell'apparato urogenitale di *Lacerta muralis*. Nota preventiva. Anat. Anz. **88**, 387—392 (1939b).

— ERSPAMER, V.: Ricerche istochimiche sulla ghiandola salivare posteriore di "*Octopus vulgaris*". Mikrochem. **24**, 253—261 (1938).

VOGT, M.: Drugs interfering with central actions of 5-hydroxytryptamine. In: 5-Hydroxytryptamine, pp. 209—213. Symposium, London 1957. London: Pergamon Press. 1958.

WEIDMANN, H., CERLETTI, A.: Vasoconstrictor effects of 5-hydroxytryptamine and related substances. Biochem. Pharmacol. **8**, 165 (1961).

WALASZEK, E.J., ABBOD, L.G.: Effect of tranquilizing drugs on fighting response of Siamese fighting fish. Science **124**, 440—441 (1956).

WALKER, R.J., WOODRUFF, G.N., KERKUT, G.A.: The effect of acetylcholine and 5-hydroxytryptamine on electrophysiological recordings from muscle fibers of the leech, *Hirudo medicinalis*. Comp. Biochem. Physiol. **24**, 987—990 (1968).

WALCOTT, CH., VAN DER KLOOT, W.G.: The physiology of the spider vibration receptor. J. exp. Zool. **141**, 191—244 (1959).

WASHIZU, Y.: Electrical properties of leech dorsal muscle. Comp. Biochem. Physiol. **20**, 641—646 (1967).

WEISSBACH, H., REDFIELD, B.G., AXELROD, J.: Biosynthesis of melatonin: enzymic conversion of serotonin to N-acetylserotonin. Biochem. biophys. Acta (Amst.) **43**, 352—353 (1960).

WELSH, J.H.: Excitation of heart of *Venus mercenaria*. Arch. exp. Pathol. Pharmakol. **219**, 23—29 (1953).
— Hydroxytryptamine: a neurohormone in the invertebrates. Fed. Proc. **13**, 162—163 (1954a).
— Neurohormone of invertebrates. I. Cardio-regulators of *Cyprina* and *Buccinum*. J. Marine Biol. Ass. U.K. **35**, 193—201 (1956).
— Serotonin as a possible neurohumoral agent: evidence obtained in lower animals. Ann. N.Y. Acad. Sci. **66**, 618—630 (1957).
— Evidence for 5-HT-granules in molluscan ganglia. Anat. Rec. **132**, 516 (1958).
— 5-Hydroxytryptamines in Coelenterates. Nature (Lond.) **186**, 811—812 (1960).
— The biology of *Hydra*, pp. 170—186. Miami: University Press 1961a.
— Compounds of pharmacological interest in coelenterates. In: The biology of *Hydra* and of some other coelenterates, pp. 179—186. Miami: University Press 1961b.
— The quantitative distribution of 5-hydroxytryptamine in the nervous system, eyes and other organs of some vertebrates. In: D. RICHTER (Editor): Comparative Neurochemistry, pp. 355—366. Oxford: Pergamon Press 1964.
— BATTY, C.S.: 5-Hydroxytryptamine content of some arthropod venoms and venom containing parts. Toxicon **1**, 165—173 (1963).
— McCoY, A.C.: Actions of d-lysergic acid diethylamide and its 2-bromo derivative on heart of *Venus mercenaria*. Science **125**, 348 (1957).
WELSH, J.H., MOORHEAD, M.: Identification and assay of 5-hydroxytryptamine in molluscan tissues by fluorescence method. Science **129**, 1491—1492 (1959).
— — The quantitative distribution of 5-hydroxytryptamine in the invertebrates, especially in their nervous system. J. Neurochem. **6**, 146—169 (1960).
WERLE, E., MENNICKEN, G.: Über die Bildung von Tryptamin aus Tryptophan und von Tyramin aus Tyrosin durch tierische Gewebe. Biochem. Z. **291**, 325—327 (1937).
WHITLOCK, O.V.ST. (Editor): Amine oxydase inhibitors. Ann. N.Y. Acad. Sci. **80**, 551—1045 (1959).
WHYTE, J.M., ENDEAN, R.: Pharmacological investigation of the venom of the marine snails *Conus textile* and *Conus geographus*. Toxicon **1**, 25—31 (1962/1963).
WIELAND, H., HESSE, G., MITTASCH, H.: Über basische Inhaltsstoffe des Hautsekrets der Kröte. Ber. dtsch. chem. Ges. **64**, 2099—2103 (1931).
— KONZ, W., MITTASCH, H.: Die Konstitution von Bufotenin und Bufotenidin. Über Kröten-Giftstoffe. VII. Ann. Chem. **513**, 1—25 (1934).
— VOCKE, F.: Über die Giftstoffe der japanischen Kröte. Ann. Chem. **481**, 215—232 (1930).
WIERSMA, C.A.G.: The neuromuscular system. In: T.H. WATERMAN (Editor): The physiology of crustacea. Vol. 2. New York-London: Academic Press 1961.
— FURSHPAN, E., FLOREY, E.: Physiological and pharmacological observations on muscle receptor organs of the crayfish, *Cambarus clarkii* Girard. J. exp. Biol. **30**, 136—150 (1953).
— RIPLEY, S.H.: Innervation patterns of crustacean limbs. Physiol. comp. ('s-Grav.) **4**, 391—405 (1952).
WILBER, CH. G.: Chromatic responses of *Fundulus* to lysergic acid. Amer. J. Physiol. **194**, 488—490 (1958).
— SUDAK, F.N.: Some effects of LSD-25 on circulation in elasmobranchs. Biol. Bull. **119**, 349—350 (1960).
WILHOFT, D.C., QUAY, W.B.: Effects of temperature on brain contents of 5-hydroxytryptamine and related indols in a lizard *Scleroporus occidentalis*. Comp. Biochem. Physiol. **15**, 325—338 (1965).
WITT, P.N.: d-Lysergsäurediäthylamid (LSD-25) im Spinnentest. Experientia (Basel) **7**, 310—311 (1951).
— Ein einfaches Prinzip zur Deutung einiger Proportionen im Spinnennetz. Behavior **4**, 172—189 (1952).
— Eine Spinne mit dem Körperbau von *Zilla-x-notata*, aber mit anderem Netzbauverhalten. Experientia (Basel) **11**, 113 (1955).
— Der Netzbau der Spinne als Test zur Prüfung zentralnervös angreifender Substanzen. Arzneimittel-Forsch. **6**, 628—635 (1956a).
— Die Wirkung von Substanzen auf den Netzbau der Spinne als biologischer Test. Berlin-Göttingen-Heidelberg: Springer 1956b.
— A Spider's web. Problems of regulatory biology. Berlin-Heidelberg-New York: Springer 1969.
WOLFF, D., HEMPEL, U.: Versuche über die Beeinflussung des Netzbaues von *Zilla-x-notata* durch Pervitin, Scopolamin und Strychnin. Z. vergl. Physiol. **33**, 497—528 (1951).
WOOD, J.G., LENTZ, T.L.: Histochemical localization of amines in *Hydra* and in the sea anemone. Nature (Lond.) **201**, 88—90 (1964).
WOOLLEY, D.W., SHAW, E.: Methylserotonins as potent antagonists and mimics of serotonin. Fed. Proc. **14**, 307 (1955).

WRIGHT, A.M., MOORHEAD, M., WELSH, J.H.: Actions of derivatives of lysergic acid on the heart of *Venus mercenaria*. Brit. J. Pharmacol. **18**, 440—450 (1962).

WYSNER, J.A., SAUNDERS, P.R.: Studies on the venom of the marine snail *Conus californicus*. Toxicon **1**, 113—122 (1962/1963).

ZARAFONETIS, C.J.D., KALAS, J.P.: Serotonin degradation by ceruloplasmin and its inhibition by isoniazid and iproniazid. Amer. J. med. Sci. **239**, 203—206 (1960).

ZETLER, G., SCHLOSSER, L.: Über das Vorkommen von 5-Hydroxytryptamin (Enteramin oder Serotonin) im Gehirn von Säugetieren. Arch. exp. Pathol. Pharmakol. **222**, 345—351 (1954).

ZS-NAGY, L., RÓZSA, S.K., SALÁNKI, J., FÖLDES, I., PERENYI, L., DEMETER, M.: Subcellular localization of 5-hydroxytryptamine in the central nervous system of lamellibranchiates. J. Neurochem. **12**, 245—251 (1965).

Histaminkreis

Vorkommen von Histamin im Tierreich

Wenn Histamin im Tierreich weite Verbreitung besitzt, sind wir im einzelnen, von einigen Säugetieren und dem Menschen abgesehen, über das Vorkommen dieses Stoffes nicht nur bei Invertebraten, sondern auch bei Vertebraten sehr ungenügend orientiert, und noch weniger über seine physiologische Funktion und pharmakologische Wirkung im Bereich der verschiedenen Tierstämme. Eine vergleichend-systematische Darstellung ist heute deshalb kaum möglich. Einigermaßen klargestellt sind die Verhältnisse dort, wo Histamin im Zusammenhang mit tierischen Giftstoffen auftritt. Histamin bildet einen hautreizenden Bestandteil vieler tierischer und pflanzlicher Gifte, der die für Histamin typische Hautrötung, verbunden mit Schmerz, auslöst (Histaminquaddel). Oft sind bei Nessel- und Stichgiften auch Acetylcholin und 5-Hydroxytryptamin an der lokalen Gefäß- und Schmerzreaktion mitbeteiligt. Die Zahl der daraufhin genauer untersuchten Tier- und Pflanzenarten ist klein. (S. auch ROCHA E SILVA, 1966).

A. Stamm Protozoa (Protophyta)

Über die Bildung von Histamin, Histidindecarboxylase und Histaminase ist bei Protozoen nichts bekannt. Versuche an *Spirostomum teres* (Ciliata) durch HOPKINS (1922) zeigten, daß Histamin 10^{-4} *Spirostomum* unter Constriction der contractilen Vakuole zum Schrumpfen bringt, wobei gleichzeitig die Ortsbewegung und der Cilienschlag verlangsamt werden. Die Wirkungen waren voll reversibel. In stärkeren Lösungen (10^{-3}) trat der Tod ein.

Bei *Paramecium caudatum* war die Resistenz gegen Histamin größer. Erst mit Histamin 5.10^{-2} kam es zu Schrumpfungserscheinungen, die Vakuolen wurden schmaler, der ganze Körper mehr gebogen. BAUER (1926) fand mit Histamin 2.10^{-5} lebhafte Rotation der Nahrungsvakuolen, ebenfalls bei *Paramecium caudatum*. An Amöben (*Amoeba verrucosa*, *Amoeba polypodia* und *Amoeba limax*) stellte er fest, daß die Bewegungen der Pseudopodien durch Histamin 2.10^{-5} um das Fünffache beschleunigt werden. Bei *Astasia* spec., einem Flagellaten, kam es, nach HOPKINS, unter Histamin 5.10^{-2} zu heftigen Kontraktionen und „antiperistaltischen" Wellen. Gleichzeitig wurde die Flagellenbewegung verlangsamt. Histamin wirkte bei *Astasia* im ganzen erregend. Die tödliche Dosis stellte BAUER (1926) an *Balantiophorus minutus* mit 1:330 Histamin fest; schon bei 1:770 gingen viele zugrunde. Die Teilungsgeschwindigkeit der Überlebenden war stark gesteigert. Verdünnungen 1:1500 waren unwirksam, was HOPKINS durch die Feststellung bestätigte, daß Lösungen von 1:2000 Histamin Protozoen nicht abtöteten. HANDOVSKY, DU BOIS-REYMOND u. STRANTZ (1923) nahmen nach Versuchen mit *Balantiophorus minutus* wahrscheinlich zurecht an, daß die erhöhte Teilungsgeschwindigkeit nicht durch Histamin, sondern durch Substanzen, welche aus den durch Histamin getöteten Zellen austreten, bewirkt werde.

Eine gewisse Empfindlichkeit auf Histamin scheint bei manchen Protozoen — mit einiger Sicherheit ist das nur für den Ciliaten *Paramecium caudatum* bekannt — vorhanden zu sein. Solange wir nicht wissen, ob Protozoen in der Lage sind, das ihnen zur Verfügung stehende Histidin in Histamin umzuwandeln, kann über die tiersystematische Bedeutung des Histamins bei Protozoen nichts gesagt werden. Entsprechende Untersuchungen würden darüber aufklären, ob die stammesgeschichtlich wichtigen Flagellaten Histamin zu bilden vermögen. Wir wissen es zur Zeit auch von pflanzlichen Flagellaten nicht, wohl aber von bestimmten Histamin bildenden Bakterien.

B. Metazoa
Parazoa
Stamm Porifera, Spongia, tierische Schwämme

Aus gewissen tierischen Schwämmen, wie dem Riesenkieselschwamm *Geodia gigas* konnte Histamin gewonnen werden. Nach ACKERMANN, HOLTZ u. REINWEIN (1924, 1925) enthält der von ihnen untersuchte Schwamm Methylhistamin. ACKERMANN u. LIST (1957) gewannen aus *Geodia gigas* 6,14 g Histaminpikrat, was 100 mg Histamin (gereinigt) auf 1 kg Schwamm ausmachte. Die Wirkungsidentität mit Histamin wurde am isolierten Meerschweinchendarm festgestellt. In *Geodia gigas* fanden sich auch erhebliche Mengen Agmatin, ein Decarboxylierungsprodukt des Arginins. Wir sind nicht darüber orientiert, welchem Gewebe das Histamin entstammt und welche Funktion diesem Stoff zuzuschreiben ist. In dieser Hinsicht und im Hinblick auf die große Artenzahl wären weitere Untersuchungen erwünscht. UNGAR, UNGAR u. PARROT (1937) fanden Spuren von Histamin (0,07 μg/g Frischgewicht) im Schwamm *Ficulina ficus*, METTRICK u. TELFORD (1965) in *Haliclona* sp. 3,0 μg/g, in *Mycale laevis* (Carter) 1,0 μg/g Frischgewicht.

Eumetazoa
I. Radiata
1. Stamm Cnidaria (Coelenterata), Nesseltiere

Bei Hydrozoen scheint Histamin bisher nicht nachgewiesen worden zu sein. UNGAR, UNGAR u. PARROT (1937) gelang es, bei den zur Klasse der Anthozoa gehörenden Actinaria („Seeanemonen") *Anemonia sulcata* 0,8 μg/g in den Tentakeln, bei *Actinia equina* ebenfalls in den Tentakeln 1,50 μg/g, bei *Sagartia parasitica* in den Filamenten 9,25 μg/g Frischgewicht Histamin nachzuweisen, während Histamin im Fuß nur in ganz unbedeutenden Mengen festgestellt werden konnte. Am größten war der Histamingehalt in den Nematocysten tragenden Organen, so daß möglicherweise die Nematocysten in ihrer Reizflüssigkeit Histamin enthalten.

METTRICK u. TELFORD (1965) fanden in *Rhodactis santithomae* (Duchassaing und Michelotti) 0,4 μg/g, in *Aiptasia tagetes* (Duchassaing und Michelotti) 32,5, in *Cassiopeia xaimachana* (Bigelow) 1,8, in *Condylactis gigantica* (Weinland) ∅ μg/g Frischgewicht Histamin. Bei *Aiptasia tagetes* verteilte sich der Histamingehalt wie folgt: Tentakel 11,8, Körper 87,1 μg/g. Die Histidindecarboxylaseaktivität betrug: Tentakel 4,7, Körper 28,4, ganzes Tier 15,0 μg/g Histamin 3h/37°C, bei *Aiptasia* auch Histidindecarboxylase.

Manche Seeanemonen, z.B. *Actinia (= Anemonia) equina* und *Actinia (= Anemonia) sulcata*, bilden ein Thalassin genanntes polypeptidartiges Gift (JAQUES u. SCHACHTER, 1954a), das durch Histaminfreisetzung auf das vom Nesselgift getroffene Gewebe wirkt und eine typische lokale Histaminreaktion an der Stelle der Nesselung auslöst. Dadurch kommt es neben der resorptionsbegünstigenden Wirkung zu einer intracutanen Histaminschmerzreaktion, welche die Schmerzwirkung durch das eigentliche proteinartige Nesselgift verstärkt. Aus *Actinia equina* konnten ACKERMANN u. LIST (1957) 300 mg freies Tetramin (Tetramethylammoniumhydroxyd) pro 1 kg Frischgewicht gewinnen. 5 mg davon waren am Frosch unter curareartiger Lähmung tödlich, 6—8 mg s.c. töteten ein Kaninchen. WELSH u. PROCK (1958) fand Tetramin auch in anderen Coelenteraten. Histamin wurde durch DUNÉR u. PERNOW (1963) in der Lederkoralle, *Alcyonium digitatum*, gefunden. Vgl. auch MATHIAS, ROSS u. SCHACHTER (1958, 1960) über die Verteilung von Histamin, 5-Hydroxytryptamin, Tetramethylammonium und weitere Stoffe bei Nematocysten tragenden Coelenteraten, ferner WELSH (1961, 1964), BERALDO u. DIAS DA SILVA (1966).

Durch UVNÄS (1960) und HÖGBERG, TUFVESSON u. UVNÄS (1957 b), HÖGBERG et al. (1957 a) wurde im Extrakt aus der Meduse *Cyanea capillata* ein dem Thalassin ähnlicher Histaminliberator nachgewiesen mit maximaler Wirksamkeit bei pH 6—7 und Temperaturen zwischen 20—40°C mit abrupten Wirkungsabfall bei 43°C. Dieser Histaminliberator wurde, wie andere ähnlich wirkende Stoffe, durch Fermentblockierung, insbesondere durch Ninhydrin 5.10^{-6} bis 5.10^{-5}M (NH_2-Blocker) und Allicin 10^{-6} bis 10^{-5}M (spezifischer -SH-Blocker) inaktiviert, wobei die Wirkung des Allicins durch Glutathion rückgängig gemacht werden konnte. Der aus *Cyanea* extrahierte Histaminliberator, der wie bei anderen Seeanemonen den Nematocysten (Nesselzellen) entstammen dürfte, bewirkt in der Haut ähnliche schmerzhafte und Rötungsreaktionen („Nesselung") wie andere tierische oder pflanzliche Histaminliberatoren, Wirkungen, die auf den Austritt von Histamin aus den basophilen, Toluidinblau färbbaren Granula der Mastzellen der Haut des von der Nesselung Betroffenen zurückzuführen sind. Ähnlich konnte aus den Fangarmen gewisser Seeanemonen (*Actinia* und *Physalia* sp.) ein Thalassin gewonnen werden (UNGAR, UNGAR u. PARROT, 1937), das als Gift und als Histaminliberator wirkt. Zum Problem der Reaktionsmechanismen, welche bei der durch Histaminliberatoren ausgelösten entzündlichen Hautreaktionen führen, vgl. JAQUET (1963), WELSH u. PROCK (1958), WELSH (1961).

Es wäre von Interesse festzustellen, ob die in den Nematocysten einen Histaminliberator (Thalassin u.a.) produzierenden Nesseltiere in den Nesselzellen kein 5-Hydroxytryptamin bilden, wie *Metridium senile, Calliactis parasitica*, und umgekehrt.

2. Stamm Ctenophora, Rippenquallen

Bei Rippenquallen scheint über Histamin, Histaminase und Histaminliberatoren nichts bekannt zu sein.

II. Bilateralia

Acoelomata

1. Stamm Plathelminthes, Plattwürmer

Bei den *Turbellaria* (Strudelwürmern) *Stylochus megalops* (Schmarda) und *Styloplanocera faciata* (Schmarda), beide freilebend im Meer, konnte durch METTRIK u. TELFORD (1965) kein Histamin nachgewiesen werden; in dem halbparasitischen *Syndesmus franciscanus* (Lehmann) fanden sie 6,9 µg/g. Unter den ausnahmslos parasitischen *Trematoden* konnte beim Leberfluck, *Fasciola hepatica* (L.) 5,2 µg/g Histamin, aber keine Histidindecarboxylase nachgewiesen werden, was möglicherweise darauf hinweist, daß der Leberfluck sein Histamin vom Wirt bezieht (vgl. auch DESCHIENS u. POIRIER, 1950). Anders liegen die Verhältnisse bei

Mesocoelium monodi (Dollfus), das über den auffallend hohen Histamingehalt von 58,3 µg/g und eine ebenso hohe Aktivität der Histidindecarboxylase von 154,4 µg Histamin/g/3 Std/37 °C verfügt. Demgegenüber enthält *Oochoristica ameiva* (Beddard) nur 13,0 µg/g Histamin und keine Histidindecarboxylase.

Bei *Cestoden*, Bandwürmern, s. DESCHIENS und POIRIER (1947a, b).

2. Stamm Nemertini, Schnurwürmer

Über Histamin scheint bei Schnurwürmern nichts bekannt zu sein.

Pseudocoelomata

1. Stamm Nemathelminthes, Rundwürmer

Über Histamin sind wir bei Rundwürmern nicht orientiert.

2. Stamm Aschelminthes

Bei a) *Rotatoria, Rädertierchen* ist über Histamin nichts bekannt.

Bei dem parasitischen Aschelminthen *Stephanurus dentatus* (Diesing) wurde 1,9 µg/g Histamin und keine Histidindecarboxylase festgestellt. Bei dem parasitischen Vertreter der *Acanthocephala: Macracanthorhynchus hirudinaceus* (Pallas) wurden 3,2 µg/g Histamin, keine Histidindecarboxylase nachgewiesen (METTRICK u. TELFORD, 1965). Vgl. auch HUGGINS u. WOODRUFF (1968).

b) *Nematodes, Fadenwürmer.* Während beim Spulwurm *Ascaris lumbricoides* (L.) Histamin nicht sicher nachgewiesen wurde und die Wirkung von Histamin bei Nematoden bisher nicht geprüft worden zu sein scheint, führten Extrakte aus *Ascaris lumbricoides* an der durchströmten Katzenpfote zur Histaminfreisetzung. Sie enthalten offenbar einen zur Zeit noch unbekannten Histaminliberator (HÖGBERG, TUFVESSON u. UVNÄS, 1957b; HÖGBERG u. UVNÄS, 1958). *Ascaris suis*-Extrakt bewirkte Aufbrechen von Mastzellen (UVNÄS, DIAMANT, HÖGBERG u. THON, 1960).

Eiweißfreie Trichloressigsäureextrakte von *Ascaris lumbricoides* (DESCHIENS u. POIRIER, 1947b) machten Vergiftungen, die dem Histaminschock sehr ähnlich sehen, wobei sich die toxische Wirkung durch Antihistaminica aufheben ließ.

Bei c) *Nematomorpha* sind wir über Vorkommen und Wirkung von Histamin nicht orientiert.

Eucoelomata

1. Stamm Tentaculata

Weder bei a) *Bryozoa, Moostierchen* noch bei b) *Brachiopoda,* noch bei c) *Phoronida* wissen wir etwas über Histaminvorkommen und Wirkung.

2. Stamm Mollusca, Weichtiere

a) Klasse Gastropoda, Schnecken

UNGAR, UNGAR u. PARROT (1937) fanden sehr geringe Histaminmengen bei *Aplysia depilans* (0,02 µg/g), etwas größere bei *Mya arenaria* 0,18 µg/g in den Kiemen und 0,10 µg/g im Hepatopankreas, nicht unbedeutende bei *Haliotis tuberculata*: 5,0 µg/g in den Kiemen, 0,85 µg/g in der Hämolymphe, 0,15 µg/g im Hepatopankreas und kein Histamin im Fußmuskel. METTRICK u. TELFORD (1965) stellten bei *Arca zebra* (Swainson) 1,0 µg/g, bei *Pleurodonta* sp. 0,1 µg/g, bei *Donax denticulatus* (L.) 0,6 µg/g, bei *Australorbis glabratus* ∅ fest. Histamin hatte nach

JAEGER (1961) am isolierten Herzen der Schnecke *Strophocheilos oblongus* eine leicht anregende Wirkung (Grenzkonzentration 10^{-5}). An dem marinen Gastropoden *Aplysia limacina* wurde Tonuszunahme und Frequenzsteigerung des Herzens nach Histamin festgestellt.

Nach KERKUT u. WALKER (1961, 1968) bewirkte Histamin am isolierten Gehirn von *Helix aspersa*, dessen Parietal- und Visceralganglien mit Mikroelektroden versehen waren, was die Messung der Ruhe- und Aktionsströme einzelner Neurone erlaubte, sowohl Hemmung wie Beschleunigung der spontanen Aktivität des Ruhepotentials, wobei die Art des Neurons, weniger die Konzentration des Histamins für den Wirkungserfolg entscheidend waren. Die Wirkung trat 5—10 sec nach Applikation des Histamins ein. Der Schwellenwert für Beschleunigung lag bei 10^{-9} g/ml, für Hemmung bei 10^{-8} g/ml Histamin. Histamin 10^{-7} führte zur Frequenzerhöhung des Aktionspotentials. Im Gehirn von *Helix aspersa* konnte 0,25 μg/g Histamin nachgewiesen werden. WOODRUFF et al. (1969).

Über den Histamingehalt des Verdauungskanals scheint weder bei Gastropoden noch sonst bei Mollusken etwas bekannt zu sein. Es fehlen entsprechende Daten über Histidin, Histidindecarboxylase und Diaminoxydase bei Gastropoden und bei Mollusken im allgemeinen.

b) Klasse Lamellibranchiata, Muscheln

Bei *Mytilus edulis* konnten UNGAR, UNGAR u. PARROT (1937) im Hepatopankreas 3,75 μg/g, in den Kiemen 1,0 μg/g, im Fußmuskel 3,0 μg/g Histamin nachweisen. Im Ei der Muschel *Spisula solidissima* wurde neben Heparin auch Histamin zu 2.10^{-6} g/Ei gefunden. Auf Muskelstreifen aus der Herzkammer der Muschel *Amphidesma forsterianum* (Finlay), die auf Acetylcholin außerordentlich empfindlich sind (PILGRIM, 1954a), hatte Histamin 10^{-9} bis 10^{-4} individuell verschiedene Wirkung: Steigerung von Frequenz und Amplitude, Abfall von Frequenz und Amplitude, oder keine Wirkung. (PILGRIM, 1954b). Bei *Mytilus caniculus* (Martyn), einer auf Acetylcholin viel weniger empfindlichen Muschel, wirkte Histamin in denselben Konzentrationen entweder gar nicht oder es wurde die Amplitude vergrößert bei Abnahme der Frequenz. Die Versuche sprechen dafür, daß Histamin für das Herz von Muscheln wahrscheinlich keine physiologische Bedeutung besitzt.

c) Klasse Cephalopoda, Tintenfische

Nach UNGAR, UNGAR u. PARROT (1937) war bei *Octopus vulgaris* der Histamingehalt im Nervengewebe mit 200 μg/g außerordentlich hoch, während hintere Speicheldrüsen nur 1,10 μg/g enthielten, die Haut 0,40 μg/g, der Mantelmuskel 0,25 μg/g, die Kiemen 0,70 μg/g, das Hepatopankreas 0,10 μg/g; in der Hämolymphe war Histamin nicht nachweisbar. Bei *Sepia officinalis* fanden sich 2,50 μg/g in den Kiemen, 0,50 μg/g im Mantelmuskel, 0,30 μg/g in der Haut, 1,80 μg/g in der Niere 1,0 μg/g im Hepatopankreas.

Histamin 1000 μg i.v. führte am intakten *Octopus dofleini* zu einem starken, aber kurzfristigen Blutdruckabfall im gesamten Gefäßsystem (JOHANSEN u. HUSTON, 1962; s.a. CLARK et al., 1960; HARTMAN et al., 1960).

Relativ große Mengen Histamin wurden in den Ganglien von Octopoden festgestellt (WERLE u. WEICKEN, 1949). Während Reserpin im Säugerhirn auf Histamin keinen Einfluß auszuüben scheint, kam es im Augennerven von Octopoden unter Reserpin zu einer 90% Histaminentleerung. Umgekehrt stieg nach Anwendung eines Diaminoxydasehemmers der Histaminwert um 100% an. Die Halbwertzeit des Histaminturnover im Augennerven von Octopoden konnte auf

15—20 min bestimmt werden, was in dieselbe Größenordnung fällt wie die Halbwertzeit des 5-Hydroxytryptamins in Ganglien von Invertebraten und im Zentralnervensystem von Vertebraten (vgl. BERTACCINI, 1961). Die Augenganglien von *Eledone cirrhosa* enthalten eine Histaminase (BOADLE, 1969).

Es ist nach neueren Untersuchungen nicht unwahrscheinlich, daß Histamin an der Regulation der Hypophyse und des Zentralnervensystems als Überträgerstoff (Auslöser) beteiligt ist.

Manche Octopoden enthalten Histamin im Gift der hinteren Speicheldrüsen neben 5-Hydroxytryptamin (CLARK, 1960). Ein Teil der lokalen Giftwirkungen scheint auf Histamin zurückzuführen zu sein. Doch bestehen von Art zu Art Unterschiede: während Histamin in den hinteren Speicheldrüsen von *Octopus macropus* nachweisbar ist, fehlt es bei *Octopus vulgaris* (ERSPAMER u. BORETTI, 1951). Umgekehrt sind die hinteren Speicheldrüsen von *Octopus vulgaris* sehr reich an 5-Hydroxytryptamin, während es bei *Octopus macropus* in den hinteren Speicheldrüsen fehlt.

Wie SERÉNI (1930) an *Octopus vulgaris* und *Eledone moschata* zeigte, nehmen die Tiere nach Histamininjektion in die Blutbahn eine braune Färbung an, wobei die Ausbreitung der Chromatophoren wesentlich zentral bedingt sein dürfte, was aus entsprechenden Versuchen von SERÉNI hervorgeht. An der Ausbreitung sind vor allem die braunen Pigmente beteiligt, erst später auch die gelben.

Articulata, Gliedertiere

Stamm Annelida, Ringelwürmer

a) Klasse Polychaeta, Borstenwürmer

UNGAR, UNGAR u. PARROT (1937) stellten bei *Arenicola piscatorum* 0,02 μg/g Frischgewicht Histamin im Ganztier, bei *Spirographis spallanzani* 0,2 μg/g, METTRICK u. TELFORD (1965) bei *Pheretina* sp. 0,2 μg/g fest. Bei *Chaetopterus pergamentaceus* konnte im Ei neben Heparin $9,6.10^{-6}$ g Histamin pro Ei nachgewiesen werden.

b) Klasse Clitellaba, Gürtelwürmer

α) Ord. Oligochaeta, Regenwürmer

Bei Oligochaeten (Lumbricus) scheint über Vorkommen von Histamin nichts bekannt zu sein.

β) Ord. Hirudinea, Egel

Wie BAYER u. WENSE (1936) am Blutegelmuskel (*Hirudo medicinalis*) feststellten, hatte Vorbehandlung mit Histamin 10^{-4} eine 10—20fache Steigerung der Acetylcholinempfindlichkeit des glatten Blutegelmuskels zur Folge.

c) Klasse Sipunculoidea, Sternwürmer

Bei *Sipunculus nudus* fanden UNGAR, UNGAR u. PARROT (1937) 0,25—2,40 μg/g Frischgewicht Histamin im Gesamtkörper.

Arthropoda, Gliederfüßler

Bei den Arthropoden *Musidium columbiae* (Zimmer) fanden METTRICK u. TELFORD (1965) $\varnothing$, bei *Coenobita clypeatus* (Herbert) 4,3 μg/g im Ganztier, in den Anhängen $\varnothing$, in Kopf und Thorax $\varnothing$, im Abdomen 4,3 μg/g.

Unt. Stamm Chelicerata

1. Klasse Merostomata

α) Ord. Limulidae, Pfeilschwänze

Bei *Limulus* sp. scheint über Histamin nichts bekannt zu sein.

Unt. Stamm Arachnomorpha, Spinnentiere

1. Klasse Arachnida

α) Ord. Scorpionidae, Skorpione

Durch den Skorpionstich wird an der Stichstelle Histamin freigesetzt; es dürfte sich um die Wirkung eines (unbekannten) Histaminliberators handeln. Dafür sprechen die Versuche von DINIZ u. GONÇALES (1956, 1960), die das Gift eines brasilianischen Skorpions, *Tityus bahiensis* (100 μg) einer Ratte in die Bauchhaut injizierten, was Zunahme der Capillarpermeabilität zur Folge hatte. Wurde der Ratte 30 min vorher das Antihistaminicum Phenergan 4 mg/kg i.v. injiziert, trat kein Ödem auf, die Capillaren blieben normal durchlässig. Den direkten Histaminnachweis erbrachten Versuche mit Histaminfreisetzung durch die Meerschweinchenlunge.

β) Ord. Araneae, Spinnen

Im Spinnengift der Spinnen *Lycosa erythrognata* und *Phoneutria fera* wies DINIZ (1962) neben 5-Hydroxytryptamin Histamin in der Menge von 0,6—0,8 mg/g resp. 14—19 mg/g Trockengewicht nach, was die lokalen Giftsymptome teilweise erklärt.

Unt. Stamm Mandibulata

1. Klasse Crustaceae, Unt. Klasse Entomostraca

Weder bei *Phyllopoda* (Blattfüßlern), noch bei *Cladocera* (Wasserflöhen), *Anostraca, Ostracoda* (Muschelkrebsen), *Copepoda* (Ruderfüßlern) und *Cirripedia* (Rankenfüßlern) sind wir über Vorkommen und Wirkung von Histamin orientiert.

Unt. Stamm Malacostraca

Peracarida

Bei *Amphipoda* (Flohkrebsen) und *Isopoda* (Asseln) sowie bei *Hoplocarida* mit den *Stomatopoda* (Heuschreckenkrebsen) scheint über Histamin nichts bekannt zu sein.

α) Ord. Decapoda

Bei einigen decapoden Crustaceen wurde Histamin zu 3,5—10 μg/g, also in nicht unerheblichen Mengen, durch UNGAR, UNGAR u. PARROT (1937) im Herzen nachgewiesen, so daß sich die Frage stellt, ob Histamin an der Herzfunktion bei decapoden Crustaceen beteiligt sei. Dem übrigen Körper gegenüber ist der Histamingehalt des Herzens relativ hoch: er betrug im Herzen von *Maia squinado* 3,50 μg/g, im Hepatopankreas 0,80 μg/g, im Bewegungsmuskel 0,50 μg/g, während Histamin weder in den Kiemen noch in der Hämolymphe nachweisbar war. Noch höher war der Histamingehalt des Herzens von *Carcinus maenas* mit 7,0 μg/g, von *Cancer pagurus* mit 7,50 μg/g und von *Portunus puber* mit 10,0 μg/g Frischgewicht. Zu ganz anderen Resultaten gelangten KERKUT u. PRICE (1961), welche im Herzen von *Carcinus maenas* einen Histamingehalt von 1212 μg/g feststellten. Die

Perikardialorgane enthielten 909 μg/g, das ventrale Perikard 877 μg/g. Demgegenüber war der Histamingehalt des Ganglion stellatum (21 μg/g), des Blutes (13,9 μg/g) und der Testes (12 μg/g) relativ niedrig, und noch kleiner derjenige des Hepatopankreas mit 3,6 μg/g, des Körpermuskels mit 2,4 μg/g, der Ovarien mit 1,8 μg/g und der Kiemen mit 1,3 μg/g. Ähnlich hohe Histaminmengen wie im Krabbenherzen fanden sich bisher nur in Mastzellentumoren des Hundes (1290 μg/g) und in menschlichen Mastzelltumoren (950 μg/g) (RILEY u. WEST, 1953).

Der hohe Histamingehalt des Krabbenherzens ist funktionell nicht geklärt. Erst Histamin 10^{-3} führte zu einer Beschleunigung des Herzschlages. Ein Teil des Histamins scheint im Herzen als Acetylhistamin vorzuliegen. (Vgl. auch UNGAR, UNGAR u. PARROT, 1937.) Über die Beeinflussung der Gefäße durch Histamin scheint bei Crustaceen nichts bekannt zu sein. Daß Histamin im Nervensystem von Crustaceen nachweisbar ist, haben KERKUT u. PRICE gezeigt. Über Histamin im Verdauungskanal sind wir nicht orientiert.

Unterstamm Tracheata (Labiata)

a) Superklasse Myriapoda, Tausendfüßler

Bei Tausendfüßlern fand KONISI-MANAO (1936) im Stachelgift neben einem hämolytischen Gift Histamin.

b) Superklasse Insecta, Hexapoda, Insekten

In vielen tierischen Giften gibt es Stoffe, welche wie Thalassin bei Coelenteraten als sog. Histaminliberatoren wirken, d.h. in dem vom Gift getroffenen Organismus die Freisetzung von Histamin bewirken, ohne daß das betreffende Gift selbst Histamin enthält. Bei anderen ist neben dem proteinartigen Hauptgift gleichzeitig Histamin vorhanden.

Ein Beispiel bilden die Brennhaare der Raupe des Föhrenprozessionsspinners *Thaumatopoea pityocampa* (VALETTE u. HUIDOBRO, 1957). Sie enthalten neben den als Hauptgift wirksamen Proteinen auch Histamin, vor allem aber einen Histaminliberator. Die Prüfung des Histaminliberators im Gift der Haare von *Thaumatopoea pityocampa* an der Meerschweinchenhaut, am Zwerchfell des Meerschweinchens und am Kaninchenblut ergab, daß die Histamin freisetzende Wirkung diejenige von Compound 48/80 an den genannten Organen um das 10fache übertraf. Viele Spiegelhaare von Raupen aus der Familie der Lymantriidae sind histaminhaltig. Der Histamingehalt von Haaren und Borsten von nesselnden Raupen wurde durch VALLE, PICARELLI u. PRADO (1954), an *Dirphia*-Borsten und *Megalopyge*-Haaren, von denen ein roher wässeriger Extrakt hergestellt wurde, auf der menschlichen Haut, am isolierten, mit Physostigmin vorbehandelten Rectus abdominis der Kröte und am Carotisblutdruck von Hund und Katze geprüft. Die starke Blutdrucksenkung bei Hund und Katze ließ vermuten, daß noch andere aktive Stoffe, wahrscheinlich von Proteinnatur, bei *Dirphia* und *Megalopyge* vorhanden sein müssen. (Vgl. auch FOOT, 1922 über *Megalopyge opercularis*, GAMINARA, 1928 über *Megalopyge urens*.) Am isolierten Meerschweinchenileum entsprach der Gehalt von *Dirphia*-Borsten einer Lösung von 0,02—0,04% Histamin. In den Haaren von *Megalopyge urens* war der Histamingehalt sehr niedrig. Acetylcholin konnte bei beiden Gattungen nicht nachgewiesen werden. Histamin und Histaminliberator haben offenbar die Aufgabe der lokalen Hyperämisierung und der capillaren Durchlässigkeitserhöhung im Gewebe der „Beute", wodurch die Resorption des eigentlichen, proteinartigen Giftstoffes begünstigt und wahrscheinlich auch der Schmerz erhöht wird. Über giftige Raupen und Schmetterlinge (Lepidoptera) s. ALLARD u. ALLARD (1958). Die Raupe von *Lagoa rispata* (Fam.

Megalopygidae) hat giftige Borstenhaare in der Rückenlinie, die grünen Raupen von *Automeris io*, dem Riesenseidenspinner (Fam. Saturnidae) besitzt Büschel aus giftigen Haaren, ähnlich die Raupe von *Euproctis chrysorrhoea* (Fam. Lymantridae) einen seitlichen gelben Streifen mit Giftborsten. Haare, die Brennen und Schmerz auslösen, haben auch Schmetterlinge (Imagines), z.B. *Hylesia* sp. (Saturniidae) und *Papilio*-Arten. S. auch LEGER u. MOUZELS (1918).

Histamin wurde in vielen Stachelgiften von Insekten (Imagines), z.B. beim Floh (*Pulex irritans*) durch ECKERT, PAASONEN u. VARTIAINEN (1951) im Stechrüsselapparat nachgewiesen. Im Kopf der Stechmücke *Culex pipiens* konnten 0,40 μg/mg Histamin festgestellt werden, das hauptsächlich den Speicheldrüsen entstammen dürfte. Der Histamingehalt des Kopfes war 6—7mal größer als derjenige im übrigen Körper. Nach dem Stich nahm der Histamingehalt des Kopfes um ca. 30% ab, während er im übrigen Körper unverändert blieb, was wiederum auf die Speicheldrüsen als Histaminträger hinweist. Beziehen wir den Histamingehalt des Flohkopfes auf die Speicheldrüsen, dürfte der Histamingehalt derselben etwa 100mal größer sein als derjenige des übrigen Körpers. Es liegt nahe anzunehmen, daß das aus der Speicheldrüse austretende Histamin an der Sensation des Flohstichs beteiligt ist und daß als Folge des Stiches an der Stichstelle selbst Histamin in Freiheit gesetzt wird.

Im Bienengift von *Apis mellifica* wurde durch NAGAMITSU (1935) erstmals und unabhängig davon auch durch REINERT (1936) und TETSCH u. WOLF (1936) Histamin nachgewiesen, ein Befund, der in der Folge immer wieder bestätigt wurde (TETSCH u. WOLFF, 1936; ACKERMANN u. MAUER, 1944; NEUMANN u. HABERMANN, 1954). Nach Feststellungen von MARCOU et al. (1937) enthält das Bienengift eines Stiches durchschnittlich 5,7 μg Histamin, der Bienenkörper insgesamt 0,1 γ/mg Körpergewicht, Stachel und Giftblase zusammen ca. 4 γ Histamin (vgl. auch WERLE u. GLEISSNER, 1951; FELDBERG u. KELLAWAY, 1937a).

Fütterung mit L-Histidin erhöhte bei *Apis mellifica* den Histamingehalt der Därme um das 7fache, den der Giftdrüsen um das 2,5fache. Auch Fütterung von D-Histidin führte nach langen Versuchszeiten zur deutlichen Histaminvermehrung in Därmen und Giftdrüsen. Die Decarboxylaseaktivität von Därmen und Giftdrüsen konnte durch Fütterung von Pyridoxin, einer Vorstufe des Co-Fermentes der Histidin-Decarboxylase, des Pyridoxalphosphats, gesteigert werden. In den Wintermonaten ließ sich eine Decarboxylasetätigkeit in Giftdrüse und Darm nur nach Verfütterung von Histidin und Pyridoxin beobachten. Histamin wurde unter geeigneten Bedingungen durch Organextrakte der Biene auch *in vitro* gebildet. Das pH-Optimum von 8,0 entspricht etwa dem pH-Optimum der Säugergewebe. Die Versuche zeigen, daß Histamin durch eine körpereigene Histidindecarboxylase aus Histidin gebildet wird. Über den Histaminabbau im Bienenkörper scheint bisher nichts bekannt zu sein.

Im Wespengift von *Vespa vulgaris* wurde durch JAQUES u. SCHACHTER (1954b) Histamin, daneben 5-Hydroxytryptamin und ein stark wirksamer Stoff gefunden, der an glatter Muskulatur (Meerschweinchendarm) langsame Kontraktionen auslöste und in seiner Wirkung dem Bradykinin glich.

Ähnliches gilt für viele *Diptera* (Zweiflügler): Stechmücken (*Culex*), Stechfliegen, Bremsen, die in ihrem Stechapparat Histamin und einen stabilen Giftstoff hervorbringen (HUTCHEON u. CHIVERS-WILSON, 1953).

Unter den *Rynchota* (*Hemiptera*, Schnabelkerfe), zu denen die Wanzen gehören, gibt es solche, wie die Bettwanze *Cimex lectularius*, welche in ihrem giftigen Speichel Histamin enthalten.

Es ist nicht ausgeschlossen, daß mit den heutigen, sehr stark verfeinerten Methoden des quantitativen Histaminnachweises (KAHLSON u.a.) Organlokalisation und allgemeine Verbreitung des Histamins bei Invertebraten weitere Einblicke in den Histamin-Stoffwechsel dieser Tiere erlauben, die uns, von den histaminhaltigen Giftsekreten abgesehen, wo die Funktion des Histamins und von Histaminliberatoren ziemlich eindeutig ist, auch die sonstige Bedeutung des Histamins im Leben von Invertebraten erkennen lassen. Wie CAVILL et al. (1963) zeigten, enthält das proteinartige Gift der Ameise *Myrmecia gulosa* (Fabr.) 8 Komponenten, darunter Histamin, Hyaluronidase und einen hämolytischen Faktor. DE LA LANDE (1963) stellte im Gift von *Myrmecia forficata* Histamin und eine trypsinempfindliche Substanz fest, durch welche die tonische Wirkung am Meerschweinchenileum und am Rattenuterus und die blutdrucksenkende an der Katze verlängert wird. THOMAS u. LEWIS (1965) wiesen an der Ameise *Myrmecia pyriformis* nach, daß das Gift der Ameise nicht unbeträchtliche Mengen eines Histaminliberators enthält, wobei schon 10 μg des Giftes eine ziemlich langdauernde Histaminreaktion am Meerschweinchenileum und auf der menschlichen Haut auslösten. Vgl. auch ZELLER, KOCHER u. MARITZ (1944) über Biochemie der Haut und tierische Gifte.

Stamm Chaethognata, Pfeilwürmer

Bei Pfeilwürmern scheint über Histamin nichts bekannt zu sein.

Zusammenfassung über Histamin bei Protozoen und Invertebraten

Die Spärlichkeit der Befunde bei Protozoen und Invertebraten erlaubt zur Zeit keine tiersystematischen Schlußfolgerungen. Bei Protozoen ist über Histaminvorkommen nichts bekannt, was bei der kleinen Zahl untersuchter Einzeller nicht besagt, daß es auf dieser Entwicklungsstufe nicht gebildet werden könnte. Die Parallele mit histaminbildenden Bakterien (es sind wenige bis jetzt bekannt) bildet aber kein gültiges Argument für die Wahrscheinlichkeit der Histaminbildung bei Protozoen. Es wäre stammesgeschichtlich interessant, tierische und pflanzliche Flagellaten daraufhin zu untersuchen. Tierische Flagellaten scheinen auf Histamin empfindlich zu sein. Zugeführtes Histamin (2.10^{-5}) bewirkte am *Ciliaten Paramecium caudatum* lebhafte Rotation der Nahrungsvakuolen, so daß eine gewisse Histaminempfindlichkeit besteht. Der Histaminnachweis bei *Paramecium* steht aus.

Unter den *Metazoen* erwies sich die einzige untersuchte *Poriferaart*, der Kalkschwamm *Geodia gigas* als sehr histaminreich; die Funktion des Histamins ist unbekannt. Wahrscheinlich hat es eine Bedeutung im Stoffwechsel.

Bei *Coelenteraten* spielen Histamin und Histaminliberatoren (*Thalassin u.a.*) als Beigifte in den Nematocysten und Tentakeln eine Rolle.

Mollusken enthalten in verschiedenen Organen etwas Histamin. Neurone im Ganglienapparat von Schnecken (*Helix aspersa*) erwiesen sich auf Histamin hochempfindlich (10^{-9} bis 10^{-8}). Der Histaminnachweis im Schneckengehirn weist auf eine mögliche interneuronal synaptische Funktion hin. Auffallend hoch ($200\ \mu$g/g) ist der Histamingehalt im Gehirn von Cephalopoden (*Octopus vulgaris*), ohne daß wir etwas über seine Funktion wissen. Bedeutsam ist die 90%ige Histaminentleerung am Augennerven von Octopoden durch Reserpin, die durch Diaminoxydasehemmer völlig rückgängig gemacht werden kann — ein interessanter Befund im Hinblick auf die 5-Hydroxytryptamin- und Catecholaminentleerung des Gehirns bei Invertebraten und Vertebraten. Am Säugerhirn soll Reserpin nicht zur Histaminentleerung führen, was indirekt vielleicht auf die besondere Bedeutung des Histamins im Zentralnervensystem von Cephalopoden hinweist.

Bei decapoden Crustaceen ist Histamin in verschiedenen Organen, im Herzen bei der Krabbe *Carcinus maenas*, in sehr erheblicher Menge vorhanden, anscheinend ohne daß es für die Herzfunktion von Bedeutung wäre. Im Nervensystem von Crustaceen ist Histamin möglicherweise vorhanden.

Bei nicht wenigen Histaminvorkommen von Invertebraten, welche wir kennen, neben Coelenteraten besonders bei Insekten, handelt es sich um „Beigaben" von Stachel- oder Bißgiften, durch welche die Durchblutung des vom Biß oder Stich getroffenen Gewebes verstärkt und dadurch die Giftaufnahme begünstigt wird. Durch die Histaminbeigabe zum resorptiv oft viel stärkeren oder viel gefährlicheren Hauptgift, meist von Proteincharakter, wird die lokale Reaktion im Gewebe ausgelöst, die wir als Histaminquaddel, oder bei Generalisierung als Urticaria oder Nesselfieber bezeichnen. Daneben kommen in manchen Giften (z.B. in denjenigen aus den Nesselkapseln von Actinien oder Brennhaaren von Raupen) sog. *Histaminliberatoren* unbekannter Zusammensetzung (Thalassin bei Coelenteraten) vor, welche in der Haut des befallenen Organismus lokal die Freisetzung von Histamin auslösen, wodurch lokale Rötung und Schwellung bewirkt und die Resorption des Giftes begünstigt wird.

Wieweit ein Histaminstoffwechsel (Bildung aus Histidin, Abbau durch Diaminoxydase, Ausscheidung usw.) bei Invertebraten besteht, ist bei Insekten, von der Honigbiene abgesehen, kaum untersucht worden.

Ontogenese. Auffallend ist der Histamingehalt im Ei von Mollusken (*Spisula*) und Anneliden (*Chaetopterus*). Vielleicht liegt darin ein Hinweis, daß Histamin, ähnlich wie bei dem vom Säugetierembryo in reichlicher Menge gebildeten Histamin (vgl. S. 922), im Entwicklungsvorgang von Invertebraten eine wichtige Rolle zukommt. Die weitere Verfolgung dieser Frage am Invertebratenei könnte zu neuen Einsichten in den Biochemismus der Embryogenese führen.

Deuterostomia

1. Stamm Hemichordata

Weder bei *Pterobranchia*, noch bei *Enteropneusta*, Eichelwürmern (*Balanoglossus*) ist etwas über Vorkommen und Wirkung von Histamin bekannt.

2. Stamm Echinodermata, Stachelhäuter

Beim Seeigel *Paracentrotus lividus* konnten UNGAR, UNGAR u. PARROT (1937) in den Genitaldrüsen kein Histamin nachweisen, in den Armen von *Asterias glacialis* 0,15 µg/g Frischgewicht. Bei *Echinaster echinophorus* (Lamarck) fanden METTRICK u. TELFORD (1965) 28,3 µg/g Histamin und zwar in der Körperflüssigkeit 4,0, in den Eingeweiden 0,6, in den Gonaden 28,3 µg/g; bei *Lytechinus variegatus* (Clark) ∅, bei *Diadema antillarum* (Philippi) 2,5 µg/g und zwar im Darm 3,3, in den Gonaden 2,5, in Tentakeln, Schale, Laterne des Aristoteles, Körperflüssigkeit und Stacheln ∅, bei *Holothuria* sp. ausschließlich in Verdauungsorganen und im Respirationstrakt 18,0 µg/g.

Histamin 5.10^{-4} bewirkte an der isolierten Kloake der Seegurken *Cucumaria frondosa* und von *Stichopus moebii* zunehmende Tonussteigerung bei gleichzeitiger Abnahme von Frequenz und Amplitude der Peristaltik mit nachfolgendem Tonusabfall (WYMAN u. LUTZ, 1930). BACQ (1937) zeigte, daß die glatte Längsmuskulatur von Echinodermen durch Histamin erregt wird. Es handelt sich um eine direkte Wirkung auf die Muskulatur. (PARROT u. THOUVENOT (1957) haben am Säugetier nachgewiesen, daß im Verdauungskanal auch Beeinflussungen durch Histamin über das Nervensystem möglich sind).

Die Eier von *Arbacia punctulata* enthalten neben Heparin, und vielleicht ähnlich wie in den Mastzellen der Säugetiere, an ein (Protein-)molekül gebunden, auch Histamin; es wurde $4,8.10^{-6}$ g Histaminbase pro Ei festgestellt. Der Gehalt liegt in der Größenordnung der Mastzellen der Ratte ($6,0.10^{-6}$ mg Histamin pro Zelle). Der Histaminliberator Compound 48/80 scheint am Arbacia-Ei keine Wirkung zu haben; doch sind die Verhältnisse wenig untersucht.

3. Stamm Chordata, Unterstamm Urochordata, Klasse Tunicata, Manteltiere

In *Ascidia nigra* (Savigny) fanden METTRICK u. TELFORD (1965) 10,7 μg/g Frischgewicht Histamin.

Unt. Stamm Cephalochordata a) Klasse Acrania

Über Histamin sind wir weder bei *Amphioxus (Branchiostoma)* noch bei anderen Acrania orientiert.

Unt. Stamm Vertebrata
1. Klasse Cylostomata

Ob bei Cyclostomen Histamin vorkommt und ob es in ihrem Organismus bestimmte Reaktionen auslöst, scheint bisher kaum untersucht worden zu sein. Im Gehirn von Lampreten konnte JOHNELS (1958) Histamin nicht nachweisen. Der Darm von *Lampetra fluviatilis* reagierte auf Histamin 10^{-6} bis 10^{-4} so gut wie gar nicht (JOHNELS).

Unt. Stamm Gnathostomata, Pisces
2. Klasse Chondrichthyes, Knorpelfische

Über Histamin in Organen von Knorpelfischen (Zentralnervensystem, Darmkanal, Gefäßsystem, Blut, Leber, Lunge, Mastzellen usw.) sind wir nicht orientiert. Im Hinblick auf die Evolution der Wirbeltiere wäre es wertvoll, die Verhältnisse bei Knorpelfischen zu prüfen, da sie möglicherweise von denjenigen der Teleostier stark abweichen.

3. Klasse Teleostei, Knochenfische

Über den Histamingehalt wissen wir bei Knochenfischen wenig. Vor allem scheint der Nachweis des Histamins im Nervensystem zu fehlen. Über Kreislaufwirkungen des Histamins ist bei Knochenfischen durch KRAWKOW (1913) bekannt, daß Histamin an den Kiemengefäßen des isolierten überlebenden Kiemenapparates vom Hecht *Esox Lucius* (L.) eine Verengerung bewirkte, und zwar, ähnlich wie Adrenalin, in der Konzentration von 10^{-6} Histamin. Nicotin führte erst in der Konzentration von 10^{-3} zur Gefäßconstriction. Die Histaminverengerung dürfte eine direkt muskuläre sein. Demgegenüber stellten OESTLUND u. FÄNGE (1962) an isolierten Kiemen des Teleostiers *Zoarces viviparus* durch Histamin eine gefäßerweiternde Wirkung fest, die bei analogen Präparaten von *Anguilla anguilla*, *Gadus callarias* und *Labrus berggylta* nicht zu beobachten war. Diese verschiedenen Wirkungen des Histamins auf Kiemengefäße dürften nicht nur dosisbedingt, sondern auf eine artlich verschiedene Histaminempfindlichkeit zurückzuführen sein, wie sie für verschiedene Arten von Säugetieren in anderen Gefäßgebieten (Lungen-, Leber-, Bronchialgefäße) in ausgesprochenem Maße besteht.

Nach VON EULER u. OESTLUND (1957) hatte Histamin 0,12 μg/ml am isolierten Darmstück von *Pleuronectes platessa*, *Labrus bergylta* und *Gadus callarias* rasche und andauernde Kontraktion zur Folge, die hinter derjenigen des Acetylcholins zurückblieb. Bei *Anguilla vulgaris* und *Lophius piscatorius* hatten selbst 0,5—1,6 µg/ml keine deutliche Wirkung. Gegen Histamin erwies sich nach VALETTE u. ANGEREAU (1958) der Darm von Teleostiern sehr unterschiedlich empfindlich.

Die Labrocyten der Schuppen entsprechen nach CATHERINE VEIL (1957) den Ehrlichschen Mastzellen und dürften neben Heparin auch Histamin enthalten, auf dessen Freisetzung anaphylaktische Erscheinungen zurückzuführen sind. Auf Histaminliberatoren (Substanz 48/80) reagierten die Labrocyten ähnlich wie die Ehrlichschen Mastzellen der Säuger mit Histaminfreisetzung. An den isolierten Schuppen der Elritze, *Phoxinus laevis*, wirkte Histamin auf die Melanophoren kontrahierend.

Aus diesen wenigen Angaben geht immerhin hervor, daß es Knochenfische gibt, welche Histamin produzieren und darauf in ähnlicher Weise empfindlich sind, wie homoiotherme Wirbeltiere. Weitere Untersuchungen könnten uns wertvolle Hinweise geben im Vergleich mit Histaminvorkommen und -wirkung bei Knorpelfischen und Amphibien. Wir wissen bei Fischen und Amphibien nicht, ob Histamin (als Vitamin) mit Hilfe von Darmbakterien durch den Darm aufgenommen wird und ob es in bestimmten Organen (Darmschleimhaut, Mastzellen, Haut?) gebildet wird.

Makrelen (Scombridae), z.B. *Scomber scombrus* (L.) enthalten nach HAYASHI (1954) in ihrem Gift Histamin. Die Vergiftungserscheinungen sind histaminähnlich; Kopfschmerzen, Hitzegefühl im Gesicht und etwas später ein heftiger Nesselausschlag (GEIGER, 1955). Vgl. HALSTEAD (1956) über Tierstämme mit giftigen Meertieren.

4. Klasse Amphibia, Lurche

In Amphibien wurde bisher kein Histamin nachgewiesen. Manches spricht dafür, nach den Wirkungen beurteilt, daß Amphibien Histamin zu bilden vermögen.

α) Urodela, Schwanzlurche

CARLSON u. LUCKHARDT (1920, 1921), LUCKHARDT u. CARLSON (1920, 1921) konnten an dem Salamander *Necturus maculatus* beobachten, daß Histamin die Lungenmuskulatur zur Erschlaffung brachte, während umgekehrt Histamin bei anderen Vertebraten, z.B. Frosch, Taube, eine tonische Wirkung auf die Bronchialmuskulatur hervorrief. Die Wirkung bei *Necturus* ist indirekt und geht über einen Hemmechanismus. Wurde dieser durch Nicotin ausgeschaltet, wirkte Histamin auch bei *Necturus* auf die Lungenmuskulatur kontrahierend, wie das beim *Axolotl* der Fall ist.

β) Anura (Batrachia), Froschlurche

Am Frosch hatte 0,1 mg Histamin i.v. leichten Blutdruckanstieg zur Folge (DALE u. LAIDLAW, 1910, 1911). Auf neutralisierte Histaminlösungen blieb der Blutdruck von *Rana esculenta* unbeeinflußt. Am Froschherzen wurde sowohl Frequenzzunahme wie Verstärkung der Kontraktionen nach Histamin beobachtet. *Rana esculenta* und *Rana temporaria* scheinen sich hinsichtlich Herzwirkung nicht gleich zu verhalten: eine fördernde Histaminwirkung auf das Herz scheint nur bei *Rana temporaria* vorhanden zu sein: Am isolierten Herzen bewirkte Histamin 10^{-7} eine Verstärkung des Herzschlages; höhere Konzentrationen hatten zudem Frequenzsteigerung zur Folge. Die Frequenzzunahme scheint ausschließlich für *Rana temporaria* sichergestellt zu sein. Eine kontrahierende Gefäßwirkung konnte beim Frosch nicht festgestellt werden. Bei *Rana pipiens* und *Rana catesbiana* war durch Injektion von Histamin 0,01—0,07 ml 10^{-3} eine Constriction der Lungen-

muskulatur festzustellen (CARLSON u. LUCKHARDT, 1921). Oesophagus- und Dünn-
darmpräparate zeigten nach Histamin starke Peristaltik und gleichzeitig Tonusabnahme (LIO, 1927). Von Histamin 2.10^{-4} an kam es am Dünndarm zur Tonusabnahme. Auf alle Fälle ist die Histaminempfindlichkeit beim Frosch gering. Zur
raschen tödlichen Vergiftung waren 60 mg Histamin, intraperitoneal oder in den
Rückenlymphsack gespritzt, notwendig. Bei Histaminvergiftung kommt es beim
Frosch zur Lähmung der quergestreiften Muskulatur (Extremitäten), wobei eine
zentrale Wirkung (Narkose) wahrscheinlich ist. Nach DALE u. LAIDLAW hat
Histamin auf den quergestreiften Froschmuskel und seine Innervation praktisch
keine direkte Wirkung.

Solange wir nicht darüber orientiert sind, ob Amphibien zur Histaminbildung
befähigt sind, läßt sich über Histamin bei Amphibien vom tiersystematischen
Gesichtspunkt aus nichts aussagen. Anderseits wäre es von hohem Interesse, wenn
Amphibien tatsächlich nicht in der Lage wären, Histamin zu bilden. Die vorhandene Histaminempfindlichkeit bildet an sich keinen genügenden Beweis dafür,
daß Amphibien zur Histaminbildung physiologischerweise befähigt sind. Bei
Amphibien scheinen, im Gegensatz zu Fischen und Reptilien, keine Stich- oder
Bißgifte vorzukommen, die wie bei den genannten Tierklassen, Histamin enthalten. In Hautgiften von Kröten (und Fröschen) scheint Histamin ebensowenig
vorzukommen, wie in den alkaloidführenden Hautgiften von Salamandern.

5. Klasse Reptilia, Kriechtiere

Über Vorkommen und physiologische Funktion des Histamins bei Reptilien
scheint außer bei Schlangen nichts bekannt zu sein. Am Chamäleon kam es nach
1 mg Histamin intraperitoneal zu einem kollapsartigen Zustand, aus dem sich das
Tier erst nach 24 Std langsam erholte. Es wurden Muskelzuckungen in quergestreiften Muskeln festgestellt. (HOGBEN u. MIRVISH, 1928). Die gleiche Dosis bewirkte Kontraktion der Hautmelanophoren unter starkem Erblassen der Haut, die
über 12 Std anhielt und auch am isolierten Hautstück mit einer sehr kleinen
Histaminkonzentration lokal ausgelöst wurde.

An der Schildkröte führte Histamin nach CARLSON u. LUCKHARDT (1921) zu
geringer Kontraktion des Magens und zur Hemmung der Oesophagusmuskulatur;
gleichzeitig wurde die Bronchialmuskulatur kontrahiert. Am Kreislauf stellte
SUMBAL (1924) am künstlich schlagenden Herzen der Schildkröte *Testudo graeca*
in situ fest, daß durch Histamin 3.10^{-4}, auf eine Verzweigung der Coronararterie
aufgetropft, die Arterie sehr rasch dilatierte und der Blutstrom zunahm. Durch
Adrenalin vorgängig konstringierte Gefäße wurden durch lokale Histaminappli-
kation rasch erweitert. Histamin 0,4 ml 3.10^{-4} i.v. hatte starken Blutdruckabfall
zur Folge, ohne daß die Ventrikelsystole sich änderte. Wurde am isolierten Herzen
0,2 ml Histamin 3.10^{-4} in die Coronarien infundiert, kam es sofort zu starker Vermehrung des Bluteinstromes von etwa 5 min Dauer. Atropin hatte darauf keinen
Einfluß. — Nach SUMBAL (1924) wird bei der Schildkröte der Kontraktionsablauf
am quergestreiften Muskel durch Histamin beschleunigt.

Viele *Schlangengifte* sind starke Histaminliberatoren, die im gebissenen Gewebe Histamin freisetzen, was vor allem, z.B. bei *Naja naja* (FELDBERG, HOLDEN
u. KELLAWAY, 1938; ROCHA E SILVA, PORTO u. ANDRADE, 1946) durch im Gewebe
gebildete lysolecithinähnliche Stoffe oder durch Lysolecithin erfolgte.

Aus dem Rattenzwerchfell setzte *Cobragift* nach DUTTA u. NARAYANA (1952)
Histamin frei. FELDBERG u. KELLAWAY (1937a, b, 1938) zeigten, daß nach Injektion des Cobragiftes oder nach Biß der Crotaliden *Denisonia superba*, *Naja naja*
und *Crotalus atrox*, wobei *Deninsoniagift* am meisten und *Crotalusgift* am wenigsten

Histamin im Versuchstier freisetzte, eine Umwandlung des im Körper vorhandenen Lecithins in Lysolecithin erfolgte, was Ausschüttung von Histamin bewirkte. Durch einen ähnlichen Mechanismus setzte Lysolecithin nach GAUTRELET u. CORTEGGIANI (1938) auch Adrenalin, und nach FELDBERG (1940), FELDBERG u. SMITH (1953) Acetylcholin frei (vgl. auch KAISER u. MICHL, 1958). Viele Schlangengifte enthalten Histamin. Eine Histaminfreisetzende Komponente des Giftes der brasilianischen Klapperschlange *Crotalus durissus terrificus* wies ROTHSCHILD (1967) nach.

Histamin scheint ein (zusätzlicher) Verteidigungsstoff vieler Wirbelloser und einer Reihe von Wirbeltieren zu sein, den sie als Gift entweder selber, meist zusammen mit anderen, oft proteinartigen, viel intensiver wirkenden Giftstoffen produzieren, oder durch Gifte, die in den gestochenen oder gebissenen „Feind" eindringen, und die als sog. Histaminliberatoren wirken, d.h. die Freisetzung von Histamin im betroffenen Körper bewirken. Für die Wirksamkeit des Stiches oder Bisses durch die betreffenden Gifte ist die Histaminabgabe oder die Freisetzung des Histamins insofern von Bedeutung, als es eine intensive Hautrötung und Durchlässigkeitserhöhung der Capillaren bewirkt, wodurch die Giftaufnahme ganz wesentlich beschleunigt und seine schädliche Wirkung oft in gefährlicher Weise erhöht wird.

Im übrigen scheint bei Reptilien, sowohl bei Echsen als bei Schildkröten, Krokodilen und Schlangen über Histamin im Tierkörper, speziell im Nervensystem, im glatten Muskel und in der Magendarmschleimhaut nichts bekannt zu sein. Wir wissen nicht, wie Histamin bei Reptilien auf das Gefäßsystem wirkt und ob es im Darm gebildet wird.

6. Klasse Aves, Vögel

Über Histaminvorkommen scheint bei Vögeln nichts bekannt zu sein. Auf die mögliche Anwesenheit von Histamin in den Geweben deutet der oft sehr reichliche Gehalt an Diaminoxydase hin, dessen Anwesenheit und Menge für eine größere Zahl verschiedener Vögel bestimmt wurde (ZELLER et al., 1939). Diaminoxydase wurde bei der Haustaube in Darm, quergestreiftem Muskel, Lunge und Milz nachgewiesen; der Gehalt des Nervensystems wurde anscheinend nicht geprüft.

Beim Turmfalk, *Falco tinnunculus* (L.) waren Leber- und Nierenbefund betr. Diaminoxydase positiv, ebenso beim Steinkauz, *Athenae noctua scopoli*, bei der Elster, *Pica pica* (L.), beim Star, *Sturnus vulgaris* (L.), beim Seidenhuhn, *Gallus bankiva dom* (hier nur in der Leber).

In ontogenetischer Hinsicht ist interessant, daß der Diaminoxydasegehalt der Leber des Stars, *Sturnus vulgaris* vom 7.—32. Tag der Entwicklung eine fortschreitende Abnahme zeigte, um vom 45. Tag an wieder anzusteigen. Im Hinblick auf die Feststellungen von KAHLSON u. ROSENGREN (1959) (vgl. S. 923) über die Bedeutung des Histamins für die embryonale Entwicklung bei Säugetieren, wäre es wichtig festzustellen, ob beim Vogel ähnliche Verhältnisse hinsichtlich hohem Histamingehalt im Embryo vorliegen, worauf die ständige Abnahme der Diaminoxydase in Leber und Niere des Stars im Laufe der postembryonalen Entwicklung hinzuweisen scheint.

Über die Wirkung des Histamins ist soviel bekannt, daß bei Tauben nach kleineren Dosen Somnolenz und Ausbreiten der Flügel eintrat. Bei größeren Dosen von 10 mg i.m. kam es zu ausgesproschenen Gleichgewichtsstörungen, die Tiere fielen auf den Rücken und die Beine waren gelähmt. Die Atmung war nach 7,5 mg i.m. erschwert, was hauptsächlich durch Bronchialspasmus bedingt scin dürfte. Gleichzeitig trat Beinlähmung ein. Die i.v. minimal tödliche Dosis liegt für Tauben schon bei 1,5 mg/kg mit Tod durch Kreislaufkollaps. Bei der Sektion wurden Blutungen im Magendarmkanal festgestellt (ABDERHALDEN u. EWALD, 1917; SCHMIDT u. STAEHELIN, 1929), was auf eine hohe Histaminempfindlichkeit des Taubenmagens hinweist und dafür spricht, daß die Taube über Histamin verfügt. Nach CARLSON u. LUCKHARDT (1921) bewirkte Histamin an der Magenmuskulatur der Taube Kontraktion, am Oesophagus Erschlaffung.

Beim Huhn trat nach STORM VAN LEEUWEN u. VERZÁR (1921) durch 0,01 mg Histamin i.v. Blutdruckabfall ein. An isolierten Dünndarmstücken kam es zu einer starken Tonuszunahme schon mit Histamin $7,5.10^{-6}$, d.h. in ähnlichen Konzentrationen wie bei Säugetieren. Anders wie am Säuger durch DALE u. LAIDLAW festgestellt, konnte die Histaminkontraktion am Dünndarm des Huhns durch Atropin aufgehoben werden.

Es darf wohl als sicher angenommen werden, daß bei Homoithermen, bei Vögeln und Säugetieren, die Verhältnisse hinsichtlich Histamin ähnlich liegen, so daß die Wahrscheinlichkeit, im Nervensystem und in andern Geweben von Vögeln Histamin zu finden, groß ist. Vor allem sollten Darmschleimhaut und Mastzellen, Lunge, Leber, Niere und Blut auf ihren Histamingehalt geprüft und die Wirkungen des Histamins auf glatten Muskel und Kreislauf näher untersucht werden. Es wäre tiersystematisch und phylogenetisch von Interesse festzustellen, in welchem Ausmaß sich Reptilien, Vögel und Säuger im Histamingehalt der Organe und in der physiologischen Funktion des Histamins unterscheiden.

7. Klasse Mammalia, Säugetiere

Histamin findet sich bei Säugern in fast allen Geweben, s. auch BLASCHKO (1956), auch im Blut in wechselnder, aber im allgemeinen, d. h. wenn keine manifesten allergischen Erscheinungen vorliegen, in sehr geringer Konzentration, beim Menschen normalerweise von ca. 60 γ/l Blut, wobei der Hauptgehalt auf die Thrombocyten fällt. Gewebshistamin findet sich gefäßnah in den als Bildungsstätte und Reservoir dienenden Mastzellen, neben 5-Hydroxytryptamin und Heparin, in besonderen Granula, die bei Bedarf ihren Inhalt ins Gewebe, oder wie die Thrombocyten (und Leucotyten ?) ins Blut entleeren. Histamin wird im Darm durch eine Histidindecarboxylase aus Histidin gebildet und durch eine Diaminoxydase (Histaminase) oxydativ desaminiert. Ratten, die keine Diaminoxydase bilden, sind gegen Histamin refraktär. Histamin kann auch durch Trypsin in Freiheit gesetzt werden.

α) Histidindecarboxylase (Histaminase)

Bei Hunden und Katzen konnte in keinem Gewebe Histidindecarboxylase gefunden werden, so daß die Aufnahme von Histamin als „Vitamin" im Vordergrund steht. Jedenfalls muß bei den genannten Tieren Histamin durch den Darmkanal mit Hilfe von Darmbakterien aufgenommen werden. Demgegenüber sind die Nieren von Hund und Katze sehr reich an Diaminoxydase, während das Ferment in der Niere bei Nagern vollständig fehlt. Vgl. GADDUM (1951, 1956), WATON (1956). Beim Menschen kann die Niere kein Histamin bilden, wie bei vielen Säugetieren, sie kann es nur abbauen. Bei Nagern wurde Histidindecarboxylase in Niere, Leber, Magen, oberem Dünndarm nachgewiesen. Es fehlte in Coecum, Colon, Lunge, Haut, quergestreiftem Muskel und Milz.

Über Histidindecarboxylase vgl. auch WEISSBACH et al. (1961), SCHAYER (1966), WERLE u. SCHAUER (1956). Histidindecarboxylase kann durch Semicarbazide gehemmt werden. Siehe auch WATON et al. (1961).

BLASCHKO et al. (1959) stellten fest, daß die oxydative Desaminierung des Histamins durch eine Reihe von Enzymen durchgeführt wird (BLASCHKO, 1956,

1962; BLASCHKO u. HAWKINS, 1950). Thiamin (Vitamin B_1, Aneurin) stellt einen physiologischen Histaminasehemmer dar.

Histamin und Adrenalin haben zum Teil antagonistische Wirkung; beide bewirken oft gegenseitige Aktivierung (Freisetzung). Nach Adrenalin 0,2 mg i.v. beim Menschen stieg der Plasma-Histamingehalt von 10 auf 150 γg/l (STAUB, 1946). Aneurin (Thiamin, Vitamin B_1) bildet den physiologischen Inaktivator der Diaminoxydase (ZELLER, 1956b, 1938).

Nach GADDUM (1951) enthält der Körper der Katze so viel Histamin, daß die Gesamtmenge genügen würde, um sie zu töten. Das ist deshalb möglich, weil der allergrößte Teil des Histamins sich in gebundener Form vorfindet und nur bei Bedarf aktiviert wird.

Über den Diaminoxydasegehalt der Organe bei einer Reihe von Säugern orientiert die Tabelle bei ZELLER et al. (1939), vgl. auch ZELLER (1955).

Viele Darmbakterien, wie *Escherichia coli* u.a. haben die Fähigkeit, Histidin unter Einwirkung ihrer spezifischen Histidin-Decarboxylase in Histamin umzuwandeln. Über Aminoxydase s. BLASCHKO (1962), BLASCHKO, FRIEDMAN et al. (1959).

Über die Histamin freisetzende Wirkung von Compound 48/80 an isolierten Mastzellen und an Mesenteriumzellen der Katze in situ vgl. UVNÄS u. THON (1961).

β) Mastzellen

Mastzellen enthalten neben Heparin auch 5-Hydroxytryptamin. Durch Histaminliberatoren, die sich in Mastzellen anreichern, werden die Mastzellen unter Histaminaustritt zum Platzen gebracht. Mit der Cytologie und Pharmakologie der Histaminfreisetzung haben sich FAWCETT (1954) u. a. eingehend befaßt. Siehe auch KELLER (1958), LISON (1966) über die Histochemie der Mastzellen. Die Freisetzung des in granulären Partikeln in Mastzellen gebundenen Histamins geschieht häufig durch Histaminliberatoren, wie Compound 48/80, Stilbamidin, Poylmyxin, Schlangen- und Insektengifte, Trypsin, Diamidine u. Amidine (vgl. auch MOTA, 1966). Histamin in Haut, Lunge und Leber s. RILEY, RILEY u. WEST (1953, 1966). In ontogenetischer Hinsicht ist bemerkenswert, daß bei Säugetieren die Mastzellen erst gegen Ende des Embryonallebens auftreten, und daß der Organismus bis dahin fast histaminfrei ist (vgl. aber KAHLSON S. 923).

γ) Histamin und glatter Muskel

Bei Säugern sind die Gefäßwirkungen des Histamins sehr ausgesprochen und schon durch minimale Mengen auslösbar, wie FLEISCH (1931) besonders am Venensystem nachgewiesen hat. Nach DALE (1948) ist Histamin vorwiegend als physiologisches Kreislaufhormon anzusprechen. Siehe auch ROCHA E SILVA (1966a, b).

Die Wirkungen des Histamins auf den glatten Säugermuskel sind sehr mannigfaltig und in ihrer Intensität von Art zu Art verschieden. Bei systematischer Prüfung an einer größeren Zahl verschiedener Säugerarten könnten sich taxonomisch relevante Unterschiede ergeben. Siehe PARROT u. THOUVENOT (1957, 1966).

Am Uterus von Nagetieren kommt es bei kleinen Histaminkonzentrationen zur Erregung, bei größeren zur Hemmung. Bei der Maus tritt die Hemmwirkung etwa von 10^{-5} Histamin an ein, bei der Ratte steht sie überhaupt im Vordergrund und ist nach VOEGTLIN u. DYER (1925) schon von 10^{-7} an nachweisbar. Demgegenüber kontrahiert sich am virginellen Meerschweinchen das isolierte Uterushorn noch in Konzentrationen von Histamin 10^{-8}. (Biologischer Histaminnachweis nach DALE u. LAIDLAW, 1910—1911, 1911).

Bei Hund, Katze und Kaninchen ist die tonische Wirkung die Regel.

Rodentia. Der isolierte Dünndarm des Meerschweinchens ist auf Histamin außerordentlich empfindlich, so daß er als biologischer Histaminnachweis verwendet wird (GUGGENHEIM u. LÖFFLER, 1915a). Es erfolgt Kontraktion des Muskels in Verdünnungen bis Histamin 10^{-9}. Beim *Meerschweinchen* beherrscht der Bronchialmuskelkrampf das Bild der toxischen Histaminwirkung, des sog. Histaminschocks, vollständig. Schon 0,01 mg Histamin führen zu intensivem Bronchialspasmus.

Die *Ratte* ist gegen Histamin wie gegen viele andere Gifte sehr wenig empfindlich. 10—20 mg s.c. sind wirkungslos: bei 20—40 mg kommt es zu etwas beschleunigter Atmung. Bei noch größeren Dosen treten Kollaps, Unruhe, Tränensekretion, erschwerte Atmung und Atemstillstand ein. Der isolierte Dünndarm der Ratte ist auf Histamin im Sinne der Erregung wenig empfindlich (Schwellenwert bei 5.10^{-4}). Siehe auch TELFORD u. WEST (1961).

Maus. Die Maus ist auf Histamin ähnlich wenig empfindlich wie die Ratte. Die Dosis letalis minima liegt bei i.v. Injektion bei 750 mg/kg Körpergewicht. (VOEGTLIN u. DYER). Es treten starke Dyspnoe, lähmungsartige Schwäche der hinteren Extremitäten, Kollaps und Krämpfe ein. Mit kleineren Dosen kam es zu Tränensekretion und erschwerter Atmung. Bei *Ratte* und *Maus* steht im Vergiftungsbild nicht der Bronchialmuskelkrampf, sondern die Wirkung auf den Kreislauf (sog. Kreislaufschock) im Vordergrund. Das Verhalten ist etwas ähnlich wie bei Hund und Katze, bei denen auch die Gefäßwirkung im Vordergrund steht.

Lagomorpha. Beim *Kaninchen* ist der Bronchialmuskelkrampf sehr ausgeprägt. Daneben bildet die constrictorische Wirkung auf die Pulmonalgefäße das wesentliche Moment der tödlichen Vergiftung. Nach i.v. Injektion von 2 mg Histamin tritt ein kollapsartiger Zustand mit Erschlaffung der Körpermuskulatur, verbunden mit stark behinderter, durch Bronchialspasmus bedingter Atmung ein. Die Herzaktion ist beschleunigt, arrhythmisch; der Tod tritt an Herzlähmung ein.

Carnivora. Bei der Katze ist das allgemeine Vergiftungsbild durch 2—10 mg Histamin i.v. durch sofortiges Erbrechen, starke Darmperistaltik, Defäkation, profuse Speichelabsonderung und erschwerte Atmung (Bronchialspasmus) und Kreislaufkollaps gekennzeichnet. (DALE u. LAIDLAW, 1910—1911, 1911). Der Verlauf ist beim Hund ähnlich, der Brechreiz stark ausgesprochen, auch das Durstgefühl. Speichel- und Tränensekretion sind vorhanden, ebenso Bronchoconstriction und vermehrte Bronchialsekretion. Dazu kommt die Lebervenensperre.

Primates. Beim Affen (*Macacus cymologus* und *Macacus sinicus*) kommt es nach i.v. Injektion von 8—45 mg Histamin HCl zu krampfartiger Atmung, Speichelfluß, Brechneigung, Extremitätenlähmung, Somnolenz, Harn- und Kotentleerung (BERTHELOT u. BERTRAND, 1912).

Beim *Menschen* beobachtet man nach s.c. Injektion von 0,3—0,5 mg Histamin lokal typische Quaddelbildung, Hautrötung, Hitzegefühl, Blutandrang zum Kopf, Schwindel, Kopfschmerzen. Bei größeren Dosen kommt es zu Blutdrucksenkung, Pulsbeschleunigung, Erbrechen, Benommenheit bis Bewußtlosigkeit, inspiratorischer Dyspnoe, Atemstillstand, eventuell Krämpfen.

Die Wirkung des Histamins ist bei Säugern also keineswegs einheitlich. Das betrifft in ganz besonderem Maße die Wirkung auf die glatte Muskulatur, deren Empfindlichkeit auf Histamin nicht nur von Organ zu Organ verschieden ist, sondern für jeden Säuger, oder jede Säugergruppe soweit bekannt, ein charakteristisches Empfindlichkeitsspektrum aufweist. Die Ausdehnung der Untersuchungen auf einen größeren Artenkreis könnte vielleicht taxonomisch relevante Verschiedenheiten im Empfindlichkeitsverhalten erkennen lassen, auch wenn es nach den bisherigen Feststellungen an Nagetieren eher den Anschein hat, daß es

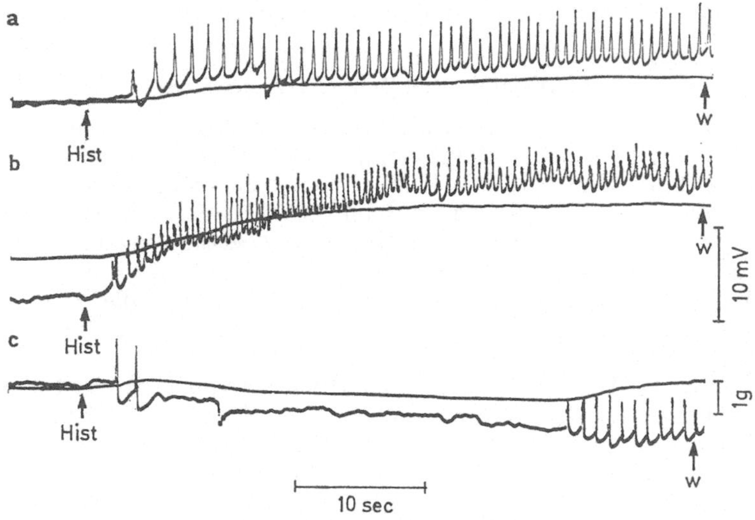

Abb. 261. Histaminwirkung am glatten Muskel: Starke Änderung der Membranpotentiale und ausgesprochene Tachyphylaxie. *a* Histamin 10^{-7} (Kontrolle); *b* nach 2,5 min nochmals Histamin 10^{-5}; *c* nach weiteren 2,5 min Histamin 10^{-7}, was langdauernde Tachyphylaxie auslöst. (Nach: E. Bülbring u. G. Burnstock 1960)

sich um nur artliche Unterschiede handelt, wie wir das bei Säugern auch in anderer Hinsicht (Acetylcholin, Catecholamine) kennen gelernt haben. Immerhin könnte sich bei Muriden (Maus, Ratte usw.) ein besonders unempfindlicher stoffwechselmäßig bedingter Typus herausentwickeln.

Sekretionsorgane können bei Säugern durch Histamin stark angeregt werden: Tränendrüsen, Speicheldrüsen, Bronchialsekretion usw. Vgl. auch Ivy u. Bachrach (1966a, b), vor allem aber die Sekretion des Magens (s. u.).

Nach Bülbring (1957) wird der K-Efflux aus der Muskelmembran durch spannungsvermehrende Stoffe, zu denen das Histamin gehört, bedeutend verstärkt. Bülbring u. Burnstock (1960) zeigten, daß es bei der das Membranpotential erhöhenden Wirkung des Histamins (mit Histamin 10^{-7}) bei wiederholter Applikation rasch zur Tachyphylaxie kommt (Abb. 261). Die Taenia coli des Meerschweinchens erwies sich als sehr empfindlich auf 5-Hydroxytryptamin, etwas weniger auf Histamin und am wenigsten auf Acetylcholin (für dieses Grenzkonzentration bei 10^{-7}). Histamin führte am konstantesten zu Spannungserhöhung. Der Eintritt der Depolarisation war am raschesten bei Acetylcholin, etwas weniger rasch bei Histamin, am langsamsten bei 5-Hydroxytryptamin. Nach hohen Histaminkonzentrationen (10^{-5}) ging der Depolarisation eine Hyperpolarisation voraus. Durch 5-Hydroxytryptamin wurde die Wirkung des Histamins verstärkt, was möglicherweise auf eine Änderung in den Membraneigenschaften zurückzuführen ist, an der die Permeabilitätsänderung für Kalium beteiligt sein dürfte (vgl. Kuriyama, 1963; Bülbring u. Kuriyama, 1963).

Histamin erregt die glatte Muskulatur fast aller Organe in meist sehr großer Verdünnung. Ein hemmender Einfluß kommt bei sehr hohen Konzentrationen vor allem an Darm- und Uterusmuskulatur in Frage. Am Darm des Frosches und am Uterus der Ratte wirkt Histamin hauptsächlich hemmend.

Uterus: Die Wirkung auf den Uterus, der in vielfacher Form als Nachweistest für Histamin verwendet wird, äußert sich bei den meisten Tieren in einer starken tonischen Kontraktion. Die Hemmwirkung des Histamins auf den Uterus wurde erstmals durch Guggenheim (1913, 1914) beobachtet und durch Abel u. Macht (1919) und Voegtlin u. Dyer (1925) bestätigt.

Es besteht nach den Untersuchungen von Kuenzle (1960), Kuenzle u. Waser (1958) kein Zweifel, daß es an der glatten Muskulatur Histaminreceptoren gibt, die sich durch geeignete spezifische Hemmstoffe und ihre Blockierungswirkung von Acetylcholin-, Adrenalin- und Serotoninreceptoren unterscheiden lassen.

δ) Histamin und Zentralnervensystem

Histamin wurde besonders reichlich in der Hypophyse (Hinterlappen und Stiel) und in der Zirbeldrüse (Epiphyse) gefunden. (DALY, AXELROD u. WITKOP, 1960; ADAM, 1961; HARRIS, JACOBSOHN u. KAHLSON, 1952; SAWYER, 1955).

Im Hinblick auf das Zentralnervensystem ist zu beachten, daß die Pars distalis der Hypophyse wahrscheinlich durch Histaminfreisetzung reguliert wird, wofür spricht, daß die Eminentia mediana von Katze, Hund und Schwein von allen Gehirnabschnitten am meisten Histamin enthält, während die meisten andern Hirngebiete einen sehr geringen Histamingehalt ($<0,3$ μg/g) aufweisen. HARRIS et al. (1952), FUCHE u. KAHLSON (1957).

In den dorsalen Wurzeln des Rückenmarks des *Ochsen* fand VON EULER (1949, 1956) 4—11 μg/g, in den ventralen Wurzeln 6—9 μg/g als Histamindihydrochlorid berechnet, im Rückenmark 1,4 μg/g, im Gehirn nur 0,1—1,0 μg/g, im Nervus opticus 9 μg/g. WERLE u. WEICKEN (1949) stellten beim *Rind* in den hintern und vordern Wurzeln 1,3—3,0 μg/g, im ganzen Rückenmark 0,15—1,02 μg/g, in der grauen Substanz des Rückenmarks 0,15—3,5 μg/g, in der weißen hinteren Säule 0,2—0,6 μg/g, im Funiculus laterialis 0,15—0,3 μg/g, in der vorderen Säule 0,15—0,2 μg/g fest. Tabelle bei U.S. VON EULER (1956) und McGEER (1964); vgl. auch WERLE (1956).

Beträchtliche Histaminmengen wurden im Hypothalamus, 1,25 μg/g bei der Katze, 2,5 μg/g beim Menschen, nach McGEER (1964), in den Corpora mamillaria, in der Regio supraoptica und in der Area postrema festgestellt (vgl. CROSSLAND, 1960; MICHAELSON u. DOVE, 1963; MICHAELSON u. WHITTAKER, 1962).

Nach GADDUM (1963) findet sich Histamin im Gehirn in den gleichen Regionen und in ähnlichen Konzentrationen wie Noradrenalin und 5-Hydroxytryptamin. Nach FUCHE u. KAHLSON (1957) hat Histamin auf den Vorderlappen der Hypophyse stimulierende Wirkung (vgl. auch GRAY u. MUNSON, 1951). TRENDELENBURG (1957) stellte an sympathischen Zentren Erregung durch Histamin fest. GILFOIL, HART u. MARAZZI (1960) fanden synaptische Hemmung durch Histamin im Zentralnervensystem (Vgl. auch WHITE, 1961 über die Wirkung des Histamins auf das Katzenhirn).

Über die Verteilung der Histidindecarboxylase im Rinderhirn orientiert Tabelle bei NAITO u. KURIAKI (1958). Sie wurde überall gefunden; ihre Aktivität war am größten im Kleinhirn, am schwächsten im Corpus callosum. 53—58% der Enzymaktivität fand sich in der Partikelfraktion.

Nach WHITE (1960) wird Histamin (Katze), im Gehirn aus Histidin gebildet. Der Histaminabbau von intraventrikulär zugeführtem Histamin geht über Methylhistamin und Methylimidazolessigsäure. Wurde den Katzen intracerebral Methylhistamin und Methylimidazolessigsäure injiziert, trat keine Wirkung, weder psychisch noch auf den Blutdruck ein (WHITE, 1961), was zeigt, daß die Inaktivierung des Histamins vollständig war. (S. auch WHITE, 1966).

Verschiedene Gründe haben dazu geführt, von histaminergischen Nerven zu sprechen (WERLE u. WEICKEN, 1949; WERLE u. PALM, 1950, 1952). Der Beweis, daß Histamin an den interneuronalen Synapsen als Überträger funktioniert, ist bis heute nicht mit Sicherheit erbracht. — Besonders histaminreich sind periphere sensible Nerven. Eine gewisse Beziehung zu Überträgerstoffen kann darin gesehen werden, daß Dosen von 150 μg am Ganglion cervicale superius der Katze, wie GERTNER u. KOHN (1959) festgestellt haben, die synaptische Übertragung hemmen, wobei die Intensität des Ganglienblocks mit der Histamindosis ansteigt.

Umgekehrt wurde durch kleine Histamindosen die kompetitive Blockierungswirkung durch Tetraäthylammonium und Hexamethonium ebenso verstärkt wie die depolarisierende Wirkung von Tetramethylammonium und Nicotin.

Die Rolle des Histamins im Zentralnervensystem ist wenig geklärt. Auf- und abbauende Fermente sind im Säugerhirn nachgewiesen. Höchste Histaminwerte fanden sich bei Katze, Hund und Mensch im Hypothalamus, in den Corpora mamillaria und in der Hypophyse, d.h. in Gebieten, wo mit neurosekretorischen Zellen zu rechnen ist. Besonders hoch sind die Werte in diesen Lokalisationen beim Hund (4—16 μg/g). Doch ist der exakte Histaminnachweis im Gehirn mit beträchtlichen Schwierigkeiten verknüpft, so daß die Resultate einzelner Forscher oft weit auseinanderliegen. Vgl. auch GREEN (1964), KAKAOKA u. DE ROBERTIS (1967), PHILLIS u. TEBĒCIS (1968).

ε) Histamin und Herz

TRENDELENBURG (1960) stellte am isolierten Herzvorhof von Katze, Kaninchen und Meerschweinchen artlich verschiedene Wirkungen des Histamins fest. An der *Katze* scheint es sich um eine direkte erregende Muskelwirkung zu handeln, die durch LSD gehemmt wird. Am *Kaninchen*vorhof geht die Wirkung des Histamins über das nervöse Gewebe, wobei die erregende Wirkung auf die Freisetzung von Noradrenalin zurückzuführen ist. Beim *Meerschweinchen*vorhof überwiegt die direkte, LSD-empfindliche Wirkung gegenüber einer schwächeren indirekten Wirkung.

ξ) Histamin und Sekretionsvorgänge

Die anregende Wirkung auf die Produktion und Freisetzung von Salzsäure im Magen ist bei allen daraufhin untersuchten Säugern festgestellt worden. Nach FELDBERG (1956) liegen ausgesprochene Speziesdifferenzen im Histamingehalt von Magen- und Dünndarmschleimhaut vor: die Magenmucosa von *Ratte* und *Meerschweinchen* enthält 1—10 μg/g Frischgewebe Histamin, die *Katze* 10—40 μg/g, *Hund* und *Mensch* 40—100 μg/g. Die Verhältnisse liegen ähnlich für die Dünndarmmucosa: *Ratte* 1—10 μg/g, *Meerschweinchen* und *Katze* 10—40 μg/g, *Hund* und *Mensch* 40—100 μg/g. MOTA u. YONEDA (1956) stellten an der *Ratte* folgende Werte fest. Oesophagus 4,4 μg/g, Vormagen 3,0 μg/g, Drüsenmagen 15 μg/g, Duodenum 14,8 μg/g, Ileum 5,5 μg/g, Rectum 2,5 μg/g. Daraus geht hervor, daß mit Magendurchschnittswerten hinsichtlich Speziesunterschieden nicht viel anzufangen ist. Entscheidend dürfte der aktuelle Funktionszustand der Magensekretion sein. Siehe auch LOY u. BACHRACH (1966a, b).

η) Histamin und vegetatives Nervensystem

Sympathische Nerven sind besonders histaminreich. Das betrifft vor allem den Milznerven, wo beim *Ochsen* 98 μg Histamindihydrochlorid/g Frischnerv gefunden wurden (vgl. S. 748), im Sympaticusstamm 93, im Halssympathicus (präganglionär) 33, im Splanchnicus 65 μg/g (VON EULER, 1949, 1956).

WERLE u. WEICKEN (1949) fanden beim *Rind* in sympathischen Ganglien 30—100 μg/g und zwar im Ganglion stellatum 68—100 μg/g, im Ganglion cervicale superius 35—68 μg/g, im Splanchnicus 47—50 μg/g, im Milznerven (postganglionär sympathisch) 30—100 μg/g.

Im Sympathicusstamm des *Schafes* stellte VON EULER nur 3,5 μg/g, im Splanchnicus 4,7 μg/g, im Milznerven 13 μg/g fest.

Im *Vagus* des *Ochsen* fand VON EULER 24 μg/g, WERLE beim *Rind* 16—18 μg/g, in peripheren Vagusganglien 37 μg/g (?), im Vagus des *Schafes* 2,4 μg/g.

Bei Reizung des Halssympathicus wurde Histamin in der Haut mobilisiert. Reizung des Vagus erhöhte den Histamingehalt im Magensaft. Das so freigesetzte Histamin entstammte zum Teil diesen Nerven und ließ sich daraus extrahieren.

Histamin fand sich besonders reichlich in den distalen Abschnitten der sensiblen cerebrospinalen Nerven, die von der Haut kommen (s. auch VON EULER, 1966; TRENDELENBURG, 1956). Sympathische postganglionäre histaminergische Neurone wurden wiederholt postuliert, konnten aber nie sicher bewiesen werden.

ϑ) Histaminliberatoren

Compound 48/80 ist einer der stärksten Histaminliberatoren des endogenen Histamins und kann an den verschiedensten Säugern typische Histaminschock-Symptome auslösen. In gewissem Gegensatz zu den großen Unterschieden in den durch Compound 48/80 bei einer Anzahl Säugern ausgelösten Histaminreaktionen war nach PAPACOSTAS et al. (1959) die Toxizität von Compound 48/80, gemessen an der LD_{50}, bei Maus, Ratte, Meerschweinchen und Kaninchen annähernd dieselbe. Als Hauptsymptome traten bei allen geprüften Arten Atemlähmung und Konvulsionen auf, die nicht auf die Histaminfreisetzung bezogen wurden. Artliche Unterschiede in der Reaktion auf Histaminliberatoren sind nur wenige bekannt. So etwa zwischen *Hamster* und *Ratte*, wie PARRAT u. WEST (1957) gezeigt haben. Wiederholte Dosen von Polymyxin B und Compound 48/80 führten an der Ratte zu einem massiven Histaminverlust im Gewebe und in den Mastzellen der Haut und der Ohren, während beim Hamster *Cricetus cricetus* (L.) der Effekt ganz minim war. Beim Goldhamster, *Mesocricetus auratus*, führte Histamin 2 mg i. p. an den Mastzellen der Backentasche, nach ASBOE-HANSEN u. WEGELIUS (1956) zur teilweisen Degranulation und Verklumpung (Granularverlust). Dieselbe Wirkung hatten auch Compound 48/80 0,4 mg und Stilbamidin 7,5 mg. Siehe auch ROTHSCHILD (1966).

Geschlechtsgebundene Unterschiede im Verhalten dem Histamin gegenüber

WESTLING (1958) zeigte, daß männliche und weibliche Ratten sich in der Ausscheidung des Histamins durch den Harn verschieden verhalten, was schon LEITCH et al. (1956) und GUSTAFSON et al. (1957) festgestellt hatten. WESTLING wies nach, daß mit ^{14}C-Histamin s.c. injizierte männliche Ratten weniger unverändertes ^{14}C-Histamin ausschieden als entsprechend behandelte weibliche Tiere. Der Unterschied blieb auch nach Verabreichung des Histaminasehemmers Aminoguanidin bestehen. Er wurde durch WESTLING auf die erhöhte Methylierungsfähigkeit des Histamins bei männlichen Ratten zurückgeführt.

ι) Histamin und Ontogenese

Untersuchungen über die Funktion des Histamins während der Schwangerschaft bei Säugetieren haben zu Resultaten geführt, die auf die biologische Bedeutung des Histamins in der Ontogenese ein neues Licht werfen.

Bei histaminfreier Aufzucht von Ratten kam es nach GUSTAFSON, KAHLSON u. ROSENGREN (1957) im letzten Drittel der Schwangerschaft zu einem mächtigen Anstieg der Histaminausscheidung im Harn von beispielsweise 19 μg in 24 Std (Durchschnittswert) im Anfang der Schwangerschaft, am 15. Tag derselben auf durchschnittlich 291 μg/24 Std mit den Grenzwerten 137 und 835 μg/24 Std; 24—48 Std vor der Geburt sank der Gehalt wieder auf Normalwerte ab.

Durch den Histaminaseinhibitor Aminoguanidin konnte die Ausscheidung 1—2 Tage vor der Geburt auf beispielsweise 1620 μg in 24 Std gesteigert werden. Dabei enthielten sowohl Uterus wie Foetus in diesem Zeitpunkt nur geringe Histaminmengen. Wurde durch Aminoguanidin der Histaminabbau blockiert, enthielt der 24-Stunden-Urin mehr Histamin als der ganze Körper.

Trotz des geringen Histamingehaltes des Uterus schien dieser zunächst die Hauptbildungsstätte des an den Urin abgegebenen Histamins zu sein. In Wirklichkeit war es aber der foetale Organismus. Dafür spricht, daß die Zunahme der Histaminsekretion mit der Anzahl der Foeten parallel ging. Durch s.c. Verabreichung von ^{14}C-L-Histidin (KAHLSON, ROSENGREN u. WESTLING (1958) wurde im letzten Drittel der Schwangerschaft die ^{14}C-Histaminausscheidung durch den Harn bedeutend gesteigert. Wurden die Foeten herausgenommen, hörte die vermehrte Histaminausscheidung auf. Die Kontrolle der Histaminbildung *in vitro* an den Foeten zeigte, daß vom 12.—20. Tag der Schwangerschaft an die Histaminbildung im foetalen Organismus die aller Gewebe des mütterlichen Organismus übertraf. Etwa einen Tag vor dem Geburtstermin kam es zu einem starken Abfall der Histaminbildung im Foetus. Durch Hydrazinsulfat und Semicarbazid-HCl, zwei typische Hemmstoffe der Histidindecarboxylase, wurde die Histaminbildung im Foetus blockiert.

Die Quelle der übernormalen Histaminbildung stellte die Leber des Foetus dar, (KAHLSON, ROSENGREN, WESTLING u. WHITE, 1958), die mehr Histamin produzierte, als der Magen der erwachsenen Ratte.

Die Befunde wiesen darauf hin, daß Histamin in der Embryogenese eine wichtige, aber nicht voll erkannte Rolle spielt.

Wie KAHLSON, ROSENGREN u. WHITE (1959, 1960) festgestellt haben, wird Histamin am foetalen Gewebe nur lose gebunden; es enthält wenig Histamin, produziert aber sehr viel (KAHLSON, 1960). Vgl. auch KAHLSON u. ROSENGREN (1959, 1965), TELFORD u. WEST (1961a).

Außer Histamin ist kein Stoff bekannt, der in ähnlicher Weise während der Schwangerschaft eine so bedeutende Zunahme erfährt. Damit steht in Beziehung, daß der Diaminoxydasespiegel im Plasma, der beim Menschen gewöhnlich sehr niedrig ist, im Laufe der Schwangerschaft auf einen 400—1000fach höheren Wert ansteigt, um nach der Geburt innert 3 Tagen auf normale Werte abzufallen (SWANBERG, 1948). Die Placenta ist bei der Frau und bei manchen Säugern sehr reich an Diaminoxydase, und bei der Frau hauptsächlich in der mütterlichen Decidua lokalisiert (SWANBERG, 1950). Dieser starke Anstieg bedeutet vielleicht eine Schutzfunktion für den graviden Uterus gegen die sehr hohe Histaminproduktion des Foetus, sofern die Verhältnisse hinsichtlich Histamingehalt beim menschlichen Embryo ähnlich liegen wie bei der Ratte (vgl. auch ANREP et al., 1947). BOVET-NITTI et al. (1963) zeigten, daß das Antihistaminicum Pyrilamin, in den ersten Stadien der Schwangerschaft (Ratte) appliziert, die Häufigkeit von Implantationsanomalien des befruchteten Eies erhöhte, und daß im letzten Stadium der Schwangerschaft toxische Erscheinungen auftraten (vgl. SHELESNYAK, 1952, 1960).

Zusammenfassung über Histamin bei Deuterostomia

Bei *Hemichordaten* ist über Histamin nichts bekannt. *Echinodermen* sind zur Histaminbildung befähigt. Es wirkt am glatten Muskel, analog wie am Säugetier, tonussteigernd. Seeigeleier enthalten Histamin, was mit der embryonalen Histaminbildung bei Säugern zum Vergleich aufruft. Über Histamin bei *Tunicaten* und *Acrania* (*Branchiostoma*) sind wir nicht orientiert. Bei *Cyclostomen* und *Knorpelfischen* wissen wir über Histamin nichts. *Knochenfische* bilden Histamin. Auf den Gefäßmuskel wirkt Histamin je nach Fischart kontrahierend oder erweiternd. Die Empfindlichkeit der Darmmuskulatur auf Histamin scheint nicht groß zu sein; Tonussteigerung wurde beobachtet. Isolierte Schuppen (*Phoxinus laevis*) reagieren auf Histamin mit Melanophorenkontraktion. Makrelen, (*Scomber scombrus*), produzieren in ihren Flossenstacheln ein Histamin enthaltendes Gift. Bei *Amphibien* wurde kein Histamin festgestellt. Eine gewisse Histaminempfindlichkeit ist festgestellt: das Froschherz (*Rana temporaria*) reagiert auf Histamin positiv chrono- und inotrop. Glatte Muskulatur zeigt auf Histamin Tonusvermehrung.

Sollten Amphibien kein Histamin bilden können, was nicht sichersteht, wäre dies ein Hinweis darauf, daß höhere Organismen ohne Histamin lebensfähig sind. Außerdem könnte der Histaminmangel bei Amphibien, falls er sich allgemein bestätigte, in tiersystematischer Hinsicht von Bedeutung sein, d.h. zu einem wichtigen (negativen) Klassenmerkmal werden. Bei *Reptilien* ist, von Schlangengiften abgesehen, die vor allem Histaminliberatoren (Lysolecithine) enthalten, ein positiver Histaminnachweis nicht bekannt; bei anderen Reptilien (Echsen, Schildkröten und Krokodilen) ist er zu vermuten. Am glatten Muskel von Schildkröten kommt es durch Histamin zu Tonussteigerung, an Coronargefäßen zur Erweiterung, im großen Kreislauf zu Blutdruckabfall.

Bei *Vögeln* ist der Nachweis von Diaminoxydase geleistet, nicht von Histamin. In Analogie zu Säugetieren ist als sehr wahrscheinlich anzunehmen, daß der Vogelorganismus über Histamin verfügt. Die Histaminempfindlichkeit ist bei Vögeln, ähnlich wie bei Säugetieren, artlich sehr verschieden, was besonders die tonische Wirkung am glatten Muskel betrifft.

Bei einigen wenigen Säugetieren und beim Menschen ist der Zyklus des „Histaminsystems" festgestellt; auch verfügen wir über Angaben, welche die Histamin- und Histidindecarboxylaseverteilung in einigen Organen erkennen lassen.

Bei *Carnivoren* (Hund und Katze) scheint Histidindecarboxylase zu fehlen, so daß die einzige Histaminquelle der Darm, d.h. die Darmflora bildet. Demgegenüber ist die Niere von Hund und Katze sehr reich an Histaminase. Bei anderen Carnivoren (Löwe, Tiger) wurde ein Histamin acetylierendes Ferment nachgewiesen, das auch bei *Primaten* (Menschen) und anderen Omnivoren (Ratte) vorkommt. Bei *Rodentia* (Herbivoren, wie Maus, Meerschweinchen) kommt neben der Diaminoxydase noch ein Ferment II, vielleicht noch ein weiteres histaminabbauendes Ferment vor. In der Niere von Nagern fehlt die Histaminase vollständig, was bedingt, daß der Abbau des Histamins auf anderem Wege vollzogen wird. Wieweit es sich beim Abbau des Histamins um tiersystematisch relevante Verschiedenheiten des biochemischen Prozesses handelt, kann zur Zeit nicht gesagt werden. Möglicherweise handelt es sich bei Säugern in erster Linie um nahrungsbedingte Unterschiede (Carnivoren, Herbivoren, Omnivoren) des Histaminabbaues.

Auffallend ist die selektive Empfindlichkeit bestimmter glattmuskeliger Organe bei Vertretern verschiedener Säuger auf Histamin: beim Meerschweinchen (Rodentia) besteht hohe Empfindlichkeit der Bronchialmuskulatur, beim Hund (Carnivora) tritt die zur Lebervenensperre führende Constriction der Lebervenen ein, für die Katze ist die Einwirkung auf die Lunge charakteristisch, für das Kaninchen (Lagomorpha) der Bronchialspasmus.

Der Histaminabbau geht bei Carnivoren, Omnivoren und Herbivoren verschieden vor sich: während Carnivoren (z.B. Löwen, Tiger) Histamin in acetylierter Form ausscheiden, gelangt es bei Herbivoren unverändert in den Urin, während bei Omnivoren (Mensch) sowohl unverändertes wie acetyliertes Histamin zur Ausscheidung kommt. Durch perorale Histaminzufuhr kann die Ausscheidung von Acetylhistamin gesteigert werden (ANREP et al., 1953); bei i.v. Applikation erfährt die Ausscheidung von freiem Histamin eine Zunahme.

Ob diese Unterschiede in der Histaminausscheidung auf artmäßigen Differenzen beruhen, oder eine für den Stoffwechsel bestimmter Säugerordnungen charakteristische Bedeutung besitzen, läßt sich nicht entscheiden, solange nicht Untersuchungen an einem größeren Tiermaterial vorliegen. Auffallend sind die hohen Histaminwerte im *Zentralnervensystem*, deren Verteilung wir fast ausschließlich bei *Ungulaten* (Ochse und Rind), Katze und Hund (Carnivora) und beim Menschen (Primaten) kennen. Hohe Werte wurden in Hypothalamus, Hypophyse, Zirbeldrüse, dorsalen und ventralen Wurzeln des Rückenmarks, im Nervus opticus u.a.a.O. festgestellt. Über die funktionelle Bedeutung dieses vom Zentralnervensystem autochthon produzierten Histamins sind wir wenig orientiert, auch darüber, ob Histamin als (hemmender?) synaptischer Überträgerstoff im Zentralnervensystem eine Rolle spielt. Am histaminreichsten ist das *vegetative*, besonders das *sympathische Nervensystem*, festgestellt bei einigen Ungulaten (Rind, Ochse, Schaf). Durch Nervenreiz im sympathischen System wird Histamin in der Haut freigesetzt, durch Vagusreiz im Magen, was zu vermehrter HCl-Produktion Anlaß gibt. Von histaminergischen Nerven zu sprechen, besteht vorläufig kein Anlaß, solange wir uns über die physiologische Bedeutung des Histamins im Nervensystem keine zureichende Vorstellung machen können.

Histamin wird in einer bestimmten Phase der *Schwangerschaft* im Embryo in sehr reichlicher Menge gebildet. Eine Wirkung als „Wuchshormon" ist nicht von der Hand zu weisen.

Die bisherigen sehr lückenhaften Feststellungen an Deuterostomiern über Vorkommen und Funktion des Histamins lassen keine tiersystematischen Deutungen zu. Weitere Untersuchungen an einer größeren Artenzahl von Amphibien werden erkennen lassen, ob ihnen die Fähigkeit zur Histaminbildung wirklich fehlt. Im Hinblick auf die Evolution homoithermer Tiere von bestimmten Gruppen der Reptilien aus, lassen eine auf eine größere Artenzahl von Reptilien ausgerichtete Analyse über Vorkommen und Wirkung von Histamin als wünschbar erscheinen. Sehr lückenhaft bekannt sind die Histaminverhältnisse bei Vögeln. Eine Abklärung der ontogenetischen Verhältnisse hinsichtlich Histaminbildung im Ei und Embryo bei Deuterostomiern wäre aus den gleichen Gründen wertvoll.

Literatur

ABDERHALDEN, E., EWALD, G.: Gibt es lebenswichtige, bisher unbekannte Nahrungsstoffe? Z. ges. exp. Med. 5, 1—98 (1917).

ABEL, J.J., MACHT, D.: Histamine and pituitary extract. J. Pharmacol. exp. Ther. 14, 279 to 293 (1919).

ACKERMANN, D., HOLTZ, F., REINWEIN, H.: Über das Vorkommen von Methyladenin, Dimethylhistamin, Guanidin, Betain und Eledonin bei *Geodia gigas*. Z. Biol. 82, 278—284 (1924/1925).

— LIST, P.H.: Über das Vorkommen beträchtlicher Mengen Histamin in der niederen Tierwelt. Hoppe-Seylers Z. physiol. Chem. 308, 274—276 (1957).

— MAUER, H.: Über das Bienengift und seine Beziehung zum Histamin. Arch. ges. Physiol. 247, 623—631 (1944).

ADAM, H.M.: Histamine in the central nervous system and hypophysis of the dog. In: S.S. KETY and J. ELKES: Regional neurochemistry, pp. 293—306. (Proc. 4th intern. neurochemical symposium, Varenna 1960). New York: Pergamon Press 1961.

ALLARD, H.F., ALLARD, H.A.: Venomous moth and butterflies. J. Wash. Acad. Sci. 48, 18—21 (1958).

ANGELUCCI, L.: Experiments with perfused frog's spinal cora. Brit. J. Pharmacol. 11, 161—170 (1956).

ANREP, G.V., BARSOUM, G.S., IBRAHIM, A.: The histaminolytic action of blood during pregnancy. J. Physiol. (Lond.) 106, 379—393 (1947).

— — TALAAT, M.: Release of histamine by the liver. J. Physiol. (Lond.) 120, 419—426 (1953).

ASBOE-HANSEN, G., WEGELIUS, O.: Histamine and mast cells. Studies on living connective tissue in the Hamster cheek pouch. Acta physiol. scand. 37, 350—358 (1956).

BACQ, Z.M.: Nouvelles observations sur l'acétylcholine et la choline-estérase chez les invertébrés. Arch. int. Physiol. 44, 174—189 (1937).

BAUER, V.: Über die Wirkung von Histamin und Adrenalin auf Protozoen und Leukocyten. Zool. Anz. Suppl. 2, 172—177 (1926).

BAYER, G., WENSE, TH.: Die Beeinflussung der Acetylcholinwirkung durch Histamin. Arch. exp. Pathol. Pharmakol. 182, 533—536 (1936).

BELAMARICH, F.A., TERWILLIGER, R.C.: Isolation and identification of cardiac-excitor hormone from the pericardial organs of *Cancer borealis*. Amer. Zool. 6, 101—106 (1966).

BERALDO, W.T., DIAS DA SILVA, W.: Release of histamine. 1. Release of histamine by animal venoms and bacterial toxins. In: M. ROCHA E SILVA: Histamine and antihistaminics, Part 1, pp. 334—366. Handbuch exp. Pharmakologie, Bd. XVIII/1. Berlin-Heidelberg-New York: Springer 1966.

BERTACCINI, G.: Diskussionsbemerkung zu: H.M. ADAM: Histamine in the central system and hypophysis of the dog. In: S.S. KETY and J. ELKES: Regional neurochemistry, pp. 305 to 306. (Proc. 4th intern. neurochem. symposium, Varenna 1960). Oxford: Pergamon Press 1961.

BERTHELOT, A., BERTRAND, D.: Contribution à l'étude de la β-imidazoléthylamine. C. R. Acad. Sci. (Paris) 155, 360 (1912).

BLASCHKO, H.: Remarks on the location of histamine in mammalian tissues. In: Ciba Foundation Symposium on histamine, pp. 381—389. London: J.A. Churchill 1956.

— The amin oxidase of mammalian blood plasma. Advanc. comp. Physiol. 1, 68—116 (1962).

— FRIEDMAN, P.J., HAWES, R., NILSSON, K.: The amine oxydases of mammalian plasma. J. Physiol. (Lond.) 145, 384—404 (1959).

— HAWKINS, J.: Encymic oxidation of aliphatic diamines. Brit. J. Pharmacol. 5, 625—632 (1950).

BOVET-NITTI, F., BIGNAMI, G., BOVET, D.: Antihistamine drugs on rat pregnancy: effects of pyrilamine and meclizine. Life Sciences 2, 303—310 (1963).

BÜLBRING, E.: Changes in configuration of spontaneously discharged spike potentials from smooth muscle of the guinea-pig's taenia coli. The effect of electrotonic currents and of adrenaline, acetylcholine and histamine. J. Physiol. (Lond.) 135, 412—425 (1957).

— BURNSTOCK, G.: Membrane potential changes associated with tachyphylaxis and potentiation of the response to stimulating drugs in smooth muscle. Brit. J. Pharmacol. 15, 15, 611—624 (1960).

— KURIYAMA, H.: Effects of changes in ionic environment on the action of acetylcholine and adrenaline on the smooth muscle cells of guineapig taenia coli. J. Physiol. (Lond.) 166, 59—74 (1963).

BULLARD, BELINDA: The nervous control of the anterior byssus retractor muscle of *Mytilus edulis*. Comp. Biochem. Physiol. 23, 749—759 (1967).

BURNSTOCK, G., GREENBERG, KIRBY, S., WILLIS, A.G.: An electrophysiological and pharmacological study of visceral smooth muscle and its innervation in a mollusc, *Poneroplax albida*. Comp. Biochem. Physiol. 23, 407—429 (1967).

CARLSON, A.J., LUCKHARDT, A.B.: Studies on the visceral sensory nervous system. I. Lung automatism and lung reflexes in the frog (*R. pipiens* and *R. catesbiana*). Amer. J. Physiol. 54, 55—95 (1920/1921).

— — Studies on the visceral sensory nervous system. X. The vagus control of the esophagus. Amer. J. Physiol. 57, 299—335 (1921).

CAVILL, G.W.K., ROBERTSON, PH.L., WHITEFIELD, F.B.: Venom and venom apparatus of the bull ant *Myrmecia gulosa* (Fabr.). Biochem. Pharmacol. 12, Suppl. p. 187 (1963).

CLARK, W.G.: Amine content and biosynthesis in mastoxytomas and *Octopus* salivary glands. Fed. Proc. 19, 9 (1960).

— HARTMAN, J., LIEBHOLD, R.A., JORDON, A.L., CYR, S.D.: Soma aspects of the biochemical pharmacology of the *Octopus*. Proc. Western Pharmacol. Soc. 3, 106—122 (1960).

COTTRELL, G.A.: Separation and properties of subcellular particles associated with 5-hydroxytryptamine, its acetylcholine and with an unidentified cardio-excitatory substance from *Mercenaria* nervous tissue. Comp. Biochem. Physiol. 17, 891—907 (1966).

— MASER, M.: Subcellular localization of 5-hydroxytryptamine and substance X in molluscan ganglia. Comp. Biochem. Physiol. 20, 901—906 (1967).

COTZIAS, G.C., DOLE, V.P.: The activity of histaminase in tissues. J. biol. Chem. 196, 235—242 (1952).

CROSSLAND, J.: Chemical transmission in the central nervous system. J. Pharm. Pharmacol. 12, 1 (1960).

DALE, H.H.: Antihistamine substances. Brit. med. J. 1948/II, 281—283.

— LAIDLAW, P.P.: The physiological action of β-iminazolylethylamine. J. Physiol. (Lond.) 41, 318—344 (1910/1911).

— — Further observations on the action of imidazolylethylamine. J. Physiol. (Lond.) 43, 182—195 (1911).

DAVILA, D., RABADJIJA, M., PALAIC, D., SUPEK, Z.: Content and distribution of 5-hydroxytryptamine in the central nervous system of the frog. J. Neurochem. 12, 59—60 (1965).

DESCHIENS, R., POIRIER, M.: Données relatives à l'intoxication vermineuse expérimentale. C. R. Acad. Sci. (Paris) 224, 689—690 (1947a).

— — L'intoxication expérimentale du cobaye par l'extrait trichloracétique de *Taenia saginata*. C. R. Soc. Biol. (Paris) 141, 988—989 (1947b).

— — L'intoxication expérimentale du cobaye par l'extrait de *Fasciola hepatica*. C. R. Soc. Biol. (Paris) 144, 1345—1346 (1950).

DINIZ, C.R.: Chromatographic separation of smooth muscle active substances from spider venoms. Acta physiol. lat.-amer. 12, 211 (1962).

DINIZ, C.R., GONÇALES, J.M.: Some chemical and pharmacological properties of Brazilian scorpion venoms. In: E.E. BUCKLEY and N. PORGES (Editors): Venoms. Amer. Ass. Adv. Sci. Washington DC 1956.
— — Separation of biologically active compounds from scorpion venoms by zone electrophoresis. Biochim. biophys. Acta (Amst.) 41, 470 (1960).
DUNÉR, H., PERNOW, B.: Histamine. In: U.S. VON EULER and H. HELLER: Comparative endocrinology, Vol. 2, pp. 239—257. New York: Academic Press 1963.
DUTTA, N.K., NARAYANA, K.G.A.: Release of histamine from rat diaphragm by cobra venom. Nature (Lond.) 169, 1064—1065 (1952).
ECKERT, D., PAASONEN, M., VARTIAINEN, A.: On histamine in the gnat (Culex pipiens). Acta pharmacol. (Kbh.) 7, 16—21 (1951).
EMMELIN, N., KAHLSON, G.S.: Histamine as a physiological excitant of acid gastric secretion. Acta physiol. scand. 8, 289—304 (1944).
ERSPAMER, V., BORETTI, G.: Identification and characterization, by paper chromatography, of enteramine, octopamine, tyramine, histamine and allied substances in extracts of posterior salivary glands of octopoda and in other tissue extracts of vertebrates and invertebrates. Arch. int. Pharmacodyn. 88, 296—332 (1951).
EULER, U.S. VON: Histamine as a specific constituent of certain autonomic nerve fibres. Acta physiol. scand. 19, 85—93 (1949).
— Histamine and nerves. In: Ciba Foundation Symposium, pp. 235—241. London: J. and A. Churchill 1956.
— Relationship between histamine and the autonomous nervous system. In: M. ROCHA E SILVA: Histamine and antihistaminics. Part. 1, pp. 318—333, Handbuch exp. Pharmakologie, Bd. 18/1. Berlin-Heidelberg-New York: Springer 1966.
— OESTLUND, E.: Effects of some biologically occurring substances on the isolated intestine in fish. Acta physiol. scand. 38, 364—378 (1957).
FALCK, B., OWMAN, B.: A detailed methodological description of the fluorescent method for the cellular demonstration of biogenic monamines. Acta Univ. Lund Section II, No. 7, 1—23 (1965).
FAWCETT, D.W.: Cytological and pharmacolocical observations on the release of histamine by mast cells. J. exp. Med. 100, 217—224 (1954).
FELDBERG, W.: The action of bee venom and lysolecithin on the adrenal medulla. J. Physiol. (Lond.) 99, 104—118 (1940).
— Distribution of histamine in the body. In: Ciba symposium on histamine, pp. 235—241. Boston: Little, Brown and Co. 1956.
— HOLDEN, H.F., KELLAWAY, C.H.: The formation of lysocithin and of a muscle-stimulating substance by snake venoms. J. Physiol. (Lond.) 94, 232—248 (1938).
— KELLAWAY, C.H.: Liberation of histamine and its role in the symptomatology of bee venom poisoning. Aust. J. exp. Biol. med. Sci. 15, 461—489 (1937a).
— — Liberation of histamine from the perfused lung by snake venoms. J. Physiol. (Lond.) 90, 257—287 (1937b).
— — Liberation of histamine and formation of lysocithin-like substances by cobravenom. J. Physiol. (Lond.) 94, 187—226 (1938).
— SMITH, A.N.: Release of histamine by tryptamine and 5-hydroxytryptamine. Brit. J. Pharmacol. 8, 406—411 (1953).
FLEISCH, A.: Die Wirkung von Histamin, Acetylcholin und Adrenalin auf die Venen. Arch. ges. Physiol. 228, 351—372 (1931).
FOOT, N.C.: Pathology of the dermatitis caused by Megalopyge opercularis, a Texan caterpillar. J. exp. Med. 35, 737—755 (1922).
FUCHE, J., KAHLSON, G.: Histamine as a stimulant to the anterior pituitary gland as judged by the lymphopenic response in normal and hypophysectomized rabbits. Acta physiol. scand. 39, 327—347 (1957).
GADDUM, J.H.: Gefäßerweiternde Stoffe der Gewebe. Leipzig: Georg Thieme 1936.
— The metabolism of histamine. Brit. med. J. 1951, II 987—991.
— Chemical transmission in the central nervous system. Nature (Lond.) 197, 741—743 (1963).
GALE, E.F.: Amino-acid decarboxylases. Brit. med. Bull. 9, 135—136 (1953).
GAMINARA, A.: Le venin de la larve de Megalopyge ureus. Bull. Soc. Path. exot. 21, 656—662 (1928).
GAUTRELET, J., CORTEGGIANI, E.: Libération de l'acétylcholine du complexe acétylcholinique du cerveau de mammifères par le venin de cobra. C.R. Acad. Sci. (Paris) 207, 465—466 (1938).
GEIGER, E.: Role of histamine poisoning with spoiled fish. Science 121, 865—866 (1955).
GERTNER, S.B., KOHN, R.: Effect of histamine on ganglionic transmission. Brit. J. Pharmacol. 14, 179—182 (1959).
GILFOIL, T.M., HART, E.R., MARAZZI, A.S.: Cerebral synaptic inhibition by histamin. Fed. Proc. 19, 262 (1960).

GRAY, W. D., MUNSON, P. L.: The rapidity of the adrenocorticotropic response of the pituitary to the intravenous administration of histamine. Endocrinology 48, 471—481 (1951).

GUGGENHEIM, M.: Proteinogene Amine. Peptamine: Glycyl-p-Oxyphenyläthylamin, Alanyl-p-Oxyphenylithylamin, Glycyl-ß-Imidazolyläthylamin. Biochem. Z. 51, 369—387 (1913).

— Wirkung des Beta-Imidazolyläthylamins (Imido „Roche") am menschlichen Uterus. Ther. Mh. 28, 174—175 (1914).

— Die biogenen Amine. 4. Aufl. Basel: S. Karger 1951.

— LÖFFLER, W.: Biologischer Nachweis proteinogener Amine in Organextrakten und Körperflüssigkeiten. Biochem. Z. 72, 303—324 (1915a).

GUSTAFSSON, B., KAHLSON, K., ROSENGREN, E.: Biogenesis of histamine studied by its distribution and urinary excretion in germ free reared and not germ free rats fed a histaminefree diet. Acta physiol. scand. 41, 217—218 (1957).

HALSTEAD, B. W.: Animal phyla known to contain poisonous marine animals. In: E. E. BÜCKLEY and N. PORGES (Editors): Venoms. Amer. Assoc. Adv. Sci. Washington DC 1956.

HANDOVSKY, H., DUBOIS-REYMOND, E., VON STRANTZ, CH. M.: Beeinflussung der Vitalität von Protozoen durch chemische Reize, gemessen an der Teilungsgeschwindigkeit. Arch. exp. Pathol. Pharmakol. 100, 273—287 (1923).

HARRIS, G. W., JACOBSOHN, D., KAHLSON, G.: The occurrence of histamine in cerebral regions related to the hypophysis. Ciba Found. Colloq. Endocr. 4, 186 (1952).

HARTMAN, W. J., CLARK, W. G., CYR, S. D., JORDON, A. L., LIEBHOLD, R. A.: Pharmacologically amines and their biogenesis in the Octopus. Ann. N. Y. Acad. Sci. 90, 637 (1960).

HAYASHI, M.: Investigations on food poisoning, caused by ordinary putrification. IV. Synergism between histamine and several biogenetic amines. J. Pharm. Soc. Japan 74, 1148 to 1151 (1954). (Engl. summary, p. 1151). Zit. nach KAISER u. MICHL: Die Biochemie der tierischen Gifte. Deuticke, Wien 1958, p. 81, 258 S.

HILL, R. B., THIBAULT, W.: The relation of neurohumors to autorhythmicity of the isolated ventricle of Strombus gigas, Gastropoda, Prosobranchia). Comp. Biochem. Physiol. 24, 19—30 (1968).

— WELSH, J. H.: Heart, Circulation and blood cells. In: Physiology of mollusca, Vol. 2, pp. 125—174. Ed. by K. M. WILBER and C. M. YONGE. New York: Academic Press 1966.

HÖGBERG, B., SUDOW, G., THON, I.-L., UVNÄS, B.: Histamin liberation produced in the perfused paw of the cat by 48/80 and extracts from jellyfish (Cyanea capillata) and eel worm (Ascaris lumbricoides), from swine. Acta physiol. scand. 38, 265—274 (1957a).

— TUFVESSON, G., UVNÄS, B.: Histamine liberation produced in the perfused paw of the cat by 48—80 and extracts from jellyfish (Cyanea capillata) and eel worm (Ascaris lumbricoides), from swine. Acta physiol. scand. 38, 135—144 (1957b).

— UVNÄS, B.: Inhibitory action of allicin on degranulation of mast cells produced by compound 48/80, histamine liberator from Ascaris lecithinase A, and antigen. Acta physiol. scand. 44, 157—162 (1958).

HOPKINS, H. S.: Protoplasmic effects of papaverine, histamine and other drugs, in relation to the theory of smooth muscle contraction. Amer. J. Physiol. 61, 551—561 (1922).

HUTCHEON, D. W., CHIVERS-WILSON, V. S.: The histamine and anticoagulant activity of extracts of the black fly. Rev. canad. Biol. 12, 77—85 (1953).

IVY, A. C., BACHRACH, W. H.: Effect of histamine on gastric secretion. In: M. ROCHA E SILVA: Histamine and antihistaminics. Part 1, pp. 302—317. Handbuch exp. Pharmakologie, Bd. XVIII/1. Berlin-Heidelberg-New York: Springer 1966a.

— — Physiological significance of the effect of histamine on gastric secretion. In: M. ROCHA E SILVA: Histamine and antihistaminics, pp. 810—891. Handbuch exp. Pharmakologie, Bd. XVIII/1. Berlin-Heidelberg-New York: Springer 1966b.

JAEGER, C. P.: Physiology of Mollusca. I. Action of acetylcholine on the heart of Strophocheilos oblongus. Comp. Biochem. Physiol. 4, 30—32 (1961).

JAQUES, R., SCHACHTER, M.: A sea anemone extract (Thalassine) which liberates histamine and a slow contracting substance. Brit. J. Pharmacol. 9, 49—52 (1954a).

— — The presence of histamine, 5-hydroxytryptamine and a potent slow contracting substance in wasp venom. Brit. J. Pharmacol. 9, 53—58 (1954b).

JAQUET, H.: Versuch einer Interpretation des Reaktionsmechanismus der durch Liberationsvorgänge ausgelösten entzündlichen Hautreaktion. Arch. int. Pharmacodyn. 144, 161—184 (1963).

JOHANSEN, K., HUSTON, M. J.: Effects of some drugs on the circulatory system of the intact non-anesthetized cephalopod Octopus dofleini. Comp. Biochem. Physiol. 5, 177—184 (1962).

JOHNELS, A. G.: On the dorsal ganglion cells of the spinal cord in lampreys. Acta Zool. (Stockh.) 39, 201—216 (1958).

KAHLSON, G.: A place for histamine in normal physiology. The Lancet 1960, 67—71.

— ROSENGREN, E.: Prevention of foetal development by enzyme inhibition. Nature (Lond.) 184, 1238—1239 (1959).

KAHLSON, G., ROSENGREN, E.: Histamine. Ann. Rev. Pharmacol. 5, 305—320 (1965).
— — WESTLING, H.: Increased formation of histamine in the pregnant rat. J. Physiol. (Lond.) 143, 91—103 (1958).
— — — WHITE, T.: The site of increased formation of histamine in the pregnant rat. J. Physiol. (Lond.) 144, 337—348 (1958).
— — WHITE, T.: Formation of histamine by the foetus in the rat and man. J. Physiol. (Lond.) 145, 30 P—31 P (1959).
— — — The formation of histamine in the rat foetus. J. Physiol. (Lond.) 151, 131—138 (1960).
KAISER, E., MICHL, H.: Die Biochemie der tierischen Gifte. Wien: F. Deuticke 1958, p. 218 to 219.
KELLER, R.: Zur Bindung von Histamin und Serotonin in den Mastzellen. Arzneimittel-Forsch. 8, 390—394 (1958).
KERKUT, G.A., PRICE, M.A.: Histamine content of tissues from the crab Carcinus maenas. Comp. Biochem. Physiol. 3, 315—317 (1961).
— SEDDEN, C.B., WALKER, R.J.: Cellular localization of monamines by fluorescence microscopy in Hirudo medicinalis and Lumbricus terrestris. Comp. Biochem. Physiol. 21, 687—690 (1967).
— WALKER, R.J.: The effect of drugs on the neurones of the snail Helix aspersa. Comp. Biochem. Physiol. 3, 315—317 (1961).
KONISI-MANAO: Über das Gift des Tausendfüßlers. Okayama-Igakkai-Zasshi 48, 1309—1315 (1936) (Japanisch).
KRAWKOW, N.P.: Über die Wirkung von Giften auf die Gefäße isolierter Fischkiemen. Pflügers Arch. ges. Physiol. 151, 583—603 (1913).
KUENZLE, C.C.: Methoden zur Differenzierung peripher-vegetativer Pharmakorezeptoren. Med. Diss. Zürich 1960 und Arzneimittel-Forsch. 10, 721—726 (1960).
— WASER, P.G.: Wirkungsmechanismus und Rezeptoren des Muscarins. Mit einer neuen Methode zur Differenzierung von Rezeptoren. Helv. physiol. pharmacol. Acta 16, 44—57 (1958).
KURIYAMA, H.: The influence of potassium, sodium and chloride on the membrane potential of the smooth muscle of taenia coli. J. Physiol. (Lond.) 166, 15—28 (1963).
LA LANDE, I.S. DE: Preliminary analysis of the venom of the bull dog ant (Myrmecia forficata). Biochem. Pharmacol. 12, Suppl. p. 187 (1963).
LEGER, M., MOUZELS, P.: Dermatose prurigineuse déterminée par des papillons saturnides du genre Hylesia. Bull. Soc. Path. exot. 11, 104—107 (1918).
LENTZ, TH. R., BARNETT, P.J.: Relationship of enzyme activity to nematocyst discharge in Hydra. Anat. Rec. 142, 315 (1962a).
— — The effect of enzyme substrate and pharmacological agents on nematocyst discharges. J. exp. Zool. 149, 33—38 (1962b).
LIO, G.: L'azione esercitata dall'istamina sul cuore e sui muscoli in rapporto ad alcuni cationi fisiologici. Arch. int. Pharmacodyn. 33, 409—419 (1927).
LISON, L.A.J.: Histochemie des mastocytes. In: M. ROCHA E SILVA: Histamine and antihistaminics, Part 1, pp. 136—147. Handbuch exp. Pharmakologie, Bd. XVIII/1. Berlin-Heidelberg-New York: Springer 1966.
LUCKHARDT, A.B., CARLSON, A.J.: Studies on the visceral sensory nervous system. II. Lung automatism and lung reflexes in the salamanders (Necturus, Axolotl). Amer. J. Physiol. 54, 122—137 (1920/1921).
MARCOU, J., DEREVICI, A., DEREVICI, M.: Sur la répartition de l'histamine dans l'abeille (Apis mellifera), et dans son venin. C. R. Soc. Biol. (Paris) 126, 726—728 (1937).
MATHIAS, A.P., ROSS, D.M., SCHACHTER, M.: Distribution of histamine, 5-hydroxytryptamine, tetramethylammonium and other substances in coelenterates possessing nematocytes. J. Physiol. (Lond.) 142, 56 P—57 P (1958).
— — — The distribution of 5-hydroxytryptamine, tetramethylammonium, homarine and other substances in sea anemones. J. Physiol. (Lond.) 151, 296—311 (1960).
McGEER, P.L.: The distribution of histamine in cat and human brain. In: D. RICHTER (Editor): Comparative Neurochemistry, pp. 387—391. Oxford: Pergamon Press 1964.
METTRICK, D.F., TELFORD, J.M.: The histamine content and histidine decarboxylase activity of some marine and terrestrial animals from the West Indies. Comp. Biochem. Physiol. 16, 547—559 (1965).
MICHAELSON, I.A., DOWE, G.: The subcellular distribution of histamine in brain tissue. Biochem. Pharmacol. 12, 949—956 (1963).
— WHITTAKER, V.P.: The subcellular distribution of histamine in guinea pig brain. Biochem. J. 84, 31 P (1962).

MIROLLI, M.: The effects of reserpine on molluscs. Thesis Harvard Univ., Cambridge (Mass.), pp. 1—73 (1964).
— Tritium distribution in *Buscyon canaliculatum* (L.) injected with labelled reserpine. Science (N.Y.) **149**, 1503—1504 (1965).
— Advantages of n-heptanol in the extraction of 5-hydroxytryptamine (5-HT). Experientia (Basel) **22**, 788—790 (1966).
— Decarboxylation of 5-hydroxytryptophane in ganglia of *Buscyon canaliculatum* (L.), treated with reserpine. Comp. Biochem. Physiol. **24**, 847—854 (1968).
MOTA, I., YONEDA, S.: The distribution of the mast cells in the digestive tract of laboratory animals: its bearing on the problem of the localization of histamine in tissues. Quart. J. micr. Sci. **97**, 251 (1956).
MOTA, J.: Release of histamine from mast cells. In: M. ROCHA E SILVA: Histamine and antihistaminics. Part 1, pp. 569—637. Handbuch exp. Pharmakologie, Bd. 18/1. Berlin-Heidelberg-New York: Springer 1966.
NAGAMITSU, G.: Beiträge zur physiologischen Wirkung des Histamins. II. Über das Gift der Honigbiene. Okayama-Igakkai-Zasshi **47**, 3005—3012 (1935) (Japanisch).
NAITO, T., KURIAKI, K.: Die Verteilung der Histidindecarboxylase in verschiedenen Gebieten des Zentralnervensystems und Effecte einiger Narkotika und Analeptica auf die Enzymaktivität. Arch. exp. Pathol. Pharmakol. **232**, 481—486 (1958).
NEUMANN, W., HABERMANN, E.: Beiträge zur Charakterisierung des Bienengiftes. Arch. exp. Pathol. Pharmakol. **222**, 367—387 (1954).
OESTLUND, E., FÄNGE, R.: Vasodilation by adrenaline and noradrenaline and the effects of some other substances on perfused fish gills. Comp. Biochem. Physiol. **5**, 307—309 (1962).
PAPACOSTAS, C.A., LOEW, E.R., WEST, G.B.: Studies on the toxicology of a histamine liberator compound 48/80. Arch. int. Pharmacodyn. **120**, 353—362 (1959).
PARRAT, J.R., WEST, G.B.: Histamine liberation in the hamster. Arch. int. Pharmacodyn. **113**, 209—216 (1957).
PARROT, J.-L., THOUVENOT, T.J.: Dualité d'action de l'histamine sur l'iléon isolé de cobaye. Essai d'analyse pharmacologique. J. Physiol. (Paris) **49**, 1149—1170 (1957).
— — Action de l'histamine sur les muscles lisses. In: M. ROCHA E SILVA: Histamine and antihistaminics, pp. 202—224. Handbuch exp. Pharmakologie, Bd. XVIII/1. Berlin-Heidelberg-New York: Springer 1966.
PHILLIPS, J.H., ABBOT, D.P.: Isolation and assay of the nematocyst toxin of *Metridium senile fimbriatum*. Biol. Bull. Woods. Hole **113**, 296—301 (1957).
PILGRIM, R.L.C.: The action of acetylcholine on the heart of lamellibranch molluscs. J. Physiol. (Lond.) **125**, 208—214 (1954a).
— The action of histamine on the hearts of two lamellibranch molluscs. J. Physiol. (Lond.) **126**, 619—622 (1954b).
REINERT, M.: Zur Kenntnis des Bienengiftes. Festschrift Emil Barrell 1936. pp. 407—421, Basel 1936.
RILEY, J.F., WEST, G.B.: The presence of histamine in tissue mast cells. J. Physiol. (Lond.) **120**, 528—537 (1953).
— — The occurence of histamine in mast cells. In: M. ROCHA E SILVA: Histamine and antihistaminics, pp. 116—135. Handbuch exp. Pharmakologie, Bd. 18/1. Berlin-Heidelberg-New York: Springer 1966.
ROCHA E SILVA, M.: Action of the histamine on the smooth muscle. In: M. ROCHA E SILVA: Histamine and antihistaminics, Part 1, pp. 225—237. Handbuch exp. Pharmakologie, Bd. 18/1. Berlin-Heidelberg-New York: Springer 1966a.
— Action of histamine on the circulatory apparatus. In: M. ROCHA E SILVA: Histamine and antihistaminics, Part 1, pp. 238—293. Handbuch exp. Pharmakologie, Bd. 18/1. Berlin-Heidelberg-New York: Springer 1966b.
— PORTO, A., ANDRADE, S.O.: Anaphylaxis-like reactions produced by ascaris extracts. Arch. Surg. **53**, 199—213 (1946).
ROTHSCHILD, A.M.: Chromatographic separation of phospholipase A from a histamine releasing component of Brazilian rattle-snake venom (*Crotalus durissus terrificus*). Experientia (Basel) **23**, 741—742 (1967).
— Histamine release by basic compounds. In: M. ROCHA E SILVA: Histamine and antihistaminics, pp. 386—430. Handbuch exp. Pharmakologie, Bd. 18/1. Berlin-Heidelberg-New York: Springer 1966.
S.-RÓZSA, ZS.-NAGY, I.: Physiological and histochemical evidence for neuroendocrine regulation of heart activity in the snail *Limnaea stagnalis* L. Comp. Biochem. Physiol. **23**, 373—382 (1967).
RÜHL, A.: Über Herzinsuffizienz durch Histamin. Arch. exp. Pathol. Pharmakol. **145**, 255—276 (1929).

SAWYER, C.H.: Rhinencephalic involvement in pituitary activation by intraventricular histamine in the rabbit under nembutal anesthesia. Amer. J. Physiol. **180**, 37—44 (1955).

SCHAYER, R.W.: Enzymatic formation of histamine from histidine. In: M. ROCHA E SILVA: Histamine and antihistaminics, pp. 688—728. Handbuch exp. Pharmakologie, Bd. 18/1. Berlin-Heidelberg-New York: Springer 1966.

SCHMIDT, G.W., STÄHELIN, A.: Histaminempfindlichkeit und anaphylaktische Reaktionen. Z. Immun.-Forsch. **60**, 222—238 (1929).

SÉRÉNI, E.: The chromatophores of cephalopods. Biol. Bull. **59**, 247—268 (1930).

SHELESNYAK, M.C.: Inhibition of decidual cell formation in the pseudopregnant rat by histamine antagonism. Amer. J. Physiol. **170**, 522—527 (1952).

— Implantation des befruchteten Eies. Endeavour **19**, 81 (1960).

STAUB, H.: Die Adrenalin-Histaminregulation, gleichzeitig Beitrag zum Antistinmechanismus. Helv. physiol. pharmacol. Acta **4**, 539—550 (1946).

STORM VAN LEEUWEN, W., VERZÁR, F.: The sensitiveness to poisons in avitaminous animals. J. Pharmacol. exp. Ther. **18**, 293—311 (1921).

SUMBAL, J.J.: The action of pituitary extracts, acetylcholine and histamine upon the coronary arteries of the tortoise. Heart **11**, 285—297 (1924).

SWANBERG, H.: The sources of the histaminolytic enzyme in the blood of pregnant woman. Acta physiol. scand. **16**, 83—96 (1948).

— Histaminase in pregnacy with special reference to its origin and formation: an experimental and clinical study. Acta physiol. scand. **23**, Suppl. **79** (1950).

TEBĚCIS, A.K., PHILLIS, J.W.: The effects of topically applied biogenic monamines on the isolated toad spinal cord. Comp. Biochem. Physiol. **23**, 553—563 (1967).

TELFORD, J.M., WEST, G.B.: The effect of age on the formation of histamine in the rat. J. Physiol. (Lond.) **157**, 306—314 (1961 a).

— — The formation of histamine in the rat. J. Pharmacol. (Lond.) **13**, 75—82 (1961 b).

TETSCH, CH., WOLFF, K.: Untersuchungen über Analogien zwischen Bienen- und Schlangen (Crotalus)- Gift. Biochem. Z. **288**, 126—136 (1936).

THOMAS, D.W., LEWIS, JANET C.: Histamine release by the ant. Aust. J. exp. Biol. med. Sci. **43**, 275—276 (1965).

TRENDELENBURG, U.: The action of histamine on the sympathetic nervous system. In: Ciba Foundation Symposium on histamine, pp. 278—279. London: J.A. Churchill 1956.

— Stimulation of sympathetic centers by histamine. Circulat. Res. **5**, 105—109 (1957).

— The action of histamine and 5-hydroxytryptamine on isolated mammalian atria. J. Pharmacol. exp. Ther. **130**, 450—459 (1960).

UNGAR, G., UNGAR, A., PARROT, J.-L.: Sur la présence de substances histaminiques dans les tissus des invertébrés marins. C. R. Soc. Biol. (Paris). **126**, 1156—1158 (1937).

UVNÄS, B.: Mechanism of action of a histamine-liberating principle in jellyfish (*Cyanea capillata*). Ann. N. Y. Acad. Sci. **90**, 751—759 (1960).

— DIAMANT, B., HÖGBERG, B., THON, I.-L.: Mechanism of mast cell disruption induced by a principle extracted from *Ascaris suis*. Amer. J. Physiol. **199**, 575—578 (1960).

— THON, I.L.: Evidence for enzymatic histamine release from isolated rat mast cells. Exp. Cell. Res. **23**, 45—57 (1961).

VALETTE, G., AUGEREAU, P.: Réactivité des muscles lisses des poissons à l'histamine et à d'autres agents contracturantes. (5-Hydroxytryptamine, acétylcholine et chlorure de barium). J. Physiol. (Paris) **50**, 1067—1074 (1958).

— HUIDOBRO, H.: Pouvoir histaminolibérateur de la chenille processionnaire du pin, *Thaumetopoea pityocampa* Schiff. Arch. int. Pharmacodyn. **109**, 344—353 (1957).

VALLE, J.R., PICARELLI, Z.P., PRADO, J.L.: Histamine content and pharmacological properties of crude extracts from setae of urticating caterpillars. Arch. int. Pharmacodyn. **98**, 324—334 (1954).

VEIL, C.: Contribution à la physiologie des labrocytes des écailles de poisson mise en évidence de reactions anaphylactiques et comportement en présence d'un libérateur d'histamine. Acta physiol. pharmacol. neerl. **6**, 386—404 (1957).

VOEGTLIN, C., DYER, H.: Natural resistance of albino rats and mice to histamine, pituitary and certain other poisons. J. Pharmacol. exp. Ther. **24**, 102—117 (1925).

WALKER, R.J., WOODRUFF, G.N., KERKUT, G.A.: The effect of acetylcholine and 5-hydroxytryptamine on electrophysiological recording from muscle fibres of the leech, *Hirudo medicinalis*. Comp. Biochem. Physiol. **24**, 987—990 (1968).

WASHIZU, Y.: Elektrical properties of leech dorsal muscle. Comp. Biochem. Physiol. **20**, 641—646 (1967).

WATON, N.G.: Studies on mammalian histidine decarboxylase. Brit. J. Pharmacol. **11**, 119—127 (1956).

WATON, N.G., LOVENBERG, W., UDENFRIEND, S.: Characteristics of mammalian histidine decarboxylating enzymes. Biochem. Biophys. Acta **50**, 177—179 (1961).

WEISSBACH, H., LOVENBERG, W., UDENFRIEND, S.: Characteristics of mammalian histidine decarboxylating enzymes. Biochem. Biophys. Acta **50**, 177—179 (1961).

WELSH, J.H.: Compounds of pharmacological interest in coelenterates In: The biology of *Hydra* and of some other coelenterates, pp. 179—186. Miami: University Press 1961.

— Composition and mode of action of some invertebrate venoms. Ann. Rev. Pharmacol. **4**, 293—304 (1964).

— PROCK, P.B.: Quaternary ammonium bases in the coelenterates. Biol. Bull. **115**, 551—561 (1958).

WERLE, E.: Histamine in nerves. In: Ciba Foundation Symposium on histamine, pp. 265—269. Lond: J. and A. Churchill 1956.

— GLEISSNER, R.: Über die Herkunft des Histamins der Bienen. Z. Vitamin-, Hormon- u. Fermentforsch. **4**, 450—455 (1951).

— PALM, D.: Histamin in Nerven. II. Biochem. Z. **320**, 322—334 (1950).

— — Histamin in Nerven. III. Biochem. Z. **323**, 255—264 (1952).

— SCHAUER, A.: Histamin in Nerven. IV. Histidindecarboxylase. Z. ges. exp. Med. **127**, 16—21 (1956).

— WEICKEN, G.: Über das Vorkommen von Histamin in Nerven. Biochem. Z. **319**, 457—462 (1949).

WESTLING, H.: The difference in the metabolism of injected (^{14}C) histamine in male and female rats. Brit. J. Pharmacol. **13**, 498—500 (1958).

WHITE, T.: Formation and catabolism of histamine in cat brain, *in vivo*. J. Physiol. (Lond.) **152**, 299—308 (1960).

— Some effects of histamine and two histamine metabolites on the cat's brain. J. Physiol. (Lond.) **159**, 198—202 (1961).

— Histamine in the brain. In: M. ROCHA E SILVA (Subeditor): Histamine and antihistaminics, Part 1, pp. 789—796, Handbuch exp. Pharmakologie, Bd. 18/1. Berlin-Heidelberg-New York: Springer 1966.

WYMAN, L., LUTZ, B.R.: The action of adrenaline and certain drugs on the isolated holothurian cloaca. J. exp. Zool. **57**, 441—453 (1930).

ZELLER, E.A.: Über den enzymatischen Abbau von Histamin und Diaminen. 2. Mitteilung. Helv. chim. Acta **21**, 880—890 (1938).

— In: F. BÜCHNER, E. LETTERER und F. ROULET: Handbuch der allgemeinen Pathologie, Bd. **21**, p. 279. Berlin-Göttingen-Heidelberg: Springer 1955.

— The fate of histamine in the body, with particular reference to the enzymology of histamine oxydation. In: Ciba Foundation Symposium on histamine. London: J. and A. Churchill 1956b.

— BIRKHÄUSER, H., MISLIN, H., WENK, M.: Über das Vorkommen von Diaminoxydase bei Mensch, Säugetier und Vogel. Mit einem Anhang über das Vorkommen von Cholinesterase beim Vogel. Helv. chim. Acta **22**, 1381—1395 (1939).

— KOCHER, V., MARITZ, A.: Beiträge zur Biochemie der Haut und tierischer Gifte. Helv. physiol. pharmacol. Acta **2**, C 63—C 64 (1944).

Schlußbetrachtungen und Ausblicke
A. Probleme der vergleichenden, taxonomischen und phylogenetischen Pharmakologie

Wir haben im Vorausgehenden einen Einblick in die vergleichende Pharmakologie vegetativer und cerebrospinaler Systeme erhalten, deren synaptische Tätigkeit durch die im vorhergehenden behandelten Überträgerstoffe vermittelt wird. Es sollen zum Schluß einige Probleme behandelt werden, welche die Darstellung erweitern und in manchen Punkten schärfer beleuchten. In erster Linie ist auf die Beziehung zwischen ontogenetischer, phylogenetischer und genetischer Pharmakologie hinzuweisen.

B. Ontogenetische und phylogenetische Pharmakologie

Im Zusammenhang mit der phylogenetischen Pharmakologie, welche sich zum Ziel setzt, den Wirkungswandel bestimmter, pharmakologisch aktiver Stoffe in der „aufsteigenden Tierreihe" festzustellen und daraus taxonomische und die Evolution betreffende Schlußfolgerungen zu ziehen, stellt sich die Frage nach einer *ontogenetischen Pharmakologie.*

Man könnte sich fragen, ob nicht eine tiersystematisch aufgebaute ontogenetische Pharmakologie, die in diesem Buch nur an einigen Beispielen gezeigt werden konnte, einer phylogenetischen vorausgehen müßte. Es wäre dies jedenfalls im Hinblick auf das sog. „biogenetische Grundgesetz" (vgl. J. NEEDHAM, 1930), insbesondere aber mit Rücksicht auf die große Bedeutung der Embryogenese und Metamorphose im Lebenszyklus der Tiere sehr wünschenswert. Besonders groß erscheint dieses Bedürfnis bei den Insekten mit ihren komplizierten und die Lebensweise tief beeinflußenden Metamorphosen (vgl. LEHMANN, 1946, 1948). Die Aufgabe wäre verlockend, aber heute nur bruchstückweise lösbar. Denn eine ontogenetische Pharmakologie müßte sich mit der Pharmakologie des unbefruchteten Eis befassen, worüber am Seeigelei von RUNNSTRÖM (1946, 1958) und seiner Schule (ÖHMAN, 1947), MONNÉ u. WICKLUND (1947) u. a. grundlegende, bereits klassische Untersuchungen vorliegen; mit der Pharmakologie des Spermatozoons; mit der Pharmakologie des Gastrulationsprozesses, worüber TÖNDURY (1956, 1964) und seine Schüler gearbeitet haben; mit der Pharmakologie der Blastula, des Embryos, der Larve, der Puppe, der fertigen Jugendform, des erwachsenen Tieres, der Alters- und Absterbestadien. Es müßte mit geeigneten Teststoffen die spezifische Wirkstoffempfindlichkeit des betreffenden Lebewesens auf allen Stufen bis zur Reife und zur ausgesprochenen Altersform festgestellt werden. Der lebende Organismus ist, wie A. KÜHN (1943) sagt, etwas Vierdimensionales, eine Raum/Zeit-Gestalt. Wir sind uns als Pharmakologen dessen viel zu wenig bewußt. Daß wir für die Versuche reine Stämme benützen, bedeutet gegen früher einen Fortschritt gegenüber den Zufälligkeiten der genetischen Voraussetzungen bei der Verwendung beliebiger, auch beliebig alter Tiere. Eine Pharmakologie der

Zukunft wird noch viel mehr beachten müssen, was HARMS (1934) als *Individual-zyklus* einer Art bezeichnet hat, den es in allen typischen Phasen pharmakologisch zu erforschen gilt. Die Erfahrungen mit Thalidomid in der Phase embryonaler Empfindlichkeit sprechen eine deutliche Sprache. Es geht um die *pharmakolo-gische Charakterisierung einer Art*, wie sie uns von Sperma und Ei an bis zur vollen Reife im Keimplasma gegeben ist.

„Die Erhaltung der Art ist", wie HARMS schreibt, „durch die Kontinuität des Keimplas-mas gewährleistet; der somatische Individualzyklus ist genotypisch durch die Reaktionsnorm der realisierten Gene bedingt. Im somatischen Zyklus beobachten wir eine steigende Vervoll-kommnung oder eine schärfere Ausprägung der Merkmale im Reifestadium, das gewöhnlich als Individuum bezeichnet wird. Die Reifephase wird zu einer stabilen Phase, morphologisch bedingt durch die Differenzierung von Organen, welche den Geschlechtszellzyklus sichern (Reifung der Geschlechtszellen usw.), stoffwechselmäßig, physiologisch und funktionell, um die bestmögliche Dauereinstellung zur Umwelt zu erlangen. Nur mit steigender Unabhängig-keit von der Umwelt wird das festgefügte Reifestadium erzwungen. Alle Lebewesen mit glei-chem Individualzyklus stellen ein gleichartiges Raum-Zeitgebilde, eine Art dar".

Die Pharmakologie ist damit aufgerufen, die „Pharmakologie der Art" in allen, durch verschiedene Empfindlichkeiten den Wirkstoffen gegenüber ausgezeichneten Entwicklungs- und Reifungsstadien durchzuführen.

Diese Zielsetzung wäre auch für die Physiologie und Pharmakologie der Über-trägerstoffe ins Auge zu fassen, nachdem einmal, ähnlich wie in der Genbiologie, Biochemie und Elektrophysiologie der Überträgerstoffe viel weiter abgeklärt sind (insbesondere in einem größeren Tierbereich), um die Biologie des Phänotypus der Tiere auch nach dieser Seite pharmakologisch näher zu erforschen.

Ohne auf dieses sehr weitschichtige und in größeren Zusammenhängen kaum bearbeitete Gebiet näher einzugehen, das auch die Genbeeinflußung (Colchicin, Chinone usw.) im befruchteten Ei mit umfassen müßte, hätte man sich zunächst zum Ziel zu setzen, die Einwirkung von ausgewählten Substanzen auf die ver-schiedenen Entwicklungs- und Metamorphosestadien im Sinne einer generellen *Embryopharmakologie* und *Pharmakologie der Metamorphose* zu erforschen. Dabei ist auf die große Bedeutung hinzuweisen, welche *genetische Pharmakologie* und pharmakologische Mutationserzeugung in der strahlengenetischen Forschung heute erlangt haben. Ihre Resultate wären in den Gesamtkomplex der „Pharma-kologie der Art" aufzunehmen.

Durch den weiteren Ausbau der Embryochemie, eingeleitet durch das Stan-dardwerk von J. NEEDHAM (1931), würde die noch wenig entwickelte Embryo-pharmakologie auf eine gesichertere Grundlage gestellt.

Als Beispiele einer ontogenetischen Biochemie seien Untersuchungen an *Rana esculenta* und *Bufo vulgaris* erwähnt, die über einen Zeitraum von 300—400 Tagen vom Augenblick der Befruchtung an durchgeführt wurden. Dabei wurde fort-laufend der Bestand an Kohlehydraten, Lipoiden und Eiweiß, Glykogen, Amy-lasen, Lipasen, Harnstoff, Dipeptidasen, Proteinasen und Ribonukleinsäuren in den verschiedenen Entwicklungsstadien bestimmt. Interessanterweise wurde in diesem Zusammenhang die Frage der Präformation und Epigenese der Enzyme, die Rolle proteolytischer Fermente und der Beziehung der Enzymaktivität zur Stellung der Tierform im System behandelt. Vgl. auch *„Ontogenie und Phylogenie"*: *Symposium (1960).*

Von großer Bedeutung sind in diesem Zusammenhang die entwicklungs-physiologischen und biosynthetischen Forschungen von CHEN, welchem es durch Entwicklung sehr subtiler Methoden gelang, die Bildung von *Aminosäuren* und Proteinen von den ersten Stadien des befruchteten Seeigeleies an zu verfolgen und dadurch die embryochemische Sukzession dieser Stoffe in der zeitlichen Folge der Embryogenese festzustellen. Analoge Experimente und Analysen führten CHEN

u. Kühn (1956) an Insekten (*Ephestia kühniella*) und Chen (1956) an Amphibien durch. Nach Chen u. Kühn ist bei der vergleichenden Untersuchung der freien Aminosäuren und der Peptide während der Raupen- und Puppenentwicklung verschiedener Genotypen von *Ephestia kühniella* die *Ephestia*-Hämolymphe durch ein spezifisches Peptid und hohen Gehalt an Prolin und Glutamin ausgezeichnet. Die Menge ninhydrinpositiver Stoffe bleibt in der Hämolymphe während der Raupenentwicklung gleich, nimmt kurz nach der Verpuppung zu und wird dann bis zum Schlüpfen der Falter wieder geringer. Einige Stoffe erfahren während des Entwicklungsverlaufs charakteristische Mengenänderungen, manche erscheinen nur während der histolytischen Phase der Metamorphose. Körperextrakte und Hämolymphe der *wa*-Mutante waren reicher an ninhydrin-positiven Stoffen als die der Wildform und die der a-Mutante, die am wenigsten enthielt. Freies Tryptophan wurde nur bei *a* gefunden. Chen (1960) untersuchte auch an Larven von *Drosophila melanogaster* (Wildform) und an *Culex pipiens* den Verlauf der Bildung freier Aminosäuren während der Entwicklung vom 24—120 Stunden-Stadium nach der Befruchtung der Eier. Ähnliche Versuche über den Gehalt an freien Aminosäuren und Polypeptiden während der Embryonalentwicklung von *Drosophila melanogaster* vgl. von der Crone-Gloor (1959, an *Culex pipiens* (L.), Chen u. Briegel (1965).

Durch Chen u. Rickenbacher (1954) wurde ferner an verschiedenen Entwicklungsstadien von *Triton palmatus* und *Triton alpestris* vom unbefruchteten Ei bis zu Larven des Harrison-Stadiums 40—44 das Vorhandensein freier Aminosäuren geprüft. Anzahl und Quantität derselben nehmen während der Furchung und Larvenentwicklung zu, scheinen dagegen während der Neurulation abzunehmen. *Asparaginsäure* und *Glutaminsäure* kamen auf jeder Altersstufe vor.

Ähnlich konnte durch Berg (1954) in unbefruchteten Eiern und in allen Stadien der Frühentwicklung an isolierten Blastomeren von *Mytilus edulis* eine Alanyl-glycin-dipeptidase-Aktivität nachgewiesen werden. Die Aktivität war während der Furchung und Gastrulation ziemlich konstant und nahm im Trochophora-Stadium bedeutend ab. Die Veliger-Larve zeigte nur noch ein Drittel der Aktivität der frühen Entwicklungsstadien.

Nachdem an einigen Beispielen gezeigt wurde, in welchem Ausmaß gewisse embryochemische Grundlagen, insbesondere im Bereich der Aminosäuren bei einer Reihe von Arten bereits bekannt sind, sollte an weiteren Beispielen darauf hingewiesen werden, in welcher Weise die Embryonalentwicklung durch bestimmte, pharmakologisch aktive Stoffe, die als „Störfaktoren" in verschiedenen Entwicklungsphasen der Ontogenese in Erscheinung treten, beeinflußt wird. Eine Parallele dazu bilden die eingehend untersuchten Strahlenwirkungen, welche eine wechselnde Empfindlichkeit verschiedener Entwicklungsstadien auf die einwirkende Strahlung (hauptsächlich Ultraviolett-, Röntgen- und Radiumstrahlungen) erkennen läßt, wobei auf das grundlegende Buch von Lea (1964) hingewiesen sei.

I. Pharmakologische Beeinflussung der Eientwicklung

1. Am Seeigelei

Im Vordergrund stehen die ausgedehnten Forschungen von Runnström und seiner Schule, durch welche die Physiologie der Befruchtung und Entwicklung des Seeigeleis aufgeklärt wurde. Pharmakologisch gerichtete Untersuchungen von Runnström u. Kriszat (1954a) betreffen die Wirkung von SH-Reagenten (Jodazetamid) (ca. 10^{-4}M u. a.). Durch sulfhydrylwirksame Substanzen wurde an befruchteten Eiern von *Arbacia punctulata* und *Echinus esculentus* geprüft, in welcher Weise durch diese Stoffe Veränderungen des Struktureiweißes während der Aktivierung des Eies, insbesondere bei der Bindung von Faserproteinen durch SH-Gruppen, eintreten. Versuche von KRISZAT u. RUNNSTRÖM (1954) am Ei von *Psammechinus miliaris* und *Echinus esculentus* mit Colchcin 1,5 und 3.10^{-4} ergaben, daß Colchinin am *unbefruchteten* Seeigelei am wirksamsten war. Durch ATP (0,005 M) wurde der schädigende Einfluß des vor der Befruchtung applizierten Colchicins auf die Gastrulation abgeschwächt, aber nur, wenn ATP erst nach der Befruchtung verabreicht wurde. Colchicin hemmte die Membranbildung und Furchung, störte aber die kolloidalen Veränderungen im befruchteten Eiplasma nicht.

Nach RUNNSTRÖM u. KRISZAT (1954b) ließ die Einwirkung von Oestradiol 4—8 γ/ml Seewasser auf das befruchtete Ei von *Psammechinus miliaris* verschiedene Empfindlichkeitsstadien, ähnlich wie bei Strahlenwirkungen deutlich erkennen. Behandlung während der ersten 3 Std nach der Befruchtung hatte starke Schäden zur Folge, während spätere Einwirkungen kaum noch eine Wirkung hinterließen. Die Phase höchster Empfindlichkeit dauerte vom 2. bis zum 8-Zellenstadium und brach mit der Ausbildung der Mikromeren plötzlich ab. *Nach* der sensiblen Periode kam es mit Oestradiol nur noch zu Entodermschädigungen. Im weiteren untersuchten RUNNSTRÖM u. HAGSTRÖM (1954) die Wirkung von oxydierenden Stoffen auf Befruchtung und Entwicklung des Seeigeleis. Ähnliche Untersuchungen an Seeigeleiern verdanken wir FISHER et al. (1944) an *Arbacia punctulata*, welche den Einfluß von Sulfonamiden und Aziden auf O_2-Verbrauch und Zellteilung prüften. Am gleichen Objekt stellte ANFINEN (1947) die Hemmwirkung von Naphthochinonen auf den Atmungsprozeß und die Furchung fest. Schon in Konzentrationen von $7,4.10^{-7}$ wurde die Atmung befruchteter und unbefruchteter *Arbacia*-Eier um 70—50% gehemmt und die Entwicklung befruchteter Eier vollständig unterdrückt. MONNÉ u. WICKLUND (1947) untersuchten die Wirkung von Merthiolat auf die Eier von *Psammechinus miliaris*, CHENEY (1944, 1948), die Coffeinwirkung auf Befruchtung und Entwicklung von *Arbacia punctulata*. RULON (1955) untersuchte die Wirkung von $ZnCl_2$ auf frisch befruchtete Eier von *Dendraster excentricus* und auf 6-stündige Blastulae mit $ZnCl_2$ 10^{-4} bis $3,2.10^{-5}$ in Meerwasser. Während die höheren Konzentrationen die Entwicklung total hemmten, kam es bei den niedrigeren zu Änderungen im Habitus der Entwicklungsformen. Wurde dem Meerwasser gleichzeitig Glutathion beigegeben, traten die Entwicklungsstörungen nicht auf. Da die Wirkung des Zinks derjenigen von Cobalt und Selen sehr ähnlich ist, wurde angenommen, daß ein Teil der entwicklungshemmenden Wirkung durch Blockierung von Enzymen und Sulfhydrylradikalen zustandekommt (vgl. auch RULON, 1952, 1953, 1951) über Selenium-Cobalt- und Nickelwirkung. MAZIA (1958) stellte an *Dendraster excentricus* fest, daß Mercaptoäthanol zu etwa 0,1 M die erste Furchungsteilung, welche von der Befruchtung an gerechnet, 50 min dauert, in den ersten 40 min in allen Phasen hemmte. Wurde der Stoff in der Metaphase appliziert, trat keine Hemmung ein. Der Übergang von empfindlicher zu unempfindlicher Phase war sehr scharf. Die Wirkung des Mercaptoäthanols erwies sich als voll reversibel. LALLIER (1954, 1959a) stellte an *Paracentrotus lividus* eine starke Schädigung auf die Entwicklung durch Gallensalze im Sinne der Animalisation fest. Ähnlich wirkten -SCN, JodThiomalat, Farbstoffe (Anilinblau) (1955a), Zn und Cd-Salze (1955b), was darauf hinzuweisen scheint, daß eine Einwirkung auf morphogenetisch aktive cytoplasmatische Partikel in Frage kommt. Wie LALLIER (1959b) an *Paracentrotus lividus* zeigte, wurde durch Phenazon (Dimethyl-2,3-phenyl-1-pyrazolon) 0,0225 bis 0,0275 M in Meerwasser eine Vegetatisierung (ähnlich wie mit Lithium, aber nicht so sicher) erzielt. Durch AGRELL (1954) wurden Embryonen von *Psammechinus miliaris* im Zweizellenstadium mit Oestradiol und Testosteronpropionat behandelt. Oestradiol wirkte auf die Furchung verzögernd und hemmend; 2.10^{-6}M führte zu irregulärer Zellteilung, 10^{-5} bis 4.10^{-5}M hob die Zellteilung vollständig auf. Die Wirkung dieses Mitosegiftes geht auf die Kernspindel; bei Konzentrationen unter 2.10^{-6}M kamen tri- und tetrapolare Spindeln zur Ausbildung; es traten auch Riesenkerne mit 500—1000 Chromosomen auf. Im ganzen glich die Wirkung des Oestradiols derjenigen des Colchicins (Stathmokinese, c-Mitose). Die Wirkung war auffallenderweise reversibel. Testosteronpropionat hatte auf frühe Furchungsstadien des Seeigeleies nur geringe Hemmwirkung. Die Oestradiolwirkung scheint auf einer Aktivierung von SH-Gruppen zu beruhen (vgl. auch AGRELL, 1956). KOBAYASHI u. NAKAMURA (1958) wiesen an Eiern von *Mespilia globulus* nach, daß die Mindestkonzentration für Furchungshemmung von Colchicin (10^{-5}) und von Demecolcin (5.10^{-7}) den Teilungsapparat bei der ersten Furchung vollständig zum Verschwinden brachte. CORNMAN (1950) untersuchte die furchungshemmende Wirkung einer Reihe von Carbamaten im Zusammenhang mit ihrer Konstitution (erste und zweite Furchung) auf die Seeigeleier von *Tripneustes esculentus* und *Lytechinus variegatus*. SWANN u. MITCHISON (1953) stellten den Einfluß des Colchicins auf den Spindelapparat in verschiedenen Phasen der ersten Furchungsteilung bei *Psammechinus miliaris* und *Arbacia lixula* in der Anaphase fest.

2. Am Amphibienei

TÖNDURY (1950) stellte die Wirkung des Stilboestrols auf die Furchungsteilung am Axolotlei (*Amblystoma punctatum*) fest. Wurden Axolotleier im Stadium großzelliger Blastulae Stilboestrol $1,2.10^{-5}$ bis $1,2.10^{-6}$ ausgesetzt, kam es zu ausgesprochenen Störungen des Furchungsrhythmus bis zum völligen Eizerfall, was auf Mitosestörungen beruhte, wobei auch Mehrkernigkeit und Riesenkerne beobachtet wurden. Die empfindlichste Entwicklungsphase bildete das Übergangsstadium von der großzelligen zur kleinzelligen Blastula. SENTEIN (1951) untersuchte die Wirkung des Podophyllins auf die Entwicklung von *Tritoneiern*, wodurch die Zellfurchung irreversibel behindert wurde und mehrkernige Zellen entstanden. Dabei kam es zu einer Depolarisierung des Spindelapparates und damit zur Hemmung der Praemeta- und Metaphasen.

Phenylurethan zerstörte nach SENTEIN (1952, 1957a, 1948) an sich furchenden Eiern von *Triturus helveticus* die Kernspindel nicht, sondern hob, wie andere antimitotische Stoffe, nur die molekulare Polarisation der Spindeleiweiße auf. Bei Phenylurethan war diese Wirkung reversibel. Wurden nach SENTEIN (1957b, 1958) ungefurchte und gefurchte Eier von *Triturus helveticus, Pleurodeles waltlii, Bufo bufo* und *Rana temporaria* mehrere Stunden lang in Phenolkonzentrationen 10^{-3} und 2.10^{-3} gebracht, kam es zur Hemmung der Zellteilung, so daß mehrkernige Zellen und Segmentanomalien entstanden. Auch wurden Chromosomenbrüche festgestellt, wie das bei vielen Mitosegiften der Fall ist. Hohe Colchicinkonzentrationen von 5.10^{-2} und 10^{-3} führten nach SENTEIN (1954, 1947) an Eiern von *Triturus helveticus* (L.) in den hochempfindlichen Furchungs- und Morulastadien rasch zum Aufhören der Furchungsteilung. Da die Kernteilung vielfach noch beendigt wurde, entstanden mehrkernige Blastomeren. Es traten typische Stathmokinesen und pyknotisierte Chromosomen, mehrpolige Mitosen und tetraploide Kerne auf.

II. Embryopharmakologie im engeren Sinn

COPENHAVER u. DETWILER (1948), DETWILER et al. (1947) untersuchten an *Amblystoma* sp.-Embryonen den Einfluß von Sulfonamiden und Chinin auf die Blutbildung. An *Triton alpestris* stellte SCHENK (1950) (bei TÖNDURY) den Einfluß

von Oestradiol und Stilboestrol auf die Gewebsdifferenzierung fest. Wurden Keime
von *Triton alpestris* im Stadium 29 Oestradiol und Stilboestrol 10^{-5} bis 5.10^{-5} ausgesetzt, kam es zur Mitosehemmung in der frühen Metaphase, später zum Zell-
untergang, an der vorderen Extremitätenknospe zu Wachstumsstillstand. Am
Auge wurde das Sinnesepithel zerstört, die Linse nur wenig betroffen. Nach Absetzen der Hormone wurde vom vorderen Rand des Augenbechers her die Retina
regeneriert. (Vgl. auch CAGIANUT, 1949) über die Wirkung von Sexualhormonen
auf Wachstum und Differenzierung bei *Triton alpestris* (TÖNDURY, 1941, 1952,
1955a, 1955b). Bei verschieden alten Keimen von *Triton palmatus* konnte GROPP
(1951) eine durch Colchicin 2.10^{-3} bis 5.10^{-4} ausgelöste Entwicklungsverzögerung
feststellen. Vgl. auch VON MÖLLENDORFF (1941) u.a.a. O.

STROINK (1952) untersuchte den Einfluß von Aethylmethan auf die Ent-
wicklung und Teratogenese von Amphibienkeimen durch Behandlung mit
0,05—0,2% Lösungen bei *Triton alpestris, Triton cristatus, Bombinator igneus* und
Rana fusca. Während Entwicklungsstörungen bei allen Amphibien auftraten, kam
es bei *Bombinator igneus* und *Rana fusca* nicht zu Mißbildungen wie bei den
Tritonen, die solche am Zentralnervensystem (Verdoppelung des Rückenmarks),
Cyclopie, Synophtalmie usw. aufwiesen. Ähnlich zeigte SENTEIN (1957a) an
Larven von *Triturus helveticus* (Raz) die mit Na-Salz von p-Aminosalicylsäure 1%
behandelt worden waren, daß Mißbildungen, besonders an Gehirn, Auge und Ohr
auftraten, die auf Mitosestörungen an Proliferationszonen in bestimmten Stadien
der Entwicklung zurückzuführen waren. Vgl. auch SENTEIN (1948) über Coffein als
antimitotischer Stoff an Keimen von *Triturus helveticus*; ferner SENTEIN (1957b)
über die Wirkung von 2,4,6-Triäthylenimino-1,3,5 Triazin (TEM) auf Eier und
Larven von *Pleurodeles waltlii* und *Triturus helveticus*; (1954) über Störungen der
Spermatogenese durch Colchicin, Podophyllin und Chloralhydrat bei *Triturus
alpestris* und *Triturus helveticus*, die bei erwachsenen Tieren zu Mitosestörungen,
Polyploidie usw. an Spermatogonien und Spermatocyten führten. Versuche von
WADDINGTON (1958) an Embryonen vom Axolotl, von *Triturus alpestris* und
Xenopus laevis, die TEM und Myleran (0,01%) in verschiedenen Entwicklungs-
stadien (Blastula bis frühe Schwanzknospe) ausgesetzt wurden, zeigten ebenfalls
Störungen am neuralen System, an Augen und Ganglien von Sinnesorganen;
Myleran führte häufig zu Riesenzellen.

$$CH_3-\overset{\overset{O}{\|}}{\underset{\underset{O}{\|}}{S}}-O-CH_2-CH_2-CH_2-CH_2-O-\overset{\overset{O}{\|}}{\underset{\underset{O}{\|}}{S}}-CH_3$$

Myleran (Busulfan)

Bei den vorausgehenden embryopharmakologischen Beispielen handelte es
sich vielfach um die Wirkung von Mitosegiften, welche auf Wachstum und
Entwicklung der Embryonen einen hemmenden oder teratogenen Einfluß ausübten. Es bestehen natürlich zahlreiche Möglichkeiten der pharmakologischen
Beeinflussung im Embryonalzustand (Stoffwechsel, nervöse Funktionen, Herz
usw.), die nicht auf Mitosestörungen beruhen. Auf einige Beispiele wurde im tiersystematischen Teil hingewiesen.

Auch wenn Ansätze für eine Pharmakologie der Eientwicklung schon seit
einiger Zeit vorhanden sind, ist der sie umfassende Tierbereich relativ klein.
Natürlich bietet die Pharmakologie des Säugetiereis besondere Schwierigkeiten.
Vor allem kommt es darauf an, daß nicht vorwiegend toxikologische Versuche
gemacht werden, sondern Versuche mit Stoffen, welche die Gestaltbildung möglichst wenig verändern und hauptsächlich in den Enzymstoffwechsel eingreifen.

Versuche mit Acetylcholin und andern als Überträger wirksamen Stoffen dürften erhebliches Interesse verdienen. Es könnten dann vielleicht auch jene Wirkungen des Acetylcholins usw. aufgeklärt werden, die mit der Wirkung von Überträgerstoffen nichts zu tun haben. Hauptziel wäre die Physiologie und Pharmakologie der Überträgerstoffe einer Art.

III. Pharmakologie der Regeneration

RULON (1951) stellte an *Planaria* sp.-Teilstücken, die der Region unmittelbar hinter dem Kopf bis zur Mundöffnung entstammten, unter Pilocarpin eine erhöhte Tendenz zur Kopfbildung bei der Regeneration fest. STEINMANN (1954) prüfte an *Planaria gonocephala* die hemmende Wirkung von Demecolcin und Colchicin auf den Regenerationsprozeß der Augen nach Dekapitierung. Die regenerationshemmende Wirkung des Demecolcins war 4—8 mal stärker als beim Colchicin: Demecolcin 10^{-4} bis 10^{-5} war voll wirksam, Colchicin nur im Konzentrationsbereich 10^{-4} bis $2,5.10^{-4}$. Bei beiden handelt es sich um einen antimitotischen Effekt. Durch Colchicin entstanden in entsprechenden Versuchen von STURTEVANT jr. et al. (1952) an *Pelmatohydra oligactis* Regenerationshemmungen an den Tentakeln, deren Hemmung mit der Konzentration des Colchicins zunahm. Auch hier handelt es sich um die stathmokinetische Wirkung des Colchicins.

Über Regenerationshemmung am Schwanz von *Xenopus laevis* durch Colchicin, Demecolcin und andere histostatische Stoffe (Histidinol, Glucosamin) mit starkem antimigratorischem Effekt, der wie bei Aminoketonen auf eine Reduktion der Aktivität der Mucoproteinasen zurückzugehen scheint, arbeitete LEHMANN (1954). (Über physiologische Embryologie vergl. KÜHN, 1955; LEHMANN, 1946, 1948.)

Handelt es sich um einen vielversprechenden Anfang biochemisch-pharmakologischer Forschung auf embryologischem Gebiet, so ist im Hinblick auf die Auswahl der Tierspezies unter Berücksichtigung verschiedener Tierklassen und -stämme noch fast alles zu tun. Dies gilt hinsichtlich Embryopharmakologie auch für die in diesem Buch eingehender behandelten Stoffe. Bei KOELLE (1963) sind durch KARCZMAR (1963a, b) einige Beispiele ontogenetischer Pharmakologie des Acetylcholins eingehend behandelt worden, worauf ausdrücklich hingewiesen sei. Wie sich Überträgerstoffe in der Regeneration verhalten, ist unbekannt.

C. Genetische Pharmakologie

Den Kreuzungspunkt zwischen ontogenetischer und phylogenetischer Pharmakologie bildet die Pharmakologie der Gene, d.h. die pharmakologische Beeinflußung der Chromosomen als Träger der Erbfaktoren im befruchteten Ei im Sinne der pharmakologisch ausgelösten Mutation. Wie durch geeignete Strahlenwirkungen können durch chemische Stoffe, Colchicin und viele andere, Veränderungen an den Chromosomen ausgelöst werden, welche entweder als sog. Letalfaktoren wirken oder zu lebensfähigen Mutanten führen, wie das an der Taufliege *Drosophila melanogaster* von BEADLE (1945), HADORN (1948, 1964) u. a. in klassischen Untersuchungen festgestellt wurde (vgl. auch KÜHN, 1943 und LEHMANN, 1946). Siehe einige Beispiele S. 937.

Eine gesicherte Grundlage hat diese Forschung durch die Entwicklung der Chemie der Gene erhalten (CH. AUERBACH, 1949, 1950, 1951a, 1951b, 1953, 1957; SINSHEIMER, 1957; HADORN, 1955, 1950). Vgl. auch GARROD (1923); BEADLE (Neurospora) (1959).

Die Pharmakologie der Überträgerstoffe bei der Embryogenese von Mutationen ist wohl noch nie genauer untersucht worden. Wir wissen nicht, ob durch den chromosomalen Eingriff auch Änderungen im Verhalten der Überträgerstoffe qualitativer oder quantitativer Art zustandekommen, und ob dadurch der Verlauf ihrer Embryogenese beeinflußt wird. Es ist natürlich vorauszusehen, daß für eine allfällige Änderung in Bildung und Funktion von Überträgerstoffen in erster

Linie die alles dirigierende Genmutation verantwortlich ist. Aber auch als Nebenerscheinung des Genverhaltens würde eine Änderung der Physiologie und Pharmakologie der Überträgerstoffe hohes Interesse verdienen und uns über die artlichen Unterschiede in ihrer Funktion vielleicht einiges Verständnis eröffnen.

Uns kommt es auf das Grundsätzliche des pharmakologischen Eingriffs an. Wenn wir Colchicin als sog. Mitosegift, durch welches die Spindelbildung in der Prophase der sich teilenden Zelle verhindert wird, auf das befruchtete Ei einwirken lassen, bekommen wir sowohl im Pflanzenversuch, wie P. A. Dustin sen. (1912) und im Tierversuch Jahn (1925), Edwards (1958a, b) u. a. gezeigt haben, als Folge der Kernteilungshemmung sog. *polyploide* Organismen, d. h. in ihrem äußeren Habitus von der Norm stark abweichende und oft nicht lebensfähige Organismen, die in ihrem Zellbestand eine Mehrzahl von Kernen aufweisen (z. B. tetraploide Zellen).

Die genetische Pharmakologie hat damit Wege zu neuen Artbildungen auf mutativem Wege gezeigt: es sind neue Arten entstanden, die der weiteren pharmakologischen Beeinflussung in ihren verschiedenen Lebensstadien zugänglich gemacht werden können, dies auch im Hinblick auf die Pharmakologie von Überträgerstoffen.

D. Pharmakologie und „biogenetisches Grundgesetz"

Vollständiges Neuland würde die Pharmakologie betreten, wenn sie den Versuch machen wollte, zwischen ontogenetischer und phylogenetischer Pharmakologie Beziehungen zu suchen, welche dem vielfach nicht mehr als gültig anerkannten „*biogenetischen Grundgesetz*" entsprächen. Es handelt sich um das seinerzeit von Fritz Müller (1821—1897) (1864) aufgestellte „Gesetz", daß die Ontogenese eine kurze und schnelle Wiederholung der Phylogenese sei, das durch Ernst Haeckel (1866) zum „biogenetischen Grundgesetz" erhoben wurde, welches besagt, daß während der individuellen Entwicklung eines Organismus morphologische Stadien durchlaufen werden, die im Bauplan stammesgeschichtlichen Vorfahren ähnlich sind. Neuerdings macht sich eine Tendenz (Zimmermann, 1959b) geltend, anatomische Bildungen, welche das biogenetische Grundgesetz als Rekapitulation deutet, als Anpassungen aufzufassen. Die Fähigkeit zur (morphologisch-funktionellen) Adaption soll zwar zu Beginn der Embryonalzeit noch fehlen und sich erst allmählich entwickeln. Vgl. auch Naef (1917), J. Needham (1930), Berdel u. Nass (1958) und Rensch (1959).

Die praktische Frage lautet: gibt es zwischen ontogenetischer und phylogenetischer Pharmakologie Beziehungen entsprechend dem sog. biogenetischen Grundgesetz? Eine positive Antwort müßte sich auf die Feststellung eines Parallelismus in der pharmakologischen Empfindlichkeit bestimmter Gewebe und und Organfunktionen auf ein und denselben Wirkstoff in *vergleichbaren* phylogenetischen und ontogenetischen Entwicklungsstadien beziehen.

Der Vergleich würde sich auf einen möglichen Parallelismus in der Ansprechbarkeit auf Wirkstoffe von Funktionsgebieten, z. B. der Kiemenatmung niederer Wirbeltiere erstrecken, welche in der Embryonalentwicklung höherer Wirbeltiere morphologisch und funktionell als homolog betrachtet werden. Es müßte sich dann ergeben, daß in bestimmten embryonalen Entwicklungsstadien höherer Wirbeltiere das betreffende Organ eine qualitativ (und quantitativ) vergleichbare Empfindlichkeit und Reaktionsfähigkeit auf ein- und denselben Stoff besäße, wie bei dem diesem Entwicklungsstadium entsprechenden, erwachsenen niedrigeren Tier.

Bei der Erörterung der Beziehungen zwischen ontogenetischer und phylogenetischer Entwicklung spielt der Homologiebegriff eine bedeutende Rolle. Welches sind die Kriterien der Homologisierung z. B. von Organen? Die Kriterien sind sehr mannigfaltig. Während sich die Homologisierung von Muskeln nach PREUSS (1957) in erster Linie auf gleiche Innervationsverhältnisse stützt, erfolgt die Vergleichung von Eingeweideabschnitten vor allem aufgrund gleichartiger Gefäßversorgung. Eine Homologisierung ist von ganz verschiedenen Gesichtspunkten aus möglich. Steht heute die morphologische Homologieforschung noch immer im Vordergrund, so spielen doch mehr und mehr biochemische Gesichtspunkte mit hinein, zu der, wie im tiersystematischen Teil gezeigt wurde, pharmakologische Merkmale hinzukommen, welche die morphologisch-physiologische Homologisierung unterstützen können. Vgl. S. 4.

Es wäre dann auch zu prüfen, ob Bildung und Funktion von Überträgerstoffen sich dem „biogenetischen Grundgesetz" gegenüber entsprechend verhalten und in den vergleichbaren („homologen") Stadien sich mehr oder weniger entsprechen.

Bei der heutigen Entwicklung der Embryochemie sind biochemische Homologisierungen durchaus möglich; z. B. wenn festgestellt wird, in welcher Phase der Gastrulation bestimmte Aminosäuren und Proteine an bestimmten Stellen des sich entwickelnden Eis gebildet werden (URBANI, 1957; Sir GAVIN DE BEER, 1958).

Die Verhältnisse sind aber insofern kompliziert, als der Proteinbestand z. B. bei Insekten nicht nur mit dem Entwicklungszustand qualitativ und quantitativ sich ändert, sondern auch von Art zu Art verschieden ist, worauf besonders CHEN (1958a) hingewiesen hat, der an dieser Forschung maßgeblich beteiligt ist (CHEN, 1959a, 1956, 1958b, 1966; CHEN u. HADORN, 1954).

Daß Änderungen in Bildung und Funktion von Überträgerstoffen und ihren auf- und abbauenden Fermenten (Acetylcholinesterasen) bei ihrer artlichen Verfolgung selbst bei nahe verwandten Arten ergeben, hat die tiersystematische Darstellung der an Receptoren wirkenden Acetylcholinesterasen vielfach gezeigt. Es bedarf aber einer sehr eingehenden biochemischen Analyse, wie wir den nachfolgenden Beispielen der artlich unterschiedlichen Bildung von Aminosäuren, Proteinen, DNR und RNS entnehmen können. Die verschiedene Empfindlichkeit von sehr nahe verwandten Arten auf Acetylcholin (Lamellibranchiata, *Prostoma rubrum* u. a.) ist uns zur Zeit unerklärlich, könnte aber durch eine eingehende biochemische und elektrophysiologische Analyse vielleicht aufgeklärt werden. Es wäre dann auch zu prüfen, ob Bildung und Funktion von Überträgerstoffen sich dem „biogenetischen Grundgesetz" entsprechend verhalten.

Es stellt sich hier erneut das biochemische Homologieproblem, das durch CHEN (1955) an Amphibienchimären in Angriff genommen wurde. Im Hinblick auf die Homologisierung bestimmter Entwicklungsstadien nahe verwandter Arten ist es von großem Interesse festzustellen, wie weit bei den einzelnen Specis (*Triton alpestris, Triton palmatus, Triton cristatus*) der Aufbau der Aminosäuren und Polypeptide im Laufe der Entwicklung parallel mit der morphologischen Embryogenese vonstatten geht. Diese Untersuchungen haben gezeigt, daß bei den drei Spezies schon im frühen Blastulastadium 7 Aminosäuren und 1 Peptid nachweisbar sind und daß ihre Bildung mit dem Beginn der Gastrulation in erhöhtem Maße einsetzt, während der Neurulation sich verstärkt und im Laufe der späteren Embryonalentwicklung sehr rasch ansteigt. Dabei sind speziesspezifische Unterschiede in der Bildung freier Aminosäuren und Peptide nachweisbar, wie dies CHEN (1958c), und CHEN und BALTZER (1958) an Seeigeleiern von *Paracentrotus lividus, Arbacia lixula* und Hybriden zwischen *Sphaerechinus* und *Paracentrotus* nachweisen konnten. An Eiern von *Echinocardium* fiel der hohe Valin- und Leucingehalt auf; andere Seeigelarten unterschieden sich in den Peptiden. Das unbefruchtete Echinocardium-Ei ist durch seinen hohen Aminosäurengehalt gekennzeichnet, der etwa 7 mal höher ist wie beim *Arbacia*-Ei. Im weiteren wurde durch CHEN (1959b) das Muster der freien Aminosäuren und Peptide in Eiern und Embryonen verschiedener Seeigelarten: *Echinocardium cordatum, Psammechinus microtuberculatus* und *Genocidaris maculata* papierchromatographisch genauer untersucht. Die *Echinocardium*-Eier zeichneten sich durch ihre hohe Konzentration an Valin und Leucin aus, welche bei allen übrigen untersuchten Arten nur in sehr geringer Menge auftraten. Ferner zeigten sie sich durch das Vorkommen eines spezifischen Stoffes charakterisiert, der sonst nur bei *Arbacia lixula* nachgewiesen wurde. *Psammechinus microtuberculatus* und *Genocidaris maculata* unterschieden sich in den Peptiden. Die *Psammechinus*-Eier enthielten einen Stoff, der wahrscheinlich mit dem Tripeptid von *Sphaerechinus granu-*

laris identisch ist. In *Genocidaris*-Eiern wurde ein Peptid registriert, das auch bei *Paracentrotus lividus* vorkommt.

Es wurden ferner Messungen an Eivolumen, Totalstickstoff und Totalmenge der freien Ninhydrin-positiven Substanzen des unbefruchteten Eies durchgeführt. Das Eivolumen und der Gesamtstickstoffgehalt waren bei *Echinocardium cordatum* am größten, bei *Arbacia lixula* am geringsten. Zwischen *Paracentrotus lividus und Sphaerechinus granularis* zeigten die Meßwerte keinen deutlichen Unterschied. Die Synthese der Nukleinsäuren trat bei Seeigeln zeitlich in verschiedener Weise ein: während die Neubildung von Desoxyribonukleinsäure (DNS) bereits im Furchungsstadium von Seeigeln festzustellen war, blieb der Bestand an Ribonukleinsäure (RNS) bis zur Pluteuslarve konstant. BALTZER und CHEN (1960) untersuchten diese Verhältnisse speziell für die Seeigelbastarde *Paracentrotus lividus* ♀ × *Arbacia lixula* ♂ und *Paracentrotus* lividus ♀ × *Sphaerechinus granularis* ♂.

Bei *Amphibienlarven* blieb der Gehalt an DNS und RNS zunächst unverändert, die Neubildung bei den Nukleinsäuren setzte mit dem Beginn der Gastrulation ein (CHEN, 1959c, 1960, 1961; CHEN u. ZELLER, 1961; ZELLER, 1956), wobei anzunehmen ist, daß sich die Embryonalkerne im frühen Furchungsstadium auf Kosten der DNS-Reserve im Eiplasma vermehren. Da das Ribonukleinprotein als Wirkstoff für die Neuralinduktion in Frage kommt und die Synthese der Nukleinproteine nach dem Blastulastadium beginnt, wird die Zunahme der RNS während der Gastrulation verständlich. Es ergeben sich aus solchen Untersuchungen vielleicht einmal Möglichkeiten einer pharmakologischen Beeinflußung der Art und des Verlaufs der Aminosäuren- und Peptidsynthese (durch Fermentinhibitoren u. a.), aus der Rückschlüsse auf den Mechanismus ihrer Synthese gezogen werden können. Es wäre dann auch die Frage zu prüfen, ob in bestimmten embryologischen Stadien (im Zusammenhang mit dem Aufbau des Nervensystems) Aminosäuren mit spezifischen Funktionen (analog der γ-Aminobuttersäure, der Glutaminsäure usw.) in Aktion treten und von welchem Zeitpunkt an Acetylcholin und Acetylcholinesterase usw. als Überträgerstoffe nachweisbar sind.

Es wäre im Hinblick auf die Fragestellungen dieses Buches außerordentlich wertvoll, wenn entsprechende Untersuchungen über das erste Auftreten von Acetylcholin, Noradrenalin, Adrenalin, 5-Hydroxytryptamin, Histamin usw. und ihre weitere Verfolgung im Laufe der Embryogenese im Zusammenhang mit der Morphogenese und dem jeweils aktuellen Funktionszustand (z. B. der fortschreitenden Neurulation) in einem artlich ausgedehnteren Ausmaß ausgeführt würden. Dies wäre nicht nur für die biochemische Homologisierung verschiedener Entwicklungsstadien von Bedeutung, sondern könnte bis zu einem gewissen Grad Aufschlüsse über die Verwandtschaftsbeziehungen nahe verwandter Tiere geben. Dadurch würde sich auch die Möglichkeit eröffnen, das sog. biogenetische Grundgesetz genauer zu überprüfen. Im weiteren könnte auf dem Boden der von CHEN eingeschlagenen Forschungsrichtung die Embryopharmakologie mit körpereigenen und körperfremden Stoffen in vertiefter Form weitergeführt werden.

E. Phylogenetische Pharmakologie – Überträgerstoffe und Evolution

Es ist eine nicht mehr zu verkennende Tatsache, daß wir heute vom phylogenetischen Zusammenhang aller Lebewesen umso mehr überzeugt sein dürfen, als es nicht nur die Gestalt der Lebewesen ist, welche uns über ihre genetisch-systematische Verwandtschaft Auskunft gibt, daß wir heute nicht nur Homologien der Form (STEINER, 1954; BALTZER, 1950) und Homologien und Analogien der Funktion (D'ARCY THOMPSON, 1942) erkennen, sondern daß wir auch von einem *chemischen Bauplan* sprechen, der für jede Art ebenso spezifisch ist wie der morphologische, und durch das gesamte Tierreich eine große Einheitlichkeit in den Grundzügen aufweist. (Vgl. auch FLORKIN, 1944; BALDWIN, 1953.)

B. Scharrer (1956) hat auf den wichtigen Umstand hingewiesen, daß die spezifische Empfindlichkeit auf Hormone im Laufe der Phylogenese wächst, was in vieler Hinsicht auch für die Empfindlichkeit auf Überträgerstoffe Geltung besitzt (mit bemerkenswerten Ausnahmen), insbesondere bei Stoffen, welche auf das Nervensystem einwirken. Ascidien (Tunicaten) sind zwar auf Vertebratenhormone in gewissem Umfang empfindlich, doch ist ihr Unterscheidungsvermögen auf verwandte Hormone gering (Scharrer).

Weitgehend ähnlich scheint bei Invertebraten und Vertebraten die Ausbildung typischer Neurohormone im Zentralnervensystem. Nach Scharrer gleichen die *neurosekretorischen Systeme* bei Invertebraten (Crustaceen, Chilopoden, Spinnen, Insekten) bis in Einzelheiten denjenigen des Hypothalamus-Hypophysensystems der Wirbeltiere. Gewisse Einsichten vergleichender Art werden sich auch aus der Wirkung von Vertebratenhormonen auf Invertebraten und umgekehrt ergeben. Zwischen dem ovarienhemmenden Hormon von Crustaceen und dem Wuchshormon von Pflanzen scheinen gewisse Beziehungen zu bestehen (Scharrer, 1956).

Die Melanophoren ausbreitenden Hormone oder Chromatophorotropine sind in ihrer Wirksamkeit nicht nur austauschbar zwischen Crustaceen, Insekten und Ascidien, sondern wirken auch auf Chromatophoren von Wirbeltieren in analoger Weise.

Nachdem sich uns im Biochemismus und seiner pharmakologischen Beeinflussung so viele neue Pforten eröffnet haben, scheint es aussichtsreich, die subtilen Werkzeuge der Hormone und Fermente unter Berücksichtigung des eben gesagten in den Dienst tiersystematischer und phylogenetischer Forschung zu stellen.

Die Feststellung von der weitgehenden Gleichartigkeit im Biochemismus der Lebewesen von den Protozoen bis zum Säugetier und dem Menschen — und ähnliches ließe sich vom Pflanzensystem sagen — lassen eine auffallende Diskrepanz zwischen Morphologie und Biochemismus in Erscheinung treten: dem ungeheuren, in verschiedenen Bautypen realisierten Gestalt- und Formenreichtum der belebten Welt steht eine weitgehende Ähnlichkeit im Biochemismus gegenüber. Es gibt scheinbar nur wenige Möglichkeiten phylogenetisch betrachtet, auf biochemischem Weg zu neuen Verwirklichungen belebter Organismen zu gelangen. Hier erweist sich das Primat der Morphologie, der Form- und Gestaltbildung als stammesentwickelnder Faktor vor dem biochemischen, obwohl diese Faktoren in Wirklichkeit nicht voneinander zu trennen sind.

Wir finden grundsätzlich dieselben Nukleinsäuren und Proteine bei den allereinfachsten einzelligen Lebewesen wie bei Säugetier und Mensch. Wenn wir aber an die ungeheure Zahl der Kombinationsmöglichkeiten denken, welche bei der genetisch aktiven Desoxyribonukleinsäure ins Spiel treten können, sehen wir uns fast genötigt, der biochemischen Grundlage in der ontogenetischen und phylogenetischen Entwicklung der Organismen den Vorrang zu geben. Das Formproblem (die spezifische Gestaltwerdung) und seine Verwirklichung in der riesigen Artenzahl des Tier- und Pflanzenreiches, die wir phylogenetisch einigermaßen zu ordnen wissen, erscheint uns aber nicht weniger wunderbar, als die Bildung des Phaenotypus aus dem befruchteten Ei. Molekularbiologie- und Pharmakologie werden uns zu Hilfe kommen, damit wir bei der übergroßen Fülle der Organismen den Weg zur synthetischen Betrachtung dennoch finden können, wobei die Molekularbiologie nicht das letzte Wort hat, sondern von übergeordneten, uns unbekannten Systemen abhängig ist.

Acetylcholin gehört bei manchen hochorganisierten Protozoen ebenso zum biochemischen Inventar wie bei den höchsten Formen tierischer Organisation. Der *Funktionswandel*, den wir beim Acetylcholin im Laufe der Stammesentwicklung wiederholt festgestellt haben, weist uns auf stammesgeschichtliche Unterschiede hin, denen gleichzeitig tiersystematische Bedeutung zukommt, pharmakologisch und neurophysiologisch abgeklärter Funktionswandel des Überträgerstoffes, wie er beim Acetylcholin und andern aktiven Stoffen nachweisbar ist. Dadurch kann die stammesmäßige Differenzierung, d. h. die Festlegung von Verwandtschaftsverhältnissen, vervollständigt werden.

Als Beispiel einer pharmakologisch-phylogenetischen Analyse sei auf die Untersuchungen von GAUSE u. SMARAGDOWA (1939) hingewiesen. Die Autoren gelangten aufgrund ihrer Untersuchungen mit L- und D-Nicotin zu Schlußfolgerungen, welche das Acetylcholinsystem betreffen. Sie stellten fest, daß überall dort, wo L-Nicotin einen spezifischen Receptor an der myoneuralen Synapse des quergestreiften Muskels besitzt, seine Wirkung diejenige von D-Nicotin übertrifft, während dort, wo kein spezifischer Receptor für Nicotin besteht, weil es (noch) nicht zur Ausbildung eines Acetylcholinsystems mit spezifischem Receptor gekommen ist, L-Nicotin und D-Nicotin gleiche toxische Wirksamkeit zeigen. Die Versuche haben zu dem phylogenetisch bemerkenswerten Resultat geführt, daß bei denjenigen Tierstämmen und -klassen, bei denen aufgrund der größeren Wirksamkeit des L-Nicotins ein spezifischer Receptor für L-Nicotin angenommen werden kann, sie über ein Acetylcholinsystem verfügen, d. h. bei denen spezifische Acetylcholinreceptoren vorhanden sind und das Acetylcholin als Überträgerstoff funktioniert. Dabei gelangen die Autoren zu folgendem Schema mit den von ihnen geprüften Arten:

A. *Tiergruppen mit spezifischem L-Nicotin- und Acetylcholinreceptor:*

Stamm: *Archiannelida (Sipunculoidea)*: *Saccocirrus papillocercus*

Stamm: *Annelida*

    Klasse: *Polychaeta: Nereis (Perinereis) cultrifera, Arenicola grubii*

    Klasse: *Oligochaeta: Pristina longiseta, Nais communis, Chaetogaster langi, Limnodrilus hoffmeisteri, Stylaria lacustris, Aelosoma variegatum, Aelosoma hemprichi*

    Klasse: *Hirudinea: Helobdella stagnalis*

Stamm: *Chaetognatha Sagitta setosa* (über Acetylcholin ist nichts bekannt)

Stamm: *Vertebrata:* L-Nicotinreceptor und Acetylcholinsystem

B. *Tiergruppen mit gleicher Toxizität für L- und D-Nicotin ohne spezifischen Nicotin (und Acetylcholin)-Receptor*

Stamm: *Protozoa: Paramecium caudatum, Euplotes patella, Stentor coeruleus, Spirostomum ambiguum*

Stamm: *Coelenterata: Hydra fusca, Cladonema radiatum*

Stamm: *Plathelminthes*

    Klasse *Turbellaria: Polycelis nigra, Phaenocera sp. Dalyella brevimana, Procerodes lobata, Leptoplana tremellaris*

Stamm: *Aschelminthes*

    Klasse *Rotifera: Euchlanis triquetra, Rotifer vulgaris*

Stamm: *Nemertea: Lineus lacteus*

Stamm: *Arthropoda*

    Unt. stamm: *Crustacea: Daphnia magna, Cyclops serrulatus, Gammarus marinus, Drosophila melanogaster.*

In analoger Weise lassen sich die Beobachtungen mit Atropin und andern Cholinolytica und mit Krampfgiften in einem Evolutionsschema darstellen, ebenso mit dem als Anticholinesterase wirkenden Physostigmin.

Atropin und seine cholinolytische Wirkung in der Tierreihe

Die Empfindlichkeit auf Atropin beginnt in der Evolution der Tiere relativ spät, wobei zu beachten ist, daß die betreffenden Tiere acetylcholinempfindlich sind. *Mollusca* sind auf Atropin vielfach unempfindlich: an *Gastropoda* (z. B. *Helix sp.*, *Ariolimax columbianus*) und an *Lamellibranchiata* ist Atropin am Körpermuskel oder Herz unwirksam, was auf eine andere strukturelle oder molekulare Beschaffenheit der Acetylcholinreceptoren hinweist. Bei *Cephalopoda* beginnt eine Entwicklung: sie sind entweder unempfindlich, oder die Wirkung des Atropins ist synergistisch zur Wirkung des Acetylcholins, oder das Atropin wirkt, wie bei höheren Tieren, cholinergisch blockierend. Bei *Annelida* (Polychaeta) ist Atropin wirkungslos. Der Körpermuskel von *Crustacea* (dekapoden Krebsen) ist an dem durch Acetylcholin erregten Körpermuskel auf Atropin unempfindlich. Bei *Tunicata* wird Acetylcholin durch Atropin reversibel blockiert. Die durch Acetylcholin verlangsamte Herzbewegung wird bei *Teleostei* durch Atropin verhindert oder aufgehoben. Ähnlich bei *Amphibia* (Froschherz). Auch bei *Reptilia* wird die herzhemmende Wirkung des Acetylcholins durch Atropin unterdrückt. Bei *Mammalia* hebt Atropin die herzhemmende Wirkung des Acetylcholins ebenfalls auf.

Wir können also im „aufsteigenden Tiersystem" hinsichtlich cholinolytischer Wirkung des Atropins einen evolutiven „Gang" feststellen, der bei vielen *Protostomia* mit Wirkungslosigkeit beginnt, was vielleicht einer Unempfindlichkeit der postsynaptischen Membran oder postsynaptischer cholinerger Receptoren entspricht. Die Reihe setzt sich über Cephalopoden fort, wo eine spezifische Empfindlichkeit zu beginnen scheint. Nicht ohne Ausnahmen entfaltet Atropin bei *Deuterostomia*, speziell bei Chordaten (Tunicaten) und Vertebraten, an Herz und Bewegungsmuskel eine Gegenwirkung gegen den Überträgerstoff Acetylcholin.

Die Bedeutung der Krampfgifte im Zusammenhang mit Überträgerstoffen in der Tierreihe

Durch *Strychnin* und *Picrotoxin* kommt es bei Invertebraten zu Lähmung oder Erregung, oder die Stoffe sind wirkungslos. Bei Vertebraten wirken Strychnin und Picrotoxin postsynaptisch hemmend auf Hemmsynapsen, z. B. an Renshaw-Zellen des Zentralnervensystems. Sie wirken den postsynaptischen Überträgerstoffen, welche Hemmneuronen erregen, entgegen. Es ist dies vor allem der Fall (nach Curtis, 1963) bei: Factor I von Florey, γ-Aminobuttersäure, Substanz P, Adrenalin, Noradrenalin, 5-Hydroxytryptamin, Acetylcholin (dieses z. B. wirkt als Hemmstoff der H-Zellen im Zentralnervensystem von *Mollusca* (s. S. 129). Bei manchen *Cnidaria (Hydra sp.)* wirken die Krampfgifte erregend. Es handelt sich bei Cnidaria offenbar um andere Empfindlichkeiten der postsynaptischen Membran, die mit Acetylcholin nichts zu tun hat (Cnidaria sind praktisch acetylcholinfrei) wobei andere Überträgerstoffe im Zentralnervensystem, die wir nicht kennen, ins Spiel treten können. — Bei Deuterostomia dürften hinsichtlich Strychnin Verhältnisse vorliegen, wie sie Eccles (1964) bei Mammalia beschrieben hat. Ähnlich scheint sich Picrotoxin zu verhalten, da es jede strychninempfindliche Hemmung an spinalen Motoneuronen ebenfalls postsynaptisch blockiert (Kellberth, 1968). Glycin blockiert die Wirkung von Strychnin, speziell am Rückenmark, eventuell kompetitiv.

In zukunftsweisender Art hat sich Michelson (1969) mit dem Problem des *Strukturwandels der Cholinoreceptoren* im Laufe der Evolution befaßt. Nach allgemeiner Auffassung kann der Cholinoreceptor als ein Makromolekül betrachtet werden, das an die Wirkung des Acetylcholins in der Weise angepaßt ist, daß eine gewisse Verformung des Makromoleküls eintritt und gleichzeitig die Membranpermeabilität für Ionen erhöht wird.

MICHELSON nimmt als wahrscheinlich an, daß im Laufe der Evolution Acetylcholin zunächst als Nichtüberträger funktionierte (wofür ja bei Invertebraten genügend Beispiele vorliegen), und daß erst im späteren Verlauf synaptische Receptoren in Erscheinung traten. Die Entwicklung verschiedener Cholinoceptoren konnte dabei nach MICHELSON zwei verschiedene Wege einschlagen: 1. durch strukturelle Änderungen an einem einzelnen Receptor; 2. durch Änderungen in der gegenseitigen Anordnung der Cholinoreceptoren an der cholinoceptiven Membran. Strukturelle Änderungen an einem einzelnen Cholinoreceptor haben bei Vertebraten zur Bildung muscarinischer und nicotinischer Receptoren geführt. Bei Invertebraten findet man eine so große Mannigfaltigkeit von Cholinoreceptoren, daß sie weder als muscarinisch noch als nicotinisch qualifiziert werden können.

MICHELSON ist der Auffassung, daß Änderungen in der gegenseitigen Anordnung von Cholinoreceptoren zu ihrer Aggregation in geringer Anzahl führte. Nach ihm scheint es sich so zu verhalten, daß die „C-16-Struktur", an welcher die anionischen Punkte zweier benachbarter Cholinoreceptoren durch eine Distanz von etwa 20 Å getrennt sind, die erste *komplexe* Struktur bilde, die im Laufe der Evolution auftrat. Dazu kam später die „C-10-Struktur" mit einem Abstand der anionischen Gruppen von etwa 14 Å hinzu.

MICHELSON führt folgende Beispiele an: Unter den Chordata sind die Muskeln der Tunicaten auf Acetylcholin empfindlich, auf alle bisquaternären Verbindungen (z.B. Decamethonium), unempfindlich. Die Muskeln der Cyclostomen sind auf Verbindungen empfindlich mit einer Kette von C-16 Atomen zwischen den endständigen N-Atomen, nicht auf solche mit einer Kette von C-10-Atomen. In der Vertebratenreihe: Fische, Amphibien, Reptilien, Vögel, Säuger wächst die Empfindlichkeit auf bisquaternäre Verbindungen ständig, und zwar zunächst auf solche mit einer C-16 Atomkette, dann auch solche mit einer C-10 Atomkette.

CURTIS u. RYALL (1964) stellten am Lumbalmark der Spinalkatze zweierlei Renshaw-Zellen fest: solche mit muscarinischen und andere mit nicotinischen Receptoren .Durch PHILLIS u. TEBĒCIS (1967) konnten im Rückenmark von *Bufo marinus* muscarinische und nicotinische Receptoren unterschieden werden. KERKUT (1969) fand im Zentralnervensystem von Gastropoden 4 Typen von cholinergischen Receptoren, welche sich in Bezug auf Acetylcholin und Membranpermeabilität für Chlorionen unterschieden. Vielleicht ergeben sich bei weiterer Forschung elektronenoptisch unterscheidbare synaptische Strukturen, welche den Differenzen in der elektrophysiologischen Reaktion und in der Ansprechbarkeit auf Acetylcholin und andere Überträgerstoffe mikrostrukturelle Unterschiede, welche mit den physiologisch-pharmakologischen Reaktionen parallel gehen. (Vgl. auch COLONNIER, 1969 über die verschiedene Gestalt synaptischer Bläschen.)

Monoquaternäre Verbindungen hatten nach MICHELSON nur schwache Wirkung. Ähnliche Empfindlichkeitsänderungen wie bei Wirbeltieren ließen sich unter den Protostomia bei Mollusken und Anneliden feststellen.

C-16 Strukturen sind nach MICHELSON im Nervensystem weit verbreitet. Sie wurden bei Vertebraten in Neuronen autonomer Ganglien und in Neuronen von Gastropoden festgestellt. Die sukzessive Bildung von C-10 Strukturen konnte in der Ontogenese von Hund, Ratte und Maus nachgewiesen werden: die Empfindlichkeit auf bisquaternäre Muskelrelaxantien, wie Decamethonium und Suxamethonium nahm mit dem Alter zu. Am Muskel erwachsener Säuger ließ sich zeigen, daß die Empfindlichkeit auf bisquaternäre Verbindungen, auch für Atropin und D-Tubocurarin, nach Denervierung abnahm (vgl. auch VYSKOČIL u. BERÁNEK, 1969, 1970; BERÁNEK u. VISKOČIL, 1967).

MICHELSON (MICHELSON, 1970) und russische Arbeiten, die mir nicht zugänglich sind, ferner KHROMOV-BORISOV u. MICHELSON (1966), MAGAZANIK et al. (1965) verdanken wir weitere neue Einsichten in die Wirkungsweise von Überträgerstoffen (Acetylcholin) und ihre Evolution in der „aufsteigenden Tierreihe". Nach MICHELSON sind beim Skelettmuskel von höheren Vertebraten, aber wahrscheinlich in einem noch viel größeren, auch bestimmte Nervenelemente umfassenden Umfang, die Cholinoreceptoren der postsynaptischen Membran in oligomeren Komplexen angeordnet. Innerhalb dieser Komplexe haben die einzelnen cholinoceptiven Einheiten eine bestimmte gegenseitige Anordnung, welche zwei Strukturen betrifft, die C-10 Struktur und die C-16 Struktur. Den (phylogenetisch früheren) C-16 Strukturen entspricht eine Anzahl bisquaternärer Aminoester der Terephthalsäure (Sebacinyldicholin u. a.), die anderen analogen Strukturen gegenüber ein scharfes Aktivitätsmaximum dem einfachen Acetylcholinmolekül gegenüber zeigen und sehr wirksame depolarisierende Muskelrelaxantien darstellen. Entscheidend für die hohe Wirksamkeit dieser bisquaternären Verbindungen ist die internitrogene Kette der CH_2-Gruppen, die zwei Wirkungsmaxima aufweist: eine bei der Kettenlänge 16 und eine bei 10. Die Empfindlichkeit auf diese Stoffe ist nun in der Tierreihe sehr verschieden verteilt, wobei sich gezeigt hat, daß die C-16 bisquaternären Verbindungen (Imbretil, Sebacinyldicholin, Suberyldicholin) fast ausschließlich bei Deuterostomiern eine hohe Aktivität zeigen, welche die Wirkung des Acetylcholins um das 20—30fache übersteigen kann, was durch MICHELSON auf die Oligomerisierung des Acetylcholins bei diesen Organismen zurückgeführt wird. Die C-10 aktiven Verbindungen (Decamethonium, Succinyldicholin) haben bei Invertebraten (Protostomia ?) keine Entsprechung (grosso modo); die Empfindlichkeit darauf dürfte in der Evolution erst später aufgetreten sein. Es ergibt sich für *Deuterostomier* nach MICHELSON vorläufig folgende Reihe: *Chordata, Tunicata (Thetium aurantium)*, wobei für alle untersuchten Tiergruppen Acetylcholin und die genannten bisquaternären Stoffe am Körpermuskel Kontraktion erzeugen:

Ascidien sind nur auf Acetylcholin empfindlich, nicht auf (5 verschiedene) bisquaternäre Verbindungen.

Vertebrata, Cyclostomata, Lampetra fluviatili (M. retractor linguae): die bisquaternären Verbindungen mit 14—16 interquaternären Gruppen sind 4mal wirksamer als Acetylcholin. Decamethonium und Succinyldicholin mit C 10-Reihen sind unwirksam. Von den Cyclostomata an über Pisces, Amphibia, Reptilia, Aves bis zu den Mammalia besteht eine zunehmende Empfindlichkeit auf bisquaternäre Verbindungen mit 16 oder 10 interquaternären C-Atomen.

Invertebraten (Protostomia ?) geprüft an *Mollusca* (Gastropoden und Bivalvia) scheinen auf C-16 und C-10 unempfindlich zu sein (eine geringe Empfindlichkeit zeigte *Neptunea constricta*). Bei Cephalopoden *(Ommatostrephes sloanei)* kommen C-16-Verbindungen dem Acetylcholin in der Wirkung sehr nahe. Bei Anneliden, Oligochaeta *(Allolobophora longa)* scheint der (glatte) Körpermuskel auf C-16 außerordentlich empfindlich zu sein (20mal mehr wie Acetylcholin).

Nach dem Vorausgehenden liegt in der Evolution der Tiere hinsichtlich C-16 und C-10 ein Gang vor, der uns darauf hinweist, daß auch im Bereich von Überträgerstoffen eine mit der Evolution der Tiere parallelgehende Entwicklung vor sich geht, welche bei Vergrößerung der zur Untersuchung gelangten Artenzahl noch sicherere Konturen erwarten läßt.

Jedenfalls bedeuten die Feststellungen von MICHELSON und seiner Schule für das Verständnis der Funktion von Überträgerstoffen einen ganz wesentlichen Fortschritt.

FLOREY (1960) stellte an einer Reihe decapoder Krebse die Unwirksamkeit des Decamethoniums fest. Nach BRUNE u. DAMMANN (1959) werden die Muskelspindeln von kalt- und warmblütigen Vertebraten nicht nur durch Acetylcholin, sondern auch durch depolarisierende Muskelrelaxantien, wie Decamethonium und Succinylcholin erregt. CURTIS, RYALL u. WATKINS (1965) wiesen die hohe Empfindlichkeit von Renshaw-Zellen auf Tetraäthylammonium und Nicotin am Zentralnervensystem der Katze nach. Auf Muscarin und Muscaron waren nur Zellen des Cortex empfindlich. Decamethonium und Succinylcholin wirkten auf das elektrische Organ von Selachiern und Teleostiern, ähnlich hemmend wie auf den quergestreiften Muskel: es trat völlige Entladung der elektrischen Organe ein.

Die Beispiele einer C-10-Empfindlichkeit, wie sie MICHELSON in der „aufsteigenden Tierreihe" nachgewiesen hat, ließen sich vermehren. Gewisse Lücken, waren vorläufig, wie bei allen auf phylogenetische Pharmakologie ausgerichteten Untersuchungen, nachzuweisen.

In diesem Zusammenhang ist es von Interesse festzustellen, daß in der Tierreihe die „klassischen" Übertragerstoffe: Acetylcholin, Noradrenalin und 5-Hydroxytryptamin je nach Organ oder je nach Stellung des betreffenden Tieres in der Tierreihe (teilweise am gleichen Organ) sowohl erregend als hemmend wirken können, was bedeutet, daß das gleiche Organ (z.B. das Herz) für Acetylcholin entweder erregende oder hemmende cholinoceptive Receptoren besitzt. Anders bei den als Übertragersubstanzen in Frage kommenden Aminosäuren, die ausschließlich soweit das heute gesagt werden kann, entweder erregende Synapsen beeinflussen, wie Glutaminsäure oder hemmende, wie γ-Aminobuttersäure und Glycin, beides ω-Aminosäuren. Die allgemeine Wirkungsstätte der γ-Aminobuttersäure, die schon bei Schnecken (*Buccinum undatum*) und bei Insekten (*Apis mellifica*) im Zentralnervensystem nachgewiesen wurde, bilden zentralhemmende Synapsen. Möglicherweise hat auch Glycin in diesem Sinn eine tiersystematisch allgemeine Bedeutung. Vgl. auch WERMAN u. APRISON (1970).

Es wäre von großem Interesse, die Feststellungen MICHELSON'S an einem größeren Artenmaterial zu prüfen, nicht in erster Linie um die bisherigen Resultate zu verifizieren, sondern um den stammesgeschichtlichen Ort noch näher zu präzisieren, an welchem die Evolution zur C-16 und zur C-10-Empfindlichkeit eingetreten ist. Im Laufe weiterer Forschung müßten sich auch bei Invertebraten bestimmte Typen von Cholinoceptoren herausarbeiten lassen, denen vielleicht stammesmäßige Entwicklungen entsprechen.

Ein analoges Beispiel wäre die artlich ausgedehnte Untersuchung des Überganges von der Dopaminempfindlichkeit auf die Noradrenalinempfindlichkeit, wobei die jeweilige Empfindlichkeit der catecholaminoceptiven Receptoren evolutionistisch in der Tierreihe noch schärfer gefaßt werden könnte, als dies in dem vorliegenden Buch möglich war.

Stammesgeschichtlich ist es sehr auffallend, daß im Säugergehirn das Dopamin im Nucleus caudatus und an wenigen andern Stellen des Palaeocerebrums erhalten blieb und sozusagen sein letztes Refugium gefunden hat (sehr hypothetisch ausgedrückt), charakteristischerweise im Gebiet der extrapyramidalen Motorik, das mehr oder weniger unabhängig vom Neocerebrum zu funktionieren vermag. Dem bei Invertebraten möglicherweise einzigen catecholaminoceptiven Receptor des Cerebralnervensystems bei Invertebraten, dem Dopamin gegenüber, hat Noradrenalin (Adrenalin) in der „aufsteigenden Tierreihe" immer mehr das Feld erobert und beherrscht es im Zentralnervensystem der Säuger fast vollständig.

Beim 5-Hydroxytryptamin ist es schwer, einen evolutiven Gang festzustellen. Wenn 5-Hydroxytryptamin fast durch das ganze Tierreich hindurch im Gebiet der Verdauungsorgane eine dominierende Stellung einnimmt, die mit der Entwicklung des enterochromaffinen Systems bei den Deuterostomiern (ungewiß ist es nur bei Cyclostomen) sich entwickelt hat, so ist sein Wirkungsbereich im Laufe der Evolution in anderer Hinsicht stark eingeschränkt worden, was sich vor allem bei der bei Vertebraten wenig deutlich in Erscheinung tretenden Herzwirkung im Gegensatz zu der führenden positiv ino- und chronotropen Wirkung bei Mollusken bemerkbar macht und bei Arthropoden über das Pericardialorgan ebenfalls eine dominierende Rolle spielt.

Wir stehen erst im Anfang einer Forschung, welche die Evolution von Überträgerstoffen sich zum Ziel gesetzt hat. Das zeigt sehr eindrücklich der Inhalt dieses Buches.

F. Beziehungen der vergleichenden Pharmakologie zur vergleichenden Morphologie und Physiologie

Vergleichende Morphologie und Physiologie haben uns einen umfassenden Einblick in die Homologie der Funktionen und den Funktionswandel homologer morphologischer Anlagen (z.B. in der Phylogenese der Muskelphysiologie) gegeben. Parallelismen und gerichtete Entwicklungsreihen lassen sich nach der Ansicht vieler Biologen nur schwer durch richtungslose Mutationen und nachfolgende Selektion erklären. Zahlreiche Tiergruppen zeigen solche Parallelismen, die ihre Evolution nach bestimmten, mit STAMMER (1959) „Trends" genannten Richtungen lenken. Es ist deshalb fraglich, ob Mutationen „zufällig" entstanden sind.

Endoparasiten sind durch ihr den äußeren Umwelteinflüssen weitgehend entzogenes Leben für die Selektion wenig angreifbar und müßten daher eine regellose Fülle von richtungslosen Mutationen aufweisen. STAMMER (1957) zeigte, daß das keineswegs zutrifft und daß gerade Parasiten, vor allem Nematoden und Trematoden, gerichtete Entwicklungsreihen in überraschend großer Zahl aufweisen, deren Merkmalsprägung so ist, daß bei ihrem Zustandekommen ein Mitwirken der Selektion undenkbar erscheint.

Ähnliches gilt für viele Entwicklungsreihen innerhalb der Trematoden (Saugwürmer) vom *Digenea*-Typus, die sich vor allem in einer Aufteilung der Genitaldrüsen und der Lagebeziehung der einzelnen Organe auswirken. Unter nicht parasitischen Formen weisen die Oribatiden (Moosmilben) überzeugende Trends in Richtung auf eine gesetzmäßige, selektionistisch nur schwer begründbare Borstenreduktion auf, und auch zahlreiche Insekten geben Beispiele von mutativ-selektionistisch nicht deutbarer Orthogenesis, z.B. an den Chitinteilen des Genitalapparates u.a. Aufgrund solchen Tatsachenmaterials erblickt STAMMER in dem Auftreten von Orthogenesen eine allgemeine Gesetzlichkeit in der Evolution, die zwar weitgehend unerforscht ist, und durch vorläufig kausal nicht erfaßbare Kräfte ausgelöst wird. Der Organismus bestimmt nach STAMMER seine Evolution entsprechend seiner Gesamtstruktur weitgehend eigengesetzlich.

Demgegenüber ist KOSSWIG (1959) der Ansicht, daß es durchaus möglich sei, den scheinbaren Gegensatz zwischen systematischer und phylogenetischer Forschung und den Ergebnissen der Genetik zu überbrücken und einer experimentellen Lösung zuzuführen. Gensubstitution und additive Polygenie sollen zur Erklärung des Zustandekommens von Orthogenesen ausreichen und ohne eigene orthoselektionistische Prozesse zu typischen „Trends" in der einen oder andern Richtung führen.

Konrad LORENZ (1959) hat den Gedanken funktioneller Phylogenese noch weitergeführt und spricht von einer „Phylogenetik der Ausdrucksbewegungen" im Tierreich, dies im Zusammenhang mit dem Bedeutungswechsel von Signal- und Symbolbewegungen, d.h. einer Gruppe von angeborenen Instinktbewegungen, z.B. bei Teleostiern. Damit ist ein in der Phylogenese der Tiere vor sich gehender „psychischer" Funktionswandel angedeutet. In Weiterführung dieses Gesichtspunktes könnten psychopharmakologische Einwirkungen, wie wir sie bei der Spinne, beim Fisch und beim Menschen im Hinblick auf die Lysergidwirkung kurz dargestellt haben, zu weiterführenden phylogenetischen Betrachtungen auf dem Gebiet der Beeinflussung von Instinkthandlungen führen. Dies umso eher, als eine große Zahl von sogenannten Psychopharmaka mit weitgehend differenten Wirkungen heute zur Verfügung stehen.

Die vergleichende Pharmakologie des Morphins hat gezeigt, daß die Wirkungen des Morphins in der aufsteigenden Wirbeltierreihe sich in typischer Weise verändern. Wirkt Morphin beim Frosch hauptsächlich auf das Rückenmark in der Art tetanischer Reflexkrämpfe, so tritt diese Wirkung immer mehr zurück, ist bei manchen Säugetieren (Katze) noch teilweise erhalten, während bei Hund, Affe und Mensch die psychisch-sedativen Wirkungen immer mehr in den Vordergrund treten.

G. Adaptation (Anpassung), Erwerbung neuer Eigenschaften, Entstehung neuer Arten durch adaptative Selektion

Für das Leben charakteristisch ist nicht nur die reproduktive, sondern auch die adaptative und regenerative Kraft, Grundkräfte, die vom Protozoon und Protophyten bis zum vollendet und hoch organisierten Tier und der höheren Pflanze als Mittel zur Selbstbehauptung unerläßlich sind und sich in den verschiedensten Formen, von der Regeneration bis zur Immunität und Arzneistofftoleranz äußern.

Eines der eindrücklichsten Beispiele der Anpassung an die Umwelt bildet die Farbanpassung im Tierreich, an der nervöse und hormonale Steuerungen (Acetylcholin, Noradrenalin usw.) gleich bedeutenden Anteil haben. In ausgezeichneter Weise hat Cott (1957) in seinem Buch über adaptive Färbung bei Tieren diese Verhältnisse und dabei den ganzen Komplex von Mitteln behandelt, welche das Tier im Sinne dieser Form der Umweltsanpassung anzuwenden weiß. Das ist ein Teil jener großen Kraft, welche Darwin als die natürliche Selektion bedingend bezeichnet hat und die bei der Entstehung neuer Arten von Bedeutung ist (vgl. auch Prosser, 1958; Knox, 1958; Pantin, 1932).

So wie es eine Anpassung an klimatische Verhältnisse, an Wärme und Kälte, in den Tropen und in der Wüste, in der Arktis und im Hochgebirge gibt, so auch eine Anpassung an körperfremde Wirkstoffe (Scholander et al., 1953), dies auch teilweise durch Bildung spezifischer Antikörper. Die Fähigkeit, Antikörper zu bilden, besteht eigenartiger Weise noch lange weiter, nachdem der körperfremde Stoff den Organismus verlassen hat. Sie beruht auf der Möglichkeit zur autoreproduktiven Wiederholung der Struktur des einmal gebildeten Antikörpers. Diese Fähigkeit zur Bildung spezifischer Antikörper wird von einer Zellgeneration auf die andere übertragen. In diesem Sinn ist die Antikörperbildung als eine spezifisch gegen den fremden Stoff gerichtete Anpassung aufzufassen (Danielli, 1953). Das Ziel dieser Art Anpassung ist in vielen Fällen die Immunität, die Unempfindlichkeit dem betreffenden körperfremden Stoff gegenüber. In andern Fällen führt die Berührung mit dem körperfremden Stoff zur Überempfindlichkeit, zur Allergie: die Abwehr ist maximal gesteigert und hat nicht selten die Gefährdung des zu heftig reagierenden Individuums zur Folge. Im Grunde ist auch die allergische Reaktion als ein Abwehr- und Schutzphänomen aufzufassen. Immunitätsvorgänge sind im Tierreich nicht nur bei Säugetieren und Vögeln (Homoiothermen) und bei poikilothermen Vertebraten, sondern auch bei Invertebraten, weniger im Pflanzenreich verbreitet (vgl. z.B. KRIEG, 1959 über Immunität bei Insekten).

Der Grund, warum wir hier von diesen Dingen sprechen, liegt in den mannigfaltigen Feststellungen, welche gezeigt haben, daß die Überträgerstoffe (und vielleicht in einem größeren Ausmaß, als ursprünglich angenommen werden konnte), Adaptationen oder Verformungen an cholinoceptiven Stellen annehmen, welche durch Wirkstoffe wie Atropin, D-Tubocurarin u. a., vielleicht auch am Acetylcholin und seinen oligomeren Komplexen bedingt sein könnten. Dabei haben wir zwischen diesen und der Verformung spezifischer Receptoren und derjenigen an den die Überträgerstoffe ab- oder aufbauenden Fermenten, z. B. von Acetylcholinesterasen durch Physostigmin oder durch Alkylphosphate u. a., zu unterscheiden, ein Gebiet, das noch wenig entwickelt ist.

Im weiteren ist darauf hinzuweisen, wie oft Arzneistoffwirkungen direkt oder indirekt durch Einwirkungen auf Überträgerstoffe bewirkt sind, wie dies aus dem Inhalt des Buches vielfach hervorgeht, eine Auffassung, die in der allgemeinen Pharmakologie noch heute eine sehr bescheidene Rolle spielt. Dabei dürfen wir nicht übersehen, daß die intercelluläre (synaptische) Elektrophysiologie, die an der Aufklärung dieser Vorgänge maßgeblich beteiligt ist, ein gewichtiges Wort mitzusprechen hat, was sich bei Überträgerstoffwirkung z. B. an der subneuralen (postsynaptischen) Membran in der Änderung der Ionendurchlässigkeit für Cl$^-$ und Na$^+$ u. a. (auch in der Änderung der Funktion der Ionenpumpe) zeigen läßt.

Solche Änderungen dürften auch im Prozeß der Evolution des neuralen (synaptischen) Prozesses eine Rolle spielen.

Wir stehen dem vieldiskutierten allgemeinbiologischen Problem der Erwerbung neuer Eigenschaften und ihrer Vererbung durch Anpassung an die Umwelt gegenüber, das heute dahin beantwortet zu werden pflegt, daß eine eigentliche Vererbung erworbener Eigenschaften nicht vorkommt, sondern daß es in den Fällen, in denen neue vererbbare Eigenschaften auftreten, auf dem Wege der Mutation, also der Umwandlung in ein artlich neues Lebewesen auf genetischem Wege geschieht — ein Gesichtspunkt und eine Erfahrung, die dem Darwin'schen Gedanken von der natürlichen Selektion durch Zuchtwahl eine neue Wendung gegeben hat.

Die Selektionstheorie hat die Lehre von der Evolution, von der allmählichen Entwicklung des Lebendigen aus den einfachsten Anfängen bis zur heutigen ungeheuren Mannigfaltigkeit der Arten zur Voraussetzung. Wissenschaftlicher Begründer der Evolutionslehre ist LAMARCK (1809, 1802). Für DARWIN bildete den wichtigsten Faktor für die Enstehung neuer Arten die Selektion, die zur erblichen Variation führt. Wir setzen heute die „erbliche Variation" der Mutation gleich (LUDWIG, 1959). DARWIN ging von der Auffassung aus, daß die Abwandlung der Arten zu Varietäten und die Entstehung neuer Arten von der Anpassung an die „geänderten" Außenbedingungen abhängig sei. Daß die zu neuen vererbbaren Eigenschaften führende Anpassung, das adaptive Verhalten, auch sprungweise, durch Mutation d.h. durch Änderung der innern, für die Vererbung maßgebenden Bedingungen, d. h. durch die Änderung im Genbestand vor sich gehen könne, war ein neuer, experimentell zu sichernder Gedanke unseres Jahrhunderts.

Eines der bemerkenswertesten Beispiele ist der durch HARMS (1934) untersuchte Übergang vom Meer- zum Lufttier in der Mangrovevegetation Javas, der ein großes stammesgeschichtliches Naturexperiment darstellt. Harms beobachtete diesen Übergang vom Meer- zum Lufttier an einer Reihe von Gobiden (Teleostier). Es läßt sich dabei eine fortschreitende und korrelative Adaptation beobachten: Jungtiere können nach Harms in der progressiven Phase den Genkomplex für Wasserleben in einen Genkomplex für Feuchtluft umwandeln und

schließlich denjenigen für das Trockenluftmedium erwerben. Die Genkorrelation für Wasser-
atmung bedingt die Entstehung der Kiemen, daneben aber auch die der Hautatmung. Erstere
wird bei der Feuchtluftanpassung zurückgedrängt, letztere bevorzugt, so daß jetzt die Kiemen-
höhlen Luftrespirationssäcke werden und auch die ganze Haut in verstärktem Maße zur
Respiration befähigt wird. Dadurch tritt bei den Jungtieren in einem gewissen Zeitpunkt die
Umwandlung der Wasser- zur Luftform ein. Die Tiere *metamorphosieren* und machen nun,
durch Innenfaktoren bedingt, diejenige Phase der Entwicklung durch, die früher allein durch
die Umwelt erzwungen wurde. Diese Art Metamorphose haben wir heute noch bei anderen
Wirbeltieren (HARMS) (vgl. auch PEARSE (1936), MACALLUM (1926), PANTIN (1931), NEEDHAM
u. NEEDHAM (1932).

Der Gesichtspunkt DARWINS hinsichtlich Entstehung der Arten kann auch von
der Pharmakologie aus betrachtet werden. Im Vordergrund steht das Problem der
Vererbung erworbener Eigenschaften und der Anpassungsfähigkeit an neue Um-
weltbedingungen, die sogenannte Adaptabilität.

Bei Mikroorganismen spielt die Fermentadaptation, wie die Resistenzentwicklung gegen Chemotherapeutica in allergrößtem Ausmaß gezeigt hat, eine sehr
große Rolle (vgl. auch CHODAT, 1950; KNOX, 1958; WENT, 1958, u. a.) Auf das
Beispiel der Penicillasebildung durch Bakterien, welche früher nie mit Penicillin in
Berührung kamen, sei besonders hingewiesen (vgl. auch SNEATH, 1955; POLLOCK,
1956). Solche Enzymanpassungen an neue Aufgaben unter dem Einfluß pharmakologisch aktiver Stoffe sind heute schon zahlreich. Am bekanntesten sind Beispiele der Resistenz von Mikroorganismen chemotherapeutisch aktiven Stoffen
gegenüber, wo zweifellos zum Teil mutative Vorgänge eine Rolle spielen (Sir
HINSHELWOOD, 1953).

Die Vielfältigkeit der Erscheinungen auf diesem Gebiet macht eine Unterscheidung in
selektive, mutativ-selektive und induktive Adaptation nötig. DEAN u. HINSHELWOOD (1953,
1954) und EDDY u. HINSHELWOOD (1954) glauben, daß es neben einer auf Mutation und Selektion beruhenden Anpassung auch eine Anpassung durch allmähliche Veränderungen aller
Zellen einer Population gibt. Auch RAVIN (1953) findet neben mutativ bedingter Anpassung
solche nicht-genetischer Natur, die nach wenigen Generationen wieder verschwindet. Nach
SPIEGELMAN u. HALVORSON (1953) können sich selektive und mutativ-selektive Adaptation
sowohl gegenüber einem Substrat (anaphragmatisch) als auch ohne Substrat (apophragma-
tisch) vollziehen, und zwar stets aufgrund erbmäßig verankerter Fähigkeiten. Die induktive
Adaptation dagegen wird ausschließlich durch das Substrat provoziert und ist cytoplasmatischen Ursprungs. Ob vom Substrat aus ein richtungsgebender Zwang zur erblichen Fixierung
eines neuen Enzyms — also zur Mutation — ausgeübt werden kann, ist unwahrscheinlich.
Damit rückt die mutativ-selektive Adaptation in den Bereich des genetischen Zufalls, den als
grundlegenden Promotor der Evolution aufzufassen der stammesgeschichtlich orientierte
Biologe einige Mühe hat.

Eine Anpassung an die Umwelt sehr bemerkenswerter Art bildet die Adaption
mancher wildlebender Säuger (und Invertebraten) an Pflanzengifte. Dazu gehört
die Anpassung von Hasen und Kaninchen (Lagomorpha) an Hyoscyamin (Atropin,
Scopolamin und andere Tropaalkaloide enthaltende Pflanzen, die sie ohne vergiftet zu werden, fressen). Hier handelt es sich um eine Enzymanpassung des
Serums, das die Fähigkeit in hohem Maße besitzt, Tropaalkaloide zu hydrolysieren und dadurch zu entgiften. Etwas ähnliches dürfte bei der natürlichen
Resistenz von Kaninchen gegen Akonitin u. a. Eisenhutalkaloide enthaltende
Pflanzen vorliegen. Es kommt im Serum sehr rasch zum hydrolytischen Abbau der
für den Menschen hochtoxischen Alkaloide vom Aconitintypus durch Hydrolyse
eines Essigsäurerestes zu dem ungiftigen Aconin.

Beim Hamster *Cricetus cricetus* (L.) fällt die hohe Unempfindlichkeit dem
Colchicin gegenüber auf. Die Anpassung könnte beim häufigen Vorkommen des
Hamsters in Kleinasien und der dort sehr weiten Verbreitung von Colchicum-
Arten (etwa 30 Spezies) auf einer durch häufiges Fressen von Colchicumpflanzen
allmählich eintretenden, genisch fixierten (Ferment-)adaptation im Stoffwechsel
des Hamsters beruhen. S. c. Dosen von 10—20 mg/kg des Mitosegiftes Colchicin

haben beim Hamster keinen Einfluß auf die mitotische Aktivität (ORSINI u. PANSKY, 1952).

Injektionen von 10—20 mg/kg Colcemid trächtigen Weibchen des Goldhamsters am 14. Tage der Schwangerschaft verabreicht, hatte nach SKOWRON u. JORDAN (1958) keine toxischen Wirkungen und keinen Einfluß auf die Mitosezahl in den Krypten der Lieberkühnschen Drüsen. Erst durch 30 mg/kg wurde die Mitosezahl reduziert. 16 Tage alte Jungtiere erwiesen sich gegen 10—20 mg/kg Colcemid resistent. Wenn Neugeborene und 5 Tage alte Tiere an Colcemid starben, beweist das allerdings nichts für eine ontogenetische Adaptation, wie SKOWRON u. JORDAN anzunehmen scheinen. Die zweifellos genetisch fixierte Resistenz des Hamsters ist enorm, wenn man bedenkt, daß Mäuse nach i.v. 1,5—2 mg Colchicin/ 100 g Körpergew., Ratten nach 0,5 mg/100 g in 24 Std, Kaninchen nach 1,0 mg/ 100 g in 8 Std zu Grunde gehen, und beim Menschen nach 1,0 mg p. os Vergiftungserscheinungen auftreten.

Resistenz gegen und Adaptation an bestimmte Wirkstoffe sind Erscheinungen, welche den pharmakologisch-tiersystematischen Vergleich beträchtlich erschweren können, besonders weil nur in wenigen Fällen der Charakter der pharmakologischen Anpassung näher bekannt ist. In diesem Zusammenhang ist auch vom pharmakologischen Gesichtspunkt aus von der Adaptabilität des Receptors auszugehen: ohne diese wäre überhaupt keine pharmakologische Wirkung möglich. Die Verformung (Plastizität) des Receptors, d. h. der chemisch-physikalischen Struktur, welche zum Wirkstoff eine spezifische Affinität besitzt — und dazu gehören vielfach die Überträgerstoffe und ihre Fermente — bildet eine Voraussetzung für die Möglichkeit spezifischer pharmakologischer Wirkungen. Dafür ist die Fixation von Curarestoffen an der subneuralen Membran der Nervenendplatte des quergestreiften Muskels ein klassisches Beispiel; ein anderes die Blockierung der aktiven Stellen der Acetylcholinesterase (anionische- und Esterbindungsstelle) durch Anticholinesterasen. Wirkstoffe sind (im allgemeinen reversible) Modifikatoren einer Funktion; pharmakologische Wirkungen beruhen auf den adaptiven Möglichkeiten der spezifischen Receptoren, d.h. von Receptoren mit hoher Empfindlichkeit für den betreffenden Stoff. Die adaptive Grenze liegt in quantitativer Hinsicht bei der therapeutischen Dosis; die reine Adaptation hört auf, wenn wir in den toxischen, funktions- und strukturschädigenden Bereich gelangen.

Die Fähigkeit der Adaptation hat zweifellos etwas zu tun mit dem Verhalten, das DARWIN als „Selektion durch natürliche Zuchtwahl" bezeichnet hat. Adaptabilität stellt eine eminent wichtige Eigenschaft aller Lebewesen dar, die nicht genetisch bedingt sein muß, es aber sein kann, und eine grundlegende biologische Reaktion auf die Umwelt und Umweltsänderungen darstellt. In diesem Sinn hat sie ebenso arterhaltende wie artentwickelnde Bedeutung, d. h. die Möglichkeit selektiver Vervollkommnung. In pharmakologischer Hinsicht sind die Verhältnisse bei der bakteriellen Resistenzerzeugung gegen Wirkstoffe, vor allem gegen Sulfonamide und Antibiotica, am besten bekannt und haben zu interessanten vergleichenden Resultaten geführt im Hinblick auf die bei verschiedenen pathogenen Bakterien durch ein und denselben Stoff erzeugte Resistenz (Adaptation).

Unter „biologischem Aufstieg" (vgl. OVERHAGE, 1957) versteht man diejenige Vervollkommnung, die sich nicht innerhalb des Rahmens eines gegebenen Bauplans hält, wie die Vervollkommnung durch Adaptation, sondern über verschiedenrangige Baupläne zu höheren Typen führt. Den Weg dazu bilden die „zunehmende Differenzierung", die „harmonischere Integration", die „zunehmende individuelle Autonomie" oder Selbständigkeit. „Biologischer Aufstieg" (UNDERWOOD, 1954) und „adaptative Vervollkommung" gehen immer nebeneinander her und sind nie ganz zu trennen.

Zum „biologischen Aufstieg", von dem wir uns irgendwie ein konkretes Bild machen müssen, gehört zweifellos auch die in der „aufsteigenden Tierreihe" feststellbare zunehmende Empfindlichkeit von Überträgerstoffen oder den an der synaptischen Weitergabe eines Reizes beteiligten Membranen (z. B. bei der synaptischen Wirkung von D-Tubocurarin, Atropin usw.) wo auch eine Verformung von Acetylcholin und seinen oligomeren Komplexen nicht ausgeschlossen ist. Bei *Mollusca* besteht Unempfindlichkeit des Überträgers Acetylcholin (am Körpermuskel) auf D-Tubocurarin und Atropin, während Tunicaten und Vertebraten darauf empfindlich sind.

Wenn Genommutationen im Tierreich eine äußerst geringe Rolle spielen, eine größere die Chromosomenmutationen, so sind daneben auch selektionistische Momente bei der Enstehung neuer Arten von Bedeutung, wobei die Mutabilität der Gene das Evolutionsmaterial liefert und die Selektion den richtunggebenden Hauptfaktor darstellt. Die Existenz eines direkten, richtenden Milieueinflusses im lamarckistischen Sinn (etwa der alleinige Einfluß der Isolation) scheint nicht bewiesen zu sein. Die experimentellen Befunde von WADDINGTON (1953a, 1953c), WADDINGTON et al. (1955) über die „genetische Assimilation" erworbener Eigenschaften haben Mechanismen aufgezeigt, welche scheinbar im lamarckistischen Sinn verlaufenden Prozessen zugrundeliegen könnten (LÜERS u. ULRICH, 1959). Die Hauptfunktion von Chromosomenänderungen im Zuge der Evolution wird von HAMERTON (1959) in der Förderung genetischer und reproduktiver Isolation gesehen.

Am augenfälligsten tritt uns die Fähigkeit der Adaptation bei den parasitierenden Tieren und Pflanzen entgegen — wobei wir den Begriff „Parasitismus" sehr weit fassen und auf alle Verhältnisse anwenden, bei denen ein Organismus auf Kosten des Stoffwechsels eines andersartigen Organismus lebt und nur diejenigen Verhältnisse ausschließen, bei denen eine echte Symbiose vorliegt, wie bei den Flechten, oder bei Symbiosen zwischen Protophyten und Insekten (BAINES, 1956) oder bestimmten Darmbakterien und dem Menschen (BUCHNER, 1957) (vgl. auch ROGERS, 1962) (vgl. *Plathelminthes*, S. 72).

Als Parasitismus in diesem weitgefaßten Sinn sind die Infektionskrankheiten der höheren Tiere und des Menschen zu betrachten, die durch Befall mit Viren, Bakterien, Pilzen oder Protozoen entstehen, bei denen eine eindeutige Schädigung des metazoischen Organismus durch die Mikroorganismen zustandekommt und deren adaptive Fähigkeiten den Antibiotica gegenüber dem Arzt zu schaffen machen.

Jedenfalls darf in diesem Zusammenhang gesagt werden, daß die moderne Entwicklung der Pharmakologie insbesondere durch Schaffung wirksamer Chemotherapeutica, Antibiotica, Cytostatica und anderer Wirkstoffe auf die natürliche Selektion von Mikroorganismen nicht ohne Einfluß geblieben ist und unsere Vorstellungen von der Art selektionistisch oder mutativ wirkender Einwirkungen ganz wesentlich befruchtet hat.

Nach dem Vorausgehenden bildet die Fähigkeit zur Adaptation eine wichtige Voraussetzung für die natürliche Selektion, die auf biochemischem Gebiet als „innere Adaptation" vielleicht größere Möglichkeiten bietet, als die Anpassung an Umweltsfaktoren, wobei die evolutionsmäßige Ausbildung des Biochemismus allerdings von den chemischen Umweltfaktoren, die sich, erdgeschichtlich gesehen, weitgehend gewandelt haben, direkt abhängig ist. Die Theorien über die „chemische Evolution" stehen in engster Beziehung zu der hier nicht näher zu erörternden Frage vom Ursprung des Lebens (z. B. CALVIN, 1956).

Wenn wir von den Viren absehen und die Protozoen an den Anfang des Lebens stellen, so finden wir bei diesen und anderen einfachen Lebewesen eine ganze Reihe von freien (nicht proteingebundenen) Aminosäuren, darunter: Glutaminsäure, Glycin, Asparaginsäure, γ-Aminobuttersäure u. a., die auf einer höheren Entwicklungsstufe (z. T. schon bei Mollusca) als Überträgerstoffe in Frage kommen. Dies ist umso bemerkenswerter, als solche Überträgerfunktionen uns zeigen, daß schon in evolutionsmäßig frühen Stadien die synaptische Funktion des Nervensystems, und damit eine Grundfunktion des höheren Lebens durch aktive Aminosäuren gelenkt werden kann.

Von größter Bedeutung in tiersystematischer und phylogenetischer Hinsicht und mit Rücksicht auf die vergleichende, tier- und pflanzensystematisch orientierte Pharmakologie wird der weitere Ausbau der *vergleichenden Biochemie* im Hinblick auf Überträgerstoffe sein, welcher uns über den *chemischen Bauplan* der Lebewesen an typischen, durch das ganze Reich der Tiere und Pflanzen gehenden Beispielen orientieren und uns neue Aufschlüsse über die stammesgeschichtlichen Beziehungen im Tier- und Pflanzenreich vermitteln wird. Über Evolution und Adaptation vgl. auch HADORN (1963).

Was bedeutet im Rahmen der vorausgehenden Ausführungen der Begriff der *phylogenetischen Pharmakologie*? Offenbar ist eine Verständigung darüber nur möglich aufgrund konkreter Vorstellungen über den Begriff der Phylogenie (vgl. z. B. WARDLOW, 1952; BONNER, 1952; FOTHERGILL, 1952; NEEDHAM, 1942).

Die wissenschaftliche Evolutionstheorie beginnt mit Ch. DARWINS ,,Origin of Species", 1859, fortgeführt in der phylogenetischen Morphologie HAECKELS. Eine bemerkenswerte Erweiterung der spezifisch Darwinschen Gesichtspunkte der Entstehung der Arten bilden die Untersuchungen von MOORE (1954) über die geographische und genetische Isolation australischer Amphibien (*Hyla aurea* und *Crinia signifera*).

Daß die moderne Evolutionslehre auf dem Boden der Genetik steht, ist selbstverständlich. Sie wird aber die ursprünglich von DARWIN erkannten selektionistischen Momente nicht außer acht lassen, wenn auch zum Teil anders deuten. Die Adaptation bildet auch in genetischer Hinsicht einen wesentlichen selektionistischen Faktor unabhängig davon, ob sie selektionistisch induktiv oder genetisch bedingt ist.

Wie weit Tier- und Pflanzensystematik unter phylogenetischen Gesichtspunkten zu betrachten sind, wird nicht nur von unserer Einsicht in morphologische Gegebenheiten abhängen, sondern immer mehr durch unsere fortschreitende Erkenntnis in die physiologischen und biochemischen Verhältnisse der Arten, Gattungen, Familien, Ordnungen und Stämme bedingt sein. Daß allgemeine Ziel wird die nie zu ereichende, aber immer zu erstrebende Identität von Systematik und Stammesgeschichte sein. Vorläufig und wohl auf lange hinaus unterscheiden sich Systematik und Phylogenetik nicht nur durch ihre Fragestellungen.

Während die Tier- und Pflanzensystematik nach der Verwandtschaft der Formen, Funktionen und biochemischen Verhältnisse fragt, so die Phylogenetik nach dem Ahn (ZIMMERMANN, 1953, 1959 a, 1959 b), wobei diese Frage meist auch vom Systematiker gestellt wird. Hinzu kommt ,daß der moderne Systematiker bei der Aufstellung von Verwandtschaftsbeziehungen weitgehend auf die genetischen Verhältnisse abstellt. Wir sprechen von der (rezenten) Art als Produkt der Ahnenreihe (Phylogenese) und von der Art als Glied der Systematik.

Die Phylogenetik sucht die Umwandlung (Entwicklung) der Organismen in Gestalt und Lebensweise festzustellen, wonach die Nachfahren anders sind als die Vorfahren. Dadurch wird die Phylogenie (Abstammung) zum historischen Begriff für das transformierende Geschehen, das wir als Evolution bezeichnen (ZIMMERMANN, 1953).

Für die Phylogenetik kommen in Frage: *1.* die Ahnenreihe, *2.* die Artenreihe, *3.* die Merkmalabwandlung, *4.* die Verwandtschaft gleichzeitig lebender Arten, *5.* Erbänderungen im Sinne der Mutation (ZIMMERMANN, 1959b).

Wie die meisten Systematiker davon überzeugt sind, daß im Ordnungsgefüge der „natürlichen Systeme" auch genealogische Beziehungen zum Ausdruck kommen, so mag es auch dem Pharmakologen erlaubt sein, von solchen teils postulierten, teils real bestehenden Beziehungen ausgehend, sich die Frage zu stellen, ob die vergleichende Pharmakologie zur Phylogenese überhaupt etwas zu sagen habe und vielleicht einen bescheidenen Beitrag dazu leisten könne (vgl. auch DANSER, 1950). Die Beantwortung dieser Frage kann mit einiger Sachkenntnis wohl erst von einer Pharmakologie der Zukunft beantwortet werden, wenn sie sich einmal zielbewußt mit der tier- und pflanzensystematischen Problematik befaßt hat. Was heute nur Anregung ist, kann einmal fruchtbare Folge haben. Ein schon heute wichtiges Forschungsgebiet wird für die phylo- und ontogenetische Pharmakologie von besonderer Bedeutung sein: die Embryopharmakologie, die u. a. von TÖNDURY und von vielen Entwicklungsmechanikern und durch W. VON MOELLENDORFF in die Wege geleitet worden ist, besonders durch die hervorragenden Forschungen SPEMANNS (1935) über die (chemischen) Organisatoren der Embryogenese und die dabei vor sich gehenden Induktionsvorgänge (vgl. TIEDEMANN, 1959).

Die ontogenetische Entwicklung der Überträgerstoffe im Rahmen der Embryopharmakologie — die noch in den ersten Anfängen steht, wird in Zukunft vielleicht eine ähnliche Entwicklung erfahren können, wie die Untersuchungen von CHEN u. a. (s. Literaturverzeichnis) im Hinblick auf die Entwicklung von nicht im Sinne von Überträgerstoffen aktiven Aminosäuren und der Proteinbildung.

Warum gerade embryopharmakologische, auf breiter Basis durchgeführte Versuche in systematischer und phylogenetischer Hinsicht besonderes Interesse beanspruchen, geht historisch auf den schon von Karl Ernst VON BAER (1828) geäußerten Gedanken zurück, daß sich die umfassenderen Gruppen (z. B. SELACHII u. TELEOSTEI) gemeinsamen Merkmale vorzugsweise in den Jugendstadien finden. BAERS Auffassung entspricht schon weitgehend dem von Ch. DARWIN 1859 angedeuteten, von Fritz MÜLLER und HAECKEL 1866 klar ausgesprochenen *biogenetischen Grundgesetz:* „die Ontogenie ist die kurze und schnelle Rekapitulation der Phylogenie".

Wenn von Phylogenetik die Rede war, so hat die Pharmakologie zum 1. Problem, der *Ahnenreihe,* anscheinend nicht viel zu sagen, da für sie nur rezente Arten in Frage kommen. Es wäre immerhin der Prüfung wert, mit Hilfe hochempfindlicher chemischer, physikalischer und pharmakologischer Methoden, z. B. an Skorpionen, Krebsen und Insekten zu prüfen, ob in jüngeren und jüngsten geologischen Formationen der Versuch nicht gelingen könnte, an gut erhaltenem paläontologischem Material bestimmte organische Stoffe, wie Acetylcholin (Cholin), Catecholamine, 5-Hydroxytryptamin, bei Vertebraten Thyroxin (Jod) oder deren Abbaustufen in gut konservierten, dem Boden frisch entnommenen paläontologischen Funden (z. B. in Aufschlüssen unter ewigem Schnee oder Eis), an bestimmten Stellen des betreffenden Organismus (Schilddrüsengegend für Jod und Thyroxin) aufzufinden, womit ein Beitrag zur vergleichenden Biochemie im Hinblick auf die „Ahnenreihe" geleistet würde.

So ganz negativ, was die „Ahnenreihe" anbetrifft, liegen die Verhältnisse für die Pharmakologie insofern nicht, als sie *a)* mutagen wirkende Stoffe kennt, also neue Arten und Varietäten zu erzeugen vermag, *b)* im Falle der Mikroorganismen in der Lage ist, die Wirkung der zur Anwendung gelangten Stoffe über Hunderte oder Tausende von Generationen zu verfolgen.

Ob der *2.* Punkt, die *Artenreihe*, ihr zugänglich sei, ist insofern positiv zu beantworten, als es ihr freisteht, an rezenten Formen bestimmte Wirkstoffe, darunter auch Überträgerstoffe, zu prüfen, und aufgrund ähnlicher Reaktionen auf gewisse Verwandtschaftsbeziehungen mit der nötigen Vorsicht zu schließen. Beispielsweise könnte sie sich an der Aufklärung noch wenig sicherer Verwandtschaftsbeziehungen (Problem *Limulus*, Tunicaten) beteiligen. Eine erfolgreiche Analyse setzt natürlich genügende Empfindlichkeit und Reaktionsfähigkeit der betreffenden Arten voraus, wobei vergleichsweise auf die Entwicklungsstadien und das Alter der betreffenden Organismen genau zu achten wäre.

Beim *3.* Punkt, der *Merkmal-Abwandlung*, kann auf den tiersystematisch noch zu wenig untersuchten *Funktionswandel* bestimmter körpereigener Stoffe hingewiesen werden, wie etwa den Funktionswandel des Thyroxins, das bei Anuren die Metamorphose beschleunigt, als Häutungshormon bei Urodelen wirkt, als häutungshemmender Stoff bei manchen Schlangen und als die Mauser beförderndes Hormon bei Vögeln.

Tiersystematisch, phylogenetisch und physiologisch-pharmakologisch noch weitgehend abzuklären ist beispielsweise die Acetylcholinwirkung als Herzhemmer und als Herzbeschleuniger, Adrenalin als herzbeschleunigender und -hemmender Stoff, letzteres bei manchen Insekten. Wenn wir vom pharmakologischen Standpunkt aus annehmen, daß myogene Herzen (Mollusca, Vertebraten mit Ausschluß der Cyclostomen) auf Acetylcholin mit Herzhemmung, neurogene Herzen (Arthropoden, insbesondere Crustaceen und Insekten [Spinnen?]) mit Herzbeschleunigung, umgekehrt myogene Herzen auf Adrenalin und Noradrenalin mit Herzbeschleunigung, neurogene Herzen mit Beschleunigung oder Verlangsamung reagieren, ist der springende Punkt (*der physiologische Grund*) dieses stammesmäßig ziemlich genau abgrenzbaren Funktionswandels noch nicht geklärt. Immerhin sind in tiersystematischer Hinsicht solche Feststellungen von großem Wert, in phylogenetischer Hinsicht vielleicht besonders dort, wo wir es mit systematisch unsicheren Übergangsformen zu tun haben.

Interessante Aufschlüsse dürfen wir, insbesondere bei Mollusken, von der Herzwirkung des 5-Hydroxytryptamins als Überträgerstoff erwarten, das bei einigen wenigen Formen *Mercenaria* (= *Venus*) *mercenaria* u. a. als hochaktives erregendes Herzhormon funktioniert, bei anderen Mollusken überhaupt nicht herzwirksam ist. Um sich über diese Verhältnisse Klarheit zu verschaffen, müßte eine große Zahl von Arten aus den verschiedenen Ordnungen der Mollusken untersucht werden, wobei aufgrund der Reaktionen der Herzen auf 5-Hydroxytryptamin über verwandtschaftliche Beziehungen vielleicht manches Neue ausgesagt werden könnte.

Ähnliches gilt möglicherweise für Insekten im Hinblick auf ihre Empfindlichkeit auf verschiedene Gruppen von Schädlingsbekämpfungsmitteln vom Typus der Anticholinesterasen.

4. Für Verwandtschaftsbeziehungen gleichzeitig lebender rezenter Arten gilt das eben Gesagte.

5. Erbänderungen im Sinne der *Mutation* bilden, von strahlenbedingten Mutationen abgesehen, die eigentliche Domäne der Pharmakologie der Mutationsforschung. Diese hat einen so großen Umfang angenommen und ist zu einem so weit ausgebauten Gebiet der experimentellen Genetik geworden, daß sich dazu nur äußern kann, wer über eigene spezielle Erfahrungen verfügt. Deshalb sind im Vorausgehenden diese Probleme gerade nur angedeutet worden. Daß durch diese Art pharmakologischer Forschung phylogenetische Probleme in Angriff genommen werden können, steht außer Zweifel. Führt uns die chemische Mutationsforschung doch unmittelbar zur Entstehung neuer Arten, also ganz direkt und erlebnismäßig faßbar, zur Phylogenese. Jede neue Mutation erweitert (in actu) die Stammesgeschichte, wir erhalten die allerdirekteste Antwort auf das *Wie* der Phylogenese. Die experimentelle Genetik gibt schon heute sehr konkrete Auskunft darüber, wie in den Chromosomen die Gene verteilt sind, und wie der Biochemismus der Gene beschaffen ist und wie er durch Wirkstoffe verändert werden kann.

Da wir es bei der Einwirkung von Wirkstoffen auf Gameten (Colchicin, Phenole, Chinone usw.) in den meisten Fällen mit der Bildung von Letalfaktoren zu tun haben, erscheint das Problem der spezifischen mutagenen Schädigung vielfach gelöst, wobei auch das Schädigungsmuster oft schon weitgehend bekannt ist, nicht im gleichen Maße aber das Problem der spontanen oder induzierten, zu einer neuen, lebensfähigen und lebenstüchtigen Art gelangenden Mutation.

Dies im Bereich der Protozoen im Hinblick auf Überträgerstoffe einmal abzuklären, erscheint eine notwendige (vielleicht negative) Aufgabe, die uns vielleicht bei Ciliaten eine Antwort darauf geben könnte, ob diese und ähnliche Organismen über ein nervenähnliches Organsystem verfügen.

Wenn wir im Folgenden noch einige Bemerkungen zur Frage der phylogenetischen Pharmakologie machen, so sind sie in einschränkendem und mehr als Arbeitshypothese für künftige Forschung gemeinten Sinn zu betrachten.

Bei aller gestaltlichen Verschiedenheit und ungeheuren Mannigfaltigkeit der Formbildung tierischer und pflanzlicher Lebewesen können wir doch von *einer* morphologischen Einheit ausgehen, die wir außer bei den Viren bei allen Lebewesen als Grundform annehmen dürfen, der Zelle. Darüber hinaus finden wir im biochemischen Aufbau aller Lebewesen mit Einschluß der Viren eine weitgehende Übereinstimmung in den stofflichen Grundlagen, was in phylogenetischer Hinsicht von größter Bedeutung ist. Denn ohne einen vergleichbaren Biochemismus wären phylogenetische Feststellungen illusorisch. Auffallend ist die stammesgeschichtlich außerordentlich frühe und hohe Differenzierung, so daß wir schon bei den höher organisierten protozoischen Einzellern (*Paramecium, Tetrahymena* usw.) eine erstaunliche Übereinstimmung in ihrem Fermentbestand, zum Teil auch im Hormonbesitz mit höchst organisierten Tieren, wie den Säugetieren, feststellen können.

Daraus ergibt sich bis zu einem gewissen Grad die Möglichkeit, neben einer schon relativ weit entwickelten vergleichenden Biochemie auch die Grundlagen einer phylogenetischen oder wenigstens tiersystematischen Pharmakologie zu entwerfen, wie wir das in diesem Buch zu zeigen versucht haben (vgl. auch MEIER, 1963 u. a.) über Pharmacogenetik).

Daß sich in manchen Lebewesen geologisch weit zurückliegender Zeiten, wie in den Foraminiferen, deren Vergangenheit wir auf viele Millionen von Jahren ansetzen, eine Reihe von Aminosäuren nachweisen ließ, bestätigt in überraschender Weise die Berechtigung zur Annahme einer phylogenetisch zu postulierenden Substanzgleichheit: der stoffliche Aufbau ist seit der „Entstehung" von Lebewesen grundsätzlich derselbe geblieben — Aminosäuren bilden die ersten organischen Produkte pflanzlicher Photosynthese. Demgegenüber ist im Laufe vieler Jahrmillionen die Formmannigfaltigkeit ins Ungeheure gewachsen und wird, nicht nur bei den Einzellern, von denen eine Großzahl noch gar nicht artlich identifiziert ist, weiter wachsen.

Beiträge zu einer phylogenetischen Palaeobiochemie liefern auch im Hinblick auf freie Aminosäuren die Feststellungen von DEGENS u. LOVE (1965), DEGENS u. SCHMIDT (1966), DEGENS, SPENCER u. PARKER (1967) an Molluskenschalen aus dem

Tertiär von Steinheim (Deutschland) und ähnliche Feststellungen von MARGARET JOPE (1967a, b) an den Schalen von Brachiopoden (Crustaceen). Hohes Interesse verdienten in dieser Beziehung Untersuchungen von paläozoologischem Material (auch im Hinblick auf Überträgerstoffe), das seit Jahrmillionen unter ewigem Eis und Schnee begraben lag.

Auf die Frage der Urzeugung (MILLER u. UREY, 1959) ist hier nicht näher einzugehen (vgl. PAPP, 1963; ORÓ, 1963; FITCH u. ANDERS, 1963; BERNAL, 1957; FOX, 1964).

Hingegen scheint es nicht unwesentlich, im Zusammenhang mit der Onto- und Phylogenese von Überträgerstoffen auf die Onto- und Phylogenese einiger anderer biochemischer Gruppen hinzuweisen, deren Biochemismus ein normales Leben ermöglicht, hinzuweisen.

Die moderne Biochemie, die Eiweißchemie, die Chemie der Nukleinsäuren im Bereich des Makroorganismus und der Gen-Träger, der Chromosomen, die Aufklärung über die Biosynthese der Aminosäuren während der Frühontogenese durch Chen u. a., die Aufklärung über die Natur der Pteridine (FORREST u. MICHELL 1954a, b, 1955) bei *Drosophila* hat nach der führenden Forschung von BEADLE u. EPHRUSSI (1936), A. KÜHN (1932), HADORN (1954a, b), HADORN u. KÜHN (1953), VISCONTINI et al. (1955a), VISCONTINI, LOESER, KARRER, HADORN (1955a, b), VISCONTINI u. MÖHLMANN (1959), insbesondere BUTENANDT (1953, 1955, 1960) die Voraussetzungen nicht nur für den primären Chemismus in der Ontogenese, sondern auch für die Phylogenese und Systematik sicherere Grundlagen geschaffen. Bei den Pteridinen gerade, findet die Gen-Pharmakologie einen weiteren Ansatzpunkt zur mutativen Beeinflussung, da ihr Pteridine und ihre Vorstufen in größerer Auswahl zur Verfügung stehen, die an bestimmten Stellen in den Gen-Biochemismus eingreifen, vgl. auch Chemie der Genetik (1959).

WOODS u. ENGLE (1957) und ENGLE u. WOODS (1957) sprechen von der Phylogenese von Plasmaproteinen, nachdem sie Plasmaproteine bei zahlreichen marinen Invertebraten, Knorpel- und Knochenfischen, einigen Amphibien, Reptilien, Vögeln und Säugetieren elektrophoretisch getrennt haben. Es ergab sich dabei nicht nur ein hoher Grad der Reproduktivität des Elektrophoretogramms bei ein und derselben Spezies (geprüft an je 6—12 Individuen), sondern auch eine scharfe Unterscheidbarkeit der Elektrophoretogramme von Spezies zu Spezies. Bei manchen nahe verwandten decapoden Crustaceen waren die Elektrophoretogramme oft sehr ähnlich, aber mit Ausnahmen. Keines der von Invertebraten stammenden Proteine hatte mit menschlichen Gammaglobulin vergleichbare Eigenschaften. Die Elektrophoretogramme von 7 Elasmobranchierarten waren scharf voneinander unterscheidbar und enthielten mit menschlichem Gammaglobulin vergleichbare Komponenten. Teleostier zeigten mit Albuminen vergleichbare Proteine, auch solche, die mit Betaglobulinen einige Ähnlichkeit aufwiesen. Daneben waren Proteine mit ausgesprochener Speziesspezifität festzustellen. Vgl. auch MAIRS u. SINDERMAN (1962) über serologische Verwandtschaft bei Clupeiden (Heringen).

Daß die im menschlichen Blut nachweisbaren Plasmazellen „phylogenetisch“ schon relativ alt sind, obgleich sie bei keinem der (mit Phasenkontrastmikroskop) untersuchten Invertebraten, weder bei polychäten Anneliden, (*Arenicola cristata*, noch bei Mollusken, *Loligo pealii*) noch bei Crustaceen (*Cambarus limosus*, *Homarus americanus*, *Cancer borealis*, *Libinia emarginata*, *Limulus polyphemus* und *Hadrurus arizonensis*) im Blut gefunden werden konnten, ergaben positive Befunde zwar nicht im Blut, aber in der Milz von Elasmobranchiern (*Mustelus canis*, *Squalus acanthias*, *Carcharinus obscurus*, *Raja ocellata*, *Torpedo nobiliana*, *Dasyatis centroura*, *Cheneis naucrates*) und den Teleostiern *Lophius piscatorius*, *Tantoga onitis* und *Pseudopleuronectes americanus*. Dagegen konnten in Blut und Milz von Amphibien (*Rana catesbiana* und *Rana pipiens*) keine Plasmazellen nachgewiesen werden, wohl aber im Knochenmark bei *Rana catesbiana*.

In diesem Zusammenhang ist auch auf die stark in Entwicklung begriffene Immunoelektrophorese als mögliches Mittel zur Feststellung von tier- und pflanzensystematischen Verwandtschaftsgraden hinzuweisen. (Vgl. Boyd, 1962).

Wenn wir die grundsätzliche Frage nach der Beziehung zwischen Phylogenetik und Systematik nochmals aufwerfen, so um in dieser Beziehung bestehende Unsicherheiten der begrifflichen Umschreibung und der Auffassung zu betonen. Mit Recht wird gegen eine Gleichsetzung von „natürlichem System" und Stammesentwicklung, von Systematik und Phylogenetik Stellung genommen (vgl. Remane, 1955 und Bloch, 1952), auch wenn wir der Ansicht sind, daß Stammesgeschichte und Systematik bei voller, aber nie erreichbarer Erkenntnis zusammenfallen.

Mit der „natürlichen Systematik" gelangen wir zu einer *Typologie*, die von derjenigen Goethes, wenn wir vom Unterschied in der idealistischen Bedeutung und in den Erkenntnismöglichkeiten zwischen heute und vor 170 Jahren absehen, im Prinzip nicht sehr weit entfernt ist. Das natürliche System stellt Grundpläne oder Typen auf, die eine Art „imaginäre lebendige Wesen" (Goethe) darstellen, die durch gemeinsame Merkmale der dem Typus subordinierten Gruppen charakterisiert sind. (Vgl. auch Kuhn, 1942; Troll, 1948). Ähnlich darf der seinerzeit von A. Naef (1919) unter bewußtem Bezug auf Goethes ideelle Typologie unternommene Versuch einer „idealistischen Morphologie" gewertet werden, den er an den Cephalopoden des Golfes von Neapel demonstrierte. Noch einen Schritt weiter geht W. Troll (1948) in seiner idealistischen Morphologie des Pflanzenreiches (vgl. auch Heberer (1959a, b; Remane, 1952; Lehmann, 1961).

Heute stehen einer typologischen Phylogenetik seit Einführung der experimentellen Mutationsforschung in die Probleme der Stammesentwicklung gesichertere Wege offen, um zu einer phylogenetisch fundierten Systematik zu gelangen, was dazu beiträgt, daß auch Ableitungen heutiger alluvialer Lebewesen von älteren alluvialen Formen in Betracht gezogen werden können.

Remane (1948) betrachtet den „Typus" als „virtuelles" Bild der Realformen. Historisch betrachtet, waren für Cuvier u. K. E. von Baer die „Typen" völlig isolierte Baupläne; innerhalb eines Typus waren die Organe homologisierbar, nicht aber zwischen verschiedenen Typen, was heute nicht mehr in dieser strengen Fassung gültig ist. Tatsächlich verbieten aber Stammesgeschichte und Systematik, von einem „generalisierten Typus" auszugehen. Die Spezialisierung der Formen und Lebensweisen erforderte gebieterisch die Aufteilung in Lebenskreise oder Stämme.

Als Spezialisation wird eine Einengung der Lebensweise (vielleicht oft bedingt durch Einengung des Lebensraumes) bezeichnet, welche mit einer starken Steigerung der für diese spezielle Lebensweise notwendigen Funktionen einhergeht (monophage gegenüber polyphagen Insekten). Die spezialisierte Form wird als „Endform" des betreffenden Typus betrachtet. Ausgangsform einer Entwicklungsreihe kann nur eine weniger spezialisierte Form sein (sog. Nullwertahne).

Der erste, der das Spezialisationsgesetz aufstellte, war K. E. von Baer (1875). Die Gültigkeit der Typostrophenlehre, d. h. die Auffassung von der sprunghaften Entstehung neuer Typen, steht und fällt mit der Gültigkeit des Spezialisationsgesetzes. Sie wurde negativ beantwortet durch A. Dohrn (1875). Ihm verdanken wir den Hinweis auf den Funktionswandel und seiner Beziehung zur Phylogenese. Nach neueren Auffassungen wird das Spezialisationsgesetz in der strengen Form, daß der Übergang von einer Spezialisation in eine andere nicht möglich sein soll, und als Ausgangsform den unspezialisierten Nullwertahnen fordere, nicht allgemein vertreten.

PATZELT (1947) hat auf den Zusammenhang zwischen Ausbildung der endokrinen Systeme und der Stammesentwicklung im Tierreich und auf die bis zu einem gewissen Grad mögliche Analogisierung endokriner Organe bei Vertebraten und Invertebraten hingewiesen. Die Berechtigung zu derartigen Analogisierungen wird mit der Entwicklungsgeschichte (Abkömmlinge des ektodermalen Nervensystems, z. B. neurokrine Organe von Arthropoden und Cephalopoden — Parietalorgan der Wirbeltiere) begründet. In anderen Fällen erfolgt die Analogisierung aus der Ähnlichkeit der Funktion; z. B. wird die Sinusdrüse am Augenstiel gewisser Arthropoden mit dem Zwischenlappen der Hypophyse bei Vertebraten verglichen, da beide den Farbwechsel der Tiere beeinflussen. Gewisse Analogisierungen ergeben sich aus der Topographie: vergleichbar ist das Gebiet der großen Gefäße über dem Herzen als Sitz des Corpus branchiale und der Perikardialdrüse bei Cephalopoden mit den branchiogenen Blutdrüsen bei Wirbeltieren.

Das Endostyl der Tunicaten wurde mit der Thyreoidea der Vertebraten homologisiert. GORBMAN (1955, 1959) zeigte, daß das Endostyl zwar nicht als Ganzes, aber wie die Schilddrüse, radioaktives Jod speichert. Aus den Untersuchungen von BARRINGTON (1962) geht hervor, daß das Endostyl von Tunicaten Jod an ganz bestimmten Stellen zu speichern und in Thyroxin umzuwandeln vermag. Auch das Endostyl von Cyclostomen hat die Fähigkeit, Jod zu fixieren und Thyroxin oder eine ähnliche Substanz mit metamorphosefördernder Wirkung an der Kaulquappe zu bilden (GORBMAN u. CREASER, 1942).

Es ist für den Nichtfachmann nicht leicht, die Beziehungen zwischen Phylogenese und Systematik immer klar zu sehen (COLOSI 1956). GILMOUR (1951) geht in seinem historischen Überblick von der Situation des Jahres 1851 aus, weil nach seiner Auffassung damals unter Führung von LINDLEY, ROBERT BROWN u. WILLIAM HOOKER die natürliche Systematik endgültig über den Linnéismus gesiegt haben soll. Durch Darwins Werk sei dann das Problem aufgeworfen worden, wie weit dieses „natürliche System" mit dem phylogenetischen Aufbau zur Deckung gebracht werden könne, was Gilmour in die so vielfach erörterte Frage kleidet: Wie weit drückt morphologische Ähnlichkeit phylogenetische Verwandtschaft aus? In diesem Zusammenhang weist er auf die bekannte Tatsache hin, daß das wissenschaftliche Klassifikationsprinzip bedeutend älter ist, als die als Problem klar erkannte Phylogenetik. Nach GILMOUR entspricht sehr oft die abgestufte, äußerlich erkennbare Ähnlichkeit nicht den genealogischen Beziehungen der Lebewesen. Er befürwortet daher eine idealistische Auffassung der Verwandtschaft der Arten, wobei er allerdings zu dem kaum mehr bestreitbaren Faktum keine Stellung nimmt, daß die Phylogenie die einzige natürliche Verknüpfung der verschiedenartigen Organismen ist, und daß nach unseren genetischen Kenntnissen im großen und ganzen (mit den bekannten Ausnahmen der Ähnlichkeit durch Konvergenz) einer großen Ähnlichkeit auch eine nahe genealogische Verwandtschaft und umgekehrt entspricht. Es ist richtig und auch von phylogenetischer Seite mehrfach betont worden, daß es bei wenig abgestuften Verwandtschaftsverhältnissen durch konvergente und schnelle Entwicklung auch Fehlentscheide geben kann, wenn man voreilig die Ähnlichkeit der Formen der genealogischen Verwandtschaft einfach gleichsetzt.

Wie widersprüchlich die Auffassungen unter Systematikern und Phylogenetikern heute noch sein können, zeigt beispielsweise die Kontroverse zwischen JÄGERSTEN (1956) und REMANE (1948) im Hinblick auf die frühe Phylogenese der Metazoen. Daraus müssen wir den Schluß ziehen, daß alles, was wir heute über pharmakologische Phylogenese und Systematik vorbringen können — und das ist noch relativ wenig — auf ungesichertem Boden steht.

H. Evolution und Pharmakologie

Wir sind uns im klaren darüber, daß die phylogenetische Pharmakologie ihre Existenzberechtigung noch zu beweisen hat. Die Evolutionstheorie selbst ist nicht im Besitz der systematischen Geschlossenheit, die man von ihr eigentlich verlangen müßte, um als raum–zeitlich weltweite Hypothese anerkannt zu werden. Nicht mit Unrecht sagt deshalb SPURWAY (1953): „Animal speciation genetics is hardly more than conjecture from a mosaic of data drawn from many groups, and because it is conjectural — because it is a tale — it has to be made a *probable* tale".

Nach DOBZHANSKY, 1955, 1958, 1951, 1950) enthalten die Evolutionstheorien, die aus einer Synthese genetischer und biologischer Befunde resultieren, sowohl präformistische wie epigenetische Prinzipien. Mutationen als Bausteine der Evolution sind ungerichtet, was ihre Brauchbarkeit für ihre Träger anbelangt aber gerichtet, insofern die Struktur jedes Gens seine Mutationsmöglichkeit vorschreibt. Mutanten sind demnach in den Genen präformiert. Anderseits ist die Struktur der Gene im Laufe der Phylogenese durch Selektion bestimmt worden, was ein epigenetisches Moment darstellt (vgl. auch WADDINGTON, 1953a; BALDWIN, 1953; J.S. HUXLEY, 1942; CAIN, 1954; KÄLIN, 1959; *Evolution as a Process*, 1954; SIMPSON, 1944, 1951, 1953; KERKUT, 1960). Vgl. auch J.S. HUXLEY (1957, 1958) über die Beziehungen von Evolution und Systematik, die stufenweise Entwicklung im Sinne der (vertikalen) Evolution (Anagenesis) und der Verästelung (Cladogenesis) einer einmal erreichten Stufe.

Bei höheren Organismen mit den komplizierten Systemen adaptiv von einander abhängiger Gene und mit den speziellen Abläufen der Meiose und Rekombination erhält jede Änderung des Systems zunehmend mehr epigenetischen Charakter. Man hat auch die Zahl der Chromosomen in den Evolutionsprozeß einbezogen und die These aufgestellt, eine chromosomale Evolution auf niedrigere Zahlen sei wahrscheinlicher als auf höhere.

Nach MATTHEY (1959), der die Chromosomenzahlen von 240 Species Eutheria, darunter 135 zu der Familie der Muriden gehörende Arten statistisch untersuchte, ist 48 die häufigste, an der Spitze einer Gaussschen Kurve liegende Chromosomenzahl. Die oft geäußerte Ansicht, daß eine chromosomale Evolution auf niedrigere Zahlen wahrscheinlicher sei als auf höhere, ist nach MATTHEY nicht richtig. Beide Typen der Evolution sind möglich, der eine schließt einen Verlust, der andere eine Zunahme von Centromeren ein. Da bei Säugern im allgemeinen kein intraspezifischer chromosomaler Polymorphismus besteht, kann die Feststellung einer Verschiedenheit in der Chromosomenzahl zwischen 2 Formen als wichtigstes systematisches Merkmal gewertet werden.

In diesem Zusammenhang sind auch die Auffassungen von OPARIN (1961) über die biochemische Evolution von Interesse, der annimmt, daß im Laufe der Hunderte von Millionen Jahren dauernden biochemischen Evolution eine ungeheure Zahl katalytischer Reaktionen unter dem Einfluß der Selektion unwiderbringlich verloren ging. Wir können deshalb nur die vollkommen gewordenen Enzyme aus heutigen Organismen extrahieren und isolieren. Es sollte aber möglich sein, den Weg der Evolution einer Reihe solcher Enzyme nachzuweisen.

Wie weit diese Auffassung auch für Überträgerstoffe Geltung besitzen kann, wäre insofern zu prüfen, als wir bei mit Überträgern verwandten Stoffen, wie etwa Cholin, Dopaminsäure, 5-hydroxytryptophan einen „Rest" von Überträgerstoffwirkung festzustellen in der Lage sind. Aber solange die Überträgerforschung noch mit vielen Unsicherheiten zu kämpfen hat und wir nicht einmal mit Gewißheit sagen können, *welche* Überträgerstoffe die entscheidenden sind, z. B. ob 5-Hydroxytryptamin oder Glutaminsäure, scheint die Frage nach stammesgeschichtlichen „Reliktüberträgern" zumindest verfrüht.

Ein Organismus muß nach H. STEINER (1953), um überhaupt existieren zu können, in seiner Funktionsleistung den Ansprüchen der Umwelt gewachsen sein. Jede Änderung der abiotischen und biotischen Umweltsbedingungen verlangt deshalb eine Änderung der Organisation des Organismus. Daraus ist die überragende Bedeutung des Vorgangs der Anpassung im Evolutionsgeschehen zu erschließen. Jede Organisationsstufe, d. h. jede systematische Kategorie, stellt nach STEINER die Resultante aus der Summe der Anpassung dar, die während ihrer ganzen erdgeschichtlichen Entwicklung von der betreffenden Population von Lebewesen vollzogen worden ist. Die sich ändernden Umweltfaktoren üben ihre Auslesewirkung auf die scheinbar zufallsmäßig und richtungslos auftretenden Mutationen aus, wie durch experimentelle Vererbungsforschung und Populationsgenetik erwiesen ist. Die natürliche Mutations-

häufigkeit ist ausreichend für Rassebildung in 10—20000 Jahren, zur Artbildung in rund
$^1/_2$ Millionen Jahren und zur Ausbildung von Gattungsmerkmalen in mehreren Millionen
Jahren. Die Wirkung der Mutationen reicht von indifferenten Veränderungen bis zu letalen
Folgen.

Veränderungen, wie die von R. GOLDSCHMIDT (1954) als „hopeful monsters"
gekennzeichneten Heteromorphosen stellen Störungen der inneren Harmonie der
Lebensleistungen dar und führen zu Fehlentwicklungen. Daher bleibt für makro-
evolutionistische Prozesse keine Möglichkeit (vgl. RENSCH, 1954).

Nach der heutigen Sachlage ist der Einfluß von Wirkstoffen im mutativen Sinn
nicht nur an Protozoen und Protophyten, sondern auch an höheren Pflanzen und
Tieren feststellbar, d.h. an Organismen, die einem ausgesprochenen Sexualzyklus unterworfen sind. Da es sich aber häufig um Letalmutanten handelt, ist
über die Bedeutung der entsprechenden Wirkstoffe als Faktoren der Evolution im
stammesgeschichtlichen Sinn nichts Abschließendes zu sagen. Wir müssen die
Frage vorläufig offen lassen, ob durch Einwirkung von Stoffen, welche zur Entstehung neuer, lebensfähiger Mutanten führt, die Mutation im evolutionistischen
Sinn als „schöpferisch" (nach Dobzhansky) bezeichnet werden darf. Dies gilt vielleicht für neue, gegen klimatische Einflüsse widerstandsfähigere Weizenrassen, die
mutativ durch Bestrahlung oder durch Wirkstoffe entstanden sind.

Wir nähern uns damit dem von DARWIN so eingehend bearbeiteten Gebiet der
Pflanzen- und Tierzüchtung durch Kreuzung, deren Erfolge heute nicht allein
selektiv, sondern gleichzeitig mutativ verstanden werden müssen. Daß bei der
Züchtung pharmakologische Wirkstoffe zur Anwendung gelangen, dafür sei nur
auf das Beispiel von Antibiotica hingewiesen, unter deren Einwirkung der Fleisch-
ansatz bei Masttieren gesteigert wird.

In engem Zusammenhang mit den Problemen stammesgeschichtlicher Evolution steht die Frage der Rassen- und Artenkreuzung im Sinne der Hybridi-
sation. Von praktischen Kreuzungsversuchen ausgehend, wie sie DARWIN betrieb
und eingehend beschrieb, hat sich die Rassen- und Artenkreuzung zu einem
bedeutenden Faktor der systematischen Grenzziehung im allgemeinen entwickelt, wobei nur an die zahllosen Kreuzungen zwischen den Arten und Rassen
von *Drosophila melanogaster* und anderen *Drosophila*-Arten erinnert sei (vgl. auch
CAIN, 1959; HAMERTON, 1959; CATCHSIDE, 1959; ANDERSON, 1962).

Auf *einen* Gesichtspunkt möchte ich am Schluß dieser Betrachtungen nochmals hinweisen: es ist die überraschende Entdeckung, daß bei genauer Analyse der
Stoffwechselverhältnisse und des Biochemismus in einzelligen Protozoon und im
einzelligen Protophyten, sei es Bakterium oder Pilz, schon alles wesentliche da
oder vorgebildet ist, was uns im Biochemismus bei der Entwicklung der Lebewesen zu höheren Formen immer wieder begegnet. Dabei ist die Evolution der
Stämme und Arten des Tier- und Pflanzenreiches in unvorstellbar großartiger
Weise vor sich gegangen. Demgegenüber ist die Evolution der biochemischen
Werkzeuge der Lebewesen beinahe ausgeblieben, was umso bewundernswerter
erscheint, als die strenge Auswahl der in der Biogenese durch die Natur zur Anwendung gelangten biochemischen Methoden die Bildung einer unerschöpflichen
Mannigfaltigkeit von Lebensformen möglich machte.

Die vorausgehenden Darlegungen mögen im Zeitalter der genetischen Codes
und der Erforschung der molekularen Grundlagen der Evolution, wie wir sie etwa
bei ANFINEN (1959), VOGEL et al. (1963) finden, primitiv und wenig überzeugend
sein. Wir haben aber allen Grund, nicht nur das molekulare Schema biologischer
Vorgänge zu betrachten, so faszinierend es an sich ist. Von Zeit zu Zeit erscheint
es notwendig, trotz aller Lückenhaftigkeit des biologischen Materials den Versuch
zu machen, auf einem ausgewählten Gebiet zu einer Synthese zu gelangen. Von

61*

diesem Überblick aus ist es dann nicht allzu schwer, zu bestimmen, nach welchen Richtungen weiter geforscht werden soll, um wichtige Erkenntnislücken zu schließen und zu einer vollständigeren Gesamtkonzeption zu gelangen. In diesem Sinn ist das Buch als Vorläufer eines in mannigfacher Hinsicht weiter ausgebauten Überblicks zu betrachten.

Die Pharmakologie ist auf dem Wege, zu einer „molekularen Pharmakologie" und es ist leicht vorauszusehen, daß sie unsere pharmakologischen, physiologischen und biochemischen Konzeptionen vertiefen wird. Mag sie dabei nicht vergessen, daß es auch eine „supramolekulare Pharmakologie" gibt, welche einige der Fragen zu beantworten vermag, die in diesem Buch zur Sprache gekommen sind.

In der Einleitung zu seinem vor etwas mehr wie 100 Jahren (1859) im Druck erschienenen epochemachenden Werke „Über die Entstehung der Arten durch natürliche Zuchtwahl" weist Charles DARWIN (1859, 1960) auf LAMARCKS „Philosophie Zoologique" (1809) und die darin geäußerte Ansicht hin, daß alle Arten, der Mensch eingeschlossen, von anderen Arten abstammen. Damit war die Starrheit der Artkonstanz, bisher gestützt durch die biblische Schöpfungsgeschichte (CUVIER), erstmals grundsätzlich in Frage gestellt, nachdem schon durch den Großvater Darwins, Erasmus DARWIN, durch BUFFON und Etienne Geoffroy SAINT HILAIRE ähnliche Gedanken geäußert worden waren.

Der Einfluß von Erasmus DARWIN (1794—1796) auf die Vorstellungen seines Enkels darf nach Sir Gavin de BEER (1964) nicht überschätzt werden. Der durchaus hypothetische Charakter der von Erasmus DARWIN in seinem Buch geäußerten Ansicht von der Veränderlichkeit der Arten, war für Charles DARWIN so enttäuschend, daß er beim Antritt seiner Weltreise auf der *Beagle* von der Unveränderlichkeit der Arten überzeugt war. Ähnlich negativ war nach Sir GAVIN im Grund auch seine Auffassung über LAMARCKS Begründung der Artenänderung „as the nonsense of a tendency to progression", „adaptations from the slow willing of animals" (vgl. auch Sir GAVIN "Ch. DARWIN and A.R. WALLACE: Evolution by natural selection" (1958) und Sir Julian HUXLEY (1958, 1960a, 1960b, 1942), Sir J. HUXLEY, HARDY u. FORD (1954), Sir GAVIN DE BEER (1958), STAUFFER (1959).

Ähnlich wie Geoffroy Saint Hilaire dachte auch Goethe, dessen Wirbeltiertypus als ein gewordener und unendlich modifizierbarer Typus tierischer Gestalt von ihm selbst im Sinne genetischer Betrachtungsweise aufgefaßt wurde.

In dem berühmten zoologischen Streitgespräch, das im März des Jahres 1830 zwischen Baron Cuvier und Geoffroy Saint Hilaire vor der Académie des Sciences in Paris ausgefochten wurde und an dem Goethe (1830/1832) von Weimar aus — er stand in seinem 81. Lebenjahr — leidenschaftlichen Anteil nahm und für Geoffroy Saint Hilaire mit vehementer Feder Partei ergriff, kam die Überzeugung Goethes von der Einheit des Bauplanes der Lebewesen in der Darstellung Geoffroy Saint Hilaires zu vollendetem Ausdruck.

Der Pariser Akademiestreit von 1830 vermochte, retrospektiv betrachtet, die Frage Artkonstanz, Artenveränderung, Artenentstehung nicht zu lösen. Aber das Problem war gestellt, und niemand unter den kommenden Generationen von Gelehrten versuchte die Frage der Entstehung der Arten in genialerer und vollkommenerer Weise zu lösen als Darwin.

Ein gutes Jahrhundert ist über die Veröffentlichung von Darwins revolutionär wirkendem Buch hinweggegangen. Im vergangenen Halbjahrhundert aber ist es der erst behutsam, dann rasch vorwärtsschreitenden Vererbungswissenschaft, speziell der Genetik, gelungen, Licht in die Vererbungsverhältnisse von Pflanze, Tier und Mensch von ganz neuer Seite zu werfen und damit die Frage nach Entstehung und Veränderung der Arten von viel zuverlässigerer Grundlage aus zu beantworten. Seither stehen wir im Hinblick auf die Stammesgeschichte der Tiere

und Pflanzen auf viel sichererem Boden, und wir haben eine neue und voll-
kommenere Aussicht gewonnen, von deren Höhen wir über die mannigfaltige
Schönheit der belebten irdischen Natur in ein umso tieferes Staunen geraten.

Literatur

AGRELL, I.: Oestradiol and testosterone propionate as mitotic inhibitors during embryogenesis. Nature (Lond.) **173**, 172 (1954).
— L'action de la testostérone sur les premières phases du développement embryonnaire de l'oursin Psammechinus miliaris. C. R. Soc. Biol. (Paris) **149**, 1754—1756 (1956).
ANDERSON, E.: The role of hybridization in evolution. In: W.H. JOHNSON and M.V. STEERE (Editors): This is life: Essays in modern Biology, pp. 287—314. New York: Holt, Rinehart and Winston 1962.
ANFINSEN, CH. B.: The inhibitory action of naphthoquinones on respiratory process. The inhibition of cleveage and respiration in the egg of *Arbacia punctulata*. J. cell. comp. Physiol. **29**, 323—332 (1947).
— The molecular basis of evolution. New York: John Wiley and Sons 1959.
D'ARCY THOMPSON, W.: On growth and form. Cambridge: University Press 1942.
AUERBACH, CH.: Chemical mutagenesis. Biol. Rev. **24**, 355—391 (1949).
— Differences between effects of chemical and physical mutagens. Pubbl. staz. zool. (Napoli) **22**, Suppl. 1—21 (1950).
— Some recent results with chemical mutagens. Heredity (Lond.) **37**, 1—16 (1951a).
— Problems in chemical mutagenesis. Cold Spr. Harb. Symp. quant. Biol. **16**, 199—213 (1951b).
— Sensitivity of Drosophila germ cells to mutagens. Heredity (Lond.) **6**, Suppl. 247—257 (1953).
— Genetical effects of radiation and chemicals. Experientia (Basel) **13**, 217—224 (1957).
BAER, E.K. VON: Entwicklungsgeschichte der Tiere. Königsberg 1828.
— Zum Streit über den Darwinismus. Dorpat 1875.
BAINES, S.: The role of the symbiotic bacteria in the nutrition of *Rhodnius prolixus* (Hemiptera). J. exp. Biol. **33**, 533—541 (1956).
BALDWIN, E.: Biochemistry and evolution. In: Symp. Soc. exp. Biol. **7**, 22—30 (1953). Cambridge: University Press 1953.
BALTZER, F.: Entwicklungsphysiologische Betrachtungen über Probleme der Homologie und Evolution. Rev. Suisse Zool. **57**, 451—477 (1950).
— CHEN, P.S.: Über das zytologische Verhalten und die Synthese der Nukleinsäuren bei den Seeigelbastarden *Paracentrotus* ♀ X *Arbacia* ♀ und *Paracentrotus* ♂ X *Sphaerechinus* ♂. Rev. Suisse Zool. **67**, 183—194 (1960).
BARRINGTON, E.J.W.: Hormones and vertebrate evolution. Experientia (Basel) **18**, 201—210 (1962).
BEADLE, G.W.: Genes and chemical reactions in *Neurospora*. The concepts of biochemical genetics began with Garrod's "inborn errors" and have evolved gradually. Science **129**, 1715—1719 (1959).
— EPHRUSSI, B.: The differentiation of eye-pigments in *Drosophila* as studied by transplantation. Genetics **21**, 225—247 (1936).
BEER, SIR GAVIN DE: Charles Darwin. Oxford: University Press 1958.
— Mendel, Darwin and Fisher (1865—1965). Notes and Records of the Royal Society of London **19**, 192—226 (1964).
— Embryos and ancestors. 3d Edit. Oxford: Clarendon Press 1958.
BERÁNEK, R., VYSKOČIL, F.: The action of tubocurarine and atropine on the normal and denervatet rat diaphragm. J. Physiol. (Lond.) **188**, 53—66 (1967).
BERDEL, W., NASS, G.: Über die Bedeutung des Auslesefaktors im Rekapitulationsmechanismus der phylogenetisch-ontogenetischen Parallele. Acta biotheor. (Leiden) **12**, 195—210 (1958).
BERG, W.E.: Peptidases in isolated blastomeres of *Mytilus edulis*. Proc. Soc. exp. Biol. (N. Y.) **85**, 606—608 (1954).
BERNAL, J.D.: "The origin of life". Nature (Lond.) **180**, 1220 (1957).
BLOCH, K.: Zur Frage der Realität der sog. Typen in der biologischen Systematik. Acta biotheor. (Leiden) **10**, 1—10 (1952).
BLUMENBACH, J.F.: Über den Bildungstrieb. Göttingen: Joh. Christian Dieterich 1791.
BONNER, J.T.: Morphogenesis, an essay on development. Princeton/N.Y.: University Press New York 1952.
BOYD, W.C.: Introduction to immunochemical specifity. New York: Wiley and Sons 1962.

Brune, H. E., Dammann, R.: Der Einfluß chemisch aktivierter Muskelspindeln auf die monosynaptische Anregbarkeit spinaler Motoneurone des Menschen. Pflügers Arch. ges. Physiol. **269**, 555—569 (1959).

Buchner, P.: Die harmonische Einbürgerung pflanzlicher Mikroorganismen in den tierischen Körper. Verh. dtsch. Ges. inn. Med. **63**, 32—55 (1957).

Butenandt, A.: Biochemie der Gene und Genwirkungen. Naturwissenschaften **40**, 91—100 (1953).

— Biochemische Beiträge zur Insektenphysiologie. Ber. ges. Physiol. **172**, 162 (1955).

— Wirkstoffe des Insektenreiches. Nova Acta Leopoldina N. F. **17**, 445—471 (1955).

Cagianut, B.: Beitrag zur Wirkung von Sexualhormonen auf die Primitiventwicklung von *Triton alpestris*. Rev. Suisse Zool. **52**, 1—32 (1949).

Cain, A.J.: Animal species and their evolution. (Hutchinson's Univ. Library: Biology, Editor: H. Munro Fox). New York, Toronto, Melbourne, Sydney, Cape Town, London: Hutchinson's University Library 1954, IX. p. 190.

— Chromosomen und taxonomische Bedeutung. In: Symposium on cyto-taxonomy. Chromosomes and taxonomic importance. Proc. Linn. Soc. (Lond.) **169**, 125—128 (1959).

Calvin, M.: Chemical evolution and the origin of life. Amer. Scientist **44**, 248—263 (1956) und: Die chemische Evolution und der Ursprung des Lebens. Naturwissenschaften **43**, 387—393 (1956).

Catchside, D.G.: Cytoplasmic inheritance. Nature (Lond.) **184**, 1012—1015 (1959).

Chemie der Genetik: 9. Colloquium der Gesellschaft für physiologische Chemie am 17./19. April 1958 in Mosbach/Baden. Berlin-Göttingen-Heidelberg: Springer 1959.

Chen, P.S.: Tierchimären und ihre Bedeutung in der Entwicklungsforschung. Vierteljahresschr. Naturforsch. Ges. Zürich **100**, 232—254 (1955).

— Elektrophoretische Bestimmung des Proteingehaltes im Blut normaler und letaler (ltr) Larven von *Drosophila melanogaster*. Rev. Suisse Zool. **63**, 216—229 (1956a).

— Studies on the protein metabolism of *Culex pipiens*. I. Metabolic changes of free amino-acids during larval and pupal development. J. Insect. Physiol. **2**, 38—51 (1958a).

— Studies on the protein metabolism of *Culex pipiens*. II. Quantitative differences in free amino acids between male and female adult mosquitos. J. Insect. Physiol. **2**, 128—136 (1958b).

— Further studies on free amino-acids and peptides in eggs and embryos of different sea-urchin species and hybrids. Experientia (Basel) **14**, 369—371 (1958c).

— Studies on the protein metabolism of *Culex pipiens* L. III. A comparative analysis of the protein contents in the larval haemolymph of autogenous and anautogenous forms. J. Insect. Physiol. **3**, 335—344 (1959a).

— Changes in DNA and RNA during embryonic urodele development. Exp. Cell. Res. **21**, 523—534 (1959c).

— Changes in amino acids and proteins during larval development of *Drosophila* and *Culex*. XI. Int. Kongr. f. Entomol. Wien 1960, Verhandl. B III, 201—206 (1960).

— Changes in DNA and RNA during embryonic development of the merogonic combination *Triton palmatus* ♀ X *Triton cristatus* ♂. Experientia (Basel) **17**, 177 (1961).

— Amino acid and protein metabolism in insect development. In: J.W.L. Beament, J.E. Treherne and V.B. Wigglesworth: Advances in Insect Physiology **3**, 53—132. Academic Press, 1966.

— Baltzer, F.: Species-specific differences in free amino-acids and peptides in sea-urchin eggs and embryos (pure species and hybrids). Nature (Lond.) **181**, 98—100 (1958).

— Briegel, H.: Studies on the protein metabolism of *Culex pipiens* L. V. Changes in free amino acids and peptides during embryonic development. Comp. Biochem. Physiol. **14**, 463—473 (1965).

— Hadorn, E.: Vergleichende Untersuchungen über die freien Aminosäuren in der larvalen Hämolymphe von *Drosophila, Ephestia* und *Corethra*. Rev. Suisse Zool. **61**, 437—451 (1954).

— Kühn, A.: Vergleichende Untersuchung der freien Aminosäuren und Peptide während der Raupen- und Puppenentwicklung verschiedener Genotypen von *Ephestia kühniella*. Z. Naturforsch. **11 b**, 306—314 (1956).

— Rickenbacher, J.: Concerning the free amino acids in amphibian development. Experientia (Basel) **10**, 182—183 (1954).

— Zeller, Ch.: Changes in DNA and RNA during embryonic development of the merogenic combination Triton palmatus (♀) X Triton cristatus (♂). Experientia (Basel) **17**, 177 (1961).

Cheney, R.H.: The effects of coffeine on oxygen consumption and cell division in the fertilized egg of the sea urchin *Arbacia punctulata*. J. gen. Physiol. **29**, 63—72 (1944).

— Coffeine effects on fertilization and development in *Arbacia punctulata*. Biol. Bull. **94**, 16—24 (1948).

CHODAT, F.: Les ébauches de l'adaptation. L'adaptation enzymatique. Arch. Sci. physiol. **3**, 395—418 (1950).

COLONNIER, M.: Morphology of cortical inhibitory systems. 4th Int. Congress on Pharmacol., Basel, 1969, Abstracts, pp. 28—29.

COLOSI, G.: Filogenesi e sistematica. Boll. Zool. **23**, 787—824 (1956).

COPENHAVER, W.M., DETWILER, S.R.: The effects of sulfonamides on *Amblystoma* embryos with particular reference to blood development. J. exp. Zool. **109**, 239—257 (1948).

CORNMAN, I.: Inhibition of sea-urchin egg cleavage by a series of substituted carbamates. J. nat. Cancer Inst. (Bethesda) **18**, 1123—1138 (1950).

COTT, H.B.: Adaptive coloration in animals. London: Methune and Co. 1957.

CRONE-GLOOR, U. VON DER: Quantitative Untersuchung der freien Aminosäuren und Polypeptide während der Embryonalentwicklung von *Drosophila melanogaster*. J. Insect. Physiol. **3**, 50—56 (1959).

CURTIS, D.R.: The pharmacology of central and peripheral inhibition. Pharmacol. Rev. **15**, 333—364 (1963).

— HÖSLI, L., JOHNSTON, G.A.R.: A pharmacological study of the depression of spinal neurones by glycine and related amino acids. Exp. Brain. Res. **6**, 1—18 (1968a).

— — — JOHNSTON, J.H.: The hyperpolarisation of spinal motoneurones by glycine and related amino acids. Exp. Brain Res. **5**, 235—258 (1968b).

— RYALL, R.W.: Nicotinic and muscarinic receptors of Renshaw cells. Nature (Lond.) **203**, 652—653 (1964).

— — WATKINS, J.C.: Cholinergic transmission in the mammalia central nervous system. In: G.B. KOELLE, W.W. DUGLAS and A. CARLSSON: Pharmacology of cholinergic and adrenergic transmission. Oxford: Pergamon Press 1965.

DANIELLI, J.F.: Postscript on some physical and chemical aspects of evolution. In: Symp. Soc. exp. Biol. **7**, 440—448 (1953). Cambridge: University Press 1953.

DANSER, B.H.: A theory of systematics. Bibliotheca Biotheoret. **4**, 117—180 (1950).

Darwin's Notebooks on transmutation of species. Ed. by SIR GAVIN DE BEER. Bull. Brit. Museum Historical Series, Vol. **2**, London 1960.

DARWIN, CH., WALLACE, A.R.: Evolution by natural selection. With a foreword by SIR GAVIN DE BEER. London: Cambridge University Press 1958.

— The origin of species by means of natural selection. London: Murray 1859.

DARWIN, ERASMUS: Zoonomia or the laws of organic life. 2 Vols. London 1794—1796.

DEAN, A.C.R., HINSHELWOOD, C.: Observation on bacterial adaptation. In: E.F. GALE and R. DAVIES (Editors): Adaptation in micro-organisms. pp. 21—45 (Third symposium of the Society of general microbiology, held at the Royal Institution London, April 1953). Cambridge University Press 1953.

— — The adaptation of *Bact. coli* mutabile to lactose. Proc. roy. Soc. B **142**, 225—241 (1954).

DEGENS, E.T., LOVE, S.: Comparative studies of amino acids in shell structures of *Gyraulus trachiformis*, Stahl, from the Tertiary of Steinheim, Germany. Nature (Lond.) **205**, 876—878 (1965).

— SCHMIDT, H.: Die Palaeobiochemie, ein neues Arbeitsgebiet der Evolutionsforschung. Paläontol. Z. **40**, 218—229 (1966).

— SPENCER, D.W., PARKER, R.H.: Palaeobiochemistry of molluscan shell proteins. Comp. Biochem. Physiol. **20**, 553—579 (1967).

DETWILER, S.R., COPENHAVER, W.M., ROBINSON, C.O.: The survival of *Amblystoma* embryos when triated with sodium sulfadiazine and quinine sulphate. J. exp. Zool. **106**, 109—123 (1947).

DOBZHANSKY, TH.: Heredity, environment and evolution. Science **111**, 161—168 (1950).

— Genetic and the origin of species. 3rd edit. New York 1951.

— Evolution as a creative process. Atti **9**, Congr. internaz. Genetico Bellagio (Como) 1953, Part. 1, Caryologia **6**, Suppl. pp. 435—449 (1955).

— Evolution at work. The pressing problems today center on the mechanisms of evolution and the biological uniqueness of man. Science **127**, 1091—1098 (1958).

DOHRN, A.: Der Ursprung der Wirbeltiere und das Prinzip des Funktionswandels. Genealogische Skizzen. Leipzig: W. Engelmann 1875.

DUGLAS, CARLSSON, A.: Pharmacology of cholinergic and adrenergic transmission. Oxford: Pergamon Press 1965.

ECCLES, J.C.: The Physiology of synapses. Berlin-Heidelberg-New York: Springer 1964.

EDDY, A.A., HINSHELWOOD, SIR CYRIL: Further observations on galactose adaptation of yeast strains. Proc. roy. Soc. B **142**, 32—44 (1954).

EDWARDS, R.G.: Colchicine-induced heteroploidy in the mouse. I. The induction of triploidy by treatment of the gametes. J. exp. Zool. **137**, 317—347 (1958a).

— Colchicine induced heteroploidy in the mouse. II. The induction of tetraploidy and other types of heteroploidy. J. exp. Zool. **137**, 349—362 (1958b).

ENGLE, R.L. jr., WOODS, K.R.: Phylogenesis of plasma proteins and plasma cells. II. Observations on the occurrence of plasma cells in marine invertebrates and fishes. Biol. Bull. **113**, 363 (1957).

Evolution as a process: Ed. by J.S. HUXLEY, A.C. HARDY and E.B. FORD. London: Allen and Unwin 1954.

FISHER, K.C., HENRY, R.J., Low, E.: The effect of sulfanilamide and azide on oxygen consumption and cell division in the egg of the sea urchin *Arbacia punctulata*. J. Pharmacol. **81**, 58—66 (1944).

FITCH, F.W., ANDERS, E.: Observations on the nature of the "organised elements" in carbonaceous chondrites. Ann. N. Y. Acad. Sci. **108**, 495—513 (1963).

FLOREY, E.: Studies on the nervous regulation of the heart beat in decapod crustacea. J. gen. Physiol. **43**, 1061—1081 (1960b).

— General considerations concerning the pharmacology of cholinergic synapses. Proc. 4th. Int. Congress on Pharmacology Basel 1969, Vol. **5**, pp. 84—96. Basel/Stuttgart: Schwabe & Co. 1970.

FLORKIN, M.: L'évolution biochimique. Paris: Masson & Co. 1944.

FORREST, H.S., MITCHELL, H.K.: Pteridines from *Drosophila*. I. Isolation of a jellow pigment. J. Amer. chem. Soc. **76**, 5656—5658 (1954a).

— — Pteridines from *Drosophila*. II. Structure of the jellow pigment. J. Amer. chem. Soc. **76**, 5658—5662 (1954b).

— — Pteridines from *Drosophila*. III. Isolation and identification of three more pteridines. J. Amer. chem. Soc. **77**, 4865—4869 (1955).

FOTHERGILL, PH.G.: Historical aspects of organic evolution. With a foreword by J.W. HESLOP HARRISON. London: Hollis and Carter 1952.

FOX, S.W.: (Editor). The origin of prebiological systems and of their molecular matrices. New York: Academic Press 1964.

GARROD, A.E.: Inborn errors of metabolism. London: University Press Oxford 1923.

GAUSE, G.F., SMARAGDOVA, N.P.: On the killing action of optically isomeric nicotins in relation to problems of evolution of the nervous systems in animals. Physiol. Zoll. **12**, 238—255 (1939).

GILMOUR, J.S.L.: The development of taxonomic theory since 1851. Nature (Lond.) **168**, 400—402 (1951).

GOETHE, J.W. VON: Principes de philosophie zoologique. Discutés en mars 1830 au sein de l'Académie Royale des Sciences par M. Geoffroy de Saint-Hilaire. Paris 1830. Jahrbücher für wissenschaftliche Kritik, September 1830, März 1832.

GOLDSCHMIDT, R.B.: Different philosophics of genetics. Science **119**, 703—710 (1954).

GORBMAN, A.: Some aspects of the comparative biochemistry of iodine utilization and the evolution of thyroidal function. Physiol. Rev. **35**, 336—346 (1955).

— CREASER, C.W.: Accumulation of radio-active iodine by the endostyle of larval lampreys and the problem of homology of the Thyroid. J. exp. Zool. **89**, 391—401 (1942).

GROPP, A.: Die Mitose des *Triton palmatus*-Keims und ihre Beeinflussung durch Colchicin. Z. mikr.-anat. Forsch. **56**, 479—519 (1951a).

— Über die Beeinflußbarkeit der Primitiventwicklung des Fadenmolches *Triton palmatus* durch Colchicin. Z. mikr.-anat. Forsch. **57**, 304—323 (1951b).

HADORN, E.: Genetische und entwicklungsphysiologische Probleme der Insektenontogenese. Folia biotheor. **3**, 109—126 (1948).

— Weitere Ergebnisse der „in vitro"-Behandlung von Drosophila-Ovarien mit Phenol. Pubbl. staz. zool. (Napoli) **22**, 32—49 (1950).

— Approaches to the study of biochemical and developmental effects of mutations. Caryologia, Suppl. **6**, 326—337 (1954a).

— Ontogenetische Änderungen im Gehalt an Isoxanthopterin bei verschiedenen Genotypen von *Drosophila melanogaster*. Experientia (Basel) **10**, 483—484 (1954b).

— Letalfaktoren in ihrer Bedeutung für die Erbpathologie und Genphysiologie der Entwicklung. Stuttgart: Georg Thime 1955.

— Gesichertes und ungesichertes Leben. Rektoratsrede, Zürich 1963.

— Genetics on its way. Presidential adress. Genetics today, I XIII—I XXII. Oxford: Pergamon Press 1964.

— BEADLE, G.W.: Experientia (Basel) **14**, 467 (1958).

— KÜHN, A.: Chromatographische und fluorometrische Untersuchungen zur biochemischen Polyphanie von Augenfarb-Genen bei Ephesthia kühniella. Z. Naturforsch. **8 b**, 582—589 (1953).

HAECKEL, E.: Generelle Morphologie. Berlin 1866.

HAMERTON, J.L.: Problems in mammalian cytotaxonomy. In: Symposium on cytotaxonomy. Proc. Linn. Soc. (Lond.) **169**, 112—125 (1959).

HARMS, J.W.: Wandlungen des Artgefüges. Leipzig: J.A. Barth 1934.

HEBERER, G.: Die Evolution der Organismen. Ergebnisse und Probleme der Abstammungslehre. 2. Aufl. Stuttgart: Gustav Fischer 1959a.
— Theorie der additiven Typogenese. In: G. HEBERER: Die Evolution der Organismen, Bd. 1, pp. 857—914. Stuttgart: Gustav Fischer 1959b.
HINSHELWOOD, SIR CYRIL N.: Adaptation in micro-organisms and its relation on evolution. In: Symp. Soc. exp. Biol. 7, 31—42 (1953). London: Cambridge University Press 1953.
HUXLEY, J. SIR: Evolution. The modern synthesis. London 1942.
— The three types of evolutionary process. Nature (Lond.) 180, 454—455 (1957).
— The emergence of Darwinism. J. Linn. Soc. London, Zool. 44, No. 295, and Botany 56, No. 365 (1958).
— The evolutionary vision. In: SOL TAX (Editor): Evolution after Darwin, Vol. III, pp. 249—261. The University of Chicago Press 1960a.
— Hundert Jahre Evolutionsforschung. In: G. HEBERER and F. SCHWANITZ: Hundert Jahre Evolutionsforschung. Stuttgart: Gustav Fischer 1960b.
— HARDY, A.C., FORD E.B. (Editors): Evolution as a process. London: George Allen and Unwin 1954.
JÄGERSTEN, G.: On the early phylogeny of the metazoa. The bilaterogastric theory. Zool. Bidr. Uppsala 30, 321—325 (1956).
JAHN, U.: Induktion verschiedener Polyploidiegrade bei Rana temporaria mit Hilfe von Kolchizin und Sulfanilamid. Z. mikr.-anat. Forsch. 58, 37—99 (1925).
JOPE, MARGARET: The protein of brachiopod shell. I. Amino acid composition and implied protein taxonomy. Comp. Biochem. Physiol. 20, 593—600 (1967a).
— The protein of brachiopod shell. II. Shell protein from fossil articulates: amino acid composition. Comp. Biochem. Physiol. 20, 601—605 (1967b).
KÄLIN, J.: Zur Frage der Kausalität in der Makroevolution. Naturwissenschaften 46, 1—9 (1959).
KARCZMAR, A.G.: Ontogenesis of cholinesterases. In: G.B. KOELLE: Cholinesterases and anticholinesterase agents, pp. 129—186, Handbuch exp. Pharmakologie, Ergänzungswerk, Bd. 15. Berlin-Göttingen-Heidelberg: Springer 1963a.
— Ontogenetic effects. In: G.B. KOELLE: Cholinesterases and anticholinesterase agents, pp. 799—832, Handbuch exp. Pharmakologie, Ergänzungswerk, Bd. 15. Berlin-Göttingen-Heidelberg: Springer 1963b.
KELLBERTH, J.O.: Aspects of the relative significance of pre- and postsynaptic inhibition in the spinal cord. In: Structure and function of inhibitory neuronal mechanisms. Ed. by U.S. VON EULER, C. VON, SKOGLUND, S. and SÖDERBERG, U., pp. 197—212. Oxford: Pergamon Press 1968.
KERKUT, G.A.: Implications of evolution. Oxford: Pergamon Press 1960.
— Cholinergic systems in molluscs. 4th. Int. Congress on Pharmacology Basel 1969, Abstracts, p. 30.
KHROMOV-BORISOV, N.V., MICHELSON, M.J.: The mutual disposition of cholinoreceptors of locomotor muscles, and the changes in their disposition in the course of evolution. Pharmacol. Rev. 18, 1051—1090 (1966).
KNOX, W.E.: Adaptive enzymes in the regulation of animal metabolism. In: C.L. PROSSER: Physiological adaptation, pp. 107—125. Amer. Physiol. Soc. Washington 1958.
KOBAYASHI, N., NAKAMURA, K.: The cleavage inhibition and abnormal cleavage of sea-urchin eggs induced by demecolcin. II. (Zool. Mag. Tokyo) 66, 377—383 mit engl. Zusammenfassung (1957) (Japanisch); ref. Ber. wiss. Biol. 123, 208 (1958).
KOELLE, G.B.: Cholinesterases and anticholinesterase agents. Handbuch exp. Pharmakologie, Ergänzungswerk, Bd. 15. Berlin-Göttingen-Heidelberg: Springer 1963.
KOSSWIG, C.: Phylogenetische Trends, genetisch betrachtet. Zool. Anz. 162, 208—221 (1959).
KRIEG, A.: Immunität bei Insekten. Ein Beitrag zur vergleichenden Immunologie. (Z. Immun. Forsch. 115, 472—477. 1958); ref. Ber. wiss. Biol. 130, 248 (1959).
KRISZAT, G., RUNNSTRÖM, J.: Some observations on the effect of colchicine and adenosintriphosphate on the early development of the sea urchin egg. Ark. Zool. (Stockh.), Andra Ser. 4, 143—152 (1952); ref. Ber. wiss. Biol. 86, 68—69 (1954).
KÜHN, A.: Entwicklungsphysiologische Wirkungen einiger Gene von Ephesthia kühniella. Naturwissenschaften 20, 974—977 (1932).
— Die Ausprägung organischer Formen in verschiedenen Dimensionen und die Grundfragen der Entwicklungsphysiologie. Naturwissenschaften 31, 373—383 (1943).
— Vorlesungen über Entwicklungsphysiologie. Berlin-Göttingen-Heidelberg: Springer 1955.
KUHN, O.: Typologische Betrachtungsweise und Paläontologie. Acta biotheor. 6, 55—96 (1942).
LALLIER, R.: L'action des sels biliaires sur le développement de l'oeuf de l'oursin. C. R. Soc. Biol. (Paris) 148, 1496—1497 (1954).

LALLIER, R.: Animalisation de l'oeuf d'oursin par les sels de zinc et de cadmium. Exp. Cell. Res. **8**, 230—231 (1955a).
— Animalisation de l'oeuf d'oursin par les colorants azetiques et les bleus d'amine sulfanés. Exp. Cell. Res. **9**, 232—340 (1955b).
— Végétativisation de l'oeuf de l'oursin par la phénazone. Experientia (Basel) **15**, 228—229 (1959).
LAMARCK, J.B. DE: Recherches sur l'organisation des corps vivants. Paris: Maillard 1802.
— Philosophie zoologique. 2 Vols. Paris: Dentu 1809.
LEA, D.E.: Actions of radiation on living cells. Cambridge: Cambridge University Press 1964.
LEHMANN, F.E.: Einführung in die physiologische Embryologie. Basel: Birkhäuser 1946.
— Realisationsstufen in der Organogenese als entwicklungsphysiologisches und genetisches Problem. Arch. Klaus-Stift. Vererb.-Forsch. **23**, 568—573 (1948).
— Keimzeichnung regenerationshemmender Stoffe durch verschiedene Gewebereaktionen des Xenopusschwanzes. Arch. Klaus-Stift. Vererb.-Forsch. **29**, 359—364 (1954).
— Symmetrie und Form der Tiere. Verhandl. schweiz. naturforsch. Ges. **1961**, 48—58.
LORENZ, K.: Psychologie und Stammesgeschichte. In: G. HEBERER (Editor): Die Evolution der Organismen, 2. Aufl., pp. 131—172. Jena: Gustav Fischer 1959.
LUDWIG, W.: Die Selektionstheorie. In: G. HEBERER (Editor): Die Evolution der Organismen, 2. Aufl. Stuttgart: Gustav Fischer 1959.
LÜERS, H., ULRICH, H.: Genetik und Evolutionsforschung bei Tieren. In: G. HEBERER (Editor): Die Evolution der Organismen, 2. Aufl., pp. 552—661. Stuttgart: Gustav Fischer 1959.
MACALLUM, A.B.: The palaeochemistry of the body fluids and tissues. Physiol. Rev. **6**, 316—357 (1926).
MAGAZANIK, L.G., FRUENTON, N.K., ROSHKOVA, E.K., RYBOLOVLEV, R.S., MICHELSON, M.J.: On the evolution of cholinoreceptive sites of locomotor muscles. In: Pharmacology of cholinergic and adrenergic transmission. Proc. second int. Pharmacol. Meeting 1963, pp. 113—127. Oxford: Pergamon Press/Praha 1965.
MAIRS, D.F., SINDERMAN, C.J.: A serological comparison of five species of atlantic clupeoid fishes. Biol. Bull. **123**, 330—343 (1962).
MATTHEY, R.: Chromosomal evolution in eutherian mammals. Nature (Lond.) **184**, 1329—1330 (1959).
MAZIA, D.: SH compounds in mitosis. I. The action of mercaptoethanol on the eggs of the sand dollar *Dendraster excentricus*. Exp. Cell. Res. **14**, 486—494 (1958).
MEIER, H.: Experimental pharmacogenetics. New York: Academic Press 1963.
MICHELSON, M.J.: On the changes in the structure of cholinoreceptors in the course of evolution. Fourth Int. Congress on Pharmacology. Basel 1969. Abstracts p. 31.
— On the possible changes in the mutual disposition of cholinoreceptors in the course of evolution. Proc. 4th Int. Congress on Pharmacology, Basel, Vol. 5, 103—115 (1970).
MILLER, ST.N., UREY, H.C.: Organic compound synthesis on the primitive earth. Several questions about the origin of life have been answered, but much remain to be studied. Science **130**, 245—251 (1959).
MÖLLENDORFF, W. VON: Mitoseschädigung durch Geschlechtshormone und das Tumorproblem. Schweiz. med. Wschr. **71**, 311—315 (1941).
MONNÉ, L., WICKLUND, ELSA: The influence of merthiolate on the eggs of the sea urchin *Psammechinus miliaris*. Ark. Zool. **39 A**, H. 4, 1—13 (1947).
MOORE, J.A.: Geographic and genetic isolation in Australian Amphibia. Amer. Naturalist **88**, 65—74 (1954).
MÜLLER, F.: Für Darwin. Leipzig 1864.
NAEF, A.: Die individuelle Entwicklung organischer Formen als Urkunde ihrer Stammesgeschichte. Jena: Gustav Fischer 1917.
— Idealistische Morphologie und Phylogenetik. Jena: Gustav Fischer 1919.
NEEDHAM, J.: The biochemical aspect of the recapitulation theory. Biol. Rev. **5**, 142—152 (1930).
— Chemical Embryology. 3 Vols. London: Cambridge University Press 1931.
— Biochemistry and morphogenesis 1942.
— NEEDHAM, D.M.: Biochemical evidence regarding the origin of vertebrates. Sci. Progr. **26**, 626 (1932).
OEHMAN, L.O.: On changes in the properties of the protoplasm in the one-cell stage of the fertilized sea-urchin egg. Experiments on the action of bee-venom licithinase. Arkiv Zool. **39 A**, No. 11 (1947).
ORO, J.: Studies in experimental organic cosmochemistry. Ann. N. Y. Acad. Sci. **108**, 464—481 (1963).
ORSINI, MARGRET, W., PANSKY, B.: The natural resistance of the golden hamster to colchicine. Science **115**, 88—89 (1952).

OVERHAGE, P.: Der „Biologische Aufstieg" und seine Kriterien. Acta biotheor. 12, 81—114 (1957).

PANTIN, C.F.A.: The origin of the composition of the body fluids in animals. Biol. Rev. 6, 459—471 (1931).

— Physiological adaptation. J. Linn. Soc. Zool. 37, 705—711 (1932).

PAPP, A.: Fossil protobionta and their occurrence. Ann. N. Y. Acad. Sci. 108, 461—463 (1963).

PATZELT, V.: Zur Phylogenese des endokrinen Systems. Wien. klin. Wschr. 1947, 99—102.

PEARSE, A.S.: The migrations of animals from sea to land. Durham N. Carolina: Duke University Press 1936.

PHILLIS, J.W., TEBECIS, A.K.: The effects of topically applied cholinomimetic drugs on the isolated spinal cord of the toad. Comp. Biochem. Physiol. 23, 541—552 (1967).

POLLOCK, M.R.: The cell-bound penicillinase of Bacillus cereus. J. gen. Microbiol. 15, 154—169 (1956).

PREUSS, F.: Homologiekriterien und Homologiebegriffe. Anat. Anz. 104, 37—54 (1957).

PROSSER, C.L.: Physiological adaptation. Amer. Physiol. Soc. Washington 1958.

RAVIN, A.W.: The nature of variations affecting bacterial adaptability. In: Adaptation in Micro-Organisms, pp. 46—75. Cambridge: University Press 1953.

REMANE, A.: Die Theorie sprunghafter Typenneubildungen und das Spezialisationsgesetz. Naturwissenschaften 35, 257—261 (1948).

— Die Grundlagen des natürlichen Systems, der vergleichenden Anatomie und der Phylogenetik. Leipzig: Verlag Geest. u. Portig 1952, 400 S.

— Morphologie als Homologieforschung. Zool. Anz. Suppl. 18, 159—183 (1955).

RENSCH, B.: Neuere Probleme der Abstammungslehre. A. Aufl. Stuttgart: F. Enke 1954.

— Die phylogenetische Abwandlung der Ontogenese. In: G. HEBERER (Editor): Die Evolution der Organismen, 2. Aufl., pp. 103—130. Stuttgart: Gustav Fischer. 1959.

ROGERS, W.P.: The nature of parasitism. The relationship of some metazoon parasites to their hosts. New York: Academic Press 1962.

RULON, O.: The control of reconstitutional development in planarians with pilocarpine. Physiol. Zool. 24, 76—85 (1951).

— The modification of developmental patterns in the sand dollar by sodium selenite. Physiol. Zool. 25, 333—346 (1952).

— The modification of developmental patterns in the sand dollar with cabolteous chloride. Anat. Res. 177, 522—615 (1953).

— Developmental modification in the sand dollar caused by zinc chloride and prevented by glutathione. Biol. Bull. 109, 316—327 (1955).

RUNNSTRÖM, J.: The effect of some agents upon the reaction of Echinocardicum spermatozoa towards egg-water. Ark. Zool. 38 A, No. 10 (1946).

— An analysis of the changes attending fertilization of the sea urchin egg. Exp. Cell. Res. Suppl. 5, 527—546 New York: Acadmic Press 1958.

— HAGSTRÖM, B.: The effect of some oxydizing agents upon fertilization and ensuing development of the sea urchin egg. Exp. Cell. Res. 7, 327—344 (1954).

— KRISZAT, G.: The action of SH-reagents on the activation process in the sea urchin egg. (Ark. Zool. Stockh.) Andra Ser. 4, 165—185 (1952); ref.: Ber. wiss. Biol. 86, 68 (1954a).

— — On the effect of estradiol on the differentiation of the egg of the sea urchin Psammechinus miliaris. Exp. Cell. Res. 7, 589—591 (1954b).

SCHARRER, E.: The concept of analogy. Pubbl. staz. zool. (Napoli) 28, 204—213 (1956).

SCHENK, R.: Über die Beeinflussung der Eientwicklung durch weibliche Sexualhormone. Der Einfluß von Oestradiol und Stilboestrol auf die Gewebedifferenzierung bei Triton alpestris. Roux Arch. 144, 448—475 (1950).

SCHOLANDER, P.F., FLAGG, W., WALTERS, V., IRVING, L.: Climatic adaptation in arctic and tropical poikilotherms. Physiol. Zool. 26, 67—92 (1953).

SENTEIN, P.: Action de la colchicine et de l'hydrate de chloral sur l'oeuf de Triture helveticus L. en developpement. Acta anat. (Basel) 4, 256—268 (1947).

— La caféine, substance antimitotique. Acta anat. (Basel) 5, 392—397 (1948).

— La restauration de l'appareil achromatique après sa dépolarisation par les substances antimitotiques. C. R. Ass. Anat. Nr. 63, 462—470 (1951); ref.: Ber. wiss. Biol. 77, 10 (1952).

— L'action de la colchicine de la podophylline et de l'hydrate de chlorale sur les mitoses spermatogénétiques chez quelques urodèles. Arch. Anat. micr. 43, 79—116 (1954).

— Action de la 2,4,6-triéthylèneimino-1,3,5-triazine(TEM)sur les mitoses de segmentation, les mitoses epithéliales et les mitoses épendymaires chez les Batraciens. Arch. Biol. 68, 581—632 (1957a).

— Action antimitotique et tératogène du para-aminosalicylate de sodium chez Triturus helveticus Raz. Arch. Anat. micr. 46, 211—230 (1957b).

— Action du phénol sur les mitoses de segmentation des oeufs d'amphibiens. Acta anat. (Basel) 34, 201—234 (1958).

SHELESNIAK, E.: Inhibition of decidual cell formation in the pseudopregnant rat by histamine antagonism. Amer. J. Physiol. **170**, 522—527 (1952).

SIMPSON, G.G.: Tempo and mode in evolution. New York: Columbia University Press 1944.

— L'évolution et sa signification. Traduction française de A. Ungar-Levillain et F. Bourlière. Paris: Payot 1951.

— The major features of evolution. New York: Columbia University Press 1953.

SINSHEIMER, R.L.: First steps towards a genetic chemistry. Science **125**, 1123—1133 (1957).

SKOWRON, S., JORDAN, M.: Ontogenetic changes in natural resistance of the golden hamster to colchicine. Folia biol. (Kraków) **6**, 191—193 (1958).

SNEATH, P.H.A.: Proof of the spontaneity of a mutation to penicillinase production in *Bacillus cereus*. J. gen. Microbiol. **13**, 561—568 (1955).

SPEMANN, H.: Experimentelle Beiträge zu einer Theorie der Entwicklung. Berlin: J. Springer. 1936 u. 1968.

SPIEGELMAN, S., HALVORSON, H.O.: The nature of the precursor in the induced synthesis of enzymes. In: Adaptation in microorganisms, pp. 98—131. Cambridge: University Press. 1953.

SPURWAY, H.: Genetics of specific and subspecific differences in European nets. In: Evolution, Symp. Soc. exp. Biol. No. 7, 201—237. Cambridge: University Press 1953.

STAMMER, H.J.: Gedanken zu den parasitophyletischen Regeln und zur Evolution der Parasiten. Zool. Anz. **159**, 255—267 (1957).

— "Trends" in der Phylogenie der Tiere; Ektogenese und Autogenese. Zool. Anz. **162**, 187—208 (1959).

STAUFFER, R.C.: "On the origin of Species". An unpublished version. The uncompleted draft of the longer work establishes new facts about the evolution of Darwin's thought. Science **130**, 1449—1452 (1959).

STEINER, H.: Mikro- und Makro-Evolution, der Standpunkt des Biologen. Eclogae Geol. Helv. **45**, 365—374 (1953).

— Die Bedeutung des Homologiebegriffes für die Biologie. Vierteljahresschr. naturf. Ges. Zürich **99**, 1—19 (1954).

STEINMANN, P.: Über die Wirkung von Substanz F (Demecolcin) aus *Colchicum autumnale* auf den Regenerationsprozeß bei Planarien. Rev. Suisse Zool. **61**, 163—176 (1954).

STROINK, H.H.: Über den Einfluß von Aethylurethan auf die Entwicklung und Teratogenese von Amphibienkeimen. (Roux Arch. **145**, 125—142 (1951)); ref.: Ber. wiss. Biol. **76**, 120 (1952).

STURTEVANT, F.M., jr., STURTEVANT, R.P., TURNER, C.L.: Effect of colchicine on regeneration in *Pelmatohydra oligactis*. (Science Lancaster Pa. **114**, 241—242 (1951)); ref.: Ber. wiss. Biol. **76**, 122 (1952).

SWANN, M.M., MITCHISON, J.M.: Cleavage of sea-urchin eggs in colchicine. J. exp. Biol. **30**, 506—514 (1953).

TIEDEMANN, H.: Neue Ergebnisse zur Frage nach der chemischen Natur der Induktionsstoffe beim Organisatioreffekt Spemans. Naturwissenschaften **46**, 613—623 (1959).

TÖNDURY, G.: Die Beeinflussung der Neurulation bei *Triton* durch Testosteron und verwandte Substanzen. Roux Arch. **141**, 58 (1941).

— Zur Wirkung des Stilböstrols auf die Furchungsteilungen des Axolotleies. Acta anat. (Basel) **4**, 269—275 (1947); ref.: Ber. wiss. Biol. **68**, 81 (1950).

— Zur Kenntnis der Wirkung der Sexualhormone auf die embryonale Entwicklung. Vierteljahresschr. naturf. Ges. Zürich **97**, 12—28 (1952).

— Entwicklungsstörungen durch chemische Faktoren und Viren. Naturwissenschaften **42**, 312—319 (1955a).

— Einfluß chemischer Stoffe auf die embryonale Zelle. Bull. schweiz. Akad. med. Wiss. **10**, 332—345 (1955b).

— Die kritischen Phasen in der Embryonalentwicklung und ihre Störung durch chemische Faktoren und Viren. Vierteljahresschr. naturf. Ges. Zürich **101**, 93—138 (1956).

— Die sensiblen Phasen in der Embryonalentwicklung und ihre Störungen durch chemische Faktoren. In: Medikamentöse Pathogenese fetaler Mißbildungen, pp. 4—20. Basel/New York: S. Karger 1964.

TROLL, W.: Urbild und Ursache in der Biologie. S.-B. Heidelberg Akad. Wiss., math.-nat. Kl. **6**, Abh. pp. 121—144 (1948).

UNDERWOOD, G.: Categories of adaptation. Evolution **8**, 365—377 (1954).

URBANI, E.: Moderne prospettive della embriologia chimica. Monit. zool. ital. **45**, Suppl. 60—85 (1957).

VISCONTINI, M., LOESER, E., KARRER, P., HADORN, E.: Fluoreszierende Stoffe aus *Drosophila melanogaster*. II. Helv. chim. Acta **38**, 1222—1224 (1955a).

— — — — Fluoreszierende Stoffe aus *Drosophila melanogaster*. III. Helv. chim. Acta **38**, 2034—2035 (1955b).

Viscontini, M., Möhlmann, E.: Fluoreszierende Stoffe aus *Drosophila melanogaster*. XII. Die gelb fluoreszierenden Pterine: Sepiapterin und Isosepiapterin. Helv. chim. Acta **42**, 836—841 (1959).

Vogel, F., Bryson, V., Lampen, O. (Editors): Informational macromoleculs. New York: Academic Press 1963.

Vyskočil, F., Beránek, R.: Acetylcholine receptors of denervated skeletal muscles. Fourth Int. Congress on Pharmacology, Basel 1969, pp. 31/32.

— — Acetylcholine receptors of denervated skeletal muscle. Proc. 4th. Int. Congress on Pharmacology, Basel 1969, Vol. 5, pp. 116—122. Basel/Stuttgart: Schwabe & Co. 1970.

Waddington, C.H.: Genetic assimilation of an acquired character. Evolution **7**, 118—126 (1953a).

— The evolution of adaptations. Endeavour **12**, 134—139 (1953c).

— A note on the effects of some cytotoxic substances on amphibian embryos. J. Embryol. exp. Morph. **6**, 363—364 (1958).

— Feldman, M., Perry, Margaret M.: Some specific developmental effects of purine antagonists. Exp. Cell. Res. Suppl. **3**, 366—380 (1955).

Wardlow, C.W.: Phylogeny and morphogenesis. Contemporary aspects of botanical science. London: Macmillan and Co. 1952.

Went, F.W.: Some cases of physiological adaptation in higher plants. In: C.L. Prosser: Physiological adaptation, p. 126, American Physiol. Soc. Washington 1958.

Werman, R., Aprison, M.H.: The current status of the glycine story. Proc. 4th. Int. Congress on Pharmacology, Basel 1969, Vol. 5, pp. 53—56. Basel/Stuttgart: Schwabe & Co. 1970.

Woods, K.R., Engle, R.L. jr.: Phylogenesis of plasma proteins and plasma cells. I. Starch gel zone electrophoresis of sera from marine invertebrates and fishes. Biol. Bull. **113**, 362—363 (1957).

Zeller, Ch.: Über den Ribonukleinsäure-Stoffwechsel des Bastardmerogens *Triton palmatus* (♀) X *Ttriton cristatus* (♂). Roux Arch. **148**, 311—335 (1956).

Zimmermann, W.: Evolution. Die Geschichte ihrer Probleme und Erkenntnisse. (Orbis academicus. Problemgeschichte der Wissenschaft in Dokumenten und Darstellungen. Im Verein mit W. Britzelmayr, F. Gessner, R. Scherer, G. Söhngen, Hrsg. von Fritz Wagner und Richard Brodführer. Naturwiss. Abt., Hrsg. von Fritz Gessner). Freiburg/München: Karl Alber 1953.

— Phylogenese der Pflanzen. Stuttgart: Gustav Fischer 1959a.

— Methoden der Phylogenetik. In: G. Heberer (Editor): Die Evolution der Organismen, 2. Aufl., Band 1, p. 79. Stuttgart: Gustav Fischer 1959b.

Namenverzeichnis

Kursiv gesetzte Seitenzahlen beziehen sich auf die Literatur

Sachverzeichnis

Die mit **A** bezeichneten Seitenzahlen weisen
auf die ausführliche Besprechung des Stichwortes im Text hin.

Verzeichnis der im Text vorkommenden lateinischen Tiernamen

Schlüssel zum Tiernamenverzeichnis (Systematik)

Diese Liste enthält die wichtigsten Einteilungen des Tiersystems versehen mit einer Zahl. Im Tiernamenverzeichnis wird statt die umständliche zoologische Bezeichnung der betreffenden Tierart zu nennen, in *Kursiv-Schrift* die Nummer dieser Liste nach den Namen wiedergegeben. So kann man leicht finden, zu welcher Gruppe des Tiersystems das Tier gehört. Die gewöhnlich gesetzten Zahlen beziehen sich auf die Textseiten, auf denen der Speciesnamen des betreffenden Tieres vorkommt.

1	Protozoa, Einzeller	*14*	Oncopoda, Krallenfüßer
2	Porifera (Spongia), tierische Schwämme	*14a*	Onychophora, Krallenfüßer
		14b	Tardigrada, Bärtierchen
3	Cnidaria (Coelenterata), Nesseltiere	*15*	Arthropoda, Gliedertiere
4	Ctenophora, Rippenquallen	*15a*	Merostomata (Xiphosura) Limulidae, Pfeilschwänze
5	Plathelminthes, Plattwürmer		
5a	Turbellaria, Strudelwürmer	*15b*	Scorpionidae, Skorpione
5b	Trematodes, Saugwürmer	*15c*	Acarina, Milben
5c	Cestodes, Bandwürmer	*15d*	Araneae, Spinnen *15d*
6	Nemertini, Schnurwürmer	*16*	Crustacea, Krebstiere
7	Acanthocephala, Kratzer	*17*	Phyllopoda, Blattfüßer
8	Nemathelminthes, Rundwürmer	*18*	Branchiopoda, Kiemenfüßer
9	Aschelminthes	*19*	Cladocera, Wasserflöhe
9a	Rotatoria (Rotifera), Rädertierchen	*20*	Anostraca, Schalenlose
		21	Ostracoda, Muschelkrebse
9b	Nematoda, Fadenwürmer	*22*	Copepoda, Ruderfüßer
10	Nematomorpha, Saitenwürmer	*23*	Cirripedia, Rankenfüßer
11	Tentaculata, Tentakelträger	*24*	Amphipoda, Flohkrebse
11a	Bryozoa, Moostierchen	*25*	Isopoda, Asseln
11b	Brachypoda, Armfüßer	*26*	Stomatopoda, Heuschreckenkrebse
11c	Phoronidea	*27*	Decapoda, Zehnfüßige Krebse
12	Mollusca, Weichtiere	*28*	Tracheata, Tracheentiere
12a	Monoplacophora	*29*	Myriapoda, Tausendfüßer
12b	Amphineura	*30*	Insecta, Hexapoda, Antennata, Insekten
12c	Gastropoda, Schnecken		
12ca	Prosobranchia, Vorderkiemer	*31*	Apterygota, Flügellose Insekten
12cb	Opisthobranchia, Hinterkiemer	*32*	Pterygota, Flügeltragende Insekten
12cc	Pulmonata, Lungenschnecken	*32a*	Ephemeroidea, Eintagsfliegen
12d	Bivalvia (Lamellibranchiata, Pelecypoda), Muscheln	*32b*	Odonata, Libellen
		32c	Blattoidea, Blattaria, Schaben
12e	Cephalopoda, Kopffüßer (Tintenfische)	*32d*	Mantidae, Stabheuschrecken
		32e	Orthopteroidea, Heuschrecken
13	Annelida, Ringelwürmer	*32f*	Hemipteroidea (Rynchota), Schnabelkerve
13a	Polychaeta, Borstenwürmer		
13b	Oligochaeta, Regenwürmer	*32g*	Coleoptera, Käfer
13c	Hirudinea, Egel	*32h*	Lepidoptera, Schmetterlinge
13d	Sipunculoidea, Sternwürmer	*32i*	Diptera, Fliegen, Stechmücken

Tiernamenverzeichnis

Die mit **A** bezeichneten Seitenzahlen weisen auf die ausführliche Besprechung des Stichwortes
im Text hin